主编

江基尧　高国一

现代颅脑损伤学

MODERN CRANIOCEREBRAL
TRAUMATOLOGY

上海科学技术出版社

内容提要

　　本书聚焦颅脑损伤临床诊治和相关研究,内容涵盖颅脑的解剖和生理、颅脑损伤的临床诊断与治疗、颅脑损伤合并伤的诊断与治疗、颅脑损伤并发症的诊断与治疗、颅脑损伤的预后与康复、颅脑损伤的病理生理学等内容。全面、系统、准确、客观地反映了当今国内外有关颅脑损伤临床诊治的新概念、新技术和新疗法,着重系统介绍颅脑损伤诊治的基本原则和方法,同时融入各位专家临床诊治的经验、教训,是颅脑损伤临床诊治的重要工具书。

　　本书注重科学性、先进性和临床实用性,可为从事颅脑损伤和神经重症救治的临床医护工作者、临床和实验室研究人员、高等院校师生及科研机构的相关工作人员提供有价值的参考。

图书在版编目(CIP)数据

现代颅脑损伤学 / 江基尧,高国一主编. -- 上海：
上海科学技术出版社,2021.8
　ISBN 978-7-5478-5399-3

　Ⅰ. ①现… Ⅱ. ①江… ②高… Ⅲ. ①颅脑损伤－诊
疗 Ⅳ. ①R651.1

　中国版本图书馆CIP数据核字(2021)第125456号

现代颅脑损伤学
主编　江基尧　高国一

上海世纪出版(集团)有限公司　出版、发行
上海科学技术出版社
(上海钦州南路71号　邮政编码200235　www.sstp.cn)
上海雅昌艺术印刷有限公司印刷
开本889×1194　1/16　印张45
字数1400千字　插页4
2021年8月第1版　2021年8月第1次印刷
ISBN 978-7-5478-5399-3/R·2326
定价: 350.00元

编者名单

主　编

江基尧　高国一

副主编

毛　青　冯军峰　杨小锋　王玉海　胡　锦

编　委（以姓氏笔画为序）

王玉海　中国人民解放军联勤保障部队第904医院

王清华　南方医科大学珠江医院

毛　青　上海交通大学医学院附属仁济医院

冯　华　陆军军医大学第一附属医院

冯军峰　上海交通大学医学院附属仁济医院

刘劲芳　中南大学湘雅医院

江荣才　天津医科大学总医院

江基尧　上海交通大学医学院附属仁济医院

李立宏　空军军医大学第二附属医院

李维平　深圳大学第一附属医院

杨小锋　浙江大学医学院附属第一医院

杨朝华　四川大学华西医院

邱炳辉　南方医科大学南方医院

张永明　安徽省第二人民医院

张　弩　温州医科大学附属第二医院

张　赛　北京朝阳中西医结合急诊抢救中心

陈文劲　首都医科大学附属宣武医院

陈礼刚　西南医科大学附属医院
胡晓华　武警浙江省总队医院
胡　锦　复旦大学附属华山医院
钟春龙　同济大学附属东方医院
侯立军　海军军医大学附属长征医院
钱锁开　中国人民解放军联勤保障部队第908医院
徐　蔚　昆明医科大学第二附属医院
高国一　上海交通大学附属第一人民医院
高　亮　同济大学附属第十人民医院
黄贤键　深圳大学第一附属医院
鲍　南　上海交通大学医学院附属上海儿童医学中心
魏俊吉　北京协和医院

参编人员（以姓氏笔画为序）

丁文龙	于如同	于明琨	万杰清	马越	马蓉	王伟	王杰	王玉海	王清华	王鹏程
毛青	卞正乾	孔文龙	邓磊	石小峰	龙连圣	田恒力	付双林	包义君	包映晖	冯华
冯军峰	朱剑虹	任力	刘毅	刘子源	刘伟明	刘劲芳	齐猛	关俊文	江涌	江荣才
江基尧	许益民	牟朝辉	孙晓川	李飞	李占玉	李立宏	李振兴	李维平	杨小锋	杨立群
杨朝华	吴量	吴惺	吴祎炜	邱炳辉	沈剑虹	张弩	张赛	张丹枫	张文川	张永明
张国斌	张泽立	陈建	陈涛	陈文劲	陈文洁	陈礼刚	罗凯	周卫	周杰	周春
单江桂	赵杰锋	赵建华	赵建农	赵鹏程	胡锦	胡晓华	钟春龙	侯立军	施渭彬	姚洁民
秦华平	贾锋	钱锁开	徐蔚	栾永昕	高亮	高永军	高国一	郭西良	郭沁华	郭建毅
郭智霖	涂悦	黄齐兵	黄志坚	黄贤键	盛汉松	崔勤	梁君	彭建华	董斌	董燕
惠纪元	傅西安	傅先明	鲁华山	童武松	温良	鲍南	魏俊吉	魏祥品		

主编简介

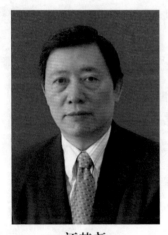

江基尧

教授、主任医师
博士研究生导师

上海交通大学医学院附属仁济医院首席专家，上海市颅脑创伤研究所所长。曾担任世界神经外科医师联盟（WFNS）执行委员、国际神经创伤协会（INTS）主席（第10任）、亚太神经创伤协会候任主席、中国神经外科医师协会副会长。中华医学会创伤学分会前任主任委员、世界华人神经外科学会颅脑损伤专业委员会主任委员、《中华创伤杂志》副总编辑、*Chinese Journal of Traumatology* 副主编、*Journal of Neurotrauma* 和 *Therapeutic Hypothermia and Temperature Management* 编委等。

国内外知名颅脑损伤专家，从事颅脑损伤临床救治与应用研究40余年，成功抢救了4 000余例颅脑损伤病人。国际上首先证明标准外伤大骨瓣能显著提高重型颅脑损伤、广泛性脑挫裂伤病人治疗成功率，临床研究证据列入美国《重型颅脑损伤救治指南（第4版）》，作为Ⅱa级证据向全球推荐。首先建立了一整套安全有效的长时程亚低温技术和方法，牵头完成了中国长时程亚低温临床随机对照研究，证明长时程亚低温不能降低所有类型重型颅脑损伤病人死残率，但能够显著改善恶性颅高压、重型颅脑损伤病人的生存率和生存质量。牵头制定并发表《中国颅脑创伤外科手术指南》《中国颅脑损伤脑保护药物治疗指南》《中国颅脑创伤颅内压监测专家共识》等14个有关颅脑损伤诊治的专家共识和指南，极大地促进了我国颅脑损伤规范化救治。主编《现代颅脑损伤学》第1～3版和《颅脑创伤临床救治指南》第1～4版，这些著作已经成为我国颅脑损伤救治重要工具书。以第一作者或通讯作者在 *Lancet Neurology* 和 *Lancet* 子刊 *E Clinical Medicine* 等发表SCI论文50余篇。培养博士后、博士和硕士研究生40余名。荣获国家科学技术进步奖二等奖2项（分别排名第1位和第2位）、上海市科技进步奖一等奖（排名第1位）、高等学校科学研究优秀成果奖科学技术进步奖一等奖（排名第1位）等。

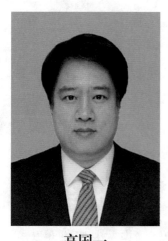

高国一
教授、主任医师
博士研究生导师

上海交通大学附属第一人民医院南院神经外科执行主任。兼任世界神经外科医师联盟（WFNS）神经创伤专家委员会委员、国际神经创伤协会（INTS）科学委员会委员、中华医学会创伤学分会全国委员、国家创伤医学中心颅脑创伤专业委员会副主任委员、世界华人神经外科协会颅脑创伤专业委员会副主任委员，*Journal of Neurotrauma*杂志编委。国际创伤性脑损伤合作研究计划（InTBIR）的创始成员，AO Neuro 达沃斯讲习班讲师团成员。连续主持、主办中国颅脑创伤论坛，推动 Global Neuro 全球颅脑创伤培训工作在中国实施，为促进中国颅脑创伤事业发展及与国际颅脑创伤学界的沟通交流不懈努力。

在著名神经外科专家朱诚教授、江基尧教授等指导下从事颅脑损伤救治，专注于重型颅脑损伤的手术治疗、亚低温治疗、重症监护、早期意识障碍评估和干预。主编《颅脑创伤性昏迷诊断与治疗》，参编 *Youmans Winn Neurosurgery*。承担多项国家及省部级科研课题，入选上海市浦江人才及上海市高峰高原项目支撑的上海交通大学医学院研究型医师培养计划。设计实施了亚洲昏迷电刺激催醒多中心随机对照临床研究，建立颅内压高解析度数据收集分析平台，组织实施 CENTER-TBI 中国颅脑损伤注册研究。先后获得国家科学技术进步奖二等奖、上海市科技进步奖一等奖、高等学校科学研究优秀成果奖科学技术进步奖二等奖等。

序 一

颅脑损伤是常见病和多发病,严重地危害人类健康和社会并影响经济发展。近30年来,颅脑损伤的诊治和研究虽然取得了长足进步,但令人遗憾的是没有突破性进展,颅脑损伤的发生率和重症病死率没有进一步下降。2013年 *Nature Reviews Neurology* 杂志上一篇关于颅脑损伤流行病学的文章指出,虽然发达国家对交通事故的危险因素进行干预,交通事故引发的颅脑损伤发生率在减少,但是由于中低收入国家汽车和摩托车使用率在增加,世界范围内颅脑损伤发生率仍在增加,在欧洲达235人/10万人口。世界卫生组织(WHO)估计,2020年交通事故伤是全球致死和致残第三大原因。重症颅脑损伤(GCS ≤ 8分)的病死率和不良预后,在1999年前分别为42%、59%,1999 ～ 2004年分别为36%、52%,2015 ～ 2010年分别为39%、60%,显示无继续下降趋势。多个国际多中心颅脑损伤随机对照前瞻性研究相继失败,颅脑损伤指南更新缺乏新内容等。这些信息均反映出颅脑损伤仍然是我们面临的巨大挑战。

近年来,随着我国现代化建设迅猛发展,我国各级医院的软件、硬件均有很大进步,CT等大型诊疗设备普及至县级医院,重症监护病房(ICU)或神经重症监护病房(NICU)在很多医院建立和使用,专科医生培训步入正轨,我国颅脑损伤诊治水平有明显提高。据报道,我国急性颅脑损伤病人的病死率与欧盟相近。可是,我们必须清醒地意识到,我国颅脑损伤防治的总体水平与发达国家相比,还是存在较大差距。纵观发达国家对颅脑损伤防治的经验,例如开展临床流行病学调研和危险因素干预,能有效地减少颅脑损伤的发生率,推动颅脑损伤诊治的规范化、正规化和循证医学化,能事半功倍地提高临床诊治效果。有认为颅脑损伤非"一时一事",而是长期甚至终身的事。这种观念的改变提醒我们,对颅脑损伤病人应以精准医学模式,制订个体化的治疗方案。

江基尧教授和高国一教授组织国内同道,参考国内外文献,结合个人经验,对《现代颅脑损伤学(第3版)》进行大量修订和增补,冀望能详细介绍颅脑损伤诊断和治疗的要点与进展,以求有助国内同行提高临床工作水平。本书的编者都是在颅脑损伤领域卓有建树的临床专家,他们利用业余时间，不辞辛苦，参加编写，值得称赞。本书内容丰富，联系实际和我国国情，具有较高的参考价值。我衷心希望本书的出版可促进神经外科同行之间的交流，推动我国颅脑损伤工作的发展，最终造福于广大颅脑损伤病人。

中国工程院院士

复旦大学附属华山医院

复旦大学神经外科研究所

上海市神经外科疾病临床医学中心

2021 年 3 月于上海

序 二

颅脑损伤仍然是威胁人类生命的主要伤病。我国相关部门的大数据显示,城市机动车交通事故导致的颅脑损伤发生率有所下降,但是摩托车和电动车导致的道路交通事故明显上升。另外,随着我国人口老龄化的到来,跌倒伤发生率明显增加。所以,对于颅脑损伤的诊治,仍然是神经外科和创伤外科医护人员的临床常见工作。

经过几代神经外科医护工作者的不懈努力,我国颅脑损伤的临床救治水平显著提高。最新中国和欧盟前瞻性大数据注册研究结果表明:我国急性颅脑损伤病人病死率与欧盟国家治疗水平相近。但是,我国幅员辽阔,医疗水平差异大,部分地区颅脑损伤救治水平仍不容乐观。所以,加强颅脑损伤病人救治的正规化、规范化和科学化仍然是我国神经外科工作者的重要任务。

本书邀请了国内百余位专家参加编写,在《现代颅脑损伤学(第3版)》的基础上,大幅度增加近十年国内外有关颅脑损伤临床循证医学证据和最新研究成果。本书涵盖颅脑的解剖和生理,颅脑损伤的临床诊断与治疗,颅脑损伤合并伤和并发症的诊断与治疗,以及颅脑损伤的应用基础研究等内容,较为全面、系统、准确、客观地反映了当今国内外颅脑损伤领域的新概念、新技术和新疗法。同时,介绍了各位专家自己的临床诊治经验教训和相关研究成果,使本书内容更加权威、全面、实用。

本书可为临床一线从事颅脑损伤和神经重症救治工作的医护人员,以及高等院校师生及科研机构的相关工作人员提供帮助与指导,并且为进一步提高我国颅脑损伤的救治成功率做出贡献。

中国人民解放军总医院神经外科医学部一级教授

中华医学会神经外科学分会名誉主任委员

2021年3月于北京

前　言

　　《现代颅脑损伤学（第3版）》2010年由第二军医大学出版社出版，距今已逾十年，受到我国神经外科医生的广泛好评，成为我国颅脑损伤临床诊治和研究的重要参考书，我们深感欣慰。为了及时反映国内外颅脑损伤临床诊治和基础研究方面的权威信息和未来发展方向，满足从事颅脑损伤临床诊治工作的临床医护工作者和研究人员的需要，此版在修改原稿的基础上，大幅度增加近十年国内外有关颅脑损伤临床循证医学证据和最新研究成果，使得内容更加权威、全面、实用。

　　颅脑损伤仍然是威胁人类生命的主要疾患之一，是神经外科临床工作者和研究人员必须面对和长期为之奋斗的重要课题。经过国内外临床神经外科医护工作者和研究人员的不懈努力，对颅脑损伤发病机制的认识不断深入、临床治疗技术不断改进、外科手术指征和方法的改良、神经重症监护病房（NICU）的建立、监测设备和护理水平的提高、前瞻性随机双盲多中心对照临床研究（RCT）和大数据疗效比较研究（CER）的开展、颅脑损伤诊治中国专家共识和指南的发布、临床规范化治疗的实施，我国颅脑损伤病人的临床救治水平显著提高、死残率显著降低。最新中国和欧盟前瞻性大数据注册研究结果表明，我国急性颅脑损伤病人病死率与欧盟国家治疗水平相近。这充分说明经过临床医护工作者的不懈努力，提高我国颅脑损伤病人救治成功率是切实可行的。

　　尽管目前国内不少医院颅脑损伤病人临床治疗效果不断提高，但我国大多数医院重型颅脑损伤病人的救治效果与国际先进水平仍有较大差距。目前我国颅脑损伤病人临床诊治现状有喜有忧。令人高兴的是，县级医院已有计算机体层成像（CT）检查设备，为开展颅脑损伤诊治提供了基本条件，同时县级医院外科医生也能开展颅脑损伤急诊手术，为颅脑损伤患者早期诊治赢得了宝贵的时间，使得大批危重颅脑损伤病人能在第一时间得到有效的抢救和治疗。但令人担忧的是，不少临床医护人员对颅脑损伤患者的诊治不够重视，重型颅脑损伤病人抢救设备和监护仪器较差，有些基层医院尚无CT和重症监护病房（ICU），甚至不具备危重伤员的抢救设备和条件，也盲目开展严重颅脑损伤病人救治，病人不但得不到有效诊治，还耽误了有效的抢救时间。目前，我国颅脑损伤病人现场抢救与转运、急诊室抢救和处理、手术指征和方案、术后监护和护理、脑水肿防治和颅内高压处理、脑保护药物选择、并发症防治和康复措施等诸多环节尚存在不足，缺乏规范化和科学性。特别是在颅脑损伤病人的临床治疗方案和脑保护药物应用方面，仍存在盲目性和不合理性。这样不但会影响病人的治疗效果，而且会增加病人的死残率。另外，我国地域广，医疗水平差异大，中西部地区颅脑损伤救治水平不容乐观。所以，推广国内外颅脑损伤的新概念、新技术和规范化治疗就显得十分紧迫和必要。

加强颅脑损伤病人救治的正规化、规范化和科学化是各国神经外科医生所共同关注的问题。21世纪以来，美国、日本、欧洲部分国家大多数医院的神经外科医生都在严格遵守"重型颅脑损伤救治指南"，取得显著的治疗效果。发展中国家的神经外科医师根据本国的实际情况，按照美国制定的"重型颅脑损伤救治指南"指导临床治疗重型颅脑损伤病人，同样使得重型颅脑损伤病人疗效显著提高。2008年，亚太地区神经创伤协会正式成立，正在编写亚太颅脑损伤救治专家共识和指南。我们组织了国内有关专家在参阅了大量国内外文献的基础上，结合我国的具体国情，编写了《颅脑创伤临床救治指南》第1～4版，受到我国从事颅脑损伤救治临床医生的广泛好评。中华医学会神经外科分会和创伤学分会神经创伤专业组、中国医师协会神经外科医师分会和神经损伤培训专家委员会制定了"中国颅脑损伤脑保护药物治疗指南""中国颅脑创伤外科手术指南""中国颅脑创伤颅内压监测专家共识""中国颅脑创伤去骨瓣减压术专家共识""创伤性颅骨缺损成形术中国专家共识"等12个指南和专家共识，发表在《中华神经外科杂志》和《中华创伤杂志》，极大地推动了我国颅脑损伤病人诊治走向规范化和合理化。

我们邀请了国内百余名颅脑损伤专家参加本书的编写，其中不少是国内知名的颅脑损伤专家，也有来自临床一线的中青年医生。他们都全心投入编写工作，为大家奉献了一部很有价值的颅脑损伤工具书。当然，由于编者来自国内几十家医院，学识水平和编写能力存在一定差异，尽管主编和编辑最后严格把关和多次审阅修改，书中可能仍然存在不足之处，恳请读者批评指正，以便下次再版时修改与补充。

江基尧　高国一

2021年2月

目　录

第一篇
脑解剖与生理

第一章
颅脑解剖生理

第一节 颅 顶

一、额顶枕区

（一）境界

额顶枕区前为眶上缘，后为枕外隆凸和上项线，两侧借上颞线与颞区分界。

（二）层次

覆盖于额顶枕区的软组织由浅入深分为5层：皮肤、浅筋膜（皮下疏松组织）、帽状腱膜及颅顶肌（额肌、枕肌）、腱膜下间隙和颅骨外膜。其中，浅部3层紧密连接，难以将其分开，因此，常将此3层合称为"头皮"；深部两层连接疏松，较易分离。

1. **皮肤** 额顶枕区皮肤厚而致密，并有两个显著特点：① 含有大量毛囊、汗腺和皮脂腺，是疖肿或皮脂腺囊肿的好发部位；② 具有丰富的血管，外伤时易致出血，但创口愈合较快。

2. **浅筋膜** 由致密结缔组织和脂肪组织构成，其间有许多结缔组织小梁，使皮肤和帽状腱膜紧密相连，并将脂肪分隔成许多小格，内有血管和神经穿行。感染时渗出物不易扩散，早期即可压迫神经末梢引起剧痛。此外，小格内的血管多被周围结缔组织固定，创伤时血管断端不易自行收缩闭合，故出血较多，常需压迫或缝合止血。浅筋膜内的血管和神经，可分为前、后、外3组。

（1）前组：又包括内、外侧两组。内侧组距正中线约2 cm，有滑车上动脉、静脉和滑车上神经；外侧组有眶上动脉和眶上神经，距正中线约2.5 cm。上述两组动脉和神经的伴行情况，通常是眶上动脉在眶上神经的外侧，滑车上动脉在滑车上神经的内侧。眶上神经和滑车上神经都是眼神经的分支，所以三叉神经痛病人可在眶上缘的内、外1/3处有压痛。

（2）后组：枕动脉和枕大神经分布于枕部。枕动脉是颈外动脉的分支，经颞骨乳突的枕动脉沟，斜穿枕部肌肉而达枕部皮下。枕大神经在上项线平面距正中线2 cm处穿斜方肌腱膜，然后和枕动脉伴行，走向颅顶。枕动脉在枕大神经外侧，两者并有一定的距离。封闭枕大神经可于枕外隆凸下方一横指处，向外侧约2 cm处进行。

颅顶的动脉有广泛的吻合，不仅左右两侧动脉互相吻合，而且颈内动脉系统和颈外动脉系统也互相联系，所以头皮在发生大块撕裂时也不至于坏死。由于血管、神经从四周向颅顶走行，所以因开颅手术而作皮瓣时，皮瓣的蒂应在下方。瓣蒂应是血管和神经干所在部位，以保证皮瓣的血供营养。而作一般切口则应呈放射状，以免损伤血管和神经。

颅顶的神经都走行在皮下组织中，互相重叠分布，所以局麻时必须注射在皮下组织内。由于皮下组织内有粗大的纤维束，所以注射时可感到阻力较大。因为神经互相重叠分布，故局麻阻滞一支神经常得不到满意的效果，应当将神经阻滞的范围扩大。

（3）外侧组：包括耳前和耳后两组，来源于颞区（见后述）。

3. **帽状腱膜**（galea aponeurosis） 前连额肌、后连枕肌，两侧逐渐变薄，延续于颞筋膜。帽状腱膜厚实坚韧，并与浅层的皮肤和浅筋膜紧密相连，临床上称谓的"头皮"，就是这三层的合称。

头皮外伤若未伤及帽状腱膜，则伤口裂开不明显；如帽状腱膜同时受伤，由于额肌、枕肌的牵拉使伤口裂开，尤以横向裂口为甚。缝合头皮时一定要将此层缝好，一方面可以减少皮肤的张力，有利于伤口的愈合；另一方面也有利于止血。开颅术后因脑水肿和颅内压增高等行硬膜不缝合减压时，更应密缝帽状腱膜层，以免伤口感染及脑脊液外漏。

4. 腱膜下间隙　又称腱膜下疏松结缔组织，是位于帽状腱膜与骨膜之间的薄层疏松结缔组织。此间隙范围较广，前至眶上缘，后达上项线。头皮借此层与颅骨外膜疏松连接，故移动性大；开颅时可经此间隙将皮瓣游离后翻起，头皮撕脱伤通常沿此层分离。

腱膜下间隙出血易广泛蔓延，形成较大的血肿，瘀斑可出现于鼻根及上眼睑皮下。此间隙内的静脉，经导静脉与颅骨的板障静脉及颅内的硬脑膜静脉窦相通，若发生感染，可经上述途径继发颅骨骨髓炎或向颅内扩散。因此，此间隙被认为是颅顶部的"危险区"。

5. 颅骨外膜　由致密结缔组织构成，借少量结缔组织与颅骨表面相连，两者易于剥离。严重的头皮撕脱伤，可将头皮连同部分骨膜一并撕脱。骨膜与颅缝紧密愈着，因此，骨膜下血肿常局限于一块颅骨的范围内。

二、颞区

（一）境界

颞区位于颅顶的两侧，介于上颞线与颧弓上缘之间。

（二）层次

颞区的软组织，由浅入深亦有5层：皮肤、浅筋膜、颞筋膜、颞肌和颅骨外膜。

1. 皮肤　颞区的皮肤移动性较大，手术时无论选择纵行或横行切口，均易缝合，愈合后的瘢痕也不明显。

2. 浅筋膜　脂肪组织较少。血管和神经可分为耳前和耳后两组。

（1）耳前组：有颞浅动、静脉和耳颞神经，三者伴行，出腮腺上缘，越颧弓到达颞区。颞浅动脉的搏动可在耳屏前方触及，该动脉在颧弓上方2～3 cm处分为前、后两支。颞浅静脉与颞浅动脉伴行，汇入下颌后静脉。耳颞神经是三叉神经第三支下颌神经的分支，可在耳轮脚前方进行局部阻滞麻醉。

（2）耳后组：有耳后动、静脉和枕小神经，分布于颞区后部。枕小神经来自第2、3颈神经，属颈丛的分支。

3. 颞筋膜（temporal fascia）　附着于上颞线，向下分为深、浅两层，浅层附着于颧弓的外面，深层附着于颧弓的内面。两层之间夹有脂肪组织，颞中动脉（发

自上颌动脉）及颞中静脉由此经过。

4. 颞肌（temporalis）　起自颞窝和颞筋膜深面，呈扇形，经颧弓深面，止于下颌骨的冠突。经颞区开颅术切除部分颞骨鳞部后，颞肌和颞筋膜具有保护脑膜和脑组织的作用，故开颅减压术常采用颞区入路。颞肌深部有颞深血管和神经，颞深动脉来自上颌动脉，颞深神经来自下颌神经，支配颞肌。

5. 颅骨外膜　较薄，紧贴于颞骨表面。

骨膜与颞肌之间含有大量脂肪组织，称颞筋膜下疏松结缔组织，并经颧弓深面与颞下间隙相通，再向前与面部的颊脂体相连续。因此，颞筋膜下疏松结缔组织中出血或炎症时，可向下蔓延至面部，形成面深部的血肿或脓肿，而面部炎症，如牙源性感染也可蔓延到颞筋膜下疏松结缔组织中。

三、颅顶骨

颅顶各骨为扁骨。前方为额骨，后方为枕骨；在额、枕骨之间是左、右顶骨；两侧前方小部分为蝶骨大翼，后方大部分为颞骨鳞部。颅顶各骨之间以颅缝相接合，小儿发生颅内压增高时骨缝可稍分离。

成人颅顶骨的厚度约为0.5 cm，最厚的部位可达1 cm，颞区最薄处仅有0.2 cm厚。由于颅顶骨各部的厚度不一，故开颅钻孔时应予以注意。

颅顶骨呈圆顶状，并有一定的弹性。受外力打击时常集中于一点，成人骨折线多以受力点为中心向四周放射；小儿颅顶骨弹性较大，故外伤后常发生凹陷性骨折。

颅顶骨分为外板、板障和内板三层。外板较厚，对张力的耐受性较大，而弧度较内板为小。内板较薄，质地亦较脆弱，又称玻璃样板。因此，外伤时外板可保持完整，而内板却发生骨折，同时，骨折片可刺伤局部的血管、脑膜和脑组织等而引起血肿。板障是内、外板之间的骨松质，含有骨髓，并有板障静脉位于板障管内。板障管在X线片上呈裂纹状，有时可被误认为是骨折线，应注意鉴别。由于板障静脉位于骨内，手术时不能结扎，常用骨蜡止血。板障静脉通常可归纳为4组：① 额板障静脉（frontal diploic vein）；② 颞前板障静脉（anterior temporal diploic vein）；③ 颞后板障静脉（posterior temporal diploic vein）；④ 枕板障静脉（occipital diploic vein）。

第二节　颅底内面

颅底有许多重要的孔道，是神经、血管出入颅的部位。颅底有内、外面之分。颅底内面分为颅前窝、颅中窝和颅后窝三部分。

一、颅前窝

颅前窝（anterior cranial fossa）容纳大脑半球额叶。其正中部凹陷，由筛骨筛板构成鼻腔顶，前外侧部形成额窦和眶的顶部。颅前窝骨折发生在筛板时，常伴有脑膜和鼻腔顶部黏膜撕裂，脑脊液或血液直接漏至鼻腔；若伤及嗅神经会导致嗅觉丧失。若额窦受累时，脑脊液和血液也可经额窦流入鼻腔。

二、颅中窝

颅中窝（middle cranial fossa）呈蝶形，可分为较小的中央部（鞍区）和两个较大而凹陷的外侧部。

（一）蝶鞍区

蝶鞍区位于蝶骨体上面，为蝶鞍及其周围区域。该区主要的结构有垂体、垂体窝和两侧的海绵窦等。

1. 蝶鞍（sella turcica）　蝶鞍包括前床突、交叉前沟、鞍结节、垂体窝、鞍背和后床突。中国人蝶鞍的前后径为 $1.1\sim1.2$ cm、深度为 $0.6\sim0.9$ cm，鞍底横径为 $1.4\sim1.5$ cm。蝶鞍形态的变异如下：① 前、后床突间出现骨性桥连结，称为鞍桥，出现率为6%，多为双侧性，有时不完整；② 前、后床突之间有时有韧带连结，形成孔，孔内有颈内动脉经过，出现率为10%；如此孔过小，可影响颈内动脉供血区的血液循环，需手术切断韧带；③ 前床突侧移或缺如。

2. 垂体（hypophysis）　位于蝶鞍中央的垂体窝内，借漏斗和垂体柄穿过鞍膈与第三脑室底的灰结节相连。垂体肿瘤有时可突入第三脑室，引起脑脊液循环障碍，导致颅内压增高。

据统计，垂体的前后径约0.8 cm，垂直径约0.6 cm。垂体肿瘤病人的X线片上常可见蝶鞍扩大与变形，这对诊断垂体病变有重要的参考价值。

3. 垂体窝（hypophysial fossa）　垂体窝的顶为硬脑膜形成的鞍膈，鞍膈的前上方有视交叉及其相延续的视神经。腺垂体（垂体前叶）的肿瘤可将鞍膈的前部推向上方，压迫视交叉，出现视野缺损。垂体窝的底，仅隔一薄层骨壁与蝶窦毗邻。垂体病变时，可加深垂体窝，甚至侵及蝶窦。垂体窝的前方为鞍结节（tuberculum sella），后方为鞍背（dorsum sella），垂体发生肿瘤时，两处的骨质可因受压而变薄，甚至出现骨质破坏现象。

垂体窝的两侧为海绵窦，若垂体肿瘤向两侧扩展，可压迫海绵窦，发生海绵窦淤血及脑神经受损的症状。在垂体肿瘤切除术中，要注意避免损伤视神经、视交叉、海绵窦和颈内动脉等。

原来的统计，垂体腺瘤的发病率居颅内肿瘤的第3位，随着CT和MRI检查的普及，垂体腺瘤特别是微腺瘤的检出率增加，已形成占颅内肿瘤第1位的趋势。垂体高度测量是临床诊断微腺瘤的主要方法之一。垂体高度是指在冠状面上鞍底上缘至腺体上缘的最大距离。目前认为，垂体高度的标准应依性别和年龄而定。腺体平均高度女性大于男性，年轻女性垂体最高，以后随年龄增大而逐渐变小，这与月经周期及更年期有关。男性垂体高度一生变化不明显。男性垂体内罕见局部低密度变化，若出现，应高度怀疑垂体病变。垂体高度及男性垂体内有无低密度区可作为判断垂体是否正常的指标之一。

4. 海绵窦（cavernous sinus）　位于蝶鞍的两侧，前达眶上裂内侧部，后至颞骨岩部的尖端（图1-1）。由硬脑膜两层间的腔隙构成，为左、右成对的硬脑膜静脉窦。窦内有颈内动脉和展神经通行，颅底骨折时，除可伤及海绵窦外，亦可累及颈内动脉和展神经。窦内间隙有许多结缔组织小梁，将窦腔分隔成许多小的腔隙；窦中血流缓慢，感染时易形成栓塞。左、右海绵窦经鞍膈前、后的海绵间窦相交通，故一侧海绵窦的感染可蔓延到对侧。动眼神经、滑车神经、眼神经与上颌神经自上而下排列于海绵窦外侧壁（图1-1）。海绵窦一旦发生病变，可出现海绵窦综合征，表现为上述神经麻痹与神经痛、结膜充血与水肿等。

海绵窦的前端与眼静脉、翼丛、面静脉和鼻腔的静脉相交通，面部的化脓性感染可经上述交通扩散至海绵窦，引起海绵窦炎等。

海绵窦内侧壁上部与垂体相邻，垂体肿瘤可压迫窦内的动眼神经和展神经等，导致眼球运动障碍、眼睑下垂、瞳孔开大及眼球突出等。窦的内侧壁下部借薄的骨壁与蝶窦相邻，故蝶窦炎亦可侵及海绵窦。

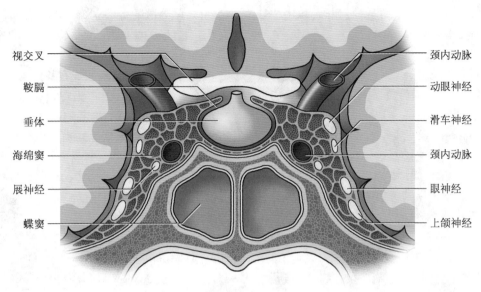

视交叉 — 颈内动脉

鞍膈 — 动眼神经

垂体 — 滑车神经

海绵窦 — 颈内动脉

展神经 — 眼神经

蝶窦 — 上颌神经

图1-1　海绵窦

海绵窦的后端分别与岩上、下窦相连。岩上窦汇入横窦，岩下窦汇入颈内静脉。海绵窦的后端与位于颞骨岩部尖端的三叉神经节邻近。海绵窦向后还与枕骨斜坡上的基底静脉丛相连，后者向下续于椎内静脉丛。椎内静脉丛又与体壁的静脉相通，故腹膜后隙的感染可经此途径蔓延至颅内。

海绵窦的最佳显示层面是冠状面。海绵窦位于蝶鞍两旁，两侧形状和大小对称，外缘平或稍外凸。如出现下列CT征象，应考虑为异常海绵窦：① 大小不对称；② 形状不对称，尤其外侧壁；③ 窦内局限性异常密度区。

（二）颅中窝外侧部

颅中窝外侧部容纳大脑半球的颞叶。眶上裂内有动眼神经、滑车神经、展神经、眼神经及眼上静脉穿行。在颈动脉沟外侧，由前内向后外有圆孔、卵圆孔和棘孔，分别有上颌神经、下颌神经及脑膜中动脉通过。脑膜中动脉多数发自上颌动脉（94%），经棘孔入颅，分为额支和顶支。通常额支在经过翼点附近行于骨管内（占60%），骨管平均长度1.0 cm；翼点的骨质较薄，受到外力打击时容易受损而出血；脑膜中动脉常与硬脑膜粘连，在分离硬脑膜时，也可能撕破血管而发生颅内出血。在弓状隆起的外侧有鼓室盖，薄层骨板把颅窝与鼓室分隔。在颞骨岩部尖端处有三叉神经压迹，三叉神经节位于硬脑膜形成的间隙内。

由于颅中窝存在多个孔、裂和腔，成为颅底骨折的好发部位，且较常见于蝶骨中部和颞骨岩部。蝶骨中部骨折时，常同时伤及脑膜和蝶窦黏膜而使蝶窦与蛛网膜下腔相通，血性脑脊液经鼻腔流出；如伤及颈内动脉和海绵窦，可形成动静脉瘘，而引起眼静脉淤血，并伴有搏动性突眼症状；如累及穿过窦内和窦壁的神经，则出现眼球运动障碍和三叉神经刺激症状。颞骨岩部骨折侵及鼓室盖且伴有鼓膜撕裂时，血性脑脊液可经外耳道溢出，穿经岩部内的面神经和前庭蜗神经亦可能受损。

三、颅后窝

颅后窝（posterior cranial fossa）由枕骨内面和颞骨岩部后面组成。在3个颅窝中，此窝最深，面积最大，容纳小脑、脑桥和延髓。窝底的中央为枕骨大孔，是颅腔与椎管相接处，孔的长径约3.6 cm、宽约3 cm，延髓经此孔与脊髓相连，并有左、右椎动脉和副神经的脊髓根通过。颅内的3层脑膜在枕骨大孔处与脊髓的3层被膜相互延续，但硬脊膜在枕骨大孔边缘与枕骨紧密愈着，故硬脊膜外腔与硬脑膜外腔互不相通。枕骨大孔的前方为斜坡。枕骨大孔的前外侧为舌下神经出颅的舌下神经管。枕骨外侧部与颞骨岩部间为颈静脉孔，舌咽神经、迷走神经、副神经和颈内静脉在此通过。

颞骨岩部后面的中份为内耳门。内耳道位于颞骨岩部内，从内耳门开始行向前外，至内耳道底。面神经、蜗神经和前庭神经由内耳门进入内耳道。在硬膜外经颞骨岩部入路的手术中，保护内耳道的硬膜完整，是防止面神经和前庭蜗神经损伤的关键。

枕内隆凸为窦汇所在处，横窦起自窦汇的两侧，在同名沟内行向颞骨岩部上缘的后端，移行为乙状窦。乙状窦沿颅腔侧壁下行，达颈静脉孔，延续为颈内静脉。乙状窦与乳突小房仅以薄层骨板相隔,术中凿开乳突时,注意勿损伤乙状窦。

颅后窝骨折时,由于出血和渗漏的脑脊液无排出通道,易被忽视,更具危险性。当小脑或脑干受累时,可出现相应的症状;骨折后数日,乳突部皮下可出现瘀斑。

小脑幕(tentorium of cerebellum)为硬脑膜形成的半月襞样结构,伸入大脑半球枕叶与小脑之间,并构成了颅后窝的顶。小脑幕凹陷的前内侧缘游离,向前延伸附着于前床突,形成小脑幕切迹。小脑幕切迹与鞍背共同形成一卵圆形的孔,环绕着中脑。

小脑幕切迹上方与大脑半球颞叶的海马旁回钩紧邻。当幕上的颅内压显著增高时,海马旁回钩被挤推至小脑幕切迹的下方,形成小脑幕裂孔疝(小脑幕切迹疝),使脑干受压,挤压动眼神经和大脑脚,可出现同侧瞳孔扩大、对光反射消失,对侧肢体轻瘫等。

枕骨大孔的后上方为小脑半球下面内侧部的小脑扁桃体,颅内压增高时,小脑扁桃体受挤压而嵌入枕骨大孔,则可形成枕骨大孔疝,压迫延髓的呼吸和心血管运动中枢,将危及生命。

颅底在结构上和毗邻上有其特点,因而颅底损伤时除本身的症状外,还可出现相邻器官的损伤症状,故须了解颅底结构的特点:① 颅底的各部骨质厚薄不一,由前向后逐渐增厚,颅前窝最薄,颅后窝最厚,骨质较薄的部位在外伤时易骨折;② 颅底的孔、裂、管是神经、血管出入的通道,而某些骨内部又形成空腔性结构,如鼻旁窦、鼓室等,这些部位都是颅底本身的薄弱点,不但外伤时容易骨折,而且会伴有脑神经和血管损伤;③ 颅底与颅外的一些结构不仅关系密切,而且紧密相连,如翼腭窝、咽旁间隙、眼眶等,这些部位的病变,如炎症、肿瘤等可蔓延入脑;相反,颅内病变也可引起相关部位受累的症状;④ 颅底骨与脑膜紧密愈着,颅底骨折常伴有脑膜损伤,可引起脑脊液外漏。

第三节　颅内、外静脉的交通

颅内的静脉血,除经乙状窦汇入颈内静脉外,尚有下列途径使颅内、外的静脉相互交通。

一、通过面部静脉与翼丛的交通途径

通过面部静脉与翼丛的交通途径见图1-2。

二、通过导静脉的交通途径

顶导静脉(parietal emissary vein)经顶孔,使颞浅静脉与上矢状窦相交通;乳突导静脉通过乳突孔,使枕静脉与乙状窦沟通;髁导静脉有时存在,通过髁管,使枕下静脉丛与乙状窦相交通;额导静脉见于儿童及部分成人,通过盲孔,使额窦及鼻腔的静脉与上矢状窦相交通。

三、通过板障静脉的交通途径

额板障静脉(frontal diploic vein)使眶上静脉与上矢状窦相交通;颞前板障静脉将颞深前静脉与蝶顶窦沟通;颞后板障静脉使颅外浅静脉与横窦相交通;枕板障静脉将枕静脉与横窦沟通。

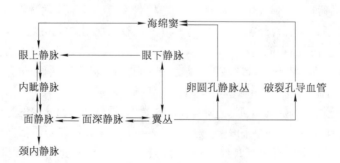

图1-2　通过面部静脉与翼丛的交通途径

第四节 脑

脑（brain, encephalon）位于颅腔内，与位于椎管内的脊髓共同构成中枢神经系统。脑可分为端脑、间脑、中脑、脑桥、延髓及小脑。通常把延髓、脑桥、中脑三部分合称为脑干（图1-3、1-4）。中国成年人脑的重量，男性约为1 375 g，女性约为1 305 g。

一、脑干

脑干（brain stem）自上而下为中脑、脑桥和延髓。中脑向上与间脑相接，延髓在枕骨大孔处与脊髓相连，脑干的背面与小脑相连（图1-3、1-4）。

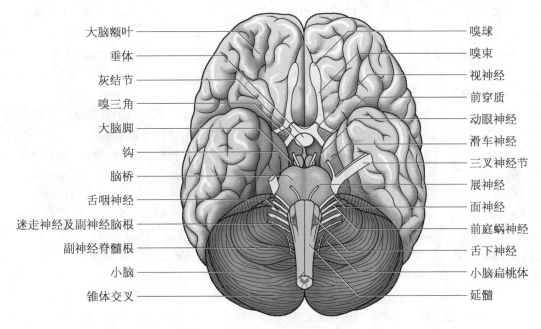

大脑额叶 —— 嗅球
垂体 —— 嗅束
灰结节 —— 视神经
嗅三角 —— 前穿质
大脑脚 —— 动眼神经
钩 —— 滑车神经
脑桥 —— 三叉神经节
舌咽神经 —— 展神经
迷走神经及副神经脑根 —— 面神经
副神经脊髓根 —— 前庭蜗神经
小脑 —— 舌下神经
锥体交叉 —— 小脑扁桃体
—— 延髓

图1-3 脑的底部

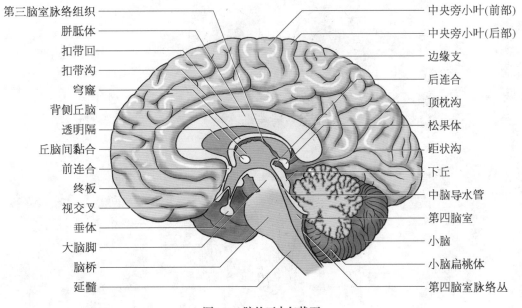

第三脑室脉络组织 —— 中央旁小叶（前部）
胼胝体 —— 中央旁小叶（后部）
扣带回 —— 边缘支
扣带沟 —— 后连合
穹窿 —— 顶枕沟
背侧丘脑 —— 松果体
透明隔 —— 距状沟
丘脑间黏合 —— 下丘
前连合 —— 中脑导水管
终板 —— 第四脑室
视交叉 —— 小脑
垂体 —— 小脑扁桃体
大脑脚 —— 第四脑室脉络丛
脑桥
延髓

图1-4 脑的正中矢状面

（一）脑干的外部构成

1. 延髓（medulla oblongata） 位于脑干的下部，呈倒置的锥体形。延髓上端与脑桥在腹侧面以横行的**延髓脑桥沟**（bulbopontine sulcus）为界；延髓下连脊髓，其腹侧面上有前正中裂和前外侧沟，与脊髓的沟和裂相连续。延髓的腹侧面，前正中裂的两侧，各有一纵行隆起的**锥体**（pyramid），内含皮质脊髓束。在延髓下端，皮质脊髓束的大部分纤维交叉，形成**锥体交叉**（decussation of pyramid）。锥体的外侧有一卵圆形隆起为**橄榄**（olive），内含下橄榄核。锥体与橄榄之间的前外侧沟内有舌下神经根丝。在橄榄的后方，自上而下依次排列着舌咽神经、迷走神经和副神经的根丝（图1-5）。

延髓背面，上半部形成菱形窝的下半。下半部形似脊髓，其后正中沟外侧，由薄束和楔束向上延伸形成各自的膨大，称**薄束结节**（gracile tubercle）和**楔束结节**（cuneate tubercle），其深面为薄束核和楔束核。在楔束结节外上方有隆起的**小脑下脚**（inferior cerebellar peduncle）（图1-6）。

2. 脑桥（pons） 位于脑干的中部，其腹侧面膨隆宽阔，称为脑桥基底部。基底部正中有纵行的浅沟，为**基底沟**（basilar sulcus），容纳基底动脉。基底部向后外延伸逐渐变窄，移行为**小脑中脚**（middle cerebellar peduncle），两者移行处有粗大的三叉神经根。在延髓和脑桥分界的延髓脑桥沟，由内向外依次有展神经、面神经和蜗神经的根（图1-5）。延髓、脑桥与小脑交界处的三角区，临床上称为脑桥小脑三角（pontocerebellar trigone），前庭神经和面神经根位于此处，当脑桥小脑三角处生长有肿瘤时，可压迫这些脑神经根及小脑，产生相应的临床表现。

脑桥背面形成菱形窝的上半部。两侧为**小脑上脚**（superior cerebellar peduncle）和小脑中脚。小脑上脚之间的薄层白质层，为上髓帆。

3. 中脑（midbrain） 位于脑干上部，上接间脑，下连脑桥。腹侧面有粗大纵行隆起的**大脑脚**（cerebral peduncle），由大脑皮质的下行纤维束组成。两脚之间为凹陷的**脚间窝**（interpeduncular fossa）。大脑脚的内侧有动眼神经根出脑（图1-5）。

中脑背面有两对圆形隆起，上方的一对为**上丘**（superior colliculus），深面含上丘核；下方的一对为**下丘**（inferior colliculus），深面为下丘核。分别是视觉反射和听觉反射中枢。下丘的下部有滑车神经根出脑（图1-6）。

4. 菱形窝（rhomboid fossa） 形似菱形，也称第四脑室底。由脑桥和延髓上半部背面所构成，中部有横行的髓纹为脑桥和延髓背面的分界（图1-6）。窝的正中为纵行的**正中沟**（median sulcus），其外侧为纵行的**界沟**（sulcus limitans）。正中沟和界沟之间为内侧隆起。界沟的外侧是三角形的前庭区，其深面为前庭神经核。前庭区的外侧角上有一小隆起，为听结节，内含蜗神经核。髓纹的上方，内侧隆起上有一圆形隆突，称**面神经丘**（facial colliculus），内含面神经膝和展神经核。髓纹下方内侧隆起上有两个三角区，内侧的为**舌下神经三角**（hypoglossal triangle），内隐舌下神经核；

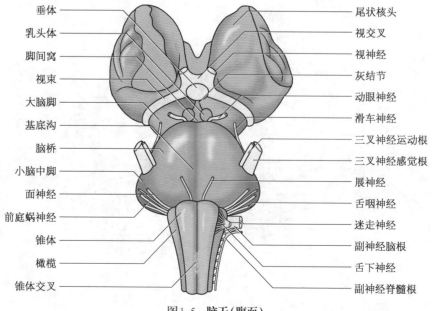

图1-5 脑干（腹面）

左侧标注（自上而下）：垂体、乳头体、脚间窝、视束、大脑脚、基底沟、脑桥、小脑中脚、面神经、前庭蜗神经、锥体、橄榄、锥体交叉

右侧标注（自上而下）：尾状核头、视交叉、视神经、灰结节、动眼神经、滑车神经、三叉神经运动根、三叉神经感觉根、展神经、舌咽神经、迷走神经、副神经脑根、舌下神经、副神经脊髓根

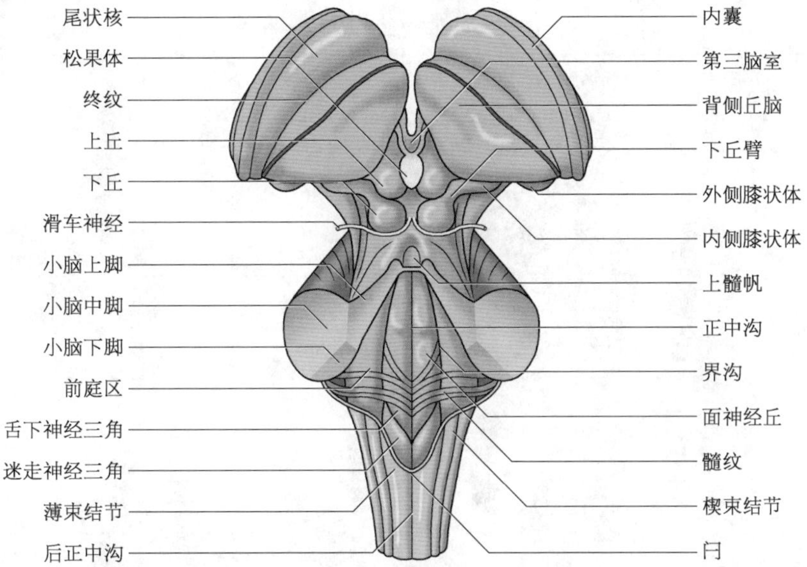
尾状核
松果体
终纹
上丘
下丘
滑车神经
小脑上脚
小脑中脚
小脑下脚
前庭区
舌下神经三角
迷走神经三角
薄束结节
后正中沟
内囊
第三脑室
背侧丘脑
下丘臂
外侧膝状体
内侧膝状体
上髓帆
正中沟
界沟
面神经丘
髓纹
楔束结节
闩

图1-6 **脑干(背面)**

外侧的为**迷走神经三角**(vagal triangle),内含迷走神经背核。

5. **第四脑室**(fourth ventricle) 是位于延髓、脑桥和小脑之间的腔隙,形如帐篷,顶朝向小脑(图1-4)。顶的前部由小脑上脚和上髓帆组成,顶的后部由下髓帆及第四脑室脉络组织形成。下髓帆为薄片白质,它与上髓帆相接以锐角突入小脑。下髓帆的室腔面有一层上皮性室管膜,其表层有软膜和血管被覆,它们共同形成第四脑室脉络组织。脉络组织上的部分血管反复分支缠绕成丛,夹带着软膜和室管膜上皮突入室腔,形成能产生脑脊液的第四脑室脉络丛。第四脑室借第四脑室正中孔和外侧孔与蛛网膜下腔相通,第四脑室向上经中脑导水管通第三脑室,向下接延髓的中央管。

(二) 脑干的内部结构

脑干内部除了与脊髓一样含有灰质和白质外,其灰、白质交错混杂在一起构成网状结构,因此,脑干的内部结构比脊髓复杂。脑干的灰质由于中央管在延髓上半的背侧敞开,使灰质由腹背方向排列改变成内外方向排列;由于神经纤维的左、右交叉并相互交织穿插,又使灰质柱断裂变成了单独的细胞核团。

脑干内部结构主要包括:脑神经核,非脑神经核,长的上行、下行纤维束和网状结构。

1. **脑神经核** 除嗅、视神经外,第Ⅲ～Ⅻ对脑神经均与脑干的脑神经核相连。脑神经核按其功能可分为4种:接受脑神经躯体传入纤维的躯体感觉核,发出脑神经躯体传出纤维的躯体运动核,接受脑神经内脏传入纤维的内脏感觉核,发出脑神经内脏传出纤维的内脏运动核(表1-1、图1-7)。若干功能相同的脑神经核,在脑干内有规律地排列成纵行的细胞柱,称为脑神经核功能柱。

(1) 躯体运动核:大部分位于第四脑室底的内侧,邻近正中线(图1-7)。由8对核团组成,自上而下分别是:① **动眼神经核**(oculomotor nucleus),位于中脑上丘平面,发出的纤维参与动眼神经的组成,支配除外直肌和上斜肌以外的眼球外肌;② **滑车神经核**(trochlear nucleus),在中脑下丘平面,发出纤维组成滑车神经,支配眼球外肌中的上斜肌;③ **三叉神经运动核**(motor nucleus of trigeminal nerve),位于脑桥中部,发出的纤维组成三叉神经运动根,支配咀嚼肌;④ **展神经核**(abducens nucleus),在脑桥中下部、面神经丘的深面,发出的纤维组成展神经,支配眼球外肌中的外直肌;⑤ **面神经核**(facial nucleus),位于脑桥中下部,发出的纤维参与组成面神经,主要支配面肌,此外还支配二腹肌后腹、茎突舌骨肌和镫骨肌;⑥ **疑核**(nucleus ambiguous),在延髓上部的网状结构中,此核上部发出的纤维加入舌咽神经,中部发出的纤维参与迷走神经的组成,下部发出的纤维组成副神经的颅根,支配咽、喉、软腭各肌;⑦ **舌下神经核**(hypoglossal nucleus),在延髓上部,舌下神经三角的深面,发出的纤维组成舌下神经,支配舌内、外肌;⑧ **副神经核**(accessory nucleus),包括两部分,延髓部为疑核下部,脊髓部位于上4或5个颈髓节段的前角外侧区,发出的纤维组成副神经脊髓根,支配胸锁乳突肌和斜方肌。

(2) 内脏运动核:位于躯体运动核的外侧(图1-7),由4对核团组成。① **动眼神经副核**(accessory nucleus of oculomotor nerve),位于动眼神经核上端的

表1-1 脑干脑神经核的排列及其功能

功能柱(位置)	核的位置	脑神经核	功 能
躯体运动柱(第四脑室底内侧)	上丘平面	动眼神经核(Ⅲ)	支配上直肌、下直肌、内直肌、下斜肌、上睑提肌
	下丘平面	滑车神经核(Ⅳ)	支配上斜肌
	脑桥中部	三叉神经运动核(Ⅴ)	支配咀嚼肌等
	脑桥中下部	展神经核(Ⅵ)	支配外直肌
	脑桥中下部	面神经核(Ⅶ)	支配表情肌等
	延髓上部	疑核(Ⅸ、Ⅹ、Ⅺ)	支配咽肌、喉肌等
	延髓上部	舌下神经核(Ⅻ)	支配舌肌
	延髓下部、第1～5颈髓节段	副神经核(Ⅺ)	支配斜方肌、胸锁乳突肌
内脏运动柱(躯体运动柱外侧)	上丘平面	动眼神经副核(Ⅲ)	支配瞳孔括约肌、睫状肌
	脑桥下部	上泌涎核(Ⅶ)	支配泪腺、舌下腺、下颌下腺等
	延髓上部	下泌涎核(Ⅸ)	支配腮腺
	延髓中下部	迷走神经背核(Ⅹ)	支配颈、胸、腹腔大部分脏器
内脏感觉柱(界沟外侧)	延髓上中部	孤束核(Ⅶ、Ⅸ、Ⅹ)	接受味觉及一般内脏感觉
躯体感觉柱(内脏感觉柱背外侧)	中脑	三叉神经中脑核(Ⅴ)	接受咀嚼肌的本体感觉
	脑桥中部	三叉神经脑桥核(Ⅴ)	接受头面部、牙和口、鼻腔的触、压觉
	脑桥下部、延髓	三叉神经脊束核(Ⅴ)	接受头面部、牙和口、鼻腔的痛、温觉
	脑桥与延髓交界处	前庭神经核(Ⅷ)	接受内耳平衡觉冲动
	脑桥与延髓交界处	蜗神经核(Ⅷ)	接受内耳螺旋器的听觉冲动

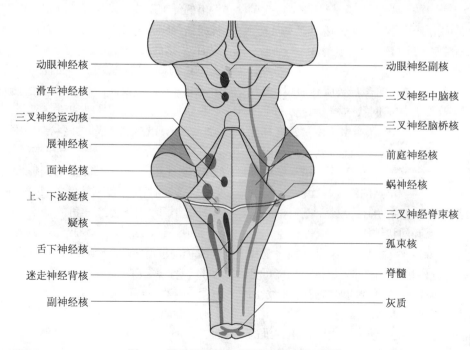

图1-7 脑神经核在脑干投影的模式图(背侧)

背内侧,发出的纤维加入动眼神经,在睫状神经节(副交感神经节)换神经元后,发出纤维支配瞳孔括约肌和睫状肌。② **上泌涎核**(superior salivatory nucleus),在脑桥下部的网状结构中,发出的纤维进入面神经,经相应的副交感神经节换神经元后支配舌下腺、下颌下腺和泪腺等的分泌。③ **下泌涎核**(inferior salivatory nucleus),位于延髓上部的网状结构,发出的纤维加入舌咽神经,经耳神经节(副交感神经节)换神经元后支配腮腺的分泌。④ **迷走神经背核**(dorsal nucleus of vagus nerve),在迷走神经三角深面、舌下神经核的外侧,发出的纤维加入迷走神经,到达相应的副交感神经的器官旁节或器官内节,换神经元后支配颈部、胸、腹腔大部分脏器及心的活动。

(3)内脏感觉核:位于界沟外侧,由单一的**孤束核**(nucleus of solitary tract)构成(图1-7)。来自面神经、舌咽神经和迷走神经中的内脏感觉纤维进入延髓后下行,组成**孤束**,止于孤束核。其中味觉纤维止于核上端的味觉核,其他内脏感觉止于中下部的心-呼吸核。

(4)躯体感觉核:位于内脏感觉核的外侧(图1-7),由5对核团构成。① **三叉神经中脑核**(mesencephalic nucleus of trigeminal nerve),在中脑,其功能与传导咀嚼肌、下颌关节和牙周膜等的本体觉和压觉有关。② **三叉神经脑桥核**(pontine nucleus of trigeminal nerve),位于脑桥中部,与头面部、牙、口及鼻腔的触、压觉传递有关。③ **三叉神经脊束核**(spinal nucleus of trigeminal nerve),细长,尾端与第1～2颈髓节段后角相续,向上直达脑桥,与三叉神经脑桥核相续,与头面部、牙和口、鼻腔痛、温觉的传导有关。三叉神经脑桥核和脊束核发出的纤维交叉至对侧组成**三叉丘系**,向上止于背侧丘脑腹后内侧核。④ **蜗神经核**(cochlear nuclei),分为蜗腹侧核和蜗背侧核,分别位于小脑下脚的腹外侧和背侧,接受蜗神经的传入纤维。⑤ **前庭神经核**(vestibular nuclei),在第四脑室底前庭区的深面,接受前庭神经的传入纤维,传导平衡觉。

2. **非脑神经核** 也称为中继核团,参与组成各种神经传导通路或反射通路,与脑和脊髓有着广泛的联系。

(1)**薄束核**(gracile nucleus)和**楔束核**(cuneate nucleus):分别位于延髓薄束结节和楔束结节的深面,接受薄束和楔束的纤维。二核发出的纤维,呈弓状绕过中央管并在其腹侧左、右交叉,称**内侧丘系交叉**,交叉后的纤维形成**内侧丘系**。薄束核和楔束核是传递躯干、四肢意识性本体感觉和精细触觉的中继核团。

(2)**下橄榄核**(inferior olivary nucleus):位于延髓橄榄的深面,接受大脑皮质、丘脑、基底核、网状结构、红核和脊髓等的纤维,发出纤维至小脑皮质。下橄榄核参与小脑对运动的调控和修饰。

(3)**脑桥核**(pontine nucleus):由位于脑桥基底部纤维束之间的灰质核团组成,为大脑皮质与小脑之间的中继核团。

(4)**红核**(red nucleus):在中脑上丘平面、黑质的背侧,呈圆柱状。主要接受来自小脑和大脑皮质的传入纤维,并发出红核脊髓束交叉到对侧,下行至脊髓。

(5)**黑质**(substantia nigra):在中脑被盖和大脑脚底之间,延伸至中脑全长。主要由多巴胺能神经元组成,其胞质内含有多巴胺,经其传出纤维释放到大脑的新纹状体。临床上因黑质病变,多巴胺减少,可引起帕金森病(Parkinson病,震颤麻痹)。

3. **长的上、下行纤维束**

(1)长的上行纤维束

1)**内侧丘系**(medial lemniscus):由薄束核和楔束核发出的纤维组成。在延髓,位于中线和下橄榄核之间;上行至脑桥,位于被盖腹侧边缘;到中脑,移行至红核的外侧。内侧丘系传导对侧躯干及上、下肢的意识性本体感觉和精细触觉。上行止于背侧丘脑的腹后外侧核。

2)**脊髓丘脑束**(spinothalamic tract):脊髓丘脑前束与侧束进入延髓后合在一起,组成**脊髓丘系**,行于延髓下橄榄的背外侧;在脑桥和中脑,位于内侧丘系的背外侧。传导对侧躯干及上、下肢的温、痛觉与粗略触觉,止于背侧丘脑的腹后外侧核。

3)**三叉丘脑束**(trigeminothalamic tract):又称**三叉丘系**(trigeminal lemniscus),由三叉神经脑桥核和三叉神经脊束核发出的纤维交叉至对侧而组成。位于内侧丘系的背外侧上行,终于背侧丘脑的腹后内侧核。传导头面部、牙及口、鼻腔的痛、温觉和触觉。

4)**外侧丘系**(lateral lemniscus):由蜗神经核发出的纤维组成,在脑桥基底和被盖部之间横行穿过内侧丘系,交叉至对侧,形成**斜方体**。斜方体纤维折向上行,称为外侧丘系。小部分纤维不交叉,加入同侧的外侧丘系。止于间脑的内侧膝状体,传导听觉。

(2)长的下行纤维束:大脑皮质中央前回及中央旁小叶前部的巨型锥体细胞发出的纤维组成**锥体束**(pyramidal tract),下行经内囊后肢和膝、中脑大脑脚底的中3/5,进入脑桥基底部后,下行至延髓锥体。锥体束可分为皮质核束和皮质脊髓束。皮质核束在下行过程中止于各脑神经运动核,支配头面部的骨骼肌。皮质脊髓束的大部分纤维在锥体下端左、右交叉,形成锥体交叉。交叉后的纤维在脊髓外侧索内下行,为皮质脊髓侧束;小部分不交叉的纤维,在脊髓前索内下行,称为皮质脊髓前束。皮质脊髓前束、侧束分别支配双侧躯干和对侧上、下肢骨骼肌的随意运动。

由大脑皮质额、顶、枕、颞叶发出的纤维下行组成额桥束和顶枕颞桥束,经内囊进入脑桥基底部,止于脑桥核。

脑干内除上述纤维束外,还有其他长的上、下行纤维束,如:① 脊髓小脑前、后束,上行止于小脑;② 前庭脊髓束,起自前庭神经核,下行至脊髓;③ 内侧纵束,在脑干的中缝两侧走行;④ 红核脊髓束,起自对侧的红核,下行至脊髓;⑤ 顶盖脊髓束,起自上丘,下行至脊髓;⑥ 网状脊髓束,起自脑干网状结构。

4. 脑干网状结构　在脑干中,脑神经核、非脑神经核以及长的上、下行纤维束之间,还存在范围广泛的脑干网状结构。其间纤维纵横交错,散在着大小不等的神经细胞。网状结构接受各种感觉信息,其传出纤维直接或间接地达到中枢神经系统其他部位。网状结构的功能涉及躯体运动和内脏活动的调节。脑干网状结构中存在呼吸和心血管运动中枢。

(1)脑干对运动功能的调节:脑干网状结构的下行纤维具有对躯体运动中的肌紧张进行调控的作用。用电刺激动物脑干网状结构的不同区域,发现其中有加强肌紧张的区域,称为易化区;也有抑制肌紧张的区域,称为抑制区。脑干对肌紧张的调节,主要是通过脑干网状结构易化区和抑制区的活动而实现。

1)脑干网状结构易化区:其范围较广,分布于脑干中央区域,包括延髓网状结构的背外侧部分、脑桥的被盖、中脑的中央灰质及被盖。此外,下丘脑和丘脑中线核群对肌紧张也有易化作用,因此也包含在易化区的概念之内。

脑干网状结构易化区的主要作用是通过网状脊髓束下行与脊髓前角的γ运动神经元联系,使γ运动神经元传出冲动增加,梭内肌收缩,肌梭敏感性升高,从而增强肌紧张。其次易化区对α运动神经元也有一定的易化作用。另外,位于延髓的前庭核、小脑前叶两侧部对肌紧张的易化作用也通过这一区域发挥作用。

2)脑干网状结构抑制区:其范围较小,位于延髓网状结构的腹内侧部。它通过网状脊髓束经常抑制γ运动神经元,使肌梭敏感性降低,从而降低肌紧张。此外,大脑皮质运动区、纹状体、小脑前叶蚓部等处,也有抑制肌紧张的作用,这种作用可能都需通过加强脑干网状结构抑制区的活动而实现的。

正常情况下,肌紧张易化区的活动较强,抑制区的活动较弱,两者在一定水平上保持相对平衡,以维持正常的肌紧张。在动物实验中发现,如在中脑上、下丘之间切断脑干,此时动物会出现四肢伸直、头尾昂起、脊柱挺硬等伸肌(抗重力肌)过度紧张的现象,称为去大脑强直。它的发生是因为切断了大脑皮质、纹状体等部位与脑干网状结构抑制区的功能联系,使抑制区活动减弱,而易化区活动相对地占了优势,使伸肌紧张加强,造成了强直现象。当人类患某些脑部疾病如脑干损伤时,也可以出现头后仰、上下肢强硬伸直等类似动物去大脑强直的现象,是脑干严重损伤的信号。

(2)脑干网状结构上行激活系统:是脑干网状结构中存在的使大脑皮质觉醒状态的结构。20世纪中期,莫鲁兹(Moruzzi)和马古恩(Magoun)先后在实验中发现,脑干网状结构内存在有上行起唤醒作用的功能系统。如用电流刺激此处,可唤醒动物,出现觉醒状态的脑电波。因此将这一系统称为**脑干网状结构上行激活系统**(ascending reticular activating system)。刺激各种外周传入神经,也可诱发同样的行为和脑电的觉醒。现在认为,这种上行激活作用主要是通过丘脑非特异投射系统来实现的。当这一系统的上行冲动减少时,大脑皮质就由兴奋状态转入抑制状态,此时动物表现为安静或睡眠;这是体内维持觉醒机制的重要部位之一。如果这一系统受损伤,而未伤及周边部的特异性上行传导束,动物可进入持续性昏睡状态,脑电呈现持续性慢波。上行激活系统是一种多突触结构,易受药物的影响而发生传导阻滞。网状结构大部分神经元的上行和下行纤维大多数是利用谷氨酸作为神经递质。许多麻醉药物如巴比妥类催眠药物的作用,可能与阻断了这一上行激活系统的信息传入有关。

人类的各种感觉的产生需在特异投射系统与非特异投射系统的共同作用下才能完成,两者在功能上是相互依存而不可分割。只有使人处于清醒条件下,才能有效接受各种刺激,并能意识到各种不同感觉的存在。

二、小脑

小脑(cerebellum)位于颅后窝,后上方隔着小脑幕与端脑枕叶底面相对,前下方借三对小脑脚与脑干相连。

(一)小脑的外部构成

小脑上面平坦,下面中间部凹陷,容纳延髓。小脑中间缩窄的部分为**小脑蚓**(cerebellar vermis),两侧膨大的部分为**小脑半球**(cerebellar hemisphere)。半球上面前1/3与后2/3交界处,有一深沟称**原裂**(图1-8)。

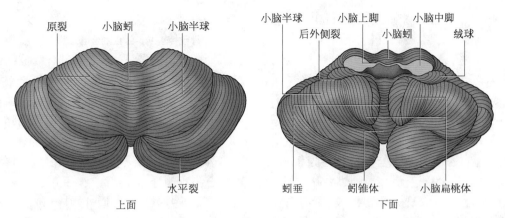

图1-8　小脑的外形

近枕骨大孔上方,小脑蚓垂两侧的半球膨出部分,为**小脑扁桃体**(tonsil of cerebellum)。当颅内压增高时,小脑扁桃体可嵌入枕骨大孔,形成小脑扁桃体疝,压迫延髓,导致呼吸、循环障碍,危及生命。

（二）小脑的分叶

小脑借表面的两条深沟,分为3叶。

1. **前叶**（anterior lobe）　为小脑上部原裂以前的部分,还包括小脑下面的蚓垂和蚓锥体。

2. **后叶**（posterior lobe）　为原裂以后的部分,占小脑的大部分。

3. **绒球小结叶**（flocculonodular lobe）　为小脑下面的最前部,包括半球上的绒球和小脑蚓前端的小结,两者间有绒球脚相连。后外侧裂将小脑后叶与绒球小结叶分开。

（三）小脑的内部结构

小脑的表面是皮质,深面为髓质,髓质中有小脑核。

1. **小脑皮质**（cerebellar cortex）　小脑表面有许多基本平行的横沟,将小脑皮质分成许多横行的薄片,为**小脑叶片**。每个叶片的结构基本相似。小脑皮质的细胞构筑由外向内可分为3层:分子层、浦肯野（Purkinje）细胞层、颗粒层。

2. **小脑核**（cerebellar nuclei）　有4对,由内向外依次为**顶核**、**球状核**、**栓状核**和**齿状核**。齿状核接受自新小脑皮质的纤维,发出的纤维在中脑交叉后止于红核以及背侧丘脑的腹外侧核和腹前核。

（四）小脑的功能分区

根据传入、传出纤维的来源不同,可将小脑划分为3个功能区。绒球小结叶主要与前庭神经核和前庭神经联系,称为**前庭小脑**;此叶发生上最早,也称为**原小脑**、**古小脑**。小脑蚓和半球中间区共同组成旧小脑,主要接受脊髓的信息,传出纤维经顶核、球状核和栓状核中继传出,又称**小脑前叶**（**脊髓小脑**）;此叶发生上晚于绒球小结叶,也称为**旧小脑**。小脑外侧区接受大脑皮质经脑桥核中继后的信息,传出纤维经齿状核中继传出,称为**小脑后叶**,又称为**大脑小脑**;此叶在进化过程中发生最晚,也称为**新小脑**。

（五）小脑的纤维联系和功能

1. **前庭小脑**　接受前庭神经核和前庭神经节来的纤维,经小脑下脚止于绒球小结叶;绒球小结叶发出纤维至同侧前庭神经核,再经前庭脊髓束和内侧纵束,影响脊髓前角内侧群运动神经元,对维持身体平衡具有重要的作用。实验证明,切除绒球小结叶的猴,平衡功能严重失调,身体倾斜,站立困难,但其他随意运动仍能协调;临床上也观察到,第四脑室肿瘤的病人,由于压迫损伤绒球小结叶,病人可出现类似上述平衡失调的症状;前庭小脑损伤,病人会出现平衡失调,站立不稳,步态蹒跚。可见,前庭小脑对身体平衡的维持具有重要作用。

2. **小脑前叶**　脊髓小脑前、后束分别经小脑上脚和下脚,止于旧小脑。主要接受来自脊髓的本体感觉信息,也接受视觉、听觉等传入信息。旧小脑发出纤维经顶核、球状核和栓状核中继,至同侧前庭神经核和网状结构,再经前庭脊髓束和网状脊髓束,支配同侧脊髓前角内侧群运动神经元,与肌张力调节和运动协调有关。小脑前叶与后叶的中间带区都参与肌紧张的调节,包括易化和抑制双重作用。小脑前叶特别是前叶的抑制肌紧张作用,可能是通过延髓网状结构抑制区而实现的。此外,小脑前叶和后叶中间带也有易化肌紧张的作用,可能是经过脑干网状结构易化区而使肌紧张加强。小脑前叶对肌紧张的调节作用,不同动物表现不一样。在进化过程中,抑制肌紧张的作用逐渐减弱,而易化肌紧张的作用逐渐加强。因此,人类旧小脑的病变,主要表现肌紧张降低,即易化作用减弱,造成肌无力等症状。

3. **小脑后叶** 来自对侧脑桥核的纤维组成小脑中脚，止于小脑后叶，传出纤维经齿状核中继，经小脑上脚交叉至对侧的红核和背侧丘脑腹外侧核，再投射到大脑皮质躯体运动区。通过小脑-大脑反馈，影响大脑对精细运动的起始、计划和协调，包括确定运动的力量、方向及范围，使动作稳定和准确，主要与运动计划的形成及运动程序的编制有关。小脑后叶病变表现为共济失调和意向性震颤，如指鼻失误、轮替运动障碍。

人们进行的各种精巧运动，就是通过大脑皮质与小脑不断进行联合活动、反复协调而逐步熟练起来的。骨骼肌在完成一个新的动作时，最初常常是粗糙而不协调的，这是因为小脑尚未发挥其协调功能。经过反复练习以后，通过大脑皮质与小脑之间不断进行的环路联系活动，小脑针对传入的运动信息，及时纠正运动过程中出现的偏差，就贮存了一套运动程序。当大脑皮质要发动某项精巧运动时，可通过环路联系，从小脑中提取贮存的程序，再通过锥体系发动这项精巧运动，使骨骼肌活动协调，动作顺利、准确和熟练，且完成迅速，几乎不需经过思考。临床上，小脑损伤的病人，随意运动的力量、方向及准确度将发生变化，动作不是过度就是不及，行走摇晃，步态蹒跚。这种小脑损伤后的动作性协调障碍，称为**小脑性共济失调**（cerebellar ataxia）。同时还可出现肌肉**意向性震颤**（intention tremor）、肌张力减退和肌无力等症状。

三、间脑

间脑（diencephalon）位于中脑和端脑之间，除了腹侧部的视交叉、视束、灰结节、漏斗、垂体和乳头体露于脑底外，其余部分被大脑半球所掩盖。间脑可分为5个部分：背侧丘脑、上丘脑、下丘脑、后丘脑和底丘脑。间脑中间呈矢状位的窄隙，为第三脑室（图1-9）。

（一）背侧丘脑

背侧丘脑（dorsal thalamus）也称为丘脑，由两个卵圆形的灰质团块借丘脑间黏合连接而成，其背面和内侧面游离，外侧面邻接内囊，内侧面参与组成第三脑室的侧壁。背侧丘脑的前端隆凸为**丘脑前结节**，后端膨大称**丘脑枕**。背侧丘脑内部被"Y"形的内髓板分隔成3个核群：**前核群**位于内髓板分叉部的前方，**内侧核群**和**外侧核群**分别位于内髓板的内侧、外侧。外侧核群可分为背侧群和腹侧群，腹侧群由前向后又可分为**腹前核**、**腹中间核**（又称腹外侧核）和**腹后核**。腹后核又分为**腹后内侧核**和**腹后外侧核**（图1-10）。此外，内髓板内有**板内核**，第三脑室侧壁的薄层灰质内有**正中核**，外侧核群与内囊之间的薄层灰质为**丘脑网状核**。

背侧丘脑众多的核团可归纳为3类：

1. **非特异性投射核团** 包括正中核、板内核和丘脑网状核。主要接受嗅脑和脑干网状结构的传入纤维，传出纤维至下丘脑、纹状体和大脑皮质等，与觉醒状态有关。

2. **特异性投射核团** 包括腹前核、腹中间核和腹后核（图1-10）。腹前核和腹中间核主要接受小脑齿状核、纹状体和黑质的纤维，发出纤维至大脑皮质运动中枢，参与调节躯体运动。腹后外侧核接受内侧丘系和脊髓丘脑束，发出的纤维参与组成丘脑中央辐射，投射到大脑皮质中央后回中、上部和中央旁小叶后部，传导躯干和上、下肢的感觉。腹后内侧核接受三叉丘系及味觉纤维，发出纤维参与丘脑中央辐射，终止于中央后回的下部，传导头面部的感觉。不同部位传来的纤维在腹后核内换元有一定的空间分布，下肢感觉在后腹核的最外侧，头面部感觉在腹后核内侧，而上肢感觉在中间部位，这种空间分布与大脑皮质感觉区的空间定位相对应。

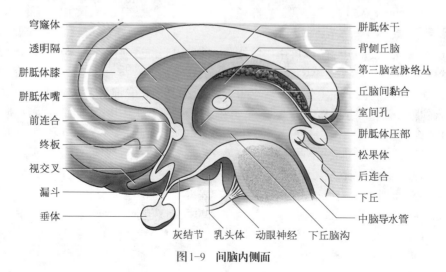

图1-9　间脑内侧面

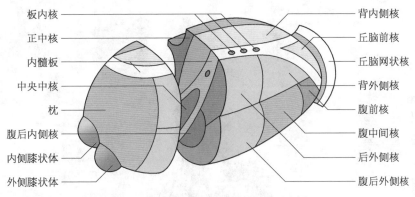

图 1-10　右侧背侧丘脑核团的立体示意图

3. 联络性核团　包括内侧核、前核群和外侧核群、背侧群。接受广泛的传入纤维，与大脑皮质联络区有往返纤维联系。与脑的高级神经活动，如情感、学习记忆等有关。

背侧丘脑的主要功能是感觉传导通路的中继站，也是复杂的综合中枢。背侧丘脑受损时，可出现感觉丧失或过敏、失常，并可伴有自发疼痛。

（二）上丘脑

上丘脑（epithalamus）位于第三脑室顶部的周围，主要包括**丘脑髓纹**、**缰三角**、**缰连合**、**后连合**和**松果体**。松果体为产生褪黑激素的内分泌腺，具有抑制性腺和调节生物钟的功能。松果体于 16 岁后逐渐钙化，可作为 X 线诊断颅内病变的定位标志（图 1-9）。

（三）后丘脑

后丘脑（metathalamus）在丘脑枕的下外方，包括**内侧膝状体**和**外侧膝状体**，均为特异性中继核团。内侧膝状体是听觉传导路的中继站，发出纤维组成听辐射，投射至颞叶的听觉区。外侧膝状体是视觉传导路的中继站，发出纤维组成视辐射，投射至枕叶的视觉区。

（四）底丘脑

底丘脑（subthalamus）位于间脑和中脑被盖的过渡区，内含**底丘脑核**，为锥体外系的重要结构。一侧底丘脑核损伤，可导致对侧肢体，尤其是上肢不由自主地舞蹈样动作，称为小舞蹈病。

（五）下丘脑

下丘脑（hypothalamus）在背侧丘脑的下方，构成第三脑室的下半和底壁，上方借下丘脑沟与背侧丘脑为界。从脑底面从前向后为**视交叉**（optic chiasma）、**灰结节**和**乳头体**（mamillary body）。灰结节下延为**漏斗**，漏斗下端连**垂体**（hypophysis）（图 1-9）。

1. 下丘脑的主要核团　① **视上核**（supraoptic nucleus），位于视交叉外端的背外侧；② **室旁核**（paraventricular nucleus），位于第三脑室上部的两侧；③ **漏斗核**，在漏斗深面；④ **乳头体核**，在乳头体内。

2. 下丘脑的纤维联系　大脑通过下丘脑与脑干之间的纤维联系调节内脏活动，下丘脑具有重要作用。另外，**视上垂体束**和**室旁垂体束**既有传导冲动的功能，同时又可把视上核、室旁核分泌的催产素和抗利尿激素（升压素）输送至神经垂体（垂体后叶），经血液循环再运送至靶器官。漏斗核和下丘脑基底内侧部的部分神经元可分泌许多腺垂体（垂体前叶）的激素释放因子或抑制因子，经**结节垂体束**运送至正中隆起，经垂体门静脉输送到腺垂体，控制腺垂体的内分泌（图 1-11）。

3. 下丘脑的功能　下丘脑内有许多神经核团，在内脏活动的调节中起重要作用。过去，下丘脑曾被认为是交感和副交感神经的较高级中枢。现在发现，下丘脑不是单纯的交感或副交感神经中枢，而且能把内脏活动与机体的其他生理过程联系起来，与躯体运动及情绪反应等都有密切的关系。因此，下丘脑是调节内脏活动的较高级中枢。

（1）对摄食行为的调节：从动物实验中得到证实，下丘脑内有**摄食中枢**（feeding center）和**饱中枢**（satiety center）。如果毁坏动物下丘脑外侧区，动物拒绝摄食；用电流刺激此区时，动物食量大增，因此认为这个区域内存在摄食中枢。如果刺激下丘脑腹内侧核，动物将停止摄食活动；毁坏腹内侧核，动物饮食量增大，逐渐肥胖，因此认为下丘脑腹内侧核中存在饱中枢。一般情况下，摄食中枢与饱中枢之间具有相互抑制的关系。

（2）对水平衡的调节：人体对水平衡的调节包括摄水与排水两个方面。实验证明，下丘脑内控制饮水的区域在外侧区，与摄食中枢靠近。破坏下丘脑外侧区后，动物除拒食外，饮水量也明显减少。但是，控制摄水的中枢确切部位尚不清楚。下丘脑对肾排水的调

图中标注（左侧，自上而下）：板内核、正中核、内髓板、中央中核、枕、腹后内侧核、内侧膝状体、外侧膝状体

图中标注（右侧，自上而下）：背内侧核、丘脑前核、丘脑网状核、背外侧核、腹前核、腹中间核、后外侧核、腹后外侧核

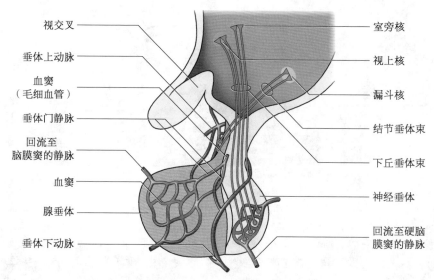

视交叉
垂体上动脉
血窦
（毛细血管）
垂体门静脉
回流至
脑膜窦的静脉
血窦
腺垂体
垂体下动脉

室旁核
视上核
漏斗核
结节垂体束
下丘垂体束
神经垂体
回流至硬脑
膜窦的静脉

图1-11　下丘脑与垂体的关系

节则是通过改变抗利尿激素的分泌而实现的。下丘脑前部存在着脑渗透压感受器，可根据血浆渗透压的变化来调节抗利尿激素的分泌。一般认为，下丘脑控制饮水的区域和控制抗利尿激素的分泌核团有功能上的联系，相互协同调节水平衡。

（3）对体温的调节：下丘脑不仅有大量对温度变化敏感的神经元，而且体温调节的基本中枢即位于下丘脑。因此，对于维持体温的相对恒定，下丘脑有着十分重要的作用。

（4）对情绪反应的影响：动物实验证明，下丘脑有和情绪反应密切相关的神经结构。在间脑水平以上切除大脑的猫，可出现一系列交感神经活动亢进的现象，如张牙舞爪、毛发竖起、心跳加速、呼吸加快、瞳孔扩大、血压升高等，好似发怒一样，故称为"**假怒**（sham rage）"。在平时，下丘脑的这种活动，由于受到大脑皮质的抑制，不易表现出来；切除大脑后，抑制被解除，轻微的刺激也可引发"假怒"。近来还证明，在下丘脑近中线两旁的腹内侧区存在"**防御反应区**（defense area）"，刺激该区，可表现出防御性行为。临床上，人类的下丘脑疾病，也常常出现不正常的情绪反应。

（5）对腺垂体及其他内分泌功能的调节：下丘脑内有些神经元，可合成多种调节腺垂体功能的肽类物质，对人体的内分泌功能调节有十分重要的作用。

（6）对生物节律的控制：**生物节律**（biorhythm）是指生物体内的功能活动按一定时间顺序呈现周期性变化的节律，根据周期的长短可划分为日节律、月节律、年节律等。其中日节律表现尤为突出。一些重要的生理功能多呈现昼夜的周期性波动，称为**日周期节律**（circadian rhythm），例如动脉血压、体温、血细胞数、某些激素的分泌等。据研究，这种日节律的控制中心可能在下丘脑的视交叉上核。它通过视网膜-视交叉上核束与视觉感受装置发生联系，因而能随昼夜光照改变其活动，使体内一些重要的功能活动周期与昼夜交替的周期同步化。如果人为改变昼夜的光照变化，可使一些功能的日周期发生位相的移动。

（六）第三脑室

第三脑室（third ventricle）是位于两侧背侧丘脑和下丘脑之间的狭窄腔隙。前方借左、右室间孔与两侧大脑半球内的侧脑室相通，后下方与中脑导水管相通，顶部为第三脑室脉络组织，底由乳头体、灰结节和视交叉组成（图1-9）。

四、端脑

端脑（telencephalon）由左、右大脑半球借胼胝体连接而成，是脑的最高级部分。大脑半球表面的灰质层，称为**大脑皮质**（cerebral cortex），皮质的深面为髓质。蕴藏在髓质中的一些核团，为**基底核**（basal nuclei）。大脑半球内部的空腔为**侧脑室**（lateral ventricle）。

（一）端脑的外形和分叶

左、右大脑半球之间为纵行的大脑纵裂，大脑纵裂的底部为连结两半球的横行纤维**胼胝体**（corpus callosum）。大脑半球表面凹凸不平，半球表面布满沟裂，称为**大脑沟**（cerebral sulci），沟之间隆起的为**大脑回**（cerebral gyri）。每个半球有3个面，即上外侧面、内侧面和下面（图1-12～1-14）。

大脑半球以3条恒定的沟，将大脑半球分为5叶。**外侧沟**（lateral sulcus）起自半球下面，行向后上

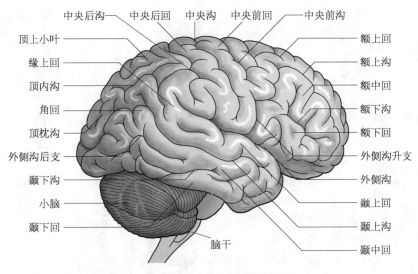

图 1-12　大脑半球外侧面

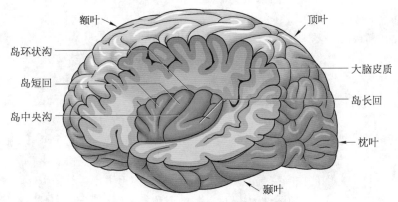

图 1-13　大脑半球内侧面

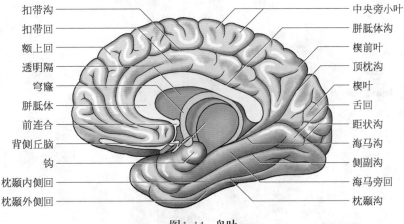

图 1-14　岛叶

方，至上外侧面；**中央沟**（central sulcus）起自半球上缘中点稍后方，向前下斜行于半球上外侧面；**顶枕沟**（parietooccipital sulcus）位于半球内侧面的后部，自下而上行。中央沟前方、外侧沟上方的部分是**额叶**（frontal lobe）；中央沟后方、外侧沟上方的部分为**顶**

叶（parietal lobe）；外侧沟下方的部分为**颞叶**（temporal lobe）；顶枕沟后方较小的部分为**枕叶**（occipital lobe）；**岛叶**（insula）位于外侧沟的深部。顶、枕、颞叶在上外侧面的分界是假设的，顶枕沟上端至枕前切迹、枕叶后端的前方约 4 cm 处的连线作为枕叶的前界，自此线的中点到外侧沟后端的连线,为顶、颞二叶的分界。

在大脑半球的上外侧面,在额叶上有与中央沟平行的中央前沟,二沟间的脑回为**中央前回**(precentral gyrus)。自中央前沟向前走行的两条沟,分别为额上沟和额下沟。额上沟以上的部分为**额上回**,额上、下沟之间的部分为**额中回**,额下沟和外侧沟之间的部分为**额下回**。顶叶上有与中央沟平行的中央后沟,二沟之间的部分为**中央后回**(postcentral gyrus)。在中央后沟中部向后发出与上缘平行的顶内沟,此沟将中央后回以后的顶叶分为上、下两部,上部称**顶上小叶**,下部为**顶下小叶**。顶下小叶又分为两部,围绕外侧沟末端的部分称**缘上回**;围绕颞上沟末端的部分为**角回**。在颞叶,颞上沟与外侧沟大致平行,两者间的部分称**颞上回**,颞上回转入外侧沟下壁,有两个短而横的脑回,称**颞横回**。颞下沟与颞上沟平行,两者之间的部分为**颞中回**,颞下沟以下的部分称**颞下回**(图1-12)。

岛叶位于外侧沟的深面,被额、顶、颞叶所掩盖,周围有环状的沟围绕,其表面有长短不等的回。

额、顶、枕、颞四叶在大脑半球的内侧面均可见到。中央前、后回延伸至内侧面的部分,称为**中央旁小叶**(paracentral lobule)。中部为由前向后上呈弓形的**胼胝体**,胼胝体下方的弓形纤维束为**穹窿**。其与胼胝体间的薄板,称透明隔。胼胝体上方与之平行的沟为扣带沟,其间为**扣带回**。自顶枕沟前下向枕叶后端的弓形沟称距状沟,顶枕沟与距状沟之间的三角区称**楔叶**,距状沟以下为**舌回**(图1-14)。

大脑半球的下面由额、枕、颞叶组成。额叶下面有纵行的**嗅束**,其前端膨大为**嗅球**,后端扩大为**嗅三角**。

颞叶下面有与半球下缘平行的枕颞沟。在此沟内侧并与之平行的为侧副沟,侧副沟的内侧为**海马旁回**,其前端弯成钩形,称为**钩**(图1-14)。在海马旁回的上内侧为海马沟,沟的上方为**齿状回**。齿状回的外侧,侧脑室下角底壁上有一弓状的隆起,称**海马**(hippocampus)。海马和齿状回构成**海马结构**。

边缘叶(limbic lobe)为位于胼胝体周围和侧脑室下角底壁的一圈弧形结构,包括隔区(即胼胝体下区和终板旁回)、扣带回、海马旁回、海马和齿状回等,加上岛叶前部、颞极共同组成。边缘叶及与其联系密切的皮质下结构——杏仁复合体、伏隔核、下丘脑、背侧丘脑的前核和中脑被盖的一些结构共同组成**边缘系统**(limbic system)。边缘系统在进化上是脑的古老部分,参与内脏调节、情绪反应和性活动等,在维持个体生存和种族生存(延续后代)方面发挥重要作用。另外,边缘系统尤其是海马与机体的高级精神活动——学习、记忆密切相关。

（二）端脑的内部结构

大脑半球表层的灰质为大脑皮质,深面的白质称为髓质。蕴藏在白质深部的灰质团块为基底核。大脑半球内的腔隙为侧脑室。

1. **侧脑室** 是位于两侧大脑半球内的腔隙,内含脑脊液,可分为4部分,其中央部在顶叶内,前角伸向额叶,后角伸入枕叶,下角伸向颞叶(图1-15)。两侧脑室的前角各借**室间孔**与第三脑室相通,室腔内有脉络丛。

2. **基底核** 在白质内,基底核靠近脑底,包括纹状体、屏状核和杏仁复合体。

（1）结构与功能:主要包括纹状体、屏状核和杏仁

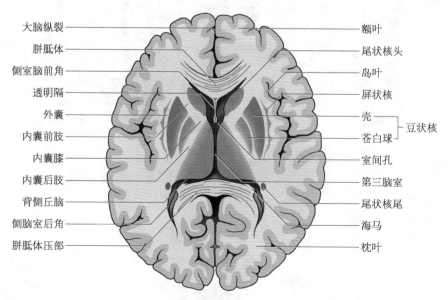

图1-15 **大脑水平切面**

左侧标注（从上到下）:大脑纵裂、胼胝体、侧室脑前角、透明隔、外囊、内囊前肢、内囊膝、内囊后肢、背侧丘脑、侧脑室后角、胼胝体压部

右侧标注（从上到下）:额叶、尾状核头、岛叶、屏状核、壳、苍白球、豆状核、室间孔、第三脑室、尾状核尾、海马、枕叶

复合体。

1) **纹状体**（corpus striatum）：由尾状核和豆状核组成，两者的前端相连（图1-15）。**尾状核**（caudate nucleus）呈"C"形由前向后弯曲，分头、体、尾3个部分，围绕豆状核和背侧丘脑，伸延于侧脑室的前角、中央部和下角。**豆状核**（lentiform nucleus）位于尾状核和背侧丘脑的外侧，岛叶的深部。在水平切面呈三角形，底向外侧，尖向内侧。豆状核被两个白质板分成3部，外侧部最大为**壳**（putamen）；内侧的二部合称为**苍白球**（globus pallidus）。在种系发生上尾状核与壳发生较晚，称为**新纹状体**；苍白球较为古老，称**旧纹状体**。

纹状体是锥体外系的重要组成部分，在调节躯体运动方面起着重要作用。近年来发现苍白球作为基底前脑的一部分参与机体的学习记忆功能。

2) **屏状核**：是位于豆状核和岛叶之间的薄层灰质，其功能未明。

3) **杏仁复合体**（amygdaloid complex）：位于侧脑室下角前端的上方，海马旁回钩的深面，与尾状核末端相连。属于边缘系统的一部分，与内脏活动和情绪的调节有关。

（2）基底核对运动功能的调节：基底核接受大脑皮质的兴奋性纤维的投射，其传出纤维也是兴奋性纤维（递质都为谷氨酸），经丘脑前腹核和外侧腹核接替后又回到大脑皮质。但从基底核到丘脑前腹核和外侧腹核的通路则较为复杂，存在两条途径，即直接通路和间接通路。直接通路是从尾状核、壳核（新纹状体）→苍白球内侧部（和黑质网织部）的通路，其递质是γ-氨基丁酸，可紧张性地抑制丘脑前腹核和外侧腹核的活动。间接通路则为尾状核、壳核→苍白球外侧部→丘脑底核→苍白球内侧部。间接通路的前两次中继投射纤维递质也都是γ-氨基丁酸，但丘脑底核到达苍白球内侧部的投射纤维递质是谷氨酸。

平时苍白球内侧部具有较高的紧张活动。当直接通路被激活时，苍白球内侧部紧张性活动受到抑制，此时它对丘脑前腹核和外侧腹核的紧张性抑制作用结果使丘脑的活动增强，这种现象称为**去抑制**（disinhibition）。由于丘脑-皮质投射系统是兴奋性的，因此，直接通路的活动能易化大脑皮质发动运动。相反，当间接通路被激活时，由于尾状核、壳核→苍白球外侧部→丘脑底核通路中也同样存在去抑制现象，因而丘脑底核活动增强，继而进一步加大苍白球内侧部对丘脑-大脑皮质系统的抑制。可见间接通路的活动具有抑制皮质发动运动的作用。这两条通路中以直接通路作用为主，促使大脑皮质发动运动；而间接通路

则抵消或控制皮质发动运动过程。另外，黑质-纹状体多巴胺能投射系统也参与对尾状核、壳核活动状态的调节，其多巴胺能纤维由黑质致密部发出，可分别与新纹状体内的两种类型的**中型多棘神经元**（medium spiny neuron, MSN）的D_1和D_2受体结合，而它的传出纤维分别组成直接通路（经D_1受体介导，产生加强效应）和间接通路（经D_2受体介导，产生抑制效应）。尽管这两种受体作用途径和方式不同，但多巴胺对丘脑-皮质通路产生的效应却是相同的，都能促进大脑皮质发起运动。

长期以来，纹状体被认为是皮质下控制躯体运动的重要中枢，它与随意运动的稳定、肌紧张的控制、本体感觉传入信息的处理等都有关。这从一些动物实验得到了证实。但基底核各部分究竟是如何调节躯体运动的，目前仍未能最后阐明。有关人类基底核功能的认识，主要是根据它们损伤时出现的临床症状和治疗结果推测得来。一般说基底核损伤的临床表现可分为两大类：一类表现为运动过少而肌紧张增强，例如**帕金森病**；另一类表现为运动过多而肌紧张降低，例如**舞蹈症**（chorea）。

帕金森病的主要症状有全身肌紧张增高、肌肉强直、随意运动减少、动作缓慢、面部表情呆板，常出现**静止性震颤**（static tremor）（多见于手部）等。关于帕金森病产生的机制，目前认为，由黑质上行抵达纹状体的多巴胺递质系统既可通过D_1受体增强直接通路的活动，也可通过D_2受体抑制间接通路的活动。由于病人黑质病变，结果造成直接通路活动减弱，而间接通路活动加强，使大脑皮质对运动的发动产生抑制而出现运动过少和动作缓慢等障碍。

临床实践中使用左旋多巴以增加多巴胺的合成，或应用M型受体阻断剂阿托品和东莨菪碱等阻断胆碱能神经元的作用（可能与新纹状体内的突触传递过程尚需胆碱能中间神经元兴奋作用参与有关），均对帕金森病有治疗作用，但对静止性震颤均无明显疗效，该症状可能与丘脑外侧腹核病变有关。

舞蹈症病人主要表现出头部和上肢不自主的动作过多、肌张力降低等。舞蹈症的病变部位在新纹状体，其原因主要是其中的γ-氨基丁酸能中间神经元的功能减退，以至于对苍白球外侧部的抑制减弱，引起间接通路活动减弱而直接通路相对加强，使大脑皮质发动运动产生易化作用，从而表现动作过多。因此，临床上用利血平消耗多巴胺类递质，有助于缓解舞蹈症病人的症状。

3. **大脑半球的髓质**　大脑半球的髓质主要由联系皮质与皮质下结构的神经纤维所组成，可分为3类。

（1）**连合纤维**（commissural fibers）：为连接左右两大脑半球皮质的纤维。包括：① **胼胝体**（corpus callosum），在大脑纵裂的底部，为粗大的白质板，连接两侧半球的额、顶、枕和颞叶，呈弓状（图1-14）。② **前连合**，连接左、右嗅球和两侧颞叶。③ **穹窿和穹窿连合**，穹窿为海马至下丘脑乳头体的弓形纤维束，穹窿连合是穹窿的部分纤维越至对侧，连接对侧的海马。

（2）**联络纤维**（association fibers）：是联系同侧半球各叶或脑回之间的纤维。

（3）**投射纤维**（projection fibers）：由联系大脑皮质和皮质下结构的上、下行纤维构成。这些纤维绝大部分经过尾状核、背侧丘脑与豆状核之间，形成宽厚的白质纤维板，称为**内囊**（internal capsule）。内囊在大脑水平切面上，左右略呈"＞＜"状（图1-15）。内囊分为前肢、膝和后肢3部分，**前肢**在豆状核与尾状核之间，主要有上行到额叶的丘脑前辐射和下行的额桥束通过；**后肢**位于豆状核和背侧丘脑之间，主要有下行的皮质脊髓束、皮质红核束、顶枕颞桥束，上行的丘脑中央辐射、视辐射和听辐射通过；前、后肢相交处称为**膝**，皮质核束经此下行。

内囊是投射纤维高度集中的区域，所以内囊损伤，会出现严重的后果，导致对侧偏身感觉障碍（丘脑中央辐射受损）、对侧偏瘫（皮质脊髓束、皮质核束损伤）、双眼对侧半视野偏盲（视辐射损伤），即"三偏"症状。

（三）大脑皮质

大脑皮质（cerebral cortex）为覆盖大脑半球表面的灰质。大脑皮质厚度为1.5～4.5 mm，平均2.5 mm。脑回凸面的皮质较厚，脑沟深处则较薄。大脑皮质面积约400 cm²。大脑皮质的神经细胞依照一定的规律分层排列并组成一个整体。原皮质（海马和齿状回）和旧皮质（嗅脑）为3层结构，新皮质基本为6层结构。新皮质高度发展，占大脑皮质的96%以上，而原皮质和旧皮质则被推向半球内侧面的下部和下面。鱼类、两栖类动物主要是原、旧皮质，爬行类动物才出现新皮质，哺乳类动物逐渐发展起新皮质。新皮质的6层结构，由浅入深为分子层（molecular layer）、外颗粒层（external granular layer）、外锥体细胞层（external pyramidal layer）、内颗粒层（internal granular layer）、内锥体细胞层（internal pyramidal layer）、多形细胞层（multiform layer）。

1. **大脑皮质的分区**　为了便于进行形态研究和功能分析，有些学者根据细胞构筑和神经纤维的配布对大脑皮质进行了分区。目前较常用的是布罗德曼（Brodmann）的分区法，将皮质分为52个区。

2. **大脑皮质的功能定位**　大脑皮质是中枢神经系发育最复杂的部位，是神经系统的最高中枢及高级神经活动的物质基础。各种感觉信息传向大脑皮质，经过皮质的整合，或产生特定的意识性感觉，或贮存记忆，或产生运动冲动。机体各种功能活动的最高中枢在大脑皮质区上都有定位关系，形成许多重要中枢。

（1）**第Ⅰ躯体运动区**：位于中央前回和中央旁小叶前部，包括Brodmann第4、6区，管理骨骼肌的运动。存在一定的局部功能定位关系，其特点为：① 上下颠倒，为倒置的人形，但头部是正的。中央前回最上部和中央旁小叶前部与下肢、会阴，中部与躯干和上肢，下部与头面部的运动有关。② 左右交叉，一侧运动区支配对侧肢体的运动。但一些与联合运动有关的肌，则受两侧运动区的支配，如面上部肌、眼球外肌、咽喉肌、咀嚼肌、呼吸肌、躯干肌和会阴肌等，故在一侧运动区受损后这些肌不出现瘫痪。③ 在皮质区，身体各部代表区的大小与其支配的形体大小无关，而与功能的重要性和复杂程度有关。如支配拇指的皮质区大于支配躯干或大腿的皮质区。

人类还有第Ⅱ躯体运动区和第Ⅱ躯体感觉区，位于中央前、后回下面的岛盖皮质，与对侧的上、下肢运动和双侧躯体感觉（以对侧为主）有关。

（2）**第Ⅰ躯体感觉区**：位于中央后回和中央旁小叶后部，包括Brodmann第1、2、3区。接受背侧丘脑腹后核传来的对侧半身的痛、温、触、压觉以及位置觉和运动觉。身体各部在此区的投射特点与第Ⅰ躯体运动区相似：① 上下颠倒，为倒置的人形，但头部是正的。自中央旁小叶后部开始，中央后回的上、中、下部依次是下肢、躯干、上肢、头颈的感觉投射区。② 左右交叉，中央后回和中央旁小叶后部接受对侧半身的浅、深感觉的投射。③ 身体各部在该区投射范围取决于该部感觉的敏感程度，如手指、唇和舌的投射区较大。

（3）**视觉区**：位于枕叶内侧面（第18、19区），距状沟上、下方的皮质（第17区），接受来自外侧膝状体的纤维。一侧视区接受同侧视网膜颞侧半和对侧视网膜鼻侧半的纤维。因此，一侧视区损伤，可引起双眼对侧视野同向性偏盲。

（4）**听觉区**：在颞横回（第41、42区），接受来自内侧膝状体的纤维。每侧听觉区接受双耳的听觉冲动。因此，一侧听觉区受损，不致引起全聋。

（5）**味觉区**：可能在中央后回的下端。

（6）**平衡觉区**：一般认为在中央后回下端的头面部代表区附近。

（7）**嗅觉区**：在海马旁回钩的内侧及附近。

（8）**语言区**：劳动和语言以及在此基础上发展的思维活动，是人类大脑皮质与动物的最本质区别。能用语言来表达高级神经活动，是因为人类大脑皮质上具有特有的语言中枢。语言中枢一般存在于一侧半球，即善用右手（右利）者在左侧半球；善用左手（左利）者其语言中枢也多在左侧半球，只有一部分人在右侧半球。因此，左侧半球被认为是语言区的"优势半球"。临床证明，90%以上的失语症都是左侧大脑半球损伤的结果。语言区包括说话、听话、书写和阅读4个区（图1-16）。① **运动性语言中枢**：在额下回后部（第44、45区）。此区受损，病人虽能发音，但不能说出有意义的语言，称为运动性失语症。② **书写中枢**：位于额中回后部（第8区）。此区受损，虽然手的运动正常，但不能写出正确的文字，称为失写症。③ **听觉性语言中枢**：在颞上回后部（第22区）。此区受损，虽然病人的听觉正常，但听不懂别人讲话的意思，自己讲的话也不能理解，称为感觉性失语症。④ **视觉性语言中枢**：位于角回（第39区）。此区受损时，虽然视觉正常，但不能理解文字符号的意义，称为失读症。

（9）**大脑皮质的联络区**：除上述各特定的功能中枢外，还存在着广泛的脑区，它们不局限于某种特定的功能，而是对各种信息进行加工和整合。它是人类认识能力、运用能力、记忆能力和意识思维活动的皮质功能区，完成高级的神经和精神活动，这样的脑区，称为联络区。

在长期的进化和发展过程中，大脑皮质的结构和功能得到了高度的分化，而且左、右大脑半球的发育情况不完全相同，功能也不完全相同，呈不对称性。左侧大脑半球与语言、意识、数学分析等密切相关；右大脑半球则主要感知非语言信息、音乐、图形和时空概念。左、右大脑半球各有优势，在完成高级神经精神活动中具有同等的重要性。

3. **大脑感觉皮质的可塑性**　感觉代表区神经元间的联系可以发生较快的改变。如果截去猴的一个手指，其皮质代表区上原来那个被截手指所占据的区域就会被其邻近手指的代表区蔓延过来而占据；反过来，如果切除皮质上某个手指的代表区，那么这个手指的感觉投射就将移向这个已被切除代表区的周围皮质。如果训练猴频繁使用该手指，该手指在皮质的代表区将会扩大。上述动物实验所观察到的可塑性改变在人类也得到证实。例如，盲人的触觉较正常人灵敏，在接受触觉刺激时，其视皮质的代谢活动增加，说明原视皮质可能被触觉代表区占据。可塑性也可发生在运动皮质。这些证据表明大脑具有较好的适应能力。

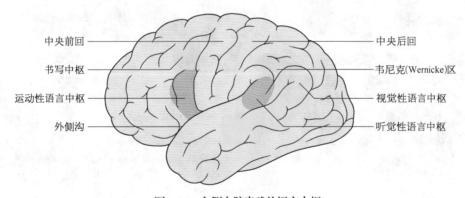

图1-16　**左侧大脑半球的语言中枢**

第五节　脑的高级功能与电活动

人的大脑除了能产生感觉、控制躯体运动和协调内脏活动外，还有一些更为复杂的高级功能，如完成复杂的条件反射、学习和记忆、语言、觉醒和睡眠等。这些高级功能的机制目前了解得还不十分清楚，但它们与大脑皮质的活动密切相关。大脑活动时，伴有生物电变化，可用于研究皮质功能活动和临床检查。

学习和记忆是两个有联系的神经活动。学习是指人和动物依赖于经验来改变自身行为以适应环境的神经活动过程，而记忆则是将学习到的信息进行贮存和"再现"的神经活动过程。条件反射的建立就是最简单的学习和记忆过程。

一、人类的学习与记忆过程

外界通过感官进入人脑的信息数量非常多，但据估计只有1%的信息能较长期地被贮存起来（能记忆），而大部分却被遗忘。能被记忆的信息一般是反复作用于大脑的结果，并对个体具有重要意义。大脑对信息的贮存要经过多个步骤，可简略地根据保留时间的长短划分为短时（数秒至数分钟）记忆、中时（数分钟至数天）记忆和长时（数天至数年）记忆。在短时性记忆中，信息贮存是不牢固的。例如，刚看过的电话号码，短时间内能记住，但很快便会**遗忘**（loss of memory），只有反复运用这个号码，记忆信息在海马和其他脑区内进行处理，最后才能转入牢固的长时性记忆。

记忆过程可进一步细化为4个连续的阶段，即感觉性记忆、第一级记忆、第二级记忆和第三级记忆。前两个阶段相当于短时性记忆，后两个阶段相当于长时性记忆。

感觉性记忆是指通过感觉系统获得信息后，首先在脑的感觉区内贮存，这阶段贮存的时间很短，一般不超过1秒，如果没有经过注意和处理很快就会消失。如果信息在这阶段经过加工处理，把那些不连续的、先后来的信息整合成新的连续的印象，就可以从短暂的感觉性记忆转入第一级记忆。信息在第一级记忆中停留的时间仍很短，平均约几秒钟，如果反复运用（多次重复），信息便在第一级记忆中循环，从而延长信息在第一级记忆中停留的时间，这样就使信息容易转入第二级记忆之中。第二级记忆是一个大而持久的贮存系统，记忆的时间从数分钟到数年。有些记忆的痕迹，如自己的名字和每天都在进行操作的手艺等，通过长年累月的运用，是不易被遗忘的，这一类记忆就存在第三级记忆中。

心理学家认为，记忆是极为复杂的心理活动过程，在对脑损伤所致健忘病人的研究中发现存在两种记忆分离的现象，某些病人对有关事件、地点、面孔等信息的回忆发生严重障碍，但其学习某些技巧或操作的能力却完好无损。斯夸尔（Squire）将记忆又概括为两大类：即**陈述性记忆**（declarative memory）和**非陈述性记忆**（nondeclarative memory）。陈述性记忆还可分为**情景式记忆**（对一件具体事物或一个场面的记忆）和**语义式记忆**（对文字和语言的记忆）。陈述性记忆和非陈述性记忆的主要区别在于：前者需意识参与，并取决于记忆信息滞留在海马、内侧颞叶及其他脑区的时间，并可用语言表达出来；后者则不需要意识参与，也不能用语言表达出来，但需要多次重复操作或训练才能形成。犹如一个人也许不能清楚地回忆起学习骑自行车时的情境（记忆的陈述性部分），但是一旦骑上自行车后，就知道该如何操作它了（记忆的非陈述性部分）。

二、与学习和记忆有关的几个重要脑区和回路

（一）大脑皮质联络区

大脑皮质联络区指大脑皮质区除感觉区、运动区以外的广大区域。临床资料证明，其中某些区域的损伤可引起多种遗忘症、失语症和失用症。现认为大脑皮质联络区是贮存最后记忆信息的功能区。如颞叶外侧区与往事的记忆有关，颞上回与听觉信息记忆有关，顶叶可能储存某地点相关的视觉瞬时记忆，额叶在短时记忆中有重要作用。

（二）海马及其邻近结构和回路

目前认为，与近期记忆有关的神经结构是**海马回路**（hippocampal circuit）：海马→穹窿→下丘脑乳头体→丘脑前核→扣带回→海马。海马回路可能与第一级记忆转入第二级记忆有关。

（三）其他脑区

丘脑的损伤也可引起记忆丧失，但损伤主要引起顺行性遗忘（新近获得的信息不能保留），而对已经形成的久远记忆影响较小。杏仁核参与情绪有关的记忆，其机制主要是通过对海马活动的控制而实现的。

总而言之，不同类型的记忆需不同的脑区和回路的参与。如中、短时程的陈述性记忆需要大脑皮质联络区及海马回路的参与。又如视、听、触、压觉冲动传入大脑皮质联络区，而味、嗅觉冲动经颞叶和额叶的边缘皮质到达皮质联络区，继而这两路信息→内侧颞叶（包括嗅皮层、杏仁复合体、海马结构和海马旁回等）→丘脑内侧核团（包括背内侧核和前部核团的巨细胞部）→额叶腹内侧部→基底前脑胆碱能系统，最后回到大脑皮质联络区。其中边缘系统和基底前脑被认为是**陈述性记忆**中极为重要的脑结构，存在双向往返的联系，并广泛投射到皮质的联络区。临床上在为治疗癫痫而切除病人大脑颞叶和海马部位后，发现病人术后认知功能严重障碍，而**非陈述性运动**技巧的学习却不受影响。

非陈述性记忆回路的研究资料表明，损毁猕猴基底节新纹状体的尾部可导致运动学习记忆的严重障碍，而对认知性记忆没有影响，说明基底节在非陈述性记忆回路中具有重要作用。

三、学习和记忆的机制

（一）神经生理方面

各种感觉信息经不同途径传入中枢后，引起大量

与学习和记忆相关的脑区大量神经元同时活动。当传入刺激停止后,活动仍能继续一段时间,即出现神经元后膜电活动的后发放。神经元活动的后发放作用对后继刺激能产生易化效应,可能是感觉性记忆的基础。

学习和记忆过程需要有众多神经元参与,神经元之间形成的许多记忆回路。在对海马等部位的突触后膜作用的电生理研究中,可记录到长达数小时、数天甚至数周的**长时程增强**(long-term potentiation, LTP)现象,这可使传入的信息在回路中持续较长的时间,有助于记忆的形成。这有可能与第一级记忆转入第二级记忆有关。由于这种突触后膜可塑性变化可出现于学习记忆相关的多个脑区部位,具有持续时间长、联合性及特异性的特点,因此,不少学者把突触可塑性看作为学习与记忆的重要的神经生理基础。

近年来,突触可塑性研究中还记录到与LTP对应的另一个重要模式,即**长时程抑制**(long-term depression, LTD),呈现突触传递效率的长时程降低现象。伊藤(Ito)实验室(1982)首先报道了整体小脑上记出的LTD,此后在多个脑区的脑片标本和培养细胞上都观察到这一现象,并认为LTD在运动性学习中纠正错误方面具有重要意义。大多数研究者认为LTD和LTP一样,也是参与学习记忆形成的重要细胞机制。

（二）神经生化方面

实验中,如用茴香霉素(anisomycin)注入动物的脑内,抑制脑内的蛋白质合成,则动物建立条件反射困难,学习和记忆发生明显障碍,说明学习和记忆与脑内的物质代谢有关,尤其是与脑内蛋白质的合成有关。

大量的研究表明,环腺苷酸(cAMP)信使系统在长时记忆过程中起着关键性的作用。将cAMP注入培养的感觉神经元-运动神经元中,触发长时程易化作用,加入其他信使系统的激动剂则不能诱导产生此反应。而应用蛋白激酶A(PKA)的抑制剂可阻遏长时程易化的出现,提示PKA参与了长时程易化的形成。提示cAMP信使系统介导长时程易化过程可能是通过激活细胞核内新的基因转录和表达,从而引起新蛋白质的合成。

（三）在神经解剖方面

永久性的记忆可能与新突触的建立有关。学习和记忆过程不但有其特定的脑功能定位,而且与其相关脑区的突触部位的形态与功能改变关系密切。例如,经迷宫训练的动物,其枕叶皮质锥体细胞上有更多的新突触形成和突触重新排列的现象,表现为突触前膜末梢数量、形态和结构变化。实验中观察到,生活在复杂环境中的大鼠,其大脑皮质较厚,而生活在简单环境中的大鼠,其大脑皮质较薄。这说明学习记忆活动多的大鼠,其大脑皮质发达,突触联系也多。

已有的研究工作表明,从无脊椎动物到高等哺乳动物,在记忆的形成上具有极相似的分子基础。决定记忆内容的,不是在突触上生成了哪种蛋白质或分子,而是突触改变发生在哪些脑区和神经通路上。短时记忆的形成只需要对已经存在的前体蛋白进行修饰使突触的传递效能发生暂时的改变,而长时记忆的形成则需要新基因的表达和蛋白质的合成引起突触结构或数目的改变,从而使突触的传递效能发生长时程的改变。总之,学习和记忆的机制十分复杂,许多环节上还有待于进一步阐明。

第六节　脑电活动与睡眠

在大脑皮质可记录到两种不同形式的脑电活动,一种是在无明显刺激情况下,大脑皮质经常性地自发地产生节律性电位变化,称为自发脑电活动。这种电活动能在头皮上被记录到,记录到的电位变化称**脑电图**(electroencephalogram, EEG)。另一种是感觉传入通路上受刺激时,在皮质上某一特定区域引出的形式较为固定的电位变化,称为**皮质诱发电位**。前者主要与非特异感觉投射系统的活动有关,而后者主要与特异感觉投射系统的活动有关。

一、脑电图

（一）正常脑电图的波形

正常脑电图的波形大致可分为4类。

1. **α波**　α波在大脑皮质各区普遍存在,但在枕叶最明显,频率为8～13次/秒,波幅为20～100μV。α波是成年人处于清醒、安静、闭眼状态时的主要脑电波,睁开眼睛或接受其他刺激时,α波立即消失而呈现快波变化,这一现象称为**α波阻断**。

2. β波 β波在额叶部位较明显,为不规则低幅快波,频率为14～30次/秒,波幅5～20 μV,一般在睁眼或接受刺激时出现。

3. θ波 在顶-颞叶和额叶部位记录较明显,频率为4～7次/秒,波幅100～150 μV,一般在困倦时出现。

4. δ波 为大的、不规则的慢波,频率为0.5～3次/秒,波幅20～200 μV,一般在睡眠时出现。

一般情况下,脑电波随大脑皮质不同的生理情况而变化。当有许多皮质神经元的电活动趋于一致时,就出现低频率高振幅的波形,这种现象称为**同步化波(慢波)**;当皮质神经元的电活动不一致时,就出现高频率低振幅的波形,称为**去同步化波(快波)**。一般认为,脑电波由高振幅的慢波转化为低振幅的快波时,表示兴奋过程的增强;反之,由低振幅的快波转化为高振幅的慢波时,则表示抑制过程的加深。

人类脑电图在安静时的主要波形可随年龄而发生变化。在婴幼儿时期,脑电波频率较成人慢,一般常见到θ波,10岁后才逐渐出现α波。临床上,癫痫病人或皮质有占位病变(如肿瘤等)的病人,脑电波会发生改变,如癫痫病人常产生异常的高频高幅脑电波,或在高频高幅波后跟随一个慢波的综合波形。因此,利用脑电波改变的特点,并结合临床资料,可用来诊断癫痫或探索肿瘤所在的部位。

(二)脑电波形成的机制

单个的神经元突触后电位变化微弱,不足以引起皮质表面的电位改变,必须有大量神经元同时发生突触后电位时,才能同步起来,引起明显的电位改变。研究表明,脑电波节律的形成有赖于皮质下结构,特别是丘脑的活动。如给丘脑非特异投射系统每秒8～12次的电刺激,从大脑皮质可引导出同样频率脑电波变化,类似于α波。如果切断与丘脑的联系,则这种脑电活动将大大减弱。当向大脑皮质的传入冲动频率显著增加时,可引起去同步化,出现高频低振幅的快波;反之,当向大脑皮质的传入冲动减少时,就会引起同步化低频率、高振幅的慢波。锥体细胞在皮质排列整齐,其顶、树突相互平行并垂直于皮质表面,因此其同步电活动易于发生总和而形成强大的电场,从而改变皮质表面的电位,从而产生可记录到的脑电波。

二、诱发电位

人工刺激感觉传入系统的某一点(可以是感觉器官、感觉神经或感觉传导途径上的任何一点)时,即可在中枢相应的部位记录到相应的电位变化称为**诱发电位**(evoked potential)。如果是在皮质记录到的诱发电位就称为皮质诱发电位。

诱发电位一般分为两个部分:① **主反应**,为一先正后负的电位变化,出现在一定的潜伏期之后。潜伏期的长短取决于刺激部位离皮质的距离、神经纤维的传导速度和所经过的突触数目等因素。② **后发放**,为一系列正相的周期性电位波动。由于皮质诱发电位时常出现在自发脑电活动的背景上,因此很难分辨,但诱发电位与外加刺激有对应的固定时间关系,而自发脑电活动无这种对应关系,运用计算机将电位变化叠加和平均处理后,能使皮质诱发电位突出地显示出来。用这种方法记录到的电位称为**平均诱发电位**。临床常用的诱发电位有体感诱发电位、听觉诱发电位和视觉诱发电位等,对于中枢损伤部位的诊断具有一定价值。

三、觉醒与睡眠

觉醒(wakefulness)与**睡眠**(sleep)是人体维持生命活动所必需的两个不可分割的生理过程,通常随昼夜节律而交替出现。觉醒时机体能从事各种体力和脑力劳动,灵敏地感知周围环境的各种变化,并能及时适应环境的多种变化。睡眠时机体意识暂时丧失,失去对环境的精确适应能力,表现为各种感觉、骨骼肌反射活动和内脏活动等一系列功能低下、消失或改变。经过睡眠,促进机体的精力和体力的恢复。如果睡眠障碍,容易引起大脑皮质活动等中枢活动紊乱,如幻觉、记忆力和工作能力下降等。每天所需要的睡眠时间,依年龄、个体而有不同,成年人一般为7～9小时,新生儿为18～20小时,儿童需要的睡眠时间较成年人长些,而老年人睡眠时间要短些。

(一)觉醒状态

觉醒状态包括**行为觉醒**和**脑电觉醒**两种形式。前者即指在清醒条件下能从事各种意识活动,表现对新异刺激有探究行为的状态;后者仅指脑电波形由同步化慢波转变为去同步化快波过程,表示大脑皮质处于某种兴奋状态,这在觉醒或睡眠过程中都可以记录得到。因此,可出现两者之间的分离。如在动物实验中,用药物阻断脑干网状结构胆碱能系统的活动后,脑电呈现同步化慢波而不出现快波,但动物在行为上并不表现为睡眠;而选择性破坏中脑黑质多巴胺神经元后,动物对新异刺激不再有敏感反应,但脑电仍可有快波出现。这与帕金森病病人缺乏觉醒(嗜睡症状)的表现一致。因此可认为:维持行为觉醒需要有中脑黑质多巴胺能系统参与。在动物实验还观察到,脑电觉醒依赖于脑桥蓝斑上部去甲肾上腺素能系统的活动存在,破坏这一区域,动物脑电快波明显减少。

此外,脑内中缝核5-羟色胺能神经元、结节乳头核组胺能神经元、基底前脑的胆碱能以及非胆碱能神经元等脑区核团的活动,都与觉醒的维持有关。其中位于下丘脑后部的结节乳头核组胺能神经元具有自发性放电活动,并随睡眠-觉醒周期而发生频率变化。另外,运用顺行追踪法还证明下丘脑食欲肽(orexin)能神经元直接接受来自视交叉上核的投射,被认为可能是控制睡眠-觉醒昼夜节律重要通路之一。**食欲肽能神经元变性是人类发作性睡病的重要病因。**

(二)睡眠的时相

根据睡眠时脑电图的变化,可将睡眠分为慢波睡眠和快波睡眠两种不同的时相。

1. **慢波睡眠** 脑电波呈现同步化慢波的睡眠时相,称为**慢波睡眠**(slow wave sleep),表现为一般熟知的睡眠状态。慢波睡眠一般表现为:① 嗅、视、听、触等感觉功能暂时减退;② 骨骼肌反射活动和肌紧张减弱;③ 伴有一系列自主神经功能的改变,如血压下降、心率减慢、瞳孔缩小、尿量减少、体温下降、代谢率降低、呼吸变慢,胃液分泌可增多而唾液分泌减少,发汗功能增强等。慢波睡眠时,生长激素分泌明显升高,因此慢波睡眠有利于促进生长,促进体力恢复。

2. **快波睡眠** 脑电波呈现去同步化快波的睡眠时相,称为**快波睡眠**(fast wave sleep)。快波睡眠时各种感觉功能进一步减退,以致唤醒阈提高;骨骼肌反射活动和肌紧张进一步减弱,肌肉几乎完全松弛;常伴有眼球快速运动、部分躯体抽动,因此快波睡眠又称为**异相睡眠**(paradoxical sleep)或**快速动眼睡眠**(rapid eye movement sleep)。人类在此睡眠时相还伴有血压升高、心率加快、呼吸加快而不规则等。在快波睡眠期间,如果将其唤醒,被试者往往会报告他正在做梦。快波睡眠是正常生活中所必需的生理活动过程,如连续几天当被试者在睡眠过程中一出现快波睡眠就将其唤醒,剥夺其快波睡眠,则被试者会出现容易激动等心理活动改变,以及记忆力和理解力减退。说明异相睡眠与促进精力恢复有关。

但是,快波睡眠期间会出现间断的阵发性表现,这可能与某些疾病在夜间发作有关,如心绞痛、哮喘、阻塞性肺气肿缺氧发作等。有人报道,病人在夜间心绞痛发作前常先做梦,梦中情绪激动,伴有呼吸加快、血压升高、心率加快,以致心绞痛发作而觉醒。

3. **睡眠过程中两个时相互相交替** 成年睡眠开始后,首先进入慢波睡眠,持续80～120分钟后转入快波睡眠,后者维持20～30分钟又转入慢波睡眠。整个睡眠过程中这种转化反复4～5次,且越接近睡眠后期,快波睡眠持续时间越长。在成年人,慢波睡眠和快波睡眠均可直接转为觉醒状态,但在觉醒状态下只能先进入慢波睡眠,而不能直接进入快波睡眠。

4. **睡眠发生机制** 睡眠不是脑活动的简单抑制,而是一个主动过程。根据相关脑区的电生理研究表明,与慢波睡眠有关的脑区目前认为有:下丘脑后部、丘脑髓扳内核群邻旁区、丘脑前核、基底前脑的视前区和布罗卡(Broca)斜带区等,以及脑干尾端的网状结构存在一个能引起睡眠和脑电波同步化的功能区域[称为**上行抑制系统**(ascending inhibitory system)]。此上行抑制系统的活动可与上行激动系统的作用相拮抗,从而调节睡眠与觉醒之间的相互转化。

有关脑内神经递质和促进睡眠的物质在慢波睡眠中的作用,目前认为主要有**前列腺素D_2**(prostaglandin D_2, PGD_2)和**腺苷**(adenosine)等物质。

异相睡眠的产生可能与脑桥被盖外侧区胆碱能神经元的活动有关。有人将这些神经元称为**异相睡眠启动**(paradoxical sleep on, PS-ON)神经元。研究显示,这类神经元的电活动在行为觉醒或慢波睡眠期间保持静止,而在异相睡眠之前和异相睡眠期间则引起脑电去同步化的快波,诱发脑桥-外侧膝状体-枕叶部位的脑电出现一种棘波,被称为**桥-膝-枕锋电位**(ponto-geniculo-occipital spike, PGO 锋电位),PGO 锋电位几乎与快速眼球运动同时出现,并经下行通路促使四肢肌肉进一步松弛。此外,在脑桥被盖、蓝斑和中脑中缝核还发现存在异相睡眠关闭(paradoxical sleep off, PS-OFF)神经元,它具有促进觉醒,终止异相睡眠的作用。

第七节 脑神经

脑神经(cranial nerves)是与脑相连的周围神经(图1-17),共12对。根据脑神经与脑连接的部位,按自上而下的顺序用罗马数字表示,见表1-2。

各对脑神经中所含纤维成分不尽相同。所有脑神

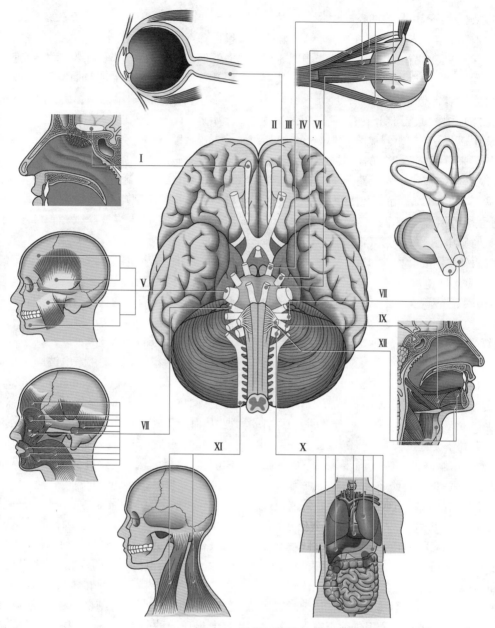

图1-17　脑神经概况

经中的纤维成分按其性质可概括为以下4种：

（1）**躯体感觉纤维**：把来自头面部的感觉冲动传至脑干内的躯体感觉核。

（2）**内脏感觉纤维**：将来自人体各部内脏等以及味蕾的感觉冲动传入脑干内的内脏感觉核。

（3）**躯体运动纤维**：为脑干内的躯体运动核发出的纤维，支配眼球外肌、舌肌和喉肌等头颈部肌肉。

（4）**内脏运动纤维**：为脑干内的内脏运动核发出的纤维，也称为副交感神经纤维，属于节前纤维。此种纤维需在颅部副交感神经节或所支配器官附近或器官壁的神经节内换神经元。节内神经元发出的轴突称为节后纤维，支配平滑肌、心肌收缩和腺体的分泌。

每对脑神经内所含神经纤维的种类及数量各不相同。根据脑神经所含纤维性质的不同，可把脑神经分为仅含有感觉纤维的感觉性神经（第Ⅰ、Ⅱ、Ⅷ对脑神经）、仅含有运动纤维的运动性神经（第Ⅲ、Ⅳ、Ⅵ、Ⅺ、Ⅻ对脑神经）和感觉、运动纤维皆有的混合性神经（第Ⅴ、Ⅶ、Ⅺ、Ⅹ对脑神经）。脑神经内所含的内脏运动纤维只有副交感纤维成分，仅存在于第Ⅲ、Ⅶ、Ⅸ、Ⅹ对脑神经内。

一、嗅神经

嗅神经（olfactory nerve）为感觉性神经，起自上鼻甲及其相对的鼻中隔黏膜内的嗅细胞。嗅细胞为双极神经元，其周围突分布于嗅黏膜上皮，中枢突集合成

表1-2 脑神经名称、性质、连脑及进出颅底部位

顺 序	名 称	性 质	连脑部位	进出颅底部位
I	嗅神经	感觉性	端脑	筛孔
II	视神经	感觉性	间脑	视神经管
III	动眼神经	运动性	中脑	眶上裂
IV	滑车神经	运动性	中脑	眶上裂
V	三叉神经	混合性	脑桥	眼神经：眶上裂 上颌神经：圆孔 下颌神经：卵圆孔
VI	展神经	运动性	脑桥	眶上裂
VII	面神经	混合性	脑桥	内耳门-茎乳孔
VIII	前庭蜗神经	感觉性	脑桥	内耳门
IX	舌咽神经	混合性	延髓	颈静脉孔
X	迷走神经	混合性	延髓	颈静脉孔
XI	副神经	运动性	延髓	颈静脉孔
XII	舌下神经	运动性	延髓	舌下神经管

20多条嗅丝,上穿筛孔入颅,止于嗅球,传导嗅觉。颅前窝骨折累及筛板时,可伤及嗅丝,引起嗅觉障碍。

二、视神经

视神经(optic nerve)为感觉性神经,传导视觉冲动。由视网膜内节细胞的轴突在视盘处聚集、向后穿出巩膜所形成。视神经穿视神经管入颅腔,在垂体前上方形成视交叉,视交叉向两侧发出视束,向后绕中脑的大脑脚止于间脑的外侧膝状体。由于视神经胚胎时源于间脑,因此视神经周围包有由脑膜延续而来的三层被膜,脑的蛛网膜下腔也随之延续至视神经周围,当颅内压增高时,常出现视盘水肿。

三、动眼神经

动眼神经(oculomotor nerve)为运动性神经。含有动眼神经核发出的躯体运动纤维和动眼神经副核发出的内脏运动纤维(副交感神经纤维)。两种纤维合并成动眼神经后,从中脑腹侧脚间窝出脑,穿海绵窦外侧壁上部向前,经眶上裂进入眶。躯体运动纤维支配上睑提肌、上直肌、下直肌、内直肌和下斜肌。而内脏运动纤维,进入睫状神经节内交换神经元后,节后纤维进入眼球,分布于瞳孔括约肌及睫状肌,参与调节瞳孔

对光反射和晶状体的屈度。

睫状神经节(ciliary ganglion)为扁平椭圆形的副交感神经节,位于眶内视神经和外直肌之间,源自动眼神经副核的内脏运动纤维在此节内交换神经元,从神经节细胞发出的节后纤维支配瞳孔括约肌和睫状肌。

动眼神经损伤后,可出现上睑下垂、眼外下斜视、瞳孔散大和瞳孔对光反射消失等症状。

四、滑车神经

滑车神经(trochlear nerve)为躯体运动性神经。由中脑滑车神经核发出的躯体运动纤维组成,是最细的脑神经,也是所有与脑干相连的脑神经中唯一从脑干背面出脑的神经。滑车神经从中脑背侧下丘下方的上髓帆出脑,绕过大脑脚外侧向前行,经海绵窦外侧壁及眶上裂入眶,支配上斜肌。

五、三叉神经

三叉神经(trigeminal nerve)是最粗大的脑神经,属于混合性神经。由终止于三叉神经脊束核、三叉神经脑桥核和三叉神经中脑核的躯体感觉纤维以及起自三叉神经运动核的躯体运动纤维组成,它们分别组成感觉根和运动根,两根在脑桥基底部和小脑中脚交界

处进出脑桥。三叉神经躯体感觉纤维的细胞体位于**三叉神经节**（trigeminal ganglion），该神经节位于颅中窝的三叉神经压迹处，由假单极神经元组成，其中枢突组成粗大的感觉根，周围突组成三叉神经三大分支，即眼神经、上颌神经和下颌神经。细小的三叉神经运动根位于感觉根的下内侧，以后并入下颌神经。

（一）眼神经

眼神经（ophthalmic nerve）仅含躯体感觉纤维。穿海绵窦外侧壁，经眶上裂入眶内。眼神经分支分布于眼球、结膜、上睑和额顶部皮肤等，其分支如下：

1. **鼻睫神经**（nasociliary nerve）　从上直肌和视神经之间行向眶内侧，沿途发出数个分支分布于眼球、泪囊、鼻黏膜和眼睑皮肤等。

2. **额神经**（frontal nerve）　经上睑提肌上方与眶的上壁间前行，分为2～3支，其中较大的分支为**眶上神经**，经眶上切迹（孔）出眶。额神经分布于额顶部、上睑和内眦附近的皮肤。

3. **泪腺神经**（lacrimal nerve）　是一较细小的分支，在眶外侧壁沿外直肌上方前行达泪腺。泪腺神经主要传导泪腺及上睑皮肤等处的感觉冲动，但泪腺神经与上颌神经的分支——颧神经之间有交通，由此可把来自面神经的副交感神经纤维经此交通导入泪腺。

（二）上颌神经

上颌神经（maxillary nerve）仅含躯体感觉纤维。自离开三叉神经节后进入海绵窦外侧壁，经圆孔出颅，至翼腭窝内。上颌神经分支分布于口鼻黏膜、上颌牙齿和眼裂与口裂之间的皮肤；另在颅内还发出脑膜支，分布于部分颅中窝的硬脑膜和小脑幕等。上颌神经的颅外分支有：

1. **眶下神经**（infraorbital nerve）　是上颌神经的终末支，向前穿眶下裂入眶，贴眶下壁前行，经眶下沟入眶下管后出眶下孔，分布于下睑、外鼻及上唇皮肤和黏膜。临床上做上颌手术时，常在眶下孔进行麻醉。

2. **上牙槽神经**（superior alveolar nerve）　在翼腭窝内由上颌神经本干发出**上牙槽神经后支**，经上颌骨体的后方穿入骨质，分布于上颌窦、前磨牙、磨牙及其附近牙龈。眶下神经在眶下管内发出**上牙槽神经前、中支**，分布于上颌切牙、尖牙及其附近牙龈。

3. **翼腭神经**（pterygopalatine nerve）　为感觉性神经，有2～3小支连于翼腭神经节，穿出神经节后分布于腭、鼻腔、咽部的黏膜及腭扁桃体。

（三）下颌神经

下颌神经（mandibular nerve）为混合性神经，是三叉神经三大分支中最大的一支，含躯体感觉纤维和躯体运动纤维。下颌神经穿卵圆孔出颅后即发出运动支支配咀嚼肌，其他分支基本由感觉纤维组成，主要分布于下颌牙齿、舌前2/3和口底黏膜、口裂以下和耳颞区的皮肤。下颌神经分支如下：

1. **耳颞神经**（auriculotemporal nerve）　一般以两根神经干夹持脑膜中动脉向后合成一支，经下颌颈内后方转向上，与颞浅血管伴行穿过腮腺，继而经耳屏前方向上达颞区，分支分布于腮腺及颞区的皮肤。

2. **下牙槽神经**（inferior alveolar nerve）　在舌神经后方翼内肌外侧下行，经下颌孔入下颌管，在管内发出许多小支至下颌诸牙和牙龈。其终支从颏孔浅出，为**颏神经**，分布于颏部及下唇皮肤和黏膜。

3. **颊神经**（buccal nerve）　分出后沿颊肌外侧面向前下行，并贯穿此肌，分布于颊部皮肤和口腔侧壁的黏膜。

4. **舌神经**（lingual nerve）　分出后紧贴下颌支内侧下降，然后呈弓形弯向前，越过下颌下腺上方进入舌内，分布于口腔底及舌前2/3黏膜，传导一般感觉。另外，舌神经在行程中有来自面神经的鼓索加入。舌神经在下颌下腺附近连有一个下颌下神经节（详见面神经）。

5. **咀嚼肌神经**　属运动性神经，支配4块咀嚼肌。

（四）三叉神经在头、面部的感觉分布范围

1. **眼神经**　分布于睑裂以上至矢状缝中点外侧区域和鼻背中部的皮肤。

2. **上颌神经**　分布于睑裂与口裂之间，向后上至翼点处的狭长区域和鼻背外侧的皮肤。

3. **下颌神经**　分布于口裂与下颌底之间及面侧区后上部的皮肤。

一侧三叉神经损伤时，可出现患侧头面部皮肤及眼、口、鼻腔黏膜的一般感觉丧失；角膜反射消失；患侧咀嚼肌瘫痪，张口时下颌偏向患侧。临床上三叉神经痛可发生在三叉神经任何一支，疼痛波及范围与该分支皮肤分布区一致，当压迫眶上孔、眶下孔或颏孔时，可加剧或诱发该分支分布区的疼痛。

六、展神经

展神经（abducent nerve）为躯体运动性神经。由源于脑桥展神经核的躯体运动纤维组成。从延髓脑桥沟中线两侧出脑，穿海绵窦内及眶上裂入眶，支配外直肌。展神经损伤可致外直肌瘫痪，患侧眼球不能转向外侧，出现内斜视。

七、面神经

面神经（facial nerve）为混合性神经。主要纤维成分：① 源于面神经核的躯体运动纤维，是面神经的主要成分，支配面肌运动；② 起于上泌涎核的内脏运动纤维属于副交感节前纤维，在相关神经节换元后发出节后纤维控制泪腺、下颌下腺、舌下腺及鼻和腭黏膜腺的分泌；③ 终止于孤束核的内脏感觉纤维，为位于面神经管起始处**膝神经节**发出的中枢突，该节的周围突分布于舌前2/3黏膜的味蕾，司味觉。另外，面神经还含有躯体感觉纤维，分布于耳部皮肤。

面神经在展神经外侧出延髓脑桥沟，进入内耳门，经内耳道入面神经管内，出茎乳孔后向前穿过腮腺到达面部。

（一）面神经管内的分支

1. **鼓索**（chorda tympani） 在面神经离开茎乳孔前约6 mm处发出，穿过鼓室至颞下窝行向前方，并以锐角从后方并入舌神经，随其走行分布。鼓索含两种纤维，其中内脏感觉纤维是膝神经节的周围突，分布于舌前2/3的味蕾，传导味觉；而内脏运动纤维进入下颌下神经节内，交换神经元后的节后纤维分布于下颌下腺和舌下腺，支配其分泌。**下颌下神经节**（submandibular ganglion）为副交感神经节，位于下颌下腺上方和舌神经之间。

2. **岩大神经**（greater petrosal nerve） 含副交感纤维。于膝神经节处分出后，向前出颞骨后进入翼腭神经节，在节内交换神经元后的节后纤维分布于泪腺及鼻、腭部的黏膜腺，支配其分泌。**翼腭神经节**（pterygopalatine ganglion）为副交感神经节，在翼腭窝内位上颌神经的下方。

3. **镫骨肌神经**（stapedial nerve） 支配镫骨肌。

面神经出茎乳孔后进入腮腺，于腮腺实质内分为数支并交织组成腮腺内丛，然后从腮腺边缘呈放射状发出分支，支配面部表情肌及颈阔肌。

（二）面神经管外的分支

1. **颞支**（temporal branch） 一般为3支，分布于额肌及眼轮匝肌等。

2. **颧支**（zygomatic branch） 有3～4支，分布于眼轮匝肌及颧肌等。

3. **颊支**（buccal branch） 有3～4支，在腮腺导管上、下方前行，分布于颊肌、口轮匝肌等口周围肌。

4. **下颌缘支**（marginal mandibular branch） 沿下颌骨下缘向前，分布于下唇诸肌。

5. **颈支**（cervical branch） 向下至颈阔肌深面，支配该肌。

面神经行程较长，与诸多结构相毗邻。其损伤可发生在脑桥小脑三角、面神经管内和腮腺区等处。因损伤部位不同，可出现不同的临床表现：① 面神经管外损伤，主要表现为患侧面肌瘫痪，口角歪向健侧，鼻唇沟变平，不能鼓腮，额纹消失，不能闭眼，不能皱眉；② 面神经管内损伤，除上述表现外，还可出现患侧泪腺、舌下腺及下颌下腺分泌障碍，舌前2/3味觉障碍，以及听觉过敏等现象。

八、前庭蜗神经

前庭蜗神经（vestibulocochlear nerve）也称为位听神经，为躯体感觉性神经，包括前庭神经和蜗神经。

（一）前庭神经

前庭神经（vestibular nerve）传导平衡觉冲动。其感觉神经元为双极神经元，胞体在内耳道底附近聚集成**前庭神经节**（vestibular ganglion）。其周围突分布于内耳的椭圆囊斑、球囊斑和壶腹嵴的毛细胞；中枢突组成前庭神经，与蜗神经伴行，经内耳门入颅，经延髓脑桥沟外侧至脑干，终止于前庭神经核群和小脑的绒球小结叶等处。

（二）蜗神经

蜗神经（cochlear nerve）传导听觉冲动。其感觉神经元也为双极神经元，胞体在内耳的蜗轴内聚集成**蜗神经节**（cochlear ganglion），其周围突分布于内耳螺旋器的毛细胞；中枢突在内耳道汇聚成蜗神经，在面神经外侧与前庭神经伴行入脑干，终止于蜗神经核。

九、舌咽神经

舌咽神经（glossopharyngeal nerve）为混合性神经，含有4种纤维：① 起于疑核的躯体运动纤维，支配茎突咽肌；② 终于三叉神经脊束核的躯体感觉纤维，分布于耳后皮肤；③ 起于下泌涎核的副交感纤维，支配腮腺分泌；④ 终于孤束核的内脏感觉纤维，传导舌后1/3等处的味觉和其他内脏感觉冲动。

舌咽神经于橄榄后沟上部连于延髓，经颈静脉孔出颅。在孔内神经干上有**上神经节**和**下神经节**，分别为躯体感觉和内脏感觉。舌咽神经出颅后，先在颈内动、静脉之间下行，然后呈弓形向前，经舌骨舌肌内侧达舌根。

十、迷走神经

迷走神经（vagus nerve）是混合性神经，为行程最长、分布最广的脑神经。含有4种纤维：① 起自迷走神经背核的内脏运动纤维，在颈、胸、腹部的器官壁旁或壁内交换神经元，节后纤维支配这些器官的平滑肌、心肌收缩和腺体的分泌；② 终于孤束核的内脏感觉纤维,传导颈、胸、腹部器官的内脏感觉冲动;③ 起于疑核的躯体运动纤维,支配咽肌、喉肌;④ 终于三叉神经背束核的躯体感觉纤维,分布于硬脑膜、外耳道和耳郭的皮肤。

迷走神经以多条神经根丝连于延髓橄榄后沟中部,在舌咽神经的稍后方经颈静脉孔出颅,在孔内及其稍下方,神经干上有**上神经节和下神经节**,分别为躯体感觉和内脏感觉神经元形成的膨大。进入颈部后,行于颈动脉鞘内,在颈内静脉与颈内动脉、颈总动脉之间的后方下行,经胸廓上口入胸腔后,左、右迷走神经的走行和位置各异。左侧迷走神经在左颈总动脉和左锁骨下动脉之间下行,向下越过主动脉弓前方,继而在肺根后方下行至食管前面分出数小支,分别加入**左肺丛**、**食管前丛**,然后至食管下端汇合成**迷走神经前干**。右迷走神经经右锁骨下动脉前方,沿气管右侧下降,继在肺根后方下行至食管后面分出数支,参加**右肺丛和食管后丛**,然后至食管下端汇合成**迷走神经后干**。迷走神经前、后干随食管经膈的食管裂孔进入腹腔。

十一、副神经

副神经(accessory nerve)为躯体运动性神经。由起于延髓疑核的**颅根**和颈髓副神经核的**脊髓根**组成,均为躯体运动纤维。从橄榄后沟下部、迷走神经根的下方出延髓,经颈静脉孔出颅。出颅后两根分离,颅根纤维加入迷走神经分布于咽肌、喉肌;较粗的脊髓根经颈内动、静脉之间,向后外斜穿胸锁乳突肌,在胸锁乳突肌后缘上、中1/3交点附近离开该肌继续向下外走行,于斜方肌前缘中、下1/3交点处进入斜方肌深面,分支支配此二肌。

副神经脊髓根损伤时,由于胸锁乳突肌瘫痪,可引起头和颈不能向患侧屈,脸不能转向对侧;由于斜方肌瘫痪,可致患侧不能耸肩。

十二、舌下神经

舌下神经(hypoglossal nerve)为躯体运动性神经。起自延髓的舌下神经核,神经根丝在锥体与橄榄体之间的前外侧沟出延髓,经舌下神经管出颅,继而在颈内动、静脉之间下降到舌骨上方,呈弓形弯向前内进入舌内,分支分布于全部舌内肌和颏舌肌等大部分舌外肌。

一侧舌下神经损伤时,患侧舌肌瘫痪,伸舌时,舌尖偏向患侧;若瘫痪时间较长,还可致患侧舌肌萎缩。

第八节 中枢神经的传导通路

人体在活动过程中,通过感受器不断接受机体内、外环境的刺激,转化为神经冲动,通过传入神经元传向中枢,经中间神经元轴突所组成的**感觉(上行)传导路**,传向大脑皮质,产生感觉。另一方面,大脑皮质将这些感觉信息分析整合,发出指令,经传出纤维组成的**运动(下行)传导通路**,通过脑干或脊髓的运动神经元到达躯体和内脏的效应器,引起效应。因此,在神经系统内存在着两大类传导通路:感觉传导通路和运动传导通路。

一、感觉传导通路

(一)躯干和四肢意识性本体感觉与精细触觉传导通路

意识性本体感觉也称为深感觉,是指肌、腱、骨骼和关节等处的位置觉、运动觉和振动觉。在深感觉传导中还传导浅部感觉中的精细触觉(即辨别两点间距离和感受物体的纹理粗细等)。两者传导通路相同,由3级神经元组成。第1级神经元是脊神经节细胞,其周围突随脊神经分布于肌、腱、关节等处的本体感觉感受器和皮肤的精细触觉感受器,中枢突经脊神经后根的内侧部进入脊髓后索,分为长的升支和短的降支。其中,来自第5胸节及以下的升支形成薄束;来自第4胸节及以上的升支形成楔束。两束上行,分别止于延髓薄束核和楔束核的第2级神经元。由此二核发出的纤维向前绕过延髓中央灰质的腹侧,并左右交叉,称内侧丘系交叉。交叉后的纤维形成内侧丘系,在延髓中线两侧上行,在脑桥呈横位居被盖的前缘,在中脑行于红核背外侧,最后止于第3级神经元——背侧丘脑的腹后外侧核,其发出纤维组成丘脑中央辐射,经内囊后肢,大部分纤维投射至大脑皮质中央后回的中上部和中央旁小叶后部,小部分纤维投射到中央前回。

此通路若在内侧丘系交叉上方或下方的不同部位受损,则病人在闭眼时不能确定损伤同侧(交叉下方损伤)和损伤对侧(交叉上方损伤)肢体的位置和运动方向以及两点间的距离。

（二）痛觉、温觉、触觉和压觉传导通路

传导躯体、头面部痛觉、温觉、触觉和压觉，又称为浅感觉传导通路。由3级神经元组成。

1. 躯干、四肢痛觉、温觉、触觉和压觉传导通路 第1级神经元是脊神经节细胞，周围突分布于躯干、四肢皮肤的感受器；中枢突经后根外侧部进入脊髓背外侧束，止于后角固有核。第2级神经元胞体主要在后角固有核，其发出的纤维上升1～2个节段后，经白质前连合交叉至对侧外侧索和前索，组成脊髓丘脑侧束和脊髓丘脑前束。脊髓丘脑束经下橄榄核的背外侧，至脑桥和中脑，走在内侧丘系的外侧，向上止于背侧丘脑的腹后外侧核。第3级神经元的胞体位于背侧丘脑的腹后外侧核，其轴突组成丘脑中央辐射，经内囊后肢，最后投射至大脑皮质中央后回中上部和中央旁小叶后部。

2. 头面部痛觉、温觉、触觉、压觉传导通路 由3级神经元组成。第1级神经元主要是三叉神经节细胞，其周围突组成三叉神经的感觉支，分布于头面部皮肤和黏膜的感受器，中枢突组成三叉神经感觉根入脑桥。第2级神经元的胞体位于三叉神经脊束核和三叉神经脑桥核，此两核发出的纤维交叉至对侧组成三叉丘系，沿内侧丘系背侧上行，终于背侧丘脑的腹后内侧核。第3级神经元的胞体在背侧丘脑的腹后内侧核，发出的纤维组成丘脑中央辐射，经内囊后肢，最后投射到大脑皮质中央后回下部。

在此通路中，若三叉丘系以上受损，则出现对侧头面部痛觉、温觉和触觉、压觉障碍；若三叉丘系以下受损，则同侧头面部痛觉、温觉和触觉、压觉发生障碍。

（三）视觉传导通路和瞳孔对光反射通路

1. 视觉传导通路 由3级神经元组成（图1-18）。视网膜神经部的视锥细胞和视杆细胞为光感细胞，第1级神经元是双极细胞，其中枢突与节细胞形成突触。第2级神经元为节细胞，其轴突在视盘处聚集组成视神经。视神经穿视神经管入颅腔，形成视交叉后延为视束。在视交叉中，来自两眼视网膜鼻侧半的纤维交叉，交叉后加入对侧视束；来自视网膜颞侧半的纤维不交叉，走在同侧视束内。交叉和不交叉纤维组成的视束内含有同侧眼视网膜的颞侧半纤维和对侧眼视网膜的鼻侧半纤维。视束向后绕大脑脚终于外侧膝状体。第3级神经元的胞体位于外侧膝状体内，由外侧膝状体发出的纤维组成视辐射，经内囊后肢投射到大脑皮质距状沟上、下的视觉区，产生视觉。

视野是指眼球固定向前平视时所能看到的空间范围。由于眼球屈光装置对光线的折射作用，鼻侧半视野的物象投射到颞侧半视网膜，颞侧半视野的物象投射至鼻侧半视网膜；上半视野的物象投射到下半视网膜，下半视野的物象投射至上半视网膜。

视束中尚有少量纤维经上丘臂终止于上丘和顶盖

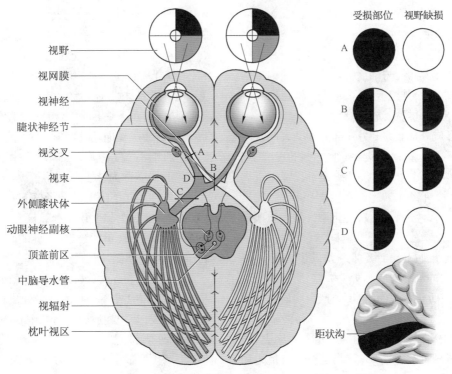

图1-18 视觉传导通路和瞳孔对光反射通路

前区。上丘发出的纤维组成顶盖脊髓束,下行至脊髓,完成视觉反射。顶盖前区是瞳孔对光反射中枢。

视觉传导通路在不同部位受损时,可引起不同的视野缺损(图1-18):① 一侧视神经损伤,可引起同侧视野全盲;② 视交叉中央部损伤(如垂体瘤压迫),可引起双眼视野颞侧偏盲;③ 一侧视交叉外侧部的未交叉纤维损伤,可出现同侧视野鼻侧偏盲;④ 一侧视束及以后部位(视辐射、视觉中枢)损伤,可引起双眼病灶对侧视野同向性偏盲(如右侧受损,则右眼视野鼻侧偏盲和左眼视野颞侧偏盲)。

2. 瞳孔对光反射通路 光照一侧眼的瞳孔,可引起两眼瞳孔缩小的反射,称为瞳孔对光反射。光照侧的为直接对光反射,对侧的称为间接对光反射。瞳孔对光反射路径:光线→视网膜→视神经→视交叉→双侧视束→上丘臂→顶盖前区→两侧动眼神经副核→动眼神经→睫状神经节→节后纤维→瞳孔括约肌→双侧瞳孔缩小。

瞳孔对光反射在临床上具有重要意义。视神经或动眼神经损伤,能引起瞳孔对光反射的变化。一侧视神经损伤时,传入信息中断,光照患侧眼时,两侧瞳孔均不缩小;但光照健侧眼时,双眼的瞳孔都能缩小,即两侧对光反射均存在(此时患侧为直接对光反射消失,间接对光反射存在)。一侧动眼神经损伤时,由于反射途径的传出部分中断,无论光照哪一侧眼,患侧眼的瞳孔都无反应,直接及间接对光反射均消失。

(四)听觉传导通路

听觉传导通路由4级神经元组成。第1级神经元为蜗神经节内的双极细胞,其周围突分布于内耳的螺旋器,中枢突组成蜗神经,与前庭神经一起组成前庭蜗神经入脑,止于第2级神经元——蜗神经腹侧核和背侧核,此两核发出的纤维在脑桥内经交叉形成斜方体,然后折向上行形成外侧丘系;另一部分不交叉的纤维加入同侧外侧丘系上行,大部分纤维止于下丘。第3级神经元的胞体在下丘,其发出纤维经下丘臂止于内侧膝状体。第4级神经元的胞体在内侧膝状体,发出的纤维组成听辐射,经内囊后肢,终止于大脑皮质颞横回的听觉区。

由于听觉传导通路第2级神经元发出的纤维将左、右两耳的听觉冲动传向双侧听觉中枢,所以一侧外侧丘系、听辐射或听觉区损伤时,不致产生明显的听觉障碍。

听觉的反射中枢在下丘,下丘发出的纤维至上丘。上丘发出纤维组成顶盖脊髓束,下行至脊髓前角运动细胞,完成听觉反射。

二、运动传导通路

运动传导通路是指从大脑皮质到躯体运动和内脏活动效应器的神经联系。从大脑皮质至躯体运动骨骼肌的神经通路,称为躯体运动传导通路,包括锥体系和锥体外系两部分。从大脑皮质到内脏活动效应器的神经联系,为内脏活动传导通路。

(一)锥体系

锥体系(pyramidal system)支配骨骼肌的随意运动,由上运动神经元和下运动神经元2级神经元组成。**上运动神经元**为位于中央前回和中央旁小叶前部的巨型锥体细胞[贝兹(Betz)细胞]以及其他皮质区域中的锥体细胞,其轴突组成下行的锥体束。其中,止于脑神经运动核的纤维称为皮质核束;止于脊髓前角运动细胞的纤维为皮质脊髓束。**下运动神经元**为脑神经运动核和脊髓前角运动细胞及其轴突。

1. 皮质核束(corticonuclear tract) 主要由中央前回下部锥体细胞的轴突集合而成,经内囊膝部、下行至中脑的大脑脚底中3/5的内侧部。下行中陆续分出纤维,大部分终止于双侧脑神经运动核(动眼神经核、滑车神经核、三叉神经运动核、展神经核、面神经核中支配面上部肌的细胞群、疑核和副神经核)。由这些核发出的脑神经运动纤维,支配眼球外肌、眼裂以上的面肌、咀嚼肌、咽肌、喉肌、胸锁乳突肌和斜方肌等。小部分纤维仅终止于对侧的面神经核中支配面下部肌的细胞群和舌下神经核。因此,除支配眼裂以下面肌的面神经核和舌下神经核只接受对侧皮质核束的支配外,其他脑神经运动核均接受双侧皮质核束的纤维。

临床上一侧上运动神经元损伤时,只会使对侧眼裂以下表情肌和对侧舌肌瘫痪,表现为病灶对侧鼻唇沟变浅或消失,口角下垂并歪向病灶侧,流涎,不能鼓腮、露牙,伸舌时舌尖偏向病灶对侧,而其他受双侧皮质核束支配的肌则不发生瘫痪。临床上常将上运动神经元损伤引起的瘫痪称为**核上瘫**;而将下运动神经元损伤引起的瘫痪称为**核下瘫**。面神经核下瘫可导致同侧面肌全部瘫痪,表现为除上述面神经核上瘫的症状外,还有损伤侧额纹消失、不能皱眉、不能闭眼。舌下神经核下瘫的特点是损伤侧舌肌瘫痪,伸舌时舌尖偏向病灶侧。

2. 皮质脊髓束(corticospinal tract) 由中央前回中、上部和中央旁小叶前部等处皮质锥体细胞的轴突集合组成,经内囊后肢下行至中脑的大脑脚底,占中间3/5的外侧部;然后经脑桥基底部至延髓锥体,在锥体下端,绝大部分纤维(75%～90%)交叉到对侧,形成锥体交叉。交叉后的纤维继续下行于对侧脊髓外侧索内,形成皮质脊髓侧束。此束纤维在下行过程中逐节止于同侧的前角运动细胞,支配四肢肌。在延髓锥体交叉处,皮质脊髓束中小部分未交叉的纤维在同侧脊髓前索内下行,形成皮质脊髓前束。该束仅达上胸节,并经白质前连合逐节交叉至对侧,止于前角运动细胞,支配躯干和四肢骨骼肌的运动。皮质脊髓前束中有一部分纤维始终不交叉而止于同侧前角运动细胞,支配躯干肌。因此,躯干肌受两侧大脑皮质支配。一侧皮质脊髓束在锥体交叉前损伤,主要引起对侧肢体瘫痪,而对躯干肌的运动没有明显影响。

锥体系的任何部位损伤都可引起随意运动的障碍,出现肢体瘫痪。上运动神经元损伤(核上瘫)表现为:① 随意运动障碍;② 肌张力增高,称为痉挛性瘫痪(硬瘫),这是由于上运动神经元对下运动神经元的抑制丧失的缘故;③ 早期肌萎缩不明显,因肌肉尚有脊髓前角运动细胞的支配;④ 深反射亢进,为失去上

运动神经元控制的表现;⑤ 浅反射(如腹壁反射、提睾反射等)减弱或消失,为锥体束的完整性破坏所致;⑥ 出现病理反射[如巴宾斯基(Babinski)征],因为锥体束的功能障碍所致。下运动神经元损伤(核下瘫)表现为:① 随意运动障碍;② 肌张力降低,称为弛缓性瘫痪(软瘫),因失去神经直接支配所致;③ 由于神经营养障碍使肌肉萎缩;④ 因为所有反射弧中断,导致浅、深反射消失,但无病理反射(表1-3)。

人类皮质脊髓侧束受损将出现Babinski征阳性,即以钝物划足趾外侧时,出现踇趾背屈、其他四趾外展呈扇形散开的体征。临床上可根据此体征来判断皮质脊髓侧束有无受损。此体征实际上是一种较原始的屈反射,由于脊髓受高位中枢的控制,平时这一反射被抑制而不表现出来,皮质脊髓侧束受损后,该抑制解除,故可出现这种反射。婴儿由于该传导束未发育完全以及成人在深睡或麻醉状态下,也可出现Babinski征阳性。

表1-3　上、下运动神经元损害后的临床表现比较

症状与体征	上运动神经元损伤	下运动神经元损伤
瘫痪范围	常较广泛	常较局限
瘫痪特点	痉挛性瘫(硬瘫)	弛缓型瘫(软瘫)
肌张力	增高	减低
深反射	亢进	消失
浅反射	减弱或消失	消失
腱反射	亢进	减弱或消失
病理反射	有	无
肌萎缩	早期无,晚期为废用性萎缩	早期即有萎缩

（二）锥体外系

锥体外系（extrapyramidal system）为锥体系以外影响和控制躯体运动的所有传导路径,由复杂的多级神经元链组成,涉及脑内许多结构,包括大脑皮质、纹状体、苍白球、背侧丘脑、黑质、红核、脑桥核、前庭神经核、小脑、脑干网状核以及它们的联络纤维等。锥体外系的主要功能是调节肌张力,协调肌肉活动,维持和调整体态姿势和进行习惯性、节律性动作等。包括以下传导路:

1. **皮质-新纹状体-背侧丘脑-皮质环路**　大脑皮质额叶、顶叶等皮质发出纤维止于尾状核和壳,在此换神经元后止于苍白球。苍白球发出的传出纤维止于背侧丘脑的腹前核和腹中间核。这两个核发出纤维,

穿过内囊再投射到大脑额叶等。

2. **新纹状体-黑质环路**　尾状核和壳发出纤维至黑质,再由黑质发出纤维返回尾状核和壳。黑质合成和释放多巴胺,向尾状核与壳输送。当黑质变性后,使纹状体内的多巴胺含量降低——与震颤麻痹的发生有关。

3. **苍白球-底丘脑环路**　苍白球发出纤维至底丘脑核,后者发出纤维经同一途径返回苍白球。一侧底丘脑核损伤,丧失对苍白球的抑制性反馈调节,使对侧肢体出现大幅度颤搐。

4. **皮质-脑桥-小脑-皮质环路**　由大脑皮质额、顶、枕、颞叶起始的纤维组成皮质脑桥束,纤维下行进

入脑桥止于同侧的脑桥核。由脑桥核发出的纤维交叉至对侧，止于新小脑皮质。新小脑皮质发出纤维终于齿状核，后者发出的纤维在中脑左右交叉后止于对侧的红核和背侧丘脑的腹前核和腹中间核。由红核发出的纤维左右交叉后组成红核脊髓束下行，止于脊髓前角运动细胞，传递神经冲动到骨骼肌。由背侧丘脑腹前核和腹中间核发出的纤维至大脑皮质运动区，形成皮质-脑桥-小脑-皮质环路。

第九节　脑的被膜

脑与脊髓的表面由外向内包有3层被膜：硬膜、脑蛛网膜和软膜，它们对脑和脊髓具有保护、支持、营养的作用。

一、硬脑膜

硬脑膜（cerebral dura mater）坚韧而有光泽，由两层合成（图1-19）。内层较外层坚厚，外层兼有颅骨内膜的作用，两层之间有丰富的血管和神经。硬脑膜在枕骨大孔的边缘处与硬脊膜延续，在脑神经出颅处移行为脑神经外膜。在颅底处硬脑膜与颅骨结合紧密，当颅底骨折时，易将硬脑膜和蛛网膜同时撕裂，使脑脊液外漏，如颅前窝骨折时，脑脊液可流入鼻腔，形成脑脊液鼻漏；在颅盖处硬脑膜与颅骨结合较为疏松，易于分离，当硬脑膜血管损伤破裂时，可在颅骨与硬脑膜间形成硬膜外血肿。

硬脑膜不仅包被脑的表面，而且其内层向内折叠形成若干板状突起，伸入各脑部之间，对脑具有固定和承托作用。硬脑膜形成许多结构，主要有：

1. **大脑镰**（cerebral falx）　呈镰刀状，伸入两侧大脑半球之间的大脑纵裂，前端附于颅前窝，后端于正中线接小脑幕的上面，下缘游离于胼胝体的上方。

2. **小脑幕**（tentorium of cerebellum）　呈新月形，位于大、小脑之间。外侧缘附于颞骨岩部上缘；后缘续于横窦沟；前缘游离，称小脑幕切迹，切迹与鞍背之间形成一环形孔，其间有脑干通过。小脑幕将颅腔不完全地分割成上、下两部，当颅内压增高时，位于小脑幕切迹上方的大脑海马旁回和钩回可被挤入小脑幕切迹下方，形成小脑幕切迹疝，压迫中脑的大脑脚和动眼神经，危及生命。

3. **硬脑膜窦**（sinuses of dura mater）　硬脑膜在某些部位两层分开构成硬脑膜窦，窦内含静脉血，为特殊的颅内静脉管道（图1-20）。窦内无瓣膜，窦壁无平滑肌，故硬脑膜窦损伤出血时难以止血，容易形成颅内血肿。主要的硬脑膜窦包括：

（1）**上矢状窦**（superior sagittal sinus）：位于大脑镰上缘，向后注入**窦汇**（confluence of sinuses）。窦汇

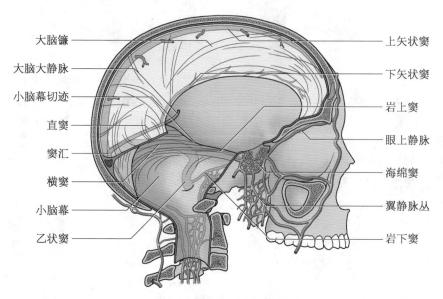

图1-19　**硬脑膜及硬脑膜窦**

大脑镰
大脑大静脉
小脑幕切迹
直窦
窦汇
横窦
小脑幕
乙状窦

上矢状窦
下矢状窦
岩上窦
眼上静脉
海绵窦
翼静脉丛
岩下窦

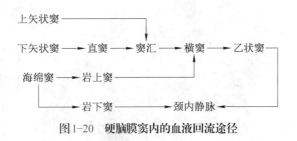

图1-20　硬脑膜窦内的血液回流途径

由上矢状窦与直窦汇合形成,位于枕内隆突处。

（2）**下矢状窦**（inferior sagittal sinus）：位于大脑镰下缘,走向与上矢状窦一致,向后注入直窦。

（3）**直窦**（straight sinus）：位于大脑镰和小脑幕连接处,由大脑大静脉和下矢状窦汇合而成,向后通窦汇。

（4）**横窦**（transverse sinus）：左、右各一,起自窦汇,沿横窦沟走行,后续为乙状窦。

（5）**乙状窦**（sigmoid sinus）：成对,为横窦的延续,沿乙状窦沟走行,向前下达颈静脉孔移行为颈内静脉。

（6）**海绵窦**（cavernous sinus）：位于蝶鞍两侧,为形态不规则腔隙,腔内有许多结缔组织小梁相互交织,形似海绵状。两侧海绵窦借横支相连。窦内有颈内动脉和展神经通过;窦外侧壁自上而下有动眼神经、滑车神经、眼神经和上颌神经通过。海绵窦与周围的静脉有广泛的交通和联系。

（7）**岩上窦**（superior petrosal sinus）和**岩下窦**（inferior petrosal sinus）：分别位于颞骨岩部的上缘和下缘处,将海绵窦的血液分别引向横窦和颈内静脉。

二、脑蛛网膜

脑蛛网膜（cerebral arachnoid mater）薄而透明,无血管和神经,包绕整个脑,除在大脑纵裂和大脑横裂处以外,均跨越脑的沟裂而不伸入沟内。脑蛛网膜与硬脑膜之间有硬膜下腔;与软脑膜之间有**蛛网膜下腔**,与脊髓的蛛网膜下腔互相交通,内含脑脊液。蛛网膜下腔在某些部位较宽大称为**蛛网膜下池**,如小脑与延髓间的**小脑延髓池**;在视交叉前方有**交叉池**,两侧大脑脚之间有**脚间池**等。

脑蛛网膜在上矢状窦处形成许多颗粒状突起伸入窦内,称为**蛛网膜粒**（arachnoid granulations）,脑脊液通过这些结构渗入硬脑膜窦内,回流入静脉。

三、软脑膜

软脑膜（cerebral pia mater）薄而富有血管,紧贴脑的表面并伸入其沟裂中。在脑室的特定部位,软脑膜、血管和室管膜上皮共同突入脑室内形成**脉络丛**,是产生脑脊液的主要结构。

第十节　脑的血管

脑是体内代谢最旺盛的器官,人脑的重量仅占体重的2%,但耗氧量却约占全身耗氧量的20%,脑的血流量约占心输出量的1/5。脑细胞对缺血、缺氧非常敏感,当各种原因致使脑血流量减少或中断时,在短时间内即可导致脑细胞的缺氧、水肿甚至坏死。

一、脑的动脉

脑的动脉供应来自颈内动脉和椎动脉（图1-21）。以顶枕沟为界,大脑半球的前2/3和部分间脑由颈内动脉供应;大脑半球后1/3及脑干、小脑和部分间脑由椎动脉供应。故可将脑的动脉归纳为颈内动脉系和椎-基底动脉系,两者都发出皮质支和中央支,皮质支营养大脑皮质及浅层髓质,中央支供应间脑、基底核及内囊等。

1. **颈内动脉**（internal carotid artery）　起自颈总动脉,由颈内动脉管入颅后,向前穿过海绵窦内行向前上,至视交叉处分出大脑前动脉和大脑中动脉等分支。颈内动脉穿出海绵窦时的行程呈"U"形弯曲,是动脉硬化的好发部位。颈内动脉供应脑的分支主要有:

（1）**大脑前动脉**（anterior cerebral artery）：经视神经上方行向前内,进入大脑纵裂沿胼胝体沟向后行（图1-22）。左、右大脑前动脉进入大脑纵裂前有**前交通动脉**（anterior communicating artery）相连。大脑前动脉皮质支主要分布于顶枕沟以前的半球内侧面和额叶底

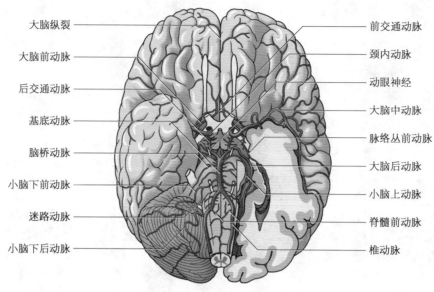

图 1-21 脑底的动脉

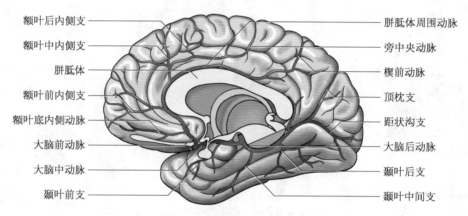

图 1-22 大脑半球内侧面动脉

面的一部分；中央支供应尾状核、豆状核前部和内囊前肢。

（2）**大脑中动脉**（middle cerebral artery）：是颈内动脉的直接延续，向外进入大脑外侧沟内，沿途发出数条皮质支，供应大脑半球上外侧面的大部分（顶枕沟以前）和岛叶（图 1-23），这些部位包括躯体运动中枢、躯体感觉中枢和语言中枢，若该动脉堵塞，将发生严重的功能障碍。大脑中动脉的起始处发出一些中央支（图 1-24），又称为豆纹动脉，垂直向上穿入脑实质，供应内囊膝、内囊后肢、尾状核和豆状核。豆纹动脉行程呈 "S" 形弯曲，因血流动力学的缘故，在有动脉硬化和高血压情况下，这些动脉容易破裂而导致脑出血。

（3）**脉络丛前动脉**（anterior choroid artery）：沿视束下方向后进入侧脑室下角，终止于侧脑室脉络丛（图 1-21）。沿途发出分支供应外侧膝状体、内囊后肢、大脑脚底的中 1/3 及苍白球等结构，该动脉细小且行程较

长，易发生栓塞。

（4）**后交通动脉**（posterior communicating artery）：发出后在视束下方行向后与大脑后动脉吻合（图 1-21），是颈内动脉系与椎-基底动脉系的吻合支。

2. **椎动脉**（vertebral artery） 起自锁骨下动脉，向上依次穿经第 6 至第 1 颈椎横突孔，经枕骨大孔进入颅腔。在延髓脑桥沟处，左、右椎动脉汇合形成一条**基底动脉**（basilar artery）（图 1-21），通常将这两段动脉合称为**椎-基底动脉**。基底动脉沿脑桥腹侧的基底沟上行，到脑桥上缘分为左、右大脑后动脉两大终支。

（1）椎动脉的主要分支：① 脊髓前、后动脉；② **小脑下后动脉**（posterior inferior cerebellar artery），是椎动脉的最大分支，在平橄榄下端处发出，向后外行于延髓与小脑扁桃体之间（图 1-21），分支供应小脑下面的后部和延髓外侧部。

（2）基底动脉的主要分支：① **小脑下前动脉**，从

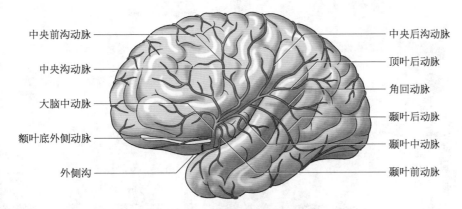

图1-23　大脑半球外侧面动脉

中央前沟动脉
中央沟动脉
大脑中动脉
额叶底外侧动脉
外侧沟

中央后沟动脉
顶叶后动脉
角回动脉
颞叶后动脉
颞叶中动脉
颞叶前动脉

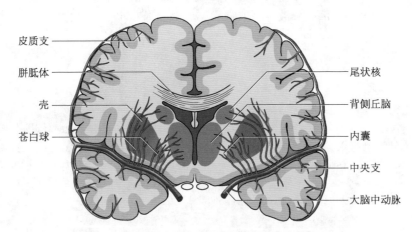

图1-24　大脑中动脉的皮质支和中央支

皮质支
胼胝体
壳
苍白球

尾状核
背侧丘脑
内囊
中央支
大脑中动脉

基底动脉起始段发出（图1-21），供应小脑下面的前部；② **迷路动脉**，细长，伴随面神经和前庭蜗神经入内耳道，供应内耳；③ **脑桥动脉**，为一些细小的分支，供应脑桥基底部；④ **小脑上动脉**，在近基底动脉的末端发出，绕大脑脚向后，供应小脑上部；⑤ **大脑后动脉**（posterior cerebral artery），为基底动脉的终支，绕大脑脚向后，行向颞叶、枕叶的内侧面（图1-22）。

大脑后动脉皮质支分布于颞叶底面、内侧面及枕叶，视觉中枢位于此动脉供应范围内；中央支从大脑后动脉起始处发出，供应背侧丘脑、内侧膝状体、下丘脑和底丘脑等处。大脑后动脉与小脑上动脉根部之间夹有动眼神经（图1-21），当颅内压增高形成小脑幕切迹疝时，可使大脑后动脉移位，压迫并牵拉动眼神经，可导致动眼神经麻痹。

3. 大脑动脉环（cerebral arterial circle）　又称为威利斯环（Willis环），由前交通动脉、大脑前动脉、颈内动脉末端、后交通动脉和大脑后动脉吻合而成。该环位于脑底下方，环绕在视交叉、灰结节和乳头体周围（图1-21）。大脑动脉环使颈内动脉系与椎-基底动脉系互相交通，当构成此环的某一动脉血流减少或被阻断时，可在一定程度上通过动脉环调节，使血流重新分配，以维持脑的血液供应。

二、脑的静脉

脑的静脉无瓣膜，不与动脉伴行。可分浅、深两组静脉，两组之间相互吻合，最终都经硬脑膜窦回流至颈内静脉。其中，浅组静脉收集脑皮质及皮质下髓质的静脉血，汇入邻近的硬脑膜窦；深组静脉收集大脑深部的髓质、基底核、间脑、脑室脉络丛等处的静脉血，并汇成一条大脑大静脉注入直窦。

第十一节　脑脊液及其循环

　　脑脊液（cerebrospinal fluid）是充满各脑室、蛛网膜下腔和脊髓中央管内的无色透明液体，由各脑室脉络丛产生，成人总量约150 mL。它处于不断产生、循环和回流的相对平衡状态。其循环途径如下：侧脑室脉络丛产生的脑脊液，经室间孔流入第三脑室，与第三脑室脉络丛产生的脑脊液一起经中脑导水管流入第四脑室，再汇合第四脑室脉络丛产生的脑脊液经第四脑室正中孔和外侧孔流入蛛网膜下腔，最后经蛛网膜粒渗入上矢状窦内，回流入静脉。如脑脊液循环途径发生堵塞，可导致脑积水和颅内压增高，进而使脑组织受压移位，甚至形成脑疝。

　　脑脊液具有运送代谢物质、缓冲震荡以及维持颅内压等作用。脑的某些疾病可引起脑脊液成分发生改变，因此临床上可通过检测脑脊液以协助诊断。

（丁文龙　施渭彬）

参考文献

［1］AGUR A M R, DALLEY A F. Grant's atlas of anatomy［M］. 15th ed. Philadelphia: Wolters Kluwer, 2021.

［2］FELTEN D. Netter's atlas of neuroscience［M］. 4th ed. Philadelphia: Elsevier, 2021.

［3］DRAKE R L, VOGL A W, MITCHELL A W M, et al. Gray's atlas of anatomy［M］. 3rd ed. Philadelphia: Elsevier, 2020.

［4］HANSEN J T, NETTER F H, KOEPPEN B M. Netter's Atlas of human physiology［M］. Teterbobo: Icon Learning Systems, 2002.

［5］GEST T R, TANK P W. Lippincott atlas of anatomy［M］. 2nd ed. Philadelphia: Wolters Kluwer, 2020.

［6］SORENSON J, KHAN N, COULDWELL W, et al. The Rhoton Collection［J］. World Neurosurg, 2016,92: 649−652.

［7］SHOJA M M, OYESIKU N M. Clinical anatomy of the cranial nerves［J］. Clinical Anatomy, 2014,27(1): 2−3.

［8］CARPENTER R H S, REDDI B. Neurophysiology : a conceptual approach［M］. 5th ed. London: Hodder Arnold, 2012.

［9］DELETIS V, SHILS J L, SALA F, et al. Neurophysiology in neurosurgery. A modern intraoperative approach［J］. Neurological Research, 2002, 74(3): 319.

［10］RANA A Q, GHOUSE A T, GOVINDARAJAN R. Neurophysiology in clinical practice［M］. New York: Springer, 2017.

［11］RUBIN D I. Clinical neurophysiology［M］. London: Oxford University Press, 2021.

［12］UNDERHILL J G. Clinical neurophysiology: basis and technical aspects［J］. Routledge Journals, 2020.

第二篇
颅脑损伤临床诊治

第二章
颅脑损伤病人神经系统检查及辅诊

颅脑损伤(traumatic brain injury, TBI)病情危急、变化迅速,诊治不及时必将导致严重且不可逆的后果。因此,诊治该类病人对急诊科神经外科专业的医护人员素质要求非常高。接诊医生需要在短时间内简明扼要、重点突出地询问受伤时间、受伤原因、暴力大小及头部着力部位、伤后表现及变化、是否合并其余部位损伤、转运经过、院前处理以及既往疾病等病史,通过有序且全面快速的体格检查和必要的辅助检查,迅速做出正确的诊断和初步处理。处理该类病人应遵循"ABCDE原则",首先保持气道(airway, A)、呼吸(breathing, B)和循环(circulation, C)的稳定,存在异常时立即进行积极抢救。对于休克、活动性出血、脑疝及生命体征不平稳者,应边问病史边进行积极抢救,如立即气管插管、机械通气、止血、输液、升血压等治疗。然后行神经功能损伤(disability, D)检查和简明的全身暴露(exposure, E)检查。为避免漏诊发生,建议全身暴露检查按固定的顺序进行。同时,急诊科问诊、体格检查、抢救、实验室和影像检查、手术准备等步骤应合理统筹安排,以便节约时间。总之,急诊科快速而正确的诊断,对及时采取有效的治疗和提高疗效至关重要。

第一节　病史采集和神经系统检查

一、病史采集

在急诊室的病史采集应在实施急救措施的同时进行。采集病史应有目的、简捷、客观地询问伤时、伤后的全过程。询问对象可以是清醒病人本人,但多数病人因意识障碍或TBI后逆行性遗忘,无法表达真实情况,此时只能向当事人家属与亲友、现场目击者及护送者了解病史。特别是对存在事故伤双方时,应郑重向其指出医生了解真实客观的病史对做出正确的诊断和治疗措施的重要性,以便得到其密切配合。

询问病史主要包括:

(1)受伤原因:详细询问受伤原因,如交通事故、坠落伤、挤压伤、锐器伤、火器伤、他人伤害或自杀等,是否存在电击伤、烧伤等复合伤。同时,应排除自发性蛛网膜下腔出血(subarachnoid hemorrhage, SAH)、脑内血肿、缺血性疾病、癫痫等原发性疾病发病后导致外伤的可能性。因此,受伤前是否已存在头痛、恶心、呕吐、偏瘫、癫痫发作等情况对诊断和治疗至关重要。

(2)受伤时间:要求询问尽量具体的时间。

(3)着力部位:暴力部位与易发生的颅内损伤关系密切。枕部的减速性损伤可导致对冲部位额叶或颞叶挫伤,亦可存在局部骨折、硬膜外血肿、小脑或脑干挫伤等;额颞部位的加速性损伤易导致颅骨骨折、硬膜外血肿,同时可能存在颈髓过伸性损伤;其他部位的损伤,如胸部挤压伤、其他部位着地的坠落伤、挥鞭伤等亦可导致TBI。

(4)暴力大小:包括头部是否存在头盔等保护,坠落的高度及地面情况,击打物体的性质、重量、方向和速度,交通事故中车辆类型、行驶速度及伤时病人身体移动情况等。

(5)了解伤后意识障碍、逆行性遗忘、头痛、恶心与呕吐及其频度、癫痫发作和次数、偏瘫、失语、瞳孔变化,有无外耳道、鼻腔或口腔流血和/或流液。详细询问上述临床表现的变化趋势亦非常重要。

(6)伤后现场抢救及转运过程,药物治疗和医疗操作等。

(7)简要询问家属病人既往病史和手术史,是否存在高血压、糖尿病、冠心病、癫痫等病史,是否存在口服抗凝、抗血小板药物和存在出血倾向的各种血液病病史。

（8）简要的个人史和家族史。

二、临床表现

TBI病人随受伤部位、原因、机制和时间的差异，临床症状不尽相同，根据其表现不同可初步判断伤情轻重，但有时亦会出现临床症状和损伤程度不匹配的可能。并且，TBI病人的临床表现可随时出现变化发展，轻型TBI病人可发展为重型病人，因此临床上应结合临床表现、体格检查、影像学等辅助检查的动态变化，对伤情作出综合的判断。

TBI病人常见的临床症状包括：头痛、头晕、恶心、呕吐、逆行性遗忘、视物模糊、言语功能障碍、大小便失禁、听力障碍、癫痫发作、意识障碍、肢体感觉活动障碍等。轻型TBI病人表现为神志清楚，能正确回答问题，可存在恶心、呕吐或逆行性遗忘等；中型TBI病人出现精神淡漠、烦躁不安或嗜睡，剧烈头痛、头晕、恶心、呕吐等；重型颅脑损伤（severe traumatic brain injury, sTBI）病人则表现为昏迷、躁动不安、剧烈呕吐、肢体瘫痪、呼吸困难，甚至大小便失禁等。部分轻型TBI病人由于伤后颅内伤情的发展，临床表现会逐渐加重和恶化，因此对伤后不久来急诊室的病人，应在治疗过程中密切观察其临床表现及神经系统体征的变化，以便加重后及时处理。对于来到急诊室时病情危重的sTBI病人，甚至出现一侧或双侧瞳孔散大、光反应弱或消失等脑疝表现，对刺激完全无反应，甚至生命体征衰竭等接近脑死亡阶段的病人，必须首先予以紧急抢救，如立即给予气管插管、辅助呼吸、止血、输液、升血压及脱水降颅压治疗等，待病人生命体征相对稳定的情况下，再及时做出必要的辅助检查及进一步处理。有少数TBI病人表现为四肢或下肢肌力减退或瘫痪，这可能是合并了脊柱骨折和脊髓损伤，在搬动时应十分注意，勿因骨折错位引起进一步损害。还有些病人由于伤后大量出血等，在来急诊室后即存在面色苍白、脉搏细弱、血压低、四肢发凉等休克表现，须立即静脉输注扩容液体，查找原因并对因处理，同时配血尽早输血，血压过低者可应用升压药物。TBI病人常常在头面部有皮肤裂伤出血，耳鼻流血或血性脑脊液，表明可能有颅底骨折。特别应该注意的是，由于大多数TBI为交通事故所致，所以多发伤发生率高。神经外科医生切不可只顾TBI而忽略了其他部位损伤，最常见的是四肢骨折、颌面伤，其次是胸、腹部损伤，主要包括多发性肋骨骨折引起的胸部反常呼吸，血气胸导致的呼吸困难，肝、脾、肾、消化道等实质或空腔脏器损伤引起的腹部膨隆、腹膜刺激征及失血性休克等，这些临床表现应引起神经外科急诊医生的高度重视，及时发现并积极处理，否则也会导致严重的后果。因此要求急诊科医生既要重视神经系统的临床表现，也要同时重视多发伤的临床表现，以免漏诊。

三、一般体格检查

对于TBI病人，急诊室查体应分两个方面检查：一般体格检查和神经系统检查。体格检查应根据病情轻重不同区别对待，对较轻病人可做相对详细的检查，而对较重或垂危病人应根据其临床表现做重点检查，以便抓紧时间做必要的辅助检查及相应处理。体格检查应遵循"ABCDE原则"，首先保持气道、呼吸和循环的稳定，存在异常时立即进行积极抢救，然后行神经功能损伤检查和简明的全身暴露检查。

（一）生命体征检查

生命体征检查包括体温、血压、脉搏、呼吸，这对TBI病人判断伤情轻重以及是否合并其他部位的损伤至关重要。

1. **血压、脉搏** 判断病人血压变化前需了解其基础血压。如病人到达急诊室时存在脉搏细弱而快，面色及口唇苍白，血压下降等休克表现，则可判断为失血过多所致。除开放性TBI或婴幼儿的颅内、头皮出血外，必须及时排查原因，排除脊髓损伤、胸腹腔内脏器损伤、骨盆骨折或大腿等部位的损伤。而单纯闭合性TBI者很少有低血压表现，相反，由于颅内压（intracranial pressure, ICP）增高的原因，常出现血压升高、呼吸和脉搏减慢的表现。血压降低情况还需与张力性气胸、心脏压塞（心包填塞）等引起的梗阻性休克，以及应激性心肌病、心肌梗死或心力衰竭引起的心源性休克相鉴别。部分血压正常、心率增快的病人是由于应激、疼痛刺激等引起的假象，应结合伤情、超声检查和血气分析等作出综合判断，避免盲目补液引起容量过负荷，或镇痛、镇静、正压通气及麻醉后出现血压下降情况。要重视导尿的临床意义，在判断是否存在尿路损伤的同时，可通过尿量及尿液性状协助判断病人的循环状态。

2. **呼吸** TBI病人发生呼吸困难的原因较多，应加以鉴别。在排除胸部损伤、上呼吸道梗阻、人工气道位置不当、误吸、心源性因素等前提下，要考虑原发性脑干损伤。当病人出现深昏迷和点头样呼吸，提示病情危急，处于濒死状态。

3. **体温** TBI病人早期可因蛛网膜下腔出血或脑挫伤等出现轻度体温升高，如伤后体温随即明显升高至39.0℃以上,应考虑中枢性高热,多为下丘脑损伤、脑干损伤、脑室出血、癫痫发作、去大脑强直或交感神经兴奋等所致。迟发型发热应仔细鉴别,需要排除感染因素,中枢神经系统、肺部、血液相关、泌尿系统、消化系统、皮肤、静脉等感染为常见的原因,应一一排查。体温降低需考虑休克或体温调节中枢障碍等原因。

(二)头部损伤检查

TBI病人常在伤后有不同程度及范围的外部可见损伤,而各种损伤都可能提示其下方相应部位存在骨折或颅内损伤。

1. 头皮损伤 损伤类型包括擦伤、挫伤、裂伤、撕脱伤、缺损和血肿等。

(1)皮肤擦伤和挫伤:应注意部位、面积及深浅,其可有局部肿胀、发绀及触痛,表面可有渗血或渗液。双眼睑周围发绀、肿胀或伴有眼结膜下出血(熊猫眼),常提示有前颅窝底骨折或脑脊液漏发生;耳后乳突部位青紫、皮下淤血[巴特尔(Battle)征]伴有外耳道流血(或血性液体),提示可能有中后颅窝底骨折伴脑脊液耳漏。

(2)皮肤裂伤及缺损:应注意检查伤口是否整齐规则,以判断是锐器伤抑或钝器伤;伤口的部位、形状、长短、深度及出血多少;伤口内是否存在污染物及异物,如油污、泥土、化学物质等;伤口内是否有碎骨片、碎化脑组织等。以上检查均应予以详细记录以备为法医提供参考。

(3)皮下血肿:分两类,一类是帽状腱膜下血肿。应注意其范围及大小,出血较多者应注意是否有波动感;对血肿面积较大、出血量较多者应考虑是否存在凝血机制障碍的疾病,应及时行凝血系列指标检查。另一类为颅骨骨膜下血肿,其表现可无明显的波动,最大特点是肿胀局限于某一块颅骨的范围。

2. 头皮凹陷 常见于颅骨凹陷骨折,有时可不合并明显的头皮损伤,需经仔细检查发现。部分病人的头皮下陷是由皮下脂肪组织损伤引起,需结合影像学资料加以鉴别诊断。

3. 搏动性突眼或血管性杂音 可据此早期判断有无颈内动脉海绵窦瘘或硬脑膜动静脉瘘等血管性疾病。

4. 脑脊液漏 颅底部脑脊液漏可分为鼻漏、耳漏、眼漏三种,前两者多见。

5. 鼻腔出血 颈内动脉海绵窦段破裂可引起严重致命性的鼻出血,颈外动脉至鼻腔的分支破裂亦可引起持续性的鼻出血,严重时亦可导致难以纠正的失血性休克。

(三)全身其他检查

给TBI病人做体格检查时,常因病人意识障碍无法表达,或医务人员局限性地关注头部情况而漏诊其他部位的损伤,因此全面的体格检查至关重要。进行全身体格检查时,应在保证生命体征平稳的情况下按固定的顺序进行,以避免漏诊。推荐按照头面、颈部、胸、腹、盆、尿道外口、锁骨、上肢、下肢的顺序检查,然后在保护颈椎的情况下轴位翻身检查胸腰背部、脊柱以及行直肠指检等项目。在体格检查的同时应判断可能的损伤,必要时及时处理并请相关科室协助治疗。例如,发现颈椎损伤时要做固定,避免进一步加重损伤。当病人因多发性肋骨骨折致血气胸,发生严重呼吸困难时,胸部叩诊其一侧为鼓音或实音,听诊时呼吸音消失,则判断可能为气胸或血气胸,应尽快做胸腔闭式引流术。当腹部盆腔遭到暴力损伤时,尤其是肝、脾、肾区的损伤或骨盆骨折时,常可发生失血性休克,临床可见口唇、面色苍白,脉细弱而快,血压下降,血红蛋白浓度降低,腹部膨隆及压痛和反跳痛甚至出现板状腹;应固定骨折的骨盆;立即做超声检查或腹腔穿刺,发现腹腔积血时应在紧急抢救休克的同时,积极对因处理。

四、神经系统检查

神经系统检查应根据病人伤情轻重不同区别对待,对伤情较轻病人可做较详细的检查,而对较重或垂危病人应根据其临床表现做重点检查,以便尽快做必要的辅助检查及相应急救处理。

(一)意识状态检查

意识障碍的程度和时程与创伤后脑功能不全程度呈正比。临床通常将意识状态分为4级。

(1)清醒:回答正确,查体合作,思维能力和定向力正常。

(2)模糊:意识未丧失,可回答简单问话但不一定确切,也可做一些简单动作如伸舌、握手等,但思维能力和定向力很差,病人可呈嗜睡状态或表现为烦躁不安。

(3)昏迷:意识丧失,对疼痛刺激尚有反应,角膜、吞咽和病理反射均尚存在。

(4)深昏迷:对疼痛刺激无任何反应,生理和病理反射均消失,可出现去大脑强直、尿潴留或充盈性尿失禁。

对TBI病人进行意识状态检查时应注意检查方法,切忌直接采用刺痛的方法检查。检查时首先采用呼唤方法,提出问题令其回答,在无反应时则提高声音，仍无反应时采取压迫眶上眉弓中点的三叉神经额支处或刺激上肢或大腿上方内侧皮肤，同时令其回答问题或观察肢体运动情况，以此判断其意识状态及肢体活动状态。当TBI病人由清醒转为嗜睡或烦躁不安，或有进行性意识障碍加重时，应考虑颅内病情加重，医护人员需提高重视程度。

目前国内外临床通常采用格拉斯哥昏迷量表（Glasgow coma scale, GCS）表示来评价意识障碍情况。GCS评分方法：

（1）睁眼反应：自动睁眼4分，呼之睁眼3分，刺痛睁眼2分，不睁眼1分。因眼睑肿胀或骨折等无法睁眼者以"C"表示。

（2）言语反应：回答切题5分，回答错误4分，言语混乱3分，仅能发声2分，不发音1分。因气管插管或切开无法正常发声者以"T"表示。

（3）运动反应：按吩咐动作6分，刺痛肢体定位5分，刺痛肢体回缩4分，刺痛肢体屈曲3分，刺痛肢体伸直2分，刺痛无反应1分。

将睁眼反应、言语反应和运动反应三方面的得分合计，总分最高为15分、最低为3分，总分越低说明意识障碍越重。

（二）脑神经检查

1. 嗅神经　清洁鼻腔后，令病人闭目，以手指压迫一侧鼻孔，用松节油、杏仁、牙膏、香烟等置于另一侧鼻孔，令病人嗅闻并讲出物质的名称。值得注意的是，临床医生不可用醋酸、氨水、酒精、福尔马林等刺激性物质来测试，以免刺激三叉神经末梢引起一般感觉变化而影响检查结果。嗅神经功能障碍多见于额部直接受伤所致，常伴有前颅窝底的骨折，导致嗅囊、嗅球在筛板出颅处被撕裂。枕部受伤也是常见原因，枕部着力致额底对冲伤，同样可撕裂损伤嗅囊和嗅球。嗅神经损伤可分为双侧性（完全性）和单侧性（不完全性）嗅觉丧失，其中前者多见。

2. 视神经　主要包括视力、视野、色觉和眼底检查。由于大多数色盲属先天性，故TBI病人色觉可不查。

（1）视力：首先应明确病人伤前的裸眼视力及矫正视力情况。检查视力时首先遮挡一侧眼球，检查另一侧，如此交替进行。由于TBI病人伤后早期不宜下床，临床医生可采用近视力表。近视力表一般在30 cm距离测试，记录视力0.1～1.5。如果病人视力严重减退，可采用粗测视力方法：嘱病人在一定距离内辨认手指数目或指动。若无法分辨指动，则用手电筒分别测试双侧的光感，如无光感即为完全失明。

（2）视野：单眼向前凝视时，正常人可看到向内60°、向外90°～100°、向下60°～75°、向上50°～60°范围。精确检测视野应用视野计测定，但急诊检查时通常采用简便的视野检查，常用对比法，即病人背光与检查者相对而坐，距离约50 cm，病人用手遮盖同侧眼睛，另一只眼注视检查者的眼睛，检查者的手指在两人等间距的位置自外向中心移动，嘱病人看到手指后立即示意，以此与检查者的正常视野相比较。对卧床不起的病人，可令病人注视正上方，从各方向粗测视野。

（3）眼底检查：由于TBI病人早期躁动，有时难以检查眼底。通过眼底检查视盘、血管、视网膜（水肿、出血、剥离）等情况，对于判断颅内高压、视神经损伤、视网膜病变极有帮助。视神经可分为眶内段、视神经管段和颅内段。其中视神经管段最易受损。额颞部暴力可直接损伤视神经，或鞘内出血亦可由于视神经的血供减少及缺血导致视力下降；这两种机制在急性期有时很难鉴别。如果视力丧失是迟发性或一过性的，则为视神经缺血所致。

颅底骨折累及鞍背时，视交叉有被撕裂的可能。典型的视交叉损伤表现为双颞侧偏盲，但临床上以一侧视神经的损伤常见。视力、视野改变还见于枕叶皮质损伤的病人。

3. 动眼神经、滑车神经、展神经　包括检查病人的眼睑是否下垂，眼球是否突出，眼球位置和眼球运动是否正常，瞳孔大小、形状、对称性、位置、直接对光反射、间接对光反射和其他反射是否正常等。其中检查TBI病人的瞳孔大小、形状、对称性和对光反射十分重要，但检查时应注意是否全身或局部应用过影响瞳孔的药物，如镇静药物、吗啡、氯丙嗪等可使瞳孔缩小，而阿托品、去氧肾上腺素、麻黄碱可使瞳孔散大。TBI病人大脑半球受伤，同侧瞳孔散大、对光反射消失，对侧偏瘫和病理征阳性，说明有颞叶沟回疝的发生。但颞叶沟回疝病人亦可出现对侧瞳孔散大、对光反射消失，同侧偏瘫和病理征阳性，可能是由于患侧占位致使脑干和对侧动眼神经受对侧小脑幕切迹卡压所致，此种情况临床较少见。脑疝晚期则出现双侧瞳孔散大固定、对光反射消失、去大脑强直等。临床上尤其要重视鉴别脑疝引起的瞳孔散大和动眼神经损伤所致的瞳孔散大。脑疝引起的瞳孔散大病人有严重的意识障碍和锥体束征阳性，而动眼神经直接损伤所致的瞳孔散大病人则无意识改变、锥体束征呈阴性。动眼神经损伤引起的瞳孔散大亦应与视神经损伤相鉴别。单纯视神经损伤时不合并眼睑下垂和眼球活动障碍，且临床表现为患侧直接对光反射消失，间接对光反射存在，而对侧直接对光反射存在,间接对光反射消失,依此可与动眼神经损伤相鉴别。另外,TBI病人伤后眼球的位置和运动可反映伤情的轻重和脑损害的部位。当双眼球处于中位固定不动时,表示病情严重且预后不良;当双眼球处于中位不时地有不自主的水平相活动时,表示脑损害程度较双眼球固定不动者轻;小脑半球损伤时可出现双眼球水平性震颤;当双眼球处于分离(外展位)或内收位(对眼)时表示有脑干损伤。

4. 三叉神经 三叉神经检查可分为运动、感觉和反射三部分。① 运动:嘱病人牙咬紧、张口、向前后和两侧移动下颌,检查病人咀嚼肌功能。② 感觉:分别用针、冷水、热水和棉絮检查面部不同三叉神经分布区域皮肤的痛觉、温觉和触觉。③ 反射:检查病人角膜反射和下颌反射。

三叉神经损伤以周围支损伤多见。眶上支损伤最多见,眶上缘周围的头皮挫伤和骨折都可引起眶上支的挫伤或断裂。颌面部损伤尤其是上颌骨骨折常可损伤眶下支。三叉神经颅内段损伤不多见,常合并邻近神经损伤,如动眼神经、展神经损伤。颅中窝底骨折累及圆孔、卵圆孔和眶上裂时可引起相应神经根的损伤。岩骨纵行骨折到岩尖时可损伤三叉神经节和感觉根。

三叉神经损伤的临床表现为所累神经支配区域的感觉减退、麻木,甚至感觉消失,在某些病人中可表现为感觉过敏或疼痛。

5. 面神经 面神经检查可分为运动、味觉、反射和分泌四部分。① 运动:观察病人在安静、讲话和做表情动作时有无两侧面肌不对称的情况,如额纹多少、眼裂大小、鼻唇沟深浅等。另外,让病人睁闭眼、露齿、鼓腮、吹哨等,进一步检查病人面部表情肌有无瘫痪。② 味觉:用糖、盐或醋检查舌前2/3部分的味觉是否存在。③ 反射:检查病人眼轮匝肌反射和口轮匝肌反射。④ 分泌:检查病人的泪腺分泌情况。

TBI病人面神经损伤引起面瘫较常见,颞骨的岩部和乳突骨折是常见原因;该部位骨折还可损伤外耳道和鼓膜,引起外耳道出血;当硬脑膜同时被撕裂,可发生脑脊液耳漏。

面神经损伤可表现为完全性面瘫和不全性面瘫,可在伤后立即出现早发性面瘫,提示面神经挫伤,多为完全性面瘫,也可在伤后5～7天出现迟发型面瘫,提示面神经受压或周围水肿,预后通常好于早发性面瘫。

面瘫又分为中枢性面瘫和周围性面瘫。中枢性面瘫是核上性损伤,多为对侧运动区皮质或锥体束面部纤维受累所致,可见于脑挫裂伤、颅内血肿或脑梗死,表现为眼睑以上面部表情肌未出现瘫痪,病人皱眉、扬眉、闭眼动作及眼裂大小、额纹深度、眉毛高度等无异常,而病变对侧眼睑以下的表情肌瘫痪。周围性面瘫常由同侧中颅窝底骨折损伤面神经所致,表现为病变同侧所有表情肌瘫痪。

6. 听神经 听神经由耳蜗神经和前庭神经组成,两者解剖关系紧密,常共同受累。因此,听神经损伤除听力障碍外,还可能出现耳鸣、眩晕和头晕等前庭功能障碍表现。听神经的体格检查基本上限于听力检查,通过语音测验判断病人有无听力减退或丧失,通过音叉试验和电测听、声阻抗鉴别诊断耳聋的性质和部位,还可通过脑干听觉诱发电位辅助诊断。

TBI病人听神经损伤在岩骨横形骨折中比较常见,其中以中耳部受伤多见,累及中耳可致中耳积血,表现为传导性耳聋,气导小于骨导,双耳骨导比较试验[韦伯(Weber)试验]偏向伤侧。当骨折致内耳损伤时,表现为神经性耳聋,该侧气导、骨导均下降,Weber试验偏向对侧。

7. 舌咽神经 由于反射中枢都在延髓,传入为舌咽神经,传出为迷走神经,故舌咽神经的运动功能仅能和迷走神经一起检查。① 运动反射:用压舌板检查病人的咽反射和软腭反射。② 味觉:用糖、盐或醋检查舌后1/3部位味觉是否存在,或用铜丝导入微弱的直流电,正常时引起酸味觉。

TBI病人舌咽神经损伤会出现饮水呛咳、吞咽困难;该侧软腭低垂,发"啊"音时软腭不能上升,腭垂向健侧偏斜;咽反射消失,舌后部味觉消失。

8. 迷走神经 迷走神经具有广泛的功能,其检查尚缺乏客观方法。① 运动:用压舌板检查病人的软腭反射、咽喉部反射。TBI病人迷走神经损伤会出现饮水呛咳、吞咽困难、声音嘶哑、吸气困难、咳嗽反射丧失、心动过速等。② 反射:与迷走神经有关的反射动作,如咳嗽、吞咽、呕吐、喷嚏等,通常仅需要医生临床观察,并不需要做特殊检查。在需要对迷走神经功能进一步了解时,可做眼心反射和颈动脉窦反射检查。

9. 副神经 检查副神经支配的斜方肌和胸锁乳突肌功能。可通过用力对抗病人旋转头部的运动检查胸锁乳突肌的功能,通过对抗病人耸肩的运动检查斜方肌的功能。当一侧副神经损伤时,病人同侧斜方肌和胸锁乳突肌无力,长期损伤可萎缩,同侧肩稍下垂;上肢不能举过水平位,下颏转向患侧,不能使头转向健侧。

后颅窝骨折的TBI病人可发生副神经损伤。单发副神经损伤少见,一般与一侧的后组脑神经同时受损。

10. 舌下神经 检查时观察舌在口腔内的部位及

其形态,然后请病人伸舌,观察伸舌是否居中;嘱病人闭口,用舌尖分别向两侧颊部用力推挤,检查者感觉并比较两侧的推挤力度,以明确是否对称。

(三)肢体活动及肌张力检查

肢体活动的能力和状态对判断病人的损伤程度及定位有重要的意义。该检查可以反映昏迷程度的深浅,当深度昏迷时肢体无自发运动且对刺激亦无反应。也可以通过肢体活动的力度和状态发现脑损伤的部位,如一侧肢体偏瘫表明其对侧的运动区皮质、内囊部位有损害或小脑幕切迹疝大脑脚受压迫;四肢瘫痪或下肢截瘫则为高颈段脊髓损伤或颈膨大以下脊髓损伤引起。通过反复的检查可了解肢体活动能力的动态变化,以判断病情的进展和治疗的效果。肢体活动能力包括运动的幅度、力量大小和速度等,检查应包括病人肢体主动运动的能力和对抗检查者所施加阻力的能力。对神志清醒合作的病人,可以令其肢体由远至近的各关节做平移、屈伸和对抗阻力的动作,并做双侧对比,以判断损伤节段、程度以及双侧肌力是否相等。对于昏迷不能合作的病人,可观察其自发动作,如无自发动作,只能用刺激的方法观察肢体活动,看两侧的活动度是否相等,同时观察鼻唇沟是否对称等。刺激的方法一般常采用同时压迫双侧眉弓中点的三叉神经额支处,也可以在双侧臂内侧及股内侧用拇指及示指捏住小块皮肤进行刺激,因为此处痛觉较为敏感,也不致造成严重损伤。

肌力大小常用0~5级表示。0级:完全瘫痪;1级:刺激时肢体不能产生活动,但肌肉存在收缩;2级:肢体能够水平移动,但不能对抗重力;3级:肢体可对抗重力抬起,但不能对抗阻力;4级:肢体可对抗一定的阻力,但肌力较正常减弱;5级:肌力正常,肢体活动自如。

肌张力大小检查:主要是通过反复被动屈伸活动病人的双侧肘及膝关节来判断双侧肌张力是否对称、降低或增高。对清醒的病人检查时,应预先告知其放松肢体不要对抗。肌张力增强时,病人肌肉坚硬,被动运动时阻力加大,甚至难以进行被动运动。锥体束损伤时呈折刀样肌张力增高,而锥体外系的损伤多呈铅管样或齿轮样肌张力增高。去大脑强直的病人可呈持续或阵发性四肢强直性伸展,阵发性交感神经兴奋的病人可表现为阵发性肌张力增高伴大汗、发热、心率与呼吸增快、血压升高等征象,而临终病人可呈四肢肌张力降低处于瘫软松弛状态。

(四)共济运动检查

机体任意动作的完成都必须有一定的肌群参加,如主动肌、拮抗肌、协调肌和固定肌等,这些肌群的协调一致需要小脑、前庭神经、视神经、深感觉、锥体外系等共同参与,使动作准确无误。共济运动检查时,需分辨病损属单侧或双侧,并比较睁眼与闭眼检查时有无差别。

1. **指鼻试验** 嘱病人前臂外旋、伸直,用示指触自己的鼻尖,先慢后快,先睁眼后闭眼,反复做上述动作。正常人动作准确,共济失调时指鼻动作经常失误。

2. **指指试验** 嘱病人伸直示指并曲肘,然后伸直前臂以示指触碰对面检查者的示指,先睁眼做,后闭眼做。正常人可准确完成。若总是偏向一侧,提示该侧小脑或迷路有病损。

3. **轮替动作** 嘱病人伸直手掌并反复做快速旋前-旋后动作,以观察拮抗肌群的协调动作。共济失调的病人动作缓慢,不协调;一侧快速动作障碍提示该侧小脑半球病变。

4. **跟膝胫试验** 嘱病人仰卧,先抬起一侧下肢,然后将足跟置于另一侧伸直下肢的膝部,并沿胫骨前缘向下滑下。共济失调病人出现动作不稳和失误。

5. **龙贝格征(Romberg征)** 亦称闭目难立征。测试时嘱被检查者双足并拢直立,两臂向前平伸,然后闭目,如出现身体摇晃或倾斜为阳性。仅闭目不稳提示双下肢有感觉障碍,闭眼睁眼皆不稳提示小脑蚓部病变。

(五)感觉系统检查

检查感觉时,为消除视觉引起的影响,应嘱病人闭目;暴露被检查的部位后,从感觉消失或减退的区域开始,逐渐移至正常的区域,检查时应注意双侧的对比。依据体表神经节段分布记录检查结果,以正常、减退、消失或过敏表示。

1. **浅感觉** 浅感觉是指痛觉、温觉、触觉,主要分布在皮肤和黏膜。应用大头针轻刺皮肤检查痛觉。应用盛有冷水(6~10℃)和热水(40~50℃)的试管刺激皮肤,检查温度觉。用棉絮轻触皮肤检查触觉。

2. **深感觉** 深感觉是指感受肌肉、肌腱、关节和韧带等深部结构的本体感觉,包括位置觉、运动觉和震动觉。

(1)位置觉:嘱病人闭目,检查者将其肢体摆放成某种姿势,让病人说出所放的位置或用对侧相应肢体模仿出相同的位置。

(2)运动觉:检查者轻捏病人的手指或足趾两侧,上下移动5°左右,让病人说出肢体被动运动的方向(向上或向下),移动幅度由小到大,以了解其减退的程度。

（3）震动觉：将震动着的音叉（128 Hz）放置在病人肢体的骨隆起处（如内外踝、腕关节、髋骨、锁骨、桡骨等处）的皮肤上，让病人回答有无震动的感觉。检查时要上、下和左、右对比。

3. 复合感觉　复合感觉是定位觉、两点辨别觉、图形觉和实体觉。

（1）定位觉：检查者用手指轻触皮肤某处，让病人用手指出被触位置。

（2）两点辨别觉：用分开的双脚规刺激两点皮肤，如病人有两点感觉，再将两脚规距离缩短，直到病人感觉为一点为止。

（3）图形觉：检查者用竹签或笔杆在病人皮肤上画一几何图形或数字，看病人能否辨别。

（4）实体觉：测试手对实体物的大小、形状、性质的识别能力。检查时嘱病人闭目，将物体如铅笔、橡皮、钥匙等置于病人手中，让其触摸后说出物体的名称。

（六）反射的检查

对急症病人通常只做主要的生理及病理反射检查。生理反射检查时，常用叩诊锤叩击肱二头肌腱及肱三头肌腱、尺骨或桡骨骨膜、膝腱处，结果通常用符号表示，如叩击时无反应时用（－）表示，正常时用（++）表示，增高时用（+++）表示，严重增高时则用（++++）表示。另外用钝性金属物或叩诊锤的另一端（勿过尖以免划破皮肤）快速做上腹壁及下腹壁划动，及在双侧股内侧自下而上划动，观察腹肌收缩及睾丸上提情况与双侧是否对称，以判断是否存在偏瘫。偏瘫时同侧的腹壁及提睾反射可以较对侧弱或消失；当

胸十二脊髓（T$_{12}$）以上脊髓损伤时，双侧腹壁及提睾反射可减弱或消失。病理反射是中枢神经损伤后发生的异常反射，通常行 Babinski 征、查多克（Chaddock）征、戈登（Gordon）征、奥本海姆（Oppenheim）征及霍夫曼（Hoffmann）征的检查，主要是由锥体束受损后大脑失去了对脑干和脊髓的抑制作用而出现的。因 TBI 常同时发生脊髓损伤，临床表现轻重程度不同。当急性脊髓横断时横断面以下的各种生理和病理反射均消失。其他各种反射在急诊室检查中很少使用。

（七）脑膜刺激征

脑膜刺激征是脑膜受激惹的体征，是脑膜病变时脊髓膜受到刺激并影响到脊神经根，当牵拉刺激时引起相应肌群反射性痉挛的一种病理反射，可见于创伤性蛛网膜下腔出血和外伤后脑膜炎。

1. 颈项强直　脑膜刺激征主要表现为不同程度的颈部肌肉强直，尤其是伸肌。被动屈颈遇到阻力，存在肌痉挛及疼痛，严重时其他方向的被动动作也受限制。

2. 克尼格（Kernig）征　简称克氏征。可通过屈髋伸膝试验（或称抬腿试验）检查。病人仰卧，检查者首先将病人一侧髋、膝关节屈成直角，然后试行伸直膝部，正常可伸直达135°以上，在此过程中，膝部大、小腿间夹角小于135°时即发生疼痛和股后肌群痉挛，即克氏征阳性。

3. 布鲁津斯基（Brudzinski）征　病人仰卧，下肢伸直，检查者一手托起病人头枕部，另一手按在病人的胸前，当被动屈颈时双大腿和膝关节同时屈曲即为阳性。

第二节　颅脑损伤临床常见的神经系统症状和体征

TBI 病人的神经系统症状和体征取决于损伤部位，准确地掌握损伤后病人神经系统的症状和体征，对于判断 TBI 病人脑功能损伤部位和程度具有十分重要的价值。

一、大脑半球损伤

大脑半球损伤的定位主要根据大脑皮质功能区、皮质下神经核团和传导束受损情况进行判断。

1. 额叶损伤的表现

（1）运动区损伤：通常表现为不完全瘫痪、偏瘫、单瘫以及中枢性面瘫。局灶癫痫也较常见，有时可出现杰克逊（Jackson）癫痫和托德（Todd）癫痫。

（2）运动前区损伤：表现为肌张力增强、额叶性共济失调、抓握反射和摸索现象，还会出现心率、血压、胃肠蠕动变化及皮肤苍白、发凉等内脏神经异常表现。

（3）书写中枢损伤：优势半球额中回后部损伤会产生书写不能（失写症）。

（4）运动性语言中枢损伤：优势半球额下回后部受损时会出现运动性失语。

（5）前额叶损伤：病人表现为注意力不集中、判断力和理解力下降、反应迟钝、记忆力障碍以及精神性性格变化等。

（6）同向凝视中枢损伤：额中回后部存在同向凝视中枢，受损后会出现暂时性两眼向患侧偏斜和对侧

凝视麻痹；当此中枢受刺激时，两眼向对侧同向偏斜，并有眼睑开大和瞳孔放大，同时伴有头部向对侧扭转。

2. 顶叶损伤的表现

（1）皮质性感觉障碍：中央后回和顶上小叶受损时病人感觉障碍的特点是浅感觉障碍轻，深感觉和复合型感觉障碍明显。

（2）失用症：优势半球的缘上回是运用中枢，当此区受损时，表现为两侧肢体失用，即肢体虽无瘫痪，但不能完成日常熟悉的动作和技能。

（3）失读症和计数力障碍：优势半球角回为阅读中枢，该区受损时，病人对看到的字和词句不理解，产生失语症，并可出现计数力障碍。

（4）体象障碍：多见于非优势半球的顶叶下部损伤，表现为不能感觉一侧身体或某一肢体的存在。

（5）视野缺损：顶叶受损可累及视辐射的上部分纤维，产生对侧同向性下 1/4 象限性偏盲。

（6）格斯特曼（Gerstmann）综合征：见于顶叶下后部受损，表现为手指不识症、左右失认、计算能力障碍和书写不能等。

3. 颞叶损伤的表现

（1）耳鸣和幻听：听中枢受损早期会出现耳鸣和喧嚷等杂音，当两侧听中枢损害时会出现耳聋。

（2）听觉性失语：优势半球听神经受损时，病人对听到的声音和语言不能理解，称之为感觉性失语。

（3）命名性失语：优势半球的颞叶后部受损时，病人对熟悉的物体只能说出用途，不能说出物体名称。

（4）眩晕：颞上回中后部为前庭皮质中枢，该区受损会出现眩晕症状。

（5）记忆障碍：颞叶内侧海马与记忆功能有密切关系，受损时主要表现为近记忆丧失，而远记忆保持良好，智力亦正常。此与额叶病变的记忆力和智力同时受累不同。

（6）幻视和幻嗅：颞叶和海马受损会出现幻视和幻嗅觉。

（7）视野缺损：颞叶后部病变可累及视辐射的下部分纤维，产生对侧同向性上 1/4 象限偏盲。

（8）颞叶癫痫：见于颞叶前内侧部病变，表现为幻觉、发怒、恐惧、梦境、神游、伤人损物、遗忘等。

4. 枕叶损伤的表现

（1）视野缺损：一侧枕叶纹状区损伤可产生对侧同向偏盲；如两侧纹状区受损，即导致两侧视力丧失，即皮质盲。

（2）视幻觉：视觉中枢受刺激可产生星光、火花和各种色带等简单的视幻觉；而枕叶外侧病变，可产生复杂的物形幻觉。

（3）视觉认识不能：优势半球的视觉联合区受损时，病人对看到的人或物体不能认识或不能记忆。

（4）视物变形：病人对物体的大小、位置、形态和颜色等理解错误。

5. 其他损伤的表现

内囊损伤时会出现偏瘫、偏身感觉障碍和同向偏盲，即"三偏"症状。基底节损伤可出现肌张力增高和运动减少综合征或肌张力减低和运动增多综合征。

二、间脑损伤

丘脑为感觉传导路的中继站，并与锥体系有密切联系。损伤后丘脑功能不全的临床表现主要有：① 感觉障碍，主要会引起对侧感觉障碍，痛觉、温觉较深感觉或皮质觉障碍明显；② 自发性疼痛；③ 不自主运动，会发生舞蹈症或手足徐动症。

下丘脑为大脑皮质下自主神经高级中枢，损伤后下丘脑功能不全会有以下表现：

（1）尿崩症：系视上核或视上核垂体束受损造成。抗利尿激素分泌障碍，继而产生大量尿液，尿量每日在 4 000 mL 以上，尿比重在 1.005 以下。

（2）体温调节障碍：下丘脑产热或致热中枢受损会导致病人体温不升或高热。

（3）肥胖性和功能减低：下丘脑腹内侧核受损时，由于脂肪分解障碍，病人出现向心性肥胖；当下丘脑结节漏斗核受损时，由于促性腺激素分泌障碍，引起性腺萎缩，使性功能减退或消失等。

（4）饥饿或拒食：下丘脑外侧区存在食欲中枢，当此中枢受刺激，会出现多食；当此区损坏时，则产生拒食现象。

（5）胃肠道出血：脑损伤后应激性溃疡的发生常与下丘脑受损功能不全所致。严重时会因大量呕血或便血，引起出血性休克。有些脑损伤病人会出现胃穿孔。

（6）嗜睡：当下丘脑后外侧区网状结构系统受损时会出现嗜睡，有不能抗拒的睡眠表现，甚至在进食时亦可入睡。

（7）呼吸功能障碍：下丘脑后部有呼吸管理中枢，该区受损时会出现呼吸变慢，甚至呼吸停止。

三、小脑损伤

小脑半球受损主要表现为同侧共济运动障碍和肌张力减低，主要表现为：① 步态不稳；② 共济运动失调；③ 联合运动障碍，即协调运动障碍；④ 平衡不稳；⑤ 眼球震颤，以水平型眼球震颤为主；⑥ 口吃,说话不流利;⑦ 肌张力减低;⑧ 辨距障碍等。小脑蚓部损害常出现明显的平衡障碍,蹒跚步态,站立时摇摆不稳。病人不能站立,甚至不能坐起。小脑蚓部损害通常无眼球震颤,肌张力和肢体共济运动基本正常。

四、脑干损伤

1. **中脑损伤** 主要表现为同侧动眼神经瘫,对侧中枢性面瘫和肢体瘫痪。若中脑网状结构受损时,会出现昏迷,双侧瞳孔散大,四肢痉挛性瘫痪,去大脑强直状态。

2. **脑桥损伤** 主要表现为:① 三叉神经、展神经、面神经、听神经瘫痪,临床可出现双侧瞳孔极度缩小,对光反射消失等典型症状;② 内侧纵束受损时出现眼球同向运动障碍;③ 脑桥基底部受损主要为锥体束受累表现,表现为对侧肢体瘫痪或四肢瘫痪。

3. **延髓损伤** 主要表现为:① 舌咽神经、迷走神经、副神经和舌下神经瘫痪;② 对侧肢体瘫痪或四肢瘫痪;③ 对侧躯干、肢体或全身感觉障碍;④ 呼吸、循环功能紊乱,突出表现为呼吸功能障碍,如呼吸不规则、潮式呼吸,或心率减慢、心律异常,最终呼吸、心跳停止。

第三节 颅脑损伤病人辅助检查

一、TBI病人在急诊室的紧急辅助检查

急诊TBI病人可用辅助检查包括头颅X线平片、计算机体层成像(computed tomography, CT)、数字减影血管造影(digital subtraction angiography, DSA)、磁共振成像(magnetic resonance imaging, MRI)、腰椎穿刺检查以及血液检查等。在急诊室,由于病情急或严重,目前最常用的影像学检查是CT检查,其余检查均在CT检查无法明确诊断的情况下使用。

TBI病人的辅助检查应选择合理的时机,特别是对于病情危急的病人,合理统筹安排各项术前准备环节对节约术前准备时间和挽救病人的生命至关重要。辅助检查应在保证病人转运途中安全的前提下进行,转运过程中应重点关注生命体征的监护与支持、颅内高压病人降颅压措施的应用以及呕吐误吸的防治等。

对部分病情极其危重的病人,其病史及查体表现典型,如急性硬脑膜外血肿已发生颞叶沟回疝甚至已进入晚期阶段,可以在立即快速输入大量脱水降颅内压药物同时行气管插管、备皮,争取时间在局麻下行钻孔探查术,发现血肿后做开颅清除术,术中可应用超声或术中CT检查,防止遗漏病变,这样可能挽救此类危重病人的生命。

(一)头颅X线平片检查

头颅X线检查在以往都作为急性TBI最重要的常规检查方法,通过检查可以发现颅骨骨折及其部位和严重程度,也可估计暴力大小及着头部位和判断颅内病变,对诊断有一定帮助。但随着CT的普及和成像技术的发展,头颅X线检查已基本被CT检查取代。

(二)CT检查

CT检查已经普及至全国各级医院,广泛应用于神经外科临床的检查。此项检查可快速有效显示颅脑病变并帮助迅速做出正确诊断,被广泛应用于神经外科尤其是急诊室诊断,是目前急诊室TBI辅助检查的首选方法。CT检查不但在检查的当时可以显示颅脑病变,而且可以反复动态检查以观察颅内病变的发展。通过CT检查可以发现头皮肿胀、颅骨骨折线、蛛网膜下腔出血、颅内血肿、脑挫裂伤、脑水肿、硬膜下积液、颅内积气、颅内异物等,并可显示病变对中线结构、脑室形态及各脑池特别是环池的影响,据此可做出正确诊断及处理,因此这项检查是急性TBI急诊室诊断的最重要、方便、快捷且有效的手段。

TBI病人合并全身其余部位损伤的情况非常常见,因此,为避免漏诊的发生,对于严重损伤或昏迷的病人行全面的头面、胸部、腹部、盆腔和脊柱检查非常必要。

(三)CT脑池造影

对于临床上无法明确的脑脊液鼻漏病人,CT脑池造影有利于其明确诊断。首先鞘内注射放射不透明的对比剂,然后行CT检查,大约80%的脑脊液漏病人可在鼻旁窦内发现对比剂的存在。但该诊断方法存在一定的局限性,首先,鞘内注射作为侵入性的操作限制了其应用;其次,其对间歇性脑脊液漏的敏感性较低;另外,即使通过该方法诊断为脑脊液漏,明确漏口的位置仍存在较大的困难。因此,该方法在诊断脑脊液漏方面,已逐渐被MRI取代。

(四)腰椎穿刺检查

创伤性蛛网膜下腔出血病人行腰椎穿刺检查时,

可发现压力稍高且有均匀一致的血性脑脊液流出,依此可以明确诊断。腰椎穿刺还可以通过压力测定明确ICP情况,但对ICP明显增高的病人,应尽量避免腰椎穿刺以免发生枕骨大孔疝。自从广泛应用CT检查以来,腰椎穿刺检查常被忽略。

（五）MRI检查

MRI是除CT之外另一种可以较好显示颅内病变的无创检查技术,其优点是无痛苦、无放射线损伤,可多方位体层成像,无骨性伪影,尤其对后颅窝显示较清楚,特别适用于CT检查表现为等密度的颅内血肿。但在急性TBI检查时仍存在不足之处,如成像时间较CT检查长,病人不能携带任何金属异物及对急性颅内血肿显示的影像不如CT清晰。综其优缺点,MRI对亚急性及慢性颅内血肿的诊断上优于CT,而在急性颅内血肿的诊断上则较CT无明显优势,不宜成为TBI病人的急诊诊断方法。对于脑脊液鼻漏的病人,MRI有助于明确漏口的位置,对脑脊液漏漏口修补手术起到重要的指导作用。

（六）DSA检查

对颅脑穿通伤异物与颅脑大血管关系密切的病人,可通过DSA检查明确异物与血管的位置关系。对怀疑存在夹层动脉瘤、颈外动脉分支破裂引起的鼻出血、颈内动脉海绵窦瘘、硬脑膜动静脉瘘、假性动脉瘤等外伤性血管性疾病的病人,DSA检查有助于明确诊断。

（七）实验室检查

主要包括血常规、凝血系列、血栓弹力图、肝功能、肾功能、心肌酶谱、电解质、动脉血气分析等检查。实验室检查的目的主要有:排除凝血功能障碍等手术的禁忌证;及时发现心肌梗死、应激性心肌病等可能危及生命的合并症;尽早发现低钠血症、高碳酸血症等可能引起颅内压增高的情况并及时纠正。由于实验室检查过程需要一定的时间,建议在影像学检查前留取标本,以减少手术前准备时间。

二、TBI病人稳定期和后期常用的辅助检查

（一）颅内压监测技术

1866年,德国人莱登(Leydene)首先报道了对ICP的测量。1951年,吉娄梅(Guillaume)等通过侧脑室导管穿刺进行了ICP的测量,并提出脑室压力测定的相关方法。1960年以后,伦德伯格(Lundberg)等开始把这种技术大量应用于临床。对ICP进行连续监测,是诊断颅内高压最迅速、客观和准确的方法,也是观察病人病情变化、早期诊断、判断手术时间、指导临床药

物治疗、判断和改善预后的重要手段,目前此法已被广泛应用于神经内、外科及儿科等专业。随着科技的进步以及ICP监测应用越来越广泛,新的监测方法不断出现,其方法分为有创性和无创性两种。目前有创ICP监测分为植入流体监测系统和微传感器两种。基于脑室外引流的ICP监测通过生理盐水或引流出的脑脊液充填导管,通过导管内液体对ICP传导,并与传感器连接而测压,同时还可以通过引流脑脊液来达到降低ICP的治疗目的。ICP监测也可以使用植入式微传感器,如压力应变传感器(具有柔软、耐用、易弯曲等属性,随压力变化而使探头的头部压力应变片产生形变,将压力信号通过传感器转换成电信号,从而测量ICP数值)、气动传感器(在探头的远端有一个气囊,其中施加在气囊上的压力等于周围组织的压力,气囊与压力传感器以管道相连构成气囊系统,ICP通过气囊薄壁传至囊中的空气,然后被压力传感器转变为电信号,从而测得ICP数值)和光纤传感器(ICP的变化会在传感器的顶端移动一个可替换的反射镜,从而改变沿着光纤电缆反射回来的光的强度,换算得ICP数值)。

1. **有创性ICP监测方法**

（1）腰椎穿刺测定ICP:开始于1897年,其方法简便易行,操作方便,但是可能发生神经损伤、出血、感染等并发症。当病情严重或怀疑ICP极高有形成脑疝的危险时,此法被视为禁忌。当颅内炎症使蛛网膜粘连或椎管狭窄导致脑脊液循环梗阻时,腰椎穿刺所测得的压力不一定能够真实地反映ICP的变化。

（2）脑室内监测:在脑室内植入外引流管,借引流出的脑脊液或生理盐水充填导管,通过导管内液体对ICP传导,并与传感器连接而测压。或者将含有传感器探头的集成导管放置在侧脑室,通过传感器与ICP监护仪连接测压,同时可以引流脑脊液。脑室内监测的缺点是,当ICP增高、脑肿胀导致脑室受压变窄、移位甚至消失时,脑室穿刺及置管较困难;且置管超过5天,感染概率将增加。新近研究的抗生素涂层导管能够减少感染率,但仍需更多的实验来验证。另外,近年来带有脑温监测的ICP监护仪更是弥补了单纯ICP监护仪的缺陷,可以通过同一根探头、一台机器可同时显示重症病人的ICP和脑温,以此能指导重症病人的亚低温治疗。

（3）脑实质内监测:是一种较好的替代脑室内置管的方法,是将带有传感器的单纯探头放置在脑实质内监测ICP。该方法具有较低的感染率和出血风险,主要缺点是零点基线的微小漂移、传输线扭曲或者传

感器脱落移位等。并且ICP并不是均一分布的,因此,脑实质内监测只能反映局部ICP,如幕上监测可能不能准确反映幕下ICP等。

(4)蛛网膜下腔监测:颅骨钻孔后透过硬脑膜将中空的颅骨螺栓置于蛛网膜下腔,蛛网膜下腔脑脊液压力可以通过螺栓传递到压力换能器进行测压。此方法操作简便,对脑组织无明显影响。但是感染概率较大,螺栓容易松动、堵塞而影响测量结果。

(5)硬脑膜下或硬脑膜外监测:监测系统在开颅手术时置入。与脑室内监测比较,硬脑膜下或硬脑膜外监测具有感染率、癫痫和出血发生率低,放置时间长等优点,但同时也存在监测结果不可靠的缺点。因此,该监测方法只适用于不适合放置脑室内或脑内ICP监测的病人。

(6)神经内镜监测:主要用于神经内镜手术。在内镜工作通道中放置微型传感器,术中能够连续准确地监测ICP变化,术后也可以连续监测。当ICP变化明显时其应用有所限制,监测效果主要受冲洗、吸引和脑脊液流失等因素影响。

(7)有创脑电阻抗(cerebral electrical impedance, CEI)监测:是近20年发展起来的一种新技术。其原理是利用脑组织不同成分受电信号刺激后所产生的CEI不同。监测方法分为有创性和无创性。有研究证实脑组织水分的迁移与总量变化对CEI分布有重要影响。CEI能较客观地反映脑水肿变化,但只能定性反映水分总量及迁移变化,不能用于ICP的定量测定。

临床首选脑室内ICP监测,此法操作简单,精确度高,可放出脑脊液降低ICP,但对于脑室受压消失的病人无法实施。其次为脑实质内ICP监测,最次为硬脑膜下或硬脑膜外放置ICP探头监测。有创ICP探头可放置在颅内多个部位,但不适合长期监测,因颅内感染的风险随时间延长开始增加,植入5天后的感染风险为5%。脑室型ICP探头建议在5天以内拔除,而脑实质型因感染率相对较低保留时间可稍延长。有研究说明在遵循适应证的前提下,抗菌浸渍外置导管和镀银导管可减少感染率。

2. 无创性ICP监测方法

(1)根据临床表现和影像学检查:通过临床表现来判断病人有无ICP增高表现,但仅是主观、定性诊断,无法定量诊断。ICP增高时头部影像学(CT或MRI)表现为脑水肿、脑沟变浅与消失、脑室受压移位、中线移位或脑积水等。影像学监测具有客观、准确,能定位、定性等优点,但价格较贵,不能进行床旁和连续动态监测。

(2)视神经鞘直径(optic nerve sheath diameter, ONSD):通过超声检查脑水肿病人球后3 mm处ONSD来确定ICP。有研究证明将CT发现有颅内高压征象病人进行床边超声ONSD监测,结果发现ONSD超声评估TBI病人ICP升高与CT检查考虑颅内高压结果一致,当超声检查ONSD大于5 mm时,预测ICP大于1.96 kPa(20 mmH$_2$O)的敏感度、特异度均达100%。而有研究发现儿童ONSD正常为3 mm,当ONSD大于4.5 mm时对判断ICP升高有较高的价值,而小于1岁的婴儿ONSD小于4 mm为正常。通过大样本研究认为,在条件不允许情况下,可用超声检查ONSD代替CT扫描判断ICP。

(3)经颅多普勒超声(transcranial doppler, TCD):是应用较广的一种技术。当ICP增高时,脑血管自动调节功能减退,脑循环变慢,脑血流量(cerebral blood flow, CBF)减少,收缩期、舒张期及平均血流速度均降低,而反映脉压差的搏动指数和阻力指数明显增大,同时频谱形态也有相应的变化。相比而言,TCD参数分析比频谱分析更为重要。因为频谱仅起到定性作用,缺乏定量概念,而TCD能反映脑血流量动态变化,观察脑血流自身调节机制。但脑血管活性受多种因素影响,ICP和脑血流速度的关系会发生变化。脑血管痉挛时出现的流速增加需与脑充血相鉴别,否则会影响判断。

(4)视网膜静脉压或动脉压(retinal venous or artery pressure, RVP、RAP):正常情况下,RVP大于ICP,ICP影响RVP的部位为视神经基底鞘部。ICP增高将导致视盘水肿和视网膜静脉搏动消失。有研究发现,ICP和RVP有明显的线性关系。在测定RVP的同时测定视网膜中央动脉和眼动脉的流速,比较RVP或RAP与ICP的相关性,结果发现RVP增高与ICP呈线性关系(r=0.87),眼动脉与视网膜中央动脉搏动指数与ICP增高呈逆相关(r=0.66)。因此,可通过超声和血流动力学数据来推测ICP。但该法只能瞬间测定,不能连续、重复监测。当视盘水肿明显或眼内压高于静脉压时不适用。

(5)闪光视觉诱发电位(flash visual evoked potentials, fVEP):fVEP可以反映整个视觉通路的完整性。当ICP升高时,电信号在脑内传导速度减慢,fVEP波峰潜伏期延长,其延长时间与ICP值成正比,尤以中、高ICP时明显。fVEP同时还可以监测和随访危重病人脑功能,对判断ICP增高的预后有一定帮助。该方法的局限性如下:① 易受年龄、脑代谢有关因素、全身疾病代谢紊乱等影响;② 颅内占位性病变压迫或破坏视觉通路时，fVEP对ICP的反映将受影响；③ 严重视力障碍和眼底出血等眼部疾病也会影响fVEP；④ 部分深昏迷病人或脑死亡者fVEP不出现波形。

（6）鼓膜移位（tympanic membrane displacement, TMD）：ICP变化引起外淋巴液压力变化可使镫骨肌和卵圆窗的位置发生改变，继而影响听骨链和鼓膜的运动，导致TMD。有研究发现，TMD的变化值能反映ICP的相应变化，诊断准确率为80%、特异性为100%。TMD能在一定范围内较精确反映颅内低压，能准确区分颅内高压和颅内低压引起的头痛。但该方法也有缺陷：① 过度暴露于声音刺激中能引起暂时性音阈改变而影响测量；② 有脑干和中耳病变的病人，因镫骨肌反射缺陷而不能监测；③ 不能连续监测；④ 不安静、不合作及老年人均不宜监测。

（7）前囟压（anterior fontanel pressure, AFP）测量：主要用于新生儿和婴儿监测。将前囟压平，然后连接传感器测量。因为要压平前囟，故只有突出骨缘的前囟才适用。压平前囟在一定程度上缩小了颅腔容积，会导致实际所测ICP值偏高。运用平置式传感器测定前囟压，能够较好地排除前囟软组织对结果的影响。

（8）无创脑电阻抗（noninvasive cerebral electrical impedance, nCEI）监测：近些年，部分学者开始使用体表电极nCEI技术，并与有创ICP监测进行对比，认为nCEI监测能准确反映颅内病情变化，能够监测低氧、缺血后脑水肿的变化过程，认为nCEI是脑水肿的灵敏监测指标。但该方法有以下缺点：① 对中线附近、体积过小的病灶，双侧多发腔隙性梗死不敏感；② 操作上影响因素较多。该监测方法尚需进一步研究及改善。

（9）近红外光谱（near infrared spectrum, NIRS）技术：近红外线能穿透头皮、颅骨及脑皮质达2～2.5 cm，然后返回到头皮。在头皮上放置光源感受器可以测量相关信息的变化。通过此方法获得的监测值来计算ICP，敏感性较高，具有良好的应用前景，但尚处于研究阶段。

随着有创ICP监测的临床应用缺陷及其特殊技术要求被人们深入认识，近20年来无创ICP监测方法的发展更进一步。但早期的监测装置在测量的精确性及使用的连续性上存在缺陷。随着仪器装置性能的提高及新的计算方法的应用，多种方法在临床上都得到应用，但是单一的具有高精确性的监测方法至今还没有被临床认可。因此多种无创ICP监测方法的综合应用是ICP无创监测方法临床应用的必然趋势。

综上所述，ICP监测对指导治疗颅内高压有重要意义，医生可根据ICP的客观资料随时调整治疗方案，特别是对于甘露醇使用指征和剂量、亚低温治疗指征与时程和是否行去骨瓣减压有十分重要的价值，有助于提高TBI病人治疗效果、降低sTBI的病死率，而且能早期预测sTBI病人的预后。随着目前ICP监测仪的不断更新，在监测ICP的同时对颅温的监测，也逐步受到越来越多临床医生的重视。

（二）脑电生理动态监测

1. 脑电图 大脑半球的生物电活动，通过电子放大仪放大并记录下来，称为脑电图（electroencephalogram, EEG）。所记录的节律性脑电活动是大脑皮质锥体细胞及树突突触后电位同步结合而成，并且由丘脑中线部位的非特异性核团（如中央内侧核、中线核等）起调节作用。另外，丘脑和皮质间兴奋性和反馈作用决定着脑电波节律性同步活动。脑电图对损伤后脑功能不全病人的脑功能状态，如昏迷、癫痫、脑死亡等有一定诊断价值。

成年人在清醒、安静、闭眼、正常血糖范围的情况下，在枕部及颞顶后部记录到8～13 Hz正位形、波幅50 μV左右的节律性波动，睁眼时消失，闭眼后又恢复出现，称为小节律。除小节律外，在双侧大脑半球的前部可记录到＞13 Hz、波幅5～20 μV的快波，称为β节律。正常成人在两侧大脑半球前部可记录到少量4～7 Hz的电活动，称θ波。另外在睡眠状态下，大脑半球可记录到频率＜4 Hz的δ波。

脑电图检查对于判断TBI后脑功能不全病人的伤情和预后有一定参考作用。轻型TBI或损伤后轻度脑功能不全病人脑电图基本正常，可有弥漫性θ波和δ波，但很短时间内消失，持续数小时或数周；sTBI或损伤后严重脑功能不全昏迷病人，脑电图呈弥漫性θ波或δ波。床边24小时动态脑电图监测能发现病人24小时昼夜节律消失，可持续数周、数月，甚至数年。但脑电图异常表现与临床症状特征和脑功能状态不完全平衡，往往是脑电图所见的脑电波变化迟于临床症状和体征改变，尤其是昏迷病人脑电图常与意识状态变化有较大差异，例如：损伤后长期昏迷病人，神志已转清醒，但脑电图仍为昏迷状态时异常脑电波。所以脑电图作为判断损伤昏迷病人脑功能预后、能否苏醒的实用价值有限。另外脑电图检查时发现，无任何脑电波活动是判断脑死亡的标准之一。脑电图检查对损伤后脑损害和脑功能不全所致的癫痫诊断有较高价值。由于神经兴奋性神经递质表达增加，并伴有神经炎症级联反应，导致20%～40%的TBI病人出现癫痫发作和继发性损伤。颅脑损伤后癫痫病人不仅在发作时有异常脑电活动，约50%以上的病人在癫痫发作的间歇期亦可有异常脑电活动，统称为痫样放电。痫样放电的特点是基本电活动的背景上突然发现高波幅（可达4 μV）的脑电活动，表现为棘波、尖波、棘-慢波、尖-慢波、多棘-慢波等。

2. 诱发电位　诱发电位（evoked potential, EP）是神经系统接受一组人为特定刺激后在有关部位所检出的与刺激有内在关系的电位变化。诱发电位的波幅很小，被淹没在自发电活动背景之中，但与刺激有固定时间关系，所以采用电子计算机叠加平均技术，使之从背景活动中分辨出来。经这样加工处理后的诱发电位称"平均诱发电位"。诱发电位是继脑电图、肌电图之后临床神经电生理学又一进展。

临床常用的诱发电位包括体感诱发电位、听觉诱发电位、视觉诱发电位和运动诱发电位4种。多种诱发电位对损伤后脑功能不全病人脑功能状态的判断有一定参考作用。其基本原理是：当多种诱发电位严重受抑制或消失时，提示多种诱发电位神经传导通路的结构和功能严重障碍，难以或无法恢复；当多种诱发电位轻度或中度异常时，则提示多种诱发电位传导通路的结构和功能可逆性损害，可以转变正常。其中体感诱发电位对损伤后脑功能不全昏迷病人的脑功能状态和预后有较大的临床价值。正常的体感诱发电位也可以用来预测sTBI病人的相对较好的预后。同时行4种诱发电位检查有助于提高判断脑功能状态的准确率。

（三）经颅多普勒超声

TCD利用超声波的多普勒效应，经颞窗、枕窗、眶窗探查，间断或连续监测颈内动脉和椎动脉系统动脉血的流速、频宽、流向异常等，是目前临床最常用的脑血流动力学监测技术，可用于TBI后脑血流量状态的评估与监测。TCD动态检查有助于准确了解损伤后脑功能不全病人脑血流状态，有利于判断病人伤情和预后，也有助于指导临床治疗。TCD对脑血流动力学的评估重点在于对脑血流调节功能的评估，而脑血流调节功能包括脑血管反应性和脑血管自动调节。脑血管反应性是指在生理或病理因素作用下，脑血管随着动脉血二氧化碳分压（$PaCO_2$）的变化而发生收缩或舒张的能力，当二氧化碳分压增高时，脑血管舒张，脑血流速度增快；反之脑血管收缩，脑血流速度减慢。由于大脑中动脉（middle cerebral artery, MCA）的解剖走行、管径相对恒定，检出率和重复率较其他颅内动脉高，因此TCD常以大脑中动脉作为检测血管来评价脑血管反应性功能。常用的检测方法包括屏气试验、二氧化碳（CO_2）吸入法、乙酰唑胺激发试验，它们均基于

脑血管在高碳酸血症时反应性扩张的机制，被总称为TCD-CO_2试验。在重症机械通气病人中，调控二氧化碳水平观察大脑中动脉血流速度改变非常容易实施，如每单位二氧化碳改变导致大脑中动脉血流速度改变程度 > 4%，提示脑血管反应性正常。

在TCD评价脑血管反应性功能时，应将动脉血压（arterial blood pressure, ABP）和血氧浓度控制在相对稳定状态，以排除其对脑血流速度和脑血管反应性的影响。脑血管自动调节是指当血压在一定范围内变动时，脑血管能通过舒张或收缩的变化来维持脑血流量相对恒定的能力。在正常情况下，当平均动脉压（mean arterial pressure, MAP）在60 ～ 160 mmHg时（1 mmHg=0.133 kPa），脑血流恒定保持在每100 g脑组织50 ～ 60 mL/min，在此范围之外时，流量随压力成比例改变，存在导致低灌注或高灌注的潜在风险。大脑中动脉血流速度随血压波动改变而改变的能力常常被用于检测脑血管自动调节功能。对于大脑中动脉血流速度随平均动脉压改变能力的脑血管自动调节功能评价可以应用静态和动态两种手段。静态手段是在休息状态下测量大脑中动脉血流速度，然后增加动脉压20 ～ 30 mmHg后再测量，如果动脉压下降或升高，脑血流量随之发生明显变化或者自动调节指数 < 0.4，提示血管自身调节功能受损。静态方法的主要缺点是需要药物干预血压变化，而药物本身可能会改变血管反应性，并产生潜在不良反应。卡维尔（Cavill）等描述通过短时压迫同侧颈总动脉的充血实验（压颈试验），观察大脑中动脉血流速度改变来判断脑血管自动调节功能。压颈试验的原理是脑灌注压（cerebral perfusion pressure, CPP）的突然下降诱发大脑中动脉远处血管床血管扩张，导致压迫解除后血流速度瞬间增加。瞬时充血反应速度比值（transient hyperaemic response ratio, THRR）即解除压迫后的血流速度与基线血流速度的比值>1.09，提示脑血管自动调节能力正常。临床实施压颈试验时需注意压迫的位置应在锁骨上窝水平颈总动脉近端，不要在甲状软骨水平，以避免压迫颈动脉球部，引起不良反应，同时压迫时间以6 ～ 10秒为最佳。

经颅双功能彩色多普勒超声（transcranial color-coded duplex sonography, TCCD）是用低频探头显示脑实质二维结构，结合彩色多普勒血流显像及频谱多普勒等显示颅内血管及血流速度的一种直观而有效的诊断工具，能用来评价颅内血管、脑实质及颅骨结构，还能直接检测颅内脑底主要动脉的血流动力学参数。

采用多种放射性核素能比较准确地掌握损伤后脑

功能不全病人局部脑血流量。目前临床常用的方法是氙-133(^{133}Xe)吸入法和^{133}Xe静脉注入法。正常成人脑血流为每分钟50～60 mL/100 g脑组织左右,损伤后脑功能不全病人出现脑血流量过度减少或增加时,提示病人预后不佳;当脑血流量为零时,则已发生脑死亡。

20世纪90年代问世的脑组织氧含量直接测定技术能连续直接动态反映病人脑组织内氧含量。大量临床应用结果表明该技术比脑血流量监测更能反映病人伤情和预后。该技术目前已在国内外医学中心临床广泛应用,并且被写入美国TBI救治指南,推荐使用。

(四)影像学检查

1. CT检查 自20世纪70年代CT检查在临床应用以来,目前在我国已普遍应用,CT检查已成为TBI病人和损伤后脑功能不全者首选的辅助诊断手段。TBI和创伤后脑功能不全病人CT检查的主要征象包括以下几方面:

(1)颅内血肿:急性硬脑膜外血肿表现为颅骨内板下方出现边缘整齐的局限性梭形高密度影,多伴有颅骨骨折;急性硬脑膜下血肿表现为颅骨内板下方呈新月形高密度影;急性脑内血肿表现为脑实质内不规则高密度影。亚急性颅内血肿表现为等密度或混合密度影;慢性颅内血肿则表现为低密度影。

(2)脑挫裂伤:表现为低密度脑水肿区中混合散在多发性斑点状高密度区出血灶。

(3)脑水肿和脑肿胀:脑水肿表现为局限性或弥漫性低密度区;脑肿胀则表现为脑室狭小或消失、脑池受压、脑组织沟回减少或消失、脑组织密度正常或略增高。

(4)脑池和脑室系统改变:侧脑室、三脑室和环池会因颅内血肿、脑水肿或脑肿胀发生受压变形、狭小或消失。

(5)中线结构移位:以透明隔和大脑镰为标志的中线结构移位75 mm和环池≤4 mm是判断脑受压的重要标志。

(6)严重胸部创伤所致的创伤性窒息病人,脑内可出现多灶点状或片状出血。

(7)蛛网膜下腔出血等。

通过对TBI和损伤后脑功能不全病人的CT检查研究发现,脑池受压变小,特别是成人环池≤4 mm是脑受压的早期征象,随后依次出现脑室系统受压变小、中线结构移位等。值得注意的是,临床医生不能单纯依赖CT检查,忽视病人临床症状和体征,更要避免不顾病情危急而片面强调CT检查,延误抢救治疗时机而危及病人生命的做法。

当TBI病人首次CT检查后出现下列征象时,应警惕迟发性外伤性颅内血肿(delayed traumatic intracranial hematoma, DTIH),注意复查颅脑CT:① 病人意识进行性障碍或意识障碍进行性加重;② 局灶性神经系统症状和体征;③ 局灶性癫痫;④ 颅内血肿清除术后意识好转一段时间后又恶化;⑤ 病人颅内压进行性升高。

2. MRI检查 MRI是继CT后出现的性能更优越、无损害的脑部伤病诊断手段。MRI的图像清晰度较CT更佳,并且能立体成像,犹如人脑立体解剖,但临床上MRI通常不用于急性TBI或损伤后脑功能不全病人的辅助诊断,其原因主要包括:① 脑水肿、脑出血和脑肿胀在MRI图像上均表现为高信号,难以区别,不如CT增强图像直观易辨;② MRI扫描时程长,常延误临床抢救时间;③ MRI检查的价格较CT检查高。

功能磁共振成像(functional magnetic resonance imaging, fMRI)是在数字技术和影像学技术快速发展下应运而生的一种利用磁共振造影对神经元活动所引发的血流动力学改变进行测量的新兴神经影像学检测手段,其以血氧水平依赖(blood oxygenation level dependent, BOLD)效应为基础原理,通过测定磁共振信号来反映脑血氧饱和度及血流量达到功能成像的目的。fMRI用于TBI及损伤后病人主要有以下几方面:① DTI序列评估脑损程度;② BOLD-fMRI序列评估认知功能损伤程度;③ MRSI序列诊断脑组织代谢及生化变化;④ DSCPWI序列诊断脑组织微循环改变;⑤ SWI序列诊断微量出血灶;⑥ DWI序列诊断脑水肿。但fMRI和CT一样属影像诊断,在TBI中的应用存在一定的局限性,同时其检查费用高、耗力费时,并不能作为临床常规检查方法。

磁共振相位对比电影成像(phase-contrast cine magnetic resonance imaging, PC cine MRI)通过相位对比序列,经重建即可获得流动液体的图像,并且可以获得液体流动的速度和方向,目前主要用于TBI后脑积水相关的评估:① 鉴别交通性脑积水与脑萎缩。多项研究显示交通性脑积水中脑导水管流速及流量均较正常人和脑萎缩病人明显增加。② 梗阻性脑积水的诊断。脑脊液电影检查发现正常导水管处双向流动减弱或消失,其流动曲线为不规则形,与心动周期无关,于阻塞处流速和流量明显降低。③ 评价内镜下三脑室底造瘘术的疗效。PC cine MRI技术通过显示造瘘口的流动波形和定量分析情况,可准确判断造瘘口是否通畅及其流量改变情况。

3. **B型超声检查**（B-scan ultrasonography） 近年来B超检查已逐步用于TBI病人的临床诊疗，但由于B超图像的质量受颅骨影响很大，所以应用范围有限，目前主要用于以下情况：① 新生儿、婴儿的颅内出血。2岁以内囟门尚未闭合的婴儿和新生儿，通过囟门作为"声窗"进行检查，可发现脑内出血、硬膜下出血、蛛网膜下腔出血等。② 缺血缺氧性脑损伤。有新生儿缺氧史的，如胎儿宫内窘迫、产后窒息或有TBI相关临床表现者，可早期做超声检查，并定期复查，监测脑水肿恢复情况。③ TBI术中。术中通过实时B超检查可以直观显示颅脑组织架构，评价术中脑内血肿清除是否彻底，术区对侧有无新的血肿（硬膜外、硬膜下）形成等。术中B超图像显示清晰，效果堪比术中CT。④ 去骨瓣减压术后病人。由于B超可以直接穿透骨窗的软组织显示颅内的结构，故而对该类病人可以常规于术后监测有无再出血、中线结构是否居中以及进行脑血流量评价。

4. **单光子发射计算机体层成像**（single photon emission computed tomography, SPECT） SPECT是将能衰变出γ光子的放射性核素标记的脑显像剂吸入或静脉注入人体，显像剂通过血-脑屏障（blood-brain barrier, BBB）后被脑细胞摄取，摄取量与局部脑血流量成正比，在体外探测其在脑部的聚集程度、聚集量，可测定局部脑血流量和脑灌注状态等。近年来，SPECT正在从脑血流显像向神经受体显像、葡萄糖代谢测定、神经递质功能显像的方向发展。SPECT脑血流显像主要是脑血流量测定，脑血流显像剂主要包括弥散型显像剂^{133}Xe及蓄积型显像剂^{99m}Tc-六甲基丙烯胺肟（^{99m}Tc-HMPAO）、^{99m}Tc-乙基半胱氨酸二聚体（^{99m}Tc-ECD）、^{123}I异丙基碘苯异丙胺（^{123}I-IMP）。

5. **正电子发射体层成像**（PET） PET是利用某些物质的物理化学性质使脑的生理代谢变化成为可以相对定量的图像。从能发射正电子的化合物中放射出的正电子与电子碰撞而湮灭时，转变成电磁放射而产生一对高能量的光子，这一对光子向相反方向移动。PET机器中有许多探测器排列成一圆圈，这些探测器由电线相连接，以测录上述两个方向相反而同时获得的α射线。在不同时间里从许多角度获得的不同切面的射线，经过电子计算机与CT相似的处理后，得出脑切面组织的图像。具有正电子发射的放射性核素半衰期很短，需由回旋加速器来产生，随即应用于病人。目前常用的放射性核素有：^{15}O（$t_{1/2}$ = 123秒）、^{11}C（$t_{1/2}$ = 20分钟）、^{13}N（$t_{1/2}$ = 10分钟）和^{18}F（$t_{1/2}$ = 110分钟）。

目前PET主要用于实验室研究，亦已经初步应用

于临床生理研究、脑部伤病的诊断，如癫痫、脑卒中、阿尔茨海默病（老年性痴呆）等。目前认为，PET还能应用于脑功能、脑内递质受体、生化物质、药物动力学等神经生理学和药理学研究。因此，PET可以看作活体人脑生理生化实验室，而CT和MRI为活体人脑解剖实验室。虽然PET价格昂贵，放射性核素半衰期短，目前尚难推广应用，但其在脑功能研究方面的意义将逐渐显示出来，为今后判断TBI和全身创伤后脑功能不全病人的脑功能状态开辟了新的途径。

（五）脑氧监测

TBI病人在颅内压增高、脑血流量异常、脑代谢增强等情况下，脑组织可能存在缺血、缺氧情况，或者在诸如严重贫血、动脉血氧饱和度低等情况下，虽然颅内压、脑灌注压、脑血流量可能正常，但脑组织仍可能存在缺血、缺氧情况，因此，TBI病人需要进行脑氧监测。脑氧监测手段主要分为无创性脑氧监测和有创性脑氧监测。

1. **无创性脑氧监测**

（1）NIRS技术：NIRS技术是目前一种应用较广泛、安全、无创伤并能连续测量局部脑氧饱和度的方法。该监测基于组织中血红蛋白对波长为700～950 nm的近红外光的吸收特性，通过测量近红外光在通过被测区域时的衰减程度，计算得到被测部位的组织氧饱和度。该监测手段主要监测大脑表层皮质的氧饱和情况，其测量值接近静脉血的氧饱和度，反映局部组织氧的供需平衡状态。目前该技术在心胸外科围术期及新生儿科应用非常广泛，TBI病人中也有较广泛应用，一般认为脑氧饱和度正常值在55%以上。该监测操作方便，可以指导TBI病人多方面的治疗，但由于该类病人的特殊性（如血肿、水肿、去骨瓣等），其测量结果的可靠性可能受到一定影响，后期逐步有增强型的技术手段出现使其准确性进一步增加。

阿贾扬（N. Ajayan）等人研究发现，NIRS不准确的主要原因是探头的穿透深度不符合探头与脑组织之间异常增大的距离（>80%），其他原因有贴附侧组织条件的改变，诸如颅骨与肌肉间、颅骨硬膜间、硬膜与脑组织间的这些间隙中存在空气或血，再比如探头贴附处皮肤条件的改变等。在这种情况下，克兰西（M. Clancy）等人在NIRS的基础上，应用新的探头排列方式及重建进一步增加了NIRS监测脑氧饱和度的定量精度及实用性，通过应用新算法，可以使脑氧饱和度监测值更加接近其真实水平。

在sTBI病人中，NIRS技术可以发现外周血氧监测无法发现的脑缺氧情况。凯塞尔（B. Kessel）等人研

究了33名病人，同时收集他们的脑组织氧饱和度及外周血氧饱和度。研究共收集了210组实时数据，通过监测脑组织氧饱和度提前发现了27例可能的脑缺血事件。外周血氧饱和度监测发挥的效果小于使用脑氧监测的效果，证明通过监测脑氧饱和度可以发现外周血氧饱和度无法发现的脑缺血事件；并发现给予液体治疗与输血相比，只有输液能改善脑组织氧饱和度。

另外，NIRS技术可以观察病人输血对脑组织氧合的影响。麦克雷迪（V. A. McCredie）等人通过对19名sTBI并伴有昏迷休克急需输血的病人进行研究，通过输血前后双侧额部脑组织氧饱和度对比研究发现，输血并没有改变脑组织氧饱和度。S. R. Leal-Noval等人则对输血的需要程度进行分析，研究者收集了97例病人，并分成2组，一组通过NIRS监测脑氧饱和度是否>60%决定是否输血（rSO_2组），另一组则是传统的根据血红蛋白浓度是否在85～100 g/L决定是否输血（Hb组），通过分析发现，rSO_2组需要更少的红细胞输注且血红蛋白浓度比Hb组要低。两组在输血的百分率、重症监护室监护时间、不良GOS预后、在院病死率或1年病死率方面并没有明显差异性，预示通过对脑氧饱和度的监测可能减少血细胞的输注。

NIRS在儿童创伤性脑出血中也有一定的诊断意义。儿童头皮及颅骨较薄，NIRS信号容易穿透，同时避免了CT扫描带来的辐射。一项前瞻性病例对照研究表明，NIRS对儿童创伤性脑出血诊断的敏感性为100%、特异性为80%，阳性预测率达80%。

因此，NIRS是一种直接、客观、无创、可连续监测的方法。而且设备体积小，使用不受场地环境限制，在TBI的院前急救中有潜在的应用价值。另外，NIRS可用来监测TBI后的脑血流自主调节功能，主要的监测指标有局部脑组织的氧饱和度、慢波振荡变化、总血红蛋白含量；将上述指标与颅内压、动脉血压、压力反应指数（PRx）等指标联合，共同反映TBI后脑组织的自主调节能力。

（2）定量磁化率成像（quantitative susceptibility mapping, QSM）：QSM是目前MRI中一项新兴的定量测量组织磁化特性的监测手段，可用来定量测量大脑静脉中的血氧饱和度。与其他MRI检查不同的是，该检测手段并不依赖于大脑静脉的方向，而是利用MRI中的相位信息获得局部组织的信息，并直接通过场图与磁化率之间的关系得出磁化率分布图。目前已在脑出血、帕金森综合征等领域应用。由于TBI与其他神经系统疾病不同，目前应用还较少，但其为TBI病人

提供了一种脑氧监测方法，并可在未来有广泛的应用前景。

柴超等人对大脑静脉氧饱和度与轻型TBI病人（轴索损伤病人+无轴索损伤病人）之间的关系进行了研究。该研究选取了48名轻型TBI病人及32名健康人，用QSM研究其主要大脑静脉的敏感度。结果在轻型TBI病人中，直窦的敏感性低于健康人，这提示病人的局部脑组织氧饱和度高于正常人，在无轴索损伤的TBI病人中直窦的敏感性与伤后昏迷时间呈正相关，轴索损伤的TBI病人则与脑震荡后症状问卷得分呈负相关，并最终发现直窦的敏感性可用于监测轻型TBI病人发展的生物指标，并将这些病人从健康人中鉴别出来。寇志峰等人则将MRI灌注加权成像、SWI序列及QSM联合应用监测脑组织氧饱和情况及大脑血管损伤情况，也取得了很好的结果。

（3）其他光学仪器检测手段：除了上述检测手段，目前正逐步地拓展光学领域中监测脑氧的方法，现在已经有多种监测手段，诸如双波长激光散斑成像、正交弥漫光谱成像等。阿博克斯（D. Abookasis）等人将25只小鼠分组后建立TBI模型，之后通过比较双波长激光散斑成像、正交弥漫光谱成像等光学检测手段来测定外伤后大脑组织氧饱和度，研究发现这些光学检测手段可以较好地监测大脑组织氧饱和度。这项研究表明，未来可以考虑使用多种模式的监测手段来更好地跟踪TBI病人的进展程度并进行干预。

2. 有创性监测

（1）颈静脉氧饱和度（jugular venous oxygen saturation, $SjvO_2$）监测：$SjvO_2$监测是临床上最早应用的脑组织氧代谢监测手段，可间接反应脑组织血流和氧代谢情况。目前随着其他监测手段的不断出现及发展，该监测手段有逐渐被取代的趋势。该监测通过对颅内循环血液进行取样，测量$SjvO_2$及大脑动静脉氧含量的差值（$AJVDO_2$）来评价脑组织氧代谢情况。它分为间歇性和持续性监测两种。间歇性监测通过颈内静脉穿刺逆行至颈内静脉球取样测定，持续性监测则为将光纤导管植入颈内静脉持续测定。该监测需要每8～12小时校正一次，其监测的数据准确性为监测总时间的40%～80%。正常数值波动在55%～75%，低于55%表示脑氧合不足，大于75%表示脑部过度灌注，均需要进行临床干预。

研究表明，$SjvO_2$监测可以预测病人的预后。塞纳帕蒂（T. G. A. Senapathi）等人对63名sTBI病人进行研究，他们收集病人在入院3天内每隔24小时的$SjvO_2$与FOUR昏迷评分，并将这些资料与病人死亡是否有相

关性进行研究。通过分析发现，$SjvO_2$ 与 FOUR 昏迷评分在病人伤后 48 小时及 72 小时呈负相关，并且都是这类重型病人死亡的独立预测因子。

虽然目前该监测手段为 TBI 病人中较为广泛应用的脑氧监测手段，但由于它是对整个大脑的监测，无法反映创伤部位的代谢变化，需要与其他脑氧技术或颅内压、脑灌注压等联用。

（2）脑组织氧分压（brain tissue oxygen tension, $PbtO_2$）监测：该监测手段通过向大脑额叶皮质下白质置入一根探头来持续动态监测脑组织的氧分压等指标，它常在有颅内压监测的病人中进行。$PbtO_2$ 监测是一个复杂的变量，是目前脑氧监测中最直接、最可靠的有创监测手段。需要注意的是，脑血流量、脑灌注压、高温等均可以影响脑氧监测数值。$PbtO_2$ 的正常值为 23 ～ 35 mmHg，但是需要注意探头的深度，探头越深数值可能会降低。当探测值 <20 mmHg 时说明 $PbtO_2$ 降低，并可能有脑组织缺血。目前大部分研究认为探测值 <20 mmHg 时需要进行临床干预。应用该方法时应注意颅内感染、穿刺道出血、颅内血肿等风险。

有研究认为在 TBI 病人中，行脑氧监测的病人与行颅内压监测病人相比，脑氧监测的病人将会获益更大。格林（J. A. Green）等人收集了 74 例 sTBI 病人并分为 2 组，每组各 37 人，分别予以颅内压及脑氧监测，以便对病人随时进行处理，并对这 2 组病人进行了长达 2 年的跟踪随访。分析发现 2 组病人中脑氧监测组的病人较颅内压监测组的损伤严重程度评分明显降低，这表明脑氧监测将会使病人获益更大。近期也有研究表明高温对脑氧监测的影响并不显著。尼霍姆（L. Nyholm）等人将脑氧监测探头常规放置于 16 名病人的右额叶，需行去骨瓣减压有影响时则放置于左额叶，通过至少 13.3 小时的监测并收集数据分析后发现，高温只是有轻度增加外伤病人 $PbtO_2$ 的趋势，并没有显著的统计学意义。

3. 其他检测方法　除了以上检测手段，目前新的检测仪器也在不断涌现。罗森塞尔（G. Rosenthal）等人通过对 18 名 sTBI 病人进行非创伤性与创伤性脑氧监测分析，发现基于 NIRS 及超声基础上的 CerOx 3110 监测仪在 sTBI 病人中是可行的，其监测结果与 $SjvO_2$ 有相关性。

目前的有创性及无创性监测手段都为我们临床工作中监测脑氧提供了新的方法，我们可以在临床工作中灵活应用。

（六）脑电双频指数

脑电双频指数（bispectral index, BIS）是非常有效并且经临床证实是有用的处理后的脑电图参数。它采用了包括双频谱分析、功率谱分析和时域分析在内的综合脑电图信号处理技术，这些方法通过一项公式被组合起来，对脑电图和临床麻醉效果的相关性进行优化，并被量化为 BIS 的数值范围。100：清醒状态；0：完全无脑电活动状态（大脑皮质抑制）。一般认为 BIS 值 80 ～ 100 为正常状态，60 ～ 80 为镇静状态，40 ～ 60 为麻醉状态，低于 40 可能呈现暴发抑制。目前 BIS 是临床麻醉监测过程中对意识状态和大脑功能最有效的监测形式，已有大量文献证明 BIS 在麻醉中的应用可以维持合适的麻醉深度。而随着 BIS 处理脑电的监测技术不断成熟，目前也有大量研究用于神经重症病人监测。BIS 在神经重症病人监测中的重要作用主要体现在镇静深度评估、TBI 病人的预后评估和脑死亡诊断等方面。

1. 镇静深度评估　神经外科重症监护病房（NICU）多数病人需要镇静治疗，根据病人不同的具体病情，镇静的目的可分为器官保护和安全舒适。因此，镇静深度也存在相应不同的要求。除了使用拉姆齐（Ramsay）评分和焦虑自评量表（SAS）等主观评分量表对病人进行评估外，BIS 可以作为客观的镇静深度评估方式，并且还可以应用于意识障碍的病人。已有研究发现，BIS 值随着镇静加深而降低；Ramsay 分级评分与 BIS 呈负相关。常规镇静治疗期间 Ramsay 评分或 SAS 评分可达 3 ～ 4 分、BIS 达 60 ～ 80 是比较理想的镇静深度。但是对于 TBI 病人，需要更优化的 BIS 数值管理。2006 年的一项研究指出，对于 NICU 中 TBI 病人，需要将镇静深度维持在 40 ～ 60 范围内，以提供更理想的镇静效果。2017 年的一项研究基于此范围做了进一步探索，将使用 BIS 监测镇静深度的 TBI 病人分为两组，BIS 值 40 ～ 50 组的病人颅内压比 BIS 值 50 ～ 60 组的下降更快，维持的水平也较低。

2. TBI 病人的预后评估　研究发现 BIS 与 TBI 病人神经功能具有一定的相关性。TBI 病人由于大多时刻处于昏迷状态，不能对言语指令作出反应，BIS 的应用可以将病人大脑皮质的活动进行量化用数字来表示，对预测意识障碍病人的预后具有重要作用。

保罗（Paul）等研究了轻中度 TBI 病人 BIS 和 GCS 评分的相关性，在 29 例进行开颅手术的病人中，BIS 和 GCS 具有直线相关性（$r=0.67$，$P < 0.001$），BIS 数值随着 GCS 评分增加而升高，提示轻中度 TBI 病人的 BIS 值与 GCS 评分有高度相关性。

同时 BIS 值也是判断 TBI 的早期客观指标。李海玲等将 TBI 病人按 BIS 值分为 BIS < 60 组和 BIS ≥ 60

组,于入住重症监护病房3天内或停用镇静剂24小时后持续监测BIS 12小时。经分析发现,BIS < 60组的神经学不良转归率、病死率均高于BIS ≥ 60 组,提示BIS与病人预后具有一定的相关性。

3. 对脑死亡的诊断价值 脑死亡诊断在神经外科和急诊科主要以DSA、脑电图和TCD等检查进行确诊,但以上检查方式需要大型的专业设备且耗费时间较多,因此需要寻找一种新的简便的检查方法。米西斯(Misis)等的研究中用BIS与TCD共同检测脑死亡病人,54名病人在脑死亡诊断确立时(经神经系统检查和脑电图同时诊断)BIS值均为0,其中9例病人在BIS值为0之前就已经被TCD发现有脑死亡情况,18例病人TCD与BIS同时发现了脑死亡征象。维维恩(Vivien)等研究了12名入住急诊科时就已经脑死亡(同时经脑电图和DSA确诊)的病人,结果显示其BIS值均为0,44名在入住急诊科时没有脑死亡的病人的BIS值介于20 ~ 79之间,其中的27名病人在后续的住院阶段进展为脑死亡,这27名病人均进行了脑电图和DSA检查,且BIS值为0,证明了他们脑死亡诊断确立;另外的17名病人在重症监护病房住院期间病情好转,持续监测脑电活动并未发现脑死亡(平均BIS值在35左右)。该研究表明,BIS可以用来辅助脑电图或DSA诊断深度昏迷病人的脑死亡。

(七)微透析

微透析(microdialysis, MD)是一种生物活体动态微量监测技术,该技术主要原理为将微透析探针植入到受试对象的脑组织、血液、皮肤等特定部位,通过物质在体液和微透析探针灌流液间的浓度差进行被动扩散,然后被微透析探针内恒速流动的灌流液带出,从而实现活体采样。自1990年开始,微透析技术开始应用于人脑研究。而从1992年开始,脑微透析技术被应用于NICU。

脑微透析技术通过监测局部脑组织葡萄糖浓度,反映脑组织葡萄糖利用率及葡萄糖供应的关系。脑血管痉挛、颅内高压等因素导致的葡萄糖高消耗状态及转运障碍会导致脑组织葡萄糖水平降低。研究表明,脑组织葡萄糖水平偏低预示TBI病人预后不佳。TBI病人通常需要严格的血糖管理。有研究表明在应用胰岛素控制sTBI病人的血糖时,脑微透析监测到的脑组织葡萄糖水平显著降低,提示临床上应更加谨慎地应用胰岛素控制这类病人的血糖。

脑微透析技术可通过监测脑组织乳酸及丙酮酸水平反映脑组织糖代谢状态。在缺血、缺氧及线粒体氧化磷酸化障碍等状态下,脑组织无氧糖酵解增加,导致

乳酸/丙酮酸比值(LPR)升高。而在TBI情况下,为了促进大分子物质的修复及抵抗氧化应激状态,脑组织主要通过磷酸戊糖途径消耗葡萄糖,进而导致丙酮酸的产生降低,同样使LPR增高。研究表明,在颅内压大于20 mmHg的病人中,通过脑微透析技术得到的LPR在挫伤脑组织中显著增高;同时该研究指出,由于脑血流自主调节功能紊乱,导致挫伤区域脑组织的脑灌注压降低,LPR升高。

谷氨酸是脑组织中重要的兴奋性神经递质,星形胶质细胞通过将谷氨酸转化为谷氨酰胺而将组织间隙中的谷氨酸维持在较低的水平。此过程消耗能量,因此谷氨酸可作为脑组织缺氧的早期标志物。有研究表明,通过脑微透析技术监测到谷氨酸、LPR及乳酸持续维持在较高的水平,提示去骨瓣减压术后的TBI病人预后不良;而去骨瓣减压术后脑微透析检出的谷氨酸水平显著降低的病人,其预后相对较好。

甘油是细胞膜甘油三酯酶降解的最终产物。甘油的检出提示细胞骨架完整性的丧失。因此应用微透析技术监测局部脑组织的甘油水平可反映组织的缺氧状态,同时表明这种缺氧状态已进展至细胞损伤阶段。

神经炎性反应是继发性脑损伤的重要诱发因素。脑微透析技术还可通过检测细胞因子[白细胞介素(IL)-6、IL-8等]及趋化因子(CCL20、CCL8)等指标反映脑组织局部炎症反应,进一步解释继发性脑损伤的发生机制,并指导脑保护策略的制定。

(八)脑血流自动调节评估和脑顺应性评估

脑血流自动调节功能的个体化监测评估以及基于这种实时的个体化监测评估的动脉血压(ABP)/脑灌注压(CPP)的管理可能是当前维持病人良好脑灌注,保证大脑各种生理功能正常发挥和抑制多种疾病发生、发展和转归的较好的解决方案。

脑血流自动调节是指ABP发生变化和继而引起CPP在一个较大范围内发生变化时,脑内小动脉、微动脉通过平滑肌的收缩或舒张改变小血管紧张度、管径,使得脑血管阻力(cerebrovascular resistance, CVR)发生相应变化,将脑血流量维持在相对恒定的水平。当CPP下降时脑血管反应性舒张,而CPP升高时脑血管反应性收缩,从而维持脑血流量恒定。其本质是CPP变化时CVR的调节能在一定范围内避免由CPP降低造成的神经缺血和CPP升高时毛细血管损伤和水肿,减少继发性脑损伤。关于脑血流自动调节的机制,目前仍然没有定论,可能的有肌源性、代谢性、神经性机制。脑血流自动调节能力反映了循环系统的代偿能力,它的评估对脑血管疾病治疗与预防具有重要意义。

然而，脑血流自动调节机制只能在一定的ABP或者CPP范围内维持脑血流量稳定。有研究表明，平均动脉压范围为60～150 mmHg，CPP在50～140 mmHg。此时平均动脉压60 mmHg、CPP 50 mmHg以及平均动脉压150 mmHg、CPP 140 mmHg分别为脑血流自动调节的下限和上限。当ABP或者CPP超过该上、下限时，脑血流自动调节功能失调，当平均动脉压或CPP低于脑自动调节下限时，脑小动脉舒张达到最大限度，CVR不能继续降低，脑血流量被动减少，此时脑血供不足，脑组织面临缺血性损伤风险。类似的，当平均动脉压或CPP超过脑自动调节上限时，脑小动脉收缩达到最大限度，CVR不能继续增加，脑血流量被动增加，可引起脑过度灌注，可能出现脑充血、脑血容量增加、血-脑屏障破坏以及血管源性脑水肿。所以维持病人的脑血流量必定要充分利用、依靠脑血流自动调节机制的作用，要将ABP/CPP值管控在脑血管自动调节范围内，以保证持续稳定的脑血流量，避免因脑血管自动调节功能失调而引起的脑损伤。

持续稳定的脑血流量是维持大脑功能的重要保障，更是TBI病人临床救治的主要目标之一。通常临床中以CPP反映大脑的血流灌注情况，并作为目标参数，实施多种干预措施。为了维持具体病人的良好灌注，应该明确将CPP维持在什么范围好让脑血管自动调节功能充分发挥脑血流量维稳作用。病人的脑血流自动调节功能往往因为病理性原因（比如糖尿病、痴呆、卒中、头部创伤和蛛网膜下腔出血等）而受损。受损较常见的情况是自动调节的CPP上、下限发生不同程度的移位甚至消失。此时，若临床医生仍将ABP/CPP维持在正常人的自动调节水平，则脑血流量随CPP被动升降，这将面临缺血性损伤或充血水肿的风险，甚至导致脑卒中等疾病的发生。所以为了维持病人良好的脑灌注，CPP应当保持在什么水平并不存在统一的标准。然而，临床学者们对脑血流自动调节长达50多年的不断深入探索，为CPP的管控指明了重要方向。

2000年美国神经外科医师协会指南推荐CPP应维持在70 mmHg以保证脑灌注，在此之前的研究结果提示应维持在更高的水平（80 mmHg），因为临床研究显示，多数脑创伤病人仍然保存有脑血流自动调节功能，但是CPP-脑血流量曲线右移，因此需要更高的CPP才能维持正常的脑血流量，避免脑缺血的发生。随后的研究表明，若病人不存在脑缺血情况，不必将CPP维持在70 mmHg水平以上，否则增加急性呼吸窘迫综合征的危险。2007年，该水平被更新为60 mmHg，并指出当以CPP为指导指标时，应该充分考虑病人的脑血流自动调

节功能。后期的研究进一步表明了CPP的支持范围，无论是高于70 mmHg还是低于50 mmHg，都可能对病人造成不良影响。将CPP维持在50～70 mmHg时，应整合脑血流量或者脑代谢检测指标。

在2016年由脑外伤基金会、美国神经外科协会、神经外科医师大会共同编制的《重型颅脑损伤治疗指南（第4版）》中的建议目标CPP应控制为60～70 mmHg。但也表示，最佳的阈值低限尚不明确，还可能取决于病人的自身调节系统。同时提到，近些年来，病人的压力自动调节功能吸引了越来越多的关注，认为最佳的CPP范围应该根据病人情况来个体化地控制，并且在病人的整个监护过程中都应该行最佳CPP范围的监测，并且将CPP保持在该范围。

出于对NICU病人CPP管控的兴趣，英国剑桥大学阿登布鲁克（Addenbrooke）医院马雷克·佐斯尼卡（Marek Czosnyka）博士团队发明了一个可采集多数据来源的系统，该系统已从20世纪80年代进化为多模态实时分析软件ICM+，并于2019年首次引入中国。ICM+可基于病人的血压与颅内压、脑血液速度、脑组织氧合指数、脑组织血红蛋白等信号的相关性评估病人当前脑血管调节功能。

在重症监护研究领域广受瞩目的属PRx，该参数由Marek Czosnyka博士团队发明，基于血压、颅内压的相关性来评估病人脑血管调节功能。当PRx为较大的正数时，表明颅内压随着血压的涨落而被动涨落，这预示着此时的CPP处在脑血管功能的失调范围。而当PRx为负数时，则预示着血压与颅内压的变化呈负相关，脑血管通过管径的变化维持了相对稳定的脑灌注，此时CPP处于脑血管调节的有效范围。PRx与CPP的结合运算可揭示出这个具有个体差异化的CPP范围，在该范围病人可保持较好的脑血管调节功能，其中脑血管调节功能最佳处对应的CPP即为最佳灌注压（optimal CPP, CPP$_{opt}$）。

对于NICU中未进行有创颅内压监测的病人而言，利用TCD联合血压来进行脑血管调节功能评估也是备受推崇的方法。ICM+基于血压与脑血流速度曲线计算出Mx_a。经研究，该参数与PRx具有极强相关性，这让基于无创TCD技术的Mx_a成为替代PRx的重要方法。同时，学者还发现目前TCD领域的脑血流自动追踪技术（该技术可通过微型马达旋转TCD探头，在脑血流信号丢失后自动搜寻定位最佳血流）可在TBI病人身上实现更长时间的不间断双侧脑血流信号监测，这进一步促进了ICM+与TCD技术的结合。目前国内已见集TCD、血压长程监测技术与ICM+多模

态实时分析于一体的多模态分析系统。

ICM+还可基于无创性近红外光谱获取的脑组织氧合指数（tissue oxygenation index, TOI）、脑组织血红蛋白浓度指数（tissue hemoglobin index, THI）、脑组织氧饱和度（rSO_2）、相对总组织血红蛋白（rTHb）与血压信号分别计算相应的调节指数来进行脑血管调节功能评估。由于新生儿颅骨足够薄允许近红外光穿透，故相对于TCD、颅内压监测，近红外光谱的无创性、易操作的特点对于新生儿监护具有独特优势。通过近红外光谱监测到的氧合血红蛋白变化与脑血流速度、颈静脉氧饱和度、激光多普勒流量有较好的相关性。

根据门罗-凯莱（Monro-Kellie）理论，颅内容积基本是恒定的，颅内压主要是颅内容物（脑组织、血液、脑脊液以及可能存在的病变肿块）决定。外伤之后，由于脑水肿，脑组织体积增大。这种体积增大可由其他成分的体积代偿性减小而得到缓冲。在代偿机制消失前，颅内压都会相对稳定，此时脑顺应好。代偿机制消失时，此时同样的占位体积增加会导致颅内压更显著的增高，脑顺应性减小。脑顺应性是指颅内容物的"坚硬程度"，并且由颅内压对于颅内容物的体积变化的反应来体现，是一个描述颅内缓冲系统的意义指标。为了量化脑顺应性，Marek Czosnyka博士团队提出了颅内压-容积补偿指数（pressure-volume compensation index），即颅内压波幅与颅内压相关系数（regression of amplitude and pressure, RAP）。颅内压-容积曲线中各个不同的脑顺应性阶段，随着颅内压的增高与颅内压脉搏波幅度会产生不同的变化趋势，根据两者的相关性计算RAP。RAP是一个 $-1 \sim 1$ 的数值。当RAP接近于0时，表示具有良好的代偿储备功能，脑顺应性良好；当RAP接近1的时候，代表顺应性较差；当RAP为负值时，往往预示着动脉床开始塌陷，脑血流量减少。

（九）实验室检查

随着实验基础研究和神经生化技术的发展，人们开始对TBI和全身创伤后体内多种神经生化物质进行监测。文献报道，目前已经发现许多重要生化物质可能参与脑损伤病理过程。通过动态监测体内某些生化物质有助于判断TBI和全身创伤后脑功能不全病人的脑损伤程度和预后。另外，通过动态监测这些生化物质，有助于探明它们与继发性脑损伤发病机制的关系，为治疗创伤后脑功能不全提供新的有效途径。

1. 脂质过氧化物（LPO） 20世纪70年代，国外有人就提出了自由基可能参与继发性脑水肿这一概念。经过十余年的大量系统的动物实验研究，人们发现自由基介导的脂质过氧化反应增强是导致脑细胞水肿、变性坏死的重要原因，其主要依据包括：① TBI和全身创伤脑损害的动物血清、脑脊液和脑组织内LPO含量显著升高，并且与伤情程度一致，伤情越重，LPO含量升高越明显；② 正常动物注入自由基能复制出创伤性脑水肿；③ 给予自由基清除剂能有效地减轻脑水肿程度；④ TBI和全身创伤后脑功能不全的病人血清、脑脊液内LPO含量显著升高，并且与伤情一致，伤情越重，残死率越高。TBI后氧化应激水平与病情进展间存在直接关系。氧化应激增加，意味着活性氧（ROS）/活性氮（RNS）释放增加，将产生LPO和蛋白质、核酸的氧化。由于氧化应激时脑氧耗增加和产生高活性自由基，氧化应激容易导致脑损伤。为保护脑免受氧化损伤，机体会产生抗氧化剂，如谷胱甘肽过氧化物酶GPx、谷胱甘肽还原酶GR。临床上使用的自由基清除剂亦可减轻脑水肿。

2. 神经递质及其受体 脑递质及其受体对维持正常脑细胞结构和功能有重要作用。近十年来国内外大量研究证明脑组织某些递质和受体也参与创伤后继发性脑损害过程。其主要结论包括：① TBI或全身创伤后脑损害的脑组织乙酰胆碱过量释放，作用于毒蕈样胆碱能受体，引起神经元大量钙内流，造成神经元损害。② TBI或全身创伤后脑损害的脑组织去甲肾上腺素、5-羟色胺、多巴胺等单胺类物质释放增加，其含量升高程度与伤情和预后相关；伤情越重，单胺类物质含量升高越显著，预后越差。单胺类物质能引起脑血管过度收缩，继而导致脑血流循环紊乱，加重创伤后继发性脑缺血、缺氧。③ 谷氨酸、天冬氨酸是脑内主要的兴奋性氨基酸，甘氨酸是谷氨酸激活N-甲基-D-天冬氨酸（NMDA）受体的重要辅助因子。TBI或全身严重创伤后脑损害的脑组织内兴奋性氨基酸含量显著升高，并且与损伤程度有关，伤情越重，升高程度越显著。兴奋性氨基酸的大量释放，能激活NMDA受体（NMDAR），使细胞膜对 Ca^{2+}、Na^+ 通透性增加，细胞外 Ca^{2+} 内流，同时 Na^+、Ca^{2+} 交换增加，进一步加重钙超载，导致膜磷脂酸激活引起级联反应，促使花生四烯酸释放、脂质过氧化和自由基产生。膜磷脂降解可直接导致细胞膜破坏，也引起神经元损伤、坏死。④ 神经肽：TBI或全身严重创伤后早期血浆、脑脊液和脑组织内活性阿片肽（主要指β-内啡肽、强啡肽A）含量显著升高，并且与伤情和预后有关。TBI伤情越重，内源性阿片肽含量升高越显著，预后则越差。⑤ TBI后γ-氨基丁酸（GABA）能突触和突触外受体平衡发生急剧变化，与GABA受体结合减少，脑皮质内锥体神经元的结构改变导致过度的抑制控制，皮质下区域GABA受体成分和位置改变有导致癫痫的可能。

此外，TBI后神经递质改变与TBI后认知功能障碍、情绪障碍也密切相关，而认知功能障碍是TBI后期致残的主要原因之一。相关基础研究表明，早期干预或阻断TBI后神经递质及受体的异常变化，可明显减轻继发性脑损害，并改善认知功能。

3. 血糖 TBI或全身严重创伤病人由于应激反应下丘脑垂体损害，交感神经兴奋等，会造成胰高血糖素分泌明显增加，胰岛素受体数量降低，胰岛素分泌相对不足，继而造成血糖明显升高。血糖升高程度与伤情相平行，血糖升高越明显，死残率越高，特别是血糖高于11 mmol/L病人预后明显变差。另外，TBI后早期血糖升高，随后逐渐下降者，预后较好；早期血糖升高，后期仍持续高血糖者，预后极差。没有确凿证据表明严格血糖控制可以改善TBI病人预后；相反，这可能会引起低血糖反应，对受损脑组织带来伤害。用微透析技术监测局部葡萄糖水平可预测缺血性脑梗死的发生，透析液葡萄糖零值与预后差相关。

4. 乳酸 乳酸可作为TBI或全身严重创伤脑损害时脑组织缺氧的监测标志物。脑组织和脑脊液中乳酸含量测定有助于判断TBI或全身严重创伤脑损害病人的伤情和预后。严重脑挫裂伤和脑水肿病人，由于脑组织缺血、缺氧，脑细胞仅能通过无氧酵解利用葡萄糖，造成脑细胞能量不足和乳酸堆积。乳酸堆积会加重局部脑组织酸中毒，进一步加重脑水肿和神经元损害。

5. 血清同工酶 研究发现TBI或全身严重创伤后脑脊液中肌酸激酶同工酶、乳酸脱氢酶同工酶含量显著升高，并且与伤情有关。尤其是脑型肌酸激酶同工酶（CK-BB）存在于中枢神经系统胶质细胞内，在TBI急性期血液和脑脊液中的CK-BB会明显升高到峰值。但文献报道认为CK-BB在TBI中的灵敏度和特异性不高。系统创伤后脑低灌注状态下CK-BB也会明显升高，创伤后脑功能不全程度越重，CK-BB含量升高越显著。

6. 电解质和血气分析 连续动态监测sTBI病人伤后血浆电解质对于判断病人的伤情和预后、及时采取有效治疗方案十分重要。严重低钠、低氯血症会加重脑水肿；严重高钠、高氯血症提示有下丘脑损伤；严重低钾或高钾血症会引起心律失常；镁、锌等微量元素在TBI病人的病理生理过程中也存在重要作用。连续动态监测病人伤后血浆微量元素有利于判断病人的伤情和预后，指导合理的治疗措施，进而改善TBI病人的预后。

TBI病人创伤后早期行动态血气分析非常重要。大量临床观察表明，TBI病人创伤后发生低氧血症（<8.0 kPa）、酸中毒（pH值<7.30）等血气异常会加重伤情，增加残死率。及时发现和纠正血气异常能明显提高TBI病人的治疗效果。

7. 凝血功能 凝血功能异常是颅内及其余部位出血的原因之一，也是TBI围手术期风险评估的重要指标之一。TBI后组织损伤会激活外源性凝血途径，消耗凝血因子、血小板、纤维蛋白原、凝血酶原等，继而出现凝血功能障碍，对TBI后继发性损伤、治疗及预后有重要影响。应常规监测TBI病人的凝血指标［凝血酶原时间（PT）、活化部分凝血活酶时间（APTT）、国际标准化比值（INR）等］、血栓弹力图（TEG）、D-二聚体等变化，采用目标导向策略纠正异常。

纤维蛋白降解产物D-二聚体有助于判断迟发性颅内血肿和预后等。TBI病人血清D-二聚体的表达水平与脑组织的受损程度及预后具有显著的相关性。早期检测血清D-二聚体水平对临床判断病变程度和指导治疗有重要帮助。D-二聚体浓度维持在较高水平的病人多数预后不良，可作为判断TBI预后的参考指标之一。

8. 炎症标记物 ① C反应蛋白（CRP）：急性TBI病人CRP升高，并且升高程度与脑损伤程度呈正相关，CRP越高提示损伤程度越重，可作为判断预后的指标之一，但其特异性不高。② 降钙素原（PCT）：单纯TBI可有PCT升高，升高程度与预后存在相关性。TBI病人合并感染时PCT会明显升高，其中PCT对败血症的敏感性最强，对肺部感染、尿路感染中度敏感，对颅内感染不敏感。创伤后期血清PCT升高提示可能发生多器官功能衰竭或继发感染。

9. 垂体激素 多数垂体激素水平在外伤后早期出现升高，如促肾上腺皮质激素（ACTH）、生长激素（GH）、黄体生成素（LH）、卵泡刺激素（FSH）和催乳素（PRL）。促甲状腺素（TSH）与其他垂体激素不同，在TBI后早期多呈下降的变化。15% ～ 50% 的TBI病人后期会出现垂体功能低下表现，持续的垂体功能低下者约占12%。垂体激素分泌低下最常见者为GH，其次为ACTH、FSH、LH、TSH。导致垂体功能减退的原因为供血血管损伤、垂体直接损伤、基因易感性、自身免疫、短时药物影响等。

10. 生物学标志物 检测生物学标志物有助于TBI的明确诊断、监测病情进展情况、深入理解疾病的病理过程和探索新的治疗方法等。TBI是原发损伤和继发损伤不同程度的混合，并非单一病理过程，具有复杂性和异质性的特点，因此单一生物标志物的检测可能有用，但易受众多混杂因素的影响。

截至目前,与TBI相关的生物标志物包括:

1)S100蛋白:有3种类型,主要是由2种完全不同的亚基α和β组合而成。分布于中枢神经系统胶质细胞胞质中的主要是S100β蛋白。血浆中S100β的水平可预测TBI急性期病死率,而脑脊液中的S100β水平也与结局和总体病死率相关。血浆中S100β可作为血-脑屏障破坏的标志,其水平与血-脑屏障完整性明显相关,因此其血浆水平并不能很好地反映脑内水平。

2)神经元特异性烯醇化酶(NSE):存在于神经元细胞质内、外周神经内分泌组织等,常与其他标志物联合应用。缺点:NSE存在于红细胞、血小板,特异性低,血浆中清除缓慢。

3)胶质细胞原纤维酸性蛋白(GFAP):可预测重度残疾和植物人状态,有潜力预测sTBI的预后。

4)微管相关蛋白质(MAP):MAP主要包括MAP_1、MAP_2、$MAP-\tau$和MAP_4等。其中,$MAP-\tau$越高,sTBI病人预后越差。MAP_2作为缺血、缺氧标志物,有潜力成为sTBI后认知功能恢复的标志物。

5)泛素羧基末端水解酶L1(UCH-L1):UCH-L1与TBI神经影像学表现、临床结局明显相关。

6)神经炎症细胞因子标志物:对于sTBI病人,脑脊液中的白介素(IL-6、IL-8、IL-10)升高;脑脊液中的抗炎介质有助于预测与ICP和总体预后相关的TBI严重程度。在单纯TBI病人,血清IL-6可作为颅内压升高的标志物。

11. 微RNA(miRNA)　miRNA是一种由20~24个核苷酸组成的位于内含子内短的非编码调节RNA分子,在调控基因或蛋白质表达方面发挥重要作用。miRNA在脑中广泛表达,并对中枢神经系统的发育和功能起重要作用。近年来已认识到miRNA是TBI的一类新的分子调节物。研究发现血液中一些特异miRNA可作为生物标志物,有助于TBI的诊断和预后预测。例如:sTBI病人血浆内miR-16、miR-92a降低,miR-765增加;轻度TBI病人血浆内miR-16、miR-92a增加;血清miR-93、miR-191、miR-499在轻中重TBI中均升高,与TBI损伤程度和数月后的临床结局相关。控制性低温可减少部分miRNA的表达,从而减轻miRNA对脑损伤的反应。miRNA抑制物有望用来减缓脑损伤后不良miRNA的作用。

(黄齐兵　张泽立)

参考文献

[1] 包映晖,朱诚,江基尧.脑组织氧分压监测在颅脑外伤中的应用[J].国际神经病学神经外科学杂志,2000,27(2):104-107.

[2] 曹铖,吴伟,王沪旭,等.脑电双频指数监测下深度镇静联合亚低温治疗顽固性颅高压一例[J].中华神经外科杂志,2017,33(9):963.

[3] 陈克非,董吉荣,王玉海,等.双额叶脑挫裂伤的治疗策略及进展恶化的相关危险因素分析[J].中华神经外科杂志,2015,9:903.

[4] 但炜,唐文渊.EEG持续监测在急性重型颅脑损伤中的应用现状[J].国外医学·神经病学神经外科学分册,2001,28:315.

[5] 顾勤,刘宁,葛敏,等.BIS监测在重症加强治疗病房机械通气患者镇静中的应用[J].中华危重病急救医学,2007,19(2):101-103.

[6] 何升学,陈建良.脑组织氧代谢监测仪在重型颅脑损伤中的应用现状[J].国外医学·神经病学神经外科学分册,2002,29:421.

[7] 胡雅娟,燕晓翔,王长青.脑电双频指数在神经内科重症病房脑损伤患者转归中的预测价值[J].内科急危重症杂志,2013,19(5):284-285.

[8] 黄齐兵,张源,张泽立,等.重型颅脑损伤患者的颅内压监测与预后的相关性[J].中华医学杂志,2013,93(23):1788-1790.

[9] 黄齐兵,张源,宋承明,等.脑室型颅内压监测在特重型颅脑损伤中的临床应用[J].中华创伤杂志,2013,29(2):107-110.

[10] 江基尧,张玉琪,刘佰运,等.颅脑损伤现场急救与并发症处理及康复[J].中华神经外科杂志,2008,24:405.

[11] 江基尧,沈建国,李维平,等.重型颅脑损伤病人脑组织pO_2、pCO_2和pH变化的临床意义[J].中华神经外科疾病研究杂志,2002,1:60.

[12] 江基尧.药物治疗颅脑损伤多中心临床研究现状与展望[J].中国临床神经外科杂志,2003(1):29-30.

[13] 江基尧,朱诚.现代脑损伤[M].上海:上海科技文献出版社,1995.

[14] 江基尧,朱诚,罗其中.现代脑损伤学[M].2版.上海:第二军医大学出版社,2003.

[15] 江基尧,张光霁,卢亦成,等.影响重型颅脑伤患者发生脑疝的预后因素(附114例报告)[J].中华创伤杂志,1995,11:4-5.

[16] 江基尧,张玉琪,刘佰运,等.颅脑创伤现场急救与并发症处理及康复[J].中华神经外科杂志,2008,24:405.

[17] 江基尧.颅脑创伤循证医学证据的科学观[J].中华神经外科杂志,2016,6:541.

[18] 江基尧,林兆奋,高国一,等.282例颅脑伤病人死亡原因分析[J].第二军医大学学报,1997,18:250.

[19] 雷晋,高国一,宋绍莉,等.右正中神经电刺激对颅脑创伤昏迷

患者脑血流灌注的影响：SPECT-CT显像观察［J］.中华神经外科杂志,2012,2: 112.

［20］李增惠,只达石,张赛.颅内压监护在急性中型颅脑损伤患者中的意义［J］.中华神经医学杂志,2002,1: 24.

［21］李海玲,缪文丽,任红贤,等.不同致病因素急性脑损伤昏迷患者BIS监测值的研究［J］.中华危重病急救医学,2013,25(3): 174-176.

［22］刘大为.临床血流动力学［M］.北京: 人民卫生出版社,2013.

［23］刘科,唐文渊.颅脑外伤脑氧监测技术应用新进展［J］.国外医学·神经病学神经外科学分册,2003,30: 22.

［24］刘立超,何腾,邵国宏.急性颅脑损伤应用CT与核磁共振的临床意义［J］.现代医用影像学,2017,1: 152.

［25］刘政委,许亦群,仪立志,等.急性颅脑损伤后垂体激素变化规律探讨［J］.中国实用神经疾病杂志,2015,18: 46-47.

［26］龙连圣.创伤性急性弥漫性脑肿胀诊断和治疗的相关问题探讨［J］.中华创伤杂志,2017,33: 961.

［27］龙连圣,王伟,王聪,等.经颅多普勒超声联合脑室型有创颅内压监测在创伤性双侧大脑半球弥漫性脑肿胀患者救治中的作用［J］.中华危重症医学杂志,2016,5: 289.

［28］龙连圣,王伟明,江基尧.CT在判断颅脑损伤预后中的作用［J］.人民军医,2002,45: 80.

［29］吕存玲,杨弋,郭珍妮,等.脑血流自动调节功能在卒中应用的研究进展［J］.中国卒中杂志,2014,9(3): 210-214.

［30］马廉亭.临床神经外科手册［M］.北京: 人民军医出版社, 1996: 315-334.

［31］漆建,余定庸,唐文国.重型颅脑损伤后高血糖与预后的关系［J］.中华神经医学杂志,2003,2: 25.

［32］史玉泉.实用神经病学［M］.2版.上海: 上海科学技术出版社, 1994.

［33］谭海斌,冯海龙,黄光富,等.TCD对重型颅脑损伤预后判断价值的临床研究［J］.中国临床神经外科杂志,2003,8(1): 8.

［34］唐忠,陈善成.脑磁图在颅脑损伤中的应用［J］.国外医学·神经病学神经外科学分册,2003,30: 25.

［35］王建莉,金国良,郭京.639例重型颅脑损伤患者生存预测分析［J］.中华神经外科杂志,2008,24: 95.

［36］王其平,张世明,高恒,等.脑组织氧分压与颅内压联合监测对重型颅脑损伤治疗的指导价值［J］.中华医学杂志,2013,93: 1784.

［37］王文君,高庆春,陈建文,等.临界关闭压对于正常大鼠脑血流自动调节的作用［J］.中国卒中杂志,2016,11(1): 34-41.

［38］王维治.神经病学［M］.北京: 人民卫生出版社,2006.

［39］王小亭,刘大为,于凯江,等.中国重症超声专家共识［J］.中华内科杂志,2016,55(11): 900-912.

［40］王忠诚.王忠诚神经外科学［M］.武汉: 湖北科学技术出版社, 2005.

［41］吴翔,高国一,冯军峰,等.颅脑创伤患者颅内压相关参数与预后关系的研究［J］.中华神经外科杂志,2018,34(2): 119-123.

［42］杨树源,只达石.神经外科学［M］.北京: 人民卫生出版社, 2008.

［43］于东明,胜彦婷,于秋芸,等.近红外光密度仪诊断脑外伤颅内出血的可靠性研究［J］.中国急救复苏与灾害医学杂志,2006, 1: 2.

［44］周凡,张世明,王中,等.影响急性颅脑损伤预后因素分析［J］.中华神经外科杂志,2008,24: 92.

［45］朱诚,江基尧.颅脑创伤研究现状与展望［J］.中华创伤杂志, 1995,11: 266-267.

［46］杨树源,只达石.神经外科学［M］.北京: 人民卫生出版社, 2008.

［47］吴翔,高国一,陈文劲,等.颅脑创伤患者颅内压波形中纺锤波的意义［J］.中华神经外科杂志,2017,33: 660.

［48］张超,高国一,冯军峰,等.颅脑创伤患者术后定量脑电图监测镇静深度的价值［J］.中华创伤杂志,2018,8: 704-710.

［49］中华医学会神经外科学分会颅脑创伤专业组,中华医学会创伤学分会神经损伤专业组.颅脑创伤长期昏迷诊治中国专家共识［J］.中华神经外科杂志,2015,31: 757.

［50］中华神经外科学会神经创伤专业组.颅脑创伤去骨瓣减压术中国专家共识［J］.中华神经外科杂志,2013,9: 967.

［51］中国医师协会神经外科医师分会,中国神经创伤专家委员会.中国颅脑创伤颅内压监测专家共识［J］.中华神经外科杂志,2011,10: 1073.

［52］张丽娜,艾宇航.超声与颅内压监测和脑血流动力学评估［J］.中国实用内科杂志,2017,8: 16-19.

［53］张广平,申海鸣,高树涛,等.重型颅脑损伤颅内压、脑温、脑电图与预后的相关性研究［J］.中华神经外科杂志,2015,4: 374.

［54］张泽立,刘文明,黄齐兵,等.双侧去骨瓣减压术治疗幕上重型颅脑创伤的疗效［J］.中华神经外科杂志,2017,33(7): 673-676.

［55］张泽立,张源,黄齐兵,等.急性脑膨出预防策略对重型颅脑外伤救治的效果分析［J］.中华医学杂志,2017,97(31): 2435-2438.

［56］赵鹏洲,柯以铨,吴敬伦,等.重型颅脑损伤患者颅内压与神经元特异性烯醇化酶、D-二聚体及C反应蛋白的相关性研究［J］.中华神经医学杂志,2015,14: 506-510.

［57］ABOOKASIS D, VOLKOV B, SHOCHAT A, et al. Noninvasive assessment of hemodynamic and brain metabolism parameters following closed head injury in a mouse model by comparative diffuse optical reflectance approaches［J］. Neurophotonics, 2016, 3(2): 025003.

［58］AIOLFI A, BENJAMIN E, KHOR D, et al. Brain trauma foundation guidelines for intracranial pressure monitoring: compliance and effect on outcome［J］. World J Surg, 2017, 41(6): 1543-1549.

［59］AJAYAN N, THAKKAR K, LIONEL K R, et al. Limitations of near infrared spectroscopy (NIRS) in neurosurgical setting: our case experience［J］. J Clin Monit Comput, 2019, 33(4): 743-746.

［60］ANTHONYMUTHU T S, KENNY E M, BAYIR H. Therapies

targeting lipid peroxidation in traumatic brain injury[J]. Brain Res, 2016, 1640(PtA): 57-76.

[61] ARBOUR C, GELINAS C, LOISELLE C G, et al. An exploratory study of the bilateral bispectral index for pain detection in traumatic-brain-injured patients with altered level of consciousness[J]. Neurosci Nurs, 2015, 47(3): 166-177.

[62] ASEHNOUNE K, BALOGH Z, CITERIO G, et al. The research agenda for trauma critical care[J]. Intensive Care Med, 2017, 43(9): 1340-1351.

[63] BELLI A, SEN J, PETZOLD A, et al. Metabolic failure precede intracranial pressure rises in traumatic brain injury: a microdialysis [J]. Acta Neurochir (Wien), 2008, 150(5): 461-469.

[64] BOSSERS S M, BOER C, GREUTERS S, et al. Dutch prospective observational study on prehospital treatment of severe traumatic brain injury: the BRAIN-PROTECT study protocol[J]. Prehosp Emerg Care, 2019, 23(6): 820-827.

[65] BOUZAT P, ODDO M, PAYEN J F. Transcranial Doppler after traumatic brain injury: is there a role[J]? Curr Opin Crit Care, 2014, 20(2): 153-160.

[66] BRADY K, JOSHI B, ZWEIFEL C, et al. Real-time continuous monitoring of cerebral blood flow autoregulation using near-infrared spectroscopy in patients undergoing cardiopulmonary bypass[J]. Stroke, 2010, 41(9): 1951-1956.

[67] CARNEY N, TOTTEN A M, O'REILLY C, et al. Guidelines for the management of severe traumatic brain injury, fourth edition[J]. Neurosurgery, 2017, 80(1): 6-15.

[68] CARNEY N A, GHAJAR J. Guidelines for the management of severe traumatic brain injury. Introduction[J]. Neurotrauma, 2007, 24 (Suppl 1): S1-S2.

[69] CARPENTER K L, JALLOH I, HUTCHINSON P J. Glycolysis and the significance of lactate in traumatic brain injury[J]. Front Neurosci, 2015, 9: 112.

[70] CARRILLO-VICO A, MURILLO-CABEZAS F, EGEA-GUERRERO J J, et al. Oxidative stress in traumatic brain injury [J]. Current Medicinal Chemistry, 2014, 21(10): 1201-1211.

[71] CAVILL G, SIMPSON E J, MAHAJAN R P. Factors affecting assessment of cerebral autoregulation using the transient hyperaemic response test[J]. Br J Anaesth, 1998, 81(3): 317-321.

[72] CHAI C, GUO R, ZUO C, et al. Decreased susceptibility of major veins in mild traumatic brain injury is correlated with post-concussive symptoms: a quantitative susceptibility mapping study [J]. Neuroimage Clin, 2017, 15: 625-632.

[73] CHEN K, DONG J, XIA T, et al. Changes in cerebral hemodynamics in patients with posttraumatic diffuse brain swelling after external intraventricular drainage[J]. Chin J Traumatol, 2015, 18(2): 90-94.

[74] CHOUDHARY N K, BHARGAVA R. Decompressive craniectomy in diffuse traumatic brain injury: an industrial hospital study[J]. Asian J Neurosurg, 2018, 13(2): 314-318.

[75] CLANCY M, BELLI A, DAVIES D, et al. Improving the quantitative accuracy of cerebral oxygen saturation in monitoring the injured brain using atlas based Near Infrared Spectroscopy models[J]. J Biophotonics, 2016, 9(8): 812-826.

[76] CLAASSEN J, HANSEN H C. Early recovery after closed traumatic head injury: somatosensory evoked potentials and clinical findings[J]. Crit Care Med, 2001, 29(3): 494-502.

[77] CONSALES G, CHELAZZI C, RINALDI S, et al. Bispectral Index compared to Ramsay score for sedation monitoring in intensive care units[J]. Minerva Anestesiol, 2006, 72(5): 329-336.

[78] CZOSNYKA M, PIECHNIK S, RICHARDS H K, et al. Contribution of mathematical modelling to the interpretation of bedside tests of cerebrovascular autoregulation[J]. J Neurol, Neurosurg Psychiatry, 1997, 63(6): 721-731.

[79] PAUL D B, UMAMAHESWARA RAO G S. Correlation of bispectral index with Glasgow coma score in mild and moderate head injuries[J]. J Clin Monit Comput, 2006, 20(6): 399-404.

[80] DE LIMA OLIVEIRA M, KAIRALLA A C, FONOFF E T, et al. Cerebral microdialysis in traumatic brain injury and subarachnoid hemorrhage: state of the art[J]. Neurocrit Care, 2014, 21(1): 152-162.

[81] DONNELLY J, BUDOHOSKI K P, SMIELEWSKI P, et al. Regulation of the cerebral circulation: bedside assessment and clinical implications[J]. Critical Care, 2016, 20(1): 129.

[82] DYHRFORT P, SHEN Q, CLAUSEN F, et al. Monitoring of protein biomarkers of inflammation in human traumatic brain injury using microdialysis and proximity extension assay technology in neurointensive care[J]. Neurotrauma, 2019, 36(20): 2872-2885.

[83] ZEILER F A, SMIELEWSKI P, STEVENS A, et al. Non-Invasive pressure reactivity index using doppler systolic flow parameters: a pilot analysis[J]. J Neurotrauma, 2019, 36(5): 713-720.

[84] GRAFMAN J, SALAZAR A M. Handbook of clinical neurology, Vol. 127 (3rd series). Traumatic brain injury, Part I[M]. New York: Elsevier, 2015: 319-338.

[85] GREEN J A, PELLEGRINI D C, VANDERKOLK W E, et al. Goal directed brain tissue oxygen monitoring versus conventional management in traumatic brain injury: an analysis of in hospital recovery[J]. Neurocrit Care, 2013, 18(1): 20-25.

[86] GULLAGHER C N, HUTCHINSON P J, PICKARD J D. Neuroimagining in trauma[J]. Curr Opin Neurol, 2007, 20(4): 403-409.

[87] HAITSMA I K, MASS A I. Monitoring cerebral oxygenation in traumatic brain injury[J]. Prog Brain Res, 2007, 161: 207-216.

[88] HERGENROEDER G, REDELL J B, MOORE A N, et al. Identification of serum biomarkers in brain-injured adults: potential for predicting elevated intracranial pressure[J]. J Neurotrauma, 2008, 25(2): 79-93.

[89] HOEFFNER E G, CASE I, JAIN R, et al. Cerebral perfusion CT: technique and clinical application[J]. Radiology, 2004, 231(3): 632-644.

[90] JIANG J Y, GAO G Y, LI W P, et al. Early indicators of prognosis

in 846 cases of severe traumatic brain injury［J］. J Neurotrauma, 2002, 19(7): 869–874.

［91］ JIANG J, ZHU C. Experimental and clinical studies of traumatic brain injury in China［J］. Chin Med J, 1998, 111(2): 180–182.

［92］ KEEGAN L C, MURDOCK M, SUGER C, et al. Improving natural social interaction: group rehabilitation after traumatic brain injury ［J］. Neuropsychol Rehabil, 2020, 30(8): 1497–1522.

［93］ KELLY D F, NIKAR D L, BECKER D P. Diagnosis and treatment of moderate and severe head injuries［M］//YOUMANS J R, ed. Neurological surgery. 4th ed. Philadelphia: WB Saunders Comp, 1996, 1618–1665.

［94］ KESSEL B, ALFICI R, KORIN A, et al. Real time cerebral perfusion monitoring in acute trauma patients: a preliminary study ［J］. ANZ J Surg, 2016, 86(7–8): 598–601.

［95］ KOU Z, YE Y, HAACKE E M. Evaluating the role of reduced oxygen saturation and vascular damage in traumatic brain injury using magnetic resonance perfusion-weighted imaging and susceptibility-weighted imaging and mapping［J］. Top Magn Reson Imaging, 2015, 24(5): 253–265.

［96］ KUO K W, BACEK L M, TAYLOR A R. Head trauma［J］. Vet Clin North Am Small Anim Pract, 2018, 48(1): 111–128.

［97］ LAROVERE K L, O'BRIEN N F, TASKER R C. Current opinion and use of transcranial doppler ultrasonography in traumatic brain injury in the pediatric intensive care unit［J］. Neurotrauma, 2016, 33(23): 2105–2114.

［98］ LEAL-NOVAL S R, ARELLANO-ORDEN V, MUÑOZ-GÓMEZ M, et al. Red blood cell transfusion guided by near infrared spectroscopy in neurocritically ill patients with moderate or severe anemia: a randomized, controlled trial［J］. J Neurotrauma, 2017, 34(17): 2553–2559.

［99］ LEWIS S R, EVANS D J, BUTLER A R, et al. Hypothermia for traumatic brain injury［J］. Cochrane Database Syst Rev, 2017, 9(9): CD001048.

［100］ MAHADEWA T G B, SENAPATHI T G A, WIRYANA M, et al. Extended glasgow outcome scale correlates with bispectral index in traumatic brain injury patients who underwent craniotomy［J］. Open Access Emerg Med, 2018, 10: 71–74.

［101］ MAHMOOD S, EL-MENYAR A, SHABANA A, et al. Bispectral index as a predictor of unsalvageable traumatic brain injury［J］. Brain Inj, 2017, 31(10): 1382–1386.

［102］ NUWER M R, HOVDA D A, SCHRADER L M. Routine and quantitative EEG in mild traumatic brain injury［J］. Clin Neurophysiol, 2005, 116(9): 2001–2025.

［103］ MARTIN G E, CARROLL C P, PLUMMER Z J, et al. Safety and efficacy of brain injury guidelines at a Level III trauma center［J］. J Trauma Acute Care Surg, 2018, 84(3): 483–489.

［104］ MCCREDIE V A, PIVA S, SANTOS M, et al. The impact of red blood cell transfusion on cerebral tissue oxygen saturation in severe traumatic brain injury［J］. Neurocrit Care, 2017, 26(2): 247–255.

［105］ MCGUIRE J L, NGWENYA L B, MCCULLUMSMITH R E. Neurotransmitter changes after traumatic brain injury: an update for new treatment strategies［J］. Mol Psychiatry, 2019, 24(7): 995–1012.

［106］ MISIS M, RAXACH J G, MOLTO H P, et al. Bispectral index monitoring for early detection of brain death［J］. Transplant Proc, 2008, 40(5): 1279–1281.

［107］ MROZEK S, DUMURGIER J, CITERIO G, et al. Biomarkers and acute brain injuries: interest and limits［J］. Crit Care, 2014, 18(2): 220.

［108］ NAJEM D, RENNIE K, RIBECCO-LUTKIEWICZ M, et al. Traumatic brain injury: classification, models, and markers［J］. Biochem Cell Biol, 2018, 96(4): 391–406.

［109］ NYHOLM L, HOWELLS T, LEWÉN A, et al. The influence of hyperthermia on intracranial pressure, cerebral oximetry and cerebralmetabolism in traumatic brain injury［J］. Ups J Med Sci, 2017, 122(3): 177–184.

［110］ OBERHOLZER M, MÜRI R M. Neurorehabilitation of traumatic brain injury (TBI): a clinical review［J］. Med Sci (Basel), 2019, 7(3): 47.

［111］ OCONNOR E, VENKATESH B, MASHONGONYIKA C, et al. Serum procalcitonin and C-reactive protein as markers of sepsis and outcome in patients with neurotrauma and subarachnoid haemorrhage［J］. Anaesth Intensive Care, 2004, 32(4): 465–470.

［112］ ODDO M, BÖSEL J. Monitoring of brain and systemic oxygenation in neurocritical care patients［J］. Neurocrit Care, 2014, 21 (Suppl 2): S103–S120.

［113］ OHTA M, HIGASHI Y, YAWATA T, et al. Attenuation of axonal injury and oxidative stress by edaravone protects against cognitive impairments after traumatic brain injury［J］. Brain Res, 2013, 1490: 184–192.

［114］ PAN Y B, SUN Z L, FENG D F. The role of microRNA in traumatic brain injury［J］. Neuroscience, 2017, 367: 189–199.

［115］ PANERAI R B. Cerebral autoregulation: from models to clinical applications［J］. Cardiovasc Eng, 2008, 8(1): 42–59.

［116］ PATET C, QUINTARD H, SUYS T, et al. Neuroenergetic response to prolonged cerebral glucose depletion after severe brain injury and the role of lactate［J］. J Neurotrauma, 2015, 32(20): 1560–1566.

［117］ PATET C, SUYS T, CARTERON L, et al. Cerebral lactate metabolism after traumatic brain injury［J］. Curr Neurol Neurosci Rep, 2016, 16(4): 31.

［118］ PETERS J, VAN WAGENINGEN B, HOOGERWERF N, et al. Near-infrared spectroscopy: a promising prehospital tool for management of traumatic brain injury［J］. Prehosp Disaster Med, 2017, 32(4): 414–418.

［119］ ROBINSON L R, MICKLESEN P J, TIRSCHWELL D L, et al. Predictive value of somatosensory evoked potentials for awakening from coma［J］. Crit Care Med, 2003, 31(3): 960–967.

［120］ RØNNING P, HELSETH E, SKAGA N O, et al. The effect of ICP monitoring in severe traumatic brain injury: a propensity score-weighted and adjusted regression approach[J]. J Neurosurg, 2018, 131(6): 1896–1904.

[121] ROSENTHAL G, FURMANOV A, ITSHAYEK E, et al. Assessment of a noninvasive cerebral oxygenation monitor in patients with severe traumatic brain injury[J]. J Neurosurg, 2014, 120(4): 901–907.

[122] ROSOW C, MANBERG P J. Bispectral index monitoring[J]. Anesthesiol Clin North Am, 2001, 19(4): 947–966.

[123] ROSTAMI E. Glucose and the injured brain-monitored in the neurointensive care unit[J]. Front Neurol, 2014, 5: 91.

[124] ROUX L, LEVINE, KOFKE, et al. Monitoring in Neurocritical Care[M]//神经重症监测技术.魏俊吉,康德智,主译.北京:人民卫生出版社, 2015.

[125] SALONIA R, BELL M J, KOCHANEK P M, et al. The utility of near infrared spectroscopy in detecting intracranial hemorrhage in children[J]. Neurotrauma, 2012, 29(6): 1047–1053.

[126] SEN A N, GOPINATH S P, ROBERTSON C S. Clinical application of near-infrared spectroscopy in patients with traumatic brain injury: a review of the progress of the field[J]. Neurophotonics, 2016, 3(3): 031409.

[127] SENAPATHI T G A, WIRYANA M, SINARDJA K, et al. Jugular bulb oxygen saturation correlates with Full Outline of Responsiveness score in severe traumatic brain injury patients [J]. Open Access Emerg Med, 2017, 9: 69–72.

[128] MAKARENKO S, GRIESDALE D E, GOODERHAM P, et al. Multimodal neuromonitoring for traumatic brain injury: a shift towards individualized therapy[J]. J Clin Neurosci, 2016, 26: 8–13.

[129] SHAFI S, DIAZ-ARRASTIA R, MADDEN C, et al. Intracranial pressure monitoring in brain-injured patients is associated with worsening of survival[J]. J Trauma, 2008, 64(2): 335–340.

[130] SHETTY T, COGSIL T, DALAL A, et al. High-sensitivity C-reactive protein: retrospective study of potential blood biomarker of inflammation in acute mild traumatic brain injury [J]. J Head Trauma Rehabil, 2019, 34(3): e28–e36.

[131] SHIN S S, HUISMAN T A G M, HWANG M. Ultrasound imaging for traumatic brain injury[J]. J Ultrasound Med, 2018, 37(8): 1857–1867.

[132] SORRENTINO E, BUDOHOSKI K P, KASPROWICZ M, et al. Critical thresholds for transcranial doppler indices of cerebral autoregulation in traumatic brain injury[J]. Neurocrit Care, 2011, 14(2): 188–193.

[133] SORTICA DA COSTA C, PLACEK M M, CZOSNYKA M, et al. Complexity of brain signals is associated with outcome in preterm infants[J]. Cereb Blood Flow Metab, 2017, 37(10): 3368–3379.

[134] STEINER L A, CZOSNYKA M, PIECHNIK S K, et al. Continuous monitoring of cerebrovascular pressure reactivity allows determination of optimal cerebral perfusion pressure in patients with traumatic brain injury[J]. Crit Care Med, 2002, 30(4): 733–738.

[135] TANRIVERDI F, SCHNEIDER H J, AIMARETTI G, et al. Pituitary dysfunction after traumatic brain injury: a clinical and pathophysiological approach[J]. Endocr Rev, 2015, 36(3): 305–342.

[136] TEMIZKAN S, KELESTIMUR F. A clinical and pathophysiological approach to traumatic brain injury-induced pituitary dysfunction[J]. Pituitary, 2019, 22(3): 220–228.

[137] THELIN E P, ZEILER F A, ERCOLE A, et al. Serial sampling of serum protein biomarkers for monitoring human traumatic brain injury dynamics: a systematic review[J]. Front Neurol, 2017, 8: 300.

[138] TIAN H L, CHEN H, WU B S, et al. D-dimer as a predictor of progressive hemorrhagic injury in patients with traumatic brain injury: analysis of 194 cases[J]. Neurosurg Rev, 2010, 33(3): 359–365.

[139] TOMAN E, HARRISSON S, BELLI T. Biomarkers in traumatic brain injury: a review[J]. J R Army Med Corps, 2016, 162(2): 103–108.

[140] URSINO M, LODI C A. A simple mathematical model of the interaction between intracranial pressure and cerebral hemodynamics[J]. Appl Physiol, 1997, 82(4): 1256–1269.

[141] VIVIEN B, PAQUERON X, LE COSQUER P, et al. Detection of brain death onset using the bispectral index in severely comatose patients[J]. Intensive Care Med, 2002, 28(4): 419–425.

[142] WILLIAMS B R, LAZIC S E, OGILVIE R D. Polysombographic and quantitative EEG analysis of subjects with long-term isomnia complaints associated with mild traumatic brain injury[J]. Clin Neurophysiol, 2008, 119(2): 429–438.

[143] XU W W, JIANG G S, CHEN Y W, et al. Prediction of minimally conscious state with somatosensory evoked potentials in long-term unconscious patients after traumatic brain injury[J]. J Trauma Acute Care Surg, 2012, 72(4): 1024–1029.

[144] YAN K X, PANG L J, GAO H, et al. The influence of sedation level guided by bispectral index on therapeutic effects for patients with severe traumatic brain injury[J]. World Neurosurg, 2018, 110: e671–e683.

[145] ZEILER F A, SMIELEWSKI P. Application of robotic transcranial Doppler for extended duration recording in moderate/severe traumatic brain injury: first experiences[J]. Crit Ultrasound J, 2018, 10(1): 16.

[146] ZHOU T, KALANURIA A. Cerebral microdialysis in neurocritical care[J]. Curr Neurol Neurosci Rep, 2018, 18(12): 101.

第三章
颅脑损伤病人现场抢救与转运

颅脑损伤病人属意外伤害、突然发病，尤其是重型颅脑损伤病人病情变化快而且严重。几乎所有病人都发生在工作和生活现场或在交通道路上。因此，进行有效的现场急救和及时合理的转运，这在平时和战时都是很重要的一步，且对颅脑损伤病人的后续治疗和提高治疗效果具有十分重要的意义。

第一节　颅脑损伤病人现场抢救

颅脑损伤病人现场抢救是否正确、及时，是抢救病人成败的关键之一。现场抢救可能没有医务人员，只靠在场非医务人员的自救、互救。因此，现场急救的知识应在民众中广泛宣传。各单位、各居民点，特别是民警、消防单位要训练一定数量合格的救护人员，组建医疗救护小组。有条件的单位要配备适当的急救器材，汽车司机应备有急救包，以便一旦发生颅脑损伤急症情况及时进行自救和互救。组织自救和互救是现场急救的一个很重要的措施，也为急救医生到达现场前争取到抢救的时间。现场急救的原则是：了解重点病情，系统而简要检查全身情况，立即处理危及生命的病症，迅速脱离现场转送至医院进一步诊治和复苏。

一、了解重点病情

在急救现场，重型颅脑损伤病人往往处于昏迷状态，急救人员只有通过在场人员对受伤时间、经过及病情变化重点了解，应注意受伤后病人意识状态，有无伤口、出血情况，肢体是否活动，有无呕吐和抽搐等现象。

二、认真检查头部及全身情况

根据对伤情的了解，可以有目的、有重点地进行查体。检查时动作迅速，不可因检查过久耽误急救处置；也不可粗心大意，漏检重要的损伤和体征。重点检查受伤部位、出血情况、瞳孔大小与对光反射、眼球位置、肢体功能以及生命体征等，并做扼要记录。

三、初步止血，妥善包扎伤口

头部伤有活动性出血时，应立即采取加压包扎止血方法，用消毒急救包或其他清洁质软的布料压迫伤口，再用绷带缠扎；用手暂时压迫伤口也可止血。

对合并肢体软组织创伤可用无菌绷带加压包扎，以便止血；尽量避免环扎式包扎，特别用力加压包扎后可能发生肌肉、神经干缺血性坏死。有肢体大动脉损伤出血严重时，可用环束式包扎或橡皮止血带止血，但必须使用软物衬垫，并记录使用时间。上止血带持续时间一般不超过5小时。如果要继续使用，应每隔4～5小时松解止血带1次。

如有脑组织膨出，应用2～3个急救包或棉圈围于伤口周围然后包扎，或在伤部周围垫上纱布，再用消毒的小容器，比如小碗或小方盒覆盖在膨出的脑组织上，然后用胶布或绷带包扎固定。

四、保持呼吸道通畅，防止窒息

重型颅脑损伤病人因为意识障碍，频频呕吐，而咳嗽和吞咽反射消失，呼吸道积存大量食物残渣、分泌物和血块，致使呼吸道堵塞或发生误吸引起窒息。此时首先用手指清除病人口腔内异物。若病人牙关紧闭，要用开口器或木棍撬开下颌，放置牙垫再清理口腔。有时用手压挤病人气管，诱发病人咳嗽，使气管内异物咳出，有利于呼吸通畅。病人因昏迷、肌肉松弛、舌后坠导致咽喉部阻塞，呼吸不畅，此时可用双手放在病人两侧下颌角处将下颌托起,暂时使呼吸道通畅;也可改变病人体位,使其侧卧位或侧俯卧位,都有较好的效果。在转送病人时,这种体位特别重要,可以防止食物和呕吐物被吸入呼吸道。但对深昏迷病人,用上述方法只能起暂时的急救效果,过后可能再发生呼吸道阻塞。此时可在病人口中放入口咽通气管,防止舌后坠;也可用舌钳或用缝针粗线穿过舌中缝将舌牵出口外,效果更好。

五、颅脑损伤病人呼吸功能障碍的早期处理

对于重型颅脑损伤病人出现的呼吸障碍,在现场抢救或在急救车上只能采用最简单而有效的方法。当发生陈-施呼吸、间歇性呼吸和呼吸、心跳骤停时,就必须立即采取果断措施予以纠正。具体方法如下。

1. **口对口人工呼吸和胸外按压法** 这是人工呼吸中最简单而有效的方法,不需特殊设备,操作亦容易。在操作前,要用手指或长钳夹着纱布条拭去口内黏液、血液和食物渣屑,或用吸引器把口咽部异物吸净。在病人肩部放一薄枕,使颈部充分后伸,头部后仰。用手托起下颌以解除因舌后坠造成的咽部梗阻。一手张开病人口唇,以减少两唇紧闭时阻碍气流出入。术者吸足一口气后,以自己的口唇包绕封住病人的口部,形成不透气的密封空间,用力向其口中吹入。为避免吹入的气体通过食管进入胃部,可用手指将甲状软骨压向脊柱以闭塞食管的开口;为了不使气体从鼻孔逸出,再用另一手的拇指、示指捏住病人鼻孔。术者每次吹入气体时,可以看到病人的胸廓向前扩张;吹气期要短而有力,约占每次呼吸周期的1/3。吹气停止后,术者头稍抬起,注意病人胸廓是否复原,呼气期有无呼吸道梗阻的声音,然后再次吹气,以每分钟

13～18次为宜。口对口人工呼吸应与心脏按压相协调,以保证氧合血的有效灌注。当现场只有一人进行抢救时,一般主张先吹1口气,然后再做4～5次心脏按压;也可以连续吹2口气,再做8～10次心脏按压。平均1分钟内吹气6～8次,按压心脏30～50次。这样频率的抢救措施,虽然吹气次数少了一点,但只要方法正确可靠,对体内供氧仍是有效的。若由2人进行抢救,吹气和按压动作要协调,切勿相互影响。

2. **口对鼻人工呼吸法** 适用于病人牙关紧闭或口腔外伤、口唇撕裂伤者。施行时可按住病人口唇,对准鼻孔用力吹气。

3. **口对通气管人工呼吸法** 将口咽通气管置入咽腔,防止舌后坠,然后进行口对口人工呼吸。也可用另一通气管对接咽部通气管,术者向通气管吹气,可以更有效地进行人工呼吸。

4. **气管内插管人工呼吸法** 本法优点可以保持呼吸道通畅、彻底清除呼吸道分泌物,避免发生胃扩张,便于给氧及长期人工辅助呼吸。适用于:重型颅脑损伤后呼吸、心跳停止者;严重颌面伤者;复苏时间长;需要开胸做心脏按压者。

5. **气管内插管接便携式呼吸器** 如条件允许,这是更有效的方法。也可气管内插管后接简易呼吸器进行人工呼吸。简易呼吸器是一种具有弹性呼吸囊和附有呼吸活瓣的手按压式人工呼吸器,简便轻巧,特别适用于现场抢救。每次挤压可有500～1 000 mL气体进入肺内,放气后球囊能自行恢复。按压时速度应快(相当吸气期),而球囊自行恢复较慢(相当呼气期)。吸气与呼气时值比为1:2。一般每分钟按压数为12～16次。

第二节 颅脑损伤病人的医疗救护转运

医疗救护转运是现代急救医学中的重要组成部分。除了把病人迅速转运到医院继续治疗外,还要在转运途中继续进行医疗救护工作,因此也是院前急救的重要任务。颅脑损伤病人经现场急救或基层医院救治后,需要及时转送到具备专科救治条件的医院治疗,如何掌握转运的时机和适应证,在途中采取什么措施等,同样非常重要。

一、颅脑损伤病人转运的适应证与禁忌证

一般情况下,无论是急性颅脑损伤,还是脊柱、

脊髓损伤病人,均应迅速脱离现场,及时送入相应的医院治疗。在大城市中,多数病人能迅速进入专科医院或大型综合医院内救治,而远离市区的县、镇、山区或有些基层医院,病人的转运就有一定的困难。因为路途较远,使病人辗转颠簸,途中可能发生意外或病情变化。所以,正确掌握转运病人的适应证和禁忌证有重要的实际意义。但是转运病人的适应证与禁忌证不是绝对的,而是相对的,可根据下列几个条件决定。

1. **病情危重的程度** 有些颅脑损伤病人病情相

对稳定，在一段时间内不会出现病情变化。但有些病人，尤其是重型颅脑损伤病人处于垂危状态，随时都有生命危险。所以在掌握病人转运条件时要充分考虑如下病情：

（1）呼吸、循环系统有无障碍，途中是否会发生呼吸、循环衰竭。若已出现或有可能出现则不应转运。

（2）有无发生脑疝的可能。出现一侧瞳孔散大、对光反射消失，伴有意识障碍或血压升高，脉搏、呼吸减慢，即为脑疝典型的特征。此类病人应就地抢救，不宜转运。

（3）颅内出血或创伤出血是否停止。无论颅内，还是全身其他部位有活动性出血者，须在当地医疗单位作彻底止血，待病情平稳后才能转运。颅外活动性出血是否停止容易判断，而颅内出血的判断就比较困难。有条件的单位，可进行CT动态检查，每隔2～3小时或更长一点时间检查一次，如颅内血肿未见扩大，或无新的出血发生就可明确。没有CT设备时，也可全面分析病情变化，特别从意识障碍程度、肢体活动情况、颅内压改变等方面进行观察，常常可以提供有价值的资料。

2. 转运路途远近　路途远近以及路面质量也是转运病人的重要条件。路程近而路面平坦、质量好的公路，在较短时间内能到达医院者，即使病情比较重，采取一定措施后也可以安全转运，相反就要慎重。

3. 运载工具的选择　转运病人可根据当地情况，选用汽车、火车、船或飞机。一般情况下，使用汽车如救护车可以满足要求，特别目前各地有良好的公路设施，甚至有高速公路的条件下，在一定距离内转运病人是比较安全的，而且可以直接送至专科医院。而病情平稳，一般情况良好的病人，用轮船或汽艇船转运也较理想，特别是内河航运，风浪不大，比较平稳，对病人影响不大。此外，船上空间较大，常常有电供应，各种急救器材可以使用，即使病情发生变化，也可及时处理；缺点是转运时间长。对于危重病人病情在短时间内可能恶化者，应积极争取飞机转运。除利用当地正常航班飞机外，还可使用直升机。我国各地航空公司已开展直升机服务。北京、上海、广州等地已有空中救护专用飞机。直升机运送病人是比较理想的工具，运送速度快，机内平稳、可靠，不受陆地交通拥挤的影响，可以在较短时间内把病人送到专科医院。有些医院内有较大球场或楼顶平台可供直升机降落，接纳病人极为方便。在战时和灾害急救中，其优点更显突出。由于空中救护赢得了抢救时间，从而降低了病死率。在欧美发达国家用直升机运送危

重病人已非常普及。但对重型颅脑损伤，有明显生命体征改变及脑疝表现，一线医院无救治条件者能否空运，仍有争议。但有人主张，与其让伤员在无条件下等待死亡，不如尽快后送至有专科治疗条件的医院，积极争取救治。

二、重型颅脑损伤病人转运途中常用的急救器材和药物

1. 主要的急救器材　应包括：氧气囊（或小氧气筒）1～2只，喉镜1具，气管内导管全套（各种型号），便携式呼吸机或简易人工呼吸器1套，气管插管接头若干个，除颤器1台，电动吸引器（或脚踏式）1台，表式血压计1具，吸痰管若干条，开口器1个，舌钳1把，口咽通气管2～3个，静脉切开包1个，静脉输液器若干个，注射器若干个（含心内注射针头）。

2. 主要的急救药品　盐酸洛贝林注射液，尼可刹米（可拉明），盐酸二甲弗林（回苏灵），苯甲酸钠咖啡因，间羟胺（阿拉明），去甲肾上腺素，肾上腺素，异丙肾上腺素，多巴胺，硫酸阿托品，20%甘露醇，呋塞米（速尿），10%葡萄糖注射液，5%葡萄糖注射液，林格注射液，生理盐水，注射用水，5%碳酸氢钠溶液等。

三、颅脑损伤病人转运途中救治和护理措施

1. 转运工具　飞机和轮船运送都比较平稳，相对安全。而汽车运送，对病人最大的威胁是途中颠簸、摇晃震动，一方面影响病人循环和呼吸功能，可引起衰竭；另一方面加重脑水肿或引起颅内出血，出现急性颅内压增高，严重者发生脑疝，导致病人死亡。因此，要加强防震措施。常用的方法有：① 选用防震功能良好的救护车；② 如用普通客（货）车转运，车厢内要装上一定数量细沙，平铺在车厢板上，可以加重车厢内重量，有一定的防震功能；③ 担架上加厚被褥或铺设厚的海绵垫；④ 用绳索把担架悬吊在车内，两旁由护送人员扶稳，可减少震动、颠簸。现代设备良好的集装箱式的救护车，不仅有良好防震功能，而且有空调、照明、供电系统，有各种生理监护仪器、设备齐全急救器材，甚至有进行气管切开、开颅减压、血肿清除等手术的条件。这是理想的急救运输工具，故有人称之为活动的重症监护病房（intensive care unite, ICU）或活动的手术室。

2. 病人体位　一般情况下，病人可以平卧位转运。但对昏迷病人，呼吸道不通畅或易发生呕吐时，宜采取侧卧位或侧俯卧位，借重力使口内分泌物易于流出；当病人发生呕吐时，胃内容物也易于排出，防止误

吸入气管内而发生窒息。

3. 保持呼吸道通畅 转运病人途中保持呼吸道通畅十分重要。出发前应彻底清除口腔、咽腔异物和分泌物,吸净气管内痰液,保持呼吸道通畅。转运途中病人有痰块或痰液不能咳出影响呼吸时,要及时吸出。若无电动吸引器,可用脚踏式吸引器或大注射器吸出。另外,采取下列措施,可有效防止窒息:① 昏迷、舌后坠的病人或口底、咽部损伤肿胀的病人,可置入咽通气管或鼻咽导管;对舌后坠严重,咽通气管使用后仍不理想者,可用开口器或牙垫撑开口腔,用舌钳把舌拉出。若无舌钳,在局麻下用粗丝线于舌中线前中1/3交界处贯穿缝合一针,将舌牵出口外,固定在胸前衣扣上,也能达到目的。② 环甲膜穿刺、环甲膜切开术。在转运途中,当病人呼吸道内的浓痰无法吸出或发生急性喉梗阻,濒于窒息的紧急情况下,可作环甲膜穿刺术,以粗针头经环甲膜插入气管内,可及时解除窒息,挽救病人生命。插入针头可达2～3枚。若时间允许也可迅速切开环甲膜,然后插入气管导管。环甲膜位于环状软骨与甲状软骨之间,此处无重要组织,不易出血,厚3～5 mm,容易切开。但此手术只用作临时急救通气,插入导管不宜超过48小时,否则容易损伤喉部软骨而致术后拔管困难。故在应急抢救后及时改作常规气管切开术。③ 气管切开术。当颅脑损伤病人深度昏迷,尤其是合并颌面部创伤者,在转运途中很难保持呼吸道通畅。对此在运送前应果断地先做好气管切开,以策安全。气管切开术是一项解除上呼吸道梗阻、清除下呼吸道分泌物阻塞、改善肺部通气功能的重要措施,千万不可顾忌术后护理而犹豫不决,丧失时机。但是,气管切开技术较为困难,最好不要在运送途中进行。

4. 空运途中病人的医疗处置和护理要点 ① 空运病人要常规吸氧,适当抬高头部,保持呼吸道通畅,维持良好的静脉通道。② 严密观察生命体征变化及神志、瞳孔情况与肢体活动。③ 有颅内压增高或有气颅的病人,在升空前应予脱水,以免在空中加重病情。在空运中若出现脉搏洪大、呼吸深慢、意识障碍加深,有瞳孔变化者多提示颅内高压危象,应快速静脉推注甘露醇。④ 纠正低血容量。血细胞比容不得少于0.30,动脉血氧分压不低于8 kPa(60 mmHg)。⑤ 低血容量的病人,在飞机飞行时,因不断加速,容易发生体位性低血压。因此,在飞行中,病人头部应朝向机尾,以免发生脑缺血。⑥ 高空中温度、湿度较低,有气管切开的病人应使用雾化器,以免气管内黏液干燥结痂,必要时向气管内滴入0.45%生理盐水或其他保养液。如用密闭式气管导管,气囊在空运中可能膨胀,过度压迫气管黏膜,因此在空运前要适当放出囊内气体,着陆后再向囊内充气。⑦ 有脑脊液漏的病人,在空运时脑脊液流失可能多,应加强护理。对脑脊液鼻漏病人要防止误吸。⑧ 已作清创的病人,空运途中不宜更换敷料。⑨ 需要头部低温治疗者可继续进行。⑩ 留置导尿管要保持通畅。

5. 密切监护途中病情变化 转运途中要注意观察病情变化,监护病情主要包括:① 意识状态。转运途中要严密观察病人意识变化,特别注意有无出现昏迷-清醒-再昏迷的现象。② 生命体征的变化。重点监测病人脉搏、呼吸和血压,以便早期发现颅内压增高等病情变化。③ 瞳孔大小及对光反射的情况。一旦出现一侧瞳孔散大、对光反射消失,表明已发生脑疝,要及时抢救,不可延误。

以上各项内容要定期观察,并填入专用表格;各项数据均应认真记录,这是随时分析、判断病情的重要资料。

6. 转运途中发生神经症状的处置

(1)躁动不安:意识障碍的病人不能正确表达病情,每当病情变化或病灶激惹可发生躁动不安。常见的原因有颅内压增高、颅内血肿、脑挫裂伤、休克早期和尿潴留等。对躁动不安的病人应以简便方法检查,判断发生的原因,针对病因及时处理,可给予适当镇痛、镇静剂。常用的镇静剂有苯巴比妥(鲁米那)(每次100 mg)、水合氯醛(10%溶液,每次10 mL)、哌替啶(每次50 mg)等。在排除休克后,可酌情使用冬眠合剂。

(2)癫痫发作:颅脑损伤常常引起癫痫发作,轻者表现为局限性抽搐,重者可发生全身性抽搐,甚至窒息而死亡。因此,及时控制癫痫发作十分重要。治疗癫痫发作常用的药物有苯妥英钠(每次100 mg)、苯巴比妥(每次100 mg)、地西泮(每次10 mg)、副醛(每次10～20 mL)、阿米妥钠(每次200～500 mg)、氯硝西泮(1～4 mg静注,或4 mg加入500 mL生理盐水中静滴),其中静推10 mg地西泮为首选措施。

(3)颅内压增高:颅脑损伤病人可发生颅内压增高,严重者病人剧烈头痛、频繁呕吐或有意识障碍。这类病人在转运前应予脱水药物降低颅内压,待病情平稳后再运送。途中输液不宜过快、过多。若途中出现躁动、脉搏洪大有力、心率减慢、呼吸变慢和血压升高,提示发生颅内压增高,可及时使用脱水剂。最常用药物是20%甘露醇溶液和呋塞米等。

(田恒力)

参考文献

［1］ 江基尧.提高中国颅脑创伤临床救治成功率之我见［C］//浙江省医学会创伤医学分会,上海市医学会创伤专科分会,江苏省医学会创伤医学分会.第四届长三角地区创伤学术大会暨2014年浙江省创伤学术年会论文汇编.杭州:浙江省科学技术协会,2014: 34-36.

［2］ 朱诚,江基尧.颅脑创伤研究现状与展望［J］.中华创伤杂志,1995,11(5): 266-267.

［3］ 王正国.颅脑战创伤研究［J］.中华神经外科疾病研究杂志,2002,1: 97-99.

［4］ 曹美鸿.严重脑外伤体液疗法的新观点［J］.中华神经外科疾病研究杂志,2002,1: 100-104.

［5］ PEPE P E, COPASS M K, JOYCE T H. Prehospital endotracheal intubation: rationale for training emergency medical personnel［J］. Ann Emerg Med, 1985, 14: 1085-1092.

［6］ KELLY D F, NIKAR D L, BECKER D P. Diagnosis and treatment of moderate and severe head injuries［M］//YOUMANS J R. Neurological surgery. 4th ed. Philadelphia: WB Saunders Comp, 1996, 1618-1665.

［7］ GODOY D A, LUBILLO S, RABINSTEIN A A. Pathophysiology and management of intracranial hypertension and tissular brain hypoxia after severe traumatic brain injury: an integrative approach［J］. Neurosurg Clin North Am, 2018, 29(2): 195-212.

［8］ 贾博,高原,张剑宁.航空医疗后送对颅脑战创伤的影响［J］.中华航空航天医学杂志,2018,29(3): 252-257.

［9］ 陈心,施明明,柴艳,等.颅脑损伤患者院前救治的研究进展［J］.中华神经创伤外科电子杂志,2019,5(1): 52-55.

［10］ 张建宁.颅脑外伤的急诊室救治［J］.中华神经外科杂志,2015,31(7): 649-652.

［11］ JIANG J Y, GAO G Y, FENG J F, et al. Traumatic brain injury in China［J］. Lancet Neurol, 2019, 18(3): 286-295.

［12］ MAAS A I R, MENON D K, ADELSON P D, et al. Traumatic brain injury: integrated approaches to improve prevention, clinical care, and research［J］. Lancet Neurol, 2017, 16(12): 987-1048.

［13］ PAKKANEN T, VIRKKUNEN I, KÄMÄRÄINEN A, et al. Pre-hospital severe traumatic brain injury-comparison of outcome in paramedic versus physician staffed emergency medical services［J］. Scand J Trauma Resusc Emerg Med, 2016, 24: 62.

［14］ ROWELL S E, FAIR K A, BARBOSA R R, et al. The impact of pre-hospital administration of lactated ringer's solution versus normal saline in patients with traumatic brain injury［J］. J Neurotrauma, 2016, 33(11): 1054-1059.

第四章
颅脑损伤病人急诊室诊治

颅脑损伤的急诊室诊治是院内治疗的开始,进行初期的急救、必要的检查和迅速完成术前的一切准备,有助于明确诊断、准确判断伤情、选择有效的治疗方案和为确切治疗争得有利的时机,是预防和避免继发性颅脑损伤加重的重要环节。颅脑损伤急诊室医护人员除了急救知识和技术外,需要一定专业的颅脑损伤救治基本知识,具有正确和迅速诊断和判断病情的能力、准确有效的处理技能。

第一节 诊 断

颅脑损伤的诊断基于致伤机制、存在神经系统阳性症状和体征、影像学结果。急诊室的诊断要求医生在短时间内重点并简明扼要地询问受伤时间、受伤地点、受伤原因、受伤过程、伤后情况、转运经过与处理以及既往疾病等病史,通过重点的查体和必要的辅助检查,能迅速做出正确的诊断和处理。对于休克、活动性出血、脑疝、血气胸等重危病人应边询问病史边进行积极抢救,按照高级创伤生命支持原则给予处理,如气管插管、机械通气、止血、输液、血管活性药物使用、脱水降颅压、胸腔闭式引流等;同时进行抽血检验和必要的床旁辅助检查,尽快行头颅CT检查,如可疑多发伤,应多部位做CT检查。对于格拉斯哥昏迷量表(GCS)≤8分或者躁动合并明显前颅底骨折的颅脑损伤,在有条件的情况下第一时间建立人工气道,避免低氧血症。急诊室快速而正确的诊断对及时治疗和改善预后至关重要。

一、病史

在急诊室询问病史时原则上要求简捷、客观、真实,并需了解伤时、伤后的全过程(4W原则)。当病史不详或致伤机制不明确时,尤其是当影像学表现和体征不符时,必须要考虑是否存在导致意识改变的其他原因。颅脑损伤的致伤机制可以由目击者、伤前同伴或病人家属提供的信息协助判断。当致伤事故不严重和病人无明显外部创伤时,需考虑是否存在造成意识障碍的非外伤性因素,比如在某些情况下,颅脑损伤并不是原发病,其可能发生在卒中、癫痫或颅内出血之后。通常情况下,气道阻塞、气胸、误吸、低血糖以及药物或酒精中毒引起的意识障碍是可逆的。

询问病史时应尽量充分地了解受伤原因,受伤时间,暴力的大小,着头部位,伤后表现,现场抢救及转运过程和处理。主要了解伤后意识状态,有无呕吐及其频度,伤后有无癫痫发作及其表现和次数。此外,还应简要询问家属伤员既往有无癫痫病史、各种血液病的出血倾向史以及其他脏器的严重疾病史。这样才可以全面地了解和掌握伤因、伤情、伤后表现及既往史。

二、临床表现

颅脑损伤病人来到急诊室后可有迥然不同的临床表现,根据其表现不同可判断伤情轻重及随后可能发生的变化。较轻的病人可能表现神志清楚,能正确回答问题,轻度呕吐;稍重者可有较剧烈头痛、头晕,多次呕吐,精神淡漠,不愿说话甚至嗜睡;严重的病人,表现严重躁动或完全不动,频频呕吐,频繁或持续地癫痫发作或去大脑强直发作,严重者对痛刺激完全无反应,甚至出现生命体征不稳定等。部分合并颅脑损伤的多发伤病人,要注意其他部位损伤的临床表现,最常见的是四肢骨折引起的变形及颌面伤和骨折,其次是胸、腹部损伤,如多发性肋骨骨折引起的胸部矛盾呼吸,血气胸导致的呼吸困难,肝、脾、肾脏器损伤引起的腹部膨隆,腹膜刺激征及失血性休克等,这些临床表现应引起神经外科急诊室医生的高度重视,应及时发现并处理,否则也会导致严重后果。因此要求急诊室医生既要重视神经系统的临床表现,也要同时重视其他复合伤的临床表现。对那些致命性的临床表现就应首先处理,并同时处理颅脑损伤。

三、体格检查

重型颅脑损伤病人到急诊室后首先持续心电、呼吸、血压监测,并进行脱衣暴露行急诊室查体,包括意识状态、生命体征、头部检查、全身检查和神经系统查体。应根据病情轻重不同进行不同检查。对较轻病人可做较详细的检查,而对较重或垂危病人应根据其临床表现做重点检查,以便抓紧时间做必要的辅助检查及相应处理。

（一）意识状态

意识状态的改变是反映脑功能损害的可靠依据,伤后可表现为淡漠、嗜睡、朦胧及昏迷,尤其从清醒逐渐发展至意识障碍,表明病情逐渐加重,目前多采用GCS评分表示,GCS值越低表明意识障碍越严重,则伤情越严重。对意识的检查一般采用呼唤、提出问题令其回答的方式,在无反应时则提高声音,仍无反应时采取压迫眶上眉弓中点处的三叉神经额支处或刺激上肢或大腿上方内侧皮肤,同时令其回答问题或观察肢体运动情况,以此判断其意识状态及肢体活动状态,这是一种无损害的有效检查方法。神经学评估是对遭受创伤而不能清晰地表述症状病人的初始评估的组成部分。心肺功能不全等原因也可能造成意识状态的改变,因此进行GCS评分必须在病人复苏后,使用镇静剂前进行,此时的评分应该最为准确。评分时还应注意某些特殊情况,例如,病人右上肢可以遵嘱运动,但左上肢对疼痛刺激产生屈曲反应,这种情况运动能力应评为6分。在运输和复苏期间以及在急诊室和重症监护室时都应多次进行GCS评分,以评估随着时间的推移病情变化的情况。

（二）生命体征检查

生命体征在急诊室的检查中是一项重要的常规检查,包括体温、血压、脉搏、呼吸。这些检查虽然简便易行,但在急诊室判断及诊断病情轻重以及是否可能合并其他的损伤上至关重要。如伤员到达急诊室时发现有脉搏细弱而快、面色及口唇苍白、血压下降的休克表现,则可判断为失血过多,必须积极予抗休克处理,及时检查原因。而仅为颅脑损伤者在伤员到达急诊室时

很少有低血压表现,相反由于高颅压的原因多表现为血压升高及呼吸和脉搏减慢。

（三）头部检查

1. 头皮损伤的部位 头皮挫伤或裂伤的部位代表着力部位,对于分析损伤机制必不可少。检查有无头皮的缺损和缺损的大小。

2. 开放性损伤者 应检查伤口的部位、形状、长度、深度及出血量,伤口污染情况,有无异物残留和骨折,注意有无脑脊液或破碎脑组织溢出。

3. 有无头皮血肿 帽状腱膜下血肿,应注意血肿范围及大小。出血较多者应注意是否有波动感,对血肿面积较大且出血量较多者应考虑是否有凝血机制障碍的疾病,并及时进行凝血时间等检查。另一类为颅骨骨膜下血肿,其表现可无明显的波动,最大特点是肿胀局限于某一块颅骨的范围。有巨大血肿处,其下方常伴有颅骨骨折。

4. 有无颅底骨折 双眼睑周围发绀、肿胀伴有眼结合膜下出血,常表示有前颅窝底骨折或脑脊液漏发生;耳后乳突部位发绀、皮下淤血伴有外耳道流血（或血性液体）,常表示有中颅窝底骨折伴脑脊液耳漏。

（四）全身检查

颅脑损伤的情况复杂,多发伤的发生率有增高的趋势,且多发伤的病死率明显升高。因而体格检查时要注意颌面、胸、腹、脊椎、骨盆和肢体的检查,必要时行各种诊断性穿刺,及时发现和纠正危及病人生命的合并伤。

（五）神经系统检查

颅脑损伤病人在急诊室的神经系统检查应有所侧重,除前述的意识状态外,重点做如下检查:

1. 眼部检查 包括外眼检查、眼球位置及运动、瞳孔变化和眼底改变。

（1）外眼检查:眼睑及球结膜下出血、水肿,是眶板骨折的表现;单侧或双侧眼球突出,眼球张力增高,可能有眶内或眶后出血;眼裂缩小,眼球内陷,单侧瞳孔缩小[霍纳综合征（Horner syndrome）],是交感神经损害症状,应注意颈部损伤的存在;单侧早期瞬目动作减退,常提示该侧面神经末梢支损害。

（2）眼球位置和运动:伤后立即出现的一侧瞳孔散大、对光反射消失,但没有意识障碍,常是虹膜及动眼神经损害表现,多为眶上裂骨折造成;展神经损害者,眼球外展不能,有同向凝视出现,是额叶额中回,或额桥束,或脑桥损害的表现;早期出现的眼球分离,是脑干内侧纵束受损的表现,提示有脑干损伤;有眼震出现为颅后窝小脑或脑干损害的表现,应注意颅后窝血肿。

（3）瞳孔变化：伤后立即出现的瞳孔双侧散大或缩小，或大小多变，形状不整，常是脑干损害的表现，多伴有严重意识障碍；伤后逐渐出现一侧瞳孔散大、对光反射迟钝或消失，则是小脑幕切迹疝的典型表现（瞳孔散大前可有短时间缩小）。

（4）眼底改变：视盘水肿或伴有出血者，多出现在亚急性或慢性血肿者。但也有伤后30～40分钟出现水肿者，甚至可伴有眼底出血，多见于广泛脑挫裂伤或弥漫性脑肿胀引起颅内压严重增高者。

2. 运动功能检查　对神志清醒且能合作的病人分别检查肢体的肌力和肌张力。对昏迷不能配合检查者，肢体活动的能力和状态可反映昏迷的深浅，可给予疼痛刺激，观察肢体运动情况。刺激的方法常采用同时压迫双侧眉弓中点的三叉神经额支处，也可以在双侧臂内侧及大腿内侧用拇指及示指捏住小块皮肤进行刺激，因此处痛觉较为敏感，也不致造成严重损伤。如一侧肢体偏瘫表明其对侧的运动区皮质有损害，或为幕上脑疝大脑脚受压迫所致；如伴有对侧瞳孔散大、对光反射消失，则是小脑幕切迹疝的表现；昏迷病人如伴有屈曲反应是去皮质表现；如有异常过伸表现，则是脑桥损害的表现；四肢瘫痪或下肢截瘫表明有高颈段脊髓损伤或颈膨大以下脊髓损伤。

3. 反射的检查　主要包括浅反射、深反射和病理反射。意识障碍严重者均有双侧对称性生理深、浅反射迟钝或消失；意识障碍不明显，一侧生理深、浅反射减退或消失，是该侧锥体束损害的早期表现；脑干损伤、脑疝形成者，多有病理性反射出现；生理及病理反射均消失者，为处于濒死状态的深昏迷者；新出现或在原有基础上加重的锥体束征，对诊断继发性损害有重要价值。

4. 脑膜刺激征　伤后早期出现脑膜刺激征是蛛网膜下腔出血的表现，晚期出现多为颅内感染引起；出现有强迫头位而无下肢症状时，可能是枕骨大孔疝的早期表现，或颅后窝有损伤，应高度警惕。

四、辅助检查

颅脑损伤病人基于病史、临床表现和体格检查后，应进一步做辅助检查以明确受伤具体类型和表现。目前对于颅脑损伤诊断最常用和有效的就是头颅CT检查。

1. 头颅X线平片检查　此检查在以往都作为急性颅脑损伤最重要的常规检查方法，通过检查可以发现颅骨骨折及其部位和严重程度，现在随着CT的普及以及CT三维重建的应用，使用越来越少。

2. CT检查　此项检查以其无损伤及快速有效显示颅脑病变及帮助迅速做出正确诊断与指导治疗，已被广泛应用于神经外科尤其是急诊室诊断。这一新的科技进步，在颅脑损伤诊断方面无疑是一项突破性的进展，是目前急诊室辅助检查的首选方法。CT检查不但在检查的当时可以显示颅脑病变，而且可以反复动态检查以观察颅内病变的发展。通过CT检查可以发现头皮肿胀、部分颅骨骨折线、颅内蛛网膜下腔出血、颅内血肿、脑挫裂伤、脑水肿、硬膜下积液、颅内积气、颅内异物等的大小、位置以及病变对中线结构、脑室形状及各脑池特别是环池的影响，据此可做出正确诊断及处理，因此这项检查是急性颅脑损伤急诊室诊断最重要、方便、快捷及有效的手段。通过CT的三维重建，在诊断颌面部骨折、颅底骨折和显示凹陷骨折的程度和范围上更准确。

3. 腰椎穿刺检查　此项检查也是常用而重要的急诊室诊断检查方法，但自从广泛应用CT检查以来，颅骨X线平片及腰椎穿刺检查常被忽略。创伤性蛛网膜下腔出血在CT诊断上并不十分可靠，尤其是对老年病人及无脑池密度增高表现者更须慎重，仅靠纵裂密度稍高做出蛛网膜下腔出血的诊断是不够确切的。然而如行腰椎穿刺检查时发现压力稍高、有均匀一致的血性脑脊液流出，就可以明确诊断。

4. MRI检查　MRI技术在国内已逐渐被广泛应用于临床，这是在CT之后较早应用于颅脑病变的一种较好的无创检查技术。其优点是无痛苦，无放射线损伤，可多方位体层成像，无骨性伪影，尤其对后颅窝显示较清楚。但在急性颅脑损伤检查时仍存在不足之处，如成像时间较CT长，病人不能携带任何金属异物及对急性颅内血肿显示的影像不如CT清楚。综其优缺点是MRI在颅脑损伤中对亚急性及慢性颅内血肿的诊断上优于CT，而在急性颅内血肿的诊断上则较CT差。

5. 其他检查　基于损伤部位和损伤机制，在可疑颅脑损伤合并血管损伤时还必须通过计算机体层血管成像（CTA）、磁共振血管成像（MRA）、脑血管造影（包括颅内或颅外血管）成像。在可疑合并其他部位损伤时，需根据受伤部位及伤情合理安排X线片、B超等辅助检查。

第二节　颅脑损伤的急诊室处理

一、急救

颅脑损伤病人大多均未得到有效的现场抢救，急诊室的急救是指就诊时伤情十分危重或临危状态的病人，急诊室医生所采取的迅速紧急生命评估并判断伤情，做出正确诊断并立即采取有效的救治措施的过程。急诊救治遵循统一的ABCDE模式，包括气道、呼吸、循环、神经系统评估和全身体格检查。对急性重型颅脑损伤病人自伤后开始直至最后治疗结束，有很多环节，每个环节中的时间、方法及水平与预后直接相关。急性重型颅脑损伤病人急诊室急救的主要内容有以下几个方面：

1. **气管插管或气管切开**　重型颅脑损伤合并气道保护功能差、气道不通畅、氧合低或者为了避免继发缺氧性脑损伤，应保持通气和呼吸道通畅，在有条件的情况下第一时间建立气道，首选气管插管术。部分重型颅脑损伤来急诊室时，因昏迷及呕吐物致呼吸道内有大量分泌物及误吸的呕吐物阻塞呼吸道，病人呼吸极度困难时，气管插管困难或不成功时，需要做紧急气管切开术。要求神经外科急诊室医生必须掌握此手术的基本原则及操作技术，以便能及时抢救病人。

2. **心肺复苏或维持血流动力学治疗**　特别危重病人在建立气道后呼吸、循环不稳定情况下，必要时需机械通气、补液扩容、备血、用去甲肾上腺素或多巴胺等血管活性药物维持血压，甚至进行胸外心脏按压，以维持好心脏功能和良好的组织器官灌注。

3. **紧急控制活动性出血**　如有血管破裂/断裂出血时，可用血管钳夹闭或结扎血管控制出血；如为大量渗血可剃掉周围毛发用碘酒消毒伤口周围皮肤，局麻下暂时缝合伤口止血；如伤口较小出血不多，可应用消毒敷料盖好伤口加压包扎止血，同时肌内注射破伤风抗毒素（TAT）1 500 U。对开放性颅脑损伤如脑组织外露时，伴有血管撕断出血较快时，可用血管钳夹闭或结扎血管；有粉碎凹陷骨折，碎骨片或异物嵌入脑组织时，只要无严重出血就不必勉强清除以免引起大量出血，待检查后在手术室内一并清创。在基本止血后均须用消毒敷料覆盖伤口，再稍加压包扎。

4. **降低颅内高压**　颅脑损伤病人到达急诊室已合并脑疝时，颅内压严重增高致病人濒临垂危状态，必须在到达急诊室时立即快速实施降颅压治疗，包括镇痛、镇静、渗透治疗和过度通气等；在血流动力学稳定的情况下，最常用的是甘露醇，血压低时最常用的是高渗盐，为下一步辅助检查和手术治疗提供时机。

5. **紧急放血或引流血肿降低颅内压**　有少数颅内血肿病人在到达急诊室时，已进入脑疝晚期阶段，来不及做常规检查，可在快速给予上述脱水降颅压措施的同时，快速做剃头等术前准备，在急诊室内做钻颅放血或开颅清除血肿术，以挽救病人的生命。此方法仅仅在无条件快速进行开颅的医院进行。随着医疗急救系统的健全，许多医院已经建立了创伤救治中心，实施颅脑损伤的抢救、检查、手术一体化，对重型颅脑损伤的急救节省了时间，提高了抢救成功率。

6. **合并伤的紧急处理**　颅脑损伤合并其他部位损伤的处理原则：哪种类型伤情严重甚至是致命的就应优先处理哪种类型的损伤，比如血气胸。有时颅脑损伤与合并伤同样都十分严重，那么就必须同时进行诊治，避免贻误救治时机。当病人来急诊室时发生伤口大量出血伴有休克时，应首先立即用血管钳夹闭严重的动脉或静脉活性出血，同时快速静脉输入代血浆等，随后输入全血以纠正休克。当病人因多发性肋骨骨折致血气胸，发生严重呼吸困难，胸部叩诊其一侧为鼓音或空瓦音或实音，听诊时呼吸音消失，则判断可能为气胸或血气胸，应尽快做胸腔闭式引流术。当腹部同时遭到暴力损伤，尤其是肝、脾、肾区的损伤时，常致内脏破裂发生内出血性休克，临床可见口唇及面色苍白、脉细弱而快、血压下降、血红蛋白降低、腹部膨隆并有压痛和反跳痛，甚至出现板状腹，应立即做B超检查或腹腔穿刺，发现血腹时应行紧急处理，与此同时积极抢救休克。当发现病人休克为腹膜后血肿或骨盆或股骨骨折引起大量失血时，应立即静脉输入代血浆等扩容液，随后大量输入全血。凝血功能的检测应作为标准实验室检查，必要时还应进行抗凝血逆转，然后在初始复苏之后在手术室进一步治疗出血性损伤。

二、伤口处理

1. **整齐的头皮裂伤**　一般为锐器所致，伤口长短、深浅程度不同。通常伤口内相对污染不重，异物也较少，可于急诊室行清创缝合术。

2. **不规则的钝器伤口** 因挫伤的头皮不规则，经清创后有些缺损，可仅将能缝合处缝合，但不可勉强致张力过大。若缺损不大，也可以在分离帽状腱膜后，另于适当处做弧型或"S"形切口减张缝合，最后于缺损头皮处及减张切口处用油纱条引流换药，争取原伤口处一期愈合。

3. **大面积头皮撕脱或缺损** 在发生大面积头皮撕脱（完全脱离或部分脱离）及头皮大块缺损时，有些需在显微镜下做头皮血管吻合，也有些需在彻底清创后换药，待肉芽生成后植皮。这些病人须住院手术，不宜在急诊室治疗。

4. **颅脑开放性伤口** 对开放性颅脑损伤的伤口，一般不在急诊室内进行治疗，应收入院。在急诊室内可做初期处理，如出血较明显时可在消毒下予血管结扎，简单缝合头皮止血；伤口内存有大量异物时可予摘除，但对嵌入脑组织的异物或碎骨片，不应勉强摘除，可留待术中摘除，以免引起活动性出血。经简单处理后，用消毒敷料覆盖伤口并予以包扎，同时早期肌注TAT及抗生素，之后收入院，在手术室中进行彻底的清创术。

5. **身体其他部位伤口** 在急诊室，颅脑损伤的同时常伴有全身其他部位的伤口，如为小的裂伤，神经外科医生也可以行清创缝合，但如为严重裂伤、面部复杂裂伤、四肢开放性骨折等，应请有关专科医生协助处理，以免因经验不足，处理不当。

三、脑保护治疗

在重型颅脑损伤的急诊阶段，就要具备脑保护的治疗理念。颅内压（ICP）和平均动脉压（MAP）是最重要的生理参数，因为它直接影响脑灌注压（CPP）（CPP = MAP − ICP）。必要时应适当调整其他参数以确保充足的CPP和脑氧合。一旦复苏成功，在合并颅内高压的情况下应实施降颅压治疗，维持好MAP和CPP，保持收缩压（SBP）≥ 100 mmHg。

四、其他治疗

（一）镇痛、镇静治疗

严重颅脑损伤的病人通常会行气管插管以维持呼吸道通畅，此时通常需要镇痛和镇静，以确保疼痛得到缓解且病人不会躁动。在选择镇静药物时，应优先选择具有最小血流动力学效应的短效药物。在严重的颅脑损伤病人当中，几乎所有的镇痛、镇静药物都能降低血压，但目前并没有发现其中哪一种药物具有独特的优势。值得一提的是，异丙酚和苯二氮䓬类药物虽然可以保持血液代谢的耦合，但却是理想的镇痛、镇静药物。此外，药物的联合使用可以减少单一药物的使用剂量。

（二）预防和治疗癫痫

癫痫会影响神经系统评估，加重脑损伤，应积极预防创伤早期，特别是急性期癫痫的发作。病人的癫痫可表现为惊厥性或非惊厥性。如果药物获益大于风险，则可以使用预防性抗癫痫药物（AED）来降低严重颅脑损伤病人的早期创伤后癫痫发作的概率。处于癫痫持续状态的病人需要立即给予治疗，以终止癫痫发作。

（三）纠正凝血功能障碍

颅脑损伤病人凝血功能障碍发生率很高。严重颅脑损伤病人其凝血功能障碍的发生率接近40% ~ 50%，并且有越来越多的病人服用新型口服抗凝药（NOAC）和抗血小板药物，这些都可能是颅脑损伤病人凝血功能障碍的药理学原因。此外，酒精滥用和营养状况也会对凝血功能造成影响。

凝血功能障碍可能会导致颅内创伤扩大而加剧脑的继发性损伤。凝血功能障碍是颅内血肿进展的独立影响因素，并且会导致病人预后不良。在神经创伤的病人中，凝血酶原时间（PT）、国际标准化比值（INR）、部分凝血活酶时间（PTT）、血小板计数和纤维蛋白原水平应作为常规检查。如果条件允许，血栓弹力图（TEG）也可用于凝血功能障碍的动态评估。虽然目前某些NOAC没有拮抗剂，但许多创伤中心已经提倡对已服用NOAC的病人使用凝血酶原复合物（PCC）。

（四）合并伤的处理

急性颅脑损伤常合并身体其他部位的损伤甚至是多发伤。对于严重的致命的合并伤，原则上应由相关专科医生协助处理。

五、决定是否收入院治疗

伤情轻，昏迷时间 < 20分钟，GCS 13 ~ 15分，神经系统检查阴性，生命体征基本稳定，辅助检查亦无明显阳性发现时，应留急诊室观察4 ~ 6小时；若病情加重即收入院做进一步检查或观察；若病情稳定好转，则可嘱其回家休息。如有以下情况之一者，应叮嘱其返院复诊：① 头痛和呕吐加剧；② 意识再发障碍；③ 躁动不安；④ 瞳孔不等大；⑤ 呼吸抑制；⑥ 缓脉；⑦ 肢体出现瘫痪；⑧ 失语；⑨ 癫痫发作；⑩ 精神异常。但对其住址附近无医院者仍以收住院观察为安全。

伤情较重，昏迷时间20分钟至6小时，GCS 9 ~ 12

分,有阳性或可疑的神经系统体征,生命体征轻度改变,辅助检查有局限性脑挫伤未见血肿,应收入院观察,必要时复查CT,或有颅内压增高表现时行颅内压监护。

颅脑损伤的急诊室救治原则是在建立气道保障通气、维持循环和组织灌注的基础上,快速全面完成颅脑损伤的诊断和评估,并进行系统脏器的检查诊断和评估,在急诊室完成危及生命状态的基本抢救,实施脑保护治疗方案,并尽快转运到专科或者手术室进行确定性监测和治疗。

(邱炳辉)

参考文献

[1] 朱诚,江基尧.颅脑创伤研究现状与展望[J].中华创伤杂志,1995,11: 266-267.

[2] 王正国.颅脑战创伤研究[J].中华神经外科疾病研究杂志,2002,1: 97-99.

[3] 曹美鸿.严重脑外伤体液疗法的新观点[J].中华神经外科疾病研究杂志,2002,1: 100-104.

[4] DAVIS D P, PEAY J, SISE M J, et al. The impact of prehospital endotracheal intubation on outcome in moderate to severe traumatic brain injury[J]. J Trauma, 2005, 58(5): 933-939.

[5] CHESNUT R M. Secondary brain insults after head injury: clinical perspectives[J]. New Horiz, 1995, 3(3): 366-375.

[6] CARNEY N, TOTTEN A M, O'REILLY C, et al. Guidelines for the Management of Severe Traumatic Brain Injury, Fourth Edition[J]. Neurosurgery, 2017, 80(1): 6-15.

[7] SPAITE D W, HU C, BOBROW B J, et al. Mortality and prehospital blood pressure in patients with major traumatic brain injury: implications for the hypotension threshold[J]. JAMA Surg, 2017, 152(4): 360-368.

[8] COOPER D J, MYLES P S, MCDERMOTT F T, et al. Prehospital hypertonic saline resuscitation of patients with hypotension and severe traumatic brain injury: a randomized controlled trial[J]. JAMA, 2004, 291(11): 1350-1357.

[9] VAVILALA M S, BOWEN A, LAM A M, et al. Blood pressure and outcome after severe pediatric traumatic brain injury[J]. J Trauma, 2003, 55(6): 1039-1044.

[10] LEE E J, HUNG Y C, WANG L C, et al. Factors influencing the functional outcome of patients with acute epidural hematomas: analysis of 200 patients undergoing surgery[J]. J Trauma, 1998, 45(5): 946-952.

[11] GARVIN R, MANGAT H S. Emergency neurological life support: severe traumatic brain injury[J]. Neurocrit Care, 2017, 27 (Suppl 1): 159-169.

[12] BROWN A M, TWOMEY D M, SHEE A W, et al. Evaluating mild traumatic brain injury management at a regional emergency department[J]. Inj Prev, 2018, 24(5): 390-394.

[13] VEDIN T, EDELHAMRE M, KARLSSON M, et al. Management of traumatic brain injury in the emergency department: guideline adherence and patient safety[J]. Qual Manag Health Care, 2017, 26(4): 190-195.

[14] BHALLA T, DEWHIRST E, SAWARDEKAR A, et al. Perioperative management of the pediatric patient with traumatic brain injury[J]. Pediatr Anesth, 2012, 22(7): 627-640.

[15] JOOSSE P, SALTZHERR T P, VAN LIESHOUT W A M, et al. Impact of secondary transfer on patients with severe traumatic brain injury[J]. J Trauma Acute Care Surg, 2012, 72(2): 487-490.

[16] SHEENA B, RODRICK L, ELENA H, et al. Approach to pediatric traumatic brain injury in the emergency department[J]. Curr Pediatr Rev, 2017, 13(1): 4-8.

[17] AMOO M, O'HALLORAN P J, LEO A M, et al. Outcomes of emergency neurosurgical intervention in neuro-critical care patients with traumatic brain injury at Cork University Hospital[J]. Br J Neurosurg, 2018, 32(6): 585-589.

[18] HUTCHINSON P J, KOLIAS A G, TIMOFEEV I S, et al. Trial of decompressive craniectomy for traumatic intracranial hypertension[J]. N Engl J Med, 2016, 375(12): 1119-1130.

[19] KOLIAS A G, ADAMS H, TIMOFEEV I, et al. Decompressive craniectomy following traumatic brain injury: developing the evidence base[J]. Br J Neurosurg, 2016, 30(2): 246-250.

[20] KOLIAS A G, KIRKPATRICK P J, HUTCHINSON P J. Decompressive craniectomy: past, present and future[J]. Nat Rev Neurol, 2013, 9(7): 405-415.

[21] BOSSERS S M, SCHWARTE L A, LOER S A, et al. Experience in prehospital endotracheal intubation significantly influences mortality of patients with severe traumatic brain injury: a systematic review and meta-analysis[J]. PLoS One, 2015, 10(10): e0141034.

[22] SPAITE D W, HU C C, BOBROW B J, et al. Mortality and prehospital blood pressure in patients with major traumatic brain injury: implications for the hypotension threshold[J]. JAMA Surg, 2017, 152(4): 360-368.

[23] KATSNELSON M, MACKENZIE L, FRANGOS S, et al. Are initial radiographic and clinical scales associated with subsequent intracranial pressure and brain oxygen levels after severe traumatic brain injury[J]? Neurosurgery, 2012, 70(5): 1095-1105.

[24] MILLER C, ARMONDA R. Monitoring of cerebral blood flow and ischemia in the critically ill[J]. Neurocrit Care, 2014, 21 (Suppl 2): S121-S128.

[25] ZEHTABCHI S, ABDEL BAKI S G, FALZON L, et al. Tranexamic acid for traumatic brain injury: a systematic review and meta-analysis[J]. Am J Emerg Med, 2014, 32(12): 1503-1509.

[26] O'NEILL B R, HANDLER M H, TONG S, et al. Incidence of seizures on continuous EEG monitoring following traumatic brain injury in children[J]. J Neurosurg Pediatr, 2015, 16(2): 167-176.

[27] CHESNUT R, VIDETTA W, VESPA P, et al. Intracranial pressure monitoring: fundamental considerations and rationale for monitoring[J]. Neurocrit Care, 2014, 21(Suppl 2): S64-S84.

第五章
头皮损伤和颅骨骨折

第一节 头皮损伤

头皮是颅脑最表浅的软组织,由皮肤、皮下组织、帽状腱膜、腱膜下层和骨膜组成。头皮的结构与身体其他部位的皮肤有明显的不同,表层毛发浓密、血运丰富,皮下组织结构致密,短纤维隔将皮肤、皮下组织和帽状腱膜层连接在一起,不易分离,其间富含脂肪颗粒,有一定的保护作用。帽状腱膜下层是帽状腱膜与颅骨骨膜之间的疏松结缔组织层,可使头皮有一定滑动度,对外界暴力有一定缓冲作用。颅脑损伤中,头皮损伤最为常见。一般认为,单纯头皮损伤不易引起严重后果,但在临床诊断和处理时,仍应重视以下几点:① 头皮损伤部位与程度对分析受伤机制、判断伤情和颅内血肿定位很有帮助;② 头部血液供应丰富,外伤后创口出血不易自行停止,如不及时处理可以导致失血性休克,儿童尤易发生;③ 头皮静脉经导血管与颅内静脉系统相交通,因此,头皮感染可波及颅内;④ 头皮大面积缺损,尤其颅骨直接暴露时,如果处理不当,可引起颅骨坏死和颅内感染等严重并发症。

根据头皮损伤程度不同,可分为多种类型,其处理原则和方法也各不相同。

一、头皮擦伤

1. **诊断** 损伤仅限于头皮表层,创面不规则,少量出血或血清渗出。

2. **处理** 剪除局部头发,清洁消毒创面,外涂刺激性小的皮肤消毒液后暴露以保持创面干燥。

二、头皮挫伤

1. **诊断** 损伤累及头皮全层,但头皮完整性未被破坏。除可有擦伤外,亦可形成血肿,局部头皮肿胀。

2. **处理** 局部处理与头皮擦伤相同,创面较大时可行消毒包扎。口服抗生素治疗。云南白药及三七等

活血化瘀药物使用需警惕致颅内出血可能。

三、头皮裂伤

1. **诊断** 损伤引起头皮完整性破坏,组织断裂。锐器伤创缘整齐,形状规则。钝器伤创缘参差不齐,形态多样或有部分组织缺损。如果帽状腱膜断裂,则创口哆开。

2. **处理** 止血和异物清除是首要目标。

(1)尽快止血,防止失血性休克。院外救治或CT未明确颅内情况前,出血多者可用无菌纱布填塞创口后加压包扎,或直接用大角针暂时间断全层缝合头皮。

(2)防止进一步污染,用无菌纱布覆盖,保护创口。

(3)根据皮试结果注射破伤风抗毒素或破伤风人免疫球蛋白。

(4)清创缝合术:① 基于美容考虑,女性病人可剃除伤口周围8~10 cm范围内的头发,若伤口较大或多处裂伤以及男性病人对美容要求不高者,则可剃光全部头发。② 肥皂水刷洗伤口周围头皮,清除污物、血迹;刷洗前用无菌纱布盖压创口,避免清洗液流入伤口内。③ 用碘酒、乙醇或碘尔康消毒伤口周围皮肤,避免其进入伤口引起疼痛和增加组织损伤。④ 沿伤口两侧用0.5%普鲁卡因或1%利多卡因行皮肤浸润麻醉。⑤ 用3%过氧化氢溶液、0.1%苯扎溴铵和生理盐水反复冲洗伤口,自伤口深部逐层清除伤口内异物、毛发和血凝块,然后用消毒纱布由内向外拭干伤口和周围皮肤。⑥ 伤口四周再次用碘酒、乙醇或碘尔康消毒,覆盖无菌手术巾。⑦ 探查伤口,结扎大的出血点。切除严重挫伤组织,但创缘两侧皮肤切除尽量不超过0.2 cm,以避免增加缝合张力。⑧ 根据创伤部位不同,伤口行筋膜、皮肤两层或肌肉、筋膜、皮肤三层缝合。对污染严重的伤口可行单层缝合或留置皮片引

流。原则上,头皮伤口应在24小时内处理,一期缝合。对伤后2～3天的头皮伤口,如果无明显感染,在彻底清创基础上,也可试行一期缝合;如确已感染,清创后伤口部分缝合或不缝合,放置引流,适时换药,待感染控制后再行处理。

四、头皮血肿

1. **诊断** 头皮血肿是因为头皮损伤或颅骨骨折导致血液渗出和局部积聚而成。根据血肿部位不同,可分为皮下血肿、帽状腱膜下血肿和骨膜下血肿3种类型(表5-1)。

表5-1 头皮血肿类型及临床特点

血肿类型	临床特点
皮下血肿	血肿体积小,位于头皮损伤中央;中心硬,周围软,无波动感
帽状腱膜下血肿	血肿范围广,可蔓延全头;张力低,波动感明显
骨膜下血肿	血肿范围不超过颅缝,张力高,大者可有波动感,常伴颅骨骨折

部分皮下血肿由于中央部分较软,触诊时有下陷感,常易被误诊为凹陷性骨折,有时需摄片予以鉴别。

2. **处理**

(1) 皮下血肿不需要特殊处理,数日后可自行吸收。

(2) 帽状腱膜下血肿和骨膜下血肿早期可予冷敷和加压包扎,超过24小时可行热敷,小血肿可自行吸收。如果血肿逐渐增大或1周后仍未见明显吸收,应剃发后在无菌条件下经皮穿刺血肿,抽出积血再加压包扎。血肿加压包扎对防止其复发很重要,可应用宽胶布、弹力绷带和石膏帽。

(3) 多次穿刺仍复发的头皮血肿,应考虑是否合并全身出血性疾病,并做相应检查。少见情况下头皮血肿需要切开止血或持续引流。

(4) 头皮血肿继发感染者,应立即切开排脓,放置引流,创口换药处理。

(5) 儿童巨大头皮血肿,出现严重贫血或血容量不足时,应及时发现并予输血治疗。

3. **新生儿头皮血肿及其处理**

(1) 胎头水肿(产瘤):新生儿在分娩过程中,头皮受产道压迫,局部血液、淋巴循环障碍,血浆外渗,产生头皮血肿。表现为头顶部半圆形包块、表皮红肿,触之柔软,无波动感,透光试验阴性。临床不需特殊处理,3～5天后可自行消失。

(2) 帽状腱膜下血肿:出血量较大,血肿范围广,头部明显胀变形。一般不做血肿穿刺而行保守治疗。血肿进行性增大,可尝试压迫颞浅动脉,如果有效,可结扎该动脉。患儿如出现面色苍白、心率加快等血容量不足表现,应及时处理。

(3) 骨膜下血肿(头血肿):为骨外膜剥离所致。多见于初产妇和难产新生儿,约25%可伴有颅骨骨折。血肿多发于头顶部,表面皮肤正常,呈半圆形、光滑、边界清楚,触之张力高,可有波动感。以后由于部分血肿出现骨化,触之高低不平。常合并胎头水肿,早期不易被发现。一般在2～6周逐渐吸收,如未见明显吸收,应在严格无菌条件下行血肿穿刺抽出积血,以避免演变成骨囊肿。

五、头皮撕脱伤

强大暴力拉扯头皮,将大片头皮自帽状腱膜下层或连同骨外膜撕脱,甚至将肌肉、一侧或双侧耳郭、上眼睑一并撕脱。

1. **现场急救处理**

(1) 防止失血性休克,立即用大块无菌棉垫、纱布压迫创面,加压包扎。

(2) 防止疼痛性休克,酌情使用镇痛剂。

(3) 注射破伤风抗毒素。

(4) 保护撕脱头皮,尽快在无菌、无水和低温密封下将撕脱头皮随同伤者一起送往有治疗条件的医院。

2. **头皮撕脱伤治疗** 原则是根据创面条件和头皮撕脱的程度,选择显微外科技术等最佳手术方法,以达到消灭创面、恢复和重建头皮血运的目的,从而最大限度地提高头皮存活率。头皮撕脱伤分为不完全撕脱伤和完全撕脱伤。

(1) 不完全撕脱伤治疗:不完全撕脱伤为撕开的皮瓣尚有一部分基底和正常头皮相连,保留部分血液供应。剃发、彻底清创消毒后,将撕脱头皮直接与周围正常皮肤缝合,留置皮管负压引流,创面加压固定包扎。原则上2天后拔除引流,5天后试行间隔拆线,7～9天后完全拆线。

(2) 完全撕脱伤治疗:完全撕脱伤为撕脱的皮瓣已经完全离体。治疗方法如下:

1) 撕脱头皮无严重挫伤,结构上保持良好,创面干净,血管无严重扯拉损伤,应立即行自体头皮再植。撕脱头皮的头发尽短剪除,不刮头皮,避免损伤头皮和遗留残发不易清除;消毒后放入冰肝素林格液中清洗,去除其中的小血栓;寻找头皮主要血管(眶上静脉、滑车动静脉、颞浅动静脉、耳后动静脉)并做出标记,选择直径较大的动静脉1～2条,在显微镜下行血管端端吻合。多主张吻接双侧颞浅动静脉为首选,利于保障再植头皮的血供。吻合动脉直径必须大于1 mm,吻合部位必须是从正常头皮中分离而出,血管内膜无损伤,否则吻合成功率明显降低。为减少头皮热缺血时间,应争分夺秒先吻合一支头皮动脉,然后再逐个吻合其他血管。为防止头皮再植后出现静脉回流不足,吻合动静脉的比例为1:2～3。如果头皮静脉损伤严重,吻合困难,可采用自体大隐静脉移植,必须保证至少一条静脉吻合通畅。如果撕脱头皮颜色转红,创面出现渗血,说明吻合口通畅,头皮血液供应恢复。缝合固定头皮时,应避免吻合血管扭曲和牵拉。留置皮管负压引流,轻压包扎。应慎重选择吻合血管,以免吻合失败后,创面失去一期植皮的机会。

2)因各种原因无法进行头皮血管显微吻合术,头部创面无明显污染,骨膜完整,可将撕脱头皮削成薄层或中厚皮片一期植皮。皮片与周围正常皮肤吻合固定,加压包扎以防止移位。皮片越薄,成活率越高;皮片越厚,成活率越低,但存活后皮片越接近正常皮肤。

3)头皮连同骨膜一起撕脱,颅骨暴露,血管显微吻合失败者,在创面小的情况下,可利用旋转皮瓣或筋膜转移覆盖暴露的颅骨。同时供应区皮肤缺损行一期植皮。筋膜转移区,创面择期行二期植皮。

4)颅骨暴露范围大而无法做皮瓣和筋膜转移者,可行大网膜移植联合植皮术:剖腹取自体大网膜,结扎切断左胃网膜动静脉,保留右胃网膜动静脉以备血管吻合。将离体大网膜置于利多卡因肝素液中,轻轻挤揉,然后覆盖在颅骨表面,四周吻合固定。将右胃网膜动静脉与颞浅动静脉吻合;如果颞浅静脉损伤,取自体大隐静脉一条,长8～10 cm,做右胃网膜静脉和颈外静脉搭桥。大网膜血液循环恢复后,立即取自体中厚皮片一块覆盖大网膜表面,四周与正常皮肤吻合固定,轻压包扎。

5)对于上述诸种手术均失败,且伴大面积颅骨暴露者,切除颅骨外板或在颅骨表面每间隔1 cm钻孔直接达板障层,待肉芽生长后二期植皮。

(3)头皮、创面严重挫伤和污染者的治疗。

1)撕脱头皮严重挫伤或污染,而头部创面条件较好者,可从股部取薄层或中厚皮片,行创面一期邮票植皮。

2)头部创面严重挫伤或污染而无法植皮者,彻底清创消毒后可以利用周围正常头皮做旋转皮瓣覆盖创

面,皮瓣下留置引流,供皮区头皮缺损一期植皮。

3)创面已感染者,应换药处理,待创面炎症控制、肉芽生长良好时行二期植皮。

六、头皮缺损

1. **小面积头皮缺损处理** 头皮缺损直径小于1 cm,沿原创口两侧,潜行分离帽状腱膜下层各4～5 cm,使皮肤向中心滑行靠拢而能直接缝合伤口。

2. **中等面积头皮缺损处理** 头皮缺损直径小于6 cm,无法直接缝合,需做附加切口,以改变原缺损形态,减少缝合张力,以利缝合。

(1)椭圆形或菱形头皮缺损:利用"S"形切口,沿伤口轴线两极做反方向弧形延长切口后,分离伤口两侧帽状腱膜下层,再前后滑行皮瓣,分两层缝合伤口。

(2)三角形头皮缺损:利用三臂切口,沿伤口3个角做不同方向的弧形延长切口,长度根据缺损大小确定,充分分离切口范围的帽状腱膜下层,旋转滑行皮瓣,分两层缝合伤口。

3. **大面积头皮缺损的处理** 不规则和大面积头皮缺损,利用转移皮瓣修复。常用附加切口有弧形切口和长方形切口。切口长度和形态需要经过术前计算和设计。双侧平行切口因为影响伤口血液供应,目前少用。术中通过皮瓣移位和旋转覆盖原头皮缺损区,供皮区出现的新鲜创面因有完整骨膜,可行一期植皮。皮瓣转移后,在基底部成角处多余皮肤形成"猫耳",不可立即切除,以免影响皮瓣血液供应,应留待二期处理。临床常用头皮瓣及其应用为:① 颞顶后或颞枕部皮瓣,向前转移修复顶前部创面;② 枕动脉轴型皮瓣,向前转移修复颞顶部创面;③ 颞顶部和颞枕部皮瓣,向后转移修复顶枕部创面。头皮缺损区过大,可暂用敷料覆盖,日后采用头皮置囊、头皮扩张法整形修复。

七、头部压疮

1. **诊断** 头皮局部长时间受压,导致血液循环障碍,局部组织缺血、缺氧,出现红肿、糜烂和溃疡。晚期大片头皮坏死,颅骨外露。好发于枕部和耳后。

2. **处理**

(1)头皮局部按摩,促进血液循环;可用红花酒精和樟脑酒精外涂头皮发红硬结处;定时清洗头部,受压部位使用爽身粉,保持皮肤干燥;严格执行定时翻身制度,头枕部使用水袋或垫圈。

(2)头皮破损处外涂红汞或消炎软膏包扎,调整头位,避免压迫创面。

（3）头皮溃疡形成时应行局部清创术，切除坏死组织，清除脓苔，直到创面有新鲜出血；每日换药，创口多能愈合而无须植皮。

（4）必要时可请造口师协助诊治。

第二节 颅骨骨折

颅骨骨折在颅脑损伤中较为常见。在闭合性颅脑损伤中，其发生率为15%～40%，在重型颅脑损伤中可达70%。尽管单纯颅骨骨折的临床意义多并不重要，但是其通常表明头部伤外力较大，常伴有颅内血肿、脑损伤和脑神经损伤等。

颅骨骨折的分类：① 按骨折是否与外界相通，分为闭合性和开放性骨折；② 按骨折形态分为线形骨折、凹陷性骨折、粉碎性骨折和穿入性（洞型）骨折。③ 按骨折部位分为颅盖骨折和颅底骨折。

一、颅盖骨折

（一）线形骨折

线形骨折最为多见，占颅盖骨折的2/3以上。骨折形状、范围、位置及宽窄不一。颅盖线形骨折也可延续到颅底，可波及视神经、乳突、鼻旁窦及蝶鞍，引起相应症状及体征。如骨折线较宽、位于颞骨，横跨脑膜中动脉或静脉，可使该血管撕裂发生出血；骨折线跨越颅内静脉窦，静脉窦损伤出血，两者都有导致硬脑膜外血肿危险。下列情况易发生线形骨折：① 致伤物运行速度慢，且与头颅接触面积较大；② 致伤力的方向呈斜行或切线方向，而不与颅骨平面垂直；③ 对冲性骨折。

1. 诊断要点

（1）骨折局部头皮有挫伤或血肿。

（2）颅骨X线平片：骨折线呈线状或星形放射状，边缘清晰、税利，宽数毫米，偶有1～2 cm。骨折线的走行多与外力的方向一致，通过着力点，几乎均为全层骨折（图5-1）。

（3）头颅CT检查：CT常规检查多可清晰显示骨折线，但不易显示水平的线形骨折和粉碎性骨折；高分辨三维重建CT（3D–CT）检查可直观、准确显示骨折线走行方向和骨折范围，单纯内板骨折需仔细查看薄层扫描CT。

（4）外伤性骨缝分离也属线形骨折，以人字缝为多见。骨缝哆开2 mm即为骨缝分离。若两侧对称的骨缝宽度相差1 mm以上，则该增宽骨缝即为骨缝分离，尤其骨折处伴头皮损伤，更有利于诊断。

（5）线形骨折应与骨缝相区别：外板骨缝呈曲线状，有固定位置；内板骨缝为直线状，在X线照片上可见"双重"颅缝线，不应误认为线状骨折。有5%～10%的正常人终生额缝保留；还有的在人字缝尖端的颅缝间有缝间骨存在；小儿枕乳缝常较平直，显影较黑，小儿蝶枕缝在鞍背下方斜坡上呈现一横条形裂隙。这些正常结构勿与骨折混淆。

2. 治疗原则

（1）单纯线形骨折无须特殊处理。颅骨骨折很难骨性愈合，通常要经1～2年，一般不会产生不良后果。

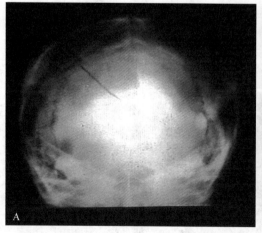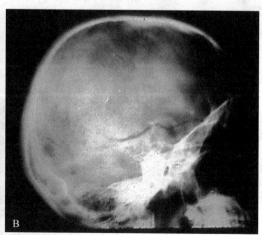

图5-1 颅盖骨线性骨折X线平片

A. 正位片；B. 侧位片

（2）骨折线通过硬脑膜血管沟（如脑膜中动脉）、静脉窦（如横窦）时，应警惕发生硬膜外血肿可能。

（3）骨折线通过鼻旁窦或岩骨时，应注意是否有硬脑膜破裂，产生脑脊液漏可能。

（二）凹陷性骨折

当致伤物速度快，与头部接触面积小或暴力直接打击头颅时，易发生凹陷性骨折，多发生于额、颞、顶骨，多为内外板同时陷入，内板骨折范围多大于外板。骨折周围为环形骨折线，中央碎骨片陷入颅腔内，陷入深度不等。

凹陷骨折范围大，凹陷深的可造成局部脑受压，骨折片可穿破硬脑膜，直接引起脑挫裂伤，也可并发颅内血肿，引起相应神经损害症状，如位于大脑运动区，可有偏瘫、癫痫等症状。大范围的凹陷性骨折可引起颅内压增高。婴幼儿颅骨较软有弹性，常出现乒乓球样凹陷骨折，无骨折线可见。

1. 诊断要点

（1）骨折局部有明显的软组织损伤。

（2）着力点可触及颅骨下陷。但应与头皮血肿相鉴别。

（3）颅骨X线平片：陷入骨折片边缘呈环形、锥形或放射形内陷。伤部切线位能清楚显示其凹陷深度。骨折片可完全或部分与颅盖骨脱离、错位，陷于硬脑膜与颅骨之间。大片颅骨凹陷可出现脑受压、中线结构移位等影像学改变。

（4）CT骨窗像可显示凹陷范围和深度，而三维CT能完整显示凹陷骨折的范围和深度（图5-2）。

2. 治疗目的
多数颅骨凹陷性骨折应采取手术治疗。手术目的在于清创、清除骨片、解除对脑组织压迫、改善局部血循环、修补硬脑膜、减少癫痫发生率等。

3. 手术原则

（1）合并脑损伤或大面积骨折片陷入颅腔导致颅内压增高，CT示中线结构移位，有脑疝可能者，应急诊行开颅去骨瓣减压术或颅骨整复术。

（2）骨折片压迫脑重要部位（如中央回、语言中枢等）引起神经功能障碍，如偏瘫、失语、癫痫等，应行骨折片复位或摘除手术。

（3）在非功能区小面积凹陷骨折，无颅内压增高，深度超过1 cm者，为相对适应证，可考虑择期手术。

（4）骨折凹陷超过1 cm，骨折范围超过3 cm^2；骨折片刺入脑内或引起瘫痪、失语或癫痫者，应行手术治疗。

（5）静脉窦处凹陷骨折，手术应慎重。如未引起神经体征或颅内压增高，即使陷入较深，也不宜手术。有时骨折片压迫静脉窦，使其回流受阻，引起持续颅内压增高或神经功能障碍者，应在充分做好应对大出血的情况下及时施行手术。

（6）开放凹陷粉碎性骨折，易致感染，原则上应去除；硬脑膜如果破裂应予缝合或修补。

（7）非开放骨折陷入深度不超过1 cm，骨折碎片尖端未刺入脑组织且不在脑功能区，无症状、体征者，包括乒乓球样骨折，无须手术治疗。

（三）粉碎性骨折

粉碎性骨折一般为较大钝性暴力作用于头部所致，额部多见，顶部与颞部次之；骨折线向周围裂开或相互交叉，将颅骨分离成游离的不规则碎片。儿童常有粉碎性骨折呈爆裂状，但并无骨片移位和凹陷，与儿童颅骨富有弹性有关。

1. 诊断要点

（1）骨折部位头皮肿胀，有青紫瘀斑。

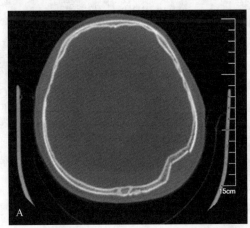
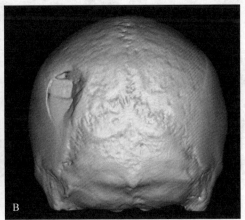

图5-2　颅盖骨凹陷粉碎性骨折
A. CT骨窗图像；B. CT三维成像

（2）骨折引起脑挫裂伤，出现相应的脑损伤症状。

（3）X线颅骨正、侧位及切线位片可确诊。

（4）CT检查了解合并颅内出血等状况，三维CT可显示粉碎性骨折的范围、深度及碎裂情况。

2. 治疗原则

（1）如骨片无凹陷或错位，未引起脑受压，按线形骨折处理。

（2）如骨片有明显凹陷或刺入脑内，则按凹陷性骨折处理，并修补硬脑膜。

（3）粉碎骨片无污染，可一期行整复成形术。

3. 治疗方法

（1）应用快速医用胶治疗粉碎性颅骨骨折：既往对粉碎性凹陷性骨折的处理常将不能复位的碎骨片去除，后期再行植骨以修补颅骨。近几年来，应用国产快速医用胶（如EC胶）将清创处理的碎骨片黏合修整后重新复位，骨折愈合良好，并无诸多非生理性修补材料的弊端，不失为一种简便实用有效的方法。

（2）对于骨折范围大、骨折粉碎严重的闭合性损伤，不伴有严重的脑挫伤、脑肿胀和较大的颅内血肿，可一期去除碎骨片，行颅骨修补术。对于开放性颅脑损伤，也可根据脑组织的伤情一期去除碎骨片，修补硬脑膜，行颅骨修补术，手术时机不宜超过伤后72小时，围手术期应用抗生素预防感染。对于污染较重的创面不宜早期修复，应预防感染治疗2周，待伤口完全愈合，水肿消退后，再根据情况去除碎骨片，行颅骨修补术。对于骨折范围大、凹陷严重，脑受压明显者，应早期清创去除骨折碎片减压，待颅内压稳定后择期行颅骨修补术，可不必等待伤后3个月再行修补。儿童颅骨修补年龄最好大于11岁，以免影响颅骨发育和颅骨塑形。

颅骨修补材料以钛网为首选，其组织相容性好、术后反应少、容易塑形（建议电脑三维塑形）、对CT和MRI检查影响小，但价格偏贵。聚醚醚酮（PEEK）为近年开发并应用于临床的人工修复材料，组织相容性好，但价格贵。传统上使用的骨水泥便于塑形，操作简单，使用灵活，价格便宜，也可以作为颅骨修复材料的选择之一。

（3）采用颅骨固定钉固定骨折碎片一期整复凹陷性粉碎性骨折也可起到较好临床效果，既可避免去除颅骨，又一期用自体骨整复骨折，减少感染发生率和医疗费用。颅骨固定钉由金属钛制成，为一铆钉样结构，由两个边缘带齿突的圆盘（直径11 mm 或16 mm）及一螺杆组成。两个圆盘放在还纳的颅骨骨瓣与颅骨缺损的骨缘之间，将颅骨夹持在两个圆盘之间，紧固后压迫两个圆盘之间游离的骨瓣和颅骨，边缘齿突牢牢抓持在骨板表面，避免位移，根据骨折碎片的情况确定使用颅骨固定钉的数量，这样即可将骨瓣固定牢固，检查时金属伪影不明显。因其无磁性，不会因为磁场的作用而位移影响病人的健康和安全。也不影响MRI检查的图像质量，有利于病人术后随访观察。对于儿童，也可以采用可吸收的颅骨锁。颅骨连接片也是一种钛合金材料，可用于还纳骨瓣或将粉碎骨折片连接整复后予以还纳。

（四）穿入性骨折

穿入性骨折多为火器伤或弹头所致，锐器伤也可造成穿入性骨折。骨折孔呈圆洞形骨折，有小骨片散在于脑组织的伤道内，深浅不一，火器伤盲管伤常同时有金属、异物残留。

1. 诊断要点

（1）颅骨正、侧位X线片显示骨折、碎骨片和异物。

（2）CT扫描显示脑伤道情况及颅内出血。常规CT扫描可了解脑内碎骨片或异物位置，但可能出现遗漏。和X线片对照常可弥补遗漏。三维CT可完整显示颅骨伤道形状。

2. 治疗方法

（1）按开放性脑损伤原则早期彻底清创处理。

（2）根据情况扩大头皮切口。扩大骨折边缘至3 cm直径骨窗，扩大显露脑伤道，尽量摘除伤道内碎骨片与血块，可试用磁性导针吸出金属异物或用异物钳取出。对于位置深在，取出困难的小异物，不必强行取出，以免增加脑损伤。修补硬脑膜，如骨瓣开颅，将骨瓣复位，缝合头皮。如果存在颅内压增高的情况，则根据需要设计包括伤道在内的去骨瓣减压的骨瓣，妥善清除异物后，行去骨瓣减压术。

（3）术前应用抗破伤风血清。

（4）围手术期应用抗生素。

（五）小儿颅骨骨折

小儿颅骨骨折有其显著的特殊性。婴幼儿颅骨薄而软，有纤维隔，弹性大，缓冲力强。因此，颅骨虽有凹陷，但未断裂，无骨折线，即所谓乒乓球样凹陷性骨折。小儿颅骨骨折因年龄及个体差异不同，在治疗上也有较大差别。

1. 处理原则

（1）新生儿颅骨凹陷性骨折尽可能采用非手术方法复位，即将胎头吸引器置于颅骨凹陷处，借负压吸引力，使凹陷骨折复位。

（2）婴幼儿凹陷性骨折如无神经系统症状，生长中可自行复位，一般不需手术。

2. 手术的适应证 ① X线摄片显示骨片陷入较深,刺破硬脑膜或进入脑内;② 头皮下有脑脊液积留征象;③ 有神经系统症状体征;④ 合并颅内血肿,导致颅压内增高;⑤ 自行复位失败。

3. 特殊类型小儿颅骨骨折

(1)非压迫性分离性线状骨折:为婴儿颅骨骨折的一种类型。患儿伤后骨折边缘分离,间距多为4～10 mm,硬脑膜撕裂,脑组织突出到帽状腱膜下,多伴有神经系统异常。此类病人虽无伤后骨压迫,但如不及时手术,势必出现神经系统损害,甚至癫痫等晚期并发症。

手术方法与步骤:骨折部位做皮瓣;切除突入到帽状腱膜下的脑组织;切除相应部位颅骨,暴露其下的硬脑膜裂口并进行严密修补。

(2)颅骨生长性骨折:婴幼儿线形骨折后,骨折下硬脑膜被撕裂,在骨折线中间夹有硬脑膜、蛛网膜、脑组织或其形成的复合性瘢痕,使骨折不能愈合;同时,骨折缝隙不断受到脑脊液和脑搏动性冲击或囊肿侵蚀,并逐渐增宽扩大,骨缘外突,形成持久骨缺损,称为颅骨生长性骨折。其诊断依据包括:原发头外伤后一段时间,出现可触及的颅骨缺损或隆起的包块;颅骨X线片显示原颅骨分离处扩大为骨缺损;CT和MRI显示病变部位为损伤的脑组织或脑脊液。

处理原则:应早期诊断,以便在硬脑膜破口扩大之前行修补术;切除变性脑组织,同时完整修补硬脑膜,进行颅骨成形。

二、颅底骨折

颅底骨折约占颅骨骨折的1/3,绝大部分为线形骨折。硬脑膜与颅底粘连紧密,骨折易使硬脑膜破裂;颅底与鼻旁窦相邻,骨折后极易使蛛网膜下腔与外界相通,称为"内开放性骨折"。

颅底凹凸不平,骨嵴纵横,密布骨孔、骨管、骨沟和裂隙,因而颅底骨折的X线平片显示仅不到50%,CT扫描可利用窗宽和窗距调节有助于颅底骨折诊断,可清楚显示骨折部位,但不易显示水平线形骨折和粉碎性骨折。CT水平位和冠状位结合高分辨(16层及以上)CT及三维CT颅底重建技术对颅底骨折诊断有重要价值,能提高颅底骨折诊断率,可完整地显示骨折范围和骨折线延伸情况,对脑脊液漏口位置确定亦有帮助。临床诊断主要依据症状和体征,其表现为相应部位的皮肤与黏膜瘀斑、脑神经损伤、脑脊液漏和脑损伤等。MRI和放射性核素的应用,对脑脊液漏口位置确定,脑损伤部位、程度及范围判断等,具有重要意义。

根据骨折发生部位颅底骨折可分为颅前窝骨折、颅中窝骨折和颅后窝骨折。不同部位骨折的临床表现及并发症区别见表5-2。

(一)颅前窝骨折

颅前窝骨折多为暴力作用于额、面部所致,骨折线可累及额骨眶板、筛骨筛板、蝶骨小翼及蝶骨体前部等骨性部分,也可累及到额窦、筛窦、蝶窦等鼻旁窦或视神经管等。可有鼻出血、眶周广泛淤血斑("熊猫眼"征)以及广泛球结膜下淤血斑等表现。若脑膜、骨膜均破裂,则合并脑脊液鼻漏或眼漏。骨折线经筛板时可挫伤嗅神经而导致嗅觉减退或丧失;累及视神经管,可致视神经损伤。颅前窝骨折也常伴额极或额底面脑挫裂伤、脑实质内血肿或硬膜下血肿,出现相应症状和体征。严重的颅前窝骨折可伴有骨折片移位及脑组织疝出(图5-3)。气体经骨折处进入颅内时可形成外伤性颅内积气。

1. 诊断要点

(1)伤后发生"熊猫眼"征、血性脑脊液鼻漏、颅内积气,或伴有嗅觉减退及丧失、视力减退或失明等。

(2)X线颅底平片可显示颅前窝骨折,可累及视神经孔及鼻旁窦。

(3)CT骨窗像显示骨折,组织像显示脑损伤或出血。三维CT颅底重建有助于明确诊断。

表5-2　颅底各部位骨折特点

骨折部位	迟发黏膜瘀斑部位	脑神经损伤 (数字代表脑神经编号)	脑脊液漏	合并脑损伤
颅前窝	眼睑、球结膜下	Ⅰ、Ⅱ	鼻漏、眼漏	额极、额底脑挫裂伤
颅中窝	颞肌下	Ⅶ、Ⅷ、Ⅱ、Ⅲ、Ⅳ、Ⅴ、Ⅵ (伤及内侧)	耳漏、鼻漏	颞极、额底、垂体、视丘下部伤
颅后窝	耳后、乳突、枕下、咽后壁	Ⅸ、Ⅹ、Ⅺ、Ⅻ、延髓	乳突、胸锁乳突肌处皮下	小脑、脑干伤,对冲伤

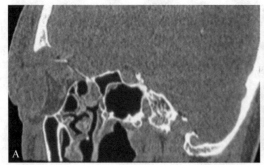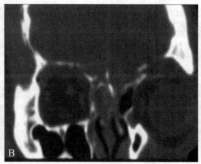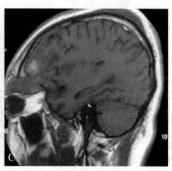

图5-3　颅前窝眶骨骨折移位伴脑组织膨出
A.CT矢状位；B.冠状位；C.MRI矢状位

2. 治疗原则

（1）伴有脑挫裂伤者按脑挫裂伤常规处理。

（2）颅底骨折较重者，必要时可能需要手术进行颅底重建。

（3）脑脊液漏或脑神经损伤的处理详见本节后叙内容。

（二）颅中窝骨折

颅中窝骨折多为暴力直接作用于颞部或耳乳突部所致。骨折累及颞骨岩部，脑膜、骨膜及鼓膜均破裂时，则合并脑脊液耳漏，通常为单侧耳漏。若累及蝶骨和颞骨的内侧部，可有鼻出血或合并有脑脊液鼻漏，脑脊液经蝶窦由鼻孔流出，也可能损伤垂体或第Ⅱ、Ⅲ、Ⅳ、Ⅴ、Ⅵ、Ⅶ、Ⅷ脑神经。若骨折伤及颈内动脉海绵窦段，可因颈内动脉-海绵窦瘘而出现搏动性突眼及颅内杂音。颈内动脉损伤还可导致外伤性假性动脉瘤，反复发生大量动脉性鼻出血，导致休克甚至危及生命。偶可因骨折损伤下丘脑及垂体柄，发生尿崩症。

1. 诊断要点

（1）脑脊液耳漏，伴随脑神经损伤和耳后迟发性青紫瘀斑［巴特尔（Battle）征］。

（2）颅骨X线正、侧位片可提示骨折。

（3）CT扫描可发现颞骨、岩骨骨折。三维CT颅底重建有助于明确诊断。

2. 治疗原则

（1）伴有脑挫裂伤者按脑挫裂伤常规处理。

（2）脑脊液漏或脑神经损伤处理见后叙内容。

（3）发生颈内动脉-海绵窦瘘时需行专科治疗。

（三）颅后窝骨折

颅后窝骨折多为暴力作用于枕部或乳突部引起，表现为耳乳突部皮下淤血、肿胀，有时可有咽后壁黏膜下淤血。若骨折累及枕骨基底部、枕骨大孔或岩尖后缘，可出现枕下部肿胀及皮下淤血斑，有时可合并有后组脑神经（第Ⅸ、Ⅹ、Ⅺ、Ⅻ脑神经）损伤，可有吞咽困

难、声音嘶哑、伸舌偏斜等表现。少数伴有脑干和小脑损伤、高颈段脊柱骨折或脊髓损伤、后颅窝血肿等，出现相应的症状与体征，如四肢瘫痪、呼吸困难等，严重者可很快致死。

1. 诊断要点

（1）根据病史及神经系统阳性体征多可做出诊断。

（2）颅骨X线正、侧位片可提示骨折。

（3）头部CT薄层扫描可发现骨折及颅内损伤表现。三维CT颅底重建有助于明确诊断。MRI检查可排除颅后窝CT伪影干扰，有助于发现脑挫裂伤和小出血灶。

2. 治疗原则

（1）伴有脑挫裂伤者按脑挫裂伤常规处理。

（2）如有颈内动脉破裂发生鼻腔大出血时，应紧急做颈内动脉压迫、结扎及鼻腔内填塞。

（3）颅后窝血肿应及时开颅清除。如伴有高颈段骨折时宜做颈椎牵引或早期椎板切开探查与减压术，同时辅助呼吸。

（四）颅底骨折合并的严重并发症及处理

1. 视神经损伤　颅前窝、颅中窝内侧及颅眶骨折均可伤及视神经管、眶尖，引起视神经损伤。

（1）诊断：① 伤后即时或迟延的视力障碍；② 多为单侧损伤，伤侧瞳孔散大，直接对光反射明显减弱或消失，间接对光反射存在，即马库斯-耿（Marcus-Gunn）瞳孔；③ 眼底检查，早期可正常或偶见视网膜动脉痉挛，10～14天以后视盘逐渐苍白，直至呈现原发性视神经萎缩；④ 残存视力者可有视野缺损；⑤ 影像学检查包括X线检查显示颅前窝或视神经管骨折，CT薄层扫描见视神经管狭窄、不连续，其诊断率在50%左右，MRI检查可见视神经挫伤伴水肿，视交叉和视神经受压。

（2）治疗

1）非手术治疗：判明为原发性视神经损伤较重或

已断裂，完全失明，多数应采取非手术疗法。

2）手术适应证：由于骨片压迫或水肿、出血（血肿）使视神经管通道狭窄，压迫视神经，即属继发性视神经损伤者；部分视力丧失，且症状逐渐加重，说明可能是视神经受压、嵌顿所致者。

3）手术方法：① 经额入路。前额冠状切口，单侧前额骨瓣，微钻磨开视神经管，剪开视神经管入口的镰状韧带，使视神经充分减压。手术应早期进行，减压手术越晚，疗效越差。② 鼻内筛窦入路［麦塞克林格（Messerklinger）术式］或经蝶窦的维甘德（Wigand）术式。随着内镜鼻旁窦外科技术的不断进步，经多年的探索和经验积累，认为此入路优点较多，疗效较好。伤后10天内手术有效率为72%，超过10天的手术有效率仅为15%，因此，也主张尽量早期手术。

2. 外伤性脑脊液鼻漏与耳漏　颅底骨折并发脑脊液漏者可高达50%，耳漏多于鼻漏。脑脊液漏可于伤后即出现，亦可迟延或间断发生；漏液流量或多或少，甚至不易察觉。鼻漏通常在损伤侧，但也有在损伤的对侧者。其为内开放性，仍可导致颅内感染。

（1）诊断

1）详细询问病史，如鼻孔流液与体位的关系，外伤后有无鼻出血、眼睑青紫、嗅觉或听力障碍，以及有无过敏性鼻炎等。

2）检查鼻腔与外耳道有无损伤出血，鼓膜是否有穿孔、破裂出血，以便鉴别是否存在耳、鼻局部损伤。

3）检查是否伴有特征性的皮肤、黏膜瘀血和相应的神经损伤。

4）摄颅骨正、侧位像及与受伤机制相应的颅底像（眼眶位、颅底位、汤氏位），以便及时发现骨折。摄取筛蝶区每2 mm体层照片，对骨折及鼻漏漏口位置诊断有帮助。在阅读颅骨X线片时，应注意鼻旁窦内有无透光区或液平面，以及有无颅内积气。

5）用葡萄糖氧化酶试纸检测流出物是否为脑脊液。

6）CT检查发现颅骨骨折概率虽仅有颅骨X线平片的20%，但可在硬脑膜内外、蛛网膜下腔、脑内和脑室内查出颅内积气，并呈现出特殊的"小气泡"征象（双侧积气弥漫分布），如气体积于额硬脑膜下腔则表现为"山峰征"。三维CT颅底重建技术能清楚显示颅底骨缺损部位。

7）放射性核素脑池显像：通过腰穿或枕大池穿刺注入放射性核素，从连续摄片中可看清骨折及硬脑膜裂口的位置；在注入显像剂2小时后，在两侧鼻腔的上、中、下鼻道放置棉球，尽量向后放，上鼻道的尽量向上靠近筛板。2～4小时后，筛窦后组和蝶窦开口于上鼻道，分侧测量各鼻道所放棉球的放射性浓度，如有脑脊液漏，则相应漏口部位放射性浓度明显增高，从而有助于漏口与漏道的定侧和定位。

采用甲泛葡胺（metrizamide）X线、CT脑池显像和棉球法，对脑脊液漏漏口定位及其大小诊断更为精确。漏道及其周围的解剖关系都十分清楚，有利于手术修复，从而成为最有效的诊断定位方法。

（2）治疗

1）非手术治疗：预防和控制感染。颅底骨折所致脑脊液漏大多在14天内停止，所以抗生素治疗至少2周，以预防脑膜炎。外伤性脑脊液漏并发脑膜炎的发生率为3%～50%，多数发生在伤后头1个月，且有反复发作的可能。保持鼻孔和外耳道清洁，按无菌伤口处理，不可堵塞和冲洗，以防污染液体逆行感染。清醒者头宜取高位。一般不要做腰椎穿刺，以免颅内压降低，液体逆流引起颅内感染。

2）手术适应证：伤后对症治疗2周至1个月以上仍经久不愈合者，可行手术治疗；创伤后即有大量脑脊液外流时，应伤后即时手术。并发脑膜炎者，应在临床及生物学检查均已证实其痊愈时，方可手术。漏口较大或漏液中混有脑组织、碎骨片、异物，有并发感染可能者应尽早手术。

3）手术方法：手术入路选择应根据骨折部位、程度和脑脊液漏漏口位置而定。依具体情况选用不同入路开颅术式。经鼻内镜修补脑脊液漏，避免了开颅术的缺点和并发症，被认为是治疗筛顶和蝶窦脑脊液漏最佳手术方法。手术应尽可能严密修补硬脑膜和骨缺损。漏口堵塞修补材料尽可能选择自体组织，如肌肉片、筋膜、骨膜等，尤其是带血供的更好；骨性修复可以采用骨片、聚乙烯网板等，人工材料可根据情况选用人工硬膜、明胶海绵、生物胶水等。

3. 颅底骨折并发严重鼻出血　颅底骨折并发严重鼻出血是临床处理中最棘手的问题之一。损伤部位及出血来源在严重鼻出血的情况下，难以及时准确判明，伤员往往因大量出血来不及抢救而死亡。

处理严重鼻出血，应根据伤情特点，迅速查明出血来源，采取正确妥善急救措施，才能取得较好的效果。

（1）确定出血来源是否在鼻部：寻找鼻腔出血点；酌情采用填塞止血法，如鼻腔填塞法、气囊或水囊止血法、后鼻孔填塞法等。

（2）超选择性颈外动脉造影和栓塞：此种技术为严重鼻出血治疗提供新途径。尤其在前后鼻孔填塞法失败后，常会收到意想不到良好效果。具体要求如下：

1）应了解有关解剖知识：颈外动脉的颌内动脉供

应鼻腔和鼻旁窦,面动脉供应鼻翼;咽升动脉和腭升动脉供应鼻咽部和软腭;颈内动脉通过眼动脉筛支也参与供血。

2)技术操作:股动脉穿刺,首先行一侧或双侧颌内动脉和面动脉造影,无论有无病变显示,均可根据供血状况将供应血管栓塞;如仍不能止血或出血复发,可再次行血管造影复查,并栓塞咽升动脉和腭升动脉。栓塞材料有明胶海绵或艾氟隆(ivalon)、干燥硬脑膜和生物胶等。

3)动脉夹闭或结扎术:一次栓塞仍不能控制出血,也可选择筛动脉夹闭术或颌动脉和筛前动脉同时结扎。

4)颈外动脉结扎术:由于有同侧与对侧的丰富吻合支,颈外动脉结扎虽不能根本奏效,或可取得暂时效果,以便争取时间采取下一步更有效措施。

5)严重鼻出血紧急处理:严重的不可控制的鼻出血还可发生于颈内动脉损伤、颈内动脉海绵窦段动脉瘤破裂以及海绵窦损伤等。急救中应全面分析病情,尽可能及早作出诊断,并采取相应紧急对策。

6)全身情况处理:保持呼吸道通畅、处理失血性休克以及应用止血药物等综合治疗。

值得强调的是,颅骨骨折有时是脑颅与面颅联合损伤。因此,应了解颌面外科、耳鼻喉科以及眼科等有关知识要点。

(包义君)

参考文献

[1] 江基尧,朱诚.现代颅脑损伤学[M].上海:第二军医大学出版社,1999.

[2] 马廉亭.临床神经外科手册[M].北京:人民军医出版社,1996.

[3] 史玉泉.实用神经病学[M].上海:上海科学技术出版社,1994:717.

[4] 段国升,朱诚.神经外科手术学[M].北京:人民军医出版社,1994.

[5] 易圣禹,只达石.颅脑损伤诊治[M].北京:人民卫生出版社,2000.

[6] 刘春祥,张静琦,王明璐.12例全头皮撕脱伤的治疗[J].中华创伤杂志,1995,11(4):164.

[7] ALMULHIM A, MADADIN M. Scalp laceration[M]//StatPearls[Internet]. Treasure Island (FL): StatPearls Publishing, 2019.

[8] 姜启周,王为民,陆峰,等.176例颅底骨折的分型和治疗[J].中华创伤杂志,2001,17(10):627-628.

[9] 赵宪林,王汉忠,缴焕财,等.颅骨粉碎骨折清创同时修复[J].中国医科大学学报,2007,36(4):487-488.

[10] 赵卫忠,朱明霞,高觉,等.颅骨固定钉在颅骨修补术中的应用[J].中华神经医学杂志,2005,4(3)290-291.

[11] 杨树旭,王义荣,苏志鹏.回复固定颅骨骨折骨瓣模型的比较研究[J].中华创伤杂志,2004,20(4):246.

[12] 梁文华,单军,傅宁.薄层高分辨螺旋CT扫描对颅底骨折的诊断价值[J].影像诊断与介入放射学,2004,13:156.

[13] 夏伟,何贵山,曾亚珍,等.自体破碎颅骨回植的动物实验及临床研究[J].中国临床神经外科杂志,2005,10(3):228.

[14] KELLY D F, NIKAR D L, BECKER D P. Diagnosis and treatment of moderate and severe head injuries[M]// YOUMANS J R. Neurological surgery. 4th ed. Philadelphia: WB Saunders Comp, 1996.

[15] WORNER B, LANGE M, HERZOG A, et al. A new method for surgical repair of impression fractures of the cranial vault and frontal sinus with rivet like titanium clamps[J]. Nerosurg Rev, 2001, 24(2-3): 83-87.

[16] ZHAO D, TAO S, ZHANG D, et al. "Five-layer gasket seal" watertight closure for reconstruction of the skull base in complex bilateral traumatic intraorbital meningoencephaloceles: a case report and literature review[J]. Brain Inj, 2018, 32(6): 804-807.

第六章

脑震荡

脑震荡（concussion of brain）是最常见的脑外伤，属于轻型颅脑损伤（mTBI）。据统计，美国脑震荡年发病率约为500/10万，并有逐年上升趋势；加拿大安大略省年发病率为（493～653）/10万。脑震荡病人的临床症状、体征、诊断、治疗及预后的个体差异较大，在目前的诊疗指南中定义不尽相同。脑震荡与mTBI虽然概念不同，但在许多文献中未加明确区分。根据第3次国际运动相关脑震荡会议共识，可将脑震荡定义概括为：钝性力或突然加速、减速、旋转力等生物机械力作用于头部、面部、颈部或身体其他部位传导至头部引起的急性、短暂神经功能障碍性病理生理过程。虽然脑震荡是引起发病、致人死亡的一项重要原因，但常规CT和MRI通常检测不到脑损伤的宏观结构变化。生物化学研究表明，脑震荡伴随着神经功能损伤，伴有微观结构性损害。目前，脑震荡因诊断和治疗的困惑而成为医学研究和争论的热点。

第一节　病理基础

脑震荡是一个古老的课题，已有250年的历史，一直来争议颇多。问题的焦点在于形成临床症状的病理改变，特别是对造成意识障碍的原因解释。脑震荡后短时内死亡极少，所以，对人类脑震荡的病理学研究十分困难，主要依靠实验研究。过去有许多学者根据自己的实验结果，从某角度提出了许多学说，例如脑血管学说、细胞分子紊乱学说、细胞膜放电学说、脑脊液冲击学说、神经损伤学说等，但众说纷纭，都没能将问题的本质阐述清楚。近年来，自从脑干网状结构的生理作用被发现后，病理解剖、神经生理、神经生化学等的综合研究，已经使人们认识到，脑干网状结构受损是脑震荡后意识障碍的本质。同时，外伤时脑脊液在脑室内震动、颅内压力的急剧改变、脑血管功能紊乱等对整个大脑功能的改变起着一定的作用。

病理解剖：脑震荡没有肉眼可见的组织形态改变，只有显微镜下可见的器质性损害。从动物实验和对严重合并损伤或晚期并发症死亡者进行尸体解剖，证明脑震荡具有一系列病理形态变化。光镜下可见脑组织水肿、充血，静脉血流变慢，但无静脉血流郁滞；灰质、白质、胼胝体、软脑膜和室管膜的下面有小而不明显的点状出血；有时可见脑的毛细血管轻度撕裂和破裂；神经元肿胀，尼氏体显著减少，尤以核周明显，严重者尼氏体消失；神经轴突尤其在脑干部位出现增粗、肿胀，有的轴突弯曲或呈串球状，断端可见收缩球，收缩球以脑桥、延髓和大脑脚等部位多见。电镜下可见神经细胞粗面内质网脱粒、中央染色体溶解、线粒体显著肿大、基质水肿、嵴消失等。上述显微镜下的改变，通常是良性的，并且是可逆转的。但是机能性的改变往往转为器质性改变，而在这种情况下，遇到不利的条件和在长期的经过中，这些可逆转的机能紊乱，逐渐演变为更深的更稳定的器质性改变。在晚期发展的脑病（如拳击运动员的脑萎缩）、损伤性癫痫和脑水肿，正是由于这个原因。

运动相关性脑震荡（sports-related cerebral concussion, SRCC）是一种有别于普通脑震荡的运动损伤，流行病学调查显示其发生率可高达80%以上，特别在拳击、跆拳道、足球、曲棍球等运动员相互紧密接触、竞技激烈的运动项目中更为多见。主要表现在同一名运动员身上常常发生多次脑震荡。动物研究发现，多次脑震荡后，大鼠会发生明显的病理改变，大脑皮质、海马部分神经元变性，表现为神经元固缩，胞核不清，尼氏体等细胞内成分消失，胞质固缩、均质化，强嗜伊红着色。

临床上，有学者提出遭受多次SRCC的运动员，其损伤会发生累积性加重。

神经电生理研究发现，动物脑震荡后出现短暂的低平中心脑电图，脑皮质电活动约在打击后10分钟至数小时恢复。用插入电极直接观察，皮质下结构如网状结构、导水管周围灰质、大脑脚底、黑质等处电活动停止现象十分明显。人类脑震荡后脑电地形图（BEAM）研究发现，损伤早期，BEAM主要表现δ频率的高功率，少数是θ频带的高功率，α、β频率的分布及功率改变不明显。经治疗后症状改善，BEAM亦恢复，表现主观症状有脑组织功能异常改变的病理基础。

神经生物化学观察发现脑震荡时脑内一些有害因子产生。如脑震荡后脑脊液中乙酰胆碱（ACh）含量升高。ACh变化与临床症状、脑电变化呈正相关，即脑脊液中ACh含量越高，临床所见昏迷程度越深，脑电改变越显著。当临床症状改善时，ACh含量亦下降。还发现动物受伤后，皮质、海马等部位组织中脂质过氧化物（LPO）增多，而超氧化物歧化酶（SOD）含量下降。这些有害因子能损害神经细胞，影响突触传导，是导致脑功能障碍的主要物质基础。

目前对造成以上这些病理生理改变的原因尚无

清晰的阐述。有人认为与颅内压升高（损伤当时）、脑干直接移位、颅内容物的移位和剪切力有直接的关系。有人证明头部受冲击时，由于颅骨变形和加速或减速运动的作用，颅内压力急剧升高，有时可达100～667 kPa（750～5 000 mmHg），压力波经脑干和小脑，自枕骨大孔形成压力差，对神经元造成直接效应，使脑干受损害。但有人则强调主要的脑损伤来自因脑组织移位和旋转加速所致的剪切伤，按照剪切力的强弱和方向不同，可以造成程度不等的损伤，而且有的仅仅限于某些神经纤维，并对同一区域的其他组织可不发生影响。剪切伤导致暂时的神经传导紊乱，甚至突触传导紊乱。不同程度的突触或轴突损伤就可表现为临床上不同程度的可逆性脑震荡。

综上所述，脑震荡的成因与脑干网状结构的损伤密切相关。脑干损害又是颅脑损伤时脑脊液的液体冲击力，打击时瞬间产生的高颅内压，脑血管功能的紊乱，脑干移位或剪切力作用，以及生物化学等因素的综合性作用的结果。多数是功能性的、可逆的脑功能障碍。但最后必须明确，绝大多数研究资料来自动物实验，并没有在人类获得证实。

第二节 诊 断

一、临床特征

1. **轻度意识障碍** 脑震荡必须在伤后即发生意识障碍，否则不能诊断。但意识障碍一般达不到严重的程度，既可见昏迷，亦可见一时的神志恍惚。意识障碍多为时短暂，往往是一过性的，只有在较重的病例才持续几十分钟，一般不超过半个小时。意识清醒后可完全恢复正常，但也有部分病例表现不同程度的迟钝，嗜睡数天后才逐渐恢复正常。

2. **逆行性健忘** 这是脑震荡最特殊的症状。不能记忆伤时或伤前的情况。它常与意识障碍的程度和长短成正比，昏迷越深、越久，清醒后逆行性健忘现象也越显著。轻者多不超过1小时，重者可将伤前数月所经历的一切事物忘却。

3. **自主神经和脑干功能紊乱** 脑震荡常伴有重度的自主神经和脑干功能紊乱。受伤当时立即出现皮肤苍白、出冷汗、瞳孔改变、血压下降、脉搏微弱、心搏徐缓、体温降低等。严重者瞳孔散大或缩小、对光反应消

失、四肢松弛、反射减退等，以后随意识好转，上述症状逐渐消失。之后可有不同程度的眩晕、头充血感、热感、恶心、呕吐、失眠、耳鸣、畏光、心悸、烦躁等。一般3～5天后逐渐恢复，如持续1周不好则病程往往持续较长。

4. **头痛和头晕** 伤者几乎都有不同程度的头痛、头晕（包括"昏沉""不清醒"）。头痛的部位和性质因人而异，后来逐渐减轻。持续加剧的头痛常表示病情的恶化。头晕可因震动和体位变换而加剧。

5. **精神状态改变** 常有情绪不稳定，表现为急躁、谵妄、激动、欣快、痴呆、忧郁、恐怖等，少数病例甚至表现为某种真正的精神异常。伤情轻者常无明显的精神改变。

6. **其他** 如注意力不集中、思考问题迟缓、判断能力变差甚至优柔寡断、癔病样发作、癫痫等。严重病例可见尿失禁或尿潴留。

二、诊断依据

（1）脑外伤后短暂意识障碍，通常不超过30分钟。

清醒后常有逆行性健忘现象。

（2）神经系统多无异常体征，可有深、浅反射改变。

（3）头颅CT检查无阳性发现。临床诊断为脑震荡病例中，相当部分病人CT检查发现阳性，包括脑水肿、脑出血、脑室脑池出血、硬膜外血肿、硬膜下血肿等，尤其是非曲直这些损伤灶位于产生临床症状甚至于少的区域（额叶与颞叶的基底与两极、右半球）。应进行鉴别，以免延误病情。

（4）脑震荡的诊断并不困难，但临床上脑震荡的症状群程度与脑震荡的程度并不成正比，而且大多可以治愈。人们对"脑震荡后遗症"有一些不正常的认识和心态。所以 有人主张不使用"脑震荡后遗症"这一诊断，而统称为轻度颅脑损伤。

（5）脑震荡症状在一周内恢复，平均3～5天，症状超过7天未恢复考虑为脑震荡后综合征（post concussional syndrome, PCS），PCS常与先前的脑震荡病史相联系。但一般认为PCS的脑震荡症状大多超过了3个月，脑震荡症状持续超过1年者，称为慢性创伤性脑病（chronic trauma encephalopathy, CTE）。

（6）脑震荡尚未完全恢复又发生或多次发生脑震荡，称 为 多 重 脑 震 荡（multiple cerebral concussion, MCC），导致记忆等神经功能障碍加重，甚至死亡，即再次打击综合征（second impact syndrome, SIS）。国外报道激烈竞技运动员、战场战士、受暴力虐待人员、癫痫病人等反复性的头部损伤者，发生MCC后，SIS发生率将增加，而且受伤时间间隔越近，病情越严重。多重脑震荡是轻型脑损伤，头疼、视力模糊、学习记忆力下降、耳鸣和疲劳等急性期症状，数天或数周后基本会消失。MCC死亡者在病理生理及解剖学上主要表现为轻度的脑充血、脑水肿及继发性的颅内高压，常规 CT 和MRI影像学检查大多未见明确改变。拳击、跆拳道、足球、棒球运动员常常参加激烈的运动，反复发生脑震荡，往往留有后遗症，3 个月后，甚至一年后急性期症状未消失者，伴随着认知改变、情感异常，进展为PCS和CTE，使病人的生活质量明显下降。

另外，近年来脑磁图（magnetoencephalography, MEG）检查技术的问世，显著提高了有临床症状脑震荡病人的阳性诊断率。一组临床CT、MRI检查阴性、但有临床症状的脑震荡病人，MEG检查脑部异常发现率为65%，有助鉴别有临床症状脑震荡病人是否存在脑组织结构病理异常。

第三节　治　疗

脑震荡的预后很好。如果过程良好，机能紊乱症状可以完全消失，病人可以恢复健康。凡脑震荡的病人通常不需要住院治疗，在家卧床休养1～3周，不可过度使用脑力或阅读。如自觉良好可逐渐起床活动。配合应用一些神经营养药物（如多种维生素、谷维素）、脑血管调节剂（如低分子右旋糖酐、参麦、地巴唑）等，对促进脑功能康复有一定帮助。如症状较严重，可住院治疗。对于伤后头痛、呕吐明显，颅内压力增高病人，可以采用脱水疗法。密切观察病情，必要时复查头颅CT，以防漏诊迟发性颅内血肿。在排除颅内病情变化的基础上，有条件者可尽早行高压氧治疗。部分病人需心理教育、安慰药物及对症药物治疗，一般在数天到3个月恢复到创伤前的水平。由于多重脑震荡具有累积效应，而且慢性创伤性脑病属于神经退行性改变，重点在于预防和早期发现，及时给予干预，延缓病程发展。治疗上目前只能给予对症支持治疗、营养神经细胞，延缓痴呆发生。多重脑震荡的预防重在宣传教育，使发生过脑震荡的运动员、教练员、受虐待人员、癫痫病人等尽可能避免再次发生脑震荡的危险因素。

祖国医学在脑震荡治疗中有独到之处。中医理论认为，脑震荡为直接或间接暴力震击颅脑后发生瘀血阻滞和正气虚弱的病理改变，应用开窍安神、活血化瘀、补虚祛邪进行施治，对解除症状常有一定帮助。如有耳鸣、烦躁等神经功能失调者，还可辅以针灸、理疗等。

鉴于临床上发现脑震荡后遗症发生率明显高于脑挫裂伤，儿童明显低于成人，表明心理因素是症状群的主要诱发因素。治疗上还应做好思想工作，正确宣传后遗症发生、发展的科学规律，消除不论伤情轻重都要有后遗症的错误认识，使病人有一个正常的心态。注意体力活动锻炼，同时生活上规律化。

（钱锁开　邓　磊）

参考文献

[1] 王忠诚.神经外科学·颅脑损伤[M].北京：人民卫生出版社，1974.

[2] 史玉泉.中国医学百科全书·神经外科学[M].上海：上海科学技术出版社,1984.

[3] 江基尧,朱诚.现代颅脑损伤学[M].上海：第二军医大学出版社,1999.

[4] 易声禹,只达石.颅脑损伤诊治[M].北京：人民卫生出版社，2000.

[5] 段亚清,常忠贤.大鼠脑缺血再灌流损伤在脑震荡损伤中作用的研究[J].白求恩医科大学学报,1995,21(2):134.

[6] 段亚清,常忠贤.大鼠脑震荡海马区LPO、SOD含量的变化[J].白求恩医科大学学报,1995,21(3):269.

[7] 王满,赵庆秋.脑震荡病人的脑电形图改变及意义[J].河北医药,1993,15(1):57.

[8] 黄益祥,温志大.对脑震荡诊断的探讨(附101例分析)[J].中华创伤杂志,1992,8(6):371.

[9] 彭仁罗,刘运念.急性轻型脑外伤的CT评价[J].湖南医学,1990,7(5):259.

[10] 刘迎春,石秋念.实验性脑震荡脑组织形态学改变的动态观察[J].浙江医科大学学报,1996,25(5):193.

[11] 王满,杨志运.高压氧与药物综合治疗脑震荡的疗效观察[J].河北中西结合杂志,1997,1(2):216.

[12] 徐江涛.轻型颅脑损伤患者脑脊液细胞学动态观察[J].中国神经精神疾病杂志,1989,15(2):109.

[13] 张灿元,张纪,马晓东,等.轻型颅脑损伤143例短时记忆功能的改变[J].中国神经精神疾病杂志,1994,20(2):88.

[14] 田忠贵,方叙.急性轻中型闭合性脑损伤脑地形图与CT分析[J].中华神经外科杂志,1996,12(3):195.

[15] 唐忠,陈善成.脑磁图在颅脑损伤中的应用[J].国外医学神经病学神经外科学分册,2003,30:25.

[16] 李娟娟,于建云,郭泽民,等.多重脑震荡大鼠神经元病理变化的研究[J].神经解剖学杂志,2007,26(6):645-649.

[17] 李俊祥,于建云,许冰莹,等.运动相关性脑震荡研究现状[J].中国运动医学杂志,2006,25(4):502-504.

[18] 莫云芳,黎勇夫,曹冠柏,等.血浆和肽素、基质金属蛋白酶9水平对脑震荡的诊断价值[J].检验医学与临床,2019,16(2):164-167.

[19] 陈英,陈艾.磁敏感加权成像对脑震荡的诊断价值研究[J].影像研究与医学应用,2019,3(2):29-30.

[20] 汪仲伟.早期不同药物治疗外伤后脑震荡的临床疗效对比[J].首都食品与医药,2019,26(1):46.

[21] 李豪喆,刘露,张盛宇,等.P300在脑震荡后综合征诊断中的价值[J].中国法医学杂志,2018,33(5):453-457.

[22] 牛越,姜颖,陈卓,等.脑震荡后综合征发病特点及影响因素分析[J].中国实验诊断学,2018,22(9):1594-1595.

[23] 吴德野,蒋鸿雁,李恒希,等.单纯性脑震荡对大鼠海马肿瘤坏死因子表达的影响[J].临床神经病学杂志,2018,31(4):279-282.

[24] 蒋鸿雁,吴海鹰,吴德野,等.EP2受体抑制剂AH6809对单纯性脑震荡大鼠皮质中肿瘤坏死因子表达的调控[J].神经解剖学杂志,2018,34(4):441-446.

[25] 王家雄,王路,宋海,等.一次及多重脑震荡大鼠伤后1、3、6月空间认知变化动态观察[J].中国运动医学杂志,2018,37(3):218-223.

[26] 鲁兴启,李洁,丁建平.脑震荡后综合征MRI研究进展[J].中国医学影像技术,2018,34(3):456-459.

[27] 闫德祺,王刚,高玉松,等.脑震荡的诊疗研究进展[J].华南国防医学杂志,2018,32(2):133-136.

[28] 夏训明.美国FDA批准一种脑震荡快速诊断方法[J].广东药科大学学报,2018,34(1):28.

[29] 贾俊海,杨敬致,刘爱萍,等.脑震荡临床实践指南方法学质量评价[J].中国医药导刊,2018,20(1):7-10.

[30] 何黎明,刘保国,肖罡,等.早期不同药物治疗脑外伤后脑震荡的临床疗效对比[J].临床医学工程,2017,24(12):1685-1686.

[31] 元国豪,费舟.轻型颅脑战创伤的研究进展[J].西北国防医学杂志,2017,38(7):472-475.

[32] 韩桂芬,章静波.血液中生物标记物有助预测运动脑震荡康复时间[J].基础医学与临床,2017,37(7):969.

[33] 闵朋,杨锐.脑震荡综合征的静息态功能MRI分析[J].中国临床神经外科杂志,2016,21(12):740-743.

[34] 易仁辉,易城辉,谢地发,等.磁敏感加权成像对脑震荡的诊断价值[J].中国实用神经疾病杂志,2016,19(23):27-28.

[35] 李智豪,李恒希,丁江波,等.AH6809干预的单纯性脑震荡大鼠海马mPGES-1的表达变化[J].神经解剖学杂志,2016,32(5):579-585.

[36] 李恒希,吴德野,赖江华,等.单纯性脑震荡对大鼠海马iNOS表达影响的实验研究[J].中国临床解剖学杂志,2016,34(4):402-406.

[37] 秦得营.脑震荡后综合征的发生率、发病机制及相关影响因素的研究[J].临床医药文献电子杂志,2016,3(5):842-843.

[38] 儿童时期所受的脑震荡影响大脑功能[J].心血管病防治知识(科普版),2016(1):9.

[39] 严琦敏,张排旗,赵波,等.实验性脑震荡大鼠脑皮质肿瘤坏死因子-α的表达[J].山西医科大学学报,2015,46(12):1193-1197.

[40] 李玉环,吴德野,董世峰,等.TNF-α在单纯性脑震荡大鼠皮质中的表达变化[J].昆明医科大学学报,2015,36(7):4-8.

[41] 林承怀,王丹,曾钦霖,等.心理干预对脑震荡患者预后的影响[J].福建医药杂志,2015,37(1):174.

[42] 王剑,董阳,张桓,等.一重和三重脑震荡大鼠损伤后早期小胶质细胞变化的研究[J].昆明医科大学学报,2014,35(8):4-8.

［43］ LEWINE J D, DAVIS J T, SLOAN J H, et al. Neuromagnetic assessment of pathophysiologic brain activity induced by minor head trauma［J］. Am J Neuroradiol, 1999, 20(5): 857–866.

［44］ GAETZ M, BERNSTEIN D M. The current status of electrophysiologic procedures for the assessment of mild traumatic brain injury［J］. J Head Trauma Rehabil, 2001, 16(4): 386–405.

［45］ KISSICK J, WEBBORN N. Concussion in para sport［J］. Phys Med Rehabil Clin N Am, 2018, 29(2): 299–311.

［46］ BRENT D A, MAX J. Psychiatric sequelae of concussions［J］. Curr Psychiatry Rep, 2017, 19(12): 108.

［47］ RAY J W, HWANG C, BAINE J, et al. Current concepts in concussion: a review［J］. J Calif Dent Assoc, 2017, 22, 45(6): 285–289.

［48］ STILLMAN A, ALEXANDER M, MANNIX R, et al. Concussion: evaluation and management［J］. Cleve Clin J Med, 2017, 84(8): 623–630.

［49］ DEL ROSSI G. Evaluating the recovery curve for clinically assessed reaction time after concussion［J］. J Athl Train, 2017, 52(8): 766–770.

［50］ MULLALLY W J. Concussion［J］. Am J Med, 2017, 130(8): 885–892.

［51］ MCCREA M A, NELSON L D, GUSKIEWICZ K. Diagnosis and management of acute concussion［J］. Phys Med Rehabil Clin N Am, 2017, 28(2): 271–286.

［52］ RADHAKRISHNAN R, GARAKANI A, GROSS L S, et al. Neuropsychiatric aspects of concussion［J］. Lancet Psychiatry, 2016, 3(12): 1166–1175.

［53］ RIGGIO S, JAGODA A. Concussion and its neurobehavioural sequelae［J］. Int Rev Psychiatry, 2016, 28(6): 579–586.

［54］ BROWNE G J, DIMOU S. Concussive head injury in children and adolescents［J］. Aust Fam Physician, 2016, 45(7): 470–476.

［55］ MILLER PHILLIPS M, REDDY C C. Managing patients with prolonged recovery following concussion［J］. Phys Med Rehabil Clin N Am, 2016, 27(2): 455–474.

［56］ KONTOS A P, SUFRINKO A, WOMBLE M, et al. Neuropsychological assessment following concussion: an evidence-based review of the role of neuropsychological assessment pre- and post-concussion［J］. Curr Pain Headache Rep, 2016, 20(6): 38.

［57］ BRESSAN S, BABL F E. Diagnosis and management of paediatric concussion［J］. J Paediatr Child Health, 2016, 52(2): 151–157.

［58］ SHARP D J, JENKINS P O. Concussion is confusing us all［J］. Pract Neurol, 2015, 15(3): 172–186.

［59］ YANG J, PEEK-ASA C, COVASSIN T, et al. Post-concussion symptoms of depression and anxiety in division I collegiate athletes［J］. Dev Neuropsychol, 2015, 40(1): 18–23.

［60］ STONE J L, PATEL V, BAILES J E. The history of neurosurgical treatment of sports concussion［J］. Neurosurgery, 2014, 75(Suppl 4): S3–S23.

第七章
脑挫裂伤

在外力作用下与颅骨和/或硬脑膜构成的间隔撞击、摩擦所造成的脑组织器质性损伤称为脑挫裂伤，它是以伤后立即出现局部脑皮质表面小血管损害和脑实质点片状出血为主要病理改变的一类原发性脑损伤，常伴随蛛网膜下腔出血。伤势较重者可因局部脑血流障碍、脑组织缺血与缺氧和细胞代谢异常，使脑伤向继发性损伤发展而产生脑内血肿、脑水肿、脑肿胀和颅内高压。脑挫裂伤严重程度取决于外力打击方向、大小、速度和性质。依据挫裂伤范围和伤灶数量，又有局灶性脑挫裂伤和广泛性脑挫裂伤之分，临床可表现出不同程度的脑损伤相应症状和体征，意识障碍通常比较显著。

第一节 损伤机制

头颅遭受外力打击前处于静与动的状态决定了脑受伤机制的类型。头部在静止状态下受到打击，脑易发生加速性损伤；反之，运动中的头颅与硬物相撞击，脑多遭受减速性损伤。临床所见脑挫裂伤病例大多数是这两种损伤机制所为。

加速性损伤机制所致脑损害以冲击伤居多，脑伤位置靠近头颅受力点，受力部位颅骨在瞬间发生向下弯曲呈非折裂弹性变形或骨折，撞击、挤压或刺伤脑膜、脑皮质及其周围血管，强暴外力作用也可伤及皮质以下白质区域。当弯曲骨板反弹复位时，由于与受压移位的脑实质之间的腔隙增宽，颅内压突然下降而产生负压张力，可再次损伤脑膜和脑组织。鉴于这种损伤范围常常局限而固定，故称之为局灶性脑挫裂伤。

减速性损伤机制极易造成脑皮质对冲性伤害，因病变波及范围较广且多发伤灶，被冠名为广泛性脑挫裂伤。严格讲，脑在任何一种受伤机制作用下都会产生运动惯性，而且惯性大小与脑伤害严重程度有着紧密联系，尤其是在减速性损伤机制中这种关系展现得更加突出。当遭受打击的头颅运动停止后，脑器官在运动惯性驱使下继续沿外力作用方向移动，部分脑叶底面极点与在这个位置上的凸凹不平的颅底骨骨嵴相对运动摩擦导致挫伤，或者一些脑叶侧面撞击于对侧的颅盖骨骨壁、大脑镰或小脑幕而受伤，例如，枕顶部受到暴力打击，对侧额极、额底和颞极出现广泛性损伤最具有对冲伤特征，给病人带来的危害性要比冲击伤严重得多。

实际上，在许多完整的脑挫裂伤形成过程中并非单一损伤机制贯穿始终，而是多种机制相继或同时参与。如静止头颅受到高速运动的硬物打击后沿着力的方向运动，然后又与另一静止的坚实物体相碰撞，这种完整的创伤过程充分表现出加速性损伤与减速性损伤两种机制共同作用的复杂性。挫裂伤部位并不一定都与头颅受力点完全一致，有些位于头颅受力部位附近，有些却远离受打击的部位。脑加速性损伤，相对的冲击伤严重，对冲伤较轻；减速性损伤则对冲伤较重，而冲击伤偏轻。

20世纪60年代，林登贝格（Lindenberg）等曾提出滑动性脑挫裂伤一词，分析损伤机制为外力在脑矢状面产生的角加速运动引起脑皮质与皮质下组织运动速度不一致，皮髓之间彼此相对移位形成挫裂伤。此后，麦克弗森（MacPherson）等也将旋转加速产生的剪力和张力应变致使尾状核、豆状核、丘脑和下丘脑等部位损伤称为居间性脑挫裂伤。直至20年后，经过大量的颅脑损伤动物实验和临床研究，不断更新颅脑损伤机制的认识，逐渐规范和完善脑伤类别划分，将发生在脑皮质层以下部位的加速性或减速性损伤、角加速度损伤、离心力损伤和科里奥利（Coriolis）损伤命名为弥漫性轴索损伤（diffuse axonal injury, DAI）。

对颅脑损伤机制有一个比较清楚的认识，有助于临床医生判断和评估伤病发展趋势与预后转归，而且对指导治疗也十分重要。

第二节　病理分期

脑挫裂伤是脑挫伤与脑裂伤的合称，只是从病理学角度才将两者分开来认识，但有意义的不同叙述仅为脑组织损伤的程度差异。脑挫伤是指损伤的脑皮质（严重的也可伤及皮质下脑组织）虽有静脉充血、淤血和水肿改变，却未失去脑组织微细结构的连续性，软脑膜与蛛网膜保持完整。脑裂伤是在挫伤病理改变基础上，脑组织与小血管撕裂出现散在或聚集的点状出血，肉眼可见软脑膜与蛛网膜断裂，伤重者在破裂处有明显水肿、神经细胞坏死和较多出血，部分出血可流入蛛网膜下腔。尽管理论阐述两者病理区别如此清晰，但现实中肉眼很难将轻度脑挫伤与裂伤识别开；在中、重度颅脑损伤病例中脑挫伤常与裂伤相伴随，伤势越重两者并存的关系越紧密，况且临床又不容易将各自的症状截然分开，加之治疗原则相同，处理手法大同小异，因而习惯于一并统称为脑挫裂伤，很少分开论述。

脑挫裂伤病理变化分为3期。

1. 早期（伤后1周内）　损伤的脑组织以局部碎裂、出血、水肿及坏死为主要变化。肉眼可见脑回突起顶端有点状、线状小出血灶或已融合的片状出血，局部软脑膜破损，脑血管破裂出血或静脉淤血，甚至血栓形成。裂伤脑质周围水肿，呈楔形缺血坏死，基底部位于皮质表面，尖端指向白质。本期重要的临床病理改变有2种：① 伤后5天左右损伤的脑组织发生液化；② 多数情况下，伤后3～5天脑水肿发展至高峰期，脑体积增大导致颅内压增高或脑疝。

显微镜下所见：放射状线形皮质出血由血管周围血细胞累积构成，皮质层次结构不清或消失；神经细胞大片消失或缺血性变，神经轴索肿胀、断裂，并崩解为颗粒状，髓鞘脱失；星形细胞变性，少枝胶质细胞肿胀；血管充血、水肿，微血管数目减少，分布密度减低，微动脉、微静脉管径粗细不均，静脉管腔内见血栓物质；毛细血管破裂，血管内和边际存在多形核白细胞，血管壁内皮细胞间隙增宽，血管周围间隙扩大。

2. 中期（伤后1周至数周）　脑组织水肿程度减轻，出现修复性病理变化，以结缔组织增生为主。肉眼见病变严重区域组织液化、囊变，较大出血灶呈黑紫色，小出血灶被重吸收变为铁锈色斑（血红蛋白分解为含铁血黄素），包括脑回在内的褐色的脑萎缩损伤病变与蛛网膜下腔的空间连通；原水肿及液化坏死区由瘢痕组织修复，蛛网膜下腔出血机化引起蛛网膜增厚并与脑皮质粘连。

显微镜下改变：脑皮质内仍有大小不等的出血灶，外渗的红细胞持续破坏产生多量血红蛋白；受损皮质结构消失，在坏死或退行性变的神经细胞周围出现"卫星现象"，坏死的脑组织被来自单核细胞的巨噬细胞吞噬；病变区域显现小胶质细胞增生，星形细胞增生肥大，少突胶质细胞也增生肿胀；血管旁有中性多核细胞渗出及小圆细胞浸润；在较大伤灶内可见肉芽组织参与修复，周围新生血管增生。

3. 晚期（伤后数月至数年）　脑伤病灶已发生陈旧性改变。肉眼见伤处脑回萎缩，瘢痕组织修复，增厚的脑膜紧密粘连于比邻萎缩的脑组织，不易剥离。脑内血肿吸收不良者，瘢痕组织内形成液化囊腔，并可见铁锈色斑。较重的脑挫裂伤区域除有普遍性脑萎缩外，还可出现脑室相应扩大以至于被较大瘢痕牵拉而变形的现象。此期内容易并发两种病症：① 脑膜瘢痕粘连影响蛛网膜下腔脑脊液循环和吸收而引发外伤性脑积水或蛛网膜下腔囊肿或硬膜下积液；② 瘢痕刺激脑皮质诱发颅脑损伤后癫痫。

显微镜下可见：陈旧性脑伤病灶组织结构层次欠清，瘢痕组织呈致密纤维状；囊腔外壁由增生的神经胶质和瘢痕组织形成，并有含铁血黄素；神经细胞消失或减少，为胶质瘢痕所替代。

第三节 病理生理特征

脑挫裂伤病理生理变化比较复杂,整个损伤组织学改变过程有3个最主要特征:脑血流(CBF)动力学变化、脑缺血界定和缺血性半暗带形成。脑创伤后患侧脑组织血流量不均匀地迅速减少的机制目前还不十分明确,仍有许多问题尚未解决,特别是挫裂伤灶周围缺血半暗带与脑卒中缺血半暗带发生与发展的病理生理机制是否一样,伤灶中心不可逆损伤区与半暗带之间CBF有无明确的界限等,成为当今神经外科锁定的探究热点。自氙增强CT(Xe/CT)与核磁共振弥散加权成像(DWI)、核磁共振脑血流灌注加权成像(PWI)以及磁敏感加权成像(SWI)等影像学先进技术问世以来,加快了脑挫裂伤病理生理学和生物化学的研究步伐,在证实脑挫裂伤周围的脑组织潜在存活能力和探讨局部脑血流量(rCBF)与脑挫裂伤区域的相关性等方面产生了一些令人耳目一新的学说,例如SWI可根据梗死组织、正常组织和缺血半暗带组织,血管中脱氧血红蛋白与氧合血红蛋白比例显示出低信号血管影,并以此传递细胞代谢信息,有助于描绘和识别缺血半暗带,且无须造影剂。SWI与DWI不匹配区域为缺血半暗带范围。有无缺血半暗带与临床神经功能缺损严重程度之间的相关性有待进一步研究。一些磁共振的特殊检查序列(DWI、PWI和SWI等)将会为重新完善和修改创伤神经外科治疗原则提供新的科学依据。

一、创伤性脑血流动力学变化

CBF动力学变化受脑血管的自主调节功能、脑灌注压(CPP)和血液的黏滞性影响,正常皮质CBF值为每分钟60～100 mL/100 g。脑挫裂伤急性期CBF呈低灌注改变,这一现象不仅从大量动物实验和人活体神经影像研究中得到解释,而且通过激光多普勒监测(LDF)技术也得到了初步证实。重度脑创伤病人首次CBF低灌注大多在伤后6小时内出现,最短时间为伤后0.7小时,伤后6小时内平均CBF明显低于6小时后。

马丁(Martin)将伤后CBF动力学的变化分3期:

Ⅰ期(低灌注期):主要发生在伤后24小时内。大脑中动脉血流速度(VMCA)和半球指数(HI)正常,脑氧代谢率($CMRO_2$)下降,动静脉血氧含量差($Ca-vO_2$)正常或略升高。该期所反映的病理生理变化以CBF下降为主,特别是在伤后6小时内下降最为显著。

Ⅱ期(充血期):发生在伤后1～3天。CBF量逐渐回升,平均CBF量正常或有一过性升高,VMCA正常或略升高,HI正常,$CMRO_2$下降,$Ca-vO_2$下降。

Ⅲ期(血管痉挛期):伤后4～15天。此期表现为CBF再次下降,VMCA明显升高,HI升高,$CMRO_2$和$Ca-vO_2$不变或略下降。

诚然,外伤后脑血流动力学的改变是一个连续性过程,各分期之间CBF和脑代谢指标既有不同,又有相互交叉融合的现象,而且病人之间病情也存在诸多差异,所以每一位脑伤者并不一定全都表现出典型的三期变化规律。

值得提出的是,伤后不同的时间段并不是唯一决定CBF不一致性的因素,距离挫裂伤灶中心(不可逆损伤部位)远与近,CBF值也有很大差别。不可逆损伤区域内的CBF值明显降低($P < 0.005$),随着与挫裂伤灶中心的距离增大,CBF量也逐渐增加。戈姆(Gorm)报告,脑挫裂伤在Xe/CT图像上显示出rCBF特别轮廓,表现为一个极低血流量的严重坏死性缺血核心,其周围血流灌注随着与缺血核心距离的增加而逐渐增加,这种状况持续整个病程。

二、创伤性脑缺血的界定

rCBF灌注量正常与否决定了神经细胞生存和凋亡。脑组织代谢正常状态下,rCBF低于每分钟20 mL/100 g时,脑组织即可发生缺血改变。rCBF阈值在每分钟10～20 mL/100 g范围内的任何值点上,脑组织血流量即显不足呈缺血状态,表现为细胞间信号传递停止,细胞有氧代谢降低,无氧酵解增加,神经元去极化。由于细胞膜泵功能受到不同程度抑制,离子梯度稳态尚未完全失衡,故此类缺血区域为可逆性损伤,有挽救价值。rCBF低于每分钟10 mL/100 g时,脑血供严重不良,引起细胞缺氧、能量代谢完全障碍、腺苷三磷酸(ATP)合成停止,由高能磷酸键维持的生物膜及离子泵功能丧失,K^+外流,Na^+、Cl^-和水内流,使能量稳态和离子平衡完全被打破,生物膜崩解,脑细胞坏死,成为不可逆损伤。这种缺血改变发生在较重的脑创伤灶中心区域,伤后1小时内即可形成,脑细胞功能可恢复希望非常渺茫。以电生理变化为标准,神经细胞在CBF为每分钟5 mL/100 g的缺血区域存活时间只需要10分钟,在每分钟10 mL/100 g条件下为50分钟。也有得到rCBF低于每分钟25 mL/100 g时存在脑缺血和rCBF低于每分钟15 mL/100 g时发生不可逆缺血性损伤的研究结果。由于研究是非随机性的,不同结论数据可能与研究方法学所致的误差有关。

创伤性脑缺血机制十分复杂,不同于单纯脑卒中缺血,CBF阈值只是从一个侧面反映脑缺血的实际情况,并不能作为全面判定脑组织是否缺血的依据。意识障碍和镇静状态下的脑创伤病人,脑细胞线粒体功能被抑制,脑组织代谢率降低,CBF灌注量减少,使脑缺血阈值降低,但此时脑组织并不一定有缺血改变(CBF降低可能继发于脑代谢异常)。相反,癫痫或兴奋性毒性物质所引起的高代谢改变,将增加脑组织需氧量,即使是正常的CBF水平也并不一定能满足脑组织的血供需要。颈静脉氧饱和度($SjvO_2$)是判定创伤性脑缺血的一项重要指标,通常CBF < 每分钟20 mL/100 g、$SjvO_2$ < 50%、$Ca-vO_2$ > 90 mL/100 mL时,提示明确的脑缺血。氧摄取分数(OEF)也是反映局部脑组织缺血的一个比较可靠的指标,即便病人CPP和颅内压(ICP)得到有效恢复,然而OEF却低于正常值,表明仍存在局部脑缺血。显而易见,创伤性脑缺血应该用CBF和$SjvO_2$或OEF平衡关系解释,凭借以往脑卒中梗死缺血的一些定量指标来评价创伤性脑缺血的程度可能并不合适,还需要加深探讨。

三、创伤性缺血半暗带

目前尚无确切的创伤性缺血半暗带定义。神经影像学将脑组织正常区与严重缺血区之间存在的中间区称为半暗带;病理生理学的概念解释为,在脑挫裂伤灶周围或是远隔部位脑组织中存在介于存活与死亡之间的功能性改变的脑组织缺血区,即为缺血半暗带。此区域虽然神经功能与电生理活动中断,但缺血的脑组织仍能维持膜电位和跨膜离子电位,细胞膜泵

与离子梯度稳态仍然存在,因此该区是功能性电活动可恢复区,是通过治疗干预可以挽救的可逆性损伤,一旦尽早去除缺血因素,其功能可能会得以恢复。动物模型证实了创伤早期4小时内即有挫裂伤周围半暗带区的存在,电镜下观察损伤灶周围5 mm处损伤程度明显重于10 mm处,说明在创伤性缺血半暗带区域内CBF动力学有一个呈离心性血流量增加的变化规律。从脑MRI及病理切片组化检查中发现临床缺血半暗带的时间窗远长于动物实验结果,并且2周以后脑保护与挽救半暗带治疗可能依然有意义。创伤性缺血半暗带重要成因与微循环血管收缩、血管破裂释放血液成分及脑细胞坏死崩解所产生的一些细胞毒性物质导致rCBF灌注不足有关,但究竟是哪一种因素占据主导位置各有评论,尚无共识。德国学者利用活体显微镜(IVM)技术观测试验性脑创伤动物脑动、静脉管腔直径,血小板活性和血栓形成过程发现,脑挫裂伤缺血半暗带CBF减少非动脉血管收缩所致,而是血小板活化和静脉血栓形成引起的。

创伤性缺血半暗带并不是一成不变的处于静止状态,在缺血持续时间、rCBF灌注水平、脑组织耐受程度和治疗有效性等因素的影响下,会发生动态转变,缺血半暗带区逐渐缩小和中心坏死区逐渐扩大不仅与缺血的时间延长关系密切,而且也与缺血程度有关,严重者只需经数小时便可发展致不可逆损伤。

葡萄糖利用率下降是缺血半暗带区主要的代谢变化,rCBF下降,脑细胞缺血、缺氧,线粒体氧化代谢障碍,抑制ATP生成而刺激磷酸果糖激酶的活性,使无氧酵解加速,造成乳酸(Lac)生成增多,所以以Lac升高被认为是缺血半暗带的标志性产物。脑组织氧分压($PbtO_2$)可以作为早期判定脑创伤后缺血半暗带存在的指标。较重脑挫裂伤可以使脑组织发生低氧血症,缺血半暗带区域$PbtO_2$值低于其外侧周边脑组织,在$PbtO_2$监测下出现从病理值向正常值变化过程,则提示CBF灌注逐渐恢复,可预测脑微循环功能恢复。

第四节 临床表现

一、一般症状

(一)意识障碍

意识障碍是脑挫裂伤最突出的临床表现之一。脑挫裂伤病人意识障碍程度与脑伤轻重和受伤部位有

关,轻、中度伤者持续数十分钟至数小时(多数超过半小时),重者可长达数日乃至数周、数月或更长时间,甚至终身呈持续性植物人状态。意识清醒后病人常难忆起伤前近事和伤时情况。

以往对脑挫裂伤持续昏迷机制的认识多倾向于并

存原发性脑干损伤或皮质功能广泛被抑制，但随着颅脑损伤研究领域不断拓宽，对此观点又有一些新的解释和不同看法。尸检脑外伤后持续植物人状态死亡病人发现脑干损伤并不明显。另有借助脑干诱发电位、脑电图、头颅CT等检测手段进行的临床试验也证实了重度脑创伤后持续意识障碍病例多数存在脑干生理反射，且病理反射为阴性；甚至昏迷长达两年的病人，脑干功能基本保持完好。应用正电子发射计算机体层成像（PET）技术对脑创伤后呈持续植物生存状态的意识障碍探究表明，长期意识障碍是脑受伤机制直接或间接作用于丘脑的结果。单光子发射计算机体层成像（SPECT）进行检查也提示，外伤性持续昏迷可能与双侧丘脑缺血相关，而脑皮质受损缺血并不一定会导致病人长期昏迷。SPECT显示：持续昏迷 > 10天者均表现出双侧丘脑缺血，< 10天者无一例丘脑缺血，并且研究组与对照组皆显示较广泛的多脑叶皮质缺血损害。更有说服力的SPECT追踪检查发现，随一侧丘脑缺血逐渐改善，意识障碍也逐渐恢复。脑微循环功能障碍，rCBF减少，CPP下降，加重丘脑缺血，使网状结构上行系统联系功能丧失，维持大脑皮质兴奋性与觉醒状态的作用受到破坏，最终出现意识障碍。最近国内研究者设计构建头颅三维有限元模型对额、枕部直接冲击导致脑中枢损伤的力学机制展开试验，从生物力学角度揭示了应力从幕上向幕下传递过程中，中脑可能较早地发生应力集中，并用中脑应力改变来解释脑挫裂伤病人的意识障碍，认为这种作用机制可能使中脑内网状结构兴奋性传导功能受到损害抑制。

当然，在诊断时也需要与其他中毒或代谢性病因引起的意识障碍相鉴别，如电解质紊乱、内分泌失调、酒精或药物过量引起的意识障碍以及癫痫持续性大发作后出现的意识障碍等。

少数病例可以有中间意识清醒期，首次意识障碍可能是外力作用延伸致皮质下，导致网状激活系统神经纤维剪切损伤，出现短时传导功能紊乱的缘故；清醒后脑组织与血管又受到迟发性颅内血肿压迫，脑微循环受阻，血管内皮细胞因缺血、缺氧致管壁通透性增强，释放大量具有破坏血-脑屏障（BBB）和细胞膜离子泵作用的血液成分和血管活性物质，引起脑细胞水肿和脑组织肿胀，加剧颅内高压，继发脑干损伤，再现意识障碍。此类病人极易发生脑疝，应密切观察病情变化，及时给予头颅影像检查，尽快实施有效治疗。

无意识障碍的脑挫裂伤病人主要是因为病灶局限、损伤程度轻所致。

（二）头痛

几乎所有脑挫裂伤病人都会出现不同程度的头痛症状，特别是伴有蛛网膜下腔出血或颅内高压时，头痛更显剧烈，可引起意识障碍不深的病人躁动不安。昏迷病人清醒后即感头痛、头晕。伤后1周内病人头痛最为明显，呈局限性或弥漫性钝痛、胀痛或跳痛，持续性发作多于间歇性，之后逐渐减轻。中、重度脑挫裂伤病人头痛时间较长，可持续数月或数年。一些外界环境如震动、强光、噪声和温度等，均是刺激头痛加重的因素。接受治疗的病人头痛症状无明显缓解，甚至突发演进，首先应警惕两种情况：① 降颅压过度引发低颅压性头痛，表现为挤压性或牵扯性疼痛，站立时加重，卧位时减轻；② 迟发性颅内血肿或脑水肿，颅腔内容物体积增加所引起的高颅压性头痛，如果病人意识状态随着头痛程度进行性加重而迅速恶化，应慎防脑疝发生。

脑伤急性期过后头痛症状仍久治不消，还应考虑到：① 受伤头皮组织深层伤口瘢痕与骨膜出血粘连牵拉性头痛；② 机化增厚的脑膜与脑粘连刺激性头痛；③ 挫裂伤病灶瘢痕牵扯正常脑神经引起的头痛；④ 伴有颈神经损伤放散致耳后或枕部疼痛，或伤后由于颈部肌肉长时间收缩引起的持续性和非搏动性头痛。再者，脑动脉血管收缩与舒张功能紊乱造成局部脑供血异常进一步加重原脑神经损伤；蛛网膜下腔血性脑脊液中的血液纤维成分机化与脑膜或脑皮质粘连；脑膜组织创伤性粘连阻塞脑脊液流通渠道，形成外伤性脑积水、硬膜下积液或具有占位效应的蛛网膜囊肿压迫脑组织；头痛型癫痫以及精神因素刺激等，也都是临床比较容易见到的致痛原因。

（三）恶心、呕吐

半数以上的脑挫裂伤病人在伤后出现恶心及呕吐，尤以小儿呕吐为重。发生原因与脑脊液循环动力改变冲击第四脑室基底部呕吐中枢，蛛网膜下腔出血对脑膜、延髓的刺激，颞叶前庭代表区域存在挫裂伤病变，颅内压力异常以及血管运动功能紊乱和迷走神经受刺激有关。恶心、呕吐症状一般随脑神经细胞功能恢复、脑水肿逐渐消退和血性脑脊液吸收而相应减轻。急性期频繁呕吐或一度好转后又再现加重，甚至于已度过急性期但呕吐依然不止时，有可能存在脑组织继发性病变、颅内压力异常或颅内感染，应予重视，切莫笼统地视为脑挫裂伤后固有症状而延误诊断和治疗。对于伴有颅底骨骨折的脑挫裂伤病人，尚需排除因吞咽血性液体刺激胃黏膜致反应性呕吐。需强调的是,在一些重症病人中,由于呕吐中枢受到抑制,不出现或较少出现呕吐症状,所以呕吐轻重并不能准确反映出脑伤实际状况。

（四）瞳孔变化

轻度脑挫裂伤病人瞳孔多无变化,但凡出现比较明显的瞳孔改变,便能间接判断出脑神经或脑组织损伤程度。

1. **双侧瞳孔改变** ① 伤后双侧瞳孔立即散大,对光反射消失并出现深昏迷、生命体征恶化、四肢强直或肌张力消失,见于严重的广泛性脑挫裂伤合并弥漫性脑水肿导致双侧小脑幕切迹疝。伤后晚期出现双侧瞳孔散大、固定,且病人昏迷较深,多为脑疝形成并压迫脑干引起继发性损伤。② 头颅致伤瞬间脑组织受到超强刺激而出现双侧瞳孔短暂散大,随即很快恢复正常,预示脑皮质和自主神经并未遭受持久性损害。③ 双侧瞳孔对称性缩小,常见于并发较重的蛛网膜下腔出血刺激动眼神经情况。④ 双侧瞳孔极度缩小,对光反射完全消失,伤者长时间意识障碍甚至伴随中枢性高热,要对脑桥受累有所考虑。

2. **单侧瞳孔改变** ① 伤后一侧瞳孔进行性散大,对光反射迟钝或消失,意识障碍较重且伴对侧肢体瘫痪,为单侧小脑幕切迹疝体征。② 伤后一侧瞳孔立即散大,病人深昏迷及对侧偏瘫,应侧重考虑中脑损伤;若散大瞳孔直接与间接对光反射均消失,却不表现显著的意识障碍和肢体运动丧失,符合原发性动眼神经损伤特征,需要通过排查颅底骨骨折予以证实。③ 伤后一侧瞳孔瞬间散大,直接对光反射消失而间接对光反射存在,同时有视力障碍症状,提示原发性视神经损伤,额面或眶部外伤史以资鉴别。④ 伤后病人一侧瞳孔缩小,同时合并同侧眼睑下垂,眼球轻度下陷,面部无汗,为交感神经受损的霍纳（Horner）征表现,病人多有颈部外伤史。

脑挫裂伤病人伤后双侧瞳孔即刻表现不等大,如果直径差别小于1.0 mm,不一定都有临床意义,但也要留意观察以防不测。在诊治脑伤不重、意识障碍不深、瞳孔改变却明显异常的病人时,还应排除引起瞳孔变化的其他非创伤性因素,例如:接受过抗胆碱药物或拟肾上腺素药物治疗、深麻醉、窒息、缺氧及眼压升高等,均可引起双侧瞳孔散大;接受拟胆碱药物或吗啡类药物治疗或者有机磷农药中毒时可以促使双侧瞳孔缩小,故在接诊病人时详细询问有无相关接触史对于消除干扰影响甚为关键。

（五）自主神经症状

较轻的脑挫裂伤病人血压、脉搏、呼吸与体温一般无明显变化,伤情较重病人于伤后短时间内最先出现面色苍白、冷汗淋漓、血压降低、脉搏弱缓、呼吸浅而慢等迷走神经兴奋症状(要与休克相鉴别),随后转为交感神经兴奋现象:血压升高、脉搏加速、面色如常、呼吸正常或增快。如果血压持续升高,脉搏缓慢宏大,呼吸逐渐变慢、变深且节律不齐,意识障碍进行性加深,为库欣（Cushing）征表现,提示高颅压危象,须尽快查明颅内有无明显占位效应的血肿或脑水肿病变并急行处理。分析异常呼吸病因要准确判断是来自颅内伤还是颅外伤。颅内严重继发性损伤的病人,呼吸会逐渐变深、变慢,甚至出现病理性呼吸。病人伤后较早出现呼吸困难,口唇与面色发绀及躁动不安,不除外呼吸道阻塞、急性神经源性肺水肿或外伤性血/气胸等颅外病因。脑挫裂伤病人伤后1周内体温可有轻度升高,为38℃左右,随病情改善而逐渐降至正常。伤后出现高热症状要善于寻找致热因素,首先排除颅内、呼吸系统、泌尿系统或其他部位开放伤感染;此外也见于含血脑脊液（CSF）刺激体温调节中枢或挫碎的脑组织释放致热物质吸收入血引起发热的原因;对症处理体温仍持续高热不降,可能与丘脑下部损伤引起的中枢性高热有关,这类病人也许会并发尿崩症或应激性消化道出血,意识障碍者通过记录每日尿量和追踪检测尿比重,并定时行胃液隐血试验检查能够及时发现。

二、神经定位体征

脑挫裂伤病灶发生在大脑某些非重要功能区,不易查出典型的定位体征;在重要功能区任何部位发生损伤,则立即出现与脑损伤部位相对应的神经系统定位体征,而有些体征只能在病人意识状态恢复后方能获得。

（一）瘫痪

脑挫裂伤病灶位于一侧大脑运动区可出现对侧肢体偏瘫和锥体束征,即便是局灶性损伤亦可发生单瘫和中枢性面瘫。当运动区挫裂伤灶靠近矢状窦时,引起对侧下肢单瘫,损伤靠近大脑外侧裂时,则发生中枢性面瘫和上肢瘫痪。挫裂伤范围扩展至内囊时,除病灶对侧肢体瘫痪外,还表现出偏身感觉障碍和同向偏盲(即"三偏"征)。发生小脑幕切迹疝时,因同侧大脑脚受压,不仅出现对侧肢体瘫痪及锥体束征,而且还会造成同侧动眼神经麻痹、瞳孔散大。挫裂伤早期即出现偏瘫体征多系原发性脑损伤,数日后表现出瘫痪体征则是继发性病变所致。

（二）失语

对意识清楚伤者而言，大脑优势半球前部或后部受损伤可出现不同类型的失语症。额下回后部［布罗卡（Broca）区］受伤病人不能组成语言，表现运动性失语；颞上回后部损害，病人对听到的声音和语言不能理解其意义，为感觉性失语；颞叶后部与角回之间损害时，病人对所熟悉的物体不能说出名称，但能说出用途，属于命名性失语。

（三）同向偏盲与凝视

在病人意识清醒状态下，顶叶损伤并累及视放射上部分纤维的病人，体检可查出病变对侧同向性下 1/4 象限偏盲症状；颞叶后部损害累及视放射的下部分纤维，会出现病变对侧同向性上 1/4 象限偏盲症状；一侧枕叶纹状区损伤，病灶对侧同向偏盲，双侧受损则出现双目视力丧失，称为皮质盲；额中回后部损伤，病人双眼向病灶对侧同向偏斜凝视并头部向病灶对侧扭转。

（四）脑神经损伤

脑挫裂伤病人同时合并颅底骨骨折容易伤害毗邻部位脑神经，临床以第 I、II、III、VI、VII、VIII 脑神经损伤多见，常于伤后立即出现相应症状和体征。

三、癫痫

脑挫裂伤引起癫痫发作是最严重的并发症之一，其原因可能与致伤程度、损伤部位、脑细胞生化代谢异常、红细胞溶解释放大量的铁离子或含铁物质沉积、脑细胞丧失超极化和神经元电生理活动的同步化等有密切关系，脑膜-脑瘢痕粘连刺激作用也是致痫的一个原因。颅内感染的病人其癫痫继发率极高。颅脑损伤后中枢神经系统感染是外伤后继发癫痫的重要原因之一。在颅内感染的急性期，皮质静脉或动脉的血栓形成、脑水肿、病原菌的毒素和代谢产物的积聚，均能影响神经细胞膜的稳定性而成为致痫因素。在感染痊愈后，被破坏的脑实质、脑膜和皮质间的瘢痕形成可能也是致痫的重要因素。癫痫发作共有大发作、局限性发作、小发作和精神运动性发作 4 种类型，在脑挫裂伤癫痫并发症中，前两者临床发生率较高，儿童发病多见。据流行病学研究表明：5 岁以下儿童易发生早期外伤后癫痫，这主要由于儿童神经功能尚未发育完善，抑制性神经反射结构不足，皮质神经兴奋性高，颅脑损伤只

要导致神经元内环境的轻度改变就可能引起神经元的异常放电，从而诱发癫痫，因此儿童颅脑损伤后要注意癫痫的防治。由于脑内某些皮质的特定区域有高度的癫痫易感性，因此癫痫特点和先兆的性质依脑伤部位不同而异。一般认为最易引起癫痫的损伤部位是中央前、后回及其邻近皮质区。额极瘢痕常引起无先兆的大发作；中央区病灶多导致对侧肢体运动性或感觉性发作；枕叶病灶常伴有视觉先兆；颞叶病灶易引起自动症或大发作；另外还有人格障碍、记忆力减退、智力低下等精神运动性发作。

颅脑损伤后癫痫分期界限国内、外说法一直不同，国内有人将外伤后 2 周定为分期界限，在伤后 2 周内发生癫痫为早期癫痫，2 周后发生为晚期。也有根据颅脑损伤后发生癫痫的时间段，将癫痫分为早、中、晚 3 期，伤后 1 周内出现者为早期，伤后 2 ~ 8 周内发病者为中期，超过伤后 8 周者为晚期癫痫。国外一些研究者则提出早期癫痫（伤后 ≤ 7 天）和晚期癫痫（伤后 > 7 天）两种分法。颅脑损伤早期癫痫发作与颅内压升高、血压波动、血氧浓度异常改变、过多神经递质释放等不良后果相关。无癫痫既往史，急性期过后癫痫发作频次渐少至消失，反复发作的局限性癫痫并伴有其他定位体征时，可能与颅内血肿有关；晚期癫痫多是脑挫裂伤瘢痕或囊肿刺激的结果。

颅脑损伤后癫痫对病人的生活质量产生明显的负面影响。颅脑损伤后癫痫病人的认知障碍、记忆力下降、计算力下降和日常生活能力下降的发生率明显高于其他病人。其性格发生改变的发生率也较高，以脾气变急、变暴躁最为常见。

四、脑膜刺激征

约有 30% 的脑挫裂伤病人出现颈强直和直腿抬高实验［克尼格（Kernig）征］阳性，蛛网膜下腔出血引起脑膜刺激征的发生率居首位，持续约 1 周后随着 CSF 内血液成分的吸收，症状逐渐减轻。还有其他一些因素也会引起颈强直症状：① 开放性脑挫裂伤病人伤后一段时间出现颈强直并伴体温升高，血常规中白细胞计数显著增加，表明颅内感染致脑膜炎性病变引起脑膜刺激征；② 颅内压增高刺激枕筋膜时也可出现颈强直；③ 颈肌扭伤、颈椎脱位或骨折，颈强直也很明显。

第五节　辅助检查

一、实验室检查

（一）脑脊液检查

1. **压力测定**　脑挫裂伤病人颅内压力变化主要取决于脑水肿或脑肿胀演进速度和颅内出血量多少。国内大宗病例统计表明，脑挫裂伤后腰椎穿刺测定颅内压力在 $0.83 \sim 1.96$ kPa（$90 \sim 200$ mmH$_2$O）之间者为70%，介于 $1.97 \sim 2.94$ kPa（$201 \sim 300$ mmH$_2$O）之间者为24.9%，少数病例超过 2.94 kPa（300 mmH$_2$O）。

2. **细胞计数和生化**　CSF含血量因脑挫裂伤程度而异。通过计数红细胞可了解脑挫裂伤合并蛛网膜下腔出血程度，红细胞数少于 50×10^9/L（5×10^4/μL）为轻度出血，在（$50 \sim 500$）$\times 10^9$/L（$5 \times 10^4 \sim 5 \times 10^5$/μL）之间为中度出血，超过 500×10^9/L（5×10^5/μL）为重度出血。伤后 $2 \sim 3$ 天红细胞开始大量萎缩和崩解，释放血红蛋白，CSF呈橙色或棕褐色；1周左右CSF中残留少量红细胞，血红蛋白大部分被吸收，少部分分解为胆红素，CSF变为淡黄色；其后，随着残余红细胞及其分解产物被完全吸收，CSF恢复无色透明。此外，CSF中乙酰胆碱异常增高，蛋白质含量轻至中度增高。

颅内血性CSF和腰椎穿刺操作刺伤韧带血管或硬脊膜血管造成内出血的血性CSF鉴别方法：留取3管标本时，第1管为血性，而后各管颜色逐渐变浅，离心后红细胞全部沉至管底，上清液则无色透明，确认血性CSF标本为穿刺损伤血管所致。如为蛛网膜下腔出血或脑室出血，3管内标本均呈血性，离心后上清液为淡红色或黄色。

（二）血常规与生化检验

血常规白细胞总数轻度或显著增高，白细胞增高程度与脑外伤的严重程度有一定相关；白细胞分类左移，嗜酸性粒细胞减少。血细胞比容降低。血浆蛋白下降，以白蛋白下降为主。血糖、乳酸和非蛋白氮增高。伤重者血气分析可提示动脉血氧分压（PaO$_2$）下降和二氧化碳分压（PaCO$_2$）升高。

（三）内分泌激素测定

中、重度脑挫裂伤病人伤后早期垂体激素水平波动比较明显，尤其是病情较重伤者在伤后48小时内激素水平变化最突出，血清黄体生成素（LH）、催乳素（PRL）、卵泡刺激素（FSH）、生长激素（GH）和促肾上腺皮质激素（ACTH）含量明显升高，48小时后逐渐降低，至72小时部分回到或接近正常水平。伤势越重，这些激素指标值升高越显著，因此伤后及时检测激素动态变化可以为判断脑伤严重程度和病情预后提供重要指标。国外研究表明，颅脑损伤（TBI）的恢复期以至后遗症期常会合并垂体功能减退，可表现为垂体分泌的一种或者多种激素缺乏，从而导致继发性性腺功能减退、肾上腺皮质功能减退、甲状腺激素缺乏。伤后急性期促甲状腺激素（TSH）水平变化可能出现升高与无变化两种情况，目前国内、外观点不一，各执所见，有待于以后的研究进一步明确。

二、脑电图检查

据统计，80% $\sim$ 90%脑挫裂伤病人脑电图异常。早期脑电图主要表现双侧散在性高波幅慢波（δ波和θ波），可以在一侧优势。轻度脑挫裂伤病例多显示θ波，昏迷者双侧α波抑制，节律明显失调。随着意识恢复，慢波频率逐渐增加，同步化也有好转，经过广泛性出现α波，逐渐过渡到正常脑电图，此期多需要 $1 \sim 2$ 个月。重度病人急性期脑电图表现是广泛δ波，基本节律几乎消失。一般说来，急性期伤势越重，脑电图频率就越慢，波幅则越高，并变为持续性；病人伤情好转，脑电图频率逐渐增加，波幅则逐渐变小。伴有颅内血肿的脑电图波形特点是局限性多形性δ波或低幅δ波，脑水肿则为一侧或双侧大脑半球广泛性δ波增多，而发生平衡功能受损脑电图显示与α波抑制有关。

三、影像学检查

（一）头颅X线平片

对有脑神经损伤症状并高度怀疑颅骨骨折的闭合性脑挫裂伤和脑皮质穿通性伤病人，给予必要的头颅X线检查不仅可以帮助医生认定骨折病灶，评估脑神经损伤程度，而且还能了解凹陷性或穿入性骨折碎片或异物陷入深度，以及与脑膜重要动脉和静脉窦相距位置，便于推测局部脑伤情况。由于颅底位X线摄片要求头部过伸体位，病人大多难以承受，因此在脑挫裂伤急性期，特别是在病人伴有昏迷、躁动不安或休克的情况下，一般不急于考虑颅底X线检查，特别是疑有或已确诊颈椎骨折伤者更不可轻率进行此项检查。

（二）脑血管造影

脑挫裂伤早期脑血管造影表现局限性血管痉挛，没有明显移位。随着脑水肿出现，图像显示挫裂伤病变区域内脑血管自然弯曲消失，为伸直绷紧形态，各分支间略为分开，与正常血管之间分界不明显。颅底骨粉碎性骨折造成颈内动脉供血受阻的脑挫裂伤病人，脑血管造影可见颈内动脉因局部压迫和痉挛以及颅内压增高而充盈不良，在颅底常呈阻断状。对于合并有创伤性海绵窦动静脉瘘或颅内动脉瘤的脑挫裂伤病人，脑血管造影还能提供选择性治疗方法。

（三）CT检查

1. **一般概述**　CT检查以其简便快捷的优点成为脑挫裂伤急性期必不可少的首选影像检查方法，为确认脑伤部位、范围、骨折、颅内积气和继发性脑损伤提供了比较直观的图像，尤其在急性期，诊断准确率在90%以上。

（1）轻度脑挫裂伤，伤后1～2小时内超急性期CT检查可不显示或仅有轻微挫裂伤病灶影像；急性期CT图像上以边界清楚的不规则斑片状低密度区为主（CT值为18～24 Hu），极少显示或者不显示高密度点状出血图像，无或稍有占位表现。病变为可逆性，吸收需2～3周，吸收后CT检查显示正常。

（2）CT表现中、重度脑挫裂伤水肿灶呈低密度影，边界欠清，大小不一，低密度区内散在斑点状或斑片状高密度小出血灶影像。此种混杂密度影像临床多见，于脑伤后24～48小时即可出现。伤后3～7天出血灶开始吸收，1～2个月后完全消失变为低密度区。继发单侧较重水肿或出血均可表现占位效应，伤侧脑室受压变形或移位，中线结构偏向健侧。随病情恢复，挫裂伤、水肿和出血病灶影像可逐渐消退，坏死液化组织形成软化灶，CT值近于CSF并长期存在。严重广泛的挫裂伤最终可显示局限性脑萎缩图像。

（3）挫裂伤伴有蛛网膜下腔出血的CT图像显示大脑纵裂、脑沟和脑池部位为高密度影，CT值因出血量不同而在25～95 Hu之间变化，一般1周后密度减低，直至血性CSF吸收而消失。蛛网膜下腔出血CT图像特征比MRI典型，尤其在伤后48小时内。

（4）小脑挫裂伤CT特点与大脑皮质挫裂伤所见相仿，当并发较大血肿时，可显示继发脑疝和梗阻性脑积水。这种影像只能在受伤极为严重的病人CT检查中见到，此病例临床很少见。由于伤病发生在后颅窝，故选择MRI检查远比CT优越，辨别率较高。

（5）脑挫裂伤出血与外伤性脑内血肿的CT诊断标准目前无明确规定。当挫裂伤灶出血量偏多形成血肿时，两者CT表现并无严格分界，伤灶内究竟有多少出血量就可以构成血肿诊断，临床很少对此提及影像鉴别。有人提出，CT所见连成片状的出血区超过30 mL时，可报告脑挫裂伤伴脑内血肿，小于30 mL时只认定为脑挫裂伤，但这一观点至今并未得到认同。

（6）CT检查对发生于高密度颅骨下脑皮质的少量出血的分辨率存在缺欠，因为骨伪影干扰，使靠近颅骨的脑表面的出血影像变得模糊。顶叶顶部和颞叶下部在横切位上紧邻颅骨，造成部分容积效应，在图像上表现为骨密度，使挫裂伤显示不清，倘若不补加冠状位扫描常会被漏诊。

（7）脑挫裂伤与外伤出血性脑梗死CT影像鉴别有一定难度，需结合病史加以分析。前者出血灶被显示在外力作用点附近或对冲位，呈散在多发，在伤后短时间内出现；后者出血点则相对集中或沿梗死区边缘分布，多在外伤数日后出现。

脑挫裂伤病情复杂多变，伤后短时间内首次CT检查结果不能完全代表脑伤病变全部过程，即便是较轻的病情图像也并非固定不变。当病人瞳孔、意识和体征发生明显异常改变时才决策复查CT的做法容易延误诊断和治疗时机，所以实施动态CT检查有助于准确掌握脑挫裂伤演变的客观规律。一组格拉斯哥昏迷量表（GCS）13～15分，CT检查提示一处或多处脑挫裂伤的大样本临床研究数据表明，有55%的病人经过间断4～6次CT复查显示脑挫裂伤发展，大部分都表现病情渐重，1/10需要手术治疗。由此建议，对尚未表现出严重的脑损伤症状，药物控制高颅压有效，首次CT检查显示挫裂伤灶无占位效应的病人，最好在伤后间隔4～6小时进行CT观察，直至病情稳定。

非出血性、亚急性或慢性脑挫裂伤CT检查显示效果要比MRI逊色。

2. **CT相关数据与参数的意义**

（1）脑挫裂伤病灶体积计算方法与公式：选择显示病灶最大面积的CT扫描层面，测量病灶最长矢径和横径的长度（图7-1）。体积公式：$V(mL)=$矢径$(cm)×$横径$(cm)×$层数$/2$。

（2）脑挫裂伤CT检查的评价指标：脑挫裂伤病人早期CT检查显示基底池形态、中线移位情况和基底池有无蛛网膜下腔出血与病人预后相关。常规头部CT平扫的标准操作程序为：耳眶连线（OM线）层面定为基层，层间距5 mm平行向上扫描至鞍区，再以层间距10 mm条件继续向上平扫至颅顶。

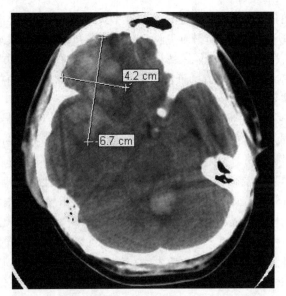

图7-1　脑挫裂伤体积计算
$V=4.2\ \mathrm{cm}\times6.7\ \mathrm{cm}\times4（层面数）/2=56.28（\mathrm{ml}）$

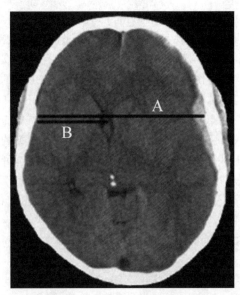

图7-3　CT检查中线移位的判定
A为颅内腔的宽度；B为骨板内缘至隔的宽度

1）中脑水平的基底池形态：在中脑水平层面上可以进行占位效应程度的评定。中脑周围的脑脊液池分为3支，后方1支，两侧各1支（图7-2）。根据每支的开放或闭塞情况分别进行评估，可以是：① 开放（3支均通畅）；② 部分关闭（1支或2支闭塞）；③ 完全关闭（3支均闭塞）。基底池受压或消失意味着颅内压升高风险增加2倍，并且与治疗结果相关。

中线移位（mm）=A（mm）/2 – B（mm）。中线移位与预后呈负相关性，但是颅内病变与其他CT参数之间也存在相互关系。

3）创伤性蛛网膜下腔出血：脑挫裂伤合并蛛网膜下腔出血的病死率要比单纯同等受伤程度的脑挫裂伤增加2倍；基底池有蛛网膜下腔出血（图7-4），70%的病人预后不良。

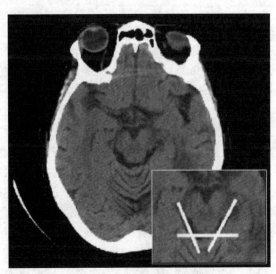

图7-2　CT检查基底池的评定
横线为后支；斜线为外侧支

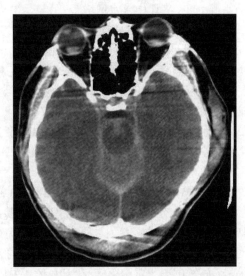

图7-4　创伤性蛛网膜下腔出血
出血集中在基底池

2）室间孔［蒙罗（Monro）孔］水平的中线移位：首先测量颅腔内宽度（A）以明确中线位置，然后再测量从骨内缘到透明隔之间的距离（B）（图7-3），才能确定室间孔水平的中线移位程度。中线移位计算公式：

Xe/CT与灌注CT（CTP）代表着当今CT技术创新发展的水平，为创伤性脑缺血和CBF的影像研究注入了活力。近年来国外一些相关研究取得了令人振奋的成果，Xe/CT测定急性脑挫裂伤病人CBF数值每分钟≤10、≤15、≤20和≤30 mL/100 g的区域被自动显示在影像上，这些区域的平均rCBF量能被计数出来，包括脑挫裂伤区域非常低的CBF量，并且可以观察到急性脑挫裂伤的rCBF量轮廓和显示低rCBF量的脑挫裂伤与正常脑组织之间存在的中间地带。Xe/CT检查的主要优点是：① 不仅能显示出相应被重叠的局部萎缩区，还能提供与脑损伤病灶结构直接相关的高分辨率定量rCBF检测，即使在脑深层结构中，这种方法也能很好地监测到非常低的脑血流量水平；对于一些无意识的、被镇静的或通气支持的重症病人的CBF检测，这种方法就显得特别有必要。② Xe/CT测定CBF可以和外伤后的任何时间段临床常规CT检查同时进行，以便能同步获得有关CBF动力学的信息。一项对30例入选的轻、中度颅脑损伤病人采用CTP方法进行前瞻性临床试验发现，常规CT未见异常的病人中大约50%CTP显示异常，MRI却为40%，而且常规CT提示异常的所有病人，CTP也同样显示异常，表明CTP对于提高急性期轻、中度颅脑损伤病人脑缺血的辨别率可能是更加敏感的检查技术。

（四）MRI检查

1. **MRI常规检查** MRI可以多方位成像，是辨别外伤性脑实质出血与非出血病变最理想的影像学检查方法。

（1）非出血性脑挫伤：由于病理改变以神经元坏死和脑水肿为主，病灶中含水量增多，只显示T_1WI低信号或等信号和T_2WI上的高信号，与CT所见一致。在最初几天可以见到水肿区不断扩大，占位效应也逐渐加重。本病痊愈后，轻者可以不留任何图像痕迹，部分稍重者可残留下脑软化灶，有时可显现局部脑室扩大和脑沟增宽影像。

（2）出血性脑挫裂伤：脑皮质挫裂伤MRI变化较大，因脑水肿、出血和血肿内血液成分的变化而不同。① 超急性期，血肿成分以含氧血红蛋白（HbO_2）为主，显示T_1WI和T_2WI等信号，随着血肿内含成分的变化，信号强度改变也会有所变异。② 急性期，受伤脑皮质肿胀坏死，HbO_2转变成脱氧血红蛋白（DHb），造成T_2弛豫时间缩短，T_2WI上表现低信号，周围血管性水肿呈高信号，而在T_1WI上常为等信号。③ 亚急性期，因为DHb氧化成正铁血红蛋白（MHb），形成T_1弛豫时间缩短，造成T_1WI上的高信号，T_2WI上仍为等或低信号（红细胞内和红细胞外未稀释的MHb所致），继后也变成高信号。④ 慢性期，挫裂伤出血由于血液成分最终成为含铁血黄素沉积，可在出血灶周边出现环绕的T_2WI低信号带。多数情况下，脑皮质挫裂伤MRI显示出血与水肿混杂影像，有时在T_1WI和T_2WI上还会出现占位效应，随出血吸收而逐渐减轻乃至消失。恢复阶段的较重脑挫裂伤病人MRI检查多遗有痕迹，如为囊腔时，则T_1WI为低信号，T_2WI为围绕低信号环的高信号区。

亚急性与慢性期脑挫裂伤病人适宜选择MRI检查，因为绝大多数脑实质的损伤在这一时期影像表现最为充分。MRI辨别贴近颅底和颅盖骨表面的脑皮质挫裂伤及在它们之间形成的薄层出血敏感性较高，此种情况在轴位CT上常不能被清楚地显示出来。MRI发现脑回表面到灰白质交界处或更深部位的点状小出血损伤灶的敏感性也优于CT检查，尤其是显示脑叶底部和小脑的挫裂伤，或发生在后颅窝相伴随的其他创伤性并发灶，MRI更有尽显全貌的效果，为CT所不能比拟。当然，仅为得到颅骨骨折答案而选择MRI检查是一个不妥的做法，因为在MRI上颅骨骨折线很难被发现，远不及CT骨窗显示清晰。

2. **MRI特殊检查** DWI、PWI、SWI、液体抑制反转恢复（FLAIR）序列、梯度回波T_2^*加权成像（GRE-T_2^*WI）和磁共振波谱（MRS）等令人鼓舞的MRI系列先进技术，为脑挫裂伤缺血成因、半暗带区血流灌注和损伤的脑细胞化学成分变化等方面的研究，开辟了神经影像学应用的新途径。诸多经典阐述为我们清楚地认识脑创伤病理生理改变、局部脑血流和脑缺血的生物学机制，以及如何有效改善创伤早期脑微循环障碍，挽救濒危的脑细胞和创新治疗方法拓宽了视野。

（1）DWI：主要根据布朗（Brownian）定理测量水分子的随机运动，是目前在活体上进行水分子扩散测量与成像的唯一方法。测量的表观弥散系数（ADC）与水的弥散率成正比，弥散率高则ADC大；反之ADC小。急性脑挫裂伤时，Na^+、K^+通道障碍，细胞膜对水和Na^+、Cl^-控制能力丧失，水从细胞外间隙流入细胞内，造成脑细胞毒性水肿或细胞肿胀。此时细胞内水分子弥散运动受限，运动明显缓慢，ADC下降，因此在DWI上缺血区显示高信号，呈亮白色，而在ADC图上呈低信号，与正常脑组织有明显区别。DWI最适用于检查脑缺血性改变，特别是脑挫裂伤超早期（伤后6小时内）的缺血区水分子扩散下降约50%，ADC也随之大幅度下降，此时DWI便能够发现脑缺血病灶，最短可以在缺血发生后2小时即显示缺血影像，反映脑缺血范围确切，解决了超早期脑缺血的准确定位问题。甚至可以在缺血发生后数小时内检测到正在进展的继发性脑组织损伤，明显早于常规CT与MRI检查；对于认定可逆与不可逆脑损害区，区别缺血与创伤组织，显示血管源性水肿与细胞毒性水肿,DWI提供了非常客观的信息。

(2) PWI:主要是通过应用顺磁性对比增强剂动态监测脑毛细血管水平微循环血流灌注和脑血容量(cerebral blood volume, CBV),描述脑组织血流动力学的变化情况,要求较高的时间分辨率和空间分辨率。与DWI不同的是,在超急性期PWI所显示的CBF低灌注区域明显大于DWI上的异常高信号区域(此区显示低灌注缺血通常比较严重),而DWI所示异常高信号多位于损伤病变中心,最终发展为脑挫裂伤区域内的不可逆损伤灶。PWI显示CBF灌注改变图像和动态监测CBV变化先于DWI。目前认为,PWI是比较理想的脑创伤早期缺血半暗带检查手段,与DWI结合已成为发现超急性期缺血半暗带最迅速的影像检查方法。

(3) SWI:是一种利用不同组织之间的磁敏感度差异而产生信号对比的高空间分辨力三维梯度回波序列,其检出微磁性物质具有高度敏感性。SWI图像中的"异常血管征",提示脑内血氧代谢的异常以及广泛损伤。SWI对微出血及血液代谢产物的显示较敏感。同时,SWI可根据相位图而对磁敏感性物质的含量数据进行获取,并对脑静脉血氧饱和度加以推测,对病情及相应脑功能的变化评估具有重要意义。

(4) MRS:是利用MRI设备检测活体内分子化学成分代谢变化的一种无创性的方法,能在分子水平上间接反映出创伤早期脑损伤细胞的病理生理和生物化学特点,根据脑局部细胞代谢障碍间接判断脑缺血损伤疾病。MRS可以在伤后4~48小时检测出轻度脑创伤病人局部微创伤的细胞代谢变化,而这些轻微创伤在常规CT或MRI检查上通常很难显示出阳性结果。MRS通过对损伤中心区及挫伤周围区域脑组织所产生的乳酸(Lac)、N-乙酰天门冬氨酸(Naa)、谷氨酰胺(Gln)、谷氨酸盐(Glu)、γ-氨基丁酸(GABA)、胆碱(Cho)、肌酸(Cr)、脂质(Lip)、肌苷(inosine)和牛磺酸(taurine)等代谢产物形成的MRS共振峰值的检测分析,有助于对脑挫裂伤后局部缺血的早期判定和评价。

(5) FLAIR:属于反转恢复序列,成像是通过水抑制技术把CSF的高信号降低,从而突出病变信号对比,有利于早期显示出血和缺血病变。

(6) GRE-T_2^*WI:对磁场不均匀很敏感,磁化率伪影高,可以使创伤急性期出血低信号影像显示得更加清晰,即使创伤早期造成少量出血,在该序列上也可表现出低信号。

第六节　诊断和鉴别诊断

一、诊断

根据病史和临床表现,参考影像检查结果,病例诊断一般无太多困难。脑挫裂伤可以同时合并原发性脑干损伤、视丘下部损伤、脑神经损伤或躯体其他部位的损伤,以及继发脑水肿、颅内出血和脑疝,因此要认真调查病史,详细进行查体以得到有价值的诊断依据。

(一)病史

有明确的颅脑受伤经过和损伤机制接触史。

(二)症状和体征

有部分病人伤后意识立即丧失,持续时间一般超过半小时以上;重者昏迷程度较深,持续时间更长。虽然表现有头痛、恶心、呕吐,并伴血压、脉搏、呼吸和体温异常变化,但并不是有特异性的诊断依据,应与瞳孔改变、神经系统定位体征和脑膜刺激症状结合考虑,此对确定诊断极有帮助。在伤后诊治观察中,如果伤者表现出血压持续上升、心动过缓、呼吸不规则等Cushing征,并且意识障碍进行性加重,一侧瞳孔先短暂缩小,随即散大,对光反射消失,对侧肢体运动功能消失,肌力与肌张力明显降低,常被作为脑挫裂伤继发脑疝的诊断依据,配合影像检查可明确起因来自颅内血肿还是局限性脑水肿或脑肿胀。

(三)辅助检查

头颅CT与MRI和脑超声检查反映脑挫裂伤有着可信性,可以提供诊断阳性率较高的依据,尤其影像检查起到了其他任何辅助检查所不具有的泾渭分明的鉴别诊断效果,其中,CT在硬膜外血肿、硬膜下血肿、蛛网膜下腔出血及颅骨骨折等方面诊断阳性率更高,在弥漫性轴索损伤及小的脑挫裂伤血肿方面,MRI(SWI)序列较之CT能更有效提高检出率。

二、鉴别诊断

(一)脑挫裂伤与脑震荡鉴别

脑挫裂伤因其意识障碍和神经系统局灶损伤症状的多样性,轻者在临床上难与脑震荡鉴别。曾有将昏迷时间作为鉴别标准,持续昏迷时间超过30分钟可判定脑挫裂伤,然而在现实中这一标准并不严密,缺少鉴别特异性的说服力。较重脑震荡昏迷长达数小时者临床并不少见,相反,也有轻度脑挫裂伤病人昏迷时间少于30分钟者。鉴别要点应在脑挫裂伤常出现神经系统阳性体征,CSF为血性,可伴有颅骨骨折,多数在急性期生命体征不平稳,CT或MRI检查有混杂密度或局限性高密度出血影像显示。脑震荡多为功能性表现,CSF不含血,生命体征无显著变化,影像检查无阳性发现,伤后症状常很快平稳好转。SWI、DTI等新成像技术在鉴别时更具优势。

(二)脑挫裂伤与原发性脑干损伤鉴别

脑挫裂伤病人伤后意识障碍程度深浅不一,在不伴随颅内继发性病变的情况下,血压多偏高,呼吸正常或稍快,瞳孔多无改变,可有第Ⅰ、Ⅱ、Ⅶ、Ⅷ对脑神经损伤症状,锥体束征有无不定,可有中枢性面瘫或轻偏瘫,多有颈强直,无去脑强直体征,腰椎穿刺压力可升高。原发性脑干损伤昏迷程度较深,持续时间更长,血压正常或偏低,呼吸节律多变,可见病理性呼吸,双侧瞳孔缩小或散大不等,第Ⅲ、Ⅵ、Ⅶ、Ⅸ、Ⅹ、Ⅺ及Ⅻ对脑神经损害多见,出现单侧或双侧锥体束征,多为交叉性瘫痪,早期即可出现去脑强直,腰椎穿刺压力多不增高。

(三)脑挫裂伤与颅内血肿鉴别

脑挫裂伤症状与体征在伤后立即出现,一般比较稳定,并且可逐渐好转。其伤后意识障碍即刻出现,少有中间意识好转期,而且有逐渐改善的趋势,影像检查不显示团块状高密度影。而颅内血肿意识障碍在伤后初始阶段表现较轻,有进行性加重或有中间清醒期的昏迷特点,器质性损害症状和体征在伤后较轻或不明显,但随病程延长而加重。血压呈阶梯式增高,脉搏减慢,血肿病灶同侧瞳孔扩大,对侧肢体瘫痪,颅内压增高越来越明显。CT和MRI显示高密度血肿影像。有时脑挫裂伤与颅内血肿同时存在,前者常会混淆和掩盖颅内血肿症状,还需要依靠其他一些辅助检查手段协助鉴别诊断。

第七节 治疗及预后

一、治疗

围绕病因治疗,积极改善脑微循环、纠正脑组织缺血与缺氧、抑制脑细胞水肿、去除继发脑损害的危险因素,是脑挫裂伤早期治疗原则。

(一)非手术治疗

1. **一般处理** 轻度脑挫裂伤病人安静休息,有自觉症状者视病情程度给予对症治疗;恢复后病人酌情逐渐恢复一定工作。中度损伤病人除卧床静养外,伤后24～48小时内每1～2小时观察1次意识、瞳孔、呼吸、脉搏和血压,必要时配合头部CT复查。意识欠清时禁食水,待清醒或呕吐稍止后给予适量高糖、高蛋白、高热量的流质或半流食。

2. **重症监护病房(ICU)监护** 因其他原因不能手术治疗或手术后意识及生命体征尚未完全恢复的重症脑挫裂伤病人,需要在ICU严密监护治疗,包括CBF、ICP、CPP和动静脉血氧指标监测以及脑细胞生物化学微透析。ICP > 2.67 kPa(20 mmHg),CPP < 8.00 kPa(60 mmHg),平均动脉压 < 10.7 kPa(80 mmHg)时,预示病情危重,应该果断调整治疗方案。根据生命体征动态监护情况采取个体化治疗:短期的巴比妥药物应用、中度的过度通气、降颅压与控制

血糖、保持机体内环境稳态和营养与代谢支持等,能够大幅度降低病死率、致残率和复发率,是改善病人预后的最关键的一个治疗环节。

3. **抗休克** 伤者一旦表现出休克症状时,尽快建立静脉给药通路,迅速恢复有效循环血量,将心脏前负荷调整至最佳水平,确保脑血氧供给。治疗中也要注重体位护理,采取头和躯干部抬高20°～30°、下肢抬高15°～20°体位。根据ICP、CPP和中心静脉压数值决定补液量,谨防补液量过多加重脑水肿。补充有效循环血量仅凭静脉输入大量晶体溶液是不够的,因为这样非但不能长时间维持循环系统的稳定性,反而易引起一些脏器水肿,因此必须给予全血或红细胞悬液、血浆、人血白蛋白以及血浆代用品胶体溶液,利于提高血循环系统内胶体渗透压,加快对包括脑细胞间隙水分在内的组织细胞外液回吸收入血,既能恢复血压,也有控制脑水肿的效果。根据脑伤病情严重程度选择血管活性药物提升血压。

4. **保持呼吸道通畅** 发生脑组织缺氧和脑细胞代谢障碍的病人,如果出现呼吸功能不全即会快速加重继发性脑损害。所以抢救昏迷较深、呼吸节律受抑制的急重脑挫裂伤病人(GCS ≤ 7分),必须积极给予气管插管,清除呼吸道内呕吐物和痰液,必要时使用纤

维支气管镜彻底吸出呼吸道内阻塞物,保证氧通气量的吸入。待病情平稳后,若病人意识障碍无改善,呼吸道分泌物增多且丧失排痰反射功能,有必要早期行气管切开,既利于控制肺内感染,又便于解决深部呼吸道阻塞,减少呼吸道阻力和因肺通气量下降造成通气/血流比值失调导致低氧血症的问题。

5. **降低ICP** 降低颅内高压在中、重度脑挫裂伤治疗中处于极其重要的位置,需要多元化治疗方式共同协作来完成。从实施ICP监测,解除加重高颅压诱因,应用脱水剂,必要时采用抑制脑水肿和脑肿胀进展的人工机械性治疗手段,到开颅手术去除引发颅内高压的继发性病变等,都在临床治疗过程中相互协同地改善病情的严重程度。

(1)ICP监测:ICP监测是有效救治高颅压病人必不可缺的重要监测手段,不仅有助于分析ICP变化,及时发现最佳的治疗时机,而且还能为观察疗效和预测预后提供有价值的参考依据。重度TBI病人、GCS在3～8分、头部CT扫描异常者应放置ICP监视器。目前,临床采用ICP监测有4种方法:植入法、导管法、经颅超声多普勒(TCD)和鼓膜移位分析仪测量。尤其后两者,是近年来开展的非侵袭性间接观察ICP变化的监测方法。但也有一些研究表示,ICP监测探头的放置和位移会引发并发症。目前关于ICP监测的应用仍存在争议。

(2)消除加重高颅压的因素

1)头部体位护理:避免头部扭曲和压迫颈部,头部正中位抬高15°～30°利于颈内静脉回流,并促进CSF流向脊髓蛛网膜下腔而降低ICP;同时降低颈动脉水平的平均动脉压,进而降低CPP,颅内高压可得到缓减。当然,头部体位也要根据病情和ICP监测的具体情况适宜调整,当CSF和CBF量置换过多反倒会加重颅内高压,从而抵消了抬高头位的益处。

2)降低体温:可采用药物和物理降温方法遏制机体发热,同时积极治疗发热病因,避免长期高热导致脑细胞肿胀而增加ICP。

3)改善呼吸道环境:胸腔内压力升高常使颅腔静脉回流受阻,易引起颅内高压,为此,首要问题是保障病人呼吸道通畅,应用祛痰剂或湿化呼吸道促进排痰。除此之外,呼吸道充分给氧,预防缺氧脑水肿;莫忽视减少呼吸道刺激性呛咳,以免因频咳增加胸腔压力而使ICP上升。

4)纠正低血压:血压降低可引起CPP下降,脑血供不足,容易发生或加重脑水肿,是颅脑损伤引起ICP升高的主要原因之一,要注重维持正常血容量和血压,

保证CPP≥9.33 kPa(70 mmHg)。

5)止痛和镇静:对于躁动病人,不应过分强调使用镇静剂会掩盖神经系统症状改变而否定应用镇静剂控制ICP的合理性,往往剧烈躁动引起ICP增高造成的恶果要比其他任何情况都来得迅猛而凶险,因此对于躁动病人适时适量地给予止痛和镇静药物,使病人安全度过危险期就显得尤为重要。

(3)降颅压药物治疗:临床常用的降颅压药物有脱水剂和利尿剂,前者增加血浆渗透压,后者促进肾脏排泄;此外还包括血管扩容剂。给药途径有两种:一是静脉注射;二是经口服用。

1)甘露醇:该药是一种组织脱水与利尿兼顾的高渗溶液,除有扩张肾血管,增加肾血流量,提高肾小管内液晶体渗透压,减少肾小管对水及Na^+、Cl^-、K^+、Ca^{2+}、Mg^{2+}和其他溶质的重吸收以增强利尿作用外,本身并不能透过血-脑屏障和进入细胞内,而是通过提高血浆晶体渗透压,在血-脑屏障和血-脑脊液屏障(blood-CSF barrier, BCB)间形成渗透压梯度,将细胞内或间质内潴留的水分移至血循环中,经肾脏排出体外,从而降低颅内压。甘露醇抗脑挫裂伤导致的血管源性脑水肿效果最佳,显效时间快,是首选的降颅压药物。ICP > 2.67 kPa(20 mmHg)为用药指征。不具备ICP监测条件者可以借助CT扫描所示中线移位和脑室、脑池形态来判断ICP,特别是环池形态是反映ICP比较可靠的影像参数。美国颅脑损伤救治指南提出的甘露醇有效剂量为每次0.25～1.0 g/kg体重,间隔4～12小时给药;病情偏重者临床多采取每6～8小时给药1次的治疗方法。按体重60 kg和最短给药间隔时间计算,24小时甘露醇总用量应该是150～1 800 mL;需要紧急降颅压时,首次剂量1.0 g/kg体重,30分钟输入。国内有人提出最大剂量可增至2.0 g/kg体重,30～45分钟内快速滴入。静脉输入20%甘露醇250 mL,15分钟后脑细胞开始脱水,并且脱水在利尿之前,脱水有效可使ICP下降40%,CSF生成减少50%左右。同时,应避免动脉低压[收缩压 < 12.0 kPa(90 mmHg)]。重度脑挫裂伤病人在ICP监测指导下使用,可以最大限度降低甘露醇给人体带来的不良影响。当血清渗透压>320 mOsm/L时,应避免使用甘露醇以防导致肾功能不全。因其利尿作用,快速输液可能导致急性低血压,延长输液时间(15～30分钟)可缓解,心血管功能不全者慎用。

2)高渗盐溶液(hypertonic sodium, HTS):应用HTS治疗脑挫裂伤合并脑水肿和颅内高压病症,是正在被逐渐认识的一种药物治疗方法,它比传统复苏药

物可以更快扩张静脉容量,强力提高血浆晶体渗透压将脑细胞内和组织间质中的水分吸收到血浆中,达到降低ICP的目的。静脉给予HTS大约在25分钟可有扭转瞳孔变化的效果;倘若在临床症状加重至手术治疗的期间内使用HTS,会更显脱水良效。确定适宜的HTS治疗浓度一直有多种说法:① 在颅脑损伤早期使用7.5%的盐溶液即能发挥有效扩容作用。② 选择渗透压为360 mOsm/L盐液治疗,所获脱水效果与甘露醇类似。③ 23.4%的HTS以1.4 mL/kg体重的剂量治疗会带来一些益处,依据是,1.4 mL/kg体重HTS脱水作用与2 mg/kg体重甘露醇相近。在其他治疗方法不能减轻创伤后因CBF低灌注引起严重缺血性脑损害时,选用HTS除有提升血管内渗透压力、纠正低血压、提高CBF量的作用外,还能从降低血管阻力和血液黏滞度方面增加脑毛细血管血流,改善这些病人脑缺血状态。推测HTS还可能具有通过恢复正常细胞膜电位来改善血管生理功能的作用。此外,HTS可能导致脑桥中央髓鞘溶解、急性肾损伤、心血管异常等不良反应,对低钠血症病人使用HTS疗法可能存在风险。有报道称HTS相比甘露醇有更好的疗效和稳定性,但这种差异不明显,具体情况仍有待进一步研究。由于匮乏HTS安全性治疗浓度标准的大样本临床研究资料,目前临床应用HTS仍有其局限性。

3)呋塞米(速尿):本药是非渗透性利尿剂,可能通过抑制肾小管髓袢升支Na^+-K^+-ATP酶使肾小管内Na^+和Cl^-浓度增加而影响水的重吸收,发挥利尿作用,对消除细胞性脑水肿有独特疗效。每6~8小时静脉滴注20~40 mg(入壶),一日剂量可增至120 mg,但也有一日最大剂量1 000 mg的用法,而另有看法认为一次用药200 mg仍无尿液排出,剂量再大也可能是徒劳的。与甘露醇交替使用不失为一个综合性药物降ICP的好方法,优点是:既加强降ICP效应又减少甘露醇过量,而且还可以降低单纯应用甘露醇引起的ICP一时性反弹回升的发生率,同时也大大减少了甘露醇对肾脏功能损害的机会。用法与用量依病情而定,一般为20%甘露醇125~250 mL与呋塞米20~40 mg,6~8小时交替,脑挫裂伤非常严重者可4小时交替,但治疗时间不宜过长,避免体内失水过多带来水、电解质紊乱等一系列并发症。只用呋塞米以取代甘露醇,对伴有严重脑水肿的挫裂伤病人效果不佳。

4)胶体溶液:人血白蛋白、血浆及血浆代用品(右旋糖酐类、中分子羟乙基淀粉类和琥珀酰明胶)属于血管扩容剂,通过提高血浆胶体渗透压将脑细胞间隙的水分吸收至血管内,从而发挥降低ICP作用。白蛋白还能与铁离子结合,阻止它们对脂质过氧化物的催化作用,减轻氧自由基对脑细胞的损害。选用血浆代用品需注意:伤者合并颅内出血、充血性心力衰竭或出血性血液疾病者禁用,肾功能不全者要慎用右旋糖酐。

5)甘油果糖:此药被认为是安全的渗透性脱水剂,与甘露醇不同的是能透过血-脑屏障进入脑组织内,起效时间缓慢,维持药效时间却较长(6~12小时),对肾功影响小,无类似甘露醇"反跳"现象。适合于渡过脑挫裂伤急性期但仍需降颅压治疗,或者出现肾功能障碍和需要长期脱水治疗的慢性颅内高压的病人。常用剂量:250~500 mL,1~2次/天,3~4小时滴完,速度过快可发生乳酸中毒病症。

6)其他药物:① 醋氮酰胺,为碳酸酐酶抑制剂,虽然其利尿作用较弱,但有人认为该药也有抑制CSF生成的作用,以此获得降颅压效果远优于本身利尿疗效,受到一些医生青睐,并用于治疗外伤性血管源性脑水肿。② 七叶皂苷钠,以其消肿、抗炎、抗渗出、预防肿胀的突出作用用于治疗创伤性脑水肿取得了令人满意的效果。由于其对正常脑组织无脱水作用,在治疗中对水、电解质平衡无影响,消除局灶性脑挫裂伤产生的局部脑肿胀更有独特的临床治疗优势。本药稳定细胞膜和清除自由基的作用很强,脑挫裂伤病人早期应用可以使脑功能恢复效果更加完美。常规用法:七叶皂苷钠10 mg+0.9%氯化钠注射液250 mL静滴,12小时1次,一日总剂量不超过20 mg,滴速不宜过快(3~4小时结束),疗程7~10天。七叶皂苷钠与甘露醇合用治疗重度颅脑损伤也有乐观疗效,但由于肾损伤、肾功能不全为七叶皂苷钠禁用指征,治疗前、后须检验肾功能。③ 自由基清除剂和血管活性物质拮抗剂对减轻挫裂伤性脑水肿也有较好的治疗作用。

应用降颅压药物需要注意的问题:① 休克病人应在血压回升后再行脱水治疗。② 长时程或大剂量使用甘露醇时,除监测电解质及血容量外,还应注重血浆渗透压变化,20%甘露醇250 mL滴入大约可提高血浆晶体渗透压60 mOsm/L;超过320 mOsm/L时,肾小管上皮细胞开始脱水而发生急性肾功能衰竭;与此同时,还要谨慎预防脱水量过多引发低颅压性头痛、低血压、充血性心力衰竭和离子紊乱(高血钠、低血钾)等并发症。③ 脑挫裂伤形成局限性占位病变,应用甘露醇后一旦出现"反跳"有加重患侧脑组织移位的潜在危险性。④ 甘露醇+皮质类固醇+苯妥英钠可能会引起非酮性高渗状态,病死率较高。⑤ 甘露醇不仅有降低血细胞比容和血液黏滞度，改变血液流变学的作用，静脉滴注后还会出现一过性短时扩充CBV，增加CBF量，因此，用于脑充血性ICP增高病人也许是有害的。⑥ 甘露醇可以少量通过有伤害的血-脑屏障进入脑组织内，所以对血-脑屏障受损的水肿区域不产生脱水作用，药液浸入脑细胞间隙反倒使细胞外液量积聚，形成局部高渗，加重局部脑水肿。⑦ 甘露醇应用时间 > 3天其脱水效果逐渐下降。⑧ 如果脱水、利尿药物降颅压效果仍不理想，在排除不具备手术指征的前提下，可在气管插管呼吸机辅助通气条件下给予镇静剂和肌松剂，使PaCO$_2$维持在$4.00 \sim 4.67$ kPa（$30 \sim 35$ mmHg），可以改善颅内高压。⑨ 重度颅脑损伤病人脑顺应性差，压力-容积指数变小，在有严重高颅压并降颅压药物治疗无效者，给予脑室穿刺CSF外引流，每次放出$3 \sim 5$ mL少量CSF即可获得大幅度降低ICP效果。⑩ 经治疗高颅压症状持续不消，影像检查证实颅内存在明显占位效应的继发性病变，应尽快开颅手术治疗。⑪ 虽然高渗治疗可能降低ICP，但没有足够的证据表明对临床结果的影响可以支持一个特定的建议，或支持对严重创伤性脑损伤病人使用任何特定的高渗剂。

（4）巴比妥盐冬眠：本治疗被认为是其他方法不能控制的重度脑挫裂伤继发顽固性颅内高压的最后一种药物治疗方式，在一定范围内对改善脑氧代谢的供需关系和CBF动力学改变有着很好的作用。理论上阐述降低ICP的机制是，抑制正常脑组织代谢，减少脑的耗氧和耗能，降低脑氧代谢率，使正常区域的脑血管收缩，血液分流至脑伤灶缺血性脑部位更为充分；还可通过限制脂膜的过氧化损害，消除自由基，降低缺血性脑组织细胞内钙的含量，阻止血管源性脑水肿生成。当ICP持续高于$2.67 \sim 3.33$ kPa（$20 \sim 25$ mmHg）时可以开始这项治疗。大剂量巴比妥盐疗法对脑血管自动调节机制尚存者可能有帮助。常用的药物是苯巴比妥、戊巴比妥和硫喷妥，成人给药方法：苯巴比妥负荷剂量为30分钟内10 mg/kg静脉注射，追加1小时内5 mg/kg，连续3次，维持量每小时$1 \sim 2$ mg/kg。使用巴比妥类药物治疗前期和期间，保持血流动力学稳定至关重要。大剂量或长时间用药（超过48小时）有可能会发生低血压、心动过速、坠积性肺炎、免疫抑制和抗利尿激素分泌异常综合征，特别是心脏复苏后的脑缺血病人接受本项治疗必须要进行血流动力学和血液药物浓度监测（有效浓度为$30 \sim 40$ mg/L血浆）。巴比妥盐治疗的有效性取决于可靠的ICP和平均动脉压监测，同时给予神经影像学检查和脑电图监测也是非常必要的。因为大剂量巴比妥易引起麻痹性肠梗阻，接受治疗的病人应考虑留置胃肠减压管。

（5）过度通气：俗称人工机械性过度通气，是通过降低PaCO$_2$使脑血管收缩，减少CBF过度灌注量，改善血-脑屏障功能的机制来控制ICP升高。因此对于脑血管自主调节功能障碍且伴弥漫性脑肿胀或脑充血的挫裂伤高颅压病人可以适度应用。过度通气有严格的选择性，不宜预防性应用。在脑血管自动调节能力存在的条件下，PaCO$_2$每下降0.23 kPa（1.73 mmHg），CBF约下降3%。重度脑创伤者早期CBF多已显著下降，此时再给予过度通气，有可能加重脑缺血性损伤，因此过度通气尽可能避免在创伤早期（伤后前5天内），特别是伤后24小时内应用；因脑血管超极限收缩增加脑缺血、缺氧风险，治疗也不宜连续超过24小时。低PaCO$_2$可导致CBF量降低，并可能导致脑缺血，而高浓度PaCO$_2$则可导致脑充血和ICP增高，要求在严密监测CBF、Ca-vO$_2$、SjvO$_2$或PbtO$_2$条件下谨慎使用，决不要使PaCO$_2$ < 3.33 kPa（25 mmHg）；如果PaCO$_2$降到4.00 kPa（30 mmHg）以下，就有可能导致脑血管自主调节功能丧失。建议采用$16 \sim 20$次/秒的频率，在30分钟内达高峰。因疗效会随酸碱缓冲碱中毒而减弱，故在ICP平稳后$6 \sim 12$小时内逐渐停止，避免过深的过度通气。

过度通气也存在一些弊病，如：① 通过升高气道内平均压力，有可能间接引起ICP相对升高；② 可能会引起心脏充盈压降低导致低血压；③ 有产生呼吸道气压伤的可能性；④ 电解质紊乱（低血钾、高血氯）发生率相对增高；⑤ 血管收缩减少CBF量，脑血管自主调节功能尚存的区域因为"盗血"作用可能会加重局部脑缺血。过度通气仅作为某些情况下的临时性治疗措施，使用原则应根据病情尽量少用和避免长时程应用；对已接受镇静剂、肌松剂、CSF引流和渗透性利尿剂治疗但仍难以控制颅内高压的严重脑挫裂伤病人，适当延长过度通气可能是有益的。

（6）亚低温：亚低温治疗可以极大改善伴有大面积脑挫裂伤和颅内高压的重度挫裂伤病人脑缺氧状态，提高SjvO$_2$水平，减少乳酸蓄积，保护血-脑屏障，减少炎症细胞浸润，减轻脑水肿，抑制脑代谢的毒性产物对神经元的损害。大宗基础实验和临床研究证实，亚低温治疗不仅能够抑制创伤缺血半暗带区神经细胞膜的进一步降解，减少缺血半暗带面积，提高创伤后少突胶质细胞的存活，防止继发性脑损伤的发生和发展，而且对未受伤的脑组织也有更好的保护作用。

在大量单一机构研究中，伤后早期给予亚低温控制创伤性脑水肿有不错的效果。界定亚低温治疗标准温度目前众说纷纭，国内推荐中心温度 32 ～ 33.5℃或脑温 32 ～ 34℃，体温降至 32℃时可使脑耗氧量减少 50%。日本研究者认为，33℃和 35℃对 ICP 的作用相似，且在感染发生率、凝结参数和临床预后等方面都没有显著区别，但低于 35℃将使病人易处于缺氧状态，而 35℃对降低 ICP 似乎更可选。美国安娜（Anna）却提出，脑创伤后亚低温保护脑血管功能的温度应以 33℃为宜，而不是 35℃。这份来自动物实验的结论确信 33℃亚低温对于降低脑创伤导致的血管功能障碍、延长治疗时间窗是有效的，而且还可能降低 32℃亚低温治疗的不利作用；相反，35℃亚低温治疗没有表现出明确的脑组织和血管保护作用。但大规模的随机多中心试验未能证明低温治疗的益处，其预后甚至更差，考虑为体温过低的生物学效应或联合干预措施中各组间的不平衡造成的，有待进一步研究探明。

为改善弥漫性颅脑损伤病人预后，不推荐在早期（2.5 小时内）及短期（伤后 48 小时）使用预防性低温治疗。亚低温治疗一般不宜超过 10 天，ICP 降至正常范围 24 小时后应停止；采用自然复温法，先停冰毯，再停冬眠肌松合剂，最后停呼吸机。儿童和老年病人慎用，低血压或创伤性休克列为禁忌证，治疗期间须密切监测 CBF、SjvO$_2$ 和 PbtO$_2$。

6. 糖皮质激素治疗 糖皮质激素药物有氢化可的松、地塞米松、泼尼松（强的松）和甲泼尼龙（甲基强的松龙）。多年来对糖皮质激素治疗颅脑损伤的有效性颇具争议，诸多相关研究结果都互有矛盾。早期观点是，糖皮质激素具有防止溶酶体膜破裂，对抗氧自由基引起的毛细血管内皮细胞膜的脂质过氧化反应，稳定细胞膜钙离子通道，保护和修复血-脑屏障，改善脑局部微循环，抵抗低渗导致的脑肿胀和抑制抗利尿素分泌，提高肾小球滤过率等药效作用。地塞米松为临床常用糖皮质激素药物，常规用法：每日 40 ～ 60 mg，分次静脉滴注（入壶）。曾有主张短程大剂量应用糖皮质激素治疗较重脑创伤，首次剂量甲泼尼龙 30 mg/kg 体重或地塞米松 3 ～ 5 mg/kg 体重，以后每 6 小时给药 1 次，每次 2 ～ 3 mg/kg 体重，疗程 1 周，认为此用法能够达到减轻内皮细胞和血-脑屏障损伤，从而有抑制脑水肿和脑肿胀的效果。然而，近年一些循证医学却不支持糖皮质激素能够减轻脑水肿，提高病人生存质量和降低一定时间内的病死率的观点，甚至对大剂量冲击疗法造成的消化道溃疡出血、血糖升高、血压不稳和继发感染比率上升等合并症而感到担忧。美国神经外科医师协会制定的"重型颅脑损伤救治指

南"规定，不建议常规应用糖皮质激素治疗重度颅脑损伤；国内神经医学界也不提倡在中、重度颅脑损伤治疗中常规早期大量应用甲泼尼龙冲击治疗。

7. 镁离子剂治疗 镁离子（Mg^{2+}）是一种天然的钙离子拮抗剂，作为神经元保护剂治疗颅脑损伤备受关注。可能通过拮抗细胞内钙离子超载，抑制脑血管平滑肌痉挛，改善脑微循环，缓解脑组织缺血、缺氧，阻断脑损伤后大量释放兴奋性氨基酸介导的神经毒性作用和减少自由基生成的机制，减轻脑挫裂伤后继发性脑损害和神经功能障碍。颅脑损伤后血清和脑组织细胞内 Mg^{2+} 含量明显下降，伤势越重下降越显著。这种改变在伤后数小时内即可出现，故提倡伤后 24 小时内补充 Mg^{2+}，在 12 小时内应用效果更优，在最短时间内使血清 Mg^{2+} 达到生理值的 2 倍，能迅速纠正脑细胞外液 Mg^{2+} 低水平状态。

Mg^{2+} 治疗脑挫裂伤理论上具有可行性，首先在 15 分钟内给予 2 ～ 2.5 g 负荷量，继后以每日 7.8 ～ 10 g 治疗量的用法被证明效果理想，不会出现因 Mg^{2+} 水平升高而诱发血压下降或呼吸受抑制的现象；伤后用药不宜超过 3 天，但也有观点认为 24 小时后重复给药并不能提高疗效。最近国内两组临床研究推荐：① 伤后 24 小时内单次给药，负荷量为 25% 硫酸镁（MgSO$_4$）注射液 8 mL+0.9% 氯化钠注射液 100 mL 匀速静脉推注，时间为 15 分钟；治疗量为 25% MgSO$_4$ 注射液 30 mL+5% 葡萄糖注射液 500 mL，24 小时输液泵持续静滴。② 伤后重复给药，荷量 25% MgSO$_4$ 注射液 10 mL+0.9% 氯化钠注射液 100 mL 于伤后 12 小时内 15 分钟静脉滴入，随后以 25% MgSO$_4$ 注射液 20 mL+0.9% 氯化钠注射液 250 mL 治疗量继续静脉滴入，12 小时 1 次（每小时 22.5 mL，每日 10 g），连续用药 3 天。由于治疗浓度偏高，静脉用药有一定的危险性，注射速度须缓慢，用药期间需要对病人采取专人护理、持续心电监护和生命指征监测。

8. 神经内分泌治疗 有 30% ～ 50% 的中、重度脑挫裂伤病人因应激反应或合并下丘脑-垂体轴损伤，垂体前叶激素分泌细胞破裂，大量激素入血，在伤后早期垂体激素水平明显波动，体内部分激素浓度显著增高。激素分泌和代谢功能发生异常变化，既可以刺激垂体前叶分泌促肾上腺皮质激素，糖原异生增加，出现血糖升高，加重脑损害，也可以因为引起创伤后垂体功能减退症而在伤病恢复后发生一系列精神障碍症状，因而不可低估激素调节治疗的重要性。合并血糖升高时，应减少含糖液体输入，补充热量以长链脂肪乳为主，支链氨基酸为辅。应用胰岛素降血糖不宜过快，

对胰岛素反应不敏感可加用双胍类降糖药、α-葡萄糖酶抑制剂或高纯度单克隆胰岛素。伴有抑郁、焦虑、疲劳、失眠和注意力不集中等症状，给予生长激素补充治疗可以得到明显改善。性激素具有神经保护作用这一事实已在国内、外一些脑创伤疾病实验性模型中得到证实，观察表明黄体酮对于抑制炎症介质，减少神经细胞死亡，减轻脑创伤后血-脑屏障损害和脑水肿等方面的治疗起到积极的作用，作为重度脑挫裂伤治疗手段的临床设计在一些国家已经完成。

盐酸纳洛酮为一种阿片受体拮抗剂，能阻止吗啡样物质与阿片受体结合，容易透过血-脑屏障，可抑制钙离子内流、自由基生成和兴奋性氨基酸释放，恢复前列腺素对微循环的调节，保护Na^+-K^+-ATP酶，从而增加脑创伤缺血区的血流量，防止脑水肿，改善神经细胞的生物能量代谢和减轻自由基的损伤，并且对急性颅脑损伤病人意识状态恢复有一定的促进作用。国内已较早地广泛使用纳洛酮治疗脑创伤，但用法与获得的效果各有不同。

大约25%的颅脑损伤病人存在远期垂体功能减退，慢性激素分泌不足的现象，有10%病人属于多种激素缺乏。鉴于如此高发生率，早期实施激素替代治疗对改善脑挫裂伤存活者生活质量极有意义，在脑伤最初6个月内的神经内分泌治疗中定期进行激素检测，是指导激素调节治疗的重要举措。

9. **抗癫痫**　早期癫痫发作病理生理改变不仅表现在血压、呼吸和ICP明显异常，而且还可以促使脑组织释放各种神经递质，引起脑代谢障碍，脑细胞大量耗氧，增加脑水肿的风险，并且发作时因屏气使胸腔内压上升，也会间接导致ICP升高，加重脑原有损伤。对已发作或极有可能发生癫痫的病人应及早给予抗癫痫药物，特别强调对伤后早期高危病人要采取预防性抗癫痫治疗；凡明确致癫痫病因为脑内异物、骨折碎片嵌入或脑膜与脑瘢痕粘连，均应该手术治疗。口服抗癫痫药物以最小剂量既能完全控制发作且不产生副作用为原则，一旦有效不宜更换。抗癫痫药物一般在停用口服药1年（轻者6个月）无癫痫发作，可考虑递减剂量。关于预防性抗癫痫的治疗方案，目前的颅脑损伤诊疗指南认为，1周内可以使用抗癫痫药物，以减少或防止早期癫痫发作。然而，在预防脑外伤后的迟发性癫痫方面并没有益处，因此，预防性抗癫痫药物一般在7天之后停用。选择抗癫痫药物的合理性和有效性在于明确癫痫发作类型。

（1）大发作：首选苯妥英钠、卡马西平或苯巴比妥，若不能有效控制，可加用扑米酮。

（2）小发作：应先用丙戊酸钠、乙琥胺，也可给予氯硝西泮。

（3）精神运动性发作：适合应用卡马西平、苯妥英钠或丙戊酸钠。

（4）癫痫持续状态：首选地西泮静脉注射。

苯妥英钠成人每日总剂量100～300 mg，每日2～3次口服；极量为一日500 mg。体重在30 kg以下的小儿按每日5 mg/kg给药，分2～3次服用，每日不宜超过250 mg。用于癫痫持续状态时，150～250 mg加入5%葡萄糖注射液20～40 mL，在6～10分钟内缓慢静脉注射，每分钟不超过50 mg，必要时经30分钟再注射100～150 mg。卡马西平每日300～1 200 mg分3次服用。推荐苯妥英钠用于减少早发型颅脑损伤后癫痫的发生率（受伤后7天内），不推荐预防性使用苯妥英钠或丙戊酸钠预防迟发型颅脑损伤后癫痫（受伤7天后发作）。

10. **营养支持**　营养支持对于纠正重症脑挫裂伤病人的高代谢，增强机体免疫功能和抵抗力，降低感染率与病死率，提高预后质量至关重要。通过遏制进行性蛋白质和热量的恶性消耗以改善负氮平衡，促进伤口愈合和减少并发症，整体提高病人对疾病和治疗的耐受性。

营养支持治疗分为肠内营养和肠外营养，主要有两种治疗途径——入消化道与静脉滴入，其效果无显著差别。意识清楚、消化道功能正常者适宜采用口服，昏迷或其他原因不能进食者，可经胃管饲喂。经消化道营养支持治疗有困难或不能满足营养要求时，可选择肠外营养支持治疗。

（1）肠内营养：代表性的制剂有肠内营养粉剂（安素）、要素膳、爱伦多和肠内营养乳剂。无论哪种肠内营养药，给药速度过快或过量，都会刺激消化道而产生呕吐、腹泻等不良作用，用于脑挫裂伤后自主神经功能失调导致胃肠功能紊乱、频繁呕吐、胃排空延迟的病人需格外注意，应按照病人的体重、年龄和营养状况计算每日用药量，根据病情做适量增减。对于长期需要肠内营养的病人，建议经胃造瘘和空肠营养以减少吸入性相关性肺炎的发生率。

（2）肠外营养：药物种类繁多，大体包括氨基酸类制剂、脂肪乳剂、维生素制剂、微量元素等。伤后早期给予氨基酸类制剂药物能有效促进肝脏蛋白质的合成，明显提升血清氨基酸浓度，益于脑神经递质的合成，促进神经功能恢复。然而这种药物不适合长期使用，要避免由此造成医源性蛋白质、糖和脂肪的代谢紊乱，甚至维生素与微量元素缺乏。临床推荐采用高浓度脂肪乳剂,最佳糖与脂比例为 1 ~ 2：1。静脉输入时要注意脂肪排泄量及肝功能,伴有严重急性肝功能障碍和脂肪代谢紊乱的伤者禁用。

单一采取肠内营养或肠外营养治疗时间过长,还会出现体内营养成分比例失衡,造成有些营养素在体内过剩堆积,有些则极度缺乏的现象,如果能科学、合理地将肠内营养和肠外营养有机结合应用,病人从中可以得到更多益处。

11. 其他药物治疗 除常规预防性抗炎、止血、保护胃黏膜、神经营养和脑保护剂促进清醒等项治疗外,还应注重监测血离子、血气分析和其他一些重要脏器功能生化指标,以便及时纠正酸碱平衡失调和水电解质代谢紊乱,保持水出入量平衡,维持血酸碱值(pH)在正常水平。合理选用抗生素要着重依据药敏试验结果,杜绝滥用抗生素。出现尿崩症、高血压或应激性高血糖时应尽早给予对症处理。此外,现有多项研究表明可通过干预颅脑损伤发生后作用的一些信号转导通路来减少炎症反应、减小损伤区域、促进细胞再生等。

12. 高压氧治疗 脑挫裂伤病人在生命体征平稳后要积极接受高压氧治疗,能有效阻止脑组织缺血坏死的进展,促进神经细胞功能恢复,对缩短疗程和提高预后质量极其有利。动物实验研究提示,高压氧治疗可减少脑皮质挫裂伤后细胞的凋亡,可能是由于改善了脑细胞氧化新陈代谢的缘故。

13. 高浓度氧治疗 关于高浓度氧治疗脑挫裂伤争论很大,热衷者认为高浓度氧可通过影响脑微透析乳酸和降低乳酸/丙酮酸比率(LPR)的方式促进脑氧代谢,在重度脑挫裂伤早期提高 $PbtO_2$。持否定观点者则认为此方法并无明朗的显效性。实验表明此方法能提高 $PbtO_2$,但对于是否能改善病人预后的结果存在争议。脑创伤病人无氧代谢增加(LPR > 20)和脑组织乏氧程度[$PbtO_2 < 2.0$ kPa(15 mmHg)]的较大差异可能是对于高浓度氧治疗可行性产生相悖结论的切入点。高浓度氧用于临床治疗的方法目前仍在继续研究探讨中,还未被众多临床医生所认识,目前极度缺少其临床治疗研究的资料。

14. 生物制剂治疗 颅脑损伤病人往往伴随脑组织受损和大量神经元死亡,最新研究尝试通过生物方法来促进受损组织修复和细胞再生。目前有神经干细胞与间充质干细胞治疗、生长因子治疗、基因治疗等方法。

15. 康复治疗 病情趋于平稳,但伴随运动、感觉和精神障碍的脑挫裂伤病人,尽可能早期进入康复综合治疗程序,包括理疗、体疗、心理治疗和中医中药与针灸治疗,可进一步恢复神经功能代偿,促进全身体质好转,提高生活质量,降低病残率。

(二)手术治疗

近年来国内创伤神经外科有关专家根据我国颅脑损伤流行病学特征、诊治经验、技术水平现状,适宜地借鉴和吸收国外颅脑损伤救治的新观点、新方法、新技术,再次对国内颅脑损伤手术适应证、手术方法和手术时机进行修改和充实,旨在更加有效地降低颅脑损伤病人的病死率和致残率。2015年《中国颅脑创伤外科手术指南》推荐的手术指征和方法如下。

1. 手术指征

(1)对于急性脑实质损伤(脑内血肿、脑挫裂伤)的病人,如果出现进行性意识障碍和神经功能损害,药物无法控制高颅压,CT出现明显占位效应,应该立刻行外科手术治疗。

(2)额颞顶叶挫裂伤体积 > 20 mL,中线移位 > 5 mm,伴基底池受压,应该立刻行外科手术治疗。

(3)急性脑实质损伤病人,通过脱水等药物治疗后 ICP ≥ 3.33 kPa(25 mmHg),CPP ≤ 8.67 kPa(65 mmHg),应该行外科手术治疗。

(4)急性脑实质损伤(脑内血肿、脑挫裂伤)病人无意识改变和神经损害表现,药物能有效控制高颅压,CT未显示明显占位效应,可在严密观察意识和瞳孔等病情变化下,继续药物保守治疗。

2. 手术方法

(1)对于额颞顶广泛脑挫裂伤合并脑内血肿、CT出现明显占位效应病人,应该提倡采用标准外伤大骨瓣开颅,清除脑内血肿和失活脑挫裂伤组织,彻底止血;常规行去骨瓣减压,硬膜减张缝合。

(2)对于无脑内血肿、额颞顶广泛脑挫裂伤脑肿胀合并难以控制高颅压、出现小脑幕切迹疝征的病人,应常规行标准外伤大骨瓣开颅,硬膜减张缝合,去骨瓣减压。

(3)对于单纯脑内血肿、无明显脑挫裂伤、CT出现明显占位效应的病人,按照血肿部位,采用相应部位较大骨瓣开颅,清除血肿、彻底止血,根据术中ICP情况决定保留或去骨瓣减压,硬膜原位缝合或减张缝合。

(4)对于后枕部着地减速性损伤、对冲伤导致的双侧大脑半球脑实质损伤(脑内血肿、脑挫裂伤)导致的脑内多发血肿,应该首先对损伤严重侧病灶进行开颅手术,必要时行双侧大骨瓣开颅减压手术。

二、预后

至今,国内尚未建立能全面系统反映脑挫裂伤预后的预测统计数据库。固然有诸多从不同角度探讨脑挫裂伤病人预后因素的研究文献,但这些资料并不集中,比较零散,还有许多没被收集汇编。由于研究对象条件不同、方法不同、实验设计不同,使得我们在浏览文献时经常遇到相同的课题却得到不同的结果这种情形,评估脑挫裂伤预后很难众口一词,形成学术界百家争鸣的局面,这是客观允许的,只不过是需要运用循证医学手段进行科学分析和评价。

（一）预后影响因素

脑挫裂伤病人预后主要受到以下因素影响:

1. **自身条件** 年龄,体质,伤前健康状况(有无急、慢性病史)。

2. **致伤状况** 损伤部位、范围和程度,受伤机制,GCS评分,伤后至接受治疗间隔时间。

3. **伤后情况** 瞳孔变化,意识状态,颅内高压形成速度,发生脑疝与否,出现较重休克并发症。

4. **CT扫描** 基底池改变,中线结构移位距离,继发颅内占位病灶体积大小及血肿密度。

（二）预后分析

脑挫裂伤合并视丘下部或脑干损伤者预后不良;伤后24小时内出现高颅压预示预后不良,经治疗ICP持续超过2.67 kPa(20 mmHg)预后差,特别是伤后发生无占位性创伤病灶存在的恶性颅内高压的病例预后最差。昏迷时间未超过12小时,并且再无意识障碍改变者,提示脑中枢神经系统多无较重损害,预后良好;相反,经治疗12小时后意识障碍恢复无明显改观,瞳孔对光反射消失和眼球运动不全,神经系统反射减弱或不存在(GCS≤5分)的病人病死率高。合并低血压[收缩压<12.0 kPa(90 mmHg)]、高碳酸血症、低氧血症和贫血者预后不佳。伤后出现去脑强直或肌肉迟缓伴瞳孔和眼前庭反射消失时,多数病例预后不良,

但在儿童则不一定是结果不良的预兆。瞳孔散大预示病情危重,接受降颅压治疗无明显改善者预后极差;GCS>4分者,瞳孔正常生存率为94.1%,单侧瞳孔散大生存率为81.2%,双侧散大者仅为47.4%。年龄与脑挫裂伤病死率正相关,是影响预后的一个重要指标,在对GCS>4分并且单侧瞳孔散大脑创伤病人进行年龄对预后影响的研究中发现,年龄>63岁者生存率为57.9%,≤63岁者则为85.1%,随年龄增高生存率明显下降。CT显示中线结构移位>10 mm的脑挫裂伤合并血肿病人预后差,病死率高;脑内血肿呈混杂密度影像的病人,有32%预后不佳;CT测量继发占位病灶体积>50 mL者预后不良,生存率很低,双侧广泛存在病变者预后更差。基底池全部或部分闭塞者,39%预后不良,且死亡风险性较大。

一些实验室检测指标改变可以评估急性重度颅脑损伤的预后转归:脑损伤病人9项肝功指标中3项以内升高者预后良好,升高超过4项者预后明显不良,并且高值的项目越多预后越差。对于GCS≤4分的病人,血糖≤17.64 mmol/L的生存率为44.3%,血糖>17.64 mmol/L的生存率仅为3.8%,病死率极高。脑挫裂伤后48小时内和48小时后两个时间段的黄体生成素数据比值>3提示病情严重及预后不良,比值<1.5预示病情轻而预后较好。白细胞数值增高则显示预后不良,低于$15×10^9$/L的伤者生存率是87.5%,大于此数值者生存率为53.3%。

随着创伤神经外科诊治水平不断提高,影响临床医生对脑挫裂伤病人做出正确预测的因素和条件也在经常改变,所以长期重视探讨影响预后相关因素,不断求得有效预防措施和提高治疗效果,仍是我们今后所面临的不可中断的临床研究课题。

（张弩 盛汉松）

参考文献

[1] 张赛,张永亮.神经创伤学新进展[M].天津:南开大学出版社,2007.

[2] 刘佰运,江基尧,张赛.急性颅脑创伤手术指南[M].北京:北京科学技术出版社,2007.

[3] 沈天真,陈星荣.神经影像学[M].上海:上海科学技术出版社,2004.

[4] 盛汉松,张弩,王怀瓯,等.持续腰大池引流治疗外伤性蛛网膜下腔出血[J].浙江创伤外科,2009,14(6):569.

[5] 江基尧.甘露醇在颅脑创伤中的规范应用[J].中华神经外科杂志,2008,24(2):86.

[6] 刘睽,只达石.重视颅脑创伤神经内分泌研究和治疗[J].中华神经外科杂志,2008,24(2):87.

[7] 盛汉松,许尚虞,周辉,等.去骨瓣减压术治疗儿童重型颅脑损伤的疗效评估[J].中华创伤杂志,2012,28(3):211.

[8] 张建宁.颅脑创伤后糖皮质激素的应用[J].中华神经外科杂志,2006,22(11):649.

[9] 张赛,李建伟,只达石,等.外源性镁离子对重型颅脑创伤患者的治疗作用[J].中华神经外科杂志,2006,22(2):76.

［10］ 王建莉,金国良,郭京.639例重型颅脑损伤患者生存预测分析［J］.中华神经外科杂志,2008,24（2）:95.

［11］ 黄厚智,仝海波.创伤性脑损伤后神经内分泌变化的研究进展［J］.中华临床医师杂志（电子版）,2016,10（8）:1164.

［12］ 中国颅脑创伤外科手术指南［J］.中华神经创伤外科电子杂志,2015,1（1）:59.

［13］ PETER L R, ROSS B. Head injury-pathophysiology and management［M］. 2nd ed. New York: Oxford University Press, 2005.

［14］ COLES J P. Regional ischemia after head injury［J］. Curr Opin Crit Care, 2004, 10: 120-125.

［15］ CHIEREGATO A, FAINARDI E, SERVADEI F, et al. Centrifugal distribution of regional cerebral blood flow and its time course in traumatic intracerebral hematomas［J］. J Neurotrauma, 2004, 21(6): 655-666.

［16］ POCA M A, SAHUQUILLO J, MONFORTE R, et al. Global systems for monitoring cerebral hemodynamics in the neurocritical patient: basic concepts, controversies and recent advances in measuring jugular bulb oxygenation［J］. Neurocirugia (Astur), 2005, 16(4): 301-322.

［17］ ANDREWS P J, SINCLAIR H L, RODRIGUEZ A, et al. Hypothermia for intracranial hypertension after traumatic brain injury［J］. N Engl J Med, 2015, 373(25): 2403-2412.

［18］ BURGESS S, ABU-LABAN R B, SLAVIK R S, et al. A Systematic review of randomized controlled trials comparing hypertonic sodium solutions and mannitol for traumatic brain injury: implications for emergency department management［J］. Ann Pharmacother, 2016, 50(4): 291-300.

［19］ GALGANO M, TOSHKEZI G, QIU X, et al. Traumatic brain injury: current treatment strategies and future endeavors［J］. Cell Transplant, 2017, 26(7): 1118-1130.

［20］ SCHMITT S, DICHTER M A. Electrophysiologic recordings in traumatic brain injury［J］. Handb Clin Neurol, 2015, 127: 319-339.

［21］ CLEMENT M O. Imaging of brain trauma［J］. Radiol Clin North Am, 2019, 57(4): 733-744.

［22］ HAWRYLUK G W J, PHAN N, FERGUSON A R, et al. Brain tissue oxygen tension and its response to physiological manipulations: influence of distance from injury site in a swine model of traumatic brain injury［J］. J Neurosurg, 2016, 125(5): 1217-1228.

［23］ PEARN M L, NIESMAN I R, EGAWA J, et al. Pathophysiology associated with traumatic brain injury: current treatments and potential novel therapeutics［J］. Cell Mol Neurobiol, 2017, 37(4): 571-585.

［24］ TAVAKOLI S, PEITZ G, ARES W, et al. Complications of invasive intracranial pressure monitoring devices in neurocritical care［J］. Neurosurg Focus, 2017, 43(5): E6.

［25］ BLENNOW K, BRODY D L, KOCHANEK P M, et al. Traumatic brain injuries［J］. Nat Rev Dis Primers, 2016, 2: 16084.

［26］ MYBURGH J, COOPER D J, FINFER S, et al. Saline or albumin for fluid resuscitation in patients with traumatic brain injury［J］. N Engl J Med, 2007, 357(9): 874-884.

［27］ DIXON K J. Pathophysiology of traumatic brain injury［J］. Phys Med Rehabil Clin N Am, 2017, 28(2): 215-225.

［28］ EDWARDS P, ARANGO M, BALICA L, et al. Final results of MRC CRASH, a randomised placebo-controlled trial of intravenous corticosteroid in adults with head injury-outcomes at 6 months［J］. Lancet, 2005, 365(9475): 1957-1959.

［29］ SUSSMAN E S, PENDHARKAR A V, HO A L, et al. Mild traumatic brain injury and concussion: terminology and classification［J］. Handb Clin Neurol, 2018, 158: 21-24.

［30］ ABDELMALIK P A, DRAGHIC N, LING G S F. Management of moderate and severe traumatic brain injury［J］. Transfusion, 2019, 59(S2): 1529-1538.

［31］ NTALI G, TSAGARAKIS S. Traumatic brain injury induced neuroendocrine changes: acute hormonal changes of anterior pituitary function［J］. Pituitary, 2019, 22(3): 1-13.

第八章
创伤性脑水肿

创伤性脑水肿是脑组织遭受外来创伤打击的一种继发性的病理生理反应,其病理改变是过多的水分积聚在脑组织细胞内或细胞外间隙,引起脑体积增大和重量增加,导致颅内高压加重。临床上,不论是局限性抑或广泛性脑损伤,均可引起不同程度的脑水肿,是导致颅脑损伤病人死亡的决定性因素之一。根据头颅CT所见,可将脑水肿分为3度:Ⅰ度水肿,范围不超过2 cm;Ⅱ度水肿,不超过一侧大脑半球的1/2;Ⅲ度水肿,超过一侧半球的1/2。创伤性脑水肿的主要危害是机械压迫引起和加重的颅内压(ICP)增高,严重时导致脑移位或脑疝,是死亡和残疾的主要原因之一。因而创伤性脑水肿的发生机制和临床救治的研究一直是神经外科研究最为活跃的领域。近年来颅脑损伤的研究已从一般形态学观察上升到分子水平,对脑水肿的发生机制有了更深入的认识,提出了一些防治脑水肿的新观点,对于临床颅脑损伤的救治产生了重要影响。

第一节　创伤性脑水肿的分类

1967年克拉茨(Klatzo)首次将脑水肿分为血管源性脑水肿和细胞毒性脑水肿两大类,其中血管源性脑水肿又被称为细胞外水肿,而细胞毒性脑水肿则被称为细胞内水肿。在随后的实验研究和临床实际工作中发现,在创伤性脑水肿发生与发展的病理过程中往往是细胞内水肿与细胞外水肿并存,只是在不同的病理阶段,血管源性脑水肿和细胞毒性脑水肿的表现程度不同。另外,研究发现在颅脑损伤的急性期,以血管源性脑水肿为主;而在亚急性期,可合并渗透压性脑水肿;在脑损伤慢性期则可发生脑积水合并间质性脑水肿。因此,近年来多数学者主张在Klatzo提出的血管源性脑水肿和细胞毒性脑水肿的基础上,根据脑水肿的发生部位、潜在的发生机制及水肿液体性质等特点将创伤性脑水肿分为4类(表8-1)。

表8-1　创伤性脑水肿的分类

	血管源性脑水肿	细胞毒性脑水肿	渗透压性脑水肿	间质性脑水肿
发病机制	毛细血管通透性增加	脑细胞肿胀	血浆渗透压下降	脑脊液增多
水肿液成分	血浆渗出液	血浆超滤液,水和钠增加	血浆超滤液	脑脊液
水肿位置	白质、细胞外	灰质、白质,细胞内	灰质、细胞内;白质、细胞外	脑室旁白质,细胞外
血-脑屏障	破坏	正常	正常	正常
CT所见	白质低密度,可增强	灰质、白质低密度	正常	脑室周围白质低密度

一、血管源性脑水肿

血-脑屏障的完整性对于维持正常脑容量和脑稳态具有重要意义，其结构和功能的损害会驱动血管源性脑水肿的发生与发展。血管源性脑水肿的特征是毛细血管内皮细胞对白蛋白和其他血浆蛋白的渗透性增加。血管源性脑水肿主要见于脑挫裂伤病灶周围。实验研究发现在伤后30分钟血管源性脑水肿即已发生，并于伤后6～24小时达高峰；临床上由于治疗因素的影响，脑水肿的高峰期可以推迟至伤后48～72小时。其病理特点是脑挫裂伤后，血-脑屏障遭受不同程度的损害，通透性增加，大量水分从毛细血管内渗出，积聚于血管周围间隙和神经细胞外间隙中。由于水肿液含有血浆成分高浓度蛋白质，促使水肿逐渐向周围组织扩散。脑白质细胞外间隙（>80 nm）比灰质的（15～20 nm）大4～6倍，故水肿主要存在于白质内，且沿神经纤维束扩展。脑水肿的发展主要取决于血管内液静水压与脑实质内组织压之差，当前者高于后者时脑水肿发展，至两者相等时水肿停止发展。

脑水肿的吸收可能涉及两个方面的作用：① 组织压力差作用。实验研究表明，水肿区的脑组织压力高于其周围相对正常的脑组织压力，这种压力差的存在使水肿液大幅度地向周围压力低的区域流动，最后流入脑室内，随脑脊液循环而吸收。脑室内脑脊液压力越低，脑水肿的吸收越快。在脑水肿期，血浆成分不断地从脑挫伤区受损的血管外溢，其压力梯度持续存在，水肿液的流动持续进行。② 当血-脑屏障功能逐渐恢复以后，压力梯度消失，则通过星形胶质细胞将从血管内渗透到脑实质中的蛋白质等大分子物质消化、吸收，降低细胞外液中的渗透压，从而使水分易于被毛细血管重吸收，消除水肿液。有人用辣根过氧化物酶标记的铁蛋白作为示踪剂，在电子显微镜下发现，在血管源性脑水肿时，除在内皮细胞的胞饮小泡内、基底膜或组织间隙中追踪到这些大分子物质外，在胶质细胞及其突起内亦能观察到示踪剂，证实了星形胶质细胞的上述作用。但这一吸收过程远较前者为慢，不及前者明显。因此，临床治疗创伤性脑水肿时采用持续脑室外引流，不仅可引流出脑室内既有的脑脊液，而且可通过廓清作用减轻脑水肿和降低ICP。一般含蛋白质的水肿液的吸收多在受伤7天以后。

二、细胞毒性脑水肿

细胞毒性脑水肿的特征是持续的细胞内水蓄积，累及星形细胞和神经元。与血管源性脑水肿相反，此种类型水肿独立于血-脑屏障的完整性而发生。脑损伤后，由于血肿压迫和血管痉挛，脑组织细胞发生缺血、缺氧，细胞能量代谢障碍，引起细胞膜上Na^+-K^+-ATP酶（钠泵）和$Ca^{2+}-Mg^{2+}-ATP$酶（钙泵）活性降低，使Na^+和Ca^{2+}等离子大量贮存于细胞内，细胞内渗透压升高，水分被动进入细胞导致细胞肿胀。水肿主要发生在灰质和白质的细胞内，而细胞外间隙无明显扩大。因Na^+主要进入胶质细胞，Ca^{2+}主要进入神经细胞，所以细胞毒性脑水肿时胶质细胞水肿发生最早，神经细胞发生较晚但进展迅速，对神经功能的影响严重。脑微血管的损害甚轻或无损害，血-脑屏障大致正常。这类水肿常发生在脑损伤早期（24小时内），常与血管源性脑水肿并存，一般至伤后72小时开始消退。

三、渗透压性脑水肿

渗透压性脑水肿常见于脑损伤亚急性期，既非血管源性，也非细胞毒性，渗透压失衡发展的速度对于其发生具有决定性意义，因为只有当渗透压梯度缓慢发展时，脑组织内渗透压的浓缩或稀释才能得到代偿。在正常情况下，脑细胞内液的稳态受控于腺垂体（垂体前叶）分泌的促肾上腺皮质激素（ACTH）及神经垂体（垂体后叶）释放的抗利尿激素（ADH）。通过下丘脑的调节使这两种激素处于动态平衡。脑损伤时因下丘脑遭受到直接或间接的损伤或水肿而产生ADH和ACTH分泌失衡，引起ACTH分泌不足，垂体后叶大量释放ADH，出现抗利尿激素分泌失调综合征（SIADH），产生水潴留，血液浓度降低，血容量相应增加，出现低钠血症及低血浆渗透压，进一步导致血管内水向细胞内渗透，引起神经细胞与胶质细胞内水分过多而肿胀。该类脑水肿由渗透压失衡所引起，因此被称为渗透压性脑水肿，主要发生在脑灰质及白质的神经细胞之中，与血-脑屏障没有关系。值得注意的是，该情况下，因ACTH相对不足，醛固酮分泌相应减少，肾小管重吸收钠减少，故低钠的同时反而出现尿钠增多（24小时>80 mmol）的反常现象，此时检查提示的低血钠并非反应机体真正缺钠。治疗主要是使用ACTH和利尿，禁忌盲目补盐。

四、间质性脑水肿

此类脑水肿主要见于脑损伤慢性期或恢复期，严重颅脑损伤后2～6周多伴发此类水肿，主要发生于脑室周围白质；此时血-脑屏障未产生变化，常常与脑积水伴发，故又被称为脑积水性脑水肿。当病人脑脊液吸收存在困难时，脑室内压力显著增加，脑室被动扩张,进一步导致脑室壁的室管膜撕裂,脑脊液得以溢出脑室进入脑室周围白质,导致细胞外水肿。其主要病理特点为室管膜上皮严重损害,细胞扁平且过度牵张,部分区域破裂,室管膜下层出现空泡化,神经细胞与胶质细胞分离、疏松、肿胀。由于室管膜上皮通透性增加,脑脊液渗透到脑室周围室管膜下白质,造成不同程度的水肿。水肿的程度取决于脑室内外压力的高低。虽然脑室周围白质水肿明显,但后期由于静水压的作用使白质发生萎缩,其蛋白质及类脂成分也降低,故

脑白质体积并不增大反见缩小,此时脑室内压力得以缓解,腰穿压力可表现正常,称为常压性脑积水。外伤性脑积水及渗透压性脑水肿在临床上较常见,影响颅脑损伤病人的恢复。对于此类病人提倡早做脑脊液分流,以及应用乙酰唑胺抑制脑脊液分泌。

上述脑水肿的分类有助于对脑水肿的认识与治疗,但在临床上单纯发生某一种类型脑水肿者较少见。一般概念中的创伤性脑水肿系指血管源性和细胞毒性脑水肿的混合。

第二节　创伤性脑水肿的发生机制

一、血-脑屏障学说

血-脑屏障结构与功能的损害是血管源性脑水肿的病理基础,其改变可能是引起创伤性脑水肿发生与发展的最早及最重要的因素。主要病理特点包括脑毛细血管内皮细胞微绒毛形成、胞饮小泡增多、胞饮作用增强以及紧密连接开放。脑损伤后血-脑屏障开放、通透性增加,血中大分子物质及水分从血管内移出进入脑组织内,积聚于细胞外间隙,形成血管源性脑水肿。既往认为脑损伤后血-脑屏障破坏在伤后6小时始出现,伤后24小时才明显。徐如祥等(1990)在实验研究中发现,伤后30分钟就已有5 nm胶体金微粒透过血-脑屏障,至伤后6小时,血-脑屏障通透性增加已达高峰,此时各种大小(5、10和15 nm)的胶体金微粒均可通过血-脑屏障,证明了血-脑屏障破坏可能是直接导致创伤性脑水肿的最早和最重要的因素。脑损伤后缺血和缺氧、血管麻痹和脑组织本身释放的许多损害因子均可导致血-脑屏障破坏。

二、钙通道学说

钙对神经细胞损害和死亡起着决定性作用。沙皮亚(Y. Shapiya)(1989)发现脑损伤后脑组织内钙的浓度升高,认为其与创伤性脑水肿的发生与发展有关。徐如祥等(1990、1991)对Ca^{2+}在创伤性脑水肿形成过程中的作用进行了大量研究,发现脑损伤早期大量Ca^{2+}进入细胞内,胞质中游离钙浓度异常升高,可达正常的10～15倍,即钙超载,是引起神经细胞损害、血-脑屏障破坏和创伤性脑水肿的关键因素。这种改变在伤后30分钟即十分明显,伤后6小时到达高峰,并一直持续到伤后72小时。

脑损伤后钙超载的原因:① 早期由于缺血、缺氧,神经细胞能量供应障碍,$Ca^{2+}-Mg^{2+}-ATP$酶的排钙功能受损;② 神经细胞内质网、线粒体的贮钙作用减弱,钙释放增加;③ 特别是细胞膜结构受损,流动性及稳定性降低,钙离子通道开放,细胞外大量钙离子涌入细胞,尤其是神经细胞,细胞内的低钙离子稳态受到破坏,发生钙离子超载。

钙超载产生下列危害:① 激活细胞内中性蛋白酶及磷脂酶,或通过钙调蛋白(CaM)的介导,使神经细胞蛋白质及脂质分解代谢增加,细胞膜完整性破坏,细胞外Na^+、Cl^-及水等物质进入细胞内,导致细胞内水肿。② Ca^{2+}沉积于线粒体内,使线粒体氧化磷酸化电子传递脱耦联,无氧代谢增强,释放大量氢离子,细胞内pH降低,造成细胞内酸中毒,Na^+、H^+交换使Na^+进入细胞内增多,发生细胞内水肿。③ Ca^{2+}进入微血管壁,通过钙调蛋白或直接作用于微血管内皮细胞,使紧密连接开放,血-脑屏障通透性增加,导致血管源性脑水肿。④ Ca^{2+}进入脑血管壁,血管平滑肌细胞内Ca^{2+}浓度升高,使其收缩,导致脑血管痉挛,加重脑缺血、缺氧和血-脑屏障破坏,加剧血管源性脑水肿。近年来的大量实验和临床研究表明,脑损伤早期应用钙离子通道阻滞剂尼莫地平等可有效阻止Ca^{2+}内流,保护神经细胞和血-脑屏障功能,防止脑血管痉挛缺血,能减轻细胞内和血管源性脑水肿。

三、自由基学说

氧自由基是指一类具有高度化学反应活性的含氧基团,主要有超氧阴离子(O_2^-)、羟自由基(OH^-)和过氧化氢(H_2O_2)。早在1972年,泽莫普洛斯(H. B. Demopoulos)等就开始用自由基学说解释脑水肿的发

生机制，随后国内外不少学者在实验中观察到脑损伤后脑内氧自由基产生增加、脂质过氧化反应增强，是引起神经细胞结构损伤和血-脑屏障破坏，导致细胞毒性脑水肿和血管源性脑水肿的重要因素。脑创伤后所引起的血液供应及灌注的相应减少可催化脂质过氧化反应，从而增加自由基含量，降低酶的活性，导致钙离子超载，增强氨基酸兴奋性，最终加剧细胞的损伤，在脑水肿的产生和发展中发挥着重要作用。

氧自由基主要产生于神经细胞和脑微血管内皮细胞。脑损伤后上述部位氧自由基产生增多的原因有：① 不完全性缺血、缺氧使线粒体呼吸链电子传递中断，发生"单价泄漏现象"，氧分子被还原为 O_2^-；② 细胞内能量合成减少，分解增加，大量 ATP 降解为次黄嘌呤，后者在被还原成尿酸过程中生成大量 O_2^-；③ 细胞内 Ca^{2+} 增多，激活磷脂酶 A_2，使花生四烯酸产生增加，后者在代谢过程中产生 O_2^-；④ 单胺类神经递质肾上腺素、去甲肾上腺素和 5-羟色胺大量释放，它们自身氧化生成 O_2^-、OH^- 和 H_2O_2；⑤ 脑挫裂伤出血，以及蛛网膜下腔出血，大量氧合血红蛋白自身氧化成各种氧自由基，血中的铁、铜等金属离子及其络合物催化脂质过氧化反应，又生成氧自由基。

氧自由基对生物膜的损害作用最为广泛和严重，其对生物膜的损害能够进一步诱导脑组织产生细胞毒性脑水肿。神经细胞既是自由基的产生部位，又是受自由基损害最为严重的部位。由于细胞的胞膜都是以脂质双分子层和多价不饱和脂肪酸为框架构成，易于遭受氧自由基的攻击，产生下列病理损害：① 神经细胞膜上 Na^+-K^+-ATP 酶、Ca^{2+}-Mg^{2+}-ATP 酶、腺苷酸环化酶、细胞色素氧化酶等重要的脂质依赖酶失活，导致膜流动性和通透性增加，细胞内 Na^+、Ca^{2+} 增多；线粒体膜破坏，细胞能量合成障碍；溶酶体膜破裂，溶酶体内大量水解酶释放，导致细胞内环境紊乱，细胞肿胀，发生细胞毒性脑水肿。② 氧自由基破坏脑微血管内皮细胞的透明质酸、胶原和基底膜，使血-脑屏障通透性增加，血浆成分漏出至细胞外间隙，导致血管源性脑水肿。③ 氧自由基还攻击脑血管平滑肌及其周围的结缔组织，导致血管平滑肌松弛，同时氧自由基使血管壁对血管活性物质的敏感性下降，引起血管弹性变弱，血管扩张，微循环障碍加重，加剧脑水肿。

目前认为，甘露醇、糖皮质激素、维生素 E 和维生素 C 等具有氧自由基清除作用，能减轻创伤性脑水肿。

四、脑微循环学说

脑损伤可引起脑微循环机能障碍，导致其静水压增高，产生压力平衡紊乱，导致脑水肿。脑微循环障碍包括血管反应性降低、血管自动调节紊乱（血管麻痹或过度灌注）和血液流变学改变。

脑血管反应性降低指其对 CO_2 的收缩反应能力低下，当血中 CO_2 分压降低时管壁并不收缩。研究表明，脑损伤 24 小时后血管平滑肌松弛，不论动脉血 CO_2 分压增高或降低，脑血管均呈扩张状态。

1985 年，Yashino 等就对重型脑损伤病人进行头颅 CT 动态扫描，发现急性期病人大多数有脑充血表现。一般认为，在重型、特重型脑损伤急性期，脑干血管运动中枢和下丘脑血管调节中枢受损引起广泛性脑血管扩张，脑血流过度灌注。临床观察发现，脑充血多在重型脑损伤后 4～14 小时内发生，实验证明最早可发生在伤后 30 分钟。近年来实验与临床研究证实严重脑损伤后数小时内脑血流量下降，随后脑血流量增加，伤后 24 小时达高峰。脑血管扩张可能是脑组织缺血、缺氧和血管活性物质堆积的继发性反应。在脑损伤组织亦存在脑血管扩张和过度灌注，其主要原因是脑损伤后脑组织缺血、缺氧，无氧酵解增加，CO_2 和乳酸堆积，毛细血管后括约肌、微静脉等阻力血管麻痹扩张，而细静脉、小静脉耐受缺氧的能力较强，对 CO_2 和乳酸反应性低，仍处于收缩状态，导致损伤组织过度灌注。脑血流过度灌注可致血-脑屏障受损，通透性增加，血浆成分漏出增多，发生和加重血管源性脑水肿，严重者发展为弥漫性脑肿胀。

目前认为脑损伤时由于微血管自动调节机制丧失，局部脑血流的变化主要靠血液流变学调节。脑损伤时脑组织缺血、缺氧，大量单胺类神经递质释放，Ca^{2+} 超载等，使红细胞膜 ATP 酶活性降低，变形能力下降。加之脑损伤时血管内皮细胞受损，Ca^{2+} 激活磷脂酶 A_2，分解膜磷脂产生花生四烯酸，导致血栓素 A_2（TXA_2）生成过多，前列腺素 I_2（PGI_2）生成减少，导致微血管过度收缩、痉挛及血管内皮肿胀，脑微循环灌注减少；甚至出现"无再灌注现象（no reflow phenomenon）"，加重受伤脑组织缺血和水肿。

广泛的脑血管麻痹和脑血流过度灌注与损伤局部脑微循环血栓形成、血管痉挛所致的"无再灌注现象"形成一对矛盾，表现为"盗血现象"，脑水肿与脑缺血形成恶性循环。近年来，国内外一些学者都主张采用控制性过度换气的方法，降低动脉血 CO_2 分压（$PaCO_2$），使扩张的脑血管收缩，防止受伤区域的"盗血现象"，改善微循环。但在使用过度通气时，首先要保持呼吸道畅通，保证氧供，并使用自由基清除剂，以减少因缺氧和高碳酸血症、氧自由基反应所致的血管反应低下。

五、能量代谢学说

细胞能量代谢障碍是细胞毒性脑水肿发生的病理基础，同时亦引起和加剧血管源性脑水肿。临床观察发现，重型颅脑损伤后脑缺血、缺氧的发生率高达30%，50%的病人合并低血压和低氧血症而加重脑组织缺血、缺氧。脑损伤后，钙离子稳态被破坏，前列环素及血栓素的比例失衡，产生脑血管痉挛，组织血液供应不足，脑组织局部产生缺血、缺氧，脑细胞内糖原含量降低。目前认为，脑损伤后脑组织为不完全性缺血、缺氧，加之脑细胞能量储备很少，无法供应能量需求，致使组织中葡萄糖快速进行无氧酵解，ATP产生不足，乳酸产生增多，细胞内pH下降，Na^+/H^+交换，使Na^+进入细胞内。同时细胞结构遭到破坏，原有的细胞膜ATP依赖的Na^+-K^+-ATP酶（钠泵）活性受抑制，排Na^+作用减弱，Na^+大量贮存于细胞内，Cl^-随之进入细胞内，使细胞内呈高渗状态，大量水分被动内流，发生细胞内水肿（细胞毒性脑水肿）。在不完全性缺血的同时，毛细血管内血流仍处于淤积状态，水分从血管内向外移动，脑组织含水量增加，合并血管源性脑水肿。另外，脑缺血、缺氧亦可引起微循环障碍，触发Ca^{2+}超载及自由基反应等，加重细胞毒性和血管源性脑水肿。此外，ATP的产生不足还会对氨基酸乙酰化产生不利影响，引起游离氨基酸在脑细胞内产生异常积聚，对前列腺素代谢产生促进作用，使血管活性物质产生增加，进而发生脑血循环障碍、微血栓形成、血管收缩，缺氧状态进一步加重，从而形成恶性循环。

临床上采用能量合剂、亚低温和高压氧等治疗脑损伤均能使脑水肿减轻，证实能量代谢障碍是导致并加重创伤性脑水肿的重要因素。值得一提的是，在缺氧条件下若大量补充葡萄糖，由于增加了无氧酵解，加重脑组织酸中毒，足以使脑组织受损和脑水肿加重，应引起注意。

创伤性脑水肿的发生机制是十分复杂的。除了上述机制，目前有研究报道一氧化氮（NO）也参与到细胞毒性脑水肿的发生、发展过程中，NO合成酶阻断剂如左旋硝基精氨酸甲酯及亚低温治疗能够抑制NO合成酶的表达，导致NO水平下降，对创伤性脑水肿具有保护作用。另外，有研究证实，水通道蛋白-4（AQP-4）的表达在脑挫伤后8小时内显著降低，是细胞毒性脑水肿发生的首要原因，说明AQP-4的调控及表达异常也在脑水肿的发生、发展过程中发挥作用。但值得注意的是，虽然研究证实AQP-4能够引起脑水肿，但目前对于AQP-4在病理状态下的作用仍然缺乏全面的了解，仍需要进一步研究证实。综上，创伤性脑水肿的发生、发展过程中同时存在着多种类型的水肿，涉及的上述各种机制也并非孤立存在、单独发挥作用，而是多种机制相互影响、相互作用的结果。有研究者通过使用多频电阻抗以反映创伤性脑水肿的发病及加重过程，结果显示，创伤早期为血管源性脑水肿，6小时发展为细胞毒性脑水肿。脑微循环障碍可加重缺血、缺氧，ATP合成减少、血-脑屏障破坏等。另外单胺类神经递质、谷氨酸、一氧化氮、缓激肽、内皮素、花生四烯酸等的增多也与创伤性脑水肿的发生与发展有关。

第三节　创伤性脑水肿的超微结构改变

早在20世纪60年代，就有关于创伤性脑水肿的超微结构改变的描述。研究者发现冷冻损伤所致脑水肿发生时胶质细胞及其突起明显肿胀，白质组织间隙增大。近年来的研究表明，在创伤性脑水肿早期，神经细胞水肿和血-脑屏障破坏亦是一个重要方面。以下是我们在自由落体脑损伤模型中观察到的水肿区超微结构变化，结合文献复习，按水肿发生的顺序逐一叙述。

一、神经细胞

伤后15分钟，皮质神经细胞出现水肿改变，表现为神经细胞线粒体肿胀，可见脱颗粒，嵴结构尚清楚，

内质网轻度扩张；神经细胞周围神经毡基本正常。伤后30分钟，上述改变加重，线粒体嵴结构模糊，内质网及高尔基体明显扩张，神经毡肿胀已明显。伤后3～6小时见神经细胞核膜皱缩，异染色质边聚；线粒体嵴消失，呈空泡化；内质网及高尔基体高度扩张，粗面内质网上核糖体显著减少；突触结构明显破坏；神经毡结构不清，仅见空泡化及较多的髓鞘结构，髓鞘分层不清，板层分离，间隙增宽。上述改变持续到伤后72小时。伤后1周，部分神经细胞核固缩，细胞器减少，髓鞘崩解，其余神经细胞结构大多恢复正常。

二、胶质细胞

皮质星形胶质细胞于伤后30分钟至1小时出现水肿的超微结构改变。发生较神经细胞晚,但显著。于伤后6～24小时水肿改变最明显,表现为核染色质疏松变淡,异染色质边聚,胞质清亮,细胞器稀少,线粒体嵴结构不清、肿胀;进一步则出现空泡化,内质网扩张呈大泡样,微丝解聚,漂浮于胞质,核呈"孤岛"。因星形胶质细胞的改变较神经细胞突出,被视为创伤性脑水肿或血管源性脑水肿的典型改变之一。少突胶质细胞和小胶质细胞超微结构基本正常。

三、血-脑屏障

（一）内皮细胞

1. 线粒体 伤后30分钟,常见水肿区毛细血管内皮细胞线粒体肿胀,嵴模糊。伤后1小时,上述改变更加明显,内皮细胞肿胀,线粒体空泡化。

2. 胞饮小泡 伤后30分钟,内皮细胞管腔面不光滑,微绒毛和内皮小凹样结构形成增多,胞饮小泡活动增强。伤后1小时,胞饮小泡增多,大小不等,形式多样,呈圆形、椭圆形或管形。并可见到内皮细胞质内多个小泡相互融合,呈"串珠状",形成贯通内皮细胞管腔面与基底面的通道,可能是血管内大分子物质快速进入脑实质的途径。胞饮小泡密度与血浆密度相同,应用辣根过氧化物酶（HRP）和胶体金微粒（5 nm）等作为示踪物可见到示踪物进入胞饮小泡并被转运入脑实质。伤后3小时,可见到更多的HRP和5、10 nm的胶体金微粒进入胞饮小泡转运入脑。伤后6小时尚可见到15 nm的胶体金微粒通过胞饮小泡进入脑实质。上述改变持续到伤后72小时。说明胞饮小泡在脑损伤早期即可形成,将血浆成分转运到血管外而致血管源性脑水肿;胞饮作用贯穿在脑水肿形成的始末。

3. 紧密连接 伤后6～24小时,内皮细胞紧密连接开放,并有5 nm和10 nm的胶体金微粒经此通过血-脑屏障入脑。伤后24～48小时,可见内皮细胞局部坏死、穿孔,大量胶体金微粒涌入内皮细胞。

（二）基底膜

伤后1小时,即可观察到毛细血管基底膜增厚、间隙增宽,密度变淡。部分基底膜呈"虫蚀状",基底膜内充满胞饮小泡。上述改变随伤后时间的延长渐趋明显,持续至伤后72小时。

（三）星形胶质细胞足突

伤后30分钟,即可观察到胶质细胞足突肿胀,线粒体嵴结构模糊不清。伤后1小时,肿胀更加明显,线粒体空泡化,足突内可见到胞饮小泡。至伤后6小时,足突高度水肿,压迫毛细血管管腔,使管腔明显变窄。上述改变持续至伤后72小时。

第四节　创伤性脑水肿的治疗

脑损伤治疗的主要目的之一就是防止脑水肿形成和加重、促使脑水肿吸收;主要措施有纠正全身因素、限制输液量与补盐、糖皮质激素治疗、脱水、钙离子拮抗剂治疗、自由基清除剂治疗、脑保护治疗及高压氧治疗等。

一、纠正全身因素

凡能引起和加重脑水肿的全身因素应首先纠正。首先,在颅脑损伤的救治过程中,防治缺氧是非常重要的一个环节,因此清除病人呼吸道异物、分泌物、呕吐物,防止舌根后坠,昏迷病人必要时早期作气管切开等保持呼吸道通畅的措施最为重要。其次,必须纠正血压异常,脑组织遭受创伤打击后往往存在脑血管自动调节功能受损的情况,此时脑血流量的变化容易受到外周血压的影响。低血压是加重脑水肿和影响预后的一个重要因素。存在低血压时,脑组织无法维持足够的血流灌注,脑水肿继续进展,因此应积极纠正以恢复脑组织正常的脑血流量。存在高血压时,虽然高灌注压可以在一定程度上改善组织血供,但也会加重血管源性脑水肿,因此也应适当纠正,建议保持收缩压不低于10.67 kPa（80 mmHg）,脑灌注压不低于9.33 kPa（70 mmHg）。高碳酸血症及低氧血症者均应持续给氧,必要时给予控制性呼吸行间断性过度通气。

二、限制输液量

输液量应小于不显性失水与尿量的总和,但总体出入量每日不宜相差500 mL。一般成人控制在2 000～3 000 mL之间,使机体和脑组织处于轻度脱水状态。目前不主张过度脱水,以免诱发和加重外伤性脑梗死的发生。

三、高渗盐治疗

创伤性脑水肿是导致颅脑损伤病人颅高压的主要原因，与其他渗透性治疗药物（包括甘露醇、呋塞米）相比，目前大量文献证实高渗盐溶液（HTS）是降低颅脑损伤后颅内高压和改善脑灌注的首选治疗。虽然HTS在降低ICP和提高脑灌注压方面有效，但在改善脑组织氧合方面可能效果较差。现推荐使用的HTS浓度范围为3%～30%，可以进行大剂量静脉推注或连续泵注给药。重度ICP增高或其他难治性颅高压病人中，颅脑损伤后低容量复苏至关重要，而静脉推注HTS（尤其较高浓度）可有效降低ICP。此外，在血清和脑脊液渗透压升高的病人中，HTS仍然能够通过血-脑屏障产生渗透梯度以降低ICP，因此，HTS在某些情况下可能比甘露醇更有效。HTS的优势还体现在药代动力学方面。其起效迅速，在输注后5分钟内即可引起ICP的降低，在一些病人中作用可长达12小时。治疗结束后，并未观察到压力反弹。HTS也可与右旋糖酐或羟乙基淀粉等药物合用，后者可延长高渗性的循环效应。院前使用HTS配合6%右旋糖酐治疗可以减少颅脑损伤病人的颅内炎症和凝血功能紊乱的发生，从而降低继发性脑损伤的概率，但是添加右旋糖酐对颅脑损伤后神经炎症事件的影响还存在一些争议。

水、钠紊乱在颅脑损伤病人中很常见，因此需要监测和干预血清钠的水平。弹丸式注射（bolus injection）HTS给药不会引起全身血流动力学的变化，但有证据表明与等效剂量的生理盐水相比，HTS更容易引起高钠血症和肾功能障碍，需要实时关注病人的肾功能。一般认为在HTS治疗中，血清钠水平升高代表病人全身钠的蓄积良好，然而另外一些研究发现，肾功能良好的病人在输注HTS后，肾排钠会代偿性增加，因此这一部分病人的血钠未升高至预期水平。极少部分研究结果证实持续输注HTS可靶向维持血钠水平至理想范围。尽管缺乏临床数据和循证医学证据，目前临床上仍可经验性地采用持续输注HTS维持足够高的血钠水平，以预防、控制或消除脑损伤状态下的脑水肿。

目标导向管理策略已成功应用于脓毒血症、术中液体管理和止血治疗。创伤性脑水肿中以控制血钠为目标的导向治疗理念的应用被证实可有效改善病人结局，但是，在缺乏Ⅰ类或Ⅱ类推荐证据的情况下，仍应谨慎实施任何关于血清钠水平的标准化策略。

四、脱水剂的应用

在ICP增高以及脑水肿病人的治疗过程中，常常需要使用脱水剂来达到降低ICP的目的。目前临床上常用的脱水药物包括呋塞米及甘露醇等。

（一）甘露醇

甘露醇分子量大，属于强力渗透性利尿剂。因其增加血浆渗透压，通过将血-脑屏障正常的脑组织内水分吸收入血，并借渗透性利尿作用将水分排出体外。同时甘露醇有增加血容量、降低血液黏滞度、改善脑微循环和较强的清除OH^-自由基的作用，多年来一直在创伤性脑水肿的治疗中被广泛应用。然而值得注意的是，甘露醇仅能减少血-脑屏障完整部分脑组织的水分。甘露醇可借其渗透性作用使血-脑屏障开放，同时对血-脑屏障遭受破坏的脑水肿区无法发挥作用，甚至可通过破坏的血-脑屏障进入脑组织并蓄积，反而使脑组织渗透压增加，从血管内吸收水分，加重脑水肿，此即临床上所谓的"反跳现象"，这对血管源性脑水肿的治疗不利。另外，越来越多的报道表明甘露醇有引起急性肾功能衰竭的副作用，多见于长期大剂量应用、严重脑挫裂伤合并软组织广泛挫伤和动脉硬化的病人，据认为与甘露醇损害肾小管、加重肾小管缺血等有关。因肾功能损害的程度与甘露醇用量有关，有人建议根据多蒙（Dormon）等推荐的一种计算渗透间隙的公式，直接计算出病人血甘露醇含量，以指导临床用药。

$$渗透间隙=实际血浆渗透压-[\,2(钠+钾)\\+血糖/18+尿素氮/2.8\,]$$

$$血甘露醇含量=渗透间隙×甘露醇分子量\\(182)×0.1$$

经临床观察表明，脑水肿病人应用甘露醇时，其血中含量10 g/L，渗透间隙维持在50～55 mmol/L，即可达到有效治疗效果，若超过这一数值则易引起肾脏损害，甚至发生肾功能衰竭。

实验证明甘露醇引起的急性肾功能衰竭是可逆的，及时给予处理一般预后良好。首先应停用甘露醇，并应用大剂量呋塞米以排除残余在肾内的甘露醇。有人主张用小剂量多巴胺或利尿合剂，以舒张肾血管，增加肾血流和肾小球滤过率。

（二）呋塞米和人体白蛋白

呋塞米为非渗透性利尿剂，借细胞膜离子传递作用于肾脏产生快速强力利尿作用，亦能抑制脉络丛分泌脑脊液。常规剂量40～60 mg，每8小时静注一次，加大剂量至每日1 000 mg亦无明显副作用，而且肾功能不全时亦无禁忌。注意事项为使用时要防止低血钾，并同时应用人体白蛋白或血浆以增加血浆渗透压，维持血容量。此外,白蛋白可以将组织液吸收进入血管起到一定程度脱水作用,还能结合血液中的金属离子,从而阻断其催化脂质过氧化物的反应过程,一定程度上能够减轻自由基对脑组织的损伤。

（三）甘油果糖

甘油果糖亦属渗透性利尿剂,应用其高渗性脱水的药理作用,用于治疗创伤性脑水肿。与甘露醇不同之处在于其既有脱水作用,又能通过正常或受损的血-脑屏障进入脑组织,并很快被氧化成磷酸化基质,改善脑微循环,增加局部脑血流量和脑氧耗量,且不会引起肾脏损害。此外,与甘露醇相比虽然起效时间较慢,但维持时间较久。因此,在国外,甘油果糖已替代甘露醇成为首选的抗脑水肿药物。

（四）乙酰唑胺

乙酰唑胺为碳酸酐酶抑制剂,抑制脑脊液生成,适用于血管源性脑水肿的治疗。

五、糖皮质激素的应用

糖皮质激素抗脑水肿的机制有:① 降低毛细血管通透性,改善血-脑屏障功能;② 稳定脑细胞膜离子通道,维持膜对 Na^+、Ca^{2+} 等离子的主动转运,重建细胞内外 Na^+、Ca^{2+} 的正常分布;③ 清除氧自由基:近年来,大量实验证实,糖皮质激素能消除氧自由基,抑制脑细胞膜脂质过氧化反应,减轻脑水肿;④ 抑制脑脊液分泌。对于重型颅脑损伤,因地塞米松通过与膜受体起作用,故目前主张早期短程大剂量使用,小剂量则不起作用。首次剂量地塞米松 5 mg/kg 体重,以后每 5 小时给药 2 ～ 3 mg/kg 体重,疗程为 4 ～ 9 天。目前亦有人主张应用甲泼尼龙作冲击治疗。临床研究已表明,短期大剂量用药不会引起明显副作用,但增加应激性溃疡的发生率。故激素冲击疗法时应使用强力的胃黏膜质子泵,如奥美拉唑肠溶片（洛赛克）等,可明显降低应激性溃疡的发生率。

六、钙离子拮抗剂的应用

动物实验和临床研究表明,脑损伤早期使用钙离子拮抗剂尼莫地平可减轻脑水肿,被视为创伤性脑水肿治疗中的一大突破。其发挥治疗作用的主要机制包括:① 防止 Ca^{2+} 进入神经细胞引起膜结构受损、流动性降低、通透性增加等病理过程;② 阻止 Ca^{2+} 进入脑血管平滑肌细胞,防止血管痉挛和缺血;③ 减少 Ca^{2+} 进入微血管内皮细胞,降低血-脑屏障通透性;④ 减少氧自由基生成及脂质过氧化反应,减轻脑水肿;⑤ 降低脑损伤后脑组织血栓素水平,减轻微血管痉挛

和血栓形成,降低血液黏滞度,从而改善损伤局部微循环。理论上尼莫地平的使用应在 Ca^{2+} 进入细胞并引起病理损害之前才能发挥治疗作用,临床观察表明,伤后 24 ～ 72 小时内应用尼莫地平均能防止进一步的细胞内钙超载,发挥改善脑血流和脑血管痉挛,消除脑水肿和降低 ICP 作用,但以伤后 6 小时内用药效果最明显。尼莫地平成人剂量为每日 10 ～ 20 mg,24 小时内持续静脉滴注,滴速为每小时 1 ～ 2 mg,7 天为 1 个疗程,一般使用 2 个疗程。只要控制滴速,一般不会引起血压降低,原因在于尼莫地平对脑血管的选择性作用最强,而对体循环血管影响小。对正在发生应激性溃疡上消化道出血的病人,使用尼莫地平亦不会加重出血。

重型颅脑损伤病人早期应用尼莫地平,因其扩张血管,是否会导致 ICP 增高及颅内再出血为临床所关注。国际多中心临床研究未发现尼莫地平具有显著治疗作用,但也未发生明显的毒副作用。国内报道应用尼莫地平有持续降低 ICP 作用,而且用药后无反跳,未加重出血现象。临床上,超过 1/3 的重型颅脑损伤病人有脑挫裂伤及蛛网膜下腔出血,在伤后 7 ～ 10 天出现明显的意识障碍加深,神经功能状态变差的脑血管痉挛表现,早期应用尼莫地平及改善脑微循环药物可明显改变临床症状并改善预后。

七、自由基清除剂

尽早清除脑组织中的自由基有利于减轻继发性脑损伤的进展。自由基清除剂如维生素C、辅酶Q等可抑制或清除氧自由基,分为酶类［如超氧化物歧化酶（SOD）、过氧化氢酶等］及非酶类（如维生素C、维生素E等）。大量维生素C清除氧自由基的作用非常显著,能够逆转细胞膜的脂质过氧化反应,从而对创伤性脑水肿产生治疗效果。SOD能够对自由基产生消除效果,可以预防继发性脑水肿,但其半衰期较短且受到血-脑屏障的阻碍,因此疗效受到限制。硫酸镁可以抑制氧自由基对脑组织的损害,改善脑血管痉挛,降低钙超载,同时能拮抗谷氨酸受体降低谷氨酸释放。自由基清除剂依达拉奉具有清除自由基、减轻神经细胞膜脂质过氧化反应、稳定膜结构、减轻细胞水肿的功效,并能减轻血-脑屏障损害,在治疗创伤性脑水肿方面已显示具有治疗效果。

八、亚低温治疗

近年来,亚低温的治疗作用再次被人们所认识,其能有效治疗创伤性脑水肿,具体机制仍在不断研究当中。可能机制包括以下几点:① 通过降低钙离子内流

减轻细胞内钙超载所诱导的神经元损伤;② 通过降低脑组织耗氧量减轻缺氧性脑损伤,减少脑组织中乳酸的堆积;③ 通过减少内皮素和一氧化氮合酶的生成发挥对脑组织的保护作用;④ 通过抑制内源性损伤因子的表达抑制继发性脑损伤进展;⑤ 大量实验和临床研究发现亚低温具有保护血-脑屏障、减轻脑水肿的作用。

国外学者对亚低温对脑损伤后血-脑屏障保护作用进行了较深入的研究。美国迈阿密大学医学院研究人员分别观察了30、33、36和39℃脑温对4条脑血管(两侧颈总动脉和两侧椎动脉)结扎20分钟脑缺血动物血-脑屏障的影响,发现36℃脑温脑缺血动物大脑半球血-脑屏障明显破坏;30 ~ 33℃低温治疗的血-脑屏障则完全正常;39℃高温脑缺血动物大脑半球、丘脑、海马和纹状体广泛性血-脑屏障破坏,较脑温正常的脑缺血动物血-脑屏障破坏更严重。用电镜观察血-脑屏障超微结构变化,发现血-脑屏障破坏的超微结构特点主要有毛细血管内皮细胞吞噬增加和内皮细胞紧密连接开放及受损内皮细胞渗透性增加等。

江基尧等研究了30℃低温对实验性颅脑损伤动物血-脑屏障的影响,也发现正常脑温动物伤后大脑半球、丘脑、海马等部位血-脑屏障明显破坏,30℃低温治疗动物伤后血-脑屏障几乎完全正常。

30℃低温能有效地抑制颅脑损伤动物模型伤后的急性高血压反应,并认为这可能是低温对血-脑屏障起保护作用的原因之一。1996年,有人研究发现伤前和伤后30分钟开始亚低温(33 ~ 35℃)治疗能显著减轻脑挫裂伤区血-脑屏障通透性。另外,30 ~ 31℃低温能明显减轻双侧颈总动脉结扎40分钟所致脑缺血动物的脑水肿严重程度,30 ~ 31℃低温能明显降低脑缺血后脑组织中花生四烯酸代谢产物白三烯B_4的含量,说明低温能有效地抑制脑损伤后花生四烯酸的代谢反应,减少白三烯B_4生成,继而抑制或阻断氧自由基产生,有效地减轻脑水肿程度。还有人发现29℃低温能完全防止脑缺血、缺氧动物脑水肿形成。国内外大型临床研究结果也发现亚低温具有减轻脑水肿、控制颅内高压的作用。综上,亚低温治疗可有效应用于创伤性脑水肿的救治。

九、脑保护治疗

创伤性脑水肿时常因脑细胞缺氧,加重能量代谢障碍,导致细胞毒性脑水肿发生,临床上常补充足够的腺苷三磷酸(ATP)、辅酶A等细胞代谢促进剂,能起到保护神经细胞、减轻脑水肿的功效。胞二磷胆碱、神经节苷脂等,能促进神经细胞、蛋白质或细胞膜磷脂合成,稳定细胞内Ca^{2+},增加脑组织氧代谢和氧分压,纠正脑缺氧,促进脑细胞的氧化还原作用,改善脑组织能量代谢,从而加速脑细胞功能的恢复,促使脑水肿消退。

十、高压氧治疗

近年来,高压氧作为治疗创伤性脑水肿的一种措施已得到普遍应用。治疗理论包括:① 收缩脑血管,减轻脑血管扩张和充血所致的毛细血管通透性增高和血管源性脑水肿;② 增加血氧分压和氧有效弥散面积,纠正脑细胞缺氧,增加氧代谢和恢复能量供应,减轻细胞毒性脑水肿;③ 减少损伤脑组织氧自由基生成,从而减轻神经细胞和微血管内皮细胞水肿;④ 促进脑损伤周围的毛细血管再生,从而修复该部位不可逆性损伤的血-脑屏障,促进水肿液的吸收。

1. **适应证** ① 广泛性脑挫裂伤合并脑水肿,无明显占位效应和ICP增高危象者;② 脑挫裂伤脑内血肿无手术指征或行血肿清除术后(3天以上);③ 弥漫性脑肿胀及减压术后脑肿胀。

2. **禁忌证** ① 有严重ICP增高及脑疝征象者;② 合并颅内血肿有手术指征者;③ 呼吸道不通畅及生命体征不稳者。

3. **治疗方法** 治疗压力0.2 MPa,第1天每8小时1次,以后每日1次。

在创伤性脑水肿的治疗中,应参考病因和发病机制,在处理上有所侧重。如对血管源性脑水肿可短期使用甘露醇,应用糖皮质激素、钙离子拮抗剂治疗,高压氧治疗等,对细胞毒性脑水肿则以改善通气、去除病因、使用甘露醇及脑保护剂和高压氧治疗等。原则上,创伤性脑水肿本身是可逆的。然而,它仍然是对重型颅脑损伤后急性期产生严重影响的关键因素,因为它可能增加ICP,降低脑灌注和脑氧合,并最终导致脑疝和死亡。因此,创伤性脑水肿的治疗仍然是一个很大的挑战。正在进行的细胞内和细胞间通路的识别将允许我们朝着更具体和能够适应创伤性脑水肿不同时间段的抗水肿治疗方向发展。

(高 亮)

参考文献

［1］刘明铎.实用颅脑损伤学［M］.北京：人民军医出版社,1992.

［2］徐如祥,王伟民.现代颅脑损伤救治策略［M］.长春：吉林科学技术出版社,1998.

［3］易声禹,只达石.颅脑损伤诊治［M］.北京：人民卫生出版社,2000.

［4］易声禹,费舟,徐如祥.尼莫地平救治颅脑损伤的理论基础与临床研究［J］.中华神经外科杂志,1994,10(1)：28-30.

［5］张天锡.脑水肿(脑缺血、脑外伤)的基础和临床系列研究［J］.医学研究通讯,1995,24(1)：29-30.

［6］袁绍纪,张福洲,徐兴利,等.大鼠急性创伤性脑水肿模型的光镜和电镜改变［J］.第二军医大学学报,1991,12(1)：515-518.

［7］刘卫平,易声禹,章翔,等.大鼠急性颅脑损伤早期脑微血管改变的形态学研究［J］.中华神经外科杂志,1996,12(1)：46-50.

［8］徐如祥,易声禹,王伯云,等.神经细胞Ca^{2+}通道变化及对鼠血脑屏障通透性和外伤性脑水肿的影响［J］.中华神经外科杂志,1992,8(1)：41-44.

［9］徐如祥,易声禹,陈长才,等.脑损伤后神经细胞钙通道和超微结构改变［J］.中华创伤杂志,1994,10(4)：159-161.

［10］徐如祥,杨俊,陈长才,等.尼莫地平救治重型颅脑损伤的临床研究［J］.中华创伤杂志,1995,11(5)：9-10.

［11］梁勇,周良辅,杨国源.氧自由基与脑损伤和脑水肿［J］.国外医学·神经病学神经外科学分册,1995,22(2)：81-84.

［12］虞佩兰,唐外星,曹美鸿,等.脑水肿发病机制的学说及其有关治疗的进展［J］.国外医学·神经病学神经外科学分册,1988,15(4)：185-188.

［13］徐学君,高山,游潮.重型颅脑损伤后继发脑损伤的研究进展［J］.国外医学·神经病学神经外科学分册,2003,30(1)：33-36.

［14］江基尧,朱诚,卢亦成,等.亚低温治疗重型颅脑伤患者的临床疗效［J］.中华神经外科杂志,1997,13：317.

［15］只达石,张赛,陈荷红,等.亚低温治疗急性重型颅脑损伤的临床疗效［J］.中华神经外科杂志,2000,16：239.

［16］徐如祥.创伤性脑水肿研究进展［J］.中国现代神经疾病杂志,2004,4(3)：141-145.

［17］金毅,高亮,胡锦,等.颅内压监测阶梯治疗方案治疗继发严重外伤性脑水肿［J］.中华神经外科杂志,2012,28(2)：132-136.

［18］陈通,孙善全.水通道蛋白-4在大鼠创伤性脑水肿中的表达及其意义［J］.重庆医学,2012,41(13)：1249-1251.

［19］周伟.高渗盐水治疗重型颅脑创伤合并休克患者的临床应用价值［J］.中国医学创新,2014,9(1)：17-18.

［20］王珏,黄文彬.创伤性脑水肿的治疗现状与进展［J］.中国医学创新,2015,(31)：153-156.

［21］JIANG J Y, LYETH B G, KAPASI M Z, et al. Moderate hypothermia reduces blood-brain-barrier disruption following traumatic-brain injury in the rat［J］. Acta Neuropathol, 1992, 84: 495.

［22］RAUEN K, TRABOLD R, BREM C, et al. Arginine vasopressin V1a receptor-deficient mice have reduced brain edema and secondary brain damage following traumatic brain injury［J］. J Neurotrauma, 2013, 30(16): 1442-1448.

［23］DING Z Y, ZHANG J M, XU J Y, et al. Propofol administration modulates AQP-4 expression have reduced brain edema and secondary brain damage following traumatic brain and brain edema after traumatic brain injury［J］. Cell Biochem Biophys, 2014, 67(2): 615-622.

［24］MAGHOOL F, KHAKSARI M, SIAHPOSHTKHACHKI A, et al. Differences in brain edema and intracranial pressure following traumatic brain injury across the estrous cycle : involvement of female sex steroid hormones［J］. Brain Res, 2013, 1497: 61-72.

［25］WATTS L T, SPRAGUE S, ZHENG W, et al. Purinergic 2Y1 receptor stimulation decreases cerebral edema and reactive gliosis in a traumatic brain injury model［J］. J Neurotrauma, 2013, 30(1): 55-66.

［26］UNTERBERG A W, STOVER J, KRESS B, et al. Edema and brain trauma［J］. Neuroscience, 2004, 129(4): 1019-1027.

［27］DONKIN J J, VINK R. Mechanisms of cerebral edema in traumatic brain injury: therapeutic developments［J］. Curr Opin Neurol, 2010, 23(3): 293-299.

［28］JHA R M, KOCHANEK P M, SIMARD J M. Pathophysiology and treatment of cerebral edema in traumatic brain injury［J］. Neuropharmacology, 2019, 145(Pt B): 230-246.

［29］KONAR S, SHUKLA D, AGRAWAL A. Posttraumatic brain edema: pathophysiology, management, and current concept［J］. Apollo, 2019, 16(1): 2-7.

［30］SHIOZAKI T, SUGIMOTO H, TANEDA M, et al. Effect of mild hypothermia on uncontrollable intracranial hypertension after severe head injury［J］. J Neurosurg, 1993, 79(3): 363-368.

［31］JIANG J, YU M, ZHU C. Effect of long-term mild hypothermia on patients with severe traumatic brain injury. 1 year follow up of 87 cases［J］. J Neurosurg, 2000, 93(4): 546-549.

［32］MCHEDLISHVILL G. Pathogenetic role of circulatory factors in brain edema development［J］. Neurosurg Rev, 1988, 11(1): 7-13.

［33］MCINTOSHI T K. Novel pharmacologic therapy in the treatment of experimental traumatic brain injury: a review［J］. J Neurotrauma, 1993, 10(3): 215-261.

［34］KELLY D F, NIKAR D L, BECKER D P. Diagnosis and treatment of moderate and severe head injuries［M］//YOUMANS J R, ed. Neurological surgery. 4th ed. Philadelphia: WB Saunders Comp, 1996: 1618-1665.

［35］UNTERBERG A W, STOVER J, KRESS B, et al. Edema and brain trauma［J］. Neuroscience, 2004, 129(4): 1021-1029.

［36］SOUSTIEL J F, MABAMID E, CHISTYAKOV A, et al. Comparison of moderate hyperventilation and manitol for control of intracranial pressure in patients with severe tranmatic brain injury — a study of cerebral blood flow and metabolism［J］. Acta Neurochirl(Wien), 2006, 148(8): 845-851.

［37］MARMAROU A. A review of progress in understanding the pathophysiology and treatment of brain edema［J］. Neurosurg Focus, 2007, 22(5): E1.

［38］RYU J H, WALCOTT B P, KAHLE K T, et al. Induced and sustained hypernatremia for the prevention and treatment of cerebral edema following brain injury［J］. Neurocrit Care, 2013, 19(2): 222-231.

［39］ALNEMARI A M, KRAFCIK B M, MANSOUR T R, et al. A comparison of pharmacologic therapeutic agents used for the reduction of intracranial pressure after traumatic brain injury［J］. World Neurosurg, 2017, 106: 509-528.

第九章
颅内高压与脑疝

第一节　颅内高压症

一、概述

颅内压（ICP）是指颅腔内容物对颅腔壁所产生的压力。由于存在于蛛网膜下腔和脑池内的脑脊液介于颅腔壁与脑组织之间，并与脑室、脑池和脊椎管内蛛网膜下腔相连通，因此，临床上常以侧脑室内、小脑延髓池和腰段蛛网膜下腔所测得的脑脊液静水压来表示ICP。正常成人在身体松弛状态下侧卧时的腰穿或平卧时侧脑室内的压力为$0.78 \sim 1.77$ kPa（$80 \sim 180$ mmH$_2$O），儿童为$0.39 \sim 0.88$ kPa（$40 \sim 90$ mmH$_2$O）；坐位时腰穿压力为$3.43 \sim 4.41$ kPa（$350 \sim 450$ mmH$_2$O）。用ICP监护仪测定ICP曲线上显示的平均ICP，是曲线图上相当于波宽的1/3处，也就是曲线下缘的舒张压处加上1/3的脉压（曲线图上、下压力之差），相当于$0.67 \sim 2.00$ kPa（$5 \sim 15$ mmHg）（图9-1）。

平卧时成人ICP持续超过正常限度1.96 kPa（200 mmH$_2$O）或2.00 kPa（15 mmHg），即为颅内高压。ICP生理性增高可发生于咳嗽、打喷嚏、体位变化或压迫颈静脉等情况。这些升高有时可很显著，但因其为一过性且压力通过颅脊轴均等分布，一般耐受良好。病理性升高可表现为慢性进行性、突然升高或持续性稳态颅内高压。如不能及早发现和及时处理，则可导致脑灌注压（CPP）降低，脑血流量（CBF）减少，因缺血、缺氧而造成中枢神经系统功能障碍，甚至可因颅高压而引起脑疝，危及病人生命。

二、颅内高压的发生机制

在颅缝闭合后，颅腔容积已相对固定。颅腔内容物包括脑组织（1 400 g）、脑脊液（75 mL）和血液（75 mL），正常情况下，此三者的总容积与颅脑总容积

保持动态平衡，维持ICP在正常水平。三种颅内容物均不能被压缩，但在一定范围内可以相互替换。所以三者中任何一种体积的增加，均可导致其他一种或两种内容物体积代偿性地减少，从而使ICP仍维持在相对平稳的状态，不致有很大的波动，这是颅内容积（或空间）代偿的基本概念，即门罗-凯莉（Monroe-Kellie）原理。

因为脑组织体积比较恒定，尤其是在急性ICP增高时不能被压缩，ICP的调节就在脑血容量与脑脊液量间保持平衡。在正常情况下，为维持脑组织最低代谢所需的CBF为每分钟32 mL/100 g（正常为每分钟$54 \sim 65$ mL/100 g），全脑的血流量为每分钟400 mL（正常为每分钟$700 \sim 1 200$ mL），脑血管内容量应保持在45 mL以上，脑血容量可被压缩的容积约占颅腔容积的3%。脑脊液是颅内三内容物中最易变动的成分，在脑室、脑池和颅内蛛网膜下腔的脑脊液量约75 mL，约占颅腔容积的5.5%。当发生颅内高压时，首先通过脑脊液减少分泌，增加吸收和部分被压缩出颅以缓解ICP升高，继之再压缩脑血容量。因此，可供缓解颅内高压的代偿容积约为颅腔容积的8%。

使颅腔容积缩小的各种伤病如大面积颅骨凹陷骨折、向颅腔内生长的骨瘤或骨增生性疾病如颅骨发育不良症，或先天性狭颅症和颅底凹陷等，均可有一定程度的颅内高压症状出现。最常见的还是颅内容物体积增加或颅腔内病理性地出现第4种内容物（如血肿、肿瘤），当其容积超过代偿容积后，即可出现颅内高压症。

三、引起颅内高压症的常见病因

ICP增高是神经系统多种疾病所共有的一种病症。由于ICP增高主要是颅腔空间与其内容物体积之间不平衡引起，故引起ICP增高的具体病因不外乎两

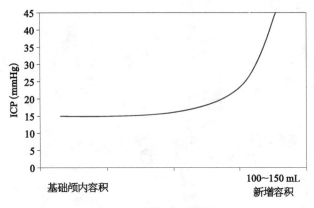

图9-1 容积-压力曲线图
当容量增加超过颅内代偿空间时颅内压急剧上升
1 mmHg=0.133 kPa

大类:各种引起颅腔空间狭小的情况和颅内容物体积扩张的各种情况。

（一）引起颅腔狭小的原因

在颅脑损伤情况下,主要是广泛性颅骨凹陷骨折,其他尚包括各种先天性狭颅畸形、颅颈交界畸形、颅骨向内的异常增厚(如向内生长的颅骨骨瘤、颅骨结构不良、畸形性骨炎等)。

（二）引起颅内容物体积增加的原因

1. **脑体积增加** 临床上最常见的是脑水肿,可由脑损伤、炎症(脑炎、脑膜炎)、全身性疾病(如休克、窒息、小儿中毒性肺炎或中毒性痢疾引起的中毒性脑病等)引起。

2. **脑血容量增加** 各种原因引起的CO_2蓄积和碳酸血症;颅内各种血管性疾病如动、静脉畸形,血管瘤,脑毛细血管扩张症;丘脑下部、鞍区或脑干等处血管运动中枢附近受到刺激后所导致的急性脑血管扩张(急性脑肿胀),以及各种类型的严重高血压症等均可因脑血容量增加而引起ICP增高。

3. **脑脊液量增多** 脑脊液分泌和吸收功能障碍所引起的交通性脑积水,常见的有婴幼儿先天性脑积水,静脉窦栓塞或蛛网膜粘连后引起的交通性脑积水,蛛网膜下腔出血后因红细胞堵塞蛛网膜颗粒所引起的脑积水等。较多见的是因脑脊液通路上受阻塞的阻塞性脑积水,或先天性延髓及扁桃体下疝畸形[阿诺德-基亚里(Arnold-Chiari)畸形]、第四脑室闭锁症丹迪-沃克(Dandy-Walker)综合征等。

4. **颅内占位性病变** 常见的有颅内血肿、自发性颅内出血(脑出血、动脉瘤或血管畸形引起的蛛网膜下腔出血)、颅内肿瘤(胶质瘤、脑膜瘤、神经纤维瘤、颅咽管瘤或垂体瘤、松果体瘤、皮样或上皮样囊肿、脊索瘤和转移瘤)、颅内脓肿、颅内肉芽肿(结核瘤、真菌

性肉芽肿等)、寄生虫病(颅内血吸虫、囊虫、包虫及肺吸虫等)。

这些疾病可由于上述4种因素之一或两种以上的因素而产生ICP增高,如脑外伤病人可同时或在疾病发展过程中先后出现脑血管扩张、脑水肿、颅内血肿等。

四、颅内高压的病理生理

上列各种原因所引起的颅腔容积与颅内容物容积之间的稳态平衡遭到破坏且超过一定的代偿限度,就发生颅内高压。由于颅内容积代偿机能的存在,随着各种引起ICP增高的情况出现,早期即可启动脑脊液量的被置换出颅内和调节CBF的代偿过程。通过ICP的持续监测,可以颅内容积/压力关系曲线来反映ICP增高的过程和生理调节功能。如ICP增高超过了颅内代偿机能限度,ICP不断持续升高,则可引起CBF调节功能发生障碍,脑组织缺血、缺氧严重,加重了脑水肿,使脑组织体积增加,ICP更上升,可使脑组织移位形成脑疝,终致脑干受压造成呼吸、心血管中枢衰竭而死亡。

（一）颅内容积代偿

可以从ICP监测所示的容积-压力曲线反映出临床特点。容积-压力曲线是1965年兰菲特(Langfitt)提出的,他用狗为实验动物,在硬脑膜外腔置入一小气囊,每小时向囊内注入生理盐水1 mL,观察ICP变化曲线。曲线的水平部分代表ICP增高时的代偿期,垂直部分代表失代偿期,X处即为两者的临界点(转折点)。在临界点前颅内容物容积虽有增加,但可借脑脊液置换和CBF减少来代偿,不致出现明显的颅内高压症状。若一旦达到临界点后,增加的颅内容积仅少量,但ICP上升的幅度却明显加快,说明此时的生理调节功能已渐丧失(图9-1)。临床上可见到缓慢生长的肿瘤,可较长时间不出现颅内高压症状,而一旦出现ICP增高症状,病情发展即明显加速,短期内即可出现颅内高压危象或发生脑疝。在一些进展迅速的占位性病变,ICP短期就开始升高,并随着病变的发展使ICP持续上升。

压力-容积关系也可用颅内的回缩性(elastance)和顺应性(compliance)来表示。两者是一对矛盾。回缩性来自颅脊髓腔内结构的可塑性与弹性所产生的阻力,即单位容积的变化所产生的颅内压力的变化;顺应性表示颅内的容积代偿能力,即允许颅腔内所能接受的容量,是单位ICP的变化所需的容积量,即颅腔内可供调节ICP升高的容积量。当代偿机能较多地保留

时,则顺应性强而回缩性弱;反之,则顺应性弱而回缩性强,两者呈反比。在颅腔内容积压力代偿过程中,ICP的上升速率依赖于脑的顺应性。严格地讲,顺应性定义为压力变化时功能性的体积变化。因此,言及ICP最合适的说法应是可塑性,即体积变化时功能性的压力变化。而顺应性更多的是反映颅腔容积代偿的能力。在正常情况下,脑顺应性良好,可以耐受中度体积变化而ICP升幅极小。当顺应性受损时(如水肿、血肿、血管充血、脑脊液或血管通路的梗阻),微小不良刺激即可引起ICP急剧升高。

1973年马尔马罗(Marmarou)提出用压力-容积指数(pressure-volume index, PVI)来量化颅内顺应性。由于典型的容积-压力曲线表现为指数曲线,在曲线上某一点所测得顺应性不等于其他部位的顺应性。若将压力转换为对数,在半对数坐标上,可使容积-压力曲线直线化,该直线斜率即为PVI(图9-2)。

PVI是一个计算值,表示为使颅内压升高10倍所需的液体量。为确定PVI,注射或抽取1 mL液体进出脑室系统,可发现立即产生的ICP瞬变值。PVI在20 mL以上说明顺应性正常;PVI介于15～20 mL提示顺应性下降,存在ICP显著增高的可能,通常适度处理后可以控制;PVI小于15 mL提示顺应性很差,预示很大可能发生不可控制的颅内高压。正常成人和颅脑损伤后不同PVI时的压力-容积关系见图9-3,临床上常发现脑外伤后由于PVI下降较小血肿量增加可引起ICP大幅度上升。

遗憾的是,测定PVI有风险。注射或抽取液体必须开放脑室引流系统,明显提高感染概率;当顺应性降低时,注射液体来测定PVI,可诱发或加重颅内高压;抽取液体时,有将脉络丛或室管膜组织吸入导管的可能性,装置内全部液体可被迅速抽取,而不能正确反映压力变化,均影响PVI的准确性。这些因素严重限制了PVI的临床应用。

(二)脑血流量的调节

脑血液循环的主要功能是向脑组织供氧及其他营养物质、清除其代谢废物、运送激素与介质以实现脑组织对靶器官的调节功能。脑组织血液供应极其丰富,正常成人平均CBF约为每分钟60 mL/100 g,全脑的供血量约占心排出量的15%,而脑组织的重量仅占身体重量的2%,说明脑组织的复杂功能需要总体较多的血液来支持。另一方面,脑组织没有足够的能量储备,所以脑组织对缺血、缺氧非常敏感,容易遭受缺血、缺氧损害,但CBF太多也会破坏脑组织的内环境稳定而导致脑损伤。因此保证脑组织恒定适当的CBF对维持其生理功能是非常重要的。

CBF的大小与CPP成正比,与脑血管阻力(CVR)成反比。血管阻力主要取决于阻力血管管径的大小即血管的收缩或舒张,血液的黏稠度也起一定的作用。为了保证脑组织恒定适当的CBF,机体依靠精密的脑自动调节功能来维持这种关系。从生理上可分为两种自动调节功能——压力自动调节和代谢自动调节(图9-4),两者都是通过改变阻力血管的管径(即改变CVR)来发挥作用的。

1. 压力自动调节 脑血管随管腔压力变化而改变其管径,使CBF在一定CPP范围内得以保持稳定不变或少变,此调节过程称脑血流的压力自动调

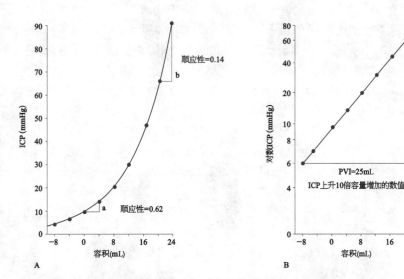

图9-2 压力-容积曲线和压力-容积指数反映颅内容积增加ICP的变化
A. 不同容积改变时顺应性的变化,a点颅内空间代偿良好,顺应性良好;b点颅内空间失代偿,顺应性差;B. 正常成人PVI,用于描述颅内顺应性

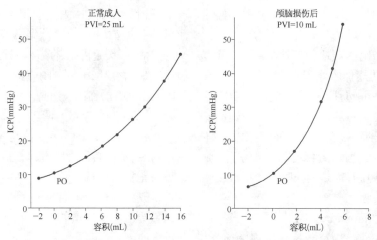

图9-3 正常成人和颅脑损伤后不同PVI时的压力-容积关系

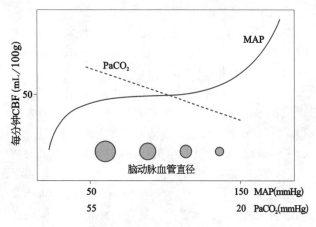

图9-4 脑血流的自动调节
MAP示压力自动调节；$PaCO_2$示脑代谢自动调节
1 mmHg=0.133 kPa

节。当CPP增高，阻力血管壁上的平滑肌受到的压力增加，阻力血管即发生收缩，使管径缩小，CVR增大，减少过多的血流通过；反之，当CPP下降，阻力血管扩张，管径扩大，CVR减少，使通过的血流量增加，使CBF不致减小，此即为脑血管的压力自动调节。脑血管的这种压力自动调节，对CBF的稳定具有保证作用。脑血管的自动调节功能是有限度的，阻力血管平滑肌收缩都有一定限度，当阻力血管的平滑肌收缩已达极限，再增加CPP，血管的阻力也不会再增大，这就是自动调节的上限，相当于CPP为16.0～17.3 kPa（120～130 mmHg），越过此上限，CBF将随CPP的增高呈线性递增，即发生脑灌注压突破（脑过度灌注），脑血管将扩张、充血，血管渗透性增加，有血液或血细胞渗出，出现脑肿胀，使ICP增高。如CPP下降，阻力血管扩张，血管腔扩大到极限，如CPP继续下降，血管也不会再扩张，这就是自动调节的下限，相当于CPP为6.7～8.0 kPa（50～60 mmHg），CPP低于这个水平，

CBF将随CPP的下降呈线性减少，发生脑缺血甚至梗死。

压力自主调节在脑损伤时常被破坏。多数情况下其机能可得到部分保留，表现为自主调节的CPP下限移向较高的CPP水平（上限基本不变），低于此水平，将发生灌注不足。各种旨在提高CPP的治疗措施的目标是努力维持CPP在此范围之上。遗憾的是，对特定病人而言，无法知道可以接受的最低CPP值，经常应用的CPP治疗阈值8.0～12.0 kPa（60～90 mmHg）主要是理论上的推测。脑血管的压力自动调节功能不是固定不变的，受多种因素的影响，如神经调节功能、脑的代谢情况、颅脑损伤或病变的影响、血内$PaCO_2$及PaO_2和病人全身情况等。在自动调节机能被完全破坏情况下，CBF与CPP呈正比，应尽力维持CPP在稍高于可保持适当充足CBF的CPP点之上的一个窄幅范围内，若CPP太低，将发生灌注不足，CPP过大，CBF、脑血容量（CBV）增大，导致ICP增高、血管源性脑水肿加重。因此对个体病人估计准必要的CPP值具有重要意义。

2. **脑代谢自动调节** 脑代谢自动调节系脑组织根据细胞代谢需要自动调节CBF水平，对CBF在脑内的分布起着合理分配作用，以维持脑的正常生理机能。脑代谢增高时，细胞外液内氢离子、钾离子及腺苷的浓度增高，血管便扩张，CBF就增加；反之，脑代谢降低时，细胞外液内增高的化学物质被冲洗，便使血管收缩，局部脑血流量就减少。通过脑代谢自动调节机制，脑组织缺血、缺氧或高碳酸血症时，血管便扩张，CBF增加（图9-5）；过度通气时引起血中氢离子减少，促使血管收缩，CBF减少。CBF不足导致代谢应激，引发血管扩张，将提高CBV，从而诱发或加重颅内高压。与自动调节机能部分保留的情况相类似的是，此时通过提高CPP来升高CBF实际上可以降低CBV，降低ICP。脑损伤一般不易使代谢自动调节机能受损，即使在严

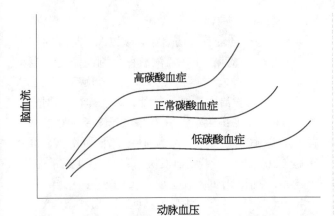

图9-5 不同水平碳酸血症对脑血流的影响

重颅脑损伤时仍多保留。

（三）全身性血管加压反应

在急性颅脑损伤和急性ICP增高的病人中，为能保持CBF的相对恒定，机体通过自主神经系统的反射作用来调节CBF，此时体内儿茶酚胺异常释放，又名神经性调节反应[库欣（Cushing）三主征]，即周围动脉收缩而使动脉压升高，增加每次心搏出量而出现心搏有力而慢，以达到提高脑血流的灌注压；同时呼吸变慢、变深，使肺泡内CO_2和O_2能充分交换，以提高血氧饱和度，改善缺氧情况。但当ICP急剧上升达动脉舒张压水平，$PaCO_2$上升近6.7 kPa（50 mmHg）亦可使此神经反应丧失而发生血压骤然下降，脉搏变细弱，呼吸变浅或不规则甚至停止。这种全身性血管加压反应的中枢，不仅在延髓内的血管运动中枢和呼吸整合中枢，还受自额叶眶回、额极、岛叶尖端到扣带回前部内脏运动中枢的影响，并与丘脑下部视前区、垂体漏斗、中脑等处血管运动和呼吸整合中枢相联系，也受到主动脉弓和颈动脉窦的压力和化学感受器的支配。

呼吸整合中枢较血管运动中枢的应激性为高，对缺血、缺氧的敏感性也灵敏，但耐受性较差。因此，临床上呼吸的节律和幅度改变较血压、心跳等的变化为早，也易于衰竭，不易恢复。

（四）临床所见颅内压增高的类型

由于ICP增高的原因及发病机制不同，临床所见的ICP增高可分为两种不同的类型。一种是弥漫性ICP增高，颅内各部位压力普遍增高，没有明显的压力差，因而颅内结构没有明显的移位。临床上所见的外伤性弥漫性脑肿胀、全脑缺血与缺氧、脑膜脑炎、蛛网膜下腔出血、各种毒血症引起的全脑性脑水肿等都属于这一类型。另一种为颅内某一部分先有局部压力升高，通过脑的移位将压力传到颅内各部，使整个ICP升高，在颅内的不同部位有比较明显的压力差，病变所在

区域常常压力最高，并构成压力源。临床见于外伤性颅内血肿、各种颅内占位病变。

上述两种ICP增高时，颅内的生理调节机制是不同的。弥漫性ICP增高时，生理调节较为有效，机体所能耐受的压力程度较高，当压力解除后，神经功能的恢复较快。局限性压力增高时，机体调节功能较差，能耐受的压力程度较低，ICP增高超过一定时间后，解除压力后，其神经功能恢复较慢。之所以有上述区别，可能与脑移位有关，特别是与脑干的轴性移位有关。脑干局部高压引起脑血管的自动调节功能损害，受压较久后血管张力丧失，脑血容量随血压的提高而扩张，血流淤滞，血管通透性增加，压力解除后，血管调节功能不易迅速恢复，反易出现脑实质内出血、水肿，故神经功能不能较快恢复。临床上对此两类不同的ICP增高治疗应有所区别，选择适当的救治措施，有利于病人的救治。

五、分期和症状

ICP增高的发展过程，根据临床症状和病理生理特点，分为代偿期、早期、高峰期和晚期（衰竭期）4个不同阶段。应该引起重视的是，有些病人分期并不明确。

（一）代偿期

病变虽已开始形成，但处于初期发展阶段。由于颅腔内有占总容积10%以下的代偿容积，所以只要病变本身和病理变化后所占的体积不超过这一限度，ICP仍可保持在正常范围内，临床上也不会出现ICP增高的症状和体征，所以早期诊断较为困难。

此期进展的快慢，取决于病变的性质、部位和发展的速度等因素。如良性肿瘤和慢性硬脑膜下血肿，病变发展较缓慢，一般产生的脑水肿也较轻，故此期持续的时间都较久，甚至数月到数年。急性颅内血肿、脑膨肿和恶性肿瘤因病变发展较快，周围的脑组织也有较为广泛和严重的水肿反应，这种原发性改变可迅速地超过颅腔的代偿容积，所以此期一般都较短，如急性颅内血肿此期仅为数十分钟到数小时，脑膨肿为数日到数周，恶性肿瘤多为数周或1～2个月。病变位置对ICP增高临床也有重要意义，如前颞叶病灶因受颞窝限制及邻近脑干之故，可在ICP较低状态2.0 kPa（15 mmHg）即出现小脑幕切迹疝。

（二）早期

病变发展并超过颅腔的代偿容积，但ICP低于平均体动脉压值1/3，小于4.7 kPa（35 mmHg）；CPP为平均体动脉压值的2/3；CBF也保持在正常CBF的2/3左右，为每分钟34～37 mL/100 g脑组织；$PaCO_2$值在正常范围内。脑血管自动调节反应和全身血管加压反应

均还保持良好。但脑组织已有早期缺血、缺氧和CBF减少，血管管径也有明显改变，所以逐渐出现ICP增高症状和体征如头痛、恶心、呕吐，并可因激惹引起ICP增高的动作而加重。还可见到视盘水肿等客观体征。在急性ICP增高时，尚可出现血压升高、脉率变慢、脉压差增大、呼吸节律变慢、幅度加深的Cushing反应。

（三）高峰期

病变已发展到严重阶段，ICP为平均动脉压值的1/2，即 $4.7 \sim 6.6$ kPa（$35 \sim 50$ mmHg）；CPP也相当于平均体动脉压值的一半；CBF也为正常的一半，为每分钟 $25 \sim 27$ mL/100 g脑组织。如ICP接近动脉舒张压水平，$PaCO_2 > 6.1$ kPa（46 mmHg）而接近 6.6 kPa（50 mmHg）时，脑血管自动调节反应和全身血管加压反应可丧失，可出现脑微循环弥散性梗死。此时病人有剧烈头痛、反复呕吐、视盘高度水肿或出血，神志逐步趋向昏迷，并可出现眼球、瞳孔固定散大或强迫头位等脑疝先兆症状。

（四）晚期（衰竭期）

病情已发展到濒危阶段，ICP增高到相当于平均体动脉压，CPP<2.6 kPa（20 mmHg），血管阻力已接近管腔完全闭塞，CBF仅为每分钟 $18 \sim 21$ mL/100 g脑组织，脑氧代谢率（$CMRO_2$）<每分钟0.7 mL/100 g脑组织（正常值为每分钟 $3.3 \sim 3.9$ mL/100 g脑组织），$PaCO_2$接近6.6 kPa（50 mmHg），PaO_2下降到6.6 kPa（50 mmHg），$SaO_2 < 60\%$。此时病人处于深昏迷，各种反射均可消失，出现双瞳孔散大、去脑强直等现象，血压下降，心跳快而弱，呼吸浅速或不规则甚至停止，脑电图上呈生物电停放，临床上可达"脑死亡"阶段。

六、颅内高压的处理原则

ICP增高是一种继发的临床综合征，其原因和发生机制各不相同，原发病变和颅内高压本身所引起的病理生理改变也常很复杂而严重，因此其治疗方法也是多方面的，但基本的原则是病人全身状况（原发和继发的病理生理及生化改变）和颅内高压的治疗并重，两者不可偏废。只注意降低颅内压力而忽略颅内高压发生的机制并给予有效的处理，则增高的ICP即使在间断的降颅压措施下，仍将继续存在而难以逆转。因此降颅压疗法是临时治疗措施，而治本的方法是除去引起压力增高的原因和中止其病理生理过程。当然ICP暂时降低本身也可消除ICP增高的不利影响（如脑缺氧所致的脑水肿）而有减少压力继续增高的可能。处理的目标是降低ICP、合理调整体动脉压以维持合适的CPP。

（一）颅内压监测

颅内高压合理有效的治疗必须以准确持续的ICP和CPP监测为依据。ICP监测有助于判断病情、选择治疗时机与方法、观察治疗效果、判断预后，已成为ICP增高病人救治中重要的手段。对于具有下列情况者需予ICP监测：颅脑损伤GCS < 8分和头颅CT异常病人。头颅CT异常是指颅内血肿、脑挫裂伤、脑肿胀或基底池受压。对于颅脑损伤病人头颅CT正常但符合以下3种情况中的2种也应行ICP监测：① 年龄大于40岁；② 单侧或双侧呈去脑或去皮质状态；③ 收缩压低于12.0 kPa（90 mmHg）。而GCS > 8分者，在以下情况时应行ICP监测：① 多发伤手术需麻醉时间延长；② 机械通气使用镇静剂或肌松剂；③ 使用使ICP增高的治疗方法如呼气末正压通气（PEEP）；④ 其他专科医师认为颅内高压存在概率较高的情况如颅内多发血肿严重脑肿胀等。

根据ICP进行相应治疗可以提高病人的预后，没有ICP监测根据经验来治疗ICP增高预后相对较差。在脑外伤病人ICP增高时控制不力会导致脑灌注不足，脑缺血、缺氧加重，致病死率、病残率上升，而ICP不高时，使用降ICP治疗如高渗性脱水、过度通气、镇静镇痛肌松治疗均有潜在副作用。

临床上一次性测定ICP的方法，是通过颅骨钻孔穿刺侧脑室或侧卧位腰椎穿刺测定的脑室内压或椎管蛛网膜下腔的脑脊液静水压。这种方法只能测定一次性的颅内压力，不能连续地观察ICP的变化，且所测的压力为颅脊腔开放的压力，都伴有部分的脑脊液（CSF）流失。虽CSF流失量很少，但对ICP仍然有影响，特别是ICP越高，影响越大。腰穿测压还必须颅脊腔保持通畅，如有脑疝，则颅脊腔已不相通，测得的压力也不能代表颅内压力。

ICP监测的方法有：① 植入法，是将微型传感器置入颅内（称为体内传感器或埋藏传感器），传感器直接与颅内组织（硬脑膜外、硬脑膜下、蛛网膜下腔、脑实质等）接触而测压；② 导管法，是用引流出的脑脊液或用生理盐水充填导管，将体外传感器与导管相连接，凭借导管内的液体与传感器接触而测压。无论是体外与体内传感器都是利用压力传感器将压力转换为与颅内压力大小呈正比的电信号，再经信号处理装置将信号放大后记录下来。由于传感器放置的位置不同，可得出不同的压力数据，因而有脑室压（IVP）、硬脑膜下压（SDP）、硬脑膜外压（EDP）、脑组织压（BTP）之分，见图9-6。由于颅内各部位的结构不同，组织弹性和顺应性不同，所测得的压力，有小的差异，但都被

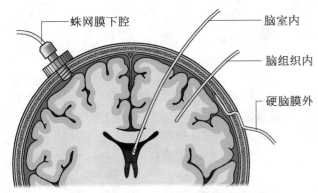

图9-6 不同部位的颅内压监测方法

承认为ICP的代表。目前最常用者为脑室插管和脑实质内光导纤维尖端监测器（Camino）和蛛网膜下腔螺钉。多数学者认为脑室内插管法是当前优点最多的监测方法，它能准确测定ICP与波型，便于调零和校准，可行CSF引流并可促使脑水肿液的廓清以降压，是黄金标准。脑实质内光导纤维测压，四周均为脑组织，监测到的压力与脑组织所含的血容量和含水量有很大的关系，故测得的压力与其他几种压力有较大的差别，常用以反映脑水肿的程度。ICP监测连续记录下来的正常ICP波为一种脉冲波，是由脉搏波以及因呼吸运动而影响着颅内静脉回流的增减而形成的波动组成。所以ICP波的组成与动脉的灌流与静脉的引流两个因素有关，当快速记录时（每分钟80～200 mm），两种波形都可以分别从图像上看出来。但进行ICP监护时常持续记录数日，因此压力图像常用慢记录（每分钟2 mm）表示，各波互相重叠，组成一条粗的波状曲线。曲线的上缘代表收缩期ICP，曲线的下缘代表舒张期ICP，后者加1/3的压差为平均ICP，即通常所说的ICP值。

ICP增高的分级如下：正常，0.7～2.0 kPa（5～15 mmHg）；轻度增高，2.1～2.7 kPa（16～20 mmHg）；中度增高，2.8～5.3 kPa（21～40 mmHg）；重度增高，> 5.3 kPa（40 mmHg）。

脑外伤ICP监测的禁忌证：严重凝血功能障碍，目前认为要求国际标准化比值（INR）< 1.2可行植入监测。

ICP增高的治疗阈值：无去骨瓣减压时ICP > 2.7 kPa（20 mmHg），去骨瓣减压时ICP > 2.0 kPa（15 mmHg）即需干预降颅压治疗。亦有的中心选择3.3 kPa（25 mmHg）作为干预降颅压治疗的阈值。ICP监测应和临床症状、脑CT扫描情况三者结合用于指导治疗。

ICP监测的方法以脑室内监测最为准确，并可用释放CSF来降低ICP，兼有治疗作用，优先选用。脑组织内ICP监测准确性类似于脑室内监测，由于不能重

新标定，可能导致测量误差。在脑室内ICP监测不能达到的情况下采用脑组织内ICP监测。蛛网膜下腔、硬脑膜下、硬脑膜外ICP监测准确性欠佳。

ICP监测的并发症：① 感染，发生率为1%～10%，主要为脑室炎。监测时间少于5天，几乎无感染。② 出血，发生率为1%～2%。导致病人残疾的情况极为罕见，故不应由此理由而放弃监测ICP。

ICP监测时间：3～5天，一般不超过7天；临床需要超过10天者，有建议换侧重置探头监测。

（二）颅内压增高的基础治疗

目前在一些大的神经创伤中心采用ICP增高的程序化处理（表9-1），具有相当的合理性。

表9-1 外伤后颅内压增高的程序化处理

顺 序	处理方法
1	ICP监测，气管插管，机械通气维持PaCO$_2$ 4.3～4.8 kPa（32～36 mmHg），病人躁动不安使用镇静剂如咪达唑仑或丙泊酚，肌张力增高如去脑强直时使用肌松剂如维库溴胺（万可松）
2	保持头高脚低位20°～30°，避免颈静脉回流障碍
3	脑室内ICP监测则开放CSF外引流，维持高度为额角水平上15～20 cm
4	使用甘露醇0.25～0.50 g/kg，可反复使用，监测血浆渗透压300～320 mOsm/L
5	维持体温34～36℃，甚至32～34℃，以降低脑代谢，从而降低ICP
6	外伤大骨瓣减压，上述处理后ICP仍顽固性 > 3.3 kPa（25 mmHg）时采用
7	内减压术，一般非主侧半球颞叶或合并额叶切除
8	巴比妥治疗，ICP顽固性增高，但血压平稳时采用

临床上许多因素影响ICP，避免这些因素加重ICP增高，是治疗中应注意的重要问题，不应忽视。

病人体位是护理颅内高压病人的一个重要内容，应将头部置于正中位，避免扭曲或压迫病人颈部，保持颈静脉引流通畅。头部抬高可通过加强CSF引流和脑静脉排出而降低ICP。但需注意的是，在某些病人，CSF和CBF置换过多反而会加重ICP，抵消了抬高头部的益处。合理的方案是根据病人的临床状况和ICP监测，个体化处理病人头位。当不能监测ICP时，头部抬高15°～30°多可使ICP降低。

应当积极处理发热，因为体温升高可提高脑代谢、脑血流、加重脑水肿而使ICP升高。应尽可能及早明

确发热原因，进行针对性治疗，同时应用解热镇痛药如对乙酰氨基酚降低体温，进行对症治疗。在对乙酰氨基酚耐药的病例，吲哚美辛可控制发热并降低ICP。物理降温如降温毯对发热病人有益，但需注意寒战可加重颅内高压。当必须降温而病人出现寒战时，可应用冬眠合剂、镇静剂或非去极化神经肌肉阻滞剂。虽然人工低温有益于降低ICP，但由体温再升高和寒战引起的反跳性ICP升高影响了其应用价值。

咳嗽、呼吸道不通畅或与呼吸机对抗可升高胸内压，减少颅腔的静脉引流，导致ICP升高。应保持呼吸道通畅，必要时行气管切开，减低呼吸道阻力；尽量减少呼吸道刺激，应用祛痰剂、湿化呼吸道便利排痰。可应用镇静剂和肌松剂来避免呼吸机对抗。非去极化神经肌肉阻滞剂优点在于没有组胺释放效应，后者可继发血管扩张和升高ICP。

PEEP呼吸只有在平均气道压力升高、传导至纵隔时可升高ICP。PEEP 0.78 ~ 0.98 kPa（8 ~ 10 cmH_2O）时，对ICP几无影响；PEEP > 1.47 kPa（15 cmH_2O），ICP明显升高。当肺顺应性降低时如成人呼吸窘迫综合征或肺炎时，PEEP对ICP的影响降低。

应保持适当的体循环血压。低血压可直接引起脑血管扩张、ICP升高。低血压时CPP下降影响脑供血，脑缺血可加重脑水肿，严重影响颅内高压病人的预后，应尽量避免或尽早处理低血压。高血压对ICP的危害程度没有低血压严重。然而，当脑自动调节机制受损时，严重的高血压可导致区域性CBF增加、脑水肿和ICP升高。目前非常重视合理CPP对脑水肿的影响，有报道提示CPP过高会因为增加脑毛细血管的静水压，加重脑水肿。CPP过低会导致脑缺血、缺氧，继而造成继发性神经元损伤，加重脑水肿，所以现在主张CPP维持在8.0 ~ 9.3 kPa（60 ~ 70 mmHg），避免低于6.7 kPa（50 mmHg）。当CPP在6.7 ~ 8.0 kPa时，需要监测颈静脉血氧饱和度或脑组织氧监测，避免出现脑缺血。然而当要求CPP > 9.5 kPa（70 mmHg）时，部分病人需要积极的液体治疗和血管活性药物的使用，这会产生全身的不良反应，如急性呼吸窘迫综合征（ARDS）。与CPP < 9.5 kPa相比，CPP > 9.5 kPa使ARDS的发生率上升5倍，严重影响病人的预后。目前认为在ICP控制的前提下，CPP与预后直接相关。

疼痛和躁动可因提高CBF而升高ICP。在颅内高压危及生命的病人，不应过分强调为避免用镇静剂使神经病学检查不准确而否定通过镇痛和镇静来控制ICP的合理性。当病人存在呼吸机拮抗，吸痰、疼痛刺激都会引起ICP增高、脑水肿加重，适当地使用镇静剂如丙泊酚或咪达唑仑，及止痛剂如芬太尼或吗啡，均有助于控制ICP和减轻脑水肿。

重度颅脑损伤后由于胰高血糖素、肾上腺素、皮质激素分泌增多，血糖升高，为创伤性糖尿病。高血糖对神经元有损害作用，低血糖同样会导致病人预后不良，强化控制血糖在5.0 ~ 8.3 mmol/L（90 ~ 150 mg/dL）较为理想。静脉泵强化胰岛素治疗时要严格监测血糖，避免高血糖和低血糖的出现，严格控制血糖在4 ~ 6 mmol/L会增加低血糖发生的概率，增加脑能耗危机的发生，后者是指通过脑微定量分析测定脑组织间隙葡萄糖水平低于0.7 mmol/L，乳酸/丙酮酸比值（LPR）大于40（正常值小于25）。脑能耗危机是重型颅脑损伤预后不良的独立因子，加重脑水肿。

低钠血症会降低血浆渗透压，导致脑肿胀；症状的严重程度与低钠血症发生的速度及严重程度有关，症状可有恶心、呕吐、嗜睡、谵妄、癫痫、昏迷、呼吸骤停和脑疝。颅脑损伤后低钠血症的常见原因有抗利尿激素分泌失调综合征（SIADH）、脑性耗盐综合征（CSWS）、甘露醇的反复使用。正确的病因分析应包括病人出入液量的平衡情况，输液治疗的处方情况、血和尿渗透压、尿钠浓度、肾上腺和甲状腺功能的检测。SIADH是由于脑外伤后神经垂体（垂体后叶）异常释放抗利尿激素（ADH）所致，其诊断依据为低钠血症、高尿钠水平、尿渗透压高于血浆渗透压，没有组织脱水症状，没有肾上腺甲状腺肾功能不全的证据；其推荐首选的治疗是中度的限水治疗。此治疗应谨慎，因为脑外伤后容量耗竭常与预后不良相关，高渗性盐水是合适的选择；纠正低钠血症的速度不能过快，以免出现脑桥的脱髓鞘改变和不可逆的脑损害（24小时纠正 < 10 mmol/L）。另外可采用尿素或四环素来治疗SIADH，其机制是阻断ADH对肾脏的作用。CSWS的具体机制尚不清楚，可能的机制系脑利钠肽的作用。在肾脏分泌钠离子的同时，由于渗透压的机制同时丢失水分，结果导致细胞外容量不全，病人出现尿量多、尿液稀释。与SIADH不同，CSWS的尿渗透压较血浆渗透压为低，而两者尿钠浓度都增高，钠平衡（钠摄入和钠排出的差值）在CSWS为负平衡，而在SIADH往往为平衡状态。CSWS的治疗主要包括容量替代和钠的补充，可使用等张或高张性盐水。氟氢可的松有良好的疗效。

颅脑损伤后，癫痫发作会增加脑继发性损害，如ICP增高、脑氧代谢率增加、CBF增加、脑血容量（CBV）增加、CPP下降。绝大多数的研究不支持预防性使用抗惊厥药物来预防迟发性颅脑损伤后癫痫，不推荐常规抗癫痫预防治疗超过1周。如果迟发型颅脑损伤后癫痫出现了,就根据早发型颅脑损伤后癫痫的规范方法来治疗。苯妥英钠、卡马西平可以降低早发型颅脑损伤后癫痫的发生率。丙戊酸钠同苯妥英钠一样可以降低早发型颅脑损伤后癫痫的发生率。颅脑损伤后癫痫的高危因素包括:GCS < 10分,脑皮质挫裂伤,凹陷性骨折,硬脑膜下血肿,硬脑膜外血肿,脑内血肿,穿透性颅脑损伤,外伤后24小时内出现癫痫者。

(三)过度通气

过度通气是用呼吸机等机械方法增加病人的肺通气量,亦称人工机械性过度通气。此法使$PaCO_2$降低(低碳酸血症)、CSF碱化,促使脑血管收缩,减少CBF和CBV,从而快速降低ICP。ICP降低后维持的时间长短不等,但一般情况下,随着脑和血管平滑肌中二氧化碳缓冲系统的代偿性调整,使CSF碱中毒被纠正,在开始过度通气后数小时内ICP常恢复至原有水平。有人研究了一组健康志愿者对过度通气的正常反应,$PaCO_2$降至2.0 ～ 2.7 kPa(15 ～ 20 mmHg)30分钟后CBF减少了40%,4小时后CBF增加到基础值的90%,当$PaCO_2$恢复正常后,CBF超过正常值31%。在重型颅脑损伤中$PaCO_2$每变化0.13 kPa(1 mmHg),CBF变化3%,但在CBF较低时变化值较小。

过度通气是通过降低CBF来降低ICP的。在重型颅脑损伤病人早期CPP下降,CBF下降,对低碳酸血症反应降低,过度通气能进一步降低CBF,有可能造成或加重脑缺血、脑血管自主调节功能丧失。因而虽然过度通气是降低ICP较为快速的方法,但应尽量少用,特别应避免应用长时程过度通气方法。对严重颅脑损伤病人,目前主张当使用镇静剂、肌松剂、CSF引流和渗透性利尿剂难以控制颅内高压,在脑受压所致的脑功能障碍进行性加重时,短暂过度通气可能是有益的。目前不推荐使用预防性的过度通气[$PaCO_2$ < 3.3 kPa(25 mmHg)],过度通气可作为一种临时的手段来治疗ICP升高,但不宜长时间使用。在颅脑损伤后第一个24小时内脑血流经常显著减少,此时应避免过度通气。如果使用过度通气,$PaCO_2$在3.3 ～ 4.0 kPa(25 ～ 30 mmHg)则推荐使用颈静脉血氧饱和度或脑组织氧监测,以了解脑氧输送的情况即脑缺血、缺氧的情况。轻度的过度通气$PaCO_2$在4.3 ～ 4.8 kPa(32 ～ 36 mmHg)时极少出现脑缺血、缺氧的情况。$PaCO_2$水平可以通过控制性机械通气达到。调整呼吸的频率、潮气量和PEEP可以达到血气分析满意的$PaCO_2$。

目前没有临床试验评价过度通气对颅脑损伤病人预后的直接影响,仅限于颅脑损伤后不同阶段的预后分析。在特定的亚组病人过度通气增加了病死率。当经颅多普勒超声(TCD)证实ICP增高是由于脑过度灌注引起时,轻度过度通气是最理想的控制颅内高压的方法。

(四)高渗性治疗

高渗性治疗是指适当提高血浆渗透压,依靠相对非渗透性的血-脑屏障在血液与脑实质(即脑细胞和细胞外间隙)的液体之间造成一个渗透压差(梯度),促使脑组织失水,在总体上增加脑组织的顺应性。正常血浆渗透压值为286 mOsm/L。

甘露醇是应用最为广泛的渗透性脱水剂,其分子量为180.17,在体内不被代谢,经肾小球滤过后在肾小管内甚少被重吸收,静脉使用后提高血浆渗透压,使血管内和组织间产生渗透压梯度,使脑组织(主要是使正常脑组织)内水分进入血管内,使脑组织脱水,并降低ICP。此为甘露醇的组织脱水作用。利尿作用是因为甘露醇增加血容量,并促进前列腺素I_2分泌,扩张肾血管增加肾血流量,提高肾小球滤过率。甘露醇在肾小球滤过后重吸收 < 10%,故提高了肾小管内液渗透浓度,减少肾小管对水和Na^+、Cl^-、K^+、Ca^{2+}、Mg^{2+}的重吸收,达到利尿的目的。甘露醇还可以减低血液黏滞度,可使CBF和脑血管容量增加,从而代偿性收缩脑血管。另外,甘露醇可减少CSF的形成。通过以上多种机制甘露醇降低ICP。

甘露醇常用剂量为0.5 ～ 1.5 g/kg(亦有用0.25 ～ 1.0 g/kg)。使用注意事项:① 注意留置导尿避免尿潴留。② 快速推注会产生低血压,所以必备等张液体和血管升压素。强大的利尿作用产生低血容量,将直接导致低血压甚至肾功能衰竭,特别在应用其他肾毒性药物,有败血症存在或以前有肾脏疾患病史者更容易出现肾功能衰竭。③ 持续使用甘露醇可降低血镁、血钾、血磷,而短时快速利尿有时会出现致命性高钾血症,长时间使用甘露醇会产生肾髓质浓缩功能紊乱以致产生肾源性尿崩症。④ 部分病人出现ICP反跳,在给药后30 ～ 120分钟需重复给药的病人更容易发生。长时间使用甘露醇会进入组织间隙(特别是血-脑屏障破坏区域),加重血管源性脑水肿。甘露醇可以开放血-脑屏障,因而甘露醇和其他循环于血液中的小分子物质可以进入CSF和脑组织,CSF和脑组织吸收和潴留甘露醇,引起反向的渗透压梯度移位,产生反跳性ICP升高。当甘露醇在血液内循环较长时间时,如持续灌注甘露醇,甘露醇在脑组织中的积聚作用最明显,因此甘露醇的应用应该为间歇静脉注射,而不应持续静注。目前许多学者主张使用甘露醇是使血浆渗透压维持在 300 ～ 310 mOsm/L，以达到理想的脱水效果。

目前并无关于甘露醇治疗神经外科重症病人的前瞻性研究，甘露醇治疗 ICP 升高应遵循以下原则：① 在确认存在 ICP 升高或高度怀疑 ICP 升高时使用甘露醇，而不是预防性使用。在 ICP 正常者盲目脱水易导致迟发性血肿及其他合并症。② 必须加强监测，避免低血容量、低血压和电解质紊乱，强调适度容量复苏的重要性。③ 监测血浆渗透压，特别是重复使用甘露醇时，维持血浆渗透压在 300 ～ 310 mOsm/L，不超过 320 mOsm/L 甚为重要。超过 320 mOsm/L 不能增加脱水效果，易致肾功能衰竭。渗透压间隙同样被用于监测渗透性脱水治疗。血浆渗透压间隙低于 55 mOsm/L，有助于避免肾功能不全的发生。④ 临床医师应根据 ICP 增高的病因来调整使用甘露醇，即合理结合外科的和其他降 ICP 的方法。

甘油果糖亦可产生类似甘露醇的脱水效果，但较缓慢，可作为甘露醇脱水治疗的补充。但其缺点包括：① 较甘露醇有更为严重和常见的反跳作用；② 产生高血糖；③ 在临床有效剂量时可产生溶血作用。山梨醇类似于甘露醇可静脉滴注，也会产生高血糖，相对于甘露醇的作用时间 4 ～ 6 小时，其作用时间仅 1 ～ 2 小时。尿素用于脱水降颅压治疗在过去曾引起兴趣，现已弃用。原因在于：① 反跳作用；② 引起凝血功能异常；③ 会引起恶心、呕吐、腹泻；④ 注射时血管外渗漏引起组织坏死。

在 20 世纪 80 年代，高渗性盐水作为失血性休克的复苏液体受到青睐。与等渗液相比，相同量高渗性盐水由于渗透压梯度的建立拥有更强大的容量复苏能力，而血流动力学稳定对颅脑损伤预后极为重要。最近发现其降低 ICP 的作用机制与甘露醇相似，使血管内和组织间产生渗透压梯度。高张性盐水与甘露醇相比，较少出现反跳，也不会发生大量脱水导致血容量过低。在动物实验高渗性盐水的降 ICP 作用已得到普遍认可，临床试验却不多，有报道提示顽固性 ICP 增高病人对甘露醇，甚至苯巴比妥治疗无效，ICP > 3.3 kPa（25 mmHg）的病人对高渗性盐水治疗有效。使用时应注意：① 维持血钠 145 ～ 150 mmol/L，不超过 155 mmol/L。② 持续滴注，监测血浆渗透压、电解质，易致肾功能不全和高氯性代谢性酸中毒、低钾血症。③ 注意容量过负荷，凝血功能异常。④ 血钠变化显著过快可出现脑桥脱髓鞘改变，理论上可出现硬脑膜下血肿和癫痫。⑤ 缺乏与甘露醇的对照研究。

襻利尿剂，尤其是呋塞米（速尿），能降低 ICP，与渗透剂结合使用更有效。利尿剂的作用机制是通过轻度利尿产生渗透压梯度、减少 CSF 生成、从正常和水肿脑组织中排出钠和水。注意事项：① 以牺牲容量为主，不主张单独用于脱水降 ICP。② 可作为甘露醇的辅助用药，特别是中心静脉压（CVP）偏高时而心肌功能受损时。③ 使用时严密监测血压和 CVP，避免低血容量和低血压。

（五）镇静、镇痛、肌松疗法

已发现大剂量巴比妥酸盐有益于治疗伴有瑞氏（Reye）综合征、颅脑损伤、暴发性肝衰竭、脑（脊）膜炎和局灶性脑缺血的颅内高压病人，以降低用其他方法难以控制的 ICP 增高。最常应用的药物是硫喷妥钠和戊巴比妥。此类药物降低 ICP 的机制是多方面的。足以引起全身麻醉的大剂量药物可抑制正常脑区的脑代谢，而减少脑的氧和能量需要，引起血管收缩和脑血流的减少，是为脑代谢-血流偶联反应，可有效降低 ICP，并使血液分流至缺血区域。另外，巴比妥类可限制脂膜的过氧化损害，清除自由基，减少血管源性水肿生成，减少脂肪酸释放，减少缺血组织的细胞内钙的含量。此外，此类药物还可抑制癫痫发作，有利于人工过度通气的施行，减低脑和全身的应激反应，对病情可起到有利的影响。此类药降低 ICP 常较迅速而明显。

巴比妥类昏迷疗法副作用多且较为严重。常因周围血管扩张和药物对心脏收缩的抑制而发生血压降低和心动过速，特别是剂量较大或用药较久（48 小时以上）者以及心脏复苏后脑缺血的病人容易发生，有时可引起死亡。另外的副作用包括支气管收缩、明显的低钾血症、少尿或无尿、肠蠕动功能下降、免疫抑制、坠积性肺炎、抗利尿激素分泌失调综合征。因此必须加强血流动力学监测和血液中药物浓度监测。因不能进行准确的神经体征检查，必须进行持续的 ICP 监测、神经影像检查和脑电图监测。

尽管苯巴比妥治疗通过降低脑代谢和脑氧代谢率，从而通过血流-代谢偶联作用降低 CBF 和 CBV，达到降低 ICP，特别用于控制顽固性 ICP 增高，临床应用多年，然而没有随机临床试验来验证苯巴比妥对于重型颅脑损伤的治疗作用。硫喷妥钠是目前最常用的苯巴比妥类药物，负荷量 5 ～ 10 mg/kg，接着每小时用 3 ～ 5 mg/kg 维持输注，以达到脑电图暴发抑制，输注时要避免全身低血压的出现。重复的苯巴比妥药物治疗会导致药物在体内的蓄积，肝酶的异常，特别是硫喷妥钠部分代谢为苯巴比妥，其代谢期更长。在欧洲，重型颅脑损伤后顽固性 ICP 增高被随机对照研究分组成大骨瓣减压组和苯巴比妥治疗组，该试验还在进行中。有主张在重型颅脑损伤出现顽固性 ICP 增高时在脑干功能衰竭前采用该方法有效,而且需要充分的容量复苏,必要时予以血管活性药物如去甲肾上腺素等。该治疗的潜在并发症要求医护人员经验丰富,病人治疗前必须处于血流动力学稳定状态,必须有合理的持续的全身监测来避免或治疗血流动力不稳定状态。不推荐预防性使用苯巴比妥来控制ICP。

镇痛剂和镇静剂已成为控制ICP常用的方法,特别针对躁动病人。与咪达唑仑相比,丙泊酚在通过改善血流-代谢偶联作用而降低脑代谢和脑血流方面效果更为明显。阿片类药物如芬太尼在镇痛的同时也有镇静作用。在不同的中心肌松剂的使用各有不同,目前一般不主张常规使用肌松剂,尽管在控制病人咳嗽所导致的ICP增高和人机拮抗时有明显的效果。肌松剂的使用会掩盖医生对癫痫的识别和治疗,另外长时间肌松剂的使用会导致严重的副作用,如多发性神经病和肌病。

(六)皮质激素

皮质激素通过加强和调整血-脑屏障功能、降低毛细血管通透性,可减轻脑肿瘤或脑脓肿病人的脑水肿,但对与颅内高压有关的其他临床状况的治疗效果尚不明确。对脑内出血病人一般无明确疗效。有研究显示在一组中度GCS评分病人治疗时使用皮质激素,没有发生死亡病例,提示可能有治疗作用,属三类证据。目前在脑出血病人不推荐使用皮质激素。一类证据不推荐使用皮质类固醇激素来改善重型颅脑损伤病人的预后和降低ICP,在中重度颅脑损伤病人用大剂量甲泼尼龙与病死率增加有关,被禁忌使用。CRASH试验随机收录了10 008例重型颅脑损伤病人,试验过程中发现甲泼尼龙治疗组病死率更高,而并发症发生率类同。目前认为,仅在监测中发现皮质类固醇水平低下或以往因其他疾病需要皮质类固醇激素治疗的病人,在颅脑损伤时予以替代治疗。

同样,大多数研究显示皮质类固醇激素对伴发水肿的急性半球梗死无效甚至有害。仅实验研究提示在超急性期,类固醇可通过限制膜过氧化而限制水肿形成。

类固醇用量应根据瘤周水肿的反应来确定,一般地塞米松每日20～40 mg。

潜在的副作用包括胃肠出血、肠穿孔、免疫抑制、血糖增高、高分解代谢、创伤恶化和行为紊乱,易并发多重感染。鉴于其有害的副作用,除非对原发疾病治疗有益,对颅内高压病人不推荐使用类固醇激素。

(七)预防性亚低温治疗

与正常体温控制相比较目前没有依据证明预防性亚低温治疗能降低重型颅脑损伤病人的病死率。初步研究提示,亚低温治疗维持目标体温大于48小时提示病人的病死率有下降,预防性亚低温治疗与颅脑损伤后格拉斯哥预后量表(Glasgow outcome scale, GOS)评分较好有关。目前已完成的6个前瞻对照试验提示亚低温治疗并没有降低重型颅脑损伤的病死率,然而,亚低温治疗的病人其神经系统功能状态及GOS评分可能较非亚低温治疗病人为好。亚低温治疗的初步结果显示,如果低温持续48小时以上,病人的病死率可能降低,但是试验的样本量太小,而且是临床试验中亚组的分析结果,仅属于第三类证据。

亚低温治疗的主要并发症有:电解质紊乱、免疫抑制、凝血功能障碍、心血管功能不稳定、皮肤坏死。

早期的动物实验和小规模的临床试验提示脑外伤后治疗性亚低温可以改善病人的预后。在马里恩(Marion)前瞻、对照的重型颅脑损伤试验中,治疗组控制体温32～33℃持续24小时,与正常体温组相比6个月的GOS评分相对较好。迄今为止,最大的临床试验由克利夫顿(Clifton)牵头的NABIS试验,368例重型颅脑损伤病人随机分为治疗组(维持亚低温33℃持续48小时)和对照组(正常体温),亚低温组出现ICP峰值大于4.0 kPa(30 mmHg)概率较小,但是6个月的病死率没有差别(28%与27%)。

目前认为在顽固性ICP增高病人可将亚低温治疗作为治疗的二线选择。

(八)脑脊液引流

脑室穿刺置既可监测ICP又可行外引流,甚至可以在床旁施行该手术,所以许多中心常规使用脑室造瘘来治疗ICP增高。脑室引流是一种降低ICP的可靠方法,由于外伤性脑水肿病人压力-容积指数下降,释放少量的脑脊液即可明显下降ICP。目前主张每次少量释放CSF 3～5 mL,每天引流100～150 mL为安全范围。防止短时间大量释放CSF,ICP突然下降,CPP过高,则加重脑水肿。出现脑积水的病人脑室CSF引流更为重要。对疑有颅内高压的病人,因存在致死性的扁桃体疝风险,诊断性腰穿和治疗性腰大池CSF引流应相对禁忌。如果实属必要,应做CT扫描以排除巨大占位效应和梗阻性脑积水,并且腰穿应由具备处理神经疾病丰富经验的医师完成。

(九)手术治疗

哈维·库欣(Harvey Cushing)曾在第一次世界大战前提出采用大骨瓣减压治疗重型颅脑损伤,当时的结果未显示其有改善预后的作用。近年来由于神经外科重症监护治疗的进步,使得大骨瓣减压后病人的预后有明显的改善。当顽固性ICP增高经非手术治疗无效,进行大骨瓣减压能使相当一部分病危病人得到解救。以前主张在弥漫性脑肿胀,ICP>3.3 kPa(25 mmHg),可采用双额高冠状大骨瓣减压,亦可采用双侧额颞大骨瓣减压,是为大骨瓣减压术;而内减压主要是指非主侧半球的额叶或颞叶切除。两者均可大幅度降低ICP。目前有两个正在进行的前瞻对照研究试验:其一是大骨瓣减压和苯巴比妥治疗对照研究,观察二组对重型颅脑损伤顽固性ICP增高病人ICP控制和预后的影响;其二为DECRA试验,即

在澳大利亚和新西兰举行的早期去骨瓣减压的研究,其目的是为了研究早期大骨瓣减压对重型颅脑损伤顽固性ICP增高病人功能的影响,但其选择去骨瓣减压的ICP阈值为2.7 kPa(20 mmHg)备受争议,有专家认为此阈值过低,3.3 kPa(25 mmHg)或4.0 kPa(30 mmHg)可能更为合适。目前没有宣布结果。在更新的美国第4版脑外伤指南中,建议对于脑外伤后接受神经重症监护治疗下,1小时内仍有20分钟ICP高于2.9 kPa(22 mmHg)的病人,进行用去骨瓣减压手术治疗。

第二节 脑 疝

一、概述

脑疝是颅内高压所引起的一种危及伤病员生命的综合征。由于颅内压力的不平衡,颅内各腔室间产生压力梯度,部分脑组织可从压力较高处经过解剖上的裂隙或孔道向压力低处推移,压迫附近脑干,出现意识障碍、生命体征变化、瞳孔改变和肢体运动与感觉障碍等一系列临床症状,故又称颅内高压危象。1920年梅耶(Meyer)在尸体上第一个报道了颞叶的小脑幕裂孔疝,1938年杰斐逊(Jefferson)描述了枕大孔疝有颈项强直等症状。

脑组织移位使脑解剖结构扭曲,最常见体征是意识障碍。对急性大脑半球占位病变的病人,根据松果体移位测量脑的侧方移位程度与意识水平有关。松果体水平移位0～3 mm,清醒;移位3～4 mm,嗜睡;移位6～8.5 mm,浅昏迷;移位8～13 mm,深昏迷。这对确定个体病人意识障碍原因时有临床价值。当松果体水平移位程度不能满意解释意识水平时,应考虑其他因素。

形成脑疝最常见的病因是颅内占位性病变,如颅内血肿、肿瘤、脓肿、肉芽肿和囊肿等;其他有各类型的脑水肿和急性脑肿胀。

根据不同的发生部位和疝出的脑组织,又将脑疝分为小脑幕裂孔疝(中心疝、侧方疝)、枕骨大孔疝、大脑镰下疝、小脑幕裂孔上疝和蝶骨嵴疝等。各类脑疝可单独发生,也可多类型脑疝同时出现形成复合性脑疝。

二、各类型脑疝的特点

(一)小脑幕裂孔疝

1. **小脑幕裂孔解剖** 小脑幕游离缘与鞍背围成

一个前宽后窄的裂孔,中脑和大脑后动脉通过此孔。裂孔与中间的环形空隙为CSF由颅后窝流向大脑凸面蛛网膜下腔的必经之路,共分为3个脑池:① 脚间池,位于中脑腹侧、两大脑脚间,颞叶钩回位于此池上方。② 环池和两侧翼,环绕中脑两侧,颞叶海马回和部分舌回位于此上方。③ 四叠体池,位于四叠体与裂孔后缘之间,胼胝体压部和扣带回后部在此池上方。

2. **病因** 小脑幕裂孔疝最常见于双侧大脑半球弥漫性病变(缺血/梗死、Reye综合征、暴发性肝衰竭),典型者双侧大脑半球和基底节向下压迫间脑和中脑,通过小脑幕切迹形成疝。这些组织移位可引起:① 大脑后动脉的外源性压迫,导致颞叶内侧、丘脑和枕叶梗死;② 大脑导水管和蛛网膜下腔受压,引起梗阻性脑积水;③ 严重的脑干扭曲,引起缺血和出血。如果这些脑组织超过小脑幕游离缘3 mm以上,就能产生颞叶疝,见图9-7。颞叶钩回疝又称前疝,颞叶海马回疝入环池时称海马回疝,胼胝体压部和扣带回后部疝入四叠体池又称后疝。如各疝合并存在称全疝,两侧全疝合并存在称环疝。

3. **临床表现** 小脑幕裂孔疝发生后引起中脑的推移和压迫,可出现相应的症状和体征。

首先病侧大脑脚和动眼神经受到牵张和压迫,出现病侧动眼神经不全麻痹和对侧肢体轻瘫。随着移位的增加,对侧大脑脚被压于小脑幕游离缘上,引起病侧肢体的部分瘫痪,对侧动眼神经亦可受牵拉而形成双侧瞳孔散大、眼球运动麻痹。

由于中脑网状结构上升激活系统的受压,可发生意识障碍,且随病情进展而障碍程度加深,甚至昏迷。

由于脑干向尾侧移位可使供应中脑的穿支动脉受

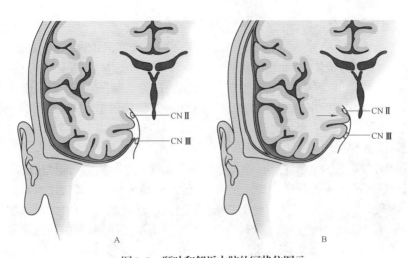

图9-7　颞叶和邻近中脑的冠状位图示
A. 正常关系，环池保留；B. 小脑幕裂孔疝时脑干向下及对侧移位，海马沟回向内侧移位，压迫动眼神经及中脑

到牵引，部分小支断裂、闭塞，造成脑干实质内的出血和小块坏死。中脑与丘脑下部连系中断，出现一系列自主神经功能紊乱，生命体征的改变也逐步明显，如血压升高、脉率变慢、呼吸减慢，最后呼吸不规则终于停止，可出现去脑强直样发作，很快血压下降，心搏停止而死亡。

（二）枕骨大孔疝

1. **枕骨大孔解剖**　枕骨大孔前后径35 mm，横径30 mm，下缘相当于延髓与脊髓衔接平面。延髓占孔的前部正中，后部为小脑延髓池。在正中矢状切面上可见小脑延髓池呈三角形，上界是小脑蚓部的下端、蚓垂及小脑扁桃体，底部为延髓背侧，下后方是枕鳞部的硬脑膜和环枕膜。

2. **病因**　ICP增高时，颅腔内CSF经枕大孔向椎管腔移动，颅内蛛网膜下腔和脑池体积逐渐缩小，两侧小脑扁桃体及邻近小脑组织、下位脑干也逐步下移，逐渐随CSF的移动经枕大孔疝入椎管，形成枕骨大孔疝，又称小脑扁桃体疝。

3. **临床表现**　枕骨大孔疝因涉及延髓生命中枢，病人在没有发生疝嵌顿前就可死亡，所以局部病理变化往往较小脑幕裂孔疝轻。如颅内高压发展缓慢，疝入的扁桃体具有可塑性，往往并不堵塞枕骨大孔，小脑延髓池也不受阻塞，病人可以没有症状。但因咳嗽、呕吐、呼吸不畅、挣扎或在行气管插管、腰穿等诱因时，可使脑疝突然加重。

初期因疝出组织可以牵压颈脊神经根，引起后颈部疼痛、颈硬及局部压痛。较严重者可有后组脑神经的功能障碍，如轻度吞咽困难、饮食呛咳及听力减退等。病情发展较快者可有血压升高、脉搏缓慢及呼吸深慢等表现，部分病例可出现眼震及小脑体征。锥体

束征多数阳性。意识保持不变，很少有瞳孔变化。病人常可突然呼吸停止、昏迷而死亡。

（三）小脑幕裂孔上疝

小脑幕裂孔上疝又称小脑蚓部疝，多见于颅后窝占位病变，将小脑蚓体的上部和小脑前叶经小脑幕裂孔逆行疝入四叠体池内。颅后窝占位病变病人在行侧脑室快速引流时可诱发或加重此疝的形成。由于疝入的组织压迫四叠体和大脑大静脉，可使中脑和大脑深部发生水肿、出血、软化，预后较差。病人常可有四叠体受压表现，出现两侧上睑部分下垂，两眼上视障碍、瞳孔等大但对光反应消失。可有不同程度的意识障碍。可出现去大脑强直和呼吸骤停。脑室造影可见两侧脑室对称扩大；第三脑室前部亦扩大，底和后部略向前移；导水管及第四脑室不显，易被误诊为三脑室后部肿瘤。脑血管造影可见大脑大静脉及直窦抬高。

（四）大脑镰下疝

单侧大脑半球占位病变引起半球内侧面的扣带回及邻近的额回经大脑镰下缘向对侧移位。大脑镰的前2/3段容易使胼胝体下压，增加了胼胝体与大脑镰下缘之间的空隙，额叶内侧面组织可从此间隙突至胼胝体池内。大脑镰下缘在疝出的额叶内侧上留有深的压迹。多没有特殊的临床征象，少数严重情况下大脑前动脉及其分支胼缘及胼周动脉可受压而被部分阻塞，引起大脑半球内侧面后部的脑组织软化、坏死，出现对侧肢体轻瘫、排便功能障碍等症状。

三、脑疝的处理

当临床认识到脑疝时，应该在进行诊断的同时尽早开始治疗十分重要，延迟处理脑疝将引起大脑半球

深部中线结构和脑干不可逆的缺血损害，导致永久残疾或死亡。

治疗包括降低ICP，维持CPP，机体供氧，预防和纠正高碳酸血症和酸中毒。如果脑疝原因不清，则急诊CT检查非常必要，用以确定有无须手术治疗的占位性病变。降低颅内高压、维持血压和机体供氧是首要步骤，具体采用快速输注甘露醇、控制性通气、血压维系（容量复苏，必要时使用血管活性药物），使病人临时缓解颅内高压，有机会进行确定性诊断，进而进行针对性治疗。

（一）早期复苏和处理

不管是重型颅脑损伤、自发性颅内出血，抑或是弥漫性脑水肿，病人出现脑疝时其初始治疗是充分复苏。复苏的关键是ABC，即气道（A）、呼吸（B）和循环（C）。病人必须予以充分的气道保护。在现场，面罩100%供氧通常已足够，尽管现在训练有素的院前急救人员可行口气管插管。若病人到达急诊室，气管插管则是当务之急，行经口气管插管。在重型颅脑损伤者，应摄侧位颈椎X片以排除颈椎骨折或不稳定；即使检查阴性，经口插管时亦应轻柔牵拉，避免颈椎过伸，因为即使颈椎侧位X片提示未见异常，操作不当仍有20%机会发生颈髓损伤。怀疑颈椎损伤，在无前颅底骨折时可采用经鼻气管插管，或环甲膜切开建立人工气道后即予100%供氧下机械通气，以保证机体氧供和逆转高碳酸血症和呼吸性酸中毒。过度通气可即刻降低$PaCO_2$，升高血pH，导致呼吸性碱中毒。此时全脑血管收缩，CBF下降，ICP下降。在脑外伤后血肿增大导致小脑幕裂孔疝（颞叶沟回疝），过度通气可以使部分病人瞳孔缩小，偏瘫减轻，获得时机如行CT检查可明确诊断。如有颅内血肿则予以合理治疗，如手术清除。过度通气的危险在于脑血管过度收缩，出现脑缺血。一旦诊断明确，占位性病变确定后应调整$PaCO_2$至正常，如果未发现占位性病变，则控制$PaCO_2$在$4.0 \sim 4.7\ kPa$（$30 \sim 35\ mmHg$），如需过度通气维持$PaCO_2 < 4.0\ kPa$（$30\ mmHg$）。为避免出现脑缺血，可监测颈静脉血氧饱和度或脑组织氧浓度。过度通气可有效地诱发脑血管CO_2反应功能完整区域的脑血管收缩。弥漫性脑损伤病人对过度通气的反应相对较差，ICP下降不明显；而脑局部受损如颅内血肿，由于大部分脑结构CO_2反应功能完整，降ICP效果相对较好。在后一种情况下病人出现脑疝时，予以过度通气效果较好。

出现弥漫性脑病变导致的颅高压，是否采用过度通气备受争议。由于脑缺血的风险，及随着时间的推移过度通气引起脑血管收缩的作用丧失，大多数专家推荐将$PaCO_2$控制在$4.0 \sim 4.7\ kPa$（$30 \sim 35\ mmHg$）。

克鲁兹（Cruz）等推荐使用$AVDO_2$监测来指导过度通气的应用，既降低ICP又避免脑缺血。

在气道保护和呼吸支持的同时，评估循环和血压情况，避免低血压，若然则快速纠正之以维持CPP非常重要。快速建立静脉通路，快速复苏达到血压稳定，可选用生理盐水先于乳酸钠林格注射液。当血压正常时，避免过度输液，以免加重脑水肿或肺水肿。

在颅脑损伤病人，低血压的原因通常是失血性休克，此时容量复苏应该使用血制品。病人出现多发伤则更易出现低血压，有时伴心肌挫伤或心包填塞时易致心输出量下降，脊髓损伤血管张力下降亦易致低血压。当充分复苏后血压没有改善或临床没有失血性休克表现时应考虑这些原因。失血性休克应充分使用晶体液和血制品复苏，应尽快寻找出血原因并予控制。出血常见部位包括胸、腹、骨盆损伤和长骨骨折。上述情况应请相关科室会诊，合理处理。有使用高渗性盐水，既可降低重型颅脑损伤病人的ICP，又可积极容量复苏。现已证实高渗性盐水可有效降低ICP，改善CPP，但研究证实与传统甘露醇静脉使用相比并无明显优越性。库雷希（Qureshi）采用高渗性盐水、甘露醇、过度通气结合巴比妥治疗成功逆转由幕上占位性病变引起的脑疝，单用高张性盐水复苏脑疝病人的疗效有待进一步研究。当病人出现脑疝合并失血性休克时，此时甘露醇禁忌使用，高张性盐水是更为合适的选择。

（二）甘露醇的使用

脑疝时除非病人出现失血性休克，推荐使用快速滴注甘露醇，剂量为$1.0 \sim 1.5\ g/kg$体重。甘露醇降低了血液黏滞度，可直接产生脑血管收缩作用，同时作用于红细胞使其产生皱缩效应，稀释血液，改善红细胞的携氧能力，起到减少CBV，改善脑顺应性，进而减低ICP的作用。甘露醇改善了全脑包括脑干的供血、供氧，同时由于甘露醇的使用建立了血浆渗透压梯度，起到渗透性脱水作用。甘露醇的心血管效应在血流动力学不稳定病人属于禁忌使用。为避免快速输注甘露醇产生低血压，有学者建议其输液速度小于每分钟$0.1\ g/kg$体重。重型颅脑损伤救治指南推荐甘露醇的剂量为$1.0 \sim 1.5\ g/kg$体重。Cruz在其前瞻性随机对照研究中将外伤性硬脑膜下血肿分为低剂量组（$0.6 \sim 0.7\ g/kg$体重）和大剂量组（$1.2 \sim 1.4\ g/kg$体重），预后分析大剂量组病人预后明显较低剂量组为好。故在脑疝病人适宜采用大剂量甘露醇输注治疗。

（三）脑疝的进一步处理

脑疝经上述初步处理后，应尽一切可能明确脑疝的病因并予治疗。经气管插管后，选择性过度通气，大剂量甘露醇使用后若病人血流动力学稳定,则即行CT检查。CT诊断对明确颅内出血、脑水肿、肿瘤和脑积水非常有帮助。怀疑由颅内占位性病变引起脑疝者,腰椎穿刺属于禁忌。对于明确胸腹损伤引起血流动力学不稳定病人,有时来不及做术前CT检查即行手术治疗胸腹部致死性损伤时,在瞳孔散大侧行钻孔探查极为必要,因为引起脑疝的创伤性占位性病变如硬脑膜外、硬脑膜下血肿极易通过额颞顶钻孔探查明确。术中超声波检查更有助于钻孔探查时发现颅内血肿。

对于心跳骤停或低血压病人,颅内占位性病变发生率较低,并不适合钻孔探查术,应予ICP监测。如果ICP低则治疗以稳定全身机体功能为主,若ICP明显增高,则未行CT检查时行钻孔探查术并术中超声检查,以发现颅内占位性病变并清除之;行CT检查者一旦发现外伤性血肿,在积极复苏同时予以手术清除。清除血肿后局部脑肿胀明显时则可考虑对应脑叶切除大骨瓣以减压。目前已将大骨瓣减压应用于大脑半球梗死所致的脑疝,特别是非主侧半球大面积脑梗死者。大骨瓣减压应减压充分。术中置ICP监测装置以利术后进一步病情处理。若脑疝病人病因为非创伤性占位性病变,则行手术治疗非常必要,包括自发性颅内血肿清除、脑积水外引流;如小脑占位引起小脑幕裂孔上疝或小脑扁桃体下疝,则手术切除占位,并行后颅减压以缓解脑干及小脑受压。在优势半球巨大深部血肿、脑干血肿,病人年老体弱或凝血功能明显障碍时,手术

应慎重,有时乃属禁忌。

（四）脑疝的预后

临床脑疝病人的总体预后较差,但并不意味着没有希望。在某些病例,特别是年轻病人,使用甘露醇和过度通气后临床症状能逆转,或颅内占位能手术切除者功能恢复可以良好。安德鲁斯（Andrews）等曾报道头颅脑损伤后出现小脑幕裂孔疝(颞叶沟回疝)病人在没有CT检查情况下即行手术治疗,病死率为70%,恢复良好和中残病人各为9%,与预后不佳病人相比,恢复良好者通常较为年轻,初始GCS评分较高。当病人初始GCS评分较高,病情恶化昏迷然后脑疝,原因大多为可治性占位病变如硬脑膜外血肿、硬脑膜下血肿等,此类病人有机会通过快速复苏和积极治疗获得良好的功能恢复。外伤性脑疝,病人年龄越大,预后越差。奎格利（Quigley）前瞻性分析了380例外伤性脑疝GCS 3～5分病人,评估年龄、GCS评分、瞳孔反应与预后的关系,发现当一侧或双侧瞳孔无对光反射病人中,96例年龄大于50岁,随访结果提示均为死亡或成植物人状态;年龄大于40岁病人121例中120例死亡或成植物人状态,同样年龄小于20岁的72例病人中11例（15%）功能恢复良好。而非创伤原因导致的脑疝,预后相对较好,因为除脑疝病因外,脑本身结构功能相对完整,如急性脑积水、肿瘤相关性脑水肿、颞叶自发性出血,或腰穿所致的枕骨大孔疝,适当的复苏和及时去除病因常能获得满意的结果。

第三节　小脑幕裂孔切开术

一、小脑幕裂孔区的应用解剖

小脑幕系大脑与小脑间具有帐篷样结构的硬脑膜重叠,其外侧缘附着在碟骨的后床突和岩骨嵴(内藏岩上窦),后缘附着于横窦、窦汇的硬脑膜壁和枕骨的横窦骨沟缘,内侧缘游离构成切迹,并与鞍背围成小脑幕孔。小脑幕的后半沿正中线与大脑镰相连,构成幕顶,由幕镰交界构成的直窦始于幕顶并接受盖伦（Galen）静脉和下矢状窦回流,终于窦汇。幕顶前方的开口称为切迹,向前一直延伸至碟骨体。该切迹为中脑、血管和CSF循环的共同通路,系幕上下间隙的唯一通道。

小脑幕切迹的宽度为26～35 mm(平均29.6 mm),前后径46～75 mm(平均52.0 mm)。小脑幕的厚度为0.3～0.4 mm,其纤维束的走向与其整体形状一致,表

面光滑、紧张而牢固。

脑干和切迹游离缘之间的间隙被分为:① 脑干前方的切迹前间隙;② 脑干侧方的切迹中间隙;③ 脑干后方的切迹后间隙。各间隙均有重要的神经结构和血管。

（一）切迹前间隙

1. 与脑组织的关系　切迹前间隙位于中脑和脑桥的上部前方,沿脑干和斜坡之间向下延伸,在视交叉周围斜向前上至胼胝体下部。外侧朝向外侧裂内部,后外侧于钩回和脑干将转为切迹中间隙。

2. 与脑池的关系　脚间池位于切迹前间隙后部,其外侧与前穿质下方的外侧裂池相通,前方与视交叉池相通。脚间池和视交叉池被利耶奎斯特（Liliequist）膜(位于鞍背和乳头体前缘之间的蛛网膜层)分隔。

视交叉池与终板池交通。

3. **与脑室的关系** 第三脑室前部突入切迹前间隙。侧脑室额角位于切迹前间隙上方。

4. **与脑神经的关系** 视神经、动眼神经和嗅束后段经过切迹前间隙。视神经从附着于前床突的切迹缘内侧的视神经管穿出，走向后、上、内侧至视交叉。视交叉常位于鞍隔上方，前置视交叉位于鞍结节上方，后置视交叉位于鞍背上方。视束向后外行走，环绕大脑脚进入切迹中间隙。动眼神经从大脑脚内侧面的中脑发出，穿过大脑后动脉和小脑上动脉之间的切迹中间隙，沿钩回下内侧行走，经动眼三角进入海绵窦顶部。展神经前缘于桥延沟，沿幕下切迹前间隙的脑桥前池内上行，穿过斜坡硬膜，经岩床韧带下方进入海绵窦。

5. **与动脉的关系** 切迹前间隙的动脉关系是颅内最复杂的区域之一，包含Willis环的所有血管。颈内动脉经过前床突内侧面进入切迹前间隙，后交通动脉起源于颈内动脉的后内侧，经动眼神经的上内侧与切迹前间隙中的大脑后动脉交通。脉络膜前动脉起源于后交通动脉起点以远0.1～3.0 mm处的颈内动脉后壁，走行于视束下方，然后经钩回和大脑脚之间进入切迹中间隙。

大脑前动脉的近端亦走行于切迹前间隙。于前穿支下方发出，在视交叉上方走向前内侧，并通过前交通动脉与对侧大脑前动脉相连。大脑中动脉从前穿支下方的起点走向外侧。

基底动脉于后穿支和斜坡之间的切迹前间隙后缘上行并发出大脑后动脉和小脑上动脉。大脑后动脉越过动眼神经后环绕大脑脚走向外侧，通过钩回和大脑脚之间从切迹前间隙进入切迹后间隙。小脑上动脉起源于大脑后动脉下方的切迹前间隙，其起点常正好位于切迹游离缘的腹侧，于动眼神经下方走向外侧。

6. **与静脉的关系** 与切迹前间隙有关的静脉主要为基底静脉。基底静脉起源于前穿支的下方，在视束下方和钩回内侧环绕大脑脚行向后外侧，进入切迹中间隙。加入基底静脉的有嗅静脉、额眶静脉、大脑中深静脉、大脑前静脉。

（二）切迹中间隙

1. **与脑组织的关系** 切迹中间隙位于脑干旁。此间隙较狭小，上部位于颞叶和中脑之间，下部位于小脑和脑桥之间，有内侧壁、外侧壁和顶部。内侧壁由中脑和脑桥外侧面构成，并被位于切迹游离缘平面的脑桥中脑沟分开。朝向切迹中间隙的中脑面被分为由大脑脚构成的范围较大的前部和由顶盖构成的范围较小

的后部。大脑脚和顶盖面被外侧的纵向中脑沟分开，此沟的上端和下端分别为丘脑枕和脑桥中脑沟。顶盖面由中脑沟后方的丘系三角和其后方的从下丘指向内侧膝状体的下丘臂构成。切迹中间隙的顶分为狭小的前部和宽大的后部。其前部由大脑脚和钩回之间的扁平视束构成，后部由丘脑枕的下表面构成。外侧膝状体从大脑脚的后外侧缘的丘脑枕下表面向外突起，内侧膝状体突入中脑外侧沟后方的外侧膝状体后内侧的中间隙顶。

切迹中间隙外侧壁由颞叶内侧面的海马构成。外侧壁最下方的结构，即钩回和海马旁回，在切迹中间隙形成弧形边界。钩回于海马旁回前缘突向内侧。钩回和海马旁回之间有海马前沟，在钩回的内侧面有3个脑回状突起，从前至后分别为沟状回、贾科米尼（Giacomini）束和缘间回。钩回前端常突入切迹间隙内。

位于钩回后方和朝向切迹中间隙的颞叶内侧面由上下排列的三条横行脑组织构成，并与海马相接构成边缘系统的重要部分。最下方为海马旁回，中间为海马内侧面的灰质齿状回，上方为穿隆伞。

2. **与脑神经的关系** 滑车神经和三叉神经与切迹中间隙有关。滑车神经在切迹中间隙行程最长，与游离缘关系最密切，其起源于切迹后间隙中下丘的下方，向前通过切迹中间隙中的大脑后动脉和小脑上动脉之间。滑车神经从起点至进入海绵窦的整个行程与小脑幕游离缘平行。

3. **与动脉的关系** 切迹中间隙的主要动脉有大脑后动脉、脉络膜前动脉和小脑上动脉，这些动脉均起源于切迹前间隙，经游离缘平面的脑干旁至中间隙。

大脑后动脉进入大脑脚和钩回之间的切迹中间隙，经过顶盖和下脚之间直行向后，分出数支皮质动脉，包括海马动脉、颞前动脉、颞中间动脉、颞后动脉等。

小脑上动脉常位于小脑幕游离缘的下方，经大脑脚外侧缘进入切迹中间隙，于三叉神经上方进入小脑中脑裂，分出半球支和蚓支。

幕上的切迹中间隙壁层由脉络膜前动脉和大脑后动脉穿支供血，而幕下的壁层由小脑上动脉供血。

4. **与静脉的关系** 切迹中间隙与静脉的关系较简单，基底静脉沿大脑脚的上方和丘脑枕的下方行走至切迹后间隙。

（三）切迹后间隙

1. **与脑组织的关系** 切迹后间隙位于中脑后方，相当于松果体区，由顶、底、前壁和外侧壁构成。四

叠体位于前壁的中央,顶由胼胝体压部下表面、穹隆脚的终端和海马联合构成,底由小脑的前上部构成,侧壁由丘脑枕、穹隆脚、大脑半球内侧面构成。

2. 与脑池的关系 四叠体池是切迹后间隙的主要脑池。由于 Galen 静脉经过其中,故又称大脑大动脉池,其上与大脑半球之间的胼胝体压部的胼周后池交通,下与小脑中脑池交通,下外侧进入环池后部,外侧与丘脑后池交通。

3. 与脑室的关系 第三脑室的后部和中脑导水管位于切迹后间隙的前方,侧脑室的三角部位于侧方。

4. 与动脉的关系 大脑后动脉和小脑上动脉的主干和分支于前方进入切迹后间隙。大脑后动脉经过切迹后间隙的外侧部分,并在游离缘的上方分为距状动脉和顶枕动脉,在通过游离缘前于压部的下表面分出胼周后动脉。小脑上动脉至切迹后间隙前走行于小脑中脑沟内,在离开此沟前发出小脑蚓部和邻近小脑半球的分支。

5. 与静脉的关系 切迹后间隙的静脉关系较复杂。大脑内静脉、基底静脉和许多其他分支在此区汇入 Galen 静脉。大脑内静脉出中间帆、基底静脉出环池后进入切迹后间隙并汇入 Galen 静脉。Galen 静脉经压部下方进入幕顶的直窦。

(四)小脑幕动、静脉

小脑幕动脉的起源有3处:颈内动脉海绵窦段、小脑上动脉和大脑后动脉近段。颈内动脉海绵窦段来自脑膜垂体干的小脑幕基底动脉[伯-卡(Bernasconi-Cassinari)动脉]和海绵窦下动脉的小脑幕边缘动脉。约28%的小脑上动脉发出脑膜支进入小脑幕中切迹的游离缘,经颞下入路切开小脑幕时可遇见此血管。大脑后动脉的小脑幕支又称大卫杜夫-谢克特(Davidoff-Schecter)动脉。

小脑幕静脉细小,多位于前内侧区。

二、小脑幕裂孔疝的形成原理

小脑幕裂孔疝是脑疝最常见和最重要的形式,分为上疝和下疝两种。下疝为钩回和海马回经小脑幕切迹向下疝出;上疝为小脑蚓部上端和小脑前叶经小脑幕切迹向上疝出。脑疝可产生脑组织受压的直接效应和血管受压的间接效应。其症状缘于脑干和脑神经的移位、压迫和牵张,动脉和静脉牵拉和压迫引起的出血和缺血,静脉闭塞引起的进行性脑水肿和ICP增高,导水管和蛛网膜下腔梗阻引起的脑积水,下疝脑组织的绞窄坏死。

下疝分为前型、后型和完全型。前型下疝系钩回

疝入脚间池和脚池,将脑干推向对侧,导致游离缘与脑干间隙增大,促进脑组织的进一步移位,进而钩回和胼胝体压部之间的海马旁回经此间隙疝入,使下丘脑变形和压迫中脑。中脑网状激活通路的扭曲和压迫导致意识水平下降。疝入脑组织之间可挤压同侧大脑脚,出现对侧锥体束征。如果脑干的侧方移位较多,对侧的大脑脚被挤压在小脑幕切迹缘上,损伤对侧锥体束而造成病变同侧的锥体束征。下丘脑后部的扭曲和压迫引起心血管、呼吸和体温调节的障碍。垂体柄受牵张和受压于鞍背,产生尿崩症。走形于钩回内侧和后岩床韧带之间的动眼神经可能于此处受压,或受压于大脑后动脉和小脑上动脉之间,或因中脑向后移位引起动眼神经牵张,或大脑后动脉受压致中脑缺血(内含动眼神经核),导致动眼神经麻痹。动眼神经上表面的缩瞳孔纤维最先受到压迫,然后至眼外肌的体纤维受压。早期瞳孔缩小,随脑疝增加瞳孔扩大。滑车神经常不受影响。如果发生双侧幕上占位性病变和或双侧大脑半球水肿,中脑受双侧海马回挤压,第三脑室出口和导水管受压造成梗阻性脑积水。

在后型下疝中,海马旁回和舌回后部以及扣带回可经切迹疝入四叠体池,压迫和推移中脑背侧部。顶盖受压可引起垂直凝视障碍;导水管受压可引起梗阻性脑积水。大脑后动脉及其分支距状动脉和颞后动脉被压迫于切迹游离缘,引起闭塞和枕叶皮质梗死和偏盲。移位的中脑和疝入的颞叶脑组织可使基底静脉受压,弧形绕过压部的 Galen 静脉可发生闭塞,加重静脉充血、脑水肿和ICP增高。

完全型下疝引起的症状系前型和后型下疝的综合。

三、小脑幕裂孔切开术目的与手术操作步骤

(一)目的

(1)减轻脑疝后脑干的进一步水肿和肿胀。

(2)解除中脑导水管的受压,以免ICP的进一步增高。

(3)有利于减轻大脑后动脉闭塞所产生的不良后果。

(二)手术操作步骤

(1)头偏向一侧。

(2)对颞叶、颞顶或颞顶枕部的血肿我们采用"U"形切口,骨瓣基底部靠近中颅窝底,后缘靠近横窦。如果是额叶的血肿、脑挫伤或额、颞等部位同时有血肿挫伤,可采用凯利(Kelly)的问号切口(图9-8),以清除血肿和挫伤灶,但对颅中窝底、颞中回以下的血肿和挫伤灶,仍感暴露不够理想,亦无法作小脑幕裂孔切开。我们将Kelly的问号切口稍加改动,问号的上半部与原来相同,即前额发际内沿正中线、顶骨正中线弧

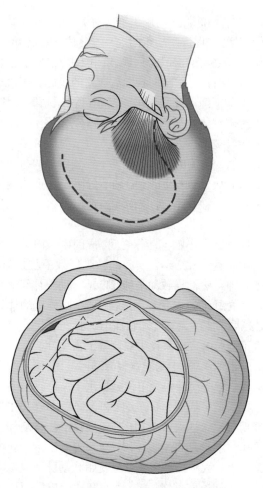

图9-8　标准Kelly问号切口及暴露范围

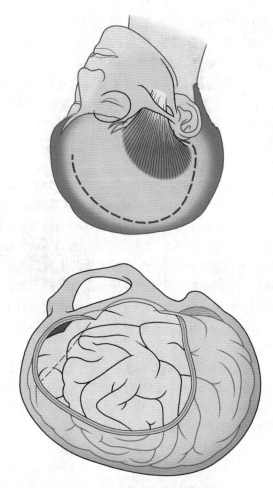

图9-9　改良问号切口及暴露范围

形达乳突上缘，从耳后发际边缘转向前缘，止于颧弓上耳屏前1 cm（图9-9）。这样既解决了原问号切口对颞叶底部暴露不充分的问题，又可避免组合切口在切口交接处皮缘缺血坏死的并发症；既可清除额、额颞、额颞顶枕的血肿，又可做小脑幕裂孔切开。采取何种切口因病情而定，关键是近中颅窝底（尤其中后部）的颞骨鳞部一定要咬平，让颞叶底部自然显露。

（3）一般在横窦上2～3 cm沿颞叶底部垂直向深部探查此处的小脑幕裂孔中间隙，脑压板要注意"轻柔、平压"，逐渐向深部探查，尽可能保留拉贝（Labbe）静脉。由于小脑幕裂孔位置较深，且对冲部位的脑皮质本身已有损伤，脑压板应预先垫好棉片，用力均匀。注意脑压板完全与皮质相平，细吸引器边吸除CSF，边探查，沿小脑幕接近小脑幕裂孔中间隙，切不可急于求成，造成不必要的损伤。此时使用自动牵开器暴露好小脑幕裂孔。

（4）良好的照明亦十分重要，我们常使用头灯。用一直角小钩将小脑幕裂孔挑起，直视下用三角刀将小脑幕裂孔缘切开，而且要避开小脑幕内的静脉窦。

切开的边缘用双极电凝止血。

（5）特制的钩刀：为了便于深部操作，笔者自行设计了专用于小脑幕缘切开的钩刀（图9-10）。钩刀长25 cm，顶端是直径1 mm的球体，随后即为75°的拐角，内侧为刀刃，外侧为刀背，刀柄和刀顶的垂直距离为3 mm。

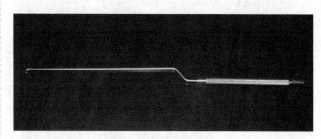

图9-10　自制的钩刀

（三）并发症的防治

（1）小脑幕裂孔缘出血易形成脑干周围血肿，一定要直视下仔细止血，避免盲切法。

（2）颞叶脑内血肿：由于脑肿胀，颅中窝中后段若没有彻底打平，强行暴露，脑压板用力不当，挫伤了颞叶脑组织，术后发生颞叶脑内血肿。所以，我们强调：① 颅中窝中后段要彻底打平；② 脑压板要求"轻柔、平压"，用力均匀。

四、临床应用及有关问题的讨论

自1994年7月到2006年10月，我们共对136例重型、特重型颅脑损伤合并有脑干伤病人在开颅清除血肿去骨瓣减压的基础上加行小脑幕裂孔切开术，收到理想的治疗效果。

1. 急性脑膨出的问题 重型、特重型颅脑损伤中，特别是有对冲伤的病人，术中发生急性脑膨出是较为常见和棘手的问题。术中在清除血肿时或清除血肿后脑皮质逐渐膨出，我们的做法是迅速止血包扎伤口，送CT室复查头颅CT，如果明确有迟发性颅内血肿，立即再回手术室手术清除血肿和挫伤严重的脑组织，加行小脑幕裂孔切开。本组一共有14例在清除对冲部位和着力部位的血肿后，原来膨出的脑皮质亦自然回缩。此时再作小脑幕裂孔切开亦比较容易。术前双瞳散大7例，单侧瞳孔散大7例。结果3例术后死于脑干功能衰竭，1例植物生存状态，6例中度残疾，4例恢复良好。对于没有迟发性血肿的一般脑膨出，即膨出后相对静止的高出皮质2 cm以下者，抬起颞叶，直接探入；如脑水肿较重，我们采用切除部分颞叶底部，这样做小脑幕裂孔切开更为容易，且做了部分内减压亦十分必要。对于那些切开硬脑膜后脑组织迅速膨起的恶性脑膨出病人，一则无法作小脑幕裂孔切开，再则这种病人预后总是差的。

2. 原发性脑干伤 本组病例中有5例为原发性脑干伤，GCS 4分3例，GCS 5分2例，3例有去脑强直，瞳孔大小多变2例，1例双瞳孔直径4.5 mm。头颅CT：均表现为蛛网膜下腔出血和脑肿胀。2例环池、四叠体池消失，表现为四叠体池和环池有小出血灶1例。家属要求积极治疗，我们也试行了小脑幕裂孔切开。当小脑幕裂孔切开后都有较多的血性CSF吸出。结果：3例良好，1例中残，1例死亡。平均住院时间为38天。在原发性脑干伤病例，应用小脑幕裂孔切开法，旨在解决那些环池、四叠体池消失的病例脑干水肿、肿胀所需的空间。由于病例数少，此类病人的确切效果还有待于更多病例的积累。

3. 大脑后动脉闭塞 大脑后动脉闭塞是小脑幕裂孔疝最为严重并发症之一，一旦发生可以直接影响到病人预后。本科在同期特重型颅脑损伤病人中其发生率为22%，而本组136例中仅发生18例（13.2%），特

重型51例发生7例（13.7%），明显降低了这一并发症的发生率。这是因小脑幕裂孔切开后，解除了造成血管长期闭塞的直接因素；在此基础上，再使用尼莫地平等药物，从而使闭塞的大脑后动脉再通。

4. 应激性胃肠溃疡出血 这也是重型、特重型颅脑损伤病人常见的严重并发症。有人报道，GCS<5分者此并发症发生率为77%，6～8分者的发生率为47%。而本组51例特重型颅脑损伤中有19例（37.3%），85例重型颅脑损伤中有12例（14.1%）发生了应激性溃疡出血。大大降低了其发生率，认为小脑幕裂孔切开技术对脑干自主神经中枢功能的恢复也具有一定的作用，从而减少了重型、特重型颅脑损伤病人术后发生应激性溃疡的概率。

5. 小脑幕裂孔切开适应证 主要适用于：① GCS<8分，有继发脑干伤者。其单瞳散大在2小时以上，或双瞳散大时间<2小时者。本科过去认为双瞳散大时间>1小时者不宜手术，但通过小脑幕裂孔切开术，我们发现双瞳散大时间在2小时内者仍有救治成功的可能。② GCS 3～5分的原发性脑干伤，CT示环池有积血或环池消失，或者有明确脑干受压者，瞳孔改变、双瞳散大<3小时者。③ 年龄选择应以70岁以下病人为宜。对于单纯硬脑膜外血肿合并单侧瞳孔散大在2小时之内，特别是术中观察到瞳孔已缩小，则无须做此手术。

6. 操作中注意事项

（1）强调直视下手术：本组136例全部都是在直视下进行手术。根据我们体会，在切开小脑幕裂孔时均可看到硬脑膜上有小血管出血，有些病例还可见到小动脉出血，而且切开时还必须避开小脑幕上的静脉窦。切开后均需经双极电凝止血。如果采用盲切法，此处一旦形成血肿则后果严重。本组术后48小时内全部经头颅CT复查无一例发生脑干周围的局部血肿。

（2）切口的选择：对于颞叶、颞顶或颞顶枕部的血肿，我们采用"U"形切口，骨瓣基底部靠近中颅窝底，后缘靠近横窦，操作较为方便。如果是额叶的血肿、挫伤或额、颞等部位同时有血肿或挫伤，采用Kelly的问号切口，可以清除血肿和挫伤灶，但对颅中窝底、颞中回以下的血肿和挫伤灶，可使用改良的Kelly问号切口（见前述），既解决了对颞叶底部暴露不充分的问题，又可避免切口交接处皮缘缺血坏死的并发症；既可清除血肿，又可做小脑幕裂孔切开术。

（3）脑压板"轻放、平压"：小脑幕裂孔由于位置较深，特别是对冲部位的脑皮质本身即有损伤，脑压

板下预先填好棉片,用力均匀。注意脑压板完全与皮质相平。本组曾有一例发生手术侧颞叶脑内血肿40 mL,经再次手术清除。分析可能与脑压板用力不当有关。

通过对本组136例病人的临床工作总结,我们体会:对重型、特重型颅脑损伤合并有小脑幕裂孔疝和脑干伤者,在清除血肿去骨瓣减压后,积极地切开小脑幕裂孔将会进一步降低此类病人的病残率和病死率。

第四节　控制减压技术

一、控制减压概念的提出

ICP增高导致脑疝形成,危及病人生命,是颅脑损伤最严重的结局,也是急性脑血管意外、脑肿瘤卒中等神经外科疾病发展共同的"最后通路",是神经外科临床上最常见、最凶险的危象。随着大骨瓣减压术的应用,这些病人的救治成功率得到了明显的提高。如颅脑损伤后标准大骨瓣减压术,通过清除硬脑膜外血肿或放射状切开硬脑膜继而清除硬脑膜下及脑内血肿,为高压中的脑组织提供更大的缓冲空间,缓解ICP的升高,改善CBF,控制继发性脑损伤,对于重型颅脑损伤合并严重脑挫裂伤、脑水肿及恶性颅高压的病人效果显著。在手术过程中为了尽快降低ICP,尽早改善脑血流灌注以及避免脑疝的发生,在减压的过程中通常采取快速清除血肿、快速减压的方式。然而有研究发现,尽管标准大骨瓣减压术对重型颅脑损伤病人治疗效果显著,但术中急性脑膨出及术后脑梗死等并发症发生率仍无明显降低,这可能与以往强调在手术过程中尽快减压,以缩短脑组织受压时间有关。麦克劳德(Mcleod)等认为部分并发症发生原因可能在于术中快速去除骨瓣、清除血肿后,对侧压力也快速降低,压力填塞效应过快消除,致使原已破裂的硬脑膜血管或骨折的板障快速出血,甚至造成已形成血凝块的硬脑膜破裂血管再次出血。因此,学术界仍致力于研究及改善标准大骨瓣减压手术方法以减少相关并发症,改善病人预后。

研究表明,快速减压后受压的脑血管迅速扩张,引起脑组织过度灌注,致血-脑屏障受损、通透性增加及血浆成分漏出过多,进而加重血管源性脑水肿,甚至引起急性脑膨出。参考其他器官对于再灌注损伤的研究,招康东等人使用改良的标准大骨瓣减压术缓慢释放颅内血肿,证实可有效缓解脑灌注不良或过度灌注引起的继发脑损害。塔马基(Tamaki)等人发现快速减压清除血肿使ICP迅速下降的同时会引起血流动力学严重的负面变化,并提出颅内血肿应该逐步清除,以获得逐步降低的ICP和稳定的CPP。我们在临床工作中也发现,一部分脑缺血的病人1周内自发恢复灌注与手术恢复灌注比较,其神经功能及梗死面积显著改善。由此,我们在国内首先提出了"控制减压"的理念,指在手术减压过程中全程监测ICP的变化,通过使ICP逐步降低,从而使脑组织获得逐步再灌注,使逐步灌注的血流与受损神经元的功能需要相适应,进而减轻继发性脑损害。

二、控制减压技术操作流程

（一）体位和切口设计

头略高位,颈部伸展,确保颈静脉回流通畅。根据病人脑损伤的类型采用不同手术切口,单侧额颞损伤者常采用一侧标准外伤大骨瓣减压切口,双侧大脑半球损伤者可行双侧标准外伤大骨瓣减压或冠状减压切口。手术切口的选择要满足控制减压的需求。

（二）ICP探头类型的选择

以血肿为主、中线明显偏移或侧脑室明显受压者,因脑室型ICP探头难以置入,故建议使用脑实质型ICP探头;以脑肿胀为主、中线无明显偏移、侧脑室额角或体部尚存在者,建议使用脑室型ICP探头。

（三）第一个骨孔位置的选择及初始压力的释放

1. **对于以血肿为主需置入脑实质型ICP探头的颅脑损伤**　于手术切口颅内血肿较厚处切开皮肤全层,切口长3～4 cm,钻第一骨孔,挑开硬脑膜置入实质型ICP探头,测定初始ICP值;如ICP > 5.3 kPa（40 mmHg）,则"十"字切开骨孔处硬脑膜,吸除部分血肿,使ICP降至5.3 kPa以下后形成骨瓣。

2. **对于以脑肿胀为主需置入脑室型ICP探头的颅脑损伤**　于切口部脑室穿刺点位置切开皮肤全层,长3～4 cm,钻第一骨孔,置入脑室型ICP探头,测定初始ICP值;如ICP > 5.3 kPa,则经脑室型ICP外引流管缓慢释放CSF,使ICP降至5.3 kPa以下后形成骨瓣。

（四）形成骨瓣,剪开硬脑膜,控制性降压

形成骨瓣前要关注平均动脉压和ICP,避免平均动脉压过高引起的CPP过快增高。骨窗向下达颧弓水平,形成低位减压骨窗。

骨瓣形成后,于额底或颞底硬脑膜下血肿较厚部位切开硬脑膜。以液性血肿为主者,初始打开硬脑膜宽度不应超过0.5 cm,而以血凝块为主者初始打开硬脑膜宽度可在1～2 cm,以防止硬脑膜切口过大导致ICP难以控制。打开硬脑膜后开始缓慢释放血肿,ICP下降的速度以10分钟1.3～2.0 kPa(10～15 mmHg)为宜,整个减压过程中控制CPP在8.0～9.3 kPa(60～70 mmHg)之间。待ICP低于2.67 kPa(20 mmHg)后,可先适当扩大额底或颞底硬脑膜敞开范围,进一步清除血肿及挫伤组织并止血。如无脑组织膨出迹象,则放射状敞开硬脑膜并悬吊,硬脑膜敞开后进一步清除血肿并寻找出明确的出血点进行止血。在后续手术过程中,要始终注意观察ICP的波动。清除血肿及挫伤脑组织并止血后,行硬脑膜减张缝合,常规关颅。

与快速减压手术方式相比,控制减压技术的优势在于:① 由于硬脑膜逐级分步剪开,可避免快速减压所致脑组织明显移位、脑血管扭曲,从而有效防止局部脑膨出形成,减少迟发性颅内血肿的发生;② 有效防止因填塞效应减弱或消失引起的血管损伤、板障出血或硬脑膜剥离,减少或避免迟发血肿的发生;③ 由于ICP控制性下降,可避免ICP急剧下降及脑灌注突破,也可减少术中脑膨出,改善病人的预后。

(五)控制减压术中的注意事项

控制减压是人为控制逐步增加缺血区的血流灌注,使逐步灌注的血流与受损神经元的功能需要相适应,从而减轻继发性脑损害,即适应性再灌注。

(1)控制减压技术掌控的关键有两点。

1)如何控制ICP使其缓慢释放。这要求初始硬脑膜切口不能过大,同时吸除血肿及挫伤组织要缓慢,否则难以控制ICP的缓慢释放。

2)如何控制CPP过快增高。这要求:① 开始减压前要适当控制血压,使平均动脉压不要过高;② 术中注意让麻醉医师调整二氧化碳分压,以维护脑血管的自主调节功能;③ 有条件的单位术中减压时可进行脑血流监测。

(2)在减压过程中,如压力居高不下时,不要急于敞开硬脑膜,可使用短时程过度通气、加强脱水、硬脑膜网状切开或扩大骨窗等方法降低ICP。此时如无脑膨出迹象,则将硬脑膜敞开;如有膨出迹象,可使用术中超声或CT了解膨出的原因。

三、控制减压技术的效果

我们将128例重型、特重型颅脑损伤病人随机

分成控制减压治疗组和常规开颅对照组进行前瞻性研究,发现治疗组预后优于对照组,预后良好率提高17.2%,且治疗组病死率下降12.5%;治疗组术中急性脑膨出的发生率较对照组明显降低,而术后脑梗死的发生率较对照组无统计学差异。说明控制减压技术通过逐步释放颅内压力,降低或延缓了迟发血肿引起的术中急性脑膨出的发生,对改善重型、特重型颅脑损伤病人的预后起到了积极的救治作用。

陆华等对23例外伤后急性脑肿胀病人进行标准外伤大骨瓣开颅,硬脑膜网状切开及有限渐次法对肿胀的脑组织进行缓慢减压,有效预防了术中急性脑膨出及对侧迟发性血肿形成。提出当网格状切开硬脑膜没能缓解脑肿胀时,采用有限渐次法来对肿胀的脑组织进行进一步减压,即在可控制的范围内有限度地减压。在切开和减张缝合的全过程中,始终保持硬脑膜对脑组织具有一定张力,不让其过度膨出。在充分减压后,若脑组织膨出程度超过骨窗平面,使关颅困难,此时应用帽状腱膜松解术避免头皮对脑组织的再压迫,以保证减压效果。

金爽等对阶梯控制减压术的疗效和术后神经功能及并发症进行了研究,选取120例重型颅脑损伤病人,随机分为对照组60例和实验组60例。对照组采用标准大骨瓣减压术,实验组在标准大骨瓣减压术中实施控制性阶梯式减压术,比较两组病人治疗后运动功能、GOS评分及并发症发生率。结果显示两组病人术后NIHSS评分均改善,但实验组NIHSS评分和FM评分明显优于对照组;实验组病人GOS评分明显较对照组升高,且实验组病人预后良好率高于对照组。表明阶梯式控制减压术治疗特重型颅脑损伤病人可明显恢复病人的神经功能,改善肢体运动功能,降低手术并发症,改善病人预后。

付廷刚等对阶梯开颅联合序贯控制减压法进行研究。将261名重型脑挫伤行开颅去骨瓣减压术的病人分为3组,A组(89例)采用阶梯开颅联合序贯控制减压法,B组(86例)采用传统开颅联合序贯控制减压法,C组(86例)采用传统开颅联合快速减压法。在3组之间进行两两比较其预后、生存质量和术中及术后并发症,结果表明阶梯开颅联合序贯控制减压法在重型脑挫伤病人去骨瓣减压术中的应用效果较好,术中及术后并发症发生率低,且有利于缩短颅骨修补术手术时间及降低修补术并发症。

沈亮等对控制减压临床案例进行荟萃分析,入组文献共纳入重型颅脑损伤病人对照组730例和治疗组908例,系统评价了控制减压在控制并发症方

面的作用。证明了常规去骨瓣减压术在切开脑膜、清除血肿后使颅内压力得到快速释放，会导致血管内外压力差增大、填塞效应减弱，甚至导致原出血区域再出血或者易受损的血管破裂出血。控制减压手术通过阶梯式逐步释放颅内压力，使血管的充盈及脑组织的移位得到了一定的缓冲，减少了脑组织缺血再灌注损伤，大大降低了出现迟发型血肿和术中急性脑膨出的可能，对重型颅脑损伤的治疗有重要的指导意义。

四、控制减压技术的机制

（一）控制减压技术对炎性因子的影响

白细胞介素（IL）-1β 是一种免疫源性的细胞因子，能够诱导黏附分子的表达，增加白细胞的浸润，促进氨基酸和自由基产生，广泛参与了人体组织损伤、水肿等多种病理过程。核因子（NF）-κB 是一种转录因子，可被肿瘤坏死因子（TNF）、IL-1β 等激活，增强炎性因子的表达，主要参与调节与机体免疫、炎症反应有关的基因转录，在脑组织缺血再灌注损伤中发挥重要作用。研究表明，控制减压技术可降低 NF-κB 及 IL-1β 的表达，阻断 NF-κB 及 IL-1β 等所致炎性反应的恶性循环，从而减轻对脑组织的缺血再灌注损伤。

IL-6 是白介素家族中的一员，具有介导局部炎性反应的作用，与多种外伤性疾病病理损害有关；C反应蛋白（CRP）是由肝脏合成的一种急性时相蛋白，可作为一种评估机体炎症状态的重要参考指标；神经元特异性烯醇化酶（NSE）是一种存在于神经组织、神经内分泌组织中的烯醇化酶，可参与糖酵解途径，在神经细胞的活性最高，可作为一种评估脑损伤的特异性分子标志物。李欣等研究表明，控制减压技术可明显降低血清 IL-6、CRP 和 NSE 水平，有利于减轻局部炎性反应，避免机体剧烈的再灌注损害。控制减压技术可能通过减少 IL-6、CRP 和 NSE 等炎性因子的释放，进而减轻神经炎症反应，更好、更有

效地恢复脑内供血、供氧，从而促进脑组织和神经组织的修复。

（二）控制减压技术对细胞凋亡的影响

凋亡是缺血再灌注损伤后细胞死亡的主要方式。缺血再灌注损伤可引起能量衰竭和酸中毒，产生大量自由基、兴奋氨基酸、磷脂代谢产物，并引起离子稳态的破坏，导致细胞内钙超载，开放线粒体通透转换孔，释放细胞色素c（Cyt c）和凋亡诱导因子，诱导凋亡的发生。*Bcl-2* 基因家族是细胞凋亡过程中一类重要的调节因子，其中 *Bax* 是促凋亡基因，能与抑制凋亡蛋白 Bcl-2、Bcl-xL 形成异源二聚体，阻断其抑制凋亡的作用。同时 *Bax* 还能增加线粒体膜的通透性，释放细胞色素C，激活胱天蛋白酶（caspase）-3 剪切染色质导致细胞凋亡。我们的前期研究表明，控制减压可使 Bax 和胱天蛋白酶-3 的蛋白表达水平明显降低，凋亡的细胞平均体积减小，提示控制减压可降低 Bax 蛋白的表达，提高 Bcl-2/Bax 的比例，抑制了胱天蛋白酶-3 的活化，减少了神经元的凋亡，从而减轻了缺血再灌注损伤。

（三）控制减压技术对兴奋性神经毒性的影响

谷氨酸（Glu）是中枢神经系统中最重要的兴奋性神经递质之一，可通过结合谷氨酸受体来调节中枢神经系统的多种功能。GluR5 与 GluR6 属于离子型谷氨酸受体家族，在脑缺血再灌注损伤中，GluR5 亚基能促进突触前钙离子依赖的 γ-氨基丁酸（GABA）释放，激活 GABA，减少 N-甲基-D-天门冬氨酸受体（NMDAR）酪氨酸磷酸化，减轻兴奋性神经毒性。GluR5 还可抑制神经源性硬脑膜血管扩张，减少缺血再灌注损伤。而 GluR6 可抑制 Bcl-2 蛋白的激活，促进神经细胞凋亡。我们的研究表明，控制减压技术可增加 GluR5 的表达，而抑制 GluR6 的表达，缓解脑组织因快速减压后血流的快速充盈等造成的一系列缺血再灌注损伤，减轻了兴奋性神经毒性，从而起到了脑保护作用。

（王玉海　陈　涛）

参考文献

［1］ 高亮,周良辅,黄峰平,等.脑室内颅内压持续监测和阶梯式治疗重型颅脑外伤［J］.中华神经外科杂志,2007,7：701-704.

［2］ 邱文达,黄胜坚.严重颅脑外伤临床诊疗指引［M］.台北：财团法人卫生研究院,2007.

［3］ 周良辅.现代神经外科学［M］.上海：复旦大学出版社,2001.

［4］ 王忠诚.王忠诚神经外科学［M］.武汉：湖北科学技术出版社,2005.

［5］ 涂通今.急症神经外科学［M］.北京：人民军医出版社,1995：106-113.

［6］ 王正国.交通医学［M］.天津：天津科学技术出版社,1997.

［7］ 史玉泉.实用神经病学［M］.上海：上海科学技术出版社,1994.

［8］ 韩哲生.颅内压与颅内压增高［M］.兰州：甘肃科学技术出版社,1993.

［9］ 江基尧,朱诚.颅脑损伤临床救治指南［M］.上海：第二军医大

学出版社,2002.

[10] CAI X J, WANG Y M, CHEN Z L, et al. Clinical application of tentorium cerebelli hiatus incision in treatment of severe and most severe brain injuries[J]. Chin J Traumatol, 2001, 4(2): 82-85.

[11] 蔡学见,王玉海,陈铮立,等.天幕裂孔切开术在治疗重型特重型颅脑伤时的应用[J].江苏医药,2000,26(5): 373-374.

[12] 陈铮立,蔡学见,王玉海,等.小脑幕切开前后脑干周围池变化和预后[J].中华神经外科杂志,2001,17(1): 51-53.

[13] 王玉海,蔡学见,卢亦成,等.天幕窦的显微解剖[J].江苏医药,2001,27(5): 35l-352.

[14] 王玉海,蔡学见,胡开树,等.天幕裂孔切开术在治疗重型特重型颅脑伤时的应用[J].中华神经外科杂志,1999,15(1): 52-53.

[15] 王玉海,蔡学见,卢亦成.Labbe静脉的显微解剖及其临床意义[J].国外医学脑血管疾病分册,2001,9(4): 39-41.

[16] 蔡学见,王玉海,胡开树,等.天幕裂孔切开术治疗重型、特重型颅脑伤[J].南京部队医药,1995,(4): 4-6.

[17] 胡开树,蔡学见,陈铮立,等.双瞳散大患者手术治疗经验[J].中华神经外科杂志,1996,12(2): 124-125.

[18] 房文峰,蔡学见,胡开树,等.外伤性骑跨横窦硬膜外血肿[J].中华创伤杂志,1999,15(6): 466-467.

[19] 王玉海,蔡学见.Labbe静脉的显微解剖及其临床意义[J].南京部队医药,2001,3(1): 74-76.

[20] 陈铮立,蔡学见,王玉海.天幕裂孔切开术救治创伤性颞叶疝[J].南京部队医药,1997,suppl: 6-8.

[21] 惠国桢,李向东,周幽心,等.急性弥漫性脑肿胀[J].中华神经外科杂志,1994,5: 302-305.

[22] 董吉荣,江基尧,朱诚,等.重型颅脑伤术中急性脑膨出原因及防治[J].中华神经外科杂志,1999,1: 4.

[23] 蔡学见,王玉海,董吉荣,等.小脑幕裂孔切开术治疗脑疝的有关问题探讨[J].中华神经外科杂志,2008,24(6): 455-457.

[24] WHITE H, COOK D, VENKATESH B. The use of hypertonic saline for treating intracranial hypertension after traumatic brain injury[J]. Anesth Analg, 2006, 102(6): 1836-1846.

[25] HARUTJUNYAN L, HOLZ C, RIEGER A, et al. Efficiency of 7. 2% hypertonic saline hydroxyethyl starch 200/0.5 versus mannitol 15% in the treatment of increased intracranial pressure in neurosurgical patients — a randomized clinical trial[J]. Crit Care, 2005, 9(5): R530-R540.

[26] AIYAGARI V, DEIBERT E, DIRINGER M N. Hypernatremia in the neurologic intensive care unit: how high is too high[J]? J Crit Care, 2006, 21(2): 163-172.

[27] FRANCONY G, FAUVAGE B, FALCON D, et al. Equimolar doses of mannitol and hypertonic saline in the treatment of increased intracranial pressure[J]. Crit Care Med, 2008, 36(3): 795-800.

[28] JAGANNATHAN J, OKONKWO D O, DUMONT A S, et al. Outcome following decompressive craniectomy in children with severe traumatic brain injury: a 10-year single-center experience with long-term follow up[J]. J Neurosurg, 2007, 106

(Suppl 4): 268-275.

[29] CARNEY N, TOTTEN A M, O'REILLY C, et al. Guidelines for the management of severe traumatic brain injury. Fourth edition[J]. Neurosurgery, 2017, 80(1): 6-15.

[30] BULLOCK R M, CHESNUT R, GHAJAR J, et al. Guidelines for the surgical management of traumatic brain injury[J]. Neurosurgery, 2006, 58(3): S2-1-S2-62.

[31] STEINER L A, ANDREWS P J D. Monitoring the injured brain: ICP and CBF[J]. Br J Anaesth, 2006, 97(1): 26-38.

[32] CREMER O L, VAN DIJK G W, VAN WENSEN E, et al. Effect of intracranial pressure monitoring and targeted intensive care on functional outcome after severe head injury[J]. Crit Care Med, 2005, 33(10): 2207-2213.

[33] PATEL H C, BOUAMRA O, WOODFORD M, et al. Trends in head injury outcome from 1989 to 2003 and the effect of neurosurgical care: an observational study[J]. Lancet, 2005, 366(9496): 1538-1544.

[34] MARMAROU A, SOGMPRETTO S, FATOUROS P P, et al. Predominance of cellular edema in traumatic brain swelling in patients with severe head injuries[J]. J Neurosurg, 2006, 104(5): 720-730.

[35] ROBERTSON C. Critical care management of traumatic brain injury[M]//WINN R H, ed. Youman's neurological surgery. 5th ed. Philadelphia: Elsevier, 2004: 5103-5144.

[36] PRABHU S S, ZAUNER A, BULLOCK M R R. Surgical management of traumatic brain injury[M]//WINN R H, ed. Youman's neurological surgery. 5th ed. Philadelphia: Elsevier, 2004: 5145-5179.

[37] GEERAERTS T, MENON D. Does ICP monitoring improve outcome after traumatic brain injury?[M]//KUHLEN R, ed. Controversies in intensive care medicine. Belin: Medizinisch Wissenschaftliche Verlagsgellechaft, 2008: 239-246.

[38] KIM B S, JALLO J. Intracranial pressure monitoring and management of raised intracranial pressure[M]//LOFTUS C M, ed. Neurosurgical emergencies. 2nd ed. New York: Thieme Medical Publishers, 2008: 11-26.

[39] ANDREWS B T. The recognition and management of cerebral herniation syndromes[M]//LOFTUS C M, ed. Neurosurgical emergencies. 2nd ed. New York: Thieme Medical Publishers, 2008: 34-44.

[40] MARION D W. Pathophysiology and treatment of intracranial hypertension[M]//ANDREWS B T, ed. Intensive care in neurosurgery. New York: Thieme Medical Publishers, 2003: 47-54.

[41] KUNIYOSHI S, SUAREZ J I. Traumatic head injury[M]//SUREZ J I, ed. Critical care neurology and neurosurgery. New Jersy: Humana Press, 2004: 395-416.

[42] RANGEL-CASTILLO L, ROBERTSON C S. Management of intracranial hypertension[M]//GERCADIN R G, ed. Critical care clinics: neurologic critical care. Philadelphia: WB Saunders Comp, 2006: 713-732.

[43] GOPEZ J J, MEAGHER R J, NARAYAN R K. When and how should I monitor intracranial pressure?[M]//VALADKA A B, ed. Neurotrauma: evidence-based answers to common questions. New

York: Thieme Medical Publishers, 2005: 53-57.

［44］HLATKY R, RONERTSON C S. Does raising cerebral perfusion pressure help head-Injured patients?［M］//VALADKA A B, ed. Neurotrauma: evidence-based answers to common questions. New York: Thieme Medical Publishers, 2005: 75-82.

［45］MEIXENSBERGER J, JAEGER M. What's the best algorithm for treating intracranial hypertension?［M］//VALADKA A B, ed. Neurotrauma: evidence-based answers to common questions. New York: Thieme Medical Publishers, 2005: 167-174.

［46］LAYON A J, GABRIELLI A. Elevated intracranial pressure［M］//LAYON A J, ed. Textbook of neurointensive care. Philadelphia: WB Saunders Comp, 2004: 709-732.

［47］STOCCHETTI N, LONGHI L. Brain trauma［M］//KUHLEN R, ed. 25 years of progress and innovation in intensive care medicine. Belin: Medizinisch Wissenschaftliche Verlagsgesellechaft, 2007: 317-326.

［48］MAMAROU A. Physiology of the cerebrospinal fluid and intracranial pressure［M］//WINN R H, ed. Youman's neurological surgery. 5th ed. Philadelphia: Elsevier, 2004: 181-183.

［49］HUTTON D, SIDDIQI J, MIULLI D. Intracranial pressure fundamentals［M］//SIDDIQI J, ed. Neurosurgical intensive care. New York: Thieme Medical Publishers, 2008: 220-228.

［50］ROWLAND L P. Merritt's textbook of neurology［M］. 7th ed. Philadephia : Febiger, 1984: 277-282.

［51］KELLY D F, NIKAR D L, BECKER D P. Diagnosis and treatment of moderate and severe head injuries［M］//YOUMANS J R, ed. Neurological surgery. 4th ed. Philadelphia: WB Saunders Comp, 1996: 1618-1665.

［52］WILLIAM E, JEFFRER I. Malignant cerebral edema and intracranial Hypertension［J］. Neurolog Clin, 1995, 13(2): 479-509.

［53］ERHARD W, RANDALL M. Intracranial pressure monitoring and management［J］. Neurosurg Clin North Am, 1994, 5(4): 573-605.

［54］招康东, 招建华, 林小清, 等.不同颅内减压术和二次脑损伤因素对重型颅脑损伤患者预后的影响［J］.广东医科大学学报, 2009, 27(4): 395-397.

［55］王玉海, 杨理坤, 蔡学见, 等.控制减压治疗重型、特重型颅脑伤［J］.中华神经外科杂志, 2010, (9): 819-822.

［56］薛泽彬, 赖润龙, 等.控制性去骨瓣减压治疗重型颅脑损伤的临床研究进展［J］.汕头大学医学院学报, 2017, (4): 242-244.

［57］陈亚军, 蒋宇钢, 刘少波, 等.控制性阶梯式减压术治疗重型、特重型颅脑损伤疗效分析［J］.中国临床神经外科杂志, 2015, 20(3): 175-177.

［58］潘文勇, 孟庆海, 李环亭, 等.控制性阶梯式减压在重型颅脑损伤手术中的应用［J］.中华神经外科疾病研究杂志, 2014, (1): 36-39.

［59］韩斌, 陆华, 蒋云召, 等.术中缓慢减压预防外伤后急性脑肿胀［J］.临床神经外科杂志, 2013, 10(1): 39-40.

［60］唐志放, 蒋云召, 陆华, 等.有限渐次法切开硬脑膜结合帽状腱膜松解在脑肿胀手术中的应用［J］.江苏医药, 2009, 35(2): 132-134.

［61］金爽, 高仁贤, 陈玲珑, 等.阶梯控制减压术对特重型颅脑损伤患者神经功能及并发症的影响研究［J］.中国高等医学教育, 2017, (9): 133、135.

［62］付廷刚, 辛军, 孙德科, 等.阶梯开颅联合序贯控制减压法在重型脑挫伤患者去骨瓣减压术中的应用［J］.山东医药, 2018, (11): 61-63.

［63］沈亮, 苏忠周, 周跃, 等.控制减压治疗重型颅脑损伤的Meta分析［J］.中华创伤杂志, 2016, 32(5): 406-409.

［64］杨理坤, 王玉海, 蔡学见, 等.控制减压模式治疗兔急性颅高压的实验研究［J］.中华神经外科杂志, 2011, 27(8): 855-858.

［65］蔡显锋, 王玉海, 何新俊, 等.控制减压治疗兔重型颅脑外伤后海人藻受体表达的实验研究［J］.中华神经外科疾病研究杂志, 2015, (4): 323-326.

第十章
创伤性颅内血肿

颅脑损伤导致颅内出血,血液凝块在颅腔内聚积达到一定体积称为颅内血肿。颅内血肿占闭合性颅脑损伤的8% ～ 10%,占重型颅脑损伤的40% ～ 50%。因颅脑损伤死亡的病人中,颅内血肿约占一半。及早诊治颅内血肿是提高颅脑损伤病人治疗效果的关键。

根据血肿在颅腔内解剖部位可分为:① 硬脑膜外血肿,血肿位于颅内硬脑膜外腔,出血来源通常为脑膜中动脉和静脉、板障血管、静脉窦及蛛网膜颗粒等;② 硬脑膜下血肿,血肿位于硬脑膜下腔,出血来源通常为挫裂伤皮质动静脉、大脑凸面桥静脉等;③ 脑内血肿,血肿位于脑内,出血来源挫裂伤脑组织内破裂血管;④ 颅后窝血肿,包括颅后窝硬脑膜外、硬脑膜下

及小脑内血肿等,出血来源通常为窦汇、横窦、乙状窦、脑膜后动脉、板障血管及小脑挫裂伤导致的血管破裂等;⑤ 多发性颅内血肿,在颅内同一部位或不同部位形成2个以上的血肿。

根据外伤后颅内血肿形成时间分为:① 特急性颅内血肿,伤后3小时内发生;② 急性颅内血肿,伤后3小时至3天发生;③ 亚急性颅内血肿,伤后3天至3周发生;④ 慢性颅内血肿,伤后3周以上发生。另外,伤后首次CT扫描未见血肿,再次复查CT扫描发现的颅内血肿称为迟发性外伤性颅内血肿(DTIH)。这是一种单纯从头颅CT检查得出的特殊分类方法,及时发现迟发性颅内血肿具有重要的临床价值。

第一节 急性颅内血肿

通常将伤后3天内颅内血肿都称为急性颅内血肿。有学者将伤后3小时内出现的颅内血肿称为特急性颅内血肿,伤后3小时至3日内出现的颅内血肿称为急性颅内血肿。病人血肿量达到一定体积就可能会导致急性脑受压症状和体征。颅内血肿是否引起脑受压症状取决于血肿量、血肿部位、血肿形成速度、是否合并脑挫裂伤和脑水肿程度等。

一、病因

外界暴力作用于头部的方式有两种:一种是暴力直接作用于头部而致伤,称为直接损伤;另一种是暴力直接作用于身体的其他部位,经传导到头部而造成损伤,称为间接损伤。直接损伤包括加速性损伤、减速性损伤和挤压伤,间接损伤包括传递性损伤、挥鞭样损伤和创伤性窒息。各种类型的直接暴力和间接暴力作用于头部会导致颅骨变形骨折和脑组织在颅腔内产生运动,继而造成颅骨板障出血和脑血管损伤破裂出血,

形成颅内血肿。

二、临床表现

急性颅内血肿病人的临床表现主要取决于血肿量、血肿部位、血肿形成速度以及是否合并脑干伤或脑挫裂伤等。

（一）意识障碍

头部受伤后会立即出现短暂性意识障碍,即原发性昏迷,随后意识恢复。随着颅内血肿的增大,颅内压增高,病人会再次出现昏迷。两次昏迷之间称为"中间清醒期"。这种典型的意识障碍过程多见于单纯急性硬脑膜外血肿的病人,亦可见于单纯急性硬脑膜下血肿的病人,少见于单纯急性脑内血肿病人。当发生较重的原发性脑干伤或广泛脑挫裂伤时,病人伤后呈持续昏迷状态。值得注意的是,颞叶脑内血肿,尤其是颞底部脑内血肿病人会在缺乏典型意识障碍的前提下,突发颞叶沟回疝,出现一侧或双侧瞳孔散大。幕下

颅内血肿病人通常可无明显意识障碍,突发枕骨大孔疝,心跳、呼吸骤停。

（二）颅内高压症状

意识清醒病人常自诉头痛剧烈,伴恶心、呕吐。昏迷病人则出现频繁呕吐。

（三）生命体征改变

较大的颅内血肿引起的急性颅内高压早期病人表现的典型体征为"二慢一高",即呼吸慢、脉搏慢和血压升高。

（四）局限性定位症状

不同部位的颅内血肿表现为不同的临床定位体征。局限性定位症状主要见于相应脑功能区的脑挫裂伤并发的硬脑膜下和脑内血肿。

1. **额部血肿** 症状有：① 中枢性瘫痪；② 癫痫；③ 失写症；④ 运动性失语；⑤ 精神症状等。运动区血肿常导致对侧肌肉瘫痪,也会引起局灶性癫痫。若抽搐按大脑皮质运动区的排列顺序进行扩展,甚至扩展至全身抽搐并伴意识丧失,临床上称为Jackson癫痫发作。运动前区血肿可产生对侧上肢精神运动障碍、痉挛性张力增高、弹握-摸索反射和运动性失用。若优势半球运动前区受损,则可产生双侧上肢运动性失用。额眼运动区血肿会产生双眼凝视障碍。血肿累及皮质额桥束皮质区时可出现对侧肢体共济失调,但无眼球震颤。优势半球额下回后部Broca区血肿会出现运动性或表达性失语。额前区血肿能产生精神障碍,双侧血肿时更为明显。额叶内侧面旁中央小叶血肿会产生对侧下肢瘫痪,以足部为重,膝关节以上肌力多不受影响；癫痫发作多从足趾抽搐开始；临床还会出现大小便失禁。额叶底面血肿可出现窒息、血压升高或降低、瞳孔散大、多饮多尿、高热、多汗等自主神经功能紊乱,还可出现行为改变、易怒不安、强迫性哭笑、近事遗忘、情绪欣快、缄默不动、木僵状态、精神异常改变。

2. **顶部血肿** 症状有：① 皮质性感觉障碍；② 失用症；③ 失读症；④ 计算力障碍；⑤ 形象障碍等。中央后回血肿会产生对侧相应肢体皮肤感觉减退或缺失,以触觉受累较为明显。顶上回血肿时常出现感觉冲动的分析综合能力障碍。顶下回血肿可产生肢体运用、对外界信号和空间的认识障碍,临床通常表现为失语、失用、失读、失算、体象障碍等。顶叶内侧面旁中央小叶血肿会产生对侧下肢感觉障碍,以深感觉障碍为重。

3. **颞部血肿** 症状有：① 感觉性失语；② 耳鸣和耳聋；③ 命名性失语；④ 记忆障碍；⑤ 颞叶癫痫等。血肿累及两侧颞横回与邻近的一小部分颞上回41区会影响听力,累及左侧颞叶皮质42、43区会导致感觉性失语,累及41区之前的颞上回会引起眩晕。由沟回、内嗅区和岛阈的皮质组成第Ⅰ嗅区,杏仁核背内侧部分的皮质内侧核群与沟回皮质相连接,也接受感觉传入,血肿累及该部分会引起经典的"沟回发作"。颞上回后缘皮质和颞叶底面均存在一定视区,接受枕叶皮质的传入,当血肿累及上述视区时,基本视觉不减退,但学习视觉辨别能力降低。颞叶外侧面的后端与躯体活动有关,当血肿累及该区时,可产生复杂的听错觉、听幻觉、视错觉、梦样状态、错语和重复言语等颞叶癫痫症状。颞叶新皮质与记忆有关,当血肿累及该部分时会引起记忆障碍。

4. **枕部血肿** 症状有：① 视野缺损；② 视物变形；③ 幻视等。当血肿累及单侧视区会产生相应的视野钝损,如同向偏盲或象限盲；累及两侧视区则出现全盲、水平型上半或下半盲。皮质性偏盲不累及中央黄斑区,故对光区反应不消失。表浅的局灶视区损伤可产生色觉偏盲,但对物体形状仍能感知。纹状体区周围皮质及其联络纤维受损会产生精神性视觉障碍,临床会出现视物变形症和视觉失认症。

5. **颅后窝血肿** 症状有：① 共济失调；② 肌张力减退；③ 精细运动调节功能丧失等。小脑的内部为白质,在白质中央存在四对灰质核团,由中央向两侧依次为顶核、球状核、柱状核和齿状核。

（1）顶核：主要接受前庭神经核和绒球小结叶来的纤维,发出纤维终于前庭神经核和脑干网状结构。其功能为维持机体平衡。当血肿累及该部分会引起共济失调。

（2）球状核和柱状核：这两对核团主要接受旧小脑皮质来的纤维,并发出纤维经小脑上脚到达红核。其功能与调节肌张力有关。当血肿累及该部分会引起肌张力减退。

（3）齿状核：接受新旧小脑皮质的纤维,并发出纤维经小脑上脚到达中脑红核和丘脑,与协调随意运动有关。当血肿累及该部分会引起精细运动调节功能丧失。

（五）脑疝症状和体征

1. **颞叶沟回疝** 同侧瞳孔散大,对光反射消失,对侧偏瘫和病理征阳性,提示同侧颞叶沟回疝（小脑幕裂孔疝）。但是,少数颞叶沟回疝病人亦可出现对侧瞳孔散大,对光反射消失和同侧偏瘫病理征阳性,这是由于颅内血肿导致脑组织移位、推挤对侧中脑大脑脚与小脑天幕裂孔所致。脑疝晚期则出现双侧瞳孔散大固定、对光反射消失，去脑强直等。

2. 枕骨大孔疝 可突然出现病理性呼吸困难，心跳变慢，血压下降，直至心跳、呼吸停止等。

三、诊断

急性外伤性颅内血肿的诊断主要依据有明确外伤史、临床表现和神经系统检查等。

1. 一般性神经系统检查 由于颅内血肿病人抢救时间性强，所以，神经系统检查时应着重检查以下3个方面：

（1）意识状态：国内外通常使用GCS评分法。① 睁眼反应：自动睁眼4分，呼之睁眼3分，刺痛睁眼2分，不睁眼1分；② 言语反应：答话切题5分，语句不清4分，吐词不清3分，发音含糊2分，不发音1分；③ 运动反应：按吩咐动作6分，定位动作5分，肢体回缩4分，屈曲状态3分，伸直状态2分，不动1分。将睁眼反应、言语反应和运动反应三方面结果，取其每一项的得分合计。总分最高为15分，最低为3分；总分越低，意识障碍越重。

（2）瞳孔和锥体束征：颅内血肿达到一定体积会导致同侧瞳孔散大、对光反射消失，对侧偏瘫和病理征阳性，说明颅内血肿导致颞叶沟回疝的发生。但颅内血肿所致的颞叶沟回疝病人亦可出现对侧瞳孔散大，对光反射消失和同侧偏瘫病理征阳性，临床较少见。脑疝晚期则出现双侧瞳孔散大固定、对光反射消失，去脑强直等。临床上尤其要重视鉴别脑疝引起的瞳孔散大与动眼神经损伤所致的瞳孔散大。脑疝引起的瞳孔散大病人有严重的意识障碍和锥体束征阳性，而动眼神经损伤所致的瞳孔散大病人无意识改变，锥体束征呈阴性。

2. 头颅X线平片 病情允许条件下，常规摄颅骨正侧位X线片，枕部着力应该加拍额枕位（汤氏位）。通过颅骨骨折部位和类型可以判断有无颅内血肿。但是，由于CT检查的普及和抢救病人的时间紧迫性，目前临床医生已经不再使用头颅X线平片。

3. 头颅CT检查 是诊断急性颅内血肿的定性、定位的首选辅诊措施。急性硬脑膜外血肿表现为颅骨下方高密度凸镜样影（图10-1A）；急性硬脑膜下血肿表现为颅骨下方新月状高密度影（图10-1B）；急性脑内血肿表现为脑内高密度影，血肿周围常伴有低密度水肿区（图10-1C）。CT检查不但能准确地诊断颅内血肿，还能清晰地显示脑组织受压情况、中线结构移位程度、脑室和脑池形态和位置等。

4. 颅内血肿记数值表 这是20世纪80年代发明的颅内血肿诊断方法。在当时没有CT的条件下发挥了一定作用，目前临床医生不再使用。但其对于极少数没有CT设备基层医院和野战条件下诊断颅内血肿仍有较大帮助，其颅内血肿诊断正确率达90%。

5. 颅骨钻孔探查 对于高度怀疑颅内血肿病人，又无CT等特殊仪器设备时，颅骨钻孔探查术既是一种简单有效的诊断方法，也是一种治疗的措施。在CT问世前发挥了重要作用。临床钻孔探查部位为：① 加速性损伤首先在着力部位和骨折线附近钻孔；② 枕部着地的减速性损伤首先在对冲额颞部钻孔，再于着力部位钻孔；③ 对于受伤机制不清，又无定位体征者，钻孔部位顺序为颞部→额部→额顶部→顶部→颞后部→颅后窝，必要时行双侧钻孔探查，以免遗漏颅内血肿。

四、手术治疗

（一）手术治疗适应证

（1）颅内血肿导致临床神经系统症状、体征，进行

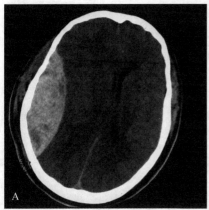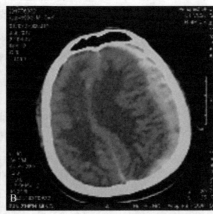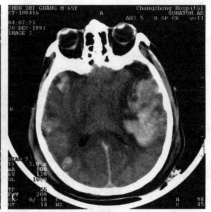

图10-1 急性颅内血肿的CT表现
A. 急性硬脑膜外血肿；B. 急性硬脑膜下血肿；C. 急性脑内血肿

性加重的颅内血肿。

（2）CT检查示幕上血肿量>30 mL、颞部血肿>20 mL、幕下血肿>10 mL，并且有急性颅内高压症和占位效应者。

（二）手术原则

符合手术指征的急性颅内血肿原则上都应行开颅血肿清除术。目前，少数临床医生没有正确掌握微创概念，急性颅内血肿采用颅骨钻孔注射尿激酶引流是错误的，必须坚决禁止。开颅手术切口依据血肿部位而定。手术原则：① 单纯急性硬脑膜外血肿清除术后必须将颅骨复位，逐层缝合头皮；② 单纯急性硬脑膜下血肿清除术后原则上也应完整缝合硬脑膜，复位骨瓣，逐层缝合头皮；③ 急性硬脑膜下或脑内血肿合并脑挫裂伤、颅内高压病人，应根据血肿清除术后脑张力和搏动情况决定是否缝合硬脑膜，多数情况下不应缝合硬脑膜并去除骨瓣减压；④ 对于双侧颅内血肿病人，应首先清除占位效应明显侧的血肿；⑤ 对于血肿清除后术中出现脑膨出者，应行对侧血肿探查或术后立即行CT复查，以及早诊治其他部位血肿或迟发性颅内血肿形成。

（三）急性颅内血肿手术治疗目的

外科手术治疗急性颅内血肿的目的：清除颅内血肿、控制颅内出血、降低颅内压、防治脑梗死、防治脑移位和脑疝形成以及预防迟发性颅内高压等。1940年以前，由于当时医疗设备条件限制和对颅脑损伤认识不够，神经外科医师担心给急性颅脑损伤颅内血肿病人施行开颅术会加重脑肿胀，无法控制颅内出血等，故一律采用双侧颞下减压术；当时重型颅脑损伤病人的病死率高达80%～90%。直至1948年，威利（Whaley）医师首先对急性颅脑损伤病人实施开颅血肿清除术。1951年，钱伯斯（Chambers）医师也开始采用开颅术。随后，有关急性颅脑损伤病人开颅血肿清除术逐渐被推广应用。开颅血肿清除术的广泛采用使得重度颅脑损伤病人的病死率从20世纪40年代的80%～90%降至目前的25%～50%。

（四）手术方法

符合手术指征的急性颅内血肿原则上都应行开颅血肿清除术。单纯急性硬脑膜外血肿和急性硬脑膜下血肿，开颅手术切口依据血肿部位而定。开颅清除颅内血肿后逐层缝合硬脑膜，放回颅骨并固定，再逐层缝合头皮。

对于广泛脑挫裂伤合并脑内血肿和硬脑膜下颅高压病人的手术方法，世界著名颅脑损伤专家、美国加州大学洛杉矶分校医学院神经外科贝克（Becker）教授在尤曼斯（Youmans）神经外科学中，提出采用标准外伤大骨瓣开颅术（standard large trauma craniotomy）治疗单侧急性幕上颅内血肿和脑挫裂伤。因为标准外伤大骨瓣开颅术能达到下列手术要求：① 清除额颞顶硬脑膜外、硬脑膜下以及脑内血肿；② 清除额叶、颞前以及眶回等挫裂伤区坏死脑组织；③ 控制矢状窦桥静脉、横窦以及岩窦撕裂出血；④ 控制颅前窝、颅中窝颅底出血；⑤ 修补撕裂硬脑膜，防止脑脊液漏等。我们临床应用也证明标准外伤大骨瓣开颅术具有上述优点。临床证明标准外伤大骨瓣开颅术能清除约95%单侧幕上颅内血肿，另外5%为幕上顶后叶、枕叶和颅后血肿，需行其他相应部位骨瓣开颅术。例如，顶后和枕部颅内血肿应该采用顶枕瓣、颅后窝血肿则需要行颅后窝直切口或倒钩切口，双额部颅内血肿应该采用冠状瓣切口等。由于临床医生对冠状瓣、颞顶瓣、顶枕瓣、颅后窝直切口或倒钩切口比较熟悉，下面着重介绍标准外伤大骨瓣开颅手术方法。

1. **手术切口** 手术切口开始于颧弓上耳屏前1 cm，于耳郭上方向后上方延伸至顶骨正中线，然后沿正中线向前至前额部发际下。若颅脑损伤病人术前病情急剧恶化，出现脑疝症状时，应首先采取紧急颞下减压术。在颞部耳郭上方迅速切开头皮，分离颞肌，颅骨钻孔，用咬骨钳扩大骨窗，放出部分硬脑膜外血肿。若为硬脑膜下血肿，则应迅速切开硬脑膜，放出并吸除部分血肿。紧急颞下减压术能暂时有效地降低颅内高压，缓解病情。然后应该继续行标准外伤大骨瓣开颅术。

2. **骨瓣** 采用游离骨瓣或带颞肌骨瓣，顶部骨瓣必须旁开正中线矢状窦2～3 cm。

3. **清除硬脑膜外血肿** 硬脑膜外血肿清除术后，仔细寻找出血来源。对于血管破裂性出血，通常采用双电凝止血；对于颅底出血或棘孔处脑膜中动脉出血，宜采用骨蜡或骨腊加药棉拌匀后堵于出血处止血。彻底止血后应该常规切开硬脑膜2 cm，检查冲洗有无血性脑脊液。若检查结果阴性，缝合硬脑膜后，骨瓣中央钻孔穿线缝合固定于硬脑膜，用于防止颅骨骨瓣与硬脑膜之间存在死腔，术后积血形成血肿。

4. **切开硬脑膜** 对于已采取紧急颞下减压术的病人，从原来颞部硬脑膜切开处开始作"T"字弧形硬脑膜切开。若是未曾采取紧急颞下减压术的病人，则应从颞前部开始切开硬脑膜，再作"T"字弧形切开硬脑膜。硬脑膜切开后可以暴露额叶、颞叶、顶叶、颅前窝和颅中窝。

5. **清除硬脑膜下血肿、脑内血肿** 硬脑膜切开后，采用冲洗、吸引和杯状钳等轻柔去除硬脑膜下血肿。血肿清除后，仔细寻找出血来源。对于脑表面动静脉破裂出血者采用双极电凝止血；对于矢状窦静脉出血双极电凝止血无效时，宜采用明胶海绵止血或肌片填塞止血。脑挫裂伤通常发生在额叶前部、额叶底部和颞叶。对于肉眼所见的挫裂伤坏死脑组织应彻底吸除；对于颞上回后部、中央沟附近、顶叶或枕叶等重要功能区挫裂伤组织，应慎重处理。若这些功能区挫裂伤组织确实坏死，则应吸除。脑内血肿最常见的部位是额叶和颞叶。脑内血肿可发生于脑浅表组织同脑挫裂伤并存，也可单独发生于脑深部组织。对于直径>1 cm脑浅表脑内血肿应予以手术清除。对于脑深部血肿应慎重处理，若深部脑内血肿造成颅内高压、脑移位或神经功能障碍时，则应小心分开脑组织，暴露和清除深部脑内血肿；对于未引起颅内高压和神经功能障碍的较小脑深部血肿，则不必采用外科手术清除，因血肿可自行吸收。

硬脑膜切开后，有时会出现急性脑肿胀和脑膨出。手术过程中急性脑肿胀、脑膨出的原因主要包括：①脑血管张力自主调节能力丧失，当硬脑膜切开或血肿清除减压后，脑血管被动性扩张、脑充血、肿胀形成；②手术同侧或对侧术前已存在的颅内血肿或手术过程中形成的新血肿。对于其他颅内血肿应该给予手术清除；对于脑血管张力自主调节能力丧失所致的脑肿胀，目前最有效的治疗措施是控制性低血压，收缩压控制在8.0～12.0 kPa，时程2～4分钟，以减轻脑充血和脑肿胀。在实施控制性低血压时可同时给予甘露醇和过度通气。控制性低血压时程不宜过长，以免造成缺血性脑损害。目前通常使用的控制性低血压药物是硫苯妥钠。给药方法：成人先静脉注射500 mg，必要时加大剂量至75 mg/kg。另外，术前或术中给予降温处理，也能有效地减轻脑肿胀和脑充血。绝大多数病人经过上述治疗后能有效地控制脑肿胀和脑膨出。若经过上述治疗措施仍无效，可考虑实施部分额叶或颞叶切除术。

6. **缝合硬脑膜和手术切口**　颅内手术完毕后，应尽一切可能缝合硬脑膜。若因脑张力大硬脑膜无法缝合时，应采用颞肌筋膜或其他组织修补缝合硬脑膜。缝合硬脑膜的理由：①防止术后硬脑膜外渗血进入蛛网膜下腔；②减少术后大脑皮质与皮下组织的粘连；③减少术后脑脊液漏和脑脊液切口漏；④减少术后硬脑膜下脑内感染；⑤防止脑组织从切口膨出，避免脑组织切口疝形成；⑥减少术后癫痫发生率。硬脑膜缝合完毕，放回并固定骨瓣，缝合手术切口。在手术缝合过程中，手术区放置引流管，用于引流手术部位渗血和渗液。术后脑室放置引流管，用于监测颅内压；颅内压高时可用于放脑脊液以降低颅内压。

（五）术后处理原则

（1）病人住神经外科重症监护病房，动态观察病人意识、瞳孔、颅内压、生命体征变化，每日监测出入量、电解质、血糖、血气、肝与肾功能等。术后48小时拔除头部引流。

（2）维持水、电解质、酸碱平衡。补液量和种类应根据病人的排出量、血浆电解质、血糖等指标决定。

（3）昏迷病人应该及早行气管切开，尤其要防治低氧血症。必要时给予呼吸机维持。

（4）使用脱水利尿剂。根据病人颅内压数值决定是否采用渗透性脱水剂。国内外指南和专家共识认为：颅内压>2.67 kPa（20 mmHg）才有使用渗透性脱水的指证。目前认为20%甘露醇、呋塞米和人体白蛋白的联合使用是最理想方法。最近几年，越来越多的临床医生使用高渗盐水脱水治疗。高渗性脱水药物的用量和次数，应该依据病人动态颅内压和脑水肿程度决定。肾功能不全者不宜使用20%甘露醇，可选用甘油果糖。

（5）使用止血剂：临床常用注射用血凝酶（立止血）、止血芳酸、维生素K_1、血小板、冷沉淀等。时间2天左右。

（6）营养支持：目前常用静脉营养和胃肠道营养支持两个途径。根据病情决定营养支持方法。

（7）合理使用抗生素。临床选用抗生素应该根据细菌学检查和药敏试验结果决定，不宜滥用广谱抗生素。

（8）能量合剂、脑细胞营养药物和催醒药物：临床常用ATP、辅酶A、维生素类、胞二磷胆碱等能量合剂。脑细胞营养药物由于缺乏Ⅰ级证据，尚无强烈推荐的药物。从临床伦理学出发，对于昏迷和脑神经功能障碍的病人，应该适当选用神经节苷脂等脑神经营养药物，选用纳洛酮、安宫牛黄丸等催醒药物。

（9）对症治疗：包括止痛、镇静、止吐、抗眩晕等。

（10）防治并发症：尤其是肺部感染、应激性溃疡、尿道感染、肠源性感染、癫痫等。

五、非手术治疗

（一）急性颅内血肿非手术治疗适应证

（1）无症状的脑内小血肿。

（2）无明显颅内高压症状。

（3）意识清醒和无进行性意识障碍。

（4）无脑受压症状和体征。

（5）CT检查，除颞区外，幕上血肿<30 mL、幕下血肿<10 mL、无明显占位效应者。

但值得注意的是，在非手术治疗过程中，应该随时严密观察病情变化，尤其是警惕颅内高压和脑疝的早期征象。有条件的单位，应该采用颅内压监测技术。一旦病情恶化，应该及时动态行头颅CT复查。若颅内血肿增大或挫裂伤水肿导致明显占位效应，应根据病情需要，立即行开颅血肿清除减压手术。

（二）急性颅内血肿非手术治疗原则

基本同急性颅内血肿术后处理原则。但是，无脑挫伤的单纯急性硬脑膜外血肿不应该给予渗透性脱水利尿剂，以免使血肿进一步增大。

第二节　迟发性颅内血肿

一、概述

1997年弗雷什（Frech）和杜宾（Dubin）根据CT检查结果最早描述迟发性颅内血肿的概念。DTIH是一个影像学上的概念，指头部外伤后首次头颅CT检查未发现血肿，经过一段时间后重复CT检查，或手术，或尸检发现的血肿；或在首次头颅CT检查证实有血肿的其他不同部位又出现血肿者，均称为迟发性颅内血肿。迟发性颅内血肿可发生在脑内、硬膜外、硬膜下等不同部位。据文献报道，迟发性颅内血肿发生率占头部外伤病人的2.6%～9.7%，占颅内血肿病人的7%～10.5%，病死率为3.4%～71%。其中以迟发性脑内血肿最为常见。在急性头部外伤中，其发生率为1.37%～10%。迟发性脑内血肿和迟发性硬脑膜外血肿分别占脑内血肿和硬脑膜外血肿的50%～64%和5%～22%，病死率分别为25%～55%和25%～42%。迟发性硬脑膜下血肿相对少见，占迟发性颅内血肿的12.9%～34.5%。降低DTIH病死率和致残率的关键在于早期诊断和治疗。

二、临床特点

（一）迟发性外伤性脑内血肿

DTIH指首次CT检查未能发现的脑内血肿，经再次检查发现者。低血压、低氧血症、全身性凝血功能障碍及手术减压或早期应用脱水剂、过度通气降颅内压等对DTIH的发生起促进作用。DTIH是硬脑膜外血肿清除术后的严重并发症。另外，硬脑膜外血肿清除术或减压术可加速脑内血肿的形成，在DTIH形成上起很重要的作用。

（1）好发年龄：各年龄均可发生。以中老年人多见，50岁以上占42.8%～60%。

（2）发生DTIH时间：一般在伤后3小时至7天内，伤后72小时内为发病高峰（占67%～93%）。主要为急性发病，罕有超过1周者。

（3）受伤原因及致伤方式：绝大部分为交通事故所致颅脑损伤。多见于枕部或枕顶部着力致伤者。减速性头部外伤致对冲伤是发生DTIH的主要原因。

（4）血肿部位：常见于额部，其次为颞部、额颞部、颞顶部和顶部。血肿常发生于首次CT检查时有脑挫裂伤部位，占48%～100%。脑挫裂伤是发生DTIH的重要基础。

（5）临床表现：① 伤后大多有原发昏迷史，脑损伤不一定很重。② 伤后昏迷无改善或意识障碍进行性加重，或意识障碍一度好转后又恶化是本病的主要临床特点。③ 逐渐发生局限性神经症状。④ 可出现颅内压增高的症状与体征，如剧烈头痛、频繁呕吐及血压升高、脉搏缓慢等。⑤ 出现局限性癫痫。DTIH病人早期临床表现往往较首次CT检查所显示的脑损伤程度严重得多，病人常常表现有频繁呕吐、烦躁不安或嗜睡，经过降低颅内压治疗后病人意识状态无明显好转，或反而障碍程度逐渐加深，或一度好转后又恶化。

（6）早期CT征象：① 最常见表现为脑挫裂伤伴有或无片状出血处。② 外侧裂池积血，表现为外侧裂池处高密度积血影，局部脑沟变浅或消失。③ 脑沟积血征，表现为脑沟内高密度积血影，脑沟间隙消失。④ 脑挫裂伤伴前纵裂池积血征，表现为额叶脑挫裂伤、前纵裂池内高密度积血影。上述4类征象均伴有局部或全脑受压表现，如脑沟变浅或消失，脑室系统变小、变形或移位。发现有上述4类早期征象之一者，应该警惕有发生DTIH的可能，严密观察病情变化，特别是注意意识状态的演变。

（7）MRI检查：自旋回波（SE）序列T_2加权上显示脑内高信号区，可早期发现CT检查未能见到的脑挫裂伤灶与DTIH小量出血，对CT检查无阳性发现而临床有明显神经系统功能障碍者尤为重要。

（8）凝血-纤溶指标异常：颅脑损伤后凝血病的

发生率为2.5%～13.5%，多数的报道显示凝血病与DTIH的发生密切关联。

斯坦（Stein）等报道的DTIH者中，入院时55%的凝血指标异常，表现为凝血酶原时间（PT）、部分凝血活酶时间（PTT）延长和血小板减少；而无DTIH者仅9%入院时凝血指标异常。高桥（Takahashi）等探讨了伤后纤维蛋白参数预测进展性出血性损伤（PHI）和预后的价值，结果发现血浆中α_2-纤维蛋白溶酶抑制剂复合体（PIC）>15 mg/L、纤维蛋白降解产物D-二聚体>5 mg/L，DTIH则必然发生，其中92%的伤者死亡；而PIC<2 mg/L、D-二聚体<1 mg/L时，则不会发生DTIH，而且预后良好。尚纳斯（Sanus）等报道的病例中有DTIH的47例中凝血病的发生率为19.1%，而无DTIH的51例凝血病的发生率为0%（$P<0.001$）。

PIC、PT和PTT被常规用于凝血病的监测，但是它预测DTIH的价值存在争议，需要大宗病例的积累验证。也有学者认为以纤维蛋白降解产物（FDP）升高和纤维蛋白原浓度降低为特征的弥散性血管内凝血（DIC）是DTIH发生的主要原因，这两个指标较PIC、PT和PTT提示有无凝血病更可靠。

（二）迟发性外伤性硬脑膜外血肿

迟发性外伤性硬脑膜外血肿（delayed epidural hematoma, DEDH）为颅脑损伤后，经头颅CT检查或手术证实，于首次CT检查无血肿的部位出现的硬脑膜外血肿。

（1）好发年龄：任何年龄均可发生，以青少年多见。

（2）发生DEDH的时间：伤后数小时至2周，个别可长达半年左右。

（3）受伤原因及致伤方式：常见于加速性损伤所致的冲击伤。

（4）血肿部位：多数血肿趋向局限于颞部以外，通常是在额部或顶枕区。常见于颅骨骨折部位。

（5）临床表现：本症常有持续性轻微的症状与体征，临床特征类似于慢性硬脑膜外血肿，病程较长者可有轻度头痛、恶心、呕吐、轻度昏睡与视盘水肿。病人可以为嗜睡状态而且活动较平常少。通常无局限性神经功能障碍。病情可以突然恶化或在头部外伤后无改善。根据其临床表现可分为2个主要类型：一种为颅内、外的复杂伤型；另一种为轻型颅脑损伤者。

1）颅内、外复杂伤型：许多病人为这一类型，主要为合并有颅内血肿或脑挫裂伤，并与早期临床表现相关连。这些病人可进一步分为两种亚型：① 颅内血肿清除后或颅内压监护示颅内压降低后，神经症状又突然恶化，表明有新的DEDH形成。该类病人均为

严重颅脑损伤，入院时GCS评分低，表明脑损伤较重。由于脑水肿或颅内占位性病变（颅内血肿）发挥了填塞效应，因而制止硬脑膜外血凝块的形成，当以上因素去除后则导致DEDH。某些病例，早期低血容量休克的恢复对DEDH的发生是起作用的。② 病情无改善，甚至血肿成功清除或使用针对颅内压的药物治疗后仍有恶化者。上述病例在外伤后急性期或手术后早期均应考虑CT检查。

2）无或有轻度颅外损害，而不能解释神经系统症状者。此类也可分为2个亚组：① 病人自觉良好，并无神经系统缺陷而突然恶化；② 颅骨骨折病人，继续诉说头痛并恶化而未获适时改善。对这些病人需随时观察神经系统的改变：视盘水肿，记忆力障碍或肢体无力。因此，凡颅骨骨折病人，首次CT检查未发现任何病变，但病情无改善者，则应迅速复查CT。伤后追踪随访时间至少持续半年。

（6）CT检查：DEDH的CT表现与急性、亚急性硬脑膜外血肿相同。然而，应该强调的是慢性DEDH的CT图像可以为等密度表现，而应与慢性硬脑膜下血肿鉴别，做增强CT检查。为早期发现DEDH，对有下列情况者应做CT复查：开颅后1天、3天、2～3周、3个月时病情无改善。

（7）很可能发生DEDH的危险因素：年轻病人伴有颅骨骨折，其他的颅内血肿清除术后，低血容量休克恢复时，成功地处理了高颅压后无改善者或清除了颅内占位性病变而不能解释颅内压升高者。

诊断DEDH不能仅仅满足于病情恶化，部分病例发生血肿前往往病情稳定或有改善。因此，对可能发生DEDH的危险病例，不管神经病学情况或颅内压如何，24小时内要重复CT检查。

（三）迟发性外伤性硬脑膜下血肿

迟发性外伤性硬脑膜下血肿（delayed subdural hematoma, DSDH）指头部外伤后经重复CT检查或手术证实于首次CT检查未发现血肿部位出现的硬脑膜下血肿。DSDH的临床表现与DTIH基本相同，但发生率比DTIH低。

三、诊断

迟发性颅内血肿，根据其血肿类型及发展速度的不同，临床表现各异，但共同的诊断依据为：① 有确切的头部外伤史；② 头部外伤后脑受压的临床症状出现及发展的时间，取决于血肿的位置、容量及发展速度；③ 确诊靠CT复查或手术，原无颅内血肿的部位出现血肿（图10-2）。

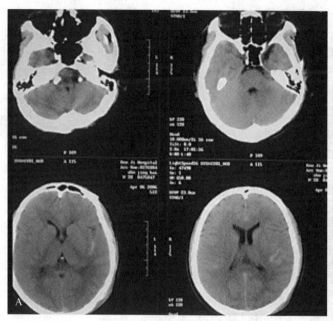
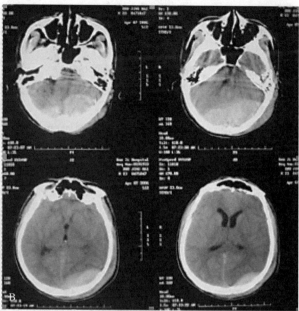

图 10-2　迟发性颅内血肿
A. 伤后第1次CT检查无颅内血肿；B. 迟发性颅内血肿CT表现

为早期诊断和治疗,有下列情况之一者,应及时复查CT或手术探查:

(1)头部外伤后,经过确切治疗意识状态无改善或恶化,和/或局限性神经系统体征加重,和/或出现局限性癫痫者。

(2)成功地清除血肿后,症状无改善,或一度好转后又恶化,或又出现脑受压表现,尤其是硬膜外血肿术后,应注意其对冲部位原有脑挫裂伤区DTIH的形成。

(3)年轻病人,一侧血肿清除后,对侧有骨折存在。

(4)首次CT检查表现不能解释临床症状和体征。

(5)麻醉时应用过箭毒及治疗中进行过度通气的病人,确切治疗后病情无好转。

(6)多发伤有低血压史,虽首次CT检查正常,待血压稳定后,应复查CT。

(7)额颞叶有对冲性脑挫裂伤存在时。

有上述表现者,有条件者应于首次CT检查后3～6小时重复CT检查,并分别于伤后3天及7天内常规行头颅CT复查,以早期发现迟发性颅内血肿,及时处理。

四、手术治疗

(一)手术指征

对DTIH,原则上应积极采用手术治疗,尤其是颞部和颅后窝血肿,一经确诊,即应尽快开颅手术清除血肿。

有下列情况之一者,应急诊手术清除血肿:① CT表现有占位效应如血肿致脑中线移位或脑室受压者;② 血肿致意识障碍者;③ 血肿致颅内压增高或有颅内压增高的症状与体征;④ 血肿压迫出现神经系统定位体征者;⑤ 血肿压迫出现局限性癫痫者。

(二)手术方法的选择

1. 开颅血肿清除　适用于DTIH、DEDH及急性、亚急性DSDH。

2. 钻孔冲洗引流　仅适用于慢性DSDH。

五、非手术治疗

迟发性颅内血肿在幕上 < 20 mL、在幕下 < 10 mL,占位效应不显著,无明显神经系症状或体征,病人意识清醒(GCS ≥ 13分)时,可先非手术治疗,严密观察及定时CT复查,一旦病情恶化或血肿增大、占位效应明显,应尽早手术清除血肿。

非手术治疗方法同前急性颅内血肿的非手术治疗,但在治疗过程中应注意下列几点:

(1)无明显脑损伤或颅内血肿,仅表现为颅骨骨折或少量硬脑膜外出血或蛛网膜下腔出血者,伤后早期不用脱水利尿剂。

(2)仅表现为脑挫裂伤,无明显脑水肿或脑肿胀,无占位效应者,无明显颅内高压症状者,伤后24小时内慎用脱水剂,可酌情应用小剂量甘露醇,如20%甘露醇125 mL,静脉滴注,8小时1次。

第三节 慢性硬脑膜下血肿

硬脑膜下血肿是指发生于硬脑膜与蛛网膜之间的血肿,在伤后3周以上出现血肿症状者称为慢性硬脑膜下血肿(chronic subdural hematoma, CSDH)。占颅内血肿的10%左右,是较常见的颅内疾患,年发生率为1~2人/10万,老年人约为16.5人/10万。

一、病因

慢性硬脑膜下血肿病因不明,65%~75%有颅脑损伤史,34%有酒精成瘾史,其他尚有抗凝药物治疗史等。慢性硬脑膜下血肿的发病机制尚不十分明了,仍然存在争议。1932年加德纳(Gardner)所提出的渗透理论现已被否定,目前学者倾向于普塔曼(Putaman)和库欣(Cushing)提出的血肿外膜缓慢持续出血致血肿扩大和发病的理论。即血肿包膜与硬脑膜粘连部分为外膜,含有丰富的窦状毛细血管,血管内皮细胞过度产生和分泌纤维蛋白溶酶原激活因子,激活嗜酸性细胞释放的纤维蛋白溶解酶原转化为纤维蛋白溶解酶而溶解纤维蛋白,纤维蛋白被溶解导致血管壁屏障削弱而易于出血,从而使血肿腔不断有新鲜血液,这使得红细胞增多的同时嗜酸性细胞也不断增多,进一步造成局部高纤溶状态,如此形成恶性循环。纤溶酶可抑制血管内血小板血栓形成,延迟壁层新生血管出血的自愈。由于出血缓慢而持续地发生、发展,可导致血肿逐渐增大。不同类型的慢性硬脑膜下血肿,其纤溶亢进程度不同,分隔型或混合密度的慢性硬脑膜下血肿,血肿液呈高纤溶活性,低密度血肿则纤溶活性

较低。另外,血小板活化因子(PAF)、前激肽释放酶系统等亦可能在慢性硬脑膜下血肿形成过程中起一定作用。

二、诊断

(一)临床表现

慢性硬脑膜下血肿症状常出现于伤后3周或数月或数年,病人常难以回忆其头部外伤史。该类病人年龄常较大。其临床表现多样,典型症状是头痛、呕吐,智力下降,不同程度意识障碍及精神障碍。头痛为阵发性或持续性,呕吐和精神症状出现较迟。不典型的临床症状有短暂性脑缺血发作(TIA)、卒中样发作和截瘫、癫痫发作、视力下降、复视等视觉障碍,甚至尿便失禁和昏迷。罕见的有帕金森病表现。体征以视盘水肿最多,其他体征有偏瘫、失语、中枢性面瘫、肢体力弱、瞳孔不等大、一侧浅反射减弱或消失、痛觉减退、展神经麻痹、眼震、共济失调。婴儿产伤者可于出生后前囟渐显紧张突出,头颅增大,骨缝分离,眶板压低,眼球下转(落日征),头皮静脉怒张;前囟穿刺可吸出硬脑膜下积血。

(二)辅助诊断

目前多使用CT检查确诊,慢性硬脑膜下血肿在脑表面多见有低密度的新月形影(图10-3A),形态和密度随期龄而异。一般在早期(小于1个月),血肿呈过渡形的高、低混合密度,高密度部分系新鲜出血,呈点状或片状;部分病例高密度部分在下方,低密度部分

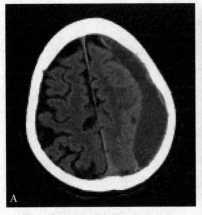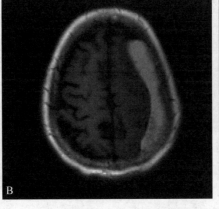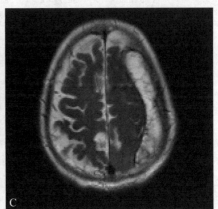

图10-3 慢性硬脑膜下血肿影像表现
A. CT; B. MRI T₁W; C. MRI T₂W

在上方,其间可见液面。中期(1~2个月)血肿呈双凸形的低密度,病变发展至后期(2个月以上),血肿呈过渡形的低密度或新月形的低密度,直至吸收、消失。

等密度慢性硬脑膜下血肿并不少见,且诊断较为困难,易误诊或漏诊。一侧侧脑室变形和中线结构移位提示有慢性硬脑膜下血肿可能,CT增强后可见脑灰白界面内移,此征象对发现双侧等密度的慢性硬脑膜下血肿甚为重要。有人认为两侧侧脑室前角内移对诊断两侧硬脑膜下血肿,特别是顶部硬脑膜下血肿甚为重要。

对于等密度的慢性硬脑膜下血肿,MRI较CT更有利于诊断(图10-3B、C)。早期慢性硬脑膜下血肿在T_1和T_2加权图像上均为高信号强度,后期其血肿信号强度在T_1加权图像上高于脑脊液的信号强度,在T_2加权图像上血肿为高信号区。

根据CT和MRI或脑血管造影的典型表现,对慢性硬脑膜下血肿的诊断不难。但临床上慢性硬脑膜下血肿常易与脑卒中、脑肿瘤、蛛网膜下腔出血、散发性脑炎、高血压病、精神分裂症、阿尔茨海默病(老年性痴呆)等相混淆,应注意鉴别诊断。延误诊断和手术是预后差的重要原因。

三、手术治疗

慢性硬脑膜下血肿的治疗原则视病人的年龄和血肿结构的不同而异。确诊后有症状者原则上都应尽予早手术治疗。

(一)钻孔冲洗引流术

大量临床资料表明,钻孔冲洗引流术安全、易操作、无严重并发症或意外,且疗效满意,治愈率达95%,应列为首选手术方法。根据血肿的大小,钻孔1~2个。切开硬脑膜后,用生理盐水反复冲洗,直至流出的液体清亮、无色透明为止。腔内置引流管做闭式引流。

术中注意:① 插入血肿腔的导管不宜过硬而且手法要轻柔,避免将导管穿过内侧包膜插入脑内造成脑损伤、脑内血肿等严重并发症;② 冲洗应彻底,将局部的纤溶物质及纤维蛋白降解产物等尽可能地冲洗掉,以削弱或阻断其病理过程的恶性循环,防止血肿复发;③ 关颅前应用生理盐水填充残腔将空气排出后再行缝合引流,可防止张力性气颅。

术后可将床脚垫高,早期补充大量液体(3 500~4 000 mL/d),以利脑复位;记录每24小时的血肿腔引流量及引流液的颜色。若引流量逐渐减少且颜色变淡,表示脑已膨胀,血肿腔在缩小,3~5天后即可将引流管拔除;有条件时可在拔管前行头颅CT检查,以了解脑复位及血肿腔情况。若引流颜色为鲜红,多示血肿腔内又有新出血,应及时处理。

钻孔冲洗引流术后血肿复发率为5%~33%。一般脑膨出需4~8周。术后3个月头部CT复查。复查发现存留血肿,若无明显占位效应,临床状况良好,可继续观察;若持续存在占位效应,则应再次手术。对高龄、脑膨出差的病人可置奥马耶(Ommaya)贮液囊,反复冲抽进行治疗。

(二)骨瓣成形术

因创伤大,并发症多,目前大多用于固态血肿(或血肿纤维化)、内膜较厚(或内膜钙化形成盔甲脑)和分隔型慢性硬脑膜下血肿的治疗。对反复复发的慢性硬脑膜下血肿,也可应用此法。手术目的是将血肿彻底清除并处理内膜,操作方法与一般开颅术相同。骨瓣掀开后,可见到血肿区内硬脑膜呈青紫色,切开硬脑膜后即可见肉芽样的血肿外膜与之粘连。瓣状切开硬脑膜与外膜。清除血肿后即可见到半透明的蜡纸样内膜。血肿内膜与蛛网膜粘连少,易于分离,可予切除或呈星形切开。从血肿上方内侧壁开始,逐渐将包膜从脑表面分离后切除。如粘连致密不易分离或包裹静脉时,可留下小片包膜。机化、钙化或骨化的血肿可整个地与硬脑膜和脑组织分离后切除。严密止血后按常规缝合关颅。腔内置引流管引流。

(三)婴儿血肿的处理

液态血肿先用囟门穿刺进行治疗,此法相当于成人的钻孔冲洗。穿刺可用一般肌内注射针头,抽出量不宜超过30 mL,以免颅内压力改变太大,隔日或隔2日穿刺一次。如为双侧血肿,可每日轮换穿刺。每一侧穿刺5~6次后,如果血液量渐渐减少,颜色转为黄色液体,血肿体积逐渐缩小,可以继续施行,直至痊愈为止。若血肿体积不见缩小,血肿量不见下降,则必须改用骨瓣成形术切除内膜。若有两侧血肿,应分次手术,间隔10~14天。

四、脑内镜手术

对分隔型慢性硬脑膜下血肿,现在还可应用微侵袭技术,即脑内镜手术进行治疗。在内镜直视下,应用显微手术器械对血肿内多囊性包膜进行切除,以利于血肿腔的彻底冲洗和引流,可收到良好效果。与传统的开颅手术相比,内镜手术创伤小,手术时间短,并发症少,恢复快。

五、非手术治疗

对凝血功能障碍有出血倾向的慢性硬脑膜下血肿病人,如白血病、肝硬化、恶性肿瘤,若病情允许,首选非手术治疗。因为这种病人手术危险性大。对神志清楚，临床症状轻微，颅内压在1.96 kPa（200 mmH$_2$O）以下，头颅CT显示无中线结构移位，且呈低密度影的病人，也可先进行非手术治疗。治疗包括20%甘露醇（1～2 g/kg体重，6～8小时静脉滴注1次）、利尿药、止血剂及全身支持疗法等。

第四节　颅脑损伤手术的微创原则

颅脑损伤的手术治疗大多数是颅脑损伤治疗框架中的早期治疗措施，正确的手术方案可以为后续治疗创造条件，甚至对预后具有决定性意义。涉及颅脑损伤手术的技术技巧，实际上并无突破性进展。但在手术操作过程中，尤其是颅内血肿清除、脑挫裂伤失活组织切除、脑内出血电凝止血、吸引器的吸力大小等都应该严格按照微侵袭原则，操作轻柔，最大限度地减少对脑组织的侵扰，最大程度地保护重要的脑区和脑功能，保护主要的脑血管，清除颅内血肿和蛛网膜下腔出血。

一、不同类型颅脑损伤的手术方法

（一）硬脑膜外血肿手术

1. 手术目的　清除硬脑膜外血肿，解除占位效应，去除硬脑膜外出血的病因，消灭硬脑膜外死腔，防止术后血肿复发。

2. 手术方案　急性硬脑膜外血肿的钻孔引流术对迅速挽救病人的生命有利，但由于不能完全清除血肿，特别是急性期硬脑膜外血肿的血管自凝能力低，止血相对困难，已很少单独应用。硬脑膜外出血可来自动脉（脑膜中动脉、脑膜前动脉、筛前或筛后动脉）或静脉（板障静脉、导血管或静脉窦）。约3/4的硬脑膜外血肿是由脑膜中动脉破裂引起的，因此颞部是硬脑膜外血肿最常见的部位。马蹄形颞瓣前支要低至颧弓，以便达颞窝至棘孔。开颅时宜首先在耳屏前2 cm、颧弓上2 cm的锁孔处钻孔，以使血肿涌出，达到缓解颅内压的目的。其他部位的血肿根据血肿具体部位决定开颅方法。后颅窝硬脑膜外血肿多为枕骨骨折或静脉窦撕裂出血造成，选择开颅方法时应注意不要遗漏骑跨幕上下的血肿。

止血方法：如果为脑膜中动脉近端或棘孔出血，需使用混有棉絮丝的骨蜡填塞棘孔；骨折线的渗血要仔细封涂骨蜡；静脉窦出血按前列原则处理；已固着在硬脑膜表面的小血块，特别是静脉窦旁或颅顶深部的小血块，不必勉强清除；硬脑膜的弥漫性渗血使用单极电凝或棉片、明胶海绵压迫止血，点状的出血可使用双极电凝止血。必须注意硬脑膜的张力、颜色，常规剪开2 cm，冲洗检查有无血性脑脊液、硬脑膜下血肿、脑损伤等。

清除血肿术后必须悬吊硬脑膜。骨窗较大或硬脑膜塌陷严重者，应在骨瓣中央钻孔悬吊硬脑膜的中央区。硬脑膜外放置引流。硬脑膜外血肿清除术必须还纳骨瓣，逐层关颅。

（二）硬脑膜下血肿

1. 手术目的　清除硬脑膜下血肿，解除占位效应，处理出血源，清除挫伤坏死的脑组织，视脑肿胀情况内外减压。

2. 手术方案　硬脑膜下血肿大多来源于皮质挫裂伤的静脉或动脉出血，称为复合性硬脑膜下血肿；桥静脉撕裂所致为单纯性硬脑膜下血肿。有人采用额颞改良皮瓣或对应部位的马蹄形皮瓣，开颅要求暴露完全并兼顾可能的减压要求。近年来国内外学者主张对额颞部的硬脑膜下血肿采用标准的额颞大骨瓣开颅。游离骨瓣可以减少出血，尤其是有出血倾向时。如果病人危重，可先在颞部锁孔部位钻孔，剪开硬脑膜以减压。硬脑膜张力高时可给予输注甘露醇、调节通气速率、进一步抬高床头、排除颈部受压因素等处理。骨瓣打开后硬脑膜的剪开应从脑功能相对静息的部位开始，硬脑膜张力高时可分几处剪开硬脑膜，使血块涌出减压，以免脑组织从切口疝出时损害脑功能。

血肿的清除与止血：手术清除血肿应采取生理盐水冲洗，吸引器轻柔吸除血块的方法。容易接近的血肿一定要清除，靠近硬脑膜窦的血块，如暴露不充分时，不要扰动。已无生机的挫伤脑组织要清除，合并的脑实质内血肿也要清除。要做到直视下止血。血块清除后，约1/3的病例可发现出血点，静脉出血多于动脉出血，出血常位于皮质表面，周围伴脑组织挫伤。动脉出血常在侧裂旁，一般是表浅的皮质动脉出血。颅后窝的硬脑膜下血肿出血来源多为小脑表面的表浅血管或注入横窦的桥静脉。可使用双极电凝止血，但侧裂血管最好不用电凝，而使用可吸收的氧化纤维素、明胶海绵压迫止血。低凝状态时要输注血小板或凝血因子。硬脑膜下放置引流不能替代良好的止血。

单纯性急性硬脑膜下血肿清除后，原则上应完整地缝合硬脑膜，骨瓣复位。复合性硬脑膜下血肿，应根据术后脑张力和搏动情况，决定是否缝合硬脑膜。但多数情况下不应缝合硬脑膜，并在硬脑膜下留置引流，骨瓣漂浮或去骨瓣减压。

（三）脑挫裂伤与脑内血肿

1. 手术目的 清除无生机的挫伤坏死的脑组织及合并的硬脑膜下血肿或脑实质内血肿，解除占位效应，缓解高内颅压。

2. 手术方案 单纯脑挫裂伤一般非手术治疗，但如果脑挫裂伤伴有出血、脑组织坏死和周围水肿，尤其出现在双额底及颞部，极易引起脑疝者应当手术。脑挫裂伤可以同时合并硬脑膜下血肿和脑实质内血肿，引起明显占位效应，应早期手术。

挫伤坏死脑组织的清除与止血：使用吸引器轻柔地将挫伤及坏死的脑组织及血肿清除。对于颞极的出血性挫伤，如果是优势半球，可切除的范围是前4 cm的颞极组织，非优势半球为前6 cm。符合手术指征的脑实质内血肿，应顺挫伤脑组织切开并轻柔地吸除凝血块，邻近血肿的挫伤脑组织也应一并切除。对明确的血管出血，使用双极电凝止血，白质的渗血通过棉片压迫止血。应当反复用生理盐水冲洗，手术创面可以使用可吸收的氧化纤维素（止血纤维）覆盖。对挫伤的脑组织有人主张只做外减压，而不清除病灶的本身。但是挫伤及坏死的脑组织可以引起脑水肿，引发脑实质出血，所以对可清除的挫伤及坏死组织，应当在手术中清除，因保存脑功能原因不能清除的挫伤组织，术后给予强化的保守治疗方法。

术毕强调用生理盐水对术区及蛛网膜下腔与脑池的冲洗，但如果存在脑肿胀，不要试图向颅底注水冲洗，那样会造成脑组织进一步的膨出。脑挫裂伤及脑实质内血肿清除后，多数情况下不缝合硬脑膜，但硬脑膜下置管，以引流血性脑脊液及水肿液，减轻术后的脑血管痉挛。骨瓣视情况予漂浮或去除。应强调严密缝合帽状腱膜、皮下、皮肤各层，防止伤口裂开或脑脊液漏。

（四）开放性颅脑损伤

1. 手术目的 彻底清创，去除坏死的头皮、肌肉、硬脑膜及脑组织，去除手术可接近区的脑内碎骨片及其他异物，去除血肿等占位性病变，止血和修复血管结构，硬脑膜及头皮的严密缝合。

2. 手术方案 开放性颅脑损伤涉及头皮、颅骨、硬脑膜、脑组织的损伤，并具有伤情急、创伤重、病情变化快的特点。在开放性颅脑损伤中，对上述结构损伤的处理同已经叙述的原则，这里重点强调的是清创术和对伤道及异物的处理。

（1）清创术：通常清创要在伤后72小时内完成。清创越早，感染率越低。争取早期一次彻底清创。清创顺序为从头皮至颅内伤道，清创范围根据暴力所致开放性伤的程度而定。对于局限于颅顶区的伤口或经颅底射入的穿透伤，CT影像未显示颅内占位病变，且GCS>8分，可行局部伤道清创术后直接缝合；GCS<8分者还应进行颅内压监护。

清创术必须权衡术后良好的颅内压控制和神经功能的保存。颅脑火器伤的清创要求对直接和致伤物与空气接触的组织坏死区以及周围的脑挫裂伤区必须清除，而保留组织震荡反应区。在重要功能区和大血管周围清创，应注意不宜加重创伤和过度去除脑组织。手术单的固定必须考虑可能要对头皮做附加切口的需要。对头皮的清创修剪不可过度，以免缝合困难。对颅骨的处理，既可以是以伤口为中心的颅骨切除，也可以是颅骨开瓣。颅骨切除术最好用于无较大占位性病变或无重要血管及静脉窦损伤的病例。开颅术适用于损伤较广泛的病人，可以达到良好暴露、控制血管结构的损伤、清除颅内血肿的目的。贯通伤出口的处理除非出现血肿，一般行颅骨切除术就足够了，而不需开骨瓣。

（2）伤道处理：对伤道的判断是制定手术入路和手术方案的关键，颅脑火器伤的伤道可能是切线伤、盲管伤、反跳伤乃至贯通伤。伤道要用双氧水和滴加抗生素的生理盐水灌洗，深部伤道还应强调甲硝唑的灌洗，防止厌氧菌的生长。灌洗过程中吸除积血，要求操作轻柔、细致。

（3）异物的处理：大的插入性异物原则上术前不要撼动拔出。在充足备血、建立双条静脉通道及双台吸引器、准备好银夹及动脉瘤夹等止血器具后，方能在术中拔除。

颅脑火器伤中直径大于0.5 cm的弹丸、弹片易引起脑脓肿，应争取手术摘除。弹丸、弹片在伤道内或其附近，手术中易于摘除或摘除后不造成严重的神经功能障碍或发生意外大出血者，在伤道清创或清除血肿的同时摘除弹丸、弹片；如不符合上述条件则只行清创或血肿清除，对颅内滞留的弹丸、弹片择期摘除。位于脑深部底面或重要结构处的弹丸、弹片的摘除应首推择期立体定向术，以伤后2～3周手术为宜，原因为此段时间弹丸、弹片周围纤维组织包绕少，易于摘除。金属铁类弹丸、弹片可使用磁棒吸出，非铁类可用异物摘除钳摘除。

霰弹伤是一种特殊类型的颅脑火器伤，特点是多数弹丸同时射入颅内。弹丸在颅内分布范围取决于致伤距离，损伤类型多为盲管伤。射入口的皮肤损伤较重，尤以近距离伤者，局部皮肤呈蜂窝状，甚或缺损。手术应以弹道为中心，以利清除弹道内的碎骨片和挫伤坏死脑组织，弹丸不应强求如数取出，以免加重损害。

（4）开放性颅脑损伤的硬脑膜在彻底清创后，脑组织塌陷、颅内压不高者，应力争修补缝合。贯通脑室的伤道必须缝合硬脑膜。修补材料可以用骨膜、颞筋膜，如果损伤广泛还可使用阔筋膜或人类冻干脑膜。但是如果伤道污染严重，伤道内仍存有未摘除的异物或碎骨片，可在伤道内留置引流。引流管一般于术后24～48小时拔除，如若颅内出现感染，则引流放置时间应长些，可达3～5天。头皮损伤严重时，按照头皮缺损的处理原则处理。累及颅底的损伤必须注意颅底的修补与重建，防止脑脊液漏和脑膨出。

二、颅脑损伤手术入路的选择

依手术部位的要求，一般采取头略高位，病人仰卧或侧卧。合并颈部损伤时要注意头颈部的固定。符合手术指征的急性颅内血肿，开颅手术切口依据血肿部位而定，包括冠状瓣、额颞瓣、颞顶瓣、顶枕瓣、后颅窝直线或倒钩切口，利用已有头皮裂伤的"S"形切口等。冠状皮瓣符合美容要求，但开颅较费时，对于前颅底的病变或追求修复颅底或视神经减压时，开颅一定要低，打开额窦也是必要的。需要对颅底进行修复时，对颅骨膜的分离要完整。颞顶瓣和顶枕瓣的前后和高低以CT影像指示而定。颅后窝采用中线或旁正中的直切口或倒钩形切口决定于血肿的位置及是否为跨中线病变；要注意跨横窦上下的血肿，不要遗漏。

存在双侧血肿，应根据临床症状、血肿体积和中线结构移位情况综合考虑是否需同时手术。若必须同时手术，应先清除硬膜外血肿，后清除硬膜下血肿，这样既可以尽快缓解颅内压，又能避免硬脑膜下血肿清除后颅内压下降造成硬脑膜外血肿增大，加重脑移位。若双侧均是硬脑膜下血肿，则应先清除体积大、造成中线偏移者，以免加重脑移位。

恰当的手术入路的选择离不开以CT为代表的影像学检查的指导，影像学的帮助使得神经外科医生避免了盲目探查的尴尬，分清了手术的主次及对多发伤的处理程序，尽早发现迟发血肿，也为手术效果的评估增添了客观的指标，为各种伤情手术方案的合理制定积累了经验。但在不具备CT检查条件或病情危重

来不及进行CT检查时，如可疑存在颅内血肿，应进行钻孔探查术。钻孔探查的同时必须做好开颅探查的准备。

钻孔侧的选择原则是瞳孔扩大侧、偏瘫肢体的对侧。如果双侧瞳孔散大，应在瞳孔首先扩大侧钻孔，或经快速滴注甘露醇，瞳孔首先出现缩小侧的对侧钻孔。如无定位体征，选择额颞顶头皮外伤明显侧或枕部头皮伤的对冲部位钻孔。在钻孔探查过程中要注意骨折线的指示。钻孔探查的顺序为：最先钻孔要在颞区的锁孔（耳屏前2 cm、颧弓上2 cm），应当打开硬脑膜，检查硬脑膜下。如探查阴性，则压住伤口，探查对侧颞区。然后的顺序是同侧的额、顶，对侧的额、顶。标准的额部钻孔的位置是冠状缝前、眼位居中时瞳孔中线的对应位置；标准的顶部钻孔的位置是顶结节上。钻孔应当兼顾开颅皮瓣设计的需要。钻孔过程中一旦发现血肿，就转为正常开颅，清除血肿。无论探查成功与否，离开手术室后，都应设法进行CT检查。

三、去骨瓣减压术

去骨瓣减压手术可以是急性期颅内血肿手术方案中的一个步骤，也可以作为颅脑损伤后顽固性高颅压的二线治疗方法之一。

对严重脑挫裂伤合并颅内血肿的病人，长期以来手术治疗的目的重在彻底地内外减压，以扩大颅腔容积，减轻脑移位和脑干受压，防止及缓解脑疝。在手术过程中，对内外减压的决策取决于血肿及挫伤的脑组织清除术后，脑搏动是否恢复，是否有明显的脑肿胀或出现急性脑膨出。手术中出现急性脑膨出时，应探查同侧有无血肿，如同侧未发现血肿，应探查对侧。对侧发现血肿后应保护同侧术野，切忌强行关颅，行对侧血肿清除术。若无血肿或血肿清除后脑膨出仍不能消除，使用过度换气、脱水剂和激素，并将收缩压控制在12.0 kPa（90 mmHg），或将额极及颞极做适当切除，可逐渐消除术中膨出。脑膨出组织的切除是最后的选择。在上述措施后，进一步去除骨瓣减压，可以缓解术后颅内压的再次升高，为后续治疗创造条件。有人主张对特重型颅脑损伤在彻底清除血肿和坏死组织后均应采用大骨瓣减压。

对于已经出现脑疝的病人，在血肿清除后脑搏动仍不恢复时，应当采取措施促使钩回疝的回复。以脑压板轻轻抬起颞叶，显露小脑幕裂孔缘，用生理盐水反复冲洗，借助流体冲刷漂浮作用，松动下疝的脑组织，同时用脑压板轻柔地上抬钩回及海马回，待大量脑脊液从小脑幕裂孔处涌出，表示颞叶疝已经复位；切开

小脑幕裂孔游离缘也可解除钩回嵌顿,复位脑疝。

去骨瓣减压术作为治疗创伤后顽固性高颅压的方法,其有效性一直存有争议。这主要是因为相关的临床研究多数属分散病例的回顾性研究,缺乏随机对照,造成手术适应证不统一,手术时机不明确,远期效果不能肯定。几乎每位学者都认为要解决这些问题和争议,进行临床前瞻性随机对照研究实属必要。

当传统的降颅压措施治疗无效后,可供选择的二线治疗方法包括巴比妥昏迷、强化过度换气[$PaCO_2<4.0$ kPa(30 mmHg)]、亚低温治疗和去骨瓣减压手术。如果病人经历上述治疗后,病情仍然恶化,预后将是致命的,任何进一步的治疗努力也都将是徒劳的。在美国及欧洲的高颅内压治疗指南中,去骨瓣减压是作为二线治疗的最后选择。对比去骨瓣减压同其他二线治疗措施时可以发现,去骨瓣减压虽然不能逆转原发性脑损伤,但能够迅速降低颅内压,并发症的发生率也较低。巴比妥昏迷疗法由于使用了大剂量的巴比妥,会引起许多并发症,包括平均动脉压降低所致的脑灌注压(CPP)下降,脑干反射和脑电图(EEG)波幅减小或完全抑制,对心脏、肝脏功能的影响,白细胞下降,感染率提高和电解质失衡。强化过度换气疗法造成的高碳酸血症可以造成血管痉挛,加重了原本已经存在的脑缺血。亚低温治疗可造成不规律的药代动力学、生命体征参数的紊乱、凝血障碍和免疫抑制,而在应用时程、最佳温度控制、复温时机等方面也未取得完全一致的意见。

在去骨瓣减压的临床观察研究中比较一致的看法是,去骨瓣减压手术时机应选择在未出现不可逆性脑干损害之前进行,青年人的手术效果好于老年人,病情缓慢进展的病人减压效果好于快速进展的病人。颅内压监护对去骨瓣减压的早期决断具有指导作用。此外,反映脑与脑干功能及脑血流的监护指标,如EEG、体感诱发电位(SEP)、听觉诱发电位(AEP)、经颅多普勒超声(TCD)也有助于客观地判断是否存在不可逆性的脑损害。如果病人双瞳孔已经散大固定,临床及监护指标表明脑干损伤已不可逆转,去骨瓣减压术也将是无效的。

传统的减压骨窗是双侧冠状瓣、额颞瓣骨窗或颞肌下减压骨窗。减压骨窗面积越大,越靠近颅底,减压效果越好。小骨窗容易增加继发性血肿和/或脑组织缺血再灌注所致的脑膨出。骨窗大小以不超过皮瓣为宜,防止术后切口脑脊液漏,并为下一步颅骨修补创造条件。传统的额颞骨瓣不能充分显露颞极及脑的底部,难以彻底清除坏死脑组织及对出血来源的止血。近年来有人主张行标准的大骨瓣减压开颅,以充分显露额叶前部及颞叶底部,清除95%以上的单侧幕上颅内血肿,控制矢状窦桥静脉及岩静脉的撕裂出血,并能够达到充分减压的目的。标准的大骨瓣减压术的开颅方法为切口起自颧弓上耳屏前1 cm,向后跨过耳至中线旁1 cm,向前止于前额发际内。顶部骨瓣成形应旁开中线2~3 cm。但越来越多的临床实践证明去大骨瓣减压术会造成一些严重的并发症,比如脑组织在减压窗处嵌顿并形成脑穿通畸形;脑室内的脑脊液向减压窗方向流动,形成间质性脑水肿;硬脑膜敞开后癫痫发生率增加;手术创面渗血进入脑池和脑室系统引起脑积水;脑在颅腔内不稳定而引起再损伤;以及颅内感染、切口裂开机会增加等。现在主张在去骨瓣同时,强调采用人工硬脑膜、颞肌筋膜减张缝合硬脑膜或带蒂筋膜瓣修复硬脑膜,以减少手术后脑膨出、脑穿通畸形和脑脊液漏的发生率,利于防止上述并发症。

(江基尧 惠纪元)

参考文献

[1] 江基尧.现代脑损伤学[M].3版.上海:第二军医大学出版社,2010.

[2] 江基尧.颅脑损伤临床救治指南[M].4版.上海:第二军医大学出版社,2015.

[3] 江基尧.颅脑创伤诊断与治疗-临床实践与思考[M].北京:人民卫生出版社,2014.

[4] 王忠诚.神经外科学[M].武汉:湖北科学技术出版社,1998.

[5] 刘佰运,江基尧,张赛.急性颅脑创伤手术指南[M].北京:北京科学技术出版社,2007.

[6] 马廉亭.临床神经外科手册[M].北京:人民军医出版社,1996.

[7] 易声禹,只达石.颅脑损伤诊治[M].北京:人民卫生出版社,2000.

[8] 史玉泉.实用神经病学[M].上海:上海科学技术出版社,1994.

[9] 段国升,朱诚.神经外科手术学[M].北京:人民军医出版社,1994.

[10] 江基尧.介绍一种美国临床常用的标准外伤大骨瓣开颅术[J].中华神经外科杂志,1998,14:38.

[11] 江基尧,董吉荣,朱诚,等.21例GCS 3分特重型颅脑损伤病人

救治经验[J].中华神经外科杂志,1999,15(1): 7.

[12] 江基尧.急性颅脑损伤病人外科手术的微侵袭策略(述评)[J].中国微侵袭神经外科杂志,2004,9: 529.

[13] 江基尧.广泛脑挫裂伤合并重症颅内高压患者的手术原则[J].中国现代神经疾病杂志,2006,6(3): 166.

[14] 江基尧.提高中国颅脑创伤临床救治成功率之我见[J].中华神经外科杂志,30: 575-759,2014.

[15] 江基尧.中国颅脑创伤的发展方向[J].中华创伤杂志,2015,31: 774-775.

[16] 江基尧.颅脑创伤: 走向精准医疗[J].中华创伤杂志,2016,32: 483-484.

[17] 江基尧.颅脑创伤循证医学客观证据的科学观[J].中华神经外科杂志,2016,32: 541-543.

[18] 张瑞东,李元柱,赵保林,等.儿童外伤性硬脑膜外血肿81例[J].中华创伤杂志,1998,14: 258.

[19] 刘敬业,张赛,只达石,等.急性外伤性颅内血肿1441例临床分析[J].中华神经外科杂志,1998,14: 2.

[20] 刘敬业,张赛,只达石,等.急性脑内血肿清除术后继发对侧迟发性血肿[J].中华神经外科杂志,1997,13: 34.

[21] 何启,程国雄,蔡昭明.老年人外伤性颅内血肿的临床特点及治疗[J].中国神经精神疾病杂志,1997,23: 152.

[22] 朱国玲,宋家仁,李广兴,等.慢性硬膜下血肿钻孔引流210例临床分析[J].中华神经外科杂志,1997,13: 365.

[23] 吕立权,江基尧.标准外伤大骨瓣开颅术在重型颅脑损伤救治中的应用[J].国外医学神经病学神经外科学分册,2002,29: 204.

[24] 杨子奉.慢性硬膜下血肿MRI表现和不同手术方法与复发的关系[J].中国临床神经外科杂志,2002,7: 349.

[25] 梁玉敏,包映晖,高国一,等.外伤性双侧硬脑膜外血肿(附30例报告)[J].中华神经医学杂志,2006,5(6): 626-628.

[26] 梁玉敏,包映晖,江基尧.颅脑外伤后进展性出血性损伤的研究进展[J].中华创伤杂志,2006,22(2): 156-159.

[27] 梁玉敏,包映晖,高国一,等.颅脑外伤术后进展性硬脑膜外血肿的早期诊治[J].国际外科学杂志,2007,34(12): 815-818.

[28] 梁玉敏,宋熙文,江基尧.迟发性外伤性硬脑膜外血肿的诊治进展[J].中华神经医学杂志,2004,3(6): 464-466.

[29] 向进,陈建良,刘丽君,等.迟发性硬脑膜外血肿所致的术中急性脑膨出[J].中国临床神经外科杂志,2002,7: 95.

[30] 李尧,林时松,林绿标.婴幼儿硬脑膜下血肿诊治体会[J].中华神经外科疾病研究杂志,2003,2: 76.

[31] 靳元刚.60例婴幼儿颅内血肿的救治[J].中华创伤杂志,1999,15: 309.

[32] 易声禹.重型颅脑损伤救治的几个关键问题的处理[J].中华神经外科杂志,1999,15(1): 3.

[33] 杨开勇,毛伯镛.305例急性硬膜下血肿的治疗[J].中华创伤杂志,2000,16(5): 300.

[34] 谢培增,董文度,袁驾南.颅脑开放性损伤的处理[J].中华神经外科杂志,1993,9(6): 347.

[35] 章翔,费舟,易声禹,等.颅脑火器伤的急救措施[J].中华创伤杂志,1999,15(4): 247.

[36] 黄民权,杨大金,杨朋范.重型颅脑伤432例临床分析[J].中华神经外科杂志,1998,14(4): 46.

[37] 赖闰龙,郑丰任,许锦成.标准大骨瓣开颅术治疗急性外伤性硬膜下血肿42例[J].中华创伤杂志,2000,16(4): 253.

[38] 方乃成,马毅军,邵高峰,等.带蒂筋膜瓣修复在重型颅脑损伤颞肌下减压术中的应用价值[J].中华神经外科杂志,1999,15(2): 125.

[39] 易声禹.颅脑损伤的手术指征[M]//易声禹,只达石.颅脑损伤诊治.北京: 人民卫生出版社,2000: 261-265.

[40] BAO Y H, LIANG Y M, GAO G Y, et al. Bilateral decompressive craniectomy for patients with malignant diffuse brain swelling after severe traumatic brain injury: a 37-case study[J]. J Neurotrauma, 2010, 27(2): 341-347.

[41] BECKER D P, GADE G F, YOUNG H F, et al. Diagnosis and treatment of moderate and severe head injuries in adults[M]// YOUMANS J R, ed. Neurological surgery. 4th ed. Philadelphia: WB Saunders Comp, 1990: 2017-2148.

[42] BULLOCK R, GOLEK J, BLACK G. Traumatic intracerebral hematoma — with patients should undergo surgical evacuation? CT scan features and ICP monitoring as a basis for decision making [J]. Surg Neurol, 1989, 32(3): 181-187.

[43] CAGETTI B, COSSU M, PAU A, et al. The outcome from acute subdural and epidural intracranial hematomas in very elderly patients[J]. Br J Neurosurg, 1992, 6(3): 227-231.

[44] CARNEY N, TOTTEN A M, O'REILLY C, et al. Guideline for management of severe traumatic brain injury: forth edition[J]. Neurosurgery, 2017, 80(1): 6-15.

[45] FLORES G, VICENTY J C, PASTRANA E A. Post-operative seizures after burr hole evacuation of chronic subdural hematomas: is prophylactic anti-epileptic medication needed?[J]. Acta Neurochir (Wien), 2017, 159(11): 2033-2036.

[46] GREGORI F, SANTORO G, MANCARELLA C, et al. Development of a delayed acute epidural hematoma following contralateral epidural hematoma evacuation: case report and review of literature[J]. Acta Neurol Belg, 2019, 119(1): 15-20.

[47] GUERRA W K, GAAB M R, DIETZ H, et al. Surgical decompression for traumatic brain swelling: indications and results [J]. J Neurosurg, 1999, 90(2): 187-196.

[48] JIANG J Y, GAO G Y, FENG J F, et al. Traumatic brain injury in China[J]. Lancet Neurol, 2019, 18(3): 286-295.

[49] JIANG J Y, XU W, LI W P, et al. Efficacy of standard trauma craniectomy for refractory intracranial hypertension with severe traumatic brain injury: a multicenter, prospective, randomized controlled study[J]. J Neurotrauma, 2005, 22(6): 623-628.

[50] LIANG Y M, LIU W D, JIANG J Y, et al. Early CT signs of delayed traumatic intracerebral hematoma[J]. Neurosurg Emerg, 2001, 6: 12.

[51] KELLY D F, NIKAR D L, BECKER D P. Diagnosis and treatment

of moderate and severe head injuries［M］//YOUMANS J R, ed. Neurological surgery. 4th ed. Philadelphia: WB Saunders Comp, 1996: 1618−1665.

［52］ KIM H, SUH S J, KANG H J, et al. Predictable values of decompressive craniectomy in patient with acute subdural hematoma: comparison between decompressive craniectomy after craniotomy group and craniotomy only group［J］. Korean J Neurotrauma, 2018, 14(1): 14−19.

［53］ KOLIAS A G, VIAROLI E, RUBIANO A M, et al. The current status of decompressive craniectomy in traumatic brain injury［J］. Curr Trauma Rep, 2018, 4(4): 326−332.

［54］ KARNJANASAVITREE W, PHUENPATHOM N, TUNTHANATHIP T. The optimal operative timing of traumatic intracranial acute subdural hematoma correlated with outcome［J］. Asian J Neurosurg, 2018, 13(4): 1158−1164.

［55］ KRAL T, ZENTNER J, VIEWEG U, et al. Diagnosis and treatment of frontobasal skull fractures［J］. Neurosurg Rev, 1997, 20(1): 19−23.

［56］ KUHN E N, ERWOOD M S, OSTER R A, et al. Outcomes of subdural hematoma in the elderly with a history of minor or no previous trauma［J］. World Neurosurg, 2018, 119: e374−e382.

［57］ KUNZE E, MEIXENSBERGER J, JANKA M, et al. Decompressive craniectomy in patients with uncontrollable intracranial hypertension［J］. Acta Neurochir Suppl, 1998, 71: 16−18.

［58］ LEE K S, YOON S M, OH J S, et al. Causes and trauma apportionment score of chronic subdural hematoma［J］. Korean J Neurotrauma, 2018, 14(2): 61−67.

［59］ LOBATO R D, RIVAS J J, CORDOBES F, et al. Acute epidural hematoma: an analysis of factors influencing the outcome of patients undergoing surgery in coma［J］. J Neurosurg, 1998, 68(1): 48−57.

［60］ LU W, WANG H, WU T, et al. Burr-hole craniostomy with t-tube drainage as surgical treatment for chronic subduralhematoma［J］. World Neurosurg, 2018, 115: e756−e760.

［61］ MALIK A S, NARAYAN R K, WILBERGER J E, et al. Head injuries［M］//KAYE A H, BLACK P M, eds. Operative neurosurgery. London: Churchill Livingstone, 2000: 207−316.

［62］ MARTIN R M, WRIGHT M J, LUTKENHOFF E S, et al. Traumatic hemorrhagic brain injury: impact of location and resorption on cognitive outcome［J］. J Neurosurg, 2017, 126(3): 796−804.

［63］ MEIER U, GARTNER F, KNOPF W, et al. The traumatic dural sinus injury — a clinical study［J］. Acta Neurochir (Wien), 1992, 119(1−4): 91−93.

［64］ MUNCH E, HORN P, SCHURER L, et al. Management of severe traumatic brain injury by decompressive craniectomy［J］. Neurosurgery, 2000, 47(2): 315.

［65］ POLIN R S, SHAFFREY M E, BOGAEV C A, et al. Decompressive bifrontal craniectomy in the treatment of severe refractory posttraumatic cerebral edema［J］. Neurosurgery, 1997, 41(1): 84.

［66］ POWERS A Y, PINTO M B, ALDRIDGE A M, et al. Factors associated with the progression of conservatively managed acute traumatic subdural hemorrhage［J］. J Crit Care, 2018, 48: 243−250.

［67］ OGUNLADE J, WIGINTON J G, GHANCHI H, et al. Efficacy of platelet transfusion in the management of acute subdural hematoma［J］. Clin Neurol Neurosurg, 2018, 174: 163−166.

［68］ OLUMIDE A A, ADELOYE A. Indications for surgery in head injury［J］. Cent Afr J Med, 1982, 28(11): 272−275.

［69］ SERVADEI F, PIAZZA G, SERACHIOLI A, et al. Extradural hematomas［J］. Brain Inj, 1998, 2: 87.

［70］ SHIBAHASHI K, SUGIYAMA K, OKURA Y, et al. Traumatic posterior fossa subdural hemorrhage: a multicenter, retrospective Cohort study［J］. World Neurosurg, 2018, 119: e513−e517.

［71］ SOLEMAN J, KAMENOVA M, GUZMAN R, et al. The Management of patients with chronic subdural hematoma treated with low-dose acetylsalicylic acid: an international survey of practice［J］. World Neurosurg, 2017, 107: 778−788.

［72］ SOLONIUK D, PITTS L H, LOVELY M, et al. Traumatic intracerebral hematomas: timing of appearance and indications for operative removal［J］. J Trauma, 1986, 26(9): 787.

［73］ STEIN S C, ROSS S E. Moderate head injury: a guide to initial management［J］. J Neurosurg, 1992, 77(4): 562.

［74］ WESTER K. Decompressive surgery for "pure" epidural hematomas: does neurosurgical expertise improve the outcome?［J］. Neurosurgery, 1999, 44(3): 495.

［75］ WILBERGER J E, HARRIS M, DIAMOND D L. Acute subdural hematoma: mortality and morbidity related to timing of operative intervention［J］. J Trauma, 1990, 30(6): 733−736.

［76］ ZUMKELLER M, HOLLERHAGE H G, PROSCHL M, et al. The results of surgery for intracerebral hematomas［J］. Neurosurg Rev, 1992, 15(1): 33−36.

第十一章

脑干损伤

脑干损伤是指中脑、脑桥和延髓的损伤,是一种严重的颅脑损伤。根据其受伤机制和病理生理变化的不同,可分为原发性脑干损伤和继发性脑干损伤两种。前者是指外力作用后脑干即刻发生的损伤,其症状和体征在伤后立即出现;后者是继脑原发创伤之后,随着颅内病理生理改变而渐次引起的脑干损伤。由于脑干在颅腔内的位置深在,其周围有颅骨及其他脑组织的保护,原发损伤机会相对较少,但一旦有脑干损伤将是一种严重的脑损伤,常常危及病人生命。在临床上,单纯的脑干原发损伤较少见,一般多伴有较为严重的脑挫裂伤,现在大多数学者认为临床上的原发性脑干损伤只不过是弥漫性脑损伤的一个方面,因为绝大多数原发性脑干损伤都伴有不同程度的脑弥漫性轴索损伤,反之弥漫性轴索损伤也常常伴有脑干损伤。继发性脑干损伤,是指因颅内血肿、严重脑挫裂伤、脑水肿或弥漫性脑肿胀引起脑干受压而产生;另外,脑损伤区产生的内源性损伤因子也可以引起的脑干的继发性损伤,其症状和体征是继一系列病理生理改变之后出现的,这种继发性损伤若能得到及时合理的处理,有可能免除或减轻脑干的损伤程度。在临床上还常出现"重叠性"脑干损伤,即在原发性脑干损伤基础上又复加继发性脑干损伤,病情往往重笃,预后极差。

第一节 病 因

一、原发性脑干损伤致伤机制

原发性脑干损伤是指外力作用后脑干即刻发生的损伤,其症状和体征在伤后立即出现。

（一）直接暴力

（1）锐器或投射物的直接穿入造成脑干损伤。

（2）加速、减速或旋转运动导致脑组织在颅腔内急剧碰撞和扭曲,造成脑干损伤。

（3）剪切应力所致脑干损伤,较为多见。当暴力作用时,因脑组织各结构之间所负荷的惯性力、角加速度和旋转加速度不同,故而产生剪切应力,使脑组织发生位移、参错造成神经轴索的牵拉和撕裂,引起弥漫性轴索损伤(DAI)。这种损伤通常多在矢状方向运动时最为严重,脑干亦往往在应力应变作用中受损。据报道重度弥漫性轴索损伤的病人,GCS≤8分者,有65%伴发脑干损伤。

（4）头颅严重变形所致脑干损伤,是当颅内压瞬间急剧升高时,致使脑干向椎管下移,由于齿状韧带的牵拉可使脑干受到挤压而损伤,常见于严重的减速性颅脑闭合伤。

（二）间接暴力

（1）暴力传导所致脑干损伤,是由于颅骨和脑组织的变形及颅内压瞬间的急剧升高,致使脑室内的脑脊液骤然经第三脑室向中脑水管和第四脑室冲击,这一高压可使中脑水管周围的中央灰质和第四脑室菱形窝遭受损伤。

（2）挥鞭样脑干损伤,是由于身体在快速运动中突然骤停或在静止情况下急速启动,例如暴力首先作用于病人的背部或胸部,继而使其头颅产生强力的过度伸展或过度屈曲,产生类似挥鞭样运动,使脑干突然受到牵扯、扭曲、压缩或冲撞而造成损伤。

（3）脊柱传递性脑干损伤,多因病人自高处坠落时下肢或臀部着地所致,暴力沿脊柱向上传导至颅底及颅颈交界处,引起枕骨大孔区环形陷入骨折,常直接损伤延髓,甚至累及脑桥,病人病情往往笃重。

二、继发性脑干损伤的致伤机制

继发性脑干损伤系因颅脑损伤后继发颅内血肿、严重脑挫裂伤、脑水肿或弥漫性脑肿胀引起进行性颅内压升高，使脑干受到挤压、移位和变形，从而造成脑干的继发性缺血、出血、梗死或软化。与此同时，缺血、缺氧或出血产生的一些内源性损伤因子也会对脑干产生一系列的细胞毒性损伤。

（一）小脑幕裂孔疝所致继发性脑干损伤

由于小脑幕裂孔前后径（43 mm）大于横径（28 mm），而且前宽后窄，当幕上压力增高将位于颞叶底部内侧的钩回推向裂孔下，疝下的组织易将脑干向下和对侧推移，并填塞脑底部脑池，阻断脑脊液循环，加重颅内高压。严重时两侧颞叶钩回可以同时疝入小脑幕裂孔形成环疝，使脑干遭受两侧的挤压而变形下移，致使横径缩短，前后径变长，此时，来自椎基底动脉沿纵轴方向直接进入脑干的供应支，可因受到牵拉而损伤，造成中脑和脑桥内出血、缺血和梗死，以致形成不可逆的损伤。

（二）枕骨大孔疝所致继发性脑干损伤

枕骨大孔的前后径约35 mm，横径约30 mm，其间延髓占据枕骨大孔的前中分大部，后分为小脑延髓池和位于枕骨大孔后缘上的小脑扁桃体。当颅内压进行性增高，将两侧小脑扁桃体向下推移时像瓶塞样塞入枕骨大孔，填塞小脑延髓池，压迫延髓，引起延髓的淤血、水肿及血供障碍。

（三）脑内源性损伤因子所致继发性脑干损伤

目前已知，颅脑损伤后可产生多种内源性损伤因子，后者有进一步加重脑组织损伤的作用，脑干也不例外。其中钙离子逆流超载、氧自由基、兴奋性氨基酸、单胺类物质、一氧化氮、内皮素等在一定的时程内均可起到细胞毒性作用，加重脑干的损伤。

第二节 临床表现

脑干不仅含有大部分的脑神经核（除了嗅神经和视神经），全身感觉、运动传导束皆通过脑干，呼吸、循环中枢亦位于此，而脑干网状结构则是参与维持意识清醒的重要结构。所以脑干损伤后，除了有局部脑神经受损的表现外，意识障碍、运动与感觉障碍的表现往往较重，而且还可有呼吸、循环功能的衰竭，危及生命。另外脑干损伤常伴有严重的脑挫裂伤和弥漫性轴索损伤，病人伤后大都处于昏迷状态，原发性脑干损伤和继发性脑干损伤临床上常常彼此重叠，不易区别。

一、原发性脑干损伤的临床表现

（一）意识障碍

病人伤后多呈持续性昏迷状态，无中间清醒期。昏迷的时间长短不一，可达数日、数周甚至长期性植物生存。由于位于中脑和脑桥的网状结构是主宰意识的中枢，即上行激活系统，特别是中脑和间脑的尾侧区，一旦受到破坏，就失去了将身体各部传来的信息传入高级中枢激活皮质的功能，不能维持大脑的兴奋性以保持病人的觉醒状态，所以一旦受损，病人即出现嗜睡症状，虽可唤醒，但旋即又入睡，严重时可表现为昏迷不醒。

（二）瞳孔变化和眼球活动

眼球的运动和瞳孔的调节由动眼神经核、滑车神经核、展神经核以及内侧纵束和交感神经管理，这些结构均位于脑干内。脑干损伤时可有相应变化，临床上有定位意义。脑干损伤严重者，眼球固定，双侧瞳孔散大、对光反射消失。中脑损伤时，可出现两侧瞳孔大小不等、大小变化不定或双侧瞳孔散大。桥脑损伤时，瞳孔极度缩小、对光反射消失，两眼同向偏斜或两眼球分离。

（三）去大脑强直

去大脑强直是中脑损伤的重要表现之一，表现为阵发性四肢强制性直伸，双上肢内收前旋，双足过度跖屈，颈后仰呈角弓反张状，重者则持续发作。引起去大脑强直的原因，是因脑干网状结构中含有下行抑制系统，该系统受大脑皮质、红核、黑质、纹状体和小脑的控制，以减低四肢的肌张力，抑制伸直运动，如果脑干损伤累及这一抑制系统即可出现去大脑强直。长期以来，将去大脑强直作为脑干损伤特别是中脑损伤的特征性表现，据统计，82.3%的脑干损伤病人有去大脑强直症状。

（四）生命体征变化

1. **呼吸功能紊乱** 脑干损伤早期常有呼吸节律的紊乱，多为先浅快继而深慢，最后出现病理性呼吸。呼吸频率中枢位于脑桥，呼气和吸气中枢居延髓网状结构内，前者司呼吸频率的调节，后者司呼吸运动的维持。吸气中枢与呼气中枢均居第四脑室底部，通过网状脊髓束支配脊髓前脚的运动神经元,管理膈肌和肋间肌,行使呼吸运动,故脑桥与延髓的损伤极易出现呼吸功能的紊乱和障碍。

2. **循环功能紊乱** 脑干的损伤特别是脑桥和延髓受损或在脑干损伤的后期均可出现血压明显波动,先升后降;心率增快或迟缓,晚期可出现心律不齐;脉搏搏动微弱甚至停止。延髓的网状结构内存在循环中枢,通过迷走神经管理心肌,同时有调节血管收缩和舒张的作用,控制血压的升降,故延髓损伤可引起血压持续升高,甚至衰竭。

3. **体温变化** 脑干损伤引起交感神经系统功能障碍时,泌汗功能紊乱,影响体热的挥发可致高热,亦可因大汗淋漓而虚脱。

（五）锥体束征

锥体束运动神经纤维从上到下贯穿整个脑干,受损时可有一侧或双侧肢体无力或瘫痪,肌张力增高,腱反射亢进,病理反射阳性,但严重损伤处于急性休克期时,全部反射可消失。由于锥体束在大脑脚底和延髓锥体交叉区较为集中,前者常致偏瘫,后者则易致双侧锥体束征。

（六）内分泌紊乱

脑干损伤和内分泌改变存在密切关系,伤后昏迷的时间和深度与内分泌的紊乱呈正相关。因此,持久的深度昏迷必伴有内分泌紊乱。主要表现为血糖升高、胰岛素水平降低、皮质醇和儿茶酚胺明显升高、胰高血糖素极度增高及生长激素的波动等。

（七）颅内压增高

长期以来,临床医生都认为脑干损伤不会引起颅内压增高,但近来有学者研究表明中脑和延髓有大脑血管紧张性调节功能,损伤后可引起脑血管紧张度降低,血管扩张和脑充血,引起弥漫性脑肿胀,从而产生颅内压增高。

（八）脑干各平面损伤的特点

1. **中脑损伤** 突出的表现是意识障碍,眼球位置异常和去大脑强直。病人两侧瞳孔常大小不等,形态欠整,早期伤侧瞳孔散大明显且不规则,对光反射消失,眼球斜向下外方。锥体束征以四肢肌张力增高、角弓反张为著,呈阵发性发作,常因刺激而加重,偶尔尚可出现肢体偏瘫;严重时会出现四肢迟缓、深、浅反射消失,双侧瞳孔散大、固定。当脑干在红核与前庭核两者间受伤时,即出现去大脑强直,表现为四肢伸直、角弓反张。病人头眼垂直运动反射和睫状节脊髓反射亦消失。

2. **脑桥损伤** 除意识障碍之外,双侧瞳孔极度缩小是其特点,双眼多向健侧凝视,锥体束征不甚明显,但面神经、展神经核性麻痹的机会较多。由于呼吸节律调节中枢及呼吸中枢均位于脑桥,故易致呼吸紊乱,呈现节律不整、潮式呼吸或抽泣样呼吸。

3. **延髓损伤** 主要表现为呼吸功能抑制和循环紊乱。当延髓吸气和呼气中枢受损时,呼吸变慢而不规则,常出现潮式呼吸,重者呼吸停止。脉搏往往细弱增快,血压下降,有时伴发后组脑神经麻痹症状。

4. **脑干各平面损伤与反射的关系** 近年来以脑干反射的检查来判断脑干损伤平面,并对其进行动态观察以判定病人的预后。

（九）脑干损伤的综合征

1. **交替性眼球运动麻痹综合征（Weber-Gubler综合征）** 系因大脑脚及动眼神经损伤所致同侧眼球运动障碍,眼位外转,瞳孔散大、对光反射消失及上睑下垂,同时合并对侧偏瘫。但应注意与天幕切迹疝相鉴别。

2. **眼肌麻痹-小脑共济失调综合征** 系由四叠体、中脑导水管周围、动眼神经核及小脑上脚受损所致。病人伤侧动眼神经瘫痪合并小脑共济失调。亦可因小脑上动脉损伤引起。

3. **内侧纵束综合征** 颅脑损伤后,因中脑及脑桥被盖部受损,累及内侧纵束及邻近动眼神经核、滑车神经核、展神经核区,引起患侧眼球不能内收,而对侧眼球可以外展,表现为侧视麻痹,外展时多有水平眼震,常伴有辐辏不能。

4. **外伤性闭锁综合征** 颅脑损伤后立即出现意识障碍和脑干症状,当意识恢复后,仍然四肢瘫痪,缄默不语,不能吞咽呈闭锁状态,但能借助眼球运动和瞬目动作与人沟通,系因脑桥腹侧损伤累及椎基底动脉发生闭塞所致。

5. **脑桥被盖综合征（Raymond-Cestan综合征）** 脑干损伤位于脑桥上部时,可因锥体束经过脑桥,同时内侧丘系、内侧纵束、结合臂、脊丘束及三叉神经核亦可受损,故病人出现伤侧眼球外展不能及向病侧凝视麻痹,对侧肢体偏瘫,深、浅感觉障碍及小脑功能不全,甚至引起面部和角膜触觉减退,咀嚼肌麻痹,张口时下颌向患侧偏斜等表现。

二、继发性脑干损伤的临床表现

继发性脑干损伤总是先有颅内压进行性升高和脑疝形成的过程。通常在脑干受压早期,若能及时有效地解除脑疝,还有可能免除或减轻脑干的继发性损伤。反之,一旦造成脑疝卡顿绞窄时,脑干的损伤亦难以恢复。

（一）临床特点

1. **神志改变**　脑干损伤后多为持续昏迷，有时脑干损伤体征也常被意识障碍所掩盖，难以识别，即使随后又有继发性脑干损伤，也不宜判断。不过，临床上可依据伤后神志变化的时间和特征加以推测，如伤后清醒但而后出现意识障碍者；短时昏迷后清醒，继而再次陷入昏迷者；伤后持续昏迷出现进行性恶化或伴有新的脑干受损征象时，均应想到有继发性损伤的可能。

2. **生命体征改变**　一般均有进行性颅内压增高的生命体征四曲线变化过程，即脉搏、呼吸变慢，血压、体温升高，同时伴有意识障碍进行性加重，出现新的脑干体征，则多为继发性脑干损伤。

3. **眼征改变**　伤后眼球位置，瞳孔大小、形态及对光反射对脑干损伤的判定有重要意义。如果病人伤后两眼正常，继后渐次出现眼位和瞳孔异常；或一侧瞳孔对光反射渐差，继而瞳孔散大时，或对侧瞳孔也随之散大、固定时；或瞳孔时大时小转为持续性扩大时；或眼球分离、内收、歪斜时；同时还伴有意识障碍加重及脑干新体征出现，均应考虑有继发性脑干损伤。

4. **肢体张力改变**　脑干损伤常伴有四肢肌张力异常，伤后早期肢体呈迟缓性单瘫或偏瘫时，多系大脑半球运动区原发性损伤所致。若伤后渐次表现一侧或双侧肢体肌张力增高，或有阵发性去大脑强直发作；或一侧肢体直伸，对侧屈曲痉挛时；或双下肢伸直、头后仰呈角弓反张者；同时又伴有意识障碍加重，则常属脑干继发性损伤。

（二）脑疝卡顿

所谓脑疝卡顿系指脑疝在发展过程中，因疝出的脑组织受到不断的推压，疝出和增大，越疝越紧，终至卡顿引起绞窄。疝出的脑组织淤血、水肿、出血、坏死，进一步加重对脑干的压迫，使病情急转直下，造成不可逆的损伤。

1. **小脑幕裂孔疝卡顿**　对中脑和脑桥相邻部的压迫最为明显，由于该处网状结构中上行性激活系统受损，病人意识障碍加深较为突出。疝侧大脑脚受压影响锥体束的机能，可致对侧偏瘫，肌张力增高呈痉挛性瘫痪，病理反射阳性。偶然裂孔疝发展急骤，脑干移位明显，可使中脑大脑脚嵌压在对侧小脑幕裂孔缘上，造成同侧肢体偏瘫，对侧动眼神经麻痹，出现所谓的"反体征"，容易造成病变定侧的错误，应予重视。当裂孔疝严重卡顿或已发展至双侧小脑幕裂孔疝时，可致中脑红核至小脑的肌张力调节通路受阻，病人常有去大脑强直发作，并伴有其他自主性功能障碍，如体温升高、出汗、瞳孔扩大、呼吸增速并加深、有鼾声，继而出现呼吸节律紊乱甚至呼吸暂停，虽然有时又复出现短暂的浅、慢呼吸，但终趋衰竭。

2. **枕骨大孔疝卡顿**　主要压迫延髓、后组脑神经及上段颈髓脊神经，最突出的表现为突然频繁呕吐、缓脉、呃逆和吞咽困难等症状，同时颈强直、强迫头位，呼吸浅弱、缓慢，早期可以出现自主呼吸停止，但意识障碍出现较迟。若同时伴有小脑幕裂孔疝时，则意识障碍表现较早较重。通常枕骨大孔疝较少出现四肢伸性强直，但卡顿严重者可致双下肢肌张力增高、腱反射亢进、病理反射阳性。继至晚期则急性肌张力丧失，忽然出现四肢软瘫、腱反射消失，意识不清、呼吸停止。

（三）脑干轴性移位

来自小脑幕上进行性增高的压力和/或幕下占位病变引起脑脊液循环障碍，导致脑积水时，常推压脑干使其沿纵轴方向下移，由于齿状韧带的牵拉，脑干下移受限而致伤。据尸解观察脑干上端向下移位可达15 mm，而脑干下段向下移位仅为5 mm。因此，脑干在轴向移位的同时又受到纵向的挤压，使脑干变成前凸后凹的弓形。这种迫使脑干变形的压缩，在中脑与脑桥相邻部最为显著。除了该处脑干内部结构因变形带来的损伤之外，脑桥腹侧前突可将经桥池上行的基底动脉推压在斜坡上，影响脑干的血液供应。同时，脑干下移可牵扯大脑后动脉向下勒在动眼神经上，而其自身亦被小脑幕裂孔缘所嵌压，故而同时造成动眼神经麻痹和枕叶血液供应障碍，严重者可致枕叶梗死及皮质盲。不仅如此，脑干轴性移位时的脑干继发出血更为严重，往往以小动脉出血为主，出血的范围涉及中脑下端直到脑桥下端，脑桥尤为明显。脑干髓内出血的原因，一般认为主要是脑干轴向下移时，供应脑干的细小穿动脉受到颅底大动脉的限制不能同步移动而被牵拉、撕破；其次是当两侧裂孔疝形成产生左右夹挤的力量时，迫使脑干横径缩短，前后径变长，使来自前方的小动脉穿支受到牵拉而断裂。

第三节 诊 断

一、受伤史

绝大多数脑干损伤的病人均有意识障碍,应及时向护送病人来院的人员详细了解受伤的具体情况,这对原发性损伤与继发性损伤的鉴别有重要的参考价值,不可忽视。受伤史应包括:受伤时间、致伤原因、暴力作用大小、致伤部位、受伤后的表现和病情变化,以及伤后的处理情况。

二、体格检查

对脑干损伤病人的检查应简洁、迅速、准确,有目的、有重点地进行检查。内容主要包括:① 头部伤情和合并伤情;② 生命体征变化;③ 意识状态(GCS评分);④ 瞳孔和眼球运动情况;⑤ 肢体活动和肌张力改变;⑥ 锥体束体征和生理、病理反射。

三、辅助检查

(一)MRI检查

脑干损伤宜采用MRI影像学检查。MRI不仅能显示脑干结构的形态改变,同时还能判断损伤病理的程度,尤其是对弥漫性轴索损伤所致脑干的原发性损伤常能一目了然。应用自旋回波序列,T_2加权图像更优于T_1加权图像。通常弥漫性轴索损伤在脑干的T_2加权图像上可见散在椭圆形成条状高信号,多位于脑干背外侧;在T_1加权图像上常为低信号,并伴有与胼胝体及脑白质类似的散在病变。在脑干的挫裂伤中,脑水肿及脑肿胀显示为长T_1和长T_2,即T_1呈低信号,T_2为高信号。此外,当合并有小灶性出血时,其信号变化取决于伤后时间长短,急性期(伤后3天内)出血灶T_2为低信号,周围水肿为高信号;4天以上时T_1和T_2加权均呈

高信号,是具有特征性的诊断依据。继发性脑干损伤与原发性脑干损伤不同,出血多位于中脑和脑桥腹侧上端及中线旁,同时还伴有脑干的肿胀、脑疝、脑干下移、变形、出血及梗死灶等特征。应用磁敏感加权成像(SWI)可以显示更小的和更多的出血灶,提高脑干区微量出血灶的发现率;弥散加权成像(DWI)对脑干组织水肿和梗死灶的敏感性更高;弥散张量成像(DTI)有助于了解脑干网状上行激活系统的神经纤维结构完整性。

(二)CT检查

颅后窝CT片伪影干扰较大,分辨率较差,对脑干损伤诊断较困难。由于脑干损伤出血总是沿神经纤维的走向延伸,并非朝向脑干的侧方横向扩散,因此CT检查必须与脑干的轴向垂直才能充分显示病变全貌。不过CT检查虽然不能显示细微的脑干挫裂伤改变,但有时也能看到脑干损伤区的点片状高密度影,以及脑干周围脑池,如环池和四叠体池变化、第四脑室受压变形等异常形态,从而推测脑干损伤的情况。

(三)X片检查

对颅骨骨折特别是颅后窝骨折,寰椎、枢椎骨折和/或脱位有诊断价值,均有助于脑干损伤的判断。

(四)诱发电位检查

脑干听觉诱发电位(BAEP),为脑干听觉通路上的电活动,经大脑皮质传导至头皮的远场电位,对脑干损伤有一定的诊断价值。它反映的电生理活动一般不受其他外在病变的干扰,可以较准确地反映脑干损伤的平面及程度。方法是给予耳蜗声刺激,从双侧头皮上记录大脑皮质的电位变化。由于其电位来源于脑干的听觉通路,故能反映脑干的电生理活动,能较准确地反映脑干损伤的平面及程度,并能进行动态的监测,以了解脑干损伤的情况。

第四节 治 疗

原发性脑干损伤病死率高达44.4% ～ 71.1%,其发生率占颅脑损伤的3% ～ 5%,而病死率却占颅脑损伤的1/3。由于昏迷时间较长,肢体活动差及生命中枢的紊乱,常出现并发症。有资料统计80%病人发生

并发症,30% ～ 50%死于并发症。伤后1周内主要的并发症是肺炎、酸中毒和电解质紊乱,1周后多为急性肾衰、消化道出血及营养不良、衰竭等。由此可见,其治疗效果较差,必须树立信心、精心治疗,采取综合性

的医疗和护理,才能救治那些属于可逆性脑干损伤的病人。

一、监护

脑干损伤往往病情重、变化快,病人必须置于严密的观察之下,对各项生理指标进行连续的监测,包括:意识变化(GCS评分)、生命体征、眼征、锥体束征、脑干反射、血氧饱和度、颅内压监测、必要的血生化测定、出入量以及脑干诱发电位和影像学的动态监测等。

二、保持呼吸道畅通

脑干损伤病人病情多笃重,不能主动咳痰,应定时叩击胸部、翻身、协助排痰。必要时应尽早施行气管切开术,以保证呼吸,防治脑缺氧。气管切开术适应证为:① 持续昏迷短时间内难以清醒者;② 伴有后组脑神经麻痹,颅底骨折出血较多、脑脊液漏明显者;③ 有慢性呼吸道疾患,痰多不能咳出或有误吸者;④ 合并有严重胸部损伤,特别是多根、多处肋骨骨折和有反常呼吸者;⑤ 因呼吸道不畅不能维持正常血氧饱和度时。

三、控制颅内压增高及脑水肿

(一)高渗性脱水

常用的有20%甘露醇和甘油果糖脱水剂。近来主张应用小剂量脱水剂辅以适量利尿剂,如呋塞米,以提高降低脑水肿的效果。另外,为保持血浆的胶体渗透压,维持平稳的脱水幅度减少反跳现象,亦可定时给予血浆和人体白蛋白。近年来,高渗盐水降低颅内压的循证医学证据逐渐增多,并且对甘露醇无效的恶性颅内压增高效果较好。因此,基于高渗盐水和甘露醇各自的优缺点,采用两种药物交替使用,可有效降低重型颅脑损伤后颅内压增高,与此同时,两种药物的交替使用既能减少肾功能损害,还可以预防水及电解质的平衡紊乱,从而提高治疗的安全性。

(二)激素治疗

使用糖皮质激素治疗源于20世纪60年代,主要基于类固醇的抗炎性作用,可以减轻脑水肿,和抗自由基生成的作用,以减少对脑细胞膜的脂质过氧化反应,保护脑细胞。但自20世纪70年代中期以来,人们对糖皮质激素对创伤性脑水肿的作用产生怀疑。此后,应用糖皮质激素治疗颅脑损伤已逐渐减少,甚至有些学者已放弃脑外伤的激素疗法,这一举措不单是因为疗效不佳,同时还考虑到激素的副作用,尤其是大剂量长疗程的使用,容易引起免疫功能减退、血糖升高、钠潴留、高血压、诱发感染等,往往得不偿失。故而对脑外伤后应用激素的问题应严格掌握适应证,不宜常规使用。然而已知激素类药物具有:① 稳定细胞膜通透性,减少钙离子逆流的作用;② 抗脂质过氧化作用;③ 减轻内皮素、单胺类物质及前列腺素类物质促进血管痉挛的作用;④ 以及降白细胞介素(IL)和肿瘤坏死因子(TNF)对脑细胞损伤的作用。所以,还不能完全否定皮质激素对脑细胞的保护作用。据报道,合成的糖皮质激素甲泼尼龙(methylprednisolonum)具有更强的抗炎效果,但钠潴留的作用微小,对脑细胞的保护作用并不经糖皮质激素受体介导,而是直接抑制氧自由基介导的脂质过氧化反应。因此,皮质激素作为辅助用药,在没有禁忌证的前提下,仍可适量、早期、短时应用,目的在于较少内源性脑损伤因子的产生和损伤。

(三)过度换气

正常情况下脑血管管径的调节主要受动脉血二氧化碳分压($PaCO_2$)和酸碱度(pH)的直接影响,维持相对恒定的脑血流量。$PaCO_2$ 每上升或下降 0.27 kPa(2 mmHg),脑血管就随之舒缩使脑血流量相应增减10%。但当 $PaCO_2$ 升至 6.67 kPa(50 mmHg)时或下降至 6.67 kPa(50 mmHg)时,脑动脉血氧饱和度也由正常的97%下降到60%。此时,脑的毛细血管就开始麻痹、脑微循环淤滞;反之,当 $PaCO_2$ 下降至 2.67 kPa(20 mmHg)时,脑血管就会发生高度收缩而致脑缺血、缺氧。因此,过度换气显然能迅速有效地降低颅内压,但同时也显著地减少脑血流量,应用时应在颅内压监测下进行。由于脑干损伤不一定都有颅内压升高,颅内压降得过低可导致颅内迟发性血肿。同时还必须保持 $PaCO_2$ 在 3.33～4.00 kPa(25～30 mmHg),$PaCO_2$ ≥8.00 kPa(60 mmHg)的范围之内,才能达到既降低颅内压又不引起脑缺血的目的,因此过度换气的应用时程不宜过长,且伤后24小时内亦应慎用。

(四)亚低温治疗

亚低温治疗的作用在于:① 降低脑耗氧量和代谢率,增加脑细胞对缺氧的耐受力;② 明显减少兴奋性氨基酸、氧自由基、单胺类物质及白三烯等内源性脑损伤因子的产生,以保护血-脑屏障和减轻继发性脑水肿。亚低温治疗要求保持肛温在32～33℃,维持3～4天。方法多采用物理降温为主,辅以冬眠药物、镇静剂,必要时可加用肌松剂,以解除肌紧张和去大脑强直发作。在治疗过程中,应保持气道通畅,监测呼吸、脉搏、血压与血氧饱和度。

(五)巴比妥疗法

巴比妥类药物具有降低脑耗氧量,增加脑组织对氧的利用率和耐受缺氧能力，并有增加大脑血管阻力，降低脑血流量和颅内压的作用，但对脑损伤的供血却有改善的效果。采用此疗法时应有连续监测各项生理指标的条件及颅内压动态监护。一般采用硫喷妥钠，按 10 ～ 20 mg/kg 体重，缓慢静滴。配合亚低温治疗对脑干损伤的保护作用更佳。

（六）减压措施

单纯的脑干损伤一般无显著的颅内高压，若伴有进行性颅内压增高时，多有继发性颅内血肿、脑水肿及脑肿胀，进一步加重脑干的损伤。故在积极脱水、降温、过度换气及巴比妥治疗的同时，应进行 CT 或 MRI 影像学的检查，以明确病因，采取相应的措施，包括手术切除废损病变和/或减压术。通常将颅内压控制在 2.67 ～ 3.33 kPa（20 ～ 25 mmHg），脑灌注压（CPP）维持在 9.33 kPa（70 mmHg）以上，始能防止脑干继发性损伤。一旦颅内压超过 8.00 kPa，CPP 低于 9.33 kPa，或有脑疝形成的迹象，且姑息治疗不能缓解时，即应考虑幕上或幕下开颅减压术，以清除挫碎糜烂的脑组织、颅内血肿或散在的血块，或行脑室引流术、基底池引流术及小脑幕切开术等，必要时尚可切除部分非功能区的脑组织以达到切实有效的减压效果。

四、维持水、电解质平衡

脑干损伤病人常常伴有：① 频繁肌强直发作及中枢性高热丧失大量水分和电解质；② 因脱水治疗引起全身性脱水和电解质丢失；③ 不适当地应用大量糖皮质激素可致钠潴留和钾的丧失；④ 气管切开增加了呼吸道的水分蒸发；⑤ 长期昏迷不能进食，摄入量不足；⑥ 丘脑下部受累导致高血糖、电解质紊乱、尿崩等并发症。因此，脑干损伤病人应常规记录出入量，定期检测血液生化值，以便及时纠正水、电解质紊乱及维持各项生化水平。

五、防治消化道出血

脑干损伤损及丘脑下部时，由于自主神经功能紊乱，迷走神经异常兴奋，胃酸分泌增加，上消化道黏膜血管痉挛、黏膜缺血，较易发生糜烂、坏死和溃疡。若同时又不适当地应用糖皮质激素则更易诱发应急性溃疡，导致消化道出血。故脑干损伤后应及早放置胃管，一方面检测有无出血，一方面引流过多的胃液以避免反流，并可定时鼻饲药物，给予制酸剂，如西咪替丁（甲氰咪胍）、雷尼替丁等组胺 H_2 受体阻断剂，同时，保护胃黏膜，如给予云南白药、氢氧化铝凝胶等。若遇出血时，可行胃肠减压或可经鼻胃管注入血凝酶（巴曲亭、

立止血）或以冷肾上腺素盐水溶液灌洗止血。应激性溃疡早期，经鼻饲管喂流质食物应慎重，以免引起反流、腹胀、腹泻甚至出血等并发症。故脑干损伤病人早期应采取胃肠外营养方式，待 5 ～ 7 天后，肠鸣音正常时再给予鼻饲营养。

六、预防感染

脑干损伤的病人常因：① 持续昏迷、呼吸功能不全及排痰困难或气道误吸易发生肺部感染；② 严重脑创伤后免疫功能下降，抗感染防御力减退；③ 中枢性肺毛细血管淤血、通透性增加及肺水肿等损伤；④ 长期卧床肺部活动度少易致坠积性肺炎；⑤ 气管切开增加了肺部继发感染的机会。鉴于上述情况，对脑干损伤的病人应及早采取预防措施，诸如加强气道护理、定时翻身拍背、雾化吸入协助排痰、防止反流误吸等，并预防性应用抗生素。

七、维持营养

脑干损伤病人往往昏迷时间较长，由于不能主动进食，加上伤后的创伤性应激反应、代谢增快、氧耗增加、蛋白质分解加速、氮丢失过多和糖利用障碍，很容易引起恶病质。维持病人的基本营养需求和纠正负氮平衡十分重要。目前，营养支持的方式有两种：其一是胃肠外营养，可采用静脉全营养液输注，辅以人血白蛋白、氨基酸、脂肪乳剂及葡萄糖等，务必保持血糖在正常水平，避免加重脑继发性损伤；其二是待病人病情允许时采用胃肠道营养，可通过鼻饲管喂高营养流质食物及必需的维生素。近年来国外对这两种途径的效果做了系统的前瞻性比较研究，发现经胃肠道途径补充营养者的致残率和病死率明显高于经静脉补充营养者，且静脉补充营养安全有效、操作简便，不会引起血糖明显升高，因此我们主张选用早期静脉补充营养方法以免发生反流误吸、呼吸道窒息和呼吸道感染等严重并发症。近期有报道认为，通常造瘘营养的途径可以减少肺部感染，避免血糖过高，且吸收能力较强，必要时也值得效法。

八、促进脑功能的活化剂

病人在渡过急性期后，应尽早使用促进脑细胞代谢功能复活的药物，以兴奋中枢神经功能，提高脑血流量，增加能量代谢。常用的药物有：① 脑细胞代谢活化剂，如 ATP、辅酶 A、细胞色素 C、脑活素、胞二磷胆碱、吡硫醇（脑复新）、吡拉西坦（脑复康）和纳洛酮等；② 钙离子阻滞剂，如尼莫地平（尼莫同），有阻断细胞

膜钙离子通道、减小钙内流、抑制"钙库"释放及舒张脑血管改善脑血流等作用；③ 神经节苷酯类，具有保护细胞膜功能及结构的作用，能激活神经营养因子促进神经轴索再生，有助于促进脑干损伤后的功能恢复；有抑制兴奋性氨基酸对神经元的损伤，促进神经元结构和功能恢复的作用；此外，还有提高脑细胞抗自由基的能力，防止脑组织钙浓度升高及减轻脑水肿的作用；④ 神经生长因子，具有促进受损轴索生长修复，防止神经元萎缩，有助于改善脑干损伤后的功能。

九、高压氧治疗

高压氧有增加血液的氧弥漫量，使血氧含量升高，促进昏迷病人苏醒和改善机体活力，改善微循环及脑代谢，保护血-脑屏障，减少细胞凋亡及自由基生成，减轻炎症反应等作用，有助于促进脑干的侧支循环，增加脑干损伤区的血液供应和神经修复重建。及早行高压氧治疗，不仅能较早地恢复病人意识，更能显著改善神经功能，降低植物人状态或病死率，提高生活质量。但应注意伴有癫痫发作的病人施行高压氧治疗应慎重。

十、电刺激治疗

右正中神经电刺激是属于经皮电刺激的较为成熟的治疗方式。被发现能够增强脑电活动，改善神经电生理，促进神经元的修复再生，直接兴奋脑干网状结构。同时也能增加脑血流量，改善脑干区的血流灌注。有越来越多的临床证据表明正中神经电刺激对脑外伤后昏迷病人有明显的促醒作用，可促进脑干损伤后昏迷病人的早期觉醒，缩短昏迷时间和致残率，改善病人预后和生活质量。

（于如同 梁 君）

参考文献

[1] 周良辅.现代神经外科学[M].上海:复旦大学出版社,2015.

[2] 王忠诚.王忠诚神经外科学[M].武汉:湖北科学技术出版社,2015.

[3] 江基尧.颅脑创伤临床救治指南[M].上海:第二军医大学出版社,2015.

[4] GROSSMAN R G, LOFTUS C M. Principles of neurosurgery[M]. 2nd ed. New York: Lippincott-Raven Publishers, 1999.

[5] 江基尧.现代脑损伤学[M].上海:第二军医大学出版社,2010.

[6] 陈华辉,康德智.外伤所致闭锁综合征[J].中华神经外科杂志,1993,9(2):93-94.

[7] 卢海涛,邢伟,俞胜男,等.SWI在弥漫性轴索损伤中的应用价值[J].中国CT和MRI杂志,2013,11(5):14-16.

[8] 顾爱燕,朱斌.磁敏感成像在弥漫性轴索损伤中的应用[J].医学综述,2013,21(9):1669-1671.

[9] 李兴泽,李国良,潘文勇,等.高渗盐水与甘露醇联合治疗重型颅脑损伤后颅内压增高的疗效[J].中国临床神经外科杂志,2019,24(1):50-52.

[10] MORTAZAVI M M, ROMEO A K, DEEP A, et al. Hypertonic saline for treating raised intracranial pressure: literature review with meta-analysis[J]. J Neurosurg, 2012, 116(1): 210-221.

[11] 谭翱.重型颅脑损伤的治疗进展[J].中国危重病急救医学,2006,18(5):317-319.

[12] 韩小辉,李书桓,姜广亚,等.高压氧治疗重症颅脑损伤的疗效观察[J].中国实用神经疾病杂志,2015,18(24):67-68.

[13] SUKOFF M H. Effects of hyperbaric oxygenation[J]. Neurosurgery, 2002, 95(3): 544-546.

[14] 杨初燕,王亮,冯珍,等.正中神经电刺激对脑外伤后昏迷患者促醒作用的临床及机制研究[J].中国康复医学杂志,2016,31(11):1195-1199.

[15] 高国一,包映晖,梁玉敏,等.右正中神经电刺激早期干预对颅脑损伤后昏迷患者的临床疗效观察[J].中华创伤杂志,2012,28(31):200-204.

[16] 江基尧,张光霁,朱诚,等.51例重型颅脑伤长期昏迷病人催醒疗效分析[J].中华神经外科杂志,1997,13:249.

[17] 毛伯镛,雷町.脑弥漫性轴索损伤的临床分析[J].华西医科大学学报,1996,27(4):422-425.

[18] 胡小吾,赵孟尧.弥漫性轴索损伤在重型脑损伤中的意义[J].中国神经精神疾病杂志,1993,19:331.

[19] 朱诚,陈柏林,袁绍纪,等.大剂量糖皮质激素治疗创伤性脑水肿的实验研究[J].中华创伤杂志,1991,7(增刊):27.

[20] 江基尧,朱诚,张光霁,等.亚低温对实验性颅脑伤中神经功能的保护作用[J].中华神经外科杂志,1994,10(5):263.

[21] 靳永恒,只达石,刘敬业.急性外伤性脑干血肿/出血[J].天津医药,1995,23:678.

[22] 赵庆锁,朱军,程爱国,等.原发性脑干损伤的综合治疗[J].中国神经精神疾病杂志,1994,20:37.

[23] TOMINAGA I, MATSVO Y, KATO Y, et al. Prolonged traumatic coma caused by diffuse axoal lesion[J]. Rew Neurol (Paris), 1991, 147(10): 658-662.

[24] ROPPER A H, MILLER D C. Acute traumatic midbrain hemorrhage[J]. Ann Neurol, 1985, 18(1): 80-86.

[25] PATTISAPU J, SMITH R R, BEBIN J. Traumatic decerebrate with preserved consciousness and voluntary movement[J]. Neurosurgery, 1985, 16(1): 71-74.

[26] KELLY D F, NIKAR D L, BECKER D P. Diagnosis and treatment of moderate and severe head injuries[M]// YOUMANS J R. Neurological surgery. 4th ed. Philadelphia: WB Saunders Comp, 1996: 1618-1665.

第十二章
下丘脑损伤

下丘脑损伤是最为严重的一种脑损伤,在颅脑损伤时并不少见,以往研究证实:在创伤性颅脑损伤致死病人中超过42%的病人在尸检时可见不同程度的下丘脑损伤。这种损伤可以是下丘脑直接受力所致,也可以由颅脑损伤后出现的脑组织炎性反应、脑水肿、颅内压增高、脑疝等所引起的继发性损害所致。颅脑损伤时单纯的下丘脑损伤少见,大多数病人的下丘脑损伤常与脑干损伤、弥漫性轴索损伤以及脑组织其他部位的损伤同时存在。下丘脑损伤可以引起内分泌系统、交感神经系统、免疫系统等多种内环境稳态调节系统的功能障碍,从而导致病人出现相应的临床表现,病情严重者常导致病人死亡。因此下丘脑损伤的早期诊断和治疗对提高颅脑损伤救治水平有特殊意义。

第一节 解剖和生理学基础

下丘脑(hypothalamus)是间脑的最下部分,其重量约4g,形成第三脑室底部及部分侧壁。下丘脑前起视交叉和终板;后方止于乳头体和大脑脚底;上方为丘脑下部沟,大脑前连合;下方与垂体柄相连接。下丘脑的矢状面由前向后可分为3个区域:① 前区(又叫视上区),位于视交叉上方,内有视上核、视前核、视旁核、丘脑下部前核等;② 中区(结节区),位于灰白结节,内有丘脑下部背内侧核、腹内侧核、后核以及结节核、漏斗核等;③ 后区(乳头区),位于乳头体前方,内有乳头体外侧核、上核、前核和内侧核。下丘脑的传入纤维来自大脑皮质、丘脑、丘脑底核、苍白球、内侧丘系、视觉分析器和嗅脑等部位。下丘脑的传出纤维到达中脑背盖、延核、迷走神经运动核、脊髓侧角细胞以及垂体后叶。

下丘脑的血液供应来自脑底大脑动脉环[威利斯(Willis)环],颈内动脉发出的垂体上动脉到达结节漏斗部后,即分成初级微血管丛,再集合成垂体门静脉系,沿垂体柄达垂体前叶远侧部,形成第二级微血管丛。这些微血管各有其供应区,互不重叠,故易发生缺血性梗死或出血。垂体门静脉系统为下丘脑促垂体释放激素进入垂体前叶的渠道,流出的血液经蝶顶静脉窦、岩静脉窦回流至颈内静脉。

下丘脑的生理功能复杂。下丘脑的神经元就像是神经信息与内分泌信息的换能器,这种特殊的神经元有大小两种,对丘脑以上部位的神经冲动和神经递质(如单胺类、乙酰胆碱类)起反应,并受体液因素的反馈调节。大神经元位于视上核和视旁核内,其传出纤维构成视上核、视旁核神经垂体束(下丘脑-垂体束),该束大部分终止于垂体后叶,小部分止于正中隆起。视上核主要分泌抗利尿激素(ADH),视旁核主要分泌催产素,其次分泌少量ADH。小神经元位于下丘脑正中隆起、第三脑室旁下部,分泌多种促垂体释放激素和抑制因子,经垂体门脉系统进入垂体前叶。丘脑下部通过垂体对于各类输入信息发出相应的内分泌反应,参与调节和整合机体内脏活动,维持人体内环境的稳定和其他生理活动,如渗透压和体温调节、能量代谢与营养摄取、水盐平衡、睡眠与觉醒、情感行为、性功能与生殖以及心血管运动功能等。

第二节　损伤机制及病理特征

下丘脑体积小，位置特殊，深藏于脑底和蝶鞍上方，前方有视神经固定，下方有垂体柄通过鞍膈孔和垂体后叶相连。颅脑损伤发生时，下丘脑损伤及少单独存在，往往伴有颅底、颅内其他部位和/或其他组织的损伤。根据下丘脑损伤发生的特点，可将其分为原发性下丘脑损伤和继发性下丘脑损伤。

一、原发性下丘脑损伤

原发性下丘脑损伤是指颅脑损伤发生时暴力直接或间接作用于下丘脑组织所致的损伤。主要包括：① 颅底骨折累及蝶鞍、蝶骨翼、前颅底时，骨折片可刺入下丘脑造成损伤；② 头部受到暴力打击时，尤其头部处于减速运动状态下，脑在颅腔内呈直线或旋转运动，由于脑与骨结构的摩擦致额叶底部严重挫伤，或因垂体柄、视神经等相对固定，头伤瞬间形成剪力作用所致下丘脑损伤；③ 鞍区病变手术时，因下丘脑受到牵拉、挤压而造成损伤。

二、继发性下丘脑损伤

继发性下丘脑损伤是指颅脑损伤发生后各种因素引起颅内压增高、脑组织移位或局部血液循环障碍所致的下丘脑组织损伤。主要包括：① 严重脑挫裂伤、脑水肿、颅内血肿、脑疝形成造成的下丘脑损伤；② 创伤性蛛网膜下腔出血波及下丘脑周围脑池时，血液刺激导致血管痉挛而产生的下丘脑缺血性损害。

下丘脑损伤的病理变化目前了解的尚不十分清楚。颅脑损伤死亡病例尸检结果表明：下丘脑局部微小出血灶和组织水肿是最常见的病理变化，此外下丘脑损伤后还可出现局部缺血、神经元及轴突的崩解坏死、轴缩球的形成，甚至出现局灶性坏死。根据损伤程度和损伤类型的不同，这些病灶的大小、分布也略有不同，下丘脑前区微出血灶较多见，而缺血性病灶仅偶然出现；坏死性病理改变最常见于下丘脑结节区。

值得注意的是，颅脑损伤后下丘脑损伤很少孤立存在，它往往伴随着脑干等颅内其他部位脑组织的损伤。此外，它还可能伴随着腺垂体和/或神经垂体的细胞凋亡、出血、淤血、水肿等病理变化，这也正是导致创伤后垂体功能障碍的病理基础。

第三节　临床表现

创伤性下丘脑损伤时，根据损伤部位、程度、时间的不同可能导致不同的下丘脑神经内分泌细胞核团受累，造成病人出现不同的临床表现。下丘脑不但和脑皮质、丘脑、脑干的重要结构有着密切的传入与传出联系，同时，作为神经信息与内分泌信息换能器，它还通过下丘脑-垂体轴与脑垂体有着密切关系。因此，下丘脑损伤后不但可以出现相应的神经功能障碍，还可能出现机体的内分泌功能障碍；同时，下丘脑损伤时往往伴随脑干等其他部位脑组织和垂体组织的损伤，这使得病人的临床表现更为复杂。根据伤后受累部位的不同，可将创伤性下丘脑损伤的临床表现归类为神经系统功能障碍的表现、内分泌系统功能障碍的表现及其他系统的异常表现。

一、神经系统功能障碍的表现

（一）意识和睡眠障碍

颅脑损伤时下丘脑与脑干网状结构、大脑额叶皮质、丘脑及边缘系统的传入与传出联系障碍，病人可出现神志和精神的异常表现。轻者可能出现精神亢奋、睡眠节律紊乱或嗜睡；重者可出现谵语、运动不能性缄默，甚至神志不清（昏迷）等。

（二）体温调节与自主神经功能障碍

一般认为下丘脑的前部及其邻近区域有散热中枢，后外侧有产热和保温中枢，同时下丘脑与脑干的交感中枢关系密切。散热机制是通过喘气、皮肤血管扩张和排汗来实现，其中以排汗最为重要。产热保温机制是通过皮肤血管收缩、肌肉紧张、毛孔收缩、停止出汗等以保持体温。丘脑下部损伤后，两种生理调控机制均可受到破坏，临床上可出现体温过高或过低，但以前者多见。下丘脑损伤病人伤后常迅速出现中枢性高热，体温持续40～41℃，四肢厥冷、躯干温暖、皮肤干燥，不受退热发汗药的影响，有时随着室温的变化体温可相应发生升高或降低。

（三）摄食障碍

创伤性下丘脑损伤后摄食障碍的发生率并不高，主要是摄食中枢受累所致。病人可表现为食欲异常亢进，体态肥胖；也可表现为厌食，营养不良。

二、内分泌系统功能障碍的表现

（一）尿崩症

ADH由下丘脑的视上核和室旁核产生后，沿垂体柄内下丘脑垂体束到达垂体后叶，储存在神经末梢和微血管相连接处。下丘脑损伤后，不论是ADH分泌减少，或输送ADH的通路受到影响，均可发生中枢性尿崩或垂体尿崩。其临床特征为多尿、烦渴、多饮。尿量常在40 mL/kg以上，多者高达每日10 L，尿比重在1.010以下，尿渗透浓度在300 mOsm/L以下，肾功能指标及血浆渗透压常无明显变化。

（二）水和电解质平衡紊乱

正常状态下促肾上腺皮质激素（ACTH）和ADH保持着动态平衡，当下丘脑损伤尤其是视上核及视旁核受到损害时，水和电解质平衡的调控机制失效，可导致ADH分泌不足或过度而出现抗利尿激素分泌失调综合征（syndrom of inappropriate secretion of ADH, SIADH）。临床上不但可表现为尿崩症，还可以出现水和电解质平衡紊乱的表现。

1. **低钠综合征** 下丘脑损伤后出现的低钠综合征，以低血钠（<130 mmol/L）、低血浆渗透压（<270 mmol/L）、高尿渗透压（尿渗透压高于血渗透压）、高尿钠（24小时>80 mmol/L）和高血ADH（>1.5 ng/L）为特征。临床上常出现水潴留和水中毒的表现，如厌食、厌水、恶心、呕吐、腹痛等；血钠进一步下降，神经系统症状加重，易激怒，或反应迟钝、嗜睡、腱反射迟钝，出现病理反射；血钠低于90 mmol/L时，意识障碍进一步加重、抽搐，直到昏迷，因脑水肿和脑疝而不能救治。

但近年来发现部分低钠综合征的病人，其血ADH含量并不高，故不属于SIADH，而被称为脑性盐耗综合征，其发生机制可能与下丘脑伤致使心房钠尿肽（ANP，心钠素）或脑钠肽（BNP）介导的肾神经调节功能紊乱，致肾小管对钠的重吸收障碍有关。

2. **高血钠综合征** 下丘脑损伤后可出现中枢性高血钠症，尤其是重型颅脑损伤病人。处于昏迷的病人渴感消失，再加上高热、多汗、大量应用脱水剂治疗、限制水分摄入等，均可促使水分丧失和血钠增高，导致低血容量性高钠血症。有时病人血ADH水平正常，也无体液容量减少，被称为原发性高钠血症，可能与肾小管利钠利尿作用减少有关。高血钠综合征时血钠可高达150 mmol/L以上。急性高血钠症病人，常表现烦躁、易激惹、四肢腱反射亢进、肌张力增高、抽搐、昏迷等。脑细胞严重脱水可致脑皱缩、脑动脉"机械性"牵拉或静脉内血栓形成，甚至发生脑出血和缺血。高血钠综合征病情多十分严重，诊断、治疗延误者预后很差。

（三）糖代谢异常

重型颅脑损伤合并下丘脑损伤时病人往往会出现血糖异常升高。下丘脑损伤后血糖异常升高的发生机制与颅脑挫伤、颅内血肿或脑水肿直接或间接损害下丘脑-垂体轴有关。急性重型颅脑损伤病人处于应激状态，有大量应激激素分泌，血中胰高血糖素、糖皮质激素明显升高，而胰岛素水平下降，糖代谢障碍。病情严重者还可能出现糖尿病非酮症高渗性昏迷（hyperosmolar nonketotic diabetic coma, HNDC）。

HNDC简称高渗性昏迷，又称为高渗性脱水综合征，是一种以高血浆渗透压、高血糖，且无明显酮体血症为特征的病征。重型颅脑损伤合并下丘脑损伤时病人血糖持续异常升高，同时为减轻脑水肿，降低颅内压，常使用甘露醇等高渗性脱水药物治疗，并限制入量；此外，在病人高热或气管切开等情况时，水分丧失更多，也促使了HNDC的发生。HNDC病人临床表现有多饮、多尿、发热、恶心、呕吐、嗜睡、定向障碍、幻觉、癫痫样发作，直至重度昏迷等。临床诊断主要依靠实验室检查：高血糖（33.3～66.6 mmol/L）、尿糖阳性、血浆渗透压>330 mmol/L，尿酮体阴性或弱阳性，血气分析pH>7.30，无酸中毒。

（四）垂体前叶功能低下

颅脑损伤后急性期（伤后3～7天）可表现为相关激素水平的升高，但病人出现下丘脑损伤后，由于下丘脑-垂体轴的功能障碍，病人可以出现垂体激素和相关靶激素水平降低。其中，发生急性肾上腺功能障碍、中枢性甲状腺功能减退等并发症者临床预后差。这些病人轻者表现为精神萎靡、嗜睡、头晕、恶心、呕吐，严重者可出现低血糖、低血压、心律失常、循环衰竭，甚至死亡。

下丘脑损伤慢性期垂体功能低下所至的慢性激素分泌不足同样具有很高的发生率，有学者报道发病率达30%～50%，其中以生长激素、性激素的缺乏最常见，因不同激素的分泌不足病人的临床表现也不尽相同。ACTH分泌不足时表现为：乏力、面色苍白、食欲减退、贫血、体重下降；促甲状腺素分泌不足时，易疲劳、畏冷、便秘、脱发、皮肤干燥、声嘶、认知缓慢，部分病人可出现体重增加、心动过缓、低血压；促性腺激素分泌不足时，女性表现为月经减少、性欲减退、性交困难、不孕、骨质疏松，男性表现为性欲减退、情绪不稳、体毛脱落、肌力减退、骨质疏松、贫血，严重者可继发阳痿、睾丸萎缩；生长激素分泌不足时，病人可表现为肌力减退、内脏肥大、乏力、注意力与记忆力减退、血脂障碍、动脉粥样硬化。此外，儿童病人垂体功能低下时还可表现为生长发育迟缓。

三、急性上消化道出血

严重颅脑损伤病人常并发上消化道出血。有报道合并下丘脑损伤时消化道出血发生率高达90%。关于消化道出血的发病机制，目前尚无统一认识，但自主神经功能紊乱无疑起了主导作用。自主神经的皮质下高级中枢位于下丘脑，既有副交感神经中枢，又有交感神经中枢。不论直接损伤下丘脑或严重颅脑损伤后导致

下丘脑、脑干发生移位和扭曲，自主神经系统均可遭受不同程度损害。大量的实验研究和临床观察均证明，严重颅脑损伤早期应激状态下，交感神经处于异常兴奋状态，胃肠活动减少，出现胃潴留，儿茶酚胺、五羟色胺等神经递质分泌增多，胃肠黏膜下血管痉挛、缺血，黏膜代谢障碍。继之，迷走神经兴奋性明显增强，胃肠蠕动加快，胃酸分泌增多。在原已出现的胃黏膜病理损害基础上，由于胃酸的作用，胆汁反流、致氢离子回渗等进一步加重黏膜屏障破坏、黏膜下血管痉挛、缺血加重，形成大小不一的糜烂面，最终融合成溃疡灶。上述病理改变多见于胃体和胃底部，亦可发生在幽门区甚至小肠上段。近年来，肠道自主神经系统功能紊乱在应激性溃疡出血中的作用越来越受到重视。上消化道出血多发生于伤后1周左右，轻重程度因人而异，轻者仅有大便隐血试验阳性，胃液呈淡咖啡样；严重者出现呕血、柏油样或暗红色大便，甚至休克。有时可合并溃疡穿孔，穿孔部位多位于十二指肠球部。

四、其他

由于下丘脑后部有呼吸管理中枢，当下丘脑损伤时病人可出现呼吸减慢，严重者可导致呼吸停止。此外，下丘脑损伤的病人还可能出现顽固性呃逆，其发生机制目前尚不十分清楚。

第四节 诊 断

颅脑损伤病人中，绝大多数下丘脑损伤往往合并脑组织多个部位或多种类型的损伤，下丘脑伤的临床表现常与其他颅脑损伤的表现相互重叠；此外，由于下丘脑体积小、部位特殊，常规CT检查时常常被遗漏，这些都导致了创伤性下丘脑损伤的诊断困难。但由于下丘脑损伤常常导致严重的病人生命体征紊乱，甚至可能直接危及病人的生命，因此，在临床检查过程中如发现难以解释的神经系统、内分泌系统的功能障碍或严重的急性上消化道出血等表现时，应对下丘脑损伤保持高度警惕，以便尽早对下丘脑损伤做出诊断并及时采取相应的治疗。

对临床上可疑存在下丘脑损伤的病人，还可结合相应的辅助检查进一步查找证据，尽早明确诊断。常用的辅助检查如下。

1. **头颅CT检查** 是颅脑损伤诊查时首选的检查方法，检查时可以发现下丘脑区域的出血、血肿。但

由于下丘脑体积较小，又接近颅底骨性结构，常规扫描常难以发现下丘脑损伤的直接征象。但通过骨窗位观察，可以发现蝶鞍及其周围颅底骨折的征象，为下丘脑损伤的诊断提供重要参考。

2. **头颅MRI检查** 借助头颅高分辨率薄层MRI检查可以直接观察下丘脑挫伤、出血、水肿，还可以发现垂体柄断裂、视交叉损伤表现，其中薄层弥散加权成像（DWI）和磁敏感加权成像（SWI）诊断价值相对较大，DWI可表现为散在高信号，SWI可探测丘脑下部微出血。但由于下丘脑损伤病人大多病情严重，MRI检查耗时长、病人监护条件差等因素的制约，在创伤急性期常难以进行。

3. **实验室检查** 借助血、尿、便的实验室检查可以为下丘脑损伤的诊断和治疗提供重要的参考。例如，对于创伤后尿崩症病人应进行尿比重、尿渗透浓度测定；对电解质紊乱病人不但要检测血、尿钠等血中

电解质，还应进行血、尿渗透压监测；对疑似HNDC病人应尽快检查血糖、血电解质、血渗透压、尿酮体；对疑有垂体功能低下的病人进行有关内分泌功能检查，主要包括垂体激素测定、靶腺体激素测定和激素兴奋试验。ACTH和生长激素（GH）分泌不足通常需要相关的兴奋试验来检测，而其他激素可以直接测定其血中水平来进行观测，如促甲状腺激素、促性腺激素、肾上腺皮质激素、睾酮等。

第五节　治　疗

创伤性下丘脑损伤是最严重的脑损害之一，由于其结构的复杂性和功能的特殊性，创伤性下丘脑损伤的治疗也较为复杂，但其治疗原则与其他部位的治疗原则相同。由于大多数下丘脑损伤病人常合并其他部位、其他类型的脑损伤，故对其治疗应采用综合性治疗原则。防治颅内出血、血肿及脑水肿所致的颅内压增高是治疗的首要任务，同时也是防治下丘脑继发性损伤的关键。针对下丘脑损伤本身的治疗并无特殊，而治疗下丘脑损伤所继发的神经系统、内分泌系统的病症是治疗的重中之重。在治疗过程中应分清轻重缓急，在严密监护下，根据病情变化随时调整治疗措施。

一、颅内压增高的治疗

创伤性颅内出血、血肿及脑水肿所致的颅内压增高是导致下丘脑继发性损伤的主要原因之一。对于重型创伤性颅脑损伤病人应严密监测颅内压，当颅内高压发生时，除应采取有效措施去除导致颅内压增高的病因外，还应积极采取相应的处理，尽可能将颅内压控制在正常范围内，以保证下丘脑组织的有效血液灌注与能量代谢，避免或减轻脑移位或脑疝对下丘脑造成进一步的损害。颅内压增高的具体治疗措施参见本书第九章。

二、中枢性体温调节障碍的处理

颅脑损伤发生时，如下丘脑前部的散热中枢受损，病人将出现中枢性高热。临床上可采用物理降温的方法控制体温，如体温仍难以得到控制或病人难以耐受，可使用低温冬眠法。近年来，许多神经外科单位采用亚低温冬眠疗法治疗下丘脑损伤后的中枢性高热获得了良好的效果。亚低温冬眠疗法不但可以稳定地控制体温，还同时有效地降低创伤后病人的脑耗氧和代谢率，降低颅内压，降低病死率。采用亚低温冬眠疗法应注意把握治疗的时机和疗程，具体治疗步骤参见本书第六十章。

此外，如下丘脑后部的保温中枢受损，病人可因保热功能障碍而产生体温过低。临床上这种表现较少见，治疗时可采用物理方法保持病人体温。

三、水、电解质平衡紊乱的治疗

（一）尿崩症的治疗

治疗尿崩症的目的是减少尿量，补充丢失体液，维持正常的血浆渗透压。在密切监护病人每小时尿量，"量出为入"的补液原则下，可采取以下方法治疗：

1. **补液**　初期只需补充大量不含电解质的液体，能口服者可饮水补充；对于病人有低钠、低渗性脱水表现时，可应用高渗盐水，阻断低渗-多尿-低渗的恶性循环。

2. **非ADH类抗利尿药治疗**　氢氯噻嗪（双氢克尿噻）、卡马西平等只适用于恢复期维持用药，也可用于症状较轻的病人，若使用超过10天仍无法控制尿量并出现持续低钠血症者，要及时停用。

3. **ADH类激素替代治疗**　口服醋酸去氨加压素，每天0.3～1.2 mg，对中枢性尿崩也可取得较好的疗效。如每小时尿量超过400 mL，可临时应用垂体后叶素5～10 U皮下注射。

此外，需要注意的是，糖皮质激素可以抑制ADH的分泌，因此脑外伤后糖皮质激素的应用会影响尿崩症的治疗。

（二）低血钠综合征的治疗

SIADH引起的低血钠综合征，具有二低（低血钠、低血渗）和三高（高尿钠、高尿渗、高血ADH），但无心、肝、肾功能损害，无水肿和糖尿病，其治疗主要从以下方面着手：

1. **限制水分摄入**　因病人体内有较多水分潴留，常有渗透压性脑水肿表现，使病情加重。故应限制水分摄入，一般每日1 000 mL左右。限制水分后血钠可逐渐回升。

2. **利尿和脱水**　可应用20%甘露醇和呋塞米，以呋塞米为首选药物，因该药利尿作用强，本身不带入更多水分，每日量按每千克体重1 mg，最大量可达每日 0.5 ～ 1 g，分次静脉输入。

3. 补钠 一般认为 SIADH 低血钠症，并不代表体内真正缺钠，补钠过多可能有害，故 SIADH 病人的补钠应慎重。应每日测定血钠和尿钠。严重病例血钠 <120 mmol/L，有明显神经症状者，可输注 5% 高渗盐水，使血钠升至 130 mmol/L。

4. 补 ACTH SIADH 病人，垂体前叶 ACTH 分泌绝对或相对不足，补充 ACTH 有助于纠正 ADH 与 ACTH 平衡失调。ACTH 用量一般为 25 ～ 50 U，肌内注射，1 次/日。

5. 其他 可予近年研制的血管加压素类似物。

（三）高钠血症的处理

在积极治疗脑外伤的基础上，逐步扩大血容量，稀释过高的电解质浓度。无法口服的病人，可酌情静脉滴注 5% 葡萄糖溶液、等渗或低渗（0.45%）的氯化钠溶液。补液要通过钠离子的浓度，计算出缺水量，48 小时均匀输入。对昏迷的病人，经胃管注入清水也是行之有效的方法（每小时 100 ～ 200 mL），同时需要密切检测病人血电解质浓度变化，并维持体液与电解质平衡。应该注意，高渗性缺水者实际上也有缺钠，只是因为缺水更多，才使血钠浓度升高。所以，如果在纠正时只补给水分，不补适当的钠，将不能纠正缺钠，可能反过来出现低钠血症。

四、糖代谢异常的治疗

（一）高血糖症的治疗

对于血糖轻度增高的病人可以通过限制糖摄入量来达到治疗目的。对于病情严重者可采用静脉滴注胰岛素治疗来控制过高的血糖，可按 1 g 糖配 2 ～ 4 U 胰岛素的比例配制葡萄糖胰岛素溶液缓慢静脉滴注，也可将胰岛素加入生理盐水中通过微量注射泵以一定的速度静脉注射。治疗过程中应进行血糖监测，一般将血糖控制在 8 ～ 10 mmol/L 为宜。

（二）HNDC 的治疗

HNDC 病人多存在低血容量性休克，失水可多达 12 ～ 14 L。治疗原则应迅速纠正休克和降低高血糖，但应注意补液速度及降低高血糖的速度，不宜过快。治疗最好在中心静脉压和血糖监测下进行，同时注意预防并发症并兼顾原发脑损伤的治疗。

（1）立即停用易诱发和加重 HNDC 的药物，如甘露醇、呋塞米、苯妥英钠以及肾上腺皮质激素。

（2）以 0.45% 低渗盐水 500 mL 于 2 小时内静脉滴入，并监测血浆渗透压。

（3）经胃管注水，有人认为此法简单有效。无消化道出血者，用凉开水以每小时 100 ～ 200 mL 速度注入胃内；有消化道出血者，用 4 ～ 6℃ 冷开水以每 10 分钟 30 mL 速度注入胃内。直到血浆渗透压降至 330 mmol/L 时，即可停用。

（4）胰岛素治疗。此类病人对胰岛素反应敏感，故应以小量为宜，首次 10 ～ 20 U 加入 0.45% 盐水 500 mL，在 2 小时内静脉滴入。胰岛素治疗中定期监测血糖和尿糖。

五、垂体功能低下的治疗

尽管有报道证实脑损伤后垂体功能低下激素替代治疗的效果良好，但这一结论尚缺乏足够的循证医学依据。目前有关颅脑损伤后急性期糖皮质激素治疗的争议较大，尤其是有关创伤性下丘脑损伤急性期垂体功能低下激素替代治疗的相关资料较少。目前一般观点认为：尽管急性期评估 ACTH 存在困难，但糖皮质激素为应激激素，一旦证实缺乏，应立即开始替代治疗。因甲状腺激素替代治疗加快糖皮质激素代谢，故在糖皮质激素替代治疗后开始甲状腺激素替代治疗，以防肾上腺危象的发生。

在慢性期因垂体功能低下所致的肾上腺皮质功能减退、继发性甲状腺功能减退一旦证实应该立即进行替代治疗；性激素和生长激素替代治疗会产生积极作用，但需遵循个体化原则。施耐德（Schneider）等建议在停经 6 个月或以上后开始促性腺激素的替代治疗，而女性在绝经后应停止替代治疗。

随着临床救治和康复水平的提高，垂体功能低下的治疗正变得越来越重要。目前垂体功能低下的临床治疗仍无成熟的规范措施，虽然有一些成功的经验，但仍需要进行大规模的随机对照双盲试验来评估脑外伤后激素缺乏的替代治疗效果以及与其相关的副作用。

六、上消化道出血的防治

针对上消化道出血重点在于预防和及早发现、早治疗。动态监测病人呼吸、脉搏、血压、尿量等体征，注意观察鼻胃管引流物颜色变化。对低血容量病人应立即补充液体，对大出血病人应及早行静脉切开或锁骨下静脉穿刺建立快速补液通道，保证有效循环容量。严重颅脑损伤和下丘脑损伤病人宜及早置入胃管，以便吸除滞留胃内容物和监测胃液改变。常规静脉给予 H_2 受体阻滞剂（如西咪替丁），也可经胃管内注入胃黏膜保护剂（如硫糖铝）预防上消化道出血；如发现胃液隐血试验阳性（注意排除误吸血液）、呕血、或柏油样便等上消化道出血表现时,应尽快使用质子泵抑制剂(如奥美拉唑)治疗;如上消化道出血严重或持续不止,还可用4～6℃冷生理盐水150 mL内加入去甲肾上腺素1～2 mg、或凝血酶2 000 U + 生理盐水20 mL行胃内灌注,3～4次/日,并根据柏油样大便的量和次数、血

红蛋白值,适时补充新鲜全血。经过上述处理多可止血,如反复大量呕血和大量柏油样便,经保守治疗无效时,有条件者可在急诊下通过纤维胃镜进行止血治疗或急诊剖腹探查止血,以挽救病人生命。

(陈礼刚　周　杰)

参考文献

[1] AGHA A, PHILLIP S J, THOMPSON C J. Hypopituitarism following traumatic brain injury (TBI)[J]. Br J Neurosurg, 2007, 21(2): 210−216.

[2] AGHA A, THOMPSON C J. Anterior pituitary dysfunction following traumatic brain injury[J]. Clin Endocrinol (Oxf), 2006, 64(5): 481−488.

[3] ALEKSEYENKO O V, WATERS P, ZHOU H Q, et al. Bilateral damage to the sexually dimorphic medial preoptic area/anterior hypothalamus of male ferrets causes a female-typical preference for and a hypothalamic Fos response to male body odors[J]. Physiol Behav, 2007, 90(2−3): 438−449.

[4] AVITAL A, RAM E, MAAYAN R, et al. Effects of early-life stress on behavior and neurosteroid levels in the rat hypothalamus and entorhinal cortex[J]. Brain Res Bull, 2006, 68(6): 419−424.

[5] BALLARIN C, ROTA A, COZZI B. Antidiuretic hormone release in the bovine: values at rest, and evidence for sex differences under stressful conditions including severe hemorrhage[J]. Neuro Endocrinol Lett, 2006, 27(1−2): 157−161.

[6] BERNARD F, OUTTRIM J, MENON D K, et al. Incidence of adrenal insufficiency after severe traumatic brain injury varies according to definition used: clinical implications[J]. Br J Anaesth, 2006, 96(1): 72−76.

[7] BONDANELLI M, AMBROSIO M R, ZATELLI M C, et al. Hypopituitarism after traumatic brain injury[J]. Eur J Endocrinol, 2005, 152(5): 679−691.

[8] CHILDS C. Human brain temperature: regulation, measurement and relationship with cerebral trauma: part 1[J]. Br J Neurosurg, 2008, 22(4): 486−496.

[9] HEIM C, NEWPORT D J, MLETZKO T, et al. The link between childhood trauma and depression: insights from HPA axis studies in humans[J]. Psychoneuroendocrinology, 2008, 33(6): 693−710.

[10] CROMPTON M R. Hypothalamic lesions following closed head injury[J]. Brain, 1971, 94(1): 165−172.

[11] POWNER D J, BOCCALANDRO C. Adrenal insufficiency following traumatic brain injury adults[J]. Curr Opin Crit Care, 2008, 14(2): 163−166.

[12] DIMOPOULOU I, TSAGARAKIS S. Hypothalamic-pituitary dysfunction in critically ill patients with traumatic and nontraumatic brain injury[J]. Intensive Care Med, 2005, 31(8): 1020−1028.

[13] EINAUDI S, BONDONE C. The effects of head trauma on hypothalamic-pituitary function in children and adolescents[J]. Curr Opin Pediatr, 2007, 19(4): 465−470.

[14] TANRIVERDI F, DE BELLIS A, BIZZARRO A, et al. Antipituitary antibodies after traumatic brain injury: is head trauma-induced pituitary dysfunction associated with autoimmunity[J]? Eur J Endocrinol, 2008, 159(1): 7−13.

[15] KELLY D F, MCARTHUR D L, LEVIN H, et al. Neurobehavioral and quality of life changes associated with growth hormone insufficiency after complicated mild, moderate, or severe traumatic brain injury[J]. J Neurotrauma, 2006, 23(6): 928−942.

[16] KLOSE M, JUUL A, POULSGAARD L, et al. Prevalence and predictive factors of post traumatic hypopituitarism[J]. Clin Endocrinol (Oxf), 2007, 67(2): 193−201.

[17] POWERS S I, GUNLICKS M, LAURENT H, et al. Differential effects of subtypes of trauma symptoms on couples' hypothalamus-pituitary-adrenal (HPA) axis reactivity and recovery in response to interpersonal stress[J]. Ann N Y Acad Sci, 2006, 1071: 430−433.

[18] ROBERTSON C. Critical care management of traumatic brain injury[M]//WINN H R, ed. Youmans neurological surgery. 5th ed. Philadelphia: Elsevier, 2004: 5103−5137.

[19] SALEHI F, KOVACS K, SCHEITHAUER B W, et al. Histologic study of the human pituitary gland in acute traumatic brain injury [J]. Brain Inj, 2007, 21(6): 651−656.

[20] SCHNEIDER H J, STALLA G K, BUCHFELDER M, et al. Expert meeting: hypopituitarism after traumatic brain injury and subarachnoid haemorrhage[J]. Acta Neurochir (Wien), 2006, 148(4): 499−456.

[21] SCHNEIDER H J, AIMARETTI G, KREITSCHMANN-ANDERMAHR I, et al. Hypopituitarism[J]. Lancet, 2007, 369(9571): 1461−1470.

[22] SCHNEIDER H J, KREITSCHMANN-ANDERMAHR I, GHIGO E, et al. Hypothalamopituitary dysfunction following traumatic brain injury and aneurysmal subarachnoid hemorrhage: a systematic review[J]. JAMA, 2007, 298(12): 1429−1438.

[23] SESMILO G, HALPERIN I, PUIG-DOMINGO M. Endocrine evaluation of patients after brain injury: what else is needed to define specific clinical recommendations[J]? Hormones (Athens), 2007, 6(2): 132−137.

[24] SHUKLA D, MAHADEVAN A, SASTRY K V, et al. Pathology

of post traumatic brainstem and hypothalamic injuries［J］. Clin Neuropathol, 2007, 26(5): 197-209.

［25］ TANRIVERDI F, SENYUREK H, UNLUHIZARCI K, et al. High risk of hypopituitarism after traumatic brain injury: a prospective investigation of anterior pituitary function in the acute phase and 12 months after trauma［J］. J Clin Endocrinol Metab, 2006, 91(6): 2105-2111.

［26］ VERBALIS J G. Diabetes insipidus［J］. Rev Endocr Metab Disord, 2003, 4(2): 177-185.

［27］ 江荣才,郭运生,张建宁.影响颅脑损伤继发上消化道出血的相关因素［J］.中华创伤杂志,2008,24: 37.

［28］ 金卫星,祝斐,陈进,等.颅脑损伤后尿崩症17例临床分析［J］.中国临床神经外科杂志,2008,13: 311-312.

［29］ 李志涛,闫华,刘暌,等.脑损伤后神经内分泌改变研究进展［J］.国际神经病学神经外科学杂志,2008,35: 217-220.

［30］ 王军友,杨学军.创伤性脑损伤后垂体功能低下［J］.国际神经病学神经外科学杂志,2008,35: 55-58.

［31］ 王益华,漆松涛.神经外科中尿崩症的研究进展［J］.国外医学·神经病学神经学外科分册,2004,31: 561-565.

［32］ 王忠诚.王忠诚神经外科学［M］.武汉: 湖北科学技术出版社,2004: 430-431.

［33］ 杨树源,只达石,张建宁.神经外科学［M］.北京: 人民卫生出版社,2008.

［34］ TAN C L, ALAVI S A, BALDEWEG S E, et al. The screening and management of pituitary dysfunction following traumatic brain injury in adults: British Neurotrauma Group guidance［J］. J Neurol Neurosurg Psychiatry, 2017, 88(11): 971-981.

［35］ MASEL B E, ZGALJARDIC D J, FORMAN J. Post-traumatic hypopituitarism and fatigue［J］. Neuropsychol Rehabil, 2017, 27(7): 1071-1079.

［36］ BENVENGA S. The history of pituitary dysfunction after traumatic brain injury［J］. Pituitary, 2019, 22(3): 229-235.

［37］ GLYNN N, AGHA A. The frequency and the diagnosis of pituitary dysfunction after traumatic brain injury［J］. Pituitary, 2019, 22(3): 249-260.

［38］ JONASDOTTIR A D, SIGURJONSSON P, OLAFSSON I H, et al. Hypopituitarism 3 and 12 months after traumatic brain injury and subarachnoid haemorrhage［J］. Brain Inj, 2018, 32(3): 310-317.

［39］ KLOSE M, FELDT-RASMUSSEN U. Chronic endocrine consequences of traumatic brain injury— what is the evidence?［J］. Nat Rev Endocrinol, 2018, 14(1): 57-62.

［40］ HEIDELBAUGH J J. Endocrinology update: hypopituitarism［J］. FP Essent, 2016, 451: 25-30.

［41］ HARI KUMAR K V S, SWAMY M N, KHAN M A. Prevalence of hypothalamo pituitary dysfunction in patients of traumatic brain injury［J］. Indian J Endocrinol Metab, 2016, 20(6): 772-778.

［42］ TAHERI S, TANRIVERDI F, ZARARSIZ G, et al. Circulating microRNAs as potential biomarkers for traumatic brain injury-induced hypopituitarism［J］. J Neurotrauma, 2016, 33(20): 1818-1825.

［43］ SILVA P P B, BHATNAGAR S, HERMAN S D, et al. Predictors of hypopituitarism in patients with traumatic brain injury［J］. J Neurotrauma, 2015, 32(22): 1789-1795.

［44］ KLOSE M, FELDT-RASMUSSEN U. Hypopituitarism in traumatic brain injury-a critical note［J］. J Clin Med, 2015, 4(7): 1480-1497.

［45］ CHOUDHARY R C, JIA X F. Hypothalamic or extrahypothalamic modulation and targeted temperature management after brain injury［J］. Ther Hypothermia Temp Manag, 2017, 7(3): 125-133.

［46］ KRAHULIK D, ZAPLETALOVA J, FRYSAK Z, et al. Dysfunction of hypothalamic-hypophysial axis after traumatic brain injury in adults［J］. J Neurosurg, 2010, 113(3): 581-584.

［47］ ZHOU Y. Abnormal structural and functional hypothalamic connectivity in mild traumatic brain injury［J］. J Magn Reson Imag, 2017, 45(4): 1105-1112.

［48］ GREENBERG S M, VERNOOIJ M W, Cordonnier C, et al. Cerebral microbleeds: a guide to detection and interpretation［J］. Lancet Neurol, 2009, 8(2): 165-174.

第十三章
创伤性蛛网膜下腔出血

大量临床病例资料研究发现,创伤性蛛网膜下腔出血(traumatic subarachnoid hemorrhage, tSAH)是加重继发性脑损害的重要因素。颅脑损伤后首次CT检查证实为tSAH病人,在临床诊治和预后方面与无tSAH病人有显著不同,tSAH病人的预后明显较无tSAH者差。

1858年,威尔克斯(Wilks)首先提出了外伤与蛛网膜下腔出血的关系,他描述了8例死于"蛛网膜腔血性渗出"的病例。颅脑tSAH最常见的并发症是脑脊液循环通路受阻所引起的脑积水。脑积水的发生取决于出血的程度及基底池受累的情况。大部分蛛网膜下腔出血病例中,脑脊液循环通路受阻是一过性的,不会发展成粘连性蛛网膜炎,而最终导致交通性脑积水。

tSAH很可能涉及多种致伤机制。创伤导致颅内动脉或桥静脉破裂,这种断裂可以是完全或不完全的,可以是多根或单根血管。脑皮质的挫伤亦可引起tSAH,此点已为尸检资料所证实。蛛网膜和软脑膜血管破裂常发生于致伤当时硬脑膜下脑组织在颅腔内剧烈的移动。有人研究发现,大脑后循环通路血管损伤是引起颅底蛛网膜下腔出血的常见原因。有人发现轻度或中度脑外伤也可引起基底池出血,且有时向大脑凸面扩展。外伤性动脉破裂不仅发生于颅底,亦可发生于大脑凸面。临床观察到重型脑损伤病例更易发生因动脉出血引起的蛛网膜下腔出血,其中12%的病例有严重的蛛网膜下腔出血。也有人报道脑干挫伤脑底血管破裂引起的蛛网膜下腔出血,这一情况好发于脑桥延髓连接处。通过大宗尸检病例研究发现,因静脉破裂引起的tSAH多为薄层出血,薄壁的静脉较厚壁的动脉更易被撕脱。

CT检查是tSAH诊断的首选方法和确诊方法。关于tSAH病人的治疗主要包括尽早清除蛛网膜下腔出血、应用防治脑血管痉挛药物等。目前关于钙拮抗剂治疗tSAH的疗效存在争议。最近研究表明,轻型颅脑损伤合并单独tSAH的病人需要神经外科手术干预的情况非常少见,其影像学进展和神经功能恶化的可能性也比较小。

第一节 发生率

1950年,有人通过一组4万例尸检研究发现tSAH是颅脑损伤后最常见的损伤表现。1963年,美国巴尔的摩医学中心对1 367例尸检研究也发现tSAH是颅脑损伤后最常见的病理变化。美国外伤昏迷数据库(The Traumatic Coma Data Bank,TCDB)显示,753例重型脑外伤病人中,39%的病人在伤后首次CT检查出现tSAH。日本学者分析197例闭合性脑损伤病人,发现12%的病人CT检查仅表现为tSAH。另一位日本学者报道414例重型颅脑损伤病人,23%CT检查见tSAH。意大利12家医院169例颅脑损伤病人CT检查发现61%病人出现tSAH。欧洲颅脑损伤专家团分析67家欧洲医院1 005例中、重型颅脑损伤病人CT检查资料,发现41%病人入院CT检查有tSAH。

关于轻型脑外伤病人tSAH发生率报道不一。美国学者回顾了712例轻型脑外伤病人CT资料,发现tSAH是最常见的影像学改变。另有对500例轻型脑外伤病人的回顾性研究中,伴有单纯性tSAH的发生率高达82%。但也有医生的报道与上述结果相反,认为轻型脑外伤病人tSAH发生率仅为2% ~ 4%。

第二节 临床特征

一、年龄

tSAH常出现于年龄较大的病人。随着年龄的增加，tSAH的发生率也有所增加。在老年病人中常发现tSAH，是因为老年人蛛网膜下腔扩大而使积血容易辨认。这可以解释为什么大量的积血常见于老年病人。一组大宗病例临床研究结果表明，广泛性tSAH病人的平均年龄为47岁，中等度tSAH的平均年龄为42岁，而少量tSAH的平均年龄为38岁。

二、致伤原因

一组临床资料表明，车祸致伤引起tSAH发生率比无蛛网膜下腔出血的要低，约有37%的tSAH病人受伤与车祸有关，而无蛛网膜下腔出血的病人则达43%。车祸致伤可以是高强度伤，这种情况下弥漫性轴索损伤出现概率比局灶性损伤高。年轻病人与交通事故相关密切，这些病人中更有可能出现弥漫性轴索损伤。

三、伤前饮酒

已有研究表明酒精中毒与头颅外伤后严重蛛网膜下腔出血联系密切。较多临床资料发现急性酒精中毒的病人蛛网膜下腔出血的发生率增加。但也有一组资料表明tSAH和无蛛网膜下腔出血两组病人的急性酒精中毒百分率没有明显的差别。他们还进一步研究发现局灶性tSAH的病人与无tSAH的病人酒精中毒比例没有明显差别，而广泛性tSAH的病人中急性酒精中毒比例明显上升。酒精会影响颅脑损伤病人的伤情程度判断，使头GCS评分降低。另外酒精可能使病人病情恶化。

四、体温

一组临床研究发现，病人的首次平均体温为36.3 ℃。在伤后第1个24小时体温开始上升，达37.5℃。在第1个48小时达到38.2℃，且在伤后早期几天体温维持在这个水平。有人提出tSAH的病人伤后早期体温升高是由于蛛网膜下腔的血液分解产物积累有关。但也有人认为有或无蛛网膜下腔出血存在的病人其体温曲线没有明显的差别。

五、头颅骨折

大宗临床病人的头颅X线平片发现有57% tSAH病人有颅骨骨折。tSAH的病人颅骨骨折发生率较无蛛网膜下腔出血病人显著增多。尽管tSAH病人合并骨折的发生率很高，但这些病人合并硬脑膜外血肿的发生率反较蛛网膜下腔出血的病人低。

六、神经系统评分

tSAH病人和无蛛网膜下腔出血的病人在入院时GCS评分和运动功能计分几乎相同。但tSAH病人GCS评分和运动功能计分改善速度比无蛛网膜下腔出血病人明显慢，充分说明tSAH会加重颅脑损伤后脑神经功能恢复。

第三节 影像学分析

一、CT检查

（一）出血量

CT检查能清楚地显示tSAH出血部位和程度（图13-1、13-2）。出血量的多少取决于出血当时蛛网膜下腔存在的空间大小，空间越大，可测量到的出血量越大，尽管其可能比空间小的CT密度要低，这可能是解释老年人CT可见的蛛网膜下腔出血发生率高的原因之一。另一个原因是伤后首次CT的检查时间，因为蛛网膜下腔出血的检测以及出血量取决于伤后发生的形态上的变化。一个快速出现的脑肿胀或颅内出血的进展可使蛛网膜下腔消失。另外，CT检查技术、骨窗的水平也影响tSAH的发现。

CT检查出血量的确认和定量评估：利用半定量法计算蛛网膜下腔出血量。基底池和脑裂的积血用希杰德拉（Hijdra）法进行计算。首先将基底池和脑裂分

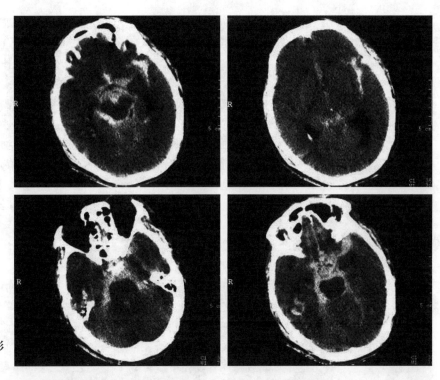

图13-1　创伤性蛛网膜下腔出血的CT影像表现

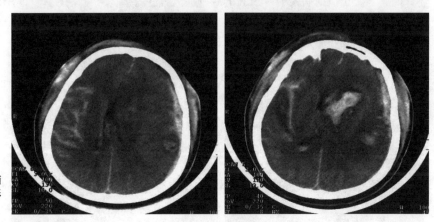

图13-2　创伤性蛛网膜下腔出血合并脑挫裂伤、硬脑膜下血肿的CT影像表现

成10个部分：纵裂池、左侧裂池、右侧裂池、左基底池、右基底池、左鞍上池、右鞍上池、左环池、右环池、四叠体池。这10个脑池和脑裂中的每一个都据其血量分别计分：0，无血；1，少量积血；2，中等量积血；3，充满积血。总分为30分。如果大脑凸面脑沟中出现积血，不能按照Hijdra法进行计分，应使用另外的方法。考虑到大脑凸面蛛网膜下腔的积血量较基底池多，可按下述方法进行计分：0，无血；3，小量积血；6，中等度积血；9，充满积血。SAH计分总分为48分。可将6分以下计为少量tSAH，6～13分为中度tSAH，13分以上为广泛tSAH。定量评估的方法亦可使用费希尔（Fisher）等提出的自发性蛛网膜下腔出血的评估方法。使用4级计分法：1分，无积血；2分，广泛出血但无凝

血块，积血厚度<1 mm；3分，积血厚度超过1 mm；4分，脑室内出血。Hijdra和Fisher评分法计分越高，伤情越重，预后越差。

（二）tSAH清除

CT检查是否有出血及出血的程度与影像检查的时间有关，因为tSAH血液会迅速稀释于脑脊液中。在伤后早期即在蛛网膜下腔消失。在一组tSAH病人临床资料分析发现，伤后平均4小时左右的首次CT检查发现的出血量较伤后65小时的第2次CT扫描多1倍。另一组临床资料则发现tSAH出血量在首次CT检查后的24小时内再次行CT检查时，蛛网膜下腔出血量比原来下降20%。通常情况下，tSAH出血量在首次CT检查后的第2天减少至原来的1/2，第3

天减少至原来的1/3。tSAH所致的血肿清除速度要比动脉瘤引起的出血快，后者还要考虑到再出血的可能。

（三）出血的部位

在首次CT检查阳性的病例中出现蛛网膜下腔出血症状占70%。继发的最常见的累及部位是在大脑半球沟裂中，约占53%，其中45%位于侧裂池侧面，41%出现于纵裂池，25%出现于侧裂的基底部。基底池有33%的病人出血，24%的病例环池出血，鞍上池出血占18%，四叠体池出血占10%。tSAH的病人有21%出现凸面的症状而无基底池的症状，而有22%的病例有基底池出血的症状而无大脑凸面出血的症状。

大脑凸面的出血与后部脑池的出血一样，会在天幕缘引起积血。这可以解释为什么在头颅伤后小脑幕区域有高密度的轮廓。在某些病例这是CT检查仅有的发现。这种天幕区域的高密度可能表示有硬膜下出血。这也可能是在某些病例，在邻近的蛛网膜下腔没有出血，或表明在邻近的半球间或凸面有硬膜下血肿。在蛛网膜下腔出血的病人中有21%的病例在天幕缘有出血，在整个病例中占7%。

有学者根据tSAH病人颅脑CT平扫后血肿的不同部位，提出了中央型tSAH的概念，即出血位于大脑底部脑池和外侧裂池的tSAH。相对于位于大脑凸面的出血，中央型tSAH的病人应行颅脑CT血管造影或脑血管造影检查，以排除脑动脉瘤或创伤性假性动脉瘤破裂出血可能。

（四）相关的CT表现

大约8%的脑外伤病例在首次CT检查时完全正常。另外，9%以脑肿胀为主要表现。其余颅脑损伤病人有不同程度的颅内损伤病灶。tSAH的病人并发颅内损伤病灶明显高于无蛛网膜下腔出血的病人。患tSAH的病人中约有89%有相应的颅内损伤病灶。

1. **脑挫伤**　脑挫伤是与tSAH相关的最常见的病灶。53%无蛛网膜下腔出血的病人并发脑挫伤病灶，而tSAH病人并发脑挫伤病灶高达77%（$P<0.001$）。tSAH病人第2次CT检查发现脑挫伤比第1次更常见，在第1次CT检查无挫伤病人中，又有13%的病人第2次CT检查出脑挫伤灶。这表明tSAH是一个皮质病灶，甚至在早期CT检查还不明显就已存在。皮质脑挫伤发生率是皮质下脑挫伤的2倍。在tSAH病人中，80%的脑挫伤位于皮质，同时有42%的脑挫伤位于皮质下。为什么tSAH最常见于大脑半球的表面、脑沟、侧裂的外侧部和大脑半球间裂，是因为脑挫伤和硬膜

下血肿与tSAH有很高的相关性。

2. **硬脑膜下血肿**　硬脑膜下血肿是CT表现上最常见的颅内血肿，常是开颅清除血肿的主要原因。在tSAH的病人中硬脑膜下出血约占44%。tSAH病人硬脑膜下血肿的发病率明显高于无蛛网膜下腔出血的病人（24%）。区分硬脑膜下血肿和tSAH有时显得有些困难，如果在脑回、脑沟表面有出血，鉴别诊断就比较容易，但有时并不明显，尤其在有颅内压增高的病人。

3. **硬脑膜外血肿**　仅在10%的tSAH病人中有硬脑膜外血肿，其比率比无蛛网膜下腔出血的病人低（18%）。但tSAH与颅骨X线平片中颅骨骨折呈高度相关性。

4. **脑内血肿**　患有脑内血肿的tSAH的发病率与无蛛网膜下腔出血的病人几乎相同，约有10%的病人有脑内血肿。

5. **脑室内出血**　19% tSAH病人脑室内出血，比无蛛网膜下腔出血的病人几乎高2倍。按Fisher评分的分级法，这些病人属4级。

6. **CT检查出现颅内压增高的征象**　通常认为如果基底池消失，第三脑室消失，中线移位或对侧脑室扩大，可能存在有颅内压增高。颅内压增高的症状在所有的头颅外伤中，首次CT检查中约占58%。这些征象在tSAH病人中比无蛛网膜下腔出血病人有更显著的相关性，占病例总数的66%。首次CT检查提示的颅内压增高与实际测的颅内压值有高度的相关性。约有66%的tSAH病人CT表现有颅内压增高，61%的颅内压值高于2.67 kPa（20 mmHg）。

7. **低密度灶与缺血的相关性**　在tSAH病人中第2次行CT检查占6%，第3次行CT检查占20%，发现低密度灶和脑挫伤后梗死相关。尽管第2、3次行CT检查随访人数减少，但随访的CT中这种梗死样病灶的发生率仍有增高的趋向（图13-3）。

二、脑血管造影

1936年，有人首先提出颅脑损伤后存在脑血管痉挛的观点。1966年，人们经过脑血管造影证实约30%脑外伤病人存在脑血管痉挛。1970年，有人报道脑外伤病人经脑血管造影检查有5%发生脑动脉痉挛，认为动脉痉挛与神经功能缺损之间有一定联系；鉴于部分病人出现了血性脑脊液，认为tSAH脑缺血的病理生理机制类似于自发性蛛网膜下腔出血。1972年，有人回顾了350例脑外伤病人，血管造影发现19%病人存在脑血管痉挛。且有不少病例因伤动脉痉挛引起脑缺血出现神经功能障碍。

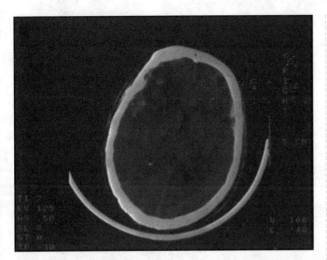

图13-3　创伤性蛛网膜下腔出血合并脑梗死的CT影像表现

由于当时脑血管造影仅仅作为初步诊断的方法而没有重复多次进行复查,不可能明确伤后脑血管痉挛的确切发生率和时程。因此,伤后脑血管痉挛对继发性脑损害作用及其对病人预后评价尚有待深入探讨。

三、经颅多普勒超声检查

随着CT技术的进展,血管造影较少地应用于脑外伤病人。直至经颅多普勒超声(TCD)这种无创检查手段应用于脑血管痉挛的检测,人们对tSAH对伤后脑血管痉挛和继发性脑损害作用才引起足够的重视。有人曾设想,tSAH类似于自发性蛛网膜下腔出血,都会造成脑血管痉挛,并成为继发性损害的一种形式。这一设想已为多名研究者所证实。不少临床观察结果表明,重型脑外伤病人中,约68%出现血管痉挛及血流量增高,他们观察到约50%的病人血流速度升高的同时出现神经功能障碍。其中有50%的病人CT检查发现tSAH。

tSAH是脑外伤后最重要的病理生理改变之一,伤后首次CT检查发现阳性率高达40%。法医学及临床系列研究已发现tSAH与受伤的严重程度有关,同时亦观察到tSAH的存在可以使颅脑损伤病人的预后恶化。tSAH的存在与脑血管痉挛密切相关,与继发性缺血性神经功能障碍有关,此观点已为血管造影及经颅多普勒超声检查研究所证实。

第四节　临床实验室评价

tSAH颅脑损伤病人常伴有脑组织挫裂伤和脑组织变性坏死,大量生化物质进入血液循环,检测血中某些生化成分有助于了解病情发展和病人预后。

一、血细胞比容

脑的氧供取决于脑血流和血红蛋白的携氧能力。严重颅脑损伤后的急性贫血会显著影响脑供氧,导致继发性脑损伤。而贫血是可以避免和治疗的。在欧洲研究组三期临床研究中,入院时的平均血细胞比容(HCT)平均低于正常值约5%。在所分析的各种类型中,入院时第1次检测的HCT值相近,包括tSAH组和颅内血肿组。头部外伤后早期(数小时内)发生快速的血液稀释,使HCT下降3%～5%。发生广泛性tSAH的病人HCT下降更低。

有人研究发现能够充分供氧的HCT低限是33%。HCT低于正常的病人很容易缺氧,预后较差。我们发现约12%的病人的HCT初始值低于30%,预后较HCT正常者差,不良预后率高达55%。

二、白细胞

当头部创伤发生时,机体处于应激状态,血液中白细胞水平升高。尽管已有人研究了白细胞升高与蛛网膜下腔出血的关系,但颅脑损伤后早期的白细胞增高的意义尚不明确。白细胞升高部分体现了伤后3天内的应激反应。实验和临床均显示了白细胞与原发性和继发性脑损伤的联系。白细胞水平升高,释放大量的炎性介质,是导致脑水肿的因素之一。有人发现早在伤后30分钟即有白细胞快速动员和浸润入坏死区。白细胞增高,释放炎性介质导致血管痉挛和缺血。最近,重型颅脑损伤的细胞和体液免疫已成为讨论的热点。这些变化可能与颅脑损伤后容易发生感染有关。在欧洲研究组三期临床研究的大宗病例中,入院时的平均白细胞计数为正常值的2倍。白细胞计数值升高多见于年轻病人。早期的体温升高与白细胞数的升高没有关系,伤后3天白细胞计数趋向正常,随后再次升高。白细胞计数不同的病人,其预后有显著差异。伤后白细胞计数不升高和高于20×10^9/L的病人预后较有中等程度升高[$(10 \sim 20) \times 10^9$/L]的病人差。但tSAH和无蛛网膜下腔出血病人的白细胞计数无显著差异。

三、血小板

实验室检查和临床观察均提示颅脑损伤病人发生凝血障碍的概率升高。有人研究发现入院时的凝血障碍与继发性脑损伤呈显著相关。脑损伤可以启动凝血障碍,随后导致出血性和缺血性损害。血小板减少症本身与头部外伤病人的预后有关。但有人发现凝血机能障碍并非颅脑损伤病人预后的决定因素。

欧洲研究组三期临床研究的大宗病例中,19%的病人的血小板计数低于150×10^9/L,6%病人低于100×10^9/L,在tSAH病人和无蛛网膜下腔出血病人中相似。如果把同组病人伤后6个月时的血小板值(258×10^9/L)作为正常值,我们可以发现入院时的血小板已有非常明显的下降。入院时的血小板值为209.6×10^9/L,3天后下降至167.2×10^9/L。高龄组、中等量和广泛性tSAH组的血小板下降更明显,分别为19.8×10^9/L和19.6×10^9/L。伤后3天,广泛出血病人的血小板减少明显;7天后血小板计数平均升高至395.7×10^9/L。入院时血小板值低于150×10^9/L的病人预后明显较差($P<0.001$)。另外,血小板计数可作为凝血机制紊乱的主要指标,但血小板计数正常并不能排除其活性下降和功能障碍。也有研究发现tSAH和无蛛网膜下腔出血的病人的血小板计数值无明显差异。

四、血清转氨酶

血清酶学检查,如谷草转氨酶(GOT)和谷丙转氨酶(GPT),与脑损伤的严重程度和预后相关。人体各种组织均含有转氨酶,以肝脏、肌肉、心脏和脑的含量最高。严重脑损伤导致血-脑屏障破坏,转氨酶释放入血。脑组织中GOT含量较GPT高。欧洲研究组三期临床研究发现,40%的病人有GOT轻度升高,26%的病人有GPT上升。伴有全身多器官损害的病人和饮酒后受伤的病人转氨酶升高更明显。但是否发生tSAH对血清转氨酶水平没有影响,转氨酶改变与预后没有相关性。

五、血清脂肪酶

欧洲研究组三期临床研究发现,有14%的病人第1次检测的血清脂肪酶不在正常范围。入院时血清脂肪酶轻度升高,在伤后数天进一步升高。这与是否发生tSAH无关。饮酒后受伤的病人入院时的血清脂肪酶水平最高(135 U/L)。血清脂肪酶水平的高低与预后无关。

六、血清淀粉酶

高淀粉酶血症病人入院时GCS评分较低,预后较差。颅脑损伤后的高淀粉酶血症并不提示胰腺损伤。对含有淀粉酶组织的任何损伤均可导致高淀粉酶血症。多发伤、休克、饮酒后受伤的病人常伴有血清淀粉酶升高。欧洲研究组三期临床研究的第1次测量检出19%的病人血清淀粉酶水平高于180 U/L。饮酒后受伤的病人血清淀粉酶高达147 U/L。tSAH和无蛛网膜下腔出血病人血清淀粉酶水平没有差别。血清淀粉酶水平的改变与病人预后无关。

七、国际标准化比值

德国学者回顾性地分析了89例tSAH病人的临床资料,发现凝血功能障碍的病人比例为38%,有17.9%的病人出现了国际标准化比值(INR)升高(>1.4),病人的影像学血肿变化和临床恶化与INR升高显著相关。因此,对于有凝血功能障碍的病人,应该加强监护,规律做头颅CT检查,以监测潜在的血肿变化。

第五节 治 疗

目前治疗颅脑损伤的方法很多,其中有些方法已经在临床常规使用,使病人的预后得到改善。尽管在治疗的许多方面有所改进,但令人遗憾的是,至今尚无一种药物被证明对颅脑损伤病人肯定有效。临床试验试图证实新的治疗措施能够改善病人的预后,但实际上大部分研究都以失败而告终。然而,近来神经保护剂的发展可能在颅脑损伤病人的治疗中获得较大的进展,这是通过预防继发性脑损伤而实现的。已经或正在研究的具有脑保护作用的保护剂有谷氨酸受体拮抗剂、自由基清除剂、类固醇、神经节苷脂和钙拮抗剂等。

尼莫地平是在重型颅脑损伤病人中研究的钙拮抗剂之一,初步证实它对动脉瘤性蛛网膜下腔出血所致的缺血性脑损伤有预防作用。当然这一研究结果并非结论性的。欧洲研究组前3期临床研究结果表明,尼莫地平对重型颅脑损伤病人无明显疗效,但对CT显示tSAH的病人有一定的效果,可显著地减低死残率。令人遗憾的是,随后在全世界13个国家35个医院进行的前瞻性多中心随机双盲对照研究(循证医学)发现,尼莫地平对tSAH病人无任何疗效。

一、钙拮抗剂尼莫地平治疗颅脑损伤的前景

钙在细胞内调节中起重要作用。在生理条件下,细胞内保持较低的游离钙离子浓度。在病理条件下,比如缺血性损害时,这种状况无法维持,而细胞内钙浓度的增加启动了一系列导致细胞破坏乃至最终细胞死亡的病理过程。在脑内突触前神经末梢释放兴奋性氨基酸如谷氨酸的调节中,钙起关键性作用。这导致大量细胞钙内流和积聚,从而引起神经元死亡。

钙可以通过4种途径进入细胞:① 电压调节钙通道;② 受体闸门钙通道;③ 钠/钙交换通道;④ 非特异性钙内流。现已认识到,1,4-二氢吡啶类药如尼莫地平只能够选择性地阻断L型电压敏感通道。此类通道的细胞浓度随不同组织而异。除存在于血管平滑肌和心脏外,这些特异性通道也存在于脑内。在神经元细胞膜约30%的钙离子内流是由L型电压敏感通道实现的。

尼莫地平只能阻断钙通过L型电压敏感钙通道,而对通过其他类型的电压敏感通道、受体介导钙通道或其他的钙内流则不起作用。尼莫地平的这种相对性阻断钙内流的能力,使之成为一种钙调制剂而并非仅仅是一种钙阻断剂。除了神经元之外,尼莫地平似乎还影响胶质细胞,但其临床关系尚不明了。据报道尼莫地平能够降低缺血脑组织中的酸中毒。

尼莫地平对脑的作用具有选择性,是由于其较高的膜-水分配系数,该系数使之具有高亲脂性并能在脑内快速和大量地分布。因而,尼莫地平对细胞内钙平衡的调节能预防脑缺血后细胞死亡,从而可能具有神经保护的价值。

与其他1,4-二氢吡啶类药一样,尼莫地平具有很强的血管活性,作用于血管平滑肌。起初期望能用它来预防或逆转血管痉挛,但似乎并不理想。它通过扩张血管床而起作用,其水平超出血管造影可见的范围,也不能被经颅多普勒超声检测到。这种血管扩张效应主要见于软脑膜血管。早期研究发现增加缺血区域脑血流是通过改善脑侧支循环而实现的。然而,全身血管的进一步扩张可能会导致血压下降的结果。尼莫地

平这种潜在的低血压效应可以危及脑灌注压,如果在急性脑损伤病人存在血流动力学不稳状态时使用则很危险。另外,尼莫地平对脑的微流变学效应也进行了研究。

利用缺血性脑损害实验模型的基本原理对尼莫地平进行研究,在诱发缺血性脑损害之前预防性地给予尼莫地平,这一模型在蛛网膜下腔出血得到成功的应用。由于血管痉挛所致缺血的进展被延迟,在局灶血流降低至缺血阈值水平之前就有足够的时间让尼莫地平开始发挥预防性作用。当然,尼莫地平可能并不能逆转血管痉挛,而且它的主要效应可能是通过选择性扩张脑血管而直接影响神经元活性。对已经发生的缺血性神经元损害的疗效不如其预防作用那样明显。

有人研究发现的尼莫地平对已发生的急性缺血性卒中的有效治疗并未能在其他研究中得到重复。对于这一令人失望的结果,有一种可能的解释是:开始尼莫地平治疗太迟。这些研究中大部分病人都在症状出现48小时以上才使用尼莫地平。近来提倡在缺血性卒中症状出现6小时以内,甚至更早就应该开始治疗。在决定尼莫地平是否缺乏疗效的因素中,另一个可能起重要作用的因素是该药的低血压效应。如上所述,这种效应可能对许多病人产生副作用。

头部创伤中的缺血和缺氧及其引起的连锁性生化改变,最终导致神经元损害和死亡。这些改变通常是继发性的,在治疗干预之前往往还有一段治疗时间窗。脑保护剂可能在预防继发性神经元损害中发挥重要作用。因而,将尼莫地平用于治疗颅脑损伤病人似乎是符合逻辑的。

尼莫地平能够通过预防颅脑损伤病人的继发性缺血性损害而改善预后。在此假说基础上,都接受静脉注射尼莫地平(1小时2 mg)或安慰剂治疗,疗程连续7天。安慰剂治疗组和尼莫地平治疗组除年龄外,两组无差异;安慰剂治疗组的病人平均年龄低于尼莫地平治疗组。伤后6个月随访发现,接受尼莫地平治疗的颅脑损伤病人预后无明显改善。其预后良好率由59%升至61%,病死率由25%降为22%,无统计学显著差别。另外,对尼莫地平治疗tSAH的疗效进行了分析。可供分析的病人共654例,其中210例有tSAH。两组病人除年龄稍有差别外无差异(尼莫地平组42岁,安慰剂组39岁)。在首次CT检查即有tSAH的病人中,尼莫地平能显著地降低tSAH病人的病死率和致残率。尼莫地平治疗的病人中有51%预后不良,而安慰剂组中则达到66%。尼莫地平的应用使病死率由46%减为32%,也有了显著的下降($P<0.05$)。病死率的降低并

未引起持续植物状态生存和重残比例的增加。尼莫地平的疗效在年轻病人中较好。40岁以下病人中有33%预后不良，而安慰剂组中则达到61%。尼莫地平治疗的生存者中，颅脑损伤后癫痫的发生率低于安慰剂治疗者（尼莫地平组为13%，安慰剂组为20%）。欧洲研究组三期研究临床前瞻性双盲研究与二期相同。但令人遗憾的是，在1997年至2000年在全世界13个国家35个医学中心正进行四期尼莫地平治疗592例tSAH病人的临床前瞻性随机双盲研究结果表明：尼莫地平治疗组预后良好率和死残率与对照组无统计学差异（未公开发表）。循证医学研究结果充分证明尼莫地平对tSAH无明显治疗作用。目前国际上已经不推荐采用尼莫地平治疗tSAH病人。至于为什么全世界第4期多中心临床前瞻性随机双盲结果与欧洲前3期研究结果大相径庭，其原因有尚不清楚，有待更多临床循证医学研究加以证实。低血压是报道最多的尼莫地平引起的严重副作用之一，欧洲研究组三期研究临床前瞻性双盲研究用尼莫地平治疗的病人低血压的发生率较高（尼莫地平组27例，安慰剂组22例）。尽管低血压有所增多，但尼莫地平治疗的病人中不良预后少于安慰剂治疗者（尼莫地平组56%，安慰剂组83%）。其他较少报道的副作用有转氨酶、脂肪酶和淀粉酶的增高，但在安慰剂治疗的病人中更为常见。另外，尼莫地平是否会引起颅内压增高仍有争议，由于尼莫地平会引起脑血管扩张，继而导致颅内压增高。所以，对于无tSAH、广泛性脑挫裂伤脑水肿、颅内高压的颅脑损伤病人，尼莫地平应列为禁忌证；对于有tSAH、广泛性脑挫裂伤脑水肿、颅内高压的颅脑损伤病人，应该在严密连续动态颅内压监测下才能使用尼莫地平，一旦发现颅内压逐渐增高，尤其是 >4.00 kPa（30 mmHg）时，必须停止使用尼莫地平。

二、tSAH病人的其他治疗进展

氨甲环酸作为一种抗纤维蛋白溶解药物，可以竞争性抑制纤维蛋白溶解酶原激活因子，使纤维蛋白溶解酶原不能转化为纤溶酶，从而抑制纤维蛋白的溶解，产生止血。研究证实，在创伤性脑外伤合并颅外出血病人中，早期应用氨甲环酸可降低1/3的出血死亡。近期有一项涉及29个国家175家医院和12 737例颅脑损伤病人的多中心随机对照研究，纳入的病人均为成人，GCS ≤ 12分，CT显示有任何的颅内出血但无颅外出血。病人随机接受氨甲环酸（10分钟1 g，然后在8小时内注射1 g）或安慰剂。研究的主要终点为伤后3小时内接受治疗的病人在伤后28天内因头部损伤在医院死亡。结果显示，氨甲环酸能降低轻、中度颅脑损伤病人头部损伤相关死亡的风险（RR：0.78），但在重型颅脑损伤病人中无显著效果（RR：0.99），轻度和中度颅脑损伤病人接受早期治疗（3小时内）比晚期更有效，但对重型颅脑损伤病人的治疗时间无明显影响。因而，研究认为氨甲环酸对颅脑损伤病人是安全的，并且在伤后3小时内治疗可减少与头部损伤相关的死亡，故伤后应尽快使用。进而，有学者探讨了影响脑外伤合并自发性蛛网膜下腔出血预后的独立因素，发现氨甲环酸治疗可以降低自发性蛛网膜下腔出血病人的病死率。

此外，国内有学者认为早期腰大池置管持续外引流能促进tSAH病人的康复。但因为脑外伤合并tSAH病人，往往伴有急性颅内压增高，腰椎穿刺及腰大池置管持续外引流可能增加导致脑疝的风险，这在某种程度上也限制了其在颅脑损伤急性期中的应用。与此相比，国外较少有腰大池置管持续外引流治疗tSAH的报道。而且目前这方面的循证医学证据仍然较有限，缺乏大规模的临床随机对照研究。

第六节　预　后

欧洲颅脑损伤专家团分析67家欧洲医院1 005例中、重型颅脑损伤病人CT检查资料，发现tSAH与颅脑损伤病人预后具有相关性。无tSAH病人预后良好率为41%，而有tSAH病人预后良好率仅15%。

马斯（Maas）等分析了欧洲IMPACT协作组颅脑损伤病人资料库中的7 407例tSAH。发现基底池消失（OR：2.45；CI：1.88 ～ 3.20）、tSAH（OR：2.64；CI：2.42 ～ 2.89）和中线移位（1 ～ 5 mm者OR：1.36；CI：1.09 ～ 1.68）；>5 mm者OR：2.20；CI：1.64 ～ 2.96）与病人预后差有密切相关。

欧洲研究组三期临床研究提示tSAH病人伤后6个月预后明显差于无蛛网膜下腔出血的同期颅脑损伤病人（表13-1）。无蛛网膜下腔出血病人的不良预后为30%，tSAH病人为60%（P<0.001）；两组的植物人状态和重残率则相似。tSAH病人的不良预后发生率为无蛛网膜下腔出血病人的2倍。

表13-1　颅脑损伤后6个月tSAH和无蛛网膜下腔出血病人的预后

指　　标	总数(%) (n=414)	无蛛网膜下腔出血(%) (n=269)	tSAH(%) (n=145)
死亡(D)	24	14	42
植物人状态(V)	5	3	7
重残(S)	12	13	11
轻残(M)	24	30	12
良好(G)	36	40	28
不良预后(D/V/S)	41	30	60
良好预后(M/G)	59	70	40

注：指标后括号内字母为指标的英文简称。

一、出血量与预后

不良预后率直接与首次头颅CT检查所显示的出血量相关。出血量越大，死残率越高。第1周的死亡主要发生在有广泛蛛网膜下腔出血的病人中（表13-2）。Fisher分级与预后的关系近似于出血量的半定量分类。脑室内出血的tSAH病人预后最差。第1周内死亡主要发生于Fisher 4级的病人（表13-3）。意大利一组141例入院CT检查证实有tSAH病人的临床分析资料也发现28例病人（19.9%）病人预后不佳，tSAH范围和出血量与病人预后密切相关（$P<0.001$）。

二、出血部位与预后

出血部位对预后也有明显影响（表13-4）。出血常见于大脑半球凸面，但基底池出血时危险更大。当

表13-2　出血量与伤后6个月预后（Hijdra评分法）

出血情况	不良预后(D/V/S)(%)	死亡(%)
无蛛网膜下腔出血	30	14
tSAH	60	42
少量蛛网膜下腔出血(1～6)	45	29
中等量蛛网膜下腔出血(7～12)	66	45
广泛蛛网膜下腔出血(>12)	71	53

注：D/V/S为死亡/植物人状态/重残。

表13-3　Fisher分级与伤后6个月时的预后

Fisher分级	D/V/S(%)	死亡(%)
1	31	15
2	47	29
3	62	45
4	79	56

表13-4　出血部位与伤后6个月时的预后

出血部位	D/V/S（%）	死亡（%）
半球凸面（左/右）	60	38
纵裂池	69	53
侧裂池		
外侧部分（左/右）	68	49
基底部分（左/右）	74	56
鞍上池（左/右）	72	59
环池（左/右）	72	50
四叠体池（左/右）	69	38
天幕（左/右）	52	43

基底池前部发生蛛网膜下腔出血时不良预后率最高。天幕部位的出血对预后没有显著影响。

三、头颅CT的影像学改变与预后

正如Fisher分级系统,脑室系统内出血的不良预后率很高。tSAH同时伴有脑内血肿的预后较差,当伴有接近大脑半球凸面硬脑膜的脑挫裂伤时则相对较轻。

四、人群分布和临床因素与预后的关系

欧洲研究组三期临床研究提示年龄不是决定tSAH病人预后的主要因素。饮酒后受伤对tSAH病人预后亦无显著影响。其他因素如多发、颅骨骨折、开颅血肿清除术、颅内高压等均显著影响病人预后。显著影响tSAH病人预后的因素有伤后早期的意识状态和低血压。这些因素同样影响无蛛网膜下腔出血病人的预后。在tSAH病人中,伤后早期意识状态是最重要的决定因素,其中以运动评分最有意义。在伤后早期昏迷越深,预后越差。影响tSAH和无蛛网膜下腔出血病人预后的另一重要因素是低血压,当收缩压低于12.0 kPa（90 mmHg）时,提示病人预后不佳。

五、功能评估

颅脑损伤后6个月评估病人的记忆力、个性改变、语言障碍、轻偏瘫,以及社会属性和能否参加工作。tSAH和无蛛网膜下腔出血生存者的主要差异在于言语障碍、社会属性的改变。伤后6个月,2/3的生存者未能恢复工作,与是否发生tSAH无明显相关。

六、颅脑损伤后癫痫

欧洲研究组三期临床研究的全部病例中,颅脑损伤后癫痫的发病率为8%。tSAH病人的颅脑损伤后癫痫发病率为17%,是无蛛网膜下腔出血病人的2倍。颅脑损伤后癫痫可能是由于tSAH和血红蛋白释放的铁离子沉积导致癫痫灶的形成。

七、创伤性脑积水

临床一组301例tSAH病人随访发现,36例（11.96%）病人出现梗阻性脑积水。病人是否合并脑室出血及tSAH厚度与脑积水发生率有关。

（侯立军　李振兴）

参考文献

［1］江基尧,朱诚.外伤性蛛网膜下腔出血［J］.国外医学·神经病学神经外科学分册,1998,25（5）:225-227.

［2］江基尧,朱诚.颅脑创伤临床救治指南［M］.上海:第二军医大学出版社,2002.

［3］AASLID R, HUBER P, NORNES H. Evaluation of cerebrovascular spasm with transcranial Doppler ultrasound［J］. J Neurosurg, 1984,

60(1): 37–41.

［ 4 ］ ADAMS H P Jr. Calcium antagonists in the management of patients with aneurysmal subarachnoid hemmorhage: a review［ J ］. Angiology, 1990, 41(11 Pt 2): 1010–1016.

［ 5 ］ BAILEY I, BELL A, GRAY J, et al. A trial of the effect of nimodipine on outcome after head injury［ J ］. Acta Neurochir (Wien), 1991, 110(3–4): 97–105.

［ 6 ］ CHIEREGATO A, FAINARD E, MOSELLI A M, et al. Factors associated with neurological outcome and lesion progression in traumatic subarachnoid hemorrhage patients［ J ］. Neurosurgery, 2005, 56(4): 671–680.

［ 7 ］ EISENBERG H M, GARY H E, ALDREICH E F, et al. Initial CT findings in 753 patients with severe head injury. A report from the NIH traumatic coma data bank［ J ］. J Neurosurg, 1990, 73(5): 688–698.

［ 8 ］ ANON. A multicenter trial on the efficacy of nimodipine on outcome after severe head injury. European study group on nimodipine in severe head injury［ J ］. J Neurosurg, 1994, 80(5): 797–804.

［ 9 ］ GELMERS H J, GORTER K, DE WEERDT C J, et al. A controlled trial of nimodipine in acute ischemic stroke［ J ］. N Eng J Med, 1988, 318(4): 203–207.

［ 10 ］ HARDERS A, KAKARIEKA A, BRAAKMAN R. Traumatic subarachnoid hemorrhage and its treatment with nimodipine. German tSAH study group［ J ］. J Neurosurg, 1996, 85(1): 82–89.

［ 11 ］ JIANG J Y, ZHU C. Experimental and clinical studies of traumatic brain injury in China［ J ］. Chin Med J (Engl), 1998, 111(2): 180–182.

［ 12 ］ JIANG J Y. Recent advance and current status of the management of head trauma in China［ J ］. Chin J Traumatol, 2008, 11(4): 222–224.

［ 13 ］ KAKARIEKA A, HARDERS A, BRAAKMAN R, et al. Traumatic subarachnoid hemorrhage: a clinical entity and its treatment with nimodipine［ J ］. J Neurotrauma, 1995, 12: 375–381.

［ 14 ］ KAKARIEKA A. Traumatic subarachnoid haemorrhage［ M ］. Berlin: Springer-Verlag, 1997.

［ 15 ］ ROBINSON M J, TEASDALE G M. Calcium antagonists in the management of subarachnoid hemorrhage［ J ］. Cerebrovasc Brain Metab Rev, 1990, 2(3): 205–226.

［ 16 ］ KELLY D F, NIKAR D L, BECKER D P. Diagnosis and treatment of moderate and severe head injuries［ M ］//YOUMANS JR, ed. Neurological surgery. 4th ed. Philadelphia: WB Saunders Comp, 1996: 1618–1665.

［ 17 ］ MASS A I R, STEVERBERG E W, BUTCHER I, et al. Prognostic value of computerized tomography scan characteristics in traumatic brain injury: results from the IMPACT study［ J ］. J Neurotrauma, 2007, 24(2): 303–314.

［ 18 ］ MATTIOL C, BERETTA L, GEREVINI S, et al. Traumatic subarachnoid hemorrhage on the computerized tomography scan obtained at admission: a multicenter assessment of the accuracy of diagnosis and the potential impact on patient outcome［ J ］. J Neurosurg, 2003, 98(1): 37–42.

［ 19 ］ SERVARDEI F, MURRAY G D, TEASDALE G M, et al. Traumatic subarachnoid hemorrhage: demographic and clinical study of 750 patients from the European brain injury consortium survey of head injuries［ J ］. Neurosurgery, 2002, 50: 261.

［ 20 ］ TIAN H L, XU T, HU J, et al. Risk factors related to hydrocephalus after traumatic subarachnoid hemorrhage［ J ］. Surg Neurol, 2008, 69(3): 241–246.

［ 21 ］ VERGOUWEN M D, VERMEULEN M, ROOS Y B. Effect of nimodipine on outcome of patients with traumatic subarachnoid hemorrhage: a systemic review［ J ］. Lancet Neurol, 2006, 5(12): 1029–1032.

［ 22 ］ THELIN E P, NELSON D W, VEHVILINEN J, et al. Evaluation of novel computerized tomography scoring systems in human traumatic brain injury: an observational, multicenter study［ J ］. PLoS Med, 2017, 14(8): e1002368.

［ 23 ］ NASSIRI F, BADHIWALA J H, WITIW C D, et al. The clinical significance of isolated traumatic subarachnoid hemorrhage in mild traumatic brain injury: a meta-analysis［ J ］. J Trauma Acute Care Surg, 2017, 83(4): 725–731.

［ 24 ］ PHELAN H A, RICHTER A A, SCOTT W W, et al. Does isolated traumatic subarachnoid hemorrhage merit a lower intensity level of observation than other traumatic brain injury［ J ］? J Neurotrauma, 2014, 31(20): 1733–1736.

［ 25 ］ DITTY B J, OMAR N B, FOREMAN P M, et al. The nonsurgical nature of patients with subarachnoid or intraparenchymal hemorrhage associated with mild traumatic brain injury［ J ］. J Neurosurg, 2015, 123(3): 649–653.

［ 26 ］ BALINGER K J, ELMOUSLY A, HOEY B A, et al. Selective computed tomographic angiography in traumatic subarachnoid hemorrhage: a pilot study［ J ］. J Surg Res, 2015, 199(1): 183–189.

［ 27 ］ CHRISTIAN, BRELIE V D, INSA, et al. Impaired coagulation is a risk factor for clinical and radiologic deterioration in patients with traumatic brain injury and isolated traumatic subarachnoid hemorrhage［ J ］. J Trauma Acute Care Surg, 2015, 79(2): 295–300.

［ 28 ］ SHAKUR H, ROBERTS I, BAUTISTA R, et al. Effects of tranexamic acid on death, vascular occlusive events, and blood transfusion in trauma patients with significant haemorrhage(CRASH-2): a randomized, placebo-controlled trial ［ J ］. Lancet, 2010, 376(9734): 23–32.

［ 29 ］ CRASH-2 collaborators, ROBERTS I, SHAKUR H, et al. The importance of early treatment with tranexamic acid in bleeding trauma patients: an exploratory analysis of the CRASH-2 randomised controlled trial［ J ］. Lancet, 2011, 377(9771): 1096–1101.

［ 30 ］ CRASH-3 trial collaborators. Effects of tranexamic acid on death, disability, vascular occlusive events and other morbidities in patients with acute traumatic brain injury (CRASH-3): a randomised, placebo-controlled trial［ J ］. Lancet, 2019, 394(10210): 1713–1723.

［ 31 ］ CHAN D Y C, TSANG A C O, LI L F, et al. Improving survival with tranexamic acid in cerebral contusions or traumatic subarachnoid hemorrhage: univariate and multivariate analysis of independent factors associated with lower mortality［ J ］. World Neurosurg, 2019, 125: e665–e670.

［ 32 ］ 刘瑞云, 尹绍雅, 张楷文.早期腰大池持续引流治疗外伤性蛛网膜下腔出血(附27例报告)［ J ］.中华神经外科杂志, 2002, 18(4): 264–265.

［ 33 ］ 张善纲, 杜浩, 梁音, 等.持续腰大池引流对外伤性蛛网膜下腔出血患者早期康复的影响［ J ］.中国临床神经外科杂志, 2009, 14(8): 468–470.

［ 34 ］ 张玉成, 叶淦湖, 谷晓辉, 等.早期腰大池持续外引流治疗外伤性蛛网膜下腔出血［ J ］.中华神经医学杂志, 2005, 4(12): 1258–1260.

［ 35 ］ 康德智.关于创伤性蛛网膜下腔出血诊疗的争议与探讨［ J ］.中华神经创伤外科电子杂志, 2017, 3(1): 4–6.

第十四章
开放性颅脑损伤

开放性颅脑损伤是指钝器、锐器或火器造成头皮、颅骨、硬脑膜破损，致使脑组织直接或间接与外界相通的颅脑损伤。硬脑膜是保护脑组织的一层坚韧的纤维屏障，是防止颅内感染的重要屏障，硬脑膜是否破裂是区分颅脑损伤为闭合性或开放性的分界线。开放性颅骨骨折，颅腔虽已开放，但硬脑膜完整者不能认为是开放性颅脑损伤。当头皮、颅骨和硬脑膜同时损伤，颅腔与外界相通，才属于开放性颅脑损伤。颅底骨折常引起颅底硬脑膜破裂，发生脑脊液漏，颅腔经鼻腔、鼻旁窦或耳腔与外界相通，实际上也属开放性颅脑损伤，但因没有需清创的头颅部开放创口，且脑脊液漏大部分伤后数日内自然停止，一般不需手术处理，因而称为内开放性颅脑损伤，一般早期也按闭合性颅脑损伤处理。

开放性颅脑损伤根据其致伤原因不同，分为非火器性颅脑损伤和火器性颅脑损伤。两者均有以下特点：① 易造成颅内感染和出血；② 颅内有不同性质非金属或金属异物存留；③ 损伤愈合后，由于脑膜与脑或头皮的瘢痕粘连，癫痫发生率高。

第一节 非火器性开放性颅脑损伤

平时所见开放性颅脑损伤多为非火器性，致伤因素较多。因致伤原因、致伤方式、致伤物性质、致伤特点不同，其损伤机制、损伤情况也不同。一般可概括为打击伤和坠跌伤两大类，前者为运动的致伤物打击或碰撞于相对静止的头部，损伤以撞击部位的直接损伤为主，偶有发生对冲部位伤者；后者为运动的头部撞击在相对固定的物体上，除撞击部位的直接损伤外，由于脑在颅腔内的大块移动，常有不同程度的对冲性和/或剪应力损伤。但应注意一个伤员可能同时遭受上述两种不同致伤方式致伤，如头部受打击后跌倒，既有打击致伤又有坠跌伤。与火器伤不同的是，非火器伤没有因能量的发散而造成的中心凝固性坏死区域，颅脑损伤的严重程度往往取决于受伤部位和深度。一般来说，额部的损伤可引起个性的改变，但预后较好。颞部的损伤是由于颞部与脑干和主要血管比较接近，故损害较大，可造成海绵窦、第Ⅲ～Ⅵ对脑神经或颈内动脉的损伤（前部），以及基底动脉或脑干的损伤（后部）。颅后窝的损伤则可能会致命。

一、伤因和损伤特点

（一）钝器打击伤

钝器致伤物有棍棒、砖石、锤、斧背等铁器，致伤因素有斗殴、爆炸落石、高处落下重物、交通事故中的车辆碰撞等。这类损伤，致伤物作用面积大，致伤区头皮软组织多有较大面积挫裂伤，创口形态不规则，创缘不整，挫伤严重。损伤部位的颅骨多为粉碎性骨折，骨折片变位、凹陷，移位的骨折片可刺入其下方的脑组织内；硬脑膜撕裂；脑组织有挫裂伤，损伤范围大，可合并有颅内不同程度的出血、血肿。创口污染较重，创口内常有毛发、泥沙、组织碎屑等异物存留，处理不当易并发感染。脑损伤机制为加速性损伤，多在暴力作用部位造成脑组织的冲击性损伤。因头颅及躯体随暴力作用而移动，减轻了脑在颅腔内的移动，故对冲部位损伤较少见。但应注意，由于局部暴力作用面积大，颅骨变形严重，除局部粉碎性骨折外，可有向四周延伸的线形骨折，相应的脑损伤也可波及较大范围，并有可能造成脑表面的血管损伤，甚至静脉窦损伤。

（二）锐器伤

刀、斧、钉、锥、剪、匕首、钢筋、钢钎、筷子、木条等造成的砍伤、切割伤、刺伤等均属此类。切割伤致伤物暴力点小，创口常成线性或条形，创口多较整齐，组织挫灭范围较小；砍伤因暴力较大，尤其致伤物刃钝而宽厚时，切割夹杂有钝性打击，创口虽也成条形，但欠整齐，软组织挫灭较重，颅骨也常成条形碎裂。脑组织成条带形损伤。锐器穿刺伤，创口多较小而整齐，颅骨呈洞形骨折，脑组织伤道随刺入深度不同而不同；一般伤道较整齐，周围挫伤范围围小。穿入颅内的致伤物，可将颅外组织碎片或异物带入伤道深部；伤及颅内血管、静脉窦可并发出血，伤道内或硬脑膜下形成血肿。有时致伤物可经眼眶、鼻腔等处戳入颅内，易致颅内污染，从而并发颅内感染。

（三）坠跌或交通事故伤

高处坠落、跌倒或发生交通事故时，头部撞于棱角或不平整的较坚硬物体上，常造成冲击部位的开放性损伤，颅骨粉碎、凹陷，骨折片常刺入颅内。脑组织有不同程度损伤，或兼有加速和减速两种机制造成的脑挫裂伤、脑干损伤，除冲击部位外，易合并有对冲性脑损伤或旋转性致伤的弥漫性轴索损伤。

二、临床表现

（一）局部体征

开放性颅脑损伤都有颅面部外伤史，颅面部都有创口。因致伤原因不同，创口部位、大小、形态、数量不一。创口较大、哆开者，有时可见创口内有脑组织碎屑或脑脊液流出，即可确定为开放性颅脑损伤。头部软组织供血丰富，头部创口往往出血较多。创口深部有大量出血者，应考虑颅内有较大血管或静脉窦损伤。

穿刺伤如致伤物已拔除，应注意创口小而遗漏颅内损伤的可能。如致伤物留置在创口内，检查时切勿撼动、拔除，以免引起出血。经眶穿透伤，可见眼眶或结膜淤血、肿胀；眶内有出血者，眼球可外突。眼球同时损伤者，则有视力障碍。损伤眶上裂或视神经者，则出现视力及眼球运动障碍。经鼻或鼻旁窦穿透伤，可有脑脊液鼻漏或有脑组织碎屑溢出。

门、急诊检查创口时，严禁向深处探查。也不可随意去除创口内的碎骨片或异物，防止引起大出血。

（二）全身症状

开放性颅脑损伤，因伤情不同，临床表现差异较大。

1. **意识改变** 开放性颅脑损伤病人意识变化差别较大，取决于脑损伤的情况。局限性穿刺伤、切割伤，如未伤及脑重要部位，不并发颅内血肿、脑受压，则可没有意识障碍出现或仅有短时间意识障碍。钝器伤、坠落伤、交通伤常合并较广泛的脑损伤，如同闭合性颅脑损伤，可出现不同程度的意识障碍。如原发意识障碍较轻，清醒或好转后又出现意识障碍或意识障碍进行性加重，则常表示颅内有出血、水肿，颅内压升高，脑受压。

2. **生命体征改变** 局限性穿透伤多无生命体征变化。如头部创口大，损伤严重，出血多，可出现休克，表现为脉搏细弱、增快，血压偏低；病人面色苍白、出汗，烦躁不安。非火器伤出现休克时，应高度注意有身体其他部位合并伤，特别是胸、腹部内脏伤，脊柱、骨盆及大的骨折等损伤存在，不可忽视。

脑损伤严重者，常伴有颅内出血、急性脑肿胀或水肿、急性颅内压增高，除非有严重休克，一般不表现出休克症状，而出现血压升高、缓脉、呼吸频率改变等库欣（Cushing）反应；当手术减压时突然出现血压下降等休克表现。应注意对此类病人的预防性处理，防止过低及较长时间的低血压，加重继发性脑损伤。

3. **脑损伤局灶症状** 较闭合性颅脑损伤多见。如伤及脑功能区，可出现相应的神经症状，如肢体瘫痪、失语、意识障碍、偏盲等。颅脑损伤后癫痫的发生率明显高于闭合性颅脑损伤。如伤及脑神经，则出现相应的脑神经损伤症状。

4. **颅内压增高症状** 有大的头部创口者，因脑脊液、颅内积血及液化脑组织外溢，可缓解颅内压增高。创口小，颅内有血肿者，常有明显颅内压增高症状：头痛、呕吐、进行性意识障碍，甚至并发脑疝可能。

5. **伤员到院过晚** 伤者如未得到及时正确的处理，极易并发颅内感染，出现发热、头痛、呕吐、意识状态恶化等颅内感染症状。

三、诊断方法

开放性颅脑损伤可见头部创口，易于诊断。但对颅内损伤情况，则需仔细检查并借助于必要的辅助检查。

（一）创口检查

应注意创口的部位、大小、形态，有无脑脊液和脑组织外溢，有无活动性出血。为防止遗漏细小的创口，应剃光头发，仔细检查。未做好手术准备者严禁探查创口深部，防止大的出血。

（二）X线摄片检查

相比于CT检查，X线摄片射线量小，经济实惠，在无多排螺旋CT检查条件时，尤其是儿童颅脑损伤者，可选择摄颅骨X线正、侧位片和额枕位片,对了解颅骨骨折的部位、类型、程度等全面情况,颅内可显异物的数目、位置、性质,插入物的位置,指导进行清创术等十分重要。

(三) CT检查

CT设备已普及至县级医院,在发达地区甚至镇级医院都已有CT机。CT检查为快速、无创性检查,为了解颅脑损伤情况,损伤的性质、位置和范围,颅内出血和血肿情况,碎骨片和可显示异物的存留都有很大意义,是目前急性开放性颅脑损伤必要的检查方法(图14-1)。一般情况下建议行颅脑CT三维成像,如果疑有颅内血管损伤,应同时行颅脑CT血管造影(CTA),对进一步明确异物与颅内血管、神经核团等重要结构的关系及制定手术方案有重要的指导作用。

(四) 磁共振成像(MRI)

MRI一般不用于急性期检查,对后期判定脑损伤程度、脑水肿、慢性血肿及脑脓肿等有一定意义。

(五) 数字减影血管造影(DSA)

DSA用于诊断开放性颅脑损伤后期血管性并发症,如动静脉瘘、创伤性动脉瘤、闭塞性血管病等。

(六) 腰椎穿刺

腰椎穿刺目的是测定颅内压,发现和治疗创伤性蛛网膜下腔出血和颅内感染。清创术前一般不用。

(七) 脑电图

急性期不做脑电图检查。为诊断颅脑损伤后癫痫,长期昏迷伤员判断预后,可行脑电图检查或连续脑电图监测。

(八) 诱发电位检查

诱发电位检查对判断脑干损伤程度、昏迷伤员的苏醒、脑神经损伤性质有意义。用于急性期后。

(九) 颅内压(ICP)监测

尤其是有创ICP监测,有条件情况下在重型开放性颅脑损伤病人的救治中应常规应用,可持续动态监测ICP的变化,指导精准治疗控制ICP,可改善病人预后。

四、急救和治疗

(一) 急救

急救的目的是保证伤员的生命安全,危重伤员的尽快复苏,减少附加性损伤和创口污染,尽快使伤员获得确定性治疗。

(1) 昏迷、危重伤员,应保持呼吸道通畅,及时清除上呼吸道、口腔的血液、呕吐物、分泌物,昏迷深者应防止舌下坠,必要时应用鼻罩通气道、气管插管或急诊气管切开,清除呼吸道内误吸物或分泌物,保证呼吸道通畅。供氧,避免发生缺氧,加重继发性脑损伤。对自主呼吸功能障碍者,行人工辅助呼吸。

(2) 重危伤员建立输液通道,及时补充血容量,防止或尽快纠正低血压,是改善开放性颅脑损伤预后的重要措施。

(3) 创口处理:急救时应尽量减少扰动创口,尽快用敷料保护包扎创口,减少出血和继发损伤、污染。创口内留置有致伤物者,不可撼动或拔出,连同创口一齐包扎保护。创口或组织有活动出血者,一般稍加压包扎即可止血。有大的动脉活动性出血,可用止血钳或头皮夹暂时夹持止血或暂时性缝合止血。

(4) 尽快送至有确定性处理条件的医疗单位。

(5) 坠跌或交通事故伤,应检查伤员有无合并脊

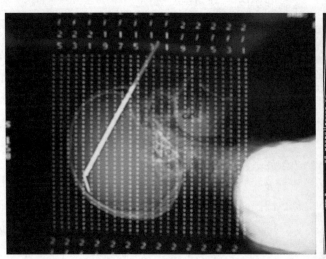
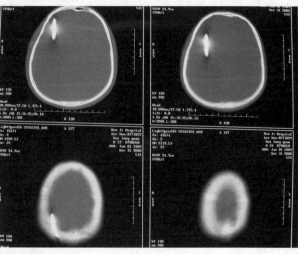

图14-1 颅脑锐器伤CT检查

柱骨折和脊髓损伤,特别是颅颈交界区骨折和高位颈髓损伤。在后送搬运时应用平板,取仰卧位、垫软枕,并用沙袋或颈围固定颈部,避免颈部过屈或过伸。

（二）手术治疗

所有开放性颅脑损伤均需尽早行彻底清创手术。

（1）在急诊室对伤员进行检查诊断的同时,应剃除头发。剃除范围应足够行创周清洁及手术,创口大或有多个创口者最好剃除全部头发。手术前常规给予抗生素和破伤风抗血清,做好配血工作。

（2）对于清醒成年伤者,伤道较浅,手术又不复杂者,可采用局部麻醉和精神安定剂。小儿和老年人,以及比较复杂的开放性颅脑损伤,应选用气管内插管全麻,术中应对有关生理指标进行全程监测。

（3）对头部创口,先以无菌纱布轻压创口上,用肥皂液清洗创周皮肤,再用无菌生理盐水冲洗,继而取下创口上纱布,继续冲洗创口,不可加压冲洗,防止冲洗液注入颅内。擦干后消毒、铺巾,开始进行手术。

（4）清创应从头皮到脑伤道逐层进行。头皮创口不宜过多切除创缘,以2～3mm为宜,避免缝合困难或张力过大。应去除失去活力的组织,去除异物,修齐创缘,根据需要"S"形或弧形切开,扩大创口,进行深层清创。去除游离小的碎骨片,尽量保留与软组织相连的大骨片,从内向外咬除骨质,或先在正常颅骨处钻一孔,循骨折边缘扩大咬除骨质,根据颅内手术需要做成骨窗,亦可根据开放伤的皮肤伤口及颅骨骨折情况做包括开放伤部位在位的皮瓣及骨瓣。撕裂的硬脑膜仅作修剪,扩大剪开,显露脑伤道。脑组织清创应在直视下,有条件者应尽可能显微镜下进行,由浅入深,边冲洗边吸引,清除脑内异物、碎化脑组织、血块;彻底止血,尽量采用双极电凝止血,不用或少用明胶海绵或其他止血材料。彻底清创后,脑组织塌陷、脑搏动良好者,应缝合或修补硬脑膜。尽可能用自体筋膜修补硬脑膜。硬脑膜外置引流管,另戳孔引出,术后引流48～72小时后拔除。头皮创口应分层无张力缝合。脑挫裂伤严重,清创后颅内压仍高者,应扩大骨窗行去大骨瓣减压,头皮分层严密缝合。张力过大者,可延长切口,筋膜下游离,两侧减张切开或转移皮瓣封闭创口。根据术前CT影像,有颅底骨折者,应探查颅底硬脑膜,看是否有破裂或缺损;如有硬脑膜缺损,应一期缝合修补硬脑膜或用自体组织

材料修补颅底硬脑膜,清创后颅底缺损明显者应行骨性颅底重建。

创口不大但颅内损伤严重者,可先行头皮创口清创缝合,另作骨瓣开颅,行颅骨和颅内清创。锐器伤,创口整齐,颅骨损伤不重,颅内无出血及异物存在,可仅作头皮、颅骨清创,缝合破裂的硬脑膜及头皮。

（5）颅面伤的处理:先进行开颅颅内清创,已开放的鼻旁窦、乳突气房、鼓窦,去除碎骨片,开放的窦腔内的黏膜尽量清除,以含抗生素的溶液及双氧水反复冲洗后,以混合抗生素的骨蜡封闭窦腔。硬脑膜应予严密缝合或修补,以防术后脑脊液漏。眶内损伤,鼻、颌部损伤最好由眼科、耳鼻喉科与颌面外科等多学科协同处理。颌面部的创口缝合,应尽量恢复或重建颌面组织解剖关系,以利创口愈合及美容要求。

（6）头部嵌入致伤物的处理:有致伤物嵌入的穿入伤,不可贸然拔除,应在检查明确伤道走行后进行清创处理。如伤口位于颅眶部、外侧裂区和静脉窦区重要部位,在未明确刺入深度前,切不可随意将异物拔出,在转运时亦须保持异物不被移动;异物紧邻大血管时,最好在术前行血管造影,了解与重要血管的关系,预先制定相应的手术方案,妥善处理。对于颅内锐器贯通伤病人必须在异物出入口都做开颅瓣,同时暴露异物才能取出异物。

手术时,先以头皮创口为中心做"S"形切口,在嵌入物旁钻孔,绕异物一周以咬骨钳扩大骨孔,或用铣刀铣开形成骨瓣,再扩大硬脑膜破孔,直视下沿异物纵轴缓慢拔出异物;沿伤道探查,清除异物及碎化脑组织,彻底止血。清创后反复冲洗,张力不大时,缝合硬脑膜,闭合创口;张力大,伤道迅速闭合外涌者,多为伤道深部有出血,应扩开伤道,清除血块,找出出血部位彻底止血,不可贸然封闭创口。有条件者,术中可借助神经内镜探查伤道,损伤小,视野好,不易遗漏异物,且止血彻底。

（三）术后处理

同闭合性颅脑损伤术后处理。伤情重者应常规送神经外科重症监护病房（NICU）监护和治疗。术后应加强抗感染治疗,选用广谱抗生素,应用时间适当延长。还应加强抗癫痫治疗,预防颅脑损伤后癫痫发生。术后2～3天应予腰椎穿刺,以了解颅内压、出血及有无感染,必要时反复行腰穿引流。

第二节　火器性颅脑损伤

因火药、炸药等发射或爆炸产生的投射物,如枪弹弹丸、各种破片等所致的颅脑损伤为火器性颅脑损伤。尚可见到猎枪、鸟枪发射的霰弹伤。平时所见到的气枪伤,严格讲不属于火器伤,但因其射出的铅弹进入颅内也可造成伤道,故也将其放在火器伤内。

火器性颅脑损伤为一严重的损伤。战时常集中发生,平时在我国因枪支管理严格,较为少见,在西方国家平时枪伤相当多见。在战伤中,颅脑火器伤的发生率因作战情况不同,相差较大。随着现代高尖技术在军事领域的应用,武器注入了小质量、高速度、高能量及多机制致伤的特点,杀伤力不断加大,颅脑战伤的部位、类型及程度都出现了新的变化,伤情更为严重、伤类更加复杂,颅脑战伤的发生率也呈增加趋势。1979年对越自卫反击战的所有伤员中颅脑战伤发生率约为9.3%,1991年海湾战争在所有伤员中颅脑战伤发生率为20%,2001年阿富汗战争中为21% ～ 28%,2003年伊拉克战争中为22% ～ 28%。而且颅脑战伤阵亡率很高,居各部位伤的第一位。我军抗美援朝战争阵亡人员中颅脑损伤占38.4% ～ 46.6%,对越自卫反击战中占27% ～ 34%;美军在中东战争中颅脑损伤占30%以上。

近30年来,我国创伤弹道学研究发展很快,对各种投射物的致伤效应、致伤原理、损伤特点,颅脑火器伤的直接损伤、邻近损伤、远隔部位损伤(远达效应)及其对全身影响的认识逐渐深入,用来指导火器伤的治疗取得了良好效果。颅脑火器伤的病死率目前已降为9.4% ～ 9.6%。

一、致伤机制

火器性投射物的致伤机制,由于人体组织的复杂性和投射物参数的多样性,迄今尚不能确切地定量描述投射物致伤人体的力学和病理生理过程。目前认为火器性投射物致伤机制主要包括3个方面:投射物的直接损伤作用;瞬时空腔效应;压力波作用。

（一）直接损伤作用

投射物穿过组织时,依靠其动能,直接撕裂、破坏组织,造成组织的直接损伤,所形成的伤道称原发伤道或永久性伤道。

（二）瞬时空腔效应

高速投射物穿过组织时,在其前方产生瞬间高压力波,后方产生瞬间负压力波(瞬时空腔),其致伤能量除沿弹轴前进的前冲力造成直接损伤外,很大一部分能量形成侧冲力,以压力波形式传递给伤道周围组织,使伤道周围组织迅速向四周压缩、移位,形成比原发伤道大几倍或十几倍甚至几十倍的瞬时空腔。随着周围组织的压力强度增加和组织弹性作用,空腔达一定限度后,迅速收缩塌陷。空腔收缩后由于腔内压力再次增大,使之再次膨胀。如此,空腔经几次脉动,最后消失。瞬时空腔的持续时间仅数毫秒至数十毫秒,但空腔急剧膨胀与收缩,使伤道周围组织受到压缩、牵拉、撕扯与震荡,造成组织远较原伤道大得多的广泛不均匀损伤。在原伤道周围组织和远隔部位形成挫裂伤。

瞬时空腔的致伤效应,取决于投射物传递到组织的能量及组织本身的生物物理特性。投射物速度越快,传递到组织的能量越大,瞬时空腔越大,持续时间长,脉动次数多,组织损伤越严重。投射物在组织内不稳定,在组织内翻滚、破碎,传递给组织的能量大,瞬时空腔明显,加重组织损伤。

颅脑的组织结构不同于身体其他部位,外为坚硬颅骨形成的颅腔壁,内为含水量较多、柔软、黏滞性大、易传递能量的脑组织。当致伤物击中颅脑时,常造成广泛的颅骨破碎和脑组织的广泛损伤。颅骨破碎与脑组织广泛损伤不仅是投射物的直接损伤,更重要的是投射物动能对颅内容物的作用,脑组织内形成较大的瞬时空腔,压力波扩张受到坚硬颅腔壁的限制,颅内压急骤升高,致使颅骨崩裂,脑组织向外飞溅。动物实验证明,用AK-47步枪的7.62 mm枪弹,20 m距离射击,造成颅脑贯通伤时,可形成比弹丸直径大9倍的空腔,颅骨爆裂,脑组织广泛损伤,脑组织经创口向外飞溅。脑切线伤时空腔比弹丸直径大5 ～ 6倍,即使仅有颅骨切线伤,颅骨内板和硬脑膜完整,其下方颅内也形成空腔,脑组织有带状挫伤区。

（三）压力波作用

投射物致伤时,组织内压力波的产生机制有三:① 投射物碰击组织表面时,可产生一个压力峰值达10.1 MPa(100 atm)的冲击波,以每秒1 500 m左右的速度向组织内传播;② 投射物在组织内传递能量,形成瞬时空腔,由此形成压力波;③ 投射物在组织内将动能传递给组织液体微粒,使组织粒子加速运动,一旦其运动速度达到或超过该组织内音速时，即形成所谓"跨音速流"，从而产生冲击波。

压力波对生物体的致伤作用机制，目前认识尚不一致。实验发现，高速投射物致伤头颅，可在脊髓、远隔部位的脏器如肺、心内膜等处见到不同程度的点、片状出血，致伤下肢或胸腹腔时，也可见到颅内，尤其脑底部、脑干部的点、片状出血。此即所谓的"远达效应"。其损伤机制可能是较强的压力波作用于循环管路系统，致使体液或血液急剧扰动，引起脏器微小血管破裂出血。

二、火器性颅脑损伤的分类

火器性颅脑损伤的分类方法很多，早在1918年Cushing按伤情及治疗需要，将火器性颅脑损伤分为9种。第二次世界大战后，主张根据战伤救治的需要简明分类。

目前常用的分类法是根据投射物穿透的组织和伤道的不同分类。

1. **头皮软组织伤** 约占火器性颅脑损伤伤员的1/2。主要损伤颅外软组织。颅外软组织有伤口或伤道，颅骨及硬脑膜完整。一般伤势较轻。由于冲击加速度及压力波效应，也可合并有颅内损伤，如脑挫裂伤，颅内出血、血肿，应引起注意。

2. **颅脑非穿透伤** 约占1/6。有颅外软组织和颅骨损伤，硬脑膜未破。因硬脑膜未破损，颅内感染机会较少，但因空腔效应及压力波效应，多伴有脑损伤。在损伤局部下方或距损伤部位一定距离范围内有脑挫裂伤，也可并发颅内出血或血肿。

3. **颅脑穿透伤** 约占1/3。颅外软组织、颅骨和脑膜均被穿透，颅腔与外界相通，脑组织形成伤道。一般损伤较严重，是火器性颅脑损伤救治的重点。根据伤道的不同分为：① 盲管伤，仅有射入口，致伤物停留在颅内伤道远端。② 贯通伤，有射入口和射出口，致伤物已消失，颅腔形成贯通的伤道。③ 切线伤，投射物呈切线方向由头颅部穿过，造成颅外软组织、颅骨和脑组织的沟槽样伤道。由于其损伤的深度不同，损伤的严重程度相差很大。有时切线伤可以仅伤及头皮，而没有明显的颅骨及颅内损伤（图14-2～14-6）。

在上述基本分类基础上，由于颅内某些特殊结构损伤，会加重伤情，影响预后，在处理上有其特性。有以下特殊类型伤：

（1）静脉窦损伤：火器性颅脑穿透伤伤及颅内静脉窦远较非火器性伤为多，占4%左右。最常见的是上矢状窦伤，约占70%；其次为横窦，约占20%；其余尚可见窦汇、直窦、乙状窦和海绵窦损伤。合并静脉窦损伤后果十分严重，大量出血如流向颅外，可致出血性休克；积于颅内形成颅内血肿，引起严重脑受压，在处理上有一定难度。

（2）脑室穿通伤：盲管伤或贯通伤脑内伤道较深，穿入或穿过脑室，脑室与伤道相通。脑室伤多伴有大量脑脊液外溢，主要隐患是脑室内积血和脑室感染。最多见的是一侧侧脑室伤，偶见双侧侧脑室伤。第3、4脑室伤都伴有脑重要结构损伤，多在伤后迅速死亡，临床上少见。

（3）颅后窝伤：投射物直接损伤颅后窝十分少见，多半为经颅其他部位或颈部，伤道累及颅后窝。颅后窝容积小，内有脑干、椎基底动脉等重要结构，损伤时后果严重，常直接毙命，临床上较少见。

（4）面颅伤或颈颅伤：投射物经面颌、耳颞或上颈部射入，伤道经眶、额窦、筛窦、上颌窦、鼻腔或耳、乳突入颅，由于伤道穿过污染的黏膜腔和穿过颅底，易损伤颅底血管或引起脑脊液漏，极易并发大量出血和继发性感染，处理上也较困难，预后不良。实验研究中发现，颌面或上颈部伤时，弹道虽未穿入颅内，但弹道接近颅底，由于压力波的作用，约60%合并有近颅底的脑组织或脑血管损伤。

另外根据致伤物的不同分为枪弹伤和破片伤。平时所见的颅脑霰弹伤是由猎枪、鸟枪发射的散粒弹丸引起，特点是多数散开的弹丸同时或分散地射入颅内，弹丸的分布取决于致伤的距离，射距越短越集中；皮肤及颅骨损伤严重，多呈蜂窝状，有时伴有皮肤灼伤。随着射距的增加，弹丸也分散，致伤程度也减轻。

近年来，除上述按伤道及致伤物分类外，主张将闭合性颅脑损伤临床上用的GCS评分，应用于火器性脑损伤，以作为判断伤情严重程度的重要指标。

三、火器性颅脑损伤的伤道特点和病理

（一）伤道特点

现代火器性致伤物的特点是速度快、质量轻。速度快则动能大，空腔就大，其致伤作用强。质量轻，击中组织后减速快，能量释放快，能量传递率（碰击能量/组织吸收能量）大，造成的损伤也重。因而，目前广泛应用的5.54～5.56 mm枪弹所造成的损伤远较过去应用的7.62 mm枪弹为重。贯通伤时常常造成较大出口，形成出口大于入口，即使入、出口等大，其伤道内组织损伤的范围及程度均严重，切勿被出、入口的假象迷惑。近距离击中时，入口常大于出口。高速小质量破片伤如为贯通伤，则入口大于出口。小破片盲管伤发

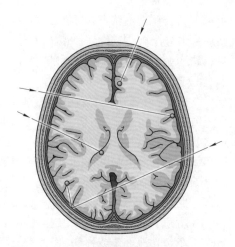

图14-2　颅脑火器伤

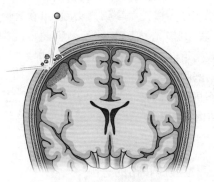

图14-3　颅脑非穿透伤

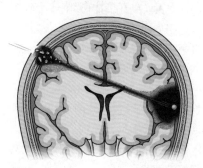 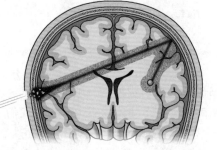

图14-4　颅脑穿透伤：盲管伤

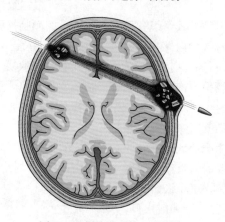

图14-5　颅脑穿透伤：贯通伤

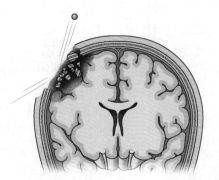 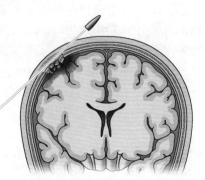

图14-6　颅脑穿透伤：切线伤

生率很高,约为贯通伤的4倍。钢珠弹伤几乎全为盲管伤。因破片的形状不同,其入口也不同,三角形、方形或不规则破片,其入口较大,常呈不规则撕裂。钢珠弹入口一般为圆形的边缘整齐的圆孔,有时因皮肤弹性未破坏,可仅有一小破孔,为血块所掩盖,容易遗漏。

质量轻的致伤物稳定性差,遇到不同密度的组织,易改变弹道方向,因而在颅内可形成走行方向复杂的伤道。投射物击中颅骨时形成的骨碎片,作为继发性投射物作用于伤道,不仅增大伤腔,且可形成许多继发性伤道,更增加了伤道的复杂性。

(二)伤道病理

火器性颅脑损伤与非火器性颅脑损伤病理改变不同,一般分为3个区域。

1. **原发伤道区**　是投射物直接造成的。伤道内充满破碎毁损的脑组织,夹杂血块、血液、渗出物和随致伤物进入的异物,如碎骨片、头发、皮肤碎屑、泥沙、布片等。碎骨片通常散布于伤道近端。盲管伤致伤物多停留在伤道远端。脑膜或脑组织出血可形成血肿,血肿可在硬脑膜外、硬脑膜下或伤道内;如伤道较长,则伤道血肿可在近端、中段或远端,分别形成伤道近端血肿、中段血肿或远端血肿(图14-7),清创时勿遗漏伤道远端血肿。盲管伤如伤道远端已达对侧脑表面,应警惕对侧的硬脑膜下血肿。

根据伤道的入口和位置,在颅底或颅内可发生大动脉的损伤,造成血管的破裂、闭塞或血流减慢,进而形成创伤性动脉瘤(2%～33%),也可伤及静脉窦。

2. **脑挫裂伤区**　在原发伤道周围,由于空腔效应,脑组织形成表面参差不齐、范围广泛的挫裂伤区。病理表现为血管断裂或破裂,形成点、片状出血,脑组织结构不清,胶质细胞肿胀或崩解,血管周围间隙增大、组织水肿。其损伤程度和范围取决于致伤物传递给周围组织的能量。7.62 mm枪弹脑贯通伤实验研究证明,距伤道中心4.5 cm处仍有镜下可见的脑组织损伤。

颅内出血在火器性颅脑损伤中的发生率为20%～60%,主要是硬脑膜下和脑内血肿。除伤道周围外,尚多见大脑凸面、脑底、丘脑下部、小脑、脑干等处的蛛网膜下腔出血,并往往提示预后不佳。脑血流量(CBF)在伤后6～12小时下降,同时可有自身调节和血-脑屏障的破坏。

3. **震荡区**　脑组织挫裂伤区外为震荡区。组织结构完整,神经元及神经纤维可因震荡而发生暂时性功能抑制,不伴有其他继发性损害,日后常能恢复。震荡区的大小不一,范围与传递给组织的能量有关。破片伤中,震荡区多集中于入口附近,近盲管伤末端或贯通伤出口处可完全没有震荡区,这与破片能量大多在近入口处释放有关。

伤道病理变化随伤后时间不同而不同。伤后3天以内为急性期,其基本病理改变如上述,随时间延长周围脑水肿逐渐加重。伤后4～5天即进入炎性反应期,创道内坏死组织及血凝块开始液化;周围失去活力的挫灭组织也逐渐坏死、液化,逐渐与存活组织分离;周围组织水肿、充血,有炎性渗出;小胶质细胞变成格子细胞进入损伤区,胶质细胞增生,开始修复阶段。此期内若不并发感染,经3个月左右,最终形成脑膜脑瘢痕。

四、火器性颅脑损伤的临床表现及检查

火器性颅脑损伤因伤情不同临床表现差别很大。

(一)生命体征变化

火器性颅脑损伤后的生命体征变化相差很大,轻者可无或仅有轻微变化,重者则有明显的变化,甚至呼吸、循环衰竭,迅速致死。投射物击中颅脑当时由于压力波的作用及急剧的颅内压升高,多立即出现呼吸暂停、频率不规则、缓慢或间歇性呼吸,同时血压一过性下降,脉搏细弱,心率减慢,是为原发性休克或脑休克期。其持续时间和严重程度与损伤程度及损伤部位有关。如伤及重要生命中枢如脑干、下丘脑或动能很大

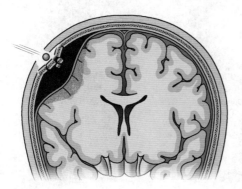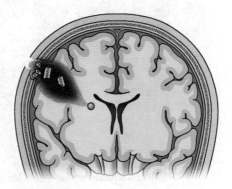

图14-7　**火器性颅脑损伤的原发伤道区**

的枪弹伤、大破片伤，常不能恢复，迅速发生中枢衰竭而死亡。一般穿透伤原发性生命体征紊乱，持续数十秒或数分钟后逐渐恢复。浅层小破片伤可无原发性生命体征改变。

火器性颅脑损伤休克发生率远高于平时伤，多因创口合并有大量外出血、脑室伤大量脑脊液丢失或合并其他部位的多发伤引起。伤员有面色苍白、出冷汗、脉搏细弱、心率快、血压低或测不到、烦躁不安等创伤性休克表现。同时，凝血功能紊乱在火器性颅脑损伤中也占很高的发生率。

若颅内有血肿形成，出现进行性颅内压增高，则表现为呼吸慢而浅，脉搏变慢、宏大有力，血压升高等脑受压表现。

（二）意识障碍

意识障碍与否取决于脑创伤情况。低速弹或小弹片局限性穿透伤，未伤及脑重要结构者可无意识障碍。较重的穿透伤大都有程度不同、持续时间不等的意识障碍。如无原发意识障碍或意识障碍好转或恢复后，再出现进行性意识障碍，则提示有急性脑受压，常为颅内出血形成血肿引起，应严加警惕。

（三）神经功能缺失症状

因脑功能区或脑神经损伤引起，较闭合伤多见。可出现瘫痪、失语、感觉障碍、视野缺损或其他脑神经功能障碍等症状。颅脑损伤后癫痫也较闭合伤多见。

（四）颅内压增高症状

有大的开放性创口者，因脑脊液、积血及碎化脑组织外流可缓解颅内压增高。创口小，颅内有血肿者，常有明显颅内压增高症状：头痛、呕吐、烦躁不安、进行性意识障碍，甚至可出现脑疝症状。

（五）创口检查

火器性颅脑损伤都有创口。应注意创口的部位、大小、形状及有无脑脊液或脑组织碎屑外溢，有无活动性出血、脑组织膨出等。有时创口甚小，为头发掩盖，易致遗漏，应剃光头发后仔细检查。尚应注意邻近的眶部、鼻部、颌面部及上颈部的创口，防止遗漏面颅或颈颅伤。检查创口时严禁向深部探查或随意去除嵌入创口内的骨片、异物，防止引起大出血。创口深部的检查应在手术时进行。

（六）辅助检查

1. 头颅X线摄片　火器性颅脑损伤伤员均应常规拍摄X线头颅正、侧位片，以了解颅骨骨折情况、射入口及射出口位置，颅内碎骨片及异物的数目、大小、形态和部位，对判断伤情、指导清创有重要意义。必要时可加拍切线位、汤氏位、颌面或颅颈区X线片，以检查颅面或颈颅伤。

2. CT检查　平时或在后方固定医院才有条件进行CT扫描（图14-8），CT检查尤其是CT三维重建对了解伤道的位置、方向、异物及颅内出血、血肿、脑损伤情况，损伤晚期合并脑脓肿等有重要意义。有条件时应尽量争取行CT检查并行三维重建，对伤员的处理有非常重要的作用。鉴于颅脑火器伤并发脑血管（脑动脉、静脉和静脉窦）损伤的概率较高，而且脑血管伤的处理更为复杂，因此，有条件时在做头颅三维CT检查的同时应做CT血管造影（CTA和/或CTV）。

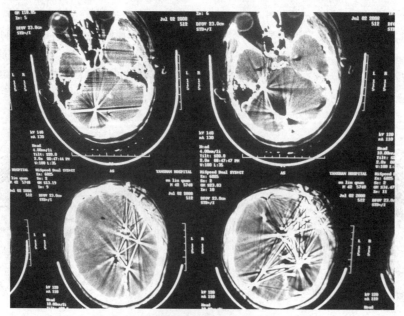

图14-8　火器性颅脑损伤患者的头颅CT扫描

3. **MRI检查**　有金属异物存留时不宜采用。MRI对晚期脑损伤情况、并发症的诊断有其特殊意义，如颅内感染、脑脓肿、颅脑损伤后癫痫等。

4. **脑血管造影**　对诊断火器伤后血管性并发症如脑血管栓塞、外伤性动脉瘤、动静脉瘘有决定性意义。

5. **腰椎穿刺**　应用的目的是测量颅内压，发现和治疗蛛网膜下腔出血和颅内感染。清创术前一般不用。

五、火器性颅脑损伤的处理

火器性颅脑损伤的现代救治主要包括：及时的现场急救、早期复苏，尽早应用抗生素防治感染，快速后送至专科医院，及时进行有效清创和规范有效的包括神经外科重症监护病房在内的非手术综合治疗。

（一）急救和后送

急救的目的和措施同平时开放性颅脑损伤。

战时阵地急救，因环境条件特殊，首先应将伤员由火线上抢救下来，然后进行创口包扎。创口包扎一般应用急救包。创口大，有脑外露或膨出者，应以急救包敷料围其周围，保护脑组织，再加压包扎，减少出血、污染，防止增加损伤。随后迅速后送至环境较安定的救护所。急救及后送时，对昏迷、危重伤员应注意保持呼吸道通畅，宜采用侧俯卧位，以利上呼吸道分泌物、血液及呕吐物排出，防止窒息（图14-9）。

在救护所，应检查创口包扎情况，对包扎不确实或有活动性出血的创口，应重新处理。对呼吸道不通畅者，应用通气管、气管插管或气管切开，保持呼吸道通畅；危重伤员应进行抗休克、复苏处理，包括补充血容量、纠正缺氧、酸中毒及其他电解质紊乱。对伤员进行初步分类，填写伤票，记录伤情，除已有中枢衰竭者应就地急救外，应视情况分别迅速组织后送。

战争环境下，对大批伤员强调合理的分级医疗救护。根据具体情况一般分一线、二线和后方区三级医疗救护。现代战争条件下也可简单分为前方区和后方区。有神经外科手术组加强的一线医院只限于处理危及生命的颅内血肿、大出血和濒危的伤员，不可将大批颅脑损伤伤员集中在一线医院行手术处理。早期清创

处理，应在二线医院或后方区专科医院进行。因而强调分类后送。颅脑火器伤伤员可采用越级后送，采用快速运送工具，尽快将伤员送至可进行确定性处理的医疗单位。20世纪60年代美军在越南战争中，颅脑损伤伤员95%用直升机后送，平均46分钟即可得到神经外科专科治疗；苏军在阿富汗战争中，由于医疗力量前伸，尽量缩短伤员后送及采用直升机快速后送，2小时内69.7%的伤员即可获得优良的专科治疗，6小时内获专科治疗者达92.4%，大大提高了救治效果。海湾战争中，美、英、法军已形成了海上、空中、陆地较为完整的立体式的后送阶梯。

（二）火器性颅脑损伤清创术

第一次世界大战期间，Cushing等根据手术治疗的需要即提出了火器性颅脑损伤的9种分类，并倡导：早期一次彻底清创和缝合创口。彻底清创术（aggressive debridement）要求彻底清除坏死的脑组织，取出嵌入脑组织的金属异物、颅骨碎片及其他异物，清除血块，彻底止血，然后严密缝合硬脑膜和头皮软组织。实行彻底清创使颅脑火器伤的感染率和病死率均明显下降。颅脑火器伤病死率从第一次世界大战前期的55%下降到29%。

第二次世界大战早期，阿斯克罗夫特（Ascroft）和沃纳梅克（Wannamaker）等英美军医曾试图对颅脑火器伤行简单姑息清创，即所谓的"微清创术（less aggressive debridement）"。这种方法不刻意追求彻底清除嵌入脑组织中的所有弹片和碎骨片，旨在最大限度地保护脑组织。但该方法在当时以失败而告终。因为该方法使术后感染率和病死率均有所提高。许多神经外科医生注意到，用这种方法清创后，遗留在脑组织内的碎骨片经常导致颅内感染，再次探查发现大多数病例碎骨片周围有坏死脑组织和小脓腔；对这些碎骨片进行培养，细菌阳性率非常高。因而，第二次世界大战中仍然广泛应用彻底清创术，以后一直延用到朝鲜战争和越南战争。彻底清创术和抗生素相结合，使术后感染率从53%降至15%，术后病死率从25%降至4%。早期一次彻底清创术已成为火器性颅脑损伤治疗的经典方法。

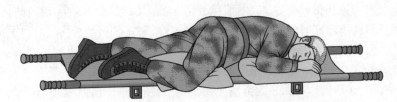

图14-9　火器性颅脑损伤伤员的转运卧位

20世纪80年代，中东战争中，CT已被常规用于颅脑火器伤检查，军医可根据CT检查结果和临床表现决定治疗方案。对颅顶穹隆部点状入口或投射物穿过颅底的伤员，如CT检查未发现颅内占位性损伤，GCS评分不低于8分时，仅行入口周围简单清创，并颅骨钻孔一个，置入硬脑膜下导管监测颅内压。对于入口较大，有脑组织外溢的伤员，则行开颅伤道内清创，清除坏死脑组织和异物碎片，并严密缝合硬脑膜。如CT提示远隔部位有颅内血肿，则除行创口清创外，还以血肿为中心行骨瓣开颅清除血肿。

颅内清创的主要目的在于清除肉眼所见的污染异物和碎化的脑组织，清除血肿。清创时应最大限度地保护脑组织，不刻意追求取出嵌入脑内的所有骨碎片和弹片，只取出那些在冲洗过程及止血操作过程中遇到的异物和碎化脑组织，不需强力牵开伤道，有节制地使用吸引器。清创后均应缝合硬脑膜和头皮创口。对于术前GCS 4～8分或临床上有颅内压增高征象者，常规硬脑膜下置管监测颅内压，无颅内压持续升高者，一般在48小时内拔管。

火器性颅脑损伤清创后，尤其"微清创术"后，颅内异物残留的机会较多，常见的是骨片和金属弹片或弹头。一般认为脑脓肿的发生与颅内异物有关，特别是碎骨片较金属异物更易引起感染。但第二次世界大战期间，莫尔特比（Maltby）等人对17例脑脓肿形成的病人研究，发现只有3例脑内留有碎骨片。与此同时，Piplyk等人通过实验进行了研究，他们把碎骨片植入狗的脑组织中，发现"清洁"的与污染的碎骨片导致脑脓肿的发生率分别为8%和4%，但一旦把碎骨片与头发或头皮碎屑一起植入脑内，则脑脓肿形成的发生率猛增至70%。这证明单一的碎骨片并不一定会导致术后脑脓肿形成。布兰德沃德（Brandvold）等1990年曾随访22例颅内碎骨片残留的伤员，历时5年零9个月，均未发现感染或癫痫。此外，越南战争的经验也充分证明了这一点。中东战争中"微清创术"治疗的病人，术后癫痫的发生率为22%，而越南战争中"彻底清创"治疗的病人，术后癫痫的发生率为44%，彻底清创术后癫痫的发生率明显高于微清创术。萨拉查（Salazar）等人认为，最大限度地保留脑组织可以减少癫痫发生率。目前认为：清创时伤道内的碎骨片，应随清除碎化的脑组织、血液及凝血块的同时尽量去除；对深入脑实质内的碎骨片，尤其是细小的骨片，不必强求取除，以免增加脑组织损伤。金属异物引起感染的机会不多，为10%～13%，尤其是直径＜1 cm的金属异物，很少导致感染，除在伤道清创中随同去除外，对位于脑深部，尤其是部位重要功能区的金属异物不必强求取出。

目前，对火器性颅脑损伤的清创术的意见虽有差异，但在以下几点上是一致的：

（1）清创术应尽早进行。战时在前线地区，主要对合并有颅内血肿、脑受压、致命性外出血、脑室伤大量脑脊液漏的危重病人，进行紧急清创救治。

（2）一般颅脑穿透伤，应实行快速、越级后送至有条件行专科处理的单位行清创处理。

（3）清创术要求彻底的头皮、颅骨创口清创，对脑伤道只清除伤道内已碎化坏死的脑组织，不作伤道周围挫灭组织的切除。清除伤道内的积血、血块，彻底止血。

（4）对伤道内异物，应彻底清除伤道内的头发、头皮软组织碎屑、泥沙、帽子碎屑等异物。碎骨片尽量随清除伤道碎化组织时摘除，对伤道周围脑组织内，尤其是深部的、细小的骨碎片不强求摘除。伤道内金属异物，在不增加脑损伤情况下尽量取出；细小的金属异物存留，不是必须取出的指征。

（5）在有条件的情况下，火器性颅脑损伤的清创术应在显微镜或神经内镜下进行，光线好，视野清晰，既可更彻底清除伤道内的异物，又可最大限度减少脑组织的损伤。

（6）早期清创后应用自体组织缝合或修补硬脑膜及头皮软组织。

（三）创伤的分期处理原则

颅脑火器伤应尽早进行创伤处理，但由于战时或平时影响伤员及时得到专科确定性处理的因素很多，因而对不同时间进行治疗的伤员，应按创伤后的不同时期进行分期处理。

1. 早期处理 伤后3天以内的伤员，经必要的术前检查和准备之后，应尽早地进行颅脑清创术。大批伤员到达时，伤道有活动性出血或有颅内继发血肿有脑受压或脑疝者，应紧急手术。颅脑穿透伤合并有脑室伤、大量脑脊液漏、静脉窦伤、后颅窝伤应提前处理；颅脑穿透伤应优先于非穿透伤；同类型伤先到达，先处理。合并有危及生命的胸、腹伤时，应先处理合并伤。颅脑损伤如有脑疝征象，在良好的麻醉与输血保证下可同时手术。对伤情严重，有明显休克或生命体征不稳定、全身情况较差的伤员，应积极进行复苏治疗，稳定伤员全身情况后再手术更为安全。清创术后，应留治观察数日或1周再后送，较为安全。

2. 延期处理 伤后3天至1周到达的伤员，创口未经处理或虽经处理但不彻底；如创口无明显感染，亦可行清创或再清创。如已有感染时，则在全身应用抗生素治疗的同时,适当扩大创口以利引流,待感染局限或创口愈合后再行晚期处理。

3. 晚期处理 伤后1周以上到达的伤员,创伤如有感染,多比较严重,应加强全身抗生素治疗及支持疗法。局部创口换药,有引流不畅者可适当扩大创口引流,待感染局限或创口愈合再作处理。对无感染,伤口已愈合的伤员,如无须手术处理的并发症,则不必再手术。

（四）非手术治疗

颅脑火器伤的非手术治疗,同一般开放伤及闭合性颅脑损伤。应加强抗感染治疗和抗癫痫治疗。战时伤员因精神、身体负担大,伤后全身情况一般较差,应注意加强营养及全身支持治疗,有利于防治并发症和功能恢复。

需要强调的是,对于重型颅脑火器伤的救治,一定要有神经重症的理念,有条件时尽可能行以重症监护病房监测为基石的多模态监测,规范进行镇痛、镇静、降颅内压等综合治疗。

（龙连圣　王　伟）

参考文献

[1] 杨树源.神经外科学[M].北京:人民卫生出版社,2008:908-924.

[2] 王正国,蒋耀光,杨志焕,等.创伤外科特色诊疗技术[M].北京:科学技术文献出版社,2007:230-238.

[3] 王忠诚.王忠诚神经外科学[M].武汉:湖北科学技术出版社,2005:424-463.

[4] 薛庆澄.神经外科学[M].天津:天津科学技术出版社,1991:164-174.

[5] 黎鳌.现代创伤学[M].北京:人民卫生出版社,1996:359-386.

[6] 刘荫秋,王正国,马玉媛,等.创伤弹道学[M].北京:人民军医出版社,1991:44-63.

[7] 李侠,张磊,陈燕伟,等.852例开放性颅脑损伤的临床救治经验[J].中华神经医学杂志,2014,13:451-455.

[8] 王旭,肖刚,刘巍,等.空运医疗后送重型颅脑损伤1例救治体会[J].中华危重病急救医学,2017,29:270-271.

[9] 卢海涛,孙晓川,唐文渊.颅脑火器伤的研究进展[J].临床外科杂志,2004,12:53-54.

[10] 章翔,张剑宁,费舟,等.颅脑火器伤的临床特征与救治[J].中华创伤杂志,2002,18:264-266.

[11] 孙克华,卢亦成,周健.平时颅脑火器伤的诊断和治疗[J].中华创伤杂志,2005,21:845.

[12] 游潮,易章超,徐学君,等.201例平时颅脑火器伤临床分析[J].中华创伤杂志,1998,14:186.

[13] 王宪荣.颅脑开放伤的治疗[J].中国现代神经疾病杂志,2004,4:139-140.

[14] 李兵,章翔.颅脑火器伤的实验与临床研究[J].国外医学·神经病学神经外科学分册,1996,23:254.

[15] 胡威夷,何毅,张捷,等.高原低速弹颅脑火器伤的实验研究[J].中华创伤杂志,1996,12:90.

[16] 费舟.颅脑战创伤及其神经退行性病变[J].中华神经创伤外科电子杂志,2017,3:193-196.

[17] 严玉金,李江,王新东,等.不同方法颅底重建治疗开放性颅脑损伤合并前颅窝底粉碎性骨折[J].中华神经外科杂志,2016,32:589-592.

[18] 罗鹏.开放性颅脑损伤的救治[J].国际神经病学神经外科学杂志,2016,43:379-382.

[19] 代垠,肖顺武,张平,等.创伤性前颅窝底粉碎性骨折急诊术中颅底重建[J].中华创伤杂志,2014,30:411-413.

[20] 赵明光,宋振全,梁国标,等.颅脑火器伤并颅内颈内动脉损伤二例[J].中华创伤杂志,2014,30:38-40.

[21] 郭学军,赵明光,梁国标,等.34例颅脑火器伤特殊类型的早期诊疗[J].中华创伤杂志,2013,29:832-834.

[22] 魏梁锋,王守森,郑兆聪,等.颅脑火器伤救治研究[J].临床神经外科杂志,2012,9:146-148.

[23] 冯杰,冯贵龙,杨晓明,等.颅脑异物穿透伤的临床特点和治疗[J].中华急诊医学杂志,2010,19:421-422.

[24] 张铁金,周世伟,杨洪广,等.关于颅脑战伤概念及其诊断分类的思考[J].白求恩军医学院学报,2008,2:106-107.

[25] BERTANI R, PERRET C M, ALBERTO A F, et al. Neuronavigation as a minimally invasive tool in the treatmeat of intracranial gunshot injuries[J]. Int J Burns Trauma, 2019, 9(1): 19-22.

[26] SIRKO A, KYRPA I, LAZORISHINETS V, et al. Successful surgical treatment of a patient with combined gunshot shrapnel injuries in the heart and brain complicated by middle cerebral artery pseudoaneurysm[J]. Trauma Case Rep, 2018, 18: 17-23.

[27] WILLIAMS J R, AGHION D M, DOBERSTEIN C E, et al. Penetrating brain injury after suicide attempt with speargun: case study and review of literature[J]. Front Neurol, 2014, 5: 113.

[28] SHI L, SUN Y, CHEN L, et al. Diagnosis and treatment of a penetrating brain injury caused by a welding electrode: a case report[J]. Medicine(Baltimore), 2019, 98(10): e14528.

[29] ZAPATA L, WRIGHT E J, NAKAJI P. Clinical and neurosurgical management of cranial machete injuries: the experience of a tertiary referral center in Nicaragua[J]. World Neurosurg, 2018, 116: 140-143.

[30] BAI W, SHAO C, SUN W, et al. Conservative management of transnasal intracranial injury[J]. Am J Otolaryngol, 2011, 32(2): 165-167.

［31］ TSAI T Y, LEE L A, CHAO W C, et al. Bidirectional management of a transnasal intracranial chopstick transecting optic nerve［J］. J Craniofac Surg, 2018, 29(4): e398-e402.

［32］ SELLADURAI B, REILLY P. Initial management of head injuries: a comprehensive guide［M］// Penetrating injuries of the head. Australia: Mcgraw-Hill, 2007: 156-164.

［33］ The American Association of Neurological Surgeons and the Brain Trauma Foundation. Guidelines for management of penetrating brain injury. Part I. Introduction and methodology［J］. J Trauma, 2001, 51(Suppl 2): S3-S6.

［34］ BRANDVOLD B, LEVI L, FEINSOD M, et al. Penetrating craniocerebral injuries in the Israeli involvement in the Lebanese conflict, 1982-1985. Analysis of a less aggressive surgical approach ［J］. J Neurosurg, 1990, 72(1): 15-21.

［35］ ROSENFELD J V. Gunshot injury to the head and spine［J］. J Clin Neurosci, 2002, 9(1): 9-16.

［36］ HADDAD F S. Penetrating missile head injuries: personal experiences during the Lebanese conflict［J］. Neurosurgery, 2002, 12: 299-306.

［37］ KAUFMAN H H, MAKELA M E, LEE K F, et al. Gunshot wounds to the head: perspective［J］. Neurosurgery, 1986, 18(6): 689-695.

［38］ RAPPAPORT Z H. Penetrating missile injuries and gun shot wounds to the head［M］// KAYE A H, BLACK P M C L, eds. Operative neurosurgery. London: Churchill Livingstone, 2000: 251-264.

［39］ HARRINGTON T, APOSTOLIDES P. Penetrating brain injury ［M］// COOPER P R, GOLOFINOS J G, eds. Head injury. New York: McGraw-Hill, 2000: 349-360.

［40］ JAHA J M, SABA M I, BROWN J A, et al. Missile injuries to the brain treated by simple wound closure: results of a protocol during the lebanese conflict［J］. Neurosurgery, 1991, 29(3): 380-383.

［41］ The American Association of Neurological Surgeons and the Brain Trauma Foundation. Guidelines for management of penetrating brain injury. Part I. Surgical management of penetrating brain injury ［J］. J Trauma Inj Infect Crit Care, 2001, 51: S16-S25.

［42］ AAVABI B. Causes of infections in penetrating head wounds in the Iran-Iraq War［J］. Neurosurgery, 1989, 25(6): 923-926.

［43］ KELLY D F, NIKAR D L, BECKER D P. Diagnosis and treatment of moderate and severe head injuries［M］//YOUMANS J R. Neurological surgery. 4th ed. Philadelphia: WB Saunders Comp, 1996: 1618-1665.

［44］ The American Association of Neurological Surgeons and the Brain Trauma Foundation. Guidelines for management of penetrating brain injury. Part I. Intracranial pressure monitoring in the management of penetrating brain injury［J］. J Trauma Inj Infect Crit Care, 2001, 51: S12-S15.

［45］ The American Association of Neurological Surgeons and the Brain Trauma Foundation. Guidelines for management of penetrating brain injury. Management of cerebrospinal fluid leaks［J］. J Trauma Inj Infect Crit Care, 2001, 51: S29-S33.

第十五章
儿童颅脑损伤

儿童特别是新生儿,其创伤性脑损伤的发生率、发病机制与预后皆与成人有所区别。儿童所处年龄段不同,以上各项也有所不同。儿童对于创伤的生理与病理生理反应也随着年龄的增长而改变。因此,医护人员必须根据患儿年龄制定相应的诊疗计划。在本章中,将重点介绍具有儿童特点的颅脑损伤以及相应的合理的诊疗计划。

一、流行病学

儿童创伤的病死率要高于其他所有疾病的病死率之和。头部创伤是导致死亡的最常见原因。实际上,头部创伤导致的死亡数是癌症与先天性疾病导致的死亡数加起来的2倍。国外报道,4岁以下儿童的死亡率高于5~18岁的儿童死亡率。年幼儿较高的死亡率可能和蓄意伤害婴幼儿问题的严重性有关。在15~18岁的青少年中,每10 000人中有35人因创伤性损伤死亡,这一死亡率接近成人的死亡率。

儿童脑外伤的常见原因因年龄不同而有所不同。4岁以下儿童常见原因为坠落、蓄意伤害、交通事故。4~8岁儿童常见原因为坠落、交通事故。14岁以上儿童损伤的原因与成人类似,最常见的原因是交通事故与打架斗殴。

二、儿童头部意外伤

头部外伤可伤及头皮、颅骨、脑膜以及脑组织。这些损伤的病理生理学与成年人脑损伤既有相似之处又有自己的特点。

(一)头皮血肿

新生儿头皮血肿的原因主要是产伤,多见于高龄初产或用产钳助产的新生儿。分娩时胎儿通过产道时头颅受挤压,子宫收缩使骨与骨膜之间互相摩擦;产钳助产的损伤,使骨与骨膜下血管破裂形成血肿。

头皮血肿按头皮解剖分为头皮下血肿、帽状腱膜下血肿和骨膜下血肿3种类型。其中头皮下血肿、帽状腱膜下血肿都可以自行吸收,而骨膜下血肿的转归有些特殊。

1. **头皮下血肿** 血肿位于表层和帽状腱膜之间,受皮下纤维隔限制而有其特殊表现:体积小、张力高,扪诊时中心稍软,血肿周围的组织因水肿而变厚较硬。

头皮下血肿一般不需要特别治疗,血肿多数在数日内自行消退。

2. **帽状腱膜下血肿** 由于帽状腱膜下层系疏松结缔组织,有小动脉及导血管通过,间隙比较大,不受颅缝限制,故出血易于扩散,积血很多,常形成较大的血肿。临床触诊检查时,血肿较软,有明显波动感。出血量多时,可蔓延及整个头部,甚至引起新生儿贫血和失血性休克。

血肿一般在数周内自然吸收,血肿很大或持续不吸收者,在贫血纠正的情况下经严格的消毒后可穿刺抽净血液,加压包扎。已感染的血肿则需切开引流。

3. **骨膜下血肿** 因颅骨骨膜附着于颅骨缝上,血肿多不超过颅骨缝。血肿在生后24小时内很容易辨认,是一个张力较大、有波动感、边界清楚的,但不超过颅骨缝界线的肿物。肿物往往位于二侧顶部。

巨大的血肿可压迫新生儿柔软的颅骨,使其凹陷至颅腔。如1个月后骨膜下血肿仍不能吸收,血肿边缘骨膜下的成骨细胞开始起作用,血肿包膜逐渐出现弧条状、蛋壳状钙化组织,此时中心的血肿仍为液态血,尚可通过穿刺抽吸治疗;若治疗不及时,包膜钙化逐渐增厚,在血肿周围薄层新生骨形成,再经过生长塑形作用,逐渐形成局部增厚、外板隆起的新生颅骨,呈永久性颅骨不对称性畸形。据报道,在所有头皮血肿病例中钙化的比例为3%~5%。

骨膜下血肿的治疗方法较多,主要分为有创和无创两类。目前,国内许多学者主张有创治疗,如血肿早期积极穿刺抽吸、持续负压外引流、过氧化氢或生物蛋白胶药物腔内注射等。早期有创治疗的优点是早期清除血肿,避免后期血肿机化、钙化,引起颅骨畸形。然而穿刺具有一定创伤性和风险性，给患儿造成疼痛，可能继发出血、贫血和感染等并发症。由于新生儿头颅小，颅顶尖，头皮油脂较多，头部绷带易滑脱，故穿刺后不易较长时间固定加压包扎，导致再次出血。如反复穿刺抽血，还可能引起失血过多、贫血。也有人主张无创治疗，主要为观察等待，让其自行吸收。无创治疗的优点是无损伤、无痛苦，无操作引起的相关并发症；但是如果最终血肿未能自行吸收，而仍然等待观察，不给予积极处理，血肿机化钙化后可导致异常骨生成，产生头颅畸形。国外关于婴儿头皮血肿的治疗多主张首选无创治疗，等待观察1个月，1个月后若血肿未缩小或继发感染，则穿刺抽吸。

上海儿童医学中心连续7年观察、治疗148例新生儿和婴儿骨膜下血肿，121例（82%）不经治疗自行消失，其余27例未自行消退，再予止血药治疗，其中5例血肿逐渐消退，剩余22例予穿刺抽吸后消失。发现血肿的转归规律如下：第1周血肿逐渐增大后稳定，第2周起开始吸收，第3～4周绝大多数血肿逐渐消退。少部分血肿4周后仍未有缩小消退的趋势，此时血肿开始机化钙化，最初在血肿的边缘即血肿与颅骨的交界处可触及像蛋壳样的钙化，血肿表面尚软。2～3个月内血肿逐渐完全钙化，质地变硬，并引起颅骨异常成骨，导致颅骨畸形，影响美观及正常颅骨生长。

根据血肿的转归，我们提出了个体化治疗方案：起初1个月内以密切观察随访为主。若1个月后血肿未明显缩小，则根据病情有2种方法选择：其一，如果在血肿边缘触到钙化，说明血肿开始机化钙化，则积极穿刺抽吸，以免血肿完全钙化后失去最好治疗机会；其二，如果血肿质地尚软，边缘无明显钙化，可予止血治疗并观察1周，如有缩小可待其自行吸收，若未缩小则穿刺抽吸。

部分患儿血肿骨化后形成新骨，产生永久性骨性隆起而影响美观。可以行CT检查评估血肿骨化情况，如果骨化的颅骨严重压迫下面正常颅骨，使其凹陷至颅腔压迫颅脑，应尽早采取颅骨整形手术。

（二）颅骨骨折

婴幼儿颅骨薄而柔韧，骨化不完全，富于弹性。新生儿颅骨无内板、外板、板障之分，仅为一层。骨缝间以纤维和骨膜连接，可塑性大，易发生颅骨移动重叠、颅骨撕裂及凹陷骨折。婴儿及新生儿颅骨骨折一般均为线性骨折和凹陷性骨折。

1. **线性骨折**　低龄儿的颅骨线性骨折常由于坠落引起。即使在6个月以内的婴幼儿，坠落都是一件常见的事情。有时头颅外伤位于骨缝处，骨缝内的纤维组织因外伤而撕开，称为外伤性骨缝分离，属线性骨折，最多见于人字缝。影像学表现为骨缝的距离增宽，颅骨内板边缘连接欠佳。线性骨折若骨折线正好通过硬脑膜中动脉的行径或人字缝时，须警惕有并发颅内血肿的可能，应严密观察。其颅内出血、脑损伤的并发症较之颅骨骨折本身后果要严重得多。当患儿因创伤出现脑损伤的表现时，有必要行影像学检查。颅骨线性骨折通过X线平片即可确诊。CT检查可判断头部外伤患儿的颅骨骨折程度以及颅内出血情况。三维CT检查还可以发现有可能会错过的垂直于CT片的轴向骨折。

绝大部分线性骨折不需要治疗便可痊愈，而且不会遗留后遗症。极少数会演变成生长性骨折。发生在婴儿的颅骨骨折可能导致硬脑膜外血肿，硬脑膜外血肿变大可引起贫血，因此如果出现症状，需要对患儿进行相关的影像学及实验室检查。

2. **凹陷性骨折**　颅骨凹陷性骨折在儿童中相对常见，大约占所有颅骨骨折的10%。1岁以内婴儿的凹陷性骨折与年龄稍大的儿童有所不同，因为其颅骨相对柔软，还没有充分的骨化，这种骨折类似于凹陷的乒乓球，也称为"乒乓骨折"（图15-1）。造成新生儿颅骨凹陷性骨折的原因有分娩过程中产道挤压，使用产钳用力太大或接生时手指压迫过重或者患儿从比较低的平面坠落而形成。颅骨凹陷的大小不一。

颅骨凹陷性骨折患儿需要做头颅CT检查，CT平扫及三维CT检查可判断颅骨凹陷程度，颅骨内、外板连续性有无中断，有无骨折碎片嵌入颅内，有无脑挫裂伤，颅内血肿等（图15-2）。

与线性骨折类似，如果头皮完整，骨折凹陷不深，未对脑组织造成影响，则无须手术。在1岁以内的婴儿，尤其是新生儿，即使没有手术介入，随着婴儿大脑的快速发育，其凹陷的颅骨也有可能很快重塑到正常

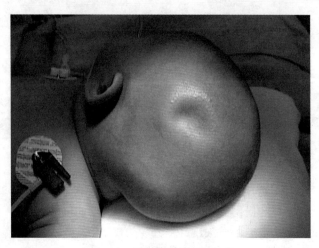

图15-1　颅骨凹陷性骨折外观

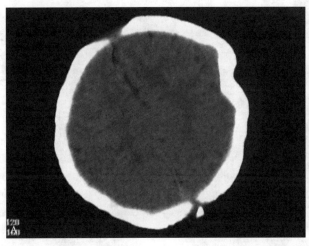
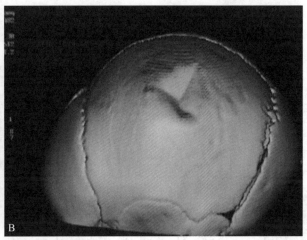

图15-2　颅骨凹陷骨折CT及三维CT表现
A. CT平扫；B. 三维CT

轮廓。因此，这种骨折常用保守方法治疗，有时候只需要观察。即使需要手术，也是非紧急的，常在骨折数周后，留下足够的时间观察骨折是否可以充分地重塑。但是需要注意的是颅骨重塑要在数周后开始，凹陷的颅骨对大脑皮质的长时间压迫可能会产生癫痫灶，虽然这种概率很低。手术并发症的发生率很低，主要是感染、颅内血肿形成和失血。

以下特殊情况需要手术治疗：压迫性骨折怀疑合并脑膜裂伤、脑组织受压明显、可能引起外貌改变的关键部位骨折，以及患儿家属因乒乓球骨折较大而强烈要求手术。1～2岁以内的婴幼儿，手术比较简单，手术的侵入性比大龄儿童经典的压迫性颅骨骨折手术要小很多。手术可以在头颅凹陷边缘作一短弧形头皮切口（图15-3），然后剥离骨膜，暴露凹陷颅骨，在其边缘钻一小孔，伸入骨膜剥离器，轻缓持续地向上施压，利用杠杆原理使凹陷的颅骨复位。有时颅骨在复位的

时候会破碎，所以骨膜剥离器施加的压力应当轻缓持续。同时可以用另一只手的手指在凹陷处的头皮施加相反的作用力。对于大龄儿童需要手术的压迫性颅骨凹陷性骨折，往往需要颅骨切开整复。

合并头皮开放性损伤或颅骨破碎的颅骨复合性凹陷性骨折或颅骨凹陷性粉碎性骨折，可能伴发脑膜撕裂或脑损伤。这类骨折应仔细探查、清创之后缝合。手术中应尽量找出碎骨片并尽可能地复位，以避免手术后感染风险的升高以及颅骨缺损过多而导致的颅骨缺损二期手术修补。

3. 生长性骨折　颅骨生长性骨折是外伤后的颅骨线性骨折，由于各种原因骨折不愈合反而逐渐扩大，形成颅骨缺损（图15-4）。颅骨生长性骨折是婴幼儿特有的少见的早期并发症，以骨折线进行性的增宽为特征。尽管颅骨骨折在婴幼儿中很常见，但是生长性骨折仅占其中的0.05%～1%。

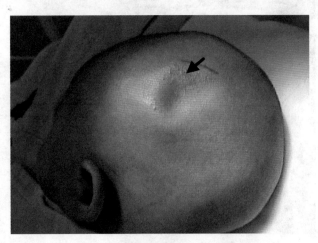

图15-3　颅骨凹陷性骨折手术切口
箭头示短弧形头皮切口

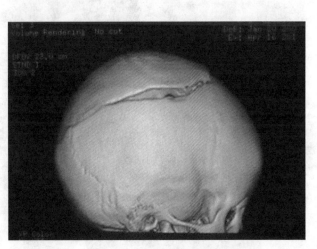

图15-4　三维CT显示右侧颅顶骨生长性骨折

生长性骨折最常见的表现为波动性的头部肿块。可伴有脑膨出、脑挫伤致脑软化等(图15-5)。神经系统的症状如癫痫发作、轻偏瘫、智力迟钝等较少见。患儿常常可以完全无症状,多由家长偶然发现的可触及的肿块或骨折线变宽前来就诊。生长性骨折常在最初骨折后的几个月内开始,但是往往在几年后才被发现。生长性骨折多发生在3岁以内婴儿,8岁之后几乎不发生。最常见的部位为颅顶部,其次为枕部和额部,后颅窝、眶顶及筛窦也可发生。上海儿童医学中心自2000年11月至2010年6月对来院就诊的颅骨线性骨折的患儿进行随访观察,发现10例生长性骨折(图15-6),发病年龄均小于21个月。从受伤到发现颅骨生长性骨折的时间间隔都在2个月内。

骨折处有硬脑膜的撕裂,这是生长性骨折发生的必要因素。笔者认为快速生长的脑组织产生的由内向外的扩张力在生长性骨折的形成中起关键性的作用。婴儿大脑的快速生长,对颅骨始终保持一个比较强大的向外的张力,一旦颅骨发生线性骨折,在脑组织的作用力下,骨折线可以在短期内开裂扩大,形成生长性骨折。由于缺少硬脑膜和颅骨的限制,颅内压力的波动在病灶处放大,导致蛛网膜下的软化组织或脑组织穿出硬脑膜的撕裂处至骨折线外,形成疝。另外,持续的波动性的压力作用于骨折线的边缘造成骨的腐蚀,也是发生生长性骨折的可能原因之一。

生长性骨折主要表现为头皮囊性肿块以及可触及的颅骨缺损。但由于数周前有头外伤病史,尤其是当时还伴有头皮血肿的患儿,医生和家长很容易将骨折开裂后膨出的脑组织误诊为头皮血肿,甚至贸然行头皮穿刺抽吸血肿,造成不良后果。因此,对于婴幼儿颅骨线形骨折,尤其是最初的X线片显示骨折分离大于4 mm,在外伤后的1～2个月内应定期复查,确定有无生长性骨折的发生。一旦出现头皮搏动性肿块伴颅骨缺损,应及时做CT检查,以明确诊断。头颅三维CT检查更能够反映颅骨骨折的位置、宽度和颅骨缺损的范围,以利于临床的诊断及治疗。

手术是治疗的唯一方法。目的是修复撕裂的硬脑膜和颅骨的缺损,切除癫痫病灶。不建议为了减少脑脊液波动性的压力而对这类病人放置分流管,除非伴

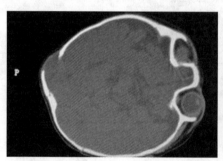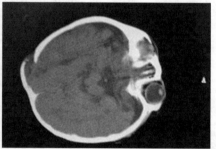

图15-5　CT显示右枕骨生长性骨折伴局部脑软化、脑膨出

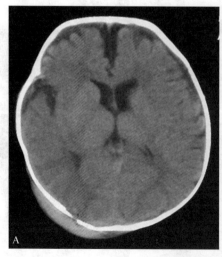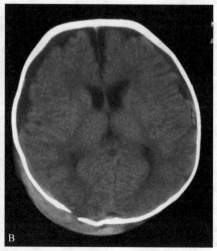

图15-6　枕骨线性骨折与生长性骨折

A. 外伤当日CT显示右侧枕骨线性骨折,骨折缝隙略宽；B. 外伤2周后复查CT,可见骨折缝隙进一步增宽

发脑积水或手术后出现了脑脊液漏。几乎所有的学者都比较关注硬脑膜的修补。笔者认为在晚期手术的病例，由于硬脑膜表面肉芽组织增生，疝出的脑组织已经产生脑膜瘢痕，未见有硬脑膜破损及脑脊液漏。因此，手术中不必强求扩大创面，修补硬脑膜。由于头皮和硬脑膜之间粘连紧密，术中剥离头皮时应非常小心，尽量减少人为的硬脑膜的撕裂。颅骨缺损修补的材料可以用自体骨骼如肋骨和颅骨外骨板，或人工材料如钛网、聚醚醚酮（PEEK）板等。

关于手术时机，许多学者认为修补最小年龄在4～5岁。因为对于儿童颅骨修补的病例，未发育成熟的颅骨在受到外界束缚的情况下仍具有较强的自身调节能力，颅骨能顺应正常颅骨形态生长。笔者认为修补年龄可以进一步放宽到2岁甚至更小。这是由于婴幼儿2岁开始运动发育迅速，但运动能力和风险意识尚差，意外跌倒等伤害较多，颅骨缺损的存在使脑部受伤的风险大大增加。同时2岁以上婴幼儿颅骨已经具有一定的厚度，有条件进行自身骨修补，也能够适应钛钉的长度和牢固度。修补中注意尽量避开和保护好重要骨缝是修补成功并避免术后头颅畸形的关键。

（三）颅内血肿

颅内血肿，包括硬脑膜外血肿、硬脑膜下血肿、蛛网膜下腔出血、脑内出血，实际上只占儿童颅脑损伤的一小部分。小儿头部损伤导致的颅脑占位性损伤的发生率随年龄增高。

硬脑膜外血肿的发生率，在新生儿与婴儿组为1%～2.5%。在年长儿与青春期儿童组为1%～5%。硬脑膜下血肿在儿童的发生率介于3.5%～10.8%之间，脑内血肿则在1%～4%之间。产伤及维生素K_1缺乏是导致新生儿颅内血肿的主要原因。产伤大多数发生在难产和急产时，以足月儿和巨大儿多见。由于胎儿头过大或产道过小引起。产伤造成的出血主要为静脉出血，是由于胎儿头部受挤压以致硬脑膜静脉窦或脑表面的静脉撕裂、出血位于硬脑膜下腔或蛛网膜下腔，幕上和幕下均可发生。

1. **病理生理** 小儿颅脑的特点之一便是它们正经历着生长与发育过程，使得不同年龄段的儿童针对同一损伤的反应不尽相同。新生儿与婴幼儿的颅骨骨缝尚未闭合，板障空间较小，呈单层结构。4岁以后，颅骨逐渐变成一个封闭系统。相比颅骨已经骨化且骨缝已闭合的年长儿，婴幼儿较大的蛛网膜下腔空间以及柔软的可以分离的颅盖骨，使他们对血肿的耐受力更强。由于年龄较小儿的脑组织能够承受更多压迫且颅骨可发生变形，使他们更易发生脑白质切应伤而不

是颅内血肿。随着年龄的增长，儿童的颅内血肿发生率逐渐接近成人。

2. **临床表现及治疗**

（1）硬脑膜外血肿：新生儿不易患硬脑膜外血肿的原因有很多。硬脑膜与骨膜紧密结合在一起，阻止了硬脑膜外液体的聚集。而且，脑膜中动脉沟较浅，血管尚未在颅骨中走行。加之颅骨较柔软，在受创伤时自身也能缓冲一部分能量，所以脑膜中动脉不易破裂。新生儿硬脑膜外血肿的最常见原因是产伤导致的出血。血肿可处于颅内任何部位，但最常见于颞顶部与额叶。由于硬脑膜静脉窦的存在，后颅窝也易发生硬脑膜外血肿。儿童后颅窝损伤后所导致的血肿中25%～40%为硬脑膜外血肿，通常是由于骨折引起的。随着儿童年龄的增长，更易出现继发于脑膜中动脉出血的经典的硬脑膜外血肿。

新生儿硬脑膜外血肿可以表现为不安、尖叫、肌张力增高、惊厥等兴奋症状，或表现为嗜睡、昏迷、肌张力低下，拥抱反射消失等抑制症状，呼吸常不规则伴发呼吸暂停。前囟紧张或隆起是颅内压增高的直接表现。如发生小脑幕切迹疝，因压迫脑干并牵拉动眼神经，致使同侧出现眼睑下垂、瞳孔散大、瞳孔对光反射消失、眼球外斜等。

硬脑膜外血肿病人出现任何神经症状或/和神经受损表现，都应当立刻行血肿清除手术，因为手术过程安全可靠。甚至积极的医生认为，若血肿量大于30 mL，不论神经功能是否受损都应当紧急手术。然而，通常认为如果病人GCS 15分且无神经学异常表现，可以保守观察。神经受损症状轻微且GCS为15分，仅有头痛者是手术还是保守治疗尚存在争议。

当血肿处于亚急性或慢性期，血肿已经液化，可采用外引流手术。

（2）硬脑膜下血肿：硬脑膜下血肿在新生儿中不常见，但随年龄增长发生率上升。硬脑膜下血肿可位于幕上空间或后颅窝。新生儿小脑幕下与幕上的硬脑膜下出血，临床表现有显著不同。幕下硬脑膜下出血的典型表现是：首先出现呼吸频率快慢、深度和节律的异常，哭声异常，呈嘶哑或高调声。随后出现由于呕吐及吸吮反射而致的喂奶困难，以及神经系统症状进行性加重，表现为意识障碍、惊厥、肌张力低下。前囟门隆起、紧张，头围增大迅速，同时伴有贫血。由动眼神经受压麻痹而引起瞳孔散大者不多见。幕上硬脑膜下出血的典型表现是：如出血量不多，且均匀分散，可无任何临床症状；出血量多时可形成局部血肿块，引起整个颅腔内压力增高，囟门膨隆，张力高。新生儿颅

缝未闭能使囟门紧张得到部分缓解,但意识障碍进行性加重,出现局限性或多灶性阵挛性抽搐,常伴有局部运动障碍。若不及时处理,可发生小脑幕切迹疝。此时病儿表现为一侧瞳孔散大以及脑干功能障碍进行性加剧。

任何导致脑中线移位的急性硬脑膜下血肿且病儿已经昏迷,或者神经功能受损者都需要紧急开颅手术。神经受损轻微且血肿体积较小者可保守治疗。临床常常会遇到这样一种情况,病儿有严重的脑中线移位与神经损伤,但血肿边缘比较薄,周围组织水肿严重。在这种情况下医生往往比较难以决定是否需要手术。一般来说,比较明智的做法还是手术。由于脑组织肿胀等原因,许多血肿实际上比CT片上看起来要大。血肿去除及骨瓣被游离后至少可以部分解除脑组织压迫。由于新生儿和婴幼儿的囟门和骨缝未闭,颅脑呈半封闭状态,蛛网膜下腔较大,相比成人颅内有很大的空间容纳血块和肿胀的脑组织,因此在许多情况下手术时不需要为了减压而去除骨瓣。而且,新生儿去除骨瓣后短期内无法进行颅骨缺损修复手术。所以,这一类病儿手术去除骨瓣需要慎重。

(3)脑实质内血肿:足月儿的严重脑实质血肿是由于胎头在通过产道时骨缝的相互滑动所造成。这些血肿通常位于冠状缝与人字缝附近。在年长儿中,这些血肿多是由于对冲伤,最常见的部位是额叶下部与颞叶。对冲伤的发生率随着儿童的年龄增长而增大。

总体上,硬脑膜下血肿的治疗原则也适用于脑实质内血肿。如果病儿脑神经未受损,并且只有较小脑实质内血肿及较轻的压迫症状,可在重症监护病房(ICU)内进行严密的保守观察治疗。否则就需要施行开颅手术以去除血块。

(4)创伤性蛛网膜下腔出血:创伤性蛛网膜下腔出血在新生儿期之后的婴幼儿期和儿童期遭受严重头外伤时比较常见。蛛网膜下腔相对比较宽松,血管较丰富,颅盖骨又比较柔软,使得儿童易于患创伤性蛛网膜下腔出血。新生儿及婴幼儿少量的蛛网膜下腔出血也可无症状,但可阻塞脑脊液的重吸收路径而影响脑脊液循环,造成脑外积水或脑内积水。出血量多者则可出现激惹症状、颈项强直、脑膜刺激征阳性表现,甚至留有脑干损伤的后遗症。

如果影像学显示患儿在治疗后仍未好转,蛛网膜下腔仍有较多血液,则需要做CT或MRI的血管造影或脑血管造影以排除创伤性动脉瘤。创伤性动脉瘤一般发生在颅底远端前端或者中部脑动脉,是由于直接血管壁损伤引起的血管分支出血,或者是由于突然加速引起的切应伤。小儿创伤性脑动脉瘤出现可早可晚。动脉瘤出现后应当立即进行手术或者介入治疗。

(5)癫痫:颅脑损伤后癫痫在儿童的发病率比成年人略高,为5%～12%。大多数发生于受伤后的第1周,50%于24小时内消失。影响颅脑损伤后癫痫发生最常见的因素是GCS低于8分,脑挫裂伤、弥漫性脑水肿、急性脑血管痉挛、蛛网膜下腔出血、凹陷性骨折、脑内血肿等。迟发型癫痫,其发生率据报道可达15%,多由脑膜-脑瘢痕、脑内异物、陈旧性凹陷性骨折、慢性硬脑膜下血肿等引起。

预防性抗惊厥药物应用的意义尚存在争议。受伤后发生一次癫痫并不能决定是否用药,如果发生第2次癫痫,可以考虑开始抗癫痫药物的治疗。严重的创伤后脑损伤,可以预防性应用抗癫痫药。在急性期,苯妥英钠作为首选药物。如果随后的6个月内患儿未再发生癫痫则停药。

三、儿童非意外性头部损伤

非意外性损伤,是指由于蓄意的暴力作用于儿童导致的创伤,也称虐待损伤。

早在20世纪中期,监护人对孩子的虐待,最先被医学界觉察到。这些病人来就诊时他们的病史常常被隐瞒。因此,对医生而言这是一个很大的挑战。临床医生通过对病情和线索的分析,推测损伤的发生原因可能是蓄意伤害,而不是意外损伤。

1940年末到1950年,英国非常出名的一个事件是一名育婴女佣通过使劲摇晃婴儿使其打嗝的方式虐待损伤了几名婴儿,导致这些婴儿出现蛛网膜下腔血肿。摇晃婴儿就是致病原因。由此产生了摇晃婴儿综合征这一名词。

摇晃婴儿综合征或称非意外性头部创伤,发生于12%的躯体受虐儿童,是婴儿期神经损伤和死亡的一个主要原因。摇晃婴儿综合征是由于猛烈摇晃婴儿时,婴儿脑部在颅内来回撞击颅骨或产生一个足够大的角减速度,引起的严重的脑部损伤。这种损伤通常没有外在的创伤体征,但有可能会出现婴儿行为改变,如烦躁、嗜睡、皮肤苍白或青紫、呕吐和抽搐。在摇晃婴儿综合征中,硬脑膜下出血是最常见的颅内病变,其他表现有脑水肿、蛛网膜下腔出血、脑实质出血、脑室内出血、弥漫性轴索损伤、剪切伤、缺血和脑疝。视网膜出血可以见于50%～100%的受累婴儿。在死亡的受害者中,视网膜出血的发生率可以高达100%。

苏格兰的前瞻性人群研究发现,1岁以内婴儿摇晃婴儿综合征的发生率是24.6/10万,在城市中和秋冬季节更常见。1岁婴儿遭受虐待头部损伤的概率是1/4 065;因头部损伤去医院就诊的2岁以内儿童,至少24%遭受过非意外性创伤。

虐待损伤的危险因素包括父母年轻、较低的社会经济地位、社会不稳定的家庭、单亲、婴儿早熟、有虐婴前科的护理人员。施虐者按照频率的高低依次是父亲、母亲的男朋友、女性临时保姆和母亲。

当非意外性的头部创伤的婴儿就诊时,其监护人或护理人员为了隐瞒事实,给出的最常见的两个病史是轻微的创伤或无创伤史。轻微创伤史经常被描述成从床上或者其他较低平面低空掉落。当护理人员否认有创伤史的时候,来就诊的婴儿却有一些比较特殊的颅内压升高症状,如喂食困难、呕吐、淡漠、过激、癫痫发作、呼吸暂停等,有时也可以根据常规的体格检查发现一些线索,如头皮擦伤痕迹。当没有提供创伤史或者没有特殊症状的时候,虐待损伤常常被漏诊。

硬脑膜下的血肿是婴儿虐待损伤中最常见的颅内出血,出血可以很薄,但是范围很广,可以覆盖一侧或者两侧的大脑半球的表面,甚至后纵裂。婴儿与年龄稍大的儿童和成人的区别是,其颅骨有很大的变形性,因此,他们的表浅静脉也可能在特定的伤害中被牵拉或者破裂,造成硬脑膜下出血。用力摇晃婴儿,造成急速的角减速力,在这种情况下,头部已经停止了运动,但是大脑还在颅骨内旋转,于是造成矢状窦旁桥静脉的牵拉甚至破裂,从皮质撕脱,血液流进硬脑膜下腔或者蛛网膜下腔。据报道65%～95%的虐待头部损伤的儿童还可以伴有视网膜出血,可以是一侧的,或者是双侧的。

儿童的低空坠落伤[一般指在家中的0.91 m(3 ft)以内的高度]多数导致硬脑膜外血肿,不会导致致命的大脑损伤。因为绝大多数的低空坠落的婴儿有很好的忍受能力,造成的损伤也很小,婴儿可以在临床上并无症状。因此,当婴儿出现急性硬脑膜下血肿或者伴随有明显的神经系统的症状(例如昏迷)时,若监护人或护理人员只提供轻微的创伤病史,如低空坠落,此时,需要考虑是否是虐待损伤所致。因为低空坠落没有这么大的创伤力。从家具上自由坠落(头部距离地面0.91 m内)可以导致颅骨骨折、硬脑膜外血肿等,但是似乎并不能很好地解释急性硬脑膜下血肿、脑水肿和死亡的现象。

虐待所致脑损伤的药物和手术治疗与其他意外伤所致脑损伤的治疗并无差别。

四、小结

作为导致儿童死亡最常见的原因,创伤性脑损伤正在成为一项重大公共卫生难题与医疗课题。最好的治疗方法就是预防伤害的发生。希望伤害预防课程的推广和宣传普及、伤害预防课题的研究,能够为政府规定儿童必须强制系安全带、戴头盔及安全座椅等政策及法律的制定提供科学依据。对于非意外性伤害,早期教育是主要针对父母,尤其是妈妈,告诉他们不要用力摇晃儿童,即使他们对婴儿的哭闹或者其他行为感到无计可施的时候,也不要对婴儿身体施加不正确的外力。重症医学的发展,脑监护与继发性脑损伤的防治,将在未来可以最大限度地减少创伤性脑损伤所带来的不良后果。

颅脑损伤的预后,在很多情况下,不仅与受伤程度有关,还与治疗手段有关。细致入微、及时正确的临床决策能够实实在在地降低头部损伤的致残率与致死率。儿童今后的人生还很长,所以他们理应获得最好的治疗与护理。

(鲍 南)

参考文献

[1] ARAKI T, YOKOTA H, MORITA A. Pediatric traumatic brain injury: characteristic features, diagnosis, and management[J]. Neurol Med Chir (Tokyo), 2017, 57(2), 82-93.

[2] 江基尧, 朱诚. 现代脑损伤学[M]. 上海: 第二军医大学出版社, 1999.

[3] 江基尧, 朱诚. 颅脑损伤临床救治指南[M]. 上海: 第二军医大学出版社, 2002.

[4] 王忠诚. 神经外科学[M]. 武汉: 湖北科学技术出版社, 1998.

[5] 黎景光. 持续负压引流治疗头皮血肿[J]. 中国微侵袭神经外科杂志, 2007, 12: 330.

[6] 龚年春, 罗才奎, 余小祥. 腔内注射过氧化氢溶液治疗头皮血肿的临床研究[J]. 中华实验外科杂志, 2000, 17: 423.

[7] 潘文, 刘毅, 张金森. 婴幼儿头皮血肿钙化12例临床分析[J]. 中华神经外科杂志, 2008, 24: 434-435.

[8] 鲍南, 徐织, 杨波, 等. 儿童颅骨生长性骨折的机制再探讨及早期手术[J]. 中华神经外科杂志, 2012, 28(10): 998-1000.

[9] 顾硕, 鲍南, 徐织. 儿童颅骨缺损早期修补的实践及探讨[J]. 中华神经外科杂志, 2012, 28(10): 1001-1004.

[10] 刘启锋, 王树新, 刘明, 等. 颅骨生长性骨折的诊断和治疗[J]. 中华神经外科杂志, 2006, 22: 299.

［11］ 王东海,李新钢,王新宇,等.儿童颅骨生长性骨折［J］.中华小儿外科杂志,2004,25：412-413.

［12］ 陈治标,陈谦学,王军民,等.小儿重型颅脑损伤的临床特征与治疗［J］.中国临床神经外科杂志,2003,8：11-12.

［13］ 王守森,钟世镇,王前.颅缝的微观力学及其临床意义［J］.生物医学工程学杂志,1994,11（1）：1-3.

［14］ 万正平,刘伟,卢发根.小儿重型颅脑损伤68例临床分析［J］.中国临床神经外科杂志,2002,7：376.

［15］ GUPTA P K, MATHEW G S, MALIK A K, et al. Ossified cephalhematoma［J］. Pediatr Neurosurg, 2007, 43(6): 492-497.

［16］ WONG C H, FOO C L, SEOW W T. Calcified cephalohematoma: classification, indications for surgery and techniques［J］. J Craniofac Surg, 2006, 17(5): 970-979.

［17］ YAMAMOTO M, MOORE M H, HANIEH A, et al. Growing skull fracture after cranial vault reshaping in infancy［J］. J Craniofac Surg, 1998, 9(1): 73-75.

［18］ SALYER K E, BARDACH J, SQUIER C A, et al. Cranioplasty in the growing canine skull using demineralized perforated bone［J］. Plast Reconstr Surg, 1995, 96(4): 770-779.

［19］ SINGHAL A, STEINBOK P. Operative management of growing skull fractures: a technical note［J］. Childs Nerv Syst, 2008, 24(5): 605-607.

［20］ CHESNUT R M, GAUTILLE T A, BLUNT B A, et al. The localizing value of asymmetry in pupillary size in severe head injury: relation to lesion type and location［J］. Neurosurgery, 1994, 34(5): 840-845.

［21］ MARSHALL L F, MARSHALL S B. Medical management of intracranial pressure［M］//COOPER P R. Head injury. Baltimore: Williams & Wilkins, 1986: 177-196.

［22］ YOUMANS J R. Neurological surgery［M］. Philadelphia: Saunders Company, 1996.

［23］ TEITJEN C S, HURN P D, ULATOWSKI J A, et al. Treatment modalities for hypertensive patients with intracranial pathology: options and risks［J］. Crit Care Med, 1996, 24(2): 311-322.

［24］ ADELSON P D, CLYDE B, KOCHANEK P M, et al. Cerebrovascular response in infants and young children following severe traumatic brain injury: a preliminary report［J］. Pediatr Neurosurg, 1997, 26(4): 200-207.

［25］ ANDERSON V A, MORSE S A, KLUG G, et al. Predicting recovery from head injury in young children: prospective analysis［J］. J Int Neuropsychol Soc, 1997, 3(6): 568-580.

［26］ MAX J E, LINDGREN S D, KNUTSON C, et al. Child and adolescent traumatic brain injury: psychiatric findings from a peadiatric outpatient specialty clinic［J］. Brian Inj, 1997, 11(10): 699-711.

［27］ CHOUDHARY A K, SERVAES S, SLOVIS T, et al. Consensus statement on abusive head trauma in infants and young children［J］. Pediatr Radiol, 2018, 48(8): 1048-1065.

第十六章
老年颅脑损伤

随着人口老龄化趋势的出现,老年人颅脑损伤已引起神经外科工作者的广泛注意。老年人的年龄划分国内外是有差异的。我国与发展中国家相同定为60岁,世界卫生组织则以65岁及以上为老年人。

因老年人一般伴有不同程度的脑萎缩、机体功能减退、慢性脑血管疾病以及其他慢性疾病,其颅脑损伤的类型、病理、临床表现均与儿童、青壮年的颅脑损伤有不同之处。重型颅脑损伤是危害老年人生命的几种主要疾病之一,病死率与致残率均高。同时,老年人身体各器官的生理功能的衰退,使其所患的各种疾病无论是在诊断上还是在治疗上都有其特点,困难更大,预后不及青壮年。因而,需要神经外科医生具备一定的老年病人处理知识,提高诊断和治疗水平。

第一节　老年人主要系统功能的生理特点

老年人内环境稳定性减弱,各器官均发生退行性改变,代偿能力差和全身抵抗力明显下降,容易出现心、肺、肾以及消化道功能衰竭。这些相继发生的多脏器功能衰竭是导致死亡的重要因素。以上因素的存在,增加了老年人重型颅脑损伤的合并症、后遗症和死亡的发生率。因此,也必须对老年人的主要系统生理功能的老年化有所了解。

一、心血管系统的老化

一般正常的成年人心脏重量是比较恒定的。但随着年龄的增长,冠状动脉粥样硬化导致心肌缺血。60～70岁老年人心输出量与青年人比,可减少30%～40%。血管的老化主要表现为动脉硬化,这既可以是生理老化,也可以是病理的粥样硬化,结果则造成血管内腔狭窄、血栓形成,甚至可引起脏器缺血性坏死病变(心脏梗死、脑梗死)。

老年人血管系统的生理改变主要是血管弹性减低及血流分布的改变。主动脉弹性降低,收缩压上升,从而加重了心脏的负担。心脏冠状动脉血流轻度减少,而肾脏、肝脏的血流明显减少。另外,心脏在应激情况下需要增加循环量时,心脏动员心肌内的儿茶酚胺,增强心肌收缩力,提高心搏数的代偿能力亦下降。大宗文献报道老年人脑损伤术前合并心血管疾病高达50%以上,主要是高血压和冠心病。

上述心脏及血管变化,使手术中失血代偿机能减退,组织灌注压必然受到影响。一旦发生休克,代偿更为困难。既往心功能不全者,术后更容易诱发心力衰竭。

二、泌尿系统的老化

肾脏是维持人体内环境稳定的主要脏器。老年人肾脏的重量逐渐减轻,肾小球数目不断减少,因此,导致肾生理功能低下。当病人遇到失血、脱水、低血压以及创伤时,容易出现明显的肾功能不全。特别是神经外科常用的脱水剂甘露醇,对老年人的肾功能影响是不可忽视的。老年人膀胱萎缩排尿无力,残存剩余尿,易发生膀胱炎。另外,老年男性病人多伴前列腺肥大,引起慢性尿潴留,会进一步影响肾功能。

三、呼吸系统的老化

老年人胸部呼吸活动度减低,肺泡数减少,肺泡变大,弹力变小,整个肺变小、变轻,致使老年人肺活量减少,残气量增多,换气效能减退,使老年人容易缺氧,从而导致麻醉诱导时和麻醉复苏时都迟缓。老年人呼吸道黏膜萎缩,纤毛活动减少,对刺激反应迟钝,保护性排痰功能减低,吸入性肺炎的发生率明显高于青壮年病人。

四、消化系统的老化

消化道黏膜萎缩,胃肠蠕动功能减弱,加之患病后卧床,故老年病人便秘常见。肝脏的老年性变化为重量减轻,这是因为肝细胞减少造成的。肝功能的异常较多见。血清白蛋白略低,丙种球蛋白略高。因此,老年病人手术前后应补充更多的蛋白质以维持氮平衡。

五、神经系统的老化

主要表现为大脑皮质神经细胞数减少,脑重量减轻。脑萎缩严重者,可见脑沟加深,脑回缩窄,脑室扩大。脑动脉硬化症的病理包括脑小动脉的硬化和由此产生的继发脑实质损害。皮质小动脉硬化缺血可引起灶性软化区。弥漫性脑小动脉硬化时,动脉外膜变性增生而整个血管可呈纤维化。中小动脉中膜和外膜有淀粉样物沉积,血管壁的弹力层增厚,胶原纤维增多,而致内膜增粗,并伴有附近脑组织的坏死和变性。脑组织神经细胞数目减少,尤以大脑和小脑皮质更为明显。因此,会出现神经衰弱等类似阿尔茨海默病(老年性痴呆)症状。

第二节 老年人脑损伤临床特点

一、发生率、致伤原因

国内文献报道老年人颅脑损伤发生率占脑外伤病人的8%～15%。欧洲一组大宗病例报道,422 000例颅脑损伤住院病人,其中年龄大于65岁者30 000例,占7%左右。美国数据提示老年住院病人占全部住院病人的22%,其中5%为颅脑损伤。致伤原因在国内主要为交通事故,其次为跌伤、醉酒,而欧美地区主要为跌倒,每年高发月份为5月至7月。随着年龄的增长其早期病死率逐渐增高,70岁以上病死率及重残率明显增高。老年人颅脑损伤后,因血管脆性增加和萎缩的脑组织在颅腔内发生大幅移位时,容易使桥静脉、皮质血管和脑底面血管发生损伤、出血,使颅内血肿的发病率在14%～25%之间,远较儿童和青壮年组为高。

二、老年人脑外伤的临床特点

老年病人机体器官退化、机能减弱,因此其颅脑损伤的病理、对外伤的反应、临床表现和经过均有其特点。老年性改变是缓慢发展的,有早有迟,个体差异很大,所以应主要从生理和病理的角度看,是否已经进入衰老阶段。

(1)老年人颅脑损伤,骨折的发生率较低,脑组织损伤多较严重。研究发现胶原纤维是构成颅缝的主要承力结构,对于维持颅缝自身宽度、防止骨间融合及缓冲外力作用具有重要意义。有学者通过尸颅颅缝的光镜和扫描电镜观察,探讨颅缝微观结构的力学特性,发现胶原纤维在颅缝内按一定的方向分布,部分使骨间结合更牢固,部分对抗骨间过度靠拢。头部受暴力时,胶原纤维的连接可吸收一定的能量,同时颅缝这种薄壳结构也可吸收一定能量,使压力波传播衰竭并减轻脑损伤。而老年人因骨缝骨化,颅骨硬化的改变,使得颅骨对脑保护的能力减弱,故脑损伤多较严重。

(2)老年人颅脑损伤一般原发昏迷时间较长,生命体征改变显著。老年人的脑实质减少20%左右,蛛网膜下腔扩大,脑脊液含量增加,加大了脑组织在颅腔内的活动度。老年人颅脑损伤致伤外力的大小与临床表现往往不相吻合。从意识障碍程度看,因为老年人减速性损伤较多,脑组织在颅腔内的移动、冲撞、扭曲均较重,且脑实质内不同结构间的剪应力也较大,故病人原发昏迷的时间均较长,而且常因原有老年性疾病而加重脑损伤,导致生命体征非常不稳定。同时对于存在意识障碍的老年病人,原因必须慎重分析,综合评估颅内与颅外的可能因素。

(3)老年人颅脑损伤常引发颅内多发性的大型血肿,且多位于着力点对侧的硬脑膜下和脑内,而硬脑膜外血肿则较少。主要因为脑血管随老年人年龄上升而发生病理性变化,常以血液循环改变为明显。老年病人的脑组织对外伤的反应降低,且代偿机能差,而常见到老年病人凸面广泛的多发性挫伤,出血明显,多数位于着力点或对侧脑内,而硬脑膜外血肿则较少。这可能是老年人的硬脑膜与颅骨内板附着紧密,难以剥离的结果。王忠诚报道硬脑膜外血肿仅占老年颅内各型血肿的35.2%。

(4)老年人脑损伤临床表现复杂,昏迷时间长,体征不典型。原发脑损伤较重者,伤后即刻出现严重的意识障碍。而原发性脑损伤较轻者,由于增宽的蛛网膜下腔代偿,临床症状出现有时较晚,早期意识障碍可以不明显,头痛、恶心、呕吐等急性颅内高压症状亦相对较少;血压升高,心率、呼吸缓慢等脑早期症状也常不典型,易掩盖伤情,延缓诊治,而突然病情恶化又常措手不及。故对老年性颅脑损伤,不论伤后昏迷时间长短,即使临床无明显神经系统症状和体征,亦应十分重视,严密观察,必要时随时行CT复查。老年人重型颅脑损伤表现较复杂,昏迷时间长,体征不明显,因此强调应作全面检查,以免出现漏诊。

(5)老年人脑损伤迟发性颅内血肿发生率高。外伤性迟发性血肿可以发生在任何年龄的病人,但中老年人多见,这可能与中老年人脑血管脆性较强,遭受暴力打击后容易致伤有关。迟发性血肿在各种类型的颅内血肿中虽然均可发生,但以脑组织内血肿最为常见,其发生率约占整个颅内血肿的2%。随着CT检查的日益普及,迟发性颅内血肿的检出率已有所增加,特别是脑深部实质内迟发性血肿的检出率增加更为明显。头部受伤至迟发性血肿症状出现的时间长短不一,短的仅数小时,长的可为数日、数周,甚至更长,但80%以上是发生在伤后2周之内,并以72小时内为发病高峰。慢性硬脑膜下血肿也是老年人脑外伤迟发性血肿常见类型之一,好发于伤后3周以上,临床表现多样。

(6)老年人脑血管反应特点在颅脑损伤出现的多样性神经症状和预后起着决定性作用。研究证明,在老年颅脑损伤的急性期,不仅在大脑半球挫伤处,而且在其远隔部位,脑血流均明显降低。局部脑血流的破坏程度随着年龄的增长而加重。老年人,甚至轻度的脑挫伤,就可引起近似卒中的脑血流动力学改变,或

使伤前已恢复的卒中复发。有人统计,老年人颅脑损伤后,发生急性脑血流异常者比儿童、青壮年高4~5倍。老年人颅脑损伤后发生的急性脑血流异常改变是多数病例发生神经症状的基础。

三、影响老年人脑外伤转归的因素

目前比较缺乏针对老年脑外伤病人转归的专门研究,现有资料基本来自对所有年龄组人群的有关研究。这些研究报道了年龄增长和病死率上升之间呈正相关。已有多项研究脑损伤后幸存的老年病人的功能性结果进行了分析研究,结果大多数研究显示老年人的预后较年轻人差。对来自美国国立残疾与康复研究所数据库的脑外伤示范系统10年间的数据,进行损伤严重程度配对分析发现,55岁及以上的病人与55岁及以下病人相比,前者需要2倍的康复时间和费用,却只有一半的功能恢复率,出院后认知损害严重程度、入住护理院的比例也高出1倍。65岁以上老年病人出院回家的占67%,而小于65岁者该比例达到87%;脑外伤发生1年后80%的65岁以上病人在家庭生活,而小于65岁者为92%。老年组在康复终结出院时和脑外伤1年后的残疾等级量表(disability rating scale, DRS)评分均比年轻病人低1分。

老年人年龄和脑损伤转归之间的关系是异常复杂的,可能与初始格拉斯哥昏迷量表(GCS)、昏迷时间和创伤后遗忘持续时间等相关。目前尚无文献对损伤机制、神经病理学、伴发的损伤或外伤前身体状况对老年人预后的潜在性影响进行专门研究。其他可能影响预后的因素还包括短时间内饮酒或长期饮酒,外伤后抑郁或烦躁以及其他正式或非正式的社会支持等因素。

第三节　老年人脑损伤诊断与治疗

一、老年人脑损伤诊断

对于老年性颅脑损伤,无论其为轻型、中型或重型,均应加以重视,避免漏诊。老年人颅内空间较青壮年稍大,不易产生颅内压增高症状。如慢性硬脑膜下血肿,一般病人颅内压均不高。多数老年人以反应迟钝、情感异常、语无伦次等精神障碍为首发症状,而缺少神经系统定位体征,如果头部外伤史不明确,易误诊为脑血管病或早老性痴呆。CT的应用,对颅脑损伤能

做出较明确的诊断。鉴于老年性颅脑损伤的固有特点,外伤后可发生迟发性病变、迟发性颅内血肿,除在当日进行CT检查外,在伤后3日、1~3周和3个月再进行CT检查。

另外,老年人反应迟钝、应变能力差,颅脑损伤时易发生合并伤,其症状和体征常为颅脑损伤所掩盖,极易漏诊,特别是腹腔脏器破裂大出血,多发性肋骨骨折、血气胸等,如未能及时诊断处理可能会危及生命,应引起注意。

二、老年人脑损伤治疗

老年性颅脑损伤应加强内科治疗,其中包括预防和治疗心脑血管疾病,保持血压稳定,防止继发性脑缺血、缺氧,预防应激性溃疡、消化道出血、肾功能衰竭和呼吸衰竭。尤其需要指出的是,对于患有慢性高血压的老年病人发生颅脑损伤急诊时,因其已适应于在较高的血压水平上进行脑血管自动调节,病人对脑灌注压的突然下降而失去自动调节的风险性也增加了,因此在处理上倾向于保守,要考虑到药物对脑血流、血管自动调节及颅内压的影响而进行筛选,合理运用药物,避免抗高血压药物的突然干扰而进一步加重脑损伤。比如,用一些血管扩张药物治疗高血压,因同时扩张了脑血管,增加了脑血容量,导致颅内压增高却减少了脑灌注压,进一步加重病情;α_1 受体阻滞剂、β_1 受体阻滞剂药物可减少动脉血管的压力而对颅内压的影响很少或没有影响,血压维持在自动调节的范围内;而作用于外周血管的钙通道阻滞剂,因可使脑血管扩张,增加颅内压力而使其使用受到限制;血管紧张素转换酶抑制剂对于轻度或中度高血压可以使用,但对有颅内高压的病人却可进一步提高其颅内压力;巴比妥类药物可用作抗高血压药物的替代治疗,因其在降低血压同时降低了脑血流量和脑氧代谢,大剂量时必须谨慎使用。总之,选择高血压药物要依据药物特性、脑血流量、脑灌注压和颅内压来决定。

老年人神经外科手术后死亡率高于青壮年,老年重型颅脑损伤病死率甚至高达80%以上。因此,术前要对每例病人病理情况做具体分析,从而做出正确估计,对提高手术效果极为重要。对于老年人颅脑损伤的手术治疗问题,仅当凹陷骨折、颅内血肿和脑挫裂伤中线移位严重时,才行手术治疗;手术时要尽量缩短手术时间,尽可能地限制手术范围;条件允许的前提下,应加强围手术期多模态神经功能的监测的使用,包括颅内压、脑灌注压、脑温、脑血流以及神经电生理等,可能对改善预后有积极的意义。

慢性硬脑膜下血肿可见于任何年龄,但多见于老年病人。头部外伤3周以后,出现临床症状的多为慢性硬脑膜下血肿。老年人脑萎缩、蛛网膜下腔增宽,桥静脉断裂后易形成血肿。但往往头部外伤轻微,如头碰门窗、雨伞击中头部等情况,伤时并未引起注意,数日后出现头痛或肢体运动障碍而就诊。老年慢性硬脑膜下血肿的治疗,目前在临床及基础研究方面均取得较大的进步,他汀类药物治疗已作为保守治疗的主流药物,并且效果明显,但具体剂量、频次以及疗程仍未

能形成一定共识。对于慢性硬脑膜下血肿引起明显颅内高压,产生严重临床症状,手术仍然是重要的推荐。老年慢性硬脑膜下血肿手术成功的关键是血肿清除后脑组织能够尽早复位。对于绝大部分血肿,钻孔引流术仍然是最佳选择;对血肿腔明显分隔、血肿壁较厚以及反复发作的硬脑膜下血肿,有时亦行开颅血肿清除及血肿壁剥离术;对于反复发作的慢性硬脑膜下血肿,文献亦有报道行硬脑膜中动脉栓塞术取得了明显效果。

对于钻孔引流术,我们强调的是,由于老年人脑萎缩,加之血肿压迫时间较长,有时尽管钻孔引流出陈旧积血,但脑组织仍不复张,这种情况的发生影响了手术的效果。为此,可采取以下措施:① 适当延长放置引流管时间,一般2～3天,长者可达1周;② 术后病人取头低足高位,床面于地面成约25°角;③ 术后可多补充生理盐水,每日2 000 mL以上。钻孔引流时,无论钻一孔或二孔置入引流管后,应将头皮严密缝合,防止进入空气,形成气颅,影响脑组织复位。当然,如血肿的脏层较厚影响脑复位,应开颅将血肿脏层剥离。

三、老年人神经外科围手术期处理原则

(1)对心、肾、肝、肺等主要脏器功能在术前做好充分的评价,并给予适当的治疗。

(2)麻醉的选择:老年人代谢迟缓,对药物的吸收、排泄亦慢,麻醉前用药应适当提前。巴比妥类药易使老年人呼吸抑制,且有时可引起烦躁不安,故一般应避之。老年人的呼吸道黏膜及分泌腺萎缩,呼吸道分泌物黏稠,手术前应给予小剂量阿托品。东莨菪碱易引起谵妄,应用时要慎重。全麻插管要求诱导平稳。术中对血压、脉搏和呼吸的监护间距要短。对原患高血压病者,术中血压维持不宜过低,以保证冠状动脉和主要脏器的血流灌注,同时,也可减少术后血肿的机会。

(3)老年人手术中的意外变化比较多,因此手术时间不宜过长、操作动作不宜过大,以防意外。在掌握手术适应证和设计手术方案时应充分考虑到病人的周身情况以及术后的生存质量。

(4)术后病人最好能放在重病监护病房(ICU),病人清醒前保持呼吸道通畅,可适当低流量给氧。严密观察血压、脉搏、呼吸。对麻醉清醒前血压过高者,应及时给予降血压药物。

四、并发症与多器官功能衰竭处理

老年病人术后一旦发生并发症,病情恶化很快,因此,应尽量预防术后并发症的发生。

1. **肺部感染** 是老年病人术后最常见的并发症。这不仅与老年人肺功能退化有关,同时与老年病人合并糖尿病、慢性支气管炎多见有关。其中,误吸是肺部感染的主要因素之一。为预防肺部感染与肺不张,及时正确的护理十分重要。为防止误吸,应反复吸除口、鼻咽部的分泌物。经常翻身扣背,病情允许时可取半坐位,以利体位引流。对排痰不利者应及早气管切开并做雾化吸入。有针对性地使用抗生素是必要的。

2. **心功能不全或心衰** 因老年病人术前多有高血压或冠心病,以及手术期使用脱水剂等,可造成急性血容量降低,进一步加重心脏负担。其他因素如肺部感染、消化道出血、术中失血多,以及补液量不足均可引起心肌供血不足。为防止术后心功能不全发生,应尽量避免上述诱发因素。术后将病人送入重症监护病房监护以便及时发现心电图改变,对无痛性心肌梗死和意识障碍者更为重要。

3. **肾功能损害** 术中失血和术后入量不足,以及甘露醇的应用,会造成老年人术后肾功能损害,主要是血中尿素氮(BUN)的升高。为此,对老年病人应用甘露醇要慎重,可减量一半使用,如20%甘露醇每次125 mL。如认为脱水不够,可辅以其他对肾功能损害小的利尿剂(如呋塞米等)。

4. **术后颅内血肿和脑梗死** 此为老年病人开颅手术后的严重合并症。由于术中老年病人血压波动过大,失血多,术后防止脑水肿限制入量,并使用脱水剂,加之老年病人血红蛋白浓度和血细胞比容增加,以及老年人本身血小板黏附和凝聚功能亢进,进一步增加了脑血栓形成的概率。这一合并症多发生于术后或1周内。表现为与手术无关的意识障碍、肢体偏瘫等。与颅内复发的血肿相差不多,应及时复查CT以明确诊断。发生脑梗死后,应及时给予低分子葡聚糖等扩张血管治疗。如伴发脑水肿严重者,应行去骨瓣减压。老年人术后血肿,因脑萎缩一般反应多不严重,如发生在术后2～3天,血肿量不大,病情并不紧急,不一定开颅清除血肿,可予脱水并进行严密观察。多数病例是可康复的,有时二次开颅手术的打击对老年病人是比较大的。

有学者对老年人重型颅脑损伤并发多器官功能衰竭(MOF)的危险因素进行总结,发现MOF是老年人重型颅脑损伤后期的主要死因。而同期中青年重型颅脑损伤病人MOF的发生率、病死率低得多。而MOF的频度,以肺衰竭发生率最高,出现最早;其次为循环系统和消化系统;肾脏衰竭和弥散性血管内凝血(DIC)很少单独出现。衰竭器官的多少与病死率呈线性关系。发生MOF的高危因素有:① 伴有器质性疾病,如慢性支气管炎、肺气肿、冠心病、糖尿病等;② 颅脑损伤越重,发生率越高;③ 感染。因此,对存在高危因素病人应严密监护,早期发现脏器功能受损情况,尤其要注意心、肺、肾、消化道、血糖及水与电解质的功能变化,及早采用预防性综合治疗,加强营养支持,有益于降低MOF的发生率和病死率。

根据上述特点,对于老年人颅脑损伤,无论其为轻型、中型或重型,均应加强重视,避免漏诊,延误病情。

第四节　老年人脑损伤预后

老年病人器官功能下降往往有不同程度的基础疾病,当发生颅脑损伤后更易出现MOF等严重并发症,文献报道病死率高达30%～60%。大量研究均提示原发性昏迷持续时间、GCS评分以及是否有脑疝与脑损伤后预后密切相关,而老年人脑损伤除上述几点外,还与以下几点密切相关:① 术后再出血。老年人多伴有不同程度的血管硬化,血管弹性减低,特别是既往有高血压病史的病人。术后血肿多发生在术后24内,因老年人生理性脑萎缩,颅内容积增加至一定程度才能出现临床症状,所以老年重型脑损伤术后血肿往往较大,且预后差,是老年重型脑损伤术后死亡的主要原因之一。② 肺部感染。老年人肺功能下降,呼吸肌萎缩,自行排痰功能减弱,加之昏迷、呕吐、误吸等,术后易发呼吸道感染,影响有效气体交换。血液中氧含量减少,使脑水肿加重,后者又反过来影响呼吸功能,形成恶性循环。③ 肾功能损害。术中失血和术后入量不足以及甘露醇的应用,会造成老年肾功能损害,主要是血中尿素氮的升高。为此老年病人甘露醇的应用要慎重,应提倡少量、多次应用;如认为脱水不够,可辅以其他对肾功能损害小的利尿剂,如呋塞米等。一旦出现肾功能损害,应及时换用甘油果糖等脱水药物。④ 高血糖症。颅脑损伤后早期血糖升高主要与应激反应有关。在老年重型颅脑损伤病人的治疗过程中,应早期监测血糖,并积极给予胰岛素治疗。

总之，老年的颅脑损伤病人表现一般比较严重且复杂，临床表现与其伤前基础状态和并发症都有关，因此全面的诊断和治疗十分必要。很多老年脑损伤的病人预后不良，其死因往往是由一系列的并发症引起，所以，合理有效地防治并发症，有利于提高颅脑损伤老年病人的预后及生存概率。

（张永明　郭西良　赵鹏程）

参考文献

［1］江基尧，朱诚.现代脑损伤学［M］.上海：第二军医大学出版社，1999.

［2］江基尧.现代脑损伤学［M］.3版.上海：第二军医大学出版社，2010.

［3］江基尧.颅脑损伤临床救治指南［M］.4版.上海：第二军医大学出版社，2015.

［4］江基尧.颅脑创伤诊断与治疗——临床实践与思考［M］.北京：人民卫生出版社，2014.

［5］李翠燕，郭雪琴，潘彩霞.免疫营养干预对老年重型颅脑损伤患者营养状况及免疫功能的影响［J］.中国老年学杂志，2016（8）：1932-1934.

［6］齐艳艳，杜献慧，姚翔燕，等.右美托咪定对老年颅脑损伤手术患者术后Ramsay镇静评分的影响［J］.中国老年学杂志，2015（19）：5560-5561.

［7］包改辉，许健健.住院开放性颅脑损伤患者的患病状况调查及预后因素［J］.中国老年学杂志，2016（7）：1665-1667.

［8］刘慧权，张建宁，尹悦，等.抗血小板治疗对中老年轻型颅脑损伤患者预后的影响［J］.中华创伤杂志，2017，33（1）：47-50.

［9］赵飞，何先弟，汪华学，等.老年颅脑损伤患者血清脑钠肽、D-二聚体和C反应蛋白变化及临床意义［J］.中国老年学杂志，2015，35（8）：2109-2110.

［10］袁小红，张华，孙利华.老年颅脑损伤中枢神经系统感染患者脑脊液病原菌分布与药敏变迁分析［J］.中华医院感染学杂志，2015，25（21）：4850-4852.

［11］张毅，侯文，柯尊华，等.老年重型颅脑损伤患者死亡影响因素［J］.中国老年学杂志，2016，36（15）：3825-3826.

［12］柏鲁宁，周振国，张毅，等.大骨瓣减压术治疗老年重型颅脑损伤患者的疗效分析［J］.中华神经创伤外科电子杂志，2018，4（5）：301-303.

［13］黄秀英，翟贺鑫，刘海鹏，等.老年急性颅脑损伤53例［J］.中国老年学杂志，2015，35（18）：5312-5313.

［14］杨明飞，张强，李鹏林.抗凝/抗血小板对不同年龄老年颅脑损伤预后的影响［J］.中国老年学杂志，2016，36（5）：1225-1226.

［15］GARDNER R C, DAMS-O'CONNOR K, MORRISSEY M R, et al. Geriatric traumatic brain injury: epidemiology, outcomes, knowledge gaps, and future directions［J］. J Neurotr, 2018, 35(7): 889-906.

［16］LILLEY E J, WILLIAMS K J, SCHNEIDER E B, et al. Intensity of treatment, end-of-life care, and mortality for older patients with severe traumatic brain injury［J］. J Trauma Acute Care Surg, 2016, 80(6): 998-1004.

［17］GARDNER R C, BURKE J F, NETTIKSIMMONS J, et al. Dementia risk after traumatic brain injury vs nonbrain trauma［J］. JAMA Neurol, 2014, 71(12): 1490-1497.

［18］FU W W, FU T S, JING R, et al. Predictors of falls and mortality among elderly adults with traumatic brain injury: a nationwide, population-based study［J］. Plos One, 2017, 12(4): e175868.

［19］FOUNTAIN D M, KOLIAS A G, LECKY F E, et al. Survival trends after surgery for acute subdural hematoma in adults over a 60-year period［J］. Ann Surg, 2017, 265(3): 590-596.

［20］LILLEY E J, SCOTT J W, WEISSMAN J S, et al. End-of-life care in older patients after serious or severe traumatic brain injury in low-mortality hospitals compared with all other hospitals［J］. JAMA Surg, 2018, 153(1): 44.

［21］EDLOW B L, CHATELLE C, SPENCER C A, et al. Early detection of consciousness in patients with acute severe traumatic brain injury［J］. Brain, 2017, 140(9): 2399-2414.

［22］SKRIFVARS M B, BAILEY M, PRESNEILL J, et al. Venous thromboembolic events in critically ill traumatic brain injury patients［J］. Intensive Care Med, 2017, 43(3): 419-428.

［23］CHO Y, LATOUR L L, KIM H, et al. Older age results in differential gene expression after mild traumatic brain injury and is linked to imaging differences at acute follow-up［J］. Front Aging Neurosci, 2016, 8: 168.

［24］SALOTTOLO K, LEVY A S, SLONE D S, et al. The effect of age on glasgow coma scale score in patients with traumatic brain injury［J］. JAMA Surg, 2014, 149(7): 727.

［25］CHENG P L, LIN H Y, LEE Y K, et al. Higher mortality rates among the elderly with mild traumatic brain injury: a nationwide cohort study［J］. Scand J Trauma Resusc Emerg Med, 2014, 22: 7.

［26］ALBRECHT J S, LIU X, BAUMGARTEN M, et al. Benefits and risks of anticoagulation resumption following traumatic brain injury［J］. JAMA Int Med, 2014, 174(8): 1244.

［27］AFILALO J, ALEXANDER K P, MACK M J, et al. Frailty assessment in the cardiovascular care of older adults［J］. J Am Coll Cardiol, 2014, 63(8): 747-762.

［28］HARING R S, NARANG K, CANNER J K, et al. Traumatic brain injury in the elderly: morbidity and mortality trends and risk factors［J］. J Surg Res, 2015, 195(1): 1-9.

［29］STOCCHETTI N, ZANIER E R. Chronic impact of traumatic brain injury on outcome and quality of life: a narrative review[J]. Crit Care, 2016, 20(1): 148.

[30] ORLANDO A, THOMAS C, CARRICK M, et al. Statin discontinuation and mortality in an older adult population with traumatic brain injury: a four-year, multi-centre, observational cohort study[J]. Injury, 2017, 48(5): 1040−1046.

[31] SHIMODA K, MAEDA T, TADO M, et al. Outcome and surgical management for geriatric traumatic brain injury: analysis of 888 cases registered in the japan neurotrauma data bank[J]. World Neurosurg, 2014, 82(6): 1300−1306.

[32] RØE C, SKANDSEN T, MANSKOW U, et al. Mortality and one-year functional outcome in elderly and very old patients with severe traumatic brain injuries: observed and predicted[J]. Behav Neurol, 2015, 2015: 845491.

[33] PRATHEP S, SHARMA D, HALLMAN M, et al. Preliminary report on cardiac dysfunction after isolated traumatic brain injury [J]. Crit Care Med, 2014, 42(1): 142−147.

[34] PETERS M E, GARDNER R C. Traumatic brain injury in older adults: do we need a different approach[J]? Concussion, 2018, 3(3): CNC56.

[35] MCINTYRE A, MEHTA S, AUBUT J, et al. Mortality among older adults after a traumatic brain injury: A meta-analysis[J]. Brain Inj, 2012, 27(1): 31−40.

[36] MATHIAS J L, WHEATON P. Contribution of brain or biological reserve and cognitive or neural. reserve to outcome after TBI: A meta-analysis (prior to 2015)[J]. Neurosci Biobehav Rev, 2015, 55: 573−593.

第十七章

高原颅脑损伤

我国是一个高原较多的国家，海拔3 000 m以上的高原、高山地区占国土总面积的1/6，主要分布在西藏、青海、云南、贵州和新疆一带。高原颅脑损伤是指发生在海拔3 000米以上地区的颅脑损伤。随着高原地区经济和旅游业的发展，道路交通的发达，高原颅脑损伤逐年上升。伤者包括原居民、内地移居高原人群、急进高原旅游或执行任务的人员。各类人员由于身体条件的差异，颅脑损伤后的伤情特点亦不尽相同。而目前对高原颅脑损伤的伤情特点及救治策略的研究仍相对薄弱，其发病率、病死率、治愈率等尚无确切的统计。

第一节　高原颅脑损伤基本伤情特点

高原对机体的影响及所产生的病理生理改变主要是高原低压、低氧环境引起。海拔4 000 m的高原环境空气中的氧含量为平原地区的61%，3 700 m以上地区，大气压为64.9 kPa（488 mmHg）以下。这种环境可造成机体的供氧不足，产生各系统的机能紊乱，可以明显加重颅脑损伤伤情。受高原特殊地域环境的影响，高原缺氧使高原创伤性脑水肿较平原出现时间早、持续时间长、程度重；寒冷干燥、昼夜温差大等气候，导致高原地区颅脑损伤水、电解质紊乱发生率相对较高。因此，高原颅脑损伤相对于平原颅脑损伤而言，具有伤情易恶化、救治困难更高、病情持续时间长的特点（表17-1）。

表17-1　66例高原颅脑损伤与80例平原颅脑损伤病人病情比较

组　别	昏迷时间（小时）	语言功能恢复时间（天）	头痛天数	治疗3天后GCS		住院天数	出院时GOS
				重型颅脑损伤	中型颅脑损伤		
高原组	86.41 ± 3.60	4.18 ± 3.34*	6.09 ± 2.88*	6.72 ± 1.48*	11.98 ± 1.53*	20.1 ± 5.9*	4.68 ± 1.21
平原组	12.63 ± 9.42	2.12 ± 1.56	3.08 ± 1.90	11.68 ± 4.21	14.23 ± 1.02	12.7 ± 8.9	4.73 ± 0.58

注：*：与平原组比较$P<0.05$。

我们制备了模拟急进高原条件下大鼠开放性颅脑损伤和爆炸性颅脑损伤动物模型，发现高原条件下较平原条件下颅脑损伤后血脑屏障损伤和脑水肿程度明显加重（表17-2），具有出现时间早、持续时间长、程度重的特点；神经功能缺损评分显著升高，脑干听觉诱发电位Ⅰ、Ⅲ波潜伏期延长更明显。高原颅脑损伤组较平原组全身抽搐、呼吸暂停比例明显升高。高原颅脑损伤后血氧分压（PO_2）显著下降，局部脑组织氧分压（$PbtO_2$）在伤后6～72小时明显低于平原组，且持续时间更长（表17-3）；脑病理损伤也显著加重，光镜检查发现高原致伤组可见大片细胞坏死，神经元和胶质细胞明显减少，残存神经元呈颗粒空泡变性，胞核固缩或溶解，间质高度水肿，炎性细胞浸润，血管周围可见点片状出血和淋巴细胞浸润，而平原致伤组病理损伤较其减轻。提示高原致伤组颅脑损伤伤情较平原致伤组显著加重。

表17-2 平原与高原颅脑损伤后各时点脑皮质水含量比较

组 别	伤后各时点脑皮质水含量（%）							
	对照组	1小时	6小时	12小时	24小时	48小时	72小时	168小时
平原组	78.30 ± 0.35	80.31 ± 1.03#	81.47 ± 1.27#	86.47 ± 1.23#△△	86.65 ± 1.17#	85.84 ± 0.81#	85.60 ± 1.15#	81.81 ± 1.60#△△
高原组	78.74 ± 0.94	76.33 ± 0.62#	83.12 ± 1.12##△△	87.58 ± 0.99#	88.55 ± 1.03	89.44 ± 1.27##*	87.50 ± 1.12##	82.66 ± 1.13#△△

注：#：与各对照组比较，$P<0.01$；*：与平原致伤组各相应时相点比较，$P<0.05$；**：与平原致伤组各相应时相点比较，$P<0.01$；△△：与相邻上一时相点比较，$P<0.01$。

表17-3 平原与高原颅脑损伤后各时相点脑组织氧分压比较

组 别	伤后各时点脑组织氧分压（× 0.133 kPa）							
	对照组	1小时	6小时	12小时	24小时	48小时	72小时	168小时
平原组	25.31 ± 1.92	22.47 ± 2.50#	18.37 ± 1.69#△△	16.09 ± 1.25#△△	14.61 ± 1.15#△	13.08 ± 2.04#	16.51 ± 2.06#	19.69 ± 1.30#△△
高原组	24.66 ± 2.26	21.24 ± 3.43#	15.18 ± 1.94##*△△	12.36 ± 1.61##*△△	10.21 ± 1.08##*△△	9.54 ± 1.37##	11.58 ± 3.49##*	17.56 ± 2.10##△△

注：#：与各对照组比较，$P<0.01$；△：与相邻上一时相点比较，$P<0.05$；**：与平原致伤组各相应时相点比较，$P<0.01$；△△：与相邻上一时相点比较，$P<0.01$。

第二节　高原颅脑损伤后并发症的特点

由于高原低压、低氧环境，人体各重要器官、组织的功能均受到不同程度的高原缺氧的影响，如心肺储备功能明显下降、神经系统功能紊乱、胃肠黏膜缺氧缺血性损害、红细胞及血红蛋白明显增加、血液黏滞度增高、肺与脑组织含水量增加、毛细血管通透性增大等。当发生颅脑损伤时，这些缺氧造成的病理生理改变将加剧，并对伤情的恶化产生协同作用。高原颅脑损伤并发症发生率较平原地区明显为高（表17-4），除具有上消化道出血发生率明显较高，易出现心肺功能紊乱

等特点外，较为突出的是高原脑损伤病人中，迟发性颅内血肿发生率较高且发生时间较晚，多数为24～48小时，无明确好发年龄及好发部位。除一般的导致迟发性颅内血肿的原因外，伤后颅内压增高致血管自主功能丧失，脑挫裂伤局部血管床扩张淤血，高原缺氧所致高原凝血功能紊乱等在高原迟发性颅内血肿的发生、发展中也起着重要作用。高原颅脑损伤病人的康复明显较平原地区为慢，尤其是语言、意识等高级神经功能，主要原因可能也是高原缺氧所致。

表17-4 66例高原颅脑损伤与80例平原颅脑损伤病人并发症发生情况比较

组 别	并发症发生例数（%）			
	上消化道出血	迟发性颅内血肿	肺水肿	呼吸失代偿
高原组	39（59.09）*	8（12.12）*	2（3.03）*	50（75.76）*
平原组	12（15.00）	3（3.75）	0（0.00）	18（22.50）

注：*：与平原组比较，$P<0.05$。

第三节　高原颅脑损伤的救治

一、高原颅脑损伤救治的局限性

（一）对高原颅脑损伤的认识不足

目前我国对高原颅脑损伤的研究尚较薄弱，对不同人群，如原居民、移居高原人群以及急进高原旅游或执行任务人员颅脑损伤后各自的特点尚无确切的统计和分析，从而不能达到有针对性的个性化治疗。高原颅脑损伤后病理生理过程的研究尚不多，缺乏系统的了解，尚无高原颅脑损伤的诊治指南，多数为借鉴平原颅脑损伤诊治方案进行，所以其有效性大打折扣。

（二）高原地区医疗、交通条件不便

高原地广人稀，交通条件不便，有条件进行颅脑损伤诊治的医院分布较稀，从而使伤员在转运、诊治方面出现不同程度的延误，导致伤情加重，甚至出现不可逆转的损伤；同时也难以及时后送、转诊。高原地区医院的医疗条件也各有差异，有开颅条件的医院较少；即使可进行开颅手术，术中、术后监护以及术后综合治疗的手段仍有限，从而限制了对高原颅脑损伤病人的系统化治疗。

二、高原颅脑损伤的救治策略

（一）现场急救

低氧血症、脑低灌注压是影响脑损害预后的两大因素，提高血氧浓度，保证脑氧供和脑灌注压是治疗重型颅脑损伤的关键。动物颅脑损伤后易出现呼吸抑制，高原条件下更为明显，立即保持呼吸道通畅、辅助呼吸可挽救大量实验动物生命，说明现场救治时保持呼吸道通畅、辅助呼吸对挽救伤员生命具有极其重要的作用，不仅可直接改善脑组织的供氧，且可明显改善其他重要脏器功能，如减少高原肺水肿及应激性溃疡的发生，改善肾功能等。有研究认为，高原颅脑损伤病人机械通气治疗不同于低海拔及平原地区，海拔2 260 m的高原地区血气正常参考值为：pH 7.42 ± 0.23，动脉血二氧化碳分压（$PaCO_2$）3.96 ± 0.80 kPa（29.7 ± 6.0 mmHg），动脉血氧分压（PaO_2）8.89 ± 1.76 kPa（66.7 ± 13.2 mmHg），碱剩余（BE）3.3 ± 1.9 mol/L，动脉血氧饱和度（SaO_2）93.5% ± 1.8%。机械通气指征为：SaO_2<85%；$PaCO_2$>4.67 kPa（35 mmHg）或PaO_2<6.67 kPa（50 mmHg）；呼吸频率>28 ~ 30次/分或<10次/分；GCS<8分，以及存在病情恶化趋势，或根据术中情况、头颅CT、脑水肿加重等因素综合分析；严重的肺部并发症、合并症。

（二）积极进行开颅减压、清除血肿等手术治疗

开颅减压、清除血肿仍是降低颅内压、减轻脑水肿、改善脑氧供、改善预后的关键治疗措施。由于高原颅脑损伤后脑水肿具有出现时间早、持续时间长、程度重等特点，在手术适应证的把握上应该比平原地区更严格一些，在密切监测生命体征的情况下及时决定手术治疗；同时在选择是否去骨瓣减压时，也要将适应证放宽，对于伤情严重者，宜选择标准大骨瓣减压手术。

（三）综合有效的术后治疗与康复

水、电解质酸碱平衡的良好维持，营养支持治疗及生命体征的密切监测，也是高原颅脑损伤病人治疗中不可忽视的。颅内压监测对于指导用药、及时采取有效的救治措施是非常必要的。高压氧综合治疗在高原颅脑损伤病人的救治中有重要意义，明显优于常规治疗。高压氧治疗过程中脑组织的氧供增加，颈内动脉系统血流量下降，从而打破缺氧-血流量增加-颅内压增高-加重缺氧的恶性循环，可起到保护神经组织、减轻脑水肿、减少病残程度、改善生存质量的作用。高压氧治疗还能增加椎动脉系统的血供，加速脑干等部位功能恢复，具有促醒的作用。因而，高原颅脑损伤病人在情况允许的情况下应早期行高压氧治疗，对某些原因延迟高压氧治疗的病人不应放弃高压氧治疗机会。

（四）转运原则

在伤后应早期改善通气，分阶段下降海拔高度治疗，避免继续滞留在低压、低氧环境以及快速、大跨度送至低海拔地区后造成更严重的继发性神经功能损害。

（五）急进高原人员高压氧预适应

预适应是指预先给予机体某种刺激可以诱使机体产生对有害因素的耐受性或适应性，但缺血、缺氧预适应存在标准难掌握而且可能引出并发症。所以，从伦理学角度而言，高压氧预适应则比较安全，可以诱导中枢神经系统对缺血的保护作用。我们应用大鼠急进高原颅脑损伤模型进行高压氧预适应的研究发现，高压氧预适应后致伤组与高原致伤组相比，神经功能

缺损评分明显下降,脑皮质及脑干组织含水量明显降低,组织病理损伤亦明显减轻,提示高压氧预适应可以诱导对高原颅脑损伤的神经保护作用,改善神经功能,其机制可能与高压氧预适应抑制基质金属蛋白酶9(MMP9)的表达有关。

三、高原颅脑损伤的救治展望

目前对高原颅脑损伤的伤情特点及救治策略的研究仍相对薄弱,只有在充分了解不同情况下、不同人群高原颅脑损伤后的病理生理过程及伤情特点后,才能制定出适合于高原颅脑损伤应用的救治指南、方案,才能有针对性、个性化地对高原颅脑损伤病人进行有效的治疗;加强基层医院医生对颅脑损伤的培训,从而提高伤员的救治成功率,改善预后,提高生存质量。

（马　越）

参考文献

[1] 胥全宏,冯华,王宪荣,等.高原大鼠颅脑损伤局部脑组织氧分压变化特点[J].中华神经外科疾病研究杂志,2005,4(2):137-141.

[2] 胥全宏,杨日高,冯华.66例高原颅脑外伤伤情特点及预后分析[J].重庆医学,2002,32(11):1529-1531.

[3] 张礼均,胥全宏,冯华,等.模拟高原条件下大鼠开放性颅脑创伤伤情特点的研究[J].中华创伤杂志,2007,23(3):171-175.

[4] 张礼均,胥全宏,冯华,等.高原大鼠开放性颅脑创伤模型的建立[J].第三军医大学学报,2006,28(22):2272-2275.

[5] 张礼均,胥全宏,冯华,等.模拟高原条件下大鼠爆炸性颅脑创伤伤情特点的研究[J].中华神经外科杂志,2006,22(11):670-673.

[6] 胡胜利,金清东,冯华,等.高压氧预适应对大鼠高原颅脑损伤的影响[J].军事医学科学院院刊,2006,30(6):541-543.

[7] 胡胜利,张世彬,冯华,等.高压氧预适应及其机制的研究进展[J].中华航海医学与高气压医学杂志,2006,13(6):382-384.

[8] 张强,线春明,贺喜武,等.高原地区重型颅脑损伤的机械通气治疗[J].中华神经外科杂志,2005.21(4):248-249.

[9] 马越,冶玉虎.高压氧治疗重型颅脑损伤110例疗效观察[J].中国误诊学杂志,2005,5(5):886-887.

[10] 王昊,朱细燕,向洪义,等.急进高原轻-中度闭合性颅脑损伤后在不同海拔下伤情变化的观察[J].中华神经创伤外科电子杂志,2019,5(1):33-39.

第十八章
颅脑损伤的影像学诊断

第一节　概　述

神经放射的发展史代表着整个影像诊断的发展缩影。1895年伦琴发现X线的次年,X线便被应用于神经系统。神经放射从颅脑、脊柱创伤的X线平片开始,最初应用于颅骨骨折及战时的子弹和弹片等异物的检出与定位。23年后,到1918年,丹迪(Dandy)受颅脑损伤平片中脑室积气的启发,开创了X线造影的先河。此后的半个世纪中神经系统各种造影检查被广泛地应用于临床,包括脑室造影、脑池造影、脑血管造影、椎管造影等。X线平片与造影只显示了颅骨及脑室、脑池、蛛网膜腔、血管腔等结构,而不能显示脑实质。X线的局限性严重地限制了神经影像的发展,亦制约了临床神经内、外科的发展。颅脑损伤的诊断与治疗在时间与空间上具有很大的盲目性。1969年亨斯菲尔德(Hounsfield)等发明的计算机横断体层摄影装置,即计算机体层成像(CT)使神经放射得以革命性地发展。CT的应用基本上淘汰了除脑血管造影外的其他造影检查。目前,用于颅脑损伤影像诊断方法包括X线平片、CT扫描、磁共振成像(MRI)和脑血管造影检查。

一、X线平片检查

X线平片检查主要用于检查有无骨折及其类型,有无颅内金属异物和其定位,有无颅内外积气等。X线平片由于密度分辨力差,不能显示颅内血肿和脑损伤。脑内某些结构如松果体、脉络丛钙化或慢性硬脑膜下血肿钙化时,才能在X线平片中显影,根据其位置和形态有助于诊断。由于近年CT已广泛使用,颅脑损伤后一般首选CT检查。头颅X线平片检查虽然很少使用,但对其基本知识的了解仍然重要。

二、CT检查

CT的发明并运用于颅脑损伤的诊断起着划时代

的作用。主要用于检查有无骨折及其类型、有无颅内金属异物和其定位、有无颅内、外积气、有无颅内血肿和脑损伤。脑内某些结构如松果体、脉络丛钙化等均能在CT检查中显示,根据其位置和形态有助于诊断。

(一)头部外伤

头部外伤后原则上应行CT检查,如有下列情况则需立即做CT检查:① 怀疑颅骨有线性或凹陷性骨折;② 开放性颅脑损伤;③ 有颅底骨折的临床征象,如眼眶血肿、脑脊液漏;④ 有抽搐。中度颅脑损伤包括病人嗜睡或有神经系统阳性体征,但能回答简单问题。重度颅脑损伤病人呈昏迷状态,由于意识不清,不能听从简单的指令。在中度及重度颅脑损伤病人中,必须先做CT检查。住院病人病情变化需随时行CT检查。危重病人定时CT检查已成为重要的监护内容之一。

(二)读片注意事项

CT片与一般X线片不一样,不是直接经X线穿过人体的残余射线使胶片感光形成,而是经过计算机变成单位体积的CT值而转换形成的。所以代表图像的基本单位是像素,由像素构成矩阵,可以通过窗技术和计算机软件形成不同由黑白图像来达到诊断目的。读CT片要注意:① 检查种类如平扫或强化;② 层面位置,一般以眶耳线为基线向上以数字标出;③ 在同一层面的正常结构,需注意两侧是否对称;④ 发现异常密度区时注意其形态、大小CT值,进一步推测其性质。使用骨窗来观察有无骨折,使用脑窗来观察软组织病变,还可以通过冠矢重建来明确其空间关系。根据CT图像变化,结合病史、体征,综合分析作出诊断。注意如病变较小,扫描层较厚,体素中可包括与病变相邻组织在内,要形成部分容积效应。如靠近岩锥的病变,扫描层内包括部分岩骨,可以形成比实际病灶要高的密度。CT片有其固有的缺点,就是由于高低密度差大而相邻的物质产生放射状伪影。如后颅窝的枕骨粗隆、岩锥、蝶鞍均有伪影产生。因此,对脑干、小脑颞叶的观察常因伪影存在而受干扰。义齿、颅内金属异物均可产生伪影。这些缺点有些方面如脑干后凹和颞叶的显示可用MRI检查来补充。

（三）CT片上基底池状态和中线偏移程度的评估

颅脑损伤后,头颅CT片上基底池的状态和中线移位程度,与预后密切相关。基底池受压或者消失,提示颅内压增高的危险增加2倍。

颅脑损伤后占位性损害占位效应的程度,应该在中脑平面判断。

1. **基底池状态**　中脑周围的脑脊液池,可以分为3个翼(图18-1):1个后翼和2个侧翼,每翼都可以单独评价是否开放或者受压。基底池的状态可以分为:开放(三翼都开放)、部分闭塞(一翼或者二翼闭塞)和完全闭塞(三翼闭塞)3种。

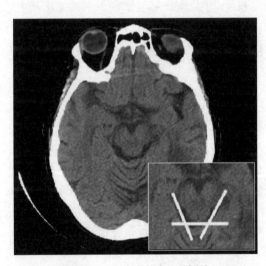

图18-1　CT片上基底池的评估

2. **中线移位程度**　中线移位程度的确定,应该在室间孔平面进行。首先测量颅内腔的宽度来确定中线长度(A),然后测量颅骨到透明隔的长度(B)(图18-2)。根据以下公式确定中线偏移:

$$中线偏移 = (A/2) - B$$

三、MRI成像

（一）适应证

急性颅脑损伤仍以CT检查为首选,因MRI成像时间较长,颅脑损伤病人常不能合作,另外很多抢救设备不能进入强磁场的扫描室,所以MRI主要用于亚急性或慢性的病例,尤其是对CT检查不满意的区域。颅

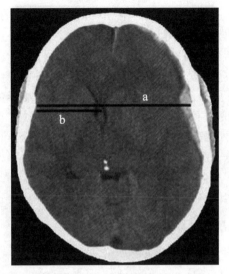

图18-2　CT片上中线移位的评估

脑损伤的MRI检查有下列适应证:① 脑干或脑深部损伤,尤其是非出血性的,CT为阴性而MRI可显示病变;② 弥漫性轴索损伤(DAI)CT常不易查出,MRI对此有特征表现;③ 显示亚急性或慢性血肿,MRI优于CT,在CT诊断有困难时可用MRI。

（二）读片注意事项

MRI与CT一样也是断面成像,所以从断面解剖基础来看,两者是一致的。MRI优点是不同体位断面图像可以不用调整体位而直接改变射频方向而得出,如矢状位,CT不能直接扫描,所以比CT重建的图像细致得多。阅读MRI片首先要区分它用的是什么扫描序列,常规是自旋回波(spin echo, SE)系列,有时采用梯度回波系列。在该序列是不同的参数,表示图像有不同的权重。如常用的SET权重常指短重复时间(time of reptation, TR)短回波时间(time of echo, TE),即TR在500毫秒以内,TE在30毫秒以内。T_2权重则指长TR(≥2 000毫秒),长TE(>60毫秒)。质子密度权重则为长TR、短TE。在不同的权重图像,组织有不同信号强度。一般强度越大的,在图像上越白,信号越低的则越黑,与CT一样仍以灰阶表示,也需用窗技术来调节到适当灰度显示正常与病变。在SE T_1加权图像上,脑脊液为低信号,脑灰质呈中等信号,脑白质呈较高信号。颅骨则因氢质子含量很少为极低信号,不产生伪影。颅骨中板障组织和皮下脂肪组织则因氢质子含量高呈高信号。在SE T_2加权图像上,脑脊液信号最高,脑白质信号最低,灰质介于其中,脂肪组织这时也呈低信号。在SE质子密度加权成像(PdWI)上,脑脊液系统信号最低,脑灰质信号最高,脑白质仍呈低信号。脑内大血管和静脉窦由于血液的快速流动,受激发后不

能及时成像即流出扫描层，呈"流空"现象，为极低信号，所以能直接显示出血管和静脉窦。每次检查，在系列断面之前均有定位像，有数字编号，标示断层所在的位置，读片时需了解该层面所显出的解剖结构。照片上同时标出层面序号、层厚、层间距，提示阅片者了解扫描层面所在的解剖位置。与CT一样，在熟悉正常层面解剖的基础上，发现某一个或数个层面的异常信号，观察该病变在不同权重图像上的信号改变，可以了解病变的组织特性和解剖部位、大小和范围。所以，比CT图像参数更多，对病灶的定位、定性更有帮助。

四、脑血管造影检查

脑血管造影是创伤性脑血管损害的主要诊断方法。对怀疑颈内动脉海绵窦瘘、外伤性动脉瘤、外伤后颅底大出血和颈部出血病人，全脑数字减影血管造影（DSA）是首选的确定诊断的辅助技术。

五、深度学习算法在颅脑损伤影像学中的应用

随着技术的发展，医学影像设备能以更快的速率和更强大的分辨率来收集数据，这些数据大多要进行人工分析。人工分析的缺点很明显，容易导致漏诊和误诊，同时也意味着放射科医师在未来处理影像数据的压力会越来越大，甚至远远超过负荷。利用分析工具对许多诊断任务进行初始过滤来筛选异常，并可以量化测量值和时间的变化，对改善诊断质量和减轻医生负担起到至关重要的作用。

目前，深度学习的算法已逐渐应用到医学的各个疾病领域，通过对图像的分类、定位以及分割和检测等方法的组合应用，可以对2D和3D医学影像数据加以辅助分析和诊断。就颅脑损伤的病人而言，人工智能计算机算法能够有效捕捉颅脑CT影像中颅内血肿的特点，对图像进行自动化分析，未来能够实现医学影像的辅助诊断，为临床诊治工作提供帮助。

深度学习应用于医学影像领域的分析和诊断仍存在诸多待解决的问题，如其特殊性和不确定性，必须依赖大量的数据样本，不断修正算法及模型中图像识别特点的权重，才能实现智能影像识别的高准确度。然而通过目前医疗改革的趋势，能够预想在医学影像学中深度学习将会获得更为广泛的应用。

第二节　颅骨骨折的影像诊断

球形、板状的颅骨加上鼻旁窦等为分散暴力、保护脑组织提供了良好的先天条件。当暴力直接作用于头部时，常使受冲击部位的颅骨变形，当颅骨变形超过其弹性限度时即可产生颅骨骨折。研究表明：颅骨能承受的静止重量为280 kg，而承受运动物体的能量为180～490焦。

颅骨骨折在闭合性颅脑损伤中约占15%，在重型颅脑损伤中约占70%。颅骨骨折危害不在于骨折本身，而在于骨折所造成的血管和神经组织的损伤。由于小儿颅骨相对成人颅骨来说更加脆弱、更加轻薄、硬度较小，往往轻微的外部撞击就会受到严重的影响以及出现骨折现象，暴力常造成凹陷性骨折，占所有小儿颅骨骨折的30%以上。在成人中，颞骨鳞部的颅骨强度最小，着力后变形范围较额骨、顶骨和枕骨大2～3倍，也最容易骨折。颅骨骨折几乎都为内板、外板、板障的全程骨折。按颅骨骨折的部位可分为颅盖骨骨折和颅底骨折。根据骨折线的类型可分为线性骨折、凹陷性骨折、粉碎性骨折、洞形（穿入）骨折。按照创伤的性质分为闭合性及开放性骨折。骨折的全貌在X线平片上显示较佳，损伤部位的切线位能清楚呈现凹陷性骨折的凹陷深度，广泛大片的颅骨凹陷多伴随脑部受压、中线移位等影像学改变。

在X线平片上，线性骨折宽度多为1～3 mm，最宽者可达1 cm。多呈线条状（图18-3），也可呈放射状。多数单一，少数为多发性线形骨折。线性骨折占颅盖骨骨折的大部分，颅底骨折几乎均为线性骨折。

凹陷性骨折的最佳显示是X线平片上的切线位片，多见于顶、颞部。凹陷深度超过1 cm者，骨折片的尖端常刺伤硬脑膜及脑组织，可造成局限性脑挫裂伤，并由此发生颅脑损伤后癫痫，临床上需进行手术复位治疗。

粉碎性骨折可见多条骨折线（图18-4），局部脑组织常合并有脑挫裂伤，并可继发脑内血肿。

洞形（穿入）骨折平时多见于异物穿透伤，战时多见于火器伤（图18-5）。

CT扫描后颅骨三维重建，可以更直观地了解颅骨骨折的全貌（图18-6）。

颅底骨折约占颅骨骨折的1/3，绝大部分为线性骨

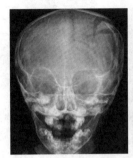
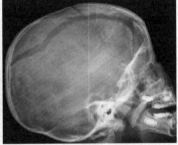

图18-3 左额顶线形骨折

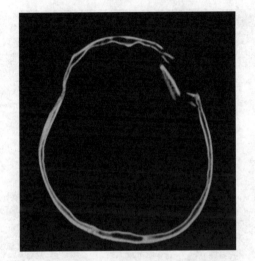

图18-4 左额部粉碎性骨折

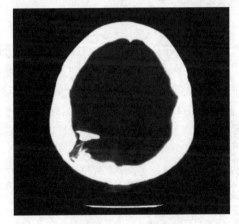

图18-5 右顶洞形骨折

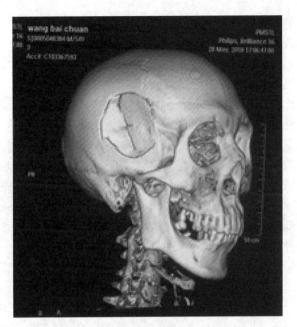

图18-6 颅骨多发性骨折的CT三维重建

折。颅底骨比颅盖骨脆弱,因而骨折常见于颅底。颅底分为前、中、后3个颅窝,因而部位不同,骨折带来的临床表现也有所不同。前颅底骨折累及到眶板、筛骨时,容易将硬脑膜与蛛网膜撕裂,引起出血或脑脊液经前鼻孔流出,形成脑脊液鼻漏。同时可形成气颅、熊猫眼、嗅神经损伤等。中颅底骨折,当蝶骨受累、脑膜破裂时,血液及脑脊液可从蝶窦经上鼻道由鼻孔流出,形成脑脊液鼻漏或颅内积气。中颅底骨折累及海绵窦区,引起颈内动脉在海绵窦破裂,则可引起海绵窦动静脉瘘,形成波动性突眼。相比前、中颅底骨折,后颅底骨折发生率较小。后颅底骨折累及颞骨岩部后侧时,出现乳突部皮下淤血,即巴特尔征(Battle sign)。颅底凹凸不平,骨嵴纵横密布骨孔、骨管、骨沟和裂隙,因而路过的骨折X平片显示的不到50%。但是,X线断层摄片、CT、MRI和放射性核素的应用,对诊断的某些方面,如脑脊液瘘口位置确定,脑损伤的部位、程度及范围的判断等,具有非常重要的意义。

第三节 原发性脑损伤的影像诊断

一、脑震荡

脑震荡是指头部遭受外力打击后发生的一过性的脑功能障碍。其通常无肉眼可见的神经结构损伤,但在显微镜下可以观察到受力部位的神经元线粒体、轴突肿胀,间质水肿等病理改变。因此有学者提出,脑震荡有可能是一种最轻的弥漫性轴索损伤。

CT通常无法很好地应用于脑震荡的影像学诊断,

但当脑震荡与其他颅脑损伤如颅内血肿合并存在时，及时行CT检查可以做出有效的鉴别诊断。

MRI的多模态成像技术由于可以检测脑微观结构和功能变化，因此在脑震荡的影像学诊断上更具有优势。如弥散张量成像（DTI）可观察及评价脑白质纤维的完整性，还可间接反映白质髓鞘化程度或纤维束的完整性。磁敏感加权成像（SWI）能够增强不同组织间的对比度，较常规MRI更清晰地描绘出伤后脑组织微出血灶的变化。动脉自旋标记（arterial spin labeling, ASL）及静息态功能磁共振成像（resting-state functional magnetic resonance imaging, rs-fMRI）等多种MRI成像技术均能单独或联合应用于脑震荡的诊断。

二、弥漫性轴索损伤

弥漫性轴索损伤（DAI）是因旋转力的作用导致脑白质、脑灰白质交界面处、中线结构等部位神经轴突弥漫性断裂。

在CT上，单纯的DAI常无明显脑内占位损害灶，但在脑实质、胼胝体及脑干处可见广泛散在的斑片状的高密度影，同时在双侧脑实质可见大面积的结构肿胀及密度减低，灰白质界限不清。与之相应的是脑室系统可以呈现对称受压的表现，包括侧脑室、环池、桥池的缩窄和消失，以及脑回增粗、脑沟变浅等颅内压增高表现。应用薄层CT检查还可以进一步评估病人局部损伤情况。

MRI对DAI的显示要优于CT，特别是对于仅存在轴索损伤，缺乏出血表现的病人。MRI检查常采用液体抑制反转恢复（FLAIR）序列成像技术，在T₂加权上显示为高信号，主要是由于DAI早期脑组织血源性水肿导致组织间隙水含量的增加引起。此外，与脑震荡类似，多种其他MRI成像技术均能应用于DAI的诊断，可以提高早期诊断的阳性检出率及从不同方面评估脑功能的受损程度。

三、脑挫裂伤

脑挫裂伤是指颅脑损伤所致脑组织的器质性损伤，常发生于脑表面的皮质。脑挫裂伤常伴有局限性脑水肿和弥漫性脑肿胀，脑水肿包括细胞毒性水肿和血管源性水肿。细胞毒性水肿为神经元胞体肿大，主要发生于皮质，伤后立即出现；血管源性水肿为血管通透性增加，细胞外液增多，主要发生于白质，伤后2～3天最明显。弥漫性脑肿胀常发生于小儿及年轻人，多见于重型颅脑损伤中，一般在伤后24小时内出现，短的可在20～30分钟内出现。病人双侧大脑半球弥漫性肿胀，脑血管扩张、充血，脑血流量增加，脑体积增大，脑室、脑池缩小。特别是基底池缩小、消失提示严重的颅内高压。

CT和MRI都能显示脑挫裂伤，在脑挫裂伤的检查中相互补充。CT检查时间短，费用低，能较为敏感地显示颅骨骨折和脑内血肿（图18-7）；MRI对急性脑内血肿不敏感，但其组织分辨率高，无骨伪影，对脑水肿的显示比CT敏感。

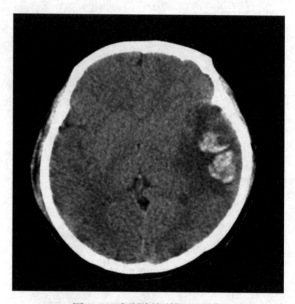

图18-7 左颞脑挫裂伤CT影像

局限性脑水肿在CT上为斑片状、不规则的低密度影，其范围可从数厘米到整个大脑半球或小脑部位。小出血灶为点状高密度影。水肿和出血均可造成占位效应，患侧脑室受压、变形、缩小、移位，中线结构偏移。最后形成坏死、液化时，在CT上为水样密度，边缘光滑整齐。

CT上可同时显示脑挫裂伤和脑内、外血肿，创伤性蛛网膜下腔出血常见于纵裂池，表现为纵裂增宽，密度增高，次见于天幕，表现为天幕密度增高（图18-8）。

脑挫裂伤的脑水肿在MRI的T₁加权像上为低信号，在T₂加权像上为高信号，在外伤后最初几天可见水肿范围不断增大，以后随时间推移不断缩小。脑挫裂伤内的非出血性病灶多表现为T₁加权像等或低信号，T₂加权像高信号；出血性病灶在T₂加权像上表现为信号不均，并随出血时间的不同表现为不同的信号变化。出血的亚急性和慢性期血肿在T₁和T₂加权像上均为高信号。

由于MRI在观察局灶性脑挫裂伤及周围脑组织的水肿和血流灌注改变上具有优势，近年来有学者利

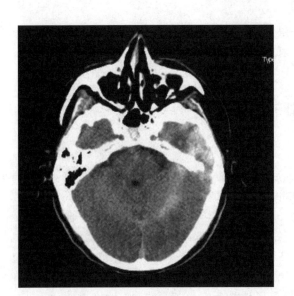

图18-8 天幕蛛网膜下腔出血CT影像

用MRI多模态成像技术来观察隐匿性脑挫裂伤及脑挫裂伤周围的"创伤性半暗带"，为明确诊断和预后提供了更多的影像学证据。

四、脑干损伤

脑干损伤是一种特殊类型的脑损伤，多数合并大脑半球的弥漫性损伤。脑干损伤分为原发性损伤和继发性损伤。原发性脑干伤约占颅脑损伤的2%～5%，在重型颅脑损伤中占10%～20%。脑干中除有脑神经核、躯体感觉运动传导束通过外，还有网状结构、呼吸和循环中枢，故脑干伤的致残病和病死率均很高。

造成脑干损伤原因可分为暴力直接作用与间接作用两类。直接作用多见于枕部着地的损伤。脑干与小脑幕游离缘、斜坡和枕骨大孔缘相撞击而损伤，损伤部位以中脑被盖为多见。间接暴力多见于臀部或双足着地的坠落伤，外力经脊柱至枕骨大孔，枕大孔骨折造成延髓损伤；或者挥鞭样运动造成延髓和颈髓交界处损伤。

根据脑干损伤的影像学和病理学改变，原发性脑干伤分为4类：① 弥漫性轴索损伤；② 原发性多发斑点状出血；③ 脑桥延髓撕裂；④ 直接浅表撕裂或损伤。其中弥漫性轴索损伤最为多见，常位于脑干背侧1/4，累及脑桥和中脑腹侧，不涉及延髓；原发性多发斑点状出血为整个脑干的斑点状出血，以深部白质、下丘脑、脑干腹侧为主；脑桥延髓撕裂为脑桥和延髓交界处腹侧面部分或全部撕裂；直接浅表撕裂或损伤常发生于脑干与天幕游离缘处，产生沿脑干后外侧的浅表撕裂。

继发性脑干损伤的CT和MRI表现可分为直接征象和间接征象。直接征象有脑干中央出血和脑干梗死，常位于中脑和脑桥上部腹侧和中线旁，这与弥漫性脑干损伤的常见部位不同。间接征象为天幕裂孔疝、弥漫性脑肿胀、中线结构移位等。

CT由于受后颅窝颅骨伪影的干扰和分辨率的限制，对非出血性脑干损伤诊断困难。脑干损伤主要表现为点、片状高密度出血，常合并有基底池的消失（图18-9）。

由于MRI的多模态成像技术对微观结构和功能变化的探查上更具有优势，因此MRI是目前诊断脑干损伤最理想的方法。在T$_2$加权像上脑干损伤部位表现为高信号，常见于脑干背外侧。弥散加权成像

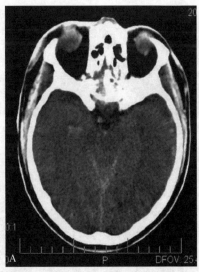
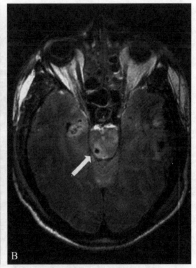

图18-9 脑干伤的影像表现
A. CT；B. MRI

（DWI）和灌注加权成像（PWI）对脑干损伤后发生的水肿以及早期梗死具有很高的敏感性。DTI是目前唯一在脑干损伤后，观察脑干白质纤维束的破坏和中断程度的影像学技术，可以有效评估病人损伤预后情况。

第四节　颅内血肿的影像诊断

颅内血肿是头外伤后常见而严重的继发性脑损伤，是由于外伤所致颅内血管损伤出血，于颅腔内某一部位聚集、扩大，对脑组织产生压迫作用的占位性病变。

按血肿的部位不同分为硬脑膜外血肿、硬脑膜下血肿、脑内血肿、脑室内血肿、蛛网膜下腔出血、多发性血肿；按病程和血肿形成的时间不同，分为特急性（3小时内）、急性（3天内）、亚急性（3天至3周）和慢性（3周以上）等颅内血肿。

根据受伤机理、血肿部位、出血来源、出血量的不同以及病程的长短，影像学的表现尚各自具有不同的特点，现分述如下。

一、硬脑膜外血肿

硬脑膜外血肿是头部外伤致硬脑膜与颅骨内板剥离，硬脑膜血管破裂或板障出血，血液存积于颅骨内板与硬脑膜之间形成的血肿。多数发生在小脑幕上，少数出现在后颅窝。

大多数硬脑膜外血肿是由于骨折损伤血管所致，出血的来源有：硬脑膜血管主干及其分支损伤出血；硬脑膜静脉窦损伤出血；骨折处板障静脉破裂出血以及硬脑膜自颅骨内板剥离引起硬脑膜表面渗血等。最常见于颞骨骨折使脑膜中动脉及其分支破裂出血，在临床上占70%～80%。血肿以额颞部和颞顶部最多，

而后颅窝硬脑膜外血肿较为少见，占所有硬脑膜外血肿的1.2%～15%，在儿童中的发病率略高。

因硬脑膜与颅骨内板粘连紧密，通常血肿范围受限，有典型的双凸透镜形态高密度区，边界锐利的CT影像表现（图18-10）。血肿范围一般不超过颅缝，但如骨折线跨越颅缝，则血肿可跨越颅缝，CT影像上可见骨折线。如果血肿较大时可见占位效应，表现为中线结构移位，侧脑室受压、变形移位。如果血肿区有混杂密度或等密度影，提示有活动性出血存在；血肿区有气泡影，提示开放性损伤。硬膜外血肿可伴有脑实质损伤，但是当血肿压迫邻近血管时，可出现脑水肿或脑梗死，表现为血肿周围脑组织内的低密度区。

静脉源性硬脑膜外血肿因静脉压力低，血肿形成相对缓慢，CT影像上可表现为较高密度、低密度、混合密度（图18-11）。横跨半球且压迫大脑镰向下的硬脑膜外血肿常见于静脉窦的撕裂。

极少病例受伤时无症状，之后才发现慢性硬膜外血肿，此时行增强CT可显示血肿内缘的包膜强化，有利于等密度硬脑膜外血肿的诊断。

在MRI图像上，硬膜外血肿的形态改变和CT相仿，血肿呈现双凸透镜形态，边界锐利。血肿的信号强度变化与血肿形成的时期及MRI的磁场强度有关。在急性期，T_1加权像显示血肿信号强度与脑实质相同，

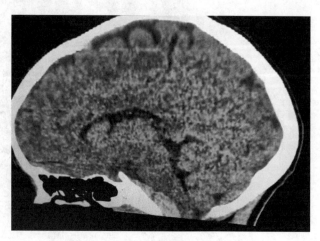

图18-10　急性硬脑膜外血肿伴脑梗死CT影像　　　　图18-11　后颅窝硬脑膜外血肿CT影像

T_2加权像显示血肿低信号强度。亚急性和慢性期，在T_1和T_2加权像上均显示为高信号。

二、硬脑膜下血肿

硬脑膜下血肿多因头颅在运动中受伤所致，发生于硬脑膜与蛛网膜之间，是常见的颅内血肿，但血肿究竟是仅限于蛛网膜外或蛛网膜内外均有，则取决于蛛网膜是否撕裂。在闭合性颅脑损伤中，硬脑膜下血肿占5%～6%，在颅内血肿中占50%～60%。

（一）急性、亚急性硬脑膜下血肿

最常见的急性、亚急性硬脑膜下血肿多伴有脑实质的挫裂伤，硬脑膜下的脑血肿与脑实质挫裂伤伴发，出血均来自挫裂伤的脑实质血管损伤。不伴有脑挫裂伤的较为少见，出血来源于大脑皮质表浅血管的损伤，仅表现为硬脑膜下血肿。

硬脑膜下血肿发生部位与头部着力点和着力方式有密切关系。加速性损伤，颅内血肿主要发生于着力点同侧。而减速性损伤血肿发生于着力侧及对冲部位。硬脑膜下血肿多发生于大脑凸面，多见于额部、额颞部。

在CT影像上，急性硬脑膜下血肿常表现为颅骨内板下新月形高密度影。血肿的密度与血红蛋白的含量直接相关。少数病例当蛛网膜颗粒破裂脑脊液进入血肿时，急性硬脑膜下血肿可显示为等密度或低密度。需要特别注意的是，密度为高、等和低密度的混杂密度的急性硬脑膜下血肿，提示有活动性出血的可能。当伴有脑挫裂伤时则显示有明显的占位效应。冠状面CT有利于额、额颞部的硬脑膜下血肿显示。

亚急性硬膜下血肿为伤后4天至3周内出现临床体征，原发损伤较轻。在CT影像上，亚急性硬膜下血肿呈现新月形，部分内缘凹陷。由于血红蛋白的吸收，

血肿密度随时间逐渐降低，伤后2周多表现为等密度。等密度亚急性硬脑膜下血肿在CT影像上仅见占位效应，表现为血肿侧灰白质内移，脑沟消失，侧脑室受压变形、移位，中线结构偏移。

（二）慢性硬脑膜下血肿

慢性硬脑膜下血肿的形成，一部分由急性硬脑膜下血肿演变而来，其出血多由于桥静脉撕裂，血液缓慢溢入硬脑膜下腔积聚所致；另一部分是由于硬脑膜与蛛网膜之间很薄的细胞层撕裂，导致脑脊液积聚在硬脑膜下腔，进而硬脑膜下腔内新生血管的形成与出血导致慢性硬脑膜下血肿的形成。血肿包膜的形成是慢性硬脑膜下血肿的一种主要特点，外层包膜相对于内层包膜更厚、血供更丰富。

慢性硬脑膜下血肿的诊断主要依靠CT检查，在CT影像上，慢性硬脑膜下血肿可以呈现出不同的密度：低密度、等密度、高密度。并且有学者根据CT影像特征将慢性硬脑膜下血肿分为4种亚型（图18-12），并认为这4种类型是该疾病的自然发展过程。

三、脑内血肿

脑内血肿指脑实质内出血形成血肿，血肿多由于脑挫裂伤所致脑实质血管损伤而来。脑内血肿可发生于以下3种情况：① 当头部受到减速性损伤时，对冲部位或着力点造成脑挫裂伤，多与硬脑膜下血肿伴发；② 加速性脑损伤造成局部凹陷性骨折，深面的脑组织因挫裂而引起血肿；③ 火器或非火器性锐器所致穿透性颅脑损伤所致。血肿常见于额叶和颞叶，少数见于顶叶和小脑半球。

在CT影像上，急性脑内血肿表现为高密度影，形态为圆形或不规则形。血肿周围可见有片状低密度水肿区，血肿与水肿共同构成占位效应。随着血红蛋白的降解，血肿密度逐渐降低，血肿自四周向中间逐渐缩

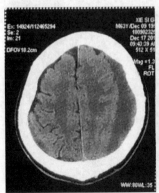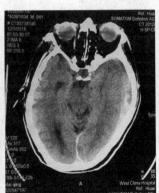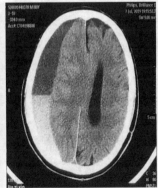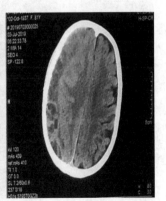

图18-12　慢性硬脑膜下血肿的4种亚型

小。通常在出血后2～4周血肿演变为等密度，超过4周演变为低密度（图18-13）。

血肿进入慢性期后，血肿周围的血红蛋白被吸收和稀释，并且还有包膜形成；行增强扫描可见血肿中央为高密度，周围为低密度，再向外可见环状增强带。血肿进一步吸收，则整个血肿呈现为低密度，周围为环状增强带。当血肿内血红蛋白完全吸收，形成囊肿后，包膜内血管减少，周围可以不出现环状增强带。

当脑内血肿位于脑深部或邻近脑室时，可破入脑室形成脑室内出血，此时脑室呈现高密度或稍高密度，少数为等密度。

外伤性脑内血肿的MRI表现与高血压脑出血基本一致。急性早期血肿显示水肿的占位效应所引起的邻近组织及中线结构的受压与移位。超急性期血肿在MRI上为等信号。血肿周围的水肿在T_1加权像上为低信号，T_2加权像上为高信号。急性期血肿在T_1加权像上为等信号，在T_2加权像上信号稍有降低。在亚急性期，血肿周围为高信号，并逐渐向中央推进。随着血肿的吸收，血肿周围出现低信号的含铁血黄素沉积圈，血肿周围的水肿逐渐减轻。含铁血黄素沉积圈在MRI的T_2加权像和梯度回波图像上显示较好。血肿周围厚度均匀、形态规则完整的含铁血黄素沉积圈被认为是亚急性至慢性期非肿瘤性血肿的一个重要特征，并且含铁血黄素沉积圈随血肿的吸收逐渐增厚。

颅内多发性血肿可以有以下几种表现形式：① 多以同一部位有不同类型的复合性血肿并存的形式出现，以硬脑膜下和硬脑膜外血肿为多见；② 不同部位相同类型的多发血肿不多见，以多发性硬脑膜下血肿为最多见，血肿多见于额底、颞极；③ 不同部位不同类型的血肿可见，多发生于减速伤，表现为同侧硬脑膜外血肿，对侧硬脑膜下血肿。颅内多发性血肿的CT和MRI影像诊断同单一血肿，但在多发性血肿中常表现为明显的占位效应。

迟发性颅内血肿指伤后CT检查未见有血肿存在或仅有脑挫裂伤表现的部位在随后的复查CT上证实有颅内血肿，也可以是首次CT影像上少量出血明显扩大形成的颅内血肿。迟发性颅内血肿多见于老年病人，多数在颅骨骨折基础上发展而来。迟发性硬脑膜外血肿，多数亦在颅骨骨折的基础上发展而来，但年轻病人多见；与急性硬脑膜外血肿常见于颞部不同，迟发性硬脑膜外血肿以额部、顶枕部多见。

四、脑室内出血

脑室内出血约占同期各类颅内血肿的2%，其病死率却高达50%。脑室内出血一部分为脑室内血管破裂所引起；还有一部分是脑室附近脑内出血破入脑室而形成。脑室内出血在CT影像上多表现为高密度区，可为凝血块或与脑脊液相混合；少数为等密度。出血可局限于一个脑室，或者同时发生于几个脑室，如果出血量大时，可伴有梗阻性脑积水（图18-14）。

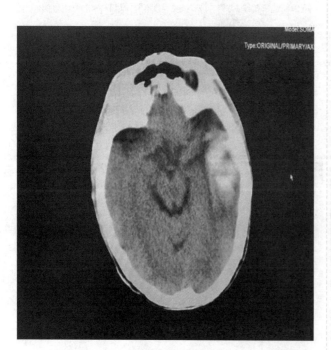

图18-13　颅内血肿CT影像

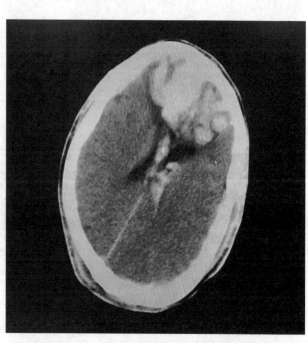

图18-14　颅内血肿伴脑室内出血CT影像

五、蛛网膜下腔出血

蛛网膜下腔出血为血液积聚于蛛网膜与软脑膜之间，外伤是最主要的原因。非创伤性蛛网膜下腔出血主要是由于血管畸形破裂引起。自发性蛛网膜下腔出血应该引起对动脉瘤破裂的怀疑。CT检查是诊断蛛网膜下腔出血的首选检查方式。急性期进行CT检查，绝大多数蛛网膜下腔出血的病人表现为基底池、脑沟或脑裂内较广泛高密度影，个别蛛网膜下腔出血沿着大脑镰分布，表现为大脑镰增宽及其密度增高（图18-15）。CT检查不仅可以发现蛛网膜下腔出血，还可以做出病因诊断。传统的CT检查可以显示脑肿瘤、高血压脑出血、烟雾病，CT血管造影（CTA）可以显示动静脉畸形和动脉瘤。MRI对脑血管畸形的显示效果最佳。

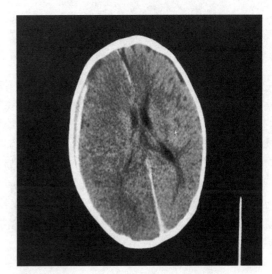

图18-15　蛛网膜下腔出血CT影像

第五节　颅脑损伤并发症的影像诊断

颅脑损伤无论开放性或闭合性均可引起一系列并发症，这些并发症可能是颅内的，也可能是颅外的，或颅内外同时并存的。事实证明，颅脑损伤的病人，一旦出现颅内外并发症，其病程预后均会受明显影响。早期诊断、早期处理可明显改善颅脑损伤病人预后，降低病人病死率。现将颅脑损伤后几种常见并发症的影像学特征总结如下。

一、脑梗死

脑梗死为颅脑损伤后常见的并发症，多为脑内外血肿压迫周围脑组织的供血，也可由于脑疝压迫基底动脉或继发于脂肪栓塞。外伤后的脑梗死与单纯脑梗死的影像表现相仿。疾病早期，CT平扫可无异常改变。随疾病进展，CT平扫可出现以下典型改变：梗死灶呈低密度区，位于大脑皮质的病灶与脑血管支配区域分布一致；按血管分布区域不同，梗死灶可呈不同形状；与周围正常脑组织边缘可清晰或模糊，梗死灶内部密度可不均一；可产生不同程度的占位效应，周围脑组织脑沟变浅或消失，周围脑组织可水肿（图18-16）。MRI示梗死区呈典型的长 T_1、T_2 信号，形态和占位效应与CT表现类似。

二、颈内动脉海绵窦瘘

颈内动脉海绵窦瘘多因颅底损伤引起，可伴有骨折或不伴有骨折。颈内动脉海绵窦段或分支的动脉壁被穿破，动脉血由动脉壁的破裂口直接注入海绵窦内，形成颈内动脉海绵窦瘘。其结果是海绵窦内压力增高，使眼静脉和其他汇入海绵窦的静脉回流郁滞，在临床上产生搏动性突眼，眼球、额眶、颞部有收缩期吹风样血管杂音，眼球结合膜血管怒张，并同时出现眶上裂综合征。CT和MRI能显示突眼、眼外肌肥大、眼上静脉和海绵窦的扩张。DSA检查可明确瘘口的部位、大小和数量，静脉窦有无曲张，引流静脉的形式（包括有无皮质静脉引流），侧支供血动脉的情况，以及是否合并假性动脉瘤。

三、脑脓肿

脑脓肿常发生于穿通性或开放性颅脑损伤。清创不彻底、脑内残留异物是发生脑脓肿的重要因素；个别情况下，亦可发生于闭合性颅脑损伤术后。CT平扫多为类圆形囊状低密度影，可伴气液平面，低密度影周围可有稍高密度、厚度不一的厚壁，厚壁外围有水肿区域，周围脑组织明显受压；强化后可见包膜环形强化。MRI上能显示病灶中央低 T_1 信号、高 T_2 信号，有环形的稍高信号壁，增强后壁环形强化较明显，而病灶中央无强化（图18-17）。

四、脑软化

脑软化常见于脑内血肿和脑挫裂伤后。脑软化灶周围的脑室、脑池、脑沟加深、加宽、加大，有别于其他占位性病变（图18-18）。

五、脑积水

颅脑损伤可引起交通性或梗阻性脑积水。交通性脑积水源于蛛网膜下腔内出血引起的脑脊液循环障碍，梗阻性脑积水源于创伤后出血导致脑脊液循环通路梗阻。脑积水在CT和MRI上均显示为脑室系统的扩大，脑池、脑沟往往缩小（图18-19）。通过显示脑室周围的间质性脑水肿，可以区分交通性或梗阻性脑积水，后者常有明显的间质性脑水肿。显示间质脑水肿，MRI优于CT，表现为T_2加权像上侧脑室周围带状高信号影。

六、硬脑膜下积液

硬脑膜下积液又称硬脑膜下水瘤，发生率约占外伤性脑内血肿的10%。头部着力时脑在颅腔内移动，造成脑表面、视交叉池、外侧裂池等处蛛网膜撕裂，脑脊液经瓣状的蛛网膜破口进入硬脑膜下腔，而不能回流。当病人咳嗽用力时，继续有脑脊液进入腔内。一般积液量为50～60 mL，多者在100 mL以上。CT影像上常见于一侧或两侧额顶部凸面有新月状低密度区，常进入纵裂前部，脑组织可有轻微受压（图18-20），应与硬膜下血肿鉴别。在MRI上表现为与脑脊液相仿的信号。

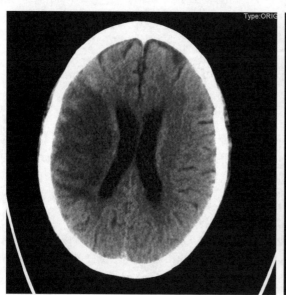

图18-16　颅脑损伤后脑梗死的CT影像

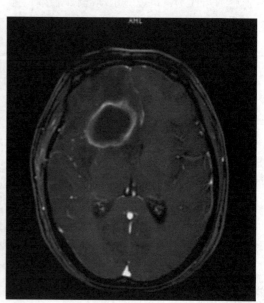

图18-17　外伤后脑脓肿MRI强化影像

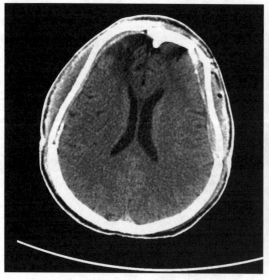

图18-18　外伤后双侧额叶软化CT影像

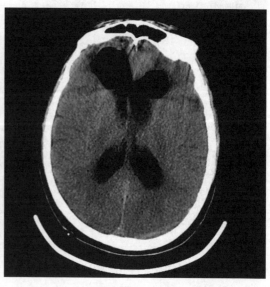

图18-19　颅脑损伤后脑积水的CT影像

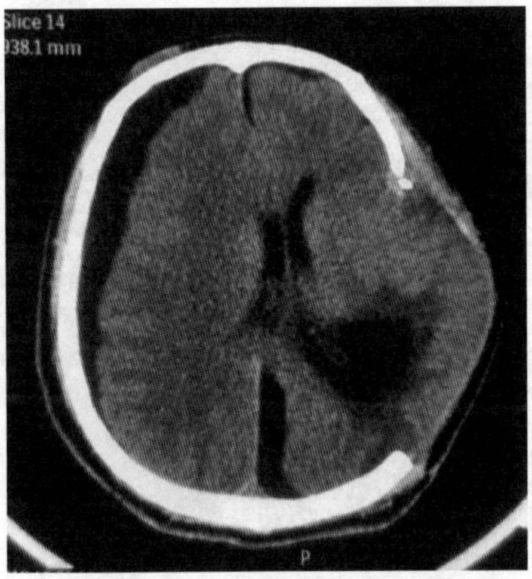

图18-20　颅脑损伤后左额颞硬脑膜下积液CT影像

七、外伤性动脉瘤

在所有颅内动脉瘤中,外伤性动脉瘤占比不到1%。可为穿透性开放伤、闭合性损伤或者医源性损伤引起。分为真性动脉瘤(动脉瘤壁含有动脉壁成分)、假性动脉瘤(动脉瘤壁不含有动脉壁成分)和混合性动脉瘤3类。临床上区别真性和假性动脉瘤很困难,需要病理检查确立诊断。外伤性动脉瘤可发生在任何脑动脉,但以大脑中动脉、颈内动脉海绵窦段多见。多数在伤后若干时间形成,破裂出血多发生在伤后2～3周。临床上多表现为外伤后突然出现蛛网膜下腔出血和/或迟发性颅内出血。DSA检查有助于确定动脉瘤是否存在,但无法确定是否为外伤性动脉瘤。

(关俊文)

参考文献

[1] BULLOCK M R, CHESNUT R, GHAJAR J, et al. Guidelines for the surgical management of traumatic brain injury [J]. Neurosurgery, 2006, 58: S1–S62.

[2] 江基尧.颅脑创伤:规范与创新[J].中华神经创伤外科电子杂志,2019,5(2): 65–67.

[3] 蒋宇钢,郭俊雄.轻型颅脑创伤后脑损伤早期精准诊断[J].创伤外科杂志,2018,20(12): 881–883.

[4] LEVIN H S, DIAZ-ARRASTIA R R. Diagnosis, prognosis, and clinical management of mild traumatic brain injury [J]. Lancet Neurol, 2015, 14(5): 506–517.

[5] FREY M A, MICHAUD M, VANHOUTEN J N, et al. Phosphorus-31 MRI of hard and soft solids using quadratic echo line-narrowing [J]. Proc Nat Acad Sci USA, 2012, 109(14): 5190–5195.

[6] 梁玉敏,宋熙文,江基尧.迟发性外伤性硬脑膜外血肿研究进展[J].中华神经医学杂志,2004,3: 464–466.

[7] BROWN C V R, ZADA G, SALIM A, et al. Indications for routine repeat head computed tomography (CT) stratified by severity of traumatic brain injury [J]. J Trauma, 2007, 62(6): 1339–1345.

[8] BLENNOW K, BRODY D L, KOCHANEK P M, et al. Traumatic brain injuries [J]. Nat Rev Dis Prim, 2016, 2: 16084.

[9] 龙连圣,王伟明,江基尧.CT环池影像对急性颅脑损伤患者预后的预测[J].中华神经外科疾病研究杂志,2003,2: 68–70.

[10] 张利文,方梦捷,臧亚丽,等.影像组学的发展与应用[J].中华放射学杂志,2017,51: 75–77.

[11] 窦瑞欣.深度学习算法在医学影像学中的应用及研究进展[J].中国医学计算机成像杂志,2018,24: 369–372.

[12] ZHU D J, ZHANG T, JIANG X, et al. Fusing DTI and fMRI data: a survey of methods and applications [J]. Neuroimage, 2014, 102(Pt 1): 184–191.

[13] HUANG Y L, KUO Y S, TSENG Y C, et al. Susceptibility-weighted MRI in mild traumatic brain injury [J]. Neurology, 2015, 84(6): 580–585.

[14] SENCER A, ARAS Y, AKCAKAYA M O, et al. Posterior fossa epidural hematomas in children: clinical experience with 40 cases [J]. J Neurosurg Pediatr, 2012, 9(2): 139–143.

[15] KOLIAS A G, CHARI A, SANTARIUS T, et al. Chronic subdural haematoma: modern management and emerging therapies [J]. Nat Rev Neurol, 2014, 10(10): 570–578.

[16] CHON K H, LEE J M, KOH E J, et al. Independent predictors for recurrence of chronic subdural hematoma [J]. Acta Neurochir (Wien), 2012, 154(9): 1541–1548.

第十九章
颅脑损伤病人脑保护药物

脑保护药物是指在尚未发生脑损害之前或在脑遭受损害的早期过程中,采取保护脑组织细胞的药物,用于减轻脑神经细胞损伤,促进脑功能恢复。颅脑损伤病人应用有效的脑细胞保护药物对于降低病人致残率、改善预后具有重要意义。

重型颅脑损伤病人通常存在昏迷、运动神经功能障碍、记忆功能障碍和精神功能异常。目前临床医师都在使用各种脑神经营养药物治疗脑功能障碍病人,期望促进病人神经功能恢复。但是,目前临床使用的大量脑神经营养药物是否有效?是否存在安全隐患?如何正确选用脑神经营养药物?临床医生仍存在较大的盲目性。

经过几十年的科学研究,人们发现了大量有效的神经保护药物,通过体外实验和动物体内实验,它们能显著提高颅脑损伤治疗效果。人们将这些动物实验证明十分有效的脑保护药物用于进行临床治疗颅脑损伤病人应用研究。全世界已经完成和正在进行的200多种脑保护药物治疗颅脑损伤的临床多中心随机双盲研究,包括:谷氨酸受体拮抗剂、激素、自由基清除剂、钙拮抗剂、生长激素/胰岛素样生长因子、缓激肽拮抗剂、抗癫痫药物、肽类、性激素(孕酮)等。到目前为止,令人遗憾的是还没有一种药物通过严格的前瞻性随机双盲临床对照研究证实具有确切的疗效。

鉴于目前颅脑损伤病人临床脑保护药物应用存在极大争议,中国神经外科医师协会和中国神经损伤专家委员会于2008年6月在南京讨论了中国颅脑损伤病人脑保护药物临床应用建议方案,基本原则是:① 对于国际多中心随机双盲对照前瞻性临床研究证明有害的药物强烈不推荐使用;② 对于国际多中心随机双盲对照前瞻性临床研究证明无作用的药物不推荐使用;③ 对于尚无国际多中心随机双盲对照前瞻性临床研究证据的药物建议慎重使用;④ 尽管无多中心随机双盲对照研究证据,从医学伦理学和基本脑保护药物的要求,建议使用腺苷三磷酸(ATP)、辅酶A(CoA)、维生素C和维生素B_6等药物治疗颅脑损伤病人。

第一节 颅脑损伤病人脑保护药物种类和临床循证医学证据

一、颅脑损伤病人脑保护药物临床循证医学证据

(一)糖皮质激素

关于糖皮质激素在治疗颅脑损伤方面的作用和副作用报道甚多。国内外多个临床医学中心曾开展类固醇激素治疗颅脑损伤病人的临床研究,其疗效存在较大争议,大多数临床研究结果令人失望。特别是2004年英国《柳叶刀》杂志发表大剂量激素治疗10 008例急性颅脑损伤病人前瞻性随机双盲临床对照研究结果让人震惊。5 007例急性颅脑损伤病人(GCS<14分)伤后8小时内给予大剂量甲泼尼龙治疗(48小时甲泼尼龙总剂量21.2 g),另5 001例同样伤情病人给予安慰剂作为对照组,结果表明甲泼尼龙组病人病死率21.1%,对照组病死率为17.9%,显示显著增加了病人病死率($P=0.000\ 1$)。导致病死率增加的主要原因是感染和消化道出血。研究结果呼吁不应该使用大剂量激素治疗急性颅脑损伤病人。但是,该临床研究设计存在一定不合理性,如:48小时静脉给予甲泼尼龙总剂量为21.2 g,而且48小时用药后直接停用激素,无逐步减量过程,这与临床规范激素治疗有很大差异,也可能是疗效差和并发症高的原因。有关常规剂量激素治

疗急性颅脑损伤病人的疗效争议很大，目前尚无确切结论。

（二）钙离子拮抗剂

有关钙超载导致颅脑损伤神经元损害是不争的事实。阻断颅脑损伤后钙超载是防治继发性脑神经元损害的重要措施。国内外大量动物实验研究都证明其有效性和安全性。国内外也有临床应用研究证明钙拮抗剂有助于提高重型颅脑损伤病人的救治效果。但是，最有价值的4期欧洲和国际多中心研究结果不支持采用钙离子拮抗剂尼莫地平（尼莫同）治疗颅脑损伤和创伤性蛛网膜下腔出血（tSAH）。包括中国在内的国际多中心对尼莫地平治疗颅脑损伤和tSAH共耗时12年，分别进行了Ⅰ～Ⅳ期前瞻性随机双盲临床对照研究。Ⅰ期对351例急性颅脑损伤病人进行了前瞻性随机双盲临床对照研究，结果发现无效。随后进行了Ⅱ期对852例急性颅脑损伤病人前瞻性随机双盲临床对照研究，同样证明对颅脑损伤病人无效。但在分析临床资料后发现，尼莫地平对tSAH有效。为了证明它对tSAH病人的确切疗效，欧洲又进行了Ⅲ期尼莫地平治疗123例tSAH病人的前瞻性随机双盲临床对照研究，结果也表明有效。随后，又开展了Ⅳ期大样本前瞻性随机双盲临床对照研究，研究在13个国家35个医院进行，共592例tSAH病人参与，结果令人失望，尼莫地平无任何治疗作用。由于尼莫地平的临床效果争议很大，故国际上已经不把尼莫地平列为治疗急性颅脑损伤病人和tSAH病人的药物。2006年《柳叶刀神经病学》发表文章，将5个临床循证医学研究有关尼莫地平治疗1 034例tSAH病例进行整体分析，发现对照组病死率为26.8%（143/533），尼莫地平治疗组病死率为25.8%（130/504）（$P>0.05$）。

（三）白蛋白

白蛋白是目前临床治疗急性颅脑损伤脑水肿的常用药物。它能维持血管内胶体渗透压，减轻脑水肿。但是，国际多中心临床研究结果得出相反的结论。2007年《新英格兰医学》杂志发表有关白蛋白与生理盐水治疗急性颅脑损伤病人前瞻性随机双盲对照研究结果。460例病人的入选标准：急性颅脑损伤、GCS ≤ 13分、CT检查证实有颅脑损伤。460例病人随机分为两组：231例（50.2%）白蛋白治疗组，全部采用4%白蛋白液体治疗28天或直至死亡；229例（49.8%）为生理盐水对照组。两组病人治疗前的临床指标（年龄、伤情、CT影像）无统计学差异。460例病人中，重型颅脑损伤病人（GCS 3 ～ 8分）进入白蛋白治疗组146例，进入生理盐水对照组144例。伤后24个月临

床疗效随访结果，214例白蛋白组死亡71例（33.2%），206例生理盐水组死亡42例（20.4%）（$P=0.003$）。重型颅脑损伤病人中，146例白蛋白治疗组死亡61例（41.8%），144例生理盐水对照组死亡32例（22.2%）（$P<0.001$）。中型颅脑损伤病人中，50例白蛋白治疗组死亡8例（16.0%），37例生理盐水对照组死亡8例（21.6%）（$P=0.50$）。研究发现白蛋白增加重型颅脑损伤病人病死率。但是，该临床研究设计存在一定不合理性，伤后28天或死亡前病人白蛋白组病人的所有静脉液体都为4%白蛋白，不符合实际情况，没有任何医院采用该方法治疗重型颅脑损伤病人。所以，该研究仅仅代表颅脑损伤病人伤后全程使用4%白蛋白液体治疗是有害的。目前我们临床常规每次使用10 g白蛋白，1 ～ 3次/日应该是安全的。

（四）镁离子

镁离子具有保护细胞膜、内源性钙拮抗剂的功效。国内外大量动物实验都证明镁离子对于颅脑损伤具有显著的治疗作用。但是，2007年英国《柳叶刀神经病学》杂志上发表了的一组美国7个医学中心采用硫酸镁治疗499例颅脑损伤病人前瞻性随机双盲临床对照研究结果。研究分组：低剂量组（血浆镁离子浓度1.0 ～ 1.85 mmol/L）、高剂量组（1.25 ～ 2.5 mmol/L）和对照组。研究结果发现病人病死率：对照组为48%，低剂量组为54%（$P=0.007$），高剂量组为52%（$P=0.7$）。研究表明硫酸镁对急性颅脑损伤病人无效，甚至有害。提示不应该常规使用硫酸镁治疗重型颅脑损伤病人。

（五）谷氨酸拮抗剂

颅脑损伤后脑组织谷氨酸大量异常释放，加重继发性脑神经元损害已经被大量实验研究所证实。人们合成和发明了大量谷氨酸受体拮抗剂。许多谷氨酸受体拮抗剂治疗颅脑损伤动物也十分有效。但是，所有谷氨酸受体拮抗剂在临床治疗颅脑损伤病人多中心随机前瞻性对照研究中都宣告失败。

赛福太（selfotel）是于1988年世界上合成的第1种谷氨酸受体拮抗剂。Ⅰ期志愿者试验时，发现它会引起精神/心理疾病的副作用；Ⅱ期108例急性颅脑损伤病人的临床研究显示其具有降低颅内压作用；Ⅲ期临床试验对860例重型颅脑损伤病人进行了大规模前瞻性随机双盲临床对照研究，研究结果证明无效。

阿替加奈（aptiganel）是谷氨酸的非竞争性拮抗剂，它结合在谷氨酸受体通道上镁的结合位点，并且只有当受体被高浓度谷氨酸激活时才发挥药理作用。Ⅲ期临床试验共有欧洲和美国的70个中心对340例颅脑

损伤病人进行了前瞻性随机双盲临床对照研究,研究结果显示无效。

谷氨酸拮抗剂CP101-606比前两者的副作用少,它在脑组织的浓度是血浆中的4倍,可以很快达到治疗浓度。Ⅲ期临床试验对400例颅脑损伤病人进行了前瞻性随机双盲临床对照研究,研究结果显示无效。

谷氨酸拮抗剂D-CPP-ene在欧洲51个中心进行了前瞻性随机双盲临床对照研究,治疗920例急性颅脑损伤病人。伤后6个月时随访结果显示,治疗组病人预后比安慰剂组差,但无统计学意义。

地塞比诺(dexanabinol)不但是非竞争性N-甲基-D-天门冬氨酸(NMDA)受体抑制剂,还是自由基清除剂、抗氧化剂和抗α肿瘤坏死因子致炎作用的抑制剂。以色列6个神经外科中心进行急性颅脑损伤病人前瞻性随机双盲临床对照研究。101个病人随机接受了不同剂量地塞比诺或安慰剂。结果显示它能降低颅脑损伤病人低血压和病死率,但无统计学差异。

所以,目前无一种谷氨酸受体拮抗剂被批准临床使用。

(六)自由基清除剂

颅脑损伤后脑组织自由基大量异常释放,加重继发性脑神经元损害已经被大量实验研究所证实。人们合成和发明了大量自由基拮抗剂和清除剂。许多自由基清除剂和拮抗剂治疗颅脑损伤动物也取得显著疗效。但是,所有自由基清除剂和拮抗剂在临床治疗颅脑损伤病人多中心随机前瞻性对照研究中都未取得显著疗效。

替拉扎特(tirilazad)是一种很强的自由基清除剂。它被认为比传统类固醇的抗脑水肿更有效,并且没有糖皮质激素的副作用。通过美国和全世界对1 700例重型颅脑损伤病人的前瞻性随机双盲临床对照研究,结果表明它对急性颅脑损伤病人无显著疗效。

聚乙二醇包裹超氧化物歧化酶(PEG-SOD)是另一种强大的自由基清除剂。美国弗吉利亚医学院穆泽拉尔(Muizelaar)报道PEG-SOD治疗颅脑损伤病人有效的Ⅱ期临床研究结果。但随后美国29个中心的对463例重型颅脑损伤病人进行前瞻性随机双盲临床对照研究,伤后3个月随访结果显示1万U/kg PEG-SOD治疗组病人GOS评分提高7.9%,伤后6个月时提高6%,但都未达到统计学意义。其他剂量治疗与对照组无差异。

目前还有其他类型自由基清除剂正在临床试验中,疗效有待评价。目前,日本和中国正在临床使用的另一种自由基清除剂依达拉奉(edaravone),已经

在治疗脑缺血病人中取得较好的疗效,现在正在临床治疗急性颅脑损伤病人,其疗效有待循证医学证据。

(七)缓激肽拮抗剂

颅脑损伤后脑组织炎性反应会加重继发性脑损害,采用炎症因子拮抗剂有助于减轻继发性脑损害。但是,缓激肽拮抗剂泊拉得可(bradycor)的前瞻性随机双盲临床对照研究在美国的39个中心进行,以颅内压作为主要观察目标,共治疗139个病例,结果表明治疗组和对照组之间没有显著差异。由于该药物的安全性差,已中止了临床研究。

(八)线粒体功能保护剂

线粒体是神经元能量代谢的重要场所。颅脑损伤导致线粒体损害会使神经元的能量代谢障碍。线粒体功能保护剂SNX-111用于治疗急性颅脑损伤病人的临床多中心前瞻性随机对照研究,160例病人治疗结果令人失望,治疗组病人病死率为25%,安慰剂组病死率为15%。由于给药组的病死率高于安慰剂组,这个试验被停止。

(九)孕酮

最近,全球同时开展了2个大规模孕酮治疗急性颅脑损伤病人多中心临床随机双盲对照研究。第1项研究将1 195例16～70岁重型颅脑损伤病人(GCS≤8分)随机分成孕酮组和对照组。伤后6小时开展治疗,疗程120个小时。6个月随访结果:孕酮组和对照组预后良好率分别为50.4%和50.5%,重残率分别为27.4%和27.2%,死亡和植物生存率分别为22.2%和22.3%。另外一项研究将1 140例GCS 4～12分急性中、重型颅脑损伤病人随机分为孕酮组和对照组。伤后4小时开展治疗,疗程96个小时。6个月随访结果:孕酮组和对照组预后良好率分别为48.2%和52.7%(降低4.5%),病死率分别为18.8%和15.7%。急性中型颅脑损伤病人中,孕酮组和对照组病人恢复良好率分别为27.1%和36.0%(降低8.9%);急性重型颅脑损伤病人中,孕酮组和对照组病人恢复良好率分别为57.0%和70.1%(降低13.1%)。2个多中心前瞻性临床随机对照研究结果证实孕酮对于急性中、重型颅脑损伤无效。

(十)神经节苷脂

德国报道一组神经节苷脂GM1治疗60例急性颅脑损伤病人的多中心随机双盲对照前瞻性临床研究结果。每日静滴神经节苷脂GM1 100 mg,共8周。结果发现神经节苷脂GM1治疗的颅脑损伤病人情绪和智能均优于对照组病人。目前仍然缺乏神经节苷脂治疗

颅脑损伤大宗多中心临床随机对照研究。

（十一）其他神经营养药物

目前国内许多医院都在使用神经生长因子、脑活素等多肽类营养药物治疗重型颅脑损伤病人。但这些药物都未通过严格随机双盲多中心前瞻性对照研究，确切疗效尚无法判断，有待临床医生与相关单位合作，开展符合循证医学要求的多中心临床研究，来证明它们的确切疗效。

二、药物治疗颅脑损伤病人前瞻性随机双盲对照研究存在的问题

到目前为止，国外已完成的200多项临床多中心随机双盲前瞻性研究中，几乎未发现一种药物对颅脑损伤病人有肯定的疗效。这些药物大多数都是通过颅脑损伤动物实验研究证明有效的药物，为什么到临床应用研究就无效呢？分析其原因可能有两方面：一方面是通过循证医学临床研究的药物临床确实无效；另一方面可能是研究方法学尚存在问题。例如：① 颅脑损伤动物模型与临床颅脑损伤病人之间的差异；② 颅脑损伤病人之间的伤情、年龄、合并伤、病理类型和个体健康状况的差异；③ 药物在脑内的有效浓度；④ 药物在颅脑损伤伤后的有效治疗窗；⑤ 临床多中心之间治疗方案与医护水平之间的差异；⑥ 临床样本是否足够？⑦ 统计学方法是否合理？⑧ 临床研究设计不合理等。这些因素都可能是导致药物治疗颅脑损伤临床研究无效的原因。

三、将来开展药物治疗颅脑损伤实验和临床研究的基本原则

为了提高今后临床药物治疗研究的效果，国外专家提出了从动物实验研究过渡到临床应用研究整个过程都必须达到下列严格要求。动物实验研究要求：① 一种药物必须要在多种颅脑损伤模型中证明有效（液压伤、挫裂伤）；② 在多个实验室证实有效；③ 在多种动物（鼠、猪、猴）的颅脑损伤治疗中证实有效；④ 建立动物重症监护室，证明药物对重型颅脑损伤昏迷动物模型有效；⑤ 要确立合理有效的用药方法；⑥ 要保证药物的安全可靠性。通过上述要求后，再过渡临床多中心应用研究。在临床研究过程中，必须遵守以下原则：① 必须是随机双盲多中心前瞻性临床研究；② 参加研究的医院临床治疗必须规范化；③ 收集临床资料必须客观严格；④ 明确药物有效治疗窗；⑤ 明确药物在病人脑组织中药物浓度和安全性；⑥ GOS作为疗效判断基本标准；⑦ 伤后6个月作为疗效判断时间；⑧ 无论是否有效，研究结果在研究结束后1年内必须公开发表，让全世界神经外科医师知道该药物是否有效，使得颅脑损伤病人的药物治疗逐步走向规范化和合理化。

第二节　颅脑损伤病人脑保护药物指导意见

鉴于中国神经外科临床用药不合理和不规范，2008年中国神经外科专家制订了颅脑损伤脑保护药物共识，刊登在《中华神经外科杂志》，供同道参照执行。

一、颅脑损伤病人临床脑保护药物治疗的指导意见

（1）超大剂量激素、镁制剂和超大剂量白蛋白存在增加急性颅脑损伤病人病死率的风险，强烈不推荐使用。

（2）钙拮抗剂（尼莫地平）、谷氨酸受体拮抗剂（赛福太、阿替加奈、CP101-606、D-CPP-ene、地塞比诺）、自由基清除剂（替拉扎特、PEG-SOD）、缓激肽拮抗剂（泊拉得可）和线粒体功能保护剂（SNX-111）治疗急性颅脑损伤病人无效，不推荐使用。

（3）多种肽类脑神经营养药物在治疗颅脑损伤病人疗效方面，缺乏Ⅰ级临床循证医学证据，建议慎用。

（4）尽管ATP、CoA、维生素B_6和维生素C治疗急性颅脑损伤病人也缺乏Ⅰ级临床循证医学证据，但经过长期临床应用实践证明它们无毒副作用、价格便宜、药理作用明确，推荐使用。

鉴于国际多中心临床研究设计仍存在某些不合理性，如国际前瞻性随机双盲多中心临床对照研究的药物剂量明显超过我国临床实际使用剂量，例如：连续静脉滴注4%白蛋白液体28天；48小时静脉滴注超大剂量甲泼尼龙21.2 g立即停用激素，无逐步激素减量的过程等。所以，中国神经外科医师应该结合颅脑损伤病人实际情况，依据中国《药典》，合理选择使用脑保护药物。

二、推荐说明

由于临床医学不断进步，药物治疗颅脑损伤病人

的Ⅰ级循证医学证据将不断增加,药物推荐方案将不断修改完善,我们将及时客观地反映将来神经外科和神经科学领域最权威的科学结论,造福颅脑损伤病人。

中国神经外科医师应该与相关药厂联合攻关,积极开展前瞻性随机双盲多中心临床对照研究(循证医学Ⅰ级证据),开发治疗颅脑损伤病人有效的脑保护营养药物,确实提高颅脑损伤病人的治疗效果。

颅脑损伤病人脑保护药物治疗推荐方案,属于学术讨论范畴,仅供我国神经外科医师临床参考指导,并不具有法律效果。

到目前为止,临床医生在脑神经营养药方面仍然存在较大盲目性和不规范。一方面是由于全球尚缺乏循证医学Ⅰ级证据的脑保护药物,另一方面是临床医生不遵循循证医学证据,仍然按照经验医学治疗临床颅脑损伤病人。

(江基尧 王清华)

参考文献

[1] 中国神经外科医师协会,中国神经损伤专家委员会.中国颅脑创伤病人脑保护药物指南[J].中华神经外科杂志,2008,24:723-725.

[2] 江基尧.我国颅脑创伤救治现状与展望(专家论坛)[J].中华创伤杂志,2008,24:81.

[3] 江基尧.加强我国颅脑创伤临床规范化治疗(述评)[J].中华神经外科杂志,2006,22:71.

[4] 江基尧.脑损伤后神经保护与修复再生技术(讲座)[J].中华神经外科杂志,2006,22:130.

[5] 江基尧.努力提高我国颅脑创伤病人的治疗效果(专家述评)[J].中国微侵袭神经外科杂志,2006,11:385.

[6] 江基尧.脑保护药物治疗颅脑损伤的现状与展望(专家论坛)[J].中华创伤杂志,2006,22:241-242.

[7] 江基尧,徐蔚,朱诚.钙拮抗剂在颅脑创伤治疗中的应用[M]//江基尧,朱诚.颅脑创伤临床救治指南.3版.上海:第二军医大学出版社,2007:137-145.

[8] 江基尧.加强我国颅脑创伤临床规范化治疗(述评)[J].中华神经外科杂志,2006,22:71.

[9] 江基尧.我国颅脑创伤救治现状与展望(专家论坛)[J].中华创伤杂志,2008,24:81.

[10] 江基尧.客观分析颅脑创伤患者国际多中心循证医学研究结论(专家论坛)[J].中华创伤杂志,2009,25:673-674.

[11] 江基尧.积极开展循证医学研究,提高中国颅脑创伤患者的救治水平(述评)[J].中华创伤杂志,2012,28:197-198.

[12] 江基尧.提高中国颅脑创伤临床救治成功率之我见[J].中华神经外科杂志,2014,30:575-759.

[13] 江基尧.中国颅脑创伤的发展方向[J].中华创伤杂志,2015,31:774-775.

[14] 江基尧.颅脑创伤:走向精准医疗[J].中华创伤杂志,2016,32:483-484.

[15] 江基尧.颅脑创伤循证医学客观证据的科学观[J].中华神经外科杂志,2016,32:541-543.

[16] 易声禹,费舟,徐如祥.尼莫地平救治重度颅脑损伤的理论基础与临床研究[J].中华神经外科杂志,1994,10(1):28-30.

[17] 马景鉴,杨树源.尼莫地平在治疗颅脑损伤中的应用[J].中华创伤杂志,1991,7(3):129-131.

[18] 朱士广,杨树源,俞凯,等.尼莫地平治疗急性脑外伤临床效果分析[J].中华创伤杂志,1999,15(1):41-43.

[19] 卢明,王连元,廖茂斌,等.尼莫同在原发性脑干损伤中的应用[J].中华神经外科杂志,1999,15(1):15-17.

[20] 富壮,赵继宗,赵元立.大剂量甲强龙治疗重度颅脑损伤[J].中华神经外科杂志,1999,15(1):35-37.

[21] 陈志刚,朱诚,张光霁,等.神经节苷脂(GM1)GM1对急性颅脑损伤的早期保护作用[J].中华神经外科杂志,1998,13(1):58.

[22] 金尔伦全国多中心双盲临床研究课题组.金尔伦(盐酸纳洛酮)治疗急性颅脑损伤病人随机双盲多中心前瞻性临床研究[J].中华神经外科杂志,2001,17(3):135-139.

[23] BRAIN TRAUMA FOUNDATION, American Association of Neurological Surgeons, Congress of Neurological Surgeons, et al. Guidelines for the management of severe traumatic brain injury. ⅩⅤ. Steriods[J]. J Neurotrauma, 2007, 24 (Suppl 1): S91-S95.

[24] BRAUGHLER J M, LAINER M J. The effects of large doses of methylprednisolone on neurologic recovery and survival in the Mongolian gerbil following three hours of unilateral carotid occlusion[J]. Cent Nerv Syst Trauma, 1986, 3(2): 153-162.

[25] CARNEY N, TOTTEN A M, O'REILLY C, et al. Guideline for management of severe traumatic brain injury: forth edition[J]. Neurosurgery, 2017, 80(1): 6-15.

[26] ROBERTS I, YATES D, SANDERCOCK P, et al. Effect of intravenous corticosteroids on death within 14 days in 1000 87 adults with clinically significant head injury (MRC CRASH trial): randomised placebo-controlled trial[J]. Lancet, 2004, 364(9442): 1321-1328.

[27] GIANNOTTA S L, WEISS N H, APUZZO M L, et al. High dose glucocorticoids in the management of severe head injury[J]. Neurosurgery, 1984, 15(4): 497-501.

[28] HÖRMANN M. Closed cerebral injury treated with GM1[J]. Padova Liviana Press Fidia Research Series, 1988, 14: 595-604.

[29] JIANG J Y, GAO G Y, FENG J F, et al. Traumatic brain injury in China[J]. Lancet Neurol, 2019, 18(3): 286-295.

［30］ KAKARIEKA A. The European study group on nimodipine in severe head injury: a multicenter trial of the efficacy of nimodipine on outcome after severe head injury［J］. J Neurosurg, 1994, 80(5): 797-804.

［31］ KAKARIEKA A, BRAAKMAN R, SCHAKEL E H. Clinical significance of the finding of subarachnoid blood on CT scan after head injury［J］. Acta Neurochir, 1994, 129(1-2): 1-5.

［32］ MCINTOSH T K. Novel pharmacological therapies in the treatment of experimental traumatic brain injury: a review［J］. J Neurotrauma, 1993, 10(3): 215-261.

［33］ NARAYAN R K, MICHEL M E. Clinical trials in head injury［J］. J Neurotrauma, 2002, 19(5): 503-557.

［34］ RATNER M. The gatekeepers of effectiveness［J］. Nat Biotechnol, 2012, 30(6): 482-484.

［35］ SEN J, BELLI A. Nimodipine for traumatic subarachnoid hemorrhage: the end of road or better trail?［J］. Lancet Neurol, 2006, 5(12): 993-994.

［36］ SKOLINICK B E, MAAS A I, NARAYAN R K, et al. A clinical trial of progesterone for severe traumatic brain injury［J］. N Engl J Med, 2014, 371(26): 2467-2476.

［37］ Safe Study Investigators, Australian and New Zealand Intensive Care Society Clinical Trials Group, Australian Red Cross Blood Service, et al. Saline or albumin for fluid resuscitation in patients with traumatic brain injury［J］. N Eng J Med, 2007, 357(9): 874-884.

［38］ VERGOUWEN M D, VERMEULEN M, ROOS Y B. Effect of nimodipine on outcome of patients with traumatic subarachnoid hemorrhage: a systemic review［J］. Lancet Neurol, 2006, 5(12): 1029-1032.

［39］ WINN H R, TEMKIN N R, ANDERSON G D, et al. Magnesium sulfate for neuroprotection after traumatic brain injury［J］. Lancet Neurol, 2007, 6: 478-479.

［40］ WHELAN F J, WALKER M S, SCHULTZ S K. Donepezil in the treatment of cognitive dysfunction associated with traumatic brain injury［J］. Ann Clin Psychiatry, 2000, 12(3): 131-135.

［41］ WRIGHT D W, YEATTS S D, SILBERGLEIT R, et al. Very early administration of progesterone for acute traumatic brain injury［J］. N Engl J Med, 2014, 371(26): 2457-2466.

第二十章
颅脑损伤病手术的麻醉

颅脑损伤病人需要手术治疗时,因意识障碍的程度不同,使保持正常呼吸的自身调节能力减弱或消失,并可因各种外在因素,造成通气和换气功能障碍,往往导致缺氧和二氧化碳蓄积。如伴发出血和/或颅内血肿与脑水肿引起的颅内高压又可使心血管调节功能下降。由于这类病人多为急诊手术,无充裕的麻醉前准备时程,术中意外事件的发生率和麻醉的危险性都可能增加。因此,麻醉医师必须熟悉常用麻醉药物对颅内的病理生理影响,并加强围手术期监护,要熟练掌握对这类病人的麻醉处理原则,以保证手术顺利进行,使病人能安全地进入后期治疗。

第一节　常用麻醉药对颅内生理功能的影响

脑损伤后颅内血肿和脑水肿,使脑组织的顺应性降低。此时脑血流量(CBF)和脑氧代谢率($CMRO_2$)对调节颅内压(ICP)起着重要作用。另外,受损部位脑血管自身调节能力下降,其灌注压直接依赖于体循环平均动脉压(MAP)。所以,选择能低CBF和抑制$CMRO_2$的麻醉药,可以相对地维持脑组织在低代谢率状态下,避免加重脑缺血和缺氧,促进脑功能的早期恢复。常用麻醉药对脑生理功能的影响见表20-1。

表20-1　常用麻醉药对脑生理功能的影响

麻醉药*	对脑生理功能的影响			
	ICP	$CMRO_2$	CBF	恢复速率
吸入性麻醉药				
氟烷	↑	↓	↑	快速
恩氟烷	↑	↓	↑	快速
异氟烷	↑	↓	↑	快速
氧化亚氮	↑	↑	↑	快速
静脉麻醉药				
硫苯妥钠	↓	↓	↓	慢速
依托咪酯	↓	↓	↓	快速
麻醉性镇痛药				慢速/快速
米达唑仑	↓	↓	↓	快速
丙泊酚	↓	↓	↓	快速
氯胺酮	↑	↑	↑	慢速

注:*当用于维持麻醉时;↑:增加;↓:下降。

一、静脉麻醉药

（一）丙泊酚

丙泊酚（propofol）具有苏醒迅速的特点，有助于手术后早期观察中枢神经系统功能，它能够收缩脑血管减少CBF，降低ICP，还可能抑制脑组织代谢率，具有一定的脑保护作用。所以静脉用丙泊酚为基础维持麻醉，应用于神经外科手术逐渐受到人们的关注。绝大多数研究表明，丙泊酚降低或不改变ICP，同时MAP降低几乎相同幅度或更多，因此在大多数情况下脑灌注压（CPP）降低。但是，拉夫辛（Ravussine）发现丙泊酚麻醉诱导腰部脑脊液压降低32%，同时MAP也降低，CPP仍在9.33 kPa（70 mmHg）以上。沃茨（Watts）用新西兰兔做实验，发现丙泊酚和过度通气对降低颅内高压有相互增强的作用；先用丙泊酚，再过度通气，ICP从3.47 kPa（26 mmHg）降到1.60 kPa（12 mmHg），显著大于先过度通气再用丙泊酚使ICP从3.47 kPa（26 mmHg）降到2.13 kPa（16 mmHg）；ICP升高（由增加硬脑膜外球囊体积引起），造成动物同侧体感诱发电位波幅降低50%以上，先用丙泊酚使体感诱发电位波幅显著增加，而先用过度通气无明显作用。

静脉用丙泊酚维持麻醉在收缩脑血管的同时扩张体循环血管，有可能产生低血压。哈瑞格斯（Herregods）等在重型脑外伤中如ICP>3.33 kPa（25 mmHg），应用2 mg/kg丙泊酚，发现MAP降低34%和ICP下降56%，同时CPP也可降低46%。同样在择期颅内手术时，先以丙泊酚1.5 mg/kg麻醉诱导，再以其每分钟100 μg/kg的速度微泵静注维持麻醉，MAP和ICP也会降低。但用去氧肾上腺素（新福林）维持MAP不变时，发现ICP降低则更为明显。所以，急诊脑外伤手术病人用丙泊酚诱导麻醉或以其为基础维持麻醉时，都应保持较高水平的MAP，这样才能明显降低ICP。在用丙泊酚维持麻醉时，脑循环自身调节能力能保持完整，而且多项监测指标均提示脑血管对二氧化碳张力的反应性保持良好。这样有助于术中维持血液内低二氧化碳以调节CBF，降低ICP。

重型脑损伤病人术后转入监护病房时，也可以应用静滴丙泊酚作镇静治疗，调节其滴速使ICP≤1.33 kPa（10 mmHg）和CPP≥8.00 kPa（60 mmHg）即可。一般平均速度在每分钟48 μg/kg（30～80 μg/kg）时，对MAP影响不大，应用24小时后停药也不会影响病人的恢复。在对稳定术后心血管功能和ICP，或在治疗结局方面，皮尔逊（Pearson）认为用丙泊酚镇静与吗啡和苯巴比妥的镇静结果相似。

（二）巴比妥类药

巴比妥类药通过降低CBF和CMRO$_2$而产生降低ICP的作用。这一作用可治疗脑损伤病人的ICP升高，也用于颅内顺应性降低的病人麻醉诱导。巴比妥类药减弱由其他麻醉药如氧化亚氮（N$_2$O，笑气）和氯胺酮引起的脑血管扩张，因此可用作辅助麻醉药。

无论是急诊颅内手术还是择期颅内手术，以硫苯妥钠1.5～3.0 mg/kg静脉诱导均可降低ICP。该药对CBF和CMRO$_2$的作用具有显著的剂量依赖性和极限性，如在浅麻醉剂量下，降低CBF和CMRO$_2$约35%，深麻醉剂量可使两者降低近50%；但剂量如达到脑电图（EEG）处于静止状态时，再增加剂量也不会使CBF和CMRO$_2$进一步降低。说明这类药物主要是降低神经元活动和氧需要量，使病人CBF与CMRO$_2$成比例地降低。这一种作用是重型颅脑损伤病人术后实施巴比妥类药治疗颅内高压和抗癫痫的基础。一般应用硫苯妥钠，开始剂量为3～5 mg/kg，以后调节剂量维持其血药浓度为30 mg/L即可，如果有持续EEG监护，则保持EEG处于等电位状态的静脉内滴入速度应视为最佳用量。

（三）苯二氮䓬类药

1. 地西泮（diazepam）　0.25 mg/kg的地西泮不影响ICP，0.5 mg/kg地西泮静脉诱导即可使无颅内伤病人腰段脑脊液（CSF）压力降低，15 mg地西泮应用于脑损伤昏迷病人能使CBF和CMRO$_2$均降低25%。尽管这提示它能够降低ICP，但应用于颅脑损伤病人中要注意两点：① 它的生物半衰期长，而且其代谢产物有中枢活性，作为术前用药也可能产生术后嗜睡，不利于术后对病人伤情的判断。如果用氟马泽尼（flumazenil）来逆转地西泮的残余作用，其剂量宜小，防止迅速清醒时产生焦虑反应，避免加重ICP的升高。② 重型脑损伤病人对抑制性药物很敏感，静脉注射地西泮较易产生呼吸抑制，如果不能有效地辅助或控制呼吸，有可能产生缺氧和二氧化碳蓄积，反而加重颅内高压。

2. 咪达唑仑（midazolam）　对颅内生理功能的影响与地西泮相似，但它没有地西泮静注时的疼痛反应，对循环功能的抑制作用小，可以用于合并心血管功能不全病人的麻醉诱导。咪达唑仑可降低或不影响ICP，对升高的ICP降低而对正常ICP无影响。

其他苯二氮䓬类药与地西泮和咪达唑仑的作用相似。应该注意的是，苯二氮䓬类受体竞争性拮抗药氟马西尼在拮抗咪达唑仑的镇静作用时，也拮抗其对CBF和ICP的作用，因此在颅内顺应性降低的病人应慎重使用。

（四）依托咪酯

依托咪酯（etomidate）对心血管功能的抑制作用弱，可有效地降低ICP而不降低CPP。重型脑损伤合并低血压者可选择该药作麻醉诱导。严重脑损伤病人，依托咪酯对存在皮质电活动的病人降低ICP，而对皮质电活动已被最大抑制的病人无效。这表明在人类依托咪酯降低ICP，可能是因为依托咪酯抑制了脑代谢，从而降低CBF的缘故。由于目前认为它是抑制肾上腺皮质生化合成最显著的药物，故不提倡术后应用它来控制ICP。但是0.3 mg/kg的剂量诱导麻醉还是可应用，因为没有充分的理由说明它在诱导期有抑制肾上腺皮质激素的生物合成。

（五）芬太尼和舒芬太尼

麻醉性镇痛药对颅内生理功能的影响，主要着重于呼吸的管理。在术前应用这类药物都可能因影响呼吸功能、产生通气不足、二氧化碳升高而加重颅内高压。对正常ICP的病人，镇痛麻醉不升高或轻度降低ICP。对ICP升高的病人，芬太尼（fentanyl）单独或与氟哌利多联合应用不引起ICP显著改变。劳尔（Lauer）对严重脑损伤病人用芬太尼静滴4小时，没有发现ICP增加。在术中控制呼吸的条件下，应用中等剂量芬太尼（5～20 μg/kg）复合N_2O维持麻醉，并不增加ICP。虽然神经外科麻醉中有人应用大剂量芬太尼（≥100 μg/kg）和舒芬太尼（sufentanyl）（≥20 μg/kg），但是采用这种技术的病人术后多数有通气不足，需要用纳洛酮拮抗，这可能引起皮质下癫痫样活动。择期颅内手术病人应用芬太尼和舒芬太尼对血流动力学影响不大。但是在已有血流动力学改变的急诊脑损伤病人，不主张使用大剂量芬太尼或舒芬太尼。加之颅脑损伤后病人大都有意识障碍，疼痛反应迟钝，不必应用大剂量镇痛药，如有必需可按刺激反应酌情小剂量分次给药，并保持血压平稳。有人研究证明舒芬太尼使严重脑损伤病人ICP增加，其机制不清。但是，另有报道舒芬太尼、N_2O和异氟烷联合用于开颅手术脑松弛更好，这意味着舒芬太尼可能有脑血管收缩活性。Lauer证明舒芬太尼静滴4小时，颅内压没有增加。贾迈利（Jamali）报道0.8 μg/kg的舒芬太尼静注，脑脊液压保持不变。

（六）氟哌利多

氟哌利多（droperidol）具有一定程度的α肾上腺受体阻滞作用，在控制呼吸维持动脉血二氧化碳分压（$PaCO_2$）正常时，5 mg氟哌利多复合100 μg芬太尼静脉注射会使MAP有所下降，但CPP变化不大。氟哌利多虽有降低CBF和$CMRO_2$，最终产生降低ICP的作用，在已有ICP升高者的麻醉管理中应用有益，但是颅脑损伤病人用此药时也应注意两点：① 它的镇静作用长达18小时，可能影响术后早期观察神经系统功能；② 它降低CBF的比例大于降低$CMRO_2$的比例，会使CPP降至临界水平上下，因此最好同时应用能降低$CMRO_2$的药物。

（七）氯胺酮

氯胺酮（ketamine）可显著增加ICP，而过度通气、硫喷妥钠或苯二氮䓬类药能阻断或减弱其作用。但是，一些研究证明氯胺酮引起的ICP升高不被司可巴比妥、氟哌利多、地西泮或咪达唑仑所阻断。颅内占位性病变应用氯胺酮，会使CBF增加、使ICP增高到极限的程度，而且有认为CBF的增加与全脑$CMRO_2$的增加无关。所以颅脑损伤急诊手术时，不论有无循环紊乱和颅内高压，都不应以氯胺酮维持麻醉。氯胺酮不宜用于神经外科病人麻醉，特别是ICP升高或颅内顺应性降低的病人。

二、吸入麻醉药

（一）氟烷

氟烷（halthane）有增加CBF，降低$CMRO_2$的作用。20世纪60年代末发现在一些病人中氟烷有扩张脑血管作用，引起ICP增高和CPP下降。在动物和人类，氟烷都呈剂量相关的增加ICP，ICP增加与CBF增加正相关。但是，0.5MAC（最低肺泡有效浓度）或更低的氟烷对ICP影响很小。氟烷所致的ICP增加，常出现在血压降低时，造成CPP降低，可增加脑缺血的危险。当已存在颅内高压时，用氟烷进行降压，ICP可因CPP降低致CBF减少而有所降低，但如果用血管活性药再使血压提高，ICP将出现大幅升高。通常使用的挥发性麻醉药中，氟烷升高ICP的作用最强。与恩氟烷和异氟烷比较，用氟烷麻醉开颅，术中脑膨出最明显，再用血管活性药维持血压时脑膨出更为显著。氟烷麻醉中脑脊液流出阻力增加，可部分归于ICP升高。过度通气（麻醉药吸入前）或巴比妥药可减轻ICP升高，但ICP已很高或所有脑血管对二氧化碳失去反应时低碳酸血症无此作用。氟烷麻醉中，自身调节功能减弱或受抑制，并且这些副作用在停用氟烷后持续长达4小时。使用氟烷后全身血管扩张，它既可以作为麻醉药又可以作为控制性降压药，神经外科麻醉中选择氟烷主要是由于：① 易于给药及清除；② 有剂量依赖效应；③ 药物相互作用产生副作用的危险性小；④ 术后恢复迅速。但是使用氟烷麻醉时，合用大剂量肾上腺素有增加心室纤维性颤动的可能性,不可不慎。

(二)恩氟烷

恩氟烷(enflurane)具有与氟烷相似的效应。另外,恩氟烷可引起癫痫样发作,而低碳酸性过度通气更能促使癫痫样发作。恩氟烷对正常ICP的动物ICP增加较少,而对高ICP动物的ICP增加显著。恩氟烷增加ICP,不只是与CBF有关,可能部分是因为增加了脑脊液的产生和脑脊液的吸收阻力。与动物研究结果一样,恩氟烷增加人类的ICP,降低CPP。对正常ICP影响小,而对颅内占位病人ICP增加明显,特别是在使用高浓度恩氟烷时。因此,最好改用其他吸入性麻醉药(如异氟烷)。

(三)异氟烷

异氟烷(isoflurane)对正常和高颅压动物的ICP增加很少,比较适合于作为神经外科手术的吸入麻醉药。它对CBF影响较小,而在MAC较高时仍能保持脑的自身调节,且脑血管对二氧化碳的反应性也保持良好。尽管使用异氟烷后EEG变化与其他麻醉药(如硫苯妥钠和氟烷)相似,但EEG的抑制并不伴随心血管抑制(如氟烷麻醉)或癫痫样发作(如恩氟烷麻醉)。同时,异氟烷降低CMRO$_2$较氟烷更明显。已证明异氟烷对脑动脉瘤夹闭术和颅内肿瘤切除术病人有益。1%异氟烷升高的ICP可通过过度通气得以部分控制,异氟烷吸入浓度增加到1.5%时ICP才增加。此外,异氟烷虽不减少脑脊液的产生,但可减少脑脊液的吸收阻力。这些结果表明,异氟烷麻醉即使升高ICP,幅度也较弱,而且可用过度通气(在恩氟烷可能诱发抽搐)或巴比妥药预防和控制。因此,在颅脑损伤病人以吸入麻醉药维持麻醉时,异氟烷可为首选。

(四)地氟醚

地氟醚(deflurane)也是卤素类吸入全身麻醉药,其血液及组织溶解度最低,麻醉诱导迅速;麻醉浓度控制精确(麻醉维持期间);麻醉强度为异氟烷的1/5(MAC值介于4.58%~7.25%)。穆齐(Muzzi)等报道1MAC地氟醚麻醉的幕上占位病人,尽管已进行过度通气,还是引起脑脊液压升高。另有研究报道,幕上占位病人先进行过度通气,用0.5MAC的地氟醚和50%的N$_2$O麻醉,对腰部脑脊液压没有影响。阿特吕(Artru)在狗的研究中发现,地氟醚和异氟烷都增加脑脊液和矢状窦压,不增加颈静脉压;过度通气地氟醚麻醉2小时脑脊液压增加与异氟烷相似;PaCO$_2$维持正常地氟醚麻醉2小时时脑脊液压增加比异氟烷多;地氟醚麻醉4小时,脑脊液压增至4.03 kPa(30.2 mmHg),比异氟烷的2.63 kPa(19.7 mmHg)增加

明显。这可能部分因为地氟醚麻醉增加了脑脊液容积,呈逆向脑脊液矢状窦压力梯度,而异氟烷麻醉几乎没有这种变化。Artru用狗研究地氟醚麻醉的容积/压力关系,发现地氟醚降低正常脑脊液压时的颅内顺应性,而非高脑脊液压时的颅内顺应性,因此认为在正常ICP下,地氟醚降低颅内顺应性,因而增加ICP。

地氟醚对脑血管和心肺作用基本上和异氟烷相同,它产生剂量依赖性脑血管阻力下降和CMRO$_2$的下降,在0.5~1.0MAC能使ICP增加和脑自动调节功能发生障碍。初步研究资料也显示1.0MAC地氟醚麻醉期间有剂量依赖性增加CBF,如低碳酸血症的幕上肿。10MAC地氟醚维持麻醉期间,脑脊液压力平均增加高达0.93 kPa(7 mmHg),而等效浓度的异氟烷并不产生这些作用。地氟醚≥1.24MAC可产生暴发抑制(burst supression)人EEG活动度,如加用N$_2$O则对EEG几乎无影响。地氟醚深度麻醉期间或在低碳酸血症情况下未见发生癫痫样活动;且长时间地氟醚麻醉(长达6小时)并无明显的脑耐受现象,但似乎可有心血管系统耐受。

因地氟醚在临床应用时间不长,研究尚不够深入,美国已有用≤0.8MAC的地氟醚于神经外科手术的报道。

(五)氧化亚氮

N$_2$O用于神经外科维持麻醉中,主要作为镇痛药。然而,现在有迹象表明它对大脑代谢有轻度刺激作用,并能增加CBF。在低氧及缺氧小鼠中,N$_2$O引起的氧耗增加可抵消硫苯妥钠的脑保护作用。N$_2$O可增加脑循环、脑代谢,也能引起ICP增高。N$_2$O在血中溶解度比空气中的氮气高,血/气分配系数约为氮气的35倍,N$_2$O弥散入颅内的速度快于氮气弥散出的速度,从而造成ICP增高。颅脑损伤病人如果存在颅内积气或颅内高压,应避免或慎重使用N$_2$O,以免加重颅内高压,危及生命。使用N$_2$O时,预先给予硫喷妥钠、地西泮、吗啡或适宜过度通气,可以减弱ICP的增高。

三、肌肉松弛剂

(一)维库溴铵和阿曲库铵

维库溴铵(vecuronium)几乎不引起组胺释放,也不影响血压。对ICP已升高的猫,也不诱发ICP进一步升高。对脑肿瘤的病人,维库溴铵对ICP没有或影响很小。神经外科病人以芬太尼-N$_2$O维持麻醉时,用0.1 mg/kg维库溴铵或0.5 mg/kg阿曲库铵(atracrium)不会影响ICP、MAP和CPP。虽然动物研究中发现大剂量阿曲库铵引起EEG兴奋现象[与其代谢产物

N-甲基四氢罂粟碱（laudanosine）有关]，但并不伴有CBF、CMRO$_2$或ICP的变化。临床应用中也没有发现这些现象。吉芬（Giffin）在猫的实验中发现，不管基础ICP是正常还是升高，阿曲库铵对动物的ICP都没有显著影响。拉尼尔（Lanier）在氟烷麻醉的狗，每千克注入0.5、1.0和2.5 mg的阿曲库铵也没有显著改变CBF和ICP。但是它的代谢产物N-甲基四氢罂粟碱，据报道容易穿过血-脑屏障而引起抽搐。人类研究表明，阿曲库铵对ICP无影响。

急诊脑损伤病人麻醉诱导时，应用维库溴铵或阿曲库铵辅助气管内插管，只要保持足够量的肺泡通气维持二氧化碳分压正常，不会造成ICP增高。但是，它们的肌松起效时间与琥珀酰胆碱相比显著延迟（在3分钟左右），如果不是在其峰值作用时间行气管内插管，有可能声门尚未松弛或呛咳造成ICP急剧增加。又由于阿曲库铵主要依赖于霍夫曼效应代谢失活，使用中可因体温和酸碱平衡的变化而改变它的药效。所以，术中应按需给药，以免造成长时间肌肉松弛，影响术后观察呼吸功能。

重型脑损伤病人术后较长时间需辅助呼吸时，可选用阿曲库铵持续静滴，而维库溴铵的应用其药效受肝脏血流的影响。

（二）潘库溴铵

潘库溴铵（pancuronium）与维库溴铵和阿曲库铵一样，很少引起组胺释放。Lanier报道，在1MAC氟烷麻醉的狗，0.1 mg/kg和0.2 mg/kg的潘库溴铵不引起CBF和ICP的增加。但是，由于潘库溴铵可阻滞窦房结、交感神经节和交感神经末梢中的M胆碱受体，使交感活动增强，儿茶酚胺释放增多；也能抑制交感神经末梢对已释放的去甲肾上腺素的正常摄取，产生心动过速和高血压，可能引起ICP升高，尤其是在气管插管后以及自动调节失调时更易发生。尽管这种作用可被麻醉性镇痛药或β受体阻滞剂所减弱，然而，对脑损伤颅内血肿病人，应用该药不是很理想。

（三）琥珀胆碱

大量的动物研究已经证明，琥珀胆碱（succinylcholine, scoline）升高ICP。颅内占位病人用琥珀胆碱辅助气管内插管时，可明显地增加ICP。以前认为这是肌颤时胸内压、腹内压和静脉压增加的结果，但Lanier等发现，1MAC氟烷麻醉的狗琥珀胆碱引起的ICP增加，是与肌纤维成束收缩、EEG唤醒和CBF增加相伴发的。后来的研究证明，肌梭传入活动增加与CBF的增加平行。颈部肌肉成束收缩，造成颈静脉血淤积，可能也是促进ICP增加的一个因素。所以先给小剂量非去极化肌松药后，再用琥珀胆碱，可以预防或减弱ICP的增高。但是这种方法不能降低它引起高血钾，增加心律失常甚至心脏骤停的危险性。因此，对颅脑损伤病人，估计没有插管困难时选用中效非去极化肌松剂较安全。而对重型颅脑损伤救治过程中，需要紧急气管内插管急救时，琥珀胆碱的肌松效率还是最迅速可靠。

第二节　麻醉管理

一、颅脑损伤病人的麻醉特点

根据颅脑损伤病人的固有特点是伤情重、变化快、需要紧急救治，麻醉的管理势必从接受病人开始即需了解伤情，防止恶化，用最安全的麻醉药物，在全面监测情况下密切配合手术，顺利进行开颅探查；清除血肿和止血，防止脑水肿，以利颅内高压顺利转归。

（一）伤情估计

可按格拉斯哥昏迷量表（GCS）评定估计伤情，针对病人的意识障碍程度，8分以下表示已昏迷；积分越低表示意识障碍越深，要考虑麻醉药的用量可以越少。

（二）全身情况估计

特别是循环系统和呼吸功能方面。

1. 循环系统功能　由心脏、血管状态和循环血容量三者决定。单纯颅脑损伤后，因颅内高压产生脑缺血反应，病人可表现为收缩压升高、心动缓慢，呼吸频率减少而幅度增加，并常有呕吐。如病人同时出现血压下降、脉搏细速、呼吸急促、烦躁不安等症状时，应怀疑有合并其他脏器损伤、出血性休克的可能。需分辨轻重缓急，立即进行支持循环系统的急救。无论在同时或先后进行颅脑及其他脏器手术时，都需牢记MAP < 10.67 kPa（80 mmHg）即可导致脑缺血，加重脑水肿，使ICP进一步升高。支持循环系统功能是保证脑灌注的必要条件。

2. 呼吸功能　呼吸功能的基础是通气和换气。颅脑损伤昏迷病人大多伴通气障碍，舌后坠即需引起高度重视；术前和术中即使只用小剂量镇静或镇痛药，都应加强呼吸道管理，尤其是伴呕吐者，胃内容误吸可致吸入性肺炎，以至发生神经源性肺水肿，又可造成换气功能障碍。麻醉医师应习惯于经常听诊双侧肺呼吸音,有湿性啰音时必须仔细吸引气管内分泌物,但吸引时间不可过长,管深不可引起呛咳。时刻警惕缺氧和二氧化碳蓄积可导致顽固性脑水肿。病人手术可以成功,但仍然有发生吸入性肺炎或急性呼吸窘迫综合征(ARDS)的危险。

二、麻醉和手术前急救及治疗

麻醉和手术前获得及时而确当的急救措施是提高脑外伤病人麻醉和手术安全的重要环节。若病人已有脑疝形成威胁生命,应在急诊手术室以局部麻醉先进行快速钻颅部分血肿清除和减压的同时积极采取有效的循环和呼吸支持,待病人一般情况改善后,再进行正规手术,以降低麻醉危险性。具体措施如下。

(一)保证气道通畅及供氧

对GCS<8分或有多发伤者,可紧急气管内插管。吸净分泌物和异物,保持气道通畅,并立即进行过度通气,保证供氧充分,降低PaCO_2,使CBF减少,最终降低ICP。尽可能维持PaCO_2为4.53～4.80 kPa(34～36 mmHg),动脉血氧分压(PaO_2)>13.3 kPa(100 mmHg);辅助呼吸时,气道压峰值<4.67 kPa(35 mmHg);如有呼气末正压通气(PEEP),其压力应<1.07 kPa(8 mmHg),吸/呼比值应<1,以免静脉压升高加重ICP的升高。

(二)保证静脉通路,补充血容量

畅开静脉通路是能及时补充血容量的可靠保障。脑损伤病人不论有无合并伤致大出血,常因院外救治过程中反复应用脱水剂(如甘露醇)来降低ICP,都有循环血容量不足。充分补充血容量,改善循环功能,提高脑有效灌注压,对改善缺血性脑水肿有益。对MAP<10.67 kPa(80 mmHg)者,均应在麻醉诱导开始前进行经皮穿刺(或切开)深静脉置管。当怀疑多发伤或术中可能有大血管(矢状窦)破裂时,应建立多条静脉通道,尽可能早期输血、补液等措施恢复正常的循环功能,保证脑组织的氧运输正常。

(三)纠正水、电解质与酸碱平衡紊乱

脑损伤后用脱水剂降低ICP时,常造成体内水和电解质紊乱。在合并低血压时有可能存在代谢性酸中毒;呼吸功能障碍者还可伴有呼吸性酸中毒,损伤早期则可能有呼吸性碱中毒。这些情况都能使病人对麻醉药的耐受性差异极大,麻醉管理不当极易产生循环衰竭,加重脑损伤。因此,应在短时间内反复进行电解质和血气、酸碱检测,并加以纠正。

(四)麻醉监测

脑损伤病人术中和术后都应加强严密全面的监测,术后至少等待病人清醒和/或生命体征稳定。任何先进的监护设备都替代不了有经验的麻醉医师坚守岗位和及时分析判断。

1. 呼吸功能监测 由于麻醉过程中呼吸很易受到影响,脑损伤后和手术本身又可直接或间接干扰病人的呼吸功能,所以全麻下进行呼吸监测和管理十分重要。术中呼吸监控不当可能引起术中急性脑膨出和术后呼吸系统并发症,有些术中难以解释的心脏骤停也可能与此有关。因此,要求麻醉医师术中对呼吸的监控不能限于维持呼吸道通畅和观察呼吸节律与频率(保持自主呼吸时),应包括从简单的视诊、听诊到复杂的呼吸功能监测,连续全面地观察、分析病人的呼吸情况。

(1)视诊:对保留自主呼吸者,观察呼吸方式、频率、节律和幅度,特别注意重要部位手术时呼吸的变化;口唇、指甲和皮肤颜色。

(2)听诊:包括呼吸音量、音质,注意有无异常呼吸音和气道内分泌物潴留。

(3)呼吸道气体浓度监测:用红外线CO_2测定仪测定呼气末气体中CO_2浓度。此法迅速方便,应用极为广泛。麻醉医生可根据呼气末CO_2浓度降低,而在临床症状出现前发现病人的呼吸异常。CO_2浓度趋势曲线变化也可能预示循环功能的改变,如循环衰竭前已有CO_2浓度的降低。

(4)经皮动脉血氧饱和度(SpO_2)监测:根据血红蛋白的光吸收度设计,能连续无创伤性经皮监测血氧饱和度,广泛用于临床麻醉中,应视为脑损伤手术的常规监测项目之一。它在显示氧饱和度的同时也显示脉搏次数。但是低温<35℃、低血压<6.67 kPa(50 mmHg)或用血管收缩药使搏动幅度(动脉搏动吸收光量)减少时,影响SpO_2正确性。此外不同部位、传感器松动也可影响测定正确性。

(5)动脉血气测定:无论是病人的通气或换气功能障碍,还是循环功能障碍,最终将导致血气变化。因此,血气分析是衡量呼吸功能的重要指标,也是麻醉中不可缺少的监测项目。PaO_2指溶解在血浆中的氧所产生的压力,与吸入氧分压成正比。PaO_2与组织供氧相关,当PaO_2<2.67 kPa(20 mmHg)时,组织便失去从血液中摄取氧的能力。动脉血氧饱和度(SaO_2)表示血红蛋白被氧合的程度,与氧分压直接相关,比SpO_2准确,但也受温度、二氧化碳分压和血pH的影响。肺泡-动脉血氧分压差(P_{A-a}O_2)正常值约为0.80 kPa(6 mmHg),最多不超过2.67 kPa(20 mmHg);如>2.67 kPa,说明肺的弥散能力下降;当PaO_2下降而

$P_{A-a}O_2$正常时，提示通气功能障碍。$PaCO_2$是指溶解在血浆中二氧化碳产生的压力，正常值为$4.67 \sim 6.00$ kPa（$35 \sim 45$ mmHg）。在急诊脑损伤手术以及择期颅内手术中监测$PaCO_2$是十分重要的。

2. 循环功能监测 麻醉和手术过程中，循环系统的变化最为常见也更为迅速，直接影响手术的顺利进行和病人的安全，因此麻醉医生应认真监测有关指标，正确分析引起变化的原因，及时而正确处理可能或已发生的循环紊乱。

（1）血压：是最重要的监控指标，在颅脑手术中尤为如此。因为脑血管只有在正常情况下才有自身调节能力；脑损伤后脑缺血、缺氧和呼吸功能不全时，这种调节功能破坏，脑血管处于麻痹状态；CBF的多与少直接受血压影响。测量血压的方法有间接法和直接法。间接法中常以袖套测压法最常用，一般选择测量部位为上肢，脑损伤病人如血压稳定时可用于术中监测。当病人血压低或术中可能有血压明显波动即大出血时，宜用直接法，一般采用经皮动脉穿刺置管术，凡能扪及搏动、内径足够的表浅动脉均可供插管测压，但应根据术中体位、局部动脉的通畅情况等选定，最常选用桡动脉。置管成功后，用导管与血压计连接或与传感器连接。

（2）中心静脉压：为胸腔内的上、下腔静脉或右心房内的压力，是衡量右心室排出回心血量能力的指标，正常值为$0.59 \sim 1.18$ kPa（$6 \sim 12$ cmH_2O）。脑损伤病人合并心血管功能不全、多发伤或术中有大血管破裂者均应进行中心静脉测压。目前采用经皮颈内静脉和锁骨下静脉穿刺插管测量中心静脉压。虽然股静脉穿刺插管有可能增加感染机会，但是在颅脑手术中不会影响操作，仍常被选用，但插管深度难以超过膈肌平面，要受腹内压的影响。测压方法为水压力计或连接传感器。由于中心静脉压并不能直接反映病人的血容量，它只能反映心脏对回心血量的泵入能力，并提示静脉回心血量是否充足，而且中心静脉压反应慢。所以临床上如未测肺动脉，在中心静脉压升至$0.78 \sim 0.98$ kPa（$8 \sim 10$ cmH_2O）后即应减慢输液，以免发生肺水肿。

（3）心电图：是麻醉和手术中最为常用的监测项目，主要用于诊断有无心律失常、传导阻滞、心肌缺血和心肌梗死以及电解质紊乱。目前在心电图监测中主要使用胸前盘状电极，优点在于干扰小、基线稳、能清楚显示P波和QRS波群、电极可较长时间保留、不影响肢体活动。

（4）尿量测定：在肾功能正常的情况下，尿量是判断心排血量和周围组织灌注的简单可靠的指标。正常尿量为每小时1 mL/kg，尿量减少提示低血容量性循环功能不全。脑损伤应用脱水剂时应根据尿量及时补充适当液量以维持正常。

三、麻醉处理原则

脑损伤病人如意识清楚或烦躁不安时，应选用不抑制呼吸和循环功能的镇静药，只消除恐惧和紧张，有利于降低ICP；对已处于昏迷的病人只需给抗胆碱能药；当出现休克时术前用药更应小剂量给予。脑损伤病人术前用药不必包括麻醉性镇痛药。因此，这类病人均应采用气管内插管全身麻醉，以便保证供氧充分，防止二氧化碳蓄积。麻醉医生宜全力处理循环和颅内高压等方面的问题，保证手术顺利进行。

（一）麻醉诱导

监测系统安置完毕，静脉通道建立后，即可开始麻醉。根据病人的气道情况，选择诱导方式和气管插管方法。如存在解剖因素使面罩通气或插管困难者，就不应作全麻诱导。有条件时可在呼吸道局麻下用纤维支气管镜引导插管；确有气道异常又没有纤维支气管镜时，可在局麻下先行气管切开术，因为轻度缺氧和二氧化碳蓄积对急诊脑外伤病人不利，很容易加重颅内高压。一般情况下，脑损伤病人不应采取所谓"清醒"插管术。

如果病人气道解剖和颈颌部活动度正常，可以在静脉诱导下进行气管插管。平稳迅速地诱导对急诊脑损伤病人至关重要，因为置入喉镜和气管插管可反射性引起血压升高、呛咳，在脑损伤部位脑血管自身调节功能部分或完全丧失时，可引起ICP更高，有产生脑疝的危险。具体方法：① 诱导前用面罩给纯氧$3 \sim 5$分钟，并同步进行辅助通气，以免插管操作期间产生缺氧和二氧化碳蓄积；② 静脉依次给予硫苯妥钠（$4 \sim 8$ mg/kg），或丙泊酚（$1.5 \sim 2$ mg/kg）和利多卡因（$1 \sim 1.5$ mg/kg），使病人充分镇静的同时减少CBF和减轻插管引起的高血压；③ 酌用中等剂量的非去极化肌松药如阿曲库铵（0.5 mg/kg）；④ 密切观察血压变化，迅速审慎地应用血管活性药或补液来纠正高血压或低血压。脑损伤病人麻醉诱导时选用吸入性麻醉药不合适，因为诱导速度慢，同时产生剂量依赖性增加CBF，最终增加ICP。

（二）麻醉维持

气管插管成功后，应该继续过度通气，使供氧充分，并利用低碳酸血症降低CBF，减轻颅内高压。当怀疑有呕吐误吸时，应先吸净气管内胃内容物和/或分泌物,并早期应用肾上腺皮质激素以提高自身免疫机能,防治肺部感染。根据病人情况尤其是循环功能选择麻醉维持的方法和药物。

理想神经外科麻醉维持药应具备:① 减少脑血容量或收缩脑血管,以便降低ICP;② 减少CBF和CMRO$_2$,但维持CBF/CMRO$_2$比值在正常范围;③ 维持大脑自身调节;④ 能维持脑血管对CO$_2$的正常反应性;⑤ 术中能随时精确调控麻醉深度;⑥ 术后苏醒迅速可靠。根据这些要求,目前尚没有单一麻醉药能予满足。因此,必须采用联合用药即平衡麻醉的方法维持麻醉。具体方法为少剂量芬太尼和非去极化肌松剂按需给药,辅助应用小剂量镇静药如丙泊酚或吸入低浓度异氟烷维持浅麻醉状态。几乎所有麻醉药(除N$_2$O和氯胺酮外)对心血管功能都有抑制作用,维持麻醉过程中较容易产生全身性低血压,引起CPP下降,对颅内高压病人极为不利;同时几乎所有麻醉药都能抑制呼吸功能,并维持脑血管对CO$_2$的反应性。因此,维持麻醉时必须控制呼吸,防止高碳酸血症增加CBF,导致ICP严重增加,影响手术进行或威胁生命。由此可见,急诊脑损伤病人维持麻醉时都应控制呼吸。

（三）术中颅内高压的处理

开颅时颅内高压可引起脑组织膨出,使手术野的显露困难。常由于手术时挤压脑组织、体位、气管不通畅、输液和输血过多、缺氧和CO$_2$潴留、麻醉药和肌松药应用不当甚至钠石灰失效引起。麻醉医生除了去除这些诱因外,还应做如下治疗。

1. 过度通气 是一种迅速有效降低ICP的方法。血中碳酸浓度降低可使脑血管收缩、减少脑血容量、降低ICP。但其疗效取决于脑血管对CO$_2$的敏感性,故较长时间过度通气时,PaCO$_2$不应低于3.33 kPa（25 mmHg）。当脑血管麻痹时,如重型脑外伤或深度麻醉状态,过度通气对直接治疗颅内高压是无效的,但可减少脑酸中毒,恢复血管对CO$_2$的敏感性和自动调节作用。要注意:CBF和ICP的降低作用随着过度通气时间延长而减弱,而且停止过度通气后有可能反跳,所以该方法仅适用于短时程使用。

2. 利尿剂 ① 渗透性利尿剂如甘露醇,可因回收组织间液而减少脑组织容积。在自身调节功能完整的病人,甘露醇不改变CBF,在给药25分钟后ICP降低27%;而在自身调节损害的脑损伤病人中,CBF可增加5%,ICP在25分钟时则减少仅为18%;另外颅内血肿病人应用后可因健康组织下陷,还可能使血肿扩大。甘露醇可引起暂时性血管内容量增加,对心功能不全的脑损伤病人,应严密监护。② 襻性利尿剂如呋塞米,作用慢,起效需30～45分钟。但它不增加血管内容量和渗透浓度,对心功能不全者是较好的选择。③ 皮质醇,可改善血-脑屏障及减轻血管性脑水肿。

3. 收缩脑血管、降低CMRO$_2$的药物 如硫苯妥钠、丙泊酚和利多卡因都有这些作用,但是前两者静脉应用剂量过大、推注速度过快较易产生循环抑制,因此,对低血容量或心功能不全者应审慎给药。

4. 注意吸入麻醉药的影响 吸入性麻醉药都有增加ICP和CBF的作用,应用中必须过度通气来减轻这些反应。如怀疑术中ICP升高与吸入药有关,应给适量硫苯妥钠或丙泊酚,也可以停用吸入药改静脉丙泊酚维持麻醉。

5. 维持血管内容量 大量出血后单纯输入大量晶体液以维持血流动力学的稳定及血管内容量,可以引起急性血液稀释,降低血浆渗透压,最终导致皮质含水量增加。因此,术中失血应补足,必要时还可输白蛋白或冻血浆等,以维持血容量和血浆渗透压,降低ICP。

（四）术后处理

脑损伤病人术后很少立即苏醒,而且苏醒后有可能呕吐,所以如果病人能够耐受气管导管,可予以保留至清醒拔管。重型脑损伤估计术后有较长时间昏迷,应在手术结束时即行气管造口术。转入术后监护病房途中仍应辅助呼吸,防止缺氧和二氧化碳蓄积加重脑水肿。这类病人常需持续辅助通气和镇静治疗一段时间,因此必须继续全面监测。为安全度过术后脑水肿过渡期,在生命体征稳定的情况下,术后应注意限制入水量,烦躁不安时仍可用巴比妥类药继续控制,直至完全清醒。总之,为保证病人的安全康复,细微变化都应及早发现、及时处理,严密加强术后护理必不可少。

（杨立群）

参考文献

［1］ 杭燕南.当代麻醉手册［M］.3版.上海:世界图书出版公司,2016.

［2］ 俞卫锋.麻醉与围术期医学［M］.上海:世界图书出版公司,2018.

［3］ WALTER M. Management of brain trauma［J］. Acta Anesthesiol Scand Suppl, 1996, 109: 53-57.

［4］ COLLETTI A A. Feasibility and indicator outcomes using

computerized clinical decision support in pediatric traumatic brain injury anesthesia care[J]. Paediatr Anaesth, 2019, 29(3): 271−279.

[5] GEERAERTS T. Management of severe traumatic brain injury (first 24 hours)[J]. Anaesth Crit Care Pain Med, 2018, 37(2): 171−186.

[6] BHATTACHARYA B. Anesthesia for patients with traumatic brain injuries[J]. Anesth Clin, 2016, 34(4): 747−759.

[7] ABCEJO A S. Exposure to surgery and anesthesia after concussion due to mild traumatic brain injury[J]. Mayo Clin Proc, 2017, 92(7): 1042−1052.

[8] STOCCHETTI N. Severe traumatic brain injury: targeted management in the intensive care unit[J]. Lancet Neurol, 2017, 16(6): 452−464.

[9] FISCHER J A. Anesthetics influence mortality in a drosophila model of blunt trauma with traumatic brain injury[J]. Anesth Analg, 2018, 126(6): 1979−1986.

[10] GRADISEK P. Isoflurane rescue therapy for bronchospasm reduces intracranial pressure in a patient with traumatic brain injury[J]. Brain Inj, 2016, 30(8): 1035−1040.

[11] KHANDELWAL A. Anesthetic considerations for extracranial injuries in patients with associated brain trauma[J]. J Anesth Clin Pharmacol, 2019, 35(3): 302−311.

[12] MAREHBIAN J. Medical management of the severe traumatic brain injury patient[J]. Neurocrit Care, 2017, 27(3): 430−446.

第三篇
颅脑损伤合并伤的临床诊治

第二十一章
颅脑损伤合并骨关节损伤

第一节　概　述

随着我国交通、工业、建筑业等行业快速发展，近些年各种多发性损伤病人数量较以往有大量的增加。在这些病人中，最常见的损伤组合类型是颅脑损伤合并骨关节损伤。此类多发性损伤病人大多伤势较重，致死、致残率高，给社会和家庭带来巨大的损失和影响。因此，制定和有效实施伤害预防措施，规范和逐步优化对此类多发伤医疗救治流程，提高具体实施医疗救治医务人员的处置水平，将伤害对病人及家庭、社会带来的损失和不良影响降至最低，就显得尤为重要。

对颅脑合并骨关节损伤病人的治疗，坚持生命第一的原则已成为共识。对此类多发性损伤的病人要达到高水平的院内救治，需要一个统一协调部门，如急诊创伤科或急诊抢救室以及各专科医生（如急诊科、神经外科、骨科、麻醉科、重症监护科、泌尿外科、胸外科、普外科、内科医生等）的协同处理。如果没有一个统一协调的部门，各科各自为战，往往会出现对病人伤情缺乏全面客观的认识、顾此失彼以及分不清轻重缓急的情况，容易造成病人病情进展、得不到合适和及时的治疗，严重时导致病人死亡。

一、常见致伤因素与损伤特点

造成颅脑及骨关节同时损伤通常需要高能量的暴力，往往是在很短时间内重复暴力、冲击力和反作用力等综合所致。其特点是伤情重、休克发生率高、开放骨折多，并常有其他合并伤。临床上以下列致伤因素较为多见：

1. **交通伤**　由车辆撞击、碾轧、急刹车减速、抛坠等暴力所致。高速撞击时，伤者除局部遭受直接暴力外，还常被撞击弹出，造成冲击外力的继发性打击，发生头颅、四肢、骨盆、脊柱、胸腹部损伤。此类病人伤势往往严重，开放骨折、休克发生率及病死率较高。

2. **坠落伤**　由高空坠落致伤，多出现于建筑工地、高楼不慎坠落或者跳楼自杀等情况。由于保护性反射作用，大多坠落者为足踝部先着地，地面反作用力向上传导，造成典型足踝-下肢-骨盆-脊柱-颅脑连锁性损伤，也有颅脑、骨盆、四肢或者躯干直接着地的，如果坠落时有双手支撑着地，可有上肢骨折和颌面部损伤。通常，坠落点越高，反作用力越大，伤势也越严重。

3. **压砸伤**　因地震、矿难、建筑塌方、重物倒下等致伤。损伤部位以头颅、胸腹部、脊柱与下肢多见。如颅脑损伤、脊柱屈曲骨折和/或脱位伴截瘫、胫腓骨和股骨干骨折等，且大多伴有开放性损伤。

二、易发生延迟诊断或漏诊

颅脑损伤伴骨与关节损伤时，很多病人处于昏迷状态，或有旁人提供主诉，常常会造成顾重失轻，给骨关节损伤及时诊断、及时处理带来困难。加上检查条件等的限制，容易使医务人员顾此失彼，导致诊断不及时或漏诊的发生。此外，对多发性损伤临床特点缺乏认识，检查不细致，临床经验不足也是常见原因之一。分析其临床特点，容易漏诊的损伤常为以下几种类型：

1. **躯干部的损伤**　躯干活动度小，局部功能障碍及畸形表现不明显，伤情严重时翻身检查困难，容易造成延迟诊断或漏诊。常见的损伤包括椎体压缩性骨折、横突骨折、肩胛骨骨折、肋骨骨折等。

2. **同一肢体多发损伤**　包括同一骨的骨折和脱位及同一肢体不同骨的骨折和脱位这两种损伤情况。常见的损伤有下肢骨折合并髋关节脱位，尤其是髋关节中心脱位等。由于骨干骨折明显畸形，使关节脱位的畸形易被忽视。

3. **神经损伤**　脊柱或肢体骨折严重时，可造成脊髓、神经根或周围神经损伤。颅脑神经损伤发生瘫痪时,常使这些合并伤在早期被遗漏,往往在手术探查时或晚期被确诊。

4. **肢体末端小骨折** 如尺骨茎突、手舟骨、跖骨骨折以及较为隐蔽的跟骨骨折等,因临床症状不明显易被漏诊。

三、救治原则

处理颅脑损伤合并骨关节损伤病人,应遵循一些基本的原则:先抢救生命后治疗,先重后轻,先急后缓。

(1)院前、院内紧密配合成为制度化,抢救过程的顺序化,技术操作的规范化,是救治水平与质量保证的基础。

(2)救命第一,救伤第二。

(3)确立危重创伤救治的"黄金第1小时"观念。抓紧第1小时的诊疗处理,可能对救治的成功起关键性作用。

(4)生命器官功能的支持应贯彻于创伤救治的全过程。

(5)院前急救、急诊科室急救与重症监护病房(ICU)一体。早期、及时、正确、有效的抢救和治疗是降低病死率、减少伤残率、提高疗效的关键,应在救治过程中始终掌握时间和疗效这两个基本因素。

对于有可能威胁病人生命的,如颅内出血、脑疝、骨盆骨折等伤情,应当优先处理,分秒必争,首先抢救病人生命。在快速对病人完成病史采集和查体、辅助检查后,应做出初步的、较为准确的诊断,对伤情进行总结与评估,分出轻重、缓急,然后由急诊科、神经外科、骨科及麻醉科、重症监护科等相关科室联合制定救治方案与救治实施措施。在救治过程中,应遵循"VIP"顺序,即:① 保持呼吸道通畅,清除异物;② 保持静脉通道的通畅,达到有效扩容及通畅的治疗途径;③ 监测生命体征与心脏输出功能等。

作为神经外科医生,从多发性损伤的抢救与治疗这一整体观出发,应当与骨科医生一起协商、制定相应的救治方案。对于不会对生命造成威胁的骨关节损伤,应当首先处理可能会导致病人死亡的脑损伤,早期对骨折可以先行临时固定,避免继发伤害,待病人生命体征及病情稳定后,根据骨折类型及病人整体情况,决定具体治疗方案,如保守治疗石膏固定、手术治疗等;而对于可能会造成病人死亡或者造成严重后遗症的骨关节损伤,如严重的骨盆骨折、脊柱损伤合并脊髓损伤,应当及时处理,争取挽救病人生命,尽量减小可能出现的后遗症。

四、颅脑损伤与骨关节损伤的相互影响

颅脑损伤与骨关节损伤之间存在着相互影响。

(一)颅脑损伤加速骨折愈合,促使异位骨化

在临床实践中,经常会见到一种现象,即当肢体骨折同时合并有颅脑损伤时,骨折愈合速度明显加快,骨折断端骨痂过度生长;在手术中也会发现,合并脑外伤病人的骨折断端骨痂数量多、体积大,形成速度快,甚至在肌肉中出现异位骨化。乔丹(M. Jodoin)等人报道合并轻度颅脑损伤的骨折病人发生异位骨化的现象远多于单纯骨折的病人。

自从颅脑损伤影响骨折愈合的观点被提出至今已有近30年。2003年前有少量文献并不认为颅脑损伤会加速骨折愈合,而2003年后的文献均认为,颅脑损伤能够加速骨折的愈合;大部分的研究是基于细胞或者动物实验的,也的确发现了一些影响因子或者可能的机制,而临床的研究相对较少。最新的文献关于其机制的主流观点有两种:一种是间充质干细胞(MSC)通路;另外一种为瘦素(leptin)-降钙素基因相关肽(CGRP)相关通路。具体的机制尚不完全清楚。目前被提出的可能的影响因素主要有以下几方面:

1. **机械因素** 脑外伤合并骨折病人,骨折处存在不同程度的活动,这种机械刺激可加速骨折周围的骨形态发生蛋白(BMP)的合成、分泌,进而诱导MSC向成骨细胞转化,促进骨折愈合。

2. **基因表达改变** 如 *c-fos*、*c-jun* 等即刻早期基因,在第二信使诱导下,表达FOS、JUN等核蛋白。FOS和JUN蛋白通过亮氨酸拉链形成异源二聚体激活蛋白-1(AP-1),在细胞对外界刺激——转录耦联信息传递过程中起着核内"第三信使"的重要作用,然后作为转录因子与许多基因的AP-1结合位点结合,完成第二信使到晚期基因的信号转导,从而调节神经生长因子(NGF)的转录,对骨折愈合产生影响。

3. **细胞因子、激素、生长因子的作用** 如BMP、胰岛素样生长因子-1(IGF-1)、转化生长因子-β(TGF-β)、碱性成纤维细胞生长因子(bFGF)、血管内皮生长因子(VEGF)、瘦素、CGRP等,都可能参与了颅脑损伤病人骨折加速愈合的过程。张(R. Zhang)等人根据最近研究发现,NGF、VEGF及M2巨噬细胞跟颅脑损伤病人骨折愈合加速有密切的关系。

4. **微RNA** 孙(Y. Sun)等人研究发现一些微RNA,如miRNA-26a-5p、microRNA-16-5p,也可能与颅脑损伤病人骨折愈合加速有关。

综上所述,目前对于颅脑损伤能够加速骨折愈合

的观点趋向统一，而研究发现的可能的因素也很多。可能是上述的、还有一些没被发现的影响因素都参与了这个过程，在完整通路的不同阶段扮演了不同的角色，而其最终结果都是加速了骨折的愈合，或引起异位骨化。

因此，临床上对于颅脑损伤合并骨折且骨折需要复位的病人，条件允许情况下，应当尽早行复位与固定，避免因骨痂形成加速导致骨折畸形愈合，最终影响病人肢体和关节的功能。

（二）骨折对脑功能的恢复不利

近期苏托（Y. Suto）等人的研究发现，伴有颅脑损伤的长骨骨折可能不利于早期神经功能以及学习或记忆能力的恢复，而依诺肝素能够拮抗长骨骨折对神功功能恢复的影响，从而有利于合并骨折的脑外伤病人神经功能的恢复。

五、骨关节损伤的治疗原则

如存在威胁病人生命的伤情，如颅内出血、脑疝、骨盆骨折、失血性休克等时，应当首先进行治疗，骨关节损伤在不影响救治前提下可先进行简单、快速和有效的临时固定，待病人生命体征和病情得到控制和稳定后，再根据病人骨关节损伤的类型与严重程度及病人的一般情况，来决定具体的治疗方案。

骨关节损伤的治疗原则为复位、固定与康复功能训练。目前骨关节损伤的治疗，总的来说可以分为两大类：

1. **保守治疗**　包括手法复位石膏或支具固定、骨牵引或皮牵引等。病人是否能行保守治疗应当根据骨折的类型、病人的实际情况、病人是否能耐受手术及病人的经济条件等因素综合考虑。并且在保守治疗过程中，应定期复查，同时加强护理，避免出现长期卧床导致的压疮、肺部感染、血栓栓塞、肺栓塞等并发症。

2. **手术治疗**　包括闭合复位克氏针固定、切开复位内固定或者外固定支架固定等。以往传统观点认为，颅脑损伤合并骨关节损伤病人创伤严重、病死率高，骨折早期手术会加重局部创伤，增加感染概率，风险较高，故多主张保守治疗。1940年以前，多采用牵引和石膏固定。第二次世界大战以后，国外开始早期手术治疗。国内20世纪80年代开始认识到骨折早期

内固定有利脑功能的恢复和对重要脏器采取治疗，便于术后护理，可显著降低病人病死率，减少并发症。恰当的局部处理，有利于全身的救治，而且为肢体的功能恢复创造条件。近几十年来，骨折合并脑外伤治疗的最大进展在于摒弃了传统保守治疗的观点，建议尽早用内固定术或外固定支架固定术对骨折进行积极有效的固定。其优势在于：

（1）减少并发症。随着现代医学的飞速发展，急救水平不断提高，许多颅脑损伤的病人能够被成功救治进入康复阶段。但是肺部感染、急性呼吸窘迫综合征（ARDS）、肺栓塞、压疮、脂肪栓塞、心脑血管意外等并发症常威胁病人的生命。特别是伴有多处大骨干骨折或脊柱骨折、脱位时，单纯依靠卧床、石膏固定或牵引治疗，必然会给全身治疗和护理造成困难，带来并发症。反之，若能早期施行坚强的内固定，就能为这些病人的全身处理和术后护理带来方便，并且可以减少并发症的发生。近年来有研究表明，对大骨干骨折行早期内固定后，由于有效地控制了骨折端的活动，能减少脂肪栓塞的发生。随着影像辅助条件下的复位及髓内穿钉术的运用，使内固定向手术快速、创伤轻微方向发展。因此，不少学者主张，对于多发性损伤中的骨与关节损伤，应争取早期施行内固定治疗或采用外固定支架固定。这一观点，同样适合于颅脑损伤合并骨与关节损伤病人的救治。

（2）早期骨折内固定不会造成继发性脑损害，反而有利于脑功能的恢复。骨折早期有效内固定可减少骨折端的出血，降低低血压的发生，减轻对脑组织的损伤。

（3）有利于肢体功能恢复。早期骨折内固定有利于骨折的良好复位和稳定骨折，可以让病人尽早开始肌肉锻炼和关节活动，防止肌肉废用性萎缩和邻近关节的僵硬，最大程度地恢复肢体和关节功能。

需指出的是，对多发性损伤病人采用手术治疗应具备一定条件。首先是应有较高的麻醉水平，麻醉师能在手术中保持全身情况的稳定，并使手术操作能够顺利地进行；其次是要有合适的内固定器材、良好的术中X检查监视设备和正规熟练的手术操作技术等，不具备条件违反常规贸然行之将导致严重后果。

第二节 四肢损伤

一、锁骨骨折

锁骨骨折是常见的骨折类型，绝大多数是直接暴力引起，肩部跌伤所致约占85%，锁骨直接打击伤占13%，而臂伸展位摔倒，经传导外力所致的只占2%。

按骨折的部位，分为外侧段（外1/3）、中段（中1/3）和内侧段（内1/3）锁骨骨折。其中，锁骨中段骨折最为多见，占锁骨骨折总数的72%～80%。中段是内、外两端的移行交接部位，直径最小，且又缺乏肌肉和韧带等加强结构，所以锁骨中段容易骨折。中段骨折后，胸锁乳突肌向上牵拉骨折近端，上肢的重量向下牵拉其远段，使发生移位。不同部位的锁骨骨折的治疗方式如下：

1. **锁骨中段骨折** 成人的锁骨中段骨折以非手术治疗为主。锁骨骨折很少使用闭合复位，因为通常骨折不稳定，没有可靠的外固定支持。用"8"字绷带或者颈腕吊带固定，一般需要固定4～6周。颈腕吊带的舒适性要好一些。比较愈合率和康复速度，"8"字绷带与颈腕吊带没有显著区别。因此，有学者建议，优势侧骨折以"8"字绷带固定以方便手活动，而非优势侧则选用吊带固定。保守治疗可能会引起骨折不愈合、畸形愈合，而畸形愈合和骨不连可压迫臂丛和大血管，引起胸廓出口综合征。对新鲜骨折的手术适应证仍有争议，能被广为接受的包括：开发性锁骨骨折，骨折有潜在顶破皮肤的危险，合并神经、血管损伤。参考的适应证包括：骨折合并同侧肩胛颈骨折，形成"浮动肩"；多发损伤，肢体需早期开始功能锻炼；骨折错位严重而无法整复（特别是严重错位的螺旋斜形骨折或骨折短缩超过1.5 cm）；锁骨粉碎性骨折，骨折块间有软组织影响骨愈合。常用钢板内固定，固定方式有上方钢板或前方钢板固定或2.7/2.4 mm双钢板固定。髓内钉固定也是一种不错的选择。

2. **锁骨外段骨折** 尼尔（Neer）Ⅰ型骨折时，因喙锁韧带完整，骨折移位不大，可用吊带保护患肢。Neer Ⅱ型骨折时，近骨折端与喙锁韧带失去连接，骨折移位较大，难以用手法复位。常采用切开复位锁骨钩钢板内固定，同时铆钉修复喙锁韧带。Neer Ⅲ型骨折早期一般采用非手术方法治疗。晚期有肩锁关节退行性改变时，可行锁骨外端切除术。

3. **锁骨内段骨折** 锁骨内1/3骨折若骨块较大，可以小的低切迹双钢板垂直固定。若出现存在持续压迫症状，可以在胸外科医生的协助下，行锁骨内侧部分切除、胸锁关节重建术。

二、肱骨近端骨折

肱骨近端骨折指累及肱骨外科颈及其以上部位的肱骨骨折，占全身骨折的5%左右。在发病年龄上有2个高峰，即30岁左右和60岁以上。年轻病人多为高能量损伤；如车祸伤；60岁以上以老年女性多见，约占肱骨近端骨折人群的70%，多是在严重骨质疏松基础上发生的骨折。随着社会老龄化，老年肱骨近端骨折的发病率逐年升高。

肱骨近端骨折临床表现为局部疼痛、肿胀，肩关节活动受限，查体时应注意有无血管、神经损伤。结合X线及CT等影像学检查，诊断不难。对于怀疑合并肩袖、肱二头肌腱、盂缘损伤的病人，应行MRI检查。临床常用的分型为Neer分型和AO分型，其中Neer分型应用最广，不仅能指导骨折的治疗，还能判断骨折预后。Neer分型根据移位骨块的数量而不是骨折线的数量进行分类，不仅能反映肱骨近端骨折类型，还能评估肌肉对骨折产生移位的影响，并能判断肱骨头血运的破坏情况，判断骨折预后。AO分型根据骨折是否累及关节面进行分类：A型，为关节外单处骨折；B型，为关节外双处骨折；C型，为关节内骨折。AO分型的亚型比较复杂。

85%的肱骨近端骨折为轻微移位的骨折，仅需保守治疗。真正的挑战来自其余15%显著移位的骨折。治疗要考虑骨折分型，更要评估病人对功能的需求、身体状况以及对治疗的依从性，进行个体化治疗。治疗的目的是将疼痛减少到最低和最大程度地恢复肩关节功能。对于肱骨近端骨折的病人，手术的适应证第一是骨折不稳定需要手术干预，其次是病人有功能要求，再次是病人的身体状况允许，最后是病人能够配合术后较长时间的康复治疗。无论选择何种治疗，已经证明早期主动活动能明显改善预后。

保守治疗适合于稳定的、没有移位的骨折，但也可以有效应用于不适合手术治疗的更加复杂骨折，比如移位的四部分骨折。保守治疗的固定方法比较简单，颈腕吊带绝对悬吊制动仅需在损伤后最初7～10天进行,14天内在病人可以耐受的程度下进行肩关节被动活动练习,最大程度减少肩关节僵硬的发生,恢复患肢的功能,持续悬吊共4～6周。

对于保守治疗难以成功的二部分、三部分、四部分骨折应采取手术治疗。手术治疗的目的是力争解剖复位、支撑固定、对骨缺损进行植骨,从而早期进行功能锻炼,尽量恢复关节功能。

肱骨近端骨折的手术方式多种多样,固定方法也在不断改进,主要包括:经皮克氏针固定、钢板内固定、髓内钉固定、微创技术锁定钢板固定以及肱骨头置换手术。

(1)闭合复位经皮克氏针固定:适用于骨折移位较小的肱骨近端骨折,优点是微创、瘢痕小、肱骨头缺血性坏死发生率低,缺点是固定欠牢靠、克氏针易松动、容易感染等。需要病人有较高的依从性。肱骨近端粉碎性骨折为该手术的禁忌证。

(2)切开复位钢板内固定:是肱骨近端骨折最常用的手术方式。以前常用的各种钢板,目前基本被锁定钢板所取代。钢板内固定需要解剖复位肱骨头,充分恢复颈干角,避免肱骨头内翻,这能够有效地避免内固定失败;钢板的顶点低于大结节顶点;至少置入2枚肱骨距螺钉。对于粉碎性骨折,骨量丢失较多时,需要异体骨或自体骨移植充分植骨重建。随着微创术的日益成熟,微创接骨板接骨术(minimally invasive plate osteosynthesis, MIPO)联合肱骨近端解剖锁定板微创内固定治疗肱骨近端骨折也成为一种常用手术方式,并在手术时间、骨折愈合率及术后肩关节功能恢复方面均优于传统切开复位内固定方式,同时MIPO技术还具有创伤小的优点。对于Neer Ⅲ、Ⅳ型粉碎骨折合并严重骨质疏松的老年病人,因骨折类型为不稳定型粉碎骨折,骨折复位后容易出现骨量的严重缺损,同时容易出现术后的螺钉松动。近年同种异体腓骨段髓内移植并钢板锁定固定的治疗方法逐渐被应用于此类骨折,可起到复位稳定、有力的内侧柱支撑作用,并且能够降低术后各种并发症的发生率。

(3)髓内钉内固定:相对于钢板内固定,髓内钉治疗有着其独特的优点:① 髓内钉符合微创原理,对骨折周围的软组织干扰和破坏小;② 中心性固定具有更好的抗折弯能力,降低了术后复位丢失的发生率。早期的肱骨近端髓内钉带有4°～6°外翻角度,其进针点位于冈上肌腱附着处,在打入髓内钉时难免损伤肩袖引起术后肩关节疼痛。近年来各大生产商对肱骨近端髓内钉的设计进行了改良,首先是推出了直型髓内钉,使入钉点内移至肱骨头的最高点,此时肩袖只需在腱腹处切个小口,避免了对肩袖止点的干扰。随着髓内钉内固定技术的不断发展,其使用适应证也逐渐增大,只有骨折累及肱骨头时才是髓内钉治疗的绝对禁忌证。

(4)人工肩关节置换:复杂的四部分肱骨近端骨折采用保头手术后,术后易发生肱骨头缺血性坏死。目前对肱骨近端骨折采用肩关节置换术仍然存在较多争议。肩关节置换术包括人工肱骨头置换术［也称为半关节成形术(hemiarthroplasty, HA)］和全肩关节置换术。全肩关节置换术又分为传统的全肩关节置换术和反肩关节置换术。肩关节置换术的选择应基于病人关节盂的形态、肩袖损伤情况、骨折病因、病人年龄及治疗期望等因素。当前,半肩关节置换术在肱骨近端骨折的治疗中扮演着更加有限的角色,被局限用于中年病人大于两块的肱骨头劈裂骨折或四部分骨折、脱位,缓解疼痛是可靠的,但功能结果是不确定性的,更多依赖于医生的经验。传统全肩关节置换术在肱骨近端骨折治疗中的应用更有限,主要用于盂肱关节炎病人。目前反向全肩关节成形术(reverse total shoulder arthroplasty, rTSA)越来越受到临床医师的重视。rTSA通过反转盂肱关节使其旋转中心内移,使三角肌起到替代部分肩袖(冈上肌)的功能,肩关节外展时应力通过三角肌传递到近端肱骨,使大结节的愈合在rTSA中并非必要条件。所以rTSA主要用于治疗Neer三部分四部分骨折伴有不可修复肩袖损伤或大结节粉碎骨折不能重建者,这种情况尤其多见于老年肱骨近端骨折的病人。使用反向假体,特别是在70岁以上肱骨近端骨折病人中,有显著的益处,包括减少康复时间、保护三角肌的固定支点。现有的临床证据表明,rTSA是一种更有利的治疗复杂肱骨近端骨折的方法。如果临床医师在选择肩关节置换术时,特别是伴有不可修复肩袖损伤或大结节粉碎骨折不能重建老年病人,值得推荐。

三、肱骨干骨折

肱骨干骨折是指从肱骨外科颈以下2 cm至肱骨髁上2 cm之间的骨折,是临床常见的骨折,约占全身骨折的3%。骨折发生率随着年龄增长而增加,50岁后越来越高,90岁达最高。老年人多因跌倒引起,年轻人肱骨干骨折多见于高能量损伤,如车祸伤、高处坠落伤或掰手腕导致。

肱骨干骨折病人大多有外伤史;肱骨干骨折易损伤桡神经,查体时应当注意检查患肢有无神经及血管损伤的表现,结合影像学检查,诊断通常较容易。肱骨干骨折临床常用分型为AO分型,根据骨折的形态将骨折分为A、B、C 3个基本类型。A型为简单骨折,只有一条骨折线,其下再分为3组,其中A_1型为螺旋形骨折,A_2型为斜形骨折,A_3型为横形骨折。B型为楔形骨折,有3个以上的骨折块,复位后主要骨折块之间有接触,其中B_1型存在螺旋楔形骨片,B_2型存在折弯楔形骨片,B_3型存在碎裂楔形骨片。C型为复杂骨折,有3个以上的骨折块,复位后主要骨折块之间没有接触,其中C_1型两端的主骨块为螺旋形骨折,C_2型为多节段骨折,C_3为不规则形粉碎骨折。

因肱骨干肌肉丰富、血供良好,大部分肱骨干骨折经保守治疗可以治愈。保守治疗的方法包括石膏夹板固定、悬挂石膏固定及功能性支具固定等。石膏固定容易引起肩肘关节僵硬,预制的功能支具效果更好。手术治疗则主要针对开放性骨折、病理性骨折、多发骨折、合并桡神经或血管损伤及保守治疗失败导致骨折延迟愈合或不愈合的肱骨干骨折。手术能减少肩肘关节限制时间,可以早期进行功能锻炼和上肢肌力的锻炼,缺点是费用较高,有时还需二次手术取出固定物。近年来,肱骨干骨折的手术治疗更加注重微创、保护骨折局部血运、弹性固定或生物学固定,除常规的加压钢板和髓内钉内固定及外固定支架外固定外,生物固定和微创手术已在临床被广泛接受。

目前,肱骨干骨折手术治疗的方法主要有切开复位钢板内固定、闭合复位髓内钉内固定、MIPO及外固定支架固定。

(1)切开复位钢板内固定:钢板具有足够的刚度和强度,能及时充分恢复骨结构的完整性,使骨折达到解剖复位;能有效控制骨折的短缩、旋转和成角畸形。但手术创伤较大,且需显露桡神经,易损伤桡神经;并且骨膜的剥离及钢板固定的应力遮挡,易造成骨折延迟愈合,甚至不愈合。所以钢板固定适用于斜形、横形、螺旋形、蝶形的肱骨干骨折。

(2)闭合复位髓内钉内固定:对于横断形或短斜形的简单肱骨干骨折多主张采用髓内钉固定。髓内钉固定手术操作简单、切口小、损伤少,骨折愈合后髓内钉取出方便,术后无须外固定,可早期功能锻炼。但髓内钉控制旋转能力相对较差,且顺行穿钉对肩袖有一定损伤,容易导致肩关节撞击和肩关节活动障碍。

(3)MIPO:目前,根据BO固定理念提出的MIPO技术治疗严重粉碎性肱骨干骨折越来越受推崇。MIPO技术的主要优点:① 在肱骨前侧置入钢板可防止桡神经直接受压,保护桡神经;② 减少对软组织及

骨折端血供的破坏,减少愈合时间及骨不连发生率,且对骨折有塑形的功能;③ 可防止髓内钉入钉处导致的不良影响,如肩袖损伤等;④ 钢板越过骨折端,由于弯曲应力的分解,减小了钢板各个部位的应力,断板及断钉概率减少。

(4)外固定支架固定:外固定支架大多不需要切开骨折端、不剥离软组织,几乎不破坏骨折端的血供,固定相对可靠,不需要二次手术取出内固定物,对邻近关节影响小。适用于复杂的肱骨干骨折,特别是开放性骨折,但也存在康复时间长、钉道因时间长容易感染等缺点。

四、肱骨远端骨折

肱骨远端骨折发病人群具有显著的特征,男性以12～19岁人群发病率最高,女性则以80岁以上人群发病率最高;近年来随着交通事故增多和社会老年化,其发病率呈上升趋势。肱骨远端骨折主要包括肱骨髁上、髁间以及单纯的累及内外髁的骨折。肱骨远端这一部位解剖较为特殊和复杂,一旦发生骨折,多为粉碎性,复位固定困难,固定后容易发生关节僵硬等并发症,影响关节功能,处理起来较为棘手。

目前国际上普遍使用的肱骨远端骨折分类方法是AO分型。AO分型根据关节外、部分关节内及关节内分成A、B、C型,每型中又根据骨折的特殊形态再各分成3个亚型。AO分型较为详细,是现在临床上肱骨远端骨折最常用的分型标准。通过对病人肱骨远端骨折进行分型,可以评估骨折的严重程度及预后。

近年来,单纯保守治疗的治疗手段已逐渐被摒弃,对于此类骨折临床上越来越提倡的是解剖复位、牢固固定、早期功能锻炼。

目前通常采用以下几种手术入路:经肱三头肌舌形瓣入路、肱三头肌劈开入路、经肱三头肌两侧(肱三头肌腱旁)入路、经尺骨鹰嘴截骨入路。

肱骨远端骨折中髁间骨折的固定最为复杂,常用固定方法有克氏针张力带法、"Y"形钢板法及双钢板法。双钢板法因可提供较好的稳定性及坚韧性而成为临床上最实用的主流内固定方式。双钢板固定包括垂直固定和平行固定。垂直固定是将一块钢板置于肱骨外侧柱背面,另一块置于内侧柱内缘,两块钢板互成90°夹角以形成一个立体三角形。垂直固定遵循肱骨远端内外髁的解剖特点,在固定刚度和抗疲劳度上均可达到最佳。

对于伴有骨质疏松症和类风湿关节炎老年肱骨远端粉碎性骨折的病人,全肘关节置换已成为一种可行

且可靠的治疗手段。

五、尺骨鹰嘴骨折

尺骨鹰嘴骨折是肘关节常见的骨折，多见于成年人，约占肘关节周围骨折的10%、全身骨折的1%。直接暴力和间接暴力均可造成尺骨鹰嘴骨折。

尺骨鹰嘴骨折多数累及关节面，移位的关节面不平整会导致关节活动受限和创伤性关节炎。准确复位、坚强固定，尽早进行康复功能锻炼是防止肘关节僵硬、创伤性关节炎，恢复肘关节活动功能的关键。因此，除非全身情况不允许手术，伴有关节面移位的尺骨鹰嘴骨折均应行切开复位内固定。当然无移位的稳定骨折，可以选择石膏固定保守治疗。

目前国内外关于尺骨鹰嘴骨折的分型较多，且各具优缺点。临床上以梅奥（Mayo）分型、科尔顿（Colton）分型、夏茨克（Schatzker）分型常用。

尺骨鹰嘴骨折的手术治疗有许多内固定方法，如"8"字钢丝、克氏针张力带、解剖接骨板、1/3管型接骨板、空心螺钉张力带和记忆合金等，但最常用的还是克氏针张力带和解剖接骨板内固定。

（1）切开复位钢板内固定：是目前临床上治疗尺骨鹰嘴骨折最常用的方法。接骨板一般放置于尺骨背面，即张力侧，起到张力带的作用，固定牢靠。接骨板固定适用于各种类型的尺骨鹰嘴骨折，尤其对于鹰嘴粉碎性骨折固定较为牢固，如有骨缺损应行一期植骨。

（2）克氏针张力带钢丝：目前，克氏针张力带钢丝内固定技术仍被广泛应用于尺骨鹰嘴骨折的治疗，主要用于治疗横形非粉碎性尺骨鹰嘴骨折。但克氏针针尾对软组织的刺激和锻炼过程中退出是张力带固定的主要问题。

六、桡骨小头骨折

桡骨小头骨折占成人骨折的1.7% ～ 5.4%，约占肘部骨折的1/3，为最常见的肘部骨折，20 ～ 50岁年轻人好发。多为间接暴力所致，其受伤的机制往往是在跌倒时，上肢处于外展、肘关节处于伸直位时手掌着地，由于提携角的影响，使肘关节处于强大的外翻应力，致使肱骨头撞击桡骨头而致其骨折。肘部也可由直接暴力或通过力的传导而致肘部其他部位骨折、脱位或韧带、骨间膜损伤。

临床上确定桡骨小头骨折后治疗策略主要依据分型。现在绝大部分学者采用梅森（Mason）分型，依据骨折大小及移位程度将桡骨小头骨折分为3型：Mason Ⅰ型，桡骨小头骨折无移位；Mason Ⅱ型，桡骨小头骨折伴移位，累及桡骨头30%以上但少于一半的骨折；Mason Ⅲ型，整个桡骨小头粉碎性骨折。约翰斯顿（Johnston）后来稍加修改将伴发肘关节脱位及前臂骨间膜损伤的Ⅲ型骨折分为Mason Ⅳ型，亦可称为Mason–Johnston Ⅳ型。

桡骨小头骨折主要的治疗目的是维持良好的肘关节功能，保持足够的活动度和关节稳定性。① Mason Ⅰ型骨折治疗方法比较统一，行保守治疗大多数能取得满意效果，即前臂中立位、屈肘90°，石膏或支具外固定。目前固定的时间仍存在争议，大多数学者鼓励早期活动。待疼痛缓解后即可去除外固定，开始主动屈伸肘关节和旋转活动前臂。治疗2周左右，需复查X线片，了解骨折的位置及愈合情况，及时发现并治疗延迟骨折移位。② 对于Mason Ⅱ型桡骨头骨折的治疗，目前存在非手术与手术治疗两种观点。③ Mason Ⅲ型及Mason Ⅳ型桡骨头骨折为粉碎性骨折，通常采取手术治疗。治疗方式的选择往往取决于骨折块的大小、数量及移位程度，切开复位内固定、人工假体置换及桡骨头切除是治疗此类骨折的主要方法。

（1）切开复位内固定：适用于Mason Ⅱ型骨折及部分Mason Ⅲ型骨折。在能够稳定固定骨折块的情况下，切开复位内固定能取得很好效果。相比桡骨小头切除，切开复位内固定的并发症发生率小得多，同时如果想起到稳定固定作用，置入的内固定物须安放在"安全区"，即桡骨小头前后位平分线的前65°和后45°之间，其弧度大约在110°，在这个区域安置内固定物不会在前臂的旋转活动时撞击尺骨关节面致关节疼痛及旋转受限。

（2）桡骨小头切除术：由于桡骨小头切除后桡骨绝对长度缩短，以致肱桡关节及桡尺近侧关节连接消失，产生退行性改变及一系列的症状、体征与并发症。国内外的很多专家学者不主张行桡骨小头部分切除术。虽然施行桡骨头切除术后早期效果较好，大多数病人早期都可有良好的活动度和功能，仅有轻度肘关节外侧松弛，但是从生物力学角度来讲，桡骨小头对维持肘关节稳定性起非常大的作用，因此保存桡骨小头对保持肱桡关节的生物力学特性至关重要，尤其在合并肘关节周围韧带损伤的情况下。单纯切除桡骨小头并发症多，如肘关节外翻畸形、关节不稳、肘关节疼痛、腕关节疼痛、创伤性关节炎等。

（3）桡骨小头置换术：许多Mason Ⅲ型骨折稳定固定很难达到，桡骨小头切除后必然影响肘关节的动力学基础，为恢复肱桡关节接触、防止桡骨近侧移位，桡骨小头假体置换开始应用于临床。桡骨小头置换已有70年历史,其首要目的在于恢复或重建桡骨长度,从而更好地保证病人肘关节及前臂旋转功能;其次才是恢复或重建桡尺近侧关节及肱桡关节的解剖结构,发挥其自身作用。

七、尺、桡骨干骨折

尺、桡骨干骨折相对较少,常见于青壮年,占全身骨折的0.9%,男女比例约为2.7∶1。尺、桡骨骨折后骨折断端常有重叠、成角及旋转移位。由于前臂主司旋转功能和尺、桡骨特殊的解剖功能,其对手部功能发挥至关重要,因此,对尺、桡骨骨折的复位要求与关节内骨折一样,要求解剖复位,故对于有移位的或者不稳定的尺、桡骨干骨折,宜采用手术内固定治疗。但对于移位较小或稳定性的尺、桡骨干骨折可选择保守治疗。

根据骨折的特点,分为稳定型和不稳定型;按有无与外界相通的伤口分为闭合性和开放性;按骨折的部位分为近段、中段和远段等。AO分型将其分为A、B、C三型骨折,即简单骨折、楔形骨折、复杂骨折。骨折类型对内固定的选择有一定的指导作用,如开放性骨折、复杂多段骨折则选用髓内钉固定,而对于粉碎的有蝶形骨折块的选择接骨板内固定。

(1)切开复位钢板内固定:目前对于尺、桡骨干骨折,采用切开复位、加压钢板坚强内固定仍是主流,一方面便于骨折解剖复位,另一方面坚强内固定可以对抗轴向、旋转双重负荷。对于横形骨折、短斜形骨折,应使用钢板和螺钉加压固定;对于蝶形骨折片,可采取拉力螺钉转化为简单骨折然后加压固定;对于多段、粉碎骨折,解剖复位困难,追求解剖复位容易造成骨膜剥离过多引起骨不连,可采取桥接固定,此时钢板长度很重要,必须保证有足够的工作距离。必须保证骨折近端、远端至少固定6层皮质。该手术术中应当注意保护软组织及骨膜,否则剥离范围过多,容易引起骨折不愈合,增加了感染机会。另外加压钢板固定后,可造成钢板下骨萎缩以及因其遮挡效应的影响,阻止了骨折塑形期的改建,术后去除钢板后注意预防发生再骨折。

(2)髓内钉内固定:近年来,有人主张交锁髓内钉内固定治疗尺、桡骨干多段骨折,依靠近远端螺钉的交锁固定,不但使抗旋转能力大大加强,而且有利于维持骨的长度。该手术创伤小,软组织暴露减少,骨折端血液循环破坏少,术后骨折愈合时间及功能恢复时间均有缩短。几乎所有前臂骨干骨折均可用交锁髓内钉治疗,尤其是:多段骨折,皮肤条件较差(如烧伤);骨质疏松病人的骨干骨折;大范围的复合伤在治疗广泛的

软组织缺损时,可使用不扩髓的尺骨髓内钉作为内部支架,以保持前臂的长度。但活动性感染、髓腔小于3 mm、骨骺未闭的情况是使用髓内钉的禁忌证。

八、桡骨远端骨折

桡骨远端骨折是指发生在距离桡腕关节面约2.5 cm以内的骨折。在临床上非常常见,是上肢骨折中最常见的骨折,约占全身骨折的1/6。多见于中老年女性及年轻男性,年龄分布峰值在5～14岁和60～69岁。老年病人因骨质疏松,多为低能量暴力导致,多见于跌倒时腕关节伸直位、手掌撑地;而发生于中青年病人的常为车祸、高处坠落伤等高能量暴力作用所致。桡骨远端血供丰富,骨折愈合率非常高。

目前临床上应用最多的仍是AO分型:A型,关节外骨折;B型,部分关节内骨折;C型,完全性关节内骨折。在每种类型中,根据骨折的严重程度,细分为1、2、3亚型,共27种亚型。

桡骨远端骨折的治疗主要分为保守治疗和手术治疗。保守治疗主要是指闭合复位石膏托固定或小夹板固定法等。桡骨远端骨折是否可以保守治疗取决于骨折能否闭合复位,并通过石膏和支具等固定方法维持复位。手术治疗主要包括切开复位钢板内固定术、经皮克氏针固定术、外固定架固定术、腕关节镜、人工腕关节置换术等。对于桡骨远端骨折,其解剖复位,尤其是关节面的平坦度,对桡骨远端骨折的预后和腕关节的恢复功能尤为重要。对于骨折累及关节面引起关节面不平整或其他的难以通过手法闭合复位的桡骨远端骨折,以及石膏或支具等方法无法牢靠固定的不稳定骨折,应进行切开复位内固定手术治疗,以使病人早期获得骨折的良好复位、牢靠固定并尽早进行康复功能锻炼。手术治疗的目的是恢复关节面的平整及相邻关节面之间的吻合关系,重建关节的稳定性,恢复一个无痛且功能良好的腕关节。

1. **保守治疗** 目前多数桡骨远端骨折仍可以用传统的手法闭合复位石膏固定进行保守治疗。此方法对桡骨远端关节外的简单骨折可以获得较为满意的疗效,但对不稳定的桡骨远端粉碎性骨折,尤其是关节内骨折,单纯的石膏外固定很难做到关节面良好的对位和稳定的固定,进而造成桡腕关节及桡尺远侧关节骨性创伤性关节炎。非手术治疗操作相对容易,尤其适用于部分高龄病人。老年病人常伴有基础疾病,这类病人手术风险较高,甚至不能耐受手术,并且老年病人多骨质疏松,即便行手术治疗也未必能达到稳定有效的内固定。小儿的桡骨远端骨折多为简单骨折,通常

也进行闭合复位外固定治疗。闭合复位骨折断端血运破坏小，更有利于骨折愈合。非手术治疗也存在其弊端，可能导致肌腱损伤、关节僵硬、畸形愈合、复位不佳、易发生骨折再移位等，并进一步引起桡腕关节和桡尺远侧关节创伤性关节炎。

2. **手术治疗** 美国骨科医师学会建议的手术适应证：复位后短缩 > 3 mm、背侧成角 > 10°、关节面塌陷 > 2 mm。

（1）切开复位钢板内固定术：尽管大部分桡骨远端骨折可以采取保守治疗，但对一些不稳定的骨折及难以手法闭合复位的骨折，如巴顿（Barton）骨折、复杂的关节内骨折等，切开复位内固定仍有必要。切开手术能在直视下将骨折块进行复位，特别对较大的累及关节面骨折块或不稳定骨折块可达到解剖复位，有助于改善腕关节功能。目前采用的钢板多种多样，如解剖形钢板、"T"形纯钛金属板、斜"T"形锁定加压接骨板等。解剖形钢板在桡骨远端的覆盖面大，能固定临床上所见的各型复杂骨折，可最大限度地覆盖桡骨远端的骨面。"T"形纯钛金属板厚度只有1 mm，对周围组织压迫小，且相容性好。斜"T"形锁定加压接骨板、锁定加压钢板（LCP）系统最明显的优越性是远端的自锁螺钉，它可以防止由于骨质疏松导致的退钉及骨折再移位。

（2）经皮穿针固定：经皮穿针治疗桡骨远端骨折已有近百年的历史，它具有手术简单、二次取出容易、较少影响肌腱功能等特点，主要适用于关节外骨折，闭合复位后早期出现再移位的骨折，以及一些能闭合复位但无法靠外固定维持位置的关节内骨折。

（3）外固定支架固定：外固定支架是治疗桡骨远端骨折非常有效的方法之一，尤其是桡骨短缩畸形可以通过外固定支架得到矫正。外固定支架能持续维持牵引，有效地阻止骨折移位，特别是轴向缩短。但外固定支架不能完全纠正成角畸形，另外，对无韧带附着的骨折块，单用外固定支架无法恢复其正常的位置，容易导致关节面不平整，从而破坏腕关节的力学或加重三角纤维软骨的负荷。目前临床上对于复杂的桡骨远端骨折，若单纯的外固定支架难以获得理想的效果，则需通过附加技术作为辅助治疗，以恢复关节的正常解剖关系。如在外固定支架维持复位的情况下，在骨折处进行其他手术（如经有限切口复位、植骨、补充经皮内固定、筋膜切开等），复位质量和疗效满意。尽管使用外固定支架可能会出现一些并发症，如骨穿针松动、针道感染、瘢痕引起疼痛等，但是随着该方法不断改进，应用骨外固定支架治疗桡骨远端骨折的疗效越来越被认同。

（4）腕关节镜技术：在腕关节镜下对桡骨远端关节内骨折进行复位及内固定是一项新的技术，它作为治疗桡骨远端骨折的一种辅助手段，有许多优点：

1）可以在很小的切口内为骨折复位提供极佳的视野，可避免切口过大所造成的组织损伤或切口过小所造成的显露不清。

2）能比其他方法更准确地判断关节面的平整。腕关节镜可以观察到整个关节面的情况，在镜下将骨折块复位。在X线下不能显影的关节内游离体或有潜在危险的软骨骨折在腕关节镜下通常能被发现，同时予以清除或修整。

3）能观察关节软骨的损伤程度，有助于对预后的判断。

4）可用于早期判断及治疗骨折所造成的腕关节内紊乱征，如舟月韧带、月骨三角骨韧带撕裂等。

总之，腕关节镜下治疗桡骨远端关节内骨折既可以进行关节内软骨面的复位，减少创伤性骨关节炎的发生，又可以了解腕关节内韧带等结构的损伤程度，便于早期处理，以防遗留慢性腕痛或腕关节不稳定。

九、股骨颈骨折

股骨颈骨折是临床较为常见的骨折，占成人骨折的3.6%，股骨骨折的28.21%，股骨近端骨折的40%。多见于老年人，男性平均年龄为72岁，女性平均年龄为77岁。随着我国人口增多及社会老龄化，股骨颈骨折发病率逐渐升高。年轻病人的股骨颈骨折多由高能量损伤导致。

股骨颈骨折属于关节囊内骨折，发生骨折不愈合及股骨头坏死率高，无移位骨折和移位骨折的不愈合率分别为5%、25%，股骨头缺血坏死率分别为10%和27%。因此，对于股骨颈骨折，应当结合病人的年龄、功能需求、合并症等进行个体化的治疗。

股骨颈骨折常用的分型方法包括保韦尔斯（Pauwels）分型、加登（Garden）分型和AO分型。Garden分型是平时最常用的一种分型方法，其主要根据股骨颈骨折的移位情况将股骨颈骨折分成了4型。Pauwels分型是最早提出的一种股骨颈骨折分型方法，它根据骨折线与水平线的夹角角度把股骨颈骨折分成了Ⅰ、Ⅱ、Ⅲ型，其中Ⅰ型的Pauwels角小于30°，Ⅲ型的Pauwels角大于50°，Ⅱ型的Pauwels角介于两者之间。AO分型则综合考虑了骨折位置、移位程度及骨折线角度3个因素，因此该分型方法比较全面，主要在学术交流中使用。

因为股骨颈骨折容易发生股骨头坏死、骨折不愈合等并发症，且需长期卧床，所以一般股骨颈骨折都建议手术治疗。除非是一些稳定、没有明显移位的股骨颈骨折或者合并手术禁忌证、无法耐受手术的病人，可建议采取保守治疗。

（1）对于年龄<65岁的病人：应首先考虑闭合复位内固定，如果复位不满意，则辅助切开复位内固定。目前临床常用的内固定方式主要有：3枚空心加压螺钉内固定、动力髋螺钉（DHS）内固定。空心钉加压螺钉内固定手术创伤小、费用低、护理方便。3枚空心加压螺钉的标准分布位置分别靠近股骨颈皮质骨的下方、前上方、后上方，呈倒置的等边三角形平行分布。但是病人负重较晚，如发生股骨头坏死，需要二次手术置换关节。对于稳定性较差的股骨颈骨折，动力髋螺钉内固定或空心钉联合钢板固定往往能比空心加压螺钉内固定取得更好的临床效果。

（2）对年龄在65～75岁之间的病人：如果骨质良好，且伤前活动良好，也可先行闭合复位内固定术。如果骨质疏松，则应行人工关节置换术。股骨颈骨折人工关节置换术包括半髋关节置换术和全髋关节置换术。人工关节置换术比空心钉内固定治疗手术后的负重要早，可以早期下床活动；缺点是人工关节使用有活动范围的限制，后外侧切口的病人常不能过度内收或屈曲髋关节，并且人工关节有使用寿命，如果出现松动或其他并发症时，需要重新翻修。

（3）对于年龄>75岁的病人：采取人工关节置换术，大多采用单极或者双极股骨头置换。

十、股骨转子间骨折

股骨转子间骨折是指发生于髋关节囊线外股骨颈基底到小转子下方的骨折。股骨转子间骨折占成人骨折的3.13%，占成人股骨骨折的24.56%，占股骨近端骨折的50%。多见于老年人，平均发病年龄为66～76岁，男女发病比例为1:2～1:8，与绝经后女性骨质疏松有关。随着我国人口老龄化的加剧，股骨转子间骨折病人逐年增加。

股骨转子间骨折临床最常用的分型为埃文斯（Evans）分型和AO分型。Evans分型根据骨折线方向将股骨转子间骨折分为：Ⅰ型，顺转子间骨折，骨折线从小转子向上外延伸；Ⅱ型，逆转子间骨折，是反斜形，骨折线从小转子向外下延伸。其中Ⅰ型1度和2度属于稳定性骨折，Ⅰ型3度、4度和Ⅱ型属于不稳定性骨折。1975年，詹森（Jensen）提出改良Evan分型，依据大小转子受累情况和骨折稳定程度分成5型：ⅠA

型，骨折无移位；ⅠB型，骨折移位；ⅡA，三部分骨折包括一个游离大转子；ⅡB，包括一个游离小转子；Ⅲ型，即包括大小转子游离的四部分骨折。并指出骨折粉碎程度和复位后的稳定性呈反比。AO分型将股骨转子间骨折分为A1、A2和A3型。A1型：经转子的简单骨折，内侧骨皮质有良好支撑，外侧骨皮质完好；A2型：是粉碎性骨折，外侧骨皮质保持完整，但内侧和后方骨皮质多处破裂；A3型：外侧骨皮质破裂，是反转子间骨折。临床上小转子粉碎骨折、转子下骨折、逆转子间骨折都属于不稳定性骨折。

传统的保守治疗病人卧床时间长，并发症多，严重影响身体健康，甚至致命，预后较差。有文献报道，1年之内，髋部骨折病人致死率约20%，致残率达到50%。因此，通常股骨转子间骨折提倡手术治疗。

手术时机：目前建议越早手术越好，最好在24～48小时内手术；若合并多种严重的内科疾病，也要抓紧调整，争取在72小时内手术。尽快在手术和改善全身状况之间找到最佳平衡点。推迟手术超过48小时以上，可能使术后病死率明显增高。

手术成功的关键在于良好的复位和合适的内固定材料选择。目前临床上最常用的固定方法包括髓内固定和髓外固定，主要有股骨近端抗旋髓内钉（PFNA）、伽马（Gamma）钉、伽马3（Inter Tan）髓内钉、DHS、动力髁螺钉（DCS）、股骨解剖钢板、经皮加压钢板和外固定系统等。

十一、股骨转子下骨折

股骨转子下骨折是指发生于股骨小转子及其远端5 cm之内的骨折，属于较为常见的骨折，约占髋部骨折的10%～30%。据统计17%～35%的股骨转子下骨折为病理性骨折，临床诊断和治疗中应当给予注意。股骨转子下骨折多为高能量暴力导致，是髋关节周围骨折中较难处理的一种骨折类型。不同于股骨转子间骨折，股骨转子下区域为应力集中区，骨折不稳定，且主要由皮质骨构成，血供相对差，骨折后容易发生骨不连。因此，在手术切开复位固定的过程中应当注意保护血供，预防出现骨不连。

股骨转子下骨折的分类方法有多种，但拉塞尔-泰勒（Russell-Taylor）分类法在临床较常用，因为有利于评价治疗效果和指导内固定方法的选择。这种分类法将股骨转子下骨折分为两大类：Ⅰ型，骨折未累及梨状窝，此型骨折可选髓内钉固定。ⅠA型，为粉碎性骨折，但骨折线仅在小转子下；ⅠB型，粉碎骨折，骨折线累及小转子。ⅠA型与ⅠB型明显区别点在于前者适宜行标准的交锁髓内钉固定,而后者如果选用髓内钉固定,更适宜选用头髓钉。Ⅱ型,骨折累及大转子和梨状窝。明显的区别是该型是髓内钉固定的禁忌。ⅡA型,骨折从小转子至股骨狭部,累及梨状窝,而且小转子明显粉碎,以致小转子不存在;ⅡB型,骨折累及大转子区,股骨内侧皮质明显粉碎,小转子的连续性丧失。Ⅱ型的治疗出现并发症较多。

保守治疗通常采取屈髋90°的股骨髁上牵引。保守治疗有较高的畸形愈合、不愈合以及其他并发症发生率。对于老年病人,同股骨转子间骨折一样,保守治疗卧床时间长,容易出现心脑血管意外、血栓栓塞、肺栓塞、肺部感染、压疮等并发症,病死率高。因此,除非是儿童或者全身状况不能耐受麻醉和手术的病人,股骨转子下骨折多主张手术治疗。目前临床常用的内固定方式主要有髓内钉、滑行髋螺钉、95°角钢板与DCS。

十二、股骨干骨折

股骨干骨折是指发生于股骨小转子5 cm以远至距股骨内收肌结节5 cm以内的骨干骨折,占成人股骨骨折的36.27%。多由高能量暴力导致,如交通事故、高处坠落,主要见于21～30岁年轻男性和31～40岁女性,男性多于女性。其中,中段骨折最多见,开放骨折少见。股骨干骨折通常伴有重叠、成角及旋转等畸形,有些还伴有严重的软组织损伤。

股骨干骨折根据损伤机制、解剖部位有多种分型方法。目前临床上常用的是AO分型,根据骨折类型分为A、B、C型。A型:简单骨折,其中A_1型为螺旋形骨折,A_2型为斜形骨折,A_3型为横断骨折;B型:楔形骨折,其中B_1型为螺旋楔形骨折,B_2型为弯曲楔形骨折,B_3型为粉碎楔形骨折;C型:复杂骨折,其中C_1型为螺旋形骨折,C_2型为多段骨折,C_3型为不规则骨折。

目前,股骨干骨折的治疗方法分为非手术治疗和手术治疗,前者包括骨牵引及石膏固定,后者包括外固定架、接骨板及髓内钉等。任何股骨干骨折,除了无移位的骨裂,都是不稳定骨折。除了不能耐受手术的病人,所有的股骨干骨折均建议手术治疗。

保守治疗主要有骨骼牵引和石膏外固定,但因该疗法需要卧床休息很长一段时间,且难以护理,因此近来临床上很少被用于治疗股骨干骨折。骨骼牵引和石膏外固定更多是被用来充当术前准备,固定患肢以减少疼痛和周围软组织的损伤。目前手术治疗股骨干骨折最常用的手术方式为闭合复位髓内钉固定,还有切开复位钢板固定、外固定支架固定等。

(1)髓内钉固定:对于股骨干骨折,理想的治疗方法是复位骨折后采用髓内钉内固定治疗。内固定应是设计合理、符合骨折部位的生物力学要求,并在骨折愈合过程中允许骨折面相互靠近而又能保持骨折部位的稳定性。随着生物学固定原则的提出,对于长管状骨干骨折髓内钉固定已成为首选。因为交锁髓内钉保持了普通髓内钉的优点,克服了普通髓内钉只适合于长管状骨中1/3以上的横形、短斜形、短螺旋形骨折的缺点,交锁髓内钉近端斜向、远端横向的螺钉具有防止长管状骨骨折缩短和旋转的作用,对长管状骨粉碎性、长螺旋形、长斜形骨折的两端骨折、多段骨折、骨缺损等可起到坚强固定的作用。

1)交锁髓内钉种类:目前我国使用的交锁髓内钉规格型号甚多,相互间都存在着微细差别。髓内钉按用途分类:① 股骨交锁髓内钉;② 股骨重建交锁髓内钉(Gamma钉)。按材料分类:① 不锈钢交锁髓内钉;② 钛合金交锁髓内钉。按手术方法分类:① 顺行交锁髓内钉;② 逆行交锁髓内钉。

2)交锁髓内钉固定的优点:生物力学研究表明,合理的固定和良好的血液循环是骨折愈合的主要因素。骨折造成的骨断端应力状态改变是影响骨折愈合的最根本的力学因素。只有纠正这种改变,骨折才能在最佳状态下愈合。髓内钉固定的优点:① 通过中轴线弹性固定可使骨折断端均匀地承受轴向压力,提高抗折弯、抗旋转的能力,避免剪、扭等有害应力,最大限度地克服因偏心固定所产生的应力遮挡效应;② 髓内钉固定为中心性的固定,无力矩存在,应力遮挡作用较小,无板下血供破坏;③ 不破坏髓外的血液供应。

3)扩髓还是不扩髓:目前使用交锁髓内钉固定长管骨骨折究竟要扩髓还是不扩髓,一直存在分歧。对开放性骨折及老年骨质疏松病人,多数学者主张不扩髓为好。不扩髓髓内钉常用直径为8～9 mm,虽操作简单迅速,但小直径髓内钉牢固性欠佳。扩髓可导致髓内压升高,有产生脂肪栓塞的危险,并暂时破坏了髓腔,使骨内膜血供破坏,增加感染发生率。扩髓使得骨的皮质层厚度下降,从而导致骨屈曲与扭转强度的下降。但大多数学者认为,扩大髓腔能使用较大髓内钉,使抗弯能力增加,减少了髓内钉断裂的发生率;扩大髓腔增加了钉骨接触面,使骨折稳定性加强,利于早期负重;扩大髓腔时产生的骨髓碎屑可刺激骨生长,同时可使髓内物质溢出骨折部位而诱导新骨产生。有限的扩髓已被普遍接受,不追求过度扩髓以增加骨接触面;仅以X线上最狭窄处选择略大一些的髓内钉进行适度扩髓,很少引起脂肪栓塞发生。

4)动力和静力固定与骨折愈合:普通髓内钉固定属于动力型固定,存在着易成角、不稳、不能早期负重等缺点。而静力型交锁髓内钉,对有短缩倾向旋转移位的骨折,可防止骨骼缩短以维持肢体长度;对粉碎性骨折可维持肢体力线,防止畸形发生。但由于交锁髓内钉的坚强固定属于静力型固定,就不可避免地带来一个应力遮挡作用,所以在治疗过程中是否将静力型固定改动力型固定,说法不一。静力型交锁髓内钉固定下,大多数类型骨折可愈合,但由于静力型固定骨折断端接触面积较少,愈合较为困难。为了解决这一问题,可采取早期取出骨折远段的锁钉,由静力固定改为动力固定,并需早期负重,以刺激骨折断端,促进骨折愈合。对于稳定性骨折开始即用动力型固定,以增加骨折处轴向应力,加速骨折愈合。

(2)锁定加压钢板固定:具有以下优点:① 锁定加压钢板固定可以根据具体需要使用锁定螺孔或者加压螺孔;② 锁定加压钢板与锁定螺钉结合后形成稳定的内固定支架,提高骨折端的稳定性;③ 锁定螺钉具有很好的把持力,适用于骨质疏松病人;④ 由于锁定加压钢板不需要依靠与骨面间的摩擦力,因此锁定加压钢板固定能够更好地保护骨折端周围的软组织,特别是周围的血供;⑤ 锁定加压钢板能起桥接的作用,允许骨折端有少量的微动,进而形成骨痂,达到二期愈合。

20世纪90年代晚期MIPO技术首次被提出,其核心技术在于避免了将骨折部位直接暴露,并且将骨折周围成骨性组织予以保留,促进骨折的愈合。MIPO技术结合LCP治疗骨折的延迟愈合或者不愈合等并发症的发生率明显下降。MIPO技术特点主要体现在:① 术中采用小切口并远离骨折端,减少了对骨折端血运的破坏;② 采用皮下隧道插入钢板,无须剥离骨膜,钢板装在骨膜上,对骨折端血运的破坏小;③ 通过骨折远端进行牵引复位,间接复位对骨膜的破坏小,不损伤骨穿支动脉和营养血管,提高骨愈合能力,降低感染率。随着MIPO技术的引入,LCP在将来会更广泛地应用于临床,在保护骨折端的血运方面和骨折微创手术治疗方面都发挥了很大的作用。

(3)外固定支架:外固定支架拥有手术创伤小、可调性、弹性固定及保护骨折处软组织等优势,常常用于多发伤病人以及开放性骨折的初期临时固定,其目的在于防止继发损伤,从而为二期内固定手术创造条件。

十三、股骨远端骨折

股骨远端骨折是指距股骨最远端15 cm范围内的骨折,包括股骨髁上骨折和股骨髁间骨折。约占股骨骨折的7%。发病年龄呈双峰分布,青年男性多因高能量暴力创伤所致,老年病人多由低能量损伤导致。

股骨远端骨折的分型临床应用最多的是AO分型。根据骨折是否累及股骨远端关节面分为A、B、C 3型,进一步依靠骨折线的位置、形态、复杂程度分为亚型和亚亚型。A型为不累及关节面的干骺端骨折,A_1型为干骺端简单骨折,A_2型为干骺端的蝶形骨折,A_3型为干骺端复杂骨折。B型为累及部分关节面的骨折,B_1型为外侧髁沿矢状线方向的骨折,B_2型为内侧髁沿矢状线方向的骨折,B_3型为股骨髁沿冠状线方向的骨折。C型为完全关节内骨折,C_1型为关节面、干骺端均为简单骨折,C_2型为关节面简单骨折、干骺端复杂骨折,C_3型为关节面粉碎骨折。

股骨远端骨折可以用DCS加髁间松质骨拉力螺钉固定,或股骨远端解剖钢板,经济条件允许者考虑股骨锁定钢板微创固定。在一些股骨远端骨折的病例可以使用倒打髓内钉。DCS的优点:① 可根据骨折的具体情况正确选择螺钉的入点,手术操作方便。② 动力加压拉力螺钉与钢板呈近直角,符合髁部的生物力学要求。解剖钢板比DCS更加贴合股骨,更加容易达到解剖复位的效果。LCP固定强度更大,钢板尾段插入式设计能避免骨膜的剥离,达到微创的目的,并可早期进行功能锻炼,对骨折愈合有明显的优势,但唯一的缺点是费用较高。

倒打髓内钉因着重力线的纠正,而非解剖复位,故比较适合粉碎性髁上骨折,或者因为复合伤病人在受伤2周以后手术,预计切开复位无法达到满意的复位效果时,以及当DCS的解剖钢板或锁定钢板不够长时使用。它的缺点是:① 对手术者技术要求较高;② 可能经关节而引起膝关节僵硬和骨性关节炎。

十四、胫骨平台骨折

胫骨平台骨折属于膝关节内骨折,占全身骨折的1% ~ 2%,其中单独外侧平台骨折占55% ~ 70%,单独内侧平台骨折占10% ~ 25%,双侧平台骨折占10% ~ 30%。胫骨平台骨折多伴有不同程度的关节面塌陷、劈裂与位移,对膝关节功能影响大;同时,胫骨平台骨折常合并邻近结构的损伤,如股骨远端骨折、腓骨小头骨折、膝关节韧带损伤和腓总神经损伤等。

胫骨平台骨折分型较多,临床常用的有Schatzker

分型、AO 分型、三柱分型。AO 分型内容复杂，在胫骨平台骨折中位于矢状位上的骨折线能够很容易诊断出骨折所属分型，但对处于冠状位上的骨折线，由于在 X 线正位片上骨折线可以前后重叠，容易对骨折分型作出误诊。AO 分型的诊断主要依赖于 X 线的正位片，但是 X 线片往往很难显示出关节面轻微塌陷或劈裂，CT 检查却可以清晰地显示后内侧柱和后外侧柱剪切型骨折。Schatzker 分型，由于其骨折分型简单，临床中应用最多，而且不同分型都有众多的治疗方法；随着分型等级的提高也代表着骨折的严重程度以及预后并发症发生率的增高。但 Schatzker 分型和 AO 分型无法有效地对胫骨平台后侧骨折进行评估甚至会遗漏诊断。罗从风根据 CT 对胫骨平台横断面进行平扫，将胫骨平台横断面分割为内侧柱、外侧柱、后侧柱。三柱分型理论将胫骨平台骨折依次分为内侧柱骨折、外侧柱骨折、后柱骨折、双柱骨折、三柱骨折等，其弥补了 Schatzker 分型、AO 分型对于复杂骨折的诊断，为临床医师的治疗提供了更好的指导。

绝大部分的胫骨平台骨折都需要手术干预。开放性胫骨平台骨折或骨折合并骨筋膜室综合征、血管损伤需急诊手术处理。劈裂大于 5 mm、塌陷或台阶大于 3 mm、冠状面不稳定的外侧平台骨折、有移位的内侧平台骨折及双侧平台骨折是临床普遍认同的手术适应证。因胫骨平台骨折累及膝关节面，故对其治疗应遵循恢复关节面平整、维持下肢正常力线、稳定关节的治疗原则，解剖复位、坚强固定长期以来都是绝大部分胫骨平台骨折治疗的金标准。国内外大多数学者均认为，良好的胫骨平台关节面复位是膝关节功能恢复的首要条件。胫骨近端前内侧软组织覆盖较差，经常出现肿胀、张力性水疱和开放骨折等，因此，应注意手术时机和手术方式的选择，否则容易导致手术切口并发症。常用的手术治疗方法有切开复位钢板固定，根据情况植入自体或人工骨，以支撑关节面。有时，内、外侧平台同时骨折，影响关节面，需要置入双钢板甚至三块钢板。但是必须注意两切口之间距离大于 5 cm，否则有皮瓣坏死可能。

（1）切开复位钢板内固定：除部分无位移的 Schatzker Ⅰ型骨折可单纯使用螺钉固定外，大部分的骨折需要切开复位钢板内固定。

（2）外支架固定：跨膝关节临时外支架固定有临时复位、维持长度及力线、减轻病人痛苦的作用，并可为软组织愈合提供条件，常常被运用于胫骨平台开放性骨折、合并血管损伤以及合并严重软组织损伤的病人。外支架也可作为最终固定的一种手段，适用于软

组织损伤较为严重的病人，可最大程度保护软组织，避免伤口感染。

十五、胫骨干骨折

胫骨干骨折占成人胫、腓骨骨折的 24.75%。因胫骨的特殊部位，很容易受到损伤，从而胫骨干骨折是最常见的长骨骨折，尤其以胫骨中下段骨折常见。胫骨干骨折主要发生于成年人，男性多于女性，男性高发年龄为 31～40 岁，女性为 41～50 岁；老年人因有骨质疏松，轻微的创伤就可导致骨折。由于胫骨的前内侧面位于皮下，缺乏肌肉组织覆盖，开放性骨折多见。另外，胫骨干骨折血供较差，容易发生骨不连。

胫骨干骨折的分型临床常用 AO 分型。AO 分型按照骨折线的形态和骨折粉碎程度以及合并的腓骨骨折的位置将胫骨干骨折分为 A、B、C 3 型，进而再分为 9 种亚型，27 个亚亚型。A 型：胫骨干简单骨折，其中 A_1 型为螺旋形骨折，A_2 型为斜形骨折，A_3 型为横形骨折；B 型：楔形骨折，其中 B_1 型为螺旋形楔形骨折，B_2 型为斜形楔形骨折，B_3 型为碎片形楔形骨折；C 型：复杂骨折，其中 C_1 型为螺旋形复杂骨折，C_2 型为节段性复杂骨折，C_3 型为不规则的复杂骨折。

目前，胫骨干骨折主要以手术治疗为主，稳定骨折、无移位或者轻度移位的骨折可行石膏或者支具固定。非手术治疗减少了感染风险，创伤小、费用低，但是却难以纠正肢体短缩、旋转或者成角畸形，导致患肢功能受影响；另外长时间石膏或支具固定增加患肢出现深静脉血栓、肺栓塞等并发症风险，引起患侧距小腿关节（踝关节）及膝关节僵硬。故胫骨干骨折采取保守治疗时应当慎重。

胫骨干骨折目前常用的手术方式主要有以下几种：

（1）髓内钉固定：髓内钉固定是目前治疗胫骨干骨折的首选。胫骨中段横形、短斜形、螺旋形、粉碎性骨折和多段骨折，均可以使用髓内钉进行固定。目前随着内固定技术的进步，髓内钉固定的适应证还在逐渐扩大。术中扩髓可以使用更粗的髓内钉，增加骨折断端的稳定性。目前尚无明确证据证明扩髓会增加感染或者骨不连的风险。

（2）MIPO：MIPO 处理胫骨干骨折时，骨折断端一般不切开或有限切开，复位后插入接骨板进行固定。因此，MIPO 的主要优势是对胫骨骨折断端的血供及周围软组织损伤小，骨折发生不愈合率低。但是 MIPO 技术对钢板插入部位软组织条件要求较高，并且术中闭合复位有一定的难度。

（3）外固定支架固定：在胫骨干骨折治疗中，外固

定支架是一种有效且用途多样的装置。常用的外固定架有3种不同的类型：半针固定架、钢针和环固定架以及结合了半针和张力钢针的混合固定架。这些装置几乎用于涉及胫骨全长的任何骨折，不论是开放的还是闭合的。但外固定架固定最常用于开放性骨折，特别是伴有软组织缺失的胫骨骨折。钉道感染、畸形愈合、关节僵硬、病人的接受度、骨折延迟愈合和不愈合是外固定架固定的常见问题。

十六、皮隆（Pilon）骨折

Pilon骨折是指胫骨远端累及干骺端及关节面的骨折。Pilon骨折占胫骨骨折的3%～10%，占下肢骨折的1%，其中10%～30%为开放性骨折。虽然Pilon骨折是针对胫骨远端骨折提出的，但85%的Pilon骨折合并腓骨骨折。大部分的Pilon骨折为高能量损伤，因此，骨折发生时往往伴随严重的软组织损伤。Pilon骨折并发症多，致残率高，治疗难度大，早期可出现皮肤软组织坏死、感染，骨髓炎等，晚期因关节软骨损伤或关节面不平整，继发创伤性关节炎。目前，Pilon骨折的治疗重点由单纯的治疗骨折转变为骨折和软组织并重治疗。

Pilon骨折的分型临床上以普伊迪-阿戈维（Rüedi-Allgower）分型和AO/OTA分型最为常用。1969年Rüedi-Allgower等根据关节面和胫骨干骺端骨折的移位及粉碎程度，将Pilon骨折分为3型：Ⅰ型，经关节面的胫骨远端骨折，骨折移位较小；Ⅱ型，关节面骨折移位较大而粉碎程度较小；Ⅲ型，关节面骨折移位及粉碎程度均较严重。1996年AO/OTA组织提出的胫骨远端骨折分型，Pilon骨折涉及AO分型中B型和C型。B型为部分的关节内骨折，胫骨干保持连续完整，有3个亚型：B_1为部分关节内劈裂骨折；B_2为部分关节内劈裂合并压缩骨折；B_3为部分关节内粉碎合并压缩骨折。C型为累及关节面的完全干骺端骨折，分3个亚型：C_1为简单关节骨折合并干骺端骨折；C_2为简单关节骨折合并干骺端粉碎骨折；C_3为关节与干骺端均为粉碎骨折。近年来有学者根据CT检查结果提出了Pilon骨折的三柱分型，依据解剖特点将胫腓骨远端分为3个柱：内柱，为内踝、三角韧带和内侧沟；中柱，为胫骨远端中间的骨嵴、外侧沟和胫腓联合；外柱，为腓骨。需要指出的是，任何一种分型都难以完全将胫骨远端、关节面以及关节周围软组织三者综合考虑。

Pilon骨折的治疗主要有非手术治疗和手术治疗两种。绝大多数Pilon骨折病人需行手术治疗，解剖复位，恢复踝关节功能，术后早期锻炼，达到较好的治疗效果。仅对于Rüedi-Allgower Ⅰ型，或者全身状况较差、不能耐受手术的病人采取保守治疗。非手术治疗主要包括闭合复位后石膏固定、跟骨牵引等。手术治疗方式主要有：

（1）切开复位内固定术（ORIF）和分步延期ORIF：伴有轻微软组织损伤的闭合性并有移位的Pilon骨折，可在伤后6～8小时内行一期开放手术。而对于高能量损伤所致的Pilon骨折，骨折粉碎、移位明显或合并关节脱位，软组织挫裂伤严重、关节肿胀明显，急诊手术会导致切口闭合困难，术后容易发生切口不愈合、感染及坏死等并发症，必须延期手术。

（2）有限内固定结合外固定支架固定：随着外固定支架技术的完善，目前在高能量损伤所致软组织条件不良的B、C型Pilon骨折中，广泛应用外固定支架技术结合有限内固定。方法是首先采用钢板固定腓骨并恢复其长度，再通过外固定支架技术牵开和复位胫骨。

（3）MIPO：近年来人们更加认识在治疗Pilon骨折时，既要维持骨折端机械性稳定，又要对骨折端软组织血运进行充分保护和重视。这就是从AO转变到BO治疗观念的转变。提出了MIPO技术不是对骨折解剖学重建的过分追求，而是对软组织的血运尽可能减少进一步破坏，保持肢体正常力线，达到生物学固定。LCP技术的成熟，为MIPO技术提供了更广泛的应用空间。微创经皮LCP治疗Pilon骨折优点在于：① 锁钉与钢板锁定后成角所构成稳定性固定确切可靠，对其骨折部位骨面无压迫，对骨折端血运干扰少；② 软组织剥离范围小，骨折间接复位，手术操作简单、安全、切口小，有效地保护了骨膜及软组织，缩短术后骨折愈合时间；③ 微创经皮LCP固定属于弹性固定，属"内固定支架"，且不需要跨关节，固定骨折端存在微动，从而刺激加速骨痂形成，促进了骨折愈合，又能极早地进行关节功能锻炼，早期下地扶拐行走，具有对骨折促进愈合及改善关节功能的作用。

十七、距小腿关节骨折

距小腿关节又称踝关节，所发生的骨折是常见的骨折，多由间接暴力引起。据统计，目前距小腿关节骨折的发病率位于各关节内骨折的首位，其中，老年女性距小腿关节骨折发生率最高。大多数距小腿关节骨折为关节内骨折，如果对位不好，极易形成创伤性距小腿关节炎，导致行动不便、踝部疼痛等后遗症，影响病人的远期预后和生活质量。

对距小腿关节骨折进行分型，其目的在于明确受伤机制，为临床诊断和治疗提供必要的指导。目前较为常用的分类方法有兰格-汉森（Lange-Hansen）分型、戴维斯-韦伯（Davis-Weber）分型和AO分型。Lange-Hansen分型将距小腿关节骨折分为旋后内收型、旋后外旋型、旋前外展型和旋前外旋型4类，其主要依据为暴力方向和足部受伤时位置，并根据骨折程度及韧带损伤情况进一步细分不同亚类，这对不稳定骨折闭合复位具有重要的指导意义。Davis-Weber分型主要参照的是外踝骨折的位置，即将下胫腓联合水平以下的骨折列为A型，将腓骨骨折列为B型，将联合水平以上的骨折列为C型，根据相关分型便于制定手术治疗方案，但是因无法反应距小腿关节骨折复杂程度，难以保证手术治疗方案的针对性。AO分型由国际创伤学会设定，是对前一种分型方法的进一步细化；该方法为治疗方法的选择以及手术方案的制定提供了有效的参照依据。

保守治疗适用于没有移位的距小腿关节骨折病人，对于骨折移位不明显者，可试行手法整复，对位良好后采用石膏或支具固定4～6周，并开始进行康复训练。对于不适宜手法复位的距小腿关节病人需尽早进行手术治疗，以获得更好的临床预后。

手术治疗适用于有移位表现的距小腿关节骨折病人，其治疗的目的在于恢复正常解剖结构并在骨折愈合过程中维持骨折复位，尽早恢复病人的距小腿关节功能。手术治疗的常规方案是切开复位内固定术，该术式已经成为稳定性较差距小腿关节骨折治疗的"金标准"，为青年病人的首选，用于老年病人也能保证骨折恢复，获得比保守治疗更为满意的效果，但应注意手术并发症的防治。

第三节　骨盆骨折

骨盆骨折大多为高能量损伤，多见于交通事故、高处坠落和塌方损伤，少数见于低能量暴力，如合并骨质疏松病人跌倒所致。目前，随着我国交通、工业、建筑业不断发展，骨盆骨折的发病率逐年提高，占全身骨折的3%～8%。骨盆骨折合并损伤的发生率高，如失血性休克、胸部损伤、腹部损伤、头颅外伤、四肢骨折等，其中最严重的是创伤性失血性休克及盆腔脏器合并伤，严重时导致病人死亡。其治疗难度大，致残率和病死率达5%～50%，且骨盆骨折病人多为年轻人，因此给社会和家庭都会造成巨大的伤害。所以如何有效地处理骨盆骨折病人就显得尤为重要。

一、骨盆解剖

骨盆由骶尾骨和两侧的髋骨构成，髋骨包括耻骨、坐骨和髂骨。髂骨与骶骨构成骶髂关节，并借腰骶关节与脊柱相连；髋臼与股骨头构成髋关节，与双下肢相连。

骨盆的两侧耻骨在前方由纤维软骨连接构成耻骨联合，有4～6 mm间隙；骶髂关节间隙为3 mm，关节韧带撕裂时此间隙增宽。骨盆呈环状，其前半部（耻、坐骨支）称为前环，后半部（骶骨、髂骨、髋臼和坐骨结节）称为后环。骨盆负重时的支持作用在后环部，故后环骨折较前环骨折更为重要；但前环系骨盆结构最薄弱处，故前环骨折较后环骨折为多。

骨盆对盆腔内脏器、神经、血管等有重要的保护作用。当骨折时，也容易损伤这些器官。盆腔内脏器，虽男女不同，但其排列次序基本一致，由前至后为泌尿、生殖和消化三个系统的器官。位于前方的膀胱、尿道和位于后方的直肠极易受损。盆腔内有骶神经丛，来源于第4～5腰神经和第1～3骶神经前支，位于骶骨的前外侧，发出坐骨神经、阴部神经和臀上、下神经。盆腔的血管主要是髂内动脉，在骶髂关节前方由髂总动脉发出后很快即分为前、后支，后支主要供应盆壁，也称壁支，分有闭孔动脉、臀上动脉、臀下动脉、阴部内动脉；前支除供应盆壁外，还供应盆腔内各脏器和外生殖器，也称脏支，分有膀胱上动脉、膀胱下动脉、直肠下动脉和子宫动脉。静脉分为壁静脉和脏静脉，前者与同名动脉伴行，后者构成静脉丛，最后都注入髂内静脉。由于盆腔内血管丰富，骨盆本身亦为血供丰富的松质骨，因而骨盆骨折时，常常出血很严重。

二、骨盆骨折分类

（一）蒂勒（Tile）分型

目前最常用的是1988年Tile根据骨折稳定性提出的Tile分型，并制定治疗原则。

1. A型　稳定骨折（移位轻微）。A_1型：不影响骨盆环完整的骨折，如骨盆边缘撕脱骨折、髂前上棘骨折、髂前下棘骨折、坐骨结节撕脱性骨折。A_2型：移位较小的稳定骨折（或无移位的单侧、双侧耻坐骨支骨折），如一侧耻骨上下支骨折、骶骨纵形骨折、单纯髂骨翼骨折。A₃型：未波及骨盆环的骶骨和尾骨横断骨折。此类无须手术,卧床休息。

2. **B型** 旋转不稳定、垂直稳定骨折(累及前后环)。B₁型:分离型骨折,仅髂骨外旋不稳。称为翻书样损伤、外旋损伤。① 联合分离小于2.5 cm:是联合韧带损伤,而骶棘韧带与骶髂韧带无损伤;② 联合分离大于2.5 cm:相关韧带都有损伤,需手术治疗。B₂型:侧方挤压损伤,半侧骨盆内旋不稳(内旋暴力)。表现为:① 前环,单侧或双侧耻骨上、下支骨折,重叠;② 后环,骶骨压缩骨折,其又分B₂.₁(同侧骨折)、B₂.₂(对侧骨折)。如果耻骨支移位不是巨大,一般不需手术治疗,可行外固定架固定。B₃型:双侧B型骨折,需手术治疗。

3. **C型** 旋转及垂直均不稳定骨折,同时累及前后环。其特点:整个骨盆底的破裂(骶髂复合体的破裂)。此类损伤需要手术。

前方损伤:耻骨联合分离,单侧或双侧耻骨上、下支骨折。后方损伤:髂骨骨折,骶髂关节骨折脱位(或单纯脱位),骶骨骨折,此为C型和B型的主要区别。C₁型:单侧损伤失稳。C₂型:双侧损伤失稳,一侧为C型,对侧为B型损伤。C₃型:双侧C型骨折(合并髋臼骨折)。临床上骨盆环破裂合并髋臼骨折也称为C₃型损伤。

Tile分型的内固定适应证:① 垂直不稳定,为绝对适应证;② 合并髋臼骨折;③ 外固定后残存移位;④ 韧带损伤导致骨盆不稳定,如单纯骶髂后韧带损伤;⑤ 闭合复位失败;⑥ 无会阴污染的开放性后部损伤。

(二)根据骨折部位分类

1. **骨盆边缘孤立性骨折** 这类骨折多因外力骤然作用,使肌肉猛烈收缩或直接暴力造成。骨折发生在骨盆边缘部位,骨盆环未遭破坏,为稳定性骨折。包括:① 髂前上棘或坐骨结节撕脱骨折。前者因缝匠肌,后者因腘绳肌猛力收缩所致。② 髂骨翼骨折。骨折多因直接暴力(如侧方挤压伤)所致,发生在骨盆边缘,未波及骨盆环。骨折可为粉碎性,一般移位不大。③ 骶骨骨折或尾骨骨折脱位。多为直接暴力所致,不累及骨盆环。

2. **骨盆环单处骨折** 骨盆系一闭合环,若只有单处骨折,骨折块移位较微,不致导致骨盆环的变化。故其稳定性尚可。包括:① 髂骨骨折;② 一侧耻骨上、下支骨折;③ 耻骨联合轻度分离;④ 骶髂关节轻度脱位;⑤ 髋臼骨折合并股骨头中心型脱位。

3. **骨盆环双处骨折** 骨盆环遭受破坏,骨折移位和畸形严重,不仅可有骨盆环的分离,且合并骨折块的纵向移位。包括:① 一侧耻骨上、下支骨折伴耻骨联合分离;② 双侧耻骨上、下支骨折;③ 骶髂关节脱位伴耻骨上、下支骨折或耻骨联合分离;④ 髂骨骨折伴耻骨联合分离或耻骨上、下支骨折。

三、临床表现

(1)病人有严重外伤史,尤其是骨盆受挤压的外伤史。

(2)疼痛广泛,活动下肢或坐位时加重。局部肿胀,在会阴部、耻骨联合处可见皮下瘀斑,压痛明显。从两侧髂嵴部位向内挤压或向外分离骨盆环,骨折处均因受到挤压或牵扯而产生疼痛(骨盆挤压分离试验)。

(3)患侧肢体缩短,从脐至内踝长度患侧缩短。但从髂前上棘至内踝长度患侧常不缩短,股骨头中心脱位的例外。在骶髂关节有脱位时,患侧髂后上棘较健侧明显凸起,与棘突间距离也较健侧缩短,表示髂后上棘向后、向上、向中线移位。

(4)并发症

1)腹膜后血肿。骨盆各骨主要为松质骨,盆壁肌肉多,邻近又有许多动脉丛和静脉丛,血液供应丰富,盆腔与后腹膜的间隙又系疏松结缔组织构成,有巨大空隙可容纳出血,因此骨折后可引起广泛出血。巨大腹膜后血肿可蔓延到肾区、膈下或肠系膜。病人常有休克,并可有腹痛、腹胀、肠鸣音减弱及腹肌紧张等腹膜刺激的症状。为了与腹腔内出血鉴别,可进行腹腔诊断性穿刺,但穿刺不宜过深,以免进入腹膜后血肿内,误认为是腹腔内出血。故必需严密细致观察,反复检查。

2)尿道或膀胱损伤。对骨盆骨折的病人应经常考虑下尿路损伤的可能性,尿道损伤远较膀胱损伤为多见。病人可出现排尿困难、尿道口溢血现象。双侧耻骨支骨折及耻骨联合分离时,尿道膜部损伤的发生率较高。

3)直肠损伤。除非骨盆骨折伴有阴部开放性损伤,直肠损伤并不是常见的合并症,直肠破裂如发生在腹膜反折以上,可引起弥漫性腹膜炎;如发生在反折以下,则可发生直肠周围感染,常为厌氧菌感染。

4)神经损伤。多在骶骨骨折时发生,组成腰骶神经干的骶₁及骶₂最易受损伤,可出现臀肌、腘绳肌和小腿腓肠肌群的肌力减弱,小腿后方及足外侧部分感觉丧失。骶神经损伤严重时可出现跟腱反射消失,但很少出现括约肌功能障碍。预后与神经损伤程度有关,轻度损伤者预后好,一般一年内可望恢复。

四、治疗

骨盆骨折的治疗包括以下几个方面:早期失血性休克的治疗、外固定支架治疗、切开复位内固定、合并伤的处理及并发症的防治。

（一）失血性休克的处理

骨盆骨折及其合并伤并发的出血休克是早期死亡的首要原因。骨盆骨折休克发生率较高,导致休克的主要原因是创伤出血。骨盆骨折的出血来源途径有:海绵骨骨折、盆壁静脉丛撕裂伤、盆腔内中小血管损伤、贴近盆腔壁的肌肉及盆腔内脏器因骨折端刺伤而出血、腹膜后血肿。B、C 型骨盆骨折,骨盆环遭到破坏,后腹膜血肿出血量大,尤其是骨折移位的 C 型骨折出血量往往更多,伤后数分钟内即可失血 500～1 000 mL;腹膜后间隙可以容纳巨量血液,试验证明可达 3 500～4 000 mL。骨盆骨折 24 小时内死亡最主要原因是急性出血,而 24 小时后则为多器官功能衰竭。抗休克治疗时,应依靠 Tile 分型对骨盆骨折本身的出血量及时做出准确的估算,快速足量输液补血,扩充血容量;使用抗休克裤,监测凝血功能;必要时行股动脉插管髂动脉造影,若发现动脉出血,立即对出血血管栓塞止血。若经积极抢救、大量输液与输血,血压仍继续下降,应考虑活动性大出血,宜全面详细检查,予诊断性胸腹腔穿刺,尽快查明出血部位,迅速行抢救性手术,处理危及生命的并发症,特别是高度怀疑内脏器官破裂出血的,应果断剖腹探查。

（二）外固定支架治疗

外固定架在骨盆损伤中起着非常重要的作用,它不仅能在复苏抢救阶段起到临时固定骨折,有效减少骨盆出血、降低病死率的作用,也能在部分骨折类型中单独或结合其他内固定作为最终的固定方法。对于不稳定骨盆骨折,应尽早应用外固定架,尤其在血流动力学障碍的情况下,甚至可作为急诊常规应用。骨盆骨折早期应用外固定架技术使早期的病死率从 22% 下降

到了 8%。

（三）切开复位内固定

骨盆骨折并发症多见,病死率和致残率均较高,所以其治疗一直是医学界的一个难题。以往对骨盆骨折采取保守治疗,如骨牵引、骨盆悬吊、石膏固定等方法,致残率高达 50%～60%。20 世纪 80 年代以来,国外广泛采用切开复位内固定治疗骨盆骨折。

（四）合并伤的处理

（1）骨盆骨折合并上尿路以及膀胱损伤,对预后的影响不大,但下尿道损伤对病人的生活质量影响较大。膀胱破裂可进行修补,同时做耻骨上膀胱造瘘术。对尿道断裂,宜先放置导尿管,防止尿外渗及感染,并留置导尿管直至尿道愈合。若导尿管插入有困难时,可进行耻骨上膀胱造瘘及尿道会师术。

（2）合并颅脑损伤,尤其是有危及生命的硬膜外血肿和硬膜下血肿时,必须紧急手术,开颅清除血肿,挽救病人生命。

（3）合并胸部损伤者,保持病人呼吸道通畅。当病人出现呼吸困难,要及时进行气管插管或气管切开;注意是否合并血气胸,必要时行胸腔闭式引流。

（4）合并直肠损伤时,应进行剖腹探查,做结肠造口术,使粪便暂时改道,缝合直肠裂口,直肠内放置肛管排气。

（五）并发症的处理

骨盆骨折因需长期卧床、活动受限,易发生呼吸道感染、下肢深静脉血栓形成及压疮等并发症。

1. 预防肺部感染　特别是对本身有肺部基础疾病如慢性阻塞性肺病、慢性支气管炎的病人,应常规使用抗生素,但应避免长期使用大剂量广谱抗生素,以免出现二重感染或某些脏器受损;另一方面要鼓励病人活动,清洁呼吸道分泌物,保持清洁和加强护理。

2. 预防深静脉血栓　可通过物理方法如穿着弹力袜,药物方式如予抗凝药物、阿司匹林等及早期活动患肢来预防下肢深静脉血栓形成。

3. 预防压疮　卧床期间应当定期翻身,注意清洁卫生,使用软垫等,可预防压疮。

第四节　脊柱损伤

脊柱是人体的中轴骨,四肢和头颅均直接或间接附着其上。脊柱由 33 个椎骨、23 个椎间盘组成,颈椎 7 个、胸椎 12 个、腰椎 5 个、5 个骶椎融合为骶骨、4 个尾椎形成尾骨。每个椎骨分椎体和附件两部分。椎体

前方有前纵韧带,后方有后纵韧带。附件包括两侧的椎弓根、椎板、横突、上关节突、下关节突及后方的棘突,棘突之间有棘间韧带和棘上韧带,椎板之间有黄韧带。各个椎骨的椎孔相连而形成椎管,自枕骨大孔

通向末节骶椎。脊髓在椎管内通过，并从每一节段发出一对脊神经通过相应的椎间孔。脊柱有4个生理弧度，在其前后凸的转换处受力作用较大，是整个脊柱中最容易受外力伤害的部位，如颈$_{1~2}$、颈$_{5~6}$、胸$_{11~12}$、腰$_{1~2}$和腰$_{4~5}$处的骨折最为常见，占脊柱骨折的90%以上，而胸腰段（胸$_{11}$～腰$_2$）的骨折，又占脊柱骨折的2/3～3/4。脊柱损伤常见于交通事故、高处坠落、摔倒、工伤及自然灾害等。脊柱损伤不仅可危及生命，且可合并严重的并发症，处理上难度大，预后差。

一、脊柱骨折分类

临床上根据致伤机制、损伤部位、稳定性等有以下几种分类方法。

1. 根据受伤时暴力作用的方向分类

（1）屈曲型：最常见。受伤时暴力使身体猛烈屈曲，椎体互相挤压使其前方压缩，常发生于胸腰段交界处的椎骨，可合并棘上韧带断裂。暴力水平分力较大时就产生脱位。

（2）伸直型：少见。高空仰面落下时背部被物阻挡，使脊柱过伸，前纵韧带断裂，椎体横行裂开，棘突互相挤压而断裂，或上椎体向后移位。

（3）屈曲旋转型损伤：暴力使脊柱不仅屈曲且伴有旋转，除可发生椎骨骨折外，常有关节突骨折及脱位。

（4）垂直压缩型：暴力与脊柱纵轴方向一致，垂直挤压椎骨，使椎骨裂开，骨折块常突向椎管压迫脊髓。

2. 根据骨折后的稳定性分类

（1）稳定型：椎体压缩高度未超过50%；单纯横突骨折。

（2）不稳定型：椎体高度压缩超过50%；椎体畸形角>20°；伴脊髓神经功能损害；骨折伴脱位；压缩骨折伴棘突或棘间韧带断裂等。

3. 阿姆斯特朗-丹尼斯（Armstrong-Denis）分类 是目前国内外通用的分类。根据三柱理论将脊柱分为前、中和后柱。前柱包括前纵韧带、椎体及椎间盘的前半部，中柱包括椎体及椎间盘的后半部及后纵韧带，后柱包括椎体附件及其韧带。共分为：

（1）压缩骨折：椎体前柱受压，椎体前缘高度减小而中柱完好。

（2）爆裂骨折：脊柱的前、中柱受压爆裂，可合并椎弓根或椎板纵行骨折。

（3）后柱断裂：脊柱后柱受张力断裂，致棘间韧带或棘突水平横断，并可延伸经椎板、椎弓根、椎体的水平骨折，即钱斯（Chance）骨折，故可累及中柱。

（4）骨折脱位：脊柱三柱受屈曲、旋转或剪力作用完全断裂，前纵韧带可能保持完好。

（5）旋转损伤：旋转暴力致椎间盘损伤，损伤椎间盘明显狭窄而椎体高度无明显改变。损伤间盘的上下椎体边缘有撕脱骨折。

（6）压缩骨折合并后柱断裂。

（7）爆裂骨折合并后柱断裂。

4. 按骨折部位分类 可分为颈椎、胸椎、腰椎骨折或脱位。按椎骨解剖部位又可分为椎体、椎弓、椎板、横突、棘突骨折等。

二、脊柱损伤的临床表现及诊断

1. 脊柱骨折

（1）有明确外伤史，如高空坠落，重物打击头颈部、肩背部，交通事故，塌方事故等。

（2）受伤部位局部疼痛、活动障碍，骨折局部可扪及局限性后突畸形。

（3）由于腹膜后血肿对自主神经刺激，肠蠕动减慢，常出现腹胀、腹痛等症状，有时需与腹腔脏器损伤相鉴别。

2. 合并脊髓和神经根损伤 脊髓损伤后，在损伤平面以下的运动、感觉、反射及括约肌和自主神经功能受到损害。

（1）感觉障碍：损伤平面以下的痛觉、温度觉、触觉及本体觉消失。

（2）运动障碍：脊髓休克期，脊髓损伤节段以下表现为软瘫，反射消失。休克期过后，若是脊髓横断伤则出现上运动神经元性瘫痪，肌张力增高，腱反射亢进出现髌阵挛、踝阵挛及病理反射。

（3）括约肌功能障碍：脊髓休克期表现为尿潴留，系膀胱逼尿肌麻痹形成无张力性膀胱所致。休克期过后，若脊髓损伤在骶髓平面以上，可形成自动反射膀胱，残余尿少于100 mL，但不能随意排尿。若脊髓损伤平面在圆锥部骶髓或骶神经根损伤，则出现尿失禁，膀胱的排空需通过增加腹压（用手挤压腹部）或用导尿管来排空尿液。大便也同样可出现便秘和失禁。

（4）不完全性脊髓损伤。损伤平面远侧脊髓运动或感觉仍有部分保存时称之为不完全性脊髓损伤。

3. 辅助检查

（1）X线检查：常规摄脊柱正、侧位片，必要时照斜位片，基本可确定骨折部位及类型。

（2）CT检查：有利于发现突入椎管的骨块或椎间盘及判定移位骨折块侵犯椎管程度。

（3）MRI检查：对判定脊髓损伤状况有价值。

MRI可显示脊髓损伤早期的水肿、出血,并可显示脊髓损伤的各种病理变化,如脊髓压迫、脊髓横断、脊髓不完全性损伤、脊髓萎缩或囊性变等。

(4)体感诱发电位(SEP):是测定躯体感觉系统(以脊髓后索为主)的传导功能的方法,对判定脊髓损伤程度有一定帮助。现还有运动诱发电位(MEP)。

(5)奎肯氏试验:为颈静脉加压试验,对判定脊髓受伤和受压有一定参考意义。

三、治疗

(一)颈椎损伤

对稳定型损伤可采用卧床休息、格利森(Glisson)枕颌带牵引、头颈胸石膏固定等方法治疗。如单纯椎体压缩骨折常行枕颌带牵引,重量2～3 kg,维持3周改石膏固定,2～3个月骨及韧带组织愈合后可拆除。而单纯棘突或横突骨折不需牵引,可直接使用支具或石膏固定,维持其稳定。

对不稳定型损伤,以恢复并维持颈椎稳定性为原则,治疗方法包括牵引复位、支具固定以及手术治疗。手术治疗的目的在于恢复颈椎的解剖结构、解除脊髓和神经根压迫、维持颈椎稳定性。手术方式分为颈前路手术和颈后路手术。颈前路手术适应证为:① 主要累及椎体和椎间盘的损伤;② 后纵韧带断裂伴有椎间盘突出、椎体后缘骨赘或骨折;③ 椎间盘突出伴有神经损伤;④ 三柱损伤,颈椎严重不稳。前路手术中病人采取仰卧位有利于手术进行,特别是多发伤或颈椎严重不稳者可避免翻动体位带来的损害;手术入路简单,创伤小,并发症少;植骨床血供丰富,且植骨块受轴向应力,有利于融合。颈后路手术目前一般仅限于单侧或双侧小关节脱位或骨折脱位,以及关节突骨折,颈椎严重不稳者。

(二)胸、腰椎损伤

稳定性骨折不伴有神经损伤者一般采取非手术治疗,包括卧床休息、姿势矫正和背伸肌锻炼。不稳定型骨折或伴有神经损伤者多采用手术治疗,目的是解除脊髓神经压迫,矫正畸形,恢复并维持脊柱的稳定性。手术方法主要根据骨折类型、严重程度以及脊髓神经损伤情况决定,同时应考虑病人的全身情况对手术的耐受力。目前的治疗方法主张在彻底减压的同时采取有效的内固定并行植骨融合术,以获得长期稳定。内固定多采用后路椎弓根螺钉系统。前路内固定因创伤大,操作相对复杂,故应严格把握适应证。胸$_{10}$以上的高位胸椎骨折截瘫病人,由于病人腰部的肌肉完全麻痹,会发生麻痹性侧弯和后凸畸形,如不能解决腰椎固定到骨盆上的问题,病人不能长期维持坐姿。而如果融合节段过短,由于腰骶部过度屈伸活动,很容易引起断棒、脱钩或椎弓根螺钉的疲劳断裂。因此对此类病人可以考虑长节段融合或采用外固定支具。

(三)多节段脊柱损伤

多节段脊柱损伤约占脊柱损伤的3%～5%,其表现可以是连续的也可以是跳跃式的。跳跃式的多节段脊柱损伤绝大多数伴有脊髓损伤。如果发现任何节段有脊柱损伤,都应该拍摄其他节段的正、侧位X线片,以明确是否有其他节段的损伤。大约43%的继发骨折的椎体位于脊柱的上下两端,一般倾向集中于腰$_4$和腰$_5$以及颈$_1$和颈$_2$。发现这些继发性损伤对预防神经损害加重、慢性疼痛及进行性畸形是非常重要的。由于此类损伤大多伴有脊髓损伤,要尽量创造条件争取早日手术。尽早解除脊髓压迫并选择适当而坚固稳定的内固定十分重要,既可使受伤的脊髓得到充分减压,又可使骨折处稳定,减少继发性脊柱畸形、脊髓损伤的发生,为脊髓功能的恢复创造必要条件。

四、急救和搬运

急救和搬运不当可使脊柱或脊髓损伤进一步加重。不要用软担架,宜用木板搬运。先使伤员两下肢伸直,两上肢也伸直放在身旁。木板放伤员一侧,由2～3人扶伤员躯干。使骨盆、肢体成一整体滚动移至木板上。防止躯干扭转或屈曲,禁用搂抱或一人抬头,一人抬腿的方法。对颈椎损伤病员,要托住头部并沿纵轴略加牵引与躯干一致滚动。伤员躯体与木板之间要用软物垫好予以固定。搬动中要观察呼吸道有否阻塞并及时排除,并检查呼吸、心率和血压等变化。

(李占玉 周 春)

参考文献

[1] 唐佩福,王岩,张伯勋,等.解放军总医院创伤骨科手术学[M].北京:人民军医出版社,2015.

[2] 唐佩福,王岩,卢世璧.坎贝尔骨科手术学[M].北京:北京大学医学出版社,2018.

[3] 王亦璁,姜保国.骨与关节损伤[M].北京:人民卫生出版社,2012.

［4］张世民.老年髋部转子间骨折［M］.北京:科学出版社,2019.

［5］赵定麟.现代脊柱外科学［M］.3版.上海:世界图书出版公司,2017.

［6］张英泽.临床骨折分型［M］.北京:人民卫生出版社,2013.

［7］夏亚一.肘关节［M］.沈阳:辽宁科学技术出版社,2015.

［8］蔡贤华,刘曦明,魏世隽.足与踝［M］.沈阳:辽宁科学技术出版社,2015.

［9］崔国庆.肩［M］.济南:山东科学技术出版社,2016.

［10］叶伟胜,张建国.桡骨远端骨折与损伤［M］.北京:人民军医出版社,2012.

［11］袁国松,李柱文,王卫平.锁骨骨折手术治疗与并发症［J］.当代医学,2017,23（8）:183-184.

［12］SEEMANN R, GRAEF F, GARBE A, et al. Leptin-deficiency eradicates the positive effect of traumatic brain injury on bone healing: histological analyses in a combined trauma mouse model ［J］. J Musculoskelet Neuronal Interact, 2018, 18(1): 32-41.

［13］SUN Y, XIONG Y, YAN C, et al. Downregulation of microRNA-16-5p accelerates fracture healing by promoting proliferation and inhibiting apoptosis of osteoblasts in patients with traumatic brain injury［J］. Am J Transl Res, 2019, 11(8): 4746-4760.

［14］XIONG Y, CAO F, HU L, et al. miRNA-26a-5p accelerates healing via downregulation of PTEN in fracture patients with traumatic brain injury［J］. Mol Ther Nucleic Acids, 2019, 17: 223-234.

［15］JODOIN M, ROULEAU D M, THERRIEN E, et al. Investigating the incidence and magnitude of heterotopic ossification with and without joints involvement in patients with a limb fracture and mild traumatic brain injury［J］. Bone Rep, 2019, 11: 100222.

［16］ZHANG R, LIANG Y, WEI S. The expressions of NGF and VEGF in the fracture tissues are closely associated with accelerated clavicle fracture healing in patients with traumatic brain injury［J］. Ther Clin Risk Manag, 2018, 14: 2315-2322.

［17］ZHANG R, LIANG Y, WEI S. M2 macrophages are closely associated with accelerated clavicle fracture healing in patients with traumatic brain injury: a retrospective cohort study［J］. J Orthop Surg Res, 2018, 13(1): 213.

［18］SUTO Y, NAGATA K, AHMED S M, et al. A concomitant bone fracture delays cognitive recovery from traumatic brain injury［J］. J Trauma Acute Care Surg, 2018, 85(2): 275-284.

［19］MANDI D M, BELIN R P, BANKS J, et al. Pilon fractures［J］. Clin Podiatr Med Surg, 2012, 29(2): 243-278.

［20］LUO CF, SUN H, ZHANG B, et al. Three-column fixation for complex tibial plateau fractures［J］. J Orthop Trauma, 2010, 24(11): 683-692.

［21］罗从风,胡承方,高洪,等.基于CT的胫骨平台骨折的三柱分型［J］.中华创伤骨科杂志,2009,11（3）:201-205.

［22］陈基施展,陆骅.股骨远端骨折治疗的临床研究现状与进展［J］.中国修复重建外科杂志,2018,32（2）:242-247.

［23］姜保国,陈建海.肱骨近端骨折的治疗进展［J］.北京大学学报（医学版）,2015,47（2）:197-199.

第二十二章
颅脑损伤合并胸部损伤

随着现代社会经济的发展，汽车拥有量的剧增以及建筑业的兴旺，交通事故及工伤事故等因素所引起严重复合损伤发生率呈上升趋势。其中以颅脑损伤和胸部损伤为主伤的多发外伤比例均超过60%。重型颅脑损伤与胸外伤彼此影响。原发性脑损伤取决于颅脑直接受伤的程度，而继发脑损伤可以是原发脑损伤的继续发展，或者是局部组织水肿、颅内压增高、低灌注和低氧等原因引起。其中低血压和低氧是最主要的因素。胸外伤造成的呼吸道不畅、肺挫伤、血气胸、张力性气胸以及多发肋骨骨折所致的反常呼吸，都会严重影响呼吸功能和血流动力学，造成缺氧和休克。休克导致脑灌注不足，低氧及二氧化碳增高对脑血管有扩张作用，从而增加了颅内血容量。在有颅内压升高的伤员中，即使是颅内轻微的血容量增加，也会导致颅内压进一步急剧上升而加重颅脑损伤。而严重的颅脑损伤通过神经体液因素如促使交感神经过度兴奋，并由此产生大量的儿茶酚胺，使肺血流动力学发生改变，肺静脉压力增高，淋巴回流障碍，肺毛细血管通透性增加，肺泡表面活性物质减少，造成神经源性肺水肿，也进一步加重了肺的损伤。两者相互影响、互为因果。所以多发外伤合并有颅脑和胸部损伤者损伤程度最为严重，容易触发全身炎症反应综合征（systemic inflammatory response syndrome, SIRS）。严重的SIRS会导致多脏器功能衰竭（MOF），因而此类损伤者并发症发生率和病死率均较高。

第一节　伤情判断和急救处理

对于脑损伤合并胸部损伤的病人，早期全面、客观判断，对病人的抢救治疗至关重要。由于该类病人症状、体征相互交叉影响，均可表现为严重的生命体征改变，如昏迷、休克、呼吸困难，使得损伤部位难以分辨，故易于漏诊、误诊。造成漏认和误诊的因素还有下几方面：① 医生对多发伤的诊断治疗缺乏经验，只注重本专业范围内的检查而忽略其他部位的检查；② 伤员有意识障碍无法主诉而导致漏诊；③ 伤情过重、过急，为了抢救而来不及进行较全面的体检及X线检查。

根据加强创伤生命支持（advanced trauma life support, ATLS）的原则，在此类病人的抢救过程中，首先要保持气道的通畅，清除气道内异物，保持氧供；有明确低氧血症者及时气管插管，机械辅助呼吸；全面仔细地体格检查，及时发现可危及生命的损伤如张力性气胸、严重血胸、开放性气胸、连枷胸、心脏压塞等。虽然胸部X线检查对于上述情况的诊断非常重要，但是常因伤员病情不稳，没有机会做X线检查，必须根据临床症状和体征诊断并及时处理，等病情稍稳定后再做进一步的检查。积极抗休克治疗，有严重颅脑损伤尤其要积极处理，减低颅内压，维护脑血氧供应。治疗中同时要保护其他重要器官功能。近年来损伤控制手术（damage controlled surgery）的概念为很多医疗中心接受，就是在损伤早期进行短小的手术控制出血、感染，以减少因重大手术对已经受损的重要脏器可能造成的第二次打击（second hit）。

第二节　常见胸外科创伤和处理

一、肋骨骨折

肋骨骨折是指肋骨的完整性和连续性中断,是最常见的胸部损伤,占胸外伤的40%～60%。肋骨骨折可分为单根或多根、多段骨折,同一肋骨也可有一处或多处骨折。肋骨骨折多见于第4～7肋,因其长而薄,最易被折断。

(一)病因

直接或间接暴力作用于胸壁可以导致肋骨骨折。如果肋骨骨质脆性增加,更易于导致骨折。直接暴力多在肋骨直接受伤处引起骨折。间接暴力多因胸部受到挤压伤,在肋骨角或肋骨侧方引起骨折。另外癌肿转移到肋骨可以导致病理性肋骨骨折。

(二)临床表现

1. 症状　骨折处疼痛明显,深呼吸、咳嗽或体位改变时加重,伤者常因疼痛而不敢深吸气和活动。胸痛使呼吸变浅、咳嗽无力、呼吸道分泌物增多、滞留,导致肺不张和肺部感染。多根、多处肋骨骨折者可出现反常呼吸运动、气促、呼吸困难、发绀或休克等。

2. 体征　伤侧胸壁肿胀、压痛,可扪及骨擦感和骨擦音。胸廓挤压试验阳性,即用手挤压前后胸部,疼痛加重甚至产生骨擦音;通过该试验可以鉴别肋骨骨折和胸壁软组织挫伤。部分病人可有皮下气肿。

(三)诊断

(1)胸部X线检查可显示肋骨骨折断裂线和断端错位,但骨折在前胸肋骨与肋软骨交界处,X线看不出骨折线。X线检查可确定骨折部位及数目,也有助于血气胸、肺不张、肺炎的诊断。因此,宜重复X线检查。

(2)胸部CT检查对于胸腔少量积液、肺不张、气管与支气管断裂等显示出独特的优势,因此对于胸外伤,尤其是复杂、严重的胸外伤,胸部CT检查应作为常规检查方法。

(四)治疗

胸廓骨折的治疗原则为镇痛、清理呼吸道分泌物、固定胸廓恢复胸壁功能和防治并发症。镇痛方法很多,可口服或肌内、静脉注射镇痛剂和镇静剂,或应用自控止痛泵,也可肋间神经阻滞和痛点封闭;也可选用活血化瘀通络药物,用中药接骨散治疗,对减轻骨折局部软组织肿胀和疼痛、加速骨折愈合有良好效果。

老年人的单纯性肋骨骨折如处理不当,可因疼痛限制其有效的呼吸运动和咳嗽排痰,使肺的顺应性在较低的基础上进一步下降,易造成呼吸窘迫和缺氧,肺部的感染率升高,故对老年人肋骨骨折,应严密观察和积极处理。积极鼓励和协助病人咳嗽、排痰及早期下床活动,对减少呼吸系统并发症。固定胸廓方法因肋骨骨折损伤程度与范围不同而异。

1. 单处闭合性肋骨骨折的治疗　骨折两端因有上下肋骨和肋间肌支撑,发生错位、活动很少,多能自动愈合。固定胸廓主要是为了减少骨折端活动和减轻疼痛,方法有:宽胶条固定、多带条胸布固定或弹力胸带固定。单纯性肋骨骨折的治疗原则是止痛、固定和预防肺部感染。可口服或必要时肌内注射止痛剂。

2. 连枷胸的治疗　纠正反常呼吸运动、抗休克、防治感染和处理合并损伤。当胸壁软化范围小或位于背部时,反常呼吸运动可不明显或不严重,可采用局部夹垫加压包扎。但是,当浮动幅度达3 cm以上时可引起严重的呼吸与循环功能紊乱,当超过5 cm或为双侧连枷胸时,可迅速导致死亡,必须进行紧急处理。首先暂时予以夹垫加压包扎,然后进行肋骨牵引固定。以往多用巾钳重力牵引,方法是在浮动胸壁的中央选择1～2根能持力的肋骨,局麻后分别在其上、下缘用尖刀刺一小口,用布钳将肋骨钳住,注意勿损伤肋间血管和胸膜,用牵引绳系于钳尾部,通过滑车用2～3 kg重量牵引2周左右。目前,已根据类似原理设计出多种牵引器,是用特制的钩代替巾钳,用胸壁外固定牵引架代替滑车重力牵引,方法简便,病人能够起床活动且便于转送。在需行开胸手术的病人,可同时对肋骨骨折进行不锈钢丝捆扎和缝扎固定或用克氏针作骨髓内固定。目前已不主张对连枷胸病人一律应用控制性机械通气来消除反常呼吸运动(呼吸内固定法),但对于伴有严重肺挫伤且并发急性呼吸衰竭的病人,及时进行气管内插管或气管切开后应用呼吸器治疗,仍有其重要地位。

固定胸廓的方法有:

(1)厚敷料固定包扎:适用于软化胸壁范围较小者或紧急处理时暂时使用。方法是用棉垫数块或沙袋压迫覆盖于胸壁软化区,并固定包扎。注意压力适中,不宜过紧，以免肋骨骨折端嵌入胸膜腔内，发生气胸、血胸等并发症。

（2）胸壁牵引固定：在局麻下用手术钳夹住游离段肋骨，或用不锈钢丝绕过肋骨上、下缘，将软化胸壁提起，固定于胸壁支架上；或用牵引绳通过滑车进行重量牵引，牵引时间为2～3周。

（3）呼吸机"内固定"：适用于伴有呼吸功能不全的病人。施行气管插管或气管切开术，连接呼吸机进行持续或间歇正压呼吸2～4周，待胸壁相对稳定、血气分析结果正常后逐渐停止呼吸机治疗。

（4）手术内固定：适用于合并有胸内脏器损伤须开胸手术的病人。可在手术时切开胸壁软组织，暴露肋骨骨折断端，用金属缝线固定每一处骨折的肋骨。对于双侧前胸部胸壁软化，可用金属板通过胸壁后方将胸骨向前方托起，再将金属板的两端分别固定于左右两侧胸廓的肋骨前方。

3. 开放性骨折的治疗　应及早彻底清创治疗。清除碎骨片及无生机的组织，咬平骨折断端，以免刺伤周围组织。如有肋间血管破损者，应分别缝扎破裂血管远、近端。剪除一段肋间神经，有利于减轻术后疼痛。胸膜破损者按开放性气胸处理。术后常规注射破伤风抗毒素和给予抗生素防治感染。

肋间神经阻滞或痛点封闭有较好的止痛效果，且能改善呼吸和有效咳嗽机能。肋间神经阻滞可用0.5%或1%普鲁卡因5 mL注射于脊柱旁5 cm处的骨折肋骨下缘，注射范围包括骨折肋骨上、下各一根肋骨。痛点封闭是将普鲁卡因直接注射于肋骨骨折处，每处10 mL。必要时可12～24小时重复一次阻滞或封闭，也可改用长效止痛剂。注意穿刺不可过深，以免刺破胸膜。半环式胶布固定具有稳定骨折和缓解疼痛的功效，方法是用5～7 cm宽的胶布数条，在呼气状态下自后而前、自下而上作叠瓦式粘贴胸壁，相互重叠2～3 cm，两端需超过前后正中线3 cm，范围包括骨折肋骨上、下各一根肋骨。但是，因其止痛效果并不理想、限制呼吸且有皮肤过敏等并发症，故而除在转送伤员时才考虑应用外，一般不应用，或应用多头胸带或弹力束胸带，效果更好。预防肺部并发症主要在于鼓励病人咳嗽、经常坐起和辅助排痰，必要时行气管内吸痰术。适量给予抗生素和祛痰剂。

肋骨骨折多可在2～4周内自行愈合，治疗中也不像对四肢骨折那样强调对合断端。单纯性肋骨骨折本身并不致命。治疗的重点在于对连枷胸的处理，对各种合并伤的处理以及防治并发症，尤其是呼吸衰竭和休克。

二、创伤性气胸

胸膜腔内积气称为气胸。通常胸膜腔是密闭的腔隙，不含气体，其内是负压。发生气胸后会引起不同程度的肺萎陷。根据胸膜腔是否与外界相通以及相通的特点，一般分为闭合性气胸、开放性气胸和张力性气胸3类。在胸部损伤中气胸的发生率仅次于肋骨骨折。

（一）病因、病理

1. 闭合性气胸　多并发于肋骨骨折，由于肋骨断端刺破肺，空气进入胸膜腔所致。伤后伤道迅速闭合，气体虽不再进入胸膜腔，但胸膜腔内压仍低于大气压。

2. 开放性气胸　多并发于刀刃、锐器、弹片或火器等导致的胸部穿透伤。胸膜腔经胸壁伤口与外界大气直接相通，空气可经过胸壁伤口随呼吸自由出入胸膜腔内，胸膜腔内负压消失，肺被压缩。另外呼气与吸气时两侧胸膜腔压力交替变化，出现纵隔左右扑动，而影响静脉血回流心脏。含氧低的气体在两侧肺内重复交换，造成严重缺氧。

3. 张力性气胸　主要原因是较大的肺泡破裂、较深较大的肺裂伤或支气管破裂，又称高压性气胸。胸壁裂口与胸膜腔相通，且形成活瓣，吸气时活瓣开放，空气进入胸膜腔，呼气时活瓣关闭，使空气只能进入而不能排出，结果胸膜腔内积气不断增多，压力不断升高。胸膜腔内的高压迫使患侧肺逐渐萎缩，并将纵隔推向健侧，使健侧肺间接受压；上下腔静脉回流受阻，心排血量减少，产生呼吸和循环功能严重障碍。有些病人由于胸膜腔处于高压下，积气被挤入纵隔并扩散至皮下组织，形成颈部、面部、胸部等多处皮下气肿。

（二）临床表现

1. 症状

（1）闭合性气胸：少量气胸，一般无明显症状。中量以上气胸（肺萎陷＞30%）常伴有胸痛、胸闷、气促和呼吸困难。

（2）开放性气胸：病人可出现气促、呼吸困难、发绀和烦躁不安，严重者可出现脉细速、血压下降等休克症状。

（3）张力性气胸：病人表现为极度呼吸困难、发绀、烦躁、意识障碍、大汗淋漓、昏迷、休克，甚至窒息，有濒死感。

2. 体征

（1）闭合性气胸：气管移向健侧，患侧胸廓饱满，触觉语颤减弱，叩诊鼓音，呼吸音减弱或消失。

（2）开放性气胸：伤侧胸壁可见伴有气体进出胸腔发出吸吮样声音伤口，气体通过创口发出有特征性的漏气声,气管移向健侧,患侧呼吸音消失,胸部和颈部皮下可触及捻发音。

(3)张力性气胸:胸廓饱满,肋间隙增宽,呼吸幅度降低,叩诊呈高度鼓音,呼吸音消失,气管向健侧移位,皮下气肿明显。

(三)诊断

主要依据胸部X线检查。

(1)闭合性气胸:显示不同程度的肺萎陷及胸膜腔积气,有时可伴少量胸腔积液。

(2)开放性气胸:显示患侧肺萎陷、胸腔大量积气,心脏和气管等纵隔内器官向健侧明显移位。

(3)张力性气胸:显示胸腔严重积气、肺完全萎陷,心脏和气管向健侧偏移。

(四)治疗

1. 现场急救

(1)开放性气胸:应尽早封闭伤口,使开放性气胸转变成闭合性气胸。可就地取材如用衣服在病人深呼吸末压住伤口,并加压固定。固定一定要牢靠,以免在病人转运过程中脱落。有条件者可用多层无菌凡士林纱布封闭伤口,再用棉垫覆盖,加压包扎的范围应超过伤口5 cm以上,以确保不形成张力性气胸。并行胸膜腔穿刺,抽气减压,暂时解除呼吸困难。病人经以上处理后迅速转送医院。

(2)张力性气胸:应尽早将张力性气胸转变成开放性气胸。采取以下几种方法进行现场紧急排气:① 特别紧急时,在伤侧第2肋间锁骨中线处将一粗针头刺入胸膜腔,有气体喷出,即能达到排气减压的效果。② 在转运过程中,于针头末端缚扎一橡皮手指套,指套顶端剪一1 cm开口,起活瓣作用,即呼气时气体可以排出,吸气时开口关闭,防止空气进入。③ 在穿刺针头末端处胸壁上固定一方形塑料纸,三边封闭,一边不封闭,可以起活瓣作用。④ 用一长橡胶管或塑料管一端连接穿刺针头处,另一端放在无菌水封瓶水面下,以保持持续排气。⑤ 用一次性输液器,针头刺入胸腔,另一端剪短后放入输液瓶内水面下,并将针头固定。但要防止针头过细被血块和分泌物堵塞。气胸病人经以上处理后迅速转送医院。

2. 院内急救护理措施

(1)保持呼吸道通畅:迅速清除口腔、鼻腔内的分泌物;指导病人做深呼吸、主动咳嗽排痰;定期给病人翻身、拍背、雾化吸入等。

(2)防治休克:迅速建立2条静脉通道。根据失血量和血红蛋白值、红细胞数、血压、尿量等决定输液方案。一般先静脉滴注加温平衡液,在15～30分钟

滴入1 000～2 000 mL液体迅速扩充血容量,晶体与胶体液之比为3∶1,使其既恢复血容量、补充功能性细胞外液,又能达到合理稀释血液、改善血流动力学状态,有利于氧的输送。

(3)体位与吸氧:无休克者取半卧位。吸氧以鼻导管和面罩给氧为好,氧流量一般为每分钟4～6 L。

(4)协助进行胸腔闭式引流排气及护理:除小量气胸(肺萎陷<30%)外,其他气胸需行胸膜腔穿刺抽出气体或胸腔闭式引流术排出积气,促使肺尽早膨胀。放置胸腔引流管的位置是在积气最高部位(通常于锁骨中线第2肋间)。

(5)胸腔闭式引流术后做好相应的护理:保持管道密闭,严格无菌操作,防止逆行感染,保持引流通畅,观察并记录引流液的颜色、性质和量。拔管指征:置引流管48～72小时后,引流瓶中无气体溢出且颜色变浅,24小时量<50 mL,脓液<10 mL,X线检查显示肺组织已复张,病人无呼吸困难或气促。可在协助医生拔管后,立即用凡士林纱布和厚敷料封闭伤口并包扎固定,同时注意观察。

(6)防治感染:按医嘱应用抗生素。开放性气胸,若伤口较小,可在局麻下进行清创、缝合胸壁伤口;若伤口较大则宜在气管插管全麻下进行彻底清创。开放性创伤立即给予破伤风抗毒素1 500 U肌内注射以预防破伤风。

(7)病情观察:密切观察生命体征、神志、胸腹部活动,注意呼吸频率、节律、幅度等。

(8)报告医师:若发现病人有气促、发绀、缺氧、气管移位、皮下气肿等症状,及时报告医师处理。

三、创伤性血胸

胸膜腔积聚血液称血胸,同时积聚血液和空气者称血气胸。在胸部创伤病人中血胸很常见。出血可来自肋间血管、胸廓内血管、肺裂伤或心脏和胸内大血管创伤。血胸的数量取决于血管破口的大小、血压高低和出血持续的时间。肺组织出血大多数由于肋骨骨折断端刺破胸膜和肺所引致,由于破裂的血管小,肺循环血压低,出血处常能被血块所封闭而自行停止,一般出血量不多。肋间动脉或胸廓内动脉破裂,由于体循环动脉血压高,出血不易自行停止,出血量较多。心脏或胸内大血管如主动脉及其分支,上、下腔静脉和肺动、静脉破裂,出血量大,伤情重,病人常在短时间内因大量失血死于休克。

(一)病因

根据血胸发生原因和机制的不同,可将血胸分为

创伤性血胸（traumatic haemothorax）和非创伤性血胸（nontraumatic haemothorax）。绝大多数血胸是由穿透性或钝性胸部创伤所引起。非创伤性血胸很少见，可继发于某些胸部或全身性疾病，极少数病人可以找不到明确的引起出血的原因。非创伤性血胸又称自发性血胸（spontaneous haemothorax）。此类病人均无外伤史，但有时可有咳嗽、腹压增加、负重、疲劳、运动、突然变换体位等诱因，尽管自发性血胸临床少见，但病因多种多样，若对其缺乏了解和认识，常常造成临床漏诊和误诊，导致不正确处理，产生严重后果。非创伤性血胸除无外伤史外，临床表现与创伤性血胸相似。故按其病因分为特发性血胸（idiopathic spontaneous haemothorax）、感染性血胸（infectious haemothorax）、子宫内膜异位引起血胸、其他原因引起的血胸。

胸壁、肺、胸内大血管或心脏的穿透伤或钝性伤均可引起胸膜腔内积血，称创伤性血胸，同时存在气胸时称创伤性血气胸。

（二）临床表现

小量血胸（500 mL 以下），如果病人体质较好、出血速度不快，可无明显症状。大量血胸（1 000 mL 以上），且出血速度较快者，可出现面色苍白、出冷汗、脉细速且弱、呼吸急促、血压下降等内出血征象和心、肺受压征象。查体可发现肋间隙饱满，气管向健侧移位，胸部叩诊呈浊音，心界移向健侧，听诊呼吸音减弱或消失。血气胸病人上胸叩诊呈鼓音，下胸叩诊呈浊音。由于肺裂伤而引起的血胸病人常伴有咯血。开放性血气胸病人可直接观察到血液随呼吸自创口涌出的情况，并可据此估计胸内出血的严重程度。

（三）诊断

有胸部创伤史（包括医源性所致），自发性血胸有咳嗽、腹压增加、负重、疲劳、运动、突然变换体位等诱因，有相应临床表现和胸片检查结果，一般可作出诊断。胸腔穿刺确立诊断。

胸膜腔积血可引起低热，但如出现寒战高热、白细胞计数增多等化脓性感染征象，则应穿刺抽液送作细菌涂片和培养检查。

血胸演变形成纤维胸，如范围较大者可出现病侧胸廓塌陷，呼吸运动减弱，气管、纵隔向病侧移位，肺通气量减少。X线检查显示纤维板造成的浓密阴影。

（1）实验室检查：大量出血病人外周血红细胞明显下降，血红蛋白也明显下降。

（2）X线胸片：积血量 < 200 mL 时，X线胸片也难作出诊断。积血量 < 500 mL 时，肋膈角变钝，合并气胸时可见肋膈角区有液平面，卧位摄片常被遗漏，应行直立位摄片，并定时（损伤后6小时、24小时）做X线胸片随访。积血量在1 000 mL左右时，积液阴影达到肩胛下角平面。积血量超过1 500 mL时积液阴影超过肺门水平，甚至显示为全胸大片致密阴影和纵隔移位。

（3）超声检查：可看到液平段。

（4）胸腔穿刺：抽得不凝固血液时可确定诊断。在凝固性血胸时不易抽得血液或抽出的量很少，但内出血症状加重，X线胸片示积液量增多。

（5）在临床症状严重时，可以根据物理诊断检查，直接先做胸腔穿刺来确立诊断，而不必等待或根本不能先做X线胸片检查。

（四）治疗

（1）非活动性血胸：若胸腔积血较少，可自行吸收。若积血较多，应尽早胸腔穿刺，抽取积血，促进肺复张。也可放置胸腔引流管，防止继发性出血。同时应用抗生素预防感染。

（2）活动性出血：首先及时补血、补液，治疗休克，同时准备剖胸探查，及时手术止血。如为肋间血管或胸廓内血管损伤，缝扎止血；肺裂伤出血，需手术修补。心脏和大血管破裂损伤，出血凶猛，修补裂口困难，病死率很高。

（3）机化性血胸：少量机化性血胸，早期可向胸膜腔内注入链激酶，24小时后将溶化积血抽出，反复多次，多数可以吸收而不需手术。中等以上机化性血胸，应在伤情稳定后早期进行肺纤维板剥脱术，手术时间在伤后4～6周为宜。

（4）电视胸腔镜手术：手术微创，切口小，无须切除或撑开肋骨，呼吸肌不受破坏，术中出血少，胸部切口并发症少，术后伤口疼痛轻，病人可用力咳嗽，利于排痰，术后恢复快，住院时间短，对胸部术后的康复极为有利。对以下几种情况可使用电视胸腔镜手术进行诊断和治疗：

1）凝固性血胸及存在纤维分隔的胸腔包裹性积液。

2）胸部穿透性伤血胸、血气胸首次引流量≤800 mL伴或不伴血凝块，或每小时引流量100～200 mL，持续时间 > 3小时。

3）开放性、闭合性胸外伤持续性血胸、血气胸者（每小时引流量 > 200 mL伴或不伴持续性大量漏气），病人生命体征尚平稳；手术均在全麻、气管双腔插管下手术，经术前胸腔引流管口置入胸腔镜先做初步探查，再根据需要选择操作孔或辅助小切口的位置。开放性损伤病人的创口如位置适合，则尽量选择该创口作为第二进胸口。

四、创伤性肺挫伤

肺挫伤在复合损伤中为常见的肺实质性损伤,几乎占17%。常见的损伤原因为交通事故、坠落伤、钝器伤以及爆炸伤。多数观点认为是强大暴力作用于胸壁,使胸腔缩小,增高的胸内压力压迫肺脏引起肺实质出血、水肿。其主要病理改变是肺毛细血管破裂,血液渗出到肺间质及肺泡,导致肺间质水肿,引起肺气体交换障碍,通气与灌注比例失调而出现低氧血症。

肺挫伤临床可表现为咯血、呼吸困难、呼吸音降低,X线胸片、CT检查可见肺大片状或斑片状阴影。

肺挫伤病人治疗要保证气道通畅,及时清除气道内血块、分泌物等;持续低氧血症者及时气管插管,机械通气;纠正失血、改善凝血功能,提高携氧能力。在恢复有效循环容量后适当控制输液,防止因容量过度使肺损伤加重。肺挫伤如治疗不及时,易发展为急性呼吸窘迫综合(ARDS)、严重肺部感染,危及生命。据统计,因创伤死亡的病例中,有至少1/3死于ARDS。

五、心脏损伤

心脏损伤是致命的严重损伤,伤情重、发展快、病死率高,约80%的病人很快死亡。心脏损伤最常见的部位是右心室,其次是左心室、右心房和左心房。

(一)病因

1. **心脏挫伤** 多因前胸受重物、驾驶盘等直接撞击,或从高处坠落、猛烈震荡心脏所致。腹部和下肢突然遭受挤压,大量血液涌入心脏、大血管,使心脏内压力骤增,也可引起损伤和破裂。也可因直接或间接暴力将心脏按压于胸骨与脊柱之间受损伤。右心室由于紧贴胸骨最易挫伤。

2. **心脏裂伤** 多由尖刀、锐器、子弹、弹片等穿透胸壁伤及心脏所致。少数可因胸骨、肋骨骨折所引起。右心室裂伤最常见,其次为左心室、右心房、左心房等。

(二)临床表现及诊断

1. **症状** 心脏挫伤轻者症状不明显,中重度挫伤可能出现心前区疼痛,伴心悸、气促、呼吸困难等。心脏破裂、心包裂开,心脏血流如注,呈搏动性出血。病人出现意识障碍、面色苍白、皮肤湿冷、血压下降等休克症状,因伴有出血症状,不难诊断。

2. **体征**

(1)心脏挫伤:偶尔可闻及心包摩擦音,部分病人可有前胸壁软组织损伤和胸骨骨折。

(2)心脏破裂:除表现为低血容量性休克征象外,可伴有颈静脉怒张和贝克(Beck)三联征:① 静脉压增高,> 1.47 kPa(15 cmH₂O);② 心音遥远、脉搏微弱;③ 脉压小,动脉压降低甚至很难测出。

3. **辅助检查**

(1)心电图检查:可见ST段抬高、T波低平或倒置、房性或室性期前收缩、心动过速等心律失常的表现。

(2)心肌酶谱检查:乳酸脱氢酶(LDH)和磷酸肌酸激酶(CK)水平及其同工酶活性明显升高。

(3)二维超声心动图检查:可明确有无心包积血及积血量,并可显示心脏结构和功能的变化。

(4)心包穿刺:在怀疑心脏破裂时可施行,抽得血液即可确诊。

(三)治疗

1. **心脏挫伤**

(1)卧床休息。

(2)持续心电监护,密切观察病情。

(3)吸氧以纠正低氧血症。

(4)补足血容量维持动脉压,控制心律失常和心力衰竭。

(5)镇痛。

2. **心脏裂伤**

(1)任何胸壁心脏危险区(上界起自锁骨,下界至肋弓,两界外侧为乳头线)的贯穿伤和撞击伤,应高度警惕心脏损伤。

(2)立即行胸腔穿刺和心包穿刺可提供诊断依据,同时可减轻肺受压、缓解心脏压塞,赢得抢救时机。

(3)有明显内、外出血,心脏压塞症状和体征的病人,应予以输血和输液,维持有效循环,立即进入手术室剖胸探查、止血。

(4)合理、有效、足量应用抗生素抗感染。

六、创伤性窒息

创伤性窒息由严重胸部挤压伤所致,其发生率占胸部损伤的2% ~ 8%。在胸部挤压瞬息间受伤者声门突然紧闭,气道和肺内空气不能外溢,而胸腔内压力骤升,迫使静脉血流挤回上半身,引起头、肩部、上胸组织毛细血管破裂,血液外溢,造成点状出血。病人多伴有其他胸部损伤,如多发性肋骨骨折、气胸、血胸或心脏挫伤等。

(一)病因

常见的致伤原因有坑道塌方、房屋倒塌和车辆挤压等。当胸部和上腹部遭受强力挤压的瞬间,伤者声门突然紧闭,气管及肺内空气不能外溢,两种因素同时作用的结果,引起胸内压骤然升高,压迫心脏及大静脉。由于上腔静脉系统缺乏静脉瓣，这一突然高压使右心血液逆流而引起静脉过度充盈和血液淤滞，并发广泛的毛细血管破裂和点状出血，甚至小静脉破裂出血。

（二）临床表现

表现为头、颈、胸及上肢范围的皮下组织、口腔黏膜及眼结膜有出血性瘀点或瘀斑，严重时皮肤和眼结膜呈紫红色并水肿，故有人称之外伤性发绀或挤压伤发绀综合征。眼球深部组织内有出血时可致眼球外凸，视网膜血管破裂时可致视力障碍甚至失明。颅内轻微的点状出血和脑水肿产生缺氧，可引起一过性意识障碍、头昏、头胀、烦躁不安，少数有四肢抽搐、肌张力增高和腱反射亢进等现象，瞳孔可扩大或缩小；若发生颅内血肿则引起偏瘫和昏迷。

（三）治疗

1. **现场急救** 有窒息和心搏骤停者，立即给予心肺复苏。对于危及生命的合并损伤应立即采取相应的急救措施，如大出血、血气胸的急救处理等。同时迅速转送医院进一步救治。

2. **院内急救**

（1）病人取半卧位，卧床休息。

（2）保持呼吸道通畅、纠正缺氧：鼓励病人咳嗽和排痰，呼吸困难者给予吸氧，必要时行气管插管及气管切开。对严重的呼吸困难发绀者，因肺组织损伤后充血、水肿，大量肺泡塌陷，发生ARDS，普通给氧很难到达正常肺泡，通过鼻导管吸氧，很难纠正病人低氧血症，对此类病人应给予呼气末正压给氧。同时做好血流动力学及血气监测。昏迷者须行机械辅助呼吸，并用呼吸、循环兴奋剂。

（3）限制静脉输液量和速度：由于病人肺组织损伤后有充血、水肿，故输液量不宜过多，速度不宜过快，以防发生急性肺水肿和左侧心力衰竭。尽可能用胶体液（如羟甲淀粉浆、右旋糖酐40及全血等），减少晶体输入量，以避免肺、脑水肿加重，并同时纠正休克。输晶体溶液每日以1 000～1 500 mL为度，其内可加维生素C 1～2 g、地塞米松5～10 mg，以改变血管通透性，减轻组织间隙水肿。

（4）对症治疗：对皮肤、黏膜的出血点或淤血斑，无须特殊处理，2～3周可自行吸收消退。头晕、头痛者给予镇静药。有颅内出血或脑水肿者进行止血、脱水、利尿治疗。

（5）预防感染：应用合理有效的抗生素预防感染。开放性创伤立即给予破伤风抗毒素1 500 U肌内注射以预防破伤风。

七、膈肌损伤

横膈外伤可由贯穿伤或钝性外伤所致。战争年代多系火器或刀刃等利器穿破横膈造成，常为胸腹联合伤。非战时现代外伤原因以车祸或高处跌下较多见，刀刃伤少见。由胸腹部受直接或间接暴力创伤引起膈肌破裂，导致腹腔内脏器进入胸腔，称为创伤性膈疝。膈肌破裂后突入胸腔的腹腔脏器大多为胃和结肠，其次为小肠和大网膜。

（一）病因与发病机制

导致创伤性膈肌破裂的原因较复杂，其可能原因有直接穿透伤、间接钝挫伤、胸部挤压伤、医源性损害等。一般认为，膈损伤的致伤因素分为穿透伤和钝性伤两大类。和平时期，穿透性破裂伤的原因多为刀刺伤，钝性伤多由交通事故及高处坠落伤所致。一般认为，有如下两种机制导致膈肌损伤。

1. **胸腹腔压力差** 胸腹腔受暴力挤压时，由于腹内压力的急剧增加，使胸腹腔压力差明显增大（比平静呼吸时可增大10倍），导致腹腔高压力或腹腔脏器冲击膈肌，造成膈肌损伤。

2. **胸腹部直接暴力** 胸廓受挤压时，与压力方向一致的胸廓内径变短，与压力方向垂直的内径变长，使膈肌紧张而破裂。钝性胸外伤造成膈肌损伤的发生率低、病情复杂，常合并全身多发伤，但伤情进展较慢；穿透性胸外伤造成膈肌损伤的发生率高，伤情进展迅速，早期易发生失血性休克。

（二）临床表现

膈肌损伤在未形成膈疝时，其临床表现都是复合伤的症状和体征。形成膈疝后，其临床表现与膈肌损伤的大小，疝内容物的种类，是否出现梗阻、嵌顿及绞窄有关。缺损越大，伤后的时间越长，疝的并发症如嵌顿、绞窄、胃肠道梗阻或压迫呼吸出现的概率越大。这些并发症决定了临床表现。根据临床表现将其分为3期，即急性期、潜伏期、梗阻或绞窄期。不同时期有不同的临床表现。

1. **症状**

（1）急性期：病人主要表现为剧烈疼痛、呼吸困难，或有创伤性休克表现。

（2）潜伏期：病人可有明显的胃肠道症状，如无梗阻、嵌顿或绞窄形成，可有腹部不适、恶心、呕吐、发绀、胸骨后疼痛等症状，并有局部放射痛，且与进食有关。多数病人疼痛出现于左下胸或向左肩部放射。

（3）梗阻或绞窄期：主要表现为疝入胸腔的腹部脏器出现梗阻或绞窄，表现为突发性上腹疼痛、恶心、呕吐等,与体位有关;可出现气胸、大量血性胸腔积液、明显中毒症状等,还可出现黑便或呕血,严重者出现腹肌强直、腹胀等,并伴有呼吸、循环压迫症状,如诊断、治疗不及时,可很快死亡。

2. 体征 根据不同分期常有不同体征。急性期病人,如在胸腹部外伤后出现舟状腹,应怀疑出现膈肌损伤;梗阻或绞窄期病人,可出现发绀、低血压、发热等,左胸可闻及高调肠鸣音或气过水声,叩诊呈鼓音或浊音,呼吸音减弱,纵隔移位等。

（三）诊断

诊断较困难,因无特征性临床表现。据统计,创伤性膈疝在复合伤中的发生率为3%,术前漏诊、误诊率高达94%。因此,应重视和努力提高创伤性膈肌损伤及膈疝的诊断。

（1）如果病人有胸腹部外伤史,临床上怀疑有膈疝,应摄胸部X线平片,行CT及腹部B超检查,通常可以发现异常。胃肠道造影、肝脾扫描或超声波检查,可以进一步确定膈疝的范围。

（2）必要时施行胸腔镜或腹腔镜检查,可直观了解膈损伤的部位、程度及膈疝的内容和伴随胸、腹腔脏器的损伤情况,并可同时行膈肌及其他脏器损伤的修补等。

（3）实验室检查:感染后血常规可发现白细胞计数升高,粒细胞比例增加;失血多时出现明显的红细胞及血红蛋白下降。血液实验室检查可出现电解质紊乱。

（四）治疗

1. 术前紧急处理 无论钝性或穿透性胸外伤,一旦怀疑有膈肌损伤,都应积极手术治疗,因为膈肌损伤不能自愈,且可随时危及生命。手术前应行相关紧急处理。

（1）经鼻胃管持续胃肠减压,降低腹腔压力,缩小胸腹腔压力差,减少腹腔内脏疝入胸腔的数量及程度。

（2）气管内插管正压通气,以缩小胸腹腔压力差,减少腹腔内脏疝入胸腔的数量及程度。

2. 急诊手术指征

（1）确诊膈肌损伤,腹腔脏器进入胸腔较多,压缩肺组织并造成纵隔移位,严重影响呼吸、循环功能者。

（2）进入胸腔的脏器发生嵌顿或绞窄者。

（3）膈肌损伤合并其他损伤需紧急处理者。

3. 手术切口 外伤性膈肌损伤大约90%合并腹腔内脏器损伤,所以急性期,合并腹腔内脏器损伤,临床症状、体征严重者,应当开腹手术。

（1）急性期如临床症状、体征较轻或不伴有腹腔脏器损伤者,一般选择前外侧切口开胸。因为它具有开胸快、失血少、减少病人翻身的优点。术中若腹腔损伤脏器显露不佳,可加做腹部切口。

（2）如需同时处理胸腔及腹腔,应分别做胸部和腹部切口。胸腹联合切口损伤大,术后易出现肋软骨炎,一般不主张常规使用。

（3）如伤后间隔时间较长（超过数周）且确定无腹腔脏器损伤,应采用胸部后外侧切口,经第6或第7肋间进胸。经胸腔切口手术可以更好地处理腹腔脏器与肺及纵隔的粘连。

4. 手术方法 根据病情缓急,手术处理的方法不一样。

（1）对于早期膈肌破裂,应清创裂口边缘,应用10号线全层8字形缝合,缝针距缺损边缘1.0cm,针距0.8cm;如有膈疝形成,应将腹腔脏器还纳后再缝合裂口。

（2）如慢性膈肌损伤或形成慢性膈疝,在游离好疝入的脏器并看清膈缺损的边缘后,将腹腔脏器还纳,用粗丝线全层"8"字形缝合裂口。

（3）如慢性期修补手术中膈缺损或萎缩,可取用自体心包、胸壁或阔筋膜自体游离植片;或选用人工材料如涤纶补片等加强修补。

（单江桂）

参考文献

[1] 杨建,石应康,冯锡强,等.胸伤合并多发伤的临床特征与分型救治:10738例创伤住院患者回顾研究[J].中华创伤杂志,2002,18(5):283-286.

[2] 江基尧,朱诚,罗其中.现代颅脑损伤学[M].2版.上海:第二军医大学出版社,2004.

[3] 兰蒙,李健,骆太顺.重度颅脑损伤并发器官功能衰竭[J].中华神经外科杂志,1997,2:122.

[4] TIEN H, CHU P T Y, BRENNEMAN F, et al. Causes of death following multiple trauma[J]. Current Orthopaedics, 2004, 18: 304-310.

[5] BOSE D, TEJWANI N C. Evolving trends in the care of polytrauma patients[J]. Injury, 2006, 37(1): 20-28.

[6] PLANI F, GOOSEN J. Anaesthesia, pain, intensive care and emergency A. P. I. C. E[M]. Milan: Springer, 2005.

［7］ VÉCSEI V, ARBES S, ALDRIAN S, et al. Chest injuries in polytrauma［J］. Eur J Trauma, 2005, 31(3): 239–243.

［8］ TOWNSEND C M. Sabiston textbook of surgery : the biological basis of modern surgical practice［M］. 18th ed. Saunders: Elsevier, 2008: 495–501.

［9］ PROBST C, PAPE HC, HILDEBRAND F, et al. 30 years of polytrauma care: an analysis of the change in strategies and results of 4849 cases treated at a single institution［J］. Injury, 2009, 40: 77–83.

［10］ 殷俊才,陶建坤,陈磊,等.颅脑外伤合并胸部外伤的临床诊治［J］.实用临床医药学杂志,2015,19(19):110–111.

［11］ 孙勇,彭放,杨彪,等.外伤导致急性心肌梗死7例临床分析［J］.中华急诊医学杂志,2015,4:442–444.

［12］ 岳强,韩志伟,王亮.心脏外伤的诊治［J］.中国心血管病研究,2012,10:734–736.

第二十三章
颅脑损伤合并腹部损伤

颅脑损伤合并腹部损伤属多发伤,且大多病情复杂,情况危急。腹内实质性脏器损伤或血管损伤常引起腹腔内出血、休克,造成早期死亡。空腔脏器损伤常因内容物流入腹腔引起腹腔感染,是损伤后期多器官衰竭死亡的主要因素。颅脑损伤合并腹部损伤诊断和处理的关键是在接诊的第一时间了解受伤史及体征,警惕和发现腹部损伤。开放性腹部损伤一般易引起注意,能得到及时处理;闭合性腹部损伤则易漏诊和误诊。但在颅脑损伤时,要特别警惕伤员常有不同程度的意识障碍,造成腹部损伤的症状、体征可被掩盖,从而导致其诊断处理较困难,病死率高。

第一节 概 述

一、分类

颅脑损伤合并的腹部损伤根据腹部皮肤完整性与否分为开放伤和闭合伤。

1. **开放伤** 多由刀刺、枪弹等锐性损伤引起,皮肤有创口。根据出入口情况又分为贯通伤及盲管伤。如既有入口,又有出口,称为贯通伤,包括从身体其他部位穿入从腹部穿出而造成的腹部损伤。穿透伤的出、入口与伤道不一定呈直线。如仅有入口而无出口称为盲管伤,包括从身体其他部位穿入,致伤物到达腹部而无出口造成的腹部损伤。

2. **闭合伤** 多由坠落、碰撞、冲击、挤压及拳打脚踢等钝性暴力引起,腹部皮肤完整,而腹壁或腹内脏器受到损伤。

无论是开放伤还是闭合伤,许多同时有腹内脏器伤,包括实质性脏器伤(如肝、脾、胰、肾损伤等)和空腔脏器伤(如胃肠、胆囊、膀胱损伤等);可能是腹内单脏器伤或多脏器伤,也可能合并其他系统损伤。常见受损内脏器官在开放伤中依次是肝、小肠、胃、结肠、大血管等,在闭合伤中依次是脾、肾、小肠、肝、肠系膜等。

二、临床表现

颅脑损伤合并腹部损伤的临床表现因伤情不同而有区别,但均以腹痛、休克及腹膜刺激征为主要特征。

1. **全身情况** 单纯腹壁伤病人一般神志清晰,若合并颅脑损伤或者腹内实质性脏器损伤及出血则会出现神志淡漠、惊恐、烦躁,进而出现昏迷情况。呼吸一般为胸式呼吸,可伴有面色苍白、盗汗等表现。

2. **腹痛** 腹痛是腹部损伤的首要表现和主要症状。腹内脏器损伤常因血液、尿液、肠液、胆汁、胰液等刺激腹膜引起疼痛。疼痛的部位、性质和范围与受伤的部位、伤情严重程度及病人的耐受力有关。一般而言,早期腹痛最明显的部位,常是脏器损伤之处,后期会因为血液和消化液在腹腔内积聚流动,导致腹痛范围扩大且程度加剧。腹壁伤者疼痛较局限,经一段时间观察后,症状逐渐减轻、消失。空腔脏器破裂穿孔后消化液进入腹腔刺激性最强,腹痛较重;而脾破裂或肠系膜血管破裂出血造成的腹痛较轻且常伴有腹胀。腹痛的程度不能完全反映腹内脏器伤的有无及损伤程度,如在有严重合并伤、接受过止痛剂、休克及神志不清等情况下,腹痛可不明显,特别要警惕合并颅脑损伤的病人,依据意识障碍的程度,腹痛主诉常较轻微甚至没有。

3. **休克** 单纯腹壁伤一般不致休克,腹内实质性脏器(肝、脾、肾等)或血管破裂引起出血,可致失血性休克,休克程度与出血量成正比。空腔脏器损伤如超过12小时以上,容易引起感染性休克。若病人在受伤当时并没有休克表现,而在观察短时间内脉率增快、血压进行性下降,或经过数小时积极抗休克治疗,休克不见好转或好转后又再次恶化,都提示有活动性出血可能。

颅脑损伤时出现休克是合并腹部损伤的常见临床特征。颅脑损伤后,颅内压增高常引起血压升高、脉率缓慢,从而掩盖休克代偿期的轻度血压下降和脉率增快,当临床诊断为休克时可能已进入休克失代偿期。而休克本身又使脑供血不足而加重脑损伤,引起意识障碍,所以在颅脑损伤合并休克时要注意:① 对于颅脑损伤后颅内压增高,而心率、血压改变不符合者要警惕腹腔内脏伤的存在;② 病人实际脑损伤和休克的程度比临床估计的要严重;③ 脑损伤所致的意识障碍与休克所致的意识障碍可以叠加,脑损伤合并休克时出现的昏迷可能是休克晚期的一种表现。

4. 腹膜刺激征 腹腔空腔脏器破裂,除胃肠道症状(恶心、呕吐、便血、呕血等)外,主要表现为腹部反跳痛及肌紧张等腹膜刺激征,并随着腹膜炎的发展,逐渐出现发热、腹胀、肠鸣音减弱或消失。胃、十二指肠或结肠破裂后病人腹呼吸减弱或消失,腹膜后十二指肠破裂的病人可出现睾丸疼痛、血肿和阴茎异常勃起等症状和体征。胃、十二指肠伤可有呕血,直肠伤可有便血。实质性脏器伤引起的血腹,除胆汁和胰液等进入腹腔外,一般腹膜刺激征较轻。要注意在颅脑损伤时,随意识障碍程度不同,腹膜刺激征也有所不同,大多被掩盖,有时可检查到肌紧张。

三、辅助检查

1. 实验室检查 血红蛋白和血细胞比容下降是腹内出血的表现,但创伤早期,由于应激、血液浓缩等原因可能变化不明显。白细胞总数及中性粒细胞升高是机体对创伤的一种应激反应,也可提示腹内脏器伤的存在。血、尿淀粉酶升高常常提示胰腺损伤、胃肠道穿孔或腹膜后十二指肠破裂;谷丙转氨酶和乳酸脱氢酶升高常提示肝损伤。血尿是泌尿系损伤的重要标志,但其程度与伤情不成正比,尿液镜下分析可以帮助诊断有无血尿和泌尿系损伤。

2. CT检查 是进行创伤评估最有价值的辅助检查,对确定颅脑损伤是否合并其他脏器损伤,以及确定腹内实质性脏器损伤的部位、范围、程度及其与周围器官的关系有重要诊断价值。相比超声检查来说,CT的显像更为清晰,且不会依赖于检查者的经验技术。CT检查不仅对腹腔实质性器官损伤及出血量和腹水诊断很有帮助,也对腹腔空腔脏器损伤和腹膜后脏器损伤的诊断很有意义,对于颅脑损伤合并腹部损伤的病人

特别适合,如条件许可应作为主要检查手段。

3. 腹腔穿刺 腹腔穿刺操作简单、快捷、安全,是腹部损伤常用的检测方法,准确率可达90%以上,对多发伤、昏迷或休克伤员应首选此法。一般除腹腔广泛粘连、肠麻痹、重度腹胀、妊娠妇女外,大部分伤员均适合行腹腔穿刺。腹内积液200 mL即可穿刺阳性。多次多点腹腔穿刺是诊断颅脑损伤合并腹部伤的主要手段。因腹膜具有脱纤维作用,故如抽出不凝固血液,常提示腹腔内出血。如抽出的血液立即凝固,多系穿刺针误刺入血管或血肿内所致。

4. 腹腔灌洗 诊断性腹腔灌洗术目前应用不多,一般是在腹腔穿刺阴性而又怀疑腹内脏器伤时应用,可留管连续动态观察,有助于诊断。灌洗前应排空膀胱,如伤员腹部有手术瘢痕,应避免在该处操作,以免刺入肠腔内导致内容物流出。已有明显腹膜炎者,禁用腹腔灌洗,以免炎症扩散。

5. B超检查 超声检查迅速、无创、经济且可重复,主要用于实质性脏器损伤的诊断,可检测脏器外形、大小和腹腔内有无血肿、积液,并可进行定位。若发现短期内腹腔积液增加,应及时考虑行剖腹探查术。超声检查对腹内实质性脏器损伤和腹腔出血比较敏感,但当有肠麻痹及大量肠腔积气时,其结果受到干扰。

6. X线检查 凡腹内脏器伤诊断已经明确,尤其是合并休克者,应抓紧时间处理,不必再行X线检查。X线检查对消化道穿孔有一定诊断价值,但对腹内实质性脏器伤的诊断价值不大。对金属异物,X线检查能清楚定位,若与投射物的入口联系起来,可推测其在体内的运行轨迹及可能伤及的脏器。腹部数字减影血管造影(DSA)检查对于其他检查方法不能证实者可以选择性应用,实质性脏器破裂时,可见动脉相的造影剂外溢、实质相的血管缺如及静脉相的早期充盈。

7. 腹腔镜检查 20世纪70年代国外报道用于腹部创伤的诊断,由于其损伤小,可以直接观察腹腔内情况,已越来越受到人们的重视,近几年来越来越多地用于腹部创伤的诊断和治疗。作为诊断性检查,腹腔镜的主要目的在于避免不必要的开腹检查,为手术或非手术治疗提供依据。腹腔镜检查适用于下列情况:① 有腹部创伤史,用其他部位伤等原因无法解释的一过性血流动力学及意识改变;② 查体高度怀疑有腹内脏器伤;③ 腹腔穿刺或腹腔灌洗检查提示有腹腔内组织脏器伤;④ 影像学检查(B超或CT)发现可疑有腹内脏器伤。

四、诊断

颅脑损伤合并腹部损伤的诊断主要是明确有无腹

内脏器伤,一般可按下述步骤在短时间内得到诊断。部分病人来院时病情危重、颅脑损伤导致神志不清、昏迷无法正确主诉,部分医务人员对合并多发伤诊治的警惕性不够是造成腹部损伤诊断困难和漏诊、误诊的可能原因。

1. **诊断步骤** 受伤史→检查生命征→检查腹部创口及体征→血、尿常规→腹腔穿刺→选用B超、CT等影像学检查,实验室检查→剖腹探查或腹腔镜检查。

2. **闭合性腹部损伤的诊断** 通过上述检查,如发现下列情况,应考虑有腹内脏器伤:① 早期休克,特别是出血性休克;② 持续性剧烈腹痛伴恶心、呕吐等消化道症状;③ 有明显腹膜刺激征;④ 有气腹表现;⑤ 腹部出现移动性浊音;⑥ 有便血、呕吐或血尿者;⑦ 直肠指诊在肠壁有触痛、波动感或指套有血迹者;⑧ 腹腔穿刺或灌洗阳性者;⑨ 有诊断意义的影像学表现。

如确定为内脏伤,常可根据症状和压痛点的部位来诊断何种脏器伤。有恶心、呕吐、便血、气腹及腹膜刺激征者,多为胃肠道损伤;有血尿、排尿困难,外阴或会阴部有流血、牵涉痛者,提示泌尿系统脏器伤;有膈肌受刺激而引起反射性肩痛,则提示膈肌附近脏器伤,尤以肝、脾破裂为多见;有下胸肋骨骨折时,可能有肝或脾破裂;骨盆、下胸椎、腰椎骨折或肾挫伤可能出现广泛性腹膜后血肿;骨盆骨折可能有直肠、膀胱、尿道等损伤。

如通过上述检查仍不能排除腹内脏器伤时,可严密观察伤情变化,出现以下情况时应终止观察,及时进行剖腹探查:① 腹痛和腹膜刺激征有进行性加重或范围扩大;② 肠蠕动音逐渐减弱、消失或出现明显腹胀;③ 全身情况有恶化趋势,出现口渴、烦躁、脉率增快或体温及白细胞计数上升;④ 膈下有游离气体;⑤ 红细胞计数进行性下降;⑥ 血压由稳定转为不稳定甚至下降;⑦ 腹腔穿刺吸出气体、不凝血液、胆汁或胃肠内容物;⑧ 积极抗休克治疗而病情无好转或继续恶化。

3. **开放性腹部损伤的诊断** 因为腹部有伤口,开放伤的诊断一般不困难。根据受伤史、伤口和金属异物的部位、伤道方向,结合伤者当时的姿势,可以判断腹内有无脏器伤。若伤口内有内脏脱出、肠液或血液外流,诊断便可成立。凡是出入口位于下胸部、腰骶部、臀部、会阴部或股部的伤员均应仔细检查腹部,必要时行剖腹检查。要特别注意颅脑损伤的病人入院后病人若已出现昏迷表现,无法主诉伤情时,可能会遗漏腹部或腰背部宽度较小的刀刺伤创口,从而延误诊治。

五、治疗

(一)急救

1. **多发伤** 对多发伤应遵循创伤救治原则,首先解除可能立即威胁伤员生命的伤情,如解除窒息和制止明显的外出血等。

2. **伤部包扎** 脱出的内脏,一般不宜回纳腹腔以免污染,可用急救包或大块敷料严密覆盖,然后用搪瓷碗盖住脱出的内脏,外加敷料包扎,防止受压、干燥。脱出的内脏如有破裂,可暂时钳闭肠破口,以防肠内容物流出,包扎于敷料内。如有腹壁大块缺损,脱出内脏较多时,可将内脏暂时送回腹腔,以免因暴露或肠管绞窄而加重休克。

3. **防治休克与感染** 积极防治休克,快速输液、输血,尽快恢复血容量。输液最好选用上肢静脉,以免在合并下腔静脉等血管伤时,下肢输液有增加内出血可能性。有条件者,应行中心静脉置管。对未确认的腹部损伤,需要密切关注生命及腹部体征,定期复查影像学及血检,以防漏诊。采用静脉滴注抗生素及肌注破伤风抗毒素(TAT)预防感染。对疑有腹内脏器伤者,一律禁食,取半卧位,必要时可放置胃肠减压器抽吸胃内容物。严重休克或尿潴留的伤员应留置导尿管,并观察每小时尿量。

(二)治疗原则

必须从全身情况出发,按伤情轻重缓急顺序处理,诊断明确后应尽早进行对应的确定性治疗。

1. **单纯腹壁伤** 如腹直肌断裂或腹壁下血管断裂可采用手术修复,清除血肿、结扎出血点。非穿透性腹壁开放伤应行清创术,通常采用一期缝合,严重污染或战时作延期缝合,必要时可放置引流。创伤引起腹壁大范围缺损可使腹腔失去保护、大量体液丢失及造成严重感染,甚至危及生命,此时清创后可用网膜或人造网状织物等覆盖腹内脏器,起到临时关腹,待肉芽组织生长后再作植皮术等整复手术。

2. **腹内脏器伤** 颅脑损伤合并腹内脏器伤处理的关键在于判断腹腔脏器的受损程度和严重性,切忌轻易否定腹内伤。腹部闭合伤如伴有如下情况者,应行剖腹探查术:① 单纯腹部损伤出现休克或经积极处理生命体征仍不稳定者;② 有腹膜炎体征或移动性浊音阳性者;③ 出现呕血、黑便或严重血尿者;④ 腹腔穿刺或灌洗阳性,同时有提示腹腔内出血或腹膜炎的相关症状和体征者;⑤ 多发伤时全身情况恶化且不能用其他部位损伤解释的。

在剖腹手术前,应当建立通畅的静脉通路,积极抗休克、抗感染，积极配血、输血；如没有空腔脏器破裂，可考虑准备自体血回输装置，放置胃管吸尽胃内容物，导尿。合并颅脑损伤的病人在术前准备如有昏迷时应及时先行气管插管或气管切开。在剖腹探查手术时，最关键的是要仔细探查腹腔，发现损伤部位并予恰当处理，避免遗漏。

第二节　颅脑损伤合并各不同腹部器官损伤的处理

一、肝脏损伤

肝脏损伤的病情往往比较危重，且诊治复杂，一般占腹部伤的15%～20%，破裂部位右肝较左肝多。肝外伤分级是由美国创伤外科学会（American Association for the Surgery of Trauma, AAST）提出的（表23-1），被广泛认可。

（一）临床诊断

肝外损伤的临床诊断主要依靠临床表现、腹腔穿刺和影像学检查。

1. 临床表现　肝外伤都会有腹腔内出血，会表现失血性休克的症状。同时因为肝内胆管破损，胆汁进入腹腔，会造成腹膜炎，表现为腹部疼痛及肌紧张。还要注意肝包膜下血肿一般早期症状较轻，但有可能发生破裂后的延迟性腹腔内出血，需要密切随访复查。

2. 腹腔穿刺　是非常便捷的检查手段，特别适用于紧急和条件简单的情况下应用。腹腔穿刺比较敏感，当发现腹腔穿刺液中有不凝血，说明有腹腔内出血。但它的缺点是没有明显特异性，腹腔穿刺可以发现有腹腔内出血，但无法判定出血来自哪个器官。

3. 影像学检查　怀疑肝外伤的首选检查是B超，超声检查方便、快捷且对实质器官和腹腔内积液诊断准确率较高，而且可以重复检查前后对比，对于循环不稳定和稳定期的病人都适用。而CT检查对腹腔实质性脏器和腹腔内出血能提供准确的依据，并且可重复检查了解病情的发展趋向；其缺点是需要特定检查场所，当病人不宜搬动时就无法施行。

（二）治疗

肝外伤的治疗主要分为手术治疗和非手术治疗。

1. 手术治疗　严重肝外伤合并血循环不稳时要考虑急诊手术。手术前就要积极开放输液通道并积极抗休克治疗。轻度肝外伤者手术相对简单固化，治疗效果也较好。而重度肝外伤病人一般情况都比较差，手术时可以采用紧急控制出血、选择性肝动脉结扎、清创及肝叶切除术、肝周纱布填塞与损伤控制术，甚至急诊肝移植。

表23-1　**肝外伤分级**

分　级	肝被膜下血肿	肝实质内血肿	撕裂伤	肝血管损伤
I	被膜下血肿不扩展，<10%肝表面积	/	肝被膜撕裂，<1 cm肝实质深度	/
II	被膜下血肿不扩展，10%～50%肝表面积	实质内血肿不扩展，直径<10 cm	肝实质撕裂深度1～3 cm，长度<10 cm	/
III	被膜下血肿>50%肝表面积或持续扩展，被膜下血肿破裂伴活动性出血	实质内血肿>10 cm或持续扩展	肝实质撕裂深度>3 cm	/
IV	/	实质内血肿破裂伴活动性出血	累及一个肝叶25%～75%或同个肝叶的1～3个奎诺（Couinaud）肝段	/
V	/	/	累及一个肝叶75%以上或同个肝叶>3个Couinaud肝段	肝周静脉损伤，如肝后下腔静脉或主肝静脉损伤
VI	/	/	/	肝脏完全撕脱

2. **非手术治疗** 对于部分病人神志清醒、血循环稳定、肝外伤Ⅰ～Ⅱ级、未合并空腔脏器损伤的病人可以考虑非手术治疗。非手术治疗包括经皮肝动脉造影和栓塞术、抗感染及静脉补液止血处理。但需注意非手术治疗应该在有严密监控生命体征的环境中进行，需要保证急诊手术条件，一旦出现病情变化可以马上施行手术。

二、脾脏损伤

脾脏虽位于左季肋部深处有肋骨保护，但因其血运丰富，实质脆弱，稍受外伤极易破裂，故在腹部闭合伤中，脾破裂发生率最高，占腹部损伤的40%～50%。脾破裂可分真性破裂（脾实质和包膜同时破裂出血）、包膜下破裂（破在脾实质周边部分）和中央破裂（破在脾实质深部）。后两者如破裂范围小，由于包膜完整，出血量受到限制，可无明显症状；如果破裂范围较大，随着血肿扩大或受外力影响，一旦包膜破裂，便发展成真性脾破裂，病人迅速出现内出血症状，临床上称为延迟性脾破裂。这种情况常发生在外伤后1～2周，可能导致诊治不及时而危及生命。

（一）临床诊断

脾损伤的诊断依靠临床表现如腹痛、低血压、失血性休克、呕吐、腹胀等，血红蛋白严重降低，诊断性腹腔穿刺阳性，B超发现脾周液性暗区、脾包膜断裂、脾实质不规则裂隙暗带等，CT检查发现脾脏结构破坏等。

（二）治疗

以往脾切除作为脾破裂标准治疗原则。尤其战时，脾破裂常合并腹内多脏器伤或全身多发伤，技术和客观条件一般都不允许保留脾脏，故仍常采用脾切除术。近年来伴随着医疗水平的发展，现代脾脏外科观念的建立，选择性的非手术治疗已经成为脾损伤治疗中的一个重要方法。

1. **选择性非手术治疗** 适应证包括：① 血流动力学稳定；② 年龄<60岁；③ 影像学提示血肿包裹在脾内；④ 无活动性出血现象；⑤ 具有随时中转手术条件；⑥ 能排除腹内其他脏器伤可能。非手术治疗方法包括：绝对卧床，禁食，在临床、检验和B超、CT等影像学严密监测下，应用输血、补液、止血剂等治疗。

2. **手术治疗** 包括脾脏全切术、脾部分切除术、脾动脉结扎术、脾缝合修补术和局部止血。脾脏全切除术是既往应用最多、最经典的术式，但近50年来随着对脾功能重要性认识的加深和保脾技术的提高，一些保留脾组织和功能的术式也应运而生。近几年，随着腹腔镜技术的成熟，腹腔镜探查、腹腔镜下脾切除术及保脾手术也渐渐得到广泛关注。

三、胰腺损伤

胰腺体积小，深藏于腹膜后，位置隐蔽，无论平时或战时胰腺伤均少见，仅占腹部损伤的1%～3%。胰腺四周有重要脏器毗邻，因此合并伤多，早期不易诊断，在手术探查时也易漏诊。胰腺伤后常合并胰瘘、胰腺肿胀、假性胰腺囊肿等严重并发症，因胰液侵蚀性强，又影响消化功能，因此病死率可达20%左右。

（一）临床诊断

凡有上腹部外伤史，有腹膜炎症状及腹膜刺激征，以至发生休克，腹腔诊断性穿刺阳性，应警惕胰腺伤可能。轻度胰腺挫伤或包膜下血肿，可能症状不明显，直至数周或数月后才因有假性胰腺囊肿而诊断。必要时隔4～6小时反复测定淀粉酶值，对胰腺伤诊断很重要。B超、CT、内镜逆行胰胆管造影（ERCP）等检查，对于胰腺损伤的早期诊断很有帮助。胰腺体部横跨脊柱前面，腹部的严重挤压伤，易造成胰腺的挫裂伤甚至完全断裂。手术探查时发现胰腺周围有血肿、积液；大网膜有白色皂化斑；腹腔内有血性或棕色液体而未找到出血来源者，应切开十二指肠第二段外侧及胃结肠韧带，进行全胰腺探查。

（二）治疗

胰腺损伤的治疗选择非手术治疗还是外科手术取决于主胰管的完整性、胰腺实质损伤的范围、损伤的解剖位置、病人的稳定性和相关脏器损伤的程度这五个方面。最基本的治疗原则包括彻底清创、充分引流、保留胰腺功能和积极处理合并伤。主要包括：① 浅表裂伤尽可能缝合修复；② 尽量避免胰空肠吻合；③ 胰体、尾部裂伤行左侧胰腺切除术；④ 修复、引流断裂主胰管；⑤ 避免胰十二指肠切除术；⑥ 胰周充分引流。

四、胆囊及肝外胆管损伤

胆囊及肝外胆管损伤多伴有邻近脏器伤，伤情严重。有大量胆汁进入腹腔，引起严重胆汁性腹膜炎。有胆汁污染而未找到明显来源时，需做术中胆道造影，最好行术中胆道镜检查。胆囊管和胆囊伤应行胆囊切除。肝总管或胆总管伤，需切开伤部上下的胆总管，置T管并缝合伤部。胆总管横断伤可放置T管后行端端间断缝合。如组织损伤较重，修复或缝合常不可能，可作胆肠鲁氏Y形吻合术（Roux-en-Y），术野充分引流。

五、胃损伤

胃大部受肋弓保护,壁厚,有一定活动性和柔韧性,故除穿透伤外,闭合性胃钝挫伤并不多见,只在胃膨胀时偶可发生。上腹或下胸部的穿透伤常导致胃损伤,且多伴有肝、脾、胰腺或横膈损伤。若损伤未累及胃壁全层,可无明显症状。若胃壁全层破裂,因胃酸刺激可立即出现腹部剧痛及腹膜刺激征,同时可有腹腔内出血,多数胃损伤有呕血或在抽吸胃管时有血性液体。穿透性胃损伤往往前后壁同时受伤。但单纯胃后壁或胃底贲门部损伤位置较隐蔽,症状、体征不典型,诊断有时不易;术中显露困难,容易忽略,故须特别注意。

胃损伤仅限于黏膜层且出血量较小时可以选择非手术治疗。其余胃损伤伴有穿孔时均应尽快安排手术。手术原则是处理损伤部位、止血、冲洗腹腔和清除腹腔污染,重点是严密仔细地探查腹腔避免遗漏。应充分暴露,发现胃前壁损伤时,要切开胃结肠韧带探查胃后壁有无损伤。1/3的病人胃前后壁都有穿孔,特别应注意检查大小网膜附着处,以防遗漏小的破损。胃的血液供应丰富,伤后易愈合。胃裂伤的治疗原则是清创缝合修补,边缘整齐的裂口,止血后直接缝合;边缘有挫伤或失活组织者,应修整后缝合;仅个别胃幽门部的广泛撕裂或缺损无法修补时,才考虑行胃部分切除术。

六、十二指肠损伤

十二指肠位于腹腔深部,大部分在腹膜后,四周为腹腔内脏器,一般不易受损伤,但因十二指肠周围与胆总管、胰、肝、胃、大血管、横结肠等相联,其损伤时常伴腹内多脏器伤,术中探查也易漏诊,且并发症多,病死率高。十二指肠黏膜下血肿,出血量超过30 mL可引起压迫症状,出现高位肠梗阻、黄疸、胰腺炎症状。腹腔内十二指肠损伤,大量胆汁、胰液流入腹腔,引起腹膜炎和水、电解质紊乱,较易引起休克。腹膜后损伤,空气、胆汁、胰液等进入疏松的腹膜后间隙,引起严重的腹膜后感染。辅助检查中血清淀粉酶可升高,腹腔穿刺或灌洗常阴性;腹部X线平片可见腰大肌轮廓模糊,积气多时可显示肾脏轮廓。最重要和首选的是CT检查,CT对于少量的腹腔内或腹膜后游离气体都很敏感,可以诊断腹腔内和腹膜后的液体量、出血量。

对十二指肠损伤的手术,应根据损伤的大小、部位、伤型、范围、手术时间早晚、局部血供及全身情况而定,应以简单、迅速、有效为原则。手术方式很多,包括浆膜切开血肿清除术、单纯缝合修补术、带蒂肠片修补术、损伤肠段切除吻合术、十二指肠憩室化和胰十二指肠切除术等。

七、小肠及其系膜损伤

小肠在腹腔内所占面积最大,由于小肠及其系膜活动度较高,且腹壁没有骨性组织保护,当外力作用下活动肠段向前推进,在相对固定的肠段和点突然减速,产生剪力引起损伤。诊断上小肠及其系膜损伤症状及影像学表现比较明显,小肠破裂后可在早期即出现明显的腹膜炎。当裂口小或穿破口被食物渣、纤维蛋白或突出的黏膜堵塞,早期症状和体征可不明显。如果单纯肠系膜损伤没有合并小肠穿孔,可能以腹腔出血、休克为首要表现,但要特别警惕小肠系膜损伤合并的迟发性小肠缺血坏死。

处理上,对于创口较小、血运良好的小肠穿孔,一般以缝合修补为主,修整创缘后荷包或横向缝合,以免术后肠腔狭窄。小肠切除吻合适应证为:① 裂口较大,修补后可能会发生肠腔狭窄,或裂口边缘部肠组织挫伤严重;② 小段肠管有多处破裂;③ 肠管大部分或完全断裂;④ 肠管严重挫伤伴血运障碍;⑤ 肠壁内或肠系膜缘有大血肿;⑥ 肠系膜损伤影响肠壁血液循环。

八、结肠损伤

结肠损伤发生概率仅次于小肠,多见于开放性损伤。由于结肠内粪便含大量细菌,损伤穿孔后易发生严重的感染性休克。损伤最常见的部位是横结肠,其次是升结肠,且大多合并有其他脏器损伤。升、降结肠属于腹膜间位器官,其后壁损伤时污染物并不进入腹腔,手术探查时易漏诊,常导致严重的腹膜后感染,因此结肠损伤比小肠更为严重。CT是帮助诊断结肠损伤的重要手段。

结肠损伤的处理决定于周围组织损伤情况、有无休克、粪便污染程度、损伤部位和大小、伤后时间及合并伤严重性等。对于较小的裂伤、伤后时间短(不超过6~8小时)、腹腔污染轻、全身情况好、腹腔内合并脏器伤不超过2个,特别是右侧结肠伤,目前较主张一期修补或一期切除吻合术。左半结肠伤一般不作一期修补,而作修补加近端造口或外伤肠管外置术。严重结肠伤或多处裂伤可切除伤段,行近端肠造口。

九、直肠损伤

直肠是腹膜间位器官,腹腔内直肠损伤的临床症状与结肠伤相似，主要表现腹膜刺激症状。腹膜外直肠损伤，可引起严重的盆腔蜂窝组织炎、直肠后间隙感染以及坐骨直肠窝感染，加之盆腔解剖结构复杂、间隙多、引流不畅，往往发生严重的化脓性或厌氧菌性感染而致中毒性休克。直肠伤后，直肠指检可发现直肠内有出血，低位直肠伤有时可摸到破口或异物。

直肠损伤的处理主要针对两方面：一是直肠本身及其周围间隙；二是合并伤。腹膜返折以上伤，处理方法与结肠伤同。腹膜返折以下、肛提肌以上伤，需经腹或经骶骨旁途径清创、修补，应用大量生理盐水彻底冲洗排净远端直肠腔内粪便，加作乙状结肠造口、骶前或直肠后间隙负压引流。肛提肌以下的肛门括约肌及周围皮肤伤，可在乙状结肠造口同时，一期修补括约肌较二期修复效果好。

十、腹膜后血管损伤

腹膜后血肿多来自骨盆骨折，其次并发于腹膜后脏器伤（肾、胰、十二指肠损伤等），偶尔遇到下腔静脉和主动脉损伤。由于腹膜后组织疏松，腹膜后血管损伤常形成巨大血肿，并渗入肠系膜间。单纯性腹膜后血肿早期多无血流动力学改变，若范围广或合并内脏伤，可出现低血容量性休克。临床表现并不恒定，除部分伤者可有腰胁部瘀斑外，突出的表现是内出血征象、腰背痛和肠麻痹，伴尿路损伤者常有血尿。腹腔穿刺对诊断有价值（大的腹膜后血肿可渗入或破入腹腔，穿刺误入血肿也可抽出血液）。B超或CT检查可以帮助早期明确腹膜后血肿诊断。

对不伴有内脏或大血管伤的单纯性腹膜后血肿，血流动力学稳定者，可在严密观察下行非手术疗法。如手术中见腹膜后血肿有所扩展，则应切开后腹膜，寻找破损血管，予以结扎或修补；如血肿无明显扩展，可不切开后腹膜，因为完整的后腹膜可压迫血肿，使出血得以控制。剖腹探查时如发现后腹膜已经破损，则应仔细探查血肿。探查时应尽力找到并控制出血点；出血无法控制时，可用纱条填塞压迫，静脉出血可因此停止。填塞的纱条经腹部戳孔引出，待出血停止，病人情况稳定后，在术后4～7天逐渐取出。

十一、膈肌损伤

膈肌损伤多见于胸腹联合伤或腹部刀刺伤。腹部损伤特别是上腹部刀刺伤行剖腹探查时，必须注意探查膈肌，防止漏诊膈肌损伤。如有胸部损伤最好经胸修补膈肌，胸腔探查；如无胸部损伤也可经腹修补，"8"字间断缝合膈肌创口，禁忌不做修补，只置引流。

（卞正乾）

参考文献

［1］孙传兴.腹部创伤学［M］.西安：陕西科学技术出版社，1982.

［2］刘开俊，夏穗生.腹部闭合性损伤的诊断和治疗进展［J］.中华创伤杂志，1995，11（1）：57-58.

［3］吴孟超，仲剑平.外科学新理论与新技术［M］.上海：上海科技教育出版社，1996.

［4］黎鳌.现代创伤学［M］.北京：人民卫生出版社，1996.

［5］吴孟超，吴在德.黄家驷外科学［M］.7版.北京：人民卫生出版社，2008.

［6］黄志强，黎介寿.腹部创伤［M］.武汉：湖北科学技术出版社，2016.

［7］REBER P U, SCHMIED B, SEILER C A, et al. Missed diaphragmatic injuries and their long-term sequelae［J］. J Trauma, 1998, 44(1): 183-188.

［8］ESHRAGHI N, MULLINS R J, MAYBERRY J C. Surveyed opinion of American trauma surgeons in management of colon injuries［J］. J Trauma, 1998, 44(1): 93-97.

［9］ASENSIO T A, CHAHWAN S, HANPETER D, et al. Operative management and outcomes of 302 abdominal vascular injuries［J］. Am J Surg, 2000, 180(6): 528-534.

［10］SARILKAYA A, RECORD R, WU C C, et al. Antimicrobial activity associated with extracellular matrices［J］. Tissue Eng, 2002, 8(1): 63-71.

［11］ZINNER M J, ASHLEY S W. Maingot's abdominal operations［M］. 11th ed. New York: McGraw-Hill Professional, 2006.

［12］TOWNSEND C M, BEAUCHAMP R D, EVERS B M, et al. Sabiston textbook of surgery［M］. 18th ed. London: Saunders, 2007.

［13］CAROBBI A, ROMAGNANI F, ANTONELLI G, et al. Laparoscopic splenectomy for severe blunt trauma: initial experience of ten consecutive cases with a fast hemostatic technique［J］. Surg Endosc, 2010, 24(6): 1325-1330.

［14］HARRY M F, PLUMMER J M, STUBBS M, et al. Non-operative management of non-destructive extra-peritoneal rectal injury［J］. West Indian Med J, 2011, 60(3): 344-345.

［15］CLEMENTE N, DI SAVERIO S, GIORGINI E, et al. Management and outcome of 308 cases of liver trauma in Bologna Trauma Center in 10 years［J］. Ann Ital Chir, 2011, 82(5): 351-359.

［16］ BALE M, GAZALLA S A, FAROJA M, et al. Complications of high grade liver injuries: management and outcome with focus on bile leaks［J］. Scand J Trauma Resusc Emerg Med, 2012, 20: 20.

［17］ STASSEN N A, BHULLAR I, CHENG J D, et al. Selective nonoperative management of blunt splenic injury: an eastern association for the surgery of trauma practice management guideline ［J］. J Trauma Acute Care Surg, 2012, 73(5): S294-S300.

［18］ LAHIRI R, BHATTACHARYA S. Pancreatic trauma［J］. Ann R Coll Surg Engl, 2013, 95(4): 241-245.

［19］ DEBI U, KAUR R, PRASAD K K, et al. Pancreatic trauma: a concise review［J］. World J Gastroenterol, 2013, 19(47): 9003-9011.

［20］ BIFFL W L, MOORE E E, CROCE M, et al. Western trauma association critical decisions in trauma: management of pancreatic injuries［J］. J Trauma Acute Care Surg, 2013, 75(6): 941-946.

［21］ TONOLINI M. Images in medicine: diagnosis and pre-surgical triage of transanal rectal injury using multidetector CT with water-soluble contrast enema［J］. J Emerg Trauma Shock, 2013, 6(3): 213-215.

［22］ VRETTOS T, POIMENIDI E, ATHANASOPOULOS P, et al. The effect of permissive hypotension in combined traumatic brain injury and blunt abdominal trauma: an experimental study in swines［J］. Eur Rev Med Pharmacol Sci, 2015, 20(4): 620-630.

［23］ PHILLIPS B, TURCO L, MCDONALD D, et al. A subgroup analysis of penetrating injuries to the pancreas: 777 patients from the National Trauma Data Bank, 2010-2014［J］. J Surg Res, 2018, 225: 131-141.

第二十四章
颅脑损伤合并颌面损伤

颌面部顾名思义包括面部及颌部,颌部又分上颌和下颌;具体在眉弓及颧弓之下,耳屏之前,占据面颅的大部分。在此区域内有视觉、嗅觉、味觉等特殊感官器官。该区域在不同学科有不同的命名,如整形外科称其为颅面,神经外科将其归为面部,而在口腔外科总称为颌面,由额部、眶部、颧部、上颌、下颌、鼻部等组成。当上述区域受到外力作用,超过它们的弹性限度时,即可引起损伤,轻者仅伤及表面的软组织,重者深部骨质骨折甚至波及颅底及脑。整个颌面部在头部所占的体表面积相对较大,外力作用于头部时其受伤的概率也高。最近有文献报道,其损伤概率相当于颅脑损伤。颌面损伤的治疗中不仅需要考虑解剖和功能,而且还需考虑美容问题。尤其在年轻人或女性病人,在考虑美容方面甚至胜于解剖复位,在世界各国因美容问题都给社会和家庭带来了沉重的负担。

一、分类

面部人为地将其分为三部分,眼裂以上为上部,口角以下为下部,眼裂和口角之间为中部。每个区域包括浅层的皮肤、肌肉和深部的骨质。根据皮肤表面有无裂伤分为开放性损伤和闭合性损伤。开放性损伤即表面有皮肤裂伤,伤口与深部损伤相通;闭合性损伤无皮肤裂伤,深部损伤与外界隔离。深部的骨质损伤分类,目前尚无一致意见。20世纪初法国学者勒福(Le Fort)在实验的基础上将中面部的骨折分为3型,即Ⅰ、Ⅱ、Ⅲ型。Ⅰ型骨折通过上颌牙根根部,也即在梨状孔下缘;Ⅱ型骨折是横跨中线位于眶底的横行骨折线;Ⅲ型骨折横行于眶顶的骨折线,将眶外侧横断,造成真正意义上的颅颌分离。但在实际临床应用中,发现临床上的骨折远比上述描述复杂得多,尤其是近年来随着影像学技术的发展,上述分类很难对临床有指导作用。近年来随着创伤学的进展,各亚专业的发展,对骨折的分类

又提出新的建议,各国学者倾向于按骨折的解剖部位将其分类,如上颌骨骨折、眶顶骨折、眶壁骨折、下颌骨骨折、颧弓骨折、颧骨骨折等。目前是传统的分类和现代分类同时存在,这些骨折可为线性骨折无移位或局部粉碎凹陷骨折。

二、临床表现

1. **意识丧失** 当颌面部外伤同时合并有颅脑损伤时,病人可出现意识丧失。意识受影响的程度直接与脑损伤有关系。

2. **面部肿胀、淤血** 在没有表面皮肤裂伤时,因外力的作用局部肿胀、淤血。因面部皮下组织较松,肿胀的范围大大超过着力点,而且该种肿胀持续的时间较长,一般2周左右,最长可达1个月。

3. **面部裂伤** 当外力力量较大或锐性尖物致伤时,局部皮肤可裂伤。因面部供血丰富,裂伤处出血量较多,甚至致休克。

4. **失明** 眼部着力时可致眼球损伤,包括眼球挫伤、裂伤、眶内血肿等,引起失明。在眉弓外侧缘或颧弓着力的情况下,可导致视神经管骨折或视神经挫伤,引起失明。

5. **复视** 眶壁骨折卡压局部眼外肌,引起眼球活动不协调,导致复视。常见于眶外侧壁和眶下壁骨折,也见于眶内血肿者。

6. **咬合不能** 因上颌骨或下颌骨骨折移位,导致上下颌不能正常地对齐,咬合错乱;也可见下颌骨升支损伤时,不能正常地张口。

7. **鼻歪、鼻塞** 鼻是面部最突出的部位,也是最容易受损伤的部位。单纯软组织损伤时除面部肿胀外,鼻腔内软组织也肿胀,造成鼻塞。鼻骨骨折时常有移位,外观鼻歪。

8. **窒息** 当上颌骨骨折时可伴有大量出血流入口腔或下颌骨骨折舌后坠时可堵塞呼吸道,引起窒息,抢救不及时可引起死亡。

三、诊断

颌面部CT检查是诊断的金标准,它可以准确地显示骨折的部位、骨折移位程度等。近年来CT的三维成像能更直观地反映出骨折部位(图24-1),但对于要进行治疗时还是首选颌面部CT薄层扫描,它能精确地刻画出骨折的部位、移位程度等。

传统的X线虽然可以模糊地显示出骨折线,但因所能提供的信息有限,目前已经很少用。

四、治疗

颌面损伤的治疗涉及多科,如眼科、口腔外科、鼻科等,但因常伴发颅脑损伤,很多病人只能在神经外科接受治疗。对于急诊病人来说,虽然都强调维持生命体征平稳,但这在颅颌面损伤病人显得尤为重要。每年有清醒病人到急诊求治,在急诊检查过程中发生窒息死亡已经屡见不鲜。故而对有不稳定上颌骨骨折病人或不稳定下颌骨骨折病人,尤其伴有意识水平低下者,因为这些病人因有骨折使气管插管都比较困难,原则上都要做预防性气管切开,以免窒息发生。只有在保证呼吸道通畅的情况下,才可酌情处理其他情况。

（一）开放性颌面损伤的治疗

颌面的开放性损伤可分为局部组织缺损和组织不缺损两种情况。无论哪一种先要确定有无脑脊液瘘和额窦损伤。如有脑脊液瘘(图24-2)说明颅底骨质已经被破坏,颅底硬膜撕裂,要尽可能寻找漏口,用阔筋膜修补瘘口,可能的情况下用自体骨重建颅底。如有额窦损伤时,额窦黏膜比较完整时可不做特殊处理,但大部分病人额窦黏膜是不完整的,需要修补额窦黏膜的破口;如额窦黏膜损伤严重,则要将额窦黏膜刮除,同时用肌肉或脂肪填塞窦腔,切记不能用骨蜡封闭窦腔,后者是该类手术失败的主要原因!

对于无组织缺损者按常规清创的方法,逐层缝合关闭伤口,尽量不用人工材料,以免术后发生感染。有组织缺损者需要根据缺损大小选择不同的皮瓣修复。如缺损多时,需要用含肌肉较多的背阔肌带蒂皮瓣;缺损少时可用含肌肉少的股前外带蒂皮瓣。如修复局部支撑组织,不建议用人工材料,可取自身的肋骨。通常对于这种损伤不建议一期修复所有支撑组织,修复再建放在二期手术。

（二）闭合性颌面损伤的治疗

闭合性颌面损伤除视神经受影响所致的视力下降或失明为急诊手术,其他损伤都为限期手术。

（1）对于颌面外伤所致的视力丧失病人,如能排除眼球本身病变或眶内血肿等,一般多考虑是视神经在受伤过程中受损。目前对这种损伤的治疗争论较多,尤其是21世纪初一份流产的前瞻性研究发表于《眼科学》(*Ophthalmology*)杂志,得出手术与非手术结果无差异,观察与治疗后果一致,使原本模糊的治疗原则更加扑朔迷离。目前的治疗方法有手术视神经管减压、非手术激素治疗、观察3种并存。其中手术治疗的方法也有争议,大部分学者赞成经颅入路磨除前床突,

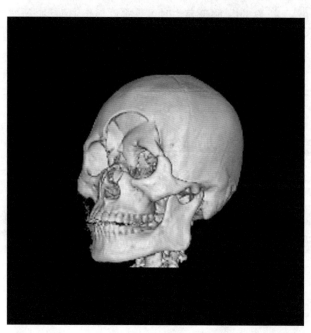

图24-1　三维CT示额眶鼻凹陷骨折

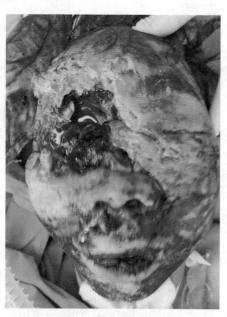

图24-2　**开放性的颌面损伤**
伤口中可见脑脊液流出,眼球在受伤时被剜除

减压视神经管顶和侧壁；部分学者喜欢用内镜经鼻蝶入路对视神经管底部及侧壁减压。对于后者有学者指出：颌面损伤病人面部骨质解剖变化，不是每个视神经损伤病人都能顺利实施内镜减压。激素治疗近年来也颇受诟病，已有研究得出对于伴有颅脑损伤病人，激素治疗可增加病死率，故在视神经损伤的治疗中也不被大家推崇。由眶内血肿引起视力下降者，也应尽早接受手术治疗，既可以用开颅的方法也可经眼外眦入路清除眶内血肿。

（2）虽然面部骨折整复手术不是急诊手术，但也是限期手术。有动物实验证实面部骨质骨折后20天左右形成骨痂，如果超过这个时间段手术矫正这些畸形，必须手术时人为地将已经愈合的骨折打断，重新对

位固定。目前多数学者采用可能的情况下在伤后2周内手术复位这些移位的骨质。具体手术方法要根据不同部位采取不同的手术入路。眼裂之上的畸形可用额部入路，冠状切口；眶外侧壁的骨折可经外眦入路或额颞切口；眶内侧或眶底的骨折可用下眦入路；颧弓骨折可用耳前切口或额颞切口，耳前切口时尽量做到近外耳窝内，减少面部瘢痕；上颌骨折或下颌骨折经上齿龈沟或下齿龈沟切口复位和固定骨折，术后必须做颌间结扎；鼻部骨折时做鼻内切口，复位鼻骨骨折。

（3）眶壁骨折引起的复视多为眼外肌受到骨折骨的卡压，影响其活动所造成。手术可经眼周切口，沿眶周筋膜下复位骨折，同时松解卡压的眼外肌。

（郭智霖）

参考文献

[1] BUITRAGO-TÉLLEZ C H, SCHILLI W, BOHNERT M, et al. A comprehensive classification of craniofacial fractures: postmortem and clinical studies with two- and three-dimensional computed tomography[J]. Injury, 2002, 33(8): 651-668.

[2] KELISHADI S, ZEIDERMAN M R, CHOPRA K, et al. Facial fracture patterns associated with traumatic optic neuropathy[J]. Craniomaxillofac Trauma Reconstr, 2019, 12(1): 39-44.

[3] BELLAMY J L, MUNDINGER G S, FLORES J M, et al. Facial fractures of the upper craniofacial skeleton predict mortality and occult intracranial injury after blunt trauma: an analysis[J]. J Craniofac Surg, 2013, 24(6): 1922-1926.

[4] CAHAN M A, FISCHER B, ILIFF N T, et al. Less common orbital fracture patterns: the role of computed tomography in the management of depression of the inferior oblique origin and lateral rectus involvement in blow-in fractures[J]. J Craniofac Surg, 1996, 7(6): 449-459.

[5] MUNDINGER G S, DORAFSHAR A H, GILSON M M, et al. Blunt-mechanism facial fracture patterns associated with internal carotid artery injuries: recommendations for additional screening criteria based on analysis of 4398 patients[J]. J Oral Maxillofac Surg, 2013, 71(12): 2092-2100.

[6] KAUFMAN L, ROUSSEEUW P. Finding groups in data: a cluster analysis[M]. New York: Wiley, 1990.

[7] KUMARAN A M, SUNDAR G, CHYE L T. Traumatic optic neuropathy: a review[J]. Craniomaxillofac Trauma Reconstr, 2015, 8(1): 31-41.

[8] SOSIN M, CARLA D L C, MUNDINGER G S, et al. Treatment outcomes following traumatic optic neuropathy[J]. Plast Reconstr Surg, 2016, 137(1): 231-238.

[9] KIM Y S, KIM J H, HWANG K. The frequency of decreased visual acuity in orbital fractures[J]. J Craniofac Surg, 2015, 26(5): 1581-1583.

[10] AMRITH S, SAW S M, LIM T C, et al. Ophthalmic involvement in cranio-facial trauma[J]. J Craniomaxillofac Surg, 2000, 28(3): 140-147.

[11] TSAI H H, JENG S F, LIN T S, et al. Predictive value of computed tomography in visual outcome in indirect traumatic optic neuropathy complicated with periorbital facial bone fracture[J]. Clin Neurol Neurosurg, 2005, 107(3): 200-206.

[12] MAGARAKIS M, MUNDINGER G S, KELAMIS J A, et al. Ocular injury, visual impairment, and blindness associated with facial fractures: a systematic literature review[J]. Plast Reconstr Surg, 2012, 129(1): 227-233.

[13] ANSARI M H. Blindness after facial fractures: a 19-year retrospective study[J]. J Oral Maxillofac Surg, 2005, 63(2): 229-237.

[14] VACA E E, MUNDINGER G S, KELAMIS J A, et al. Facial fractures with concomitant open globe injury: mechanisms and fracture pat- terns associated with blindness[J]. Plast Reconstr Surg, 2013, 131 (6): 1317-1328.

[15] YU-WAI-MAN P, GRIFFITHS P G. Steroids for traumatic optic neuropathy[J]. Cochrane Database Syst Rev, 2013, 2013(6): CD006032.

第四篇
颅脑损伤并发症的临床防治

第二十五章
颅脑损伤后合并肺部并发症

颅脑损伤不论是平时或战时都比较常见，是造成创伤病人高病死率的因素之一，而颅脑损伤后出现的呼吸系统并发症是影响病人愈后的重要因素之一。伤后呼吸功能是否受到损害，表现为呼吸功能不全，甚至发展到呼吸功能衰竭，与如下几方面因素有关：

1. **中枢性呼吸障碍**　常见于重型颅脑损伤病人。由于脑缺氧、脑疝或因脑干伤、椎基底动脉供血不足等，直接损害呼吸中枢；不恰当地使用镇静止痛药，呼吸中枢受抑制，造成呼吸功能不全。

2. **呼吸道梗阻**　颅脑损伤病人常有意识障碍，咳嗽反射和吞咽反射均降低，呼吸道分泌物不能主动排出，血液、脑脊液及呕吐物被误吸，影响呼吸道通畅；另外，如胃内容物酸性强，可刺激引起支气管痉挛，亦影响呼吸；对于昏迷病人，由于下颌松弛，舌根下坠，可造成严重呼吸道梗阻。

3. **肺部感染**　颅脑损伤后病人咳嗽反射和吞咽反射减弱，支气管黏膜-纤毛清除能力下降，使气道内分泌物不易被排出，另外多数病人建立人工气道，这些均使局部免疫防御功能降低；意识障碍者常发生误吸；全身免疫功能在严重创伤时有所下降。以上这些因素极易导致呼吸道感染，多为医院获得性感染，对重症监护病房（ICU）中危重病人发生率高达10% ～ 15%。重型颅脑损伤者一旦出现肺部感染，致病原为多样性、耐药性，感染控制困难，影响呼吸功能，最终发展出现呼吸衰竭。

4. **神经源性肺水肿**　少数重型颅脑损伤病人可产生急性肺水肿。这方面机制尚不清楚，有认为重型颅脑损伤时体内大量释放儿茶酚胺类物质，使外周动脉血管阻力急剧升高，心脏负荷超载，最终造成急性心衰肺水肿；另有认为重型颅脑损伤由于脑水肿、脑缺血影响，造成丘脑下部细胞代谢紊乱，通过自主神经导致肺小静脉痉挛所致。同时，由于肺内通气血流分布异常，造成缺氧、呼吸困难。

5. **周围性呼吸障碍**　颅脑损伤如合并高位颈段脊髓损伤使膈肌和肋间肌运动麻痹，导致通气障碍，甚至出现呼吸停止。

6. **颅脑损伤合并多部位损伤**　创伤失血性休克纠正不及时，可致肺损伤；特别是合并胸部外伤，存在血气胸、连枷胸及肺挫伤时，均可导致呼吸功能不全。

第一节　肺部感染

肺部感染是颅脑损伤后最常见的并发症之一，目前认为多属于院内感染，即医院获得性肺炎（hospital acquired pneumonia, HAP），是指住院期间由细菌、真菌、支原体、病毒或原虫等引起的感染性肺部疾患，而其中呼吸机相关性肺炎（ventilator-associated pneumonia, VAP）作为HAP的特殊类型，指接受机械通气48小时后或机械通气撤机、拔管后48小时内发生的肺炎，在重度颅脑损伤病人中有一定的发病率。近年来对VAP的研究也受到广泛重视（图25-1、25-2）。

一、发病机制

1. **免疫防御功能障碍**　颅脑损伤使机体免疫力下降，呼吸道黏膜-纤毛清除功能、咳嗽反射减弱；肺泡巨噬细胞介导的吞噬作用受到影响；呼吸中枢的抑制使潮气量减低，分泌物储留，均可抑制呼吸道局部免疫防御功能。外伤后同时还造成细胞和体液免疫功能的下降，降低了机体对致病微生物的抵抗力，导致肺部感染容易发生。

2. **致病微生物侵入下呼吸道**　颅脑损伤可造成

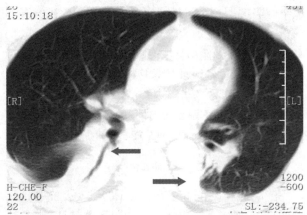

图25-1 医院获得性肺炎
箭头示两下肺感染

呼吸道上皮细胞表面纤维连接结合蛋白减少,使上呼吸道机会致病菌或其他病原体得以黏附繁殖,为医院内肺炎(nosocomical pneumonia, NP)的发生提供了先决条件。对于昏迷、休克、气道分泌物增多、人工气道及雾化吸入、机械通气病人,均可促使病原体侵入下呼吸道。

3. **广谱抗生素的大量应用** 造成菌群失调和二重感染。

病理环境和医源性因素如无菌操作不严格是导致病原体进入下呼吸道的重要因素,全身和局部免疫功能障碍是导致肺部感染的体质因素。

HAP和VAP的危险因素主要可分为宿主自身因素及医疗环境因素(表25-1)。其共同发病机制是病原体到达支气管远端和肺泡,突破宿主的防御机制,从而在肺部繁殖并引起侵袭性损害。致病微生物主要通过以下途径进入下呼吸道:① 误吸(aspiration):住院病人在抗菌药物暴露、使用制酸剂或留置胃管等危险因素作用下,口腔正常菌群发生改变,含定植菌的口咽分泌物通过会厌或气管插管进入下呼吸道,此为内源性致病微生物导致感染的主要途径。② 致病微生物以气溶胶或凝胶微粒等形式通过吸入(inhalation)进入下呼吸道,也是导致院内感染暴发的重要原因,其致病微生物多为外源性,如结核分枝杆菌、曲霉和病毒等。此外,发生HAP、VAP也有其他感染途径,如感染病原体经血行播散至肺部、邻近组织直接播散或污染器械操作直接感染等。

VAP的发生机制与HAP稍有不同:气管插管使得原来相对无菌的下呼吸道直接暴露于外界,同时增加口腔清洁的困难,口咽部定植菌大量繁殖,含有大量定植菌的口腔分泌物在各种因素(气囊放气或压力不足、体位变动等)作用下通过气囊与气管壁之间的缝隙进

表25-1 医院获得性肺炎、呼吸机相关性肺炎发生的危险因素*

分 类	危险因素
宿主自身因素	高龄
	误吸
	基础疾病[慢性阻塞性肺疾病(COPD)、糖尿病、恶性肿瘤等]
	免疫功能受损
	意识障碍、精神状态失常
	颅脑严重创伤
	电解质紊乱、贫血、营养不良或低蛋白血症
	长期卧床、肥胖、吸烟、酗酒等
医疗环境因素	ICU滞留时间、有创机械通气时间
	侵袭性操作,特别是呼吸道侵袭性操作
	应用提高胃液pH的药物(H₂受体阻断剂、质子泵抑制剂)
	应用镇静剂、麻醉药物
	头颈部、胸部或上腹部手术
	留置胃管
	平卧位
	交叉感染(呼吸器械及手污染)

注:*:中国成人医院获得性肺炎与呼吸机相关性肺炎诊断和治疗指南(2018年版)。

入下呼吸道；气管插管的存在使得病人无法进行有效咳嗽，干扰了纤毛的清除功能，降低了气道保护能力，使得VAP发生风险明显增高；气管插管内外表面容易形成生物被膜，各种原因（如吸痰等）导致形成的生物被膜脱落，引起小气道阻塞，导致VAP。此外，为缓解病人气管插管的不耐受，需使用镇痛、镇静药物，使咳嗽能力受到抑制，从而增加VAP的发生风险。

二、病原体及其肺炎特征

医院内肺炎可由多种病原体引起（表25-2、25-3），其中以需氧革兰阴性杆菌引起者最多见，占各种感染的60%～80%，尤以肺炎克雷伯菌、铜绿假单胞菌（绿脓杆菌）、肠杆菌、不动杆菌更常见，而金黄色葡萄球菌和嗜肺军团菌感染有增加趋势。近年来广谱抗生素的发展和大量使用，使一些平时少见的病原体如真菌、病毒、原虫等引起的肺部感染也时有发生。

1. 铜绿假单胞菌肺炎 由铜绿假单胞菌所致，病情严重，病死率高。为条件致病菌，广泛存在于潮湿环境中，在有潜在疾病、免疫功能低下或住ICU、机械通气病人中易引起肺部感染。该菌虽为需氧菌，在厌氧条件下也可生长，是院内感染的重要病原体，它产生的溶血素与形成肺部感染有关，90%的铜绿假单胞菌株可产生细胞外蛋白酶导致出血、坏死性病变，其中A毒素具最大毒力，易引起毒血症及败血症。临床表现为高热、咳嗽、气道分泌物增多，痰呈黄绿色；白细胞

表25-2　我国医院获得性肺炎病人常见细菌的分离率（%）*

菌　种	三级医院		二级医院
	≥18岁	≥65岁	
鲍曼不动杆菌	20.6～25.7	7.9～14.6	18.0
铜绿假单胞菌	18.7～20.0	23.8～28.3	11.0
肺炎克雷伯菌	8.9～14.9	5.3～17.1	21.0
金黄色葡萄球菌	9.8～12.0	8.6～15.0	11.0
大肠埃希菌	3.8～7.4	9.2～11.8	8.0
阴沟肠杆菌	2.1～4.3	2.5	—
嗜麦芽窄食单胞菌	4.3～6.0	1.2～2.6	—

注：*：数据大多为单中心和局部地区回顾性研究，数据存在一定局限性。

表25-3　我国呼吸机相关性肺炎病人常见细菌的分离率（%）*

菌　种	≥18岁	≥65岁
鲍曼不动杆菌	12.1～50.0	10.3～18.5
铜绿假单胞菌	12.5～27.5	27.7～34.6
肺炎克雷伯菌	9.0～16.1	5.1～13.9
金黄色葡萄球菌	6.9～21.4	5.8～15.4
大肠埃希菌	4.0～11.5	1.3～6.2
阴沟肠杆菌	2.0～3.4	3.1
嗜麦芽窄食单胞菌	1.8～8.6	4.6～9.6

注：*：数据大多为单中心和局部地区回顾性研究，数据存在一定局限性。

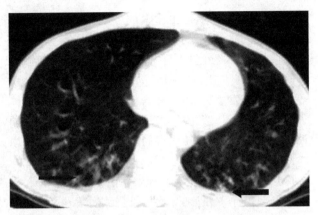

图25-2　铜绿假单胞菌肺炎CT影像
双肺下叶结节状浸润,伴局部融合

升高,感染严重时可下降;CT检查显示双侧下叶结节
状浸润、可融合(图25-2),或表现为局限性及弥漫性
肺部浸润。

2. **克雷伯菌肺炎**　为近年来引起院内感染最多
见的革兰阴性杆菌,占30%。其产生内毒素,肺部症状
出现快,痰呈黏稠果酱样,常有明显中毒症状,严重感
染者可出现粒细胞减少;CT表现为支气管炎、大叶肺
炎及肺脓疡形成(图25-3);肺炎以上叶多见,病程长,
机体抵抗力低下者可多叶受累。

3. **金黄色葡萄球菌肺炎**　金黄色葡萄球菌引起
的急性化脓性肺部感染病情重,病死率高;正常情况
下可寄生于鼻前庭及皮肤等处,为兼性厌氧的革兰阳
性球菌,占院内肺部感染致病菌的10%;产生的溶血
毒素和血凝固酶与致病性密切相关。近年来出现的
耐甲氧西林的金黄色葡萄球菌(MRSA)给临床治疗
提出了新的挑战。在院内感染病人,金黄色葡萄球菌
肺炎起病往往潜隐,表现为咳嗽、发热、咯黄脓痰或脓
血痰。肺部体征早期往往不明显,与病变范围大小、
严重程度等因素有关,肺叶实变不多见。白细胞升
高,核左移,重症病人白细胞可不升或下降。CT显示
肺炎性浸润、肺脓肿、脓胸或脓气胸(图25-4),病灶
在数小时或数天内可发生改变,故短期CT随访有助
于本病的诊断。

4. **军团菌肺炎**　军团菌为需氧革兰阴性杆菌,属
细胞内寄生菌,感染多通过吸入到达肺部,细胞免疫起
主要防御作用,后期体液免疫也参与。临床表现为高
热,咳嗽以干咳为主,伴有明显的肺外症状,如恶心、呕
吐、腹泻等,可累及多个脏器。呼吸加快,相对性缓脉,
病程长。CT表现缺乏特异性,通常可见斑片状实质浸
润(图25-5),重症者可累及多叶。

5. **不动杆菌感染**　不动杆菌是医院内感染的重

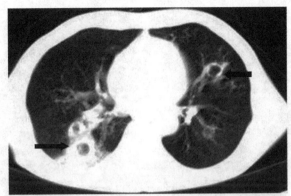

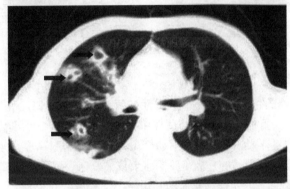

图25-3　克雷伯菌肺炎CT影像
两肺多发肺脓疡形成,伴局部融合

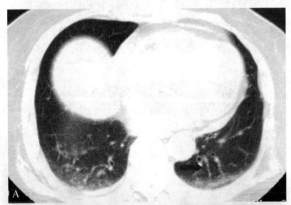

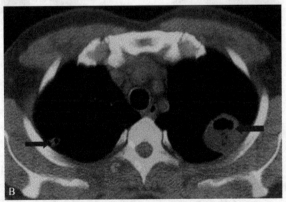

图25-4　金黄色葡萄球菌肺炎CT影像
A. 双肺斑片状影,密度不均,内见支气管空气征(箭头所示);B 双
肺见结节影,内有气囊(箭头所示)

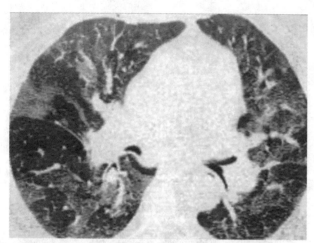

图25-5　军团菌肺炎CT影像
可见斑片状实质浸润表现

要条件致病菌,为革兰阴性杆菌;近年来在ICU院内感染和临床多重耐药菌株中有明显增加趋势,常见醋酸钙不动杆菌、鲍曼不动杆菌等;所致肺炎多见于有严重基础病的病人。诊断主要依靠临床表现和痰涂片及细菌培养查到病原菌。由于不动杆菌分布广泛、易于生长繁殖,故易于污染标本产生假阳性结果。因此一般认为培养2次以上阳性结果才有诊断价值。对于仅一次阳性结果者,应结合临床症状和体征、病人的免疫功能、药物敏感试验结果和药物治疗的疗效等情况综合判断。其CT表现见图25-6。

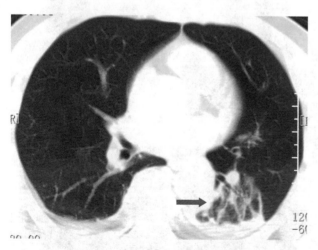

图25-6　鲍曼不动杆菌肺炎CT影像
两下肺炎症,左肺下叶片状浸润影

　　6. **肺部真菌感染**　正常人体对真菌具有较强的抵抗力,机体免疫力下降时通过吸入真菌孢子或经皮肤、黏膜入侵造成感染。为机会致病菌,机遇性感染在呼吸系统发生率占首位。另外长期大量使用广谱抗生素,使体内敏感细菌受抑制,不敏感细菌包括真菌得以繁殖,引起二重感染;激素的应用,危重病人机体免疫系统的破坏使肺部真菌感染逐年增多。常见肺部真菌病为呼吸道念珠菌病、肺曲菌病、肺毛霉菌病、肺隐球菌病、肺孢子丝菌病、肺放线菌病、肺奴卡菌病等。临床上发生肺部感染时,除细菌、病毒等病原体外,应警惕真菌感染的可能,对机体抵抗力低下、长期使用抗生素、应用皮质激素的病人更应注意真菌病原学的检查。

　　7. **肺部其他感染**　其他致病菌如大肠埃希菌、阴沟肠杆菌等亦十分常见,均为机会致病菌。这些致病菌肺部感染的临床表现特征性不强,不易被及时诊断,故防治困难、预后差,因其对社会、经济、医疗等方面造成的影响而受到普遍重视。

三、诊断

(一)初步诊断

　　颅脑损伤病人伤前肺部多无感染,伤后误吸、呼吸、咳嗽抑制以及局部和全身免疫功能下降是造成颅脑损伤后肺部感染的重要因素。颅脑损伤48小时后再次出现发热或在原体温基础上再升高;咳嗽、咳脓性痰或痰液性状改变;肺部可闻及啰音;血常规示白细胞计数或中性粒细胞比例增高;结合胸部X线示斑片状阴影及浸润病变,均提示肺部感染的存在,应进一步查找病原体,一是有助于诊断,二是可指导抗菌药物的应用。

(二)病原学诊断

　　痰涂片染色和微生物培养是肺部感染常用的重要诊断手段。但痰标本采集时应注意污染的可能,有时分离到的病原体不能真正代表下呼吸道感染致病菌。近年来为提高病原体查找的准确性,对痰标本进行洗涤法处理、定量培养以及提高获取标本的可靠性,如经气管吸引、纤维支气管镜采样、支气管肺泡灌洗法获取标本,其结果对临床诊治具有重要的参考价值。另外还可通过肺炎标志物的检测,如测定分泌物中弹性蛋白纤维对坏死性肺炎具特异性;通过抗体染色技术对已使用过多种抗生素、细菌培养阴性的病人具有特殊意义;纤维支气管镜活检结果更为可靠,对机遇性感染有诊断价值。对于真菌性肺炎痰培养找到真菌,如中段尿找到同种真菌,可以确立真菌感染,同时提示存在真菌性败血症。

(三)HAP/VAP的临床诊断标准(2018年)

　　HAP/VAP的临床表现及病情严重程度不同,从单一的典型肺炎到快速进展的重症肺炎伴脓毒症、感染性休克均可发生,目前尚无临床诊断的"金标准"。肺炎相关的临床表现满足的条件越多，临床诊断的准确性越高。胸部X线或CT显示新出现或进展性的浸润影、实变影或磨玻璃影，加上下列3种临床表现中的2种或以上，可建立临床诊断：① 发热，体温>38℃；② 脓性气道分泌物；③ 外周血白细胞计数$>10 \times 10^9$/L或$<4 \times 10^9$/L。影像学是诊断的重要手段之一，尽可能行胸部CT检查。有条件的治疗中心可考虑床旁肺超声检查。有助于判别肺组织通气改变情况，与肺栓塞及肺不张等疾病进行鉴别。

目前采集的标本含呼吸道、血液、胸腔液，包括痰液、支气管肺泡灌洗液（bronchoalveolar lavage fluid，BALF）、肺组织等。主要的病原学检测技术包括涂片镜检、微生物培养、病原体抗原检测、高通量测序等分子生物学技术，均能指导临床治疗。

四、抗菌药物治疗

目前虽有大量新的抗生素问世，但肺部感染仍面临新的问题。近年来，由于抗生素的不合理应用等因素，使细菌耐药率明显上升，耐药菌株增多，肺部炎症的控制难度加大，故应强调抗菌药物的合理应用。

（一）抗菌药物应用原则

1. HAP抗感染的经验性治疗　即根据病人临床表现及其他证据，参考既往经验及本区域细菌耐药监测数据，推断可能的致病菌，选用合适的抗菌药物进行抗感染治疗。使用的抗菌药物应尽早覆盖耐药菌株治疗。

（1）轻、中症HAP：常见病原体有肠杆菌科细菌、流感嗜血杆菌、肺炎链球菌、甲氧西林敏感金黄色葡萄球菌（MSSA）等。抗感染药物的选择：第二、三代头孢菌素（不必包括具有抗假单胞菌活性者），β-内酰胺类/β-内酰胺酶抑制剂；青霉素过敏者选用氟喹诺酮类或克林霉素联合大环内酯类。

（2）重症HAP：常见病原体有铜绿假单胞菌、MRSA、克雷伯菌、不动杆菌、肠杆菌属细菌、厌氧菌。抗感染药物的选择：喹诺酮类或氨基糖苷类联合下列药物之一：抗假单胞菌β-内酰胺类（如头孢他啶、哌拉西林、美洛西林等）；广谱β-内酰胺类/β-内酰胺酶抑制剂（替卡西林/克拉维酸、头孢哌酮/舒巴坦钠、哌拉西林/他唑巴坦）；碳青霉烯类（如亚胺培南）；必要时联合万古霉素（针对MRSA）；目前临床上偶有耐万古霉素的金黄色葡萄球菌发生，对于此类病人可以考虑使用利奈唑胺；当估计真菌感染的可能性大时应选用有效的抗真菌药物。

2. 病原学治疗　也称为目标性治疗，即获取病原

学证据后，根据药敏选择抗菌药物进行抗感染治疗。

（二）各类抗菌药物特点

1. 大环内酯类　为大分子内酯药物，红霉素为代表，属窄谱抑菌抗生素，对需氧革兰阳性菌有较强抗菌活性，对革兰阴性菌作用较差；而对支原体属和衣原体属特别敏感。本类药在组织和体液中分布广泛，在痰及支气管分泌物中的浓度为血浓度的60%，主要经胆汁排泄，从尿中排出较少，但在尿、粪中均可达到较高浓度。副作用为胃肠反应，少见的有血清转氨酶升高。是敏感革兰阳性球菌、支原体属、衣原体属所致感染的首选药物，静脉滴注量为每日20～40 mg/kg，分3～4次给予。

2. 氨基糖苷类　代表药物为阿米卡星、妥布霉素及立克菌星。主要针对革兰阴性杆菌，作用于细菌蛋白质合成的全过程，并导致细菌胞膜通透性增加，引起细菌迅速死亡。与β-内酰胺类合用可获得协同或累加作用。注射给药后多数组织中的浓度为血浓度的50%，90%以原形经尿排出。副作用以耳、肾毒性多见，少见引起二重感染。听力损害有成为永久性的可能，肾毒性多数可逆。正常肾功能者每日可一次给药，因其具有抗生素后续作用，未被杀灭菌于短时间内不易恢复，无须保持高于最小抑制浓度（MIC）的药物浓度。妥布霉素每日量3～5 mg/kg，阿米卡星和立克菌星每日量15～20 mg/kg，后两者副作用小，但也应注意肾功能监测。

3. β-内酰胺类　分青霉素类、头孢菌素类和不典型类。青霉素类以青霉素G应用最多，针对不产酶金黄色葡萄球菌、溶血性链球菌和肠球菌属等；氨苄西林与舒巴坦的合剂（舒氨新）对肠球菌属和敏感革兰阴性杆菌活性有所增强。头孢菌素类为广谱抗生素，第一代为头孢唑啉、头孢噻吩和头孢拉啶等，第二代代表为头孢呋辛、头孢孟多、头孢替安和头孢西丁等，第三代为头孢他啶、头孢三嗪、头孢噻肟和头孢哌酮，第四代为头孢匹罗、头孢克定、头孢吡肟。不典型类为亚胺培南和氨曲南。目前头孢菌素应用较广，第一代对革兰阳性球菌作用较强，对革兰阴性杆菌作用弱或无效，肾毒性较大；第二代对革兰阳性菌活性同第一代，而对革兰阴性菌作用增强，但对不动杆菌属、铜绿假单胞菌无效，仍具较大肾毒性；第三代对肠杆菌科细菌有强大抗菌活性，头孢他啶对铜绿假单胞菌作用最强，对革兰阳性菌作用较一、二代弱，肾毒性有所降低；第四代对肠杆菌科细菌的抗菌活性比头孢他啶和头孢噻肟更强，对铜绿假单胞菌的抗菌活性优于头孢噻肟但略低于头孢他啶，对革兰阳性球菌的杀菌活性

明显强于第三代,对β内酰胺酶比第三代更稳定,但对厌氧菌和MRSA的作用不理想,对超广谱β-内酰胺酶(ESBL)仍不稳定。亚胺培南和氨曲南抗菌活性强,前者对革兰阳性菌、革兰阴性菌及厌氧菌均有良好作用,对大多数抗菌药包括第四代头孢菌素头孢匹罗也高度耐药的不动杆菌活性较强;后者只对革兰需氧菌作用强;两者对肠道正常菌群影响小,氨曲南与青霉素无交叉过敏反应。

β-内酰胺类药品主要作用于细菌胞壁产生杀菌作用。由于组织中浓度多数较低,故青霉素、氨苄西林、头孢呋辛、氨曲南、第三代头孢菌素(除头孢哌酮外)可用较大剂量以使组织中达到有效水平。与氨基糖苷类药联合常可获得协同效果。β-内酰胺类的每日量大多为50～100 mg/kg,分2～3次给予,长期应用注意发生二重感染(真菌感染)。

4. 喹诺酮类 为全合成的化学药物,第一代已淘汰,第二代为吡哌酸,第三代为诺氟沙星、环丙沙星和氧氟沙星,仍用于尿路及肠道感染。偏于抗革兰阴性杆菌,抗菌谱较头孢三代广,主要作用于细菌DNA旋转酶。在组织和体液中的分布浓度高,且具有抗生素后续作用,一般每日给予2次即可,环丙沙星每日量为200～600 mg,氧氟沙星每日量为400 mg。需注意该类药物可抑制中枢神经介质γ-氨基丁酸(GABA)与受体的结合,引起中枢神经不良反应,严重者可引起抽搐、癫痫样发作、神志不清等或诱发癫痫。故颅脑损伤者慎用。

5. 氯霉素类 主要为氯霉素,其进入痰、支气管分泌物及脑脊液中的浓度较高,可用于呼吸系统感染和敏感的脑膜炎球菌、肺炎球菌引起的化脓性脑膜炎。中、重度肺部感染(特别是需氧和厌氧菌的混合感染)不失为有效药物之一,可与红霉素合用,每日量2～3 g,分2次给予。副作用为胃肠反应、白细胞减少、贫血(与剂量有关,可逆)。

6. 多肽类抗菌药 主要有万古霉素、去甲万古霉素、替考拉宁。为快效杀菌剂,作用于细菌细胞壁,抑制细菌细胞壁的蛋白质合成,使细菌细胞壁和膜的完整性遭到破坏,导致细菌死亡。多肽类抗菌药对各种革兰阳性菌,特别是对MRSA、耐甲氧西林的表皮葡萄球菌(MRSE)和肠球菌属有强大的抗菌活性。是治疗MRSA感染唯一有肯定疗效的抗感染药物。但对革兰阴性菌无效,肾毒性明显。临床上一般不作为首选药物,只有当敏感菌引起严重感染,特别是对其他药物耐药时才考虑应用。替考拉宁对MRSA和MRSE的作用与万古霉素类似,对于一些多重耐药(包括对万古霉素耐药)的肠球菌感染也有一定的疗效。不良反应(尤其是肾毒性)比万古霉素少,很少需要中断治疗,不会发生"红人综合征"等过敏反应。万古霉素、去甲万古霉素成人量每日1～2 g,分2～3次静脉滴注给药。替考拉宁对中度感染首剂负荷量为400 mg静脉注射,然后给予维持量每日200 mg静脉或肌内注射;严重感染时,先每12小时给予400 mg,共3次,然后每日维持量400 mg静脉或肌内注射。

7. 抗厌氧菌药物 肺部厌氧菌感染多见,多与需氧菌、兼性菌共同造成混合感染。青霉素、甲硝唑(灭滴灵)和氯霉素是常用抗厌氧菌药物。青霉素首选,用量大,每日量600万～1 000万U,分2次静脉滴注;甲硝唑对各种厌氧菌有强大杀菌作用,临床上广泛用于预防和治疗厌氧菌感染及混合感染(与氨基糖苷类或β-内酰胺类药合用),每日量2～4 g,分2～3次给予。

8. 抗真菌药物

(1)多烯类抗生素:代表药为两性霉素B,用于治疗多数深部真菌病,疗效较为满意。其与真菌胞质膜的麦角固醇结合,使膜通透性改变,胞内物质外漏而使真菌死亡,常作深部真菌感染治疗的首选。副作用有寒战、高热、头痛、恶心、呕吐等,可予激素减轻反应;肾毒性较为常见,如蛋白尿、尿中见红细胞与白细胞、氮质血症和肾小管性酸中毒,停药后多数反应消失,但肾小球滤过率降低表现为永久性;此外还可造成肝功能损害、心肌损害等。因此两性霉素B静脉滴注时应从小剂量(每日0.02～0.1 mg/kg)开始,每日或隔日增加5 mg至每日0.5～1 mg/kg;由于其半衰期长,达到治疗剂量后可隔日给药;以5%葡萄糖液500 mL稀释,避光至少6小时缓慢静脉滴注,以减少副作用。用药过程密切监测肝、肾、心脏功能。近年出现的两性霉素B脂质体减低了毒副作用,临床初步应用疗效满意。

(2)咪唑类抗真菌药:代表药有酮康唑、咪康唑、伊曲康唑和氟康唑,具有广谱抗真菌作用,对深部、浅部真菌病均有效。直接损伤真菌的胞质膜,改变通透性,使细胞内重要物质摄取受影响或漏失造成真菌死亡。酮康唑临床上为口服用药,主要针对白色念珠菌、类球孢子菌、荚膜组织胞浆菌等引起的全身感染,每日200～400 mg;副作用为胃肠道反应,长期用药注意肝功能损害。咪康唑主要用于深部真菌感染,对白色念珠菌、曲菌、新生隐球菌、芽生菌、球孢子菌、拟酵母菌等深部真菌有良好的抗菌作用;静脉给药,每日常用量为600～1 800 mg,最大量可用至每日3 600 mg,应稀释,先给予小剂量(200 mg),再逐渐加大剂量,滴注速度不可过快；副作用为静脉炎、皮疹、血细胞比容和血小板下降。伊曲康唑的抗真菌谱与酮康唑相似，口服吸收好，在肺、肾及上皮组织中浓度较高，在支气管分泌物中浓度低，临床主要用于深部真菌引起的系统感染；每日常用量为 $100 \sim 200$ mg，口服；副作用较酮康唑小。氟康唑对新型隐球菌、白色念珠菌及其他念珠菌、黄曲菌、烟曲菌、皮炎芽生菌、粗球孢子菌、荚膜组织胞浆菌均有抗菌作用；有口服和静脉用药两种，口服每日 50 mg，对严重深部真菌感染可静脉给药，每日 $200 \sim 400$ mg，分 2 次给予，病情稳定后改口服给药；副作用主要为胃肠道反应，偶有皮疹；本药 $60\% \sim 75\%$ 自尿排出，肾功能不全者应调整剂量。

（3）氟胞嘧啶：对隐球菌、念珠菌和球拟酵母菌具有较高抗菌活性，易出现耐药性，可与两性霉素 B 合用，用于治疗念珠菌败血症、肺、尿路、消化道真菌感染疗效佳。每日用量 $50 \sim 150$/kg，分 $2 \sim 3$ 次静脉滴注。副作用有胃肠道反应，可出现肝毒性、骨髓抑制等，应定期检查肝功能和血象。

（4）伏立康唑：主要用于治疗对氟康唑耐药的难治性念珠菌感染（包括克柔念珠菌）以及侵袭性曲霉菌病。有口服片剂和针剂两种。副作用有视觉障碍、发热、皮疹、肝功能损害等，需监测视觉和肝功能。

（三）肺部感染治疗中应注意的问题

（1）颅脑损伤后肺部感染属 HAP，约 80% 是革兰阴性杆菌感染，病程长。长期应用广谱抗生素，对真菌、卡氏肺囊虫、结核、嗜肺军团菌应引起足够重视。对于不动杆菌等条件致病菌感染应及时消除引起病人免疫力低下的病因和诱因（例如拔除留置导管）。耐药问题的出现成为当今抗感染治疗的一大难题，许多肺部感染是由多重耐药的革兰阴性杆菌，包括产 ESBL 的铜绿假单胞菌、肺炎克雷伯菌、大肠埃希菌和不动杆菌属以及 MRSA、万古霉素耐药肠球菌（VRE）在内的革兰阳性球菌混合感染，ICU 内铜绿假单胞菌对头孢他定和亚胺培南耐药率明显增多。因此，在治疗颅脑损伤并发肺部感染的病人时，经验用药抗生素的选择要依据本科室当前常见及根据病人痰液的性状可能的病原菌进行使用（表 25-4）。

（2）造成难治性肺部感染的原因应从宿主的抵抗力、病原体和抗菌药物三者全面分析，其中最主要的是机体免疫因素。治疗上应加强营养支持以提高机体免疫力：① 对于重型颅脑损伤合并肺部感染的病人，应定期检查血常规，补充血容量，必要时可间断输注新鲜血浆或人血白蛋白、丙种球蛋白等以提高机体抵抗力。对于一些严重感染的病人必要时可使用细胞免疫药物如注射用胸腺法新（日达仙）等，以尽快提高病人的抗感染能力。② 由于重型颅脑损伤病人处于高分解、负氮平衡状态，仅静脉营养常无法满足机体的需要，因此，只要胃肠功能存在，应尽可能早期行肠内营养。

（3）为减少耐药菌株及二重感染，应避免长期大量使用一种或某几种抗菌药物，应采用抗菌药物轮换使用法。

（4）抗菌药物应用时机：对于重型颅脑损伤病人，入院后即应反复多次行痰培养，以了解菌种及菌群的变化。对于有明确颅底骨折和/或呕吐致误吸者，可预防性使用抗菌药物，同时应密切观察病情，一旦有咳嗽、痰量增多，或痰转为脓性，即根据药敏选择适宜抗生素。

五、肺部感染的预防和护理

（一）加强护理

HAP 重在预防。

1. **定时更换体位，拍背排痰** 经常改变体位，翻身并结合拍背促进小气道分泌物排出，减轻肺下垂部位分泌物潴留；对不能充分排痰的病人可以使用排痰机震动排痰。对呕吐病人避免误吸，如发生误吸可于雾化吸入时加入 5 mg 地塞米松；存在人工气道时可直接气道内注入地塞米松，每次 $2 \sim 5$ mg，每日 $6 \sim 8$ 次，以减轻气道炎症反应。昏迷病人以侧卧位或侧俯卧位为主，以防舌后坠及呕吐物误吸。

2. **加强口腔及呼吸道护理** 对于昏迷较深的重型颅脑损伤病人，当总体获益大于该操作相关并发症时，推荐早期行气管切开，能减少机械通气天数。肺部感染得到有效控制、痰量明显减少后应及早拔除气管套管，但没有证据表明早期气管切开可以降低病死率或院内肺炎发生率。

3. **加强气道湿化和吸痰** 颅脑损伤后特别是昏迷病人咳嗽、咯痰能力下降，过度通气、吸氧、人工气道呼吸，加之脱水治疗均使气道分泌物黏稠，不易咳出，因此气道湿化十分重要。加强气道雾化吸入，以稀释痰液。对于人工气道病人可持续气道点滴生理盐水，每日 $250 \sim 500$ mL，或定时气道内注入生理盐水，每次 5 mL；若气道内有小痰栓或痰痂形成，可反复以生理盐水 $5 \sim 10$ mL 气道内冲洗吸痰。目的在于稀释气道分泌物，达到痰液引流、排出顺畅，减少感染发生，同时可提高抗感染治疗效果。对无人工气道病人，可用吸痰管自鼻咽部导入气管刺激咳嗽和吸痰。早期使用

表25-4　HAP/VAP常见耐药菌抗感染治疗方案（2018年）

病原菌类别	病原菌	推荐药物	备注
革兰阳性球菌	MRSA	糖肽类（万古霉素、去甲万古霉素、替考拉宁）或利奈唑胺	万古霉素等糖肽类和利奈唑胺大致等效
	VRE	利奈唑胺或替考拉宁	
肠杆菌科细菌	产ESBL肠杆菌科细菌	碳青霉烯类或联合治疗方案 联合治疗方案： 　碳青霉烯类+喹诺酮类或氨基糖苷类 　β-内酰胺酶抑制剂合剂+喹诺酮类或氨基糖苷类	方案应结合药敏试验结果及个体因素选择，大部分仅需单药治疗，仅少数严重感染需要联合用药
	CRE	主要治疗药物：多黏菌素类（多黏菌素B、多黏菌素E）、替加环素、头孢他啶/阿维巴坦 联合治疗方案： （1）含碳青霉烯类方案： 　碳青霉烯类+多黏菌素或替加环素 　碳青霉烯类+多黏菌素+替加环素 （2）不含碳青霉烯类方案： 　替加环素+氨基糖苷类或磷霉素 　多黏菌素+替加环素或磷霉素 　氨基糖苷类+磷霉素或氨曲南	应以早期、足量、联合为原则
非发酵菌	铜绿假单胞菌	具有抗铜绿假单胞菌活性药物：头孢菌素类（头孢他啶、头孢吡肟、头孢噻利）、碳青霉烯类（亚胺培南、美罗培南、比阿培南）、β-内酰胺酶抑制剂合剂（哌拉西林/他唑巴坦、头孢哌酮/舒巴坦）、喹诺酮类（环丙沙星、左氧氟沙星）、氨基糖苷类（阿米卡星、妥布霉素、异帕米星）、氨曲南、多黏菌素类（多黏菌素B、多黏菌素E） 联合治疗方案： （1）多重耐药（MDR）菌： 　β-内酰胺类+氨基糖苷类、喹诺酮类、磷霉素 　黏菌素+β-内酰胺类、环丙沙星、磷霉素 　氨基糖苷类+环丙沙星、左氧氟沙星 （2）广泛耐药（XDR）菌： 　多黏菌素+β-内酰胺类+环丙沙星、磷霉素	（1）给予充足的剂量，如哌拉西林/他唑巴坦可用至4.5 g，6小时1次，持续滴注3小时； （2）严重感染时，可增加剂量、延长滴注时间或持续滴注； （3）双β-内酰胺类联用可能有效，但需慎用
	鲍曼不动杆菌	可供选择的药物：舒巴坦及其合剂（头孢哌酮/舒巴坦、氨苄西林/舒巴坦）、碳青霉烯类（亚胺培南/西司他丁、美罗培南、比阿培南）、多黏菌素类（B或E）、替加环素、四环素类（米诺环素、多西环素）、氨基糖苷类（阿米卡星、异帕米星）或喹诺酮类（环丙沙星、左氧氟沙星、莫西沙星）	对于MDR感染，舒巴坦剂量可增至每日6～8 g，碳青霉烯类可增加剂量、延长滴注时间
	嗜麦芽窄食单胞菌	供选择的药物：磺胺甲噁唑/甲氧苄啶、β-内酰胺酶抑制剂合剂（头孢哌酮/舒巴坦、替卡西林/克拉维酸）、氟喹诺酮类（左氧氟沙星、环丙沙星、莫西沙星）、替加环素、四环素类（米诺环素、多西环素）、头孢菌素类（头孢他啶、头孢吡肟）	对碳青霉烯类天然耐药，替加环素的临床经验有限

注：MRSA，耐甲氧西林金黄色葡萄球菌；VRE，万古霉素耐药肠球菌；CRE，碳青霉烯类耐药肠杆菌科细菌。

经支气管镜吸痰，有可能降低气管插管率。

4. **严格执行消毒、隔离制度**　重视病室内空气和各种接触性医疗器械的消毒，注意无菌操作，减少医源性因素。对重症感染病人应单独护理，物品专用，医护人员操作完毕（包括检查病人）后注意洗手和泡手，以减少院内交叉感染。

（二）提高机体免疫力

加强营养支持，维持内环境稳定（包括水、电解质、酸碱平衡和血糖）。对于严重感染的病人，每日热量的供应不得少于7 534.5 kJ（1 800 kcal）。

（三）重视原发病的处理

积极治疗原发病，促使病人意识功能恢复，尽早脱离呼吸机或拔除气管插管,闭合人工气道。

（四）合理使用药物

（1）合理使用抗生素。反复病原学检查及药敏试验,有助于确定致病菌,选择敏感有效的抗生素。掌握联合用药的适应证,避免长期单一使用某种抗生素导致耐药菌株的出现。

（2）非常规使用糖皮质激素。

（3）预防上消化道出血时可单使用制酸剂或胃黏膜保护剂,只有在明确的消化道出血时才使用强力的抗酸剂。

第二节　神经源性肺水肿

肺水肿的临床表现十分凶猛,如不及时处理,常因肺间质及肺泡水分迅猛增加,造成病人急性呼吸衰竭,最终因缺氧导致死亡,文献报道病死率在58%。肺水肿分心源性和非心源性因素,前者临床上较为多见,后者近年来逐渐引起人们的注意,其中神经源性肺水肿临床中并不少见,应引起重视。

一、发生机制

对神经源性肺水肿的发生机制目前认识尚不统一,多数学者认为肺血管痉挛性收缩及肺毛细血管通透性增加是造成神经源性肺水肿的主要因素。与急性呼吸窘迫综合征(ARDS)的发生机制和病理改变均不一样,它主要是由于各种急性中枢神经系统损伤,导致颅内压急剧升高而引起一系列病理改变。这方面的文献报道尚不多见,对神经源性肺水肿发生机制的认识包括:自主神经功能失调,交感神经兴奋,儿茶酚胺大量释放,外周血液进入肺循环骤然增加,肺动脉压升高;肺血管上皮细胞产生的内皮素-1作用使肺血管通透性增高;神经肽Y生理情况下具有调节肺循环功能,在颅内压增高时可通过神经肽Y受体亚型作用使肺微循环血管通透性增高。目前这些认识尚不能很好解释神经源性肺水肿的发生机制。

二、临床表现

病人颅脑损伤或手术后数分钟至5天内出现神经源性肺水肿,表现为烦躁、心率增快、呼吸急促,气道内短时间内呛咳溢出中等至大量淡红色泡沫样痰,随即血压下降,监测经皮动脉血氧饱和度(SaO$_2$)降低,血气结果提示低氧血症,二氧化碳分压下降。双肺听诊可闻及满布中等湿啰音,表现为急性肺水肿临床征象。X线显示双肺均匀性渗出性密度增高影。病情发展迅速,如不及时有效处理,病人很快死亡。

三、治疗

神经源性肺水肿由于起病迅速,治疗困难,病死率高。治疗上除增强对本病的认识外,应迅速采取如下几项措施:

（1）病因治疗:迅速降低颅内压,应用脱水剂及地塞米松(或甲泼尼龙)以减轻脑水肿,并能降低肺毛细血管通透性;对颅内血肿造成的颅内高压应紧急开颅清除血肿,脑组织损伤严重者可行单侧或双侧去大骨瓣减压;对严重损伤,弥漫性脑水肿和脑肿胀病人给予亚低温治疗。

（2）改善肺通气:紧急气管插管或气管切开予呼吸机正压通气,以保证供氧,减少呼吸作功耗氧,同时可给予0.49～1.47 kPa(5～15 cmH$_2$O)呼气末正压通气(PEEP),以改善因肺水肿时通气血流比例失调所致的弥散障碍。

（3）维持循环功能稳定:适当使用强心、血管活性药(建议使用多巴胺和多巴酚丁胺)。血压稳定后尽早应用扩血管药苄胺唑啉,以改善微循环。有文献报道多巴胺对神经源性肺水肿具有良好的治疗效应。

（4）中枢神经抑制剂:适当应用巴比妥类药或地西泮,减少神经兴奋性,提高机械通气同步性。

（5）调整水电解质、酸碱平衡,维护内环境稳定。

（6）加强护理监测:护理工作是抢救成功与否的关键。对中枢神经系统严重损伤的病人,应警惕神经源性肺水肿的发生,出现临床迹象及时报告医生,避免延误抢救;抬高床头以利脑静脉回流,促进脑脊液循环;加强气道护理,定期气道湿化吸痰,预防呼吸道感染。

总之,神经源性肺水肿病情复杂,病程发展迅速,临床应提高对本病的认识,根据病因、临床表现和血气分析结果,尽早确立临床诊断,并采取相应的急救措施,以提高救治成功率。

第三节　急性呼吸窘迫综合征

ARDS是指多种原发疾病（如休克、创伤、严重感染、误吸等）过程中发生的急性进行性缺氧性呼吸衰竭。其病理生理主要改变为弥漫性肺损伤、肺微血管壁通透性增加和肺泡群萎陷，导致肺内血液分流增加和通气与血流比率失调。临床表现为严重的不易缓解的低氧血症和呼吸频数、呼吸窘迫。发病机制错综复杂，迄今尚未完全阐明，临床诊治仍较困难。有研究表明颅脑损伤可继发造成肺损伤，伤后并发的肺部感染以及颅脑损伤合并胸部损伤均是引发ARDS的因素。

一、发病机制

多种效应细胞和炎症介质是引起急性肺损伤的两个主要因素，而ARDS是其病理发展的结果。多形核白细胞、肺泡上皮细胞、肺泡毛细血管内皮细胞、单核-巨噬细胞系统和血小板是主要的效应细胞，炎症介质包括氧自由基、花生四烯酸代谢产物、蛋白溶解酶、补体系统、血小板活化因子、肿瘤坏死因子和白介素等。此外，肺表面活性物质异常也与ARDS发病有关。

二、病理生理

1. 肺泡毛细血管膜渗透性增加　由于病理损害因素使肺泡毛细血管膜渗透性增加，使毛细血管内液体和蛋白质渗漏增多，导致肺间质和肺泡水肿；另外因肺泡萎陷，间质负压增高，进一步加重水肿的形成。

2. 肺表面活性物质减少　缺氧、低灌注、水肿、酸中毒、吸入高浓度氧、感染等均可影响肺表面活性物质的合成与代谢，进一步加重肺萎陷，形成恶性循环，是造成呼吸窘迫的病理基础。

3. 肺功能和血流动力学异常　由于水肿和肺泡萎陷使肺容积和功能残气量减少，肺顺应性降低，肺微循环障碍，均导致通气/血流比值失调，使肺内分流增加，达30%以上。因此即使吸入高浓度氧，亦难以纠正低氧血症。

三、临床表现

ARDS是急性肺损伤发展结局，表现为呼吸加快、窘迫，发绀；血气结果突出表现为低氧血症和代谢性酸中毒；肺部听诊早期可无体征，后期可闻及干、湿啰音；X线胸片显示双侧肺浸润，呈斑片状阴影，边缘模糊，可融合成均匀致密磨玻璃影。

四、诊断

目前仍广泛沿用1994年欧美联席会议（AECC）提出的诊断标准：① 急性起病，存在产生ARDS易发因素；② 氧合指数（PaO_2/FiO_2）≤ 26.7 kPa（200 mmHg）（与PEEP无关）；③ 胸部X线正位片示双侧肺浸润；④ 肺动脉楔压（PAWP）≤ 2.4 kPa（18 mmHg）或无左心房高压的临床依据。

目前临床诊断主要依据病史、临床表现、胸片和动脉血气分析结果进行综合判断。对易发因素的病人，应高度警惕，严密监护，经常观察呼吸频率，注意有否窘迫和发绀。胸片表现常在缺氧之后出现，对早期诊断价值不高，强调连续、动态监测动脉血气变化对诊断具有重要意义。一般认为ARDS具有以下临床特征：

（1）急性起病，在直接或间接肺损伤后12～48小时内发病。

（2）常规吸氧后低氧血症难以纠正。

（3）肺部体征无特异性，急性期双肺可闻及湿啰音或呼吸音减低。

（4）早期病变以间质性为主，X线胸片常无明显改变。病情进展后，可出现肺内实变，表现为双肺野普遍密度增高，透亮度减低，肺纹理增多、增粗，可见散在斑片状密度增高阴影，即弥漫性肺浸润影。

（5）无心功能不全证据。

ARDS突出临床征象为肺水肿和呼吸困难，属非心源性肺水肿，诊断上应与心源性肺水肿鉴别（表25-5）。

五、治疗

ARDS的治疗至今尚无特异方法，以针对性和支持性治疗为主。积极治疗原发病，特别是控制感染，改善通气和组织氧供，防止进一步的肺损伤和肺水肿。

1. 控制感染　颅脑损伤后院内获得性肺部感染是威胁病人生命的最主要因素，也是引发ARDS的首位高危因素，感染控制与否是预防和治疗ARDS的关键。

2. 纠正低氧血症　ARDS时由于广泛肺泡萎陷和肺水肿，肺顺应性下降，换气功能严重障碍，组织缺氧，因此必须给予机械通气治疗，以打断缺氧环节。给

表25-5　ARDS与心源性肺水肿鉴别

鉴别要点	心源性肺水肿	ARDS
基础疾病	各种原因引起的左心功能不全	原发疾病
病理基础	力性肺水肿,很少形成透明膜	渗透性肺水肿,多见透明膜
呼吸功能影响	轻	很重,常极度呼吸困难,窘迫
发病	急剧,不能平卧	可急可缓,能平卧
咳痰	大量粉红色泡沫样痰	早期可无痰,晚期有血痰或血水样痰
体征	双下肺湿啰音多	啰音少,不固定
X线胸片	肺门蝶翼样阴影	早期无改变或肺纹增多;中晚期斑状阴影或磨玻璃影
血气分析	为轻度低氧血症,吸氧改善明显	进行性低氧血症,高浓度氧难纠正
治疗反应	强心、利尿、扩血管效果好	反应差
肺动脉楔压	增高	正常
预后	较好	差,重度者病死率>85%

予间歇正压通气(IPPV),潮气量6 ～ 8 mL/kg(潮气量过大易致肺气压伤),当吸入氧浓度提高至50%时,$PaO_2<8.0$ kPa(60 mmHg),应加用PEEP,以不超过1.47 kPa(15 cmH$_2$O)为佳,以免对循环造成过多影响。机械通气最终是以改善组织氧供为目的,因此不能单纯为了提高氧分压而影响心排血量。可通过简单氧疗、无创机械通气(NIV)、有创机械通气等通气手段得以实施,同时也要兼顾病人体位、镇静、镇痛、肌松等措施。近年出现许多治疗ARDS的新方法,如液体通气、血管内氧合器、体外膜氧合器、肺表面活性物质替代疗法、吸入一氧化氮等均取得一定效果,但仍需进一步验证。

3. 其他治疗措施

(1)减轻肺水肿,应控制补液量,适量给予胶体液,必要时可用利尿剂。

(2)加强营养支持,ARDS病人机体处于高代谢状态,应尽早给予强有力的营养支持,不能耐受鼻饲者,可静脉补充营养。近年来观点认为病人虽然存在高代谢,过多的营养支持并不被机体所利用,反而会造成不利后果,主张给予适量的营养即可。

(任　力)

参考文献

[1] 史玉泉.实用神经病学[M].上海:上海科学技术出版社,1994.

[2] 江基尧,朱诚.现代脑损伤[M].上海:上海科技文献出版社,1995.

[3] 马廉亭.临床神经外科手册[M].北京:人民军医出版社,1996.

[4] 史玉泉.实用神经病学[M].上海:上海科学技术出版社,1994.

[5] 殷凯生,殷民生.实用抗感染药物手册[M].北京:人民卫生出版社,2001.

[6] KELLY D F, NIKAR D L, BECKER D P. Diagnosis and treatment of moderate and severe head injuries[M]// YOUMANS J R, ed. Neurological surgery. 4th ed. Philadelphia: WB Saunders Comp, 1996: 1618-1665.

[7] JENNET B, TEASDALE G. Aspects of coma after severe head injury[J]. Lancet, 1997, 1(8017): 878-881.

[8] BECKMAN D L, BEAN J W, BASLOCK D R. Neurogenic influence on pulmonary compliance[J]. J Trauma, 1974, 14(2): 111.

[9] SONG J H. Treatment recommendations of hospital-acquired pneumonia in Asian countries: first consensus report by the Asian HAP Working Group[J]. Am J Infect Control, 2008, 36(Suppl 4): S83-S92.

[10] 中华医学会呼吸病学分会感染学组.中国成人医院获得性肺炎与呼吸机相关性肺炎诊断和治疗指南(2018年版)[J].中华结核和呼吸杂志,2018,4(41):255-280.

[11] KALIL A C, METERSKY M L, KLOMPAS M, et al. Management

of adults with hospital-acquired and ventilator-associated pneumonia: 2016 Clinical Practice Guidelines by the Infectious Diseases Society of America and the American Thoracic Society [J]. Clin Infect Dis, 2016, 63(5): e61−e111.

[12] CARNEY N, TOTTEN A M, O'REILLY C, et al. Guidelines for the management of severe traumatic brain injury, fourth edition [J]. Neurosurgery, 2017, 80(1): 6−15.

[13] 中华医学会重症医学分会. 急性肺损伤/急性呼吸窘迫综合征诊断和治疗指南(2006)[J]. 中华危重病急救医学, 2006, 12(18): 706−710.

[14] LEPELLETIER D, ROQUILLY A, DOMINIQUE D D L, et al. Retrospective analysis of the risk factors and pathogens associated with early-onset ventilator-associated pneumonia in surgical-ICU head-trauma patients [J]. J Neurosurg Anesthesiol, 2010, 22(1): 32−37.

[15] SEGUIN P, TANGUY M, LAVIOLLE B, et al. Effect of oropharyngeal decontamination by povidone-iodine on ventilator-associated pneumonia in patients with head trauma [J]. Crit Care Med, 2006, 34(5): 1514−1519.

[16] SEGUIN P, LAVIOLLE B, DAHYOT-FIZELIER C, et al. Effect of oropharyngeal povidone-iodine preventive oral care on ventilator-associated pneumonia in severely brain-injured or cerebral hemorrhage patients: a multicenter, randomized controlled trial [J]. Crit Care Med, 2014, 42(1): 1−8.

[17] American Thoracic Society, Infectious Diseases Society of America. Guidelines for the management of adults with hospital-acquired, ventilator-associated, and healthcare-associated pneumonia [J]. Am J Respir Crit Care Med, 2005, 171(4): 388−416.

[18] 中华医学会重症医学分会. 呼吸机相关性肺炎诊断、预防和治疗指南(2013)[J]. 中华内科杂志, 2013, 52(6): 524−543.

[19] 刘又宁, 曹彬, 王辉, 等. 中国九城市成人医院获得性肺炎微生物学与临床特点调查[J]. 中华结核和呼吸杂志, 2012, 35(10): 739−746.

[20] 张军艳, 何启强, 周波, 等. ICU患者发生呼吸机相关性肺炎的危险因素分析[J]. 中华医院感染学杂志, 2015, 25(15): 3467−3469.

[21] 张玉梅, 郑亚安, 郭治国, 等. EICU呼吸机相关性肺炎临床危险因素分析[J]. 中华医院感染学杂志, 2015, 25(17): 3949−3951.

[22] CHASTRE J, FAGON J Y. Ventilator-associated pneumonia [J]. Am J Respir Crit Care Med, 2002, 165(7): 867−903.

[23] HERZIG S J, HOWELL M D, NGO L H, et al. Acid-suppressive medication use and the risk for hospital-acquired pneumonia [J]. JAMA, 2009, 301(20): 2120−2128.

[24] NSEIR S, ZERIMECH F, FOURNIER C, et al. Continuous control of tracheal cuff pressure and microaspiration of gastric contents in critically Ill patients [J]. Am J Respir Crit Care Med, 2011, 184(9): 1041-1047.

[25] ESTES R J, MEDUFI G U. The pathogenesis of ventilator-associated pneumonia: I. Mechanisms of bacterial transcolonization and airway inoculation [J]. Intensive Care Med, 1995, 21(4): 365−383.

[26] QUENOT J P, LADOIRE S, DEVOUEOUX F, et al. Effect of a nurse-implemented sedation protocol on the incidence of ventilator-associated pneumonia [J]. Crit Care Med, 2007, 35(9): 2031-2036.

[27] GOTTS J E, MATTHAY M A, Sepsis: pathophysiology and clinical management [J]. BMJ, 2016, 353: i1585.

[28] RHODES A, EVANS L E, ALHAZZANI W, et al. Surviving sepsis campaign: international guidelines for management of sepsis and septic shock: 2016 [J]. Intensive Care Med, 2017, 43(3): 304−377.

[29] HU F P, GUO Y, ZHU D M, et al. Resistance trends among clinical isolates in China reported from CHINET surveillance of bacterial resistance, 2005−2014 [J]. Clin Microbiol Infect, 2016, 22 (Suppl 1): S9−S14.

[30] KOENIG S M, TRUWIT J D. Ventilator-associated pneumonia: diagnosis, treatment, and prevention [J]. Clin Microbiol Rev, 2006, 19(4): 637−657.

[31] WUNDERINK R G, WOLDENBERG L S, ZEISS J, et al. The radiologic diagnosis of autopsyproven ventilator-associated pneumonia [J]. Chest, 1992. 101(2): 458−463.

[32] BERLET T. Thoracic ultrasound for the diagnosis of pneumonia in adults: a meta-analysis [J]. Resp Res, 2015, 16: 89.

[33] CHAVEZ M A, SHAMS N, ELLINGTON L E, et al. Lung ultrasound for the diagnosis of pneumonia in adults: a systematic review and meta-analysis [J]. Respir Res, 2014, 15(1): 50.

[34] VOLPICELLI G, ELBARBARY M, BLAIVAS M. et al. International evidence-based recommendations for point-of-care lung ultrasound [J]. Intensive Care Med, 2012, 38(4): 577−591.

[35] KALIL A C, METERSKY M L, KLOMPAS M, et al. Management of adults with hospital-acquired and ventilator-associated pneumonia: 2016 clinical practice guidelines by the Infectious Diseases Society of America and the American Thoracic Society [J]. Clin Infect Dis, 2016, 63(5): e61−e111.

[36] 周华, 李光辉, 陈佰义, 等. 中国产超广谱β-内酰胺酶肠杆菌科细菌感染应对策略专家共识[J]. 中华医学杂志, 2014, 94(24): 1847−1856.

[37] AKOVA M, DAIKOS G L, TZOUVELEKIS L, et al. Interventional strategies and current clinical experience with carbapenemase-producing Gram-negative bacteria [J]. Clin Micmbiol Infect, 2012, 18(5): 439−448.

[38] FALAGAS M E, LOURIDA P, POULIKAKOS P, et al. Antibiotic treatment of infections due to carbapenem-resistant Enterobacteriaceae: systematic evaluation of the available evidence [J]. Antimicrob Agents Chemother, 2014, 58(2): 654−663.

[39] LEE G C, BURGESS D S. Treatment of klebsiella pneumoniae carbapenemase(KPC) infections: a review of published case series and case reports [J]. Ann Clin Microbiol Antimicrob, 2012, 11(1): 32.

[40] TUMBARELLO M, TRECARICHI E M, DE ROSA F G, et al. Infections caused by KPC-producing Klebsiella pneumoniae: differences in therapy and mortality in a multicentre study [J]. J Antimicrob Chemother, 2015, 70(7): 2133−2143.

［41］ TZOUVELEKIS L S, MARKOGANNAKIS A, PIPERAKI E, et al. Treating infections caused by carbapenemase-producing Enterobacteriaceae［J］. Clin Microbiol Infect, 2014, 20(9): 862−872.

［42］ 中华医学会呼吸病学分会感染学组.铜绿假单胞菌下呼吸道感染诊治专家共识［J］.中华结核和呼吸杂志2014,37(1): 9−15.

［43］ MUNOZPRICE L S, WEINSTEIN R A. Acinetobacter infection ［J］. N Engl J Med, 2008, 358(12): 1271−1281.

［44］ BETROSIAN A P, FRANTZESKAKI F, XANTHAKI A, et al. Efficacy and safety of high-dose ampicillin/sulbactam vs. colistin as monotherapy for the treatment of multidrug resistant Acinetobacter baumannii ventilator -associated pneumonia［J］. J Infect, 2008, 56(6): 432−436.

［45］ FISHBAIN J, PELEG A Y. Treatment of Acinetobacter infections ［J］. Clin Infect Dis, 2010, 51(1): 79−84.

［46］ GARNACHO-MONTERO J, AMAYA-VILLAR R. Multiresistant Acinetobacter baumannii infections: epidemiology and management ［J］. Curr Opin In Infect Dis, 2010, 23(4): 332−339.

［47］ 陈佰义, 何礼贤, 胡必杰, 等.中国鲍曼不动杆菌感染诊治与防控专家共识［J］.中国医药科学, 2012, 92(8): 3−8.

［48］ NEONAKIS I K, SPANDIDOS D A, PETINAKI E. Confronting multidrug-resistant Acinetobacter baumannii: a review［J］. Int J Antimicrob Agents, 2011, 37(2): 102−109.

［49］ 中华医学会重症医学分会.急性肺损伤/急性呼吸窘迫综合征诊断和治疗指南［J］.中国实用外科杂志, 2001, 1(27): 1−6.

第二十六章
颅脑损伤后心功能障碍

颅脑损伤后出现的心功能障碍是颅脑损伤的常见并发症之一,严重影响病人的预后。1947年拜尔(Byer)首先提出由颅脑损伤引起的继发性心脏损害称之为脑心综合征(cerebrocardiac syndrome, CCS),具体是指排除心脏原发病变,由各种颅内疾患(包括急性颅脑损伤、急性脑血管病、颅内炎症、脑肿瘤及其他引起颅内压升高的疾病)引起的继发性心脏损害,包括心率、血压异常,心肌缺血、心律失常、心力衰竭等。颅脑损伤后出现的脑心综合征导致的心血管系统功能障碍,可导致颅脑损伤后脑灌注不足及继发性损伤,死残率升高及神经功能预后变差。因此,对颅脑损伤病人,需了解有无心血管功能障碍的原因,重视心血管功能监测,加强对心功能障碍的认识,早期预防和治疗心血管功能障碍,可以降低颅脑损伤的死残率,改善病人的预后。

第一节　发病机制

急性颅脑损伤后心脏功能障碍的发病机制复杂,目前尚未完全阐明,目前认为其与以下因素有关。

一、颅脑损伤对心功能的直接影响

中枢神经系统对心脏有直接的调控作用,尤其是在大脑额叶、颞叶、岛叶及下丘脑具有明确的定位和区域性;脑干的心血管中枢对心脏活动有直接的调节作用。颅脑损伤可以直接损伤这些部位,使其对心脏的调控作用发生紊乱,导致继发性心脏损害,引起心脏冠状动脉血流减少及心肌舒缩异常,使心肌缺血损伤、坏死。

二、颅脑损伤后自主神经功能紊乱

急性颅脑损伤,机体处于应激状态,交感神经兴奋性增高,副交感神经兴奋性低下,交感肾上腺髓质活动异常,儿茶酚胺合成增多,儿茶酚胺在心肌内积聚,导致心肌自律性和异位起搏增加,造成心肌损伤和心律失常,冠状动脉痉挛,引起心肌缺血性损害,心肌坏死。

三、颅内高压的影响

颅脑损伤造成脑实质性损伤、局部血肿压迫,发生不同程度脑水肿、脑肿胀,导致颅内压升高,可引起支配心脏活动的高级神经中枢及传导途径受损,使中枢神经对心脏活动的调控发生紊乱,从而导致继发性心脏损害的发生。颅内高压还可引起脑有效灌注压下降,通过反射引起血压升高,血流加快,心脏负荷加重,可诱发或加重心律失常及心肌损伤、缺血。

四、血流动力学和水、电解质平衡紊乱

颅脑损伤时可出现低血容量性或失血性休克及低氧血症,导致心肌细胞缺血、缺氧性损害,可诱发各种心律失常及心肌缺血,甚至心肌坏死。颅脑损伤后,机体凝血机制异常,血液处于高凝状态,导致心肌供血不良。颅脑损伤后以及在治疗过程中,机体发生水、电解质的失衡,如低钠血症、低钾血症、低磷血症、低镁血症等均可造成心率、心律、心肌收缩异常,使心肌损害。

五、神经-体液调节功能紊乱

颅脑损伤时机体处于应激状态,体内分泌激素及神经肽类释放增加,肾上腺素水平升高导致心肌自律性和异位起搏点增加,造成心肌损伤和心律失常。颅脑损伤时,肾素-血管紧张素-醛固酮系统激活,血中存在升压素、胰高血糖素、心房钠尿肽、内皮素等这些神

经体液调节因子,均可直接损害心肌细胞和间接调节心肌异常收缩。

六、全身炎症反应的影响

颅脑损伤时促炎细胞因子生成增加,启动炎症级联反应,导致继发性心肌炎性损害,使心肌坏死。有学者研究了颅脑损伤后早期全身炎症反应综合征(SIRS)与收缩性心脏功能障碍之间的关联。通过经胸超声心动图检查检测了中重度无其他合并症的颅脑损伤病人的心功能,并在入院时及入院后把损伤后的SIRS反应进行量化,结果表明入院时即存在SIRS与颅脑损伤后收缩期心功能障碍有关。全身性炎症反应可能是促进了颅脑损伤后心脏收缩功能障碍的发生。

七、免疫反应机制

有学者研究了免疫系统在介导小鼠颅脑损伤后心脏功能障碍中的可能作用。建立对成年雄性小鼠进行控制性皮质撞击(CCI)的颅脑损伤模型,分为有或没有脾切除术两组。在诱导颅脑损伤之前立即进行脾切除术。在颅脑损伤之前和之后使用超声心动图测量心脏功能。脾未切除组颅脑损伤小鼠表现出明显的心脏功能障碍,并显示出显著增加的心肌细胞凋亡,炎症和氧化应激,心脏肥大和纤维化,以及心室扩张。脾切除术可减少颅脑损伤小鼠心脏炎症并改善颅脑损伤后的心脏功能。提示免疫反应可能导致颅脑损伤诱导的心脏功能障碍。

八、心脏本身的病变及其他危险因素

既往有心脏病史的病人是引起颅脑损伤后严重心功能不全的高危病人,如高血压性心脏病、冠状动脉硬化性心脏病、二尖瓣及主动脉瓣病、急性或慢性肺源性心脏病、心肌病等。有研究表明糖尿病、高血压、消化性溃疡、慢性肝病和慢性肾脏疾病是颅脑损伤病人发生心功能障碍的重要危险因素。

第二节　临床表现

一、心率、血压异常

颅脑损伤后心血管功能障碍在病情的不同阶段表现不一样,早期可仅表现为心率和血压的异常。当收缩压<12.0 kPa(90 mmHg)可诊断为低血压,可导致机体器官严重灌注不足,应尽量避免。当收缩压≥18.7 kPa(140 mmHg)或舒张压≥12.0 kPa可诊断为血压升高。心率正常值为60～100次/分,<60次/分为心动过缓,>100次/分为心动过速。

(一)心率减慢、血压升高

心率减慢、血压升高为颅脑损伤后颅内压增高的常见表现。主要是由于脑血流量的减少,可反射性的作用于血管运动中枢,以提高血压来改善脑血流灌注。窦性心动过缓与脑水肿引起颅内压增高关系显著。颅脑损伤后窦性心动过缓的发生时间及持续时间与库欣(Cushing)反应相吻合。

(二)心率减慢、血压下降

轻型颅脑损伤一般表现为伤后心率减慢,血压轻度下降,严重颅脑损伤早期也可出现心率减慢,但随着病情进展,往往出现更复杂的心血管功能异常。严重颅内高压后期及休克的中晚期可出现心率减慢、血压下降。

(三)心率增快、血压升高

严重颅脑损伤病人在伤后几天可出现心率增快、动脉血压增高。这种现象正反映了严重脑损伤后自主心血管系统交感神经和副交感神经的不稳定状态及心血管调节中枢功能紊乱导致的调节障碍。

(四)心率增快、血压下降

颅脑损伤后渗透性利尿剂应用、液体限制等因素可造成严重脱水、低血容量,当血容量不足、循环障碍时即可出现心率加快、血压下降。

二、心律失常

颅脑损伤后常伴发严重的心律失常,包括快速性和缓慢性心律失常,前者包括心房颤动、心房扑动、心室颤动、心室扑动、室上性心动过速、室性心动过速等,后者包括心脏停顿等。心律失常可引起严重的心排血障碍,发作持续时间稍长即可导致低血压、昏厥、抽搐,甚至猝死。

心律失常主要表现为:① 窦性心律失常,可分为窦性心动过速、窦性心动过缓、窦性心律不齐等;② 期前收缩,又称过早搏动(简称早搏),是提早出现的异位心搏,根据起搏部位不同可分为房性、房室交界性和室性期前收缩;③ 阵发性心动过速;④ 扑动与颤动；⑤ 房室传导阻滞。

发生心律失常的清醒病人可出现心悸、气急、焦虑、胸闷，自觉心跳不规则，严重时伴有心绞痛、心力衰竭，甚至休克。当病人心电监护出现心律改变时，及时心电图检查可明确诊断。

三、心力衰竭

颅脑损伤后心肌收缩力急剧下降或心脏前、后负荷突然增加，引起心排血量急剧降低、组织器官灌注不足和急性循环淤血，导致急性心力衰竭。颅脑损伤后心力衰竭的临床表现在不同时期表现不一：早期可表现为突发呼吸急促，皮肤苍白、湿冷和心率加快，血压增高；逐渐出现呼吸困难、双肺哮鸣音或双下肺少量细湿啰音，继续发展呼吸极度困难，口唇发绀，咯出大量粉红色泡沫痰，双肺水泡音；最后血管反应性下降，血压下降，脉搏细速，循环衰竭，心源性休克，死亡。

第三节　临床监测

一、心电图监测

颅脑损伤后可以出现心肌损伤，引起心电异常，并直接影响病人的病程和预后。此种心电异常具有多样性、非特异性、可逆性等特点。心电图异常主要表现为各种心律失常、心脏传导的异常、心肌缺血性改变等。如窦性心动过速、窦性心动过缓、窦性心律不齐、ST-T改变、房性心律失常（频发房性期前收缩、房性心动过速、心房扑动、心房颤动）、室性心律失常（频发室性期前收缩、室性心动过速、心室扑动、心室颤动）、传导阻滞（心室内传导阻滞）等。

常用的心电监测方法主要有标准心电图和持续心电监测。心电监测尤其是24小时持续心电监测可以实时检出各种心功能障碍。标准12导联心电图准确可靠，是神经外科重症监护病房（ICU）必备的仪器设备，对于伤后胸痛、上腹痛、突发呼吸困难、心律失常等突发事件应及时进行检查。持续心电监测适用于所有颅脑损伤病人，其监测实时、无创，导联简单可靠，可对心率、心律和其他变化作出早期诊断。

心电图诊断心肌损伤的特异性较低。如ST段和T波的异常通常可见于酸碱失衡，水、电解质紊乱和药物治疗的副作用等情况，心动过速可见于发热、血容量不足等情况，临床上要注意鉴别。

二、血压监测

目前常用的方法有无创血压监测和有创血压监测，前者应用仪器自动定时测量血压，使用方便，可根据病情需要调节测量时间间隔，但准确性不如有创监测；后者通过动脉内插管连接测压管直接测量动脉压力，测压准确。在有条件的颅脑损伤后多功能监护中，应积极提倡有创动脉血压监测。

三、心肌负荷量监测

心肌负荷量即心率、血压乘积（RPP，收缩压与心率的乘积）是一种简单且无创的床边心肌负荷量检测方法。它反映了心肌的需氧量和耗氧量。临床上可用其评估严重颅脑损伤后的心肌负荷并优化血流动力学治疗。心肌负荷升高与心脏病病人的心肌缺血和病人运动期间心肌缺血密切相关，最佳的心脏性能对于维持颅脑损伤后的心输血量以及脑血流量至关重要，而心肌负荷增加可能最终导致心功能受损，脑血流量减少。

四、心脏形态功能监测

心脏结构和功能的形态学检查包括超声心动图、X线、CT、磁共振成像（MRI）、放射性核素检查等。

1. **通过胸部X线、CT、MRI等监测心脏功能情况**　胸部X线、CT检查等可了解颅脑损伤病人的心脏情况，如心影、肺门血管影等，心影扩大、右下肺动脉增宽等均提示心功能不全。合并右心衰时右心室、右心房增大，或心脏向两侧增大，上腔静脉增宽。

2. **放射性核素检查**　除有助于判断心室腔大小外，还可通过记录放射活性-时间曲线计算左心室最大充盈速率，以反映心脏舒张功能。

3. **超声心动图**　比X线更准确地提供各心腔大小变化及心瓣膜结构及功能情况以及估计心脏功能。通过超声心动图能及时方便有效地进行无创监测，通过M型或者二维超声直接测量心室舒张末期内经、心房收缩末期上下径和左右径，这种方法在临床应用广泛。通过胸部超声心动图评估心脏收缩功能，有研究表明颅脑损伤后超声心动图异常，主要表现为左室射血分数减少、局部室壁运动异常。

五、血流动力学检测

有创血流动力学监测,指经体表插入各种导管或探头到心腔或血管腔内,从而直接测定心血管功能参数的方法。监测方法主要有中心静脉置管及中心静脉压(CVP)监测、肺动脉导管[斯旺-甘兹(Swan-Ganz)漂浮导管]监测、有创动脉血压(IBP)监测、脉波指示连续心排血量(PICCO)监测。CVP反映右心室舒张期血液充盈的情况,与血容量多少、右心室泵功能状态密切相关,在颅脑损伤病人中意义较大,常可用来指导补液,应推荐使用。CVP正常值:0.8~1.6 kPa(6~12 mmHg),CVP>1.6 kPa提示补液量过多、过快或可能存在右心衰,应减少或停止补液,适当应用利尿剂;如CVP<0.4 kPa(3 mmHg),提示静脉回心血量不足,应快速补液,临床可结合血压综合判断血容量,给予治疗。

六、心率变异性

心率变异性(HRV)是一种非侵入性心电图标记,是在休息和稳定活动期间自主调节心率的无创检测方法。通常用来评估自主神经状态,反映了自主神经系统在心脏窦房结上的交感神经和迷走神经成分的活动。在健康的人中,窦性周期会有持续的生理变化,反映出平衡的交感神经和迷走神经状态以及正常的HRV。心肌坏死后心脏受累,自主神经系统的传入和传出纤维活动以及局部神经调节的改变将导致HRV降低,反映交感-迷走神经失调。一般来说,HRV较高表明自主神经系统适应了内环境的需求,而HRV较低表明自主神经系统不能有效地调节心率。

有研究表明,HRV在检测轻型颅脑损伤后女性病人的早期自主神经功能异常中具有临床实用价值,轻型颅脑损伤女性病人更容易患有晚期抑郁症,并伴有

HRV降低。也有研究发现颅脑损伤后HRV降低,与严重颅脑损伤后的社会和情绪功能有关,并且可能是使用HRV生物反馈技术治疗的新靶点。

七、心肌损伤生物标志物

(一)心肌酶谱

心肌酶是存在于心肌的多种酶的总称,包括天门冬氨酸氨基转移酶(AST)、乳酸脱氢酶(LDH)、肌酸激酶(CK)、肌酸激酶同工酶(CK-MB)、α-羟丁酸脱氢酶(α-HBD)等。急性颅脑损伤后出现不同程度的心肌损伤,反映心肌受损的血清心肌酶学指标亦有不同程度的升高,血清酶学检查可一定程度地了解颅脑损伤的心肌损害程度。但在颅脑损伤合并骨骼肌损伤时,心肌酶谱的特异性降低。

(二)心肌肌钙蛋白 I

心肌肌钙蛋白 I(cTnI)是心肌特有的蛋白质,仅定位于心脏中,骨骼肌、平滑肌等组织不存在。作为急性心肌损伤的"金标准",肌钙蛋白是一种高度敏感和特异的生物标志物。cTnI比心电图更能反映颅脑损伤病人的心肌损伤。

有研究发现cTnI升高与不伴有并发症的重型颅脑损伤病人的病死率升高相关,cTnI水平与病死率风险之间的关联遵循非线性曲线规律,当cTnI小于1.5 μg/L时,该曲线最敏感。表明cTnI在不伴有并发症的重型颅脑损伤病人的多因素院内病死率的准确预测方面具有重要作用。

(三)血清缺血修饰白蛋白

缺血修饰蛋白(IMA)是早期诊断心肌缺血的生化标志物,能早期诊断心肌梗死前的可逆性急性心肌缺血。心肌有轻微缺血时IMA便会迅速升高,此时cTnI、CK-MB没有明显变化,因此IMA对重型颅脑损伤病人继发心肌损伤更具有早期诊断的价值。

第四节 治 疗

治疗急性颅脑损伤后心功能障碍时,应优先处理原发病,同时兼顾对心肌损害的治疗。积极治疗原发脑部病变是纠正心肌损伤的根本措施。

一、心率、血压异常的治疗

(1)颅脑损伤病人除需要常规进行血压和心率的监测外,还需同时监测并治疗水、电解质、酸碱平衡,纠

正低氧血症,维持正常的脑灌注压。

(2)颅脑损伤出现的轻度心率、血压异常不需要进行特殊治疗,对于严重的心动过缓的病人,可以短期使用阿托品或者是异丙肾上腺素来暂时提高心率,必要的时候需要置入临时心脏起搏器。

(3)镇静、镇痛。颅脑损伤病人由于中枢神经兴奋或躁动,引起的血压升高、心率增快,需适当镇静治

疗。镇静(地西泮、咪达唑仑)和镇痛(芬太尼)是神经外科ICU用来维持颅脑损伤病人安静最常用的方法。

（4）维持血容量。颅脑损伤病人由于高代谢，不合理的液体输注及限制液体治疗，加上脱水剂、利尿剂的使用，使病人很容易出现血容量不足、血压低、心率快，应注意补充血容量，晶、胶体液结合，量出为入，维持正常的CVP。

（5）使用血管活性药物。颅脑损伤病人出现低血压、低心排血量、循环不足，需用升压药维持血压，常用的升压药物有多巴胺、去甲肾上腺素等。

二、心律失常的治疗

急性颅脑损伤易导致心肌损害，发生心律失常。应及时进行心电监护、积极治疗原发病，给予抗心律失常、营养心肌、改善心肌供血等药物治疗，使病人尽可能平稳度过急性期。

（一）监测并治疗水、电解质、酸碱平衡紊乱，纠正低氧血症

颅脑损伤后出现突发心律失常常有明确诱因，特别是水、电解质、酸碱平衡问题，需注意监测和纠正。尤其是血钾异常、低血镁常引起心律失常。

（二）药物治疗

根据心律失常的不同类型，选用最合适的抗心律失常药物。

1. **窦性心动过速** 首先寻找和去除诱因，并予对症处理，必要时可酌情给予镇静剂或β受体阻滞剂如普萘洛尔(心得安)等。颅脑损伤病人使用β受体阻滞剂可减轻全身儿茶酚胺水平过高，从而降低心脏并发症。对窦性心动过缓合并血流动力学障碍者，心率<40次/分，可选用阿托品或异丙肾上腺素等药物，无效者可安置临时心脏起搏器。

2. **期前收缩** 偶发者无须治疗，如发作频繁且症状明显的房性期前收缩，可选用普萘洛尔或维拉帕米(异搏定)等。对室性期前收缩可选用美西律、普罗帕酮(心律平)或奎尼丁等。

3. **阵发性心动过速** 对阵发室上性心动过速，可选用去乙酰毛花苷(西地兰)、维拉帕米或普罗帕酮缓慢静脉注射，同时监测心律和心率。对室性阵发性心动过速，可选用利多卡因或溴苄胺等静脉注射。

4. **扑动与颤动** 对慢性心房扑动可用洋地黄控

制心室率；对急性发作者，尤其是心室率过快时首选体外同步直流电复律。心室扑动与颤动：立即行体外非同步直流电除颤，同时做好心肺复苏的准备。

5. **房室传导阻滞** 轻度房室传导阻滞，无须特殊治疗。重度房室传导阻滞，当心室率<40分/分时，可试用阿托品或异丙肾上腺素。上述药物治疗的同时，应做好人工心脏起搏的准备。

（三）电复律

对于药物难以纠正的心律失常，如室性阵发性心动过速、急性房颤、心室扑动与颤动，可选择电复律，具有安全、迅速、成功率高的特点。

三、心力衰竭的治疗

心力衰竭病因治疗包括基本心脏疾病的治疗及其诱发因素的预防和控制。急性心力衰竭初始治疗为经面罩或鼻导管吸氧；控制和消除各种诱因，及时矫正基础心血管疾病；肌注利尿剂，静脉使用强心剂。病情不缓解者应根据收缩压和肺淤血状况选择血管活性药物。

1. **体位** 取半坐或半卧位，以减少静脉回心血量。

2. **吸氧** 予以高浓度吸氧。对于昏迷病人，必要时需气管插管或气管切开，予以呼吸机辅助呼吸。

3. **镇静** 脑损伤病人可先予咪达唑仑、芬太尼镇静、镇痛，在保证呼吸、血压稳定前提下，可适量使用吗啡镇静。

4. **强心剂** 洋地黄制剂西地兰是最适合心房颤动伴快速心室率的颅脑损伤病人，首次剂量0.4～0.8 mg，缓慢静脉注射，2小时后酌情重复给药(0.2～0.4 mg)，饱和量为0.8～1.2 mg。

5. **利尿** 脉推注呋塞米(速尿)20～40 mg，减少有效循环血量，减轻心脏前负荷和肺淤血及水肿。

6. **血管扩张剂** 上述处理后心力衰竭仍未能得到控制时，可予酚妥拉明或硝普钠等。血管扩张药治疗用药前后必须严密观察血压、心率及临床症状改善情况。

7. **氨茶碱** 0.25 g加入10%葡萄糖液20 mL中缓慢静脉注射。

8. **地塞米松** 5～10 mg静脉注射，可增强心肌收缩，扩张周围血管，解除支气管痉挛，并有降低肺毛细血管通透性的作用。

（童武松）

参考文献

[1] 江基尧,朱诚.现代脑损伤学[M].2版.上海:第二军医大学出版社,2004.

[2] 江基尧,朱诚,罗其中.颅脑创伤临床救治指南[M].上海:第二军医大学出版社,2007.

[3] 徐彬.老年颅脑术后患者发生心肺疾病的高危因素分析及对策[J].中国实用神经疾病杂志,2015,18(16):22-23.

[4] 何川,谭兴实,林晓鸿,等.急性颅脑损伤合并脑心综合征的临床防治分析[J].临床医学,2017,37(2):10-11.

[5] 郭建英,张华伟,方明星,等.PiCCO联合床旁心脏超声指导重型颅脑损伤心功能不全患者的容量管理[J].脑与神经疾病杂志,2018,26(7):411-415.

[6] 陈华轩,李承科,唐辉.缺血修饰白蛋白对重型颅脑损伤患者早期心肌损伤的评估价值[J].中国临床神经外科杂志,2013,18(12):725-728.

[7] CHAIKITTISILPA N, KRISHNAMOORTHY V, LELE A V, et al. Characterizing the relationship between systemic inflammatory response syndrome and early cardiac dysfunction in traumatic brain injury[J]. J Neurosci Res, 2018, 96(4): 661-670.

[8] SUNG C W, LEE H C, CHIANG Y H. Early dysautonomia detected by heart rate variability predicts late depression in female patients following mild traumatic brain injury[J]. Psychophysiology, 2016, 53(4): 455-464.

[9] KRISHNAMOORTHY V, ROWHANI-RAHBAR A. Gibbons ef. early systolic dysfunction following traumatic brain injury: a cohort study[J]. Crit Care Med, 2017, 45(6): 1028-1036.

[10] LU K, LIANG CL, LI P C. Risk factors for myocardial dysfunction after traumatic brain injury: a one-year follow-up study[J]. Injury, 2017, 48(8): 1794-1800.

[11] VENKATA C, KASAL J. Cardiac dysfunction in adult patients with traumatic brain injury: a prospective cohort study[J]. Clin Med & Res, 2018, 16(3): 57-65.

[12] ESTEROV D, GREENWALD B D. Autonomic dysfunction after mild traumatic brain injury[J]. Brain Sci, 2017, 7: 100.

[13] CUISINIER A, MAUFRAIS C, PAYEN J F. Myocardial function at the early phase of traumatic brain injury: a prospective controlled study[J]. Scand J Trauma Resusc Emerg Med, 2016, 24(1): 129.

[14] CAI S S, BONDS B W, HU P F. The role of cardiac troponin I in prognostication of patients with isolated severe traumatic brain injury[J]. J Trauma Acute Care Surg, 2016, 80(3): 477-483.

[15] EL-MENYAR A, GOYAL A, LATIFI R. Brain-heart interactions in traumatic brain injury[J]. Cardiol Rev, 2017, 25(6): 279-288.

[16] FRANCIS H M, FISHER A, RUSHBY J A, et al. Reduced heart rate variability in chronic severe traumatic brain injury: association with impaired emotional and social functioning, and potential for treatment using biofeedback[J]. Neuropsychol Rehabil, 2016, 26(1): 103-125.

[17] ZHAO Q, YAN T, LI L L. Immune response mediates cardiac dysfunction after traumatic brain injury[J]. J Neurotrauma, 2019, 36(4): 619-629.

第二十七章

颅脑损伤后肾功能衰竭

颅脑损伤是危及生命的严重创伤,其特点是病情急、变化快、并发症较多;严重的中枢神经病变和颅内高压使肾血流量下降、肾小球滤过率下降,严重者可出现急性肾衰竭。同时在降颅压过程中,大剂量的甘露醇应用又易诱发急性肾衰竭,所以颅脑损伤病人常常合并肾功能受损,不但增加了颅脑损伤救治的难度,还影响了预后。临床上重型颅脑损伤合并急性肾功能损害者约占50%,这类病人又常并发多脏器功能衰竭,病死率可高达80%。故应做好严密的病情观察,早预防、早发现,快速降颅压的同时正确使用脱水剂,积极综合治疗,以降低病死率。

第一节　病　因

一、肾前性

肾衰竭由肾脏在形成原尿前的肾外原因造成,多继发于颅脑损伤的各种合并症,包括:① 循环系统血容量不足,如失血性休克、大量脑脊液漏、顽固性呕吐致胃肠道失液、第三间隙体液集聚,以及中枢性高热引起的体液蒸发等;② 肌红蛋白血症及脂肪栓塞,见于严重挤压伤和多发性骨折;③ 脓毒血症,见于大面积烧伤及严重感染。此外,肾衰竭也可由一些医源性因素造成,如强效利尿脱水、脑脊液引流过多、异型输血和药物过敏反应。

二、肾性

肾衰竭系肾脏直接受到损害而产生。颅脑损伤合并链球菌感染可引起肾小球炎症;氨基糖苷类抗生素如庆大霉素、卡那霉素、链霉素以及砷、铅等重金属制剂可使肾小管发生坏死;利福平及磺胺嘧啶可引发肾间质炎症;脱水药甘露醇常以其结晶形式堵塞肾小管。这些对肾脏有毒性的药物是颅脑损伤临床救治中出现医源性急性肾衰竭的常见原因,应引起注意。此外,上述肾前性因素亦可导致肾实质坏死而演变为肾性因素。

三、肾后性

肾衰竭由肾脏在形成原尿后的肾外因素所引起,多见于颅脑损伤合并盆腔骨折或血肿造成的压迫性尿路梗阻,或为脊髓及大脑半球排尿中枢受损而出现的尿液潴留。

第二节　发病机制

急性肾功能衰竭是重型颅脑损伤病人的严重并发症之一,治疗困难,病死率极高。其发病机制与以下几方面有关:

(1)肾脏的机能调节受间脑调节中枢和丘脑下部-垂体-肾上腺皮质系统的控制,当颅脑损伤累及这些部位时,可引起肾素-血管紧张素及凝血活酶的增高,使肾小球滤过减少,导致神经源性肾功能衰竭。脑损伤的程度越重,累及间脑、下丘脑的可能性越大。

(2)低血容量重型颅脑损伤病人由于创伤性、失血性休克或大量脱水、严格控制入量等因素,造成有效循环血量减少，肾血流降低，同时创伤引起机体内的血管活性物质大量释放，使肾血管收缩，肾小球滤过率下降，加重了肾脏缺血，肾小球变性坏死，导致急性肾功能衰竭。

（3）血浆渗透压升高，能明显提高急性肾功能衰竭的发生率。重型颅脑损伤后常常导致血浆渗透压升高，其原因主要有：① 应激反应，导致血糖显著升高；② 高分解代谢，机体处于负氮平衡状态，导致大量蛋白质分解，产生氮质血症；③ 中枢调节紊乱及大量脱水、限制入量，产生高钠血症；④ 大剂量应用甘露醇，导致渗透性肾病；⑤ 高渗性静脉营养液的长期应用使血浆渗透压持续升高。

（4）炎性介质的损伤感染是一种非常强大的肾脏损伤因素，在严重感染时，机体内多种细胞可生成和释放大量肿瘤坏死因子（TNF）-α、白细胞介素（IL）-1、IL-6、IL-8、血小板活化因子（PAF）等细胞因子，诱发一系列瀑布样病理连锁变化，引起全身过度炎症反应，导致毛细血管渗出，内皮细胞损害，微血管血栓形成，最终导致微循环障碍、组织灌流不足，加重肾脏损害及其他器官功能损害。

（5）氨基糖苷类药物及大分子的高渗性脱水剂如甘露醇等，均能引起急性肾功能损害。氨基糖苷类药物在肾血流减少时更易与肾皮质结合造成肾单位的上皮损害而出现肾衰竭；大分子的高渗性脱水剂甘露醇，因其大分子不被肾小管再吸收，且在管腔内形成高渗透压，在肾脏相对缺血的情况下，极易对肾组织产生损害。

（6）高龄病人器官功能减退，不能耐受创伤、手术、药物治疗等多重打击，因此年龄越大，急性肾功能衰竭发生率越高。

第三节 诊 断

一、临床表现

（一）少尿、无尿期

正常人每日尿量一般不低于1 000 mL。尿量少于400 mL，称为少尿。尿量减少的初期多为功能性少尿，若不及时发现和纠正，则进入器质性少尿期。成人每日尿量低于50 mL，称为无尿，表明肾衰竭进一步恶化。少尿/无尿期越长，尿量越少，则病情越重，预后越差。

有些急性肾衰竭病人每日尿量可以超过达1 000～1 500 mL，但血浆尿素氮和肌酐进行性升高，称为非少尿型肾衰竭，常见于创伤及大手术后，一般预后较好，但仍有20%～25%病人死于严重感染等并发症。

1. 全身症状

（1）消化道症状：食欲减退、恶心、呕吐、腹胀、腹泻等，严重者可发生消化道出血。

（2）呼吸系统症状：除感染的并发症外，因过度容量负荷，尚可出现呼吸困难、咳嗽、憋气、胸痛等症状。

（3）循环系统症状：多因尿少和未控制饮水，以致体液过多，出现高血压及心力衰竭、肺水肿表现；因毒素滞留、电解质紊乱、贫血及酸中毒引起各种心律失常及心肌病变。

（4）神经系统症状：出现意识障碍、躁动、谵妄、抽搐、昏迷等尿毒症脑病症状。

（5）血液系统症状：可以有出血倾向及轻度贫血现象。

2. 水、电解质代谢紊乱

（1）高钾血症：血清钾高于5.5 mmol/L称为高钾血症。正常机体经肾排钾占总排钾量的90%。当病人出现少尿、无尿时，钾排出受阻，加之组织破坏释放出钾至细胞外液中；酸中毒、氢-钾交换，钾逸至细胞外；进含钾食物、药物、输入库存血等，均可使血钾浓度迅速上升。高血钾可致心肌兴奋性下降，表现为心跳缓慢、无力，甚至停搏。高血钾是急性肾衰竭无尿、少尿期最主要的电解质失调，是导致死亡的常见原因。当血钾高于6～6.5 mmol/L时，心电图出现典型变化：T波高尖，P波降低、增宽或消失，P-R间期延长，R波降低及QRS波增宽，Q-T间期缩短。

（2）低钠血症：血清钠低于135 mmol/L称低钠血症。由以下情况引起：① 呕吐、出汗、脑脊液大量丢失及肾小管重吸收钠减少，造成缺钠性低钠血症；② 过多输入低钠或无钠液体，内生水形成，以及缺血、缺氧致钠泵功能低下而使细胞内钠主动外移受限，导致稀释性低钠血症。低钠血症可产生和加重脑水肿，表现为头痛、头昏、倦怠、定向力障碍、晕厥甚至昏迷。需要注意的是，在颅脑损伤中，即使未发生肾衰竭，也常并发低钠血症，包括两类：① 抗利尿激素分泌失调综合征（SIADH），系因下丘脑-垂体后叶系统失去血浆晶体渗透压的调控，致抗利尿激素大量分泌；② 脑性耗盐综合征（CSWS），与肾近曲小管对水、钠重吸收障碍及心房钠尿肽过多分泌有关。

（3）高镁血症：正常人由肾排出的镁占总排泄量的40%。少尿、无尿期血镁升高，当血镁达3～6 mmol/L时，出现全身中毒症状：肌肉软弱无力，腱反射减退或消失，心动过速，血压下降，嗜睡或昏迷，心电图示Q–T间期延长。

（4）低氯血症：血钠的丢失或稀释必然引起氯相应变化，故低氯血症常伴发于低钠血症。

（5）高磷血症和低钙血症：少尿、无尿时，血磷经肾排泄减少，导致高磷血症，因而肠道排磷增加。单纯高磷血症并不产生临床症状，但在消化道中磷与钙结合成不溶解的磷酸钙，大大影响了钙的吸收，造成低钙血症。低血钙会引发肌肉抽搐，并加重高血钾对心肌的毒性作用。

（6）酸碱平衡失调：颅脑损伤尤其是合并复合伤时，由于缺血、缺氧和急性肾衰竭时肾脏排酸及重吸收碱性离子的能力下降，可导致代谢性酸中毒。这是少尿、无尿期最常见的酸碱失衡，也是加重高钾血症的重要因素。代谢性酸中毒常引起病人恶心、呕吐、疲乏、嗜睡，重者昏迷，且使心血管系统对儿茶酚胺的反应性降低，致心搏无力及血压下降。肾衰竭病人在严重酸中毒时可出现深快呼吸或潮式呼吸。

（7）氮质血症：颅脑损伤、手术、发热及感染后，蛋白质分解代谢骤增，由于少尿、无尿，其代谢产物如肌酐、尿素氮及酚、胍类等不能随尿排出，形成氮质血症，重者可致尿毒症。尿毒症是急性肾衰竭病人预后不良的征象。临床上表现为恶心、呕吐、头痛、烦躁、倦怠、谵妄或昏迷。

（8）水中毒：在少尿、无尿期，水分排出减少，加上肌体代谢产生的内生水（每日有450～500 mL）及未严格限制水、钠摄入等，可引起水大量潴留于体内，造成水中毒，进而加重创伤后脑水肿，表现为颅高压症状加重，甚至发生肺水肿及心力衰竭。

（二）多尿期

少尿、无尿期开始1～2周后，肾小管细胞再生、修复，肾小管完整性恢复，肾小球滤过率逐渐恢复正常或接近正常，肾功能逐渐好转，较明显的征象是尿量开始增加，每日尿量可超过500 mL，称为多尿。尿量可多至每日3 000～6 000 mL，甚或可达10 000 mL以上。多尿期持续约2周。

多尿初期，肾功能尚未完全恢复，氮质血症及水、电解质紊乱仍然存在，且易并发感染。对此期如不予重视或处理不当，常会引起严重低血钾与感染，是导致病情再度恶化的主要因素。

二、病史采集及体格检查

详细的病史采集和全面的体格检查，明确有无肾前性、肾性及肾后性影响肾脏的潜在因素，有助于及早发现肾衰竭征象。急性肾衰竭，是颅脑损伤并发多脏器功能衰竭中最常见者，对此医务人员应有足够的认识和估计。

三、尿液观测和检查

监测病人尿液量、色、性质及比重等，并应留置导尿，准确记录每小时尿量。应用大剂量脱水剂时，如不及时补充血容量，可引起低血压，当血浆渗透压超过30 mmol/L时可发生急性肾衰竭。重型颅脑损伤后2～3天是发生急性肾衰竭的高峰期，应尽早行留置导尿术，准确记录24小时出入量，监测微循环情况，如血液中尿素氮及肌酐含量、尿比重及体温等。每小时尿量<0.5 mL/kg，尿色呈茶色，心率快伴脉压<2.67 kPa（20 mmHg）时，应加快输液速度；如15分钟后心率仍不降，可给予20%甘露醇100 mL，1小时后无尿说明肾功能有损害，应立即停用有肾毒性的药物，并给予保护肾功能的药物。在重型颅脑损伤观察中，正确处理尿量、血压、心率之间的关系，严格掌握量出为入的原则，早发现肾衰竭症状，才能降低病死率。

四、肾功能检查

1. **氮质代谢产物测定** 血尿素氮水平取决于机体氮分解和肾排泄状况。正常成人血尿素氮为2.5～6.4 mmol/L。急性肾衰竭或高分解代谢时，尿素氮明显增高。由于尿量减少及尿流缓慢，肾小管内尿素向肾间质弥散，致尿中尿素减少。血肌酐含量不受机体氮分解代谢的影响，是诊断肾衰竭可靠而灵敏的指标。正常成人血肌酐为44～106 μmol/L，急性肾衰竭时可进行性上升，平均每日增加44.2 μmol/L以上。

2. **肾清除率测定** 指单位时间内从肾脏排出某物质的总量，相当于在当前血浆该物质浓度下，有多少容量的血浆经两肾时其内的该物质被全部滤过，反映肾小球的滤过功能。菊糖经静脉注入体内可全部从肾小球滤过，不被肾小管系统吸收和分泌，故常用于标准的肾清除率测定。其计算公式为：

$$\text{肾清除率（mL 血浆 / 分）} = \frac{\text{尿排出速度（mL/min）} \times \text{尿菊糖浓度（mg/L）}}{\text{血浆菊糖浓度（mg/L）}}$$

五、电解质及酸碱度测定

包括血清钾、钠、镁、钙、磷、碳酸氢根及pH的测定。

六、其他

1. **心电图** 呈高血钾变化。

2. **补液试验** 5%葡萄糖盐水250～500 mL，于30～60分钟内静脉滴注，若尿量不增加，且血钾迅速上升，尿肌酐/血肌酐<20，提示有急性肾衰竭。此情况应与血容量不足鉴别，后者尿量增加，血钾缓慢上升，尿肌酐/血肌酐>30。

第四节 治 疗

对重型颅脑损伤合并急性肾衰竭病人，应积极治疗原发病，以预防为主；一旦发生急性肾衰竭时，应综合治疗，加强护理，从而提高治愈率，降低致残率和病死率。预防肾衰竭是最有效的治疗方法。应警惕各种因素对肾脏的损害作用，系统而动态地监测水、电解质及酸碱变化，若有异常，及时予以纠正。颅脑损伤后，临床上常规应用大剂量甘露醇以降低颅内压，但是甘露醇结晶堵塞肾小管会引起肾灌注量急剧下降、皮质缺血、滤过率降低及肾小管损害，从而诱发急性肾衰竭。脑神经及脊髓损伤后血液中的儿茶酚胺类物质升高，引起神经-体液调节紊乱或肾血管收缩，直接影响肾功能。同时，渗透压、电解质、酸碱平衡紊乱也会导致急性肾衰竭。利尿剂可消除肾血管痉挛，增加肾血流量，改善肾循环，有利于预防急性肾衰竭。但在应用利尿剂前，需充分补足血容量，以免应用后加重低血容量而诱发肾衰竭。肾衰竭一旦确诊，应慎用或停用高渗性利尿剂，可选用对肾脏无损害的药物如呋塞米和利尿合剂（10%葡萄糖500 mL+普鲁卡因1 g+氨茶碱250 mL+咖啡因250 mg+维生素C 3 g）。

一、少尿、无尿期

（一）合理补液

严格控制液体出入量。补液以高渗透糖为主，脱水剂选用50%葡萄糖、白蛋白和利尿剂，慎用甘露醇。一般不予补充电解质，如低血钠伴高血钾和酸中毒时，可在限制水的前提下补充高渗氯化钠溶液或碳酸氢钠溶液。

（二）营养

颅脑损伤病人营养支持对促进脑组织恢复有重要意义。同时合并肾衰竭病人每日所需能量应为146.5 kJ（35 kcal）/kg，主要由糖类（碳水化合物）和脂肪供应，蛋白质的每日摄入量应限制在0.8 kg/kg。尽可能减少钾、钠、氯的摄入。早期采用肠外营养，经静脉滴注脂肪乳、氨基酸等；肠蠕动恢复后可给予胃肠道营养，鼻饲以低渗清淡流质饮食为主，逐渐增加鼻饲量及浓度。

（三）促蛋白质合成

苯丙酸诺龙或丙酸睾丸酮等雄性激素能减少蛋白质分解，有利于纠正氮质血症。肾衰竭时，每日可肌注25 mg。

（四）抗感染

感染可能是急性肾衰竭的主要原因，亦可为它的常见并发症。在抗生素治疗中，应避免使用已被肯定对肾脏有毒性作用的药物，如氨基糖苷类抗生素，若必须应用时需根据细菌培养结果和药物敏感试验选用对肾无毒或毒性低的药物，并定期检查尿常规和肾功能，根据肌酐清除率随时调整给药剂量和间期。由于氯霉素、青霉素的体内半衰期在肾衰竭少尿期无明显延长，故可按常规使用。

（五）纠正电解质和酸碱失衡

颅脑损伤引起的肾衰竭，主要发生在肾前性和肾性，肾后性多见于颅脑损伤合并盆腔骨折或血肿造成的压迫性尿路梗阻，或为脊髓及大脑半球排尿中枢受损而出现的尿液潴留。这种情况发生率较低，预防的重点在于及时的全身检查，发现尿路梗阻情况尽快解除。故预防的重点在于肾前性和肾性肾衰竭的发生，其中对于血浆渗透压的控制非常关键。正常血浆渗透压值为280～290 mmol/L，达到300 mmol/L为肾衰竭的预警值，达到320 mmol/L为肾衰竭的临界值；若血浆渗透压超过350 mmol/L，就不可避免地引起急性肾衰竭。

1. **控制血浆渗透压** 每天检查血钠、血钾、尿素氮和血糖，通过计算方法可以得出相应的血浆渗透压值，其具体计算方法为：血浆渗透压（mmol/L）=

2（Na⁺+K⁺）+葡萄糖+尿素氮。主要通过控制血钠和血糖值，使血浆渗透压保持在280～290 mmol /L。

2. 治疗高钾血症

（1）减少钾摄入：彻底清创，减少由创面组织坏死和继发感染所致的血钾增高；忌用含钾食物，不输库存血。

（2）对抗钾的心脏毒性作用：给予10%葡萄糖酸钙10 mL缓慢静注，使血钾向细胞内转移；碱化血液，可静脉滴注5%碳酸氢钠100 mL或11.2%乳酸钠40～80 mL，也可用25%葡萄糖加胰岛素（葡萄糖：胰岛素=4 g：1 U）。

（3）促进血钾外排：口服离子交换树脂或保留灌肠，可用聚苯乙烯磺酸钠树脂40 g+20%山梨醇200 mL保留灌肠，或口服该树脂10～20 g+20%山梨醇10～20 mL，每日3～4次。

3. 纠正代谢性酸中毒

可予碱性液体纠正，常用5%碳酸氢钠或11.2%乳酸钠或7.2%三羟甲基氨基甲烷（THAM）。但大量补碱容易造成体内钠盐增多，加重水中毒。THAM不含钠，适于急性肾衰酸中毒病人应用，但静脉滴注时切忌过量和过快。

（六）透析疗法

明显的尿毒症综合征，包括心包炎和严重脑病、高钾血症、严重代谢性酸中毒、容量负荷过重对利尿剂无效者都是透析治疗的指征。尤其当血钾>6.5 mmol/L、血尿素氮>35.7 mmol/L（100 mg/dL）、血肌酐>707.2 μmol/L（8 mg/dL）时，应行透析疗法，包括血液透析、腹膜透析及消化道透析，以前者效果最佳。但血液透析需全身肝素化，故在活动性脑出血及开颅术后，腹膜透析不失为一种较佳的选择。如在透析过程中增加超滤，可减少体内容量，迅速改善脑水肿状态。

二、多尿期

此期肾小管已经再生，但早期因水排出较多而电解质排出较少，仍可按照少尿期方案治疗；后期应监测电解质、肌酐、尿素氮及血气分析等，掌握内环境情况，维持水、电解质、酸碱平衡。治疗旨在防止大量利尿后出现的缺水及低钾、钠血症。补液量相当于每日出量的1/3～1/2。钾、钠补给量应根据血电解质检查结果来决定，一般每日可用氯化钠5～10 g、氯化钾3～6 g。同时不能将尿量增多作为透析终止的唯一标准，需综合参考病人全身状况及肾功能恢复程度，决定透析终止时间。此外，尚需加强营养以增强体质，预防和治疗感染或其他合并症。

（赵建华）

参考文献

［1］ 姜洪洁.重型颅脑外伤合并急性肾功能衰竭的护理［J］.中华中西医学杂志,2009,7(4): 92-93.

［2］ 李钦浩,巩晓娜,亓雪梅,等.重型颅脑外伤24例急救分析［J］.中国当代医药,2011,18(3): 158-159.

［3］ SCHIRMER-MIKALSEN K, VIK A, GISVOLD S E, et al. Severe head injury: control of physiological variables, organ failure and complications in the intensive care unit［J］. Acta Anaesthesiol Scand, 2007, 51(9): 1194-201.

［4］ DAVENPORT A. Renal replacement therapy for the patient with acute traumatic brain injury and severe acute kidney injury［J］. Contrib Nephrol, 2007, 156: 333-339.

［5］ RAMNARAYAN R, SREEHARI N R, NINAN G K, et al. Delayed postoperative extradural hematoma［J］. Pediatr Neurosurg, 2007, 43(2): 113-114.

［6］ ANTONELLI M, AZOULAY E, BONTEN M, et al. Year in review in Intensive Care Medicine, 2007. Ⅰ. Experimental studies. Clinical studies: brain injury and neurology, renal failure and endocrinology［J］. Intensive Care Med, 2008, 34(2): 229-242.

［7］ CIESLA D J, MOORE E E, JOHNSON J L, et al. The role of the lung in postinjury multiple organ failure［J］. Surgery, 2005, 138(4): 749-757.

［8］ HAN J, YANG S, ZHANG C, et al. Impact of intracranial pressure monitoring on prognosis of patients with severe traumatic brain injury: a PRISMA systematic review and meta-analysis［J］. Medicine, 2016, 95(7): e2827.

［9］ RODLING WAHLSTROM M, OLIVECRONA M, NYSTROM F, et al. Fluid therapy and the use of albumin in the treatment of severe traumatic brain injury［J］. Acta Anaesthesiol Scand, 2009, 53(1): 18-25.

［10］ KANNAN S, MARUDACHALAM K S, PURI G D, et al. Severe head injury patients in a multidisciplinary ICU: are they a burden［J］? Intensive Care Med, 1999, 25(8): 855-858.

［11］ GUPTA V L, MJORNDAL T O. Gangrene and renal failure caused by dihydroergotamine used to treat raised intracranial pressure following head trauma［J］. Acta Anaesthesiol Scand, 1996, 40(3): 389-391.

第二十八章
颅脑损伤后应激性黏膜病变和应激性溃疡

应激性黏膜病变（stress-related mucosal disease, SRMD）是指继发于生理应激的急性黏膜损害，包括从只有浅表性黏膜损害的应激性损伤（stress-related injury）到有较深黏膜损害的应激性溃疡（stress ulcer, SU）的一系列病变。SRMD及继之发生的胃肠道出血可导致血流动力学不稳定和输血，进而促成疾病的加重，其中有若干危险因素与之相关。库克（Cook）等人的一项大规模研究显示凝血障碍和机械通气是两个主要的危险因素；另一些研究则提出还有其他因素与之相关，包括近期大手术、肝或肾衰竭、败血症，以及重型颅脑损伤等。

据相关资料报道，颅脑损伤后SRMD的发生率可

高达91%，其中出血发生率为16%～47%。1932年，库欣（Cushing）首先描述了11例颅内肿瘤病人术后发生的胃肠道溃疡、穿孔或出血性糜烂。而后，所有与颅内疾病有关的消化道损害都被称为Cushing溃疡。在一些重症监护的颅内病变病人，也经常会发生消化道出血。近20年来，纤维胃镜用于重型颅脑损伤病人的检查，发现颅脑损伤后24小时内即可出现一些黏膜的损害，其中17%的消化道出血病人有明显的出血症状（图28-1）。在这些病人中，病死率可高达50%。因此，颅脑损伤后急性上消化道出血是SRMD发展的结果，是严重颅脑损伤的常见并发症，严重地影响病人的预后，临床上把创伤后并发应激性溃疡视为重型颅脑损伤的标志。

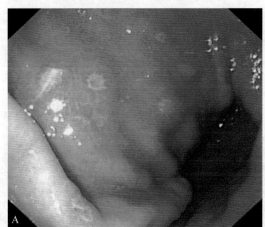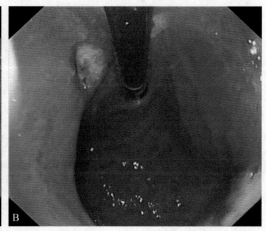

图28-1 SRMD的内镜所见
A. 应激性损伤；B. 应激性溃疡

第一节 发生机制

很多因素与SRMD的形成相关。内脏灌注不足导致黏膜血流减少和黏膜屏障的损害；严重疾病（如外伤、败血症、烧伤）会刺激儿茶酚胺和致炎性细胞因

子的释放，进而导致内脏灌注不足；血容量不足和心输出量减少同样可以导致这一结果，由于机体重新分配血流以保障重要器官的血供，内脏的供血就会减少。

随着这一过程的持续,碳酸氢盐减少、胃肠蠕动减慢和胃肠道完整性的破坏会最终导致溃疡的形成。此外,胃酸分泌增加也是一个主要的因素,它直接损伤胃黏膜、破坏黏膜屏障,从而引起急性应激性溃疡。

一、胃黏膜屏障的防御机制

(一)"黏液-碳酸氢盐"屏障

"黏液-碳酸氢盐"屏障是一个没有固定解剖结构的功能性防御机制,其防御机制尚有争议。该屏障是由覆盖于胃黏膜上皮的不移动黏液层和位于其深部的碳酸氢盐层联合组成,两者均为胃黏膜上皮细胞分泌。前者为4个亚基通过双硫键连接而成的高分子糖蛋白聚合体,呈凝胶状黏附于胃黏膜表面,其内水分静止,不受搅动,H^+ 和胃蛋白酶在其内扩散速度极慢,所以黏液屏障能在上皮细胞与胃腔间维持一个pH的梯度,延缓 H^+ 由胃腔反弥散进入胃黏膜和 HCO_3^- 进入胃腔,并润滑黏膜。基础状态下,HCO_3^- 的分泌速度为每小时 50 μmol,相当于泌酸量的20%;虽然胃上皮分泌的 HCO_3^- 浓度较 H^+ 为低,但它在黏液层中及黏液层下的相对浓度较高。黏液和 HCO_3^- 的主要作用在于阻挡 H^+ 的反弥散,维持黏液层内外两侧的pH梯度,但各自作用有限,两者联合成一体即所谓"黏液-碳酸氢盐屏障",构成了胃黏膜防御机制的第一道防线。黏液层减少了 H^+ 的渗入,使 HCO_3^- 足以中和;HCO_3^- 则碱化了黏液层表面,抑制胃蛋白酶的活化,黏液层水解从而减少。

(二)上皮细胞及其相互间的紧密连接

上皮细胞不仅分泌黏液及 HCO_3^- 组成第一道屏障,其本身也具有防御功能。早在20世纪60年代,达文波特(Davenpors)等就提出:上皮细胞的顶端细胞膜及其之间的紧密连接,对 H^+ 是相对不通透的,组成一个物理性屏障,以防 H^+ 反弥散,组成了胃黏膜防御机制的第二道防线。并且,上皮细胞表面的磷脂类物质类似于肺泡表面活性物质,能提供一种内聚性、高度吸附能力和高度疏水特性的保护层,形成简单而有效的物理屏障,抵抗胃酸侵袭。

(三)基底膜

黏膜上皮细胞破损后,暴露出的基底膜成为又一道防线。基底膜的完整性是内皮细胞修复、重建赖以进行的基础。

(四)黏膜的自身修复

正常情况下,胃小凹基底的新生上皮细胞移行到黏膜表面进行更新,约3天更换一次。黏膜损伤后,即有一层含有脱落细胞的黏液以及由损伤黏膜渗出的富含 HCO_3^- 的液体覆盖于损伤处,防止未损伤的细胞接触胃酸,以利于上皮的再生。新细胞生成、完整的基底膜、适宜的血供和细胞内 Ca^{2+} 是修复的必要条件。这种修复过程是非常迅速的。

(五)胃黏膜血流

实验证明胃黏膜血流对胃黏膜防御损伤起着重要的作用。适宜的胃黏膜血流量对维持黏膜完整性极为重要,它能提供氧、营养成分,清除局部代谢产物、毒素、自由基及反弥散的 H^+。许多实验表明胃黏膜血流量的降低是诱发黏膜损伤的重要因素之一。胃黏膜血流量下降、供氧及营养成分不足、碳酸氢盐分泌减少、胃黏膜中和反弥散的 H^+ 的能力下降,均可增加胃黏膜对致伤因子的易感性。

(六)间质碳酸氢盐

许多研究发现,处于分泌状态的黏膜比静止状态的黏膜抗损伤能力强,这是因为泌酸期黏膜滋养侧有富含 HCO_3^- 的碱性液体,上皮细胞每分泌一个 H^+ 就转运一个 HCO_3^- 至上皮细胞的基底侧,进入血液,这就形成所谓的碱潮(alkaline tide)。如果黏膜血流量适当,黏膜基底侧间质就有足够的 HCO_3^- 中和反弥散的 H^+。

(七)黏膜的酸碱平衡

胃黏膜的酸碱平衡对胃黏膜损伤起重要作用。胃腔内pH降低,会增加黏膜对致伤因子的易感性,给予 HCO_3^- 可以有效地防止损伤的发生;再者,黏膜上皮细胞的酸碱平衡失调会直接影响上皮细胞的功能状态,影响上皮的防御能力。

(八)前列腺素的作用

前列腺素是极为重要的胃黏膜保护因子,能增加胃黏膜对致伤因子(如阿司匹林、酒精、非甾体类解热镇痛药等)的耐受性,其作用与抑制胃酸分泌无关,低于抑制胃酸量即有保护作用。实验证明,给予前列腺素后,胃黏膜损伤程度明显减轻。其作用机制尚不完全清楚,大致有以下几个方面:① 刺激胃黏液的合成与分泌;② 刺激 HCO_3^- 分泌;③ 增加上皮细胞顶端膜磷脂的合成,加强其疏水特性;④ 维护黏膜微血管结构和毛细血管的正常通透性,维持良好的黏膜血流状态;⑤ 促进 Na^+、Cl^- 的转运;⑥ 促进cAMP的合成,增加溶酶体的稳定性,减少其释放;⑦ 维持膜内的巯基;⑧ 促进黏膜的自身修复,通过维持适宜的黏膜血流,提供利于修复的环境条件,但对修复的速度和范围无直接作用;⑨ 上皮滋养作用,延缓上皮细胞和黏液细胞的衰老、脱落,但不改变细胞的增殖能力;⑩ 降低胃壁的高动力状态,实验性胃黏膜损伤多与肌收缩过强有一定关系,前列腺素对此有一定抑制作用,从而减轻损伤。

此外,前列腺素还具有适应性细胞保护作用,即胃黏膜轻度损伤,前列腺素可增强其对更重度损伤的抵抗能力,一般认为是弱刺激促进黏膜内合成释放前列腺素所致,但也有学者提出不同意见。一般情况下在正常胃黏膜中存在着高浓度的前列腺素 E_2 和前列腺素 I_2,但外源性前列腺素是否对应激性溃疡具有保护作用还有待明确。

（九）胃酸

传统观点认为胃酸是胃黏膜的致伤因子,但贺夫(Hunf)在分析了胃酸与促胃液素(胃泌素)、胃内细菌感染之间的关系后指出:胃酸是胃内预防细胞感染的一个固定屏障,当胃内 pH < 3 时,很少有细菌感染,但当胃酸度下降时,可以出现多种细菌感染,因此认为胃内感染和高热与胃内酸浓度显著降低有关。

（十）免疫细胞-细菌平衡

正常机体 T 淋巴细胞在免疫反应中起主导作用,其中正向调节与负向调节系统相互诱导和制约 T 细胞网络维持免疫系统平衡。当幽门螺杆菌(Helicobacter plyori, Hp)感染后两项调节比例出现异常,导致免疫系统紊乱,通过多种机制诱导炎症通路激活、免疫细胞及炎症因子释放,改变胃黏膜周围微环境,引起胃黏膜损伤。最新的研究还发现,幽门螺杆菌或能通过关闭胃黏膜细胞的能量产生来抵御机体的免疫防御机制。

（十一）胃蠕动

胃蠕动能将致伤因素从黏膜损伤处移开,减少与黏膜的接触时间。呕吐及局部胃壁的收缩等就是胃的保护性运动形式。这种反应是由黏膜刺激通过内在的或外在的神经反射所引起的。胃蠕动还能维持胃内压在一定水平,对防止十二指肠胃反流起到重要的作用。

（十二）其他内源性或外源性保护因子的作用

1981 年 Szabo 报道含有疏基的氨基酸及药物能够预防酒精所致的胃黏膜损伤;而疏基破坏剂可以拮抗前列腺素 F_2 的细胞保护作用。内源性疏基化合物可以诱发前列腺素的细胞保护作用。疏基的作用可能有:① 活化前列腺素受体;② 本身直接影响黏膜通透性、细胞黏附力及自由基,具有直接保护作用;③ 与黏膜损伤中介物的受体结合,防止中介物的释放,并阻碍其作用。

表皮生长因子是一种多肽,它具有很强的抑制胃酸分泌作用,并且在少于抗酸剂量时,即能保护胃黏膜,避免阿司匹林所致的急性胃黏膜损伤。有实验证明,它具有细胞保护作用,这个作用可能是通过内源性

疏基,而且是通过前列腺素及碱分泌,但其作用机制尚不完全清楚。

某些胃肠肽对胃黏膜有直接或间接的保护作用,主要是通过刺激上皮细胞生长。

总之,胃黏膜拥有一个复杂而又完善的,由多因素相互协调组成的"防御体系",其中,"黏液-HCO_3^-屏障"、适宜的胃黏膜血流、黏膜的完整性及自身修复能力起着重要作用。但尚有许多因素所起到的作用及作用机制尚不十分清楚,有待进一步研究。

二、颅脑损伤后胃黏膜屏障损伤的病理生理

（一）交感神经强烈兴奋致胃肠黏膜缺血

严重颅脑损伤时,早期交感肾上腺系统活动异常增高,交感神经强烈兴奋,体内儿茶酚胺分泌增多,致胃黏膜血管强烈持续收缩,使胃黏膜血流量迅速减少,是胃黏膜损害的主要因素。胃黏膜缺血可导致两种后果:一是胃上皮细胞内能量缺乏,上皮更新速度减慢、完整性受到破坏,易引起胃黏膜损伤,使溃疡形成。二是可能破坏胃维持酸碱平衡的正常机制。胃黏膜缺血、缺氧,黏液分泌减少,限制了黏膜清除或中和胃酸的能力,导致 H^+ 发生反向弥散,引起黏膜内酸中毒,结果有氧代谢发生障碍,引起高能磷酸键匮乏,加重黏膜细胞的损害。而氧自由基,特别是超氧自由基对于胃黏膜缺血时的损伤也起着重要作用。

（二）胃酸、胃蛋白酶分泌增加

颅脑损伤后副交感或交感中枢自主神经调节失去平衡,导致胃酸、胃蛋白酶增加,因而在胃黏膜缺血基础上,促进了胃黏膜的损害。但由于病人脑损伤部位不同,交感、副交感兴奋程度不一致,因此胃酸分泌量悬殊较大。如古德曼(Gudeman)报道 19 例脑外伤病人,第 1 天胃液分泌为每小时 5 ～ 179 mL,滴定酸为每小时 0.06 ～ 12.8 mmol。

脑干、下丘脑内的副交感神经核及中枢位置隐蔽、体积小,原发损伤机会不多,因此副交感神经早期受刺激的可能性小;而其他部位脑组织原发损伤多见。因此早期主要是应激引起的交感神经兴奋使胃肠供血下降,泌酸减少。若有持续颅内压增高,压力通过传导压迫第四脑室或引起脑干、下丘脑等的牵拉、扭曲,也可在交感神经兴奋之后出现副交感神经受刺激现象,使胃酸分泌增加。如哈洛兰(Halloran)报道 24 例病人中,前 3 天胃酸分泌正常或偏低,尔后逐渐增多。

诺顿(Norton)等报道了 19 例严重头部外伤病人的应激性溃疡和胃酸分泌情况,发现其中 10 例病人在伤后第 1 周内出现胃酸高分泌,而这 10 例病人中 3 例

发生短暂性上消化道出血。胃酸在胃病变形成中只起促进和加重作用，当黏膜缺血、屏障功能损伤后，低浓度的胃酸也可损伤胃黏膜。若对脑外伤病人伤后立即用大剂量西咪替丁（甲氰咪呱），胃酸量可低于正常，但胃病变发病率依然很高，只是程度减轻。胃病变有时可在伤后几分钟或几小时内迅速发生。需注意的是，胃腔内胃酸的存在是应激性溃疡发生的必要条件，但胃酸对胃黏膜的损害，并不完全取决于胃酸分泌状态，而主要取决于实际反流进黏膜组织内的 H^+ 绝对量。

（三）胃黏膜屏障破坏、H^+ 逆扩散

胃黏膜能量代谢障碍，胃黏膜屏障破坏，H^+ 逆扩散。脑外伤可使病人处于高能消耗状态，蛋白质分解加速，使胃黏膜细胞脱落加快、更新减慢，因此胃黏膜黏液屏障均受损，导致 H^+ 逆扩散，使胃酸及胃蛋白酶的刺激增强，导致胃黏膜防御功能减退。

胃黏膜上皮细胞的完整性、细胞间的紧密连接和表面黏液层的保护，能使胃黏膜免于被其自身 H^+ 浓度高100万倍的胃液消化。虽有微量 H^+ 通过细胞微孔逆向扩散，却随即被毛细血管网中的重碳酸盐缓冲。

强烈应激下，胃黏液蛋白肽在核糖体内合成过程中的酰化、糖化过程受抑制，胃黏液分泌减少。胃液成分也发生改变，其中己糖、氨基己糖不仅减少，其比例由正常时的1.7∶1上升到2.5∶1，胃出血时高达6.3∶1。岩藻糖一般都升高，但应激性上消化道出血时却是降低的。因此有人将这些指标用来预测胃黏膜损害的程度。黏膜缺血，细胞肿胀、坏死脱落加快，使细胞之间的紧密连接和完整性遭到破坏，H^+ 可以大量逆向渗入。而胃黏膜血管痉挛缺血又无法缓冲渗入的 H^+，从而促使胃病变的发生。

（四）凝血机制的异常

颅脑损伤时可激活外源性凝血系统，导致血液凝固异常，甚至发生弥散性血管内凝血，梁维邦等报道，纤维蛋白原和纤维蛋白降解产物（FDP）是反映颅脑损伤后凝血异常最敏感的指标。

（五）其他因素影响

下丘脑-垂体-肾上腺皮质系统（hypothalamic-pituitary-adrenocortical system, HPAS）构成脑-消化道轴的激素系统。关于胃所受到的HPAS应激性活动的影响，目前存在两种对立的观点。

大多数观点认为，颅脑损伤后应激引起HPAS释放大量糖皮质激素会导致消化道溃疡的发生，因此，HPAS的应激性活动是有害的。另外临床使用大剂量的糖皮质激素，机体内激素水平突增，使胃酸分泌量进一步增加，抑制蛋白质合成，亦阻碍胃黏膜上皮细胞更新，进一步加重胃黏膜损害。

然而，也有研究的结果与此相反。有研究观察了大鼠应激性胃损害模型中糖皮质激素不足或其受体被拮抗剂RU-38486占据时的效应。通过各种实验方法诱导的应激条件下的皮质醇释放减少明显增加应激性胃肠道损害；而急性的皮质醇替代（模拟正常的机体皮质醇增加反应）能够阻止这种应激性损害的发生；RU-38486的使用也会导致应激条件下胃黏膜易损性的增加。因此，急性的压力诱导的糖皮质激素增加具备消化道保护作用。研究还发现各种其他导致溃疡的刺激因素会促进糖皮质激素的产生，进而有利于保护胃黏膜抵御这些刺激因素的有害作用。糖皮质激素的胃肠道保护作用可以被多种因素调节，包括血糖的稳定、胃黏膜的血流、黏液的产生、胃动力和微血管渗透性。糖皮质激素与前列腺素协同作用还有助于维持胃黏膜的完整性。

另外，据黄（Hwang）等报道，颅脑损伤应激性溃疡的发生与下丘脑损害引起垂体分泌激素紊乱有关，但相关文献较少，有待进一步明确。

因此，颅脑损伤后应激性溃疡出血是由于丘脑下部或低位脑干损伤，造成神经体液调节与内分泌失衡后，多因素综合作用的结果。胃黏膜屏障破坏是颅脑损伤后应激性溃疡病变形成的基础，胃酸和胃蛋白酶的侵袭作用则是促使病变发展和引起溃疡出血的必要条件。有关机制尚不完全清楚。

三、颅脑损伤后胃黏膜屏障损伤的危险因素

有多种危险因素与应激性溃疡的发生相关，但是大多数的研究仅包括危重病人。国内一项对危重症病人应激性溃疡危险因素的系统评价，纳入了7篇文献，共涉及病人16 079例，发现主要的危险因素有年龄、凝血功能障碍、肌酐最大值、幽门螺杆菌感染、呼吸衰竭、慢性肝脏疾病、脓毒血症、促胃液素浓度、胃黏膜内pH、合并疾病≥3种、肾脏替代治疗、腹主动脉瘤修补术、序贯器官衰竭评定（SOFA）评分、入住重症监护病房（ICU）的时长、危险因素个数、肠外营养。北京协和医院等国内12家神经外科中心对2014年1～12月收治的颅脑损伤后≤14天的成年神经重症病人的临床资料进行了回顾性分析，共纳入1 416例；其中182例发生应激性溃疡出血，发生率为12.9%；机械通气＞48小时、使用抗凝剂或抗血小板聚集药物是影响应激性溃疡出血的独立危险因素；有消化道溃疡或出血病史的病人出血风险较高。另一项对2003—2013年2 164

例重型颅脑损伤病人临床资料的回顾性分析显示,颅脑损伤程度、高龄、血压升高或降低、高血糖及高热、酸中毒及低氧血症可能是重型颅脑损伤病人继发SRMD的危险因素。

第二节　诊　断

SRMD的诊断标准基于以下两方面:① 具备引起SRMD的诱因;② 新出现的SRMD证据或原有的胃黏膜基础病变急性加重,包括临床表现及相关辅助检查。

一、临床表现

颅脑损伤后出现呕血或黑便,多在伤后1周内发生,此前很少有上腹痛。胃液或大便隐血试验阳性,严重者胃液呈咖啡色,血细胞比容降低,血红蛋白逐渐减少,甚至血压下降引起出血性休克的表现。此类病人的临床表现特点为:① 既往无消化道溃疡病史;② 消化道出血前多无前驱症状;③ 上消化道出血易反复发作,以间歇性出血为其特点;④ 随着脑功能的恢复,发作次数减少,溃疡逐渐愈合;⑤ 大多发生在严重脑损伤,尤其是特重型颅脑损伤病人中。

二、辅助检查

(一)鼻胃管检查

严重脑损伤尤其是昏迷病人,应尽早插入鼻胃管。胃内容物如系鲜红色或咖啡色则是诊断上消化道出血的可靠依据;对非显性出血者,应每4～6小时作胃液隐血试验,连续4～6天。pH在3.5以下为出血的危险信号,但不能作出应激性溃疡的明确诊断指标。

(二)内镜检查

若仅有胃肠黏膜糜烂或黏膜下出血,诊断有一定的困难,需要进行相应的辅助检查,纤维胃镜检查为最可靠的诊断方法。应争取在急性出血24小时内行内镜检查。在内镜直视下可见胃黏膜呈散在糜烂性病灶,直径0.1～1 cm,伴有点状、片状或条状出血,或呈大小不等的瘀点或瘀斑,有时瘀斑可遮盖小的糜烂面而使黏膜呈弥漫性渗血外观。罗塞尔(Reusser)报道,在对神经外科监护室的病人进行胃镜检查时发现胃十二指肠的糜烂非常普遍,但是由糜烂或由溃疡所致

的明显出血却十分少见,甚至有些病人并未接受预防性抑酸治疗。

(三)选择性或超选择性动脉造影

内镜检查不能确定出血原因和部位时可考虑做选择性动脉造影。选择性动脉造影的阳性率为90%,出血速度在每分钟0.5 mL以上(超过每小时200 mL)时可见造影剂外渗,借以表明出血部位。急性胃黏膜糜烂时可看到10～20个小的造影剂外渗阴影,静脉出血一般不易看到。阿塔那苏利斯(Athanasoulis)报道,急性上消化道出血时进行选择性动脉造影检查的确诊率为72%。也可经胃左动脉选择性注入血管升压素,约有80%的病人可首次止血,无须外科治疗。

三、SRMD危险分层

参照《中国急性胃黏膜病变急诊专家共识》,根据病人病情严重程度和是否具有死亡风险,将病人分为危险性SRMD病人和非危险性SRMD病人。伴有高危基础疾病或严重消化道出血(含止凝血机制异常出血后不易止血者)甚至穿孔的病人为危险性SRMD病人,否则为非危险性SRMD病人。

(1)高危基础疾病:止凝血机制异常、糖尿病、酗酒、呼吸衰竭、吸入性肺炎、肠梗阻、严重烧伤或感染、脓毒症、休克、大剂量使用激素等。

(2)上消化道出血严重程度评估:对疑有上消化道出血的病人,应当及时测量脉搏、血压、毛细血管再充盈时间,借以估计失血量,判断病人的血流动力学状态是否稳定和出血严重程度。

(3)器官功能评估:危险性SRMD病人的器官功能可能同时受累,需进行器官功能评估,主要为心、脑、肾等重要器官的评估,可参考多器官功能障碍综合征(multiple organ dysfunction syndrome, MODS)评分和SOFA。

第三节 治 疗

一、非危险性SRMD的治疗

控制或去除诱因，积极治疗原发病是早期SRMD治疗的关键。治疗原则包括：① 抑制胃黏膜损害因素，如抑制胃酸、升高胃内pH；② 加强胃黏膜的保护机制；③ 调整止凝血功能，预防消化道出血加重。

（一）控制或去除诱因

积极治疗原发病的同时避免使用增加胃黏膜损害的药物和措施，如解热镇痛药物、影响止凝血机制药物、大环内酯类抗生素等。应积极改善内脏血液供应，控制机体过度应激反应等。

（二）抑制胃黏膜损害因素

抑酸治疗为治疗SRMD病人的基础。通过抑酸剂迅速控制并减少胃酸的分泌，可以明显降低胃酸对黏膜的进一步损害作用。此外，可以通过抗酸药物的使用而达到提高胃内pH，保护局部损伤黏膜，减少胃酸对胃黏膜的损害。

1. **抑酸剂**　主要有质子泵抑制剂（proton pump inhibitor, PPI）和H_2受体拮抗剂（histamine H_2 receptor antagonists, H_2RA）。对危重症病人推荐经验性使用PPI针剂，以防止SRMD病情进展。

夜间酸突破（nocturnal acid-breakthrough, NAB）是指在应用PPI治疗的情况下，夜间（当晚22：00至次日早上8：00）胃内pH < 4的时间持续超过60分钟，并出现烧灼感、反酸等症状，又称夜间酸突破现象。NAB是PPI治疗的常见并发症，发生率可达20%左右，还有更高发生率的报道，如美国有报道称发生率为55% ～ 69%。惠敬全（Hye Kyung Jeon）总结胃食管反流病（gastroesophageal reflux disease, GERD）的研究提出，在GERD接受PPI治疗的病人，NAB发生率高达72.4%。NAB的发生机制尚不明确，可能与以下原因有关。① 质子泵的抑制和再生。PPI仅对壁细胞上激活的质子泵产生抑制，对未激活的质子泵则无抑制作用。由于质子泵的更新多在夜间，并且夜间睡眠时缺少相应的食物刺激，所以夜间激活的质子泵数量较白天少，因而PPI的抑酸作用较白天降低。② 胃酸昼夜分泌机制的影响。夜间迷走神经兴奋性高及组胺的介导可能在夜间酸分泌中起主要作用。③ 幽门螺杆菌感染的影响。幽门螺杆菌感染者不易出现NAB现象。

这可能是因为幽门螺杆菌能产生氨，使夜间分泌的胃酸被中和。艾普拉唑等长效PPI可部分控制NAB。

2. **制酸剂**　主要有氢氧化铝、铝碳酸镁、5%碳酸氢钠溶液等，可口服或从胃管内注入。

3. **内镜治疗**　经上述治疗后仍不能控制病情者，若病情允许，应进行内镜检查以进一步明确诊断，术中可以局部应用孟氏液、黏膜保护剂等。

（三）加强胃黏膜保护治疗

主要的胃黏膜保护剂有硫糖铝、前列腺素E等。硫糖铝对胃内酸度影响小，并可吸附胃蛋白酶和胆酸，改善胃黏液-黏膜屏障和黏膜血流，防治再灌注损伤和SRMD。用药时间不少于2周。对肾功能不全者口服2周以上应注意监测血铝含量。

（四）调整止凝血功能，预防消化道出血加重

通常非SRMD病人也可伴有不同程度的消化道出血。对于止凝血功能障碍的病人，应该对止凝血功能的调整给予重视。措施包括：停止使用影响止凝血功能的药物［阿司匹林、非甾体抗炎药华法令及腺苷二磷酸（ADP）受体拮抗剂］；补充相应缺乏的凝血因子。其作用是预防非危险性SRMD转化为危险性SRMD。

二、危险性SRMD的治疗

对于危险性SRMD，在控制、去除诱因，积极治疗原发病的同时首先要保障病人的生命安全。危险性SRMD的主要"风险"一方面来自失血量较大或难以控制的消化道出血、继发性失血性休克、多器官功能障碍及衰竭；另一方面也来自危险性SRMD出现的消化道穿孔、细菌移位进而导致病情进展，出现多器官功能障碍及衰竭。早期治疗的重点在于紧急器官功能评估和紧急器官功能复苏和支持，后期才是针对性的治疗SRMD。

（一）紧急评估及处理

首先应对病人进行紧急评估："ABC"，即气道评估（airway, A）、呼吸评估（breathing, B）和循环评估（circulation, C）。对紧急评估中发现呼吸、循环障碍的病人，应常规采取"OMI"处理，即吸氧（oxygen, O）、监护（monitoring, M）和建立静脉通路（intravenous, I）。

（二）器官和系统功能支持

1. **容量复苏**　一旦确定存在组织低灌注时应当

立即进行容量复苏。推荐以晶体液为主,必要时给予人工胶体液;对低蛋白血症的病人推荐给予白蛋白复苏;对于血红蛋白 < 70 g/L(或虽然高于70 g/L但存在继续出血)的病人要及时输血。监测容量反应并调节容量复苏的速度。

2. 血管活性药物 在补充血容量的基础上,给予血管活性药物维持血压。血管升压药首选去甲肾上腺素;建议仅对部分高度选择的病人应用多巴胺替代去甲肾上腺素(如低心动过速风险和绝对或相对心动过缓)。

3. 呼吸功能支持 维持有效供氧,避免因循环低灌注造成的体内组织器官缺氧,可选择鼻导管给氧或面罩给氧,以及无创呼吸机辅助呼吸。对严重病例需及早给予有创机械通气治疗。

4. 肾脏功能支持 在充分容量复苏的前提下,如果肾功能仍未改善,体内内环境恶化,应及早给予连续性肾脏替代治疗(continuous renal replacement therapy, CRRT)。

5. 消化系统功能支持 对出现消化道黏膜病变高危因素的病人,既往有消化性黏膜损害病史或出血风险的重症感染病人,推荐预防使用PPI及H₂RA。对于已出血的应激性溃疡,在出血停止后,继续使用抗溃疡药物,直至溃疡愈合,推荐使用PPI,疗程4～6周。无禁忌证时,推荐胃肠道营养支持。对肝功能异常者根据情况选用恰当的护肝措施。有胰腺损伤的病人应注意禁食水、胃肠减压,避免胰酶释放,加重器官功能损害。

6. 内分泌功能调节 根据病人平日的血糖水平,控制血糖达到一定稳态,避免血糖过高或低血糖发作。目标血糖上限 ≤ 10 mmol/L。对于严格控制血糖的病人,注意同时给予营养支持治疗,预防低血糖的发生。

7. 血液系统功能支持 建议在血小板计数 < 10×10⁹/L时预防性输注血小板;如病人有明显出血风险,建议当血小板计数 < 20×10⁹/L时,预防性输注血小板;有明显出血风险服用双抗药物的病人即使血小板计数正常,也应考虑输注新鲜血小板。

三、手术治疗

外科手术治疗仅限于某些药物治疗无效的应激性溃疡出血与穿孔,约占应激性溃疡出血病人的10%。对于有手术适应证者应及时手术,如一味等待,到病情严重时再手术,病死率会很高。

(一)适应证

(1)在药物治疗中,每日仍需输血1 200 mL以上尚不能维持血压者。

(2)经输血及药物治疗,血细胞比容不升,仍有出血倾向者。

(3)纤维内镜检查证实上消化道出血来自胃或十二指肠溃疡病灶出血,经非手术治疗无明显好转,仍有活动性出血,24小时内需输血1 000 mL以上方能维持血压或血压不稳定者。

(4)高龄合并心、肺功能不全,药物治疗未能止血,又难以控制液体治疗者。

(5)虽然出血量不大,但伴幽门排空障碍者。

(6)有胃及十二指肠穿孔者。

(二)手术原则

对于颅脑损伤后应激性溃疡出血手术方式的选择意见尚有分歧。最早是做胃大部切除术,但术后常发再出血,说明胃大部切除术切除黏膜的范围不够,未能切除所有出血的病灶,或未能防止残留的黏膜产生新的出血病灶。全胃切除术止血效果固然好,但应激性溃疡病人全身情况极差,手术病死率很高,术后有很多后遗症。现在一般采用降胃酸和/或切除部分黏膜的手术以及胃血管的断流术。前者包括胃大部切除术、迷走神经切断术和迷走神经切断术加部分胃切除术。

(1)迷走神经切断术:不但能降低胃酸分泌,还能使胃内的动静脉短路开放,减少至胃黏膜的血流。有的资料表明迷走神经切断术的止血效果与胃大部切除术相似,但再出血率与病死率均比胃大部切除术低。

(2)胃部分切除术加迷走神经切断术:单纯胃次全切除术效果很差,约有半数病人术后再发出血,在此术式上加用迷走神经切断术,可明显改善疗效,并可治疗应激性溃疡,止血效果比单纯胃部分切除和迷走神经切断术均好,且再出血率比两者均低。有人主张作胃部分切除术后用Roux-en-Y法重建胃肠道,以防止胆汁反流,损害胃黏膜。

(3)全胃切除术:止血效果最理想,但手术过大,手术死亡率高,术后营养吸收影响较大。因此,要严格掌握全胃切除的适应证,除非胃黏膜糜烂出血范围很广泛,胃镜定位出血点在胃底或贲门周围,才行全胃切除。第一次行胃大部切除术后又出血者,应将胃近端切除。

(4)胃血管断流术:即将胃的血管除胃短动脉外全部(包括胃左、右动脉及胃网膜左、右动脉)切断结扎。据文献报道,其再出血率低,胃并不坏死,也不发生胃部分切除后的并发症。

(5)对于术后再出血的病人应尽早再次手术,最好采用近全胃切除或全胃切除术即止血效果可靠的手术,因为这类病人不可能耐受第二次术后出血和第三次止血手术。

第四节 预 防

一、积极的全身与局部营养的支持疗法

目前许多学者认为,急性胃黏膜病变实际上是多器官衰竭(MOF)的一部分,故防治也应从整体出发,除应用有效抗生素和及时纠正血容量外,要积极改善病人的营养状况,加强全身支持疗法,包括静脉高营养的应用等。蒙吉(Menguy)等证实,供能不足使胃黏膜中ATP及其他高能核苷酸含量下降,是胃黏膜损伤的重要原因。国内学者也有类似发现,提示能量物质供应,可以预防或减轻急性胃黏膜病变。

饥饿可增加对应激性溃疡的敏感性。肠内营养可中和胃酸、促进黏液分泌、增加黏液表面疏水性、促进黏膜表面上皮细胞更新,并具有促进内脏和肝循环,改善黏膜血流,防止黏膜内酸中毒和渗透障碍的作用。因此,重型颅脑损伤后昏迷病人,若无禁忌如胃肠反流、急性颅内压增高等,只要肠鸣音恢复正常,即可尽早进食。鼻饲要素饮食或葡萄糖。文献报道脂肪乳剂、鸡蛋蛋白、30%葡萄糖等要素饮食的防治作用优于西咪替丁。葡萄糖预防急性胃黏膜病变的机制虽不完全清楚,但很可能是葡萄糖对胃黏膜的直接供能的结果,与其全身作用无关,因为只有胃内灌注葡萄糖才起到保护作用,静脉或腹腔注射均无明显保护作用。谷氨酰胺有促进肠黏膜再生及氮平衡的作用,在肠内营养中给予谷氨酰胺可减少应激性溃疡的发生。但肠内营养亦存在一些问题,如许多重型颅脑损伤者存在胃排空不良,早期肠内营养可能加速胃内革兰杆菌的繁殖,也可能刺激促胃液素的分泌而降低胃内pH,配合应用抗酸剂或制酸剂效果较好。

二、消除颅脑损伤后应激性溃疡出血的高危因素

有研究显示,颅脑损伤严重程度、高龄、血压升高或降低、高血糖及高热、酸中毒及低氧血症可能是重型颅脑损伤病人继发应激性胃黏膜病变的危险因素。应积极救治颅脑损伤、纠正可能加重应激性胃黏膜病变的危险因素。

三、活血药物的应用

颅脑损伤后胃肠黏膜血流量下降及血液黏稠度增加是造成应激性溃疡出血的重要原因。因此颅脑损伤后保证胃肠黏膜血流量是防止应激性溃疡发病的一个重要因素,须依据具体病例和临床过程来处理。只要病人无出凝血障碍(出凝血时间、血小板计数、凝血酶原时间等均正常),临床上也无明显出血倾向(如创面大量渗血或出现皮下瘀斑、口鼻出血等),一般可于伤后或术后2~3天给予活血药物。

四、预防性药物的应用

在临床上,对于具有高危因素的,或伴有一定消化道症状的病人,尽管未能得到胃镜检查的诊断支持,也应考虑应激性溃疡发生的可能性,建议早期给予常规预防性抑酸治疗。预防性抑酸的目标是胃内pH>4,合并出血时建议将pH提升到6以上。PPI抑酸作用强,副作用少,作为治疗的首选。H$_2$RA由于不能抑制迷走神经促胃酸分泌,在神经外科或头部外伤病人的胃酸抑制治疗上有局限性,且在肾功能不全病人中代谢明显下降,需调整剂量,故作为备选。另外,同时可给予胃黏膜保护治疗,如胃黏膜保护剂硫糖铝、前列腺素E等。抗酸药及米索前列醇因其副作用较多,不作为临床一线用药。

(一)质子泵抑制剂

目前临床可以应用的PPI包括奥美拉唑、兰索拉唑、泮托拉唑、雷贝拉唑和埃索美拉唑,它们被认为是最为有效的抑制胃酸分泌的药物,作为应激性溃疡的首选药物。推荐在原发病发生后以标准剂量PPI静脉滴注,12小时一次,至少连续3天。PPI通过抑制壁细胞表面的H$^+$-K$^+$-ATP泵发挥作用,它能够调节胃酸分泌的最终步骤,从而有效地减少胃酸的分泌。因体液和血小板诱导的止血作用只有在pH>6时才能发挥作用,在有少量酸的情况下血小板聚集和凝血块形成受抑制,新形成的凝血块在pH<5时会被迅速消化,因此降低胃腔内H$^+$浓度对预防和控制应激性溃疡出血十分重要。

PPI的副作用较少,因而有着良好的适用性。头疼、腹痛、呕吐和其他胃肠道副作用可见于报道,尽管其发生率很低。通过细胞色素P450系统此类药物之间可能存在相互作用,其中奥美拉唑的风险最大。PPI可口服(片剂、胶囊和混悬液)或静脉应用。兰索拉唑和艾美拉唑可以制成粉剂以便于通过胃或十二指肠导

管给药,兰索拉唑还可以制成口腔分解片剂。

(二)H₂受体拮抗剂

H₂RA通过抑制位于壁细胞的H₂受体发挥效应,因此具有抑制胃酸分泌的作用。这一效应似乎选择性作用于H₂受体,而对其他的组胺受体没有明显的作用。

H₂RA的副作用相对较少,但由于其中枢神经系统毒性(包括混乱和幻觉)、血管收缩和正性肌力作用以及可能引起红细胞减少和肝炎限制了它的使用。此外,长期使用H₂RA可能产生耐药性,并且在用药后2～3天内即可出现。西咪替丁和雷尼替丁可以联合使用,而尼扎替丁和法莫替丁则应避免。由于大多数H₂RA可以通过口服和静脉两种途径用药,使得它们成为很多临床医生预防应激性溃疡的一线用药。

(三)胃黏膜保护剂

以硫糖铝为代表。硫糖铝是一种能够保护胃肠道的碱性铝盐,一般认为其有广泛黏膜保护作用。该药含硫酸双糖和氢氧化铝凝胶,对胃酸和胃蛋白酶分泌无直接作用,但内镜研究证明它可与黏膜上皮作用后凝结在溃疡的底部形成保护层,从而起到了一种防止胃酸侵蚀的"外套"作用,保护黏膜血流以及增加碳酸氢盐和前列腺素的分泌。硫糖铝与胃蛋白酶可形成复合物而使其失活。实验证明它还能增加胃黏膜的血流

量,刺激表皮生长因子进而促进黏膜细胞增殖,促进黏膜的再生与修复,另外,其杀菌作用、与磷的结合作用亦见报道。但是它不能够显著减少胃酸的分泌,也不能中和酸性物质,降低应激性溃疡出血相关风险的效果可能不及PPI。

(四)制酸剂

制酸剂常见的药物有氢氧化铝、氢氧化镁、碱式碳酸铋(次碳酸铋)、复方氢氧化铝片(胃舒平)、复方铝酸铋片(胃必治)、维U颠茄铝胶囊Ⅱ(斯达舒)、盖胃平片等。内含铝和/或镁的化合物为主,主要利用其中和胃酸的能力,用以缓解或预防因为胃酸过多所引起的胸口灼热感、胃胀气或消化不良的症状,也可用来治疗或预防溃疡的发生。制酸剂能够显著减少一些明显的出血(包括呕血、胃管内可见的出血、黑便和便血),但其降低应激性溃疡出血相关风险的作用不如PPI及H₂RA,对临床大量出血的病人无效。由于其用药较为烦琐(每1～2小时即需用药),且存在胃肠道副作用(如腹泻和便秘),制酸剂并不被广泛用于预防应激性溃疡。

(五)预防性药物停药适应证

当病人病情稳定,可耐受肠内营养或已进食,临床症状开始好转后,应将静脉用药改为口服用药,并逐渐停药,以尽量减少药物不良反应。

(陈　建　沈剑虹)

参考文献

[1] 江基尧.颅脑创伤临床救治指南[M].4版.上海:第二军医大学出版社,2015.

[2] JEON H K, KIM G H. Can nocturnal acid-breakthrough be reduced by long-acting proton pump inhibitors[J]? J Neurogastroenterol Motil, 2017, 23(2): 145-148.

[3] KEMP W J, BASHIR A, DABABNEH H, et al. Cushing's ulcer: further reflections[J]. Asian J Neurosurg, 2015, 10(2): 87-94.

[4] ALAIN B B, WANG Y J. Cushing's ulcer in traumatic brain injury[J]. Chin J Traumatol, 2008, 11(2): 114-119.

[5] 包瓒,邱炳辉,李青,等.早期肠内营养预防重型颅脑损伤病人应激性溃疡的临床研究[J].肠外与肠内营养,2016,23(3): 133-135,142.

[6] 潘晨,李丹丹,温爱萍,等.危重症患者应激性溃疡的危险因素及用药现状分析[J].中国药物应用与监测,2018,15(6): 363-367.

[7] KRAKAU K, OMNE-PONTÉN M, KARLSSON T, et al. Metabolism and nutrition in patients with moderate and severe traumatic brain injury: a systematic review[J]. Brain Inj, 2006, 20(4): 345-367.

[8] 柏愚,李延青,任旭,等.应激性溃疡防治专家建议(2018版)[J].中华医学杂志,2018,98(42): 3392-3395.

[9] 中国医师协会急诊医师分会.中国急性胃黏膜病变急诊专家共识[J].中华急诊医学杂志,2015,24(10): 1072-1076.

[10] 魏俊吉,常健博,江荣才,等.多中心神经外科重症患者应激性溃疡出血的危险因素分析[J].中华神经外科杂志,2018,34(2): 129-133.

[11] MARIK P E, VASU T, HIRANI A, et al. Stress ulcer prophylaxis in the new millennium: a systematic review and meta-analysis[J]. Crit Care Med, 2010, 38(11): 2222-2228.

[12] GARIB F Y, RIZOPULU A P. T-regulatory cells as part of strategy of immune evasion by pathogens[J]. Biochemistry (Mosc), 2015, 80(8): 957-971.

[13] ATHERTON J C. The pathogenesis of Helicobacter pylori-induced gastro-duodenal diseases[J]. Annu Rev Pathol, 2006, 1: 63-96.

[14] MADSEN K R, LORENTZEN K, CLAUSEN N, et al. Guideline for stress ulcer prophylaxis in the intensive care unit[J]. Dan Med J, 2014, 61(3): C4811.

［15］ COOK D, GUYATT G, MARSHALL J, et al. A comparison of sucralfate and ranitidine for the prevention of upper gastrointestinal bleeding in patients requiring mechanical ventilation. Canadian Critical Care Trials Group［J］. N Engl J Med, 1998, 338(12): 791-797.

［16］ NOURIAN A, MOHAMMADI M, BEIGMOHAMMADI M T, et al. Comparing efficacy of enteral nutrition plus ranitidine and enteral nutrition alone as stress ulcer prophylaxis［J］. J Comp Eff Res, 2018, 7(5): 493-501.

［17］ HUANG H B, JIANG W, WANG C Y, et al. Stress ulcer prophylaxis in intensive care unit patients receiving enteral nutrition: a systematic review and meta-analysis［J］. Crit Care, 2018, 22(1): 20.

第二十九章
颅脑损伤后水、电解质、酸碱紊乱

颅脑损伤尤其重型颅脑损伤后水、电解质和酸碱代谢紊乱是影响治疗结局的重要因素。颅脑损伤可造成水分供给、排泄和电解质在血管内外、细胞内外的分布紊乱，引起脱水或水潴留，钠、钾、钙、镁和氯等主要离子的过多和过少分布在血浆内和细胞内外间隙，造成一系列病理生理现象，出现相应临床症状，严重时可危及生命。

水和电解质是维持生命的重要的基本物质，在正常情况下，通过各系统和器官相互调节而稳定在内平衡状态下。但对颅脑损伤病人，水、电解质和酸碱平衡的处理，比其他各科临床存在特殊性，既有躯体其他部位创伤或手术前后的共同代谢变化所致，又有颅脑本身生理特点所决定的代谢异常。因此在分析其水电平衡紊乱时应结合其特点加以考虑：

（1）病人常有意识障碍或气道插管而难于准确表达或沟通。

（2）水与营养物质的摄入或补充与代谢需求极容易失衡。

（3）手术暴露、气管切开、引流、呕吐、发热、腹泻以及脱水和高渗性治疗等，易引起水、电解质和酸碱平衡紊乱。

（4）颅脑损伤后血-脑屏障多被破坏以及脑血管自身调节机制受损等，在纠正水、电解质和酸碱失衡时必须予以考虑。

（5）丘脑下部、垂体-第三脑室近旁等中线部位受累或受损会对神经内分泌产生影响。

（6）阵发性交感神经过度兴奋（PSH）容易造成呼吸性碱中毒，而贫血、休克及低氧易导致酸中毒。

综上所述，颅脑损伤或开颅手术后的病人因有其病理生理学的特殊性，故液体输入应有具体的治疗目标，最佳的液体治疗目标应是维持血容量平衡、保持正常的脑灌注压并能尽量减轻脑水肿。保持有效的脑灌注压和维持血流动力学的稳定对于维持脑神经元细胞内环境的稳定是至关重要的。但到目前为止，防止脑损伤后神经元继发损伤的液体治疗的最佳标准仍不明确。

第一节　液体治疗

一、液体治疗方法

液体治疗是颅脑损伤病人管理的重要组成部分，其涉及容量复苏与维持以及颅内压控制和延迟性脑缺血的防治。颅脑损伤病人的常规液体治疗可能会影响其临床预后。尽管其中危重者要给予等渗的液体以达到正常容量状态，但这需要依赖血流动力学监测才能明确。因此，意识到低容量和高容量状态的潜在危害就变得非常重要。对于这方面的研究，欧美近年来发布了几个重要的基于循证医学的指导性文件，其主要的态度是：① 应当把液体当成药物对待，应了解它的疗效和不良作用；② 重症病人推荐首选晶体液作为维持液或复苏液，不推荐白蛋白和其他胶体液；③ 液体替代治疗期间建议把重症病人的血容量正常作为治疗目标，液体平衡作为液体治疗的安全性终点；④ 不要仅采用中心静脉压作为指导重症病人液体治疗的终点及安全性终点。具体内容大致总结如下：

1. 一般液体治疗

（1）推荐使用晶体液作为神经重症病人的首选维持液（强推荐）。

（2）建议不要在神经重症病人中使用胶体液、含葡萄糖的低渗溶液和其他低渗溶液、白蛋白作为神经重症病人的维持液(低渗溶液:渗透压 < 260 mOsm/L)(强推荐)。

(3)建议不要在急性缺血性卒中病人中使用高浓度(20% ～ 25%)白蛋白(强推荐)。

(4)对于低血压的神经重症病人,建议使用晶体液作为一线复苏液体(弱推荐)。

(5)不建议在低血压的神经重症病人中使用合成胶体液作为复苏液(弱推荐)。

(6)不建议在低血压的神经重症病人中使用含葡萄糖的低渗溶液和其他低渗溶液作为复苏液(强推荐)。

(7)不建议在低血压的神经重症病人中使用低浓度(4%)白蛋白作为复苏液(强推荐)。

(8)不建议在低血压的神经重症病人中使用高浓度(20% ～ 25%)白蛋白作为复苏液(弱推荐)。

(9)不建议在低血压的神经重症病人中使用高渗盐水作为复苏液(弱推荐)。

(10)建议临床医生在给神经重症病人进行补液期间,考虑以正常血容量为目标(弱推荐)。

(11)建议整合多个血流动力学变量来指导多模式的治疗方案,从而优化神经重症病人的液体治疗(强推荐)。

(12)在对神经重症病人的液体治疗进行优化时,建议使用动脉血压和液体平衡作为主要终点指标(强推荐)。

(13)建议同时整合其他变量(如心输出量、混合静脉血氧饱和度、血乳酸、尿量),以优化神经重症病人的液体管理(弱推荐)。

(14)建议不要单独使用中心静脉压作为指导神经重症病人液体管理的终点指标(强推荐)。

(15)不推荐在神经重症病人中使用限制性液体管理策略(即整体液体负平衡)(弱推荐)。

(16)建议使用液体平衡作为神经重症病人液体管理的安全终点(弱推荐)。

(17)建议监测电解质(Na^+、Cl^-)情况作为神经重症病人液体管理的安全终点(弱推荐)。

(18)建议监测渗透压作为神经重症病人液体管理的安全终点(弱推荐)。

(19)不建议将中心静脉压监测作为神经重症病人液体管理的安全终点(强推荐)。

2. 病人颅内压升高时的高渗液体治疗

(1)建议使用甘露醇或高渗盐溶液来降低颅内压(弱推荐)。

(2)对于是否使用高渗乳酸作为颅内压升高病人降颅压的一线治疗,目前无法提供任何建议(没有建议)。

(3)建议预先设定一个触发指标,在颅内压升高病人满足该指标时开始高渗治疗(弱推荐)。

(4)建议同时使用临床和神经监测的变化情况作为颅内压升高病人开始高渗治疗的指标(强推荐)。

(5)建议将神经功能恶化(包括格拉斯哥昏迷评分的运动评分减少2分、瞳孔不对称或反应性丧失、头部CT结果恶化)和颅内压 > 3.33 kPa(25 mmHg)作为颅内压升高病人启动高渗疗法的触发指标(强推荐)。

(6)建议将颅内压阈值 > 3.33 kPa 作为独立于其他变量的触发指标,以启动降颅压的高渗治疗(弱推荐)。

(7)在启动高渗治疗的颅内压标准方面,颅内压阈值为2.67 ～ 2.93 kPa(20 ～ 22 mmHg)是否可以作为独立于其他变量的触发指标,目前无法提供任何建议(没有建议)。

(8)建议不要将2.00 kPa(15 mmHg)的颅内压阈值作为启动降颅压治疗的独立指标(强推荐)。

(9)建议对病人的血清渗透压和电解质进行监测,以防止高渗治疗的副作用(弱推荐)。

(10)建议监测病人颅内压对高渗治疗的反应,以防止高渗治疗的副作用(弱推荐)。

(11)建议监测高渗液对病人动脉血压和液体平衡的影响,作为防止高渗治疗的副作用的次要变量(弱推荐)。

总之,目前的指南建议在接受神经重症监护的病人,液体治疗应给予等张液体并保持正常容量状态。每日液体管理和维持的输注液体总量、成分和张力,都需要深刻理解这些导致病人二次颅脑损伤的病理生理学过程。许多因素影响着液体治疗的策略和脑血流以及氧合能力,故应使之最优化,以改善临床预后。

二、脱水

脱水是因水摄入不足或体液丢失过多所造成的体内水缺乏。水丢失时大多数伴有电解质尤其是钠的丢失,单纯脱水者少见。

根据水丢失程度,可分为:① 轻度脱水,失水量占体重2% ～ 3%;② 中度脱水,失水量占体重3% ～ 6%;③ 重度脱水,失水量占体重6%以上。

根据水和电解质特别是钠丢失程度的不同,又分为:① 高渗性脱水,水丢失多于电解质,血浆渗透压>310 mOsm/(kg·H_2O),尿比重和血清钠增高。颅脑损伤中常见于颅内压增高、大量呕吐,且长时间禁水、禁食者，或因病人昏迷，长时间行高渗性鼻饲饮食而补液不足或高热、大汗、输入过多、脱水剂以及伴有糖尿病者。② 低渗性脱水，电解质丢失大于水的丢失，血浆渗透压<280 mOsm/(kg·H$_2$O)，尿比重和血清钠降低。常见于反复呕吐，大汗后单纯补水而未补盐及大面积烧伤病人。③ 等渗性脱水，水和电解质以血浆正常比例丢失，血浆渗透压在正常范围。常见于胃肠道消化液短时间内大量丢失者。

既往所谓的"标准的颅脑损伤液体疗法"业已被业内广为诟病。总的原则是脱水过程中，不应限制液体和电解质的入量，应保持血容量的稳定和电解质平衡。

三、水潴留

正常人体水分含量占体重的45%～60%，成年男性占50%～60%、女性占45%～55%，婴儿占75%；随年龄增长比例逐渐下降。正常状态下体内水分出入基本平衡。临床颅脑损伤病人出现水潴留很少见，多因补液过多，因此预防显得十分重要。对可能诱发抗利尿激素分泌过多的疼痛、休克、颅脑损伤及颅脑手术后的病人，以及有心、肾功能不全的病人更应严格控制输液量。

对于已出现水潴留病人，基本治疗措施是严格控制摄入水量：轻症通过限制水、禁水、进干食，使水代谢呈负平衡，即可逐渐恢复。重症病人，由于脑细胞肿胀和脑组织水肿造成颅内压增高，引起严重神经系统症状，如惊厥、谵妄、共济失调、肌肉抽搐、癫痫样发作甚至昏迷或脑疝时，需迅速纠正。常用高渗溶液为3%～5%氯化钠溶液，一般剂量为5～10 mL/kg体重，先给100 mL（2～3 mL/kg体重）于1小时内缓慢静脉滴入；滴注完毕观察1～2小时，如病情需要可把余下的1/3～1/2量分次补给；同时用利尿剂，如20%甘露醇或呋塞米。严重病例或有肾功能衰竭者可采用透析疗法。

第二节　电解质紊乱

正常生理条件下，垂体前、后叶之间在下丘脑调控下保持功能协调，呈动态平衡。垂体前叶分泌的促肾上腺皮质激素（ACTH）和后叶释放的抗利尿激素（ADH）各自通过对细胞内、外液中电解质和渗透压的影响而维持机体内环境的稳定。

一、高钠血症

有研究指出，创伤后原发性严重高钠血症与预后不良有强烈相关性，因此高钠血症在的处理在颅脑损伤病人中需引起高度重视。

高钠血症主要由以下几个原因引起：① 严重颅脑损伤后病人长时间昏迷，摄水量不足；② 因高热、大汗、过度换气，特别是在气管切开时，从呼吸道丢失大量水分；③ 颅脑损伤后颅内压增高，持续、大量使用高渗液治疗，入量比出量少，脑室引流或胃管负压吸引致胃液丢失，均可使体液丧失过多；④ 尿崩症、鼻饲或输入高营养物质，不能充分利用而从尿中排出所产生的溶质性利尿（肾脏每排出1 g氮同时需排出40～60 mL水），使电解质潴留、脱水和氮质血症；⑤ 有时病人神志清楚又无尿崩症，但由于脑损伤使渗透压感受器功能障碍，病人口渴感丧失，ADH分泌不能相应增加，水分仍无节制地从尿中排出，形成神经源

性高钠血症；⑥ 病人有高血钠、高血氯，有时伴有氮质血症和酸中毒，而尿中排钠并不增加；⑦ 输注含钠药物所致钠入量增多；⑧ 病人原有肾功能不全，钠排出减少等引起。

水能自由进出细胞，而因钠泵机制使钠很难进入脑细胞内。高血钠时，血浆渗透压升高，细胞外高渗而细胞内低渗，但钠不易进入细胞内，重建细胞内外渗透压平衡过程很慢，需60小时左右。于是细胞以牺牲水作为代价来弥补之，水从细胞内移至细胞外，暂时增加细胞外液容量以缓和高血浆渗透压。但随着水从尿中排出，最后导致细胞内、外脱水（高渗性脱水）。

高钠血症的危害，主要在于血钠浓度过高造成的高渗透状态使细胞内水分被析出，导致细胞脱水，从而导致多组织器官的功能障碍。特别是脑细胞脱水，脑组织快速脱水皱缩会引起机械性脑血管牵拉而继发脑血管损害，脑毛细血管和静脉明显充血、蛛网膜下腔出血、脑皮质下出血、硬脑膜下血肿、脑内血肿、大静脉窦血栓形成、脑梗死均可发生，导致神经组织功能紊乱，造成一系列神经系统症状，甚至因脑组织的不可逆转性损伤而死亡。

颅脑损伤病人多伴较重意识障碍，故高钠症状常被掩盖，轻度症状不易被发现，但随病情发展，出现恶

心、呕吐、体温升高，常见神经症状为易激惹、尖叫、震颤、腱反射亢进、肌张力增高直至角弓反张、抽搐、癫痫、谵妄、嗜睡甚至昏迷。体检可见眼窝深陷，口唇及黏膜干燥，皮肤皱缩和血压升高。这些症状在脱水达体重的10%左右时出现。血清钠高于150 mmol/L时可诊断为高钠血症。按血钠水平可分为3级：① 血清钠介于150～155 mmol/L为轻度；② 血清钠介于156～160mmol/L为中度；③ 血清钠高于160mmol/L为重度。

严重脱水性低血容量性高血钠时，高速滴注低渗液体补充水分时会引起癫痫和脑水肿，亦可因此致命；反之，高血容量性高血钠会导致脑萎缩继发颅内出血而致死，其处理刻不容缓。

高钠血症的预后与血钠升高程度相关，故治疗的目标是将血钠降至160 mmol/L以下。因高钠血症与应用脱水剂关系密切，一旦确诊高钠血症，应减少脱水药物或停用，减少其含盐溶液的用量可降低血钠；如脱水严重，可给予5%葡萄糖水溶液或低渗的0.45%氯化钠的溶液。静脉补液期间应定期检测血清钠含量，可疑的情况下要加测血浆渗透压。

一般认为对脱水性高钠血症病人应补液多于补钠，但补液切勿操之过急。应分散在48～72小时内完成。如在24小时内集中补充时，可继发脑水肿、脑桥脱髓鞘病变、永久性脑损害而导致昏迷或死亡，通常24小时血钠不升高超过8～10 mmol/L。补液量主要根据血清钠上升值来计算。公式为：补水量(mL) = (血清钠测定值mmol/L − 142) × 体重(kg) × (常数) + 每日生理需水量1500mL，常数男性为4、女性为3、儿童为5。具体补给时，一般当日先补给计算值的一半，余一半第2天再补，而不宜全数一天补完，以免发生水潴留。鼻饲饮食中蛋白质含量每天每千克体重不要超过1 g，每24小时输入液体量应在2 000～3 000 mL。血清钠下降以每小时降低0.5 mmol/L为宜。

二、低钠血症

低钠血症在颅脑损伤、脑卒中(中风)、脑肿瘤及颅内感染性疾病病人中也是比较常见的电解质紊乱，近来报道在儿童颅脑损伤病人中也有较高发生率。低钠血症能降低血浆晶体渗透压，血钠过低能加重脑水肿，继发性脑损害将会发生，所以血钠水平必须维持在正常水平。低钠血症作为一种颅脑损伤后常见的并发症已被认识较长时间，但其发生率尚无精确统计，据文献报道从13.7%到33%不等。

成年人日丢失的盐总量为5～10 g，通常由进食中所含氯化钠补充可维持血钠平衡。对于颅脑损伤病人，引起低钠血症的主要原因多在于：① 为降低颅内压长期使用利尿剂如乙酰唑胺(乙酰偶氮氨)、氢氯噻嗪、利尿酸钠和呋塞米等，致使钠丧失过多。② 水潴留过多，如ADH分泌过盛。③ 输入过多无电解质的液体。④ 反复呕吐、长期胃肠减压等致钠丢失过多，或以上几种因素的综合。⑤ 中枢性低钠血症，包括脑盐耗综合征(CSWS)和抗利尿激素分泌失调综合征(SIADH)和尿崩症。CSWS是继发在中枢神经损伤后后一些利钠肽分泌增加使肾脏保钠功能下降引起的伴血容量减少的低钠血症。SIADH是指丘脑下部-垂体系统损伤，渗透压调节中枢功能紊乱而导致的低钠血症。尿崩症指由于下丘脑和垂体功能损害引起ADH分泌减少而出现肾排出大量低比重尿，伴有钠丢失。既往在神经外科病人处理中，曾有输液时不给生理盐水只给葡萄糖溶液而导致的稀释性低钠血症现已罕见。尽管有时体液减少可导致钠的缺失，但是通常钠缺失反映出的是水在细胞外间隙蓄积。对于头部外伤病人，此症通常由单纯性钠缺失或水潴留(稀释性低钠血症)所致。近年来对中枢性低钠血症的认识和报道逐渐增多，也显示出中枢性低钠机制的重要性。各种导致低钠的机制均有提出，从颅脑损伤后各个时间段各种激素水平不同的差异可看出中枢性低钠血症并不是由单一病理因素所决定的。对于颅脑损伤后血容量的变化及激素水平的改变引起低钠血症的机制尚需进一步的研究。

在处理低钠血症前应除外"高血糖""高血脂""高白蛋白"等几种"假性低钠血症"。有时，低血钠不引起任何明显的临床症状，只是在常规血清电解质和渗透压检测时发现。症状的严重程度与血浆低渗程度基本成正比。轻度缺钠者血清钠浓度在135 mmol/L以下，病人有疲乏、头晕、尿钠减少；中度缺钠病人血清钠在130 mmol/L以下，病人有血压不稳、视物模糊、站立性晕倒、脉搏细速等表现；重度缺钠病人血清钠在120 mmol/L以下，病人可出现神志不清，并可有昏迷、周围循环衰竭、血压下降；水分进入脑组织引起脑水肿可有头痛、抑郁、躁动、昏睡、抽搐，严重时可导致昏迷甚至死亡。实验室检查血清钠降低，但除非低至130 mmol/L以下，否则很少出现症状。血中尿素氮常有增高，尿中钠和氯均降低，尿比重低于正常。临床上常用测定血清钠离子和钾离子的和，如相加值 > 150 mmol/L为高张，< 140 mmol/L为低张；或血清氯离子(98～106 mmol/L)与二氧化碳容积含

量（25 ～ 29 mmol/L）之和，如相加值大于135 mmol/L 为高张，低于120 mmol/L 为低张。

在治疗低钠血症时可遵循2014年欧洲低钠血症临床实践指南（图29-1），它给予了详细的低钠血症的诊断流程。

此外，对严重低钠血症的治疗进行的详细地说明：第1小时推荐立即静脉输注3%高渗盐水150 mL（20分钟以上），后复查血钠浓度，在第2个20分钟重复静脉输注3%高渗盐水150 mL；建议重复以上治疗2次，或直到达到血钠浓度增加5 mmol/L。1小时后血钠水平升高 > 5 mmol/L，推荐停止输注高渗盐水，可输注0.9%氯化钠溶液且对因治疗。需要重点指出

的是，第1个24小时限制血钠升高超过10 mmol/L，随后每24小时血钠升高 < 8 mmol/L，直到血钠达到130 mmol/L。总之，对于严重低钠血症，为避免脑水肿的出现，需要高渗盐水紧急纠正，同时要根据以上标准，把握时间节点及时复查血钠，掌握升高幅度，避免渗透性脱髓鞘综合征的发生。

托伐普坦片是一种口服特异性精氨酸血管升压素（AVP）受体阻滞剂，用于治疗高容或等容性低钠血症伴心力衰竭、肝硬化、抗利尿激素分泌异常综合征。通常的起始剂量是15 mg、每日1次，餐前、餐后服药均可。服药至少24小时以后，可将服用剂量增加到30 mg，每日1次。根据血清钠浓度，最大可增加至

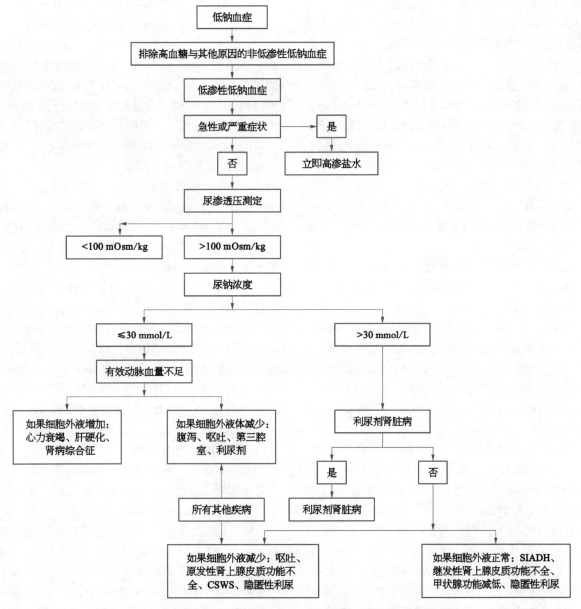

图29-1　低钠血症的诊断流程图（2014年欧洲低钠血症临床实践指南）

60 mg，每日1次。在初次服药和增加剂量期间，要监测血清电解质和血容量的变化，避免在治疗中出现血流动力学异常。

三、抗利尿激素分泌失调综合征

SIADH可见于垂体后叶ADH分泌过多、垂体以外ADH分泌过多以及外源性药物促使ADH作用过强三大原因。其中垂体后叶ADH分泌过多主要由于中枢系统疾病，如颅内出血、肿瘤或颅内压升高等引起下丘脑的压迫或损坏、下丘脑水肿、下丘脑垂体系统的血管痉挛、脑积水压迫下丘脑，使ADH异常释放。本病由施瓦兹（Schwartz）于1957年首次提出。

通常体液张力下降到一定程度的时候，ADH的分泌即终止，但是当各种中枢神经系统疾病存在的情况下，尤其颅脑损伤情况下由于下丘脑-垂体区损伤或手术等的刺激，使渗透压调节中枢功能紊乱，ADH的分泌失去控制，持续不断地分泌，导致肾小管加强水分重吸收，使细胞外液容量增加，引起稀释性低血钠。又由于细胞外容量增加，使醛固酮的分泌受到抑制，肾小管对钠的重吸收减少，尿中排钠增多，更加重细胞外液的低钠。由于水分不能排出体外即进入细胞内引起脑水肿，进一步加重下丘脑的损害，形成恶性循环。

单一的颅内压增高也可能引起ADH分泌失调。研究表明颅内压值与ADH释放量之间有直接关系，而且当颅内压升高时，ADH的释放并不会因低张性液体的输入而抑制。

SIADH的诊断依据是在肾和肾上腺功能正常，即排除肾炎、肾上腺皮质功能减退、肝硬化或心力衰竭等情况下发现：① 血清钠<130 mmol/L；② 尿钠>80 mmol/L；③ 血浆渗透压<270 mOsm/（kg·H_2O）；④ 尿渗透压高于血浆渗透压；⑤ 血清AVP>1.5 ng/L。ADH又称血管升压素，人类ADH为AVP，故利用放射免疫方法直接检测血中AVP含量，可为SIADH诊断提供直接证据。另外，SIADH经严格限水后可迅速好转，也可作为诊断依据之一。

SIADH导致渗透压性脑水肿，引起颅内压增高。其临床表现首先取决于低血钠、低血浆渗透压的严重程度和进展速度。一般在慢性低血钠、低血浆渗透压时，如血钠>120 mmol/L，血浆渗透压>240 mOsm/（kg·H_2O）时，可无任何症状；血钠<120 mmol/L时，最初表现为消化道反应如厌水、厌食、恶心，继以呕吐、腹绞痛等，随后出现神经系统症状，如肌肉跳动、抽搐、易激惹、不合作、嗜睡或失眠、肌无力、腱反射迟钝、Babinski征阳性、意识模糊、木僵等。血钠<105 mmol/L时，则表现出重症水潴留，如惊厥、昏迷，甚至死亡。有些病人血钠<105 mmol/L时仅见轻度嗜睡，而另一些病人血钠>120 mmol/L时已出现明显症状。这主要与低血浆渗透压发展的速度有关。一般急性低血浆渗透压时危害性大，血钠值与临床症状之间表现较一致，而慢性低血浆渗透压时，由于自动调节机制暂时缓和了低渗性脑水肿，故血钠值与临床表现并不一定吻合。

单纯电解质紊乱所引起的缺钠须与SIADH区别开来。典型的表现是伤后数天病人的意识状态逐渐减退，病人的反应较前更差甚至陷入昏迷。这种情况的出现要么是病人存在严重的迟发性脑水肿，要么是存在原发或继发性硬膜下血肿。尿量可以接近正常或者略有减少。像这样的病人如继续给予大量补液后果将不堪设想，因为这时液体在细胞外大量蓄积，病人将处于一种"自淹"（drowning in their own juices）的状态。

SIADH主要治疗措施是迅速减少输液，24小时限制入水量在1 000 mL以内，应为等渗液体，甚至严格控制在400～700 mL之内，通常数天内病人的症状即可得到改善。高钠饮食抑制ACTH-肾上腺皮质轴而兴奋垂体后叶，低盐饮食则相反。SIADH时低血钠伴高尿钠，提示机体并不真正缺钠，故补钠不仅不能矫正低血钠，反而足以兴奋ADH的释放，有害无益。如果动态观测中尿钠锐减至正常以下，则表示机体已处于钠的负平衡，此时可适量补钠。因此，每日常规同时测定血钠和尿钠不可缺少，切忌盲目补盐，尿钠值的多寡是决定补钠与否的关键。一般待尿钠下降时，24小时给予生理盐水250 mL是可取的。

对于血钠<120 mmol/L的急性严重病例伴意识模糊、抽搐等神经症状时，不论病因如何，治疗目的首在提高细胞外液渗透压以促进细胞内液移出至细胞外，从而减轻脑水肿；如症状较轻伴高血容量者，可在严格控制摄水、钠基础上，加用呋塞米促进利尿而减少细胞外液。如症状严重，可立即给予3%或5%高渗盐水，其速度可按每小时升高血钠2 mmol/L为准直至回升至130 mmol/L为止。此时，同时给予呋塞米1 mg/kg静脉滴注当为最佳组合。呋塞米能产生稀释尿，作用强而迅速，大剂量时对肾功能不全者亦有效，是目前稀释性低血钠时的首选药物，大剂量应用达24小时500～1 000 mg亦很安全。

SIADH时，存在垂体前叶ACTH功能的绝对或相对不足，故给予ACTH治疗是矫治ADH/ACTH失衡的治本之法，有助于恢复ADH/ACTH的动态平衡。文献中有人主张在给予ACTH的同时，另给予少量ADH（2～3 U），以期依靠外源性ADH封闭剂量来抑制内源性分泌,更有助于促进ADH/ACTH的平衡。

最近对升压素(VP)受体的研究提示VP分V_1和V_2两型。ADH作用于肾小管上皮细胞膜上的V_2型受体,激活腺苷酸环化酶,产生抗利尿作用。目前研制出的VP类似物,对V_2型受体具有选择性拮抗作用,如能用于临床,将成为治疗SIADH最理想的药物。

四、脑盐耗综合征

CSWS这一概念最早由彼得斯(Peters)等于1950年提出,其定义是指在颅内疾病期间出现的肾性钠丢失,导致低钠血症和细胞外液量减少。此后丁1957年SIADH被提出,当时利钠肽尚未被发现,人们误将这两者混为一谈。近年来文献报道显示,CSWS是神经外科病人发生低钠血症又一常见的原因,发生率仅次于SIADH,占脑外伤病人的6.5%～10.5%。

CSWS多发生在颅脑损伤、动脉瘤破裂后蛛网膜下腔出血(SAH)、颅内感染、病毒性脑膜炎或结核性脑膜炎及鞍区手术后的病人,甚至有报道发生于颅骨修补术后。关于CSWS的发生机制尚不清楚,主要伴有尿钠丢失和血容量的减少。目前认为脑通过体液机制和/或神经机制影响肾脏对钠的重吸收,从而导致CSWS。在体液机制的研究中发现,心房钠尿肽(ANP)、脑钠肽(BNP)、C型利尿钠肽(CNP)、树眼镜蛇利尿钠肽(DNP)在其发生中起了重要作用,另外哇巴因样复合物(OLC)、缓激肽、催产素、促肾上腺皮质激素、α和β黑素细胞刺激激素、甲状旁腺激素和降钙素可能都与CSWS的发生有关。以往对ANP的研究较多。一般认为,鞍区手术、颅脑损伤及SAH等引起下丘脑供血动脉损伤或血管痉挛,对下丘脑造成缺血性损害,使心脏ANP的中枢调节障碍,以致ANP释放增多。ANP是一种由28个氨基酸构成的多肽,能使尿中氯化钠排泄增加30倍,尿量增加10倍。在对SAH后低钠血症病人的研究发现,在SAH后早期血清的ANP和ADH浓度均增高,而在后期,血清ADH浓度恢复至正常,但ANP浓度仍持续高于正常。不过也有学者认为,ANP在脑内的浓度极低,不及心肌内浓度的万分之一,它与CSWS发生的关系尚有待进一步研究。近来研究认为BNP在CSWS发生中发挥重要作用。保罗・韦斯帕(Paul Vespa)认为,BNP在脑外伤后发生CSWS的机制中起了关键性作用,发现在SAH病人中前24小时BNP升高明显,但确切机制尚不清楚。利尿钠肽在中枢神经系统中释放是为了调节脑中钠和脑脊液的产生。有学者认为肾排出过多的钠是一种保护措施,可防止颅内压的升高或缓解脑血管痉挛的发

生,同时血清肾素和醛固酮也低于正常。DNP水平与CSW发生有明显相关性,研究发现在脑外伤后病人血中DNP水平明显高于对至于神经机制方面,推测可能与肾脏的交感神经活性下降有关。研究尚发现,下丘脑-延髓区域损伤可能与CSWS的发生有关。

临床上CSWS和SIADH鉴别较为困难,都伴有血清钠离子降低及细胞外液量的变化,主要不同在于血容量变化及肾排钠离子、氯离子的不同,出现以下情况应考虑CSWS:① 存在钠的负平衡;② 同时伴有血容量的减少;③ 尿钠及尿氯排出量增加,排出高比重尿;④ 中心静脉压降低可支持CSWS而排除SIADH;⑤ 对补钠和补充血容量治疗反应良好。血容量减少是CSWS的中心特征,也是与SIADH最重要的鉴别点。低钠血症伴随血液浓缩及血清钾、碳酸氢盐、血浆蛋白浓度的升高往往提示CSWS而排除SIADH。

CSWS的治疗主要以补钠和补充血容量为主。补钠可以采取口服钠盐或静脉输注等张盐水(0.9%氯化钠溶液)或高张盐水。以等张盐水补钠,会因所输入盐水的脱盐而使低钠血症进一步恶化。现多主张给予3%的氯化钠溶液持续滴注,同时可予应用氟氢可的松0.05～0.1 mg,2次/日,直到血钠恢复正常。加用氟氢可的松的目的是能提高肾小管对尿钠的重吸收率,减少尿钠丢失。补钠量可能通过测得血钠值与正常血钠差值乘以体重法估计。纠正低钠血症不宜过快,否则可能会引起脑桥髓鞘溶解。最佳的纠正速度尚不清楚,多数认为血清钠升高速度不超过每小时0.7 mmol/L,24小时内不超过10 mmol/L。

五、尿崩症

尿崩症常发生在垂体和下丘脑损害的病人,也可发生于头部外伤、细菌性脑膜炎、颅脑术后、使用苯妥英钠和酒精中毒的病人。在脑死亡和显著颅内高压病人中也可出现。其发生机制完全不同于SIADH,可能是由于直接创伤或继发性脑水肿影响到垂体-下丘脑轴,导致ADH的分泌减少,不能适应机体体液渗透压的升高,肾小管重吸收水减少,随之排出大量低比重尿,而血浆渗透压正常或升高(表29-1)。

尿崩症排出尿量标准为每小时大于30 mL/kg,或成人每小时尿量大于200 mL,伴有进行性加重的脱水及随之发生的高钠血症。病人每日排出大量低渗透压尿液而血浆渗透压因大量脱水而升高。化验检查尿比重<1.002。对于意识清醒的病人,由于体内正常渴感机制的存在,将饮入大量水分使组织张力保持在大致正常和稳定状态。如病人昏迷或额部、下丘

脑损伤而发生口渴感丧失，不能主动补足水分，尤其在同时静脉给予高渗溶液的情况下，可迅速发生严重的高张综合征。而事实上，在接受治疗的病人，起初由高渗溶液产生的利尿作用很难准确地与尿崩症相鉴别。此时需密切注意每小时尿量变化情况，并注意出入量保持平衡。如果没有给予病人超负荷的液体，又无肾功能衰竭的迹象，而病人尿量持续上升就应怀疑是尿崩症。起初血尿素氮和血细胞比容偏低，同时血钠和血浆渗透压可以偏低或正常。然而，血清钠和渗透压很快上升到很高的水平，以致病人死于高钠血症。

治疗的根本措施是补充与尿液丢失相等量的液体。意识障碍的病人采取静脉补液，每小时测定尿量和尿比重，每日测定两次血电解质，酌情进行调整。水分补充应在24～48小时完成，血钠下降应不高于2 mmol/L，因过快纠正高钠有可能引起癫痫发作和脑水肿。早期静脉输入含0.45%氯化钠的5%葡萄糖溶液，每24小时输入1 000～1 500 mL，以补充常见电解质的丢失，尤其注意血钠、血钾的补充，并注意监测血糖的变化情况。

反复检测血电解质作为衡量补盐的标准。在诊断明确以后，只要尿量达到300 mL以上并持续2小时以上，即可注射5～10 U的ADH，肌注或皮下注射，每6小时1次；或ADH类似剂醋酸去氨加压素0.5～2 μg静脉滴注，每8小时1次。这一治疗可迅速减少尿量，但一过性尿崩症不必使用该治疗。一旦使用ADH应减少静脉补液，以免产生水潴留。意识障碍的病人肌内注射ADH油剂后其疗效可维持2～3天。长期尿崩症者可鼻内吸入ADH粉剂。

六、低钾血症

血清钾浓度低于正常的3.5 mmol/L水平时，考虑存在低钾血症。脑创伤后常见的低钾血症原因大致有：① 经口摄入或经静脉补充不足；② 严重呕吐、经肠道丢失、高热或大量出汗；③ 长期高渗性治疗和利尿剂的应用；④ 大量葡萄糖和胰岛素注射和碱中毒时，钾离子转入细胞内，细胞外液、血清内钾减少；⑤ 急性肾功能衰竭的多尿期，或在大量输入盐水后，细胞外液内钠离子增多，促使钾离子从尿中排出；⑥ 临床治疗中的其他药物影响–除最常见的利尿剂外，抗感染药物、皮质激素等均易引起药源性低钾血症。低血钾可使机体的应激性功能减退。血清钾<3 mmol/L时，表现为肌无力；<2.5 mmol/L时，可有软瘫、腱反射迟钝或消失；<2 mmol/L时，可出现意识模糊、定向力障碍、嗜睡等，少数表现为烦躁不安、情绪激动等。心电图早期即可出现T波变平、倒置，QRS增宽，出现U波时即可确诊。化验检查血清钾<3.5 mmol/L即可确诊。在人工低温治疗期间，由于低温可造成髓袢升支的溶质再吸收减少，导致尿量增加和排钾量增加；此外，低温还会导致钾离子进入细胞内，因此在加速诱导降温阶段为防止低血钾的出现需进行监测和必要的补钾治疗；同时，低温也会降低血清镁离子、磷酸盐的浓度。在结束人工低温治疗后的复温阶段，往往也会出现高钾血症，但由于复温过程缓慢而平稳，所以通常血清电解质的波动程度较轻而无须特殊处理。

对低钾血症的病因做好积极的处理，有利于低钾血症的纠正。目前多数学者认为在颅脑损伤伤后或术

表29-1　尿崩症、抗利尿激素分泌失调综合征和脑盐耗综合征的区别

项　目	尿崩症	SIADH	CSWS
病　因	ADH分泌减少	ADH释放过多	利尿水钠肽类因子（如ANP、BNP等）释放过多
尿　量	每小时>30 mL/kg		
尿比重	<1.002		
尿钠（mmol/L）	<15	>20	>50
尿/血浆渗透压	降低	增高	增高
血　钠	高血钠	稀释性低血压	低血钠
血渗透压	高	低	
血容量	减少	正常或增加	减少

后就需预防低钾血症,特别是在用强脱水剂、大量葡萄糖注射液和肾上腺皮质激素时,应每天输入 $1 \sim 2$ g钾。当心电图出现缺钾或血清钾<3 mmol/L,或有代谢性碱中毒时,每天应输入 $3 \sim 6$ g钾。经外周静脉输液时每升液体中含钾量一般不超过3 g,并应缓慢滴注;而在经由中心静脉纠正严重低钾时,在严密监护与化验的前提下可适度提高补充浓度;有肾功能不全、少尿或无尿的病人须谨慎补钾。

七、高钾血症

高钾血症常见原因:① 由于摄入过多,大量输血、静脉补钾过多;② 肾排钾功能减退,如肾衰竭、盐皮质激素不足,应用保钾利尿剂等;③ 血清钾浓度高于5.5 mmol/L,常与肾衰竭、少尿或尿闭同时存在,或合并有其他部位严重创伤,细胞内钾大量流入血。

高钾血症病人可有神志模糊、感觉异常、肢体软弱无力表现。严重者可有微循环障碍表现如皮肤苍白、发冷、低血压等。主要危害为心肌应激性下降,出现心率缓慢、心律失常或传导阻滞。严重时可出现呼吸麻痹、心室纤颤。心电图显示T波高尖,QRS波群增宽。

一旦确诊高钾血症,应立即停用钾盐制剂,同时积极处理原发病,改善肾脏功能,防治心律正常。① 输入25%葡萄糖溶液100 $\sim$ 200 mL,按每3 $\sim$ 4 g糖加入胰岛素1 U,可促使 K^+ 向细胞内转移;② 静推5%碳酸氢钠溶液60 $\sim$ 100 mL,然后再静脉滴注100 $\sim$ 200 mL,以促进血钾向细胞内转移;③ 对肾衰竭、血清钾进行性或顽固性增高者,应果断采取血液净化治疗;④ 如血清钾超过7 mmol/L或出现心律失常时,立即静脉推注10%葡萄糖酸钙10 $\sim$ 20 mL或10%氯化钙5 $\sim$ 10 mL。

第三节　酸碱失衡

重型颅脑损伤常导致中枢性呼吸异常如PSH发作,加之脑损伤并发支气管黏膜下出血、神经源性肺水肿及肺部感染等,呼吸常出现异常。如伴胸、腹部等其他部位损伤并伴有疼痛、频繁呕吐或出血性休克等情况,均会出现酸碱平衡紊乱。诊断酸碱失衡时,应重视呼吸功能监护和以血气分析作为依据,结合紊乱原因、发展程度、代偿机能和临床表现等进行综合分析,科学地做出诊断,并及早针对性地进行纠正。

一、呼吸性酸中毒

呼吸性酸中毒是指肺泡通气及换气功能减弱,不能充分排出体内生成的二氧化碳(CO_2),以致血液中的二氧化碳分压($PaCO_2$)升高,引起高碳酸血症。换气不足是呼吸性酸中毒的最常见原因。多见于昏迷病人,因呼吸道不通畅、误吸、肺不张、肺部感染或脑干受损呼吸中枢抑制导致肺换气不足,或加之呼吸中枢对血液中 $PaCO_2$ 及pH变化极为敏感,引起动脉血氧分压(PaO_2)下降, $PaCO_2$ 升高,引起碳酸血症。 PaO_2 下降使脑组织缺氧,乳酸堆积,细胞膜通透性增加,脑水肿加剧; $PaCO_2$ 升高使脑血管扩张,脑血容量增加,颅内压增高,脑损害加重。

颅脑损伤病人出现呼吸性酸中毒时往往因病情较重而掩盖酸中毒症状,临床表现为呼吸困难、换气不足、躁动不安,多伴有缺氧表现,如气促、发绀、胸闷等,

严重时出现血压下降、谵妄、木僵、昏迷甚至死亡。血气分析提示pH<7.35、 PaO_2 <10.6 kPa、 $PaCO_2$ >5.9 kPa时,病死率明显升高,故呼吸性酸中毒是病情危重的表现,必须及时处理。单纯呼吸性酸中毒,血浆 HCO_3^- 不超过3 $\sim$ 4 mmol/L, $PaCO_2$ 每升高0.133 kPa(1 mmHg),血浆 HCO_3^- 增高0.3 $\sim$ 0.4 mmol/L;如标准碳酸氢盐(SB)和实际碳酸氢盐(AB)>32 mmol/L表明同时有代谢性碱中毒,若<22 mmol/L则表示有代谢性酸中毒。

治疗上在积极处理原发病同时,首要改善病人通气功能,及时了解、观察呼吸道及肺部情况,有效解除呼吸道梗阻,控制肺部感染,必要时行气管插管或气管切开进行控制性机械通气治疗。

二、代谢性酸中毒

严重颅脑损伤或颅脑损伤术后,尤其是脑水肿严重的病人,由于脑细胞缺血、缺氧,脑组织破坏,均可导致脑细胞内三羧酸循环受阻,丙酮酸转化为乳酸增加,产生代谢性酸中毒。

轻度代谢性酸中毒常被脑部病变掩盖。轻症者可无明显临床表现。重度者可表现为疲乏、嗜睡、感觉迟钝,烦躁不安;因代偿可出现呼吸深而快,呼吸频率可达40 $\sim$ 50次/分;面红,心率加快,血压常偏低,甚至昏迷。病人常伴有缺水症状,伴心律不齐、急性肾功不

全或休克。

代谢性酸中毒时，体内HCO_3^-减少，SB和AB<22 mmol/L，碱剩余（BE）<-3 mmol/L。$PaCO_2$在35～45 mmHg时多为急性代谢性酸中毒而无呼吸性代偿，>45 mmHg时常伴有其他原因引起的呼吸性酸中毒，<35 mmHg则为慢性代谢性酸中毒有呼吸代偿。须注意的是，对于颅脑损伤、脑缺血或脑水肿，当血气分析有关数据发生变化时，应进一步了解原因，注意有无其他部位损伤、休克或高热等。

治疗中在应用冬眠，静脉滴注低分子右旋糖酐或乳酸钠、乳酸林格液时，应同时大量应用20%甘露醇脱水，并施行人工过度换气疏通微循环，改善脑代谢，纠正脑缺氧，降低颅内压及减轻脑细胞酸中毒。碳酸氢钠具有作用迅速、疗效确切的优点，急用时可采用5%$NaHCO_3$高渗溶液。第1次剂量可按每千克体重2～4 mL计算，在0.5～1小时内快速滴入，及早纠正酸中毒，提高血钠浓度。所需纠正酸中毒的碳酸氢钠总量可用下列公式计算：体重（kg）×0.3×碱剩余数。通常先在2～4小时内输入计算值的半量，复查血气后再酌情补入其余的部分。对于此类病人需要连续监测碱剩余，以便随时调整治疗方案。

三、呼吸性碱中毒

呼吸性碱中毒是指肺泡过度通气，体内生成的CO_2排出过多，以致$PaCO_2$下降引起低碳酸血症。多见于颅脑损伤后脑水肿、颅内压增高，产生脑缺氧和$PaCO_2$升高，刺激呼吸中枢引起反射性过度通气；或原发性脑干损伤，伤后早期即出现自主性过度呼吸。

临床呼吸性碱中毒多有呼吸急促表现，神志清楚者主诉感觉头晕、胸闷、手足与面部麻木或感觉异常，手足抽搐，肌震颤、强直，呼吸由深快转为浅快或短促，甚至出现昏迷。诊断碱中毒程度主要依靠血气分析。

单纯呼吸性碱中毒，血浆HCO_3^-降低不超过3～4 mmol/L，$PaCO_2$每降低0.133 kPa（1 mmHg），血浆HCO_3^-仅降低0.4～0.5 mmol/L，HCO_3^-一般不低于15 mmol/L。血清钾和血清氯升高是呼吸性碱中毒的特点。

治疗措施包括应用纸罩或口罩呼吸，吸入含5%CO_2的氧气，以及补充酸性物质。有手足抽搐者，可静脉注射葡萄糖酸钙。对pH超过7.65的重症病人，可行气管插管并用呼吸机控制呼吸，同时可考虑补充氯化铵溶液，每千克体重给予10 mL 0.9%氯化铵，并视病情变化适量补钾。

四、代谢性碱中毒

代谢性碱中毒常见于颅脑损伤后病人不能进食，颅内压增高引起频繁呕吐，在限制摄入量的同时又大量脱水，使钠、氯排出增多，在纠正酸中毒时输入大量碱性液体等。代谢性碱中毒时氧合血红蛋白曲线左移，易出现组织缺氧，故应积极纠正。

代谢性碱中毒病人可有呼吸浅慢、嗜睡、性格改变、昏迷，也可以有低钾血症的表现。但颅脑损伤病人上述症状易被原发损伤掩盖。血气分析可判断其严重程度。代谢性碱中毒时，体内HCO_3^-增多，SB和AB>26 mmol/L，BE>+3 mmol/L；尿呈碱性，尿氯减少；可有低氯低钾血症。

治疗中应首先针对病因，如补足血容量。处理原则是补充合适的电解质。一旦发现有代谢性碱中毒，应将每日液体量控制在2 500 mL，以10%葡萄糖溶液为主，另用低分子右旋糖酐500 mL，同时注意补钾。在低氯、低钾性碱中毒时，要同时补充氯化物、钠和钾离子，可给予氯化钾和氯化钠。近年证明从中心静脉缓慢滴入0.1 mmol的盐酸液是有效和安全的，而氯化铵溶液疗效不够理想。计算补充盐酸的方法为：0.1 mmol HCl（mmol/L）量=[Cl^-正常值103（mmol/L）-Cl^-测得值（mmol/L）]×总体液量（体重的60%）×0.2。第1个24小时内一般给计算值的一半，最多只能给计算值的2/3。需注意纠正碱中毒不宜过快。注意监测血气和电解质，及时调整治疗方案。

（张国斌）

参考文献

［1］韩瑞章.颅脑损伤后水电解质酸碱紊乱［M］//江基尧.现代颅脑损伤学.3版.上海：第二军医大学出版社,2010.

［2］ADROGUÉ H J, MADIAS N E. Hypernatremia［J］. N Engl J Med, 2000, 342(20): 1493-1499.

［3］AGHA A, ROGERS B, MYLOTTE D, et al. Neuroendocrine dysfunction in the acute phase of traumatic brain injury［J］. Clin Endocrinol (Oxf), 2004, 60(5): 584-591.

［4］BENTSEN G, BREIVIK H, LUNDAR T, et al. Predictable reduction of intracranial hypertension with hypertonic saline hydroxyethyl starch: a prospective clinical trial in critically ill patients with subarachnoid haemorrhage［J］. Acta Anaesthesiol Scand, 2004, 48(9): 1089-1095.

［ 5 ］ BRUEGGER D, BAUER A, REHM M, et al. Effect of hypertonic saline dextran on acid-base balance in patients undergoing surgery of abdominal aortic aneurysm［J］. Crit Care Med, 2005, 33(3): 556-563.

［ 6 ］ BYEON J H, YOO G. Cerebral salt wasting syndrome after calvarial remodeling in craniosynostosis［J］. J Korean Med Sci, 2005, 20(5): 866-869.

［ 7 ］ CAPES S E, HUNT D, MALMBERG K, et al. Stress hyperglycemia and prognosis of stroke in nondiabetic and diabetic patients: a systematic overview［J］. Stroke, 2001, 32(10): 2426-2432.

［ 8 ］ CERDÀ-ESTEVE E, CUADRADO-GODIA G, CHILLARON J J, et al. Cerebral salt wasting syndrome: review［J］. Eur J Intern Med, 2008, 19(4): 249-254.

［ 9 ］ FALL P J. Hyponatremia and hypernatremia. A systematic approach to causes and their correction［J］. Postgrad Med, 2000, 107(5): 75-82.

［10］ FERRIS L M, ENGELKE C. Anoxic brain injury secondary to metabolic encephalopathy［J］. Optom Vis Sci, 2016, 93(10): 1319-1327.

［11］ FUJIKI S, KOOGUCH K, FUKUI M, et al. Case of cerebral salt wasting syndrome with difficulty in controlling excessive urine volume［J］. Masui, 2007, 56(3): 329-333.

［12］ GAO Y L, XIN H N, FENG Y, et al. Human plasma DNP level after severe brain injury［J］. Chin J Traumatol, 2006, 9(4): 223-227.

［13］ HANNON M J, THOMPSON C J. Neurosurgical hyponatremia ［J］. J Clin Med, 2014, 3(4): 1084-1104.

［14］ HOFFMAN H, JALAL M S, CHIN L S. Effect of hypernatremia on outcomes after severe traumatic brain injury: a nationwide inpatient sample analysis［J］. World Neurosurg, 2018, 118: e880-e886.

［15］ KOLMODIN L, SEKHON M S, HENDERSON W R, et al. Hypernatremia in patients with severe traumatic brain injury: a systematic review［J］. Ann Intensive Care, 2013, 3(1): 35.

［16］ LEONARD J, GARRETT R E, SALOTTOLO K, et al. Cerebral salt wasting after traumatic brain injury: a review of the literature ［J］. Scand J Trauma Resusc Emerg Med, 2015, 23: 98.

［17］ LI M, HU Y H, CHEN G. Hypernatremia severity and the risk of death after traumatic brain injury［J］. Injury, 2013, 44(9): 1213-1218.

［18］ MARTIN A, ROJAS S, CHAMORRO A, et al. Why does acute hyperglycemia worsen the outcome of transient focal cerebral ischemia? Role of corticosteroids, inflammation, and protein O-glycosylation［J］. Stroke, 2006, 37(5): 1288-1295.

［19］ MORO N, KATAYAMA Y, IGARASHI T, et al. Hyponatremia in patients with traumatic brain injury: incidence, mechanism, and response to sodium supplementation or retention therapy with hydrocortisone［J］. Surg Neurol, 2007, 68(4): 387-393.

［20］ ODDO M, POOLE D, HELBOK R, et al. Fluid therapy in neurointensive care patients: ESICM consensus and clinical practice recommendations［J］. Intensive Care Med, 2018, 44(4): 449-463.

［21］ ONUIGBO M A C, AGBASI N. Severe symptomatic acute hyponatremia in traumatic brain injury responded very rapidly to a single 15 mg dose of oral tolvaptan, a Mayo Clinic Health System hospital experience-need for caution with tolvaptan in younger patients with preserved renal function［J］. J Renal Inj Prev, 2016, 6(1): 26-29.

［22］ PETERSON B, KHANNA S, FISHER B, et al. Prolonged hypernatremia controls elevated intracranial pressure in head-injured pediatric patients［J］. Crit Care Med, 2000, 28(4): 1136-1143.

［23］ RAHMAN M, FRIEDMAN W A. Hyponatremia in neurosurgical patients: clinical guidelines development［J］. Neurosurgery, 2009, 65(5): 925-936.

［24］ RAJAGOPAL R, SWAMINATHAN G, NAIR S, et al. Hyponatremia in traumatic brain injury: a practical management protocol［J］. World Neurosurg, 2017, 108: 529-533.

［25］ RIBO M, MOLINA C A, DELGADO P, et al. Hyperglycemia during ischemia rapidly accelerates brain damage in stroke patients treated with tPA［J］. J Cereb Blood Flow Metab, 2007, 27(9): 1616-1622.

［26］ RIESE F, ROHN K, HOPPE S, et al. Hypernatremia and coagulopathy may or may not be useful clinical biomarkers in dogs with head trauma: a retrospective study［J］. J Neurotrauma, 2018, 35(23): 2820-2826.

［27］ SCHWARZ S, GEORGIADIS D, ASCHOFF A, et al. Effects of hypertonic (10%) saline in patients with raised intracranial pressure after stroke［J］. Stroke, 2002, 33(1): 136-140.

［28］ BRIMIOULLE S, ORELLANA-JIMENEZ C, AMINIAN A, et al. Hyponatremia in neurological patients: cerebral salt wasting versus inappropriate antidiuretic hormone secretion［J］. Intensive Care Med, 2008, 34(1): 125-131.

［29］ SHEN B, LI L, LI T. Concurrence of inappropriate antidiuretic hormone secretion and cerebral salt wasting syndromes after traumatic brain injury［J］. Front Neurosci, 2017, 11: 499.

［30］ SPASOVSKI G, VANHOLDER R, ALLOLIO B, et al. Hyponatraemia Guideline Development Group. Clinical practice guideline on diagnosis and treatment of hyponatraemia［J］. Eur J Endocrinol, 2014, 170(3): G1-G47.

［31］ SVIRI G E, SOUSTIEL J F, ZAAROOR M. Alteration in brain natriuretic peptide (BNP) plasma concentration following severe traumatic brain injury［J］. Acta Neurochir (Wien), 2006, 148(5): 529-533.

［32］ TAKIL A, ETI Z, IRMAK P, et al. Early postoperative respiratory acidosis after large intravascular volume infusion of lactated ringer's solution during major spine surgery［J］. Anesth Analg, 2002, 95(2): 294-298.

［33］ TOMMASINO C. Fluid management［M］//NEWFIELD P, COTTRELL J E, eds.. Handbook of neuroanesthesia. 4th ed. New York: Lippincott-Williams & Wilkins, 2007.

［34］ TUDOR R M, THOMPSON C J. Posterior pituitary dysfunction following traumatic brain injury: review［J］. Pituitary, 2019, 22(3): 296-304.

［35］ VAN DER JAGT M. Fluid management of the neurological patient: a concise review［J］. Crit Care, 2016, 31, 20(1): 126.

［36］ VEDANTAM A, ROBERTSON C S, GOPINATH S P. Morbidity and mortality associated with hypernatremia in patients with severe traumatic brain injury［J］. Neurosurg Focus, 2017, 43(5): E2.

［37］ AIYAGARI V, DEIBERT E, DIRINGER M N, et al. Hypernatremia in the neurologic intensive care unit: how high is too high［J］? J Crit Care, 2006, 21(2): 163-172.

［38］ WHITE H, COOK D , VENKATESH B. The use of hypertonic saline for treating intracranial hypertension after traumatic brain injury［J］. Anesth Analg, 2006, 102(6): 1836-1846.

［39］ WU X H, ZHOU X L, GAO L, et al. Diagnosis and management of combined central diabetes insipidus and cerebral salt wasting syndrome after traumatic brain injury［J］. World Neurosurg, 2016, 88: 483-487.

第三十章
颅脑损伤后代谢紊乱和营养

颅脑损伤特别是重型颅脑损伤可导致严重的全身代谢紊乱,代谢特点如下:

1. **高能量代谢** 为正常的 $1 \sim 1.5$ 倍。

2. **高分解代谢**

(1) 蛋白质代谢改变:表现为高尿素氮和负氮平衡。

(2) 脂代谢改变:为脂肪动员增加。

(3) 糖代谢改变:糖原异生增加,血糖浓度升高,但糖的直接供能却减少,糖的无效循环增加。

(4) 代谢有关的细胞因子生成增加:氨基酸从骨骼肌中丢失增多,肌蛋白降解增加。

(5) 神经内分泌激素增加:儿茶酚胺、糖皮质激素、胰高血糖素及甲状腺激素分泌增加。

(6) 电解质及微量元素改变:低血钾、低血镁、低血磷、低血锌及电解质紊乱。病人呈显著的负氮平衡状态,体重下降,能量储备耗竭,免疫功能低下,从而加重继发性脑损害,延长病情恢复时间并使颅脑损伤的死残率大为增加。

因此,颅脑损伤后应给予合理的药物及适当的营养支持,以减轻应激反应,纠正全身代谢紊乱。

第一节 高糖血症

早在1849年,伯纳德(Bernade)就描述了颅脑损伤后血糖升高的现象。此后这一发现被大量临床研究和动物试验所证实。血糖在颅脑损伤后瞬间升高,24小时内达到峰值,持续一定时间后逐渐降至正常范围。颅脑损伤后24小时内血糖峰值与颅脑损伤的伤情和预后密切关联,伤情越重,血糖越高,预后也越差。萨利姆(Salim)在对创伤中心收治的834名重型颅脑损伤病人的回顾分析中,采用逻辑斯谛(logistic)回归分析确定独立的死亡危险因素,研究确定持续性高血糖是重型颅脑损伤病死率的独立危险因素($P < 0.000\ 1$);实验证明在重型脑外伤病人中,高血糖与高病死率显著相关。赛义德(Seyed)在对122名平均年龄13岁,格拉斯哥昏迷量表(GCS)评分6分的颅脑损伤患儿的临床研究发现,死亡患儿入院前3天血糖水平明显高于存活者($P=0.003$、$P<0.001$、$P=0.001$)。研究表明,早期高血糖与不良预后相关,持续高血糖是重型脑外伤儿童和青少年病死率的一个强有力的独立预测指标。少岛游(Takanashi)等也回顾分析了88例颅脑损伤病人的临床过程,这些病人在入院时被分为不同的类别。重型颅脑损伤病人的血糖水平较高,为11.1 mmol/L(SEM 0.2);中型颅脑损伤病人的血糖水平较高,为9.5 mmol/L(SEM 0.2)。研究发现,严重残疾、植物状态或死亡病人的血糖水平明显高于恢复良好或中度恢复的病人,入院时血糖水平大于13.3 mmol/L的病人病死率为100%,提示入院时高血糖可能是脑损伤严重程度的重要指标和有力预测指标。因此,将入院GCS评分与测定血糖含量相结合,必然能够更为准确、客观地判断病情和估计预后。

研究表明,颅脑损伤后高糖血症能明显加重脑组织病理损害程度,增加脑缺血梗死灶的范围。血糖含量越高,脑缺血梗死灶范围越广泛。动物试验发现血糖升高会加重脑缺血后血-脑屏障的损害。高血糖的有害影响包括氧化应激增加、炎症级联激活、组织酸中毒、内皮功能障碍和血-脑屏障通透性增加。N-甲基-D-天冬氨酸受体(NMDAR)的刺激进一步损害微循环灌注,激活凋亡通路。在全身系统水平,高血糖会增加血液渗透压,刺激利尿导致低血容量血症,并可能引起炎症和免疫功能低下,最终导致脓毒症和器官功能障碍。对中枢神经系统方面,首先,高血糖会加剧神经元中的钙失衡和活性氧(ROS)的积累,导致细胞凋亡增加。其次,高血糖促进厌氧能量的产生,引起乳酸性酸中毒,使受损神经元能量代谢障碍,功能进一步恶化。再次,高血糖通过降低一氧化氮(NO)的利用率来降低脑损伤后的血液灌注。一氧化氮是血管扩张的关键介质。最后,高血糖会加重脑损伤后的炎症反应,通过血-脑屏障的破坏和白质的降解引起水肿、出血,导致功能结局恶化。

颅脑损伤后血糖水平升高是常见的并发症之一。由于血糖水平升高、血浆渗透压改变、酮血症与酸中毒等,病人可出现昏迷或致昏迷时间延长、伤口愈合不良及并发感染等。

颅脑损伤后出现高血糖的可能原因有:

(1)应激性反应:严重创伤使下丘脑-垂体-肾上腺轴和交感神经、自主神经系统被激活,导致血液中儿茶酚胺、皮质醇、胰高血糖素和生长激素水平升高,促进糖原分解和高代谢。这在丘脑下部损伤时更易出现。也常见于烧伤、心肌梗死、卒中、创伤等危重疾病病人。另有研究表明,颅脑损伤可降低胰岛素敏感性和分泌,导致胰岛素抵抗和葡萄糖稳态损伤。

(2)炎症反应:颅脑损伤引起的全身炎症反应综合征(SIRS),其中可能有两种机制导致高血糖,第一,在炎症反应中,一些细胞因子释放,包括肿瘤坏死因子(TNF)-α、白细胞介素(IL)-6、CD11d。研究表明,TNF-α通过降低脂肪细胞特异性基因水平和增加前脂肪细胞特异性基因水平,导致胰岛素抵抗和高血糖。第二,炎症反应增加促肾上腺皮质激素释放激素(CRH)水平,刺激垂体前叶促肾上腺皮质激素

(ACTH)的释放,导致血糖水平升高。一氧化氮在炎症反应中被激活,参与信号转导通路,导致肾上腺皮质酮释放,最终导致高血糖。

(3)医源性:手术、麻醉、治疗策略(包括血管活性药物及类固醇的应用、高渗透性葡萄糖或高热量物质补给过多)和心理因素也可能导致脑外伤病人,尤其是重度脑外伤病人的高血糖。

(4)隐性糖尿病:有些病人平时血糖、尿糖水平并不高,但当颅脑受到创伤后,其潜在的糖尿病便表现出来。此多见于老年人。

治疗上应采取综合措施:

(1)营养支持:有研究表明,早期有效的营养支持可改善胰岛素抵抗和病人预后。

(2)血糖控制:胰岛素可提高葡萄糖利用率,降低高血糖对脑细胞的损害。治疗中应监测血糖,静脉常规胰岛素是脑损伤急性期高血糖治疗的首选药物,应根据血糖水平升高情况适当应用胰岛素,同时减少皮质激素的使用。治疗过程中应注意钾离子水平变化,因胰岛素可使血清钾离子转移到细胞内,故应防止出现低钾血症。所以在使用胰岛素时,应根据需要适当地补充钾。尤其要注意勿使血糖水平下降过快,以防发生低血糖症,因为胰岛素引起的低血糖症可加重脑损伤。因此恰当和合理的血糖控制在颅脑损伤的治疗中是很重要的。大量研究表明,在创伤性脑损伤后,血糖水平 > 11.1 mmol/L 病人死亡风险增加,因此建议血糖维持 ≤ 10 mmol/L。但还需要进一步的研究来确定最佳的血糖范围。

(3)降低基础代谢率,减轻炎症反应。可予亚低温治疗。

第二节　低蛋白血症

机体的糖类储备很有限,肝糖原约200 g,肌糖原约300 g。颅脑损伤后肝糖原在6小时内即被耗尽,而肌糖原仅能被肌肉本身所利用。由于脑组织、神经组织、红细胞和肾髓质所需的能量几乎都由葡萄糖供应,因此,伤后体内葡萄糖的来源转由体内蛋白质和脂肪的糖异生所供给。于是肌肉蛋白分解加速,3-甲基组氨酸、锌、肌酸和肌酐增加,机体呈负氮平衡状态,出现低蛋白血症。当外源性能量及营养供给不足时,更会加速蛋白质的分解。中等度创伤时,每日尿氮排出量为10～15 g,相当于50～100 g蛋白质,严重创伤时可增至20～30 g,相

当于150～200 g蛋白质。颅脑损伤后此过程持续2～3周,尿氮排出峰值出现在伤后10～14天。

目前认为,颅脑损伤后尿氮排出同血浆中儿茶酚胺升高程度明显相关,儿茶酚胺含量升高越明显,尿氮排出越多,负氮平衡越严重。而伤后尿氮排出同血浆胰岛素含量变化进程的相似性,表明胰岛素抵抗的存在,其刺激合成代谢的作用削弱。因此,一方面由于高分解代谢状态肌肉蛋白分解为氨基酸加速;另一方面氨基酸合成蛋白质的过程受到抑制,于是机体出现低蛋白血症。此外,创伤后炎症递质及IL-1、IL-6、TNF

等细胞因子可能与尿氮排出增加有一定关系。

颅脑损伤病人发生低蛋白血症时会加重继发性脑损害,影响病情恢复。其潜在危险包括:

(1) 加重脑水肿。

(2) 延迟伤口愈合,阻碍脑组织结构和功能的恢复。

(3) 抗体产生受到影响,免疫功能降低,对感染抵抗力下降,感染发生率增加。感染是严重创伤常见的并发症之一,能加重机体损伤后代谢功能的变化,使病人对损伤的耐受力和康复能力明显降低。

(4) 影响呼吸功能:长期蛋白质缺乏,将严重影响肺功能和通气量。肺间质水肿,支气管分泌增多;呼吸肌功能因蛋白质分解代谢的影响出现呼吸功能不全,通气量减少;排出分泌物的力量降低,最终导致致死性肺炎形成。

(5) 外源性营养供给不足时,除肌肉蛋白外,体内其他蛋白质也同时被消耗,包括起重要代谢作用的蛋白质,如血浆白蛋白、各种酶类等均被利用供日常分解代谢需要,以致影响全身各脏器的功能,影响机体内环境的稳定。血红蛋白的减少,使循环系统携氧能力下降,加重脑组织缺氧,从而加重继发性脑损害。因此,对于颅脑损伤病人,特别是重型颅脑损伤,营养治疗是一种不可或缺的治疗措施。

第三节　营养支持疗法

为创伤性脑损伤病人提供足够的营养支持是几十年来临床面临的挑战。原发性和继发性损伤会造成独特的代谢紊乱,并伴有营养最佳时间和路径、适当的液体和电解质、药物管理、康复和吞咽困难等问题。由于大脑是代谢活动的功能调节中枢,创伤性脑损伤后可能发生复杂的代谢变化,包括激素变化、细胞代谢异常和炎症级联反应。代谢过程异常,主要包括高代谢、高分解代谢和葡萄糖耐受不良,已被公认为继发性损伤发生的重要因素,它们不仅会使住院初期治疗复杂化,而且可能对康复治疗产生负面影响。营养支持除了提供日常热量外,还被认为是治疗脑外伤后代谢紊乱的重要辅助疗法。

营养支持长期以来被视为重型颅脑损伤治疗中的支持性治疗。然而,随着目前研究的扩展,营养支持对病人预后的影响更加直接,营养现在被认为具有更大的治疗作用。营养不良和负氮平衡,再加上分解代谢应激和急性疾病的炎症和损伤,增加了并发症的风险。重型颅脑损伤与高代谢和炎症有关,这通常会导致感染、器官功能障碍和死亡。目前营养支持的目标集中在限制分解代谢反应和全身炎症和促进恢复到生理平衡状态。在重型颅脑损伤治疗中,摄入足够的能量和蛋白质与改善临床结果有关。根据临床实际制定关于营养支持的决策至关重要,以提供足够的能量和蛋白质,同时避免与营养支持相关的并发症。

一、营养支持疗法的临床应用

(一) 营养支持治疗的定义及评估

营养治疗被明确定义为通过胃肠管道装置进行肠内营养(enteral nutrition, EN)或通过中心静脉导管进行肠外营养(parenteral nutrition, PN),并发症包括过度营养和营养不足。根据美国肠内肠外营养协会(ASPEN)2016年指南,创伤性脑损伤病人应进行营养状况评估。目前国际广泛应用的评分表有营养风险筛查(nutrition risk screening, NRS)或危重病人营养风险(nutrition risk in the critically ill, NUTRIC)评分表两种,因为这两种评分表都包括营养状况和疾病严重程度。治疗小组可以使用筛查工具获得的评分来确定营养风险水平。

1. NRS-2002　属于筛查工具,只能判断病人是否存在营养风险,不能判定病人是否存在营养不良的风险,不能判定病人是否存在营养不良及营养不良的程度。

NRS-2002由3个方面组成:

(1) 疾病严重程度评分。评分1分:髋骨骨折、慢性疾病急性发作或有并发症、血液透析、肝硬化、一般恶性肿瘤、糖尿病;评分2分:腹部大手术、脑卒中、重度肺炎、血液恶性肿瘤;评分3分:颅脑损伤、骨髓移植。

(2) 营养状况受损评分。评分0分:正常营养状态;评分1分:3个月内体重减轻>5%,或最近1周进食量(与需要量相比)减少20% ~ 50%;评分2分:2个月内体重减轻>5%,或体重指数(BMI)18.5 ~ 20.5,或最近1周进食量(与需要量相比)减少50% ~ 75%;评分3分:1个月内体重减轻>5%(或3个月内减轻>15%),或 BMI < 18.5(或血清白蛋白 < 35 g/L),或最近1周进食量(与需要量相比)减少70% ~ 100%。

（3）年龄评分。70岁以上加1分。

评分≥3分时为有营养风险。

2. NUTRIC评分量表　见表30-1。

表30-1　NUTRIC评分量表

指　标	范　围	分　值
年龄（岁）	< 50	0
	50 ~ 75	1
	≥ 75	2
APACHE Ⅱ评分	< 15	0
	15 ~ 20	1
	20 ~ 28	2
	≥ 28	3
SOFA评分	< 6	0
	6 ~ 10	1
	≥ 10	2
伴随疾病	0 ~ 1	0
	≥ 2	1
入院至入ICU时间（天）	0 ~ 1	0
	> 1	2
IL-6	0 ~ 400	0
	> 400	1

注：APACHE Ⅱ：急性生理学和慢性健康状况评价Ⅱ；SOFA：序贯器官衰竭评定。

根据NRS-2002/NUTRIC评分，可将高营养风险的定义为：NRS-2002评分≥5分或者NUTRIC评分≥5分，此时病人为营养治疗的适宜人群，应接受营养支持治疗。

（二）营养支持治疗的方式选择

营养支持治疗有两种方式：肠内营养和肠外营养。国内外大量研究表明，接受肠内营养有助于最大限度地保留胃肠功能。70%的淋巴组织位于胃肠道，因此，胃肠道不仅是一个消化器官，而且是一个主要的免疫器官。对于危重症病人，肠内营养可能通过以下方式发挥作用。一方面，肠内营养通过维持肠黏膜细胞的正常结构、细胞间连接和绒毛高度，帮助维持黏膜的机械屏障。肠内营养启动时，分泌胃酸、胃蛋白酶、

IgA，维持黏膜生物、免疫、化学屏障的平衡，抑制肠道菌群的生长；另一方面，肠内营养被证明在恢复淋巴细胞刺激能力方面是有效的。膳食纤维可以清理肠道，促进肠道细胞的更新，维持胃肠道功能。然而，越来越多的高质量随机对照试验表明，单纯接受肠内营养难以达到蛋白质摄入量的标准，显然对危重病人有一定的局限性。单纯肠内营养可能与营养不良显著相关。在许多随机试验中，病人仅接受肠内营养治疗很难完全达到他们的目标。

综上所述，肠内营养比肠外营养更具有生理性，因此是首选的方法。对于无法达到肠内营养目标的病人，开始补充肠外营养的最佳时机存在争议。目前的指南支持接受肠内营养的病人在7 ~ 10天后不能满足至少60%的营养需求时补充肠外营养。为了减少与喂养不足相关的并发症，如果肠内营养不足，建议在第10天后补充肠外营养，但应根据具体情况做出决定。

（三）营养支持治疗的时机

美国2016年营养指南支持在重症监护病房（ICU）入院后24 ~ 48小时内开始管饲和肠内营养。根据指南，液体复苏应该已经完成，病人应该血流动力学稳定。肠内营养的目标应在48 ~ 72小时内达到，至少应提供目标热量的50% ~ 65%，以预防并发症和促进改善。早期营养干预可以抵消与危重疾病相关的代谢变化。

（四）营养需求量

因颅脑损伤病人能量需求变化较大，但用量出为入来设定目标能量最为准确，尤其对于肥胖病人，等热量高蛋白的摄入符合病人需求。具备监测条件的单位应对重型颅脑损伤病人进行间接能量测定，通过单体或整合在呼吸机或监护仪上的小型化模块，通过床旁、实时、连续、无创监测方式，判定总能量和蛋白供给量，达到个体化营养管理的目标。对于不具备监测条件的单位，目前的指南支持使用一个简单的基于体重的方程［每日104.65 ~ 125.58 kJ（25 ~ 30 kcal）/kg］来确定大多数重型颅脑损伤病人的能量需求。为避免因过量进食而引致的并发症，我们建议进食的热量不要超过每日146.50 ~ 167.43 kJ（35 ~ 40 kcal）/kg的上限。

除了热量，蛋白质的需求也必须确定，因为蛋白质对伤口愈合、免疫功能和维持肌肉质量至关重要。肌肉萎缩可能在危重症的早期迅速发生，有些病人可能会失去多达一半的肌肉。烧伤、外伤、卧床和肌肉麻痹可导致肌肉迅速减少和萎缩。减少肌肉消耗将促进重型颅脑损伤恢复阶段功能的改善。对于BMI < 30的病人，每天的蛋白质需求量从1.2 g/kg到2.0 g/kg不等。

二、胃肠外营养

（一）适应证

（1）肠内营养失败或严重并发症（反流误吸、胃潴留、严重腹泻）。

（2）肠内营养禁忌：短肠综合征、消化道出血、肠梗阻、肠麻痹等。

（3）颅脑损伤合并胸腹联合伤病人。

（4）胃肠外营养联合肠内营养治疗病人。

（二）输注途径

肠外营养可通过中心静脉和周围静脉两种途径给予。无论营养支持时间长短，还是肠外营养需特殊配方，应首选中心静脉营养。但对于某些病人，周围静脉营养支持也是适宜的，因其操作简单，且危险性亦较采用中心静脉导管小。采用周围静脉营养的适应证为：① 静脉营养支持时间不超过2周；② 中心静脉插管有困难或缺乏专业人员及器械。不宜采用周围静脉营养的情况有：① 长期静脉营养支持治疗者；② 病人热量和蛋白质需求大于周围静脉营养支持的安全极限者；③ 对液体摄入有限制者。

中心静脉插管包括经颈外静脉、头静脉、颈内静脉和锁骨下静脉、股静脉插管，以后两者为常用。目前国内外护理广泛开展的输液港及外周中心静脉导管（PICC）亦属于中心静脉置管，方便可靠。而采用周围静脉插管尽可能采用手臂静脉。

（三）营养需求与营养液配置

重型颅脑损伤病人处于高分解代谢状态，必须根据病人创伤或感染的不同情况精确计算营养素的需要量，尤其重要的是不可补充超过病人平衡所需的能量和氮。

1. 能量需求　仍参考指南每日104.65～125.58 kJ（25～30 kcal）/kg，适用于大多数重型颅脑损伤病人的能量需求。高代谢病人热量不要超过每日146.50～167.43 kJ（35～40 kcal）/kg的上限。每克营养物质氧化代谢产生的能量分别为：糖类17.46 kJ（4.17 kcal），蛋白质18.42 kJ（4.4 kcal），脂肪38.93 kJ（9.3 kcal）。1959年，弗兰西斯·莫瑞（Francis Morre）提出，为保证输入的氮能被用以合成蛋白质，每输入1 g氮（即6.25 g蛋白质），需要同时提供627.88 kJ（150 kcal）的热量。正常情况下机体能量来源于糖、脂肪、氨基酸。营养支持时人体能量的供给应以非蛋白热量来计算，氨基酸、蛋白质不作为能源物质。

2. 氮需要量　可根据氮平衡计算氮需要量，一般每天应补充氮0.2～0.3 g/kg。肠外营养最佳氮源是L-氨基酸溶液，应包括必需氨基酸和非必需氨基酸，其比例约为1：2。应激状态下可选用支链氨基酸溶液，有人认为它能减少体蛋白分解，增加氮潴留，促进蛋白质合成，同时支链氨基酸可抑制兴奋性氨基酸对神经细胞的损害。

3. 脂肪和糖类　肠外营养中最佳的非蛋白质能量来源应是糖和脂肪所组成的双能源。双能源系统优点：① 葡萄糖利用率下降，机体主要依赖脂肪分解供能。② 更好的氮积累，更低的CO_2产生。③ 提供必需脂肪酸。④ 更容易控制血糖。⑤ 适量提供葡萄糖可减少糖异生，减少蛋白质分解。⑥ 减少肝脏脂肪浸润。重型颅脑损伤后呼吸商较低，说明机体对脂肪的用量多于对葡萄糖的利用量。因此，非蛋白热量中由脂肪提供的应占50%以上，而葡萄糖的比例应适当减小，并适当应用胰岛素，以避免产生高糖血症。但应保证每天至少2 g/kg的葡萄糖供应，以满足机体的需求，减少机体蛋白质的消耗。

4. 电解质、微量元素和维生素　应根据病情变化的需要给予足量补充（表30-2）。维生素需要量不便估算，每天约需正常人需要量的2倍。病程初期不需补充锌，1～2周后每天补充1 mmol。适当补充磷酸盐以满足较高的能量需求，通常每天补充25～50 mmol即可。水分及电解质的用量须精确计算并随时调整，以避免加重脑水肿。

5. 临床常用肠外营养液　参考表30-2。

（1）糖制剂：葡萄糖，提供17.46 kJ（4.1 kcal）/g能量，浓度范围为2.5%～70%，浓度>10%用于中心静脉营养（CPN）。高渗糖的危害：细胞内失水，渗透性利尿，高渗昏迷。

（2）脂肪制剂：植物油+乳化剂（卵磷脂、大豆磷脂）+等渗剂（甘油）+水+氢氧化钠（pH调节剂，6.5～9.0）。脂肪乳剂提供的热量最大占50%；能量糖脂比2：1；提供能量38.93 kJ（9.3 kcal）/g；包括必需脂肪酸，携带脂溶性维生素。浓度范围：10%～30%。常用制剂：① 力能（中长链脂肪乳注射液，C_{6-24}）2 043 kJ（488 kcal）/250 mL；② 英脱利匹特（脂肪乳注射剂，C_{14-24}）30% 3 139 kJ（750 kcal）/250 mL。脂肪制剂更适合输液量受限制和能量需求高度增加的病人。

脂肪制剂优点：① 供能高；② 渗透作用小，可经周围静脉滴注；③ 供给必需脂肪酸；④ 无利尿作用；⑤ 手术和创伤时主要的能源；⑥ 代谢后呼吸商比较低；⑦ 代谢与内源脂肪相同。缺点：① 少数病人会产生乳糜血症。② 如本品还没有从血流中完全

表30-2　肠外营养中每天微量营养元素推荐需要量

无机微量元素		有机微量元素	
营养元素	需要量	营养元素	需要量
铁（Fe）	20 μmol（1.1 mg）	维生素A	1 000 μg（3 300 IU）
锌（Zn）	30～100 μmol（2.5～6.4 mg）	维生素D	5 μg（200 IU）
铜（Cu）	8～24 μmol（0.5～6.4 mg）	维生素E	10 mg
碘（I）	1.0 μmol（0.127 mg）	维生素K	150 μg
锰（Mn）	3～15 μmol（0.15～0.8 mg）	维生素C	100 mg
氟（F）	50 μmol（0.95 mg）	维生素B$_1$	30 mg
铬（Cr）	0.2～0.3 μmol（0.01～0.015 mg）	维生素B$_2$	3.6 mg
硒（Se）	0.4 μmol（0.03 mg）	维生素B$_6$	4.0 mg
钼（Mo）	0.2 μmol（0.02 mg）	维生素PP	40 mg
		维生素B$_{12}$	5.0 μg
		泛酸	15 mg
		生物素	60 μg
		叶酸	400 μg

清除，则将干扰其他实验室检测项目（如胆红素、乳酸脱氢酶、氧饱和度、血红蛋白等）。绝大多数病人从血液中清除本品的时间为输注后5～6小时。③输注速度慢，250 mL需要至少4～6小时。

（3）氨基酸制剂：蛋白质中氮的含量占16%，1 g氮相当于6.25 g蛋白质，氧化产生18.42 kJ（4.4 kcal）/g热量。可分为必需氨基酸、非必需氨基酸、条件必需氨基酸。常用类型：①平衡氨基酸，如8.5%乐凡命（复方氨基酸注射液，18A-Ⅱ）。②谷胺酰胺（Gln），如力太（丙氨酰谷氨酰胺注射液）。③复方氨基酸3AA：适用于肝性脑病、重症肝炎以及肝硬化、慢性活动性肝炎。④复方氨基酸9AA：用于急性和慢性肾功能不全病人的肠道外支持；大手术、外伤或脓毒血症引起的严重肾功能衰竭，以及急性和慢性肾功能衰竭。

（4）三合一（全合一）制剂：葡萄糖＋氨基酸＋脂肪乳＋电解质＋微量元素＋维生素。优点：渗透压降低，减少管路操作。常用类型：卡文［脂肪乳氨基酸（17）葡萄糖（11%）注射液］，每1 000 mL的配方如下：能量3 014 kJ（720 kcal）（糖37%，脂肪45%，蛋白质18%）；非蛋白热能为2 470 kJ（590 kcal），氮3.8 g；可经周围静脉或中心静脉进行输注。

（四）临床监测

肠外营养中及时有效的监测对于调整治疗方案、观察治疗效果、预防并发症的发生，是十分必要的。

1. **治疗效果的观察**　包括氮平衡、血浆蛋白的测定、免疫功能检查、体重变化等。

2. **不良反应监测**　应每天记录病人的一般情况，生命体征及液体出入量，定期检查心、肺、肝和肾功能，初期每1～2天检测血、电解质、血糖1次，3天后可每周测2次。接受脂肪乳剂进行肠外营养超过1周的病人应定期检查血脂。

（五）并发症及防治

1. **置管并发症**　在采用深静脉穿刺过程中可发生气胸、血胸、臂丛损伤、空气栓塞、出血、心律紊乱等并发症。因此，需由熟悉解剖并经过专业训练的医务人员进行操作。

2. **导管感染**　是肠外营养过程中一种严重的并发症，发生率为3%～7%。主要是由于肠外营养过程中无菌操作不严引起，应及时拔除静脉导管并对症处理，一般不会引起严重后果。

3. **代谢并发症**　常见有高渗性利尿、高糖高渗性非酮性昏迷、高糖血症、高脂血症、某些营养物质缺乏、代谢性酸中毒、水与电解质紊乱及淤积性胆囊炎等。及时有效的监测是防止并发症发生的最有效措施。

4. **脏器影响**　长期肠外营养可使胃肠道功能衰退，肠黏膜功能减退，肺部、肝脏脂肪浸润。

三、肠内营养

肠内营养在颅脑损伤病人的营养治疗中占有举足轻重的地位。如果肠子管用，就用它（If the gut works, use it）！，只要肠道有功能的病人推荐早期进行肠内营养治疗，但应在病人呼吸、循环功能稳定的情况下开始治疗。对于重型颅脑损伤病人采用肠内营养应严格掌握其适应证：① 肠鸣音正常；② 无应激性溃疡、消化道出血；③ 无腹泻或腹腔感染；④ 无肠梗阻。

肠内营养治疗有以下优点：

（1）维持消化道黏膜细胞结构与功能的完整性，增强消化道机械屏障、化学屏障、生物屏障的免疫屏障之功能，防止细菌移位造成的肠源性感染。

（2）直接营养胃肠道，营养物质经门静脉系统吸收后输送至肝组织内。使其代谢更加符合生理要求。有利于肝脏蛋白质的合成和代谢调节。

（3）刺激消化液和消化道激素分泌，促进胃肠蠕动，减少手术后相关并发症的发生。

（4）改善病人免疫状况。

（5）维持血清蛋白质浓度，有利于减轻脑水肿。

（6）监测方法相对简单，并发症少，费用低廉。

（一）供给途径

肠内营养供给途径取决于病情、喂养时间及胃肠道功能，包括有鼻胃管管饲、鼻-十二指肠或鼻-空肠管饲、经皮内镜下胃造口术（PEG）及空肠导管穿刺术等。如胃肠道功能完好，且短期使用，以鼻饲法最合适。床边鼻胃管置入操作简单，而鼻肠管盲插成功率较低。经国内外临床护理的大量研究，目前有几种成功率较高的鼻肠管置入方法：① 螺旋鼻空肠管置入（平卧位法、头前屈位法、头后仰位法）；② 胃镜下置管术；③ 数字减影血管造影（DSA）下置管术；④ 超声导引下置管术；⑤ 电磁定位导航辅助置管法。由于鼻胃管应用有一定的并发症，例如胃潴留造成反流误吸，而鼻肠管亦有其缺点，例如管径及侧孔较小，鼻饲药物时易造成堵管，故目前临床常用鼻胃管联合空肠管鼻饲进行营养治疗：① 鼻胃管在胃瘫及胃潴留时可用于胃肠减压，联合鼻空肠管进行肠内营养液进行支持治疗；② 胃肠功能正常时鼻胃管可用于鼻饲药物治疗，例如降压药、胃肠动力药及预防癫痫药物均可经管径及侧孔较大的鼻胃管进行鼻饲，同时鼻空肠管可持续滴注肠内营养液。

（二）供给方法

推注给液更接近正常进食状态，即在15分钟至1小时内将200～400 mL营养液输注到胃内。但其副作用较多，如腹胀、腹泻等，且目前成规格肠内营养液渗透压均较高，故使用成品肠内营养液时连续输入是首选的方法。最好采用输液泵24小时均匀输入，如以重力法滴注应严格控制滴注速度，最初以每小时40～50 mL速度滴入，以后逐渐增加，一般每小时进入量不超过100～120 mL，灌注量应逐渐增加，在2～3天总量达到2 000～3 000 mL。开始即以全容量和全浓度膳开始肠内营养，在肠道功能正常的病人和肠道有炎症的病人中，其胃肠道副作用发生率无明显变化。

（三）肠内营养的选择

目前，肠内营养品种较多，且各有其适应证。

（1）需要短时间内改善营养状况：瑞高，肠内营养乳剂，3 140 kJ（750 kcal）/500 mL，为复方制剂，适用于需要高蛋白、高能量、易于消化的脂肪以及液体入量受限的病人，特别是心功能不全病人，因不含膳食纤维，不推荐长期使用。

（2）需要长期进行肠内营养支持的病人推荐使用含膳食纤维的肠内营养制剂，包括能全力［肠内营养混悬液，2 093 kJ（500 kcal）/500 mL］、瑞代［肠内营养乳剂，1 884 kJ（450 kcal）/500 mL］，为复方制剂，因能量较低，可用于糖尿病病人，可经鼻胃管或鼻空肠管持续缓慢滴注。

（3）预消化制剂：百普力，肠内营养混悬液，2 093 kJ（500 kcal）/500 mL，成分为80%短肽及15%氨基酸，吸收率高，胃排空快，适用于经空肠喂养病人以及有反流误吸风险的鼻胃管喂养病人。

（4）糖尿病专用制剂：康全力，肠内营养混悬液，1 570 kJ（375 kcal）/500 mL。

（5）粉剂：适用于恢复期经口服用的病人及家庭鼻饲营养治疗，包括：① 能全素，整蛋白型肠内营养剂，每听6 279 kJ（1 500 kcal）/320 g；② 安素，肠内营养粉剂，每听7 325 kJ（1 750 kcal）/400 g。

（四）并发症防治

创伤病人进行肠内营养支持的原则：先少后多，速度不宜过快，滴注速度最好以输液泵控制，病人无不良反应后逐渐增量，同时逐渐减少肠外营养比例，直到全量肠内营养支持，停止肠外营养。营养液的温度应保持在37℃左右，采用电热加温器在输液器接胃管端，以免营养液过凉引起胃肠道并发症。

（傅西安）

参考文献

[1] SALIM A, HADJIZACHARIA P, DUBOSE J, et al. Persistent hyperglycemia in severe traumatic brain injury: an independent predictor of outcome[J]. Am Surg, 2009 , 75(1): 25–29.

[2] SEYED SAADAT S M, BIDABADI E, SEYED SAADAT S N, et al. Association of persistent hyperglycemia with outcome of severe traumatic brain injury in pediatric population[J]. Childs Nerv Syst, 2012, 28(10): 1773–1777.

[3] TAKANASHI Y, SHINONAGA M, NAKAJIMA F. Relationship between hyperglycemia following head injury and neurological outcome[J]. No To Shinkei, 2001, 53(1): 61–64.

[4] HARON R H, IMRAN M K, HASPANI M S M. An observational study of blood glucose levels during admission and 24 hours post-operation in a sample of patients with traumatic injury in a Hospital in Kuala Lumpur[J]. Malays J Med Sci, 2011, 18(4): 69–77.

[5] LI W A, MOORE-LANGSTON S, CHAKRABORTY T, et al. Hyperglycemia in stroke and possible treatments[J]. Neurol Res, 2013, 35(5): 479–491.

[6] RAU C S, WU S C, CHEN Y C, et al. Stress-induced hyperglycemia, but not diabetic hyperglycemia, is associated with higher mortality in patients with isolated moderate and severe traumatic brain injury: analysis of a propensity score-matched population[J]. Int J Environ Res Public Health, 2017 , 14(11): 1340.

[7] SHI J, DONG B, MAO Y, et al. Review: traumatic brain injury and hyperglycemia, a potentially modifiable risk factor[J]. Oncotarget, 2016, 7(43): 71052–71061.

[8] JUSTO MEIRELLES C M, DE AGUILAR-NASCIMENTO J E. Enteral or parenteral nutrition in traumatic brain injury: a prospective randomised trial[J]. Nutr Hosp, 2011, 26(5): 1120–1124.

[9] GODOY D A, BEHROUZ R, DI NAPOLI M. Glucose control in acute brain injury: does it matter[J]? Curr Opin Crit Care, 2016, 22(2): 120–127.

[10] GRIESDALE D E, TREMBLAY M H, MCEWEN J, et al. Glucose control and mortality in patients with severe traumatic brain injury[J]. Neurocrit Care, 2009 , 11(3): 311–316.

[11] HERMANIDES J, PLMMER M P, FINNIS M, et al. Glycaemic control targets after traumatic brain injury: a systematic review and meta-analysis[J]. Crit Care, 2018, 22(1): 11.

[12] WANG X, DONG Y, HAN X, et al. Nutritional support for patients sustaining traumatic brain injury: a systematic review and meta-analysis of prospective studies[J]. PLoS One, 2013, 8(3): e58838.

[13] COOK A M, PEPPARD A, MAGNUSON B. Nutrition considerations in traumatic brain injury[J]. Nutr Clin Pract, 2008–2009, 23(6): 608–620.

[14] O'LEARY-KELLEY C, BAWEL-BRINKLEY K. Nutrition support protocols: enhancing delivery of enteral nutrition[J]. Crit Care Nurse, 2017, 37(2): e15–e23.

[15] SHI J L, WEI L Y, HUANG R Z, et al. Effect of combined parenteral and enteral nutrition versus enteral nutrition alone for critically ill patients, a systematic review and meta-analysis[J]. Medicine (Baltimore), 2018, 97(41): e11874.

[16] FENG Y, BARRETT M, HOU Y, et al. Homeostasis alteration within small intestinal mucosa after acute enteral refeeding in total parenteral nutrition mouse model[J]. Am J Physiol Gastrointest Liver Physiol, 2016, 310(4): G273–G284.

[17] PASSIER R H A, DAVIES A R, RIDLEY E, et al. Periprocedural cessation of nutrition in the intensive care unit: opportunities for improvement[J]. Intensive Care Med, 2013, 39(7): 1221–1226.

[18] LIAO J M, FISCHER M A. Early patterns of sofosbuvir utilization by state medicaid programs[J]. N Engl J Med, 2015, 373(13): 1279–1281.

[19] MCCLAVE S A, TAYLOR B E, MARTINDALE R G, et al. Guidelines for the provision and assessment of nutrition support therapy in the adult critically ill patient: Society of Critical Care Medicine (SCCM) and American Society for Parenteral and Enteral Nutrition (ASPEN)[J]. JPEN J Parenter Enteral Nutr, 2016, 40(2): 159–211.

[20] 中华医学会创伤学分会神经创伤专业学组.颅脑创伤患者肠内营养管理流程中国专家共识(2019)[J].中华创伤杂志, 2019, 35(3): 193–198.

[21] STAPLETON RD , JONES N, HEYLAND D K. Feeding critically ill patients: what is the optimal amount of energy[J]? Crit Care Med, 2007, 35(9 Suppl): S535–S540.

[22] VAN DER MEIJ B S, WIERDSMA N J, JANSSEN J J, et al. If the gut works, use it! But does the gut work in gastrointestinal GvHD[J]? Bone Marrow Transplant, 2017, 52(3): 466–469.

[23] 郭燕梅,林雁娟,邵菲,等.三种鼻空肠管置管方法在机械通气患者中的应用研究[J].中华护理杂志,2018,53(5): 558–561.

[24] 金鑫,史颖,王德超,等.胃镜辅助下鼻空肠管置入及空肠营养在神经内科重症监护病房中的应用[J].中国内镜杂志,2018, 24(2): 28–32.

[25] 纪晓霞,陆肖娴,罗亮.DSA引导下置入肠内营养鼻空肠管的探索[J].江苏医药,2016,42(19): 2145–2146.

[26] 曹岚,叶向红,张丽娜,等.超声辅助四步法鼻空肠管置入在ICU中的应用[J].肠外与肠内营养,2018,25(3): 176–179.

[27] 高学军,章黎,田锋,等.床边电磁导航下放置鼻肠管在胃肠外科重症病人中的应用[J].肠外与肠内营养,2018,25(5): 277–280.

第三十一章
颅脑损伤后脑血管并发症

颅脑损伤后引起脑血管损伤并不少见,其重要性和对颅脑损伤病人预后的影响越来越受到人们的重视,外伤后损伤胸部、颈部、颅内血管都可能出现神经功能缺损。病人出现用脑组织损伤、颅内血肿难以解释的病情时特别需要引起注意,关注脑血管损伤的可能性。

第一节　外伤性动静脉瘘

一、创伤性颈动脉-海绵窦瘘

创伤性颈动脉-海绵窦瘘是指颈动脉和海绵窦之间自发或获得性的产生交通,使得动脉血直接进入海绵窦。

（一）病因

颈动脉在穿过岩骨后进入海绵窦,颈内动脉被海绵窦包绕,当颈内动脉本身或其海绵窦内分支破裂后,动脉血直接进入海绵窦,就形成了颈动脉-海绵窦瘘（carotid-cavernous fistula, CCF）。CCF多数是由于外伤引起的,约占75%,自发性CCF约占25%。施维尼茨（Schweinitz）和霍洛威（Hollyway）等于1908年首先报道CCF病例;早期报道收治入院的脑外伤病人发生CCF的概率约为1.8%,到1943年文献报道有810例。近20年来,随着交通事故的增加,特别是摩托车交通事故的增加,CCF的发病率有增加的趋势,北京天坛医院吴中学报道10年收治CCF病人400例即为一个例证。

颅脑损伤时颅底骨折可撕破颈内动脉或分支;骨折碎片刺破颈内动脉;颈内动脉损伤破裂形成假性动脉瘤后破裂等因素都可以形成外伤性CCF。火器伤直接损伤颈内动脉或分支也可以造成CCF。某些病人外伤后鼻出血,后鼻出血复发,病人可能没有CCF的临床表现,而造影发现为颈内动脉海绵窦段的假性动脉瘤。

（二）分类

1967年,帕金森（Parkinson）将外伤性CCF分为2型:Ⅰ型,海绵窦段颈内动脉本身破裂,与海绵窦形成直接沟通,也称为直接型CCF;Ⅱ型,海绵窦段颈内动脉的分支断裂形成的CCF,也称为间接型CCF。颈外动脉的分支也可以和海绵窦形成瘘。

巴罗（Barrow）等建议分为4型:A型,是指海绵窦段颈内动脉本身破裂,与海绵窦形成直接沟通;B型,是指颈内动脉脑膜支与海绵窦的交通;C型,是指颈外动脉脑膜支与海绵窦的交通;D型,是指颈内、颈外动脉脑膜支与海绵窦均有交通。

（三）临床表现

CCF的临床表现和瘘口的大小、部位、静脉引流的方式、动脉及静脉的侧支循环、病程的长短有关,眼上、下静脉引流眼眶静脉和海绵窦相通,大脑浅中静脉引流皮质的静脉经蝶顶窦和海绵窦相通,而海绵窦静脉血正常情况下通过岩上、下窦回流颈静脉球或通过导血管回流到翼丛。发生CCF后,海绵窦内的压力升高、动脉-静脉间的高速血流、与海绵窦相通的静脉压力升高等是CCF临床表现的原因。

1. **搏动性突眼**　CCF后海绵窦和眼部的静脉相通就会出现搏动性突眼,眼静脉回流受阻后导致眼球突出,可见到和脉搏同步的搏动。如果海绵间窦发达,一侧的CCF可以导致双侧突眼;如主要通过海绵间窦到达对侧眼静脉回流,则出现对侧的搏动性突眼。

2. **眼结膜充血和水肿**　眼静脉压力升高,回流不畅,组织液吸收障碍引起眼结合膜的充血水肿,严重的病人出现眼睑外翻。

3. 血管杂音 CCF的病人绝大多数有血管杂音，少数瘘口大的病人可能没有血管杂音。病人自己听到或医生听诊时可听到颅内连续的隆隆样杂音，心脏收缩期时杂音变大，杂音的变化和动脉搏动一致。压迫同侧颈动脉可使杂音减弱或消失。

4. 眼球运动障碍 多数病人有眼球运动障碍，主要是由于眼眶内容物容积增加（充血、水肿）机械性地影响眼外肌的活动，眼球朝各个方向活动都受限。某些病人的眼球活动障碍可能是由于脑神经损害引起，可能来自外伤骨折，也可能来自假性动脉瘤的压迫。最容易损伤的脑神经是展神经和动眼神经。

5. 视力减退 73%～89%的CCF病人有视力减退，严重者甚至失明。视力损害来自眼静脉压力的升高，导致视网膜及视神经缺血；静脉压力的升高也导致房水吸收障碍，造成继发性的青光眼；眼动脉血流被CCF"偷盗"也可导致视力的损害。长时间可导致视盘萎缩。如果病人眼静脉的侧支循环不足，眼静脉压力的急剧升高可在短期内导致病人失明。短期内视力急剧减退应视为急诊，应早期及时治疗以挽救视力。

6. 神经系统功能障碍及脑出血 出现皮质静脉引流和高压时，可导致脑组织静脉性梗死、出血、水肿或蛛网膜下腔出血，这是CCF最致命的危险因素之一。当造影发现皮质静脉逆向引流时，应尽早治疗。

7. 鼻出血 当CCF伴有假性动脉瘤，而蝶窦或筛窦有骨折，或假性动脉瘤逐渐扩大破坏蝶窦、筛窦骨质时，病人可发生严重的鼻出血。

8. 脑神经损害 除骨折可损害脑神经外，海绵窦的扩张压迫、海绵窦内假性动脉瘤、严重盗血致脑神经供血障碍，都可引起脑神经的损害，主要是第Ⅲ、Ⅳ、V_1、Ⅵ对脑神经。

（四）影像学表现

对于有典型眼部临床表现的病人，诊断较为容易，但对于眼部症状不明显，症状轻且逐渐缓慢发病的病人，就可能延误诊断甚至漏诊。体格检查时注意眼眶或乳突周围血管杂音的听诊，这种收缩期增强的搏动性杂音在压迫病人病变侧颈动脉后减弱或消失。

脑血管造影是诊断CCF的"金标准"。临床评估、磁共振成像（MRI）、计算机体层成像（CT）等有助于评估脑损害的程度。CT血管成像（CTA）及磁共振血管成像（MRA）也可用于CCF的筛选。

数字减影血管造影（DSA）诊断CCF时，要了解：① 瘘口的位置和大小。② 是否有假性动脉瘤。③ 海绵窦的静脉回流方式。④ 评估CCF的危险因素。⑤ 是否有其他合并的血管损伤。⑥ 颅内血管的

侧支循环状况。除常规进行造影外，在椎动脉造影或对侧颈内动脉造影时压迫病变侧颈动脉，了解侧支循环情况；如果侧支循环良好，在无法取得既堵瘘口又保留颈内动脉的情况下，最后可考虑闭塞颈内动脉。⑦ 颈外动脉的供血情况。少数外伤性CCF也有颈外动脉的分支参与供血；有些CCF病人在球囊栓塞后症状不能完全缓解，可能与仍然有颈外动脉的供血有关。

快速摄片的DSA有利于确定瘘口的位置。如果瘘口侧颈内动脉造影无法显示瘘口，可采用一些减缓血流的方法，如减少造影剂量并压迫同侧颈动脉的梅林格-千岛（Mehringer-Hieshima）法；采用椎动脉造影并压迫病变侧颈动脉的赫伯（Heuber）法，通过交通血管反流到颈内动脉再显示瘘口；也可采用双腔球囊导管进行造影，在造影前充盈球囊以阻断颈内动脉的近端血流，血流的减少有利于显示瘘口的位置和大小。

DSA的静脉期对CCF的诊断及治疗方式的选择有重要的意义。海绵窦向前方可向眼部静脉回流，出现眼部症状及体征。眼静脉可继续向面静脉及颈外静脉引流。如果常规的动脉入路及岩下窦静脉入路都失败的状况下可选择经颈外静脉-面静脉-眼上静脉-海绵窦的栓塞途径。海绵窦向后的静脉引流可通过岩下窦及岩上窦，故颈静脉-乙状窦-岩下窦-海绵窦也是CCF静脉治疗常用的途径。海绵窦向上方的引流经蝶顶窦到皮质静脉。

CT用于分析脑组织的损害及颅骨骨折的情况。蝶窦冠状位的骨窗位可显示是否有鞍底的骨折，如果有骨折，病人又有海绵窦内的假性动脉瘤，要警惕致死性的鼻出血。CCF病人的CT检查还可能发现眼上静脉的增粗、眼眶内容密度增高、鞍旁密度增高、脑组织的出血与水肿或蛛网膜下腔出血。

MRI检查能够敏感地显示脑组织的水肿。MRI还可显示成流空信号的增粗的眼部静脉、蝶窦或筛窦内是否有出血及流空信号（有流空信号提示假性动脉瘤存在）。

（五）治疗

对创伤性CCF的治疗在20世纪50年代后有了快速的发展。早期采用的近端血管阻断、颈内动脉海绵窦段孤立手术已经基本不采用。外科手术暴露海绵窦，直视下用铜丝填塞也逐渐淡出。而谢尔比年科（Serbinenko）及德布兰（Debrun）等提出的经动脉可脱球囊堵塞瘘口而保留颈内动脉的治疗方法成为主流。如果动脉入路失败，可采用静脉途径的栓塞术。

但是必须是在分析病人的临床表现、影像学诊断、

血流动力学后,根据病人的实际情况选择制定最合适的治疗方案。如果病人有脑内出血、蛛网膜下腔出血、鼻出血、严重的眼压升高、视力急剧减退、快速进展性突眼、皮质静脉引流等危险因素时,应尽早对CCF进行治疗。如果病人有快速进展性突眼,而一时又没有条件进行CCF介入治疗时,可进行外眦切开术以暂时缓解病情。

1. **经动脉可脱球囊栓塞术(图31-1)** 这一治疗方法是目前最简单、最经济的方法,疗效也是令人满意的。治疗后可立即感到血管杂音消失,眼球肿胀松解,数小时后结膜充血或水肿明显好转,眼球突出逐渐恢复,视力逐渐恢复。但已经失明的病人预后较差。

该方法的并发症及防治:

(1)球囊早脱:这是该方法的严重并发症之一。往往与球囊难以进入瘘口或长时间血管内操作有关,有时也与球囊安装不当或没有在体外进行球囊功能测试等技术操作有关。一旦球囊脱落,它可以随血流进入远端颈内动脉,造成脑梗死。

(2)症状复发:多因为瘘口未完全闭塞,或球囊过

早皱缩或移位造成。

(3)假性动脉瘤:海绵窦内的球囊皱缩或移位,而窦内的血栓尚未完全形成,原有的瘘口开放。对于出现症状或逐渐增大的假性动脉瘤需要治疗。

(4)球囊破裂:多因为海绵窦内有骨折碎片导致。

(5)海绵窦综合征:球囊充盈过度可累及海绵窦内的脑神经。

(6)过度灌注综合征:当病变侧瘘口"偷流"明显时,虽然有对侧颈内动脉和椎动脉的代偿,但有时病变侧大脑仍会处于"低灌注"状态,此时一旦血流立即被恢复,病变侧大脑瞬间恢复成高灌注状态,病人难以适应,容易出现头痛、眼球胀痛等不适。一般情况下症状可在1～2天自行缓解,但严重时需要积极处理。

(7)颈内动脉闭塞:球囊充盈过度,回抽球囊失败可导致。

2. **经动脉或静脉途径弹簧圈栓塞术** 当CCF出现以下情况时可以考虑进行弹簧圈栓塞治疗:① 瘘口小,可脱球囊无法进入海绵窦;② 海绵窦内已经填塞了一个或多个球囊,瘘口仍然没有闭合,又无

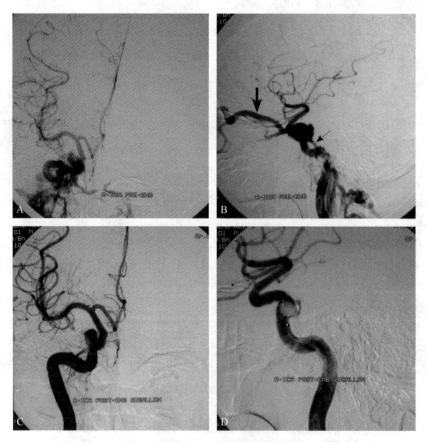

图31-1 外伤性CCF的可脱球囊栓塞术

A、B. 术前右侧颈内动脉造影(A:前后位;B:侧位),静脉引流主要通过眼上静脉(粗箭头)和岩下窦(细箭头);C、D. 采用可脱球囊2枚栓塞后(C:前后位;D:侧位),瘘口完全闭塞,完全治愈

法再送入球囊；③ 其他经动脉途径球囊栓塞失败的病人。

采用弹簧圈栓塞治疗CCF时要注意保留颈内动脉，因此可解脱弹簧圈（机械解脱、电解脱或水解脱）在安全性上优于游离弹簧圈。但目前这些弹簧圈的价格昂贵，而致栓性较差，因此，采用游离的带纤毛铂金弹簧圈仍然是最佳的选择。可结合两者的优点混合使用，保证颈内动脉的通畅。也可以采用球囊保护技术进行海绵窦内的致密栓塞。弹簧圈栓塞CCF必须致密地栓塞，疏松填塞往往无法治愈病人。

采用静脉途径弹簧圈栓塞治疗CCF的重要问题是栓塞的顺序。如果弹簧圈首先栓塞海绵窦连接主要回流静脉的部分（如岩下窦），而连接蝶顶窦及眼上静脉的通路仍然通畅，就可能导致皮质及眼部静脉引流量的急剧增加，出现颅内出血或眼部症状迅速恶化的危险。因此，首先应该栓塞连接蝶顶窦、眼部静脉和后颅窝静脉的海绵窦部分。经静脉途径有多种，最多采用的是经乙状窦-岩下窦-海绵窦途径，这有利于按顺序栓塞，如果岩下窦闭塞或超选失败，可采用颈外静脉-面静脉-眼上静脉-海绵窦入路，也可采用面静脉直接穿刺、眼上静脉切开穿刺或经皮海绵窦直接穿刺的方法。

支架辅助下弹簧圈栓塞治疗与永存原始三叉动脉（persistent primitive trigeminal artery, PPTA）相关的高流量CCF是有效的并且是合理的，这种方法可以减少所需的弹簧圈的数量并且可以减少操作时间。

3. **覆膜支架**　将覆膜支架置入到瘘口段的颈内动脉，保留了血流通畅而阻断了瘘口。目前主要采用的是球囊扩张的覆膜支架。

4. **颈动脉压迫法**　少数病人在压迫颈动脉后CCF愈合，原因可能是压迫远端颈动脉血流减少、压力降低及颈静脉内压力升高导致瘘口血流减少，促进了海绵窦内血栓形成。应鼓励病人自己进行颈动脉的压迫，方法是用病变对侧手压迫病变侧颈动脉，每次压迫的时间1分钟，每30分钟重复一次。病人自己压迫的优点是如果出现了脑缺血的表现，乏力的对侧手会自动松开。颈动脉压迫法也可用于CCF介入治疗没有完全愈合的病人。

5. **自愈**　巴硕·伊姆普里查库（Prasert Iampreechakul）等人报道有少部分创伤性CCF病人可以通过瘘口周围的血管内形成血栓而自行恢复，但是这种病例极其罕见，绝大多数病人依然需要积极地采取相应的治疗。

二、创伤性椎动脉动静脉瘘

创伤性椎动脉动静脉瘘比较少见，多发生于颈部创伤，特别是火器或锐器造成的颈部开放伤；当闭合性损伤造成枕大孔及颈椎骨折时，也可发生。椎动脉动静脉瘘最多发生在椎动脉的第二及第三段，多数静脉回流至颈静脉，但也有约1/4引流入髓周或硬脊膜外静脉丛，引起椎管的静脉高压。

多数的椎动脉动静脉瘘是一种无症状的良性病变，约有30%的病人是通过听诊发现的。少数病人出现症状。临床表现和动静脉瘘的流量、流速，静脉引流的方式相关。约60%的症状性病人有动静脉瘘的高流量症状，包括耳鸣、颈部血管杂音、眩晕；10%的病人出现神经系统损害症状，主要原因是盗血及静脉高压；少数病人由于椎管内的静脉高压或占位效应出现脊髓压迫及缺血症状。

DSA是确诊手段，某些病人通过超声检查能发现椎动脉的快速血流及动脉化的颈部静脉丛。血管造影将显示椎动脉动静脉瘘的典型表现，首先应在锁骨下动脉进行造影，确定瘘的供应动脉及瘘的位置，然后进行椎动脉的造影。造影还应包括对侧椎动脉、双侧颈动脉及可能供应瘘口的血管，分析动静脉瘘本身及脑动脉侧支循环。在栓塞瘘口前特别注意颈部可能有的根髓动脉。

同CCF一样，椎动脉动静脉瘘的最佳治疗方案是在静脉端堵塞瘘口而保持椎动脉的通畅，因此，最多采用的方法是经动脉途径的球囊闭塞术，方法和要点同CCF的球囊栓塞术。如果保留椎动脉的球囊栓塞术失败，可以考虑瘘口段椎动脉的血管内孤立术、覆膜支架置入，或将瘘口及椎动脉同时闭塞。

第二节　创伤性颅外动脉夹层及动脉瘤

一、病因

穿通性损伤，可发生在火气伤和刀刺伤，血管损伤后可以造成血流的障碍，严重的损伤可以造成血管的横断，而更多的来自血管的夹层、血管壁内血肿、假性动脉瘤的形成，或者是周围软组织血肿对血管的压迫。

严重低灌注而没有足够的侧支循环、血栓形成和/或栓塞都可以造成神经功能损害。头颈部损害可以损伤颅外颈动脉和椎动脉，其中颈动脉损伤多于椎动脉，因为颈动脉范围较广，而椎动脉位置更深，部分受到骨质的保护。琼斯（Jones）等报道一组274例颈部穿通伤中，颈动脉损伤占4%，椎动脉损伤占1%，颈动脉的损伤多位于颈总动脉段。颅外颈动脉和椎动脉的损伤也可能形成动静脉瘘。

闭合性颅脑损伤，特别是导致头颈过伸、过曲、旋转、挥鞭样运动的交通伤容易损伤脑血管，颈动脉的某些部位特别容易受到损伤，如颈（C）$_{1\sim3}$水平段的颈动脉，此处颈动脉紧邻其背侧的C$_{1\sim3}$横突，颈内动脉的岩骨段也容易受到骨折的直接损害形成假性动脉瘤。颅外椎动脉从C$_6$横突孔开始一直到进入硬膜的节段（V$_2\sim$V$_3$段）都可能受到损害，特别是C$_{1\sim2}$水平段和入颅段，此处的椎动脉除了周围的横突孔之外，还位于寰椎后弓上表面的骨沟中。横突孔、寰椎后弓的骨折，寰枢椎间、寰枕间韧带的损伤也可以导致椎动脉的损伤，某些病人甚至是因为不当的头颈推拿手法受到伤害。

二、临床表现

1. **脑缺血的临床表现**　头颈部动脉夹层及假性动脉瘤最危险的症状之一是脑缺血。动脉夹层严重时可造成动脉的完全闭塞，而夹层或假性动脉瘤内血栓形成也可造成远端血管的栓塞。如果出现脑组织损害无法解释的偏瘫或四肢瘫、失语、大片状脑梗死时应留意血管损伤的可能。

2. **局部占位效应**　颅外颈动脉假性动脉瘤最危险的另一症状是呼吸困难，原因可能是血肿的直接压迫，也可能是血肿压迫损伤迷走神经造成呼吸肌及咽喉肌麻痹，并可能出现声音嘶哑、呛咳症状；也可能损伤交感神经出现霍纳（Horner）综合征。

3. **颈部疼痛**　也较为常见。椎动脉损伤或夹层通常表现为后颈部的疼痛。

4. **搏动性包块及血管杂音**　假性动脉瘤常常形成为一个中等偏软的包块，大小不等，局部皮温较周围要高，应防止施行不必要的局部穿刺引发大出血或加重病情；假性动脉瘤内可以产生涡流，部分病人可以在局部听诊到粗糙的隆隆样连续性杂音，压迫患侧颈动脉后杂音可减弱或消失。

5. **延迟性的蛛网膜下腔出血**　外伤后椎动脉夹层发生脑梗死7年之后出现蛛网膜下腔出血也有报道。因此，即使椎动脉夹层血管成形术之后依然需要注意复查，防止延迟性蛛网膜下腔出血的发生。

三、诊断

仔细询问病史，在注意病人神经组织损害的同时注意头颈部血管损伤的可能性。头颈部的视诊及听诊十分重要。颈部的CT检查可显示椭圆形或不规则的高密度影，目前的多排CTA及MRA都可以很好地显示较大的头颈部动脉夹层及假性动脉瘤，是十分有效的非创伤性检查手段。DSA是确诊手段，动脉夹层时可显示损伤侧血管的闭塞，或造影剂的滞留、外溢；要看清血管夹层或破口的部位，应采用快速摄片的方法，或采用近端压迫减慢血流的方法；而造影所见的假性动脉瘤往往比实际瘤体要小，因为造影只显示了瘤腔内有血流的部分，而无法显示血栓形成的部分；某些颈动脉夹层后可压迫同在血管鞘内的颈静脉，造成颈静脉血流减慢或中断。

四、治疗

创伤性颈动脉夹层或假性动脉瘤并不都需要治疗，某些夹层及假性动脉瘤可能自愈，多数的可以采用抗凝和抗血小板聚集的治疗。如果血肿扩大或药物治疗后仍然出现脑缺血临床表现，就应该治疗。火器或锐器造成的颈部血管损伤大出血，需急诊进行清创找到血管破裂并修补血管。对于外科手术可以暴露的颅外假性动脉瘤，直接手术修复效果理想。但如果损伤部位高，解剖部位深在，外科切开修补困难时，可以进行血管内介入治疗。夹层动脉瘤需要治疗时，多采用介入方法。

对假性动脉瘤不能进行压迫，因为压迫可能导致血栓进入动脉而引起脑动脉栓塞；介入治疗可选择直接经皮穿刺瘤腔弹簧圈栓塞治疗或经动脉途径栓塞治疗，直接弹簧圈栓塞治疗应注意保留载瘤动脉的通畅，由于假性动脉瘤多较大，单纯采用弹簧圈栓塞治疗往往难以达到致密栓塞，可采用带纤毛弹簧圈栓塞以增加致栓性，但动脉壁的破口仍然难以完全愈合。因此，目前对假性动脉瘤较多采用覆膜支架或裸支架结合弹簧圈的栓塞治疗。裸支架植入后改变了动脉破裂口及动脉瘤的血流动力学，部分假性动脉瘤能形成血栓后愈合；而覆膜支架可能是目前最为理想的介入治疗方法，能够获得很好的近期效果，但远期效果有待观察，有动物实验显示带膜支架植入后的晚期在支架远近端血管内膜过度增生，造成再狭窄。如果上述治疗失败，在进行球囊闭塞试验后可闭塞载瘤动脉。

夹层动脉瘤的治疗多首先进行抗凝及抗血小板治疗，严密观察，多数夹层能够自愈，对于严格抗凝及抗血小板治疗不能愈合的夹层，应采用支架植入治疗。

第三节　颅内创伤性动脉瘤

一、发病率及病因

颅内创伤性动脉瘤(traumatic intracranial aneurysm, TICA)占所有颅内动脉瘤不到1%。除了穿通伤和闭合性颅脑损伤之外,医源性损伤也是引起TICA的重要原因,例如经蝶窦手术、脑室穿刺管尖端损伤、立体定向穿刺、内镜下三脑室造瘘等。

颅内的穿通伤可能造成颅内血管的损伤,出现动脉断裂、夹层、假性动脉瘤,病情往往凶险,以往诊断发现率不高。费里(Ferry)等报道美国越战2 187例颅脑穿通伤病人中仅2例发生TICA。随着CT及血管造影技术的运用,发现率明显上升。1996年阿米尔贾姆希迪(Amirijamshidi)等对两伊战争中522例颅脑穿通伤幸存伤员进行了脑血管造影,发现了31例TICA和/或动静脉瘘,发现率高达5.7%,而且是颅脑战伤病人延期死亡的主要原因之一。

闭合性颅脑损伤导致的血管损害多由于骨折(颈内动脉的海绵窦段、脑膜中动脉、基底动脉)、脑组织移位导致的血管牵拉(颈内动脉的床突上段、椎动脉颅内段),或血管撞击大脑镰(大脑前动脉和胼周动脉)、蝶骨脊(大脑中动脉)、天幕裂孔(大脑后动脉)。和一般的颅内动脉瘤相比,较多发生在远端小血管上。

TICA绝大多数为假性动脉瘤,Amirijamshidi等报道的31例都是假性动脉瘤;少数是真性或混合型的动脉瘤。

二、临床表现

TICA最显著的临床表现就是迟发性的颅内出血,是重要的颅脑损伤延迟性猝死因素,多发生在外伤后2周左右。其他的临床表现还有严重的头痛、反复发作的鼻出血、进展性的脑神经麻痹等。外伤后损伤颈动脉海绵窦段除了发生CCF之外,还可能形成假性动脉瘤;如果假性动脉瘤再次破裂,可以发生延迟性的CCF或鼻出血,出血量大,经填塞止血后还会发生。

三、诊断

由于TICA的迟发性破裂出血后病死率高,因此,早期诊断非常重要。CTA和MRA是很好的辅助检查,但在TICA的诊断上还无法替代常规的脑血管造影。

对于某些损伤方式和部位的病人应特别注意,例如眶翼点部位、投射到颅底血管和侧裂的穿通伤病人应行脑血管造影。TICA在造影上往往不能很好地显示动脉瘤颈、动脉瘤形态不规则、动脉瘤内造影剂充盈和延迟、位于远端的小血管、载瘤动脉损伤夹层的表现,多次造影动脉瘤的大小和形态在不断变化中,这些都是假性动脉瘤的重要征象。脑血管造影的时机存在争论,如果外伤后数小时内造影,由于动脉瘤还没有形成,结果可能阴性,因此有学者提出外伤后2周行造影,但这可能导致部分病人在造影前发生瘤体破裂出血,延误治疗。因此,也有学者提出对于怀疑有动脉瘤的病人,可以早期进行造影,对阴性的病人跟踪随访造影,结合CTA和MRA等无创检查将不断提高诊断率。

四、治疗

TICA有自愈的报道,在Amirijamshidi等报道的31例中有6例自愈(19.4%)。但大多数TICA将破裂出血或再出血,且一旦破裂后病死率高达40%～81%,因此同样需要尽早治疗,防止再出血。治疗方法包括开颅手术和介入治疗。由于TICA多为假性动脉瘤,手术夹闭瘤颈困难,术中破裂出血的发生率高,所以手术前须充分评估阻断载瘤动脉的可行性,术中须充分暴露动脉瘤的近端和远端,在可靠保护措施的情况下再处理动脉瘤,但夹闭瘤颈的可能性很小,动脉瘤的孤立或搭桥手术后孤立是主要的方法。同样,介入治疗中单纯弹簧圈栓塞外伤性动脉瘤而保留载瘤动脉的可能性低,安全性也差,不过也有成功的病例(图31-2)。假性动脉瘤和载瘤动脉一起栓塞较为可靠,但需要充分的侧支循环评估;对于闭塞试验阳性的病人,可以考虑支架辅助弹簧圈栓塞,但治疗的可靠性需要更多临床数据的支持。还有一种是采用带膜支架的方法,将动脉瘤隔绝于血流之外(图31-3)。常用的支架是Joestent和国产的已经通过国家食品药品监督管理局(CFDA)论证可以在临床应用的威利斯(Willis)颅内带膜支架。Willis支架较软,通过性和顺应性较好,采用球囊扩张来打开支架,贴壁性好,只要全覆盖颈动脉破口,很少发生侧漏再出血,特别适合于没有血管分支的颈内动脉海绵窦段,即使骑跨眼动脉,由于其存在颈外动脉的吻合,所以也不会造成视网膜缺血而失明。

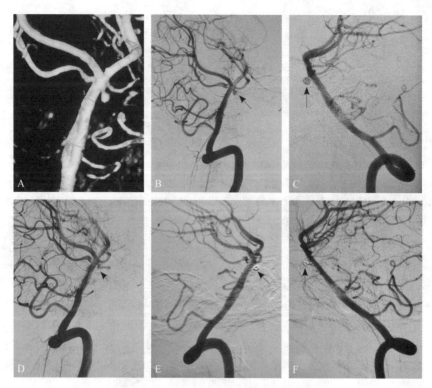

图31-2 外伤性基底动脉假性动脉瘤栓塞术

男性,17岁,创伤性蛛网膜下腔出血后2个月病人仍然头痛并有视力下降,脑血管造影三维重建(3D-DSA)显示基底动脉上段近小脑上动脉处动脉瘤(A),常规造影(B:斜位;C:侧位)显示动脉瘤窄颈。弹簧圈栓塞后显示动脉瘤仍然有造影剂充盈(D),但有造影剂明显滞留。3个月随访发现动脉瘤完全不显影(E:斜位;F:侧位)

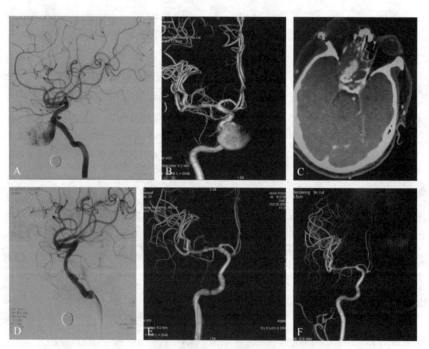

图31-3 颈内动脉创伤性动脉瘤带膜支架成形术

男性,30岁。因车祸外伤后致多发颅骨骨折2个月,颜面部骨折,在当地医院行右颜面清创。后病人右鼻反复出血,伴右眼视物模糊仅光感,外院CT及MRI示:视神经管骨折,于2009年10月8日行视神经减压术,术中突发鼻腔大出血休克,经积极抢救及右鼻腔填塞术,血压平稳后转入我院。行DSA检查,确诊为右侧颈内动脉创伤性动脉瘤。在完善术前抗血小板药物准备后,限期在全麻下经右侧股动脉行血管内带膜支架治疗。术后恢复良好,无再出血;1年随访恢复日常生活工作。术前造影显示右侧颈内动脉海绵窦段有两个动脉瘤,其中大的直径>3 cm,形态不规则,3D-DSA清晰显示颈动脉破口位置(A、B)。头部CT示右蝶窦内不规则高密度影,高度怀疑假性动脉瘤(C)。采用带膜支架(Willis支架)治疗术后即可造影:原有的动脉瘤不显影,颈动脉血流通畅(D、E)。1年后随访:颈动脉通畅,无动脉瘤复发(F)

第四节　颅内创伤性静脉（窦）损伤及血栓形成

一、病因

颅脑损伤可直接或间接导致颅内主要静脉和静脉窦的损伤，继发血栓形成，造成静脉性梗死和颅内高压。颅骨骨折可直接损伤或压迫静脉窦，多见于上矢状窦、横窦；脑组织的移位也可以引起桥静脉的断裂，导致急性硬膜下血肿；某些重要静脉损伤可引起脑组织静脉性梗死，如侧裂静脉、上吻合静脉［特罗兰（Trolard）静脉］、下吻合静脉［拉贝（Labbé）静脉］等。颅脑损伤感染后也可能引起感染性血栓静脉炎，多见于海绵窦和乙状窦。而颅脑损伤减压手术后由于骨瓣大小位置、修补硬脑膜等措施不当引起脑组织外膨嵌顿也是导致静脉性梗死的重要原因。

二、临床表现

静脉损伤可以导致急性或亚急性的硬膜下血肿，也可以引起静脉性梗死和颅内高压。静脉窦血栓病人的主要临床表现是颅内高压，多数病人有头痛、恶心、呕吐、视盘水肿，其他的包括局灶性神经功能损害（50%～70%）和癫痫（33%）；起病方式多表现为亚急性，病情在数天到数周逐渐进展，症状的程度也可能有起伏。临床表现还和血栓的部位相关。上矢状窦和横窦的血栓主要表现为颅内高压，如果血栓进展到皮质静脉，就可以引起局灶性神经功能损害和癫痫。海绵窦的血栓表现为眼睑水肿、结膜充血、眼球后疼痛、突眼、海绵窦内脑神经的麻痹。脑深部静脉的血栓形成可导致缄默、昏迷或去大脑强直。单独皮质静脉的血栓引起的症状和缺血性卒中相似。

三、诊断

颅内静脉损伤的诊断主要靠病史、影像学检查。骨折线跨过主要的静脉窦时需要特别注意。静脉性梗死可导致脑组织的水肿和出血，水肿多位于白质，出血往往比较分散，成点片状，中间夹杂水肿的脑组织；梗死的范围和静脉引流范围一致。

颅内静脉（窦）血栓的影像学检查方法主要有CT、MRI、MRA和血管造影。在平扫CT检查上表现为条索状的高密度（条索征，cord sign）和三角形的高密度（三角征，delta sign），形态和位置上对应血栓形成的静脉或静脉窦。在增强的CT扫描中，约35%的静脉窦血栓显示为空三角征（empty delta sign），为三角形边缘强化，中央呈等密度或低密度血栓，增强的部分是静脉窦壁的脑膜，血栓本身不增强。但呈典型影像学表现的病人比例较低，需要结合病史和间接征象。间接征象包括静脉引流区的白质脑水肿、静脉性梗死出血、脑回样增强、深部静脉或皮质静脉的异常扩张、小脑幕的显著增强等。MRI是目前主要的辅助检查手段，可以发现早期病变，特点是静脉窦内正常流空效应的消失，急性期T_1WI为等信号，T_2WI为低信号，亚急性期T_1WI和T_2WI均为高信号，2～3周时逐渐变为T_1WI等信号，T_2WI上高信号。脑血管造影的诊断最为准确，直接征象是脑静脉和静脉窦部分充盈或完全不充盈；间接征象为静脉显影和流空减慢、动静脉循环时间延长、侧支静脉扩张等。

四、治疗

（1）首先要去除病因，对有骨片压迫静脉（窦）者应去除压迫骨片，修补漏口；由感染引起者应控制感染；皮质及侧裂区血肿压迫静脉回流的需要清除血肿。

（2）静脉窦血栓病人应采用肝素抗凝1～2周，然后换用华法林抗凝3～6个月。

（3）降颅压，但应避免过度脱水，脱水容易加重病人的高凝状态。

（4）避免使用激素，激素抑制纤溶，增强凝血。

（5）抗癫痫。

（6）溶栓治疗，可局部经动脉或静脉入路溶栓。如果血栓主要位于静脉窦，可以选择静脉入路直接接触性溶栓；如果已经累及皮质静脉，可结合动脉入路溶栓治疗。

（7）机械方法取栓，通过球囊、取栓器械辅助溶栓，只有少量的报道。

（8）如果上述治疗方法失败，对合并严重脑水肿的病人采取大骨瓣减压，严重视盘水肿濒临失明病人可施行视神经管减压。

（万杰清　郭沁华）

参考文献

[1] WINN H R. Youmans neurological surgery[M]. 5th ed. London: Saunders, 2003.

[2] 凌锋.颈动脉、海绵窦瘘[M]//刘承基.脑血管病外科学.南京：江苏科学技术出版社,2000.

[3] 张鑫,刘建民,许奕,等.外伤性颈内动脉海绵窦段假性动脉瘤血管内栓塞治疗[J].第二军医大学学报,2002,23(12): 1307-1309.

[4] YANG D, HE Q, ZOU Y, et al. Diagnosis and treatment of traumatic carotid cavernous fistula[J]. Chin J Traumatol, 2002, 5(2): 11.

[5] WU Z, WANG C, YANG X, et al. Endovascular embolization of traumatic carotid cavernous fistulas[J]. Chin Med J (Engl), 1999, 112(5): 433-437.

[6] KLINK T, HOFMANN E, LIEB W, et al. Transvenous embolization of carotid cavernous fistulas via the superior ophthalmic vein[J]. Graefes Arch Clin Exp Ophthalmol, 2001, 239(8): 583-588.

[7] MORRIS P P. Balloon reconstructive technique for the treatment of a carotid cavernous fistula[J]. AJNR Am J Neuroradiol, 1999, 20(6): 1107-1109.

[8] TENG M M, CHANG C Y, CHIANG J H, et al. Double-balloon technique for embolization of carotid cavernous fistulas[J]. AJNR Am J Neuroradiol, 2000, 21(9): 1753-1756.

[9] WEBER W, HENKES H, BERG-DAMMER E, et al. Cure of a direct carotid cavernous fistula by endovascular stent deployment[J]. Cerebrovasc Dis, 2001, 12(3): 272-275.

[10] HIRAI T, KOROGI Y, HAMATAKE S, et al. Three-dimensional FISP imaging in the evaluation of carotid cavernous fistula: comparison with contrast-enhanced CT and spin-echo MR[J]. AJNR Am J Neuroradiol, 1998, 19(2): 253-259.

[11] HIGASHIDA R T, HALBACH V V, TSAI F Y, et al. Interventional neurovascular treatment of traumatic carotid and vertebral artery lesions: results in 234 cases[J]. AJR, 1989, 153(3): 577-582.

[12] BAUMGARTNER R W, ARNOLD M, BAUMGARTNER I, et al. Carotid dissection with and without ischemic events: local symptoms and cerebral artery findings[J]. Neurology, 2001, 57(5): 827-832.

[13] KOCER N, KIZILKILIC O, ALBAYRAM S, et al. Treatment of iatrogenic internal carotid artery laceration and carotid cavernous fistula with endovascular stent-graft placement[J]. AJNR Am J Neuroradiol, 2002, 23(3): 442-446.

[14] BEJJANI G K, MONSEIN L H, LAIRD J R, et al. Treatment of symptomatic cervical carotid dissections with endovascular stents[J]. Neurosurgery, 1999, 44(4): 755-760.

[15] MULLER B T, LUTHER B, HORT W, et al. Surgical treatment of 50 carotid dissections: indications and results[J]. J Vasc Surg, 2000, 31(5): 980-988.

[16] PITTOCK S J, MORONEY J T, ALEXANDER M, et al. Traumatic bilateral carotid dissection with concomitant cerebral infarction[J]. J Emerg Med, 2001, 20(1): 33-38.

[17] TARTARA F, REGOLO P, SERVADEI F, et al. Fatal carotid dissection after blunt head trauma[J]. J Neurosurg Sci, 2000, 44(2): 103-106.

[18] JONES R F, TERRELL J C, SALYER K E. Penetrating wounds of the neck: an analysis of 274 cases[J]. J Trauma, 1967, 7(2): 228-237.

[19] 王宪荣,张存生,朱刚.外伤性胼周动脉瘤[J].中华神经外科杂志,1996,12: 22-23.

[20] PARKINSON D, WEST M. Traumatic intracranial aneurysms[J]. J Neurosurg, 1980, 52(1): 11-20.

[21] HADDAD F S, HADDAD G F, TAHA J. Traumatic intracranial aneurysms caused by missiles: their presentation and management[J]. Neurosurgery, 1991, 28(1): 1-7.

[22] CHEDID M K, VENDER J R, HARRISON S J, et al. Delayed appearance of a traumatic intracranial aneurysm. Case report and review of the literature[J]. J Neurosurg, 2001, 94(4): 637-641.

[23] GRAHAM D I, FORD I, ADAMS J H, et al. Ischaemic brain damage is still common in fatal non-missile head injury[J]. J Neurol Neurosurg Psychiatry, 1989, 52(3): 346-350.

[24] DUBEY A, SUNG W S, CHEN Y Y, et al. Traumatic intracranial aneurysm: a brief review[J]. J Clin Neurosci, 2008, 15(6): 609-612.

[25] AMIRJAMSHIDI A, RAHMAT H, ABBASSIOUN K. Traumatic aneurysms and arteriovenous fistulas of intracranial vessels associated with penetrating head injuries occurring during war: principles and pitfalls in diagnosis and management. A survey of 31 cases and review of the literature[J]. J Neurosurg, 1996, 84(5): 769-780.

[26] LARSON P S, REISNER A, MORASSUTTI D J, et al. Traumatic intracranial aneurysms[J]. Neurosurg Focus, 2000, 8(1): e4.

[27] DARIO A, DORIZZI A, SCAMONI C, et al. Iatrogenic intracranial aneurysm. Case report and review of the literature[J]. J Neurosurg Sci, 1997, 41(2): 195-202.

[28] TÜREYEN K. Traumatic intracranial aneurysm after blunt trauma[J]. Br J Neurosurg, 2001, 15(5): 429-431.

[29] LATH R, VANIPRASAD A, KAT E, et al. Traumatic aneurysm of the callosomarginal artery[J]. J Clin Neurosci, 2002(4), 9: 466-468.

[30] KIEK C F, DE VILLIERS J C. Vascular lesions due to transcranial stab wounds[J]. J Neurosurg, 1984, 60(1): 42-46.

[31] 李宝民,李生,曹向宇,等.出血性脑静脉窦血栓的血管内治疗[J].中华神经外科杂志,2005,21(12): 709-712.

[32] 吉训明,凌锋,贾建平,等.多途径联合血管内治疗颅内静脉窦血栓形成[J].中华放射学杂志,2005,39(1): 87-91.

[33] VERGOUWEN M D, ROOS Y B, KAMPHUISEN P W. Venous thromboembolism prophylaxis and treatment in patients with acute stroke and traumatic brain injury[J]. Curr Opin Crit Care, 2008,

14(2): 149-155.

［34］ DENSON K, MORGAN D, CUNNINGHAM R, et al. Incidence of venous thromboembolism in patients with traumatic brain injury ［J］. Am J Surg, 2007, 193(3): 380-383.

［35］ OWLER B K, WARRIER S, BESSER M. Traumatic unilateral deep cerebral venous infarction［J］. J Clin Neurosci, 2004, 11(7): 767-770.

［36］ GRADINSCAK D J, FULHAM M J, BESSER M, et al. Post-traumatic cerebral venous infarct mimicking an infiltrative glioma ［J］. Clin Nucl Med, 2004, 29(1): 68-69.

［37］ MEYTHALER J M, FISHER W S, RUE L W, et al. Screening for venous thromboembolism in traumatic brain injury: limitations of D-dimer assay［J］. Arch Phys Med Rehabil, 2003, 84(2): 285-290.

［38］ BURKE D T. Venous thrombosis in traumatic brain injury［J］. J Head Trauma Rehabil, 1999, 14(5): 515-519.

［39］ HAMMOND F M, MEIGHEN M J. Venous thromboembolism in the patient with acute traumatic brain injury: screening, diagnosis, prophylaxis, and treatment issues［J］. J Head Trauma Rehabil, 1998 , 13(1): 36-50.

［40］ NIU Y, CHEN T, TANG J, et al. Detachable balloon embolization as the preferred treatment option for traumatic carotid-cavernous sinus fistula［J］? Interv Neuroradiol, 2020, 26(1): 90-98.

［41］ OHSHIMA T, KAWAGUCHI R, MIYACHI S, et al. Traumatic carotid-cavernous fistula associated with persistent primitive trigeminal artery successfully treated using in-stent coil embolization［J］. World Neurosurg, 2019, 128: 360-364.

［42］ SILVA M A, SEE A P, KHANDELWAL P, et al. Delayed subarachnoid hemorrhage 7 years after cerebellar infarction from traumatic vertebral artery dissection［J］. BMJ Case Rep, 2016, 2016: bcr2016012507.

［43］ NARAYAN D N, JAYPRAKASH S V, ARJUN D, et al. Coil embolisation of post traumatic giant supraclinoid pseudoaneurysm presenting as carotid cavernous fistula［J］. Asian J Neurosurg, 2018, 13(4): 1244-1246.

［44］ IAMPREECHAKUL P, TIRAKOTAI W, TANPUN A, et al. Spontaneous resolution of direct carotid-cavernous fistulas: case series and literature review［J］. Interv Neuroradiol, 2019, 25(1): 71-89.

［45］ ALJOBEH A, SORENSON T J, BORTOLOTTI C, et al. Vertebral arteriovenous fistula: a review article［J］. World Neurosurg, 2019, 122: e1388-e1397.

第三十二章
颅脑损伤后脑神经损伤

脑神经损伤在颅脑损伤中极其常见,损伤的发生部位可从神经核团一直到周围神经末梢。颅底骨折是脑神经损伤最常见的原因,脑神经直接受到剪切、挤压、牵拉,或者神经血供减少、循环障碍,都可以导致神经功能障碍。由于12对脑神经出颅位置不同,所以,脑神经损伤病人的损伤表现与损伤部位以及损伤机制密切相关,可出现单一脑神经损伤,也可出现多支脑神经损伤。最常见的脑神经损伤往往发生于神经纤维通过颅底孔道出入颅的部位,大多伴有局部骨折,通过薄层CT检查发现局部骨折具有极其重要的诊断价值。因此牢记12对脑神经在颅腔出入颅的情况对于理解脑神经损伤尤其重要。① 嗅神经:前颅底前部中线鸡冠的两侧为筛板,可见数个筛板小孔,嗅神经由此通过。② 视神经:从视神经管出颅。③ 眼动神经、滑车神经、展神经和三叉神经第一支(眼神经):它们通过蝶骨大翼和小翼之间的眶上裂出颅。④ 三叉神经第二支(上颌神经)和第三支(下颌神经):它们分别经眶上裂的后方由前向后为圆孔、卵圆孔出颅。⑤ 面神经、听神经:它们从颞骨岩部后面的内耳孔出颅。⑥ 舌咽神经、迷走神经、副神经:经颈内静脉孔出颅。⑦ 舌下神经:由舌下神经管出颅。12对脑神经中,嗅神经及视神经为中枢神经,其余10对神经为周围神经。

第一节　颅脑损伤后脑神经损伤的表现与治疗

一、嗅神经损伤

嗅神经损伤在头部外伤成人中的发生率占3%～10%,儿童为1%。其中半数以上的嗅神经损伤经由颅面前方的直接暴力所致,导致嗅球于筛板出颅处嗅丝被撕脱,常常伴有前颅底骨折及鼻旁窦的骨折,CT检查发现筛骨平台骨折具有重要提示意义。作用于枕部受伤也同样可以导致嗅神经损伤,约有1/3的病人可因枕部受力造成额叶底部的对冲性损伤,额底脑挫裂伤、嗅囊和嗅球撕裂引起嗅神经损伤。如果颅底骨折刺破硬脑膜,还可导致脑脊液鼻漏的发生。因此CT检查发现骨折伴鼻旁窦积液不能简单理解为鼻旁窦内出血及黏液积聚,同样应该考虑到脑脊液漏的可能,应当予以重视。

嗅神经损伤可分为双侧性(完全性)和单侧性(不完全性)嗅觉障碍,双侧损伤相对更常见。一般来说嗅觉缺失程度与外伤的严重程度有关,但有时轻微外伤也可导致嗅觉的完全性缺失。部分病人因鼻筛部骨折、积血、黏膜肿胀也可表现为嗅觉障碍,但其并无实质性的嗅神经损伤,因此嗅觉功能多可在在短期内自行恢复。

嗅神经损伤目前尚缺乏确实有效的治疗方法,临床上主要采用神经营养药物治疗。半数以上病人的嗅觉障碍都是一过性的。在不完全性嗅觉丧失病人中,日后可有不同程度的改善,大部分都可以达到完全恢复。嗅觉功能恢复高峰出现在伤后10周,这可能与局部血肿、水肿的吸收消退有关。在嗅觉功能的恢复过程中,不少病人可以出现异常嗅觉或嗅觉偏差,如闻到某种特殊气味,或将牙膏味闻成鱼腥味。而双侧完全性嗅觉障碍的病人,嗅觉功能的恢复比例相对较低。如果在伤后2个月后仍未有任何恢复迹象,则可能会永久性地丧失嗅觉功能。嗅觉障碍的存在对于不同病人感受各异,有些病人十分敏感,但多数病人并不在意;由于味觉功能的存在,很多病人会逐渐习惯以舌辨味。

二、视神经损伤

外伤性视神经损伤(traumatic optic neuropathy,

TON)可分为直接视神经损伤和间接视神经损伤。直接性视神经损伤是由于开放性损伤异物贯穿直接离断视神经引起,临床上相对少见。而间接视神经损伤,指的是在没有贯通伤的情况下,外力经骨折或眼球牵拉而作用于视神经引起损伤。闭合性颅脑损伤伴视神经损伤的发生率为0.5% ~ 4%,绝大多数为单侧受损。损伤通常来自额部或额颞部的暴力引起,尤其是作用于眶外上方的直接暴力,常常伴有前颅底或中颅底的骨折。视神经可分为眶内段、视神经管内段和颅内段,其中视神经管内段是最常见的损伤部位。

外伤后的视力下降大多于伤后即刻出现,但也有迟发性视力障碍的病例报道。临床病人主诉常为患侧视力下降乃至完全失明。查体还可发现患侧瞳孔扩大,直接对光反射减弱或消失,而间接对光反射正常,即相对性传入性瞳孔障碍(relative afferent papillary defect, RAPD)。应当注意的是,视野缺损、色觉障碍也是视神经损伤的典型临床表现。眼眶周围常有青紫瘀斑,该侧眼球可因眶内积血、球后组织水肿而突出。颅底骨折累及鞍背,引起视交叉撕裂,则可导致双侧视力受损;根据撕裂部位不同,视交叉损伤表现为单眼颞侧偏盲、双眼颞侧偏盲和黄斑分裂、单眼全盲或双眼全盲。骨折贯通蝶窦时可出现脑脊液鼻漏。某些损伤严重的病人还可以伴有垂体或下丘脑损伤而引起相应的神经功能异常。

外伤性视神经损伤应当积极处理以挽救视力,因此早期诊断是关键。额面外伤患侧常因创面出血、肿胀等原因而接收眼部包扎,但临床医生切不可忽视神经眼科查体。如检查出现失明或视力明显下降,瞳孔直接对光反射消失或迟钝而间接对光反射存在,临床诊断即可成立。而对意识障碍病人,单侧瞳孔扩大,瞳孔对光反射消失或迟钝,还需要与脑疝、动眼神经损伤等相鉴别。视觉诱发电位检查对于视神经损伤的诊断及评估具有重要价值。而CT、MRI检查则有助于评估视神经管和视觉传导通路整体情况,对间接视神经损伤的诊断及选择治疗策略具有重要的价值。

大多数病人留有永久视力障碍,为额颞部暴力直接损伤视神经或鞘内出血所致。但更常见的则是由于视神经的血供减少及缺血所致的视力下降。这两种机制在急性期有时很难鉴别,如果视力丧失是迟发的或一过性的,则为视神经缺血所致。

视神经是视网膜节细胞(retinal ganglion cell, RGC)轴突的延续,属于中枢神经,因此视神经一旦发生损伤,极难再生。因此视神经损伤的恢复与伤后视力障碍的程度相关,表现为视力下降或视野缺损的病人中有75%以上病人能够改善,而视力完全丧失的病人中视力障碍不能改善的比例高达40% ~ 50%。视力障碍的改善可能于神经水肿消退、血肿吸收、神经血供改善有关。

外伤性视神经损伤的治疗一般分为非手术治疗和手术治疗。非手术治疗方法主要包含药物治疗及康复支持治疗。药物种类主要包括皮质激素、脱水剂、改善微循环和扩血管药物及神经营养药物等。而康复支持治疗则包括高压氧治疗、经角膜微电刺激、经颅磁刺激等。手术治疗的本质是骨性视神经管的减压,手术入路可选择经颅、经鼻或经眶,其目的都是为了去除视神经走行区域的骨折片对视神经的卡压或刺伤,开放视神经管释放管内压力,改善局部血液循环。对于手术入路的选择见仁见智,总体来说经颅减压的范围要大于经鼻手术,而内镜手术因其创伤较小的优势更易为病人所接受。更多情况下,手术入路的选择应结合骨折位置、形态,是否伴有颅内、球内损伤而进行综合设计。

迄今为止外伤性视神经损伤的治疗仍缺乏大宗随机对照实验(RCT)研究的支持,因此其策略选择争议众多。有学者认为不论是激素冲击、神经营养药物或手术减压都无法改善预后;也有学者提出应尽早手术并联合用药,对伤后无光感者也要积极救治,不可轻易放弃。对于手术时机的选择,有学者提出应尽早进行,伤后48小时内完成减压手术的病人预后优于48小时后的。但也有学者提出即使影像学检查发现视神经存在受压扭曲,也不应急于手术,只有在观察视力出现进一步下降,视力完全丧失,或在大剂量皮质激素冲击治疗无效的病人,才有视神经减压的适应证。

三、动眼神经损伤

动眼神经损伤可因颅底骨折累及蝶骨小翼、眶上裂引起,也可因外伤后颈内动脉-海绵窦瘘(CCF)或海绵窦内血栓压迫引起。继发于脑疝的动眼神经功能障碍也极其常见。

单纯动眼神经损伤的临床表现为患侧上睑下垂,瞳孔扩大,直接、间接对光反射消失,以及眼球外展位,清醒病人常主诉复视。动眼神经由中脑后侧发出,经天幕裂孔到眶上裂入眶。最常见的损伤部位是动眼神经在天幕裂孔进入硬脑膜处。如损伤发生于眶上裂处,则常常伴有三叉神经、滑车神经、展神经的损伤,表现为眶上裂综合征,即眼球运动完全或部分障碍,上睑下垂,上睑、前额及角膜感觉消失。脑干伤导致动眼神经核团损伤也可引起动眼神经功能障碍,可特征性地表现为瞳孔形态不规则。海绵窦疾病引起动眼神经的损伤,因静脉回流障碍,常伴有眼睑、球结膜、额部头皮及鼻根部充血、水肿,外观可见眼球突出,眼底镜检查还可发现视盘水肿。动眼神经损伤除原发于直接暴力伤外,也常见于脑疝病人。颅内压的高低和天幕裂孔的大小是影响动眼神经功能障碍出现与否的两大因素,在颅脑损伤病人中需和原发性动眼神经麻痹严格区分,尤其在昏迷病人中,应立即进行影像学检查加以鉴别明确。

动眼神经损伤多为不完全性损伤,75%以上的病人能自行恢复,恢复常在伤后2～3月内开始;如在伤后6个月无任何恢复迹象,则动眼神经障碍可能永久性留存。

外伤性动眼神经损伤目前主要以神经营养药物和血管扩张药物治疗为主。手术治疗主要针对晚期病人改善外观及眼功能,如通过上睑悬吊改善睑下垂,眼肌缩短纠正眼位。

四、滑车神经损伤

滑车神经损伤临床上比较少见,多由蝶骨小翼骨折或眼眶骨折导致。部分病人因球后出血推挤眼球或脑干后移引起滑车神经牵拉而发生损伤。

滑车神经损伤表现为上斜肌麻痹,眼球不能内旋及向下外方向转动,眼球下视时即出现复视。因此病人常主诉下楼时看楼梯有重影,致使下楼动作十分困难;病人头部呈特殊体位,呈下颏向下头面向健侧的姿势。

滑车神经损伤的预后较差,因为滑车神经本身很细,在外伤中常被撕断。目前主要以神经营养性药物保守治疗为主。

五、三叉神经损伤

三叉神经在节后分为3支,即眶上支(眼神经)、眶下支(上颌神经)和下颌支(下颌神经)。三叉神经损伤绝大多数都发生于周围支。其中眶上支损伤最多见,眶上缘周围的皮肤挫裂伤、骨折、血肿形成都可引起眶上支的损伤。颌面部损伤,尤其是上颌骨骨折常引起眶下支的损伤。三叉神经颅内段损伤极其少见,常合并邻近神经损伤,如动眼神经、展神经。中颅凹底骨折累及圆孔、卵圆孔和眶上裂时可引起相应神经根的损伤。岩骨纵行骨折到岩尖时可损伤三叉神经节和感觉根。

三叉神经损伤的临床表现为所累神经所支配区域的感觉减退、麻木,甚至感觉消失,在少部分病人中可表现为感觉过敏或疼痛。

三叉神经损伤没有特殊的治疗,主要依靠药物和理疗。遇到眶上缘创伤应仔细清创,防止伤口感染、瘢痕形成,减少眶上支受累的机会。对于眶上支损伤的病人,应注意减少眼球暴露,保持眼球湿润,预防角膜炎的发生,这在昏迷病人中这一点尤为重要。大部分三叉神经损伤病人,在伤后数周至数月都可有不同程度的恢复。对于以顽固性疼痛为主诉的病人,可考虑行卵圆孔穿刺射频、周围支射频或切断手术。

六、展神经损伤

展神经为在颅底行程长的脑神经,因此极易受到损伤。外伤致颅中窝岩骨尖部或蝶鞍底骨折是最常见原因。另外,展神经易受到继发性损害,如血液和炎性刺激,甚至颅内高压的压迫而导致神经麻痹。

展神经完全性麻痹时,因外直肌瘫痪,内直肌失去拮抗作用,患眼发生向内斜视,眼球不能外展。因此病人常主诉向患侧凝视时出现视物重影。当动眼、滑车及展神经均发生完全性麻痹时,则将产生完全性眼肌瘫痪:上睑下垂;眼球固定于正中位,各方向运动均不能;瞳孔散大,对光反射消失。

滑车神经、展神经的损伤在急性期常常很难与上斜肌、外直肌损伤相区别,影像学检查有助于鉴别。此外,肌肉损伤随着水肿、炎症消退,症状在数周内得到恢复,而神经损伤的恢复则更为缓慢,常需数月。

展神经损伤治疗主要依靠药物治疗。当伤后6月以上,斜视经药物治疗无效后,可考虑行斜视矫正手术,纠正眼位改善复视症状。

七、面神经损伤

面神经是在骨性管道内走行最长的一对脑神经。在颅脑损伤中,面神经损伤引起面瘫的发生率约为3%。颞骨的岩部和乳突骨折是面神经损伤最为常见的原因,但在无颞骨骨折的病人中也可发生面、听神经损伤的情况。

颞骨骨折可分为纵行骨折和横行骨折,以前者更为多见。50%的纵行骨折和25%的横行骨折可以伴发面神经损伤。纵行骨折的骨折线平行于岩骨走向,可从颞骨鳞部开始,一直向下延伸到乳突和耳道,甚至经过岩尖达到对侧。 特别是与岩锥长轴平行的纵行骨折时面神经最易遭受牵扯,挫伤或骨折片压迫而致早发型或迟发型面神经麻痹。骨折还可损伤外耳道和鼓膜,引起耳道出血。当局部硬膜同时被撕裂时,可发生脑脊液耳漏。严重的纵行骨折可累及中耳、面神经管和听骨链。横形骨折的骨折线和岩骨垂直，骨折可发生在岩骨长轴的各部位，由内向外可依次累及内听道、内耳迷路、面神经管和听骨链。相对纵行骨折而言，横形骨折迷路损伤的比例更高，但中耳、鼓膜和外耳道受累的机会较少，因此耳道出血和脑脊液耳漏也较少发生。

骨折引起面神经牵拉、压迫、挫伤水肿，甚至撕裂，致面神经损伤发生，常伴有耳道出血、脑脊液耳漏，这种面瘫是伤后早期即出现的。迟发型面瘫是指伤后5～7天出现的面瘫，多由于面神经管内或面神经周围组织水肿或压迫所致，一般预后相对较好。面神经损伤从程度上可分为完全性和不完全性，这对预后的判断极为重要。不完全性面瘫病人预后大多较好。而在完全性面瘫病人中，预后相差很大，部分病人根本不能恢复。

面神经损伤致面瘫临床表现为：患侧表情肌运动障碍，眼睑闭合不全，口角偏向健侧，尤以咧嘴时更为明显；如果面神经损伤在鼓索神经近段，则可出现患侧舌前2/3味觉丧失。临床医生应当仔细检查病人有无面瘫、面瘫的程度和发生时间，有无耳道出血、脑脊液耳漏及听力障碍。另外，还应检查患侧泪腺分泌情况［希尔默（Schirmer）试验］，因为岩大神经于膝状神经节从面神经发出，所以当泪腺分泌正常时，说明损伤部位于膝状神经节远端，反之则在近端。这些检查对于手术入路的选择具有指导意义。

经脑神经兴奋试验和肌电图检查是两项重要的临床检查，对诊断、损伤程度、治疗方案和预后的判断具有一定的指导意义。神经兴奋试验及肌电图均为阴性说明神经传导已中断，但还不能确定是解剖性断离还是生理性阻滞；随着时间的推移，通过多次反复测试常能作出准确的判断。经皮神经兴奋试验方便易行，能在早期（伤后72小时）查出瘫痪神经轴突再生情况，阳性的结果表现有轴突再生，预后较好。肌电图则须在10～14天后才能反映面神经再生情况，但肌电图结果更为准确，可帮助外科医生决定手术与否及手术时机，因为这种肌电图的改变较临床表现早数周至数月。

外伤性面神经瘫痪病人，约有75%可完全康复，15%可部分恢复，余下的则是永久性面瘫。在可恢复的病人中，恢复一般在3周内开始，超过6～8周仍未有恢复迹象者，则往往不可能恢复。迟发性面瘫的预后较好，一般均能康复，但在急性期行面神经减压术是不可取的，因此早期处理应以非手术治疗为主。

面瘫手术适应证和时机至今仍有争议。大多数神经外科医生建议先行期待性治疗（watchful expectancy），术前可至少观察3个月。采用地塞米松及适量脱水剂以减轻创伤反应及局部水肿，给予神经营养性药物及钙通道阻滞剂，以改善神经代谢及局部血供状况，常能促进神经机能恢复。在此期间定期复查经皮神经兴奋试验和肌电图，以了解神经再生情况。对于无神经再生的病人可行手术治疗。手术入路根据面神经损伤部位可分为乳突探查术和中颅窝探查术。如考虑损伤在膝状神经节近端应行中颅窝探查术，在远端则行乳突探查术。术中发现面神经断裂者需行端端吻合。如神经缺失无法直接吻合时可行游离神经移植。供体常可取表浅的皮神经，如耳大神经等。对于面神经没有断裂，只是受压或缺血时行面神经减压术。对于面神经损伤在茎乳孔远端者，可行面-副神经吻合、面-舌下神经吻合、跨面神经吻合、面-颈$_7$神经吻合等手术。面神经修复手术对于面神经功能的改善仍欠理想，因此急于改善外观或纠正闭目不全的病人也可行面部整形手术。

八、听神经损伤

听神经损伤在岩骨横形骨折中常见，在颅脑损伤中可达0.8%，其中以中耳部受伤多见；累及中耳可致中耳积血，表现为传导性耳聋，气导小于骨导，韦伯（Weber）征偏向该侧等。随着积血的逐步吸收，听力逐步恢复，预后较好。当骨折致内耳损伤时，表现为神经性耳聋，该侧气导、骨导均下降，Weber征偏向对侧，在这种情况下，听力障碍较严重且持久，在某些病人中多表现为进行性听力下降，目前尚无有效的治疗手段。另有部分病人系听小骨脱位所致，这时听力障碍表现得较为严重，可考虑行听小骨复位术。

听神经由耳蜗神经和前庭神经组成，两者一起经内耳道至内耳，因此听神经损伤时除听力障碍外，还可以同时出现前庭功能障碍，表现为耳鸣、眩晕和头晕等。耳鸣多可能为听神经迷路或耳道的血供受损所致。耳鸣的程度和持续时间各不相同，预后也不尽相同，大部分病人可望在伤后3～4周逐步缓解，少数可表现为永久性耳鸣。眩晕和头晕，通常由前庭迷路的挫伤出血引起，随着损伤的恢复，出血吸收消退，症状也逐步缓解，预后相对较好，一般均无须特殊治疗。

对外伤后出现听力障碍的病人，应在病情允许的情况下尽早进行耳科检查，详细问诊，去除急性颅脑症状的掩盖作用,了解听力损伤的性质,尽早进行治疗。对外耳道内异物、血块等尽早取出,对有鼓膜破裂等开放性伤口的预防感染以防止或减少继发中耳炎,避免使用有耳毒性药物。一经听力检查证实为神经性耳聋,应及时应用血管扩张剂,如丹参注射液等以改善内耳的血供,促进内耳的功能恢复。同时给予三磷酸腺苷、辅酶A和维生素B$_1$、泼尼松等神经营养药物治疗,以增加内耳毛细胞和听神经的功能代谢。除听神经断裂者外,一般在2～8周内听力可逐渐恢复。如药物治疗无效还可行高压氧治疗。病情稳定后对不能自愈的鼓膜穿孔、经检查证实为传音性耳聋考虑为听骨链断离者可行手术治疗以提高听力。对于个别顽固性眩晕的病人,可用一般封闭药物由耳后沟封闭鼓室神经丝,或行手术破坏迷路,切断鼓索或切断前庭神经等方法进行治疗。

九、后组脑神经损伤

后组脑神经损伤在临床上不多见,多由后颅窝骨折引起。由于后组脑神经与脑干的紧密关系,这类病人常表现为严重的颅脑损伤而无法生存。后组脑神经损伤具体表现如下:

(1)舌咽神经损伤:舌后1/3味觉丧失,吞咽困难,喝水呛咳,同侧咽后壁感觉减退。

(2)迷走神经损伤:声音嘶哑,心律不齐,腺体分泌过多。

(3)副神经损伤:同侧胸锁乳突肌麻痹,斜方肌不全麻痹。

(4)舌下神经损伤:伸舌歪向同侧,该侧舌肌萎缩。

后组脑神经的损伤治疗,以神经营养药物及血管扩张药物改善血供为主。对于吞咽困难、饮水呛咳者应留置胃管,避免经口饮食,降低误吸风险。

第二节 颅脑损伤后脑神经损伤非手术治疗的进展

一、神经营养因子治疗

目前创伤性脑神经损伤目前主要以神经营养药物治疗为主。神经营养药物主要对中枢和外周神经细胞的形态、结构、功能和再生具有重要调节作用。目前临床上使用的神经营养药物以各种神经营养因子(neurotrophin)为主。神经营养因子最常用的有4种,包括脑源性神经营养因子(brain-derived neurotrophic factor, BDNF)、神经生长因子(nerve growth factor, NGF)、神经营养因子-4/5(neurotrophin-4/5, NT-4/5)及神经营养因子-3(neurotrophin-3, NT-3)。神经营养因子能促进外周神经细胞的分化、生长及存活,对外周神经损伤疗效较肯定;除此之外,神经营养因子还能通过与酪氨酸激酶受体结合发挥不同程度的中枢神经保护作用。因此,神经营养因子可用于颅脑损伤伤后脑神经损伤的病人。在国内外临床中已采用多种神经营养因子治疗外周神经疾病,取得较好的疗效。目前国内已有适合临床使用的鼠神经生长因子,建议使用方法:每日肌注鼠神经生长因子2 mL(每支4 500 AU中含20 μg鼠神经生长因子),疗程:4～12周。

人们已经发现外源性给予单唾液酸四己糖神经节苷脂(monosialotetrahexosyl-ganglioside, GM1)能促进神经轴索生长,激活神经营养因子,抑制兴奋性毒性产物对神经元的损害,促进受损神经元的结构和功能恢复等,表明GM1对中枢和外周神经系统损伤有明显的治疗保护作用。在神经细胞培养基中加入GM1能增加神经生长因子对感觉神经、交感神经和中枢胆碱能神经元轴索生长的营养作用。另外,GM1对其他神经营养蛋白也具有协调作用及营养作用。体内研究结果表明,GM1对神经营养因子具有增强作用。对于颅脑损伤后合并脑神经损伤急性期的病人,建议每日静脉滴注GM1 100 mg,共2周,然后改为每日肌内注射GM1 40 mg,疗程4～12周;对于颅脑损伤后合并脑神经损伤慢性期的病人,建议每日肌内注射GM1 20～40 mg,共4～12天。长期使用副作用较小,值得临床医生推广使用。

二、干细胞移植治疗

近些年,随着组织工程学的发展,细胞疗法被认为是极具潜力的神经修复手段,成为将来代替自体神经移植治疗周围面神经损伤的方法,而干细胞因其具有高度自我更新和多向分化潜能的特性,成为组织工程学中最为突出的种子细胞。干细胞种类多,来源广泛,目前研究使用的干细胞包括神经干细胞、骨髓间充质干细胞、脂肪干细胞、牙源性干细胞、骨骼肌干细胞、嗅干细胞、胚胎干细胞等。干细胞可以分泌神经营养因子，为神经再生提供有益的微环境，也可以诱导分化为施万细胞，促进神经髓鞘的再生。

干细胞修复神经损伤的主流研究方法是利用支架辅助干细胞移植，来替代自体神经移植作为轴突靶向生长的结构。支架的应用主要包括源自脉管系统的动静脉导管和一些生物可吸收性材料，特点是移植后可以在体内被降解吸收，从而降低移植排斥反应，同时为移植干细胞营造一个良好的微环境，为干细胞增殖、分化、代谢、营养交换等提供空间，还可以减少干细胞的流失以及外部因素的干扰等。目前，应用到神经损伤修复实验中的支架材料主要有脱细胞动静脉导管、壳聚糖、聚乙醇酸、胶原蛋白、纤维蛋白等。除了支架应用之外，一些生物技术也参与到干细胞修复神经损伤研究中，如3D贴片移植系统可以将干细胞制成球形薄片用于移植；3D打印技术可以使干细胞累叠成生物导管用于神经修复等。生物技术主要是将干细胞进行处理，使干细胞演变成生物材料的同时还保留着干细胞的特性，然后直接用于神经损伤修复，从而提高干细胞的移植效果。

但干细胞疗法目前仍然存在着不少问题，诸如移植后的长期调控、干细胞分化方向、移植后是否具有不良反应以及肿瘤发生风险等，仍有待于进一步的研究解决。

三、炎症刺激诱导神经再生

有研究显示晶状体损伤及注射酵母多糖等方式能通过引起眼内炎症而诱导受损的视网膜神经节细胞显著再生，其机制可能与神经节细胞内在生长状态的变化有关：晶状体β、γ蛋白通过刺激星形胶质细胞和米勒（Müller）细胞，后两者持续分泌睫状神经营养因子（ciliary neutrophic factor，CNTF）和白血病抑制因子（leukemia inhibitory factor，LIF），上述2种胶质细胞源性神经营养因子（glial cell derived neurotrophic factor，GDNF）是促进视网膜神经节细胞存活和轴突再生的主要因子。

此外，有研究发现癌调蛋白（oncomodulin，Ocm）对介导炎症刺激、促进视神经再生起到了非常重要的作用。Ocm是相对分子质量为11 000的钙结合蛋白，在玻璃体和视网膜激活的巨噬细胞、中性粒细胞中高度表达。炎性刺激12～24小时后，Ocm水平迅速升高，并通过细胞内信号传导的第二信使环磷酸腺苷（cAMP），与视网膜神经节细胞高亲和性受体结合。因此，炎症引起的CNTF、LIF、白细胞介素（IL）-6相关

因子释放和包括JAK/STAT3、PI3K/Akt/mTOR在内的信号通路的调控被确认为是促视神经再生的重要调控因素。

四、基因调控

发育过程中，神经元轴突被特定信号导向靶组织。胚胎神经细胞生长能力非常强，而发育晚期为稳定突触间相互联系，中枢神经元轴突的再生能力下降，但保留对轴突切断的敏感性，其可能机制是出生后早期基因表达发生变化，促使成熟中枢神经系统抑制性环境的形成以及发育依赖性的生长能力的下降。

mTOR通路的激活具备促进神经保护和轴突再生的能力，与细胞因子信号传送阻抑物-3（SOCS3）和*PTEN*基因的抑制下调密不可分。因此，损伤后上调或下调特定基因的表达是增加轴突再生能力的方法之一。目前神经损伤基因治疗应用最广泛的转基因载体是重组腺相关病毒2（adeno-associated virus 2，AAV2）载体。通过治疗基因取代病毒编码序列并转染宿主细胞，以沉默*PTEN*基因表达，进而对神经节细胞存活和轴突再生体现出良好的促进作用。

尽管如此，目前临床实际操作中尚无法做到条件性基因敲除，因此此种方式迄今尚未得到很好的应用。

五、改善神经细胞外微环境

研究表明，众多细胞外因子共同作用为轴突再生营造了不利的细胞外微环境。因此，改善不利细胞外微环境在神经修复再生中尤为重要。

视神经损伤后，轴突暴露在星形胶质细胞和少突胶质细胞变性并释放的抑制性蛋白质［如神经突起生长抑制物-A（Nogo-A）、髓鞘相关糖蛋白（MAG）和少突胶质细胞髓鞘糖蛋白（OMgp）］中。大量实验表明，Nogo-A、MAG和OMgp通过结合Nogo-66受体（Nogo receptor，NgR），并通过Ras同源基因家族蛋白A/Rho相关卷曲螺旋蛋白激酶（RhoA/ROCK）信号途径，诱导生长锥塌陷并抑制神经元生长。因而Nogo受体基因缺失或基因敲除会诱导一定程度的神经再生。

神经损伤后的另一现象是细胞外钙离子（Ca^{2+}）急剧增加，在机体损伤后28天左右细胞内Ca^{2+}水平达到高峰，通过快速Ca^{2+}通道介导流入神经轴突并激活钙蛋白酶在轴突退化过程中发挥作用。因此钙通道阻滞剂已被证明能减弱神经损伤后的急性轴突退化。此外，钙通道阻滞剂还能通过削弱钙蛋白酶活性并通过激活视Akt释放促存活信号，在神经损伤后改善神经

节细胞的存活和轴突再生。因此,单独给予钙通道阻断剂或与上述任何其他药物联合治疗,可为脑神经损

伤病人的治疗提供新的思路。

(张文川　吴祎炜)

参考文献

[1] KOBAYASHI M, COSTANZO R M. Olfactory nerve recovery following mild and severe injury and the efficacy of dexamethasone treatment[J]. Chem Senses, 2009, 34(7): 573–580.

[2] JIN H, WANG S, HOU L, et al. Clinical treatment of traumatic brain injury complicated by cranial nerve injury[J]. Injury, 2010, 41(9): 918–923.

[3] AL SALIHI M O, KOBAYASHI M, TAMARI K, et al. Tumor necrosis factor-α antagonist suppresses local inflammatory reaction and facilitates olfactory nerve recovery following injury[J]. Auris Nasus Larynx, 2017, 44(1): 70–78.

[4] STEINSAPIR K D. Traumatic optic neuropathy[J]. Curr Opin Ophthalmol, 1999, 10(5): 340–342.

[5] OSBORNE N N, CHIDLOW G, LAYTON C J, et al. Optic nerve and neuroprotection strategies[J]. Eye (Lond), 2004, 18(11): 1075–1084.

[6] GUY W M, SOPARKAR C N, ALFORD E L, et al. Traumatic optic neuropathy and second optic nerve injuries[J]. JAMA Ophthalmol, 2014, 132(5): 567–571.

[7] SOSIN M, DE LA CRUZ C, MUNDINGER G S, et al. Treatment outcomes following traumatic optic neuropathy[J]. Plast Reconstr Surg, 2016, 137(1): 231–238.

[8] KASHKOULI M B, YOUSEFI S, NOJOMI M, et al. Traumatic optic neuropathy treatment trial (TONTT): open label, phase 3, multicenter, semi-experimental trial[J]. Graefes Arch Clin Exp Ophthalmol, 2018, 256(1): 209–218.

[9] TAJSIC T, KOLIAS A G, DAS T, et al. Isolated oculomotor nerve palsy in patients with mild head injury[J]. Br J Neurosurg, 2017, 31(1): 94–95.

[10] JACQUESSON T, FRINDEL C, COTTON F. Diffusion tensor imaging tractography detecting isolated oculomotor nerve damage after traumatic brain injury[J]. World Neurosurg, 2017, 100: 707. e5–707. e7.

[11] LI Z, ZHANG D, CHEN J, et al. Functional recovery of cranial nerves in patients with traumatic orbital apex syndrome[J]. Biomed Res Int, 2017, 2017: 8640908.

[12] HARIHARAN P, BALZER J R, ANETAKIS K, et al. Electrophysiology of extraocular cranial nerves: oculomotor, trochlear, and abducens nerve[J]. J Clin Neurophysiol, 2018, 35(1): 11–15.

[13] KUSHNEREV E, YATES J M. Evidence-based outcomes following inferior alveolar and lingual nerve injury and repair: a systematic review[J]. J Oral Rehabil, 2015, 42(10): 786–802.

[14] SATCHI K, MCNAB A A. Enophthalmos and hemifacial skeletal atrophy after trigeminal nerve injury[J]. Ophthalmic Plast Reconstr Surg, 2017, 33(3S Suppl 1): S177–S180.

[15] DAVIS R E, TELISCHI F F. Traumatic facial nerve injuries: review of diagnosis and treatment[J]. J Craniomaxillofac Trauma, 1995, 1(3): 30–41.

[16] WHITE H, ROSENTHAL E. Static and dynamic repairs of facial nerve injuries[J]. Oral Maxillofac Surg Clin North Am, 2013, 25(2): 303–312.

[17] LEE L N, LYFORD-PIKE S, BOAHENE K D. Traumatic facial nerve injury[J]. Otolaryngol Clin North Am, 2013, 46(5): 825–839.

[18] EULER DE SOUZA LUCENA E, GUZEN F P, LOPES DE PAIVA CAVALCANTI J R, et al. Experimental considerations concerning the use of stem cells and tissue engineering for facial nerve regeneration: a systematic review[J]. J Oral Maxillofac Surg, 2014, 72(5): 1001–1012.

[19] KHALIFIAN S, SARHANE K A, TAMMIA M, et al. Stem cell-based approaches to improve nerve regeneration: potential implications for reconstructive transplantation[J]? Arch Immunol Ther Exp (Warsz), 2015, 63(1): 15–30.

[20] PAMUK A E, PAMUK G, BAJIN M D, et al. Traumatic facial and vestibulocochlear nerve injury in the internal acoustic canal in the absence of a temporal bone fracture[J]. J Int Adv Otol, 2018, 14(2): 330–333.

[21] BROWN S, ISAACSON B, KUTZ W, et al. Facial nerve trauma: clinical evaluation and management strategies[J]. Plast Reconstr Surg, 2019, 143(5): 1498–1512.

[22] BRODIE H A, THOMPSON T C. Management of complications from 820 temporal bone fractures[J]. Am J Otol, 1997, 18(2): 188–197.

[23] YETISER S, HIDIR Y, GONUL E. Facial nerve problems and hearing loss in patients with temporal bone fractures: demographic data[J]. J Trauma, 2008, 65(6): 1314–1320.

[24] LEGROS B, FOURNIER P, CHIARONI P, et al. Basal fracture of the skull and lower (IX , X , XI , XII) cranial nerves palsy: four case reports including two fractures of the occipital condyle — a literature review [J]. J Trauma, 2000, 48(2): 342–348.

[25] LEHN A C, LETTIERI J, GRIMLEY R. A case of bilateral lower cranial nerve palsies after base of skull trauma with complex management issues: case report and review of the literature[J]. Neurologist, 2012, 18(3): 152–154.

第三十三章
创伤性窒息

创伤性窒息(traumatic asphyxia),也叫胸部挤压综合征,是指钝性暴力作用于胸腹部所致的上半身广泛的皮肤、黏膜淤血,以及心、肺、肾等全身多个脏器的损害,产生一系列临床症状和体征。创伤性窒息平时和战时均可出现,可发生于地震、车祸、人群挤压等,有时具有"群体性"特点,可同时出现大量伤员。

创伤性窒息以头、面、颈、上胸部皮肤青紫、肿胀以及瘀斑状出血点和眼球结膜下出血为典型特征。1837年,法国医生奥利弗·昂热(Olliver d'Angers)为在巴黎街上因游行冲突而被挤压和踩踏致死的病人尸检后第一次描述了这种综合征。当时他称之为"瘀斑面具"(masque ecchymotique)。1900年,德国医生佩尔特斯(Pethes)对这种综合性征进行了更详细的描述,症状包括精神混沌、高热、血性涎液、呼吸急促和挫伤性肺炎。此后又陆续有学者增加了许多描述,如黏膜瘀斑、鼻出血、食管出血、蛋白尿、脊髓肌肉麻痹、外周神经损伤、记忆障碍及惊厥等。因此该病曾被命名为Ollivier综合征、创伤性青紫、挤压性青紫、Perthes综合征、颈面部皮下窒息和颈面部瘀血性青紫等。目前国际上统一称为"创伤性窒息",部分国内学者称之为"胸部挤压综合征"(crushing-chest syndrome)。

一、病因

创伤性窒息最常见的病因是胸腹部受直接外力作用后产生的急性挤压伤或钝性损伤,如工地塌方、车祸、人群相互挤压与踩踏等。此外,比较罕见的病因尚有深海潜水、难产分娩、剧烈呕吐、百日咳、哮喘、癫痫发作、心脏手术后纵隔出血、纵隔血肿、加压人工呼吸、上吊自尽未遂、近距离枪伤及爆炸伤等。创伤性窒息的病人除胸腹部挤压伤外可能有其他合并伤。根据有无合并伤可分为单纯创伤性窒息和严重创伤性窒息。

创伤性窒息的发生机制有不同假说,尚存在争议。一般认为创伤性窒息的形成必须有4个因素:① 深吸气;② 声门紧闭;③ 胸腹肌肉强力收缩;④ 胸腹部受暴力挤压。病人在当胸腹部突然受到挤压时,因为畏惧反应,会反射性地引起深吸气、屏止呼吸、声门突然紧闭并提高胸腹壁肌张力,从而导致胸内压急剧升高,这种反应被称为"灾难前畏惧反应"。这种畏惧反应是创伤性窒息发生过程中的重要因素。动物实验证实在发生创伤性窒息时急性呼吸道梗阻与血流动力学改变存在内在联系。研究者在狗胸部周围放置加压气囊,并在狗气管内置入带套囊导管,另外记录血流动力学改变。在胸部加压30秒及给予呼吸道梗阻的条件下,可见狗颈静脉压及腔静脉压明显高于正常,颈静脉回心血流明显减少甚至倒流,颈动脉压明显下降。但在胸部加压的同时如果没有给予呼吸道梗阻,上述静脉系统内的压力则与对照组仅有轻微的差异。此实验结果证明,急性呼吸道梗阻在创伤性窒息发生的病理生理机制中起着重要作用。临床研究及动物实验均已证明,生理性的畏惧反应所产生的病理学作用取决于施加于胸腹部压力的大小及其持续时间。在声门紧闭的状态下,由于胸腹壁肌肉收缩及暴力作用于胸腹部所产生的高压传至纵隔的上下腔静脉、纵隔静脉及右心房,血流从右心房挤出通过无瓣膜的无名静脉及身体上半部无静脉瓣的其他静脉中并且出现倒流,小静脉及毛细血管内压力突然升高而引起迅速扩张和毛细血管破裂出血,从而出现头面、颈部及上胸部的皮肤青紫和瘀斑,眼球结合膜下出血。腹腔内压力升高和静脉血倒流可造成暂时性血尿、蛋白尿、器官充血和消化道出血。高压下的静脉血在身体上半部的无瓣静脉中倒流,比在身体下半部的有瓣静脉中容易,这是创伤性窒息病人头面、颈和上胸部皮肤出现青紫及瘀斑的机会多于身体其他部位的原因。如果局部皮肤上另有张力对抗上升的静脉压,则可以减轻或不出现皮肤青紫及瘀血斑,如较紧的领圈及帽圈等。颅内因血流动力学改变而出现病理改变的机会较少,其原因主要是颅骨的硬质结构抵消了部分倒流静脉血造成的压力,从而使脑组织得到了保护。另外在相同的胸腹部压力下，如果头面、颈部有严重的皮下淤血，因分流作用，在相同的血液反流情况下，脑组织内血液反流量会减少，从而减轻了颅内高压和颅内出血发生的可能。

创伤性窒息多伴有合并伤，合并伤可能为暴力直接所致，也可能是血流动力学改变的结果，两种情况常同时存在，给诊断处理带来困难，伴随创伤性窒息的合并伤可有中枢和周围神经系统损伤、心肺损伤、腹腔器官损伤以及眼部损伤等。

二、临床表现

创伤性窒息的典型临床表现主要为头面、颈、上胸部皮肤呈青紫并肿胀，皮下广泛的出血并形成针尖大小瘀斑；唇、舌、口腔以及咽部黏膜亦可出现青紫、水肿和出血点；可出现外耳道及鼻腔出血，有时耳鼓膜穿破可影响听力；病人尚可出现咽喉疼痛、声嘶、眩晕、四肢麻木、血尿、下肢水肿，常伴有眼球结膜下出血并可形成血肿；约1/3的病人出现短暂昏迷、精神错乱、头痛、失语、偏瘫等神经系统症状和体征。

创伤性窒息病人多伴有合并伤，根据合并伤的类型及程度相异又可出现不同的临床表现，可有中枢和周围神经系统损伤、胸部损伤以及眼外伤。

1. 中枢神经系统损伤表现　病人可出现意识丧失、四肢抽搐、肌张力增高、腱反射亢进、暂时性去大脑强直等。意识丧失出现于约30%病人，一般多持续1～2天，清醒后有头晕、头胀和烦躁不安。短暂的意识丧失可由于脑震荡或者颈部及眼球因挤压而致的晕厥。无直接颅脑损伤的创伤性窒息病人，其中枢神经系统症状主要是由脑缺氧和脑水肿所引起的颅内压升高，而并非颅内出血。如病人伴有不同程度的颅脑损伤，则出现相应的症状，如昏迷时间较长、定位体征、脑神经症状及颅骨骨折等。对最近十年创伤性窒息的颅脑CT检查分析显示，脑缺血改变及蛛网膜下腔出血是创伤性窒息导致脑损害的基本形式。

2. 脊髓及周围神经系统损伤表现　创伤性窒息病人的脊髓损伤可由外伤造成的脊柱骨折、椎间盘脱出、硬膜外血肿或脊柱过度伸展引起，然而有的病人经手术探查脊髓并无异常。文献上迄今尚无创伤性窒息死亡的病人作脊髓组织学检查的报道。但大多学者认为，在脊柱无明显外伤时，创伤性窒息病人所表现的脊髓症状可能是持续时间过久的脊髓缺氧所致。另外，当头部及同侧肩部受伤时，臂丛上根可能受损伤，表现为伤侧上肢运动障碍及第4～7颈神经分布范围内的感觉障碍。此类症状可在短期内恢复。

3. 胸部损伤表现　主要表现为胸闷、胸部不适、呼吸急促或窒息感，系由于肺部毛细血管破裂致肺实质广泛出血。经临床观察，胸部挤压伤除可造成肋骨骨折、血气胸以外常伴有心肌挫伤及肺挫伤。

4. 眼部损伤表现　病人伤后眼睑青紫，呈淤血斑，球结膜下出血、水肿，眼球膨隆，角膜周围血管网扩张、淤血，呈紫色环形。多数病人伤后有视力障碍。病人伤后可出现永久性失明，系由于视网膜出血所致。伤后亦可出现短暂性的黑矇，系由于视网膜水肿所致。眼底镜检查可见视网膜发绀、静脉扩张弯曲、视盘水肿、视网膜破裂出血、视网膜水肿或渗出。约有25%的创伤性窒息者出现视网膜出血，10%的病人出现单侧或双侧瞳孔散大。导致病人出现视网膜损伤的病理机制是当病人受伤时胸内压骤然上升，压力直接传导到视网膜血管，造成血管内皮损伤、渗出及小动脉痉挛。病人视力障碍可出现于伤后即刻或数日之后。幼儿病人多不注意自己视力的改变，直至视力出现严重障碍时才被发现。

在发生创伤性窒息时，除视网膜损伤外，视神经损伤亦可导致病人视力障碍或丧失，其病理生理改变可为：

（1）视神经供血不足。供应视神经的动脉附着于颅底。作用于颅骨的动能使视神经和脑产生相对的运动，可使血管撕裂或栓塞。视神经的管部紧附于视神经管上方的骨膜上，此部分的血运来源于眼动脉的小分支，其形成血管网包绕于视神经周围，其外穿支以直角方向发出供应视神经的营养支。外伤后，此种小分支血管由于力的传导，在视神经产生相对于骨性神经管的运动时而发生撕裂，结果引起视力障碍；如果暴力过猛，撕裂的动脉小支过多，病人将出现完全性失明。

（2）神经鞘内出血或碎骨刺伤视神经。

（3）血管痉挛。有的创伤性窒息病人作视神经管及颅底断层扫描均未能发现骨折，CT检查亦未能显示出血征象，动脉造影显示血管完全正常。有人认为，此类病人出现短暂性失明的原因可能为供应视神经的血管发生痉挛，以致影响了视神经的血供。

三、诊断

创伤性窒息的诊断并不困难。根据胸腹部外伤史，结合典型临床表现即可确诊。诊断时尚需明确有无严重合并伤的存在，因为创伤性窒息的预后跟合并伤的严重程度或处理是否及时得当有很大关系。除进行仔细的体检外，还应进行必要的辅助检查，如头颅和胸部CT、X线胸片、胸腹部B超等，以便及时明确是否伴有胸腹部、中枢神经系统及脊柱的损伤。

四、治疗

头面部及上胸部皮肤青紫及瘀斑多在10～14天内消退，眼球结合膜下出血可在7天左右吸收。严重的颅脑、胸腹部合并伤可直接危及伤员的生命，必要时需手术处理。对于单纯创伤性窒息病人，应采取半卧位，以促进静脉回流；适度吸氧，并密切观察病情变化。一般不主张输液，如确有必要，则输液速度宜慢。对于伤情较重的病人，在复苏和抢救休克的同时，应迅速完成神经系统检查，注意病人的意识、瞳孔、肌张力和各种病理反射，有条件者应迅速将病人转到重症监护病房（ICU）。对于烦躁的病人，应给予适当镇痛和镇静治疗，使病人安静。对于呼吸困难者应保持呼吸道通畅，行气管插管或气管切开，使用机械通气，纠正低氧血症；建立动脉采血通道以便随时采取血样做动脉血气分析。早期施行机械通气可保证足够的潮气量，保证氧供，较少呼吸肌做功，降低氧耗。机械通气效果不明显者，可考虑加以呼气末正压通气（PEEP）以增加通气肺泡比率，其优点是在用同样的吸入气氧浓度（FiO_2）可使动脉血氧分压（PaO_2）升高，并能使不张的肺泡复张。其缺点是会使相对正常的肺泡过度通气，如两侧肺的顺应性不一样，则顺应性好的一侧肺过度膨胀可使肺泡破裂产生气胸甚至张力性气胸，而顺应性差的一侧肺出现通气不足；其另一缺点是使回心血量下降。因此在应用PEEP时应注意随时调整并及时做胸部检查，必要时做X线检查。如病人出现气胸，应及时适当处理，包括胸腔穿刺或闭式引流。幼儿如使用机械辅助通气时间过久，改用间歇性指令通气（IMV）有利于机械通气的撤离。伴有创伤性休克病人应积极扩容抗休克，以防止脑灌注压急剧下降造成不可逆的脑损害；同时需明确休克原因，必要时进行手术止血。纠正休克时不宜在短时间内输入过多的晶体液，要充分考虑到输入胶体液和晶体液的比例，控制好输液量是预防心、肺并发症的重要措施。对于其他合并伤，应及时根据其严重程度给予恰当处理。可适当应用类固醇激素及20%甘露醇治疗脑水肿以及其他部位水肿。对于伴有意识障碍的病人，可早期行高压氧治疗。高压氧可提高血浆溶解氧浓度，产生有益的扩散梯度，从而促进水肿消退、淤血吸收和伤口愈合，对缺血、缺氧的组织有良好的治疗作用。高压氧疗程一般10～20天，每次30～60分钟。一般经7次高压氧治疗后头痛消失，面、颈部肿胀消退，皮肤、眼球结膜淤血吸收。适当应用抗生素，预防肺部感染。如有间接性视神经损伤、视网膜损伤或脑水肿，可考虑使用超大剂量地塞米松。少数病人在压力移除后可发生心跳、呼吸骤停，应做好充分抢救准备。病人预后取决于承受压力大小、持续时间长短以及有无合并伤。单纯创伤性窒息预后较好，如有合并伤则与其严重程度及处理是否及时得当有关。

五、护理

创伤性窒息的护理包括一般护理和合并症的护理。

（一）一般护理

（1）对病人应高度警惕有无合并伤。复苏和抢救休克的同时观察病人的神志、瞳孔、肌张力和各种病理反射，密切观察生命体征变化。

（2）保持呼吸道通畅，及早给氧，维持足够的通气量。对于呼吸抑制的病人，在进行机械辅助通气的同时给予30%～50%的氧，尽量避免脑和其他组织缺氧。使用机械通气应建立动脉采血通道。

（3）控制输液速度及输液量，避免加重脑水肿和肺水肿。

（4）准确记录出入量。

（5）需要输血时，最好不要输库存超过3天的血。

（6）对于骨折病人，要早期采取制动，防止搬动时挤压扭动，以免引起更多的栓塞。

（7）严格无菌操作，减少感染机会。

（8）做好心理护理。

（二）合并症的护理

（1）脑水肿：保持呼吸道通畅，预防脑缺氧；正确使用脱水、利尿药物；纠正代谢紊乱；注意反跳现象。

（2）心肌挫伤和肺挫伤：使用机械辅助通气；给予超声雾化，防止呼吸道干燥；使用利尿剂；心电图改变者使用能量合剂。

（3）视网膜及视神经损伤：早期使用超大剂量类固醇；绝对卧床休息，采取头高位；协助病人日常生活；预防并发症，如感冒、咳嗽等。

护理人员需加强对本病的认识，全面观察，妥善护理，尽量减少并发症，降低病死率和致残率。

（秦华平）

参考文献

［1］ 陈孝平,汪建平.外科学［M］.北京：人民卫生出版社,2014.

［2］ CHOI Y J, LEE S J, KIM H J, et al. Bilateral retrobulbar hemorrhage and visual loss following traumatic asphyxia［J］. Korean J Ophthalmol , 2010, 24(6): 380–383 .

［3］ AL-SARRAJ S, LAXTON R, SWIFT B, et al. Neuropathology and brain weight in traumatic-crush asphyxia［J］. J Forensic Leg Med, 2017, 52 : 110–115.

［4］ ARSLANA M N, KERTMENB C, ESEN M, et al. Comparison of autopsy findings and injury severity scores in deaths due to traumatic asphyxia (perthes syndrome)［J］. J Forensic Leg Med, 2018, 56 : 42–47.

［5］ CAPPELLETTI S, CIPOLLONI L, PIACENTINO D, et al. A lethal case of hoarding due to the combination of traumatic and confined space asphyxia［J］. Forensic Sci Med Pathol , 2019, 15(1): 114–118.

［6］ KÁNTOR T, GRIGORESCU B, POPESCU G, et al. Traumatic asphyxia with permanent visual loss［J］. Orv Hetil, 2017, 158(22): 864–868 .

［7］ CORTIS J, FALK J, ROTHSCHILD M A. Traumatic asphyxia — fatal accident in an automatic revolving door［J］. Int J Legal Med, 2015, 129(5): 1103–1108.

［8］ MONTES-TAPIA F, BARRETO-ARROYO I, CURA-ESQUIVEL I, et al. Traumatic asphyxia［J］. Pediatr Emerg Care , 2014, 30(2): 114–116.

［9］ KORAICHI A, BENAFITOU R, TADILI J, et al. Traumatic asphyxia or Perthe's syndrome. (About two paediatric cases)［J］. Ann Fr Anesth Reanim , 2012, 31(3): 259–261 .

［10］ SERTARIDOU E, PAPAIOANNOU V, KOULIATSIS G, et al. Traumatic asphyxia due to blunt chest trauma: a case report and literature review［J］. J Med Case Rep, 2012, 6: 257.

第三十四章
颅脑损伤后颅内感染

闭合性头部损伤后感染并不常见，而开放性颅脑损伤则可因颅内感染细菌毒力过强、清创不彻底或处理过晚造成严重的头颅感染。通常头皮和颅骨等颅外感染，只要及时正确处理，感染较易控制。一旦发生颅内感染则较为棘手，对病人生命造成严重威胁。颅内感染由于血-脑屏障的作用，不仅抗生素使用局限性大，而且耐药率极高。颅脑损伤病人一旦发生颅内感染，常表现为发病急、病情进展快、感染难以控制，严重影响病人预后。近年来，各种广谱抗生素不断运用于临床，但能透过血-脑屏障者却甚少，如形成脑脓肿，即使采用手术治疗，其病死率仍高达10%～15%。以下为临床上颅脑损伤后几种常见的颅内感染，并针对其中的几种容易混淆的情况探讨鉴别方法。此外，针对手术后颅内感染的处理也将进行探讨。

第一节　头皮感染

一、头皮下蜂窝织炎

头皮下蜂窝织炎为头皮下层及帽状腱膜下层的急性弥漫性化脓性炎症，致病菌多为溶血性链球菌、金黄色葡萄球菌或厌氧菌。局部红、肿、热、痛，边界不清，易形成脓肿；全身症状明显，可引起败血症。宜先采用保守疗法，全身应用抗生素，局部热敷理疗，如有脓肿形成则切开引流。

二、头皮脓肿

头皮脓肿多为头皮感染后或伤后头皮血肿继发感染所致。局部红、肿、热、痛，触之有波动感，耳前、耳后或枕下淋巴结肿大、压痛；由于头皮有纤维隔与帽状腱膜相连，故炎症区域张力较高，常疼痛难忍；可伴畏寒、发热等全身中毒症状；严重时感染可通过导静脉侵入颅骨，甚至累及颅内。治疗原则：早期给予抗菌药物及局部热敷，脓肿形成后可切开引流，继续全身抗感染治疗1～2周。

帽状腱膜下疏松间隙的化脓性感染容易扩散，达帽状腱膜的附着缘，大量积脓可高达100～200 mL，称之为腱膜下脓肿。病人常表现头皮肿胀、疼痛，眼睑水肿及引流区淋巴结肿大。对帽状腱膜下脓肿除给予大剂量抗菌药物外，应及时予以切开引流。方法是低位作一个或多个切口引流，清除脓液及坏死组织，留置引流管，并用抗生素盐水冲洗脓腔。术后继续抗感染治疗1～2周，引流4～6天后拔除引流管。

第二节　颅骨骨髓炎

外伤性颅骨骨髓炎多因开放性颅脑损伤，尤其是污染严重的火器伤或因头皮缺损/坏死使颅骨长期暴露所造成，偶尔可因血行感染所致。颅盖部急性骨髓炎常表现为头皮水肿，病灶局部红、肿、热、痛及局部触痛。早期容易忽略，2～3周后头颅X线平片可见明显的虫蚀样骨破坏。慢性颅骨骨髓炎则常表现为经久不愈的窦道，反复溃破流脓，有时可排出脱落的死骨碎片。X线可见高密度片状死骨影，有时可在破坏区周围出现骨质硬化和增生。颅骨骨髓炎的范围可超过骨缝累及多块颅骨。有时可因逆行性血栓静脉炎，将感染扩散至颅内。

颅骨骨髓炎的治疗，应在抗感染治疗的同时实施手术，去除失活和失去血供的病骨；抗生素应根据药敏选用，用药时间持续至少6～8周。手术在局麻或全麻下进行，以病灶为中心或通过窦道做直线形或"S"形切口，清除感染性肉芽和死骨；感染的颅骨由于板障血管已有血栓形成，一般较少出血，其破坏区域骨质多疏松易碎，而周边较坚硬。所有病骨均应清除，清除范围直到正常颅骨板障。创面用双氧水和庆大霉素溶液彻底冲洗，然后全层间断缝合头皮，置橡皮引流24小时。急性感染时，宽松缝合切口，并放置引流管，以备术后引流冲洗。

第三节　硬脑膜外脓肿

硬脑膜外脓肿可继发于开放性颅脑损伤，也可来自邻近感染病灶，如颅骨骨髓炎或颅骨修补术后。

一、临床表现

这类病人早期表现多为头痛、高热、嗜睡、周身不适等，脓肿形成后往往出现颅内压增高及局部脑组织受压症状，如偏瘫、失语或其他相应的神经定位体征。CT检查可见类似硬膜外血肿的梭形表现，早期呈低密度，1周后渐变为等密度或者高密度影；由于病灶区域硬脑膜有炎性肉芽增生，内凹的硬脑膜在增强CT时表现为明显增强效应，呈致密的弧形带，此为其典型特征。若为产气菌感染，则可出现液平面及气体。

二、诊断

根据病人的病史、特征性CT表现容易明确硬脑膜外积脓诊断。

三、治疗

治疗上，开颅清除脓肿是首选方案。应将脓液彻底清除干净，并搔刮干净硬脑膜外的炎性肉芽。开颅范围一般以显露正常硬脑膜0.5～1.0cm为宜，切勿穿破硬脑膜。放置引流管，以便术后引流；全身应用抗生素。对靠近上矢状窦或侧窦的硬脑膜外积脓，应警惕血栓性静脉窦炎的发生。一般在外科清除脓肿后，尚须继续抗感染治疗3～4周，同时适当进行抗凝治疗预防静脉窦血栓。

第四节　硬脑膜下脓肿

硬膜下脓肿是脓液积聚在硬脑膜与蛛网膜之间的化脓性感染，临床上较少见。早期无典型特征，诊断困难，易误诊为慢性硬膜下血肿或积液；病情进展迅速，如不及时治疗，病死率及致残率均较高。在婴幼儿常由化脓性脑膜炎引起；在成人则多继发于鼻旁窦炎、中耳乳突炎，也可由开放性颅脑损伤、颅脑术后感染、硬膜下血肿感染、面部感染、咽部感染、脑内脓肿破裂以及帽状腱膜下感染等引起，偶见于各种原因引起的血源性感染。可发生于硬膜下的任何部位，以幕上多见，幕下和椎管内较少。占颅内化脓性感染的15%～25%，男性约占62%，70%病例的发病年龄为10～40岁；病死率为14%～28%，但存活者多遗留偏瘫、癫痫、失语等后遗症。

一、临床表现

硬膜下脓肿起病多突然，早期症状缺乏特异性，除原发病灶表现外，多表现为发热、头痛等症状。其共同特征为：① 好发于10～40岁的青少年，男性多于女性。② 原发病灶感染症状，如鼻旁窦炎、中耳炎、乳突炎、牙周脓肿等。③ 感染症状，发热、畏寒、颈强直，严重者可出现意识障碍。④ 颅内压增高症状，如头痛、呕吐、视盘水肿等。⑤ 进展性脑神经麻痹症状，如展神经、面神经、三叉神经等麻痹。⑥ 癫痫，约48%的病例出现癫痫，可表现为局灶性发作，也可表现为全身大发作。⑦ 偏瘫、失语等脑组织受压表现，约70%的病例因脓肿对脑组织压迫出现偏瘫症状。⑧ 大脑镰综合征，是大脑纵裂积脓的特征性体征，表现为下肢运动或感觉障碍，以远端为重，并进行性向躯干、上肢发展，最后累及面部。临床表现与脓液量、脓肿部位、脑水肿程度、个人体质等因素相关。少数病例起病隐匿，症状轻微，数月才出神经系统症状。

二、诊断

诊断有赖于头颅CT和MRI等检查。CT平扫，早期多为紧靠颅骨内板下新月形低密度区，常伴大片脑水肿、脑炎、白质内梗死灶及中线结构明显移位；增强CT可出现边界清楚、厚度均匀的细强化带；当伴有皮质静脉栓塞和脑炎时，局部常出现脑回状强化影。MRI则表现为T_1加权信号低于脑实质，高于脑脊液；T_2加权信号高于脑实质，略低于脑脊液。

三、治疗

治疗上以手术排除脓液及应用抗生素为主。主要包括应用敏感抗生素，手术清除脓肿，以及预防癫痫等

治疗。治疗方式的选择应根据病情程度、病人体质等多因素综合考量。现推荐多学科协作的综合治疗：

1. **药物治疗** 单纯药物治疗适用于无局灶性神经功能缺损症状，精神状态没有变化，脓肿较局限，排除后颅窝脓肿且抗生素治疗有效的病人。在保守治疗时行影像学（CT或MRI）动态监测，评估治疗效果。如临床症状无改善，或影像学动态监测无好转迹象，则积极手术治疗。

2. **手术治疗** 手术的目的是彻底清除脓液，解除对脑组织的压迫，减少炎症和毒素对脑组织和血运的影响。术中获得可靠的标本行微生物培养，指导术后用药。手术方式分为开颅脓肿清除术、钻孔置管冲洗引流术、内镜下脓肿清除术。明确诊断后需要手术者应于72小时内进行，超过72小时手术，病人的病死率、致残率将显著增加。

3. **多科协作治疗原发病** 硬脑膜下脓肿多由鼻旁窦炎、中耳炎、乳突炎、牙周感染等引起，因此在本病的诊断、治疗过程中应邀请耳鼻喉科、口腔科等多学科协作共同治疗。

第五节　颅脑损伤后脑膜炎

颅脑损伤所致脑膜炎多见于颅底骨折伴脑脊液漏病人，或因颅脑穿透伤所致。化脓性细菌进入蛛网膜下腔的途径除经由开放的创口直接进入外，亦可从血液、呼吸道、鼻旁窦、中耳乳突区甚至开放的蝶鞍进入。病原菌常为链球菌、葡萄球菌、大肠埃希菌及铜绿假单胞菌，但经额窦、筛窦导致的颅内化脓性脑膜炎则以肺炎双球菌多见。

一、临床表现

急性期常表现为头痛、恶心、呕吐、全身畏寒、脉速、体温升高、脑膜刺激征阳性及颈项强直，但也有少数脑膜炎病人发病隐匿，如脑脊液漏所致复发性颅内感染，可在罹病后1～2天亦无明显不适。颅脑穿透伤晚期脑膜炎，常为脑深部感染侵入脑室系统或因脓肿破裂所致，感染一旦发生，由于细菌的毒素和蛛网膜下腔的炎性反应，可导致脑水肿、颅内压增高及脑血流障碍；若不及时给予合理治疗，往往造成严重并发症和后遗症，如脑脓肿、硬脑膜下积脓、脑肿胀、脑积水及脑血管损害等，病死率可高达18.6%。

二、诊断

主要依靠实验室检查：脑脊液混浊，可见脓性细胞，蛋白质明显增高，糖含量降低，细菌培养有时为阳性。周围血象亦可见白细胞及中性粒细胞增多。头颅CT检查多无异常发现，严重时可见脑基底部脑池、大脑纵裂有高密度影及脉络丛密度增高。并发脑炎时，脑实质内出现局限性或弥漫性低密度区，脑室呈对称性缩小。增强CT可见软脑膜和脑皮质呈细带状或脑回状强化表现。脑膜炎伴发脑脓肿、硬脑膜下积脓、脑室炎或脑积水时，CT更有助于诊断。故对疑有脑膜炎的病人，早期宜先行腰椎穿刺行脑脊液常规生化检查，及时明确诊断，以便尽早用药，而对后期并发症则应行CT检查以了解颅内情况。

三、治疗

细菌性脑膜炎的治疗应在及时查明病原菌的基础上尽早使用能透过血-脑屏障的大剂量足疗程的敏感抗生素。在全身用药的同时，尚需行腰椎穿刺，每日或

隔日1次,既可引流炎性脑脊液,又便于鞘内给药,但应注意给药浓度不宜过高,以免引起刺激、粘连和癫痫发作,必要时可在腰大池置管持续引流。去除病因也是一个重要环节,如有脑脊液漏、颅内异物或感染、硬脑膜外/下积脓和/或脑脓肿等情况存在时,应有计划积极地进行相应的手术处理。

第六节　颅脑损伤后脑室炎

外伤后脑室炎均属细菌性脑室炎,主要见于脑穿透性损伤,特别是脑室穿通伤早期清创不彻底的病人,或继发于脑膜炎、脑脓肿,有时因脑室外引流管保留时间过长或行导管分流术后引起的医源性感染。脑室炎常见致病菌为葡萄球菌、革兰阴性杆菌、铜绿假单胞菌或厌氧菌。

一、临床表现

轻度的脑室炎,临床上可无特殊表现,其症状与脑膜炎相似,早期常被忽视。因此,凡脑膜炎病人经常规治疗后,临床症状和实验室检查均无明显好转,尤其是病情重笃且伴明显颅内高压时,即应考虑脑室炎可能。严重的脑室炎,起病急促,常有高热、谵妄、意识障碍及生命体征等症状,甚至引发脑疝。因脑脓肿突然溃破,大量脓液进入脑室系统,可引起高热、昏迷、双瞳散大、血压下降以及强烈的自主神经反应,随即出现呼吸、循环衰竭,救治希望渺茫。偶有脑深部邻近脑室壁的脓肿,由于炎性反应的影响或因脓液少量渗漏,使局部脑室室管膜受到炎性浸润导致脑室内粘连及隔膜形成,引起脑积水及脑室内感染性分隔小腔。这种情况下,脑室炎的临床表现,常呈亚急性或慢性感染过程,偶有急性发作,迁延较久,且抗菌药物难以进入感染灶内,使治疗异常棘手,病人终将死于全身衰竭。

二、诊断

主要依靠脑脊液细胞学检查,除腰椎穿刺脑脊液示白细胞增加及发现脓细胞外,脑脊液的炎症改变亦明显,甚至可查见絮状脓性分泌物,蛋白质含量增高,糖定量降低,细菌培养可为阳性。增强CT可见被炎症波及的脑室室管膜有局限性或弥散性薄层线状强化,脑室内粘连出现分隔状强化灶,脑积水或脑室变形、扩大。MRI检查早期可无阳性发现,严重时可行T_2加权,可见脑室周围白质有带状高信号区环绕,脑室内的脓性灶亦呈高信号。

三、治疗

细菌性脑室炎的预后极差,治疗与脑膜炎相似,应尽早查清致病菌及药敏试验,以便尽早使用能透过血-脑屏障的强效抗生素。同时,应立即将先前置入脑室的引流管或分流管拔除,因为附着在管壁上的细菌更容易产生耐药性。随着大剂量敏感抗生素的应用,感染可逐步被控制,随后脑脊液细胞数减少,病情亦逐渐改善。但当脑室系统存在阻塞、分隔或药敏有效的抗生素透过血-脑屏障较差时,则应在全身用药的同时,行脑室穿刺引流,并行脑室内给药。但由于梗阻的存在,脑室炎会逐步演变成脑室积脓,此时需用置管引流或双管冲洗引流,以4万～8万U庆大霉素溶于500 mL生理盐水中,由一管缓慢持续灌洗,另一管等量引流至封闭的瓶/袋中,以每分钟30～40滴为宜,保持出入量平衡,直至引流液转清,症状好转,细菌培养阴性及白细胞数正常后方可拔管。位于脑深部接近脑室的脓肿,因靠室管膜一侧的脓壁纤维化进程较慢,往往菲薄,故有突然破入脑室引起急性化脓性脑室炎的危险。遇此情况,唯有紧急开颅切除脓肿,用抗菌盐水彻底冲洗脑室,并置管行脑室外持续引流;同时,加强全身抗菌治疗和营养支持,对于控制脑室系统感染亦有很大作用。

第七节　颅脑损伤后脑脓肿

化脓性病原体侵入脑组织内形成脓腔称为脑脓肿,多因邻近感染灶(50%)直接播散,如化脓性中耳乳突炎、鼻旁窦炎、头皮疖痈等,亦可由颅骨骨髓炎和血源性传播(30%)。正常脑组织抗菌能力较强,即使是开放性颅脑损伤,只要做到及时、彻底的清创,并发脑脓肿的机会亦不多。战时火器穿透性脑脓肿的发生率约为9%,且伤后脑脓肿多与碎骨片或异物存留有关,在异物、碎骨片进入颅内的同时可将细菌带入颅内,如不及时将其彻底清除,数周即可形成脓肿,但亦可于伤后多年才出现。感染早期(2周前后),尚处于化脓性脑炎及脑膜炎阶段,此时脑组织坏死、软化,以及炎性细胞浸润、充血、水肿较明显,尚无脓壁形成。4～8周脓肿形成,周围有肉芽组织、纤维组织、网状内皮细胞及胶质细胞增生,构成完整的包膜。致病菌以金黄色葡萄球菌最为常见,其次为溶血性链球菌及厌氧链球菌,偶尔可有产气荚膜杆菌或混合感染。外伤性脑脓肿多为单发,但可多房,脓肿壁的厚薄依时间而异。

一、症状与体征

脑脓肿分为3期:急性脑炎期、化脓期及包膜形成期。包膜完全形成需4～8周。早期临床表现为发热、头痛、颅内压增高以及局灶性神经功能障碍。脓肿形成后,临床表现与颅内占位病变相似,这时可全无颅内感染征象,仅有颅内高压表现;除头痛、嗜睡,或偶有癫痫发作外,如果脓肿位于重要脑功能区,常伴局部神经缺损体征,有助于定位。

二、诊断与治疗

诊断大多依靠特殊辅助检查,因为当脓肿局限之后,病人不仅没有体温升高,而且脑脊液化验结果也往往正常,或只有少量白细胞增多,不能作为诊断依据。颅骨X线片检查有助于了解脑内有无碎骨片或异物存留。CT检查无疑是最准确、快速的检查方法,既可显示脓肿的大小、部位,又能明确脓肿的多少、有无分隔和积气,以及与周围重要结构的关系,同时还可以通过强化扫描来了解脓壁的厚度,从而估计脓肿的期龄,以便选择适当的治疗方法。MRI检查更有独到的优点,不仅在脓肿形成期,于T_2加权图像上能显示坏死区周围特征性低信号带,而且在脑炎期也能根据T_1和T_2弛豫时间的变化,作出早期诊断。即在T_1加权图像上可见白质不规则略低信号区,T_2加权呈明显高信号,脑炎中心区为稍低信号,并有占位效应。若采用二乙三胺五乙酸钆(Gd-DTPA)增强,则T_2加权可见不规则强化,有助于临床治疗上的参考。

外伤性脑脓肿的治疗,原则上与耳源性或血源性脑脓肿相同,一般在脓肿还未形成前,仍处于化脓性脑炎阶段,可采用非手术方法,给予大剂量强效抗菌药物治疗。对已有包壁形成的脓肿,应及时实施手术治疗。手术包括穿刺引流术和脓肿切除术。

1. **穿刺引流术** 简单安全,适用于各部位单发脓肿,特别是位置深在、位于运动区、语言中枢等重要脑功能区或年老体弱以及病情危重不能耐受开颅手术者,但疗程长,对多房或脓肿腔有异物残留者不适用。根据脓肿定位,选择近病灶的非功能区穿刺,在局麻下行颅骨钻孔或锥孔后使用脑针穿刺脓肿,进入脓腔时往往有明显落空感,将脑针再稍深入1～1.5 cm,以防脓肿腔缩小时脱出,影响引流效果,然后再用空针缓缓抽出脓液,待2/3的脓液抽出后,即可用适量的抗菌盐水反复冲洗,直至冲洗液清亮为止。随后拔出脑针,经原穿刺孔的方向和深度插入引流管,调整至最佳引流位置,再经头皮刺孔引出颅外并固定,分层缝合切口。术后每日或隔日用庆大霉素4万～8万U,及生理盐水溶液冲洗脓腔;继续全身抗菌治疗,定期行CT复查,待脓腔闭合即可拔管。

2. **脓肿切除术** 引流脓液失败者、多房性或脓肿腔有异物残留者应行脓肿切除术;当脓肿溃破或脑疝时经脱水,以及穿刺抽脓未见明显好转时应急诊行脓肿切除术。全麻下行骨瓣开颅,弧形切开硬脑膜,选择近病灶的非功能区入路。若颅内压不太高,可直接通过脑皮质切口分离至脓肿壁,完整将其摘除才能避免脓液外溢造成污染;若颅压甚高或脓肿巨大占位效应明显时,则需用空针先行穿刺排空脓腔,再注入庆大霉素4万～8万U,并用双极电凝封闭穿刺孔之后,紧靠脓壁周围的水肿带钝性分离摘除脓肿,脑部创面需用含庆大霉素(1 500 U/mL)的生理盐水反复冲洗。术毕分层严密缝合,不放引流;术后继续抗菌治疗至体温正常及脑脊液转阴后1～2周。

第八节 颅脑损伤后常见颅内感染的诊断

颅脑损伤后颅内感染通常为细菌性感染。脑内化脓性感染指化脓性细菌进入脑组织内引起炎性改变,形成化脓性脑炎或脑脓肿,可直接感染或经血源性播散。临床上可有发热、头痛、颅内压增高、偏瘫等表现。可分为急性脑炎期(1～9天)、化脓期(10～13天)、包膜形成期。

1. **急性脑炎期** 影像学检查较少遇见,其病理基础早期系血管通透性增加,血管周围炎性细胞浸润,血管源性脑水肿,蛋白质渗出、水肿、斑点状出血(瘀点)、坏死。CT可见皮质白质交界处有占位效应,边界不清低密度区。MRI可见T_2高信号,T_1低或等信号,不强化或斑点状强化。脑炎晚期坏死明显,外周出现泡沫细胞、成纤维细胞及新生血管,水肿仍明显,脓腔周围血脑屏障破坏,CT上开始表现环形强化。

2. **化脓期** CT为低密度影,而脓壁可为等密度或稍高密度。MRI上为T_1等信号或稍高信号,T_2低信号,明显强化,壁薄、光整为典型表现。脓肿壁存在分隔时呈分房样改变,壁均匀明显强化,包膜轻度强化,一般环壁略厚且不均匀,外缘模糊,环的厚度与增强扫描时间有关,延迟增强可见向心性强化,若脓肿腔不

大,1小时延迟扫描可见结节状强化。DWI上脓肿呈高信号和ADC低信号。

3. **包膜形成期** 强化明显,壁薄、完整、光滑而均匀。包膜形成的早期(10～13天),脓肿腔缩小,形成包膜的成纤维细胞增加;水肿开始减轻。包膜形成后期(>13天),脓肿腔缩小,炎性细胞减少,脓肿壁增厚。脓肿壁在T_2WI上表现为低信号,主要为巨噬细胞所产生的自由基引起。随着临床症状改善,低信号消失,因此可用来检测疗效,而环形强化可在成功治疗后数月仍然存在。MRS显示Lac、Lip增高,可出现乙酸盐Ace、丁二酸Succ、亮氨酸Aas峰、NAA、Cho、Cr减低。

需要与颅内感染鉴别的包括:动脉性梗死(起病急、供血部位、弥散受限)、静脉性梗死、鼻窦炎、乳突炎等。

第九节　颅脑损伤手术后颅内感染的危险因素及处理

颅内感染的危险因素包括:年龄<12或>60岁、脑脊液漏、手术部位在幕下、手术时间>4小时、未进行清洁手术、术后放置引流管>48小时、脑室外引流>1周者,而术前预防性使用抗生素对颅内感染的影响并不显著。

预防性使用抗生素不能有效地减少致病菌的入侵,不能降低颅内感染率,相反,可能增加耐药菌的产生。临床上预防性使用抗生素,应严格掌握适应证,控制使用时间及剂量。外引流术主要包括脑室外引流术、硬脑膜外引流、硬脑膜下引流及脑内血肿腔引流术。

留置引流管可能增加颅内感染的概率:① 引流管的存在导致颅内与外界环境相通,细菌可经头皮切口逆行引起颅内感染;② 若置入引流管及术后无菌操作不严格,均可增加感染机会;③ 引流液反流可能成为重要的感染源,而引流液是细菌良好的培养基;④ 留置引流管时间延长,尤其是超过3天,感染机会随之增加。开颅术后尽量不放置颅内引流,若确需放置引流,应严格无菌操作,术后加强护理、严禁引流液反流,减少颅内感染机会。

脑脊液漏病人属于开放性颅脑损伤,其颅内感染率显著升高。结合文献,主要原因有:① 开放性颅脑损伤易存在颅内异物、污染伤口等,可能成为重要的感染源;② 头皮、颅骨和脑膜的三重保护作用均已被破坏,脑组织或脑室系统与外界环境直接相通,为病原菌提供重要的感染途径;③ 挫裂或水肿的脑组织坏死液化后可能成为良好的细菌培养基。笔者认为脑脊液漏病人应予以尽早治疗,变开放性颅脑损伤为闭合性,清除感染源、切断感染途径是预防颅内感染的关键。颅脑清创、颅底重建、切断瘘管、软组织填塞、腰大池引流等是解决脑脊液漏的重要治疗手段。

短时间内需要多次手术的病人通常是多发脑挫裂伤或对冲伤病人,损伤程度较重,全身应激反应重,免疫力下降,术后反应及自我恢复能力较差,感染概率显著升高。颅内感染好发于伤后4～10天,主要与留置引流管、脑脊液漏等相关。

综上所述,颅内感染是一个多因素的结局,预防性使用抗生素不能有效地降低颅内感染的发生率。在临床诊治过程中,尤其对合并脑脊液漏、外引流的颅脑损伤病人,应积极预防和处理,做到早发现、早处理,以减少颅内感染发生概率,提高病人的预后。

第十节　神经外科手术后颅内感染

颅内感染是神经外科术后常见可致死、致残的严重并发症,病人常伴有高颅压、意识障碍、脑水肿、癫痫等症状。病源菌的耐药率逐年上升,细菌培养阳性率的降低使临床感染治疗难度加大。开放性颅脑损伤、术后脑脊液漏、术后切口皮下积液、长时间脑室引流及术后急诊再次手术者,手术本身使血-脑屏障受到破坏,以及医源性因素使颅内感染的发生率明显升高。术后3～7天是颅内感染的高发时间段。目前,国外报道颅脑手术后颅内感染的发生率为1%～10%。许多医疗机构常规应用抗菌药物预防术区感染。

一、神经外科术后颅内感染的病因与危险因素

神经外科术后颅内感染主要发生于开颅术后、脑室外引流术后、颅脑损伤、脑脊液耳鼻漏等,重型颅脑损伤开颅术后昏迷病人存在早期免疫缺陷亦是感染原因之一。术后颅内感染根据部位可分为:脑膜炎、脑脓肿、硬脑膜外积脓或硬脑膜下脓肿。颅内感染的相关因素有手术环境、手术时程、消毒方法、手术部位、麻醉方式、术后处理等。

神经外科手术后导致颅内感染的高危因素有:① 手术时间较长,>4小时;② 术后脑脊液漏;③ 脑室外引流;④ 放置各种引流管;⑤ 合并糖尿病;⑥ 开放性颅脑损伤。其中构成比最高的是手术时间>4小时,占54.81%,其他依次为脑室或腰穿置管引流(占51.60%)、后颅窝手术(占39.95%)、开放性颅脑损伤(占38.56%)、急诊手术(占33.52%)和脑脊液漏(占16.81%)。尽量缩短手术时间,严密缝合防止脑脊液漏;尽可能缩短脑室外引流时间,减少各种引流管的放置或缩短置管时间,对减少神经外科手术后感染有积极的作用。

二、神经外科术后颅内感染特点

1. **发生时间**　开颅术后颅内感染的1/3发生于术后第1周,1/3发生于术后第2周,其余1/3发生于第2周以后。有报道提示术后3～7天颅内感染最多,术后4天内感染发生率最低。引流时间>1周者,10～12天颅内感染发生率最高。因此,建议术区引流管达到引流目的后一般在术后24～48小时内尽早拔除。如果是脑室引流管,应尽量缩短引流时间,<5天为佳。如果留置时间超过10天尚不能拔管时,应考虑行内引流术。尽量缩短引流管留置时间,可有效地减少颅内感染的发生。

2. **病源菌特点**　主要来源为皮肤,有金黄色葡萄球菌(90%)、表皮葡萄球菌,痤疮丙酸杆菌常见于脑室腹腔分流。住院时间延长的病人主要为革兰阴性菌,如铜绿假单胞菌和鲍曼不动杆菌等院内获得性感染发生率增加。

3. **临床表现**

(1)手术切口与骨瓣感染:发热,局部红肿、疼痛,伤口裂开或排脓。

(2)脑膜炎:发热,头痛,意识障碍,脑膜刺激征,恶心、呕吐,抽搐。

(3)脑脓肿:多表现为发热,头痛,进行性意识障碍,癫痫,局部神经功能缺陷。

(4)硬脑膜外积脓或硬脑膜下脓肿:硬脑膜外积脓可能缺乏特异症状,但10%的病人可同时并发硬脑膜下脓肿。硬脑膜下脓肿病人可表现为发热,中度意识状态改变。硬脑膜下脓肿如果外科处理不及时,可迅速进展致残、致死(病死率达20%,神经功能缺陷占30%)。

4. **CT及MRI检查**　脑膜炎CT的表现是软脑膜增强征,MRI可见血管增强征。典型脑脓肿CT表现为边界清楚或不清楚的低密度灶;静脉注射造影剂后,脓肿周边呈均匀环状增强,脓肿附近脑组织可有低密度水肿带,脑室系统可受压、移位等。硬脑膜外积脓CT表现为两面凸形,而硬脑膜下脓肿形状为新月形。增强MRI用于鉴别硬脑膜下脓肿与血肿或渗出,由于炎性水肿引起邻近大脑皮质的高信号可提示硬脑膜下脓肿。

5. **脑脊液检测与诊断标准**　国外文献报道术后脑膜炎发生率为0.8%～1.5%,8%的脑膜炎病人脑脊液葡萄糖<400 mg/L,正常脑脊液糖与血糖比值是0.6,70%的病人此比值小于0.31。革兰染色结果依赖于细菌浓度,一般阳性结果表示细菌浓度>10^8 cfu/L;当细菌浓度<10^6 cfu/L时,革兰染色阳性率只有25%左右。60%～90%病人革兰染色阳性,而我国病人的脑脊液革兰染色阳性率非常低,可能与预防用抗菌药物有关。脑脊液中多形核淋巴细胞增多。脑脊液抽取

后应及时送检，因为白细胞在脑脊液中90分钟后开始溶解。颅内感染诊断金标准是细菌培养或涂片革兰染色阳性。

细菌性与无菌性脑膜炎的鉴别：脑脊液中的乳酸、溶菌酶、C反应蛋白、血清淀粉样蛋白在细菌性脑膜炎浓度明显高于无菌性脑膜炎。脑脊液乳酸是国外脑脊液检查的常规指标。而在硬脑膜外积脓、硬脑膜下脓肿、脑脓肿中，脑脊液检查通常无特异性改变。脓液细菌培养阳性是诊断的金标准。根据细菌培养结果针对性选择抗菌药物治疗疗效较好。

三、神经外科术后颅内感染的预后

神经外科术后颅内感染是一种严重的感染。目前抗菌药物的滥用导致有效抗菌药物逐渐缺乏，直接导致其预后差，病人出现严重后遗症，甚至导致死亡。其中脑脓肿是由化脓性细菌侵入脑组织而引起的化脓性炎症及局限性脑脓肿，由于脑组织被严重破坏，可出现不同程度的后遗症，如偏瘫、癫痫、视野缺损、失语、精神意识改变和脑积水等，医治不及时可出现脑疝，甚至危及生命。细菌性和结核性脑膜炎则可出现脑水肿、脑出血、癫痫、智力迟钝、失明、肢体瘫痪等严重后遗症。脑脓肿在神经外科手术后发病率约为0.1%，病人会留有严重的神经功能缺陷，甚至存在危及生命的严重并发症，病死率达24%～43%。

四、神经外科术后颅内感染的预防

由于颅内感染治疗困难，病死率高，应积极采取措施预防感染的发生。

（1）手术备皮应在手术开始前3小时内进行，如超过6～8小时清洁切口可能变为污染切口。

（2）颅内肿瘤手术多为择期手术，术前应积极治疗病人的伴发疾病，尤其应注意控制血糖。

（3）由于手术时间每延长1小时，感染率增加0.5%～1%，因而手术应在仔细切除肿瘤组织的同时尽量缩短手术时间。

（4）尽量减少术中出血量，清除污染的组织和小骨片，有植入物时应戴双层无菌手套。

（5）缝合切口时应尽量严密缝合，防止发生术后脑脊液漏，尤其是幕下手术。

过去认为术前预防性应用抗菌药物，可有效降低术后颅内感染的发生率，然而，越来越多的研究发现术前预防性使用抗菌药物只能预防手术切口的感染，对预防术后脑膜炎、脑脓肿等是无效的，却同时增加了细菌的耐药性及增加不良反应发生率。有证据表明，对于脑室-腹腔分流，预防使用抗菌药可有效减少50%的感染发生率。对于颅底骨折（伴或不伴脑脊液漏），目前研究不支持常规使用抗菌药物。对于脑室外引流术，预防使用抗菌药物存在争议，许多研究认为有效，但尚缺乏足够的证据；有研究发现预防使用抗菌药物后发生的颅内感染比未预防使用抗菌药物更难治愈，细菌更易产生耐药性，化脓性脑膜炎更易发生于术前预防用抗菌药物组。营养支持、维持血糖4.44～7.77 mmol/L（80～140 mg/dL）可预防全身感染和远处播散感染进入颅内。

五、神经外科术后颅内感染的治疗

1. 外科治疗

（1）手术切口和骨瓣发生感染时，如果伤口深部有波动感，需行局部引流或者清创术。骨瓣缺乏血供，更易发生感染，可移除骨瓣，进行4～6周的抗感染治疗，感染控制后至少半年后方可进行颅骨修补术。硬脑膜外积脓、硬脑膜下脓肿、脑脓肿的病人除了予抗菌药物治疗，通常需要外科干预治疗，如开颅或立体定向抽吸脓肿。

（2）腰大池脑脊液持续外引流，同时注入抗菌药物。其优点为持续引流感染的脑脊液至体外，可以降低颅内压，刺激脑脊液分泌，新分泌的脑脊液可以起到很好的稀释和冲洗作用，可视为一种自身置换作用。感染的脑脊液被引流到体外，可降低脑脊液中细菌浓度，减轻颅内感染。另外，鞘内给药后，药物直接进入蛛网膜下腔，缓慢向颅内弥散，能够达到有效的药物治疗浓度，但鞘内应用抗生素的种类及浓度应严格控制。

（3）如果有脑室外引流的病人发生细菌性脑膜炎，移除引流管可以提高脑膜炎治愈率。尽快移除导管，尽早使用抗菌药物可治愈65%导管相关的感染，而保留导管，经静脉抗菌药物保守治疗，仅能治愈35%左右的导管相关感染。凝固酶阴性葡萄球菌或丙酸杆菌引起的脑室-腹腔分流感染的病人，经抗菌药物治疗感染控制至少7天后才可以再次进行分流术。如果脑脊液再次细菌培养阳性，抗菌药物治疗应持续至连续10天细菌培养阴性，才可再次进行分流手术。另外，一些专家建议如果细菌培养是革兰阴性菌，需要更长的治疗时间。无论何种治疗，来源于脑脊液分流术后感染都容易复发，复发率约为26%，且2/3的病人都感染同一种细菌。

2. 药物治疗

（1）抗菌药物选择：近年来，由于头孢菌素广泛应用于神经外科手术的预防，使得甲氧西林耐药的β-内酰胺酶阳性的金黄色葡萄球菌和表皮葡萄球菌不断增多,细菌对第三代头孢菌素和新的β-内酰胺类抗菌药物的耐药率逐年上升,这使得对神经外科术后颅内感染的预防和治疗有效率大大降低。由于大多数病人在发生颅内感染前已预防性使用了抗菌药物,细菌培养结果往往呈现阴性,对抗菌药物的选择造成一定困难。国外报道脑脊液细菌培养阳性率高达60%～80%,而笔者医院脑脊液细菌培养阳性率仅为8%。医师只能经验性选用万古霉素联合美罗培南、头孢曲松、头孢吡肟等治疗方案。开放性颅脑损伤和神经外科术后感染常见菌为需氧革兰阴性杆菌(包括铜绿假单胞菌)、金黄色葡萄球菌、凝固酶阴性葡萄球菌(尤其表皮葡萄球菌),脑脊液分流术后引起感染常见菌为凝固酶阴性葡萄球菌(尤其表皮葡萄球菌)、金黄色葡萄球菌、需氧革兰阴性杆菌(包括铜绿假单胞菌)、痤疮丙酸杆菌等。高度怀疑为术后颅内感染的病人应尽早经验性用药,原则上应用通过血-脑屏障较好的抗菌药物,美国感染病学会(Infectious Diseases Society of America, IDSA)指南推荐选用万古霉素联合第三代头孢菌素(头孢曲松或头孢他啶)、头孢吡肟或美罗培南;对发现厌氧菌感染者,可在其基础上加用甲硝唑治疗。随着万古霉素应用增加,其最低抑菌浓度(MIC)也呈不断增高的趋势,细菌的敏感性逐渐下降;一般MIC ≤ 2 mg/L为敏感,MIC 4～8 mg/L为中介,MIC ≥ 16 mg/L为耐药。耐万古霉素的肠球菌已开始出现。文献报道利奈唑胺和达托霉素在治疗葡萄球菌引起的脑膜炎中取得很好的疗效,利奈唑胺约70%可通过血-脑屏障;尽管目前美国食品药品监督管理局(FDA)尚未批准其用于颅内感染的治疗,但其对万古霉素耐药的葡萄球菌和肠球菌引起的颅内感染是有效的。

(2)多药耐药革兰阴性菌的治疗:随着抗菌药物在医院的广泛应用,耐药菌株逐年增多,使治疗相当困难。泛耐药的不动杆菌属是引起院内获得性脑膜炎常见的致病菌,这些菌株通常对第三代和第四代头孢菌素耐药,对碳青霉烯类抗生素耐药也有报道。因此,静脉用药在脑脊液中很难达到有效的杀菌浓度。对于经验性治疗鲍曼不动菌,可以静脉给予美罗培南,联合脑室或鞘内给予氨基糖苷类药物,如庆大霉素或阿米卡星等。如果培养的不动杆菌属对碳青霉烯类抗生素也耐药,可选用多黏菌素B或多黏菌素E代替美罗培南,通过脑室或鞘内给药,但是此类药物尚未国产化。

(3)脑室或鞘内给药:脑室外引流可能成为重复感染或继发感染的根源,国外研究显示脑室外引流后感染率是未行引流的9.4倍。对于此问题,传统脑室外引流感染率高达27.2%,而采用封闭式颅压监护脑脊液外引流方法感染率为零,但缺点是脑室内脑脊液置换术时需进行脑室穿刺术,对脑组织是一种侵袭性损伤。2004年IDSA指南中推荐鞘内给药治疗颅内感染。万古霉素自从应用鞘内给药治疗甲氧西林耐药表皮葡萄球菌或金黄色葡萄球菌引起的术后颅内感染,已治愈大量病例,取得良好疗效。鞘内注射给药的优点在于:可配合腰椎穿刺同时进行;由于药物不经过血-脑屏障而直接进入蛛网膜下腔,脑脊液中药物浓度高。鞘内给药的缺点包括:多数病人需要反复多次腰椎穿刺进行鞘内注药,操作烦琐,给病人带来很大的痛苦,并且反复穿刺易造成再次感染的机会;鞘内给药浓度过高可引起化学性脑炎和神经根刺激;药物过量还可导致惊厥、昏迷等不良后果。因此,应尽量避免鞘内给药。目前,FDA尚未批准任何抗菌药物用于鞘内注射,但是鞘内注射一般仅用于在静脉用药无法控制颅内感染的情况下才可慎重考虑选择鞘内或脑室内给药。

综上所述,神经外科术后发生颅内感染的危险因素很多;随着颅脑术后颅内感染的发生率不断攀升,抗菌药物难以穿过血-脑屏障而达到有效浓度等一系列问题,使得颅内感染的治疗变得棘手。近年来,抗菌药物研发速度已经远落后于细菌耐药产生的速度。神经外科临床医师应该严格无菌操作,尽量减少和避免颅内感染的风险因素,并掌握本院的细菌流行、耐药趋势和药敏现状,根据其特点针对性地选择抗菌药物治疗颅内感染。

当前针对颅脑损伤后颅内感染的研究主要集中在防止脑脊液漏、合理应用抗生素及手术后尽早拔除引流管等方面。在诊治过程中,脑脊液细菌培养和药敏试验是临床诊断和治疗颅内感染、合理使用抗菌药物、提高疗效、避免抗菌药物滥用的重要依据。但细菌培养周期长、容易污染,出现假阳性,且阳性率较低,一般只有6%～8%。目前,临床检测常规应用的仍为脑脊液常规和脑脊液生化。脑脊液常规主要检测6个方面:颜色、蛋白质定性试验、细胞总数、白细胞数、多核细胞百分比、单核细胞百分比。主要参考指标是白细胞数和多核细胞百分比。脑脊液中白细胞 > 0.01 × 10^9/L,其中多核白细胞>50%是颅内感染的诊断指标之一。北京天坛医院使用自动分析仪分析细胞数和细胞百分比,准确性和重复性较高,结果参考价值大。该研究表明:脑脊液常规白细胞数和多核白细胞百分比明显增高的病例,细菌培养阳性的可能性大。

颅内感染是一个多因素的结局,预防性使用抗生素不能有效地降低颅内感染的发生率。在临床诊治过程中,尤其对合并脑脊液漏、外引流的颅脑损伤病人,应积极预防和处理,做到早发现、早处理,以减少颅内感染发生的可能性,提高病人的预后。

(牟朝辉)

参考文献

[1] 王忠诚.王忠诚神经外科学[M].武汉:湖北科学技术出版社,2005.

[2] 杨树源,只达石.神经外科学[M].北京:人民卫生出版社,2008.

[3] 黄志强.现代基础外科学[M].北京:人民军医出版社,1992.

[4] 薛庆澄.神经外科学[M].天津:天津科学技术出版社,1990.

[5] 张冯佐,邱永明.腰穿持续引流及药物注射治疗严重颅内感染[J].重庆医学,1999,28(增刊):1-2.

[6] 韩学德.现代外科感染学[M].北京:科学技术文献出版社,1995.

[7] 暴连喜,雷鹏.深部和功能区脑脓肿的治疗[J].中华神经外科杂志,1987,31(1):54-55.

[8] BEAU J L, GEISSARD P, HARISPE L, et al. Surgical treatment of brain abscess, and subdural empyema[J]. J Neurosurg, 1973, 38(2): 198-202.

[9] DYSTE G N, HITCHON B W, MENEZEZ A H, et al. Stereataxic surgery in the treatment of mul-tiple brain abscesses[J]. J Neurosurg, 1988, 69(2): 186-190.

[10] ROSENBLUM M L, HOFF J T, NORMAN D, et al. Decreased mortality form brain abscesses since advent of computerized tomography[J]. J Neurosurg, 1978, 49(5): 658-661.

[11] STEPHANOV S. Experience with multiloculated brain abscesses[J]. J Neurosurg, 1978, 49(2): 199-201.

[12] RUDINSKY B, BAUER F, KALAVSKY M, et al. Neuroinfections complicating foreign body implants after perinatal trauma or meningitis in 60 children[J]. Neuro Endocinol Lett, 2007, 28 (Suppl 2): 36-37.

[13] ROUX P C, WOOD M, CAMPBELL R A. Subdural empyema caused by an unusual organism following intracranial haematoma [J]. Childs Nerv Syst, 2007, 23(7): 825-827.

[14] 许毅,孙晓川,刘科,等.103例重型颅脑损伤患者医院感染临床分析[J].创伤外科杂志,2012,14(4):314-316.

[15] 林超,唐勇,茅磊,等.颅脑创伤后颅内感染的危险因素分析[J].创伤外科杂志,2014,16(3).

[16] 刘小波,林爱国,何程,等.颅脑损伤伴颅内感染患者的临床特点和急性期预后的影响因素[J].中国实用神经疾病杂志,2016,4(19):15-17.

[17] 刘永杰,袁益光,牛占峰,等.硬膜下脓肿的临床特点及治疗[J].中华神经外科疾病研究杂志,2018,17(4):382-383.

[18] 史从宁,郑光辉,赵运转,等.脑脊液常规在颅内感染中的应用[J].中国实用神经疾病杂志,2018,21(12):1330.

[19] KOURBETI I S, JACOBS A V, KOSLOW M, et al. Risk factors associated with postcraniotomy meningitis[J]. Neurosurgery, 2007, 60(2): 317-325.

[20] LOZIER A P, SCIACCA R R, ROMAGNOLI M F, et al. Ventriculostomy-related infections: a critical review of the literature [J]. Neurosurgery, 2002, 51(1): 170-181.

[21] ABADAL-CENTELLAS J M, LLOMPART-POU J A, HOMAR-RAMIREZ J, et al. Neurologic outcome of post traumatic refractory in-tracranial hypertension treated with external lumbar drain-age [J]. J Trauma, 2007, 62(1): 282-286.

[22] PARK P, GARTON H J, KOCAN M J, et al. Risk of infection with prolonged ventricular catheterization[J]. Neurosurgery, 2004, 55(3): 594-601.

[23] REICHERT M C, MEDEIROS E A, FERRAZ F A. Hospital-acquired meningitis in patients undergoing craniotomy: incidence, evolution, and risk factors[J]. Am J Infect Control, 2002, 30(3): 158-164.

[24] SULAIMAN T, SALAZAR L, HASBUN R. Acute vers-us subacute community-acquired meningitis: analysis of 611 patients [J]. Medicine, 2017, 96(36): e7984.

[25] 徐莉,戴献毅.脑脊液生化和常规检查在颅内感染诊断中的应用价值分析[J].现代实用医学杂志,2017,29(4):529-530.

[26] HOOGMOED J, VAN DE BEEK D, COERT B A, et al. Clinical and laboratory characteristics for the diagnosis of bacterial ventriculitis after aneurysmal subarachnoid hemorrhage[J]. Neurocrit Care, 2016, 26(3): 362-370.

第三十五章
颅脑损伤后综合征

颅脑损伤后，部分病人经治疗恢复后，仍然留有头晕头痛、记忆力减退、注意力不集中、烦躁易怒、恐惧和抑郁等一系列情感和认知方面的自觉症状，但神经系统检查又无明显阳性体征，甚至通过计算机体层成像（CT）、磁共振成像（MRI）等影像学检查亦未见明显异常。如果以上症状经过治疗仍持续至3个月以上无好转，即称为颅脑损伤后综合征。

一、发病机制

颅脑损伤后综合征的发病机制仍在探讨中，其发病原因究竟为器质性还是功能性尚无定论。一般认为，颅脑损伤后综合征是在脑器质性损害的基础上，再加上病人身心因素和社会因素共同促成。颅脑损伤后综合征与原有脑损伤的轻重程度并无相应关系。轻型颅脑损伤病人临床症状更明显，而重型颅脑损伤者所表现的综合征症状反而较轻。颅脑损伤后综合征多数为神经功能性改变，部分有中枢神经系统轻微的器质性损害，少数与伴发的头面部和颈部的神经损伤有关。

二、病理生理

在轻型颅脑损伤中，大脑皮质受损伤最重，皮质下结构次之，脑干首端（中脑和间脑）最轻。在大脑皮质损伤中，浅层重于深层。镜下显示，皮质神经细胞的坏死或缺失是弥散性分布的，而间质常不受损害。同时，大脑白质内呈现广泛的轴突肿胀，可能会导致轴突的断裂和退行性改变。

自主神经皮质中枢在相应的躯体功能区附近或与之相重叠，在皮质运动区及运动前区有散在的局限性自主神经代表区。下丘脑是自主神经系统重要的皮质下中枢，额叶皮质的大部分与下丘脑有密切关系，特别是边缘系统的扣带回、海马、钩回、穹窿峡、额叶后眶回及前岛叶存在着与心血管、呼吸、消化等内脏系统有关的自主神经中枢，这些边缘叶的某些部位又与下丘脑有着神经纤维的往返联系。故额叶和颞叶的局限性和

弥漫性损伤与影响高级神经活动和精神状态密切相关，是引起颅脑损伤后综合征的病理基础。但临床及动物实验表明，这种脑组织的坏死和功能丧失是可以恢复的，这可能是临床上大部分颅脑损伤后综合征病人得以康复的原因。

同时，值得注意的是，颅脑损伤往往伴有蛛网膜下腔出血，继之发生蛛网膜粘连，引起脑膜、神经根的刺激或轻度的脑积水。脑室系统内少量积血及脑脊液对脑室壁的冲击力，都可使后者受到一定的损害。有学者报道，凡有蛛网膜下腔出血的病人，有70%可出现颅脑损伤后综合征。

三、临床表现

颅脑损伤后综合征的临床表现复杂多变，但病人大部分具有头晕，头痛及自主神经功能紊乱。

头痛是最常见的症状，可表现为搏动性痛、胀痛和重压感。病人常述如束带或帽盔紧箍头部，时轻时重，终日不得安宁。头痛往往呈持续性，多集中在伤侧，伴有触痛，过劳、噪声刺激及情绪波动可加重症状。产生头痛的颅外因素有：① 头皮软组织损伤及头皮瘢痕使肌肉紧张性收缩、感觉神经末梢受刺激及血管舒缩功能紊乱。② 颈部损伤，如屈-伸性损伤时，颈部肌肉、韧带、神经根及颈动脉鞘受牵拉，引起交感神经功能障碍，除有搏动性头痛外，还伴有颈部疼痛及触痛，甚至产生头晕等椎动脉供血不足症状。③ 外伤后神经痛，尤其易发生在枕神经的分支、三叉神经分支（特别是第一支）和舌咽神经。④ 外伤后的颞颌关节疾病可引起头痛，伴有张口受限等。

自主神经功能紊乱包括血压波动、耳鸣、心悸、多汗、复视、视力下降、便秘、腹泻、性欲减退、对乙醇耐受力降低等症状。

精神症状包括失眠、焦虑、易怒、欣快、伤感、反应迟钝、抑郁和精神沮丧等。有时可有抽搐发作、失明、失声、耳聋、咽喉或躯体异物感以及不自主哭笑，甚至

出现癔病性瘫痪,严重者可表现为"不动、不食、不语"的木僵状态。

神经心理学测试表明,颅脑损伤后综合征病人在语言的流利与思维速度、认识过程的速度与智力的灵活性、暂时记忆与再认识记忆及记忆的恢复、注意力与集中力、学习能力及信息的贮存等方面,与正常人均有显著差异。

临床上多数病人无确定的阳性体征。部分病人存在一些零散轻微的不恒定体征,表现为:癔病样步态,头部、眼睑或四肢的轻微节律性震颤,瞳孔不等大或对光反射迟钝,角膜反射迟钝,眼球震颤,视力减退,周边视野向心性缩小,掌颌反射阳性,腹壁反射不对称,出现不恒定的锥体束征,共济失调,平衡障碍以及前庭功能轻度障碍等。自主神经功能失调的体征还包括皮肤划痕症阳性等。

四、诊断

颅脑损伤后综合征病人的临床表现复杂多变,诊断必须慎重,应排除颅脑损伤后器质性病变可能,不能仅仅凭借病人的陈述而轻易作出诊断。临床上,颅脑损伤后综合征病人大部分具有头晕、头疼及自主神经功能紊乱,如血压波动、耳鸣、心悸、多汗等。前庭功能试验可用于有头晕、眩晕和眼震的病人,借以判定是功能性抑或器质性以及损伤的部位。

医生在了解病人临床症状的同时,应该全面详细询问病史,了解其头部损伤的经过,如外伤时有无颅骨骨折、意识障碍及其严重程度,是否合并有颌面、颈部及躯体损伤,并分析受伤机制,证实确有颅脑损伤存在。对怀疑有颅骨骨折和颈椎损伤的病人应该拍摄头颅X线平片及颈椎摄片。头颅X线平片及颈椎摄片有助于分析受伤机制和颅脑损伤的情况。头颅CT检查能明确显示有无脑出血、脑挫裂伤、脑萎缩、脑积水或局限性病灶,排除慢性硬脑膜下血肿和硬脑膜下积液,对于确定鼻旁窦和乳突等含气结构的损伤有优越性。MRI检查能检出微小的脑损伤,局限性的挫伤、渗出、水肿、小血肿和弥漫性轴突损伤。单光子发射计算机体层成像(SPECT)能测定脑损伤区域有无缺血以及脑脊液循环是否受阻。必要时,可行腰椎穿刺脑脊液检查了解颅内压、脑脊液细胞学与生化的变化。

神经电生理学检查在颅脑损伤后综合征的诊断中也广泛使用。目前,临床上广泛使用脑电图(EEG)、脑电地形图(computed EEG topography, CET)及诱发电位(EP)对颅脑损伤后综合征进行诊断。例如可通过定量脑电图神经测量分析反馈指导颅脑损伤后综合征治疗。在轻型闭合性颅脑损伤后检查为低波幅脑电图,要进行跟踪复查,对于神经系统检查阴性,复查EEG仍为低波幅或伴α波减少,β波增多,为预防颅脑损伤后综合征产生,要及时进行综合心理干预。颅脑损伤后综合征部分病人CET有特殊表现:β频率段功率增高,α频率段功率分布不规则,或β频率段功率增高,可指导诊断。同时有研究表明,在颅脑损伤后综合征病人中,无论伤后有无意识障碍,EP检查均在一定程度上显示异常,且与昏迷程度密切相关。脑干听觉诱发电位(BAEP)的阳性率比视觉诱发电位(VEP)高20% ~ 25%。采用几种EP联合检查可提高诊断率和准确性。但值得注意的是,颅脑损伤后综合征的病人辅助检查多为阴性结果。

医生应同时了解病人既往有无潜在的心理缺陷及社会因素的影响,分析症状特点及其与心理因素的关系,以证实症状确系由颅脑损伤所致。必要的神经心理学测试可以评定病人认知功能障碍的程度。

儿童颅脑损伤后综合征的头痛的发生率明显低于成人。有研究统计478例颅脑损伤患儿中只有10名(3.7%)出现颅脑损伤后综合征。同时,儿童颅脑损伤后综合征的症状更为多变,包括遗尿、运动过度、注意力不集中及情感障碍等。有研究指出,有情绪障碍、其他精神疾病和偏头痛的个人和/或家庭病史的患儿,发生颅脑损伤后综合征的风险更高。但儿童颅脑损伤后综合征的预后往往良好,治疗数月或更长时间即可使症状消失。

五、鉴别诊断

颅脑损伤后综合征应与神经症和颅脑损伤后小脑综合征鉴别。神经症病人的发病与人格特征和精神应激有关,病程多迁延,呈发作性。自主神经功能紊乱症状相对较轻。抗焦虑和抗忧郁治疗的效果较差,病人所相信的任何治疗和暗示疗法则能取得良好效果。

颅脑损伤后有时会发生一过性的小脑功能障碍,某些病人则在伤后数周至2年间发生迟发性的小脑功能障碍。颅脑损伤后小脑综合征往往具有典型的小脑受累体征,包括意向性震颤、共济失调性构音障碍、轮替运动障碍、辨距不良、步态或躯干共济失调、眼球震颤和回弹减弱。轻型颅脑损伤后小脑综合征病人无神经系统功能障碍,影像学检查正常;重型病人则出现局灶体征、脑神经瘫和认知异常,神经影像学检查可发现脑干或下丘脑损伤以及弥散性皮质萎缩。

六、治疗

颅脑损伤后综合征病人应采取综合性治疗手段，早期对心理情绪上、认知上和生理上的症状对症处理，可降低持续性颅脑损伤后综合征的发病率。具体的治疗策略如下。

（一）心理治疗

颅脑损伤后综合征的治疗应该首先做好病人的思想工作，使其了解疾病的性质及预后，取得病人的信任和配合。病人常因颅脑损伤的遭遇、疾病的痛苦和缺乏特效的药物治疗而苦恼。有的还因赔偿、伤情鉴定和法律诉讼的纠葛而忧虑重重。医生应耐心倾听病人的陈述，认真了解其思想症结所在，并依据具体病情，安慰和疏导病人的心理，消除顾虑，让病人建立战胜疾病的信心。同时，医生可指导病人进行适当的放松训练，如体育锻炼、旅行或更换生活环境，从而减少病人精神压力，消除应激反应，建立良好的生活方式。医生切勿言语简单、态度生硬，甚至认为病人小题大做、故作病态，造成医源性的不良影响。有研究表明，对症用药、专门心理辅导和社区跟踪治疗的综合治疗策略可明显改善颅脑损伤后综合征病人的症状。

生物反馈疗法是一种特殊的心理治疗方法。通过电子设备记录人体生理活动信息（如血压、脉搏、脑电图、肌电图和皮肤温度等）的变化，经过处理转变成视听信号，指导病人进行放松训练，并有意识地控制自身的心理活动，达到治疗的目的。生物反馈疗法能有效地缓解紧张、焦虑等精神症状，对有明显神经症状的颅脑损伤后综合征病人有较好的疗效。治疗应在医师指导下进行。一个疗程为4～8周，每周训练2～3次，每次20～30分钟。治疗必须得到病人和家属的充分相信和配合。训练前不能饮用酒、茶和咖啡等刺激性饮料。生物反馈疗法如配合家庭自我训练，可取得更好效果。

（二）高压氧治疗

高压氧治疗在颅脑损伤后综合征上的应用目前处于临床试验阶段。研究表明152 kPa（1.5 ATA）高压氧治疗可有效缓解轻型及中型颅脑损伤病人颅脑损伤后综合征症状，并且具有一定安全性。高压氧治疗是否可以作为颅脑损伤后综合征的有效治疗方案仍需要后期更大范围的临床试验和论证。

（三）药物治疗

药物治疗的目的主要在于促进脑血流循环，改善脑代谢异常以及对于精神心理障碍的对症治疗。药物应用具体如下：

1. 自主神经功能调节药　谷维素、吡硫醇（脑复新）、三溴合剂、10%溴化钙、普萘洛尔（心得安）、苯巴比妥、东莨菪碱等。儿童病人应慎用镇静剂，尤其是巴比妥类药物，容易使患儿症状加重。

2. 脑代谢激活药　氢化麦角碱、阿米三嗪+阿吗碱、奥拉西坦、能量合剂、胞二磷胆碱等。

3. 脑血管扩张药　盐酸氟桂嗪、尼莫地平、丹参、银杏叶片等。

4. 抗焦虑药　地西泮、氯丙嗪、奋乃静、阿普唑仑、氯普噻吨等。

5. 抗忧郁药　氟西汀、帕罗西汀等。

（四）中医治疗

中医认为脑为髓海、元神之府，五脏六腑之精气皆上注于脑。颅脑损伤后，髓海膜络血脉损伤，气机逆乱，可导致气滞血瘀和痰湿阻滞；精神过度惊恐、肾精暗耗，可导致肝肾失养，阴虚阳亢；伤后病损日久，内伤心脾，可导致气血亏损，不能上奉于脑。因此，治疗当以辨证论治，理气化瘀，祛湿豁痰为主，兼以平肝潜阳，补气养血。根据中医的理论，可将颅脑损伤后综合征分为气滞血瘀型、痰湿阻滞型、气血亏损型、阴虚阳亢型和肝肾亏虚型。

（李维平）

参考文献

[1] 卢亮，秦芝九.临床神经病理学［M］.上海：上海科学技术出版社，1987.

[2] 黄克维.神经病理学［M］.北京：人民卫生出版社，1989.

[3] 刘明铎.实用颅脑损伤学［M］.北京：人民军医出版社，1992.

[4] 张志华，刘豪，盛永富，等.脑震宁、脑益嗪、谷维素结合治疗脑外伤后综合征568例［J］.中华创伤杂志，1998，14：55.

[5] 闫希威，汤慈美.脑外伤后的注意、记忆和信息处理能力障碍及其恢复［J］.中国神经精神疾病杂志，1993，19：214.

[6] 陈家焱，胡德志，周良辅.颅脑外伤后综合征的综合治疗［J］.中华创伤杂志，2007，23（4）：247.

[7] 刘坤，张静华，李玉梅，等.颅脑损伤后综合征患者的心理健康状况及其影响因素［J］.神经疾病与精神卫生，2006，6（1）：17.

[8] RIZZO P A, PIERELLI F, POZZESSERE G, et al. Subjective posttraumatic syndrome: a comparison of visual and brain stem

auditory evoked responses[J]. Neuropsychobiology, 1983, 9(2–3): 78–82.

[9] COLDSTEIN J. Posttraumatic headache and the postconcussion syndrome[J]. Med Clinics North Am, 1991, 75(3): 641–651.

[10] ROSENTHAL M. Mild traumatic brain injury syndrome[J]. Ann Emerg Med, 1993, 22(6): 1048–1051.

[11] UONOTO J M, ESSELMAN P C. Traumatic brain injury and chronic pain: differential types and rates by head injury severity [J]. Arch Phys Med Rehabil, 1993, 74(1): 61–64.

[12] HARRINGTON D E, MALEC J, CICERONE K, et al. Current perceptions of rehabilitation professionals towards mild traumatic brain injury[J]. Arch plys med Rehabil, 1993, 74(6): 579–586.

[13] GFELLER J D, CHIBNALL J T, DUCKRO P N. Postconcussion symptoms and cognitive functioning in posttraumatic headache patients[J]. Headache, 1994, 34(9): 503–507.

[14] LOUIS E D, LYNCH T, FORD B, et al. Delayed-onset cerebellar syndrome[J]. Arch Neurol, 1996, 53(5): 450–455.

[15] CHAN R C. Attentional deficits in patients with persisting postconcussive complaints: a general deficit or specific component deficit[J]? J Clin Exp Neuropsychol, 2002, 24(8): 1081–1093.

[16] MAKDISSI M, CANTU R C, JOHNSTON K M, et al. The difficult concussion patient: what is the best approach to investigation and management of persistent (>10 days) postconcussive symptoms [J]? Br J Sports Med, 2013, 47(5): 308–313.

[17] LEDDY J, BAKER J G, HAIDER M N, et al. A physiological approach to prolonged recovery from sport-related concussion[J]. J Athl Train, 2017, 52(3): 299–308.

[18] SURMELI T, ERALP E, MUSTAFAZADE I, et al. Quantitative EEG neurometric analysis-guided neurofeedback treatment in postconcussion syndrome (PCS): forty cases. How is neurometric analysis important for the treatment of PCS and as a biomarker [J]? Clin EEG Neurosci, 2017, 48(3): 217–230.

[19] WENDLING-KEIM D S, KÖNIG A, DIETZ H G, et al. Ambulatory or inpatient management of mild TBI in children: a post-concussion analysis[J]. Pediatr Surg Int, 2017, 33(2): 249–261.

[20] DILLARD C, DITCHMAN N, NERSESSOVA K, et al. Post-concussion symptoms in mild traumatic brain injury: findings from a paediatric outpatient clinic[J]. Disabil Rehabil, 2017, 39(6): 544–550.

[21] MORGAN C D, ZUCKERMAN S L, LEE Y M, et al. Predictors of postconcussion syndrome after sports-related concussion in young athletes: a matched case-control study[J]. J Neurosurg Pediatr, 2015, 15(6): 589–598.

[22] PRIGATANO G P, GALE S D. The current status of postconcussion syndrome[J]. Curr Opin Psychiatry, 2011, 24(3): 243–250.

[23] HARCH P G, ANDREWS S R, FOGARTY E F, et al. A phase I study of low-pressure hyperbaric oxygen therapy for blast-induced post-concussion syndrome and post-traumatic stress disorder[J]. J Neurotrauma, 2012, 29(1): 168–185.

第三十六章
颅脑损伤后癫痫

颅脑损伤可引起脑的代谢、血流及内环境等方面的一系列变化。颅脑损伤后癫痫发作，无论是局限或全身性痉挛发作，都是脑对急性损伤反应的一种表现，也是颅脑损伤后的严重并发症之一。按其发作的时间分为3型：外伤后24小时内发作的癫痫、外伤后1周内发作的癫痫以及外伤1周后发作的癫痫。临床上所说的外伤性癫痫，通常指的是外伤1周后的晚期癫痫。

癫痫是一种常见病，颅脑损伤后癫痫（post-traumatic epilepsy, PTE）发病率很难确定，统计差别很大，为14%～45%。国内研究显示，伤后3年内PTE的累计发病率为5.0%～9.8%；国内外综合分析其发病率为30%左右。在美国，有5%～30%颅脑损伤病伤后继发癫痫，且与损伤严重程度相关；有研究表明，与无颅脑损伤相比，中度颅脑损伤后癫痫的发生率是其2倍（RR：2.22；95% CI：2.07～2.38），在重度颅脑损伤中则是7倍（RR：7.40；95% CI：6.16～8.89）。根据国内6城市和21省农村调查，我国癫痫发病率和患病率基本类似，城市为35/10万，农村为25/10万。据估计，PTE占症状性癫痫的10%～20%，而在所有癫痫中占5%。在多因素分析中，早期癫痫发作与很多因素相关，脑挫伤伴硬脑膜下血肿、颅骨骨折、意识丧失或失忆超过1天、年龄超过65岁等因素更倾向于癫痫发作。另外，外伤的程度、部位，外伤原因，以及是否伴有局限性神经功能缺失等与癫痫的发生率有明显关系。文献表明，海马旁区域的损伤与癫痫的发生密切相关，有着更低的癫痫发生阈值。开放性颅脑损伤癫痫发病率为20%～50%，闭合性颅脑损伤发病率为0.5%～5%。小儿和老人颅脑损伤即使很轻微也可诱发癫痫发作，而且容易发生癫痫持续状态。

颅脑损伤后早期癫痫的发生意味着脑皮质受到明显的刺激或压迫性损害，提醒临床医师要及时地进行影像学检查和病因治疗。伤后有早期癫痫发作的病人转为迟发型癫痫的危险性明显增加。

一、外伤性癫痫的发生机制

癫痫发病的详细机制至今仍未有定论，大多认为与损伤程度和病人自身状况都有一定关系。后者是癫痫发病的基础（内因），前者是发病的条件（外因）。人们曾先后提出各种癫痫发病机制的不同理论或假说。

目前癫痫发作机制可分为突触性和非突触性两种，突触性机制是依赖于神经元内在的或突触的功能；非突触性机制是那些细胞外间隙功能和平衡改变，从而导致癫痫发作。PTE的发生机制，推测两者均有可能参与。突触性机制是颅脑损伤后影响海马Hilar神经元的存活和齿状核的兴奋性改变。另外，不管脑机械性或化学性损伤，均可发生外伤后苔藓纤维出芽；影响NMDA（N-甲基-D-天门冬氨酸）和非NMDA受体的激动和神经递质的增加，再影响Na^+、K^+、Ca^{2+}跨膜流动，使神经元放电和突触冲动增加，最终将通过点燃而诱发癫痫。而PTE非突触性机制是外伤后脑内环境变化，导致神经元细胞和胶质细胞改变，影响神经递质（GABA）、电解质（Na^+、K^+、Ca^{2+}等）、谷氨酸等平衡失调。外伤对神经元生物化学的损害可引起一系列的变化，包括神经元的脱失、胶质细胞增生以及神经元浆膜的改变。由于损伤后生化作用所致的细胞膜的改变，可引起神经细胞膜上离子通道密度和分布上的变化，膜的离子透入性改变，可以影响Na^+、K^+、Ca^{2+}电流阈值改变，导致进行性除极，细胞外K^+增加和Ca^{2+}的减少，引起痫性发作。

基因层次的研究表明，某些基因的突变也与癫痫的发生相关。全身性或脑局部炎症是在脑外伤后出现的一种可能具有预后意义的机制。在颅脑损伤后癫痫领域，大多数被检测的基因关联都是单核苷酸多态性（single nucleotide polymorphism, SNP），这是一个群体中常见的变异，可以定义为个体间单核苷酸、腺嘌呤（A）、鸟嘌呤（G）、胸腺嘧啶（T）或胞嘧啶（C）的变异。最近的一项发现表明，白介素-1β（IL-1β）的单核苷酸多态性影响颅脑损伤后癫痫的发生概率。准确说，是RS1143634多态性通过影响该细胞因子的脑脊液血清比而有利于PTE的发展。rs1143634中的T—T变异对颅脑损伤后癫痫有促进作用，同时，gad1和a1ar基因分别编码谷氨酸脱羧酶和腺苷A1受体，也有类似的作用。

二、颅脑损伤后癫痫的诊断

（一）依据临床表现

癫痫发作是由于大脑神经元的异常过度放电引起，在临床上产生各种类型的症状和体征。除了医师现场看到病人癫痫发作外，关于癫痫发作及癫痫的诊断都是回顾性的。通过仔细地询问病史、癫痫发作状态，可判定癫痫发作类型。某些临床症状和体征对癫痫源定位有非常重要的价值，如幻嗅、闪光、失语、一侧肢体麻木或抽搐等。

颅脑PTE属于继发性癫痫，病人可有一种或数种发作形式，其表现可以是单发或复杂的部分发作，也可继发全身强直阵挛性发作。由于癫痫临床表现以症状多样性和反复性为特点，按其神经元的损伤部位和放电扩散范围，病人可表现为感觉、行为和自主神经等不同功能障碍或兼而有之。典型病例，尤其是外伤后早期癫痫，依据其明确的头部外伤病史和临床发作的特点，一般诊断不难。对于不典型癫痫病人或在外伤较长时间后才出现的，需详细询问病史，结合其临床表现、电生理和影像学检查，综合判断是否为癫痫。在此，神经外科医师尤其需要注意的是外伤后精神障碍和外伤后颞叶癫痫，要加以识别。

颅脑损伤后常见有一组神经精神症状，颅脑损伤昏迷时间并不长，但是进入持久的意识障碍，表现有意识错乱、谵妄、意识模糊等伴有幻觉或妄想的紊乱性兴奋状态；也可出现精神运动发作、癫痫性精神分裂样障碍，这两者临床鉴别诊断有时困难。必须根据脑受伤部位、程度、神经影像学检查鉴别，长期随访。一般前者为外伤后精神障碍，后者为外伤后颞叶癫痫。临床常见有以下几种颞叶精神运动发作类型。

1. 自动症及精神运动性发作 表现为意识障碍及精神错乱，对周围环境尚能保持接触。开始时可有简单的症状如幻嗅、幻味、幻听、眩晕、出汗、面红、流泪、瞳孔改变等，接着病人有记忆障碍，常有"熟悉感"或"陌生感"，或出现强迫性意念或梦境状态，然后出现自动症，病人在无意识状态下做各种似有目的的动作如游走、登高、驾车、饮食或其他习惯活动；发作持续达数小时或数日者，可反复发作。发作后常有历时较长的精神错乱或嗜睡状态。醒后病人常完全不能回忆发作时的情况，或仅凭经验知道自己已经发过病。

2. 错觉或幻觉性发作 表现与上述自动症开始前的先兆症状相似，不再扩展为自动症。幻错觉常为刻板性并可反复发作。熟悉感或梦境状态较为突出，常伴听觉或视觉的灵敏度改变。

3. 自主神经发作 常伴随自动症发作，内脏感觉异常，如出现嗳气、腹痛、胸闷、心悸、头痛、头胀、血压升高、心动过速、皮肤变色、瞳孔改变等。

4. 情绪及情感障碍 主要表现为恐惧、莫名其妙的忧虑或欢乐、暴躁或发怒，可伴有自主神经功能紊乱症状。此类现象需行脑电图（EEG）检查，诊断明确后立刻给予抗癫痫治疗。

（二）临床电生理检查

癫痫在发作间歇期EEG异常率和癫痫波的检出率受多种因素影响。一般来说，EEG异常率在60%～70%，癫痫波的检出率只有40%～50%。由于癫痫是大脑神经元一过性的过度同步放电而致的大脑功能障碍，癫痫病人的皮质神经元不断发放这种异常电位，因而在脑电描记中常能记录到异常放电。因此，EEG的变化对于癫痫的诊断、分类及外科治疗中手术方式的选择都有重要的意义。所以，检查前尽可能停服抗癫痫药3天，对发作频繁、怕停药导致癫痫持续状态的病人可逐渐减量直至停药。癫痫需手术，术前EEG必须有3次结果，PTE病人EEG可出现慢波、棘波、棘慢波等局限性异常，但无特征性EEG异常；有时EEG表现正常，此时可运用视频脑电图（V-EEG）、动态EEG、长程V-EEG等对PTE病人进行监测，可进一步提高EEG的诊断和定位功能。

脑磁图（MEG）在癫痫的检查中是另一种临床神经电生理方法，用于对癫痫样放电的部位进行定位。MEG记录的不是电信号而是头皮的磁场信号，这种磁场是由神经元突触后电位产生电流形成的脑磁场信号。目前用超导量子干涉技术（SQUID）在磁屏蔽室内探测生物电变化，来确定致病灶部位。临床上MEG通常和EEG同时进行，进行互补。

（三）影像学检查

现代癫痫的神经影像学检查可以提供癫痫的诊断依据，显示癫痫与大脑结构和/或代谢相关性，用于局灶性癫痫致痫灶定位。神经影像学检查是提高癫痫诊断和手术治疗效果的关键。PTE的影像学检查方法很多，例如计算机体层成像（CT）、磁共振成像（MRI）、单光子发射计算机体层成像（SPECT）、正电子发射体层成像（PET）-CT、磁源性影像（MSI）、PET-MR等。目前应用X线来协助颅脑PTE，只能提供颅骨骨折、异物存留等，主要是CT、MRI，必要时采用SPECT、PET-CT、PET-MR检查。

1. SPECT检查　对于大多数癫痫病人，SPECT并不是适应证，但对于要准备进行手术治疗的病人有一定价值。用示踪药物^{99m}Tc-HMPAO（六甲基丙二胺肟）静脉注射后了解局部脑血流量（rCBF），间接判断致痫灶部位。癫痫发作期的扫描检查，对致癫痫灶的侧别定位是非常准确的。在癫痫发作间歇期，SPECT检查时约50%并不表现出有什么异常。而且有5%～10%的病人在对侧颞叶区域也可以出现低灌注，导致病变侧别定位错误。

2. PET-CT　是一种在活体上测定脑氧代谢、脑血流量和神经受体显像。使用能发射正电子核素的非创伤性影像技术，大多数用于局灶性癫痫诊断。在癫痫发作间歇期PET检查，根据临床要求选择不同显像药物，了解在脑组织中的吸收情况（癫痫区糖代谢变化）。发作间歇期检查可见致癫痫区域中有代谢降低区，作为定位检查的适应证。

3. CT检查　CT机分布很普遍，价格低，扫描时间短，操作简便等。在PTE急性发作的情况下，CT检查可以快速帮助寻找癫痫发作可能病因（是脑挫伤、骨折、异物、蛛网膜下腔出血还是颅内单发/复合血肿）以及受伤程度、部位、范围等；在围手术期发作癫痫，CT检查被用来发现术后有无再出血、脑积水、梗死等，以便及时处理。

4. MRI检查　对脑挫裂伤、外伤所致脑水肿更敏感，T_1加权像为低信号，T_2加权像呈高信号。外伤性脑挫伤、血肿，自出血后2天到数年内将留下一个含铁血黄素镶边的残腔，在T_1、T_2加权图像上均呈低信号，残存边可呈高信号。对癫痫来说，MRI检查不但对脑结构性改变能充分显示，对脑细胞内变化也可了解，协助癫痫定位与定性。

目前MRI已作为癫痫常规影像学检查，为了达到最佳诊断敏感性，需要一些特殊序列和技术，提供病灶的定位和定性。

（1）癫痫的磁共振波谱（MRS）检查：MRS可以对特定的脑代谢进行非侵袭的生物化学方面的检测。典型的癫痫MRS表现为N-乙酰天门冬氨酸（NAA）信号减低以及胆碱、肌酸和肌醇信号的增高。此结果是与神经病理学上的变化相一致的，即神经功能障碍导致的神经细胞减少和/或胶质细胞的增生。随着MRS检测技术的发展可以检测到细胞内的谷氨酸和γ-氨

基丁酸（GABA）以及其他一些代谢产物等，为癫痫的治疗提供更有价值的生化信息。但近期的研究表明，这些指标的改变与癫痫的发生并无明显相关。也有研究者指出，癫痫发作后海马区肌酸-肌醇指标高值持续达65天，而在无癫痫发生的对照组该指标只持续升高15天。

（2）癫痫的功能性磁共振成像（fMRI）检查：fMRI可显示脑组织血液氧合作用的变化。由于在癫痫发作间歇期和癫痫发作期癫痫区血流均有变化，理论上可以采用fMRI证实这些异常，从而协助诊断和定位。临床上用fMRI在癫痫中的主要用途是语言、运动、记忆功能以及癫痫发作的定位。fMRI对语言的偏侧性左脑或右脑功能定位（偏侧优势）可以与颈动脉内异戊巴比妥实验相媲美。也有研究者将fMRI与EEG相结合，多模态下定位癫痫病灶。斯托尔蒂（Storti）等用这种方法检查了7位外伤性癫痫病人，均定位了颅内癫痫病灶；研究者表示该方法能无创性精确定位颅内癫痫病灶，为临床癫痫治疗提供指导。

（3）癫痫的MSI检查：MSI是记录神经元内的电流所产生的磁场，是将MEG磁源定位与解剖影像（多数情况下是MRI）融合在一起。应用的适应证第一种是癫痫外科术前定位；第二种是刺激激发正常神经元功能定位（类似于诱发电位）。

（4）其他检查：① 弥散张量成像（DTI）信号改变一直是弥漫性轴索损伤后意识障碍的影像标志物，目前研究者也在探索其在PTE领域的应用。研究表明，PTE病人大脑原始连接因为外伤后白质纤维变形及某些萌芽的形成而改变，形成新的连接，这也为PTE的发生提供了新的思路。② 表观弥散系数（ADC）对外伤后大脑细胞毒性水肿较敏感。大鼠实验表明，海马区域ADC值的下降与PTE的发生密切相关。应用ADC预测癫痫发生有一定的临床意义。

三、颅脑损伤后癫痫的治疗

（一）药物治疗

PTE容易用药物控制，在血液药物浓度监测下，可以进一步提高疗效。但是，必须遵守抗癫痫药物的应用原则。

1. 用药治疗原则

（1）按癫痫发作类型选用常用而安全有效的药物，从小剂量开始逐渐增量，直至完全控制发作。

（2）在单一药物治疗无效时再联合用药，应注意药物间的协同或拮抗作用。

（3）长期服药。病人应坚持长期、规则地服药，一般服用抗癫痫药至少2年，完全控制后，在EEG协助下决定是否停药。

（4）增减药物剂量或更换药物应逐渐进行，不能突然停药，应在医师指导下服药。

（5）任何抗癫痫药物都有其副作用，要观察病人的表现，定期查肝功能和血象等。如果在血清药物浓度的监测下使用，可进一步提高疗效，减少副作用的发生。

（6）首次发作有明显环境因素、EEG亦正常者；发作稀少，1年少于2次或数年发作1次者暂缓用药。

2. 各类型癫痫的药物选择　抗癫痫药物的选择，没有固定的规定和严格的科学限制。另外，抗癫痫药物虽然有一、二、三线用药排序，但不是一线药比二线药疗效差，而是在常用药物无效的情况下选择二、三线药，进行单药或联合用药。应用时注意抗癫痫药物之间的拮抗与协同关系，选择安全、有效、副作用小药物。

常用抗癫痫药物有苯妥英钠（PHT）、苯巴比妥（PB）、丙戊酸钠（VPA）、卡马西平（CBZ）、扑米酮（PRM）等。新抗癫痫药物有拉莫三嗪（LTG）、加巴喷丁（GBP）、奥卡西平（OCBZ）、托吡酯（TPM）、非尔氨酯（felbamate）、噻加宾（TGB）、唑尼沙胺（Zonisamide）、氨己烯酸（VGT）、左乙拉西坦（levetiracetam）等。新抗癫痫药物虽然有许多优点，抗发作谱广，安全性高，不良反应少，但是它们的长期疗效、远期副作用仍需要进一步观察。目前抗癫痫药物与理想的抗癫痫药物仍相距很远。

3. 癫痫持续状态治疗

（1）急救：遇到癫痫持续状态的病人，首先应将病人放平，防止坠床跌伤。立即松开病人领扣和裤带，将病人头偏向一侧，以利口腔分泌物外流，严防误吸而引起窒息。若口鼻分泌物过多，应立即吸净，保证呼吸道通畅，并安放口咽通气管，补充给氧。强直期的病人因全身肌肉收缩、牙关紧闭，此时应尽力用折叠的纱布缠裹压舌板，插入病人的上下牙齿之间，防止舌咬伤。严密观察生命体征，定时监测瞳孔、呼吸、血压、脉搏、体温。为了纠正缺氧，有时需果断给予气管插管和适当的辅助换气，必要时行气管切开。

（2）非手术治疗：控制癫痫持续状态，应选用足量、静脉注射、速效、副作用小的药物，以及时终止癫痫发作。

1）地西泮（安定）：在癫痫持续状态下每次10 mg静推，速度为每分钟2.5 mg。若发作未停止，15分钟后可重复一次；若停止，20分钟后，再接着12小时给予100 mg + 5%葡萄糖注射液500 mL，直至24小时后停止使用。用药不宜过快，否则可产生呼吸抑制而死亡。青光眼和重症肌无力者禁用，老人、小儿慎用。

2）丙戊酸钠注射液：癫痫持续状态可选用丙戊酸钠注射液200 mg静推，速度为每分钟20～50 mg或每分钟3～6 mg/kg。以前一直用丙戊酸钠治疗者，首次只能按5 mg/kg计算。接着，以每小时1 mg/kg计算，泵入或静脉滴注，每日最大剂量不超过1 200～1 600 mg，极量为每日2 400 mg，24小时后停用，也可再维持2～3天或稍长时间再停止使用。静脉注射停止，给予口服丙戊酸钠；对于昏迷鼻饲的病人，尽量不要用缓释片。用药时注意与其他药物的相互影响，特别是对有肝功能损害病人，要观察其副作用。

3）苯巴比妥（鲁米那）：由于口服后30～60分钟才出现作用，静脉注射10分钟以后才显效，故一般用在控制癫痫持续状态。先用地西泮控制症状，再用苯巴比妥0.15～0.2 g肌内注射或静脉用药。若静脉滴注，剂量为200～250 mg，速度为每分钟50 mg，6小时可重复一次。每日量≤500 mg。此药有很多副作用，大剂量对机体呈普遍抑制作用，特别是在肾功能不全情况下，易蓄积中毒，引起中枢神经系统和循环系统抑制，必须引起注意。

同时，给予广谱抗生素预防感染。根据需要适量应用降低颅内压的药物。高热需物理降温，纠正电解质紊乱，注意酸碱平衡。对顽固性癫痫持续状态的治疗，上述措施仍不能终止癫痫发作者，应在气管插管和辅助换气的支持下应用麻醉药（如丙泊酚、咪达唑仑等），以终止癫痫持续发作状态。

（二）外科治疗

1. 病因治疗　颅脑损伤病人，不论有无癫痫发生，应尽量消除可能导致颅脑损伤后发生的晚期癫痫的各种隐患。如颅脑火器伤和开放性颅脑损伤病人，早期创口的处理十分重要，要严格进行清除伤口内异物、切除无生机脑组织、保护脑和软脑膜血供、缝合或修补硬脑膜、防止创口感染等措施。对于颅骨凹陷性骨折，尤其是骨片凹陷发生在运动区附近的病人，要积极进行凹陷骨片的整复，解除脑受压；正确掌握颅内血肿的手术指征，及时进行血肿清除；控制脑水肿，减轻脑组织缺氧性损害和防治颅内感染。

2. 颅脑损伤后癫痫灶治疗　PTE一旦发生，需正规药物治疗2年以上；如药物不能控制癫痫发作，且发作频繁，应考虑外科手术治疗。术前要进行评估，询问详细病史,体格检查,神经电生理和影像学检查,神经心理、社会心理综合评估,目的在于判断局灶性还是全面性癫痫。如果是局灶性癫痫,是起源于颞叶还是颞外;有无明显癫痫灶;如果行手术可能引起什么功能神经损害。对于MRI检查发现明确致痫灶的病人,入院后行长程V-EEG监测评估,确定脑电异常与影像学致痫灶位置相吻合,再行手术干预。

PTE的手术指征:① 符合癫痫诊断标准;② EEG和影像学(CT、MRI)均有局限性异常,两者部位基本一致;③ 定位准确;④ 手术不加重神经功能损伤。外伤性癫痫其致痫灶多在脑膜-脑瘢痕附近的皮质,手术时应将这部分组织充分切除。致痫灶位于运动、感觉或语言等重要区域时,切除范围以最小限度为宜。

3. **神经调控治疗** 发生PTE的病人,大多脑损伤广泛,临床难以确定致痫灶,部分病人致痫灶切除后癫痫仍有复发,对于这些病人,可考虑行神经调控治疗。目前迷走神经电刺激(vagus nerve stimulation,VNS)是对难治性癫痫疗效确切的神经调控手术方式。迷走神经的传入纤维通过孤束核和上行网状系统所形成的广泛分布是VNS产生治疗作用的基础。其传入纤维由脑干孤束核和网状结构核团中继,再直接或间接地投射到前脑底部、下丘脑、丘脑中缝核、杏仁核、脑岛皮质等部位,进而推测VNS通过中脑网状结构起到非特异的唤醒调节作用,直接或间接抑制脑内某些癫痫环路的放大作用,从而抑制癫痫发作。但VNS作用的具体机制仍需进一步深入探讨、研究。作者认为,对于以下情况可行VNS治疗:① 无明确致痫灶;② 致痫灶位于重要功能区;③ 行开颅手术致痫灶切除手术失败;④ 不能行开颅手术者;⑤ 两种抗癫痫药物治疗无效者。

另外脑深部电刺激(deep brain stimulation,DBS)在癫痫领域也有相关应用,在癫痫降低发作次数、发作频率、发作的严重程度,提高认知功能、意识状况等方面有着积极的影响。近几年出现的新技术如反应性神经电刺激(responsive neurostimulation,RNS)适用于18岁以上成年人,部分发作性癫痫且发电起源点少于2个的病人。此外,也有学者报道如中西医结合治疗,高压氧治疗,运动疗法等,但这些疗法尚未在临床得到广泛应用。

四、颅脑损伤后癫痫的预防

临床上对颅脑损伤预防癫痫药物的应用一直存在争议。国内外多中心研究表明,癫痫术后常规应用抗癫痫药可以降低早期癫痫样发作,但不能降低晚期癫痫发病率。根据2017年《颅脑损伤性癫痫防治中国专家共识》推荐,对于颅脑损伤后癫痫高危病人,推荐使用7天抗癫痫药物预防早期癫痫样发作,但不推荐药物预防晚期癫痫的发生。因为,癫痫表现多样性对治疗策略有明显影响,癫痫发病的机制至今仍未定论,抗癫痫药物仅针对其中的少数病理机制,无法控制所有类型癫痫发作,特别是不能预防癫痫发作(发生)。在决定颅脑损伤病人是否需要预防性应用抗癫痫药物时,要取得病人及家属的理解和合作,既要消除病人对预防性抗癫痫药物会引起各种损害的误解,又要消除病人对停药导致癫痫发作的恐惧。下面的几点注意事项供病人、家属、医师在颅脑损伤后对"癫痫"用药取舍时参考:

(1)严重颅脑损伤属高危病例,颅脑损伤后癫痫发生率较高,应接受预防性抗癫痫药物治疗。在有效血药浓度治疗下,应用抗癫痫药物1周,期间若无发作,可停药。

(2)如果损伤程度轻,伤后没有癫痫发作,可不采用预防性抗癫痫药物治疗。

(3)如果颅脑损伤后有癫痫发作,应采用抗癫痫药物治疗,一般在6个月以上,少数病人应用抗癫痫药物治疗24个月。此时若停药,有下述情况之一者易复发:① 癫痫发作有先兆;② 癫痫有家族史;③ 试停药EEG检查有局灶性和普遍性棘慢波;④ 有热性惊厥史;⑤ QI低于50者。

(4)PTE的自愈趋势同其他类型的癫痫发作一样,发作次数较少的病人容易得到控制。PTE有自然痊愈的趋势,沃克(Wakler)和埃尔库莱(Erculei)观察到约50%的PTE病人在伤后15年内可完全消失。

(魏祥品 傅先明)

参考文献

[1] CHRISTENSEN J, PEDERSEN M G, PEDERSEN C B, et al. Long-term risk of epilepsy after traumatic brain injury in children and young adults: a population-based cohort study[J]. Lancet, 2009, 373(9669): 1105-1110.

[2] KHARATISHVILI I, PITKANEN A. Association of the severity of cortical damage with the occurrence of spontaneous seizures and

hyperexcitability in an animal model of posttraumatic epilepsy［J］. Epilepsy Res, 2010, 90(1-2): 47-59.

［3］ COTTER D, KELSO A, NELIGAN A. Genetic biomarkers of posttraumatic epilepsy: a systematic review［J］. Seizure, 2017, 46: 53-58.

［4］ DIAMOND M L, RITTER A C, FAILLA M D, et al. IL-1β associations with posttraumatic epilepsy development: a genetics and biomarker cohort study［J］. Epilepsia, 2014, 55(7): 1109-1119.

［5］ IMMONEN R J, KHARATISHVILI I, NISKANEN J P, et al. Distinct MRI pattern in lesional and perilesional area after traumatic brain injury in rat — 11 months follow-up［J］. Exp Neurol, 2009, 215(1): 29-40.

［6］ PASCENTE R, FRIGERIO F, RIZZI M, et al. Cognitive deficits and brain myo-Inositol are early biomarkers of epileptogenesis in a rat model of epilepsy［J］. Neurobiol Dis, 2016, 93: 146-155.

［7］ STORTI S F, FORMAGGIO E, FRANCHINI E, et al. A multimodal imaging approach to the evaluation of post-traumatic epilepsy［J］. MAGMA, 2012, 25(5): 345-360.

［8］ GROHN O, SIERRA A, IMMONEN R, et al. Multimodal MRI assessment of damage and plasticity caused by status epilepticus in the rat brain［J］. Epilepsia, 2011, 52 Suppl 8: 57-60.

［9］ SALO R A, MIETTINEN T, LAITINEN T, et al. Diffusion tensor MRI shows progressive changes in the hippocampus and dentate gyrus after status epilepticus in rat - histological validation with Fourier-based analysis［J］. Neuroimage, 2017, 152: 221-236.

［10］ FREY L, LEPKIN A, SCHICKEDANZ A, et al. ADC mapping and T1-weighted signal changes on post-injury MRI predict seizure susceptibility after experimental traumatic brain injury［J］. Neurol Res, 2014, 36(1): 26-37.

［11］ 江基尧, 李敏, 李立宏, 等. 颅脑创伤后癫痫防治中国专家共识［J］. 中华神经外科杂志, 2017, 33(7): 652-654.

第三十七章
颅脑损伤后脑积水

颅脑损伤后脑积水（post-traumatic hydrocephalus, PTH）是由于颅脑损伤后脑脊液（CSF）分泌增多和/或吸收障碍、和/或循环障碍，引起CSF循环动力学的异常改变，使得CSF在脑室内和/或颅内蛛网膜下腔异常积聚，使其部分或全部异常扩大者。

PTH是颅脑损伤后相当常见的并发症，且是病情加重、病残和致死的重要因素之一，已引起普遍关注。颅脑损伤所致的脑积水只引起脑室系统扩大者称创伤性脑（内）积水，而发生于硬脑膜下或蛛网膜下腔CSF的异常积聚称为创伤性脑外积水。后者又可进一步划分为颅脑损伤性硬膜下积液和蛛网膜囊肿。

第一节　创伤性脑积水

一、发病率及分类

丹迪（Dandy）在1914年最早描述了PTH的一些症状。文献报道，颅脑损伤后脑积水的发病率为0.7%～8%，也有报道为0%～54%、0.7%～29%；如果采用计算机体层成像（CT）所见脑室扩大作为诊断指标，则发病的比率可以高达30%～86%。美国多中心研究随访结果发现PTH的发生率为6%；也有统计资料表明，颅脑损伤后发生脑积水的比例通常是1%～8%。伴有创伤性蛛网膜下腔出血者可高达10%～34%。凡创伤后昏迷持续1周以上者，继发脑积水可高达90%。行去骨瓣减压术的病人中，脑积水发生率为0%～88.2%；也有文献报道，去骨瓣后脑积水发病率为17.7%，其中成年病人发病率为13%，儿童发病率为37.6%。各中心对于脑积水的诊断标准不同，所报道的脑积水发生率差异很大。没有资料表明发生PTH的人种、性别、年龄之间存在差异。

根据PTH发生时间、压力部位、脑室系统有无梗阻和临床状态，分类如下：

（1）根据发生时间分类：① 急性，伤后≤3天内；② 亚急性，伤后4～13天；③ 慢性，伤后≥14天。

（2）根据压力分类：根据测定的压力（腰穿），分为高压性（大于正常范围）和正常压力性（正常范围内）。

（3）根据CSF积聚部位分类：① 脑室内脑积水，单纯脑室系统扩大；② 脑室外脑积水，CSF积聚于脑室外的腔隙中，可伴有（或无）脑室扩大。后者中有积液与CSF循环直接沟通和局限性两种类型，也称之为硬脑膜下积液。临床通常认为的脑积水，是指脑室内脑积水。

（4）根据脑室系统有无梗阻分类：① 梗阻性，脑室系统包括室间孔、第三脑室、中脑导水管、第四脑室任何部位的梗阻，都可能导致梗阻性PTH；② 交通性，脑室系统并无梗阻，系大脑凸面和/或颅底蛛网膜粘连，和/或颅内回流静脉受阻导致脑脊液回吸收障碍而引起。

（5）根据临床状态分类：① 进行性，病人有PTH相关的临床表现，并呈进展性；② 隐匿性，病人虽然脑室扩大，但并无PTH相关的临床表现；③ 静止性，病人的脑脊液异常积聚停止，脑室系统也不再增大，PTH相关的临床表现也无进展。

二、病因

PTH的发病原因仍在探讨中，主要有两个因素参与脑积水的形成：一是存在脑损伤，如脑挫裂伤、脑缺氧、脑水肿等；二是发生脑室内压力增高，CSF的静水压使脑室系统扩大。脑损伤后发生蛛网膜下腔出血及脑室系统内积血,血块阻塞CSF循环通路(易发生于中脑导水管开口、第四脑室出口及基底池等处)或使之受压变形,影响CSF循环。此为伤后早期急性颅内压增高的重要因素之一。创伤性蛛网膜下腔出血早期,当有血性CSF时,蛛网膜绒毛很可能被红细胞堵塞而妨碍了CSF的吸收,形成急性梗阻性脑积水。创伤所致的蛛网膜下腔出血后期发生的颅底蛛网膜继发性纤维粘连,以及红细胞溶解后CSF中蛋白质含量明显增高,蛛网膜粒吸收功能障碍,均能使CSF的循环和吸收受阻,脑室压力升高。此外,脑表面的占位性病变,如硬膜下血肿、脑挫伤灶,以及继发的脑缺氧和脑水肿压缩了脑池和脑表面的蛛网膜下腔,可进一步影响CSF的循环和吸收。较少见的情况尚有创伤后引起大静脉窦的阻塞,使静脉回流受阻,CSF吸收障碍导致脑积水。创伤还可直接造成导水管阻塞或第三脑室阻塞,第四脑室出口处粘连或阻塞(如小脑挫伤),均可导致脑积水。由于颅脑手术使得血液进入蛛网膜下腔,特别是在后颅凹手术后而继发脑积水的可能性亦不容忽视。

三、诊断

(一)临床表现

PTH多在一年内发病,其临床表现往往被原发性脑损伤的症状所掩盖。当两者合并存在时,临床表现之间相互重叠,较难鉴别。PTH的临床表现依发病急缓而异。急性脑积水的临床表现缺乏特征性,主要表现为颅内压增高征象及精神与意识障碍。在轻度颅脑损伤的病人,当头部创伤的急性症状消退后,主诉逐渐出现头痛,开始时局限于双侧额部,晨起时为重,坐起或直立后可缓解。病情加重时,头痛渐扩展为全头性胀痛,且持续性,常常在夜间使病人痛醒。颈痛的出现表明小脑扁桃体已疝出枕大孔,刺激颈神经。恶心、呕吐通常是头痛的伴随症状,其出现并不受头部运动的影响,而是在清晨头痛较剧烈时发生。躯干性共济失调,表现为走路不稳、步基变宽,而无明显小脑受损的表现。视力障碍出现较晚,表现为视力减退、复视。体格检查一般可发现视盘水肿、展神经麻痹及上视不能、调节反射丧失等。继发于重度颅脑损伤的急性脑积水病人,病情急骤凶险,病死率高。伤后数日内出现者可表现为深昏迷,去大脑强直,瞳孔散大和呼吸抑制。伤后2周内发生者多表现为伤后持久昏迷不醒或病情稳定后突然意识障碍程度加深伴颅内压增高表现,或出现难以解释的神经系统障碍加重。

慢性型脑积水多见于伤后3～6周,或迟至6～12个月,发生率1%～8%不等,多见于脑脊液吸收障碍导致交通性脑积水。其临床表现有两种不同类型:一是伤后持续浅昏迷数月,即使开颅血肿清除后亦无好转;二是以严重精神症状为主,或出现智力障碍、步态不稳、尿失禁等三联征为主的综合征,似正常压力脑积水(normal pressure hydrocephalus, NPH)。该综合征多为逐渐进展,持续加重,但病变发展速度在不同个体间差异极大,有时症状尚呈波动性。一般无头痛,但可有易激惹、癫痫及Parkinson病样症状群等非特征性表现,应予重视。体格检查中仅有原发颅脑损伤所致症状和体征。行走困难几乎见于全部病人,肢体运动迟缓,肌力通常正常。一侧或双侧可引出Babinski征,腱反射可有增强。吸吮和强握反射一般只在晚期出现。步态障碍是最具特征性的表现,通常是首发症状;步态障碍的程度可从轻度的平衡能力减退,到不能行走甚至不能直立。病人常有多次跌倒的病史。步迹试验的计算机分析显示以短步距、宽步基、抬腿困难、抗重力肌群的连续收缩活动为特点。转身时易失去平衡,行走时交替迈步困难,Romberg试验无论睁眼还是闭目均易倾倒,而无小脑半球性共济失调的表现。在老年病人此征表现得尤为突出。在一部分病人中,步态障碍与智力障碍同时出现,偶尔亦可出现于智力障碍、尿失禁等其他症状之后。智力障碍的表现形式差异很大,最具特征性的表现是近事记忆受损,严重者,其记忆保留能力甚至不能超过1分钟,而轻者则需一系列详细的量表测试才能发现记忆功能的损害。早期无发音障碍,但计算、书写、绘画等能力已明显受损。继而发生思维和动作迟钝,表情淡漠,随病情发展而症状较重时,可有明显的缄默、重度运动功能减退和意志缺失。一定程度的尿失禁也在较晚期出现。脑积水引起上述的步态、智能和排尿障碍等所谓三联征的机制在于:根据生物力学原理,脑积水时侧脑室扩大程度大于第三和第四脑室,而且额角最易扩张,从而使大脑前动脉及其分支在胼胝体上方受到牵拉,导致该血管所支配的额区和旁中央小叶的血液供应障碍,而这些区域正是管辖智能、下肢运动与排尿等功能的高级中枢所在,所以引起各种相应的症状。确切的诊断应该是结合临床、影像学和治疗记录。

(二)辅助检查

1. CT检查 颅脑PTH的CT检查所见(图37-1):① 脑室系统扩大,尤以侧脑室前角较为明显,第三脑室和颞角亦可扩大。② 脑沟正常或消失,如脑沟存在,应有第四脑室和基底池的扩大。③ 扩大的侧脑室周围,尤其是额角周围存在明显的间质性水肿带,

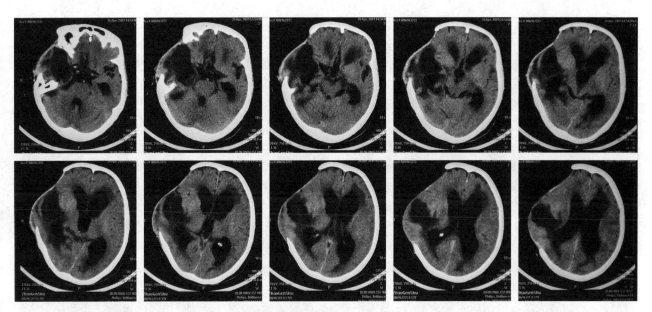

图37-1 颅脑损伤后脑积水的CT图像: 脑室系统普遍扩大, 尤以侧脑室前角较为明显, 脑室扩大程度重于脑池和脑沟扩大, 扩大的侧脑室周围尤其是额角周围, 存在明显的间质性水肿带

多是由于脑室内CSF静水压升高, 室管膜破裂, CSF渗入脑室周围脑白质内所致, 多见于急性的脑积水。在脑萎缩引起的脑室扩大病人中一般不会出现这种性质的水肿。PTH需与脑萎缩鉴别。④ 脑室扩大程度重于脑池扩大。对于临床有怀疑但缺少确切诊断依据的病人应该作连续的CT随访检查。

2. 磁共振成像(MRI)检查 MRI对PTH的诊断、分型、病因确定有重要价值(图37-2): ① MRI更为直观地显示脑室系统的大小和导水管的通畅情况。② 侧脑室前角的扩张及脑室周围的间质性水肿带, 在T_2加权像上显示出明显的高信号。③ 可敏感地显示一些微小病变。MRI区分正常压力脑积水和高压力性

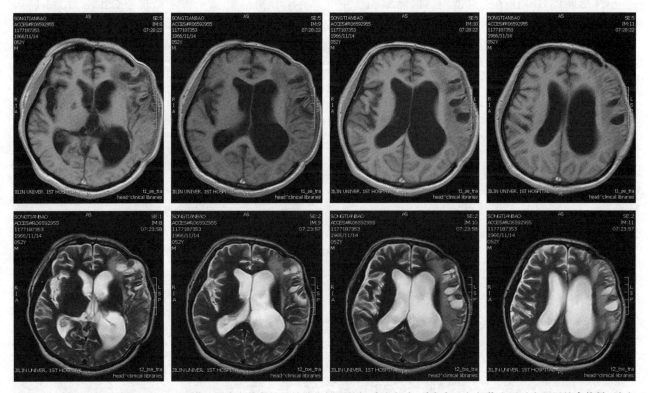

图37-2 颅脑损伤后脑积水的MRI图像: 侧脑室前角扩张伴脑室周围的间质性水肿, 后者在T_2加权像上显示出明显的高信号, 脑室体积增加的同时蛛网膜下腔体积却减少

脑积水比CT优越,因CT像上仅能显示脑室体积增大,而MRI可显示脑室体积增加而蛛网膜下腔体积却减少。④ PTH在MRI冠状面上两侧脑室顶之间的夹角小于120°,而脑萎缩病人此则大于140°;矢状面可看到第三脑室呈球形扩大,视隐窝和漏斗隐窝变浅钝,而在脑萎缩病人,其第三脑室前后壁、视隐窝和漏斗隐窝则无明显变形,虽有扩大但仍保持其原有轮廓。

3. **放射性素脑池造影** 经腰穿或小脑延髓池穿刺注入放射性核素,然后用γ照相机观察,追踪核素CSF循环的途径。最常用的核素是^{131}I标记的人血清白蛋白和^{111}In–二乙烯三胺五乙酸(^{111}In–DTPA),剂量为500 mCi,鞘内注入,然后在4、24、48、72小时扫描。核素随CSF向上沿中线和脑表面两条途径流动,最后到达矢状窦旁。正常为24小时后即可到达大脑半球表面,48小时后大脑表面的核素完全消失;核素不进入脑室内,而且两侧的流动和分布是对称的。在正常压力脑积水则可发现以下各种情况:① 小脑延髓池注入放射性素后30～60分钟即可在脑室内发现,并在此停留24～72小时以上,而大脑表面无放射性素,或仅在外侧裂池有少量存在;② 脑室显影短暂而大脑表面显影延迟或正常;③ 脑室不显影而大脑表面显影延迟或正常。

(三)鉴别诊断

CT诊断PTH时宜注意与创伤后脑萎缩相鉴别(表37-1)。由于前者可经颅外分流手术而获效,而手术对脑萎缩无所助益,故术前对两者的鉴别至关重要。

颅脑损伤后慢性型脑积水多表现为正常压力脑积水,不易与早老性痴呆、阿尔茨海默病(老年性痴呆)、血管性痴呆、震颤麻痹性痴呆、慢性硬膜下血肿、额叶肿瘤等疾病相鉴别。因此有必要结合辅助检查加以确诊。

四、防治

(一)预防及预测

严重颅脑损伤时,宜在开颅手术之前常规行侧脑室前角穿刺测压。凡脑室内压力 > 2.0 kPa(15 mmHg)时,应作脑室外引流术,以减轻脑水肿,降低颅内压,改善脑血流量,从而减少以后发生脑积水的机会。如系创伤性脑室内出血应行脑室穿刺,持续外引流,直至CSF清亮,压力正常为止。若系创伤性蛛网膜下腔出血,可每天腰穿1～2次,放出血性CSF,使CSF循环通路通畅。大骨瓣减压术后脑积水发生率较高。去骨瓣大小也与术后发生脑积水有一定关系。病人年龄大于50岁,昏迷时间大于1周,格拉斯哥昏迷量表(GCS)小于6分,首次CT检查发现脑室内出血,双侧去骨瓣减压术,去骨瓣后再次发生脑疝,均可预测PTH。

(二)治疗

目前PTH的手术治疗主要有两个策略:一是减少CSF分泌或直接解除CSF循环通路梗阻;二是CSF分流。CSF动力试验对决定是否进行手术治疗有指导意义。正常情况下CSF压力为1.1 kPa(110 mmH$_2$O)左右,如果颅内压达到1.3～2.5 kPa(135～257 mmH$_2$O),有可能需要作手术治疗;

表37-1 创伤后脑积水与创伤后脑萎缩的鉴别

	鉴别点	创伤后脑积水	创伤后脑萎缩
症状与体征	颅内压增高	(+)	(−)
	手术区骨窗隆起	(+)	(−)
	视盘水肿	(+)	(−)
	CSF压力增高	(+)	(−)
CT所见	脑室扩大	明显	中度
	脑室轮廓	光整	不光滑
	脑室旁低密度区	(+)	(−)
	脑沟	不变宽	变宽
	脑实质密度	不减低	减低
	脑室与脑池比例	脑室扩大重于脑池	均扩大

当颅内压大于2.5 kPa，手术有绝对的指征。释放CSF 30～50 mL，CSF释放不足以达到以上标准时则腰椎穿刺终压0为终止点，在放出CSF前后测定病人的认知功能和全身状况可以评价手术的效果。当确诊有脑积水后，需要到神经外科医生咨询。大部分研究表明药物治疗对PTH基本没有作用，确切的治疗只能是手术。首先必须做到的是即刻停止对病人认知功能有影响的药物治疗，这一点在怀疑有脑积水而尚未得到CT证实的病人中尤其重要。

1. 内镜手术 近年来由于现代光学技术的进步，内镜和手术器械的微型化以及激光的应用，内镜手术已变得安全可靠。经侧脑室行第三脑室造瘘术治疗梗阻性脑积水，在内镜直视下用激光凝固脉络丛治疗交通性脑积水均取得了良好的效果，手术并发症少，术后恢复快。有文献报道，PTH进行第三脑室底造瘘成功率为54.5%。创伤所致的中脑导水管梗阻引起的脑积水可在内镜下行导水管成形术。

2. CSF分流术 是将脑室内的CSF引导到身体的其他部位以恢复CSF分泌与吸收之间的平衡，从而达到治疗脑积水的目的。早期分流可改善病人的预后。目前，CSF分流术已成为治疗PTH的主要手段。

（1）适应证：① PTH合并颅内高压者；② 神经功能缺失不能用创伤所致的局部脑损伤来解释者；③ 有特征性正常压力脑积水的临床表现者。

（2）禁忌证：① 年龄过大或昏迷时间较长，即使分流术成功，症状也不会有所改善者；② 颅内感染未控制；③ CSF蛋白含量过高或有出血者；④ 分流处或分流管路径有局部感染者；⑤ 有严重循环、呼吸系统疾病者。

（3）CSF分流术后疗效的预测，通常根据以下几点加以评定：① 术前有无步态障碍。统计结果和经验表明，术前有步态障碍者，术后疗效较无此症状者为佳。② 正常压力脑积水病人连续颅内压监测（硬膜外或脑室内）显示压力峰值超过2.7 kPa（20 mmHg）或常伴有B波活动者，分流术后疗效佳。③ D_{CSFP10}值（CSFP为腰大池脑脊液压力）及$D_{RAP0.6}$值（RAP为颅内压波幅及其颅内压相关系数）均可作为判断分流手术疗效的参数。D_{CSFP10}值及$D_{RAP0.6}$值越大，提示分流术给病人带来的益处越大，效果明显。④ 通过腰椎穿刺或侧脑室外引流管释放一定量的CSF后，若症状改善，则分流术易成功。这是预测分流术疗效的一个较为可靠的指标。⑤ CT显示扩大的脑室旁（额角旁多见）低密度区的出现提示行分流术效果佳。这一预测指标在临床上简单易行，较为实用。⑥ 早期行脑室分流的效

果较晚期分流者佳。但术后出现并发症者，效果均差。

（4）CSF分流术的方法：在PTH的外科治疗方式中，主要包括：侧脑室-腹腔分流术（V-P分流术）、脑室-心房分流、腰大池-腹腔分流术（L-P分流术）等，以V-P分流术为主要术式。通常是做右侧侧脑室-腹腔或右侧侧脑室-心房分流。选择右侧的理由是尽可能避免损伤到左侧的语言中枢。如果临床特殊情况不允许做这样的操作，可以根据实际情况作出调整。如果存在腹部大面积瘢痕、腹膜炎、腹腔脏器损伤等情况，也可考虑作胸腔分流等。分流装置应该带有储液囊，以备暂时增加引流或开放引流之用或监测分流装置通畅情况。有研究表明，腰大池-腹腔分流术对部分创伤后交通性脑积水病人有明确疗效，相对安全，操作流程相对简单，且不进行颅内侵入性操作，有较低的感染风险，但术后管理极其重要。

分流装置选择：分流装置主要包括可调压阀门、定压阀门、流量调节阀门、抗重力装置、抗虹吸装置。条件容许情况下推荐可调压分流系统，其可根据病人临床症状及影像学表现进行体外调压，避免了再次手术。抗重力阀门在不影响治疗效果的前提下，可降低过度分流发生的概率，可能更适合体位经常变动的病人，但对于长期卧床的病人，简单牢靠的定压阀门也是选择。

分流阀压力调整目标：根据分流手术前的腰穿压力基础数据，建议术后首次调整压力循序渐进，不宜过低，以初始压力下调0.10～0.29 kPa（10～30 mmH₂O）为宜，后期需根据病人的临床表现、影像学变化等进行动态调节，以达到个体化治疗的目的。

（5）手术并发症：就手术并发症而言，高压力性脑积水分流术后的并发症一般较少，而正常压力脑积水术后并发症较多。具体的并发症有：

1）过度分流：通常是由于分流阀控制压力与病人脑室内压力不匹配或是由于虹吸效应所致，常导致低颅压综合征、慢性硬膜下血肿或硬膜下水瘤的发生。过度分流所致的低颅压综合征多表现为头痛于坐起时加重，可伴恶心、颈后部疼痛等。一旦发生低颅压综合征，则需更换高压分流管，或带抗虹吸装置的分流管。若分流管压力为可调式，则可直接上调阀门压力而无须更换分流装置。分流过度者，若病人条件允许，应尽早行颅骨修补，或许可能得到缓解。

2）硬膜下积液和血肿：硬膜下水瘤是正常压力脑积水病人分流术后的主要并发症之一，常表现为病人在分流术后症状无明显好转而行头颅CT检查时往往发现硬脑膜下有血肿或积液。若无明显占位表现，可CT定期复查，若继续增大，可考虑重新更换一高压分

流管或带抗虹吸装置的分流管。硬膜下血肿的主要原因是由于过度引流后颅内低压所致的桥静脉撕裂,反复出血而成。

3）分流不足:分流不足常表现为术后扩大的脑室未能缩小,病人症状无好转。需要根据病人体内不断变化的生理压力来多次调节分流阀的设置压力,才能取得满意的疗效。由此可见,使分流阀的压力与病人不断变化的颅内生理压力相匹配对取得良好的疗效十分重要。

4）感染:包括颅内感染、切口感染、腹腔感染和穿刺道感染等。在必要的清创和抗感染治疗的前提下,如不能有效控制感染,则需要尽早去除分流管,待感染得到有效控制后,再行相应处理。

5）分流装置功能障碍:分流管功能障碍的实际发生率较高,据统计为31%。如果怀疑分流管功能障碍,应首先行CT检查。高压力脑积水术后脑室应在1周内开始缩小,若仍在进行性增大,即提示分流管故障。在正常压力脑积水病人,应做腰穿测压,观察其压力与分流阀设定压力是否一致来判断分流管功能状态。直接按压与单向分流阀之间的贮液器处头皮,若不能压下,提示导管腹腔端堵塞;若压下顺利而回弹不良,提示脑室端堵塞。若怀疑导管腹腔端被大网膜等包裹,可在腹腔镜下给予调整。

6）分流管其他相关并发症:包括分流管断裂、外露（通道表面皮肤溃破）、异位（腹腔端异位进入肠腔、膀胱、阴道、胸腔、心包内、胃内、脱出腹腔至皮下等）。发生此类并发症时,通常需要去除分流管,确定无感染存在后再行相应的处理。

7）其他并发症:包括癫痫。按照临床癫痫规范化处理。

（6）疗效:PTH分流术疗效评定标准多参照萨蒙（Salmon）标准（表37-2）。文献报道分流术疗效存在很大的差异。有文献报道,重型颅脑损伤（GCS<8分）后脑积水是颅脑损伤后的一个严重的并发症,常常会增加神经损害,妨碍进一步康复,及时采取分流手术有助于改善病人预后。亦有文献报道分流效果不可避免地受原发脑伤的影响,而且分流术的并发症较多,分流

表37-2　创伤后脑积水分流术疗效评定标准

临床状况	级　别
基本恢复正常	3
明显好转（轻残）	2
轻度改善（生活自理）	1
无变化	0
恶　化	−1
手术死亡（2个月内）	−2

管的阻塞率较高,治疗效果还很不满意,并且分流术的施行只是治疗的开始而非结束。换言之,除少数病人外,一旦施行分流术,即永远依赖分流装置,也永远需要医生的监护。对手术效果预测的最好的依据是病人术前的状况,术前病人的生存状态好,手术后改善也好,例如术前病人格拉斯哥预后量表（GOS）3级重残比4级别的植物状态效果更好。病人的年龄并不影响治疗结果。CT和脑池造影对估计预后也没有太多的指导意义。

五、康复训练

对物理疗法、职业治疗、语言疗法、娱乐疗法以及神经心理治疗等方法的兴趣减少或拒绝,常常是PTH病人的早期症状。通常表现为平衡功能的降低,反应速度或意识清醒程度的减退,共济失调及其他一些综合功能的减退。所有这些征象的出现都应该提醒医生注意出现PTH病人的发生。在实行分流手术后即可恢复康复治疗。病人通常在术后监护2～3天即可回到康复治疗中心以完成外伤后的康复治疗。如果分流手术成功,病人完成康复项目的能力可以得到明显的提高。

六、随访

完成分流手术后,病人即可开始康复治疗,通常病人在手术后1～2周内症状有明显的改善。手术后除了门诊治疗和随访外,病人至少应该再次返回神经外科接受随访。如果功能状况再次变差,则需要做CT复查。

第二节　创伤性硬脑膜下积液和水瘤

颅脑损伤后引起CSF积聚在硬脑膜下腔,称为创伤性硬脑膜下积液。在颅脑损伤中此并发症占3.7%～5.4%。多见于幕上,偶可见于幕下,液体大多游离覆盖于脑表面,少数可有被膜形成;前者发生时间较早,称为积液;后者发生时间较晚,称为水瘤。

一、病因

硬脑膜下积液的发生原因众说不一,可能与下列机制有关:

1. **单向渗透学说** 颅脑损伤过程中脑表面的蛛网膜破裂,大量CSF经创伤所致的蛛网膜裂口处流入硬脑膜下腔,同时在裂口处的蛛网膜形成活瓣,从而使得CSF容易进入硬脑膜下腔,但不能回流。此外,由于蛛网膜与软脑膜之间有纤维条索(蛛网膜小梁)固定,使两者关系较为紧密,而硬脑膜同蛛网膜之间联系较为疏松,同时硬脑膜紧密附着在前中颅窝上,在蛛网膜撕裂后,蛛网膜外硬脑膜下疏松的潜在间隙便很容易被CSF充填,形成积液。关于发生蛛网膜破裂的原因,有文献报道,蝶骨嵴、视交叉部及外侧裂区是蛛网膜常被撕破的地方,这可以解释硬脑膜下积液好发于颞额部的原因。由于外侧裂池与锐利的蝶骨嵴相平行,在颞部直接着力或枕部对冲着力的情况下,颞叶外侧裂区与其平行的蝶骨嵴相撞,可能是发生外侧裂池蛛网膜破裂的主要原因。此外,大脑中动脉搏动可成为CSF经蛛网膜裂孔进入硬脑膜下腔的推动力,有时于术中暴露外侧裂区时可观察到CSF从该处蛛网膜裂孔呈搏动性地流出。

2. **渗透学说** 颅脑损伤后血-脑屏障破坏,毛细血管通透性增强,血浆成分大量渗出形成积液聚集于硬脑膜下腔。同时积液内蛋白含量升高使渗透压亦升高,高渗透压的积液又使周围脑组织水分和蛛网膜下腔水分渗入积液内,导致体积不断增大而形成。

3. **CSF吸收障碍学说** 脑外伤后蛛网膜下腔常常伴有出血,红细胞在CSF里很快降解成血红蛋白,血红蛋白很容易堵塞蛛网膜绒毛,并可形成蛛网膜的粘连,影响CSF的吸收,如果在蛛网膜上存在裂口,为了缓解脑内CSF增多的压力,部分CSF随着压力差进入硬脑膜下腔形成积液。

4. **脑萎缩学说** 近年来发现创伤后双侧硬脑膜下积液的发病率增高,尤其是年老有脑萎缩的病人,可能因脑萎缩的存在,使颅内游离间隙增大,蛛网膜下腔CSF增多,从而成为本病的有利发病因素。

综上所述,硬脑膜下积液的发生机制尚存在多种理论解释,但是直到现在,还没有一种理论能够解释所有的临床事实,有的也缺乏进一步的基础实验或解剖证据。因此,我们仍然不能用一种理论去解释所有病人的表现,应该因人而异,针对不同病人的病情,给出不同的病理基础,并且选取符合病理基础的治疗方案。

二、诊断

(一)临床表现

创伤性硬脑膜下积液好发于额区或颞顶区,在颅后窝者极为少见。约有1/2的病人为双侧性,可与颅内血肿、脑挫裂伤等同时存在。临床上通常将硬脑膜下积液分为急性与慢性两型。急性型常在伤后数小时至72小时内形成,尚无完整包膜形成,临床表现与急性颅内血肿的症状相似,伤情发展较快,主要出现头痛、恶心、呕吐等颅内压增高症状,亦可出现局部脑受压的症状,但意识障碍较轻;一旦超过颅内代偿容积,最终也能发生昏迷、瞳孔散大、去大脑强直等小脑幕切迹疝的征象。慢性型多在伤后数周或数年内形成,流入硬脑膜下腔的CSF被粘连的一层被膜所包裹,形成囊肿样积液,出现占位效应。约半数病人出现轻偏瘫、失语、局灶性癫痫等脑局灶性症状,其他可见嗜睡、朦胧状态、定向力差、精神障碍等。

(二)辅助诊断

临床上硬脑膜下积液的诊断要注意以下几点:① 好发于大脑半球凸面额部与颞顶部;② 双侧积液的发病率较高,尤其是年老有脑萎缩的病人;③ 本病可合并存在同侧不同部位或对侧的硬脑膜下血肿,亦可合并同一部位的硬脑膜外血肿;④ 无特征性临床表现,主要表现为一定程度的意识障碍和颅内压增高征象,在老年病人出现精神或意识改变,如嗜睡、定向力障碍,且在观察过程中不见好转或加重者应考虑并发积液的可能。本病临床上难以与硬脑膜下血肿鉴别,确诊必须依靠特殊检查,如CT或MRI。CT对检查硬脑膜下积液有特征性表现:为位于单侧或双侧额颞顶部颅骨内板下呈新月形低密度阴影,积液的密度比脑组织低,与CSF相似。有报道认为这种低密度阴影无增强现象,与低密度慢性硬脑膜下血肿不同的是其密度更低,且不随时间而改变。MRI图像上积液的信号与CSF相似,而血肿信号较强,特别是T加权像,血肿均呈高强信号,可资鉴别。

三、治疗

1. **进展型** CT动态观察发现积液在增加,且有脑受压和/或相应的临床症状,则需手术治疗。至于手术方式,一般采用钻孔外引流,于术后1周左右夹闭引流管,复查CT示积液消失或明显减少者拔除引流管。对慢性硬脑膜下积液病人,为使脑组织膨起,使积液腔闭合,术后可以少用或不用强力脱水剂。对于那些积液量大,有不同程度脑萎缩,外引流后脑复位迟缓者可考虑积液腔-腹腔分流术,或开颅切除包膜、使之于蛛网膜下腔交通,大多能收到满意的治疗效果。

2. 稳定型 CT动态观察积液不增加。若脑组织受压或临床症状明显,亦应手术治疗,否则可继续非手术治疗。

3. 消退型 即CT动态观察积液不断减少,临床症状好转,无须手术治疗。

第三节 创伤性蛛网膜囊肿

一、病因

创伤性蛛网膜囊肿多发生在创伤、出血或手术后,由于蛛网膜粘连,CSF在蛛网膜下腔积蓄而成,常有小的通道与蛛网膜下腔相连。好发部位依次是中颅窝(外侧裂)、大脑半球凸面、后颅窝中线、四叠体池,其余较少见的有鞍区、桥小脑角区等。囊肿多数沿着脑的主要动脉的轴形成,该动脉的搏动可成为CSF冲击的动力,亦是囊腔增大的促进因素。蛛网膜囊肿增大的机制包括:① 蛛网膜囊肿液与附近蛛网膜下腔中的CSF渗透压不同,特别是囊内出血后,CSF顺渗透压梯度进入囊肿内而使之逐渐增大;② 蛛网膜囊肿与蛛网膜下腔间歇性单向交通,CSF可进入囊内,但不能流出,以致不断增大;③ 因CSF搏动的压力,CSF进入蛛网膜囊肿,使之逐渐增大。蛛网膜囊肿逐渐增大,造成囊壁的撕裂与硬膜下腔贯通,桥静脉的断裂出血,可继发性出现硬脑膜下血肿和硬脑膜下积液。颅内创伤性蛛网膜囊肿多在脑外伤后2~3周形成。

二、诊断

(一)临床表现

病人症状与体征的出现与下列因素有关:脑皮质的刺激作用、脑实质的压迫萎缩情况及CSF的梗阻程度。刺激症状常见者为癫痫发作,压迫萎缩致损害症状为神经功能障碍。当囊肿进行性增大压迫周围神经结构或阻碍正常CSF循环通路可出现以下症状:① 颅内高压表现,为囊肿的增大引起占位效应或并发梗阻性脑积水所致;② 癫痫发作;③ 局灶性神经功能缺失;④ 鞍上囊肿可以有内分泌症状、视觉障碍等。依囊肿部位不同,临床症状可有很大差别,有些很大的蛛网膜囊肿可完全不出现症状,而有些甚小的囊肿症状却很明显。

(二)辅助诊断

根据头部创伤史,头颅X线摄片常可见到骨折线,确诊需依靠CT或MRI扫描,可显示低密度或低信号的颅内囊性占位病变,囊内容与CSF相当,囊壁无增强效应。

三、治疗

无症状者严密观察下可保守治疗。已有临床症状者,或虽无明显症状,但囊肿较大,均适于手术治疗。手术治疗的目的是解除囊肿对脑组织的压迫,消除囊肿的占位效应,改善囊肿周边脑组织的血供,防止囊肿复发,利于脑组织的发育或复位,使囊液纳入正常CSF循环,改善临床症状。术式多采用蛛网膜囊壁大部切除、囊腔-脑池分流或囊腔-腹腔分流术。近年随着神经内镜技术的不断发展,应用神经内镜治疗此病日增多,并且取得了满意的疗效。蛛网膜囊肿术后并发症包括癫痫、神经损伤、感染、囊内出血、导管堵塞、囊肿复发、硬脑膜下血肿等。囊肿未完全切除或术后有CSF从蛛网膜下腔进入囊腔,是术后复发的主要原因。分流术后堵管致手术失败是分流术的一个值得引起重视的问题。

(栾永昕 付双林)

参考文献

[1] 王忠诚.王忠诚神经外科学[M].2版.武汉:湖北科学技术出版社,2005.

[2] 王鹏,詹升全,李昭杰,等.神经内镜治疗颅内蛛网膜囊肿108例临床分析[J].中国临床神经外科杂志,2012,17(2):82-84.

[3] 中华神经外科分会神经创伤专业组,中华创伤学会分会神经创伤专业组.颅脑创伤后脑积水诊治中国专家共识[J].中华神经外科杂志,2014,8(30):840-843.

[4] 神经内镜技术临床应用专家共识编写组.神经内镜手术技术治

疗脑室脑池系统疾病中国专家共识[J].中华神经外科杂志,
2016,8(33): 757-765.

[5] 张超, 高国一, 冯军峰, 等.脑脊液压力相关参数预判颅脑损伤
后脑积水分流术疗效的研究[J].中华神经外科杂志,2019,2
(35): 115-119.

[6] 中华医学会神经外科学分会, 中华医学会神经病学分会, 中国
神经外科重症管理协作组.中国特发性正常压力脑积水诊治专
家共识(2016)[J].中华医学杂志,2016,6(96): 1635-1638.

[7] 高国一.颅脑创伤后脑积水的临床评估与管理[J].中华神经
外科杂志,2019,2(35): 109-111.

[8] 鲁华山, 李敏, 满明昊, 等.创伤性颅脑损伤患者去骨瓣减压术
的骨瓣面积与创伤后正常压力脑积水的关系[J].中华神经外
科杂志,2019,2(35): 149-152.

[9] CHEN H. YUAN F, CHEN S W, et al. Predicting posttraumatic
hydrocephalus: derivation and validation of a risk scoring system
based on clinical characteristics[J]. Metab Brain Dis, 2017, 32(5):
1427-1435.

[10] DING J, GUO Y, TIAN H. The influence of decompressive
craniectomy on the development of hydrocephalus: a review[J].
Arq Neuropsiquiatr, 2014, 72(9): 715-720.

[11] DE BONIS P, POMPUCCI A, MANGIOLA A, et al. Post-traumatic
hydrocephalus after decompressive craniectomy: an underestimated
risk factor[J]. J Neurotrauma, 2010, 27(11): 1965-1970.

[12] VEDANTAM A, YAREAL J M, HWANG H, et al. Factors
associated with shunt-dependent hydrocephalus after decompressive
craniectomy for traumatic brain injury[J]. J Neurosurg, 2018,
128(5): 1547-1552.

[13] MATTIOLI C, BERETTA L, GEREVINI S, et al. Traumatic
subarachnoid hemorrhage on the computerized tomography scan
obtained at admission: a multicenter assessment of the accuracy
of diagnosis and the potential impact on patient outcome[J]. J
Neurosurg, 2003, 98 (1), 37-42.

[14] SHEVCHUK V V, POLISHCHU M E, ILIUK I, et al. Post-
traumatic hydrocephalus[J]. Klin Khir, 1998, 2: 26-27.

[15] SPANU G, KNERICH R, MESSINA A L, et al. Post-traumatic
hydrocephalus[J]. Riv Neurol, 1985, 55(3): 185-196.

[16] SHEFFLER L R, ITO V Y, PHILIP P A, et al. Shunting in chronic
post-traumatic hydrocephalus: demonstration of neurophysiologic
improvement[J]. Arch Phys Med Rehabil, 1994, 75(3): 338-341.

[17] LICATA C, CRISTOFORI L, GAMBIN R, et al. Post-traumatic
hydrocephalus[J]. J Neurosurg Sci, 2001, 45(3): 141.

[18] GUYOT L L, MICHAEL D B. Post-traumatic hydrocephalus[J].
Neurol Res, 2000, 22(1): 25-28.

[19] ZANINI M A, DE LIMA RESENDE L A, DE SOUZA FALEIROS
A T, et al. Traumatic subdural hygromas: proposed pathogenesis
based classification[J]. J Trauma, 2008, 64 (3): 705-713.

[20] GUYOT L L, MICHAEL D B. Post-traumatic hydrocephalus[J].
Neurol Res, 2000, 22(1): 25.

[21] TIAN H L, XU T, HU J, et al. Risk factors related to hydrocephalus
after traumatic subarachnoid hemorrhage[J]. Surg Neurol, 2008,
69(3): 241-246.

[22] FU L, TANG Y, WANG S. Effect of nonoperative treatment on the
outcome of patients with posttraumatic hydrocephalus[J]. Chin J
Traumatol, 2002, 5(1): 7.

[23] ERMAN T, TUNA M. Intracranial arachnoid cysts: clinical features
and management of 35 cases and review of the literature[J]. J
Neurosurg, 2004, 14(2): 84-89.

[24] FATTAHIAN R, BAGHER S R, SADEGHI M. Development of
posttraumatic hydrocephalus requiring ventriculoperitoneal shunt
after decompressive craniectomy for traumatic brain injury: a
systematic review and meta-analysis of retrospective studies[J].
Med Arch, 2018, 72(3): 214-219.

[25] SHI S S, ZHANG G L, ZENG T, et al. Posttraumatic
Hydrocephalus associated with decompressive cranial defect in
severe brain-injured patients[J]. Chin J Traumatol, 2011, 14(6):
343-347.

[26] CHRASTINA J, NOVAK Z, ZEMAN T, et al. The results of
neuroendoscopic surgery in patients with posttraumatic and
posthemorrhagic hydrocephalus[J]. World Neurosurg, 2018, 113:
113-121.

[27] FOTAKOPOULOS G, TSIANAKA E, SIASIOS G, et al.
Posttraumatic hydrocephalus after decompressive craniectomy in
126 patients with severe traumatic brain injury[J]. J Neurol Srug
A Cent Eur Neurosurg, 2016, 77(2): 88-92.

[28] WEINTRAUB A H, GERBER D J, KOWALSKI R G.
Posttraumatic Hydrocephalus as a confounding influence on
brain injury rehabilitation: incidence, clinical characteristics, and
outcomes[J]. Arch Phys Med Rehabil, 2017, 98(2): 312-319.

[29] KOWALSKI R G, WEINTRAUB A H, RUBIN B A, et al. Impact
of timing of ventriculoperitoneal shunt placement on outcome in
posttraumatic hydrocephalus[J]. J Neurosurg, 2018, 23: 1-12.

[30] CHEN H, YUAN F, CHEN S W, et al. Predicting posttraumatic
hydrocephalus: derivation and validation of a risk scoring system
based on clinical characteristics[J]. Metab Brain Dis, 2017, 32(5):
1427-1435.

[31] DI G, HU Q, LIU D, et al. Risk factors predicting posttraumatic
hydrocephalus: derivation after decompressive craniectomy in
traumatic brain injury[J]. World Neurosurg, 2018, 116: 406-413.

[32] MAHR C V, DENG I M, NESTLER U, et al. Idiopathicnormal
pressure hydrocephalus: diagnostic and predictive value of clinical
testing, lumbar drainage, and CSF dynamics[J]. J Neurosurg,
2016, 125(3): 591-597.

[33] KASUI H, MIYAJIMA M, MORI E, et al. Lumboperitoneal
shunt surgery for idiopathic normal pressure
hydrocephalus(SINPHONI-2): an open-label randomised trial[J].
Lancet Neurol, 2015, 14(6): 585-594.

第五篇
颅脑损伤后遗症的临床诊治

第三十八章
颅脑损伤预后与康复

颅脑损伤（TBI）是指头部受到打击，引起脑组织结构破坏和神经功能紊乱的疾病，具有较高的致死率、致残率。我国颅脑损伤资料库统计显示，国内47家医院收治的11 937例急性颅脑损伤病人中，重型颅脑损伤病人病死率为27.23%，死亡＋植物生存＋重残率为53.17%。TBI已经被公认是尚未解决的严重世界卫生问题之一。TBI的预后与康复也被越来越重视。意识障碍（disorder of consciousness, DOC）是病人TBI后最普遍的表现。医生根据病人的临床资料，早期对病人的预后做出判断十分重要，尤其是针对TBI后意识障碍病人，有助于制定合理的治疗决策，挽救病人的生命。目前对TBI的研究和治疗指南基本上都集中于危重病人的抢救管理（早期：减少病死率）和功能康复（后期：改善运动、认知和生活能力），但是对于重症TBI病人中的意识障碍病人，目前还缺少明显有效的治疗方法和指南。因此，意识障碍是重症TBI后康复诊治方面最为棘手的问题之一，也是现代神经康复的主要探索方向之一。本章在阐述TBI病人预后的判断指标与影响因素后，特意把意识障碍康复与功能障碍康复分开阐述。

第一节　颅脑损伤病人预后

预后是临床医学的基石，所有的诊断、治疗旨在改善病人的预后。迄今为止，很多学者致力于TBI病人预后预测的研究，进行总结分析，探讨影响TBI病人预后的判断指标和因素。

一、颅脑损伤病人预后判断指标

（一）量表评估

1. 格拉斯哥昏迷量表（GCS）　在一系列昏迷评分量表中，以GCS应用最多、最广。该量表包括睁眼、言语、运动3个项目。GCS量表由于操作简单容易掌握，是目前急救中心最常用的意识评估工具，也是重症监护室首要鉴别意识状态的评定量表。但是GCS也存在其局限性，如GCS不能反映脑干的功能；对气管插管或气管切开术后病人或伴有各种失语的病人的语言功能评级存在明显的盲区；对于各种原因引起的意识障碍伴肢体瘫痪，GCS的运动评分同样难以评判准确，3个子项权重不一致。在应用GCS预测意识障碍病人预后方面，GCS预测的准确率为87.8%，且GCS每增加1分，不良预后风险就降低57.4%。

2. 全面无反应量表（full outline of unresponsiveness, FOUR）　该量表包括眼部反应、脑干反射、运动反应、呼吸功能4个项目，总分0～16分，0分时可以判定病人为脑死亡。FOUR创新性地以手部运动替代GCS中的言语反应，因此对气管切开或插管病人评估非常有效；增加了眼球追踪和眨眼检查，有助于闭锁综合征与植物状态等特殊情况的辨别；此外还增加了脑干反射、呼吸功能的评估。但在评定程序上专家们认为其不够合理和规范。内容上，FOUR不足以辨别是植物状态（vegetative state, VS）还是微意识状态（minimally conscious state, MCS）（4项中仅满足了2项）。在应用FOUR预测意识障碍病人预后方面，其准确率为90.5%，且FOUR评分每增加1分，不良预后风险就降低41.5%。但应用GCS和FOUR量表判断意识障碍病人预后清醒的分界点，一直以来有不同的结论，一般认为，FOUR量表预测意识障碍病人发病30天内预后清醒/差的最佳分界点为7分，GCS为5分。

3. 修订昏迷恢复量表（coma recovery scale revised, CRS-R）　该量表包括听觉、视觉、运动、言语

反应、交流及唤醒水平6个子量表,共23个测评项目。每个项目均以有或无进行评分,总分0～23分,测试时间约为25分钟。最低得分代表反射性活动,最高则代表认知行为。CRS-R 6个子量表中任何一项评分提高提示病人的该项功能有恢复,均表明其意识有一定程度的恢复。CRS-R拥有较标准的管理和评分程序:提出了符合美国肠外肠内营养学会(ASPEN)协作组要求的指南并对评分极值做出了解释,可以区别病人是MCS还是VS。CRS-R增加了敏感度高、可区分神经行为变化较好的条目,更适合鉴别MCS与VS,可同时满足诊断与康复治疗的需要。CRS-R评分越高,病人预后的意识水平改善越明显。

4. 格拉斯哥预后量表(GOS) 主要应用于病程6个月以上病人,将严重TBI结局分为死亡、植物状态、严重残疾、中等残疾、恢复良好等5类,特点是简洁明了,易于使用。GOS评分5分为预后良好,GOS评分<5分为预后不良。

5. 残疾等级量表(DRS) 主要评估唤醒和觉晓程度、认知能力、对他人依赖程度、对工作/家务/学校心理适应度,特点是易学、快速完成,有效、预后判定可靠等,较之GOS可更好地监测病人的临床变化。DRS测定为受伤后的前3天,每日1次;以后3周,每周1次;再以后每2周1次,至受伤后16周。DRS评分20分以下病人有望改善和提高。

（二）神经电生理评估

1. 脑电图(EEG) 可反映皮质椎体神经元突触后电位的时间同步性,是反映大脑功能状态客观的电生理指标,其研究可分为时域分析和频域分析。时域分析是直接提取随时间变化的波形特征,包括脑电波的波幅、斜率等,可对棘波、尖波等特殊波形进行识别,常用于癫痫诊断;频域分析主要分析脑电信号的频率特征,是目前定量EEG的常用方法,可据此对意识障碍病人意识水平进行分析。通常以EEG的分级及分型判断意识障碍病人大脑功能障碍的程度,意识障碍病人的EEG多以弥漫性θ及δ活动为主要表现,还有少数昏迷特殊的EEG类型如α昏迷、β昏迷、纺锤昏迷、周期性复合波等。EEG监测呈癫痫样活动、癫痫持续状态、低电压、电静息、全面抑制或暴发-抑制等模式的意识障碍病人预后较差。皮层的α节律与意识相关,在意识损害的病人中表现异常。有研究表明严重TBI后第1个月内安静状态下EEG功率谱在一定程度上可预测VS和MCS病人6个月后存活或死亡的可能。有研究对30例意识障碍病人的脑电非线性分析参数进行研究,提出脑电非线性分析能够量化意识障碍病人

大脑皮质受抑制的程度,通过检测脑电信号的熵指数可直接度量其大脑皮质受抑制的程度,可作为意识水平及预后判定的指标。该方法计算过程复杂,但可定量评价病人的意识水平并准确进行预后预测,具备一定的应用前景。

2. 诱发电位(EP) 可用于检测意识障碍病人脑干及大脑通路的完整性,尽管并不能提供准确的脑干损伤的定位信息,但可提供意识障碍病人预后的相关信息。

（1）体感诱发电位(somatosensory evoked potential, SEP):检测中N20成分反映刺激对侧正中神经后30毫秒内原始体感皮质处理信息的能力。一项荟萃分析表明,SEP可反映皮质下体感通路及原始体感皮质的激活,对急性严重TBI病人意识恢复的预测价值高于瞳孔反射、运动反应、GCS、EEG及CT。

（2）脑干听觉诱发电位(brainstem auditory evoked potential, BAEP):是由声刺激10毫秒内引起的神经冲动在脑干听觉传导通路上的电活动,在排除病人外周听觉损伤后,它的缺失可作为意识障碍病人不良结局的预测因素,但其出现并不能提示良性结局。

（3）中潜伏期听觉诱发电位(middle latency auditory evoked potentials, MLAEP):指刺激后10～50毫秒出现的电活动,可反映丘脑及原始听觉皮质的激活,其缺失被认为是缺氧性昏迷病人不良结局的有力预测指标。

诱发电位已广泛应用于急性期意识障碍病人预后评价中,且阴性预测相对较高,其对非急性期意识障碍病人预后的判断价值仍需进一步探讨。

3. 事件相关电位(event-related potential, ERP) 通过平均叠加技术从头颅表面记录脑诱发电位来反映认知过程中大脑的神经电生理改变,可客观地对病人进行床旁感觉及认知功能的评价,具有诊断及评估预后的价值。听觉ERP分析的主要成分波有N100、失匹配负波(mismatch negativity, MMN)、P300和N400。在意识障碍病人中记录到N100反映这些病人初级听觉皮质是有功能的。MMN反映的是听觉的感知能力及相关皮质的功能状态。P300可分为P3a和P3b两个成分,P3a与新异事件的发现及行为定位相关,而P3b代表了工作记忆更新及主动信息处理能力,与意识相关。N400用来评定病人语言理解能力,是评价大脑信息处理过程能力很重要的工具。

（三）影像学评定

1. CT扫描结果 头颅CT可迅速地显示出重型TBI病人颅内压及颅内占位的情况,通常临床医师需

要在最短时间内对CT图像做出精准判断。目前最为常用CT图像计分法是根据侧脑室、第三脑室及中线移位情况,结合脑干周围各脑室的形态评价TBI与颅内可代偿空间之间的关系。此种方法忽略了继发性与原发性脑干损伤对病人的影响。因此有国外学者结合中脑形态及脑干周围池形态改变提出柳斯(Lius)六级分类。Lius六级分类可以很好地对脑干及周围池形态改变做出判断,但此评分并未将常用的CT图像记分法所涉及内容考虑在内。国内学者将Lius分级及CT图像记分在临床上联合应用,提出了改良CT图像评分法。改良CT图像评分结合了常用CT图像计分法和Lius六级分类的优点,经临床验证对重型TBI病人预后的评估具有良好的应用价值。研究显示改良CT图像评分与TBI严重程度呈正相关,病情严重者及颅内压高者所测得的改良CT图像评分亦高,尤其是对于改良CT图像评分大于11分的病人,如果不能及时救治,往往在短时间内死于脑干功能衰竭。CT检查可直接发现病人脑组织的异常变化,包括颅内血肿厚度、蛛网膜下腔出血(SAH)、基底池状态、中线移位程度、颅内损伤类型及范围等。研究报道:基底池闭塞和蛛网膜下腔出血,是CT结果和预后相关性最强的预测因素。血肿厚度近18 mm,中线移位达20 mm的病人,存活率仅为50%;中线移位超过20 mm,病人生存质量明显下降;超过25 mm者,病死率近100%。病人中线移位小于12 mm,可能可耐受,超过15 mm时脑供血动脉可因脑肿胀受压,导致低灌注,预后不良。血肿厚度与中线移位的差值可反映脑肿胀程度,如移位超过血肿厚度3 mm,生存率为50%;如达5 mm,生存率仅25%。

2. 弥散张量成像(DTI)技术 随着DTI技术的发展,国内外的学者使用DTI序列对意识障碍病人脑部进行扫描,可以发现无法在常规MRI序列中检测出来的组织结构损伤。一项多中心的研究表明,通过一年的随访及临床评估,DTI序列对于预测那些由于外伤所导致的意识障碍病人的预后是有优势的。为了验证上述实验结果的准确性,加拉诺德(Galanaud)又通过神经病理学的方法以及DTI序列同时验证,发现了MCS病人与VS病人在皮质下白质区域以及丘脑区域的神经网络结构是不同的(使用扩散系数来区分这种不同),但是并没在病人脑干部发现明显的结构差异,VS病人外侧额颞叶区域以及中线区域的损伤更明显。另外从病因学角度出发,部分研究证实了只有外伤性损伤导致的意识障碍病人通过DTI序列的扫描才能发现脑干神经网络结构的异常。

3. 功能磁共振成像(fMRI)技术 主要是通过病人的血氧水平依赖(blood oxygenation level dependent, BOLD)信号强度进行分析。BOLD值的大小体现了脱氧及氧合血红蛋白磁化率的不同、局部神经元活动状态下血流量的变化及血流中的含氧量和新陈代谢的变化。该技术能够对大脑神经元的活动进行准确定位。通过对意识障碍病人以及正常人进行听觉和躯体感觉刺激,很多学者发现了该类病人皮质兴奋的区域和正常人是相同的。但是相对应的皮质兴奋性较正常人是明显降低的,同时这些兴奋性降低的区域多局限在主要的感觉区域内。在长期的随访研究中发现,在这些特定的皮质区域中有少数病人的兴奋性增加,而这也暗示着这些病人的意识状态正在恢复。

4. 正电子发射体层成像(PET)技术 通过氟代脱氧葡萄糖PET技术([18]Fluorodesoxyglucose-PET, FDG-PET),一些学者最先发现了在静息状态下意识障碍的病人颅内大脑代谢率较正常人明显降低,最高能降低达40%。然而那些最终恢复了意识的病人,他们的大脑代谢率的恢复与意识状态的恢复并不同步的,并且不同的大脑区域代谢率下降是不同的,因此这也侧面说明了不同的区域对于意识状态的作用是不同的。很多学者还发现意识障碍病人外侧前额叶皮质、后顶叶皮质、前扣带回皮质、后扣带回皮质以及这些区域相互连接的神经网络,出现广泛的大脑代谢率明显降低。也有学者证实了MCS病人外侧额颞叶区域以及中线区域大脑代谢严重失调。FDG-PET能提示我们在一些纵向研究中病人的意识状态是否改善,对预后评估有指导作用。

二、颅脑损伤病人预后影响因素

(一)年龄

很多研究表明,年龄是TBI病人预后最强的预测因素,年龄越大,预后越差。进一步行平滑曲线拟合发现,两者之间存在拐点,55岁之后病人死亡的风险显著增加。大脑随着年龄的增加,功能神经元的数量减少,加之脑组织长期处于轻微、反复的损伤,修复能力随之下降,增加创伤后并发症的概率。老年病人预后差的根本原因在于随着年龄的增长,器官老化造成心、肺、肾功能衰退,在TBI的治疗过程中,易出现器官衰竭或功能障碍;老年人因体质较弱,反应性差而易发生感染等并发症,从而影响预后恢复。

(二)白细胞计数

血常规白细胞计数是预测TBI病人早期死亡的因素之一。多因素分析结果显示,随白细胞计数升高,死亡风险增加。相关研究表明,急性TBI早期白细胞数升高和急性应激反应有关,创伤后下丘脑和垂体前叶的结构和功能受损,致内分泌功能紊乱、多种激素共同作用使白细胞数升高。一项国外的研究结果表明,在受伤后1小时左右,病人脑脊液中就有白细胞渗出,进一步提示白细胞和TBI相关。有研究表明白细胞计数越高,病人的预后越差,入院即刻白细胞计数可以用于评估病人的预后,白细胞计数每升高1×10^9/L,死亡风险增加7%。白细胞计数如大于20×10^9/L,病死率高达96%。

（三）凝血功能

凝血功能是预测TBI病人早期死亡的因素之一。多因素分析结果显示,凝血功能异常的病人死亡风险是正常的4.62倍。急性创伤后通过激活内、外源性凝血途径致凝血功能异常,引起继发性TBI,加重病人的病情。一项荟萃分析显示,急性TBI后出现凝血功能障碍的概率约为35%,其中部分病人发生弥散性血管内凝血（DIC）。众多研究表明凝血功能和病人的预后相关,TBI程度越重,凝血功能就越差,病人的预后越差。血浆纤维蛋白及纤维蛋白原降解产物（FDP）达到$10 \sim 40$ g/L,病死率为7%;超过40 g/L,病死率达44%。

（四）高血糖

高血糖也是决定TBI病人预后的主要因素之一。对于TBI合并多发伤病人,因外伤引起的强烈的应激反应,导致交感神经过度兴奋,进而引起生理激素的大量分泌,加速机体分解代谢,使糖异生增强,但病人受伤后其胰岛素分泌正常或降低,致使机体处于高血糖状态。一项国外研究认为,高血糖是危重病治疗中预后不良的指标,且日益受到临床认可。研究发现血糖大于10 mmol/L的TBI合并多发伤病人病死率高达23.5%,是预后差的指标之一。研究认为,在应激状态下机体细胞通常处于缺氧或低氧状态,因此细胞未能进行有效糖代谢,而选择耗氧少的糖酵解途径;糖酵解反应的持续进行,进而使得机体处于乳酸蓄积的pH较低的酸性环境中,再次损伤细胞,甚至致使细胞死亡。高血糖引起的高渗性利尿易造成机体内环境的紊乱。高血糖还将损伤中性粒细胞功能和吞噬细胞功能,导致细胞内氧自由基及脂质过氧化物的聚集,进而降低机体免疫力,增加感染发生率。

（五）伤后时间

伤后能否及时得到救治是影响预后的重要因素。伤后时间包括两部分,一为受伤至入院的时间,该段时间应积极监测病人生命体征,准备好急救药物维持病人生命体征,与病人家属沟通并积极联系就近接诊医院;二为入院至接受确切治疗的时间,此时应迅速准备具体抢救措施,根据受伤情况行相应检查,请相关科室医师参与抢救。关于急诊处理TBI合并多发伤病人的救治策略,应参照国内外先进的抢救步骤,完善救治体系,强调"黄金1小时",突出快速救治,贯彻"先救命、后治伤"的救治理念,尽快积极充分复苏,维持生命体征及内环境的稳定.避免机体组织在创伤后引起的不可逆的生理损伤。在多发伤一体化救治模式下,不断提高合并TBI的多发伤的救治效率和成功率,减少伤亡。有研究认为,伤后1小时是挽救生命、减少致残的关键时期,受伤后短时期内予以急救,可多挽救18%～25%病人的生命。

（六）电解质紊乱

水、电解质平衡失调在TBI病人中常见。TBI后引起下丘脑-垂体-肾上腺轴的破坏,中枢调节功能下降,导致促肾上腺皮质激素等激素调节肾上腺功能下降,醛固酮激素释放增多,加重水、钠潴留。而由此引发的电解质平衡紊乱又可以加重脑损伤,形成恶性循环。TBI伴高钠血症或低钾血症的病人中,其病死率也显著升高,说明高钠血症及低钾血症与病人的生存率可能相关。当血清钠离子水平越高,病死率也越高;$Na^+>176$ mmol/L时,病人的病死率为100%。出现重度低钾血症（$K^+<2.5$ mmol/L）时病人的预后均较差。

（七）合并外伤

胸部损伤导致的肋骨骨折、血气胸、肺挫伤均会导致病人的呼吸功能受损,造成通气障碍和血气交换障碍,出现低氧血症、高碳酸血症,使脑组织的氧气供应急剧减少,加剧脑组织的缺血、缺氧,使脑组织水肿持续加重,颅内压持续增高,将出现颅内压增高与缺血、缺氧的恶性循环,最终导致病人预后变差。若合并四肢骨折或腹腔实质性脏器损伤往往会导致大量失血,出现失血性休克,有效循环血容量减少,从而使损伤脑组织的缺血、缺氧情况进一步加重,使病人的预后变差。如果合并腹腔内空腔脏器损伤,经常会出现比较严重的感染,同时合并发生腹膜炎,内毒素释放进入血液循环将会引起多器官功能衰竭,使病人代偿能力急剧下降,最终导致TBI病人的预后明显变差。

（八）瞳孔大小

通常,TBI病人一侧瞳孔散大并且瞳孔的对光反射消失提示脑疝的发生,双侧瞳孔均散大并且对光反应消失提示脑干发生不可逆性的损伤,多预示着预后差。既往报道显示,瞳孔散大出现在伤后6小时的病人病死率高达71.4%。另外,报道显示瞳孔散大时间越长,病人的预后越差,病人的病死率与瞳孔散大时间呈正相关。研究表明，如果入院时已出现瞳孔散大并且对光反应消失，病人治疗后苏醒的概率明显低于未出现者。

（九）颅内压

TBI后颅内压（ICP）对预后的影响有以下两方面：① 影响脑灌注压（CPP）；② 引起颅内占位效应。许多研究证实，重度TBI病人的高ICP和低CPP与预后不良有很大相关性。重度TBI后的大脑常处于缺血状态，且脑挫裂伤区和血肿的邻近区域缺血尤为严重，这可能归因于血肿压迫、昏迷病人的代谢率降低或外伤后脑血管痉挛。ICP监护对判断病人的预后也有重要作用。重型TBI的ICP正常者预后最好，其次是可控制性ICP增高预后较好，而不可控制性ICP增高者的预后最差。有证据显示，与单纯依靠临床检查相比，ICP水平的高低不仅能提高原发性损伤程度的信息，而且能预测继发性损害的发生。它既能提示颅内病理生理变化，又能客观反映颅腔的代偿能力。ICP增高的严重程度与病人的不良预后有密切关系，因此不少学者把ICP水平作为判断预后的指标之一。江基尧分析846例临床重型TBI病人资料，评价低氧血症、年龄、GCS评分、瞳孔和ICP变化等指标与病人预后的关系，结果表明，ICP<2.7 kPa的病人病死率为13.76%，恢复良好率为29.36%；ICP>5.3 kPa的病人病死率为40.43%，恢复良好率为9.57%，两者相差具有统计学意义。米勒（Miller）的160例病人中，入院时ICP>5.33 kPa者病死率为69%，良好和中残率仅为25%；而ICP<1.33 kPa者病死率为14%，良好及中残率为78%。由此可见ICP水平及其动态变化可作为判断预后的可靠指标。

（十）并发症

严重TBI病人并发症的发生率相当高，对预后有不同程度的影响。有学者通过271例病人研究发现，并发症组病死率比无并发症组高21.9%，而恢复良好和中残率则降低44.6%，说明并发症是TBI预后不良的重要因素。

肺部并发症是重型TBI最常见的并发症，据报道发生率为24%～86.6%，在并发症中列首位，包括呼吸道感染、肺不张、肺水肿、肺梗死等，其中感染的发生率最高。行气管切开1周以上的病人感染发生率在90%以上，有些病人发生多次呼吸道感染。伴高热又可再增加脑耗氧量和乳酸堆积，影响循环系统及其他器官的功能，最终导致严重的呼吸、循环和肝、肾功能衰竭而死亡。

应激性溃疡的发生率高达40%～80%。研究报道有消化道出血的TBI病人中，直接死于消化道出血的占30%。上消化道出血的原因通常是由病理性应激引起，这也可能与神经-垂体-肾上腺系统激活有关。应急性溃疡可视为发生上消化道出血的高危因素。

重度TBI合并急性肾功能衰竭约占50%，而这类病人又常并发多脏器功能衰竭，病死率高达80%。

入院时收缩压≤8.0 kPa和休克也是决定多发伤合并TBI病人预后的主要因素。TBI合并多发伤病人由于多个脏器系统同时受到严重创伤，机体往往伴随血压低、体温低、凝血机制紊乱等并发症。许多学者认为，纠正休克最有效的方法应在病人受伤的1小时内补充足量液体（1 500 mL以上）；如判定病人存在活动性出血，则应及时行手术干预。通过容量的改善不仅有利于改善休克症状，还有利于减少多器官功能不全综合征和感染的发生率。有研究表明，复苏时维持低血压30分钟内绝大多数病人均能耐受，但随着时间继续延长危险明显增加，故应根据休克的病理生理特点及病程经过补充合适的溶液。

第二节　颅脑损伤后意识障碍的康复

TBI后意识障碍主要包括昏迷、无反应觉醒综合征（unresponsive wakefulness syndrome, UWS）和MCS三个大类，其中UWS又称为VS。TBI病人往往伴随不同的全身损伤和多系统的功能紊乱，导致意识障碍持续时间长、并发症多，在治疗上需要急诊医学科、重症医学科、神经外科、神经康复科、精神卫生科等多学科协作，需要神经专科医师、神经康复医师、理疗师、中医师、心理医师、专科护士等组成团队。在本章第一节中，已经阐述了意识障碍的三大类评估方法，早期区分出VS/UWS和MCS对临床康复治疗中确定促醒方案非常重要，可以减少误诊率和对病人进行有效康复治疗。本节叙述TBI后意识障碍的康复。临床治疗方案很多，目前已知的有手术治疗、药物治疗、高压氧治疗、运动疗法、传统医学法、感觉刺激输入治疗、神经调控治疗等。

一、手术治疗

很多意识障碍的病人存在脑积水、硬脑膜下积液、颅内压力不稳定等情况,所以神经外科手术是意识障碍康复的重要手段。

(一)脑积水手术

脑积水是一种很常见的重型TBI并发症,脑组织长期受压可引起脑间质性水肿,影响意识的恢复,神经外科可以实施脑室-腹腔分流术;对于头皮条件差的病人,也可以实施腰大池-腹腔分流术;对于发生腹腔内感染的病人,也可以实施脑室-心房内分流。在临床上,第一种分流方式最多见,效果也最好。分流术后还可以通过调整分流管压力,观察病人调压前后临床表现,结合CT灌注,来选择最适宜的压力数据,目的是增加脑血流量,改善病人脑功能,达到临床促醒。

(二)硬脑膜下积液手术

重型TBI后很多病人出现颅内高压甚至脑疝,去大骨瓣减压术是有效的治疗方法。而去大骨瓣减压术是硬脑膜下积液的独立危险因素,术后易并发对侧硬脑膜下积液。有明显占位效应和中线移位的硬脑膜下积液,往往需要积极的手术干预,清除积液引起的颅内占位效应,解决脑组织受压移位引起的意识障碍。有部分病人可采用局部加压包扎、利用头部重力等非手术治疗手段治愈。非手术治疗失败的可以采用早期颅骨缺损修补术+奥马耶(Ommaya)囊置入硬膜下积液引流术。

(三)颅骨修补术

疾病早期去除部分颅骨达到降低颅内压是维持生命的手术,后期颅骨修补到底对意识障碍病人有无促醒作用仍有争议。从保护大脑的角度、整容的角度、避免脑脊液动力学紊乱引起各种并发症的角度,需要尽早补颅骨。

(四)其他并发症手术

在脑外伤意识障碍病人的治疗过程中,除脑上述情况外,我们经常会遇到其他并发症或伴随症状,比如脑脓肿、进展性海绵窦瘘,这时候需要神经外科介入手术治疗,能促进病人的意识障碍好转。特别是生命体征均平稳的意识障碍的病人,观察去骨瓣区的脑组织始终肿胀,这可能是病人不能醒转的最大原因,可以行增强MRI或增强CT检查找原因(术区局部存在感染灶等),并行神经外科手术治疗。

二、药物治疗

TBI后意识障碍在治疗上有很多种药物选择,但都没有较强的循证医学证据支持。药物主要影响单胺轴和氨基酸轴。单胺轴包括多种神经递质如多巴胺(dopamine)、去甲肾上腺素(norepinephrine)等。大脑通过氧依赖途径产生神经肽类的多巴胺和去甲肾上腺素。多巴胺的前体是L-酪氨酸,主要存在于基底节,在认知、运动、记忆和情感方面都很重要。去甲肾上腺素广泛存在于脑干、基底节和大脑皮质,由多巴胺氧化合成,在觉醒和觉知方面起重要的作用。有研究认为单胺和意识障碍发病机制有关,既有赖于这种神经递质的减少,又和大脑的抑制状态有关,药物补充这些神经递质有助于意识障碍病人的觉醒。氨基酸轴主要由谷氨酸和γ-氨基丁酸(GABA)两种神经递质组成。谷氨酸是大脑最常见的且广泛存在的神经递质,是在细胞内存储和产生,是三羧酸循环的一个中间产物。GABA是脑内最广泛的抑制性神经递质,其在阻断兴奋的扩散及传导过程中起决定性作用。GABA和谷氨酸作为一对重要的抑制性和兴奋性递质,对维持神经系统抑制和兴奋功能的平衡起至关重要的作用,两者不仅在功能上相互协同,在代谢上也相互转化。GABA缺乏会导致大脑保持在代谢水平很低的抑制状态,使得氧和营养物质的代谢降低,继而造成了GABA受体的敏感性增加。在这种情况下,低GABA水平一直使得大脑处于抑制状态,被称为"神经冬眠"。临床常用的药物有金刚烷胺、溴隐亭、纳洛酮、巴氯芬、唑吡坦。任何药物应用都需注意副作用,使用中随时监测肝、肾功能,观测心率、血压波动。

(一)金刚烷胺

金刚烷胺最初是在20世纪60年代被用作抗病毒,后来被证实可有效治疗帕金森病、多发性硬化症,但作用机制尚未完全明确。目前金刚烷胺是脑损伤后意识障碍病人最常用的药物之一,且前期的临床研究已表明金刚烷胺可促进神经功能恢复。有实验表明,金刚烷胺能够加速脑损伤后意识障碍病人的神经功能恢复速率。另外,有综述报道,金刚烷胺亦可有效改善儿童或青少年脑损伤后的意识障碍。

(二)溴隐亭

国外研究表明,丘脑下部及前额叶的多巴胺通路受损,导致双侧前额叶获得多巴胺神经元兴奋冲动不足,引起VS。多巴胺受体的数量及敏感性下降与脑损害关系密切。有关报道表明,多巴胺受体与脑损害有密切关系,溴隐亭作为多巴胺受体的激动剂,可提高受体多递质的敏感度,从而进一步增加多巴胺的作用效率。

(三)纳洛酮

盐酸纳洛酮作为阿片类受体拮抗剂能迅速解除β

内啡肽对神经中枢系统的抑制作用,从而起到催醒作用。另外纳洛酮能迅速透过血-脑屏障并在脑组织中形成较高血药浓度,能够促进呼吸抑制的早期解除和逆转意识障碍,具有促醒作用。人们研究发现纳洛酮对受损的神经细胞、心肌细胞等有保护作用。

(四)唑吡坦

唑吡坦是一种咪唑吡啶类药物,是GABA(A)受体激动剂,可能是通过选择性绑定 ω-1 亚型受体来增强GABA(A)受体的功能;正因为这种选择性,唑吡坦在正常状态可增强GABA的作用。与常规的镇静作用不同,唑吡坦对脑损伤后的休眠状态有相反的作用:脑损害后GABA受体结构发生变化,致使细胞代谢离子传导停止和细胞功能丧失,而唑吡坦高选择性与受体结合后会通过磷酸化过程迅速改变异常受体结构,终止异常代谢,使脑细胞复苏。2000年意外发现1例脑外伤后VS3年多的病人,在使用唑吡坦20分钟后能同家人交流。有研究报道唑吡坦可以使创伤性脑损伤VS病人短暂觉醒。研究表明,唑吡坦可以改善VS病人的脑损伤区域的脑功能和灌注。

(五)巴氯芬

巴氯芬是GABA的类似物,竞争中枢神经系统的GABA(B)受体,最早被用于治疗脊髓损伤后的痉挛状态。巴氯芬可抑制兴奋性氨基酸的释放,降低脊髓单突触或多突触的反射电位及脊髓后根与后根间的反射电位,产生骨骼肌松弛作用。由于巴氯芬透过血-脑屏障的能力很弱,口服巴氯芬很难达到效果;而后出现可长期鞘内给药的巴氯芬泵,鞘内注射巴氯芬可唤醒VS病人。作用机制目前尚不清楚,但是存在两种假设:一种认为低浓度的巴氯芬对于皮质-丘脑-皮质之间的功能恢复有益,可刺激觉醒和觉知;另一种认为是向心输入刺激中枢神经系统的脊髓外围地区。

三、高压氧治疗

脑外伤后,大脑皮质及脑干网状结构上行激活系统会受到抑制损伤,病人出现意识障碍。高压氧治疗可以提高血氧含量,增加血氧弥散和组织内的氧含量,迅速改善或纠正组织缺氧状况,恢复细胞线粒体功能,提高细胞内三磷酸腺苷水平,抑制神经细胞死亡,从而恢复病人受损的细胞。另外高压氧能激活病人上行网状系统,从而快速促进其意识恢复;高压氧治疗还可以收缩脑血管,降低颅内压,减轻脑水肿症状,从而有效阻断脑缺氧-脑水肿-颅内高压的恶性循环。有研究表明,意识障碍病人经高压氧治疗后,经颅多普勒血流灌注指数(PI)及脑代谢监测颈静脉球部乳酸(Lac-JV)明显下降,进一步佐证高压氧疗法可以改善脑损伤。同时有统计表明对于中重度脑损伤病人,高压氧是相对安全的有效的辅助治疗手段。所以,对于脑外伤后意识障碍,高压氧是推荐的治疗措施。也有神经重症和重症医学把高压氧治疗引进超早期意识障碍治疗,甚至带呼吸机治疗,但是具有风险,建议先正确评估病人生命体征、权衡利弊。

四、传统医学疗法

传统医学在意识障碍中使用较多的为针灸及中药。

(一)针灸

针刺治疗可直接扩张血管,增加脑缺血区氧气和血流的供应,同时针刺可激活脑干-网状系统的功能,提高神经细胞的兴奋性,使处于抑制状态的脑细胞重新苏醒。大量的医学实验证实:针灸疗法可以缓解脑血管痉挛,改善损伤部位的血流量,促进建立有效的侧支循环,从而减轻脑水肿和高颅压,促进脑细胞代谢。常选择的穴位有:风府、哑门、百会、神庭、印堂、人中、上廉泉、双侧内关、合谷、涌泉、少商、大敦、水沟、太冲、委中等。针灸在TBI的意识障碍中应用较广,特别是头皮针的留针促醒,甚至部分穴位接电针刺激。

(二)中药

常用促醒中药方剂为醒脑静、安宫牛黄丸,均为醒脑开窍剂。中医认为外力损伤头部,使脑髓损伤,脑气受扰,心乱越;脑络受损,瘀血流注颅脑,脑海气滞血瘀,导致窍闭神匿、神不导气、神明皆蒙而表现为意识障碍等一系列病理变化。

1. **安宫牛黄丸** 安宫牛黄丸主要由朱砂、黄连、牛黄、犀角、冰片、明雄黄、麝香等组方,具有显著的镇静、抗惊厥、消炎作用,可增强机体免疫功能,可应用于TBI进行促醒治疗,并减少并发症发生。但成分中有朱砂、汞,需定期监测肝、肾功能,且不能长期使用。

2. **醒脑静** 主要由麝香、栀子、郁金、冰片等药组方。麝香气味芳香,善于走窜,《本草经疏》言其香芳烈,为通关利窍之上药,具有开窍醒神作用,能增进大脑功能,兴奋中枢神经,促进神经细胞功能恢复;冰片辛苦微寒,可通诸窍而散郁火,亦为开窍之要药;郁金辛苦性寒,行气解郁,能化痰、开郁通窍;栀子是一味芳香开窍、清热解毒之药。诸药合用,开窍醒神,行痰通瘀,解毒邪,对各种原因所致的意识障碍均有疗效。

五、运动疗法

意识障碍病人早期良肢位的摆放,可以避免肢体异常姿势,防止足下垂。治疗师予以肢体的被动训练,可促进血液循环,减少肢体、躯干、内脏的血液淤积,保证回心血流量,从而达到有效的脑灌注量,保证脑供氧、供血,并及时排泄有毒、有害代谢物质,避免二次损伤。早期肢体的被动训练也可减少肌肉萎缩、关节挛缩,可反馈性刺激中枢,达到促醒目的。兔动物模型表明,早期运动训练可增加损伤区神经干细胞的增殖和神经的发生。运动疗法对意识障碍的病人可以促进神经细胞组织的修复与再生,提高病人神经功能,改善其运动能力,促进快速康复。故及早给予运动康复治疗,可加速相关神经细胞轴突的发育,促进病灶周围组织或健侧脑细胞的重组或代偿,提高康复效果。有研究表明,对在常规治疗的基础上辅以运动疗法,可以加快病人苏醒。

六、感觉刺激输入治疗

许多研究显示,大脑有随环境变化进行适应性改变的能力,能重建神经元间的连接,发展新的网络以接收外界的消息。意识障碍病人长期卧床,处于相对孤立的治疗环境,无法获得常人应有的日常感觉输入,在某种程度上造成了感觉剥夺。

（一）丰富环境对意识障碍的治疗

基于大脑重塑理论和感觉剥夺理论,丰富环境在意识障碍治疗中逐渐被重视。给TBI意识障碍病人制造一个丰富环境,需要治疗团队的协作,从视觉、听觉、嗅觉、触觉、本体感觉、味觉等6个感觉通道来设计,具体的内容、时间、频次需要根据病人的年龄、性别、职业等个体化设计。多维空间的转换也是对意识障碍病人丰富环境的补充,病人在急诊病房-重症监护病房(ICU)-神经外科病房-神经康复病房-家庭病房的空间转换,对TBI意识障碍病人有治疗价值。这种多维空间的存在,让TBI意识障碍病人的治疗能一直持续。

（二）音乐疗法

选择性地给病人定制音乐,治疗音乐能通过听觉传导通路传入大脑皮质,局部皮质兴奋,并将冲动传导至脑干网状结构及影响下丘脑、垂体等结构的内分泌功能,分泌有利于病人觉醒的激素;治疗音乐有和谐的声波振动,能引起各脏器组织产生有利于病人觉醒的共振。在研究中发现,音乐可以增强意识障碍病人的唤醒和注意力;病人喜欢的音乐可增加TBI意识障碍病人的行为反应;国内也有学者发表文章证实音乐疗法对TBI意识障碍病人能更好地发挥康复促醒作用。较多TBI意识障碍病人都伴随有视觉障碍,强调听觉治疗较适合,而且音乐疗法相对较简单,无副作用,无侵袭性,建议临床应用。

七、神经调控治疗

（一）经颅磁刺激

经颅磁刺激(transcranial magnetic stimulation, TMS)是一种安全、无创且无痛的技术。TMS基于电磁感应原理在大脑中形成足够剂量的电场,能够去极化神经元,达到调节皮质兴奋性的效果。高频刺激(>1 Hz)对神经细胞起兴奋作用,而低频刺激(≤1 Hz)对神经细胞起抑制作用。近年来有研究报道,TMS对重症TBI意识障碍病人具有促醒作用,发现TMS可以帮助病人从VS/UWS恢复到MCS。有研究推测TMS的促醒作用可能是促进神经元的轴突修复,从而重新激活处于休眠状态的神经元或重新连接处于孤立状态的脑区。

（二）经颅直流电刺激

经颅直流电刺激(transcranial direct current stimulation, tDCS)是一种非侵入性脑刺激技术,该疗法利用恒定、低强度直流电(1～2 mA)作用于病人大脑皮质,刺激其脑干网状系统,激活皮质中处于休眠状态的神经元,加速TBI意识障碍者意识恢复。阳极tDCS加强兴奋性,而阴极tDCS减弱兴奋性。tDCS治疗仪器因为价格相对便宜,所以临床较早应用。有病例对照研究发现,tDCS可有效提高MCS病人的意识水平。

（三）正中神经电刺激

正中神经电刺激(median nerve electrical stimulation, MNS)是一种无创、操作简单、费用低廉的周围神经低频电刺激疗法。将电极片放置在右侧的正中神经位置,每天给予设定频率、频次、强度的刺激,很多文献证实它有促醒作用。机制为:增加双侧脑血流量,促进休止的神经元恢复正常;增强脑电活动,使脑干网状系统和大脑皮质保持兴奋状态;直接兴奋脑干网状结构和大脑皮质;影响神经递质的分泌。有研究表明,MNS可以促进创伤性昏迷的早期恢复。在临床应用时,还需观察使用初期病人的表现,如果出现血压和心率大幅度变化、肌张力增高甚至抽搐发作,需立即暂停刺激,或从低强度刺激开始,让病人逐渐适应。

（四）脊髓电刺激

脊髓电刺激(spinal cord electrical stimulation, SCS)是一种外科治疗技术,通过手术放置刺激电极在颈髓C_2～C_4水平硬膜外正中部,电刺激通过上行性网状结构激活系统及丘脑下部激活系统传达到大脑皮质。它也可以通过各种经过编程的直流电刺激脊髓不同的水平(根据临床需要),调整脊髓神经元的兴奋性和冲动发生率,其是兴奋还是抑制取决于全程刺激设置的不同特征。有数据表明，70 Hz的刺激有助于改善脑血流量。相对于VS，SCS治疗更适合MCS病人。但是手术都带有感染和失败的风险，价位相对也比较高，在TBI意识障碍的治疗上，只是作为一种新兴的治疗手段被大家认识。

（五）脑深部电刺激

脑深部电刺激（DBS）是一种外科技术，其通过手术在大脑深部植入电极，通过刺激大脑深部，特别是丘脑，来完成治疗，也被称为"脑起搏器"或"神经刺激器"。博纳尼·昆度（Bornali Kundud）等的研究表明，DBS治疗可为创伤性TBI病人提供一种恢复意识及提高生活质量的治疗方案。DBS技术因为它的精准性，是一种较好的意识障碍病人的治疗方式，但是需要结合弥散张量成像（DTI）、功能磁共振成像（fMRI）检查来筛选病人，而且价格也昂贵，并且有手术风险，临床选择时需慎重。

（六）迷走神经电刺激

迷走神经电刺激（VNS）也是一种外科手术，需要在迷走神经位置植入电刺激器，它的相关机制主要包括：迷走神经兴奋影响了脑干核团的纤维投射、脑内相关神经递质的改变、改善脑部血流量、抗炎效应、增加神经营养因子的表达和增强突触可塑性、影响脑电活动等。VNS可使丘脑和网状结构的脑血流量和代谢增加，调节神经递质的分泌。能减轻TBI血-脑屏障

的破坏。在一项前瞻性研究中表明，VNS可以改善严重TBI病人的预后。因为也是手术治疗，同样具有以上几种手术的局限。

（七）低强度聚焦超声

超声波能通过大脑中完整的颅骨聚焦到一个小的脑组织区域，低强度聚焦超声（low intensity focused ultrasound，LIFU）具有精确的空间特异性和深度穿透，可诱导可逆生物效应，是意识障碍治疗的新的神经调节模式，甚至有取代目前可用的神经调节技术的巨大潜力。柳承世（Seung-Schik Yoo）等人在实验室里证明了聚焦于丘脑的低强度超声可以显著减少实验组小鼠的麻醉药物昏迷时间，让我们对LIFU对意识障碍的治疗产生了想象的空间。马丁·蒙蒂（Martin M. Monti）等人首次在临床脑外伤意识障碍病人中应用LIFU，CRS-R评分符合MCS，治疗后行为明显改善，有完全的语言理解和执行指令出现。这虽然只是个例，也让我们对LIFU在意识障碍治疗领域产生期待。

TBI后意识障碍的诊断和康复治疗还没有形成一个成熟的体系，还缺乏相对规范的治疗标准。康复治疗在恢复病人意识障碍中起到重要作用，除了要应用传统的评定量表来评估外，还需要结合功能影像学检查和电生理学技术，在治疗过程中反复评估对比。而康复促醒治疗技术也需要在临床实践中不断总结，整合有效的方法，力求康复治疗方案做到个体化、精准化。

第三节　颅脑损伤后功能障碍的康复治疗

TBI引起的系列功能障碍需要一个综合的个性化的康复方案，康复方案制定的基础来自完整的跨学科团队（interdisciplinary team, IDT）的评估。IDT是一个由康复医生、神经心理学家、物理治疗师、作业治疗师、言语治疗师、个案管理人员、营养师、伤口护理者等组成的协作团队，病人及家庭人员也是IDT不可或缺的部分。IDT的主要目标是通过各种治疗手段，最大限度地使病人恢复至最高功能水平。

康复治疗对TBI幸存者的长期生活质量起着重要作用；早期强化康复已被证实能改善长期功能结局，同时降低总的护理成本。本节主要讲述TBI病人意识恢复后遗留的各种功能障碍的康复治疗。

一、肌张力增高

上运动神经元损害所致的肌张力增高称为痉挛性

肌张力增高或痉挛（spasticity）。痉挛是TBI后常见的临床症状，可以引起功能丧失、活动受限及参与受限，严重影响病人的生活质量。

痉挛有两重性，一方面会限制关节活动，影响运动速度、精细活动，引起挛缩、关节畸形和疼痛不适，不利于清洁护理；另一方面，在有些病人可能起到有利于循环、下肢支撑及保持某种姿势的作用。部分病人痉挛的改善可以带来运动功能的改善，但当肌肉瘫痪对功能的影响更大时，缓解痉挛并不能恢复功能。因此治疗之前应明确治疗的必要性和目的。

痉挛受许多因素影响。很多伤害性刺激，如疼痛、压疮、泌尿系统感染、结石、异位骨化、便秘等均可引起痉挛加重。因此，当病人出现明显的痉挛加重时，应先寻找诱因并予解除。

痉挛常用的治疗方法主要包括以下几个方面：

1. 抗痉挛体位的摆放 脑损伤后上肢常表现为典型的屈肌模式，即肩胛骨后缩、肩带下降；肩关节内收、内旋；肘关节屈曲伴前臂旋后（或旋前）；腕关节屈曲并向尺侧偏斜；手指屈曲、内收，拇指屈曲、内收。下肢常表现为典型的伸肌模式，即骨盆旋后、上提，髋关节伸展、内收、内旋，膝关节伸展，足跖屈、内翻。因此，体位摆放的目的主要是对抗上肢的屈肌痉挛及下肢的伸肌痉挛。

2. 肌肉牵张 任何使痉挛肌受到持续牵张的活动或姿势均可使其肌张力降低。如牵张跟腱可降低腓肠肌肌张力，使双下肢保持外展姿势可减轻大腿内收肌痉挛。牵张可采取主动运动、被动活动，特定姿势及支具，如起立床站立时可利用自身重力牵张跟腱。但牵张持续效果短暂，对于严重的痉挛效果欠佳，常用于其他功能训练的准备活动。

3. 口服药物 常用的口服药物有巴氯芬、替扎尼定、安定类等。口服抗痉挛药物一般起效较慢，普遍存在困倦、无力等副作用，且口服药物治疗局部肌张力增高效果欠佳。一项随机对照研究显示，在口服巴氯芬后6小时，其减低痉挛的效果优于安慰剂。但该研究偏倚风险较大，证据力度较低。虽然循证医学证据不足，但口服药物因其经济、方便，目前仍在临床广泛使用。使用时注意从小剂量开始，逐渐缓慢加量；若最大剂量持续口服1个月痉挛改善仍不明显，可逐渐撤除，并积极尝试其他治疗痉挛的方法。

4. 局部用药 局部肌肉痉挛首选局部注射用药，如A型肉毒毒素（botulinum toxin A, BoNT-A）。BoNT-A治疗卒中后痉挛已得到广泛认可。混合了脑卒中及TBI病人为受试对象的研究，也证实了BoNT-A可有效治疗病人的上、下肢痉挛。但是单独以TBI病人为研究对象的试验较少，且结论并不一致。一项研究显示BoNT-A注射后第4周时缓解痉挛的效果优于安慰剂对照。但另一项研究发现，同时使用BoNT-A和支具固定与仅用支具固定的两组之间痉挛改善程度没有明显差别。BoNT-A注射的不良反应包括局部与全身不良反应。局部不良反应主要与注射相关，如瘀斑、血肿以及注射部位疼痛；全身不良反应是指毒素扩散至邻近肌肉引起的不良反应，如远隔部位的肌肉无力、不寻常的疲劳、上睑下垂、复视、视物模糊、吞咽困难、流感样症状等。已有多项研究证实，BoNT-A治疗脑损伤后痉挛时出现的不良反应轻微，均有自限性，通常短暂且可逆。其他局部用药还包括苯酚及无水酒精进行局部神经阻滞，副作用包括感觉迟钝或丧失以及无力。为减少感觉障碍等不良反应，多采用运动点阻滞，但操作较复杂，使用不如BoNT-A广泛。

5. 外科方法 非手术治疗无效的严重痉挛者及因痉挛造成关节挛缩畸形者可考虑外科手术治疗，如脑刺激器植入、神经切断术、神经根切断术、肌腱切断术、肌腱移行术等。由于各肌群肌张力在伤后较长时期内会有调整变化，因此手术建议在发病1～2年后进行。术前应对有关肌肉进行详细的检查分析，选择适当的术式非常重要。

TBI病人相比脑卒中病人，损伤部位往往更为广泛和弥散。除上运动神经元损伤引起的肌张力增高外，也会因损伤到苍白球、黑质等锥体外系，引起强直性肌张力增高或齿轮样肌张力增高。这种形式的肌张力增高，可尝试通过补充多巴丝肼（美多巴）或使用多巴胺受体激动剂改善相应症状。

二、运动功能障碍

人类随意运动具有按照本人的意志进行灵活、技巧、协调、平衡、精细、快速活动的特点。但这需要一个完整的运动系统。TBI后的运动障碍由于损伤了上运动神经元，往往表现出异常的运动模式。运动控制训练的目的是通过抑制异常运动模式，使脑损伤病人重新恢复其机体的平衡、协调和运动控制功能。一般应在生命体征平稳后，在医生和治疗师的指导下，确定活动量、活动范围及限度，尽早开始肢体训练，以促进神经功能的恢复，防止肌肉萎缩并诱发主动运动。

（一）神经发育技术

神经发育技术（neurodevelopmental techniques, NDT）是将神经发育学、神经生理学的基本原理和法则应用到脑损伤后运动障碍的康复治疗中。以神经系统为治疗重点，按照个体发育的正常顺序，通过对外周的良性刺激，抑制异常的病理反射和病理运动模式，引出并促进正常的反射和建立正常的运动模式。其中鲍巴斯（Bobath）技术应用最为广泛，其他常用技术还包括布伦斯特伦（Brunnstrom）、鲁德（Rood）及本体感觉神经肌肉促进（proprioceptive neuromuscular facilitation, PNF）技术等。

（二）强制性使用运动疗法

强制性使用运动疗法（constraint-induced movement therapy, CIMT）是20世纪80年代开始兴起的一种新的康复治疗方法，是指采用物理手段限制使用健侧上肢，强迫病人使用患侧上肢完成功能活动。CIMT疗效已经得到证实，目前已在很多国家的各级医疗机构开展，但实施频率总体仍较低，仍需进一步推广。

（三）任务特异性训练技术

任务特异性训练技术（task-specific training techniques）根据病人的功能障碍状况，客观地分析影响功能障碍的因素，然后针对性地去改善或改变这些影响因素，使病人在获得功能重组的同时能更好地适应环境。TBI病人相比脑卒中病人往往更年轻，并发症也较少，大脑可塑性强，康复过程中，重复、密集的、以任务为导向的康复训练使其获益更多。

（四）康复机器人

康复机器人（rehabilitation robot）可为瘫痪的肢体提供高强度、重复、任务特异性、互动式治疗（被动或辅助主动运动训练）。康复机器人与常规训练不同点在于，康复机器人可以提供反馈治疗，可以提供客观运动功能恢复的评价方法，测量运动学及动力学改变。卒中后病人康复过程中使用上肢或下肢机器人可以帮助其功能恢复。但TBI病人使用机器人进行康复训练，目前报道并不多，缺乏大样本随机对照试验支持。

TBI病人不仅表现为锥体系运动障碍，同时还存在平衡和协调障碍。脑卒中后偏瘫病人的步态异常通常是由于肢体偏瘫引起的，而TBI病人可能四肢都存在功能障碍，因此肢体运动的康复更为复杂。除上述提到的康复手段外，应综合采取多种干预措施，包括站立床负重、运动平板训练、功能性电刺激、矫形器和专门的辅助设备等，以帮助病人最大限度地恢复肢体功能。

三、认知功能障碍

认知功能是人体大脑高级功能之一，包括感知觉、注意、表象、学习记忆、思维和语言等心理过程。TBI病人认知功能障碍常常十分突出，成为影响病人全面恢复的难题。

认知治疗可以分为两部分：恢复性治疗和代偿性治疗。恢复性治疗目的在于增强或恢复受损的功能，包括重复进行难度越来越大的，针对特定认知领域的标准化认知测试；代偿性治疗则绕过受损的功能，使用其他方法进行代偿。无论采用何种方法，认知功能的训练都必须针对个人的需求。

1. **注意力与集中能力的训练**　TBI病人往往不能注意或集中足够的时间去处理一项活动任务，容易受到外界环境因素的干扰而精力涣散。这类病人常采用的处理方法包括：简化某项活动程序，将活动分解为若干个小步骤，给予病人充裕的时间完成活动；对提供的新的信息不断重复；鼓励病人参与简单的娱乐活动，如下跳棋和猜谜；避免身体劳累；提供频繁的词语、视觉及触觉暗示。

2. **记忆力的训练**　记忆障碍往往是器质性脑损伤病人最常见的主诉症状。记忆可分为瞬时记忆（数秒内提取能力）、短期记忆（复述后有一段干扰刺激时间后提取）、近期记忆（提取今天内发生的事情的能力）和长期记忆（提取数年前发生的事情的能力）。一般认为，前额损伤会引起短期记忆障碍；颞叶、海马、乳头体等与近期记忆有关，其中海马起着由短期记忆过渡到长期记忆的作用。记忆力训练时鼓励病人使用记忆助具，如卡片、杂志、书籍等，反复朗诵需要记住的信息；设计安排好日常活动表；把时间表或日常安排贴在高一些的醒目之处；提供新的信息，用不断重复的方式来增进记忆；为过后回忆而记录或写下新的信息。很多研究也报道了日历、电子存储设备、警报或提醒作为补偿技术使用时的有效性。

3. **执行功能的训练**　执行功能可以定义为"成功地从事独立、有目的、自我服务的行为"的心理能力。执行功能使人能够有计划地设定目标，发起行为，解决问题，预测结果，监控绩效，并灵活和自适应地做出反应。执行功能的损害包括无法进行上述认知的过程并妨碍日常活动。许多研究报道了元认知策略训练（旨在改善自我监控和自我调节）在改善创伤后执行功能障碍方面比传统康复更有效。元认知策略将复杂的任务分解成更小的步骤，并直接使用循序渐进的步骤来教会病人，有助于评估个体的表现，并通过结构化和重复暗示，或鼓励重复评估和自我监控以减少或防止错误。除元认知策略训练外，问题解决训练和目标管理训练在TBI后执行功能恢复方面也显示出良好的效果。

4. **高压氧治疗**（hyperbaric oxygen therapy, HBOT）　HBOT也是治疗TBI后认知障碍的重要手段。2018年一项回顾性研究分析了HBOT对于慢性TBI病人认知功能的疗效。研究发现HBOT对各种严重程度的慢性脑外伤均具有神经治疗作用。受试者平均病程 4.6 ± 5.8 年（中位数2.75年），但无论TBI的严重程度如何，HBOT都被证实是有效的。客观的计算机化的神经认知测试很好地记录了所有认知领域的临床改善，最显著的可测量的改善包括记忆力、注意力和执行功能等方面。临床症状的改善与相关脑区脑活动的增加密切相关，认知能力改善明显的病人脑活动明显增加。

5. **虚拟现实**（virtual reality, VR）　近年来VR技术被用于治疗认知障碍。VR技术是使用计算机将真实场景模拟呈现，通过传感设备，实现用户与环境自然交互,让使用者在实时、交互的操作环境中达到学习、训练和模拟测试的目的。使用不同场景可以分别改善病人的记忆力、执行功能和注意力。相比传统的康复治疗,VR具有以下优点:① VR具有激发各种现实生活和想象场景的潜力;② 不像传统康复治疗可重复性差,VR可以提供安全和谐的训练环境用于同一训练任务的反复重复练习;③ VR具有适应感官的灵活性。而且VR可以开发适合家庭训练的程序。2019年一项系统综述表明,VR可以有效改善TBI病人的认知功能,但对注意力的改善则证据不足。

6. 重复经颅磁刺激(repetitive transcranial magnetic stimulation, rTMS) rTMS用于治疗TBI后的认知障碍在多个个例报道中均证实了其有效性,但临床研究结果并不一致。2015年一项随机对照研究发现,10 Hz的高频rTMS连续刺激慢性弥漫性轴索损伤病人的左前额叶皮质10次,治疗安全且耐受性好,病人的认知功能得到明显改善。但2019年的一项随机对照研究却发现病人的认知功能未能得到改善。因此,rTMS用于治疗TBI的认知障碍仍需更大样本量的研究。

四、言语障碍

言语训练内容以听觉刺激法为中心,具体包括听语指图、复述、听语指字、呼名、阅读、书写、句法练习等。应从口腔动作训练开始,病人在穿衣镜前模仿治疗师的口型,通过视觉、听觉接受信息,并通过视觉反馈进行调整。如病人模仿治疗师做口腔动作,模仿治疗师发辅音、元音及四声。然后通过听词指物等练习将听觉刺激与视觉刺激结合起来使视听说结合,进行刺激-反应-反馈环路训练激起言语反应。在此基础上,通过病人自己说出相应的词语,使词语表达得到锻炼。在言语训练中可采用适当的暗示,如使用手指敲打节拍(一字一拍),促进病人产生言语。在呈现某些动作图片时,做相应的动作或手势提示病人。注意言语训练时,在简单对话的训练中,回答问题中的词提取应在病人的能力范围内,以训练病人词语的实际应用能力。构音障碍训练包括呼吸发音和共鸣训练及颜面器官(口、唇、舌等)的训练。

五、吞咽障碍

吞咽障碍的具体治疗措施包括代偿方法、基础训练、吞咽手法辅助、摄食直接训练、咽部肌肉的电刺激、球囊扩张术、针灸治疗等。

代偿方法的目的主要是通过改变食物的体积、质地,头部或身体的位置等饮食习惯来改善吞咽困难的

症状。如可采取侧方吞咽和转头吞咽,让病人分别左、右侧转头,同时做吞咽动作,这样可以使咽部旋转以及关闭病人的咽部,使同侧梨状窦变窄,挤出残留物。从仰头到点头吞咽的动作,可改善舌运动功能不足以及会厌谷残留。低头吞咽对延迟启动咽部期吞咽、舌根部后缩不足,呼吸道入口闭合不足的病人是一个较好的选择。

其他治疗方法主要是用于改善吞咽的生理功能。如加强唇、下颌、舌运动及声带闭合运动控制,强化肌群的力量及协调。还可采用冷刺激、呼吸训练、吞咽动作手法等治疗方法。

颈部电刺激目前作为吞咽障碍治疗的重要手段已被广泛应用,主要包括神经肌肉低频电刺激和肌电生物反馈技术。神经肌肉低频电刺激治疗是使用一种专门针对吞咽障碍治疗的电刺激器。经过皮肤对颈部吞咽肌群进行低频电刺激,帮助维持或增强吞咽相关肌肉的肌力,并通过增强肌力和提高速度而使喉提升功能改善,从而改善吞咽功能。适用于各种原因所致的神经性吞咽障碍。

肌电生物反馈可以明显提高吞咽训练的疗效。生物反馈训练仪的拾取电极能无创探测到吞咽时喉上抬的肌电幅度,并实时显示在电脑屏幕上,且能与正常人的喉上抬动作比较。训练时要求病人尽力吞咽使喉上抬的肌电幅度提高,达到设定的阈值幅度,借此触发预设的电刺激,使靶肌收缩,完成吞咽动作。

六、日常生活自理能力的康复

对于TBI病人,生活自理能力的提高十分重要。作业治疗对其功能恢复有着特殊的意义,如床上肢体功能位的放置、起坐、利用桥式运动翻身、床边站立、床-轮椅转移等;尽量让病人自己进食,减少不必要的他人帮助。病人如没有吞咽障碍,可让其自己用瓶子、吸管喝水;服药时也应将药递到病人手中后,让其自己放入口中。在病人能够独立坐稳后,让病人采用坐位将患肩前屈、肘伸展、手平放在桌子上,躯干、双肩保持端正,平稳进餐。在获得一定运动功能后,训练病人动态平衡坐的同时,利用全身镜子练习穿、脱鞋,穿裤子、上衣等动作。站立动态平衡达到3级以上时,让病人学习站着提裤子、系腰带;试着让其站在卫生间的水池边练习洗漱,如单手洗脸、挤牙膏、拧毛巾等。万一有不稳或跌倒的感觉,学会利用周围的建筑、设施缓冲下跌的速度避免摔倒。有目的地训练病人对周围事物和物体的认知能力,通过与周围人物的交流,提高记忆和理解能力。

七、职业康复

对于脑功能损害较轻的病人，康复后能基本恢复伤前的状态，因此病人的职业目标是重返工作岗位或伤前的理想职业。职业康复的主要任务就是帮助其过渡和逐渐适应未来的职业生活。而脑功能损伤较重的病人，由于认知问题及体能的限制，他们的职业选择会受到较大影响。职业康复人员应根据病人的就业意愿，与病人一起选择与现存能力相适合的就业目标，即对认知能力或体能要求不是特别高的职业或岗位，通过一些职业康复手段，促进其实现就业目标。

八、心理康复

一个康复计划的成功与否，除了外力帮助外，还有赖于病人的内在动力，很大程度上受到病人的决心、情绪等心理因素影响。心理康复的目的在于防止身心残疾及社会某种环境问题妨碍康复的进行，培养病人对社会生活的适应性。

TBI病人的心理改变包括以下4个过程：心理休克期、期望期、悲观期和适应期。常见的心理反应包括焦虑、否认、烦躁、抑郁、依赖等。为了使病人克服不良的心理反应，避免悲观期负效应，必须进行有计划的心理康复。

首先，要树立病人的康复信心，给他们以心理支持。对病人功能的评估应强调保留的功能、可恢复的前景及已取得的成绩，在乐观、积极的氛围中，可激发病人的主观能动性和康复计划的实施。病人的康复计划应循序渐进，量力而行，避免病人产生挫折感和烦躁心理。每天的训练又要有明确的目标，使病人在完成训练后有一种成就感。

其次，要及时有效地解决病人的心理问题。心理治疗包括支持疗法、精神分析疗法、暗示与催眠疗法、行为治疗、职业疗法、社会疗法等，帮助病人重建认识、协调与社会间关系，在新的起点上适应工作和生活环境。

对于TBI病人来说，康复的目的不仅仅是疾病或损伤的稳定，更重要的是能否提高病人个体的活动能力和社会参与能力，要从身体-活动-参与3个方面进行全面的康复。因此TBI的康复治疗是个长期的、多学科合作的过程，要有整体的理念，也需要病人、家属、陪护人员的积极参与，并持之以恒。

（胡晓华　赵杰锋　周　卫　董　燕）

参考文献

［1］江基尧.现代脑损伤学［M］.3版.上海：第二军医大学出版社，2010.

［2］江基尧.颅脑创伤诊断与治疗：临床实践与思考［M］.北京：人民卫生出版社，2014.

［3］南登昆，黄晓琳.实用康复医学［M］.北京：人民卫生出版社，2009.

［4］励建安，江钟立.康复医学［M］.北京：科学出版社，2016.

［5］王茂斌.康复医学［M］.北京：人民卫生出版社，2009.

［6］刘鸣，童天朗，潘曙明，等.急性颅脑损伤预后因素的探讨［J］.同济大学学报（医学版），2011,32（2）：80-83.

［7］商崇智，涂悦，彭定伟，等.急性创伤性脑损伤超早期白细胞计数变化及其临床意义［J］.中华创伤杂志，2016,32（6）：502-505.

［8］程晓斌，赵先柱，张连阳，等.多发伤院内紧急救治规范探讨［J］.创伤外科杂志，2010,12（1）：4-7.

［9］孙道法，张帆，谢均灿，等.高压氧对重型颅脑损伤术后患者长期预后的影响［J］.中国康复，2012,27（4）：249-251.

［10］张纯伟，刘华明，刘家东，等.在基层医院诊治中重型颅脑损伤合并多发伤的体会［J］.中国临床神经外科杂志，2010,15（9）：551-553.

［11］孙敬伟，赵振林，黄富，等.影响重型颅脑损伤患者预后的临床因素分析［J］.中华神经医学杂志，2016,15（3）：279-283.

［12］王博.不同程度颅脑损伤患者凝血功能及预后特点分析［J］.中国实用神经疾病杂志，2016,19（11）：115-116.

［13］于鹏涛，刘暟，宋杰，等.多发伤合并中重型颅脑损伤凝血功能障碍的相关因素分析［J］.创伤外科杂志，2017,19（4）：270-272.

［14］黄俊强，熊元元，李威，等.凝血功能异常与颅脑外伤患者伤情严重程度及预后的关系［J］.临床神经外科杂志，2017,14（2）：145-148.

［15］高礼福，张霖，陶晓根.昏迷评分量表的临床应用进展［J］.安徽医学，2016,37（11）：1453-1456.

［16］吴蜀平.影响重型颅脑损伤术后迟发性颅内血肿预后的相关因素［J］.湖南师范大学学报（医学版），2017,14（3）：165-167.

［17］李鑫，刘少波，谢志敏，等.颅脑损伤CT影像特点与颅内压及预后的相关性［J］.中国临床神经外科杂志，2016,21（8）：487-488.

［18］施申启，汪玲，李承明，等.HelSinki CT评分系统对颅脑损伤远期预后的预测作用［J］.中国临床神经外科杂志，2017,22（12）：824-827.

［19］张志强，刘丽娟，张强，等.移动CT和常规CT检查对颅脑损伤

后脑继发性损害及治疗效果的影响［J］.中华神经医学杂志，2016，15（11）：1159-1163.

［20］罗才奎，孟亮，王跃飞，等.急性重型颅脑损伤患者血糖水平对预后的影响［J］.中华内分泌外科杂志，2018，12（4）：318-321.

［21］严乐，陈祖仪，刘帆，等.颅脑创伤后水、电解质紊乱的临床研究［J］.中华神经外科杂志，2017，33（7）：667-681.

［22］李春伟，伊志强，李良.重型创伤性颅脑损伤的治疗进展［J］.中国微创外科杂志，2016，16（7）：656-660.

［23］周劲，刘强，刘皇勇，等.重型颅脑损伤的预后影响因素分析及临床救治策略［J］.中国实用医药，2016，11（17）：2621-2623.

［24］何艳斌，林清，王斐，等.行为量表联合电生理检查对颅脑损伤意识障碍患者预后的评估［J］.临床神经外科杂志，2017，14（6）：437-440.

［25］邓新，刘嘉胜，王璐，等.三种意识量表评估对植物状态患者意识障碍程度的敏感性分析［J］.实用预防医学，2017，24（4）：465-467.

［26］余菲，张琳.格拉斯哥昏迷-瞳孔反应评分在ICU重型颅脑损伤患者中的临床应用价值［J］.临床与病理杂志，2019，39（1）：104-109.

［27］赵春光，张丽娜，王健，等.量化脑电图与传统脑电图应用于重症颅脑损伤患者的对比研究［J］.中华重症医学电子杂志，2018，4（3）：238-244.

［28］代自烽，黄其林.听觉诱发电位及体感诱发电位在颅脑外伤致昏迷患者的应用［J］.中华神经创伤外科电子杂志，2016，2（2）：116-119.

［29］孙会艳，李强.脑损伤后情感损害与视觉事件相关电位P300的相关性研究［J］.中国实用神经疾病杂志，2018，21（13）：1401-1406.

［30］郝继山，刘玉和，李鹤松，等.多发伤合并颅脑损伤患者颅内血肿进展相关因素分析［J］.创伤外科杂志，2016，18（6）：324-327.

［31］沈国良，牟朝晖，李春茂.去大骨瓣减压术后并发对侧硬膜下积液的治疗［J］.中华创伤杂志，2017，33（11）：994-997.

［32］孙涛，马秀岩，张倩茹，等.高压氧和SB203580联合应用对大鼠脑缺血再灌注紧密连接蛋白claudin-1的表达及血脑屏障通透性的影响［J］.中国康复医学杂志，2012，27（11）：993-996.

［33］吴毅.重症颅脑损伤后意识障碍的精准康复［J］.中国康复医学杂志，2017，32（3）：249-252.

［34］戴敏超，杨红专，孙骏，等.选择性音乐疗法对脑外伤意识障碍患者的康复促醒疗效研究［J］.中国现代医学杂志，2016，24：101-124.

［35］钟树场，张劼，张利，等.经颅直流电刺激在意识障碍患者康复诊疗中的研究进展［J］.中华神经医学杂志，2019，18（3）：297-301.

［36］张朝石，商青.以运动疗法为主的康复治疗在创伤性颅脑损伤患儿中的应用效果观察［J］.中国民康医学，2018，30（8）：45-46.

［37］KOCAK Y, OZTURK S, EGE F, et al. A useful new coma scale in acute stroke patients: FOUR score［J］. Anaesth Intensive Care, 2012, 40(1): 131-136.

［38］CHEN H, YUAN F, CHEN SW, et al. Predicting posttraumatic hydrocephalus: derivation and validation of a risk scoring system based on clinical characteristics［J］. Metab Brain Dis, 2017, 32(5): 1427-1435.

［39］VEDANTAM A, YAMAL J M, HWANG H, et al. Factors associated with shunt-dependent hydrocephalus after decompressive craniectomy for traumatic brain injury［J］. J Neurosurg, 2018, 128(5): 1547-1552.

［40］KIM H, LEE H S, AHN S Y, et al. Factors associated postoperative hydrocephalus in patients with traumatic acute subdural hemorrhage［J］. J Korean Neurosurg Soc, 2017, 60(6): 730-737.

［41］WU D Y, CAI G, ZOROWITZ R D, et al. Measuring interconnection of the residual cortical functional islands in persistent vegetative state and minimal conscious state with EEG nonlinear analysis［J］. Clin Neurophysiol, 2011, 122(10): 1956-1966.

［42］TSITSOPOULOS P P, ABU HAMDEH S, MARKLUND N. Current opportunities for clinical monitoring of axonal pathology in traumatic brain injury［J］. Front Neurol, 2017, 8(11): 599.

［43］XIAO J, XIE Q Y, HE Y B, et al. An auditory BCI system for assisting CRS-R behavioral assessment in patients with disorders of consciousness［J］. Sci Rep, 2016, 6: 32917.

［44］FERNÁNDEZ-ESPEJO D, BEKINSCHTEIN T, MONTI M M, et al. Diffusion weighted imaging distinguishes the vegetative state from the minimally conscious state［J］. Neuroimage, 2011, 54(1): 103-112.

［45］BRUNO M A, VANHAUDENHUYSE A, THIBAUT A, et al. From unresponsive wakefulness to minimally conscious PLUS and functional locked-in syndromes: recent advances in our understanding of disorders of consciousness［J］. J Neurol, 2011, 258(7): 1373-1384.

［46］KANNAN N, WANG J, MINK R B, et al. Timely hemodynamic resuscitation and outcomes in severe pediatric traumatic brain injury: preliminary findings［J］. Pediatr Emerg Care, 2018, 34(5): 325-329.

［47］ARNALDI D, TERZAGHI M, CREMASCOLI R, et al. The prognostic value of sleep patterns in disorders of consciousness in the sub-acute phase［J］. Clin Neurophysiol, 2016, 127(2): 1445-1451.

［48］DI H B, HE M H, ZHANG Y, et al. Chinese translation of the coma recovery scale-revised［J］. Brain Inj, 2017, 31(3): 363.

［49］ESTRANEO A, LORETO V, GUARINO I, et al. Standard EEG in diagnostic process of prolonged disorders of consciousness［J］. Clin Neurophysiol, 2016, 127(6): 2379-2385.

［50］BEKINSCHTEIN T A, MANES F F, VILLARREAL M, et al. Functional imaging reveals movement preparatory activity in the vegetative state［J］. Front Hum Neurosci, 2011, 5: 5.

［51］WOODCOCK T, MORGANTI-KOSSMANN M C. The role of markers of inflammation in traumatic brain injury［J］. Front

Neurol, 2013, 4(89): 1−18.

[52] PAUL T, YASVIR T, MEGAN L, et al. Brain injury: neuro-inflammation, cognitive deficit, and magnetic resonance imaging in a model of blast induced traumatic brain injury[J]. J Neurotrauma, 2013, 30(22): 1888−1897.

[53] EPSTEIN D S, MITRA B, O'REILLY G, et al. Acute traumatic coagulopathy in the setting of isolated traumatic brain injury: a systematic review and meta-analysis[J]. Injury, 2014, 45(5): 819−824.

[54] HALL A, O'KANE R. The best marker for guiding the clinical management of patients with raised intracranial pressure-the RAP index or the mean pulse amplitude[J]. Acta Neurochir (Wien), 2016, 158(10): 1997−2009.

[55] CARNEY N, TOTTEN A M, O'REILLY C, et al. Guidelines for the management of severe traumatic brain injury. Fourth Edition[J]. Neurosurgery, 2017, 80(1): 6−15.

[56] DONNELLY J, CZOSNYKA M, SUDHAN N, et al. Increased blood glucose is related to disturbed cerebrovascular pressure reactivity after traumatic brain injury[J]. Neurocrit Care, 2015, 22(1): 20−25.

[57] SIGURDARDOTTIR S, ANDELIC N, SKANDSEN T, et al. Olfactory indentification and its relationship to executive functions, memory, and disability one year after severe traumatic brain injury[J]. Neuropsychology, 2016, 30(1): 98−108.

[58] TURGEON A F, LAUZIER F, ZARYEHANSKI R, et al. Prognostication in critically ill patients with severe traumatic brain injury: the TBI-Prognosis multicentre feasibility study[J]. BMJ Open, 2017, 7(4): e13779.

[59] KOBATA H, SUGIE A, SUEHIRO E, et al. Association between blood glucose levels the day after targeted temperature initiation and outcome in traumatic brain injury: a post-hoc analysis of the B-HYPO study[J]. J Neurotrauma, 2017, 34(5): 987−995.

[60] TAN S K, KOLMODIN L, SEKHON M S, et al. The effect of continuous hypertonic saline infusion and hypernatremia on mortality in patients with severe traumatic brain injury: a retrospective cohort study[J]. Can J Anaesth, 2016, 63(6): 664−673.

[61] KIM M, AHN J S, PARK W, et al. Diffuse axonal injury (DAI) in moderate to severe head injured patients: Pure DAI vs. non-pure DAI[J]. Clin Neurol Neurosurg, 2018, 171(8): 116−123.

[62] KRISHNAN P, ROY CHOWDHURY S. Recurrent, symptomatic, late-onset, contralateral subdural effusion following decompressive craniectomy treated by cranial strapping[J]. Br J Neurosurg, 2015, 29(5): 730−732.

[63] LI J, JIANG J Y. Chinese Head Trauma Data Bank: effect of hyperthermia on the outcome of acute head trauma patients[J]. J Neurotrauma, 2012, 29(1): 96−100.

[64] POTAPOV A A, KRYLOV V V, GAVRILO V A G, et al. Guidelines for the management of severe traumatic brain injury. Pant 3. Surgical management of severe traumatic brain injury(Options)[J]. Zh Vopr Neirokhir Im NN Burdenko, 2016, 80(2): 93−101.

[65] IACCARINO M A, BHATNAGAR S, ZAFONTE R. Rehabilitation after traumatic brain injury[J]. Handb Clin Neurol, 2015, 127: 411−422.

[66] KIM C, KWON B S, NAM K Y, et al. Zolpidem-induced arousal by paradoxical GABAergic stimulation: a case report with F-18 Flumazenil positron emission tomography and single photon emission computed tomography study[J]. Ann Rehabil Med, 2016, 40(1): 177−181.

[67] SUTTON J A, CLAUSS R P. A review of the evidence of zolpidem efficacy in neurological disability after brain damage due to stroke, trauma and hypoxia: a justification of further clinical trials[J]. Brain Inj, 2017, 31(8): 1019−1027.

[68] DU B, SHAN A, ZHANG Y, et al. Zolpidem arouses patients in vegetative state after brain injury: quantitative evaluation and indications[J]. Am J Med Sci, 2014, 347(3): 178−182.

[69] PRAKASH A, PARELKAR S V, OAK S N, et al. Role of hyperbaric oxygen therapy in severe head injury in children[J]. J Pediar Neurosci, 2012, 7(1): 4−8.

[70] CRAWFORD C, TEO L, YANG E, et al. Is hyperbaric oxygen therapy effective for traumatic brain injury? A rapid evidence assessment of the literature and recommendations for the field[J]. J Head Trauma Rehabil, 2017 , 32(3): E27−E37.

[71] ANGELAKIS E, LIOUTA E, ANDREADIS N, et al. Transcranial direct current stimulation effects in disorders of consciousness[J]. Arch Phys Med Rehabil, 2014, 95(2): 283−289.

[72] CASTRO M, TILLMANN B, LUAUTE J, et al. Boosting cognition with music in patients with disorders of consciousness[J]. Neurorehabil Neural Repair, 2015, 29(8): 734−742.

[73] VERGER J, RUIZ S, TILLMANN B, et al. Beneficial effect of preferred music on cognitive functions in minimally conscious state patients[J]. Rew Neurol (Paris), 2014, 170(11): 693−699.

[74] LEI J, WANG L, GAO G, et al. Right median nerve electrical stimulation for acute traumatic coma patients[J]. J Neurotrauma, 2015, 32(20): 1584−1589.

[75] YAMPOLSKY C, HEM S, BENDERSKY D. Dorsal column stimulator applications[J]. Surg Neurol Int, 2012, 3(Suppl 4): S275−S289.

[76] EPSTEIN L J, PALMIERI M. Managing chronic pain with spinal cord stimulation[J]. Mt Sinai J Med, 2012, 79(1): 123−132.

[77] JUANNING S, YUANYUAN D, YUJIN Z, et al. Spinal cord stimulation frequency influences the hemodynamic response in patients with disorders of consciousness[J]. Neurosci, 2018, 34(4): 659−667.

[78] YAMAMOTO T, WATANABE M, OBUCHI T, et al. Spinal cord stimulation for vegetative state and minimally conscious state: changes in consciousness level and motor function[J]. Acta Neurochir Suppl, 2017, 124: 37−42.

[79] GIACINO J, FINS J J, MACHADO A, et al. Central thalamic deep brain stimulation to promote recovery from chronic posttraumatic minimally conscious state: challenges and opportunities[J].

Neuromodulation, 2012, 15(4): 339-349.

［80］ BORNALI K, ANDREA A, DARIO J, et al. Deep brain stimulation for the treatment of disorders of consciousness and cognition in traumatic brain injury patients: a review［J］. Neurosurg Focus, 2018, 45 (2): E14.

［81］ LOPEZ N E, KRZYZANIAK M J, COSTANTINI T W, et al. Vagal nerve stimulation decreases blood-brain barrier disruption after traumatic brain injury［J］. J Trauma Acute Care Surg, 2012, 72(6): 1562-1566.

［82］ CHEN S, STEVEN R, UZMA S. Vagus nerve stimulation to augment recovery from severe traumatic brain injury impeding consciousness: a prospective pilot clinical trial［J］. Neurol Res, 2013, 35(3): 263-276.

［83］ BAEK H, PAHK K J, KIM H. A review of low-intensity focused ultrasound for neuromodulation［J］. Biomed Eng Lett, 2017, 7(2): 135-142.

［84］ YOO S-S, KIM H, MIN B-K, et al. Transcranial focused ultrasound to the thalamus alters anesthesia time in rats［J］. Neuroreport, 2011, 22(15): 783-787.

［85］ MONTI M M, SCHNAKERS C, KORB A S, et al. Non-invasive ultrasonic thalamic stimulation in disorders of consciousness after severe brain injury: a first-in-man report［J］. Brain Stimul, 2016, 9(6): 940-941.

［86］ EAPEN B C, ALLRED D B, O'ROURKE J, et al. Rehabilitation of moderate-to-severe traumatic brain injury［J］. Seminars in neurology, 2015, 35(1): e1-e3.

［87］ LAXE S. Which interventions are useful for managing muscle spasticity in individuals who sustained traumatic brain injury? A Cochrane Review summary with commentary［J］. NeuroRehabilitation, 2019, 44(1): 157-159.

［88］ PATTUWAGE L, OLVER J, MARTIN C, et al. Management of spasticity in moderate and severe traumatic brain injury: evaluation of clinical practice guidelines［J］. J Head Trauma Rehabil, 2017, 32(2): E1-E12.

［89］ GRACIES J M, ESQUENAZI A, BRASHEAR A, et al. Efficacy and safety of abobotulinumtoxinA in spastic lower limb: randomized trial and extension［J］. Neurology, 2017, 89(22): 2245-2253.

［90］ GRACIES J M, BRASHEAR A, JECH R, et al. Safety and efficacy of abobotulinumtoxinA for hemiparesis in adults with upper limb spasticity after stroke or traumatic brain injury: a double-blind randomised controlled trial［J］. Lancet Neurol, 2015, 14(10): 992-1001.

［91］ DONG Y, WU T, HU X, et al. Efficacy and safety of botulinum toxin type A for upper limb spasticity after stroke or traumatic brain injury: a systematic review with meta-analysis and trial sequential analysis［J］. Eur J Phys Rehabil Med, 2017, 53(2): 256-267.

［92］ CHRISTIE L J, MCCLUSKEY A, LOVARINI M. Constraint-induced movement therapy for upper limb recovery in adult neurorehabilitation: An international survey of current knowledge and experience［J］. Aust Occup Ther J, 2019, 66(3): 401-412.

［93］ LIN I H, TSAI H T, WANG C Y, et al. Effectiveness and superiority of rehabilitative treatments in enhancing motor recovery within 6 months poststroke: a systemic review［J］. Arch Phys Med Rehabil, 2019, 100(2): 366-378.

［94］ ESQUENAZI A, LEE S, WIKOFF A, et al. A comparison of locomotor therapy interventions: partial-body weight-supported treadmill, lokomat, and G-EO training in people with traumatic brain injury［J］. PMR, 2017, 9(9): 839-846.

［95］ BARMAN A, CHATTERJEE A, BHIDE R. Cognitive impairment and rehabilitation strategies after traumatic brain injury［J］. Indian J Psychol Med, 2016, 38(3): 172-181.

［96］ HADANNY A, ABBOTT S, SUZIN G, et al. Effect of hyperbaric oxygen therapy on chronic neurocognitive deficits of post-traumatic brain injury patients: retrospective analysis［J］. BMJ Open, 2018, 8(9): e023387.

［97］ ALASHRAM A R, ANNINO G, PADUA E, et al. Cognitive rehabilitation post traumatic brain injury: a systematic review for emerging use of virtual reality technology［J］. J Clin Neurosci, 2019, 66: 209-219.

［98］ NEVILLE I S, ZANINOTTO A L, HAYASHI C Y, et al. Repetitive TMS does not improve cognition in patients with TBI: a randomized double-blind trial［J］. Neurology, 2019, 93(2): e190-e199.

第三十九章
颅脑损伤后长期昏迷

因交通伤或坠落伤等原因导致的重型或特重型颅脑损伤，在救治的初期，往往以控制颅内损害的病理生理过程、降低病死率为主要目标，一旦病人进入创伤后恢复阶段，治疗的主要方向即转移到重建神经功能上来。令临床医生困扰的是部分病人因中枢神经系统结构或功能性损害，导致意识受损，如病人意识障碍超过1个月，可判定陷入长期昏迷（prolonged coma）状态，也有人认为颅脑损伤后持续昏迷2周以上就属于长期昏迷。长期昏迷是昏迷、植物状态（VS）、微意识状态（MCS）等意识障碍状况的总称。根据格拉斯哥预后量表（GOS），颅脑损伤病人伤后持续昏迷1个月以上又称为持续性植物状态（persistent vegetative state, PVS）。1996年4月我国学者在南京PVS讨论会上将伤后持续昏迷1个月以上定义为PVS。日本等国家学者则将伤后持续昏迷3个月以上称为PVS。由于重型颅脑损伤后持续昏迷1年以上的病人极少能恢复意识，故有人将伤后持续昏迷1年以上才称为PVS。目前国内外学者对长期昏迷和PVS这两种命名尚无一致认识。目前国际神经康复学界逐渐以持续意识障碍（prolonged disorder of consciousness）描述此类因脑损伤导致的知觉和醒觉不同程度下降的状态，欧洲学者提出以无反应觉醒综合征（UWS）取代植物状态一词。当前国外对颅脑损伤后长期昏迷或植物状态病人的治疗非常重视，建立了针对颅脑损伤后长期昏迷病人的专门康复治疗机构，并且制定了一系列针对长期昏迷病人催醒治疗的综合措施。国内此方面工作也逐渐起步。增强对长期昏迷的认识，重视长期昏迷的治疗，是未来临床医生面临的重要医学问题。

一、概述

颅脑损伤后长期昏迷病人的临床表现为伤后早期处于闭眼状态，逐渐能睁眼，出现醒样-睡眠周期。能睁眼但不能理解其周围事物，即无认知功能。病人有瞬目反射，两眼可追踪物体，有吞咽动作，抓握反射阳性，刺痛肢体过伸或回缩，或有痛苦表情，但不能说话、不能按吩咐做简单动作等。一旦病人出现按吩咐做睁闭眼、点头、张口等动作，表示意识开始恢复。

在20世纪初，重型颅脑损伤病人的病死率甚高，达60%～70%。病人基本在伤后的几天内由于严重创伤的直接结果而死亡，或者在随后的几周内死于严重的并发症。目前在医疗水平方面的进步已经使得更多的严重颅脑损伤病人得到存活，20世纪80年代研究已经表明其病死率已经下降至49%～61%。在过去的25年内，随着对急性严重颅脑损伤病人救治技术进步，严重颅脑损伤病人的病死率急剧下降，每十年病死率降低了10%。尽管病人有着同样严重颅脑损伤，但目前有更多的病人在重症监护病房（ICU）中得以生存下来，可以得到更长久的存活，如几个月或几年。但随之而来的是，高达14%的严重颅脑损伤病人仍处于长期昏迷或植物状态，并且数量在不断增加，给家庭带来沉重负担，同时也造成许多社会伦理和经济的问题。如何通过医学技术的发展和进步，对这一颅脑损伤后的严重状态有明确的认识，使得这一部分病人能够得到最佳的治疗结果，重新回到社会中去，减轻社会和家庭的负担，对于临床医生来说仍然是一个极大的挑战。目前在国外已有不少针对颅脑损伤后长期昏迷或植物状态进行治疗的专门康复治疗单位和机构，并已建立了一系列颅脑损伤长期昏迷或植物状态病人的诊断标准和综合治疗措施。例如美国国际昏迷康复研究所（International Coma Recovery Institute, ICRI）自1977年开始建立以来，已经治疗了超过250个植物状态病人。92%的病人从长期昏迷中催醒过来，35%病人已经成为机能上独立，以及57%病人在体格、精神和智力方面的能力得到明显的改善和进步。只有4%的病例没有产生任何改变。在考虑到这些病人在入院时均已经处于昏迷或植物状态超过6个月以上，因此这些统计结果令人振奋。在国内，在对长期昏迷催醒治疗方面仍然认识不足,投入不够,只有零星单位介入到对这类病人的康复治疗中。在此,我们认为有必要呼吁社会各界,尤其是卫生行政和决策部门,应该加强对这一治疗领域的关注。

二、基本概念

(一) 长期昏迷及植物状态的命名

目前对长期昏迷或植物状态的定义仍然没有一致的意见。有人认为颅脑损伤病人伤后持续昏迷1个月以上称为长期昏迷,也有人认为颅脑损伤后持续昏迷2周以上就属于长期昏迷。目前这种缺乏统一认识和普遍接受的有关长期昏迷或植物状态的概念,给治疗带来了困难。医生相互之间、医生与病人家属之间均不能很好地沟通。因此迫切需要有一个普遍接受的定义和名词。

1. **意识清楚的觉醒状态** 是指处于准备接受内部和外界刺激的状态。如果个体不是处于觉醒状态,就丧失了参加日常活动的能力。创伤后意识障碍可以分为昏迷、植物状态、微意识状态等。昏迷一般指无觉醒、无睡眠觉醒周期和无自主性睁眼迹象的意识状态。根据格拉斯哥昏迷量表(GCS)评分,如果病人评分≤8分,则可以被判定处于昏迷状态。

2. **植物状态** 诊断标准是由美国神经病学学会多学科协作组(Multi-Society Task Force, MSTF)制定的。植物状态的特征为:完全缺失自我意识和环境意识的行为学证据,残留自发性或刺激诱导的唤醒反应。必须符合以下所有标准才能确立植物状态的诊断:

(1) 无证据提示病人存在自我意识或环境意识。

(2) 无证据提示病人对视觉、听觉、触觉或伤害性刺激有持续的、可重现的、目的性的或自主的行为反应。

(3) 无证据提示病人存在对语言的理解力或表达力。

(4) 出现睡眠-觉醒周期提示间歇性觉醒(例如周期性睁眼)。

(5) 保留有足够的自主神经功能,在充分的医疗护理下可继续存活。

(6) 大小便失禁。

(7) 保留有不同程度的脑神经反射和脊髓反射。

建立比较可靠的植物状态的诊断需要详细的床旁神经系统检查,这是因为意识障碍病人的行为反应往往在出现频率和复杂程度方面都很有限,且部分反应还难以找到合理的解释。神经影像学及实验室检查都不足以明确植物状态的诊断。在植物状态病人中可能会出现眼球转动的现象,有时会被误认为是视觉跟踪。对疼痛的全身性生理反应,如出汗、异常体位及呼吸急促等在植物状态病人中保存完好,但不会出现逃避性或定位性的运动反应。在植物状态病人中也可能会观察到头部和四肢的运动,但这些行为绝不是目的性的。复杂的运动形式如发音和情绪反应(如哭、笑)在生存时间超过3个月的植物状态病人中有时会出现,但这些行为并不是特定的环境事件而激发。

根据上述神经病学特征,植物状态是指病人睁眼,但是不能运动,或者无目的地动手臂;不能发音,或者偶尔发出不正确的单词;眼睛不能据指令睁开,但是有时可以跟踪物体。据此评价,病人的GCS评分有时可以上升到12分。植物状态病人有时表现为觉醒,但这仅仅提示脑干网状结构处于有效的整合状态,可以出现复杂表情、呼吸节律变化、肢体活动和其他自主动作如咀嚼、吮吸和喂食时的吞咽。植物状态病人对疼痛、声音、视觉刺激的反应较浅或没有反应,痛刺激可能会引起肢体回缩,在有些情况下,行为学上的无反应并不完全等同于皮质功能的低下。事实上,在有些植物状态的病人中,会看到完全正常的脑电图报告。尽管这些病人不处于创伤后急性期的昏迷状态,但是,实际上也不能根据GCS评分把这些病人定义为处于清醒状态。将植物状态病人划归长期昏迷的范围内是合理的。

3. **微意识状态** 目前把微意识状态定义为意识状态的一种严重障碍,但仍可表现出微弱且明确的行为证据,提示存在自我或环境意识。这个新的诊断分类与植物状态诊断的区别在于,至少需要存在一个明确的行为意识征象,并且这一诊断应能强调病人至少保留有部分认知的能力。与诊断植物状态的标准不同,只有具有明确的证据提示病人存在一个或多个以下行为时才能诊断为微意识状态:

(1) 简单的指令性行为。

(2) 手势或语言回答是或否。

(3) 语言能够被人理解。

(4) 在相关环境刺激下,出现短暂的运动或情感行为,且与反射性活动无关。出现以下任何一种情况即足以证明存在短暂的行为反应:

1) 对情绪性的、但非中立性的话题或刺激以语言或视觉的形式进行表达后,病人出现哭、微笑或大笑反应。

2) 对评论或问题的语言内容产生直接反应,表现为发音或手势。

3) 伸手取物,且物体的位置与取物的方向之间有明确的关系。

4）触摸或握住物体，且接触方式符合该物体的大小和形状。

5）对移动或突显的刺激产生直接反应，表现为眼球跟踪运动或持续凝视。

微意识状态的基本特征是：病人表现出单一的复杂性不高的行为，如在遭遇伤害性刺激后出现眼球跟踪运动或眼球凝视。为了证实病人已恢复了功能性交流的能力，病人的口头或手势"是"或"否"反应必须是可辨别的、准确的、前后一致的。通过功能性物体使用可以推断该病人已有能力区分并证明他能使用两种或两种以上的常见物体。选定功能性交流和功能性物体使用作为区分微意识状态与更高认知功能水平的标志，因为这些行为是进行有意义的人际交流和个人自理的前提条件。

微意识状态与植物状态不同。微意识状态病人存在前后不一致的、但可明显区分的、提示意识的行为证据，可能会表现出间断的行为片段，如简单的发声或恰当的手势，或持续的凝视。与植物状态相比较，微意识状态治疗的预后较好。

（二）通过文献对许多已命名的综合征进行鉴别

这些综合征包括脑死亡，运动不能性缄默症，永久性、不可逆性或长期昏迷，木僵或痴呆，去大脑或去皮质状态，去皮质综合征，闭锁（locked-in）综合征等。这些医学术语在用于命名植物状态时均有一定的缺陷。同时，在有关应用术语"持续性"（persistent）和"永久性"（permanent）对植物状态病人命名时，也出现争议。美国MSTF指出：持续性植物状态是一个诊断，永久性植物状态是一种预后。"持续性"通常描述那些病人因不同病因所致而处于植物状态到超过1、3或12个月，而"永久性"指的是病人在脑创伤引起植物状态后超过1年。但大多数学者强烈地认为：术语"持续性"和"永久性"应该从植物状态的诊断中去除，这是因为诊断性命名与预后性命名的混淆可导致认识的混乱。

也有其他学者试图为植物状态寻找合适的名字。罗伯茨（Roberts）应用名词"去大脑痴呆"来描述病人在对刺激有一种去大脑强直的反应，虽然"在一侧肢体有目的的运动在好几个月后可以出现"。他进一步描述"没有可以测到的智力功能，但对语言或手势最终有一些形式的情绪反应"。他认为这是比"持续性植物状态"更为精确的诊断。萨兹本（Sazbon）和格罗瓦瑟（Grosswasser）建议应用名词"昏迷后无意识"，这在描述病人的临床征象方面有

优势，此时病人不再处于昏迷，但没有表现任何有意识的迹象。

三、发生率和流行病学

全世界颅脑损伤后处于植物状态人群的确切数目尚不可知，这是因为从现有的流行病学研究中来计算出结果是很困难的。通常情况下，重型颅脑损伤后发生长期昏迷的病人发生率较高、在10%左右。特重型颅脑损伤脑干伤病人长期昏迷发生率更高。据统计美国重型颅脑损伤后长期昏迷的病人约有2万人，中国大约超过20万人，这给国家、家庭和病人造成巨大的社会经济负担。另外，颅脑损伤后处于植物状态人群的数字是动态变化的，它依赖于脑损伤的原因、病情出现的时间间隔和植物状态的诊断标准。一个对严重脑损伤的国际性研究表明，植物状态在1、3、6和12个月时的百分比分别为入院时的10%、4%、2%和1%。对于严重脑损伤（昏迷超过6小时），1个月时植物状态的发生率在1%～14%之间变化。对于非创伤性昏迷，发生率要更高一些。东村（Higashi）等在1973年6月总结了日本西部的16个城镇中的269个医院的治疗情况，尽管他们不能对所有地区的持续性植物状态发生率作出评估，但他们证实在150万人群中有37个植物状态病人，发生率为2.5/100 000，这些数字还包括所有原因引起的持续性植物状态。在法国所估计的发生率为0.6/100 000，流行率为2/100 000。MSTF估计在美国有10 000～25 000（相当于4/100 000～10/100 000人群中）病人处于持续性植物状态。詹妮特（Jannett）指出脑创伤占所有创伤病死率中的一半左右，在中枢神经系统疾病中仅次于卒中的主要致死因素；在美国每年脑创伤的发生率为每100 000人口中有200例。由于在诊断和命名上的含糊不清，因此对持续性植物状态的发生率很难获得一个准确的估计。沙锡安（Sazion）等于1997年估计创伤后持续性植物状态病人的流行病学统计大约为每100万人口中4例。唐（Tang）等对全世界近40年的重型颅脑损伤后植物生存发病率进行的荟萃分析结果提示，总的发病率为2.77%，且其时间序列发病率没有显著变化，也没有性别和年龄差异。

四、相关因素

颅脑损伤病人伤后长期昏迷相关因素主要有年龄、伤情（GCS评分）、颅内血肿、颅内压、下丘脑损害、中枢性高热、抗利尿激素释放异常、脑干伤、呼吸功能不全、全身严重合并伤、癫痫以及脑积水等。

1. **年龄因素** 颅脑损伤病人年龄越大,残死率越高,长期昏迷发生率越高。

2. **伤情(GCS评分)** 颅脑损伤病人伤情越重,残死率越高,长期昏迷发生率越高,但也有颅脑损伤病人GCS评分与长期昏迷发生率无明显相关的报道。

3. **颅内血肿** 重型颅脑损伤并发颅内血肿,尤其是脑内血肿的病人残死率和长期昏迷发生率高于无颅内血肿的脑外伤病人,但也有长期昏迷发生率与同等伤情无颅内血肿病人无明显差异的报道。

4. **颅内压** 颅脑损伤后伴发颅内高压(>2.7 kPa)的病人预后差。颅内压升高越明显,病人预后越差,长期昏迷发生率越高。但也有临床统计结果表明,颅脑损伤伴发颅内高压并不增加病人长期昏迷发生率。

5. **下丘脑损害** 颅脑损伤伴发下丘脑损害的病人除长期昏迷外,常表现为中枢性高热或体温不升、大汗淋漓以及抗利尿激素释放异常(少尿、血浆渗透压降低),残死率很高,长期昏迷植物状态发生率也显著增加。

6. **脑干伤** 颅脑损伤伴发脑干伤病人除昏迷外,还会出现呼吸不规则、血压下降、瞳孔散大固定和去大脑强直等,残死率极高,长期昏迷植物状态发生率也显著增加。

7. **呼吸功能不全** 颅脑损伤病人发生呼吸功能不全的原因主要包括脑干伤、上呼吸道阻塞、神经源性肺水肿和严重胸部外伤等,提示病人预后差,残死率和长期昏迷发生率也明显增加。

8. **全身严重合并伤** 严重颅脑损伤合并严重全身其他部位损伤的病人,如重型颅脑损伤合并血气胸、腹部脏器伤、四肢与骨盆骨折或脊髓伤等,特别是发生低血压休克病人,预后较差,残死率和长期昏迷发生率也明显增加。

9. **癫痫** 颅脑损伤后伴发继发性癫痫会导致脑缺血、缺氧,加重脑神经元损害,使长期昏迷发生率明显增加。

10. **脑积水** 一组105例颅脑损伤后长期昏迷病人中,54例(51.4%)存在交通性脑积水,其中17例交通性脑积水病人脑室进行性扩大,对其进行外科脑脊液分流术后7例病人由长期昏迷转变成清醒状态。这充分说明颅脑损伤后交通性脑积水形成是加重病人意识障碍,造成病人长期昏迷状态的原因之一。

五、诊断和临床评估

在诊断颅脑损伤后长期昏迷病人时,应注意以下几点:① 对颅脑损伤的急性期后长期昏迷的诊断的首要前提是排除是否存在需要手术治疗的情况,例如较大的占位或脑积水等。在植物状态死亡病人的尸检中,通常可以见到脑室扩张。格拉斯哥研究记录的"脑积水"发生率为77%。虽然并非所有的脑室扩张都是真正意义上的脑积水,但的确有相当部分植物状态/微意识状态病人在接受脑积水分流手术后出现了好转。② 要注意与其他导致觉醒和定向力、启动力下降的临床病症相鉴别,如脑死亡、失用症、闭锁综合征、精神分裂症性紧张症、情绪性抑郁、帕金森病木僵等,这些病症病人均部分表现为意识状况的失常,不能轻易将其诊断为长期昏迷。③ 要全面认识现有检查手段的作用与局限性。脑电图是一个有用的检查手段。较为重要的是,通过脑电图检查,可以发现癫痫状态可以是痉挛性的,也可以是非痉挛性的,而后者更容易、更有可能被遗漏,从而与意识障碍相混淆;没有证据表明诱发电位可以改变对植物状态病人的处置方式,但是在感觉诱发电位上P250振幅的出现可能是植物状态病人存活的一个预后因素。单光子发射计算机体层成像(SPECT)和正电子发射体层成像(PET)是强有力的诊断成像工具,可以对区域脑功能进行无创伤评估。刺激研究可能提供残留神经网络有价值的信息,有助于判断预后。

由于在颅脑损伤病人中脑功能处于动态变化的性质,因此对其作出评估需要相当长的时间;如果要确定脑功能的不同水平,这种测定一般需要几周,而不是几个小时。对每一个个体病人来说,对恢复的可能性、治疗的恰当性和计划救治的医疗单位做出决定这一过程是非常重要的。考虑到临床反应的起伏性,对时间取样技术的一个重要的作用在于评估行为的不同表现,例如生理节奏作用、对特殊治疗的反应、环境因素作用和作为恢复过程中行为上的变化。家庭和其他职业治疗师通常是第一个可以证实病人在认知功能方面变化的人,尤其在运动功能有一定的限制时,通过对病人的面部表情和肢体语言更敏感的解释时。然而这可能是很困难的,在"有意愿的考虑"中将一些偶尔的或反射性活动解释为一个有意义的反应。在鉴别这些反应的恰当意义中需要相当有技能和经验。对病人评估的目的在于对病人功能的3个水平(反射、无意偶发和自愿的反应)作出客观的评价。

对植物状态病人作出准确的评价,以达到研究目的或作出法律决定来终止持续性植物状态病人生命的,是颅脑损伤长期昏迷病人诊断中的敏感话题。一个准确的评价工具将为工作人员和亲属提供一个有关病人恢复的详细信息,并因此确定对持续性植物状态病人进一步治疗的方案。

六、临床治疗

由于目前临床采用的催醒方法缺乏严格随机双盲对照研究,所以其疗效难以肯定。甚至有人认为,颅脑损伤长期昏迷病人苏醒是自然恢复过程,催醒治疗无任何作用。但无论如何,目前全世界各国医师均常规采用康复训练和药物催醒等综合疗法,期望促使长期昏迷病人苏醒。临床回顾性调查资料表明,有10%～50%颅脑损伤长期昏迷病人能够苏醒。美国多中心持续植物状态工作组报道,成年人颅脑损伤长期昏迷病人苏醒成功率为52%,儿童颅脑损伤长期昏迷病人苏醒成功率为62%。国外一组134例重型颅脑损伤昏迷1个月以上的病人中,72例(53.7%)病人意识恢复正常,其中绝大多数在伤后2～3个月苏醒,平均苏醒时间为伤后11.3±8.9周。72例苏醒成功的病人中,8例(11.1%)恢复正常工作,35例(48.6%)生活自理,其他29例(40.3%)病人重残,丧失生活能力。国外另一组134例颅脑损伤长期昏迷病人随访结果表明,83例(61.9%)病人苏醒成功,11例(8.2%)成为植物状态,40例(29.9%)死亡。临床结果表明,相当一部分颅脑损伤后长期昏迷病人具有苏醒的可能性,意识复苏成功绝大多数在伤后3个月以内。我们曾报道51例重型颅脑损伤后长期昏迷(>1个月)病人催醒疗效:经综合治疗,30例苏醒、11例无效、10例死亡。30例苏醒病人中,伤后1～2个月苏醒23例、2～3个月苏醒4例、3个月以上苏醒3例,最长453天。是否苏醒主要取决于病人年龄、脑干损伤、脑疝、高热和低氧血症。国外一组资料报道,颅脑损伤长期昏迷病人伤后1～3个月苏醒成功率为41%、4～12个月为11%、1～2年为6%、2年以上为0%。国内另一组资料报道21例重型颅脑损伤长期昏迷(>1个月)病人的临床预后,14例恢复意识(66.7%),意识恢复在伤后62～440天。他们也认为外伤后昏迷1个月以上病人仍有苏醒可能。

(一)长期昏迷的催醒治疗

长期昏迷催醒治疗应包括下列内容:预防各种并发症,使用催醒药物,减少或停止使用苯妥英钠和巴比妥类药物,修复颅骨缺损恢复颅腔完整性,交通性脑积水分流治疗等。

1. **预防各种并发症** 此是长期昏迷病人苏醒的基本条件,尤其要注意预防肺部感染、营养不良、高热和癫痫等发生。

2. **催醒药物** 目前国外常用的催醒药物主要包括四大类:

(1)多巴胺类似物,如左旋多巴、甲基溴隐停、盐酸金刚胺。

(2)精神兴奋剂,如盐酸哌醋甲脂、硫酸右旋苯丙胺和匹莫林。

(3)抗忧郁药,如普罗替林和氟西汀。

(4)纳洛酮:是非特异性阿片受体拮抗剂,临床通常用于麻醉病人催醒,它也是一种安全有效的长期昏迷病人的催醒药物。

3. **停止使用苯妥英钠、巴比妥类药物** 以免加重脑损害,加深病人意识障碍程度,延迟或阻碍病人意识恢复。

4. **交通性脑积水外科治疗** 一组105例颅脑损伤后长期昏迷病人CT检查发现,54例病人发生交通性脑积水,其中17例病人脑室进行性扩大,采取外科脑脊液分流术后有7例病人恢复正常意识,成功苏醒。临床治疗充分表明,对颅脑损伤后长期昏迷病人应定期做头颅CT检查,一旦发现交通性脑积水,脑室进行性扩大,无明显脑萎缩病人,应该及时采取外科脑脊液分流术,可以取得理想的催醒效果。

5. **音乐疗法** 尽早让病人听喜爱的音乐、相声、故事、亲人谈话等,以协助病人催醒治疗,值得临床广泛应用。

6. **高压氧治疗** 高压氧治疗是目前用于长期昏迷病人催醒的行之有效的方法之一,颅脑损伤昏迷病人一旦伤情平稳,应该尽早接受高压氧治疗,疗程通常为30天左右。但对于高热、高血压、心脏病和活动性出血的昏迷病人应该慎用,以免发生意外。

7. **昏迷催醒治疗** 基础在于病人接受的外界刺激的频率、强度和持续时间。刺激可以通过大脑接受外界信息的5个感觉通路(视觉、听觉、触觉、味觉和嗅觉)和物理活动来进行。感觉刺激是刺激网状激活系统(意识控制中心)来维持清醒状态的必要因素。昏迷催醒治疗应该在病人出现昏迷后尽可能早地进行,在伤者的医疗状况稳定的情况下可以在ICU中就开始进行。

8. **针灸和神经电刺激** 近年来,关于右正中神经电刺激技术、脊髓神经根电刺激和丘脑核团电刺激取得了一定进展。特别是右侧正中神经电刺激技术简单方便、无创,值得临床进一步推广试用。近年来,重复经颅磁刺激(rTMS)、经颅直流电刺激(tDCS)、迷走神经电刺激等手段逐渐应用于长期昏迷的促醒治疗。同时,中国传统中医中药治疗方式也为昏迷促醒提供了可以选择的手段。

（二）药物在治疗长期昏迷或植物状态中的作用

至今为止，仍然只有很少研究信息可以证实药物治疗可以从根本上对广泛颅脑损伤病人完成改变达到最大程度的神经功能恢复。最近的文献报道已经开始将注意力集中在颅脑损伤后的急性后期恢复中的药物治疗作用，尤其是在恢复的程度上具有强有力作用，这一现象原先并没有被主观所控制。在明显的脑损伤的后期，在理论上对恢复程度有价值作用的药物是胆碱能激动剂和儿茶酚胺激动剂；在理论上表现为抑制促进恢复程度的药物包括儿茶酚胺拮抗剂、胆碱能拮抗剂、γ-氨基丁酸（GABA）激动剂和5-羟色胺激动剂。已经有一些证据表明，在运动不能缄默症病人或处于无意识状态的脑损伤病人中可应用多巴胺类药物。这些药物已经被尝试用于治疗植物状态病人中，并已经取得一些有意义结果。Higashi等已经报道在他们的110例持续性植物状态病人的研究中至少有2例病人在应用左旋多巴治疗后得到恢复。那些有作用的为年轻病人在起初的EEG检查中显示有较好的皮层功能。翰格（Haig）和昌斯（Ruess）介绍一个24岁男性病人，在公路交通事故后处于植物状态，在损伤后28周开始服用甲基多巴肼（10 mg）/左旋多巴（100 mg）联合治疗。在随后2天内注意到精神和智力状况有改善，因此将剂量增加至25 mg甲基多巴肼/250 mg左旋多巴联合治疗。在随后的2天内他开始能说出他母亲的名字。在接下来的几天内他开始说一些短句，回忆起原先知道的名字和在5分钟后能够记住新介绍的名字。有一些动物实验研究表明安非他命可以改善运动功能的恢复，可能通过在意识水平的改善。还有一些报道描述中枢去甲肾上腺素前体屈昔多巴（L-DOPS）对长期意识损害有治疗作用。药物治疗在为恢复提供最佳机会的同时，也可能会有对恢复速度产生副作用。具有镇静作用的药物通常被用来治疗癫痫或强直状态，但必须小心确保应用最小的镇静作用而有效的药物。应该有规律地评估药物治疗的必要性。

目前，仍然不能肯定药物治疗是否可以改变那些真正处于植物状态病人的恢复类型，或者只是进一步支持那些处于微意识状态病人的自然恢复。目前很少能从对照研究中得到证据证实药物治疗在促进植物状态病人恢复中的价值。因此，仍然需要很好的对照研究来确定药物治疗在改善植物状态病人预后中的作用。帕斯勒（Passler）等通过回顾性复习临床病例来探讨应用溴隐停对颅脑损伤后植物状态病人的预后改善作用。作者通过5例颅脑损伤植物状态病人应用麦角溴隐停2.5 mg，一日2次，共服用2～6个月，采用昏迷恢复量表（coma recovery scale, CRS）和残疾等级量表（DRS）来对病人治疗前后的行为和意识进行评估，并与文献报道中33例植物人状态病人的治疗情况进行比较。发现5例植物状态病人经麦角溴隐停治疗后脱离植物状态而进入微意识状态。通过DRS的评估，他们的身体和认知功能在损伤后3、6和12个月时要明显地优于原先文献报道中的33例植物状态病人的治疗情况。

在出现严重颅脑损伤中药物的治疗效果应该与其副作用相均衡。在颅脑损伤中应用的许多药物，如抗癫痫药和抗痉挛药物，有一定的大脑抑制作用，因此应该特别小心地确认应用药物的必要性，必须应用一些脑抑制作用较小而有效果的药物。一般推荐药物治疗处理的原则包括：① 尽可能地避免应用镇静药物；② 评价和建立合适的抗痉挛药物治疗；③ 使药物治疗方法简单化；④ 选择那些脑抑制作用最小而同时提供有效治疗作用的药物；⑤ 避免应用那些妨碍神经恢复和功能的药物；⑥ 应该对所用药物的副作用有所了解；⑦ 在营养状况不佳时，应该注意到蛋白质结合作用。

颅脑损伤后昏迷催醒治疗是有争议的。关于昏迷催醒治疗在改善生命质量中的肯定作用，医学专家仍然保持分歧。然而，对于长期昏迷病人的家庭来说，任何可以对恢复或改善有作用的治疗，不管多么小的作用，仍然值得去尝试，以努力改善脑损伤病人和其家庭的生活质量。

（三）社会和家庭的工作

病人从医院出院后，可以回家由私人责任护士或家庭成员来进行护理和照顾。通常情况下这些私人责任护士是经过训练的服务于昏迷病人的护士。家庭总是有主要的责任人来确保催醒康复计划的实施和完成。有时家庭成员可以与护士一起进行高强度的多种感觉和物理刺激计划。必要时可以咨询理疗师和语言训练师。病人每3～4个月应该回到医院来接受再评估。在那时可以讨论问题和决定在计划中任何有必要的改变。

（四）植物状态病人的长期预后

随着现代技术、急诊监护和神经外科对严重颅脑损伤病人处理方法的进步，越来越多的病人存活下来，有些持续性植物状态病人能存活超过30年或更长时间，给社会和家庭造成巨大负担。

一组84例持续性植物状态病人的创伤资料库的研究信息表明：对这些病人进行长期随访后发现，在

1~2.5年内6%的病人出现不同程度恢复。在对另一组30例持续性植物状态病人的5年随访中，有5个病人在1~5年内从持续性植物状态中恢复过来，其中2例病人恢复到可以阅读、看电视、进行简单的数学加法和减法计算、告诉时间、可以自行吃饭，不需要轮椅和讲话流利的水平。

七、诊疗展望

对颅脑损伤昏迷的研究是世界范围内临床神经科学的难题之一。随着国际多个研究中心的工作进展，对创伤性昏迷认识逐渐全面深入，对其诊断和治疗上也不断进展。

1. 逐步建立了较为明晰的诊断标准 目前神经科学界的共识为，完全缺失自我意识和环境意识的行为学证据，残留自发性或刺激诱导的唤醒反应的状况为植物状态；病人意识状态出现严重障碍，但是仍可以表现出微弱但明确的行为学证据，提示自我意识的存在，界定为微意识状态。英国皇家内科学会和美国神经科学学会为这一诊断体系的建立做出了较大的努力。

2. 辅助检查手段广泛应用 对颅脑损伤昏迷的评估引入功能神经影像方法，采用功能性磁共振成像（fMRI）、PET-CT、脑磁图（MEG）等手段，证明病人残留的认知功能，这些状态是以往常规评价手段不能达到的。研究证明，较为复杂的语言刺激，在少数病人中可以产生与理解能力相关的皮质激活反应，病人对语言指令可以产生脑活动。植物状态病人可以观察到皮质-皮质或皮质-丘脑-皮质联系的功能性中断，而额-顶网络和皮质-丘脑-皮质环路联系的重建则见于从植物状态中恢复的病人。亦有研究者利用磁共振频谱技术结合弥散张量成像判断病人预后，从而为早期判断治疗的效果提供了条件。神经电生理手段已经成为长期昏迷诊断的有力辅助工具，脑电图、事件相关诱发电位检查不但可以明确病人脑功能状态，同时也提供客观的预后判定指标。

3. 探索性治疗不断深入 研究表明，有将近44%的脑外伤后昏迷病人出现伤后脑室扩大，利用常规影像学检查手段和腰池穿刺术可以判断脑实质萎缩和脑积水，对于明确诊断的脑积水病人行常规分流手术，可以改善意识状况。对于颅脑损伤性昏迷病人，尤其是小脑幕切迹曾压迫大脑脚和中脑背外侧，给予左旋多巴制剂和多巴胺能制剂（金刚烷胺、溴隐亭）有部分疗效。对部分植物状态病人给予吡唑坦类药物可以促进其意识状态的恢复；在将近600名病人使用中，给药后产生催醒作用首剂反应率在植物状态和微意识状态病人中达到10%~15%，在症状更加轻微的病人中达到30%~60%。细胞移植，尤其是利用室管膜下富集的多巴胺能神经前体细胞移植治疗兴奋性神经递质缺乏导致的唤醒和认知功能障碍的研究不断取得实验学证据。经皮电刺激和微创植入电极电刺激等促醒手段也得到广泛的应用。

相对于临床对颅脑损伤急性期救治理论和技术不断取得突破的可喜局面，因颅脑损伤导致的长期昏迷仍是临床医师颇为棘手的难治病况。不少病人在创伤后生命虽得以保全，但是随病程迁延，意识障碍不能得到恢复。究其原因，除部分病人伤势重笃之外，临床医生对颅脑损伤昏迷治疗的认识程度、对有效治疗手段的应用程度参差不齐，导致不同中心的治疗效果存在较大差异也是重要的影响因素。我国颅脑损伤病人群体庞大，对创伤昏迷救治的需求显得极其迫切。同时，庞大的病人群体也为开展临床研究提供了理想的目标样本。

今后，颅脑损伤昏迷的研究应侧重在以下几个方面开展工作：

1. 尽早采用创伤性昏迷的干预措施 这是避免病人陷入长期昏迷的首要因素。颅脑损伤发生后，医疗救治的注意力集中在控制颅内高压，有针对性地进行去大骨瓣减压、亚低温治疗、颅内压监护治疗等措施以维护生命稳定。一旦平稳度过颅内高压急性期，而病人仍处于意识障碍状态，对昏迷的评估和催醒措施的应用就要进入医疗日程当中。昏迷干预的治疗窗前移至重症监护阶段，不但可以保护与觉醒、认知相关的神经结构免于继发性损害，而且可以促进受损的功能性神经环路和核团的修复，将大大改善重型颅脑损伤病人的意识状况的预后。

2. 积极采用行之有效的治疗手段 创伤急性期的昏迷病人多处于重症监护阶段，促醒手段宜采用方便、安全的床边设备，包括经皮右正中神经电刺激方法在内的多种措施，已被证明对创伤急性期意识障碍有明显的促醒效果，其中包括相当数量的GCS 4~5分的病人。对于处于植物状态或微意识状态的病人，除采用高压氧和环境刺激措施之外，选取适合的药物治疗以补充缺乏的兴奋性物质是必要的。同时，建立病人适宜的促醒环境，包括改善营养状况、改善括约肌功能、预防系统感染、减少药物维持治疗对意识状况的不良影响都有相当重要的作用。近年来职能治疗逐渐介入长期昏迷的治疗方案中。对于具备治疗条件的病人,可以采用脑深部刺激和脊髓神经根刺激等手段。

3. 稳妥开展严格设计的随机对照临床研究 对颅脑损伤昏迷的临床研究目前仍处于病例总结水平,这种研究样本量小,主观偏倚性大,代表性差,科学意义较弱。开展严格设计的随机对照临床研究,可以通过大样本分析,明确不同类型意识障碍之间的神经电生理、神经影像尤其是功能神经影像学联系,区别昏迷不同阶段的行为学特征,确认临床具有应用价值的治疗药物和技术,有效区分不同昏迷促醒手段对各类型意识障碍的治疗效果。通过上述实验,逐渐形成针对中国颅脑损伤昏迷病人群体的治疗方案。

八、预后判断标准

GOS(表39-1)已被全世界绝大多数国家神经外科医师所接受,并且已经成为目前国际神经外科学术界判断脑损伤病人预后中最常用的统一标准。几十年的临床应用结果也表明,GOS评分过于简单,不能全面准确反映颅脑损伤病人脑功能预后,因而有人提出其他预后判断标准。目前国内外神经外科医生用于判断颅脑损伤病人脑功能预后的其他判断标准包括DRS(表39-2)和巴塞尔(Barthel)指数(表39-3)。DRS分值越高,脑功能障碍越重;而Barthel指数越低、脑功能障碍则越重。

表39-1 格拉斯哥预后量表(GOS)

项 目	判断标准	评 分
良 好	恢复正常工作,可并发轻度神经功能异常或精神异常	5
中度致残	生活可以自理,但由于神经功能障碍或精神异常,丧失正常工作能力	4
重度致残	由于神经功能障碍和精神异常,生活不能自理	3
持续植物状态	对外界环境无任何反应,无任何意识和精神活动	2
死 亡	死亡	1

表39-2 残疾等级量表(DRS)

项 目	判断标准	评 分
睁眼反应	自动睁眼	0
	呼之睁眼	1
	疼痛睁眼	2
	不睁眼	3
语言反应	答语切题	0
	语句不清	1
	吐词不清	2
	发音含糊	3
	不发音	4
运动功能	随意运动	0
	定位体征	1
	回缩反射	2
	屈曲状态	3

（续表）

项　目	判断标准	评　分
运动功能	伸直状态	4
	不动	5
饮食排便功能	完成	0
	部分完成	1
	少量完成	2
	不能完成	3
生活能力	完全独立	0
	特殊条件下独立	1
	轻度障碍	2
	中度障碍	3
	重度障碍	4
	无生活能力	5
工作能力	正常工作	0
	选择性工作	1
	室内简单工作	2
	丧失工作能力	3

表39-3　巴塞尔（Barthel）指数

项　目	帮助完成	独立完成
吃　饭	5	10
上下轮椅	5～10	15
洗　漱	0	5
排　便	5	10
洗　澡	0	5
行　走	0	5
上下楼梯	5	10
穿脱衣服	5	10
控制大便	5	10
控制小便	5	10

（高国一）

参考文献

[1] 江基尧,张光霁,朱诚,等.51例重型颅脑伤长期昏迷病人催醒疗效分析[J].中华神经外科杂志,1997,13：249.

[2] 江基尧,高国一.颅脑创伤性昏迷的诊断与治疗[M].上海：第二军医大学出版社,2008.

[3] 江基尧,朱诚.现代颅脑损伤学[M].上海：第二军医大学出版社,1999.

[4] 张宏,王清华,徐如祥,等.溴隐停和美多巴对重型颅脑损伤迁延性昏迷的催醒治疗30例临床分析[J].第一军医大学学报,2001,21：548.

[5] 王秋莎.高压氧治疗持续植物状态52例疗效分析[J].中华神经外科疾病研究杂志,2003,2：175-176.

[6] 江基尧,包映晖,殷玉华,等.175例重型颅脑创伤长期昏迷病人的催醒疗效分析[J].中华神经外科杂志,2006,20(6)：507-508.

[7] SCHIFF N D, GIACINO J T, KALMAR K, et al. Behavioural improvements with thalamic stimulation after severe traumatic brain injury[J]. Nature, 2007, 448(7153): 600-603.

[8] OWEN A M, COLEMAN M R, BOLY M, et al. Detecting awareness in the vegetative state[J]. Science, 2006, 313(5792): 1402.

[9] CARPENTIER A, GALANAUD D, PUYBASSET L, et al. Early morphologic and spectroscopic magnetic resonance in severe traumatic brain injuries can detect "invisible brain stem damage" and predict "vegetative states"[J]. J Neurotrauma, 2006, 23(5): 674-685.

[10] BOLY M, COLEMAN M R, DAVIS M H, et al. When thoughts become action: an fMRI paradigm to study volitional brain activity in non-communicative brain injured patients[J]. Neuroimage, 2007, 36(3): 979-992.

[11] CLAUSS R, NEL W. Drug induced arousal from the permanent vegetative state[J]. NeuroRehabilitation, 2006, 21(1): 23-28.

[12] COOPER E B, COOPER J B. Electrical treatment of coma via the median nerve[J]. Acta Neurochir Suppl, 2003, 87: 7-10.

[13] SHIRVALKAR P, SETH M, SCHIFF N D, et al. Cognitive enhancement with central thalamic electrical stimulation[J]. Proc Nat Acad Sci USA, 2006, 103(45): 17007-17012.

[14] PICKARD J D, COLEMAN M R, CZOSNYKA M. Hydrocephalus, ventriculomegaly and the vegetative state: a review[J]. Neuropsychol Rehabil, 2005, 15(3-4): 224-236.

[15] SAZBON L, GROSWASSER Z. Outcome in 134 patients with prolonged posttraumatic unawareness: Part 1: Parameters determining late recovery of consciousness[J]. J Neurosurg, 1990, 72(1): 75-80.

[16] GROSWASSER Z, SAZBON L. Outcome in 134 patients with prolonged posttaumatic unawareness: Part 2: Functional outcome of 72 patients recovering consciousness[J]. J Neurosurg, 1990, 72(1): 81-84.

[17] MITCHELL S, BRADLEY V A, WELCH J L. Coma arousal procedure: a therapeutic intervention in the treatment of head injury[J]. Brain Inj, 1990, 4(3): 273-279.

[18] ANA Committee on Ethical Affairs. Persistent vegetative state: report of the American Neurological Association Committee on Ethical Affairs[J]. Ann Neurol, 1993, 33(4): 386-390.

[19] WADE D T. Misdiagnosis of the vegetative state. Persistent vegetative state should not be diagnosed until 12 months onset of coma[J]. BMJ, 1996, 313(7062): 943-944.

[20] GIACINO J T, ZASLER N D. Outcome after severe traumatic brain injury: coma, vegetative state and the minimally responsive state[J]. J Head Trauma Rehabilit, 1995, 10(1): 41-56.

[21] JENNETT B, PLUM F. Persistent vegetative state after brain damage: a syndrome in search of a name[J]. Lancet, 1972, 1(7753): 734-737.

[22] BRICOLO A, TURAZZI S, FERIOTTI G. Prolonged posttraumatic unconsciousness: therapeutic assets and liabilities[J]. J Neurosurg, 1980, 52(5): 625-634.

[23] LEVIN H S, SAYDJARI C, EISENBERG H M, et al. Vegetative state after closed-head injury. A traumatic data bank report[J]. Arch Neurol , 1991, 48(6): 580-585.

[24] NICKELS J, SCHNEIDER W N, DOMBOVY M L, et al. Clinical use of amantadine in brain injury rehabilitation[J]. Brain Inj, 1994, 8(8): 709-718.

[25] TSUBOKAWA T, YAMAMOTO T, KATAYAMA Y, et al. Deep-brain stimulation in persistent vegetative state: follow-up results and criteria for selection of candidates[J]. Brain Inj, 1990, 4(4): 315-327.

[26] MITCHELL S, BRADLEY V A, WELCH J L. Coma arousal procedure: a therapeutic intervention in the treatment of head injury[J]. Brain Inj, 1990, 4(3): 273-279.

[27] RAPPAPORT M, HALL K M, HOPKINS K, et al. Disability rating scale for severe head trauma: coma to community[J]. Arch Phys Med Rehabil, 1982, 63(3): 118-123.

[28] TANG Q, LEI J, GAO G, et al. Prevalence of persistent vegetative state in patients with severe traumatic brain injury and its trend during the past four decades: a meta-analysis[J]. NeuroRehabilitation, 2017, 40(1): 23-31.

[29] LEI J, WANG L, GAO G, et al. Right median nerve electrical stimulation for acute traumatic coma patients[J]. J Neurotrauma, 2015, 32(20): 1584-1589.

第四十章
颅骨缺损

一、概述

颅骨缺损主要源于颅脑损伤后恶性颅内高压施行去骨瓣减压术、碎骨污染严重无法复位，各种类型的颅骨骨病骨切除、肿瘤侵蚀局部颅骨、颅骨炎性病变导致的切除，儿童生长性骨折所致的颅骨扩张性缺损等问题所致的颅骨缺损。颅骨缺损的病人如果缺损直径大于3 cm，不但引发容貌相关问题，而且近70%的病人将出现一系列的临床症状。颅骨缺损对病人脑血流、脑灌注产生影响，使已存在的脑功能障碍进一步恶化。因此，超范围的颅骨缺损应进行修复，以恢复颅腔的完整性及生理性结构，避免直接再次伤害，消除临床综合征的发生。

二、颅骨缺损最常见的原因

颅骨缺损往往源于各种涉及颅骨的各种疾病、创伤及极为少见原发性颅骨缺损。导致颅骨缺损最常见的原因有：

（1）重型闭合性颅脑损伤或其他原因引起的急性脑水肿、颅内高压做去骨瓣减压术后（图40-1A、B）；不能复位的颅骨凹陷粉碎性骨折清创术后，污染严重的开放性颅脑损伤（图40-1C），尤其是颅脑火器伤清创术后。

（2）各种类型的脑血管疾病，如高血压脑、动静脉畸形（AVM）、烟雾病、动脉瘤等疾病导致的出血后脑疝行手术去骨瓣减压。

（3）各种肿瘤侵蚀、转移进颅骨，手术必须将颅骨一并切除。

（4）各种颅骨本身疾病，如颅骨骨髓炎、颅骨骨性疾病等所致的病骨切除。

（5）儿童颅骨生长性骨折（图40-1D）。

（6）先天性颅骨缺损等都会遗留大小不同的颅骨缺损。

三、颅骨修复历史

颅骨成形术是最古老的外科手术之一，为了找到改善病人预后的理想材料，人类经历了不断的认识、失败、提高的过程。颅骨成形术为有颅骨缺损的病人提供了保护和美容作用，同时改善了病人的心理障碍及脑功能。第一个原始的颅骨成形手术可以追溯到公元前7000年，当时人们用金属和葫芦来修复颅骨缺陷。头盖骨成形术最早由法罗皮欧（Fallopius）记录在案，他描述了用金质钢板修复；范米克伦（van Meekeren）记录了第一例骨移植。这一手术第一个重大改进始于19世纪晚期的骨移植实验，当时骨移植是修复颅骨缺损的一种更自然的方法。第一次世界大战和第二次世界大战期间的战时伤害，使颅骨缺损修复技术得到了迅猛的改进与提高，涉及用合成材料来对抗与骨移植相关的常见并发症的实验。自凝塑料、硅橡胶片、甲基丙烯酸甲酯、羟基磷灰石、陶瓷、不锈钢丝网、钛板、镍钛记忆合金、聚醚醚酮植入物等材料已经被研究和使用。现在的研究已经转向分子生物学，以提高病人利用骨骼生长因子再生骨骼的能力与每个变化相关的各种优点和缺陷。重要的是要注意这些技术是如何演变的，以便更好地了解这一过程和其使用方法。

四、颅骨修复手术的目的

颅骨修复的主要目的是恢复颅骨的完整性及生理性结构，避免再次意外冲撞性损害对失去颅骨保护脑组织的直接影响，消除颅骨缺损综合征发生可能性，并使容貌恢复，消除心理障碍。颅骨属于膜性化骨，其再生能力较差，新生骨主要来自骨膜、硬脑膜外层，即内层骨膜，而在5～6岁后，这层组织即失去骨再生能力。直径1 cm以内的颅骨小缺损，可以得到骨性愈合。直径在2～3 cm的颅骨缺损，虽然新生骨的骨质不能修复这样大小的颅骨缺损，但由于头皮和硬脑膜进行性增厚和失去弹性，使创伤局部形成较坚固的瘢痕组织，也常常可以弥补缺损部位的软弱，尤其是位于颞部的缺损，所以一般也不产生不适症状，除美观要求外，可暂时避免手术修复。直径在3 cm以上的颅骨缺

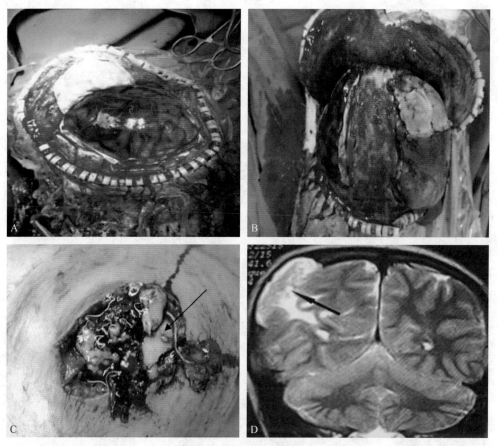

图40-1 颅骨缺损常见原因
A. 单侧去骨瓣减压；B. 双额去骨瓣降压；C. 严重污染的粉碎性骨折，爆裂骨板；D. 儿童生长性骨折

损，头部形成较大的软弱区，病人常可合并颅骨缺损综合征，其主要临床表现为头昏、头痛、怕声音、怕震动、注意力不集中、易疲劳、焦虑、忧郁等，局部有胀痛、缺损边缘疼痛、不能忍受的局部脑搏动，以及美观要求。体位变化影响病人颅内压的生理性平衡及局部形态，直立时缺损部位塌陷，平卧时膨隆，头低位时骨窗局部膨出严重，早上凹陷，下午凸出。或因大气压直接通过骨窗区作用在脑组织上，久而久之，骨窗局部脑组织萎缩，脑残损症状加剧。再则，病人脑室系统因颅内压力平衡障碍，引发脑室牵引性扩张变形，发生脑积水。通过颅骨修复成形，可改善脑血流，促进脑功能恢复，尤其是对运动功能的恢复更为有利。此外，儿童长期颅骨缺损可因脑搏动的冲击，脑脊液在局部的湍流、反流造成局部颅骨进行性扩张，脑组织萎缩、局部囊肿形成，颅骨外翻，局部脑组织功能障碍加剧，进一步影响了儿童的脑组织发育。因此，颅骨修复工作更应早期完成。

总之，颅骨修补术主要是为加强局部的脑保护作用，消除病人的恐惧心理，改善容貌等，对自觉症状也有不同程度改善。近年的研究资料表明，颅骨整形术不仅对心理、容貌有明显的改观，也可改善局部脑血流、改善局部脑功能，对部分脑损伤后遗症如意识障碍、肢体活动障碍、失语、颅脑损伤后癫痫等也有不同程度的改善。

五、颅骨成形术

（一）适应证

（1）颅骨缺损直径超过3 cm以上均宜做颅骨成形术。

（2）合并颅骨缺损综合征，在头位改变时症状加剧。

（3）病人有缺损区被碰撞的不安全感、恐惧感或影响工作。

（4）有碍外观的眶部和前额部缺损。

（5）损伤部脑组织搏动，头皮和缺损边缘处有压痛。

（6）明确导致癫痫的缺损。

（二）禁忌证

有以下情况者不适合进行颅骨成形术：

（1）头皮、颅骨或颅内有炎症者。

（2）创伤部有感染或创伤感染痊愈不久。

（3）脑内清创不彻底,有碎骨片存留。

（4）有颅内压增高,且颅内高压短期内不能缓解者。

（5）缺损处头皮有广泛瘢痕或血液供应不良者。

（6）严重营养不良、合并全身其他重要脏器功能障碍未纠正者。

（三）手术时机

（1）闭合性颅骨骨折、头皮完整及损伤较轻,脑损伤不重者,可在凹陷粉碎骨片清除同时使用自体骨行一期颅骨成形术,但术后需警惕有发生感染可能。

（2）切口及伤口愈合良好,营养状态良好,伤后3个月内可行颅骨成形术。但也有学者提出,重型颅脑损伤去骨瓣减压术后超早期(术后3～6周)行颅骨修补术,效果较好。但此修补时间窗的利弊有待进一步研究。

（3）有切口及伤口感染者,应视感染范围及程度而定,建议控制感染1年后方可修补。

（4）颅骨缺损部有广泛头皮瘢痕时,手术宜分期进行,应具体情况具体分析决断。

（5）小儿颅骨缺损不宜于5岁以前作修补术。因小儿大脑发育较快,特别是3周岁以内头围增长迅速,过早修补后将会发生缺口不合。且幼儿虽有骨质缺损,只要其骨膜、硬脑膜存在,可重新再生长骨质,所以不急需修补。5岁以后,头颅增长明显减慢,可行颅骨成形术。有学者报道,5岁前的小儿及婴幼儿因各种原因行去骨瓣减压术,部分患儿术后长期追踪复查CT显示:预期的颅骨生理生长与目前缺损生长的对比,对照进行颅脑减压术后复查CT的影像学分析,通过重叠CT扫描技术确认减压术后颅骨无任何生长,从而导致严重的颅脑比例失调。因此,婴幼儿实施颅骨修复时适应证应严格把握,相关并发症应与家属明确说明。

（6）儿童生长性骨折应早期修复。

（四）修复材料

理想的颅骨修补材料必须具备以下条件:① 塑型和固定简便;② 组织反应性小、无毒性;③ 化学性质稳定,在组织内不被腐蚀、吸收、老化;④ 能透过X线;⑤ 不传热、不导电;⑥ 质地轻,并有足够的机械强度;⑦ 材料来源方便、价廉。目前临床上应用的颅骨修复材料可归纳为以下5类:

1. **自体骨移植** 对于颅骨重建,可以使用多种材料,然而,传统的方法是使用先前移除的骨瓣来进行自体骨瓣置换。自体骨移植是首选的方法,因为这种方法减少了引入体内的外来物质,而且骨瓣可以很容易地被宿主接受并整合回原骨窗区。1821年,沃尔特(Walther)被认为是第一个有记录的自体骨移植颅骨成形术的发明者。1889年,赛德尔(Seydel)首次记录了头盖骨的塑型重建,他用胫骨片覆盖左顶骨缺损,恢复得很顺利。然而这种技术需要两个手术领域,胫骨骨折的风险和病人不适使胫骨移植物不理想。尔后,许多其他的骨被用于颅骨成形术,包括髂骨、肋骨、胸骨、肩胛骨、筋膜和脂肪。使用颅骨进行自体骨移植在穆勒·科尼格(Muller Konig)的倡导下开始流行。在长期的实践中,颅骨进行自体骨移成为较理想的技术。尤其在儿科病人中,因为随着儿童的成长,自体颅骨将重新塑型整合。此外,自体颅骨移植相对于其他类型的骨移植更容易获得,并且有更长的存活时间。当颅骨移植物被分离时,供体部位的重建被大大简化,从而降低了供体部位的发病率。自体裂厚骨移植已成为儿童颅面重建的首选骨移植。

随着科学技术的发展,自体骨可以通过冷冻保存或放置在皮下的腹腔袋中保存。这两种方法对于储存在非创伤性脑损伤环境中可能同样有效。然而,在创伤性脑损伤环境中,皮下袋可能是首选的储存方法,因为低温保存可能有较高的手术部位感染率。许多研究证实了在腹壁皮下袋中保存颅骨成形术皮瓣的有效性、低感染率和低成本。此外,在战场环境中,受伤的士兵经常被运送出战场,在腹壁皮下保存颅骨成形术皮瓣可以确保皮瓣不会在运送过程中发生污染、丢失。

尽管此技术为首选,自体骨移植也并非没有风险。小儿自体骨移植技术常见的并发症是骨瓣吸收,导致结构破坏。这就需要用塑料、金属或其他材料重新操作和更换。在接受骨瓣吸收的儿童病人中,翻修性颅骨成形术通常是相当成功的。鲍尔斯(Bowers)等人证明,自定义人工骨移植的成功率高于自体裂厚骨移植。颅骨成形术依赖于骨传导,骨移植物提供了允许骨祖细胞进入并扎根的结构。这需要一个基质,当皮瓣被冻结或高压灭菌时,基质有可能被破坏。这就解释了自体骨移植的高吸收率。松野(Matsuno)等人证明,除了再吸收外,自体骨移植的感染率最高,为25.9%,高于聚甲基丙烯酸甲酯(PMMA)、氧化铝陶瓷、钛网及聚醚醚酮等材料,这也是一个巨大的风险。这类自体骨因无异物刺激,组织相容性良好,反应性小,无排异现象;无须塑形,合乎生理解剖要求,易固定,术后愈合过程良好,弧度好,减少病人经济负担而大受欢迎。但其致命的缺点如对供区骨组织造成不同程度的损伤,增加了病人痛苦。其次,体外深低温或皮下埋藏体内保存,保存期、植入后骨板可吸收,植入后易致骨板松动、变形及塌陷,使结构破坏,外观无法保证,需要使用其他修复材料再次进行手术操作,以及较高的感染发生率也为此技术的实施带来巨大风险。

2. 同种异体骨移植术 1910年,莫里斯丁(Morestin)首次将尸体软骨用于颅骨成形术。人们认为软骨的作用很好,因为它可以很好地塑形以填补缺陷,并能抵抗感染。然而,很快就发现软骨不够强壮,没有明显的钙化发生。1917年,西卡德(Sicard)和丹布林(Dambrin)用尸体头骨做了实验。切除的骨用碳酸钠、二甲苯、酒精和乙醚处理,然后进行热消毒后进行颅骨成形术。但因储存关系导致高感染率,在移植术后6个月后都有移植骨被吸收,而逐渐被新生骨所代替。由于这些结果,自体骨移植和骨替代物比同种异体骨移植更受欢迎,目前已少有人使用同种异体骨移植技术进行颅骨成形术。

3. 异种异体骨移植 纵观历史,医生们一直试图植入动物组织来修复颅骨缺陷。1668年van Meekeren进行了犬到人的骨移植。随后,进行了猿、鹅、兔、小牛和鹰的骨移植到人体内。通常在放置之前,骨头会被煮沸并穿孔。1901年,马钱德(Marchand)报道,动物的角很容易被组织所接受,使用牛角、水牛角、象牙等材料,效果满意。从经验上看,自体骨移植和骨替代技术的成功为进一步研究异种骨移植提供了更少的依据,此种材料常常由于吸收或感染而招致失败,故目前已被废弃不用。

4. 异物移植术 异物移植术常使用的材料分为两类,即金属材料和非金属材料。

(1)金属材料:常用的金属有钽、钛合金板、镍钛记忆合金或不锈钢丝网。国内外最大量经常使用的是钛合金板,其塑型方便,组织反应轻,外观佳,是颅骨修补的好材料。但金属材料具有导热性,病人不适宜在太阳光下工作,夏天较热时钛合金板修复局部皮肤发生水泡,同时还有导电和不透X线,妨碍病人日后的检查。其次,随着时间的延长,营养不良者极易导致钛合金板外露并感染,部分病人可出现网格化皮肤。

(2)非金属材料:有聚甲基丙烯酸甲酯(俗称有机玻璃)、骨水泥、医用硅胶、EH复合材料、聚醚醚酮。

早期常用的有聚甲基丙烯酸甲酯,是一种普遍使用的材料,其特点是轻但坚韧度较强,不易破碎,化学性能稳定,不易腐蚀,无毒性;在-183~60℃间机械强度非但不减低,相反其抗冲击性和抗拉强度还有提高;在70~90℃间可变软,较易塑型,冷却后准确保持塑制性状;为电热的不良导体,可透过X线,便于术后检查;塑制手续简单,取材方便,缺损大小性状在选用时不受限制,术后组织反应轻。

骨水泥是一种甲基丙烯酸酯与甲基丙烯酸甲酯单体组成的室温自凝固剂,为丙烯酸酯类骨固着剂,有较强的固着能力。优点:① 坚韧度优于颅骨,抗压力、抗冲击力强,植入物不易塌陷;② 取材容易,价格便宜;③ 塑形快,效果好;④ 黏结力强,与颅骨吻合牢固;⑤ 操作简便、现浇塑形随意,尤其适用于眉弓、额角等特形部位整容;⑥ 术中无须对颅骨骨缺损边缘做广泛剥离,仅在打孔架不锈钢丝处做小剥离即可;⑦ 性能稳定,不易腐蚀,耐高温、不导电、不导热,无毒性;⑧ 不影响X射线、CT、MRI检查;⑨ 内外板板面粗糙,利于头皮与硬脑膜与其牢固结合。缺点:① 骨水泥自凝时散热损伤脑组织;② 难修整外形,术中全凭术者的感觉和经验;③ 术后有变形、皮下积液、感染、脱落等问题;④ 有时会产生深静脉血栓,应做好术前、术中及术后的防治工作;⑤ 有致急性弥漫性血管内凝血的报道。骨水泥使用后对血流动力学的影响显著,需严密观察,尤其对高龄病人更应慎重使用。

医用硅胶,即硅橡胶,20世纪80年代中期出现,主要为二层甲基乙烯基硅橡胶夹针织涤纶网,经压模和高温高压硫化处理后成型。优点:① 具有足够的强度和韧性,可承受一定冲击力;② 价格低廉,不易变形,体积稳定;③ 对人体无毒性,不传热、不导电、不老化;④ 消毒方便,术中修剪塑形简便快捷;⑤ 对CT、MRI、EEG均无干扰。缺点:① 组织相容性不够,主要表现为皮下积液、局部感染、材料裸露;② 特殊部位术后外观欠佳,尤其在额颞部固定不够紧密,需要颅骨钻孔固定,不但费时,并且存在一定危险,容易损伤脑膜血管或撕裂导静脉引发硬膜外血肿;③ 如果材料中含有杂质,则较易出现皮下积液,有时会引发癫痫。

陶瓷材料是比较理想的新型颅骨缺损修补代用品,工厂生产时已经制成颅骨性状,根据缺损部位的性状和大小来裁剪,目前有一些单位用于临床。

EH复合材料由EAM医用树脂与羟基磷灰石按一定比例制成,能与骨组织形成直接结合。国内有学者已将EH复合材料用于整形外科、骨外科及颅骨修补。优点:① 常温下可随意塑型,使颅骨修补达到了解剖复位,整容效果好,特别是在修补不规则骨缺损区上的优势是钛合金板等其他材料所不能比拟的;② 强度与人体骨接近,不会变形吸收;③ 无导磁性和导电性,不影响术后病人X射线、CT、MRI检查;④ 无导热性,病人对外界温度变化不产生不适感。缺点:目前病例数尚少,远期效果还有待进一步研究和总结。

聚醚醚酮（polyetheretherketone, PEEK）为高分子材料，耐辐射，绝缘性稳定，耐水解，抗压，韧性好，耐腐蚀，耐高温，可塑、易塑性强，力学性能良好，生物相容性好，热传导弱，质量轻，化学性能稳定，自润滑性好。因为版面是通过3D打印技术针对病人的开颅缺陷进行设计，计算机辅助3D建模可以用来设计这些合成植入物（图40-2）。PEEK植入物有3个主要的优点：① 它不会在CT或MRI上产生伪影，因为它在X射线下是半透明的，并且没有磁性；② 植入后更舒适，因为这种材料密度更低，重量更轻；③ 不像金属植入物那样传导温度，极少会对大脑产生负面影响。缺点：大量临床资料研究表明，PEEK材料使用后局部区域的并发症较钛合金板、聚甲基丙烯酸甲酯、羟基磷灰石、医用硅胶等发生率稍高，成本较高，缺乏成骨功能，需要3D规划，难以粘合其他材料，有过敏现象。尽管关于PEEK植入物感染风险的文献很少，但PEEK的感染率可能高于预期。有报道在伊拉克和阿富汗战争中服役颅脑损伤军人，术后病人对PEEK植入物产生异物反应。

5. 联合移植　培养成骨细胞并填入生物诱导剂骨形成蛋白，先在体外制成软质再生颅骨修复材料，把软质再生颅骨在首次手术时填入缺损部位。该材料在被植入体内后自身进行代谢、逐渐骨化，自动生成完整的再生颅骨。

总之，颅骨缺损修补材料种类繁多，选择时要结合病人的病情、经济条件、当地的设备及技术水平等。原则上尽量应用自体颅骨瓣，因其成骨效果好，并发症少，病人心理上易于接受，节省费用。但若自体颅骨瓣已变小、保存不当或植入后感染、被吸收，则须改用替代材料，如经济条件允许应首选钛网、PEEK材料，其次选用硅橡胶、聚乙烯及羟基磷灰石等材料。有文献

进行53篇文章3 592例病例荟萃分析，采用钛网1 429例、PEEK材料221例、聚甲基丙烯酸甲酯1 459例、瑞安（骨水泥）483例进行颅骨整形术后分析，其中聚甲基丙烯酸甲酯发生感染116例，感染率最高为7.95%；其次是PEEK 15例，感染率为6.79%；再次为钛网86例，感染率为6.02%；最低者为瑞安28例，感染率为5.80%。PEEK局部并发症有15例，发生率为6.79%；移植失败38例，移植失败率为17.19%。PEEK术中塑形方便，不需处理骨窗缘即可固定，不影响术后X线检查，手感良好，均匀美观。

（五）注意事项

1. 手术过程中的注意事项

（1）颅骨成形术时必须考虑原切口瘢痕对头皮血供的影响来设计皮瓣切口，原则上利用原切口，在颅骨骨膜之外将皮肌瓣翻开，额颞肌肉应留于皮瓣内；皮肌瓣要避免头皮剥离过薄，使血供不足而引起坏死、穿孔、术后皮肤的网格化皮瓣及网板外露等发生。

（2）颅骨缺损不整齐的边缘要加以修整。如采用自体骨，可将肋骨对剖为两片，弯成适当弯度，皮质面向着脑，架于缺损区，用细钢丝将两端固定在颅骨上。其他的移植材料，应按颅骨和外形塑成相应的移植片。

（3）根据手术所使用的材料，剥离骨窗四周时其范围不同。覆盖式修复术仅仅将骨膜在骨窗四周离断即可，骨膜向骨窗四周分离一定可容纳材料板的间隙即可，便于固定移植片的四周；而嵌入式材料仅将骨膜在骨窗四周离断，骨膜无须向骨窗四周大范围地分离，仅仅暴露出固定骨板的连接片的小范围即可，但骨窗内应根据修复材料的厚度适度剥离硬脑膜稍陷入骨窗内，便于修复材料放置后不会凸出颅骨表面，也不至于因修复材料在未剥离的骨窗缘极度推移硬脑膜造成术后出血。

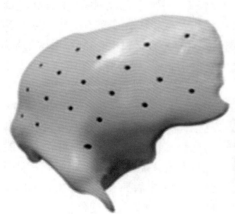
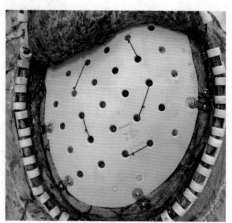

图40-2　颅骨缺损患者使用PEEK进行修补

（4）移植材料板上应规律钻多个孔，便于液体的引流，以防移植板下积液。连接片固定处可使用磨钻磨出微槽将连接片置入此槽中，术后美观更佳。

（5）修补材料的植入有嵌入式和覆盖式两种方法，前者适用于骨片、较厚的移植片及非金属板（聚甲基丙烯酸甲酯、PEEK及医用硅胶等）修补材料的实施，后者适用于薄的金属片进行修补。术中硬脑膜悬吊于修补材料上，消灭硬脑膜外腔隙。

2. 手术后的注意事项

（1）术后皮瓣下常有不同程度的积液，临床上有部分学者，术中在皮下留置引流管，根据引流量不同，术后可常规引流24～48小时，或术后使用轻负压行24～48小时抽吸，报道可有效减少皮下积液的发生，减轻积液程度。但也有报道，有8例顺利完成颅骨整形术后，留置引流使用负压吸引（压力不明），立即发生脑肿胀死亡，其中5例为脑外伤病人。虽然致死原因不明，可作者分析认为可能是负压引流消除了压抑大脑的大气压，引起脑组织移位，导致脑血流减少所致。因此，术后负压吸引病人应严密观察。也有学者报道，积液过多时，在严格无菌条件下，穿刺抽液加压包扎，大部分病人可渐渐消除积液，经数次穿刺抽吸，积液即可消失。也有学者报道，积液病人可局部照射红外线或超短波，强化局部血液循环，可促进积液吸收。部分病人术后可小剂量使用激素类药物，减缓炎症过程，达到治疗的目的。但也有人报道，硬脑膜悬吊、严密缝合帽状腱膜层，是减少积液及伤口出血的关键。

（2）围术期及术后规范应用抗生素预防感染，保证创口局部清洁、干燥是减少术后感染性并发症的关键。

（3）手术前病人的营养状态也与病人术后并发症的发生密切相关。因此，作者认为手术前的营养评估、强化营养供给，提高病人营养指标，也可使病人术后并发症大幅下降。

总之，颅骨整形术手术难度不大，并发症不少，但这组病人往往是低收入人群、基础疾病众多的人群、营养状态不良的人群、治疗依从性不佳的人群，而此手术的部分并发症依然会导致病人死亡或严重伤害病人的整体恢复，如发生并发症，治疗方案也将最为纠结。因此，预防、减少并发症是关键。预防的关键应该是提高病人体能、强化营养，术前的严格评估，术中的环环把关，术后的严格管理，将加速康复外科（enhanced recovery after surgery, ERAS）方案引入我们的工作流程中，是我们整个工作的重中之重，切不可遵循手术至上，忘乎所以。

（六）并发症及预防

1. 感染 据大量文献报道，颅骨成形术的感染率为5%～33%，平均为6%～8%。聚甲基丙烯酸甲酯修复颅骨缺损术后感染发生率为5.8%，自体颅骨移植组术后感染率为7.69%，三维钛板组术后感染率为8.89%。感染率之高，给病人带来的危害是触目惊心的（图40-3）。从各种修补材料来看，聚甲基丙烯酸甲酯、自体骨移植、异物移植材料（金属材料和非金属材料）均存在一定程度的感染率。由于每个时期使用的修补材料不同，不同的颅骨修复材料并发症比较的文献较少，从现有文献分析，颅骨修复术后的感染依然较高，有待于进一步总结现有材料的手术后并发症的问题，细化手术流程，强化无菌理念，改进消毒工艺，降低感染率。

2. 出血 有资料显示，颅骨修补后手术区域出血常有发生，可分以下几种情况：

（1）有资料显示硬脑膜外血肿发生率为4.44%，脑内出血发生率为3.6%；皮瓣止血不彻底，皮瓣下出血，硬脑膜外血肿。

（2）硬脑膜止血不彻底，骨板下出血，硬膜外血肿，皮下血肿。

（3）由于剥离时牵扯皮瓣及皮下组织不当，脑组织与皮瓣粘连严重，易造成牵扯损伤，术后发生脑内、硬脑膜下血肿，造成脑功能障碍。

（4）有病例报道，使用剥离工具时穿入脑内，造成脑内血肿，硬脑膜下血肿。

（5）有学者报道，术前病人长期慢性肝损害，肝脏功能异常或其他疾病导致的凝血功能障碍，未能完全纠正，分离皮瓣时，发生脑组织轻牵拉，但术后术野局部出现弥漫性脑组织内渗血或硬脑膜下血肿发生。这类病人虽然不常见，但如果发生术后出血，可能带给病人脑功能的进一步损害，后果极为不利，纠纷常常发生，值得警惕。

3. 硬脑膜下积液及脑积水 据文献报道，不同的修复材料发生皮下积液的概率不同，自体颅骨组术后皮下积液发生率为7.69%（3/39），钛板组为11.11%。也有文献报道，硬脑膜下积液的发生率为6.1%。目前，作者单位使用钛板、PEEK材料居多，据不完全统计，两者发生硬脑膜下积液的概率较为接近；由于使用PEEK时间较短，总共完成12例，皮下积液发生率为25%（3/12），发生率稍高。脑积水是一种特殊类型的颅内积液形式。有学者报道，颅脑损伤的病人，去除骨瓣减压后，硬脑膜下积液的发生率高达26%，脑积水的发生率高达29%。另有学者报道颅骨成形术后大约有

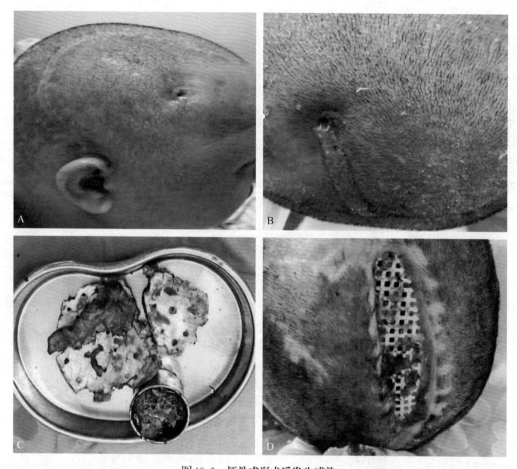

图40-3　颅骨成形术后发生感染
A、B. 自体骨修复后9年颅骨吸收，感染流脓；C. 手术中去除的吸收、感染的骨板；D. 钛网板修复后网板外露感染

7.5%的病人发生脑积水。在大多数情况下，颅骨成形术可以改善脑脊液流动动力学，恢复颅骨内正常的颅内压关系。然而，在颅脑损伤或蛛网膜下腔出血的情况下，脑实质的丧失和脑脊液通道的阻塞可能在颅骨成形术后才会变得明显。如果有脑实质的固有丢失，使大脑不能完全重新扩展到颅骨，可能会形成单侧或双侧硬脑膜下积液。同时，在颅脑损伤治疗过程中硬脑膜下引流或硬脑膜缝合并不总是成功的。同样，脑室在颅骨成形术后可能增大，可能是由于脑萎缩，也可能是由于出现真正的脑积水。通常情况下，脑室-腹腔分流术成为解决这些并发症的有效手段。

4. 修补材料外露　据报道及作者单位的资料显示，发生率为4.2%～13.9%。钛网的外露率较高，主要观点认为：

（1）颅骨钛网修补后，其质地坚硬，在局部组织活动时，修复材料对周边的软组织产生切割、摩擦作用，局部血液循环差，久而久之产生漏板现象（图40-4）。

（2）钛材料过敏，局部总发生无菌性的炎症过程，

组织愈合差，导致局部钛板外露。

（3）局部修复过程中将皮瓣分离得过薄，局部骨窗从下陷状态到植入骨板后的外隆状态，增加了皮肤的张力，缝合时切口张力稍大，导致局部愈合差，切口容易哆开，修复材料外露。

（4）有报道病人营养较差，在术前评估过程中未能关注营养问题，一味追求手术治疗，术前未能有效纠正营养不良的状态，导致手术后局部切口愈合不良，切口哆开，材料外露。

5. 自体骨板吸收、塌陷　自体骨移植技术常见的并发症是骨瓣吸收，导致结构破坏。鲍尔斯（Bowers）等人证明，自定义人工骨移植的成功率高于自体裂厚骨移植。颅骨成形术依赖于骨传导，骨移植物提供了允许骨祖细胞进入并扎根的结构。这需要一个基质，当皮瓣被冻结或高压灭菌时，基质有可能被破坏。这就解释了自体骨移植的高吸收率。有文章报道，自体骨移植手术后的吸收率为3.1%，使自体骨植入后易致骨板松动、变形及塌陷，使结构破坏，外观无

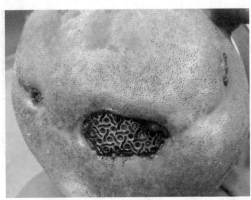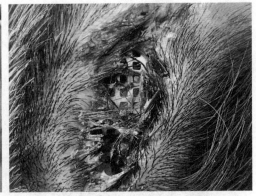

图40-4 钛网修复后发生外露

法保证,需要使用其他修复材料再次进行手术操作,也为此技术的实施带来巨大风险。

6. 网格化皮肤 据文献报道及作者单位的资料显示,钛网修复颅骨后皮肤网格化也时有发生(图40-5),发生率为0.3%～3.5%,主要原因有:

(1)颅骨钛网修补后,其质地坚硬,在局部组织活动时,修复材料对周边的软组织产生切割、摩擦作用,局部血液循环差,组织吸收。

(2)有报道病人营养较差,在术前评估过程中未能关注营养问题,术前未能有效纠正营养不良的状态,术后也未能及时足额补充营养,导致手术后局部营养不良,组织吸收过多所致。对这类病人,颅骨成形手术可以稍推迟一段时间,集中精力解决营养不良问题。作者的经验是手术前的增肥措施,即手术前两三个月坚持给病人提供夜宵,多进食高蛋白、高热量、富含脂肪的食物,少量多餐。快速增肥计划可减少网格化现

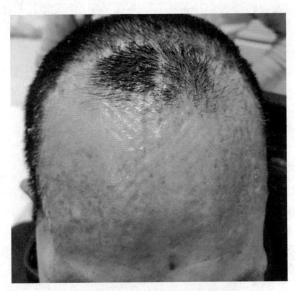

图40-5 颅骨修补术后皮肤的网格化表现

象发生。

7. 癫痫 有研究者通过对919例因颅脑损伤而行去骨瓣减压术后颅骨成形术的病人荟萃分析研究,7.0%(64/919)在颅骨成形术后发生新发癫痫。进一步进行随机效应分析,结果显示颅骨修补术后癫痫的总发生率约为5.1%(95% CI: 2.6%～8.2%)。有文章报道,270例颅骨成形术后的病人,32例在颅骨成形术后发生新发癫痫,并报道颅骨成形术后新发癫痫发作的时间,其中37.5%发生在24小时内;15.6%在24小时至7天之间;46.8%在术后7天以上出现。也有学者报道,自体颅骨组术后癫痫发生率为10.25%;三维钛板组术后癫痫发生率为6.67%。

8. 医用硅胶移位 作者单位曾收治一位病人,5年前因外伤造成颞顶部粉碎性骨折,在当地医院手术治疗,清除碎骨,6个月后用医用硅胶材料修补。入院前1个月左右因劳累在当地行按摩,按压到颅骨修补区时听到线断的声音,并感觉局部疼痛不适,回家后自觉颅骨修补区肿胀、疼痛。未特别关注此事,但自按摩后,颅骨修补区持续性疼痛,肿胀不适,有微微局部发热表现。半月后自觉修补区有一硬的物体向外顶出,局部皮肤血运不良,呈现淤血表现,皮色为黄褐色,局部有硬物顶出骨窗,来作者单位就诊。查体:见原颅骨修补区皮色暗黄褐色,有一棱角状物顶出,皮肤极薄,骨窗另一侧下陷,骨窗空虚(图40-6)。手术探查发现固定医用硅胶的缝线脱落,硅胶缘嵌入皮肤内,因长期压迫,局部皮肤吸收坏死,仅有薄薄的皮下组织尚完整,局部有糜烂的组织;切除医用硅胶板,切除部分皮肤坏死组织及皮肤缘,修补损伤的皮肤。二次进行了钛网局部颅骨整形术。

9. 恶性脑肿胀 有学者报道,在颅骨成形术后复苏过程中,病人发生癫痫,救治中发现急性脑肿胀,经抢救无效死亡。另有学者报道,颅骨修复术后使用皮

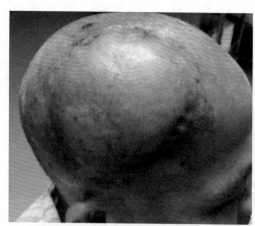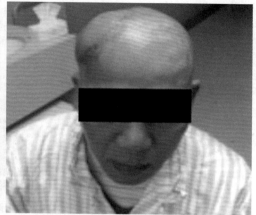

图40-6　医用硅胶板修复后修复材料移位

下引流管负压吸引过程中，发生8例病人顺利实施颅骨成形术后不明原因地发生恶性脑肿胀，其中5例为脑外伤病人，3例为大脑中动脉梗死去骨瓣减压病人，这些病人均使用局部皮下引流管负压吸引技术，最终8例均死亡。

六、特殊类型的创伤性颅骨缺损——儿童生长性骨折

（一）儿童生长性骨折的概述

幼儿及儿童头部外伤颅骨骨折后，在骨折处的硬脑膜被撕裂，骨折缝间夹杂有硬脑膜、蛛网膜、突出的脑组织，并形成复合性瘢痕，使骨折不易愈合，而且，骨折缝隙不断受脑搏动的冲击，使脑脊液类似海岸的波浪冲击石壁一般，在局部形成湍流、反流，不停地撕扯骨缝缘，造成局部渐渐扩大，骨折缘外翻。随着骨折缝扩大，突出脑组织的功能障碍加剧，最终造成脑功能障碍持续性加重的恶性循环综合征。

有报道，儿童生长性骨折的发生率一般在0.6%～1.5%。

（二）儿童生长性骨折发生机制

（1）脑脊液搏动在颅骨、硬膜、蛛网膜损伤区形成湍流，不断冲击损伤区，在局部形成了高压区，冲顶骨折缝，造成渐渐扩张性骨折现象。

（2）婴幼儿的硬脑膜、蛛网膜较为薄弱，嵌顿入裂开的颅骨中，随着脑搏动脑脊液不断冲入嵌顿处，而且，婴幼儿脑搏动冲击力较大、频率高，颅骨的可塑性大，长期的冲击使局部形成水瘤，造成局部扩张力强；加上脑脊液冲击的力量及湍流、反流在局部形成水瘤，渐渐使颅骨缝扩张裂大。

（3）婴幼儿的生理特点——脑搏动冲击力较大、频率高也是关键因素。

（三）儿童生长性骨折的表现

（1）幼儿或儿童的颅脑损伤，受伤局部发现颅骨线性骨折或粉碎性骨折，部分患儿早期行手术钻孔手术或小骨窗手术，术后渐渐发生此病理性变化。也有报道成年人头部外伤，颅骨线性骨折，渐渐呈现生长性骨折过程，但概率极低。大部分为婴幼儿病人发生，有个案报道儿童时外伤骨折，青少年时发病。因此，生长性骨折并非婴幼儿专利，青少年发病者也时有报道，值得警惕。

（2）颅骨骨折较宽，往往大于4 mm，或手术后的局部小范围颅骨缺损。

（3）硬脑膜撕裂。

（4）软脑膜、蛛网膜通过撕裂的硬脑膜间隙嵌入骨折缝。

（四）儿童生长性骨折治疗

也有文章报道婴幼儿外伤后生长性骨折在发生前期发现将尽早解决问题，如进入早期，能发现尽早手术，完成硬脑膜、颅骨的修补，患儿脑功能得以保存。如患儿发展到后期必将出现脑功能障碍持续性加重，此时，即使进行了硬脑膜、颅骨修复，脑功能障碍将无法挽回。

所以治疗的原则是早期发现，早期治疗。切除囊肿，修复硬脑膜，整复颅骨，阻断脑脊液外流。

总之，颅骨生长性骨折是婴幼儿时期的特殊类型，多发于婴幼儿，中青年不同年龄段均可发生，成年人也有发生的报道。并非婴幼儿的专利。此病症一经发现，早期治疗，对婴幼儿脑功能的保护极为重要。颅骨修复的婴幼儿可能会影响到其脑功能发展、颅骨的生长，但修复后对婴幼儿脑功能发育、颅骨发育扩展有多大的影响尚有待进一步研究。

（姚洁民　罗　凯）

参考文献

［1］ 王忠诚.神经外科学［M］.武汉：湖北科学技术出版社,1998.

［2］ 江基尧,朱诚.现代颅脑损伤学［M］.上海：第二军医大学出版社,1999.

［3］ 江基尧.颅脑创伤临床救治指南［M］.上海：第二军医大学出版社,2015.

［4］ RICHAUD J, BOETTO S, GUELL A, et al. Effects of cranioplasty on neurological function and cerebral blood flow［J］. Neurochirurgie, 1985, 31(3): 183-188.

［5］ FRASSANITO P, BIANCHI F, STIFANO V, et al. Craniocerebral disproportion after decompressive craniectomy in infants: the hidden enemy of cranial repair［J］? Childs Nerv Syst, 2019, 35(9): 1467-1471.

［6］ SHAH A M, JUNG H, SKIRBOLL S. Materials used in cranioplasty: a history and analysis［J］. Neurosurg Focus, 2014, 36 (4): E19.

［7］ LEE C, ANTONYSHYN O M, FORREST C R. Cranioplasty: indications, technique, and early results of autogenous split skull cranial vault reconstruction［J］. J Craniomaxillofac Surg, 1995, 22(1): 15-19.

［8］ NICOLE C, CABBAD, MARK W, et al. Autogenous bone cranioplasty: review of a 42-year experience by a single surgeon ［J］. Plast Reconstruct Surg, 2019, 143 (6): 1713-1723.

［9］ KOPER D, TER LAAK-POORT M, LETHAUS B, et al. Cranioplasty with patient-specific implants in repeatedly reconstructed cases［J］. J Craniomaxillofac Surg, 2019, 47(5): 709-714.

［10］ HONEYBUL S, HO K M. Cranioplasty: morbidity and failure［J］. J Br J Neurosurg, 2016, 30(5): 523-528.

［11］ BREITBART A S, GRANDE D A, KESSLER R, et al. Tissue engineered bone repair of calvarial defects using cultured cells［J］. Plast Reconstr Surg, 1998, 101(3): 567-574.

［12］ AHMED F, PAKUNLU R I, BRANNAN A, et al. Prevention of venous thrombosis after total hip arthroplasty. Antithrom bin and low-dose heparin compared with dextran 40［J］. J Bone Joint Surg Am, 1989, 71(3): 327-331.

［13］ WEN G, ZENG P, ZHOU J, et al. Unexpected intracranial hemorrhage and death after cranioplasty in a patient with massive hemispheric infarction［J］. J Craniofac Surg, 2019, 30(4): e378-e380.

［14］ JEYARAJ P. Efficacy and versatility of the 3-D Titanium mesh implant in the closure of large post-craniectomy osseous defects and its therapeutic role in reversing the syndrome of the trephined: clinical study of a case series and review of literature［J］. J Maxillofac Oral Surg, 2016, 15(1): 82-92.

［15］ SEGAL D H, OPPENHEIM J S, MUROVIC J A. Neurological recovery after cranioplasty［J］. Neurosurgery, 1994, 34(4): 729-731.

［16］ SUZUKI N, SUZUKI S, IWABUCHI T. Neurological improvement after cranioplasty. Analysis by dynamic CT scan［J］. Acta Neurochir (Wien), 1993, 122(1-2): 49-53.

［17］ KELLY DF, NIKAR D L, BECKER D P. Diagnosis and treatment of moderate and severe head injuries［M］//YOUMANS J R, ed. Neurological surgery. 4th ed. Philadelphia: WB Saunders Comp, 1996: 1618-1665.

［18］ KANNO T, TAKAHASHI T, TSUJISAWA T, et al. Platelet-rich plasma enhances human osteoblast-like cell proliferation and differentiation［J］. J Oral Maxillofac Surg, 2005, 63(3): 362-369.

［19］ THIEN A, KING N K, ANG B T, et al. Comparison of polyetheretherketone and titanium cranioplasty after decompressive craniectomy［J］. World Neurosurg, 2015, 83(2): 176-180.

［20］ ROSINSKI C L, CHAKER A N, ZAKRZEWSKI J, et al. Autologous bone cranioplasty: a retrospective comparative analysis of frozen and subcutaneous bone flap storage methods［J］. World Neurosurg, 2019: 131: e312-e320.

［21］ AKINS P T, GUPPY K H. Are hygromas and hydrocephalus after decompressive craniectomy caused by impaired brain pulsatility, cerebrospinal fluid hydrodynamics, and glymphatic drainage? Literature overview and illustrative cases［J］. World Neurosurg, 2019: 130: e941-e952.

［22］ YANG X J, HONG G L, SU S B, et al. Complications induced by decompressive craniectomies after traumatic brain injury［J］. Chin J Traumatol, 2003, 6(2): 99-103.

［23］ CHEN M J, ZHUANG F L, WANG M S, et al. Experimental study of repairing skull defect with autogeneous cranial bone dust［J］. Zhonghua Zheng Xing Wai Ke Za Zhi, 2008, 24(3): 203-207.

［24］ ZINS J E, MOREIRA-GONZALEZ A, PAPAY F A. Use of calcium-based bone cements in the repair of large, full-thickness cranial defects: a caution［J］. Plast Reconstr Surg, 2007, 120 (5) : 1332-1342.

［25］ VIGNES J R, JEELANI N O, DAUTHERIBES M, et al. Cranioplasty for repair of a large bone defect in a growing skull fracture in children［J］. J Craniomaxillofac Surg, 2007, 35(3): 185-188.

［26］ WEBER S M, KIM J H, WAX M K. Role of free tissue transfer in skull base reconstruction［J］. Otolaryngol Head Neck Surg, 2007, 136(6): 914-919.

［27］ JEREMIE D, OLIVER B S, BANUELOS J, et al. Alloplastic cranioplasty reconstruction: a systematic review comparing outcomes with titanium mash, polymethyl methacrylte, polyether ether ketone, norian implants in 3591 adult patients［J］. Annals of Plastic Surgery, 2019, 84(4): S289-S294.

［28］ HANOUN G, SOVA M, SMRCKA M, et al. Anterior skull base reconstruction［J］. Rozhl Chir, 2006, 85(12): 593-598.

［29］ DA SILVA R V, CAMILLI J A. Repair of bone defects treated with autogenous bone graft and low-power laser［J］. J Craniofac Surg, 2006, 17(2): 297-301.

［30］ 侯立军,卢亦成,于明琨,等.颅骨重建对创伤性颅骨缺损患者神经功能的影响［J］.中华创伤杂志,2004,20(12): 772-773.

［31］ FRASSANITO P, FRASCHETTI F, BIANCHI F, et al. Management and prevention of cranioplasty infections［J］. Childs Nerv Syst, 2019, 35(9): 1499–1506.

［32］ WANG H, ZHANG K, CAO H, et al. Seizure after cranioplasty: incidence and risk factors［J］. J Craniofac Surg, 2017, 28(6): 561–564.

［33］ SPENCER R, MANIVANNAN S, SHAROUF F, et al. Risk factors for the development of seizures after cranioplasty in patients that sustained traumatic brain injury: a systematic review［J］. Seizure, 2019, 69: 11–16.

［34］ AMANOY, FUJIMOTO A, ICHIKAWA N, et al. Cranioplasty with titanium might be suitable for adult epilepsy surgery after subdural placement surgery to avoid surgical site infection［J］. World Neurosurg, 2019, 131: e503–e507.

［35］ ZHANG X, PAN B, YE Z, et al. Massive brain swelling after cranioplasty: a case report［J］. J Neurol Surg A Cent Eur Neurosurg, 2019, 80(6): 498–502.

［36］ KANESHIRO Y, MURATA K, YAMAUCHI S, et al. Fatal cerebral swelling immediately after cranioplasty: a case report［J］. Surg Neurol Int, 2017, 8: 156.

［37］ SVIRI G E. Massive cerebral swelling immediately after cranioplasty, a fatal and unpredictable complication: report of 4 cases［J］. J Neurosurg, 2015, 123(5): 1188–1193.

［38］ KOC R K, KURTSOY A, OKTEM I S, et al. Growing skull fracture of the orbital roof. Case report［J］. Pediatric Neurosurg, 1999, 30(1): 35–38.

［39］ 江基尧, 朱诚, 罗其中. 现代颅脑损伤学［M］. 上海: 第二军医大学出版社, 2004.

［40］ SCARFÒ G B, MARIOTTINI A, TOMACCINI D, et al. Growing skull fractures: progressive evolution of brain damage and effectiveness of surgical treatment［J］. Childs Nerv Syst, 1989, 5(3): 163–167.

［41］ LIU X S, YOU C, LU M, et al. Growing skull fracture stages and treatment strategy［J］. J Neurosurg Pediatr, 2012, 9(6): 670–675.

［42］ DRAPKIN A J. Growing skull fracture: a posttraumatic neosuture［J］. Childs Nerv Syst, 2006, 22(4): 394–397.

［43］ WANG X, LI G, LI Q, et al. Early diagnosis and treatment of growing skull fracture［J］. Neurology India, 2013, 61(5): 497–500.

第四十一章
脑死亡

传统的"死亡"概念为"生命活动的停止",即维持生命所必需的基本功能停止活动,如血液循环、呼吸运动和对内外界环境刺激的反应消失,在临床上则以呼吸停止、心跳消失、心电图(ECG)呈直线为确定死亡的主要依据。这种传统死亡观不仅指导着医学中的死亡判定,还深深地融入法律、伦理及道德观念中,为人们普遍理解和接受。随着科技的发展和医学的进步,心肺复苏术和人工呼吸机的不断完善,急救设备也越来越先进、水平也越来越高。有些心跳、呼吸停止的病人,经过急救复苏后,呼吸、心跳功能往往可以借助于机器或药物来维持或取代,因此,心跳、呼吸停止者并不意味着必然死亡,这就使传统的医学死亡概念从根本上产生了动摇,仅以心跳、呼吸等重要生理功能停止作为人的个体死亡标准是片面的和不完整的。另一方面,一些脑部严重受损的病人,呈现深度昏迷,经积极治疗,虽有心跳但脑功能出现不可逆性损害。通过临床观察和实验研究证明,如果病人的脑功能发生了不可逆性变化,虽然心跳尚存,任何治疗皆属徒劳。因而提出了脑死亡(brain death)的概念。脑死亡即意味着人的生命的停止,这在80多个国家得到了医学界的公认及法律的认可。我国关于脑死亡标准的讨论持续20多年,2008年12月份,卫生部召开脑死亡判断标准研讨会,制订了第一版《中国脑死亡医学判断标准》。当然,有关脑死亡的诊断标准及确定脑死亡的时限等问题国内外尚未完全统一。

第一节 脑死亡的历史发展和定义

一、历史发展

早在1902年现代神经外科鼻祖库欣(Cushing)就提出脑死亡的概念。1957年,有学者提出当脑功能已经不可逆性损害后,是否有必要对躯体继续进行复苏及支持治疗的问题。此后有关脑死亡的问题逐渐引起人们的普遍重视和深入探讨。1959年,法国学者莫拉特(Mollart)和古隆(Goulon)首次对23例机械通气病人进行描述,脑死亡状态,即意识消失、脑干反射消失、自主呼吸消失及脑电图平直,当时称之为"coma depasse"(一种超越昏迷的状态)。1966年,法国又将"脑死亡"确定为死亡诊断的标准。1967年贝拉德(Bernad)开创了心脏移植的先河,从而促成了脑死亡的研究日渐深入。为了使器官能在血液循环尚属正常时切除,供器官移植的需要,因此必须使脑死亡的概念合法化。通过临床神经学、脑代谢、神经病理、神经功能及脑血流等方面的研究,对脑死亡的有关问题得到了初步的总结。1968年哈佛大学医学院特设委员会重新对脑死亡概念进行解释,制定人类首个脑死亡判定标准。该标准规定脑死亡即为不可逆昏迷,是指个体对外界刺激无反应,脑干反射消失,自主呼吸停止,并且昏迷原因明确的状态。1971年,莫罕达斯(Mohandas)和周(Chou)认为可将脑干作为脑死亡判定的靶点,提出脑干死亡(brainstem death)的概念,并将其运用于临床判定,这就是明尼苏达(Minnesota)标准。1976年,英国皇家医学院发表的备忘录中提出脑干永久性功能丧失即可视为脑死亡,但前提条件是一定要确定脑干损伤为不可逆性,并且要排除其他可致昏迷的状态,此外还通过建立标准的呼吸暂停试验以评估呼吸中枢功能。1981年,美国总统委员会特设生物医学及行为医学伦理研究会发表的指南中推荐使用确认试验以缩短脑死亡判定的观察时间,但是对于缺氧性损伤的病人仍然应观察24小时。1995年，美国神经病学会质量标准分会，在总结各国原有的脑死亡的判断标准及各种有关文献资料后，在发表的脑死亡诊断指南中描述了脑死亡的诊断标准，并且强调了脑死亡必备的3个条件：病因明确的不可逆昏迷、脑干反射消失和自主呼吸停止。这是迄今为止较为全面的诊断模式。

我国脑死亡诊断标准的制定可以追溯到20世纪80年代。1986年，《解放军医学杂志》编辑部在南京组织召开了心肺脑复苏专题会，草拟了我国第一个《脑死亡诊断标准（草案）》，旨在为我国医学界提供一个初稿，并希望经过逐步完善能有一个我国自己的、为众所公认的"脑死亡诊断标准"，以促进我国医学的发展。1988年在上海召开了有关脑死亡的专家、学者研讨会，许多专家提出应尽快制定脑死亡法规，以符合医学发展的趋势和国际潮流。1992年曾邀请台湾学者洪祖培专题演讲脑死亡的诊断和有关立法问题。但由于种种原因，脑死亡诊断标准一直没有正式启动。直到1999年5月，在华中科技大学同济医学院裘法祖的倡议和领导下，中华医学会《中华医学杂志》编辑委员会在武汉召开了我国《脑死亡标准（草案）》专家研讨会，会议邀请了国内著名的神经内科、神经外科、麻醉科、法学、法医学、伦理学、社会学等学科的专家探讨了在我国建立脑死亡标准的重要意义，并对我国《脑死亡标准（草案）》进行了认真仔细的讨论和修改。会后，在中华医学杂志1999年第10期刊登了会议纪要，并向卫生部有关部门进行了汇报。1999—2001年，不少医学界的全国人大代表和政协委员在"人大"和"政协"两会上多次提案，呼吁我国尽早制订脑死亡法规。卫生部有关部门经过调查研究，于2001年7月在杭州召开专家研讨会，对《脑死亡诊断标准草案（成人）》（以下简称"草案"）再次进行讨论和修改。卫生部将"草案"发至全国各省市自治区卫生厅，广泛征求全国医药卫生人员的意见，对"草案"进行反复推敲，于2003年第3期《中华医学杂志》刊登了卫生部脑死亡判定标准起草小组起草制订的《脑死亡判定标准（成人）》征求意见稿和《脑死亡判定技术规范》（征求意见稿）。2008年12月份，卫生部召开"脑死亡判断标准"研讨会，制订了第一版《中国脑死亡医学判断标准》。2009年又颁发了修订后的《脑死亡判定标准（2009版）》。2013年国家卫生和计划生育委员会脑损伤质控评价中心发布了《脑死亡判定标准与技术规范（成人质控版）》。为使中国脑死亡评估工作更加规范有序，2019年国家卫生健康委员会脑损伤质控评价中心修改完善并推出《中国成人脑死亡判定标准与操作规范（第二版）》。

二、定义

关于脑死亡的定义，目前已经基本得到统一。目前国内、外公认的脑死亡是指包括脑干在内的全脑功能不可逆转的丧失，即死亡。脑死亡是一种不可逆性脑损害，表现为全脑功能丧失，脑循环终止，神经系统已经不能再维持机体内环境的稳定性。我国在1986年南京心肺复苏专题座谈会上首次制定的脑死亡定义为：脑死亡是指脑细胞广泛地、永久地丧失了完整功能，范围涉及大脑、小脑、中脑、脑桥和延髓。脑死亡病人临床检查中最重要的特征是：① 意识丧失；② 对疼痛刺激无运动反应；③ 脑干反射消失；④ 呼吸停止。一旦进入脑死亡，不管用什么方法保护和支持机体除脑之外的全身脏器，最终心跳终会停止。所以，可以说脑死亡即机体的死亡。当然，也有学者认为脑干网状结构死亡为机体不可逆性走向死亡的前提，即脑干死亡为脑死亡。事实上，这与上述的定义并无冲突，只是脑死亡的两个过程而已。

第二节　脑死亡的病因和病理

一、病因

导致脑死亡的病人绝大多数有脑组织的直接损害，常见的出血性损害有重型颅脑外伤、颅内动脉瘤破裂后蛛网膜下腔出血、自发性脑内出血和肿瘤卒中等；而严重脑梗死后广泛性脑水肿或脑疝形成、心搏骤停或窒息后未能得到立即复苏救治等，也可引起脑组织缺血性、缺氧性损害而引起脑死亡；暴发性肝坏死，也可导致广泛性脑水肿而引起脑死亡。其他可引起脑组织缺氧、缺血损害的疾病，也可引起脑死亡。有人统计，颅脑外伤后死亡病人中，约50%为脑死亡；入院时心跳、呼吸停止者，复苏成功后又死亡者18%进入脑死亡（表41-1）。

表41-1　脑死亡最常见的病因

类　别	原　因
创伤性脑损伤(颅骨钝挫伤)	机动车事故,斗殴,头部外伤,事故
动脉瘤性/创伤性蛛网膜下腔出血	
脑内出血	高血压,创伤/跌落
脑水肿和缺血性卒中	大血管疾病,小血管疾病,栓塞[从心脏/深静脉血栓(DVT)]
缺血、缺氧性脑病	心脏骤停,绞刑,窒息
多器官衰竭引起的水肿和颅内压升高	肝功能衰竭,肾功能衰竭,高血氨症
代谢紊乱	低/高钠血症
	低/高钙血症
	低/高镁血症
	严重的酸中毒或碱中毒
低体温症	核心温度在32℃以下,光反射消失
	脑干反射完全丧失,核心温度低于28℃时
药物	阿替米林,巴比妥酸盐,神经肌肉阻滞剂
闭锁综合征	基底膜炎,后颅窝血肿/卒中,脑桥中央脱髓鞘症(低钠血症矫正过快)
吉兰-巴雷综合征	严重急性炎性脱髓鞘多发性神经病

二、病理

脑死亡的发展过程为:脑缺血、缺氧→脑水肿→颅内压增高→脑疝→脑干继发性损害及出血→全脑死亡。而决定脑死亡的病理特征性改变为脑组织血管内外红细胞自体溶解,呈空泡状。因非脑死亡的心跳、呼吸停止死亡者,脑组织内红细胞是完整的,尚未进入自体溶解的过程。脑死亡者脑血流的停止从脑干开始向全脑发展,这在尸检上发现脑干的自体溶解程度比大脑和小脑严重得到证实。脑脊液中可出现神经组织碎片或细胞。

对脑死亡者的脑组织尸检时,90%有肉眼可见的形态学变化,表现为脑组织变软,呈半液化状态,弥漫性脑肿胀,脑皮质可有充血、坏死区。在实施人工呼吸数日后死亡者,脑部肿胀呈苍白色,完全无血,动脉与静脉均塌陷,脑沟消失。维持至21天心跳停止后尸检者,全脑失去正常形态,皱缩变为灰白色;而人工呼吸维持最长达71天者,全脑区包括脑干呈深灰色、黏液状组织。显微镜下可以见到如下改变:细胞周围水肿、神经元消失、出血、梗死,有极少或无炎症反应,并有胶质细胞、小胶质细胞和血管的病变,脑脊液中可出现神经组织碎片,皮质损害远较白质严重。

第三节　判定脑死亡的技术规范

国内外关于脑死亡的诊断问题尚未得到统一,各自提出了相应的诊断标准。诊断脑死亡的基本要素是:深昏迷或无反应性、脑干功能的丧失和自主呼吸停止。

一、脑死亡的前提

临床诊断脑死亡,必须首先排除类似或部分类似

"脑死亡样"状态。因此诊断脑死亡应该有下列前提:

(1)必须有肯定的临床上或神经影像上的急性中枢神经系统损害的证据,并且符合脑死亡。原发性脑损伤引起的昏迷包括颅脑外伤、脑血管疾病等;继发性脑损伤引起的昏迷主要为心跳骤停、麻醉意外、溺水、窒息等所致的缺氧性脑病。对无神经影像学证实

有脑部损害者及原因不明的昏迷病人不能实施脑死亡判定。

（2）必须排除各种原因的可逆性昏迷。

1）干扰临床诊断的其他医学合并症（如严重的水电解质紊乱、酸碱失衡和内分泌障碍）、急性代谢性和内分泌性障碍（如肝性脑病、尿毒症性脑病、低血糖或高血糖性脑病等）存在时，诊断脑死亡是不可靠的。

2）急性中毒，如一氧化碳中毒、乙醇中毒、药物中毒（包括镇静催眠药物中毒、麻醉药物中毒、抗精神病药物中毒、肌肉松弛药物中毒）等。怀疑药物中毒时，应该进行药物血浓度测定。

3）中心体温必须在32℃以上。肛温低于32℃可使脑干反射消失，影响对病人的判断。

二、脑死亡的诊断标准

脑死亡的诊断标准尚未完全统一，概括各主要观点包括以下几个方面。

（一）临床判定标准

1. 深昏迷和无反应性　病人深度昏迷，没有任何的自主活动，对强痛刺激无反应，感受性和反应性丧失，对外界刺激和内在需要完全无知觉和反应，最强烈的疼痛刺激也不能引起发音、呻吟、肢体回缩或呼吸加快等，格拉斯哥昏迷量表（GCS）评分为3分。检验结果需反复确认。

检查方法及结果判定：拇指分别强力压迫病人两侧眶上切迹或针刺面部，不应有任何面部肌肉活动。注意事项：

（1）任何刺激必须局限于头面部。

（2）三叉神经或面神经病变时，不应轻率判定为深昏迷。

（3）颈部以下刺激时可引起脊髓反射。脑死亡时枕骨大孔以下的脊髓可能存活，仍有脊髓反射和/或脊髓自动反射。脊髓反射包括各种深反射和病理反射。脊髓自动反射大多与刺激部位相关，刺激颈部可引起头部转动；刺激上肢可引起上肢屈曲、伸展、上举、旋前和旋后；刺激腹部可引起腹壁肌肉收缩；刺激下肢可引起下肢屈曲和伸展。脊髓自动反射必须与肢体自发运动区别，脊髓自动反射固定出现于特定刺激相关部位，而自发运动通常在无刺激时发生，多数为一侧性。脑死亡时不应有肢体自发运动。

（4）脑死亡时不应有去大脑强直、去皮质强直和痉挛发作。

2. 脑干反射消失

（1）瞳孔对光反射

1）检查方法：用强光照射瞳孔，观察有无缩瞳反应。光线从侧面照射一侧瞳孔，观察同侧瞳孔有无缩小（直接对光反射），检查一侧后再检查另一侧。光线照射一侧瞳孔，观察对侧瞳孔有无缩小（间接对光反射），检查一侧后再检查另一侧。上述检查应重复进行。

2）结果判定：双侧直接和间接对光反射检查均无缩瞳反应即可判定为瞳孔对光反射消失。

3）注意事项：脑死亡者多数双侧瞳孔散大（直径4～9 mm），少数瞳孔可缩小或双侧不等大。因此，不应将瞳孔大小作为脑死亡判定的必要条件。眼部疾患、外伤或药物可影响瞳孔对光反射的判定，判定结果应慎重。

（2）角膜反射

1）检查方法：抬起一侧上眼睑，露出角膜，用棉花丝触及角膜周边部，观察双眼有无眨眼动作。检查一侧后再检查另一侧。

2）结果判定：双眼均无眨眼动作即可判定为角膜反射消失。

3）注意事项：即使未见明确眨眼动作，但上、下眼睑和眼周肌肉有微弱收缩时，不应判定为角膜反射消失。眼部疾病或外伤、三叉神经或面神经病变均可影响角膜反射判定，判定结果应慎重。检查时注意勿损伤角膜。

（3）头眼反射

1）检查方法：用手托起头部，撑开双侧眼睑，将头从一侧快速转向对侧，观察眼球是否向反方向转动。检查一侧后再检查另一侧。

2）结果判定：当头部向左侧或向右侧转动时，眼球无相反方向转动，即可判定为头眼反射消失。

3）注意事项：眼外肌疾病可影响头眼反射判定，判定结果应慎重。颈椎外伤时禁止此项检查，以免损伤脊髓。

（4）前庭眼反射

1）检查方法：头部抬高30°，用弯盘贴近外耳道，以备注水流出。注射器抽吸0～4℃盐水20 mL，注入一侧外耳道，注入时间20～30秒，同时撑开两侧眼睑，观察有无眼球震颤。检查一侧后再检查另一侧。

2）结果判定：注水后观察1～3分钟，若无眼球震颤即可判定为前庭眼反射消失。

3）注意事项：检查前须用耳镜检查两侧鼓膜有无损伤，若有破损则不做此项检查。外耳道内有血块或堵塞物时，清除后再行检查。即使没有明显的眼球震颤，但可见微弱眼球运动时，不应判定前庭眼反射消失。头面部或眼部外伤、出血、水肿可影响前庭眼反射判定,判定结果应慎重。本检查方法与耳鼻喉科使用的温度试验不同,后者采用20℃的冷水或体温±7℃的冷热水交替刺激,不能用于脑死亡判定。

(5)咳嗽反射

1)检查方法:用长度超过人工气道的吸引管刺激受检者气管黏膜,引起咳嗽反射。

2)结果判定:刺激气管黏膜无咳嗽动作,判定为咳嗽反射消失。

3)注意事项:刺激气管黏膜时,出现胸、腹部运动,不能判定为咳嗽反射消失。吸引管应该插到气管内达到隆突水平并给予1～2次吸引。

上述5项脑干反射全部消失,即可判定为脑干反射消失。若5项脑干反射中有不能判定的项目时,应至少重复可判定项目2次(间隔5分钟),并增加确认试验项目。

3. 无自主呼吸 脑死亡者无自主呼吸,必须依靠呼吸机维持通气。判定自主呼吸停止,除根据肉眼观察胸、腹部有无呼吸运动外,还须通过自主呼吸激发试验验证,并严格按照以下步骤和方法进行:

(1)先决条件:在进行呼吸停止实验时,缺乏必要的预防措施可能会导致生命体征的改变(如明显的血压下降、严重的心律失常等)。因此,进行此项试验时,需要有下列的前提。

1)膀胱温度或肛温≥36.5℃(核心体温>36.5℃)。如体温低于这一标准,应予升温。

2)收缩压达到同年龄正常值。如存在低血压,应予升压药物。

3)动脉氧分压(PaO_2)≥26.7 kPa(200 mmHg)。如低于这一标准,可吸入高浓度氧气。

4)动脉二氧化碳分压($PaCO_2$)4.7～6.0 kPa(35～45 mmHg)。如低于这一标准,可减少每分钟通气量。慢性二氧化碳潴留者$PaCO_2$可>6.0 kPa(45 mmHg)。

(2)试验方法与步骤

1)检测动脉血$PaCO_2$。

2)脱离呼吸机8～10分钟。

3)脱离呼吸机后即刻将输氧导管通过人工气道置于隆突水平,每分钟输入100%氧气4～6 L。

4)密切观察胸、腹部有无呼吸运动。

5)脱离呼吸机8～10分钟,抽取动脉血检测$PaCO_2$。

6)恢复机械通气。

(3)结果判定:如果没有呼吸运动,而且$PaCO_2$≥

8.0 kPa(60 mmHg)或$PaCO_2$超过原有水平2.7 kPa(20 mmHg),即可判定无自主呼吸,支持脑死亡的诊断。如有呼吸运动,即不支持脑死亡的诊断。如果$PaCO_2$≤8.0 kPa(60 mmHg),或未高出正常基线2.7 kPa(20 mmHg),则不能肯定。如果无呼吸运动,但是$PaCO_2$≥8.0 kPa(60 mmHg),且没有心律失常或低血压出现,可采用呼吸停止10分钟再次试验。

(4)注意事项

1)需要确认是否存在机械通气误触发的可能。

2)自主呼吸激发试验过程中可能出现明显的血氧饱和度下降、血压下降、心率减慢以及心律失常等,此时须即刻终止试验,并宣告本次试验失败。能够产生适当潮气量的腹式或胸式呼吸才算呼吸存在。有效的呼吸运动常在呼吸停止试验的早期就能观察到,而呼吸样的运动常在后期出现。如有呼吸运动可疑,应该采用呼吸测定仪确定有无潮气量的产生。

3)自主呼吸激发试验至少2名医师(一名医师监测呼吸、血氧饱和度、心率、心律和血压,另一名医师观察胸、腹有无呼吸运动)和1名护士(管理呼吸机、输氧导管和抽取动脉血)完成。

4)第1次检查后如果确定为脑死亡,继续呼吸机人工辅助呼吸,4小时后再次检查,确认后记录全部资料,才能诊断脑死亡。

5)如果自主呼吸激发试验未能实施或未能完成,需要加强生命支持和各种器官系统功能支持,达到先决条件后重新实施。

(二)辅助诊断标准

脑死亡诊断主要依靠临床判定。对于临床判定困难者,需要辅助判定手段加以确认。脑死亡的辅助判定标准随着科学技术的提高在不断地变化发展,但主要还是围绕脑电和脑血流的检测。至今在世界各国的脑死亡确认试验中还没有任何一种检测技术,同时具备可靠性高、床旁可行、特异性高、敏感性高且不受药物影响等优点(表41-2、41-3)。

目前在应用辅助技术确认脑死亡方面还存在许多争议,脑死亡确认还需要多种辅助判定技术联合。目前世界各国尚未形成统一的脑死亡辅助确认标准。当前应用较普遍的辅助判定技术有脑电图(EEG)、体感诱发电位(SEP)、经颅多普勒超声(TCD)、数字减影血管造影(DSA)、CT血管成像(CTA)和磁共振血管成像(MRA)等。2019年国家卫生健康委员会脑损伤质控评价中心发布了《中国成人脑死亡判定标准与操作规范(第二版)》,推荐应用3种辅助判定技术确认脑死亡,即EEG、TCD和正中神经短潜伏期体感诱发电位

表41-2 对检查项目辅助测试的敏感性(按降序排列)

检查项目	测试结果
传统血管造影术(MRA和CTA有潜在的应用前景并且正在进行研究)	在颈动脉分叉或基底动脉环水平无血管充盈;颈外动脉循环是开放的,而上矢状窦的充盈延迟
脑电图	至少30分钟的记录中没有脑电活动。疑似脑死亡的最低诊断标准由美国脑电图学会采用,包括16通道脑电图设备
经颅多普勒超声	10%的病人可能颞窗的回声。因此,初始多普勒信号的缺失不能被解释为与脑死亡的一致。小收缩期峰值在早期没有舒张的回流量,表明非常高的血管阻力大大增加颅内压
使用锝-99 m放射性核素扫描大脑	脑实质不吸收放射性核素
体感诱发电位	刺激正中神经,双侧N20-P22反应消失。记录应遵循美国脑电图学会所采纳的疑似脑死亡的体感诱发电位的最低技术标准

表41-3 验证性测试的优点和局限性

确认试验	优 点	局限性
传统血管造影术	• 高灵敏度 • 视觉上很直观,很容易理解	• 某些内部和外部设备不兼容 • 需使用对比介质。在急性肾衰竭的情况下,如果利益大于风险,可能仍会给予。一些放射科医生可能会拒绝执行,并推荐其他的检测 • 需要搬动病人 • 可能要花上几个小时
脑电图	• 高敏感性 • 可以在床旁完成 • 可以在1小时内快速完成	• 设备是否可以获得 • 需要熟练的技师 • 需要暂时撤除镇静药。虽然有些病人可能不需要镇静,但他们可能应用一些含有镇静成分的药物来维持生命体征 • 生命支持设备可能导致过多干扰电波,使结果难于解释
经颅多普勒超声	• 可以在床旁完成 • 可以在数分钟内完成	• 设备的可用性 • 需要熟练的技师 • 需要暂时移除镇静药。虽然这些病人可能不需要镇静,但他们可能正在服用药物来维持生命的重要功能,这些药物具有镇静作用 • 生命支持设备可能导致过多电波,使现象难于解释
锝-99放射性核素脑扫描	• 可以在床旁完成 • 可以在数分钟内完成	• 需使用放射性物质 • 设备的可用性和放射性核素 • 需要熟练的技师
躯体感觉诱发电位		• 目前结果不灵敏,不推荐使用

(short-latency somatosensory evoked potential, SLSEP)。

1. EEG检查 EEG确定脑死亡的价值已经受到普遍重视,不少国家和地区已将其列为诊断脑死亡的必要条件之一。观察EEG的变化:脑电波活动≤2 μV或完全消失,并对针刺或声响刺激无反应者,称为等电位或脑电静息。脑电静息是脑死亡者EEG的基本特征,但脑电静息持续多长时间才作为可靠的指标尚无统一的标准,一般认为以24小时较为合理。美国EEG协会规定的标准为:敏感度为每分钟2 μV,时间常数为0.1秒或0.3秒,高频波为70 Hz时无2 μV以上的脑电活动,需要连续记录30分钟以上。

近年来有关脑死亡EEG的研究发现符合临床脑

死亡诊断标准的部分病人，仍有脑电活动，表现为3种EP类型：低幅脑电活动、类睡眠脑电活动及α波样脑电活动；或初始为脑电静息，若干时间后又有低幅脑电活动，之后再呈脑电静息。由于脑电波通过硬脑膜、颅骨和头皮时已经被衰减约80%，所以头皮电极脑电图仅能反应大脑皮质浅表约3 cm左右的电活动，不能反应皮质下结构的电活动。因此皮质和皮质下结构损害而脑干机能保留、或药物中毒和低温时也可出现脑电静息。所以EEG可作为脑死亡诊断的辅助方法，同时需注意脑死亡的鉴别诊断。

为使EEG的记录有价值并减少误差，EEG在用于脑死亡诊断时必须注意以下若干问题：① 使用独立电源，必要时使用稳压器。暂停其他可能干扰EEG记录的医疗仪器设备；② 病人应该处于相对稳定状态，排除休克状态和低温状态；③ 除外镇静剂、肌松剂、中毒及干扰脑电活动药物的影响存在；④ EEG测试仪性能良好，操作人员技术熟练；常用16导或18导仪；⑤ 电极间的距离至少10 mm，增益范围≥5 μV/mm，电极间电阻应控制在100～10 000 Ω；电极安放部位外伤或水肿可能影响EEG记录，脑死亡判定应以其他确认试验为据或条件符合要求后复查；⑥ 持续描记至少30分钟，有可疑时应该重复记录；⑦ 滤波器高频应大于30 Hz，低频应低于1 Hz；⑧ 记录系统要完整；⑨ 如果EEG无脑电活动，可以给予疼痛刺激或声、光刺激。

2. **脑诱发电位(EP)检查** 脑EP特异性和可靠性均较高，部分国家和地区已将其采纳应用到脑死亡诊断的确认试验中。近年来有些学者研究发现，EP比EEG更准确可靠，而且EP不受病人意识水平的变化、麻醉及镇静药物的影响，两者可以互为补充。

(1) 脑干听觉诱发电位(BAEP)：只在脑干有结构性损害时才发生变化。脑死亡者中，有70%～77%的病人，其Ⅰ波(听神经)之下的各波消失，呈静电息；20%的病人中，其Ⅱ波(耳蜗神经)以下各波消失。随着昏迷的加深至脑死亡时，BAEP波型逐渐开始演变，波幅下降，潜伏期延长，直至仅存Ⅰ波或呈脑电静息，证明已有脑干及脑功能消失，故BAEP对判断脑死亡，不失为一项准确的指标。

(2) 体感诱发电位(SEP)：SEP的延髓波消失提示颅内循环的停止。多数学者研究证实，意识丧失，自主呼吸停止，脑干反射消失者，SEP呈脑电静息。目前较常用的是正中神经SLSEP，双侧N9和/或N13存在，P14、N18和N20消失时，符合SLSEP脑死亡判定标准。注意事项：

1) 保持被检测肢体皮肤温度正常(低温可使EP潜伏期延长)。

2) 电极安放部位外伤或水肿、锁骨下静脉置管、正中神经病变、颈髓病变以及周围环境电磁场干扰等均可影响结果判定，此时SLSEP结果仅供参考，脑死亡判定应以其他确认试验为据。

(3) 视觉诱发电位(VEP)：脑干反射消失者，VEP多呈脑电静息；脑干反射消失者，VEP也存在但潜伏期延长。

3. **TCD检查** 自从阿斯利德(Aaslid)等于1982年将TCD应用于临床以来，其在评估脑血流和诊断脑死亡方面的价值便得到充分肯定。TCD以其操作简单、床旁可行、无创及可重复等优点，近年来被广泛应用于临床拟诊脑死亡病人的确认。在脑血管功能正常情况下，TCD可以通过检测脑血流的速度变化情况来反映颅内压和脑灌注压的变化。随着颅内压逐渐增高，TCD表现出平均血流速度下降，搏动指数增高，舒张期血流速度下降等。其中，舒张期血流速度下降出现最早最明显。随着颅内压的进行性增高，舒张期血流速度逐渐表现为下降、零、反向。当反向血流消失，出现收缩期针尖样血流，最终血流信号消失，提示颅内血液灌流几乎消失。

属床边非创伤性检查，通过探查颅内血管内的血流动力学改变，可作为诊断脑死亡的一项可靠的辅助检查方法。结果判定：

(1) 判定血管：前循环以双侧大脑中动脉(MCA)为主要判定血管；后循环以基底动脉为主要判定血管。

(2) 判定血流频谱：① 振荡波(reverberating flow)：在一个心动周期内出现收缩期正向和舒张期反向血流信号，脑死亡血流指数(direction of flowing index, DFI) < 0.8，DFI = 1 - R/F(R：反向血流速度；F：正向血流速度)。② 收缩早期尖小收缩波(small systolic peaks in early systole)：收缩早期单向性正向血流信号，持续时间 < 200毫秒，流速 < 每秒50 cm。③ 血流信号消失。

(3) 判定次数：每次检查重复2次，间隔30分钟。2次检测颅内前循环和后循环均为上述任一血流频谱，符合TCD脑死亡判定标准。

TCD检查的敏感度为91.3%，特异性为100%。一般认为，TCD在诊断脑死亡时检测血管越多，可靠性越高，但也有研究报道称单纯对大脑中动脉进行检测判定脑死亡有同样可靠的价值。注意事项：

(1) 采用TCD作为脑死亡的证实试验必须排除假阳性，尤其在脑室引流术和开颅减压术后的病人，在临床出现脑死亡前TCD可能出现脑死亡的回荡波。

（2）颞窗透声不良时，可选择眼窗检测同侧颈内动脉虹吸部和对侧大脑中动脉。

（3）首次经颞窗检测不到血流信号时，必须排除因操作技术造成的假象。因此，在做出脑循环停止诊断时病人必须符合脑死亡的临床判定标准化。

（4）PCO_2、血容量、心脏输出量的明显改变会影响TCD的速度。外周动脉收缩压低于同年龄组2个标准差时应升高血压后再行检测。该项检查需要有丰富经验和良好技术者。

4. 脑血管造影检查 DSA是通过给动脉内注入造影剂来显示脑血管灌注情况的有创检查。脑死亡时在颈动脉分叉或基底动脉环水平无脑内显影，只有颈外循环显影，有时可见上矢状窦的延迟显影。因其能直接显示脑血流灌注情况而被国际公认为是诊断脑死亡的"金标准"。但在一些国家，例如德国，如没有治疗的必要，DSA被禁止专门用于脑死亡的诊断。

5. 头颅CT及CTA检查 在脑死亡者中，头颅CT检查表现颅腔填塞，即蛛网膜下腔和脑室、脑池消失；若进行增强扫描，脑血管不见增强显影，说明脑内血液灌注停止，并已进入脑死亡阶段。CTA作为评估脑血流的检测手段，正在被越来越多地应用到脑死亡的判定试验中。目前，法国、奥地利、瑞士、加拿大等国家已经把CTA纳入到脑死亡辅助确认试验中，并制定了CTA诊断脑死亡的具体标准。但CTA诊断脑死亡的标准至今还未达成共识。有研究报道称，CTA诊断脑死亡的准确性高达94%。其影像特征是：与颈动脉的其他分支对照提示，基底动脉、大脑中动脉M_4段、大脑前动脉A_3段、大脑后动脉P_2段以上部分造影剂缺如。

6. 阿托品试验 阿托品试验是一种简单、快速、敏感的脑死亡判定方法，已被欧美等国家应用在脑死亡的诊断标准之中。

阿托品可轻度兴奋延髓和大脑，降低迷走神经张力，解除其对心脏的抑制，使心率加快。阿托品诊断脑死亡的具体步骤是：在心电图检查前提下，静脉内注入1 mg阿托品，观察30分钟，最快心率较试验前多5次以上（包括5次）为阳性，排除脑死亡；少于5次为阴性，诊断脑死亡。脑死亡者因延髓循环中枢机能丧失，阿托品不引起心率增快。由于延髓是脑组织中耐受缺氧时间最长的部位，故阿托品试验对确诊脑死亡有重要价值。

7. 颅内压（ICP）监测 近些年，ICP监测以其具有能客观和直观地反映ICP数值及可持续动态监测等

优点，在脑死亡诊断方面的价值也越来越引起重视。有研究显示，ICP越高，病死率越高，当ICP > 5.33 kPa（40 mmHg）或脑灌注压 < 6.67 kPa（50 mmHg）时，脑血管自动调节机制失调，脑血管不能相应扩张，脑血流量（CBF）急剧下降，可造成脑细胞不可逆损伤。研究发现，经积极抗颅内高压治疗后，脑外伤病人ICP仍持续高于5.33 kPa（40 mmHg）者，病死率可高达90%，如果ICP持续大于6.67 kPa（50 mmHg）时，其病死率几乎接近100%。目前，我国脑死亡的确认试验中，仅有TCD是可以评估脑血流状况，研究ICP监测在脑死亡中的应用价值是对脑血流评估的一个补充。目前，国内外关于ICP监测在脑死亡诊断中的应用价值的研究报道还较少。

8. 颈内静脉血气分析 颈静脉氧饱和度（$SjvO_2$）检测是监测脑氧代谢变化的一种方法，是提供大脑氧合程度的指标。有报道称，$SjvO_2$可以较好地反映脑代谢状态，反映颅脑损伤严重程度。颈内静脉血气分析可以反映脑组织氧的摄取情况。$SjvO_2$、脑氧摄取（cerebral extraction of oxygen, CEO_2）可以反映大脑氧代谢状况。脑氧代谢状态与脑死亡有密切关系。有文献报道：研究认为$SjvO_2$的正常低限为0.50 ~ 0.60，高限为0.75。$SjvO_2 > 0.75$提示脑氧摄取减少，此时可能存在脑充血或脑代谢降低，如昏迷、脑死亡；当$SjvO_2$持续 > 0.75，提示预后不良。

9. 眼球震颤电图 脑死亡者，脑干内前庭通路完全破坏，前庭对强烈变温刺激无眼震反应出现。

10. MRA、单光子发射计算机体层成像（SPECT）检查 脑底大血管不显影。

11. 放射性核素脑显像 静脉注入^{99m}Tc-HMPAO后，床边用便携式γ照相机拍摄平面图像，应该加照胸部和腹部以确定有效的静脉注射。脑死亡时脑实质内无放射性核素摄取。因为造影剂价格昂贵，应用较为局限。

上述辅助诊断标准中，前三项的应用较多，其他检查的临床经验相对较少。确认试验项目的优选顺序依次为EEG、SLSEP、TCD。如果EEG或SLSEP与TCD联合，可降低判定的假阳性率，提高判定的一致性。如果TCD检查受限，可参考CTA或DSA结果。

在诊断脑死亡时，临床标准是必备条件，辅助诊断中EEG和常规脑血管造影检查已经被广泛接受为确定性试验，其他各项仅为参考，不作标准。

三、脑死亡诊断步骤

脑死亡判定：首先，确定脑死亡的先决条件，即明

确诊断的对象和前提,排除"脑死亡样"状态,即排除可逆性昏迷病人。接下来分为以下3个步骤:第1步进行脑死亡临床判定,符合判定标准(深昏迷、脑干反射消失、无自主呼吸)的进入下一步;第2步进行脑死亡确认试验,至少2项符合脑死亡判定标准的进入下一步;第3步进行脑死亡自主呼吸激发试验,验证无自主呼吸。上述3个步骤均符合脑死亡判定标准时,确认为脑死亡。

四、脑死亡判定的时限及次数

确定脑死亡需要具有一定的观察时限。各国对判定脑死亡的观察时间不等,北欧因必须做DSA,故最短为2小时;日本为6小时;美国为12～24小时;德国规定原发性脑损伤至少>12小时,继发性脑损伤>72小时。我国经专家反复讨论认为以12小时的观察期限较妥当,也即临床判定和确认试验结果均符合脑死亡判定标准者可首次判定为脑死亡;首次判定12小时后再次复查,结果仍符合脑死亡判定标准者,方可最终确认为脑死亡。在满足脑死亡判定先决条件的前提下,3项临床判定和2项确认试验完整无疑,并均符合脑死亡判定标准,即可判定为脑死亡。如果临床判定缺项或有疑问,再增加一项确认试验项目(共3项),并在首次判定6小时后在判定,复查结果符合脑死亡标准,即可确认为脑死亡。

五、脑死亡判定人数和层次

根据2002年世界70个国家和地区收集到的情况,31个国家和地区(44%)只需1名医师,24个国家和地区(34%)需2名医师,11个国家和地区(16%)需2名以上的医师,甚至多达4名,而4个国家和地区没有明确规定。我国脑死亡判定标准与技术规范认为,实施脑死亡判定的医师至少2名,并要求为从事临床工作5年以上的执业医师(仅限神经内科医师、神经外科医师、重症医学科医师、急诊科医师和麻醉科医师),至少2名临床医师同时在场(其中至少一名神经科医师),分别判定,意见一致。

脑死亡概念的出现,对临床医学、法医学、哲学和法学等众多学科产生了重大影响,有着重要的现实意义。在临床医学上,脑死亡概念以及对脑死亡前期的早期变化的研究,可以为指导临床如何进行生命抢救提供理论依据。脑死亡理论提示,临床各科在进行生命抢救之始,就必须全力保护病人的全脑功能,保证一切有效的抢救措施必须赶在脑死亡发生之前实施,否则就不能真正挽救病人的生命。对于已发生脑死亡者,则可放弃徒劳的抢救复苏措施,这既可节约医药资源,减轻病人、家庭即社会的负担,也不违背医德和法律。以脑死亡作为个体死亡的标准,还可以为器官移植提供适量的、高质量的器官供体,挽救更多人的生命健康,这无疑对推动医学科学的发展有着重大积极意义。脑死亡的立法涉及道德、伦理、宗教和法学等多个领域。目前全球尚无统一的脑死亡诊断标准等,至今还未颁发适合我国国情的脑死亡法规。随着全球脑死亡诊断实践经验的积累和进一步的研究,国人的努力和法制的发展和健全,颁布适合我国国情的脑死亡诊断标准的条件正在走向成熟。

在法医学方面,脑死亡概念发展和丰富了法医学死亡学说,并对现代法医学产生了极大的冲击,提出了一系列亟待研究解决的问题。例如,如何确定死亡和进行死亡过程分期问题,如何判断脑死亡过程中肌体各组织器官结构、功能的变化情况,如何正确确定死亡原因,以及如何确定死亡时间、生前伤与死后伤等问题。在法律实践中,以脑死亡作为个体死亡的标准还直接影响着如何执行遗嘱、继承财产作为个体死亡的标准还直接影响着如何执行遗嘱、继承财产及处理其他与死亡有关的法律事务。

有关脑死亡诊断方法和诊断标准的研究尚需深入研究并不断完善,脑死亡的概念不仅需要医学界和法律界的确立,更需要社会的支持和认同。确定脑死亡是一件严肃的工作,临床工作者不能轻率作出诊断,在确立脑死亡之前不能放弃任何救治病人的机会和努力。

(张 赛 涂 悦)

参考文献

[1] 宿英英,张艳,叶红,等.脑死亡判定标准与技术规范(成人质控版)[J].中华神经科杂志,2013,46(9):637-640.

[2] 宿英英,张运周,高岱佺,等.脑死亡判定标准与技术规范培训分析:临床判定[J].中国现代神经疾病杂志,2015,15(12):

956-960.

[3] 冯学泉,李牧,王勇强,等.脑死亡判定辅助技术进展[J].实用器官移植电子杂志,2014,2(3):181-185.

[4] 卫生部脑死亡判定标准起草小组.脑死亡判定标准(成人)(征

求意见稿)[J].中华神经外科杂志,2003,19(2):86-88.

[5] 宿英英,赵国光,国家卫生健康委员会脑损伤质控评价中心.中国成人脑死亡判定标准与操作规范(第二版)[J].中华医学杂志,2019,17(99):1288-1292.

[6] 张天锡.对脑死亡诊断标准的认识[J].中华神经外科疾病研究杂志,2003,2:97-99.

[7] 胡克琦,陈谦学,叶应湖.脑死亡病人的脑电图检测[J].中国临床神经外科杂志,2003,8:105-107.

[8] 杨树源,只达石.神经外科学[M].北京:人民卫生出版社,2008.

[9] 戴庆康.死亡标准与器官移植时的伦理痛苦与法律的无奈[J].医学与哲学:人文社会医学版,2006,27(7):42-44.

[10] 陈忠华.脑死亡和器官移植:现代死亡学[M].北京:科学出版社,2004.

[11] DRAKE M, BERNARD A, HESSEL E. Brain death[J]. Surg Clin North Am, 2017, 97(6): 1255-1273.

[12] WESTPHAL G A, GARCIA V D, SOUZA R L, et al. Guidelines for the assessment and acceptance of potential brain-dead organ donors[J]. Rev Bras Ter Intensiva, 2016, 28(3): 220-255.

[13] ARBOUR RB. Brain Death: assessment, controversy, and confounding factors[J]. Crit Care Nurse, 2013, 33(6): 27-46.

[14] HWANG D Y, GILMORE E J, GREER D M. Assessment of brain death in the neurocritical care unit[J]. Neurosurg Clin N Am, 2013, 24(3): 469-482.

[15] SEDIRI H, BOURRIEZ J L, DERAMBURE P. Role of EEG in the diagnosis of brain death[J]. Rev Neurol (Paris), 2007, 163(2): 248-253.

[16] HAMMER M D, CRIPPEN D. Brain death and withdrawal of support[J]. Surg Clin North Am, 2006, 86(6): 1541-1551.

[17] EELCO F M, WIJDICKS E F M. The diagnosis of brain death[J]. N Engl J Med, 2001, 344(16): 1215-1221.

[18] ANON. Diagnosis of brain death. Statement issued by the honorary secretary of the Conference of Medical Royal Colleges and their Faculties in the United Kingdom on 11 October 1976[J]. BMJ, 1976, 2(6045): 1187-1188.

[19] ANON. Practice parameters for determining brain death in adults (summary statement). The Quality Standards Subcommittee of the American Academy of Neurology[J]. Neurology, 1995, 45(5): 1012-1014.

[20] ZUCKIER L S, KOLANO J. Radionuclide studies in the determination of brain death: criteria, concepts, and controversies[J]. Semin Nucl Med, 2008, 38(4): 262-273.

[21] ALVAREZ L A, MOSHE S J, BELLMAN A L, et al. EEG and brain death determination in children[J]. Neurosurgery, 1988, 38(2): 227-230.

[22] WIJDICKS E F. 10 questions about the clinical determination of brain death[J]. Neurologist, 2007, 13(6): 380-381.

[23] BENZEL E C, MASHBURN J P, CONRAD S, et al. Apnea testing for the determination of brain death: a modified protocol[J]. J Neurosurg, 1992, 76(5): 1029-1031.

[24] KUWAGATA Y, SUGIMOTO H, YOSHIOKA T, et al. Hemodynamic response with passive neck flexion in brain death[J]. Neurosurgery, 1991, 29(1): 239-241.

[25] SZABÓ G. Physiologic changes after brain death[J]. J Heart Lung Transplant, 2004, 23(9 Suppl): S223-S226.

[26] American Clinical Neurophysiology Society. Guideline 3: Minium technical standards for EEG recording in suspected cerebral death[J]. J Clin Neurophysiol, 2006, 23(2): 97-104.

[27] ANON. A definition of irreversible coma. Report of the ad hoc committee of the harvard medical school to examine the definition of brain death[J]. JAMA, 1968, 205(6): 337-340.

[28] VAN VELTHOVEN V, CALLIAUW L. Diagnosis of brain death: transcranial doppler sonography as an additional method[J]. Acta Neuchir(Wien), 1988, 95(1): 57-60.

[29] LONG T, SQUE M, ADDINGTON-HALL J. What does a diagnosis of brain death mean to family members approached about organ donation? A review of the literature[J]. Prog Transplant, 2008, 18(2): 118-125.

[30] BAUMRUCKER S J, STOLICK M, MORRIS G M, et al. Brain death and organ transplantation[J]. Am J Hosp Palliat Care, 2007, 24(4): 325-330.

[31] BERNAT J L. The concept and practice of brain death[J]. Prog Brain Res, 2005, 150: 369-379.

[32] FACCO E, MACHADO C. Evoked potentials in the diagnosis of brain death[J]. Adv Exp Med Biol, 2004, 550: 175-187.

[33] KOREIN J, MACHADO C. Brain death: updating a valid concept for 2004[J]. Adv Exp Med Biol, 2004, 550: 1-14.

[34] DOIG C J, BURGESS E. Brain death: resolving inconsistencies in the ethical declaration of death[J]. Can J Anaesth, 2003, 50(7): 725-731.

第四十二章
颅脑损伤病人的护理

第一节　颅脑损伤病人的观察

一、病情的观察

颅脑损伤病人病情重、变化快,因此对病情观察就极为重要。特别是重型颅脑损伤病人随时可能发生脑疝,若不及早发现,采取有效的抢救措施,可危及病人生命。护士应该在掌握颅脑损伤病人受伤机制和病情变化规律的基础上,通过认真的观察及时发现,赢得抢救时机。无论病情轻重,急救时就应该建立观察记录单,观察及记录间隔时间根据病情决定,每15分钟至1小时一次。有条件情况下,采用床边监护仪实施24小时连续监测病人生命体征。待病情相对稳定后适当延长间隔时间。观察内容主要包括意识状态、瞳孔、生命体征、神经系统体征等情况。

(一)意识状态

意识是指人体对外界环境刺激产生反应的一种精神状况,是颅脑损伤病人最重要的观察项目,它往往反映了大脑皮质和脑干网状结构的功能状态。意识障碍的程度和脑损伤的严重程度呈正比。颅脑损伤越重,意识障碍越严重。观察意识通常可通过简单的对话、呼唤姓名、定时定向力的测定来判断。传统方法通常将意识状态分为清醒、嗜睡、昏沉、昏迷4个级别。

1. **清醒**　是指对外界刺激反应正常,各种生理反射存在,能正确回答问题。

2. **嗜睡**　是指在足够的睡眠时间以外仍处于昏睡状态,对周围事物淡漠,对环境识别能力较差,各种生理反射存在,但较迟缓,对物理刺激有反应,唤醒后可以回答问题,但合作欠佳。

3. **昏沉**　是指病人轻度意识障碍,定向力部分降低,对外界刺激反应迟钝。瞳孔、角膜及吞咽反射存在,倦卧或轻度烦躁,能主动变换体位,对检查不合作,呼之能应,不能正确回答问题。

4. **昏迷**　是指病人意识完全丧失,运动、感觉和反射功能障碍,不能被任何刺激唤醒,可分为浅昏迷与深昏迷。

(1)浅昏迷:病人意识丧失,对高声呼唤无反应,对强烈疼痛刺激有逃避动作,角膜反射、咳嗽反射、吞咽反射及腱反射尚存在,生命体征一般平稳。

(2)深昏迷:病人对外界一切刺激均无反应,深浅反射、瞳孔对光反射、角膜和吞咽反射均消失,四肢肌张力消失或极度增强。

国际均采用格拉斯哥昏迷量表(GCS)判断病人意识状态(表42-1)。它是从病人的睁眼、语言、运动3项状态反应情况给予记分,总分15分,14～12分为轻度昏迷,11～9分为中度昏迷,8～4分为重度昏迷,且预后极差,3分罕有生存。

表42-1　格拉斯哥昏迷量表评分法

分　值	睁　眼	言语行为	运动反应
1	不睁眼	无言语能力	无运动反应
2	刺痛后	言语费解	刺痛后伸展
3	呼唤后	胡言乱语	刺痛后屈曲
4	自发的	答题错误	刺痛后回缩
5		定向正确	定位动作
6			按嘱动作

在临床护理观察过程中,要坚持连续动态地观察病人的意识变化。例如:在深昏迷病人口腔护理时出现吞咽反射,GCS评分由少转多提示病情好转。相反,清醒病人出现烦躁不安或嗜睡,提示病情恶化,有出现颅内高压的可能。颅脑手术的病人清醒后再次出现意

识障碍，要考虑是否有颅内出血。观察意识通常可通过对话、呼唤姓名、定时定向力的测定来进行判断。对不合作的病人可通过测试睫毛反射、角膜反射、压眶反射等刺激病人，观察病人有无呻吟，是否出现吞咽反射、咳嗽反射。

（二）生命体征

病人伤后可出现持续的生命体征紊乱。有条件的医院对重型颅脑损伤病人伤后或术后早期应在重症监护病房（ICU）持续监护，每位病人床边配有监护仪，连续动态监测病人生命体征变化，即体温、脉搏、呼吸和血压变化。注意是否出现体温升高或不升，心律失常及病理性呼吸形态。当病人生命体征出现异常时，监护仪能及时发出警报，这有助于医护人员及时掌握病情变化。

1. 体温监测 伤后早期，由于组织创伤反应，可出现中等程度发热；若损伤累及间脑或脑干，可导致体温调节紊乱，出现体温不升或中枢性高热；伤后即发生高热，多系视丘下部或脑干损伤；伤后数日体温升高，常提示有感染性并发症。

2. 呼吸监测 当呼吸困难时频率、节律、幅度都发生改变，可表现为发绀、鼻翼煽动、肋间隙下陷、呼吸浅而急促。当脑疝发展到中期，呼吸深而慢，而到了晚期可出现潮式或叹息样呼吸。

3. 脉搏监测 注意脉搏的节律、强弱。脉率可受其他因素的影响，高热时较快；脑疝发生时无论小脑膜切迹疝或枕骨大孔疝，早期脉搏有轻微减慢，而到了中期是慢而有力，晚期则快而弱。

4. 血压监测 颅脑损伤初期血压可以下降，当血压升高、脉压差增大时，表示颅内压增高。此时容易发生脑疝。脑疝初期、中期血压短暂升高，而到了晚期，可因生命中枢衰竭而血压下降。

对于重型颅脑损伤后即出现高热者多系下丘脑损伤或脑干伤；对于后枕部着地的病人，如出现脉搏缓慢、呼吸不规则、频繁呕吐和强迫体位，应考虑后颅窝血肿；当颅脑伤病人出现脉搏缓慢、呼吸慢、血压升高（"二慢一高"）的库欣反应时，应判断是否存在颅内高压。枕骨大孔疝病人可突然发生呼吸停止；对于闭合性颅脑损伤病人出现休克征象时，应该检查是否合并其他内脏出血，如迟发性脾破裂、应激性溃疡出血等。床边持续监护观察能连续动态准确地反映病人生命体征变化。

（三）神经系统体征

神经系统体征有定位意义。原发性脑损伤引起的局灶症状，在受伤当时立即出现，且不再继续加重；继发性脑损伤引起的则在伤后逐渐出现。瞳孔和锥体束征对于颅脑损伤有重要临床意义。

1. 瞳孔变化 正常瞳孔直径为 2～4 mm，两侧等大、圆形、直接和间接光反应灵敏。瞳孔变化对判断病情和及时发现颅内压增高危象如小脑膜切迹疝非常重要。瞳孔异常变化可因动眼神经、视神经以及脑干部位的损伤引起。观察两侧睑裂大小是否相等，有无上睑下垂，注意对比双侧瞳孔的形状、大小及对光反射。

（1）伤后逐渐出现进行性一侧瞳孔散大、伴意识障碍进行性加重、对侧肢体瘫痪，是颞叶钩回疝的典型表现，常提示幕上颅内血肿，亦可为脑水肿或脑肿胀所致。

（2）双侧瞳孔散大，对光反射消失伴去大脑强直，提示中脑损伤。

（3）双侧瞳孔极度缩小、深昏迷和双侧锥体束征阳性，提示脑桥损伤。

（4）当病人出现双侧瞳孔散大，对光反射消失，伴有深昏迷、呼吸异常（或停止）、体温下降（或测不出），多为严重脑干伤或为临终前表现。

（5）眼球不能外展且有复视者，多为展神经受损。

（6）双眼同向凝视提示额中回后部损伤。

（7）眼球震颤常见于小脑或脑干损伤。

观察瞳孔异常时，需了解是否用过药物，如吗啡、氯丙嗪能缩小瞳孔，阿托品、麻黄素等能使瞳孔散大。

2. 锥体束征 为上运动神经元损害时出现的原始反射。当锥体束病损时，大脑失去了对脑干和脊髓的抑制作用而出现异常反射。巴宾斯基（Babinski）征是锥体束损害的重要临床体征之一。用叩诊锤较尖的柄端，从足跟部顺外缘朝前划去，直到踇趾附近，阳性反应时可表现为踇趾背曲及其他四趾扇形分开。

二、其他观察

（一）肢体运动

需严密观察肢体肌力、肌张力，并结合有无感觉障碍及病理反射等进行综合分析。颅脑损伤伴四肢伤者并非少见，单肢活动障碍在排除骨折、脱臼或软组织伤后，再考虑对侧大脑皮质运动区损伤。一侧额叶脑挫裂伤可引起对侧上、下肢程度不等的瘫痪。如损伤发生在深部靠近内囊处，则可引起"三偏"症状，即对侧偏瘫、偏盲和偏身感觉障碍。大脑皮质受刺激可致一侧或两侧肢体的抽搐。伤后立即出现一侧上、下肢运动障碍，多系对侧原发性脑损伤所致；如伤后一段时间才出现单侧肢体运动障碍，且进行性加重，应该考虑小脑裂孔迹疝,使大脑脚受压、锥体束损害所致。

（二）颅内高压

颅内高压引起的呕吐与进食无关,呈喷射状。正常颅内压为 $0.67 \sim 2.00 \text{ kPa}(5 \sim 15 \text{ mmHg})$。病理情况下,当颅内压 $> 2.67 \text{ kPa}(20 \text{ mmHg})$ 时刺激硬脑膜血管或脑神经,临床上病人就产生头痛。压力越高,头痛越剧烈。头痛进行性加剧,表示颅内病变有发展。重度颅脑损伤时,脑组织因有较重的缺血、缺氧,病人意识迟钝,出现喷射性呕吐、昏迷等症状。在护理观察中发现病人血压升高,脉缓或不规则,呼吸深而慢,瞳孔不等大,对光反射迟钝或消失,即应警惕病情恶化,要积极给予处理。一旦出现脑干功能衰竭,出现血压下降、脉搏细速、呼吸停止、双瞳散大等症状或体征,提示病人将迅速死亡。

（三）脑脊液漏

脑脊液漏是颅底骨折的典型临床表现,同时可伴随皮下或黏膜下瘀斑及脑神经损伤。

（四）应激性溃疡

重型颅脑损伤后急性消化道出血的发生率高。它可归因于自主神经功能紊乱,上消化道血管痉挛,胃黏膜糜烂出血。治疗以预防为主。在临床观察中要注意有无黑便及咖啡色胃内容物,有的病人还可伴有腹胀、呃逆等症状,出血量多时可发生休克。一旦确诊应及时禁食、留置胃管、胃肠减压,早期给予止酸剂和胃黏膜保护剂,必要时应予输血治疗。

（五）泌尿系统损伤

重型颅脑损伤病人出现血尿,应考虑合并泌尿系统损伤或甘露醇、磺胺嘧啶、苯妥英钠等药物损害肾脏所致。

（六）肺损害

若颅脑损伤病人出现血性痰,应考虑肺损害。

（七）再出血

若颅内血肿清除术后头部引流袋内出现大量新鲜血,应考虑手术区域再出血,应重复进行CT检查,严重者应再次手术探查。

（八）脑疝

脑疝是颅内压增高引起的一种危象。由于颅内压力的不平衡,脑组织的一部分发生移位,并被挤到颅内生理性孔道,使部分脑组织和血管受压,产生相应症状。根据发生的部位及移位组织的不同,可分为小脑幕裂孔疝和枕骨大孔疝。

1. **小脑幕裂孔疝**　病人表现血压逐渐增高,脉搏变得缓慢洪大,呼吸深沉,并有进行性意识障碍,同侧瞳孔先小后大,对光反射由迟钝到消失,对侧肢体瘫痪。

2. **枕骨大孔疝**　病人表现血压骤升,脉搏迟缓有力,呼吸由深慢至浅快,随之表现为呼吸不规则乃至停止,意识丧失,双瞳孔散大,对光反射消失。

由于颅脑损伤病人病情各异,通过入院接待、阅读病历、检查病人等,快速对病情进行评估。入院早期常因病情危急,仅作简单的神经系统检查,晨晚间护理时有机会对病情作全面观察。对于观察所得的结果应该认真分析,以求得比较正确的判断。只有在认真仔细连续观察,点滴病情改变才会在正确诊断和处理过程起到重要作用。特别应该指出的是,当病人出现意识改变、生命体征变化、神经系统症状或体征等,应随时向医生汇报,以得到及时诊治。

第二节　颅脑损伤病人的护理

颅脑损伤病人是否得到有效的护理,对于病人的康复具有十分重要的意义。护理的目的是为病人的脑功能和结构恢复创造基本条件,预防和治疗并发症。

一、现场急救护理

及时有效的急救,不仅使当时的某些致命性威胁如窒息、大出血、休克等得到缓解,而且为进一步治疗创造有利条件,还可以防止或减少再损伤、预防或降低感染的机会,以及记录确切受伤经过等。

（一）气道的护理

由于颅脑损伤病人常伴有不同程度的意识障碍,丧失正常的咳嗽反射和吞咽功能,呼吸道分泌物不能主动排出,血液、脑脊液及呕吐物会被误吸入呼吸道;下颌松弛、舌根后坠等都会导致呼吸道梗阻或窒息,轻者引起缺氧而加重脑组织的损害,重者可致死。因此,对于颅脑损伤昏迷病人,急救时应将病人头偏向一侧,清除口腔或鼻咽部的分泌物、血液(块)、呕吐物或异物,并放入通气管,或气管内插管。对于昏迷较深的病人应尽早进行气管切开,保持呼吸道通畅,给予持续低流量吸氧,提高动脉的血氧分压,有利于脑水肿消退,降低颅内压。对有舌后坠者应经常检查气道是否通畅,及时吸痰,做好吸痰前后的评估,以防干扰正常呼吸功能和颅内压骤然增高。每次吸痰时间＜15秒，并避免剧咳，对痰液黏稠者，应给予持续湿化。酌情每2小时翻身拍背一次。同时应做好口腔护理，经口插管要管理好牙垫，每12小时更换一次位置，及时清除口腔内的分泌物。决定拔管前要充分清除上呼吸道的痰液。

（二）脱水药物的应用

脑水肿可导致一系列的恶性结果，为了减轻脑水肿、降低颅内压，必须进行脱水治疗。静脉输入或口服各种高渗液体，提高血液渗透压，造成血液与脑组织和脑脊液的渗透压差，使脑组织内的水分向血循环内转移；并通过在近端肾小管中造成高渗透压，而产生利尿作用；同时因血液的高渗透压，抑制脉络丛分泌，减少脑脊液的产生，从而达到减轻脑水肿和降低颅内压的目的。紧急情况下应选作用快、疗效强的药物，如甘露醇、呋塞米等。

（三）减少出血、防止感染

头皮撕脱或撕裂伤、开放性颅脑伤累及较大血管或静脉窦时，可发生出血性休克。严重出血常威胁病人生命，应该积极处理。对于单纯性头皮出血可加压包扎止血；开放性颅脑伤应尽早施行清创术，清除碎组织、异物或血肿，修复硬脑膜及头皮伤口。尽早给予抗生素和破伤风预防注射。

（四）抗休克

凡出现休克征象者，应立即给予补液或输血。同时应协助医生查明有无颅外其他部位的合并伤，如多发性骨折、内脏破裂等。让病人平卧，头部抬高10°～30°。严禁使用吗啡或抑制呼吸、缩小瞳孔的药物，以免影响病情观察等。

（五）做好护理记录

正确记录受伤经过、初步检查所见、急救处理经过以及病人的意识、瞳孔、生命体征、肢体活动等病情变化等，为进一步处理时提供依据。

二、术前护理

（1）术前了解病人心态，做好解释工作，消除紧张心理，使其配合做好各项治疗。

（2）手术前一天备皮，将病人头发剃光，检查手术野皮肤有无破溃及感染等。

（3）抽血配血，根据手术大小与血库联系备血，以保证手术中血液供应。

（4）做青霉素过敏试验。

（5）病人术前禁食8～12小时，禁饮4小时。

（6）注意病人手术前晚的睡眠情况，可适当给予安眠药，以保证良好的睡眠。

（7）女病人要注意月经来潮情况。

（8）术前应测病人的体温、脉搏、呼吸及血压。

（9）病人入手术室前应更换衣服、裤子，有假牙者应取下。保管好病人的一切生活用具。

（10）入手术室前半小时，给予术前用药。

（11）病人入手术室后，立即做好术后各项准备工作，如病床、氧气、吸引器、呼吸机等。

三、术后护理

（一）搬运

接手术病人、搬运病人时，动作要轻、稳，注意夹闭各种管道，防止脱落、倒流。放好病人后立即给予吸氧，测血压、脉搏及呼吸并记录。

（二）体位

除休克和脊髓损伤外，术后血压正常的情况下病人取头高位，即床头抬高15°～30°，有利于脑部静脉回流，减轻脑水肿和脑肿胀、降低颅内压。头皮撕裂伤病人，为了保证植皮成活，植皮区不能受压。幕上、下开颅术后，原则上头位不限，手术切口可受压，但是如果在行去骨瓣减压术后，则应避免切口受压。对后组脑神经受损，吞咽功能障碍者，只能取侧卧位，以免口咽部分分泌物误入气管。

（三）气管插管护理

（1）可使用一次性固定器、胶布或棉带固定好插管，防止插管脱落、移位。每班记录插管固定情况、深度，及时调整。

（2）为减轻插管对咽后壁的压迫刺激，头部可取稍后仰位，定时转动头部，减少气管内壁黏膜的损伤。

（3）气囊管理工作：气囊的目的是封闭气管导管与气管壁之间的间隙，保证有效的通气，同时可减少口咽部、声门下分泌物移动到气管深部。每班监测气囊压力，及时调整，维持气囊压力在1.96～2.94 kPa（20～30 cmH$_2$O）。脱机状态下可放松气囊，放气前要充分吸除口、鼻腔分泌物，以免流入肺内引起感染。

（四）引流管护理

1. 脑室外引流

（1）引流管的安置：病人回病室后，在严格无菌操作下连接引流袋，并妥善固定，使引流管开口高于侧脑室平面10～15 cm，以维持正常的颅内压。需要搬动病人时，应将引流管暂时夹闭，防止脑脊液反流颅内引起感染。

（2）控制引流速度和量：术后早期若引流过快、过多，可使颅内压骤然降低，导致脑移位。故早期应适当抬高引流袋的位置,以减慢流速,以每日引流量不超过500 mL为宜,待颅内压力平衡后再降低引流袋。

(3)保持引流通畅:引流管不可受压和折叠,可适当限制病人头部活动范围,活动及翻身时避免牵拉引流管。注意观察引流管是否通畅,若引流管内无脑脊液流出,应查明原因。可能的原因有:① 颅内压低于 $1.18 \sim 1.47$ kPa($120 \sim 150$ mmH$_2$O),证实的方法是将引流袋降低高度后有脑脊液流出;② 引流管在脑室内盘曲成角,可请医师对照X线片,将过长的引流管缓慢向外抽出至有脑脊液流出,再重新固定;③ 管口吸附于脑室壁,可将引流管轻轻旋转,使管口离开脑室壁;④ 引流管被小凝血块或挫碎的脑组织阻塞,可在严格消毒管口后,用无菌注射器轻轻向外抽吸,切不可注入生理盐水冲洗,以免管内阻塞物被冲至脑室系统,日后引起脑脊液循环受阻。经上述处理后若仍无脑脊液流出,必要时更换引流管。

(4)观察并记录脑脊液的颜色、量及性状:正常脑脊液无色透明,无沉淀。术后1 ~ 2天脑脊液可略呈血性,以后转为橙黄色。若脑脊液中有大量血液,颜色逐渐加深,常提示脑室内出血;若脑脊液混浊呈磨玻璃状或有絮状物,提示有颅内感染。

(5)严格无菌操作:保持整个装置无菌状态,每日更换引流袋时先夹闭引流管,防止进入空气或脑脊液逆流入颅内。定时做脑脊液常规检查及细菌培养。

(6)拔管:脑室引流管一般放置3 ~ 4天,此时脑水肿已消退,颅内压逐渐降低。脑室引流管放置时间不宜超过1周,以免时间过长发生颅内感染。拔管前行头颅CT检查。并试行抬高引流袋或夹闭引流管24小时,以了解脑脊液循环是否通畅。若颅内压再次升高,并出现头痛、呕吐等症状,则立即放低引流袋或开放夹闭的引流管,并告知医师。拔管时先夹闭引流管,以免管内液体逆流入脑室引起感染。拔管后切口处若有脑脊液漏出,告知医师处理,以免引起颅内感染。

2. 负压引流 颅内手术后,常在颅内留置引流管,引流手术残腔的血性液体和气体,减少局部积液。负压引流的引流液一般颜色为淡粉红色,如呈鲜红色则要考虑是否有活动性出血;如引流液无色澄清,要考虑是否是脑脊液。一般引流管在手术后的2 ~ 3天拔除。头皮血管丰富,切口容易渗血,外层敷料如被浸透应及时更换。

(五)颅内压监护

重度颅脑损伤病人,常因颅内压增高而导致死亡,故应对重症外伤昏迷病人进行持续性的颅内压监护。

颅内压 $2.00 \sim 2.67$ kPa($15 \sim 20$ mmHg)即为异常。若颅内压 > 5.33 kPa(40 mmHg)为严重高颅压。监护期间要采取措施防止测压管脱落、断裂。伤口有脑脊液外渗、监护仪显示高颅压报警、病人意识出现变化等,都应及时通知医生处理。

(六)输液管理

由于颅脑损伤早期常存在不同程度脑水肿以及意识障碍,伤后初期常规禁食,使用输液泵控制补液量和补液速度。尤其是严重脑挫裂伤、脑水肿和脑肿胀病人在使用脱水药物时,需密切观察血电解质的变化。对于使用深静脉置管补液的病人,需预防静脉血栓形成和感染发生。此外,颅脑损伤病人常有呕吐、高热、大汗或强直抽搐等表现,容易出现代谢紊乱。加之伤后早期限制水、钠摄入,脱水利尿、激素等药物治疗等,病人会出现不同程度脱水和电解质紊乱,要注意调整。但静脉补液速度不宜过快、过多,以免加重脑水肿或诱发急性肺水肿等。严格记录24小时出入量,尤其是丘脑下部损伤病人会出现尿崩症,应该密切观察、正确记录尿量和尿比重。

(七)营养支持

颅脑损伤后机体处于高代谢状态,耗氧量增加,蛋白质分解加速,故伤后营养支持非常重要。伤后应注意补充高能营养。鼻饲及十二指肠滴注脑外伤流质。成人每天总热量控制在 $9.2 \sim 11.3$ kJ($2\,200 \sim 2\,700$ cal)。也可选用平衡氨基酸、脂肪乳剂、要素饮食等。有资料显示,给予恰当营养支持后,可使病人的免疫力在2周内恢复正常。早期营养补充的病人较之未有营养补充者病死率降低。除采用鼻饲维持肠内营养外,还应给予适当的静脉营养,以保证必要的热量。鼻饲后应抬高床头,勿立即搬动病人以免引起呕吐、误吸,建议使用空肠营养泵24小时持续管饲喂养,减少腹泻和反流的发生。

(八)体温监测

高热可加速体内新陈代谢活动,加重脑缺氧和脑水肿,术后体温宜控制在38℃以下。保持室温于 $18 \sim 22$℃,室内应空气流通,并定时进行空气消毒。宜以物理降温为主,如用冰袋置于腋下、腹股沟等大血管处,用冰帽或降温毯降温。药物降温应注意大量出汗可引起虚脱,注意加强口腔护理和皮肤护理。

(九)角膜保护

眶部损伤、面瘫或昏迷病人眼分泌物增多时,应该定时清洗,必要时给予抗生素眼药水或眼膏,以防眼部感染。眼睑闭合不全者,可用眼罩或凡士林纱布将眼睑暂时粘合,并给予抗生素眼膏,以防暴露性角膜炎。

（十）排泄护理

脑损伤病人会因大便干结、肠蠕动减少、排便反射抑制或卧床等原因导致便秘。便秘会引起腹胀、腹痛，继而影响病人情绪和食欲。颅内高压病人还可能因用力排便诱发脑疝。所以，保持病人大便通畅也是颅脑损伤病人护理的一项基本要求。另外，有些颅脑损伤病人因消化不良、继发性肠道感染、饮食不当等原因发生腹泻和大小便失禁，应该加强会阴部和臀部护理，定时翻身和清洗，保持会阴部和臀部干燥，以预防湿疹和压力性损伤。

（十一）禁忌

昏迷病人禁止使用热水袋，以防烫伤。

（十二）心理护理

康复期加强心理护理。对于轻型病人应鼓励尽早自理生活，防止过度依赖医务人员。要让他们树立战胜疾病的信心，消除"脑外伤后综合征"的顾虑。重型颅脑损伤病人在神志、体力逐渐好转时，常有头痛、眩晕、耳鸣、记忆力减退、失眠等症状，应该向病人作适当解释，让病人知道有些症状属于功能性的，可以恢复。对于遗留神经功能残疾的病人今后生活工作、颅骨修补、偏瘫失语的锻炼等问题，应该积极向病人及家属提出合理建议，列举过去病人的良好恢复情况，鼓励病人面对现实，树立争取完全康复的信心。

四、镇静、镇痛的护理

躁动不安是颅脑损伤病人伤后早期常见的临床表现。引起躁动不安的因素很多，常见原因主要包括：脑挫裂伤，尤其是额叶挫裂伤；颅内血肿、脑水肿和脑肿胀所致的颅内高压状态；呼吸道不畅所致的缺氧；尿潴留引起的膀胱过度充盈；大便干结引起的强烈排便反射；呕吐物或大小便浸渍衣服；瘫痪肢体受压以及冷、热、痛、痒、饥饿等因素。

当病人突然由安静转入躁动，或自躁动转为安静嗜睡状态时，应该提高警惕，观察是否有病情恶化，特别是应该排除呼吸道梗阻和颅内高压所致的躁动。对于躁动病人不能强加约束、捆绑四肢，以免造成病人过度挣扎使颅内压进一步增高，加重能量消耗。可加床栏或保护带以防坠床，必要时由专人守护。对于确诊为额叶挫裂伤所致的躁动，应该给予适量镇静剂。注射时需要有人相助，以防断针。另外，要勤剪指甲以防抓伤。

重型颅脑损伤病人适当地应用镇静、镇痛药物，可降低颅内压、改善脑氧代谢、预防和终止急性环境下的癫痫状态。大多数颅脑损伤病人都需要行机械通气治疗，也一样会有不能耐受人工气道和机械通气的情况，出现人机对抗，降低机械通气的效果，甚至可能造成呼吸机相关性肺疾病和颅脑损伤的加重，有效及合理的镇静、镇痛有助于稳定血流动力学，一定程度上减轻心血管反应，避免血压过度升高造成2次出血，降低并发症的发生率及病死率。在使用镇静药物时，通过镇静程度的评估掌握病人的镇静状态，指导镇静药物的调整，实现最佳的镇静目标。目前常用的镇静评估工具有拉姆齐（Ramsay）评分、里士满（Richmond）烦躁-镇静评分（Richmond agitation sedation scale, RASS）等。RASS是目前评估成年病人镇静深度最可靠的评估工具（表42-2）。RASS的评分范围为-5 ～ +4分，最佳镇静目标为-2 ～ 0分，即浅镇静。

表42-2　Richmond烦躁-镇静评分（RASS）

参数	状态描述
+4	有攻击性：有暴力行为
+3	非常躁动：试着拔除呼吸管、鼻胃管或静脉点滴针管
+2	躁动焦虑：身体激烈移动，无法配合呼吸机
+1	不安焦虑：焦虑紧张，但身体只有轻微的移动
0	清醒平静：清醒自然状态
-1	昏昏欲睡：没有完全清醒，唤醒后可维持清醒状态超过10秒
-2	轻度镇静：没有完全清醒，唤醒后无法维持清醒状态超过10秒
-3	中度镇静：对声音有反应
-4	重度镇静：对身体刺激有反应
-5	昏迷：对声音及身体刺激都没有反应

五、癫痫的护理

癫痫是颅脑损伤病人最常见的临床症状。多见于额颞叶挫裂伤病人。癫痫的发作可加重脑缺氧及脑水肿，两者往往互为因果，形成恶性循环。重度颅脑损伤的病人，伤情越重发生癫痫的机会越多。所以应在早期预防性应用抗癫痫的药物。并做好癫痫的护理，防止自伤及伤及他人。

（一）发作时

（1）防止继发性创伤，除去病人身边的危险物品，解开其衣服，就地仰卧，头偏向一侧；如有呕吐物，须及时清理；抽搐时禁食。

（2）防止咬伤，用一端包有纱布的压舌板放于病人上下臼齿之间,以防舌咬伤。必要时加用床档以防坠床。

(3) 保持呼吸道通畅,吸氧可减轻缺氧及脑损害,防止吸入性肺炎的发生。

(4) 减少不必要的刺激,保持安静,操作时动作轻柔,避免强光刺激等。

(5) 对抽搐肢体不能用暴力施压,以免造成骨折。

(6) 应有专人守护。

(7) 遵医嘱给予地西泮(安定)10 mg静脉缓注或地西泮20 mg加入补液中静脉缓滴并观察用药后的反应。

(二) 间隙期

(1) 设床栏护架,床边留有一定的空间,忌放危险物品。

(2) 备好急救用品,如吸引器、张口器、拉舌钳等。

(3) 抗癫痫药物应持续定时服用,不能擅自停药。

(三) 观察要点

(1) 密切观察抽搐发作情况,并详细记录全过程,应特别注意神志和瞳孔的变化,以及抽搐部位、抽搐时间、持续时间、间隙时间、发作频率等,并及时与医生联系。

(2) 观察药物疗效及不良反应。定时测药物的血浓度,来调整剂量。

六、亚低温的护理

亚低温治疗重型颅脑损伤是近几年临床开展的新方法,在临床又称冬眠疗法或人工冬眠(图42-1)。亚低温能显著地控制脑水肿、降低颅内压、减少脑组织细胞耗能、减轻神经毒性产物过度释放等。病人肛温一般维持在32 ～ 35℃,持续3 ～ 10天。目前临床常用

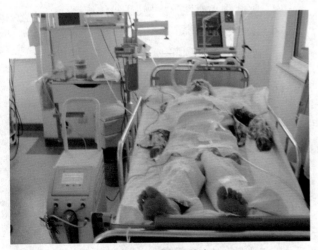

图42-1　亚低温治疗

降温毯制冷与药物降温相结合的方法,呼吸机辅助呼吸,使病人体温降至30 ～ 34℃。亚低温治疗状态下的护理要点是:

(一) 环境要求

亚低温治疗的病人最好置于一个安静、空气新鲜的单人病房里,室温应控制在18 ～ 20℃,同时应定时进行室内空气消毒,净化室内空气,以减少感染发生。

(二) 物理降温的实施

使用冬眠合剂的时候必须配合物理降温。降温速度以每小时1 ～ 1.5℃为宜,3 ～ 4小时即可达到治疗温度。应避免病人冻伤。

(三) 体温观察

体温观察是亚低温治疗中的一个重点项目。亚低温治疗是否有效,有无并发症的发生,在一定程度上与体温的控制情况密切相关。一般情况下,应保持病人的肛温在34 ～ 35℃,腋温为33 ～ 34℃,体温 >36℃效果差。体温 < 34℃易发呼吸、循环异常,体温< 28℃易出现室颤。对于体温过低的病人,应适当降低冬眠合剂的量,必要时停用并采取保暖措施。

(四) 神经系统观察

亚低温对脑组织无损害,但低温可能掩盖颅内血肿的症状,应特别提高警惕。复温过快、发生肌颤易引起颅内压增高。因此,应注意颅内压的监测,严密观察意识、瞳孔、生命体征的变化,必要时给予脱水和激素。

(五) 呼吸系统观察

1. **呼吸频率及节律**　亚低温治疗的病人由于使用冬眠合剂的影响,中枢神经系统处于抑制状态,因此呼吸频率相对较慢,但节律整齐。若病人呼吸频率太慢或快慢不等,且胸廓呼吸活动度明显变小,出现点头样呼吸,应考虑呼吸中枢抑制过度。此时应立即停用冬眠合剂,必要时予呼吸中枢兴奋剂静脉滴入或行机械通气。

2. **人工气道护理**　冬眠合剂中的异丙嗪(非那根)具有明显的抗组胺作用,可使呼吸道分泌物变黏稠。在亚低温治疗过程中,病人出现呼吸困难、发绀、吸气"三凹征",呼吸机频繁高压报警,听诊气道内有干鸣音,提示呼吸道梗阻。亚低温状态下,病人自身抵抗力降低,气管切开后容易发生肺部感染。因此应重视病人人工气道的管理,应该加强翻身拍背、吸痰、呼吸道冲洗湿化等护理措施;定时、及时吸痰,清除呼吸道分泌物,保持呼吸道通畅。

(六) 循环系统观察

亚低温状态下可能会引起血压降低和心率缓慢。护理工作中应该严密观察循环系统功能,其中主要有

心率、心律、脉搏、血压、肢端循环及面色等。尤其是儿童和老年病人以及心脏病、高血压病人更应该重视。正常情况下，若亚低温治疗有效，由于冬眠合剂的抗肾上腺素能作用，病人应表现为微循环改善、肢端温暖、面色红润、血压正常、脉搏整齐有力、心率偏慢。若病人出现面色苍白、肢端发绀、血压下降、心律不齐，说明微血管障碍、冬眠过深及体温太低，应立即停用冬眠药物，并给予保暖，纠正水、电解质及酸碱平衡失调，必要时使用血管活性药物改善微循环。

（七）体位护理

冬眠合剂中的氯丙嗪和哌替啶（杜冷丁）具有扩张血管、降血压的作用，因此亚低温治疗中的病人最好平卧位；不能使病人突然坐起、激烈翻动或搬动，否则易出现循环不稳、体位性低血压。

（八）营养护理

脑外伤病人常伴有胃肠吸收功能紊乱，应及早给予鼻饲流质。使用空肠营养泵持续匀速喂养，同时适当提高鼻饲饮食的温度，使肠道局部温度升高，减少鼻饲过程中的不良反应。

（九）基础护理

亚低温治疗的病人对外界的反应差，容易出现各种并发症。病人长时间躺在冰毯上，背部和臀部皮肤温度低，血液循环差，容易引起局部冻伤和压疮。应该定时翻身，避免背部和臀部长时间压迫；保持床单位平整，预防压疮。同时应做好病人的皮肤、口腔、泌尿系统、眼睛等护理。总之应勤翻身、拍背，必要时使用气垫床，以防肺部、泌尿系统感染及压疮等发生。氯丙嗪易引起便秘，因此应注意观察病人有无腹胀、便秘出现，必要时使用缓泻剂。

（十）复温护理

亚低温治疗结束后，复温时先撤去物理降温，让体温自然恢复；同时逐渐降低冬眠合剂的量，最后停用冬眠合剂。切忌突然停用冬眠合剂，以免病情反复。复温速度不可过快，一般12小时内使体温升至37℃。体温不能自行恢复者，可采用加盖棉被、温热水袋等方法协助复温。

七、脑脊液漏的护理

颅底骨折早期血性脑脊液容易与耳鼻道损伤出血相混淆。可将标本滴于纱布或吸水纸上，如见血迹外有月晕样淡红色浸渍圈，则可判断有脑脊液漏。护理措施主要是预防逆行性颅内感染、促进漏口及早闭合。

对于已经确诊的脑脊液漏病人应该抬高头部，借重力作用使脑组织移向颅底，贴附在硬脑膜漏孔区，促使局部粘连而封闭漏口。枕上垫无菌巾。及时清除鼻前庭或外耳道血迹或污垢，定时用盐水擦洗、酒精消毒，但应该防止液体逆流。在鼻前庭或外耳道放一干棉球，浸透脑脊液后及时更换，记录24小时漏出量。

在护理中应做到"四禁""三不""二要"和"一抗"。

（1）"四禁"：禁止做耳道填塞，禁止冲洗，禁止药液滴入，禁止做腰椎穿刺。

（2）"三不"：不擤鼻涕，不打喷嚏，不剧烈咳嗽。

（3）"二要"：一般取仰卧位，酌情床头抬高15°（或遵医嘱）。可以在鼻或外耳道外面盖一块消毒纱布，保持清洁；头下垫无菌巾。

（4）"一抗"：配合抗生素治疗，预防感染。

对于颅底骨折的病人，应该密切观察有无颅内感染征象，每日测体温2～4次至脑脊液漏停止后3天。

引起颅底骨折的暴力较大者，一般多伴有不同程度的脑损伤，甚至可能发生颅内血肿、脑挫裂伤等。脑脊液外漏推迟了颅内压增高症状，但一旦出现脑疝，抢救则更为困难。故必须按脑损伤病人对待，定时观察记录意识、瞳孔、生命体征以及神经系统体征等，以免延误诊治。

八、气管切开后的护理

气管切开是一种急救手术。是正中切开颈段气管前壁3～5环，放入合适的气管套管，以解除上呼吸道阻塞所引起的呼吸困难或不能清除下呼吸道分泌物的阻塞时和进行机械性人工呼吸。

（一）气管切开的指征

（1）重型颅脑伤昏迷病人。

（2）严重颌面伤。

（3）多发性肋骨骨折反常呼吸。

（4）血气胸。

（5）呕吐物和血性分泌物误吸者。

（6）上呼吸道阻塞。

（7）预防性气管切开。

（8）需要长时间机械通气治疗。

（9）严重低氧血症。

（10）取气管异物。

（11）气管插管带管时间24～72小时以上或插管困难者。

气管切开便于清除呼吸道分泌物、保持呼吸道通畅、减少呼吸道死腔、增加有效气体交换量、改善脑缺氧状态、减轻脑水肿和颅内高压等。

（二）气管切开后早期护理

应该严密观察呼吸变化。注意气管切开局部有无出血、皮下血肿、气管套管及呼吸道内有无梗阻等。每日更换消毒内套管3～4次。更换气管切开伤口敷料，防止切口感染。套管口覆盖双层用生理盐水浸湿的纱布，以保持吸入空气有一定的湿度，并防止灰尘或异物被吸入。注入药物时一定要取下针头，以防针头落入套管内。室内空气宜新鲜，室温最好保持在22℃左右，相对湿度约60%。定时吸痰，并每日数次诱发咳嗽，促使下呼吸道分泌物能及时排出。为了防止干扰正常呼吸功能和颅内压突然增高，每次吸痰不宜超过15秒，并且尽量避免剧烈咳嗽。吸痰操作应轻柔，吸痰管插入深度适宜，边吸边提边转动吸痰管，防止损伤气管黏膜。若痰液黏稠，给予雾化吸入。每日定期检查肺部情况，如一侧局部痰鸣音多，可将病人翻向对侧，拍背后放平，深插吸痰管后吸除分泌物。对于昏迷病人，如头位不当扭曲，气管套管内口压迫气管壁，可引起出血、糜烂或穿孔，甚至形成气管食管瘘。所以，要随时保持头颈与躯干在同一轴线上。对于采用带气囊气管套管、呼吸机辅助呼吸病人，应该每日定时放开气囊，以免长时间压迫气管壁，造成气管壁软化、缺血坏死以及气管食管瘘等。

（三）气管切开后期护理

当病人意识逐渐恢复，能自行咳嗽，分泌物较少，无明显肺部感染，吞咽功能恢复者，可试行封管。24小时封管无异常即可拔管。气管切开术在处理颅脑损伤病人的气道管理中是极为重要的措施。但是，如护理不周则弊多利少，会造成严重并发症，应该引起医护人员高度重视。

九、昏迷病人的护理

昏迷病人对自己生活所需毫无表示，护理务必主动、仔细，认真负责。护理要点如下：

（一）密切观察病情变化

根据需要或医嘱定时测量体温、脉搏、血压、瞳孔大小及对光反射情况。经常呼唤病人，以了解意识情况；如有异常病情变化及时报告医生，以采取抢救措施。

（二）预防意外的损伤

躁动不安者，须安放床档及约束带，以防止坠床。如病人发生痉挛或抽搐时，应用牙垫垫于牙齿咬合面，以防咬伤舌头。保持气道通畅，使头应偏向一侧，以防呕吐物或分泌物堵塞气道；口腔内如有假牙要及时取出，以防止误入气管。

（三）保持呼吸道通畅，预防肺部并发症

对昏迷病人，保持呼吸道通畅甚为重要。因为昏迷较深时，咳嗽及吞咽反射减弱或消失，口腔及呼吸道分泌物及呕吐物等容易被误吸或坠积于肺部。颅脑损伤合并颅底骨折或颌面伤时，鼻腔、口腔出血可流入呼吸道。颈椎上部骨折或高颈段椎管内肿瘤可引起呼吸肌麻痹，或胸部外伤可引起呼吸困难等，对这些病人保持呼吸道通畅不仅能预防肺炎等并发症，还能减少脑缺氧，并对减轻脑水肿有重要作用，处理不当往往可因呼吸道并发症而加重病情，甚至导致死亡，在护理全过程中必须予以充分重视。具体措施如下：

（1）及时清除口腔及呼吸道的呕吐物、分泌物、出血及凝血块等，是预防肺炎及肺不张的重要措施。应定期吸除，并要求彻底。如呼吸道有"呼噜"痰鸣时需设法吸除。吸痰管应分别从鼻腔、口腔或从气管切开处深入气管内吸引。颅前窝骨折病人避免从鼻腔吸痰，以免感染侵入颅内。吸痰时动作要轻柔，以防止黏膜损伤。对有严重颅内压增高者，吸痰时更应注意勿使呛咳过剧而增加颅内压。当病人仍有咳嗽反射时，亦可适当予以刺激使之咳嗽，有利于排痰。

（2）病人采取侧卧和侧俯卧位，以利于呼吸道分泌物排出，防止呕吐物误吸而引起吸入性肺炎。一般每2～3小时翻身一次，翻身时叩击背部使痰松动，有利痰液的排出。

（3）舌后坠影响呼吸者，可采取侧卧并托起下颌或采取侧俯卧（昏迷体位），必要时放置咽导管等，均可改善呼吸道的通气情况。

（4）注意保暖，避免受凉。

（四）五官的护理

1. 预防口腔炎　昏迷病人由于吞咽反射减弱或消失，口腔及呼吸道分泌物的残留，容易引起细菌繁殖，发生口腔炎、黏膜溃疡及化脓性腮腺炎等并发症，故应及时清除口腔内分泌物。以0.1%呋喃西林或3%双氧水清洗口腔，每日2～4次。不易张口者，可用压舌板或开口器协助进行。口唇涂以液体石蜡油防止皮肤干燥裂口，已有裂口者可涂以抗生素软膏。操作时注意轻柔，防止棉球遗漏在口腔内。

2. **防止角膜溃疡**　昏迷和周围性面神经瘫病人，由于眼睑闭合不全，角膜外露以致引起角膜干燥坏死。三叉神经第一支受损的病人，由于角膜感觉减退，容易因异物或外伤引起角膜溃疡或继发感染等导致视力障碍。一般应以眼罩、风镜或凡士林纱布覆盖保护双眼，或用胶布牵拉上下眼睑使之闭合，并定时滴以抗生素眼药水或涂以抗生素眼膏。一旦发现角膜光泽消失或浅层混浊时，更应加强角膜的护理，必要时缝合上下眼睑。

（五）加强泌尿系统的护理，防泌尿系统感染

昏迷病人常出现排尿障碍，表现为尿潴留或尿失禁。临床上应首先明确排尿障碍的性质，根据情况进行处理。护理上应保证排尿通畅，预防感染和训练排尿机能。尿潴留宜先用针刺，取关元、气海、曲骨、三阴交等穴位，并配合按摩膀胱等方法。如仍不能排出或残留尿较多时，可行留置导尿。导尿过程及留置导尿均需严格无菌操作，以免引起尿路感染。凡留置导尿者，应定时开放排尿，每周更换导尿管一次。对尿失禁的男性病人，可用阴茎套接橡皮管或直接用尿壶接尿；女性病人则应根据排尿规律，经常主动用尿盆接尿或及时更换尿布。

（六）皮肤护理，预防压力性损伤

皮肤护理重点是防止压力性损伤，防治措施应以"预防为主"。颅脑损伤病人中，昏迷、截瘫和大小便失禁者，由于长期卧床，局部受刺激，血液循环障碍，容易发生压力性损伤。预防的要点是勤翻身并保持皮肤的清洁和干燥，避免长期受压。要求每2小时翻身一次（应用气垫床时可酌情延长间隔时间）。翻身时，不可在床褥上拖拉以免擦伤皮肤。对于易发生压疮的部位，如骶尾部、髂后上棘、股骨大粗隆、踝部、足跟部、肩胛部、耳壳和头皮等处，更应注意保护，避免长时间受压。可在这些部位垫以气圈、棉圈或海绵垫等，以减轻压力。头部还可枕以气袋（即充气热水袋）。床单保持平整、干燥；被大小便浸湿后，要随时更换。每周至少擦澡或洗澡一次。增强营养提高自身抵抗力也极为重要。

（七）加强营养护理

1. 营养的维持　重型颅脑损伤和开颅术后有意识障碍的病人，伤后或术后1～2天内，一般应禁食，给予补液；长期昏迷病人，不能自行进食，消化及吸收功能亦大多减退。由于创伤修复、感染和高热等原因，机体消耗量增加，故维持营养及水、电解质平衡是一项重要问题。这类病人在肠鸣音恢复后，可采用鼻饲给予高蛋白、高热量、高维生素且易消化的流质饮食。可供鼻饲的饮食种类很多，应按具体情况，计算热量适当选用。常用的有要素饮食和混合奶。当吞咽反射恢复后，即可开始练习喂食，开始用少量饮水，确定吞咽功能正常后，可试喂少量食物，如稀饭或低脂面条等。食物量和品种应逐渐增加，使胃肠功能逐渐适应，防止发生消化不良或严重腹泻的不良后果。

2. 消化道出血的护理　重型颅脑损伤或颅内占位性病变病人，特别是损伤或病变位于丘脑下部及其附近或该区手术之后，可出现神经源性胃肠道出血，尤

以应用大剂量肾上腺皮质激素或曾有溃疡病史者，更易发生。出血量可多可少，亦可反复发生。常在鼻饲前抽吸胃内容物时发现有咖啡色液体，或出现柏油样便、腹胀、肠鸣音亢进，重者则可能有呕血或有大量便血，以及面色苍白、脉搏快速、血压下降等休克征象。胃肠道出血是病情危重的一种表现，应引起警惕并及时处理。除全身应用止血药及酌情输以新鲜血液外，还可服用云南白药、三七粉或止血粉等，同时立即停止鼻饲和肾上腺皮质激素类药物的应用，并密切观察出血及血压情况。必要时行胃肠减压，并做好大量失血的各项抢救准备工作。

（八）做好输血、补液、出入量及病情变化的记录工作

神经外科病人可因外伤、手术、高热、呕吐、昏迷不能进食、脑性电解质紊乱、内分泌障碍以及脱水疗法等因素，常出现水、电解质平衡失调，同时又有多种药物需通过静脉途径给予。因此，有计划地做好补液、输血及出入量的记录工作，对保证病人的需要，并根据病情变化随时进行调整甚为重要。护理工作中应根据每日预计输血、输液种类和总量进行全面计划，合理安排。例如对有休克倾向的病人宜先输血，而对有严重脑水肿者，则宜先行脱水疗法而后酌情输液。一般状况下，切忌输液速度过快，因输液过量或过快能加重脑水肿或肺水肿，导致病情急剧恶化。出入量记录必须准确并随时记录，不可事后追忆补记。发现病情变化，及时汇报医生同时做好记录，如意识、瞳孔的变化以及生命体征的改变，为后续治疗提供可靠依据。

对于重型颅脑损伤昏迷病人的护理是个较长的过程，恢复十分缓慢。要以鼓励病人家属树立信心为主，并告诉他们必须掌握的护理知识，取得家属的配合也是搞好昏迷病人护理的重要因素。

十、躁动病人的护理

颅脑损伤病中经常遇到有意识朦胧与躁动不安的病人，如颅脑损伤急性期或恢复期，及其他原因引起的颅内压增高、蛛网膜下腔出血以及颅脑手术后，许多病人处于意识不完全清楚或精神状态不正常。在这种情况下，容易发生坠床。一般护理工作中必须提高警惕，加强防护措施，如床旁加置床栏，适当地约束病人。严格掌握保护具应用的适应证，维护病人的自尊。保护性制动措施只宜短期应用。对不能配合的病人，如拔管、抓伤口等，给予手脚约束；在此操作过程中要注意松紧度（以能伸入1～2个手指为原则），并定时放松，同时要有一定的活动范围，以防因挣扎而增加病人的

体力消耗,造成皮肤擦伤,加重颅内压增高或诱发颅内出血。在使用约束具期间,护士应将肢体处于功能位置。记录使用保护具的原因、时间、观察结果、护理措施和解除约束的时间。使用约束带时尽量避开输液部位及皮肤破损处。对躁动较剧者,除用药物进行控制外,也可在胸部加以横带适当限制其活动或在床栏上方加用绳网以保护之。最好应有专人守护。

十一、康复护理

颅脑损伤病人经及时抢救治疗后可留下不同程度的后遗症,而且有些后遗症的恢复需要很长过程,有些甚至可终身后遗,因此需要医务人员和病人共同努力,树立信心,持之以恒,争取成功。

1. **长期昏迷** 脑干损伤严重的可使病人处于昏迷状态。对长期昏迷的植物人状态就需要按重危病人进行护理,做好基础护理,预防各种并发症及注意饮食营养卫生。

2. **肢体瘫痪护理** 肢体瘫痪病人要鼓励锻炼,让病人了解锻炼的目的是使肢体的肌肉不萎缩、关节韧带不强直,有希望恢复生理功能。坚持运动,运动量由小到大,运动范围由近到远,由被动运动到自主运动,直至完全恢复。

3. **语言训练** 外伤后失语靠发音训练,可以从单字发音起。经常收听广播、音乐对训练听力、语言发音有一定帮助。

4. **外伤性癫痫** 要做好出院宣教,不能单独外出,不宜攀高、骑车、驾车、游泳等。坚持长期、定时口服抗癫痫药,一般为3～5年。

5. **颅骨缺损** 出院后要注意减压窗的保护,外出可戴安全帽,手术后半年可考虑进行颅骨修补。

6. **正中神经刺激** 利用体表电刺激原理,在病人右侧腕部正中神经分布区域施加微弱低频电流刺激,电刺激信号通过神经通路传到脊髓、脑干和皮质,可以激发大脑自发分泌神经营养物质和神经递质,增加脑血流量,促进损伤的神经结构整合,最终实现昏迷催醒。

十二、心理指导

由于颅脑损伤给病人造成不同程度的心理恐惧、忧郁、压抑等,给病人的工作、学习和日常生活带来困难。因此易造成病人的性格变化,丧失治疗信心。因此家属及护士要针对病人的性格特点帮助他们树立战胜疾病的信心,正确面对现实,积极配合康复训练,争取早日康复。

（马　蓉　崔　勤　陈文洁）

参考文献

[1] 林菊英,金乔.中华护理全书[M].南昌:江西科学技术出版社,1993.

[2] 中国人民解放军总后勤部卫生部.实用神经外科学[M].北京:中国人民解放军战士出版社,1978.

[3] 李树贞.现代护理学[M].上海:第二军医大学出版社,1996.

[4] 李乐之,路潜.外科护理学[M].北京:人民卫生出版社,2013.

[5] 张波,桂莉.急危重症护理学[M].北京:人民卫生出版社,2017.

第四十三章
颅脑损伤在体模型

为了研究创伤导致的原发性和继发性脑损伤的发生机制，发现和寻找治疗颅脑损伤（TBI）的新方法和新措施，进行颅脑损伤动物实验研究必不可少。而颅脑损伤动物实验研究的前提条件是要建立颅脑损伤动物模型，其基本要求是动物模型具有较好的稳定性与重复性，以及动物模型的损伤机制与临床实际相接近。针对临床上多种受伤机制，人们设计了不同类型的颅脑损伤模型，如液压颅脑损伤模型、控制性皮质撞击伤模型、自由落体颅脑损伤模型、直线或旋转加速伤模型、颅脑火器伤模型、颅脑爆震伤模型等。

第一节　液压颅脑损伤模型

多年来国内外颅脑损伤专家建立了多种颅脑损伤的动物模型。其主要应用运动的物体直接撞击动物的头部，使之产生加速度或旋转运动而造成颅脑损伤。但这些模型难以测定作用于颅内组织的能量，即便使用相同机械力作用，其造成颅脑损伤的程度也不相同，难以进行伤情分级。液压颅脑损伤模型，亦称液压冲击损伤（fluid percussion injury, FPI）模型，是通过向一密闭颅腔内快速注入一定量的生理盐水造成脑组织的变形和移位，从而导致脑损伤。该模型稳定性和重复性好，致伤能量可以测定，可用于伤情分级，目前在美国、欧洲和亚洲颅脑损伤研究中心得到广泛应用。中国上海、天津、深圳等地也先后引进和建立了FPI模型，并已开展了神经行为学、生化、神经病理、脑能量代谢和乳酸代谢、脑血流和脑氧代谢、神经递质受体、基因和蛋白质组学等多方面的研究。

一、概况

20世纪70年代末，瑞士的林德尔（Rinder）和林格伦（Lindgren）对兔的液压颅脑损伤进行了研究。1976年，美国亨伯特（Humbert）等观察了不同液体压力作用下猫的神经病理、神经电生理及神经行为功能改变，最早报道了液压颅脑损伤模型的应用。1987年，美国狄克逊（Dixon）博士建立了大鼠的液压颅脑损伤模型。目前，该模型已广泛应用于颅脑损伤后神经病理、神经生化、神经电生理、神经递质和受体、神经行为功能、脑能量代谢、脑血流量和药物疗效判断等研究。该模型有如下特点：① 致伤力定量准确且重复性好。② 根据打击能量划分伤情，可复制出轻、中、重型颅脑损伤；打击能量越大，伤情越重，预后越差。③ 可适用于多种动物，如鼠、猫、兔、狗、猴、猪等颅脑损伤模型研究。④ 观察各种治疗方法对颅脑损伤后病死率和神经功能的影响、寻找出有效的治疗方案。

二、装置和方法简介

液压装置由圆形液柱（长为60 cm，直径为41.5 mm）、打击架、示波器和压力传感器组成；圆柱一端接活塞和锤垫，另一端接直径为2.6 mm打击管和压力传感器（图43-1）。在致伤时，整个管道系统充满37℃生理盐水后密闭。打击锤打击活塞后产生的压力通过打击管内的液体传导至颅腔，作用于组织。压力大小可由打击锤的高度调节，通过压力传感器在示波器上记录打击能量和时程，直接准确地读出致伤能量。

液压模型适用于多种动物，如兔、猫、大鼠，还可作用于培养细胞。美国哈姆（Hamm）发现动物的年龄与预后有关，因而实验动物应在一定的年龄范围之内选择。

动物致伤前都需行手术准备。为排除手术和麻醉干扰，所有动物在致伤前24小时行颅骨钻孔硬脑膜外

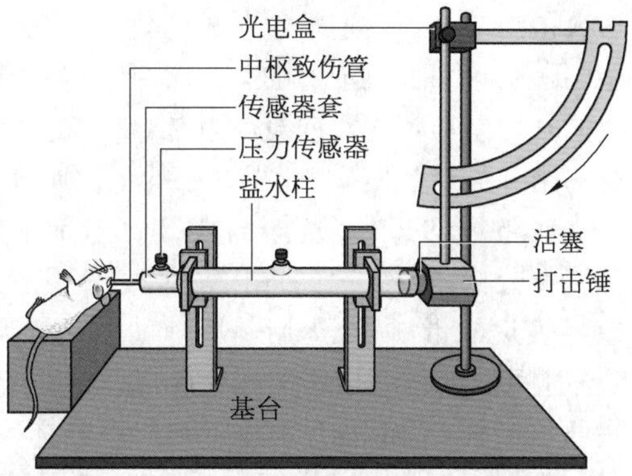

图43-1　液压颅脑损伤模型示意图

埋置打击管，并用牙托水泥固定。打击管理置于前囟和人字缝尖中间为正中打击模型，侧方打击模型则埋管于矢状缝一侧或颞弓上方。两者造成颅脑损伤后神经病理学改变略有不同，以供不同研究目的需要。

造成动物轻、中、重度脑外伤的压力因实验动物和条件不同而不尽一致。雄性SD大鼠正中打击模型压力分别为2.1、2.9、3.4～3.8 atm（1 atm = 101.325 kPa），侧方打击模型为0.1～1.0、1.5～2.0和3.0～3.6 atm。猫为2.2、2.6、3.2 atm。时程为21～23毫秒。

三、模型的研究内容

1. 神经行为学改变　急性神经功能试验包括一些姿式性和非姿式性反射，长期神经行为功能试验有行走试验、爬坡试验、平衡试验和迷宫试验。在不同压力作用下，动物各种神经反射的抑制时间和长期神经行为功能障碍有显著差别。压力越高，呼吸抑制、抽搐的发生率及动物病死率越高，神经行为功能和记忆功能障碍越重，恢复越慢，重者甚至不能恢复。若在致伤时造成脑缺血，则功能障碍更严重。我们的研究发现，轻度颅脑损伤大鼠有短暂的急性神经反射的抑制和轻度的长期神经功能障碍，与人类轻度脑外伤后的表现相似。大鼠中重度颅脑损伤后有较长时间的神经反射抑制和明显的长期神经功能障碍，类似于中重度脑外伤病人的表现。平衡和行走试验的表现在损伤后恢复慢，而爬坡试验较简单，损伤后恢复快，这与人类脑外伤后恢复过程相似。脑外伤病人常伴有记忆功能障碍，我们的研究通过游泳试验也发现大鼠伤后记忆功能减退，减退的程度随致伤压力的提高而加重，与利思（Lyeth）的迷宫试验结果相似。与迷宫试验相比，游泳试验更为简单而方便。我们认为液压装置致伤后能较稳定而恒定地定量测试急性神经反射和长期神经功能障碍，且可反映出动物的高级神经活动，是目前公认通

用较好的制造闭合性颅脑损伤模型的手段。

2. 血流动力学改变　动物致伤后都有短暂的心动过速和血压升高，可能与血中儿茶酚胺含量升高、交感神经兴奋有关。轻、中伤组后期血压略有升高或降至正常，重伤组则有明显的血压下降。

3. 生化改变　动脉血二氧化碳分压（PCO_2）和氧分压（PO_2）在轻、中伤组无明显改变，重伤组升高或下降的变化都有，可能与重伤组动物伤后呼吸抑制的发生有关。伤后不同脑区的乳酸含量、脑脊液乳酸浓度与伤情有关。我们采用液压打击脑损伤模型，以微量透析技术采集脑细胞外液（ECF），观察大鼠脑创伤后脑ECF中乳酸含量和变化及其与脑水肿的关系。结果表明：液压打击伤后，损伤区ECF中乳酸含量显著升高，其升高值与脑损伤的程度相关；ECF中乳酸增加程度以伤后0～20分钟时间区段最高，伤后1小时ECF中乳酸含量尚未恢复至正常水平；脑外伤后ECF中乳酸含量与伤后脑水肿程度呈正相关。提示伤后ECF中乳酸含量的改变，可作为判断伤情和预后的一个重要生化指标，同时也是反映脑细胞能量代谢的一个重要指标。最近，我们的研究发现，在液压脑损伤后，大鼠血糖显著升高，伤情越重，血糖升高越显著；颅脑损伤后高血糖的原因是由于颅脑损伤后体内的某些因素引起胰岛素分泌和胰岛素受体活性降低所致。

4. 神经电生理异常　轻伤组脑电图和听觉诱发电位无改变。中、重伤组脑电图可发生波幅降低和δ波增加，α波、β波减少。伤情越重，持续时间越长，如在致伤同时造成脑缺血，变化就更明显。听觉诱发电位，中伤组有Ⅰ～Ⅳ间期延长，重伤组有Ⅰ～Ⅲ、Ⅰ～Ⅳ间期延长和Ⅴ波消失。

5. 神经病理学观察　轻伤组无明显组织病理改变或仅有打击局部的蛛网膜下腔出血。中伤组主要表现为较广泛的蛛网膜下腔出血、局限性脑挫裂伤和脑内出血。重伤组则有广泛的脑内出血和脑挫裂伤，出血常可累及脑干，蛛网膜下腔出血可波及上颈髓。伊文斯蓝染色以伤后6小时最为明显。随着致伤压力的增高，伊文斯蓝渗出量增大，范围变大，提示有不局限于伤部的血-脑屏障破坏。我们应用液压颅脑损伤模型，从冠状切片观察到，侧方液压伤后脑组织病理学改变局限于伤侧大脑半球，主要累及皮质和海马。

（1）伤侧半球皮质形成一空洞，以打击区为中心，向周围延伸，累及皮质下白质；不同的时间点，其洞腔的面积不同。伤后第1周，位于颞顶叶，界限较清楚，腔内含有细胞碎片、小血块、胶质细胞；第2周，洞略扩大，累及枕叶，边界明确，大量胶质细胞分布于伤腔边

缘,洞腔面积为 0.52 mm×1.2 mm;第4周,伤腔面积下降,约为 0.03 mm×0.41 mm。

（2）伤侧 CA_2、CA_3 区锥体细胞较对侧显著减少,神经元溶解、坏死,比较伤后1、2、4周,差异不大。位于冲击点正下方的海马 CA_1 区,锥体细胞完好,无明显死亡和消失。

6. 脑能量代谢和脑血流量 重度液压颅脑损伤后,若维持正常人工呼吸,只有轻度和短暂的脑组织pH改变。若低通气造成脑缺氧,能量代谢明显加快,与脑血流量无关。脑干血管中枢受损可导致伤后脑血管对二氧化碳（CO_2）浓度变化反应消失或减弱,而脑血管内皮细胞的损伤则与伤后高血压反应有关。我们应用液压颅脑损伤模型,通过开放颅骨窗法用激光多普勒血流仪直接连续测定局部脑血流,发现伤后即刻有短暂的血流下降,约20分钟后逐渐回升到伤前水平,以后1小时内则未见明显变化。

7. 神经递质和受体 伤后早期伤部或海马细胞间液谷氨酸、天门冬氨酸浓度升高,强啡肽免疫活性物质含量升高,伴有细胞外钾上升,伤情越重,上升越明显。伤后谷氨酸受体结合率、阿片受体结合率增加,用乙酰胆碱拮抗剂、天门冬氨酸拮抗剂和阿片拮抗剂治疗可提高平均动脉压,改善脑电图损害,提高局部脑血流量,减轻神经功能障碍和降低病死率。我们应用液压颅脑损伤模型,测定伤区脑组织白细胞介素（IL）-2表达水平,伤后即开始升高,伤后10天达到高峰,为136 000 U/g脑组织,随后逐渐降至伤前水平,最大时IL-2表达水平为正常时的9倍。

8. 脑组织乳酸代谢 采用液压颅脑损伤模型和脑组织微透析技术发现,颅脑损伤后脑组织乳酸含量显著升高,说明脑组织处于缺氧和无氧状态。采用脑组织pH直接测定技术,也发现颅脑损伤后脑组织pH下降、脑损伤组织存在酸中毒。

9. 基因和蛋白质组学 采用液压颅脑损伤模型和分子生物学技术,采用昂飞（Affymetrix）大鼠全基因组芯片检测两组动物海马基因表达的变化,获取差异表达基因。结果筛选出差异表达（相差≥2倍）基因共有159个,其中上调136个,下调23个。液压颅脑损伤后大鼠海马基因表达发生明显变化,尤以大量上调为主,提示继发性颅脑损伤是一个多因素参与的过程。我们利用差异荧光双向凝胶电泳（DIGE）系统分离上述两组样品总蛋白质,获得二维的蛋白质分离图谱,应用 Typhoon 9400 激光扫描仪、DeCyder 差异分析软件图像分析,获得差异蛋白点的表达信息。选取部分差异表达的蛋白质,运用基质辅助激光解吸/电离-飞行时间质谱（MALDI-TOF-MS）进行蛋白质肽质量指纹谱分析,获得肽分子重量和肽序列标签,应用 Mascot 搜索引擎,检索 NCBI nr 20070425（4874565 sequences; 1684337227 residues）蛋白库数据库,鉴定出差异蛋白质。差异分析软件分析报告发现有差异的（Ratio值大于1.2）的差异蛋白质考染点15个,其中9个蛋白质的表达量上调,6个蛋白质表达量下调,未发现明显的“有或无”的蛋白质考染点。通过对这些蛋白质考染点进行质谱分析,鉴定出15个蛋白质点,其数据库检索值具有统计学意义（$P < 0.05$）。其中11个蛋白质点有 PMF 可信搜库结果及有 TOF-TOF 可信搜库结果。共鉴定出实际差异蛋白质数为11个。其中脑损伤后表达上调的蛋白质7个,下调的4个。按其功能分为不同种类,分属于细胞骨架蛋白、介导能量代谢的酶类、参与核酸合成及氧化应激反应的蛋白质、神经突触功能蛋白、细胞内信号传递蛋白及未知蛋白。所鉴定的差异蛋白质中表达上调的有:沉默信息调节因子2同源物、突触小体相关蛋白、二氢嘧啶酶样蛋白-2、甘油醛-3-磷酸脱氢酶、含 SDA1 域1蛋白、磷酸甘油酸变旋酶1、3-磷酸甘油酸脱氢酶;表达下调的差异蛋白质包括:① 突触蛋白,同工型1;② 微管蛋白,α_2;③ 延胡索酸酶;④ 类 KRAB 结构域相关蛋白;⑤ 脂酰辅酶A水解酶;⑥ 沉默信息调节因子2周源物。

四、前景

液压颅脑损伤模型是目前较为理想、应用也较为广泛的颅脑损伤动物模型。但其致伤机制与颅脑损伤病人受伤机制不尽一致,因而不适用于颅脑损伤的生物力学的研究。液压颅脑损伤后未发现人类脑外伤后对冲伤和植物生存状态,尚有待于进一步观察和研究。

第二节 控制性皮质撞击伤模型

控制性皮质撞击（controlled cortical impact, CCI）伤模型于1988年由莱特霍尔（Lighthall）等首次应用,是另外一种应用较为广泛的实验动物颅脑损伤模型。研究者将压缩气击装置垂直紧贴于大鼠硬脑膜处,利用压缩气击器中高速运动产生的空气冲击大鼠硬脑膜及其覆盖的脑组织(图43-2)。此模型可以有效控制打击参数(打击强度、打击速度和打击深度),且重复性好,受个体差异因素影响较小,可复制临床上所有脑损伤,但均以局灶性损伤为主。

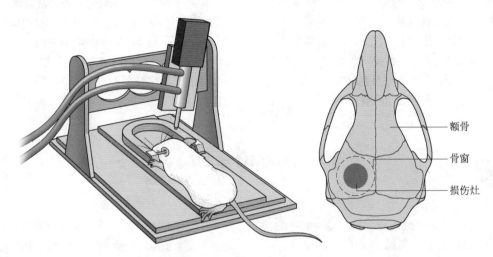

图43-2 控制性皮质撞击伤模型

较为应用广泛的是PinPoint™PCI3000精细颅脑撞击仪,创建小鼠颅脑损伤模型。PinPoint™ PCI3000精细颅脑损伤器是一款用于基础医学研究的颅脑损伤撞击器,主要用于动物模型身上的脑部损伤和脊髓损伤。该产品具有控制精准、功能强大、灵活精确、极好的有效性和重复性,是用于大小鼠颅脑损伤和脊髓损伤医学研究的精密皮质打击器。系统由3个部分组成:① 整合的驱动和撞槌马达;② 控制器;③ 软件。控制器供应电力并连接撞槌马达和软件的通讯;软件可设置调节撞击参数,包括速度、停留时间和深度;撞槌马达可配以多种不同大小和形状的撞槌,包括矩形和圆形,可应用于不同大小物种的动物。该系统可固定于脑立体定位仪以精确控制打击位点。系统的组成元件是PinPoint™ PCI3000的强大功能和多功能性背后的驱动力。尤其重要的是驱动电动机、撞击头、控制单元和铰接支撑臂。该驱动电机是一个直线型的结构,包括电机和操纵臂。撞击时,电机是固定的,动的只是操纵臂,这使得电机能够更有力、更耐用地驱动操纵臂。撞击头在撞击过程中直接接触目标动物,形状有圆头的或直角的,用于颅脑损伤或脊髓损伤的研究。另外,撞击头有7种规格(1~5 mm范围内:1、1.5、2、2.5、3、4、5 mm),也可以根据用户的要求定制特殊规格的撞击头。控制单元是连接软件和驱动电机的接口单元,用于信号传递和补充电能。PinPoint™使用图形用户界面(GUI)软件,可安装在一个标准的个人计算机上或笔记本电脑上。整个撞击过程是一个容易操作的程序,在手术暴露颅脑或脊髓之后,定位直线型电机;操纵臂可降低到撞击头的目标位置,再可缩回到启动位置;初始化撞击。

方法:将实验动物俯卧位固定于脑立体定向仪,下面垫一厚泡沫垫。头顶两耳根连线至两眼连线之间左右各1 cm范围备皮,碘伏擦拭消毒。在相当于矢状缝与人字缝交界处作正中切口,分开头皮,用小骨膜剥离器仔细剥离骨膜,在左侧冠状缝和人字缝之间、中线旁开3 mm颅骨处钻孔,骨窗直径3 mm,暴露硬脑膜。整个开窗过程在5分钟内完成。应用PinPoint™PCI3000精细颅脑撞击仪调零,设定不同的打击参数,垂直打击暴露的硬脑膜处,打击深度可分别设置为0.5、1.0、1.5 mm,打击时间均为80毫秒,打击速度均为每秒1.5 m,模拟不同程度颅脑损伤。致伤后即刻移开实验动物以免二次创伤。缝合头皮。注意观察打击前、打击中、打击后实验动物呼吸、心率、血压的变化。实验动物致伤后可立即出现短暂呼吸停止,给予人工辅助呼吸后,自主呼吸大多于30秒内恢复。实验动物伤后首先表现为四肢剧烈抽搐,随后表现为前肢屈曲,双侧后肢强直,呈去皮质屈曲状态,角膜反射消失。实验动物伤后均呈昏迷状态,于不同时间段内意识状态渐次恢复,但爬行、对刺激反应等较差。

打击器头部形状及直径对模型也有影响。西部(Nishibe)等曾应用CCI模型的不同打击器对大鼠进行颅脑损伤造模,探讨不同打击器对大鼠运动功能及功能重建的影响,打击器不同之处包括形状、直径,于造模5周后对大鼠进行运动功能测定,结果发现不同打击器对皮质损伤程度及运动功能有影响,组织创伤的严重程度及运动功能损害程度与打击深度密切相关,与打击器头部直径及形状关系不大。普莱曾特(Pleasant)等采用平头及圆头2种不同打击器进行造模,探讨打击器头部形状对神经细胞凋亡率的影响。造模后,观察皮质损伤体积及海马CA1、CA3区域的细胞数量变化,通过免疫组化分析淀粉样前体蛋白。结果发现,平头打击器会造成急性皮质出血、皮质及海马神经细胞大量死亡;与圆头打击器比较,平头打击器会使新皮质神经细胞凋亡。

CCI模型作为精确化的颅脑损伤模型,具有参数可控、重复性高等优点,现在已广泛应用于创伤修复机制研究、药物疗效评价、干细胞移植研究和癫痫模型制作等;随着以后研究的深入,损伤程度的参数标准将逐步规范,其在神经损伤与修复领域将发挥更为重要的作用。

第三节　自由落体颅脑损伤模型

自由落体颅脑损伤模型是较为简单、早期广泛使用的颅脑损伤动物模型。1981年菲尼(Feeney)等参照动物脊髓损伤模型,设计了自由落体脑损伤装置(图43-3),用于大鼠的动物实验研究。

Feeney自由落体颅脑损伤装置由撞杆、下落击锤和外周导管三部分组成,均为不锈钢材料。撞杆头端直径4.5 mm,头端高度2.5 mm。外周导管高40 cm,保持90°垂直,每隔1 cm有一气孔,以防击锤下落时导管内空气压缩阻力的影响。致伤时,将麻醉动物置于立体定向仪上,俯卧位固定头部,矢状切开头皮,暴露右顶骨,用牙科钻在冠状缝后1.5 mm、中线旁2.5 mm处钻一直径5 mm的骨窗,将撞杆头端置于骨窗硬脑膜外,用20 g重的击锤沿外周导管分别从10、30 cm高处自由坠落冲击撞杆,造成右顶叶轻、中度脑挫裂伤;另用40 g重的击锤从25 cm高处坠落,造成重度脑挫裂伤,致伤冲击力分别为200、600和1 000 g·cm,硬脑膜保持完整,骨窗用骨蜡封闭,缝合头皮。通过大体形态学、光镜和电镜观察,证明脑挫裂伤性质和其病理发展演变过程符合临床特点,且具有可定量化和较好的重复性等优点。Feeney自由落体颅脑损伤装置应用之后,霍尔(Hall)以及国内研究人员设计了改进的Feeney自由落体脑损伤模型(图43-4)。

改进后的Feeney自由落体脑损伤装置由底板、固定支架、垂直导引杆、下落击锤和聚乙烯撞击圆锥组

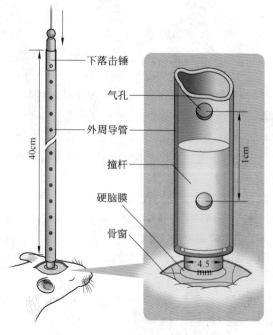

图43-3　Feeney自由落体脑损伤装置

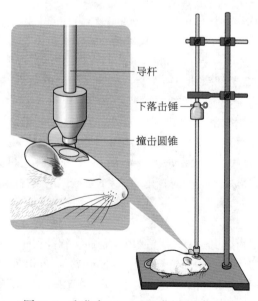

图43-4　改进后Feeney自由落体脑损伤装置

成。撞击圆锥头端直径4.5 mm、高2.5 mm，致伤原理和方法同前，但致伤部位为左顶叶，采用不同的致伤冲击力造成大鼠或小鼠脑挫裂伤模型。这一模型已被国内许多研究单位采用。通过实验观察，该模型有以下特点：① 动物均于伤后出现短暂呼吸暂停（几秒钟），并自行恢复。受伤瞬间至5分钟出现心率增快、血压上升，继之出现短暂血压下降，转而逐渐回升至伤前水平。伤后1至数小时内动物有对侧肢体活动受限、行动迟缓等症状。② 均有相同程度的局灶性皮质挫裂伤、皮质及皮质下的白质出血，以及蛛网膜下腔出血。③ 伤后因局部脑组织压力增高、血管痉挛和脑水肿，出现创伤局部脑血流量（rCBF）下降，而大脑半球则因创伤力量传导至中线结构，影响下丘脑血管调节中枢，使脑血管自动调节功能丧失而发生血管扩张。④ 血-脑屏障破坏。发生最早，表现为脑毛细血管外间隙增大，内皮细胞胞饮小泡增多，紧密连接开放。于伤后30分钟即可出现伊文斯蓝及胶体金微粒等示踪剂透过脑毛细血管，并逐渐加剧，至伤后6～12小时达高峰，持续至伤后72小时。至伤后7天血-脑屏障破坏仍未完全恢复正常。⑤ 早期出现灰质水肿，伤后15分钟即可出现，伤后30分钟至1小时已很明显，6～24小时达高峰。

白质水肿则于伤后12～48小时才明显。水肿均以邻近损伤部位为重。通过光镜和透射电镜观察到，伤后早期血管源性脑水肿与细胞毒性脑水肿并存，只是细胞内水肿持续时间短，至伤后72小时已不明显，而血管源性脑水肿持续时间长，于伤后7天仍未完全恢复。

自由落体脑损伤模型是一种机械性脑损伤，类似临床上的闭合性颅脑加速伤。由于损伤部位局限和所造成的局部脑挫裂伤性质与临床相似，人们多年来应用该模型研究损伤性脑水肿的发生机制，发现其有以下优点：

（1）损伤机制单一，具有良好的可靠性。

（2）方法简单，条件易于控制。采用自由落体打击法，可根据需要控制高度和重量。

（3）致伤程度较一致，重复性好。

（4）脑水肿性质与临床上损伤性脑水肿相似，定量准确。

（5）实验对象采用猫、兔、大鼠或小鼠，便于大批定量研究和长时间观察。我们进行了轻、中、重度脑挫裂伤后的血-脑屏障破坏的定量分析和皮质、白质含水量的测定，证明血-脑屏障破坏和脑水肿程度与损伤程度显著相关，具有高度的实用性。

第四节　直线和旋转加速伤模型

外力使头颅迅即开始运动或其运动突然受阻时，除引起头皮、颅骨局限性损伤外，更严重的是由于脑运动相对滞后于头颅的运动，还可导致脑着力部位、脑内及脑对冲部位出现挤压、撕裂及牵拉等力学效应，造成所谓颅脑加/减速性损伤（acceleration/deceleration injury），或称惯性伤（inertial injury）。现实生活中，头颅加/减速运动十分普遍，是人类颅脑损伤最常见的致伤原因。因为加速与减速运动对颅脑的影响仅仅是方向有别而其机制相同，所以多年来对颅脑惯性伤的研究大多针对的是加速伤，迄今已建立了一些较为成熟的颅脑加速伤实验动物模型。

根据外力施加的方式，可将加速伤分为头颅直接遭受敲撞的打击加速伤（impact acceleration injury），和头颅因其远隔部位受力而被间接引发运动的冲击加速伤（impulsive acceleration injury）。根据外力作用的结果，又可将其分为脑质量中心呈线性运动的直线加速伤（translational acceleration injury），以及脑绕其质量中心转动或脑质量中心呈弧形运动的旋转加速伤

（rotational acceleration injury）。本节综合上述两种分类法就颅脑加速伤动物模型予以介绍。

一、直线加速伤模型

1994年，马马鲁（Marmarou）和福达（Foda）制作出大鼠打击直线加速性颅脑损伤模型。在其实验中，将麻醉后的大鼠俯卧于一块泡沫垫上，纵行切开头皮，暴露颅骨穹顶。颅顶表面冠状缝与人字缝间固定一枚铁制圆盘（直径10 mm，厚3 mm），其底呈弯弧状，与颅顶相吻合，位于树脂玻璃（plexiglas）落体管下；管内重物坠落撞击铁盘，致头颅受力引起颅脑损伤。泡沫垫的存在，使头颅受力后能沿重力方向移动产生一定的缓冲性加速，以确保外力作用的瞬时性，这是该模型不同于自由落体模型的关键。而铁制圆盘又保证了外力作用的弥漫性，因此减轻了外力打击对头颅局部的接触效应，较大范围地增强了外力打击对头颅的惯性效应。外力负荷的这种瞬时性和弥漫性特征，决定了这一实验模型绝不是一般意义上的自由落体打击模型，而是一种垂直面上的打击

直线加速颅脑损伤模型。对该模型的深入研究表明，在 0.45 kg·2 m 作用下，大鼠病死率达 59%；而伤前行机械通气控制呼吸组，病死率为 0。两组病理改变基本一致。大体观无局限性脑损伤，脑干内有点状出血；显微镜下见脑内神经元胞体、神经轴索及微血管系统均出现明显损害，形成广泛脑水肿。更突出的是该模型中轴索损伤涉及胼胝体、内囊、上下小脑脚及脑干传导束等大部区域，引起大鼠不同程度的意识丧失。因而，Marmarou 和 Foda 称该模型是一种弥漫性脑损伤模型。建立移位（变形）、速度及加速度方程，进行生物力学分析，发现该模型中打击后的脑峰值加速度达 900 G，且主要分布于脑中轴矢状面上，脑受压幅度为 0.28 mm。

1996 年路易斯（Lewis）制作出羊打击直线加速性颅脑损伤模型。他将羊麻醉后置于俯卧位，头颅不加固定放于支持物上，在羊的眶上突及外耳道间作头皮纵向切口，暴露颞顶。颞顶表面安置一枚与颅骨外表相符的铁盘，铁盘中央部突出，此处被由空炮弹击发的、头端为蘑菇状的铁栓从侧旁处撞击，引发颅脑直线加速损伤。病理观察发现，少数动物颅骨外板出现骨折，75% 有蛛网膜下腔出血；局灶性脑挫裂伤占 50%，其中 25% 居于脑干内，尚伴发多处神经轴索和微血管损伤。这一头颅打击直线加速脑损伤模型与人类头颅受到钝性、非穿透性打击后的脑内变化极为相似。

近年来制作颅脑加速伤模型的原则，通常是尽可能地保证外力在导致头颅加速的同时，引起较轻的接触效应，却产生较强的惯性效应。有鉴于此，模型制作方法除前述两种颅顶表面放置铁盘以扩大受力面积外，目前还有其他措施。如将动物头颅置于坚硬的头盔中，头颅与头盔间充填牙齿黏固粉，外力致伤物打击头盔致头颅加速运动。此间颅内形成的惯性，常可引起脑弥漫性轴索损伤和急性硬脑膜下血肿，这两者均是导致人类颅脑损伤后不可逆脑损害，甚至死亡的最常见原因。

二、旋转加速伤模型

在颅脑损伤中，弥漫性脑损伤临床反应重，预后差。而弥漫性轴索损伤（diffuse axonal injury, DAI）又是其最主要的病理类型。DAI 是头颅在加速运动中，脑内轴索集聚区发生以神经轴索肿胀、断裂和轴索退缩球（axonal retraction ball, ARB）形成为特征，并伴有脑实质点、灶状出血的脑损伤，临床上表现为持久性意识障碍、早期死亡和植物人状态。DAI 有其特殊的致伤机制，剪力是造成 DAI 的根本原因。早在 1945 年，物理学家霍尔伯恩（Holbourn）曾指出，剪力和压力比较，前者相对更易损伤神经组织。这就是著名的

Holbourn 理论。研究表明，头颅瞬间旋转最易引起脑内产生剪力，从而导致 DAI。可以说 DAI 是颅脑旋转加速伤最典型的一种。1982 年宾夕法尼亚大学的真纳雷利（Gennarelli）使用称作佩恩（Penn）Ⅱ 的头颅旋转加速装置，造成灵长类动物狒狒创伤性昏迷。该装置在使用时，其产生的驱动力不是直接打击头颅，而是经与头盔相连的金属杆作用于头盔，间接地将外力负荷均匀施加于头颅上，使其在 11～22 毫秒内绕脑外一点旋转 60° 弧。病理观察证实狒狒脑内出现了与人脑 DAI 类似的病理变化，即胼胝体和脑干上端大体可见的局灶性损害及光镜下可见的广泛的神经轴索损伤，不伴急性硬脑膜下血肿，无脑内灶性损害及挫裂伤，颅内压仅轻度一过性升高。后续研究证实，颅矢状面施力瞬间旋转加速导致的 DAI 最轻；轴位面施力，DAI 严重程度增强；冠状面施力即动物头颅侧向旋转，DAI 最重。

玛格利斯（Margulies）1990 年对颅脑结构的物理模型进行了冠状面瞬间旋转加速负荷的生物力学分析。在人及狒狒颅腔内安置栅状丝制网，其内充以透明的凝胶（gel）作替代脑，矢状面固定由多聚氨基甲酸乙酯（polyurethane）制作的替代大脑镰。外力作用过程中，用高速摄像机拍摄各瞬间颅内栅网变形、移位情况，以动态观察脑内应力演变及分布。结果表明，替代脑变形情况与尸检或实验动物 DAI 特征病理像，在空间分布上相吻合，提示冠状面旋转加速负荷下脑内剪力与组织损伤密切相关。此外，这种应力-损伤匹配关系在灵长类动物中具有跨物种的一致性；脑质量的增加虽然可提高组织内剪力，但剪力在空间分布中的梯度差异与物种类别无关。由于灵长类动物颅脑结构在种间具有相似性，就有可能根据狒狒等实验动物 DAI 发病的剪力阈限值类推至人。

麦克斯韦（Maxwell）1992 年对狒狒头颅侧向旋转加速伤模型的脑血管反应进行了系统研究，证实瞬间侧向旋转可引起颅内产生广泛的、非直接致断裂性的机械应力，由此造成脑微血管痉挛、微血栓形成、血管塌陷、微绒毛出现，终致血-脑屏障破坏及血管不完全或完全断裂。Maxwell 1993 年再次以狒狒为对象，使其头颅在 6～8 毫秒内于冠状面侧向旋转 60° 弧，经测算其旋转加速度高达 $(1～2)\times10^3$ Gy/s^2，再次发现头颅在旋转性剪力作用下，脑内大量神经轴索发生肿胀、断裂、髓鞘分离、轴浆神经纤维细丝排列紊乱、细胞器空泡变性并向轴浆外围集聚。以上结果与克里斯特曼（Christman）对人脑 DAI 的研究所见一致。

前述各学者都是采用使动物头颅瞬间在冠状面绕脑外某点旋转特定角度的致伤装置，制作动物头颅旋转加速伤模型。另一种致伤形式是使头颅瞬间绕其脑

质量中心旋转。罗斯（Ross）1994年将幼猪头颅于25毫秒内在冠状面左向右绕脑质量中心旋转60°～105°弧度，制作出了DAI动物模型，但幼猪轴索损伤灶的分布不同于狒狒轴索损伤的分布，前者多位于白质浅层或灰、白质交界处，而后者多见于矢状线旁白质、胼胝体及脑干头端等部位。幼猪和狒狒头颅旋转所致轴索损伤在分布上的差异，与实验动物的颅脑解剖结构不同有关。幼猪的嗅球大，额叶薄，无大脑镰，脑干及脊髓长轴与前脑长轴一致。而灵长类动物具有坚硬的大脑镰，前脑发达，且脑干及脊髓长轴与前脑长轴相交成角。由于上述解剖结构的区别，侧向瞬间旋转加速对这两类动物脑的影响不同。在幼猪模型中，中线结构、胼胝体及中线旁白质无轴索损伤，而非人灵长类动物模型中胼胝体、脑干及中线旁白质则产生了明显的轴索损伤，后者与人类脑DAI的病理征分布完全一致。

头颅瞬时旋转，使脑在惯性驱导下作非线性加速运动，此间脑冠状面产生的与脑长轴垂直的剪力，是DAI发生的始动因素。剪力的大小、分布及其引起的DAI的阈值，与外力参数和实验动物种类密切相关。Margulies等于1990年证实狒狒脑内出现DAI的头颅旋转阈值（最低值）为：角速度2.6 Gy/s，角加速度 1×10^3 Gy/s^2。由于灵长类动物间颅脑结构相似，用内插法推得人脑DAI时头颅侧向旋转参数阈值为：角速度4.65 Gy/s，角加速度160 Gy/s^2。可见动物脑质量越小，产生DAI所需颅脑旋转角速度、角加速度就越大。幼猪颅脑角速度＞2.7 Gy/s才能造成脑DAI，小动物DAI则要求有更高的头颅旋转参数。

一般认为，脑质量越小，惯性越小，头颅侧向旋转越难引发颅脑加速伤。目前，头颅瞬间旋转加速伤动物模型多限于上述狒狒、幼猪等大动物，至今尚无小动物头颅旋转加速颅脑损伤模型。近年来，我国学者经探索和尝试，研制出适于小动物头颅的旋转加速致伤装置（图43-5），并成功地建立了大鼠头颅绕脑中心侧向旋转的DAI动物模型。

该装置可使动物头颅瞬间在冠状面绕脑质量中心旋转15°～90°，主要结构包括以下几部分：

（1）固定部分：包括门齿孔、一对横向杆及双侧耳棒。

（2）驱动弹簧：由粗钢丝制成，经烘烤定型后，预先扭转270°，固定于旋转装置内（其连带的横向杆此时呈上下排列）。

（3）回位旋钮：用扳子将其顺时针拧动90°（此时驱动弹簧被扭转了270°+90°=360°），可使横向杆由上下排列变为水平排列。

（4）扳机：向下按动，弹簧可获释放，固定部分遂以横向杆连线中点（即动物的脑质量中心所在位置）为轴心逆时针转动90°。

（5）旋转角度限位孔：备有0°、15°、30°、45°、60°、75°限位孔，将限位销插入任一孔，按下扳机后固定部分即由水平位逆时针转至该孔所标角度；不置限位销时，则固定部分默认旋转角度为90°。

使用时装置固定在一个稳而重的实验台上，动物麻醉后其头颅经耳棒及门齿孔被固定于横向杆上，躯干与实验台成20°角俯卧其上；选定旋转角度，按动扳机，弹簧驱动固定部分旋转，使动物头颅于冠状面逆时针快速转动预

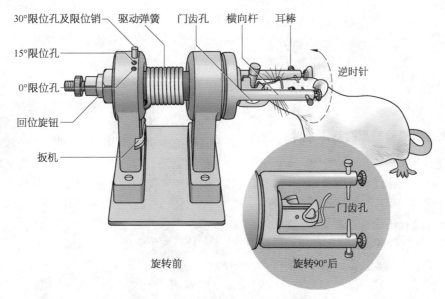

图43-5　头颅瞬间旋转装置示意图

定角度；顺时针拧动回位旋钮，卸下动物，使用完毕。

根据常用中小型实验动物头颅解剖特点，制作相应的配套部件，经部件逐套换用，该旋转装置可用于不同动物。其适于大鼠的部件固有参数为：横向杆间距5 cm；驱动弹簧（钢丝直径4 mm）内径32 mm，圈数6。用该装置使大鼠头颅在冠状面旋转90°，对有关的力学、行为学及病理效应进行评价。结果表明，本装置驱动体重0.3 kg以下大鼠的头颅旋转90°，用时小于2.09毫秒；脑表面线速度5.649 m/s，线加速度1 354.1 m/s²；脑角速度7.531 3 Gy/s，角加速度1.806×10³ Gy/s²。该角速度及角加速度均远大于Margulies等（1990）提出的DAI旋转参数阈值。大鼠头颅瞬间旋转后均表现有原发昏迷，时间可达2～25分钟，组织切片嗜银染色光镜下见延髓、中脑被盖等部广泛神经轴索迂曲、增粗、肿胀，部分轴索断裂后轴浆溢出形成轴索退缩球，脑干多处见点状出血性改变。上述特点表明本动物模型符合DAI的临床及病理特征，而脑干损伤最重是该旋转加速损伤模型的突出点。

该装置固定部分牢靠，旋转冲击力能充分作用于大鼠头颅上，驱动弹簧既能使鼠颅瞬间旋转，其冲击力又不至破坏装置结构，可多次使用；配有多个备选角度，有利于研究不同旋转角度下脑损伤情况；操作简便；弹簧直径及圈数可再加大，以提高驱动力；固定部分也可改装，以适合豚鼠、猫、兔等中小动物，从而扩大了其在实验研究中的使用范围。由此可见，该装置是较理想的头颅旋转加速致伤工具，具有推广应用价值。

随着人们对DAI病理生理概念认识的不断深化，近年来有研究倾向将脑震荡及原发脑干伤纳入DAI中，认为脑震荡是最轻的DAI，原发脑干伤为最重的DAI。因此，DAI动物模型作为一种颅脑旋转加速损伤模型，对于研究人类颅脑损伤更有其广阔的应用前景。

多种因素参与影响颅脑加速伤动物模型的效度与信度，如外力大小及分布、实验动物颅脑解剖结构特征及脑质量大小、受力后头颅运动程度及方向等。此外，由于人类颅脑结构的特殊性及人类致伤环境的复杂性，即使控制完美的实验动物模型也仅仅是一种理想化设计，在设计、制作和评价颅脑加速伤动物模型时应充分认识到这一点。

第五节　颅脑火器伤实验模型

颅脑火器伤是较为特殊的一种颅脑损伤。历次战争中，颅脑火器伤的发生率、伤残率都很高，术后各种并发症也相当惊人。加之平时火器伤亦日趋增多，特别是当代高速、高能武器的致伤力大为增强。因此，进行颅脑火器伤的深入研究，提高其救治水平，已是人们亟待解决的重要课题。在以往的临床病例分析和一些实验研究中，其主要困难是如何建立既符合临床颅脑损伤实际，又能持续观察伤情并能够施治的动物模型。由此不难看出，建立适宜的颅脑火器伤实验模型是探索颅脑火器伤的病理生理特点，减少伤残率，提高治愈归队率的重要手段与前提。

一、颅脑火器伤实验模型的基本条件

（1）准确判定致伤部位。

（2）准确测量和判定投射物（弹头、破片）的撞击能量和组织吸收的能量，及其与创伤程度的量效关系。

（3）根据实验目的，正确选用武器的类型、速度、质量间相互匹配关系，以期获得标准而稳定的伤情。

（4）正确选择实验动物，了解动物的解剖特点、生理耐受性与全身反应之间的关系。

1）伤前必须对实验动物进行正常值的检查，了解动物有无潜在性疾病和营养状况，以排除其他因素干扰实验结果。

2）具体要求：① 被选定动物，实验前要进行1～2周的驯养与观察，并对预定观测的指标行伤前值检查；② 每天体温、呼吸、心率2次，伤前应连续测量3天以上；③ 伤前血、尿常规检查3～4次；④ 测量体重及预测伤道的长短。

3）几种常用动物的主要生理指标数据见表43-1。

4）常用动物的选择如下：

狗：属于哺乳纲、食肉目。已驯化为家养动物，喜近人，易驯养，对外界环境适应性强，稍加训练即能很好地配合各种实验。狗的动、静脉血管容易显露，便于直接抽血或切开留置导管进行连续较长时间的生理指标的监测。狗的气管与人相似，便于插管和切开行呼吸监控。狗的血液循环系统及体腔脏器与人有很好的相似性和可比性。其头颅虽较小，颅骨板相对较厚，便于模拟颅骨切线伤和脑组织切线伤。因此，狗是各种实验研究中应用最广的动物。

猪：猪是饲养家畜。其皮肤组织与人体相似，血液学、生物化学指标也与人体相近。其肌肉丰厚，易获得足够的伤道，常用于研究不同投射物的致伤机制及

表43-1 几种实验动物的常用生理指标数据

动物	体重 (kg)	体温 (℃)	尿相对密度 (比重) (g/cm³)	血　　液			心率 (次/分)	呼吸 (次/分)	血压 (kPa)	
				pH	红细胞 (×10¹²/L)	白细胞 (×10⁹/L)			收缩压	舒张压
狗	15～20	38.5～39.5	1.020～1.050	7.31～7.42 (7.36)	4.5～8.0 (6.3)	14.79±3.48	100～130 (120)	11～37 (18)	12.6～18.1 (15)	5.7～8.8 (7.4)
猪	50～150	38.0～40.0	1.018～1.022	7.36～7.79 (7.57)	6.4	7.0～20.0	50～60	12～18 (15)	19.2～24.6 (22.5)	13～16 (14.4)
羊	30～50	38.0～40.0	1.015～1.065	7.32～7.54 (7.44)	13.3～17.9 (16)	5.0～14.0	70～80	12～20 (16)	15～16.8 (16)	10.1～12 (11.2)
兔	2.0～3.5	38.5～39.5	1.010～1.050	7.21～7.57 (7.35)	4.5～7.0 (5.7)	6.0～13.0 (9.0)	123～304 (205)	38～60 (51)	12.6～17.3 (14.6)	8～12 (10.6)

注：括号内为平均值。

其伤道特征。猪头颅虽较大，但头部软组织较厚，不易准确预定射击点。在同样严重的创伤条件下，猪的耐受性比狗略强，有利于病理、生理变化的观察。猪的来源广泛，价格适中，是多项实验，特别是创伤弹道学研究中较为理想的动物。

羊：羊属反刍动物。性情温顺，适应性强，饲养方便。羊的皮肤薄而柔软，接近人体皮肤，其肺淋巴引流较方便，易制作慢性肺淋巴漏模型，多用于动态观察肺水肿。在全麻时，羊有反刍鼓胀误吸的危险，故不适于中枢神经系统有影响的实验模型。

兔：兔容易获得和饲养，故常用来做各种急、慢性实验。在早期的创伤弹道学研究中，用于观察伤道的组织学、微循环、生理及生物化学等方面的研究。但其体型小，耐受力较差。故在大型实验中，已较少采用。

二、颅脑火器伤的致伤条件

（一）武器的选择

1. **枪、弹的选择**　为了更精确、安全起见，实验室常用与战斗枪、弹性能相同的弹道枪和经过筛选的标准弹。

（1）常用的几种弹道枪口径为7.62、5.56和5.45 mm，还有口径4.5 mm的气步枪。

（2）几种枪弹主要技术参数见表43-2。

2. **破片（弹片）的选择**　实验用预制破片通常有球形、三角形、方形、圆柱形等。1.0 g以下小破片，用7.62 mm滑膛枪发射单个破片，该破片放在塑料弹托上，弹托安在装有一定重量的弹壳上（图43-6）。发射后破片与弹托分离而中靶。2克以上的大破片用12.7 mm或14.5 mm口径的滑膛枪发射。通过调节装药量或破片的质量来控制速度。为排除弹道的不稳定性，获得比较一致的伤情，实验多采用球形破片致伤。

致伤前根据实验需要，可在动物股动、静或颈总动、静脉插入导管，以供生理、生化等指标的检测；头颅开1.0 cm左右的小孔，放置压力和生物电微型传感器监测致伤瞬间和伤后颅内压的变化。用四路瞬态记录仪记录测量的结果。

（二）致伤与测试方法

1. **动物准备**　伤前常用2%～3%戊巴比妥钠30 mg/kg体重静脉麻醉，气管内插管，确保呼吸道通畅。将动物俯卧固定在致伤架上，用头架按致伤要求固定妥善，确定标记好射击点。

2. **枪弹准备**　弹道枪固定在枪架上，借助瞄准镜描好弹着点，弹射距20 m，破片射距为4～6 m。

3. **测试方法**　采用镀银铜丝靶或TC系列非接触式激光幕靶10-7五级六路测速仪，测定投射物通过的

表43-2　几种枪弹的主要技术参数

技术参数	7.62 mm M43弹	5.56 mm M193弹	5.45 mm AK74弹	4.5 mm 气步枪弹
弹头直径(mm)	7.92	5.7	5.61	4.5
弹头质量(g)	7.9	3.56	3.45	0.32
弹头结构	钢心铅套,被甲	铅心,被甲	钢心铅套,被甲	全铅
初速(m/s)	735	997	900	350
枪口动能(J)	2 134	1 769	1 397	25

靶前速度和靶后剩余速度(图43-7),并计算出组织内吸收能量。计算公式:

$$E_k=m/2\left(v_1^2-v_2^2\right)$$

式中 E_k 代表投射物传递给组织的能量; m 代表投射物的质量; v_1 和 v_2 分别代表投射物靶前和靶后的速度。

三、颅脑火器伤实验模型的分类

目前,颅脑火器伤实验模型的制备方法很多,归纳起来有以下几种类型。

（一）非生物模型

某些非生物模拟材料在反映弹头与组织的能量传递方面具有直观、易测的优点,在许多研究工作中需要借助于非生物模拟物进行一些必要的辅助实验,包括

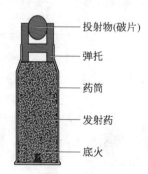

投射物(破片)

弹托

药筒

发射药

底火

图43-6　投射物(破片)发射装置示意图

单纯非生物模型和复合非生物模型两种。

1. **单纯非生物模型**　是指由一种单一的非生物材料制成的模拟物,包括水、肥皂、明胶及黏土等。

2. **复合非生物模型**　是指由两种或两种以上非生物材料制成的模拟物。中国机械技术研究所研制的人体非生物模型是目前国际上最有代表性的复合非生物模拟物。大体上可分为有盔甲防护装置和无盔甲防护装置两种。

（1）有盔甲防护装置的复合非生物模型:本模型选用4.08 g的钢珠弹,用12.7 mm口径的滑膛枪进行发射,速度为300～1 200 m/s,用HG202A电子计时器测速。用厚度为3 mm的LY12CZ铝板和厚度各为0.38 mm的7层尼龙纤维模拟盔甲保护层;用厚度为2.4～2.5 mm的软橡皮模拟头皮;用厚度为4.0～5.0 mm的多甲基丙烯酸树脂模拟颅骨;用长、宽、高各为150、150、130～160 mm的肥皂块模拟脑组织。在铝板和层状尼龙纤维之间隔有3.0～8.0 mm的缝隙,各层尼龙纤维之间不存在空隙,尼龙纤维与软橡皮紧密接触。

（2）无盔甲防护装置的复合非生物模型:即上述有盔甲防护装置的复合非生物模拟物去除铝板和层状尼龙纤维即成。

（二）生物模型

生物模型是指以动物在体组织器官或离体细胞作为致伤对象所制备成的火器伤模型,主要包括动物模型和离体细胞模型两种。

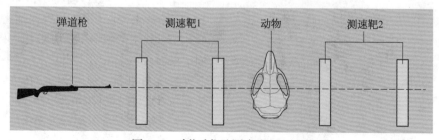

弹道枪　　测速靶1　　动物　　测速靶2

图43-7　动物致伤及测速系统示意图

1. **动物致伤模型** 如后文描述。

2. **离体细胞致伤模型** 将培养有神经元或神经胶质细胞的培养皿置于充满培养液的乳胶囊中（37℃），并将乳胶囊置于密闭的水箱，细胞朝向弹着方向。以具有高能传递倾向的高能投射物射击水箱，在密度和声阻抗与人体组织相似的水中产生峰值为80～120 kPa、持续时间为2～4毫秒的激波/压力波，并作用于神经元或神经胶质细胞。将致伤后的细胞立即取出重新培养，即得离体细胞致伤模型。

（三）电子计算机模拟模型

是指通过电子计算机构建三维图像系统来模拟投射物的运行轨迹、能量传递及组织受损伤程度的一种模型。实验者可以根据自己的需要，随意设定或改变不同的参数而达到实验目的。美国宾夕法尼亚州人体模型模拟中心奥贡耶米（Ogunyemi）和美国军事医学病理研究所的奥利弗（Oliver）等在这方面做了大量工作，并证实模拟结果与实际情况非常接近。目前，该模型在实验研究和法医鉴定方面得到了初步应用。

以上几种模型都是相对独立的，但是它们彼此之间又是相互联系的。一个完美的动物模型的建立，首先要经过非生物介质或电子计算机模拟致伤条件，然后再把这些条件应用于致伤动物。反过来动物模型又来证实非生物介质和电子计算机模拟模型的可靠程度。

四、几种颅脑火器伤实验动物模型

（一）颅骨切线伤

据统计颅骨切线伤占颅脑火器伤的24.7%，为数较多。对这类伤员如抢救及时，治疗得当，是可以很快治愈归队的，相反治疗不当也可以造成伤残，乃至危及生命。此类型伤的可治价值很高。

致伤方法：健康犬静脉麻醉后，固定在致伤架上，确定眶上缘2 cm（相当于犬的前额部）、头略向左偏15°为弹着点。用7.62 mm弹道枪、7.62 mm M43弹射击，射距20 m。弹头从右向左横切过颅骨，组织吸收能量300 J，颅骨外板呈沟槽状伤道，硬脑膜完整，表面可有点状出血；骨伤道下位脑组织呈1.5～3.0 cm的带状挫伤，脑回增宽，脑沟变浅，几乎全脑表面都可见点状出血；半数以上动物发生了硬脑膜外或硬脑膜下血肿。光镜检查，在距伤道4.5 cm处显有神经细胞结构不清，胶质细胞水肿，毛细血管周围间隙增宽。动物呼吸、循环系统的影响及某些生化指标的变化均较明显。

该模型中80%～90%动物可存活48～72小时。

伤情稳定，重复性好。既呈现局部明显的病理特点，又可连续观察伤后早期全身的病理生理及生化反应。需着重点提出的是，准确的确定弹着点和选好致伤武器是模型成败的关键环节。

（二）脑组织切线伤

致伤方法同颅骨切线伤，只是在原射击点处再向下（深层）0.5 cm，弹头从额叶脑组织表面横行切过；高速光摄影有明显的瞬时空腔形成。组织吸收的能量约300 J。颅骨呈索条状缺损，有的有延伸性骨折；硬脑膜撕裂缺损，伤道内积存凝血块、碎骨片及皮毛等；伤道周围脑组织挫伤，脑回增宽、变浅，大脑凸面、底面、下丘脑、脑干等部位可见点片状出血。部分动物发现远离伤道的硬膜外和硬膜下血肿，少数动物发现脑室内出血。镜检伤道周围可见细胞坏死，伴有大片状出血灶。距伤道3～4 cm处神经元细胞核固缩或碎裂、胶质细胞水肿、血管周围间隙增宽等变化。

损伤后血-脑屏障的通透性明显增强。动物呼吸会出现数十次的暂停，而后加快；心率先明显加快或减慢，逐渐至伤前水平后再次减慢。大多数动物存活6～48小时。这种伤情较颅骨切线伤明显加重。

（三）脑组织贯通伤

用现代高速高能投射物致伤，该组动物伤后均迅速死亡，仅能观察伤道情况，难以连续观察全身变化。故早年有些学者先将颅骨切去，再用低速弹射击脑组织。如克罗卡德（Crockard）等创立的所谓"清洁"模型，即在不损伤大血管和生命中枢的条件下，观察颅脑火器伤的局部和全身反应。具体方法：将恒河猴麻醉后固定在致伤架上，枪置于脑后，以右颈项线上10 cm、矢状线旁12 cm的交点与眶部连线作伤道，用0.31 g钢球射击猴头颅造成贯通伤，射距6 m。通过改变装药量造成所谓轻、中、重3种程度损伤，其组织吸收的能量分别为0.49、1.26、5.02 J。作者认为，脑血管调节功能丧失和呼吸、循环功能衰竭是动物早期死亡的主要原因。但这种低速、低能武器致伤与实际伤情不符，几乎不可能有这种简单脑组织贯通伤。特别与现代高速、高能武器的多因素致伤相差更远，且猴的价格昂贵，不易获得。为此，作者采用7.62 mm M45弹，在前述狗颅骨切线伤的射击点向下（深层）1 cm射击，造成狗额部脑组织贯通伤。组织吸收能量为300 J左右。致伤同时，高速（1 000幅/秒）X线拍摄显有较大的瞬时空腔，说明颅内压力较大。颅壳崩裂，硬脑膜撕裂，脑组织飞溅，全脑表面均可见点片状出血，颞极、枕极和脑干有挫伤或血肿。光电镜检查，在距伤道4～5 cm处，神经元和神经胶质细胞结构不清，血管破裂出血，脑干及小脑皮质神经细胞的线粒体肿胀、嵴断裂,内质网扩张,髓鞘变性;血管紧密连接处增宽,电子密度降低。呼吸、循环功能明显障碍。动物在数分钟至半小时内死亡。说明高速、高能武器所致颅脑的贯通伤是全脑性破坏性损伤,临床难以救治。

(四)颅脑爆炸伤

当前爆炸性武器致伤是主要致伤原因,约占火器伤的80%左右。为此,笔者采用下列方法建立颅脑爆炸伤模型:

1. **爆炸源** 选用柱装爆炸源,爆速6 726 m/s;爆压为33 700 kPa;爆热为4 000 K的黑索金(273℃硝基甲苯)。电击发,起爆时程为3.5 ~ 6毫秒。

2. **射击武器** 7.62 mm滑膛枪发射0.7 g钢球,速度为950 m/s,射距6 m。

3. **测试系统** 同前。

4. **实验控制** 利用滑膛枪发射的钢球触发爆炸源起爆爆炸装置,爆炸先于钢球射入头颅时间500微秒,可有效模拟爆炸武器致伤时不同杀伤半径上爆炸冲击波、弹片等致伤物理因素的先后顺序。实验装置及控制系统如图43-8。爆炸源爆心位于射击点的正前方。距射击点有25 cm,在距射击点3 cm的皮下埋设微型压力传感器,其感受面朝向爆炸源。

5. **致伤部位** 射击点同前述,伤道走行与双眼睑平行,造成脑组织切线伤和/或前额部脑组织贯通伤。两组动物致伤参数见表43-3。致伤瞬间颅内压力为100 ~ 200 kPa。伤道较枪弹伤规则,入口略大于出口;伤道周围脑组织直接挫伤范围较枪弹伤小,但硬脑膜下血肿较为明显,全脑表面可见弥漫性点状出血。少数动物可见脊髓颈段出血。组织学变化与枪弹伤所致的脑贯通伤相似,但脑水肿较枪弹伤更为明显。这可能与爆炸冲击波的压力致伤有关。表43-3显示两组动物的能量吸收和吸收的百分率相差1倍以上,爆炸加枪贯通伤的伤情较严重,呼吸系统和心血管系统的变化也更为明显。动物的存活时间为1 ~ 24小时,多死于呼吸、循环衰竭。

这种模型接近于高能爆炸性火器伤,伤情的一致性和重复性较好,动物能存活数小时,可供伤后早期病理、生理等全身变化的观测。

随着现代高速、高能武器及其他致伤武器的发展,颅脑火器伤的伤情更加复杂、严重,而且除武器的局部致伤作用外,尚可引起远离致伤部位的,即所谓的"远达效应"。其致伤机制、伤情特点,特别是其全身效应十分复杂,故颅脑火器伤的实验和临床研究任重而道远。现有各种实验研究模型还不能达到研究需要,尚需在今后不断运用各种现代科学技术手段,根据研究需要,不断创造出新的实验模型和研究方法。

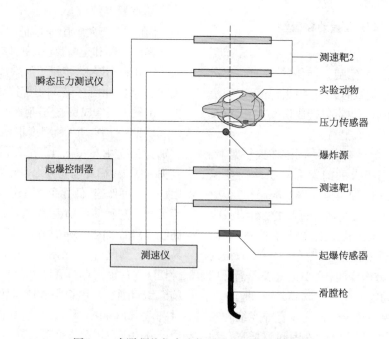

图43-8 颅脑爆炸伤实验装置及其系统控制示意图

表43-3　两组动物脑爆炸伤的致伤参数(平均值)

	撞击速度 （m/s）	撞击能量 （J）	剩余速度 （m/s）	剩余能量 （J）	组织吸收能量 （J）	吸收率 （%）
爆炸+脑切线伤	945.6	312.9	769.0	206.9	105.6	33.7
爆炸+脑贯通伤	979.0	335.5	390.0	53.4	282.1	84.1
两组平均	960.4	322.8	600.8	126.3	196.5	60.9

（冯军峰）

参考文献

[1] 江基尧,朱诚,张光霁.介绍一种国外常用的颅脑损伤装置[J].中华神经外科杂志,1994(6):357.

[2] 陆兆丰,贾锋,邱永明,等.亚低温对创伤性脑损伤后线粒体α-酮戊二酸脱氢酶活性的影响[J].中华神经外科杂志,2006,22(11):659-662.

[3] 傅西安,蒲军,高国一,等.急性创伤昏迷大鼠中脑calpainⅡ、Nach6的表达[J].中华神经外科疾病研究杂志,2008,7(1):29-31.

[4] 张夒鸣,冯军峰,高国一,等.脑损伤后大鼠海马差异蛋白质组学分析[J].中华创伤杂志,2008,24(3):190-194.

[5] 冯军峰,张夒鸣,高国一,等.亚低温对脑损伤海马即早基因组表达的影响[J].中华神经外科杂志,2008,24(2):109-111.

[6] 冯军峰,张夒鸣,傅西安,等.脑损伤大鼠海马差异表达基因的筛选[J].中华创伤杂志,2008,24(5):360-366.

[7] 高国一,傅西安,梁玉敏,等.脑损伤昏迷大鼠中脑神经组织microRNA表达谱的变化特征[J].中华创伤杂志,2008,24(4):274-278.

[8] 高波,贺世明,王占江,等.新型犬颅脑爆炸伤模型的建立[J].解放军医学杂志,2007,32(2):164-166.

[9] 张弛,王占江,朱杰,等.一种新型大鼠颅脑爆炸伤模型建立[J].中华神经外科疾病研究杂志,2013,12(2):130-133.

[10] 卢海涛,孙晓川,唐文渊.颅脑火器伤的研究进展[J].临床外科杂志,2004,12(1):53-54.

[11] 谢培增,朱红胜,徐如祥,等.高温高湿环境下犬贯通性颅脑火器伤模型的建立[J].华南国防医学杂志,2007,21(4):25-27.

[12] 黄柒金,徐如祥.高温高湿环境颅脑火器伤后兔生命体征的变化[J].中华神经医学杂志,2004,3(1):65-67.

[13] 余俐,徐如祥,彭苹,等.7.62 mm手枪弹颅脑火器伤动物模型的建立[J].第一军医大学学报,2004,24(12):1404-1406.

[14] 张永明,刘家传,杨艳艳,等.兔爆炸性颅脑损伤模型的建立[J].中国微侵袭神经外科杂志,2010,15(2):74-76.

[15] 顾兵,金建波,孟玮,等.大鼠创伤性脑损伤模型的建立[J].中国临床药理学与治疗学,2010,15(12):1362-1368.

[16] 吴增宝,钟春龙,高阳,等.小鼠控制性脑皮质撞击模型的构建及分级[J].中华神经外科疾病研究杂志,2013,12(5):431-434.

[17] JOHNSON V E, MEANEY D F, CULLEN D K, et al. Animal models of traumatic brain injury[J]. Handb Clin Neurol, 2015, 127: 115-128.

[18] MA X T, ARAVIND A, PFISTER B J, et al. Animal models of traumatic brain injury and assessment of injury severity[J]. Mol Neurobiol, 2019, 56: 5332-5345.

[19] BRIONES T L. Chapter 3 animal models of traumatic brain injury: is there an optimal model that parallels human brain injury?[J]. Annu Rev Nurs Res, 2015, 33: 31-73.

[20] O'CONNOR W T, SMYTH A, GILCHRIST M D. Animal models of traumatic brain injury: a critical evaluation[J]. Pharmacol Ther, 2011, 130: 106-113.

[21] MORALES D M, MARKLUND N, LEBOLD D, et al. Experimental models of traumatic brain injury: do we really need to build a better mousetrap[J]? Neuroscience, 2005, 136: 971-989.

[22] KALISH B T, WHALEN M J. Weight drop models in traumatic brain injury[J]. Methods Mol Biol, 2016, 1462: 193-209.

[23] ALBERT-WEIENBERGER C, VÁRRALLYAY C, RASLAN F, et al. An experimental protocol for mimicking pathomechanisms of traumatic brain injury in mice[J]. Exp Transl Stroke Med, 2012, 4: 1.

[24] KILBOURNE M, KUEHN R, TOSUN C, et al. Novel model of frontal impact closed head injury in the rat[J]. J Neurotrauma, 2009, 26(12): 2233-2243.

[25] KHALIN I, JAMARI N L A, RAZAK N B A, et al. A mouse model of weight-drop closed head injury: emphasis on cognitive and neurological deficiency[J]. Neural Regen Res, 2016, 11(4): 630-635.

[26] THOMPSON H J, LIFSHITZ J, MARKLUND N, et al. Lateral fluid percussion brain injury: a 15-year review and evaluation[J]. J Neurotrauma, 2005, 22: 42-75.

[27] ZIEBELL J M, ROWE R K, HARRISON J L, et al. Experimental diffuse brain injury results in regional alteration of gross vascular morphology independent of neuropathology[J]. Brain Inj, 2016, 30(2): 217-224.

[28] ALDER J, FUJIOKA W, LIFSHITZ J, et al. Lateral fluid percussion: model of traumatic brain injury in mice[J]. J Vis Exp, 2011, (54): 3063.

[29] LIU Y R, CARDAMONE L, HOGAN R E, et al. Progressive metabolic and structural cerebral perturbations after traumatic brain injury: an in vivo imaging study in the rat[J]. J Nucl Med, 2010, 51(11): 1788-1795.

[30] WAHAB R A, NEUBERGER E J, LYETH B G, et al. Fluid percussion injury device for the precise control of injury parameters [J]. J Neurosci Methods, 2015, 248: 16-26.

[31] KABADI S V, HILTON G D, STOICA B A, et al. Fluid-percussion-induced traumatic brain injury model in rats[J]. Nat Protoc, 2010, 5: 1552-1563.

[32] HELLEWELL S C, ZIEBELL J M, LIFSHITZ J, et al. Impact Acceleration Model of Diffuse Traumatic Brain Injury[J]. Methods Mol Biol, 2016, 1462: 253-266.

[33] PROCTOR J L, FOURNEY W L, LEISTE U H, et al. Rat model of brain injury caused by under-vehicle blast-induced hyperacceleration [J]. J Trauma Acute Care Surg, 2014, 77(3 Suppl 2): S83-S87.

[34] KIKINIS Z, MUEHLMANN M, PASTERNAK O, et al. Diffusion imaging of mild traumatic brain injury in the impact accelerated rodent model: A pilot study[J]. Brain Inj, 2017, 31: 1376-1381.

[35] FANG B, LIANG M, YANG G, et al. Expression of S100A6 in rat hippocampus after traumatic brain injury due to lateral head acceleration[J]. Int J Mol Sci, 2014, 15(4): 6378-6390.

[36] WANG H C, DUAN Z X, WU F F, et al. A new rat model for diffuse axonal injury using a combination of linear acceleration and angular acceleration[J]. J Neurotrauma, 2010, 27(4): 707-719.

[37] CHENG J, GU J, MA Y, et al. Development of a rat model for studying blast-induced traumatic brain injury[J]. J Neurolog Sci, 2010, 294(1-2): 23-28.

[38] AXELSSON, HJELMQVIST, MEDIN, et al. Physiological changes in pigs exposed to a blast wave from a detonating high-explosive charge[J]. Mil Med, 2000, 165: 119-126.

[39] AXELSSON H, HJELMQVIST H, MEDIN A, et al. Physiological changes in pigs exposed to a blast wave from a detonating high-explosive charge[J]. Mil Med, 2000, 165(2): 119-126.

[40] RINALDI A, GAZZERI R, CONTI L, et al. Cranio-orbital missile wound and bullet migration. Case report[J]. J Neurosurg Sci, 2000, 44(2): 107-112.

[41] BASS C R, DAVIS M, RAFAELS K, et al. A methodology for assessing blast protection in explosive ordnance disposal bomb suits [J]. Int J Occup Saf Ergon, 2005, 11(4): 347-361.

[42] CAREY M E, SARNA G S, FARRELL J B, et al. Experimental missile wound to the brain[J]. J Neurosurg, 1989, 71(5 Pt 1): 754-764.

[43] CROCKARD H A, BROWN F D, JOHNS L M, et al. An experimental cerebral missile injury model in primates[J]. J Neurosurg, 1977, 46(6): 776-783.

[44] FODA M A, MARMAROU A. A new model of diffuse brain injury in rats. Part II: Morphological characterization[J]. J Neurosurg, 1994, 80(2): 301-313.

[45] MARGULIES S S, THIBAULT L E, GENNARELLI T A. Physical model simulations of brain injury in the primate[J]. J Biomech, 1990, 23(8): 823-836.

[46] MARMAROU A, FODA M A, VAN DEN BRINK W, et al. A new model of diffuse brain injury in rats. Part I: Pathophysiology and biomechanics[J]. J Neurosurg, 1994, 80(2): 291-300.

[47] MAXWELL W L, WHITFIELD P C, SUZEN B, et al. The cerebrovascular response to experimental lateral head acceleration [J]. Acta Neuropathol, 1992, 84(3): 289-296.

[48] FEENEY D M, BOYESON M G, LINN R T, et al. Responses to cortical injury: I. Methodology and local effects of contusions in the rat[J]. Brain Res, 1981, 211(1): 67-77.

[49] OEHMICHEN M, MEISSNER C, KÖNIG H G. Brain injury after gunshot wounding: morphometric analysis of cell destruction caused by temporary cavitation[J]. J Neurotrauma, 2000, 17(2): 155-162.

[50] NEAL C J, LEE E Y, GYORGY A, et al. Effect of penetrating brain injury on aquaporin-4 expression using a rat model[J]. J Neurotrauma, 2007, 24(10): 1609-1617.

[51] POVLISHOCK J T, HAYES R L, MICHEL M E, et al. Workshop on animal models of traumatic brain injury[J]. J Neurotrauma, 1994, 11(6): 723-732.

[52] LIGHTHALL J W. Controlled cortical impact: a new experimental brain injury model[J]. J Neurotrauma, 1988, 5(1): 1-15.

[53] NISHIBE M, BARBAY S, GUGGENMOS D, et al. Reorganization of motor cortex after controlled cortical impact in rats and implications for functional recovery[J]. J Neurotrauma, 2010, 27(12): 2221-2232.

[54] PLEASANT J M, CARLSON S W, MAO H, et al. Rate of neurodegeneration in the mouse controlled cortical impact model is influenced by impactor tip shape: implications for mechanistic and therapeutic studies[J]. J Neurotrauma, 2011, 28(11): 2245-2262.

[55] ZWECKBERGER K, SIMUNOVIC F, KIENING K L, et al. Effects of lisuride hydrogen maleate on pericontusional tissue metabolism, brain edema formation, and contusion volume development after experimental traumatic brain injury in rats[J]. Neurosci Lett, 2011, 499(3): 189-193.

[56] DEGEORGE M L, MARLOWE D, WERNER E, et al. Combining glial cell line-derived neurotrophic factor gene delivery (AdGDNF) with L-arginine decreases contusion size but not behavioral deficits after traumatic brain injury[J]. Brain Res, 2011, 1403: 45-56.

[57] CHERIAN L, GOODMAN J C, ROBERTSON C. Neuroprotection with erythropoietin administration following controlled cortical impact injury in rats[J]. J Pharmacol Exp Ther, 2007, 322(2): 789-794.

[58] HARTING M T, JIMENEZ F, XUE H, et al. Intravenous mesenchymal stem cell therapy for traumatic brain injury[J]. J Neurosurg, 2009, 110(6): 1189-1197.

第四十四章

颅脑损伤体外模型

近20多年来，国内外学者针对创伤性脑损伤的病理生理过程进行了广泛而深入的研究。遗憾的是，迄今为止还没有一种药物通过前瞻性随机双盲临床对照研究被证实具有确切的疗效，探索新的神经损伤治疗策略显得尤为迫切和必要。神经损伤体外模型的出现，使研究人员可更精确地研究神经损伤的机制以及神经损伤后急性期的细胞内事件并探索可能的治疗方案。通过应用体外模型分离研究神经损伤的病理生理机制，然后在动物在体模型中验证，可较好地模拟神经损伤的临床过程。以下我们依次介绍目前国际上较常用的神经细胞机械损伤体外模型和细胞培养系统，并介绍其优缺点。

第一节　常用体外神经损伤模型的种类与特点

一、切割损伤模型

切割模型最初是由拉蒙·Y.卡哈尔（Ramon y Cajal）描述的，可用于研究轴索损伤在中枢神经系统损伤中的作用。这种模型总体可分为肉眼切割和显微切割模型。肉眼切割损伤是在组织水平用塑料管心针或旋转的划线器刮擦培养板上黏附的细胞，而引起细胞水平和亚细胞水平的损伤。损伤的严重程度可由增加划线数量或刮擦损伤的时间控制。然后通过评估受损细胞的比例来量化损伤的程度。该模型可模拟出多种类型的颅脑损伤，包括刺伤、颅骨穿通伤、枪击伤和复合伤等的继发性病理连锁反应。它的优势在于成本低廉且对技术要求较低，易于使用，因此适于对新型药剂进行大批量的实验研究。

显微切割模型则是对单个细胞作激光细微损伤。此改进减少了致伤混淆因素（如由周围细胞死亡触发的兴奋毒性），并可分离研究单个细胞对损伤的亚细胞反应（如树突和轴突对损伤的差别反应）。显微切割模型对损伤参数的控制极为精确。它的缺点在于它更为复杂，提高了对操作者技术上的要求，尤其是高级分析技术如单细胞分子生物学技术，因此难以进行大批量的实验研究。更重要的是，其研究的单个细胞脱离了周围正常环境，因而不能正确研究原发损伤过程（如神经元-胶质细胞的交互作用或其他旁分泌因素）。

因此肉眼切割和显微切割模型必须结合研究。整体上看切割模型的缺点还在于它们无法在实验中获得机械性的数据，如作用力、应变和应变率的大小。

二、压迫损伤模型

压迫现象是局灶性脑挫伤、损伤性颅内出血和脊髓损伤的特征。巴伦丁（Balentine）等人外植了完整的胚胎小鼠脊髓，通过将不同重量物体从不同高度下落打击而控制损伤严重程度，产生与广泛使用的一些在体模型相类似的实验效果。这种模型的缺点在于无法测量受打击部位的应变区和应变率，而且此模型和动物在体模型具有相似性，花费并不节省多少。

三、气压损伤模型

气压损伤模型是在某充满液/气体的特制结构容器中逐渐升高液/气压，从而使放置于容器中的神经组织培养物承受压力损伤。一般是通过将组织暴露于准静力气压腔，在一定时间（10分钟）内压力恒定[1.52 MPa（15 atm）]；或利用改良的液压装置产生506.6 kPa（5 atm）的单次液压脉冲，持续约20毫秒；或将约1 kg的重物从61 cm高度下落叩击与容器相连接的活塞，使容器内产生一定液压。虽然损伤参数是可控的，但组织损伤很难验证。该模型要求细胞在高达1.52 MPa的压力下长时间（10分钟）的暴露，这与临床情况不符，故无法模拟真实情况下颅脑瞬间损伤的情景。另外由于中枢神经组织的相对不可压缩性（与心肌或骨骼肌相比），静力压常难以引起组织变形，这种模型无法准确复制机械性损伤机制。由于人们对冲击伤的研究越来越感兴趣，气压伤模型可能有助于模拟这种特定的颅脑损伤亚型。史密斯（M. E. Smith）等人则开发了一种压力控制细胞培养箱，其内的三维神经细胞培养混合物受到生理或病理水平的颅内压长达48小时，以评估压力对细胞活力的早期影响。

四、加速/减速损伤模型

加速/减速力是脑外伤神经元死亡最为重要的机制。在弥漫性轴索损伤或脑挫裂伤中，脑实质受惯性作用产生的剪切力造成损伤。卢卡斯（Lucas）和沃尔夫（Wolf）设计了一种体外模型，可对神经细胞施以间歇为3～5秒的200 g的加速负荷。它的优点是使用方便，耗时短；缺点是无法测量组织对加速损伤的变形反应。莫里森（Morrison）等人认为，体外模型组织只要满足变形程度和比率相似，其变形的方式并不需要模仿在体损伤的情况。因此使用体外模型的损伤方法可从能产生临床相关损伤后果的物理模型衍生而来。马古利斯（Margulies）等人将灵长类动物的颅骨以脑结构类似物填充，并暴露于弥漫性轴索损伤的惯性性作用力中。这些理论后来形成其他体外加速/减速损伤模型的基础，并且认为应变速率在10～50/s是与临床相关的。

五、液压动力损伤模型

脑损伤的液压动力学模型常用来研究脑组织受惯性负荷引起的损伤。该模型主要由一个黏附有神经细胞的圆盘与另一个平行的盘形黏度计组成，作用于细胞上的液压作用力由两盘之间的距离及盘的旋转速度来控制。它的优势是细胞在损伤时可直接用光学显微镜观察，并且通过使用与圆盘相粘连的微珠可计算单个细胞上的应变；缺点是受视频系统的限制，无法进行细胞损伤持续动态观测。

六、细胞牵张损伤模型

假设组织或细胞与培养基黏附良好，那么培养板的基底物质受到牵张时，组织或细胞也会受力变形。它们的应变情况可由测量基底物质的应变而间接计算。基于这一设想，出现多种牵张损伤模型。

艾利斯（Ellis）等人将培养的皮质星形胶质细胞黏附在一种商购的弗莱克斯（Flex）六孔培养板上，培养板底部有2 mm厚度的可变形硅胶底物。损伤装置由细胞损伤控制器、压缩气体罐（氮气）和Flex细胞培养板组成。装置连接后，控制器控制每搏气体脉冲的压力大小和持续时间，并将气体脉冲传送至通过密闭的系统紧密连接的Flex细胞培养板。装置上的阀门和计时器（1～100毫秒）可精确控制阀门开放和气体脉冲时间（常设定为50毫秒）。控制器另一输出端与示波器和记录仪连接，可实时记录脉冲的实际时间。气体脉冲可通过装置上的按钮或远距离手持式触发器触发。当气体触发后，装置和Flex细胞培养板间的气体压力能立刻达到设定值。这可引起培养板每孔底部的硅胶膜因受压产生快速变形和回弹，造成黏附生长在膜上的神经细胞拉伸变形，从而达到机械损伤的效果。Ellis等人根据硅胶膜的变形程度将细胞损伤分为轻、中、重度3级，分别为5.5、6.5和7.5 mm，这三种程度的膜变形分别引起31%、38%和54%双轴损伤。Flex培养板含有6孔，每板可重复进行6次损伤过程。培养板上的不同培养孔也可用于不同实验状态。使用这种损伤装置，六孔培养板上的细胞损伤可在1分钟内简易完成。Ellis细胞牵张损伤模型在国外得到广泛使用，并证明该模型可复制在体模型许多外伤后反应。

总体上Ellis细胞牵张损伤模型使用简便，可重复性好。而且由于损伤模型的所有组件都可商业上购得，因此该模型可在世界范围内广泛应用。

卡吉尔（Cargill）和瑟伯特（Thibault）设计的模型将细胞接种于常规培养板上，用真空脉冲使细胞产生损伤，它的应变率可作为损伤参数进行调整。Morrison等人对此模型做了进一步改进，包括用激光位移转换器直接测量牵张过程中膜的位移，用计算机控制的电磁阀控制损伤时间和波形。这种模型不仅模拟了临床神经损伤，而且由于有较好的控制和测量标准，可研究抗损伤标准和细胞形体改变。

七、单轴、双轴和三维牵张损伤模型

近年出现的三维立体牵张损伤模型，关于临床情景的转换性较其他模型更强。格迪斯-克莱恩（Geddes-Klein）等人通过细胞损伤后添加或不添加神经保护剂，测量细胞内自由钙离子的改变，他们报道双轴牵张损伤比单轴牵张的损伤程度要多一个数量级。这些差异的原因，除了轴索损伤导致的浆膜非特异性改变外，很可能是由于继发性兴奋毒性的影响。如果

这个现象在三维损伤中也存在,那么很可能先前的所有体外模型都远远低估了在体模型或临床神经损伤的临床特性。那么有必要对过去损伤模型的神经保护策略重新研究。这种现象在另一组实验人员应用勒普拉卡(LaPlaca)等人的三维损伤模型中得到证实。

八、轻微损伤

目前较轻微程度的损伤已成为临床干预更为现实的目标。一些研究发现亚致死损伤的神经元明显更易受进一步损伤;在继发性损伤中,它们的死亡占了绝大多数甚至是全部。阿伦丁(Arundine)等人证明在亚致死牵张损伤中幸存的神经元表现出核紊乱和DNA分裂,提示细胞死亡的模式为凋亡,而不是坏死的过程。为模拟轻度损伤,他们在一个多聚左旋鸟氨酸包被的六孔培养板的硅胶膜上培养了小鼠(E15)混合皮质细胞组织,然后用一种计算机控制的Flexercell FX-3000牵张装置发出一股真空脉冲以引起培养基底物质的变形,从而对贴附于基底膜的组织细胞造成单次亚致死量的牵张损伤,持续时间为1秒或达到预先设定的牵张组织原长的130%。研究者们认为此模型的

损伤程度要小于其他模型。此轻微损伤模型已被成功用于一氧化氮合酶抑制剂L-精氨酸甲酯(L-NAME)和O^{2-}清除剂MnTAP对神经细胞保护作用的研究,也可用于检测其他神经保护剂。

九、化学损伤

除了上述机械性损伤的模型外,还可以通过应用神经毒素来模拟一般的神经元损伤。详细的讨论超出了本文的范围,这里我们仅引用两个例子——谷氨酸损伤和过氧化物损伤。

谷氨酸介导的兴奋性毒性是几种神经系统疾病中神经细胞死亡的关键介质之一,包括神经创伤。在脑卒中和颅脑损伤体外实验中,给予神经组织的细胞外谷氨酸已经被用于研究急性神经元损伤中的细胞死亡。类似地,自由基损伤是颅脑损伤中继发性损伤进展的一个关键特征。组织暴露于过氧化氢可用于模拟氧化应激,并已被用于建立多种神经系统疾病的体外模型,包括缺血和颅脑损伤。

化学损伤可以独立研究,也可以作为机械损伤的补充进行研究,如谷氨酸损伤加细胞牵张损伤模型。

第二节　细胞培养系统

实验中选择适当的细胞类型对于成功设计神经外伤的体外模型是很关键的。这里介绍细胞培养的3种类型:传代细胞株、原代细胞株和组织培养。

一、传代细胞株

商业来源的传代细胞株与其他类型培养细胞相比有几方面优势,包括费用低、可冷冻,易于培养、传代以提供持续细胞供应。这些细胞株还可再暴露于分化剂以获得不同特征。一些细胞如C6胶质瘤细胞株可获得较高的转染率和转染后生存率。必须注意的是,由于传代细胞株的有丝分裂和免疫行为与神经中枢组织有明显的改变,神经损伤研究中使用传代细胞株也许不能准确反映神经损伤的现象。而且它们的基因和蛋白质表达与中枢神经组织的差别可能大到足以减少实验的可靠程度。当分析该类细胞对机械损伤的反应时,要综合考虑其生理特性。

二、原代细胞株

分离的原代神经元或神经胶质细胞可观察不同细

胞类型或它们的混合培养物对机械性损伤的病理生理反应。最适于培养的神经细胞是星形胶质细胞,因为在培养中凋亡较少,它们在神经创伤的大量体外模型研究中作为同型组群或与神经元的混合培养均得到成功应用。神经元细胞对机械性的损害最为敏感,但由于技术上的局限性,其存活需要一层非神经元细胞膜的支持。而非神经元细胞的存在对激光显微切割的研究起着干扰的作用。对于少突胶质细胞,传统上认为它们很难在体外培养存活。使用原代细胞培养的缺点包括所需组织采取困难和专业技术要求较高,这些组织常要求从胚胎组织中获取。因此实验结果可能限于未成熟或发育中的中枢神经系统,不能准确模拟成人的神经损伤。而且由于未成熟细胞的可塑性和适应性要强于成体来源的细胞,使用这些模型可能会低估了未成熟细胞对损伤的反应。另一方面,在建立原代培养过程中,细胞的取得经过了机械分离和酶消化过程,这破坏了细胞之间的联系(也导致了细胞自身一定程度的损伤)。若对神经损伤中神经网络和神经元-胶质细胞交互作用感兴趣,这就成了明显的缺点。

三、组织培养

组织培养是将脑组织的薄层外植块,主要是取自海马或脊髓,在体外直接培养。组织培养较为昂贵,而且技术上难度很高。它必须是很薄的切片(350～500 nm)或极小的组织块(1 mm³左右)。在组织培养研究中,由于轴索连结保留完好,电生理研究得到广泛应用,比如电解质紊乱、扩布性抑压等。Morrison等人认为在组织培养中信号分子分布的复制更为可靠,因为组织中细胞间隙的局部浓度可能上升,而不像其他分离性培养系统的分子在释放后即弥散消失。其最大的优势在于组织有机会从受到的创伤中恢复。随着组织在培养中维持较长时间,损伤的细胞和突起被清除,树突区域被重新填充,并建立静止状态,

在此基础上可以研究创伤效应。组织培养有许多明显的优势,但也存在争议点。其缺点是组织往往来源于出生后11天内的动物,体外成熟比体内成熟更慢,这可能会歪曲所获得的结果对损伤可能有更强的可塑性。另外该损伤模型更像是一个二维的系统,与真正三维的模型相比仍显得不够准确和可靠。

总之,神经损伤的病理生理反应包括水肿、炎症反应、离子紊乱、缺血、兴奋毒性、自由基产生和细胞结构损伤等。作为在体模型的有益补充,神经损伤体外模型的合理应用可较好地模拟神经损伤的临床过程,更有利于实验条件精确控制并对实验细节进行详细观察,从而为神经损伤的发病机制及治疗研究提供有效手段。

(钟春龙　江基尧　郭建毅)

参考文献

[1] ABRAINI J H, DAVID H N, LEMAIRE M. Potentially neuroprotective and therapeutic properties of nitrous oxide and xenon[J]. Ann N Y Acad Sci, 2005, 1053: 289-300.

[2] ARMOGIDA M, SPALLONI A, AMANTEA D, et al. The protective role of catalase against cerebral ischemia in vitro and in vivo[J]. Int J Immunopathol Pharmacol, 2011, 24(3): 735-747.

[3] ARUNDINE M, AARTS M, LAU A, et al. Vulnerability of central neurons to secondary insults after in vitro mechanical stretch[J]. J Neurosci, 2004, 24(37): 8106-8123.

[4] BALENTINE J D, GREENE W B, BORNSTEIN M. In vitro spinal cord trauma[J]. Lab Invest, 1988, 58(1): 93-99.

[5] CARGILL R S 2ND, THIBAULT L E. Acute alterations in Ca²⁺i in NG108-15 cells subjected to high strain rate deformation and chemical hypoxia: an in vitro model for neural trauma[J]. J Neurotrauma, 1996, 13(7): 395-407.

[6] CHEN Y C, SMITH D H, MEANEY D F. In-vitro approaches for studying blast-induced traumatic brain injury[J]. J Neurotrauma, 2009, 26(6): 861-876.

[7] CULLEN D K, LAPLACA M C. Neuronal response to high rate shear deformation depends on heterogeneity of the local strain field[J]. J Neurotrauma, 2006, 23: 1304-1319.

[8] FLOYD C L, RZIGALINSKI B A, SITTERDING H A, et al. Antagonism of group I metabotropic glutamate receptors and PLC attenuates increases in inositol trisphosphate and reduces reactive gliosis in strain-injured astrocytes[J]. J Neurotrauma, 2004, 21(2): 205-216.

[9] GEDDES-KLEIN D M, SCHIFFMAN K B, MEANEY D F. Mechanisms and consequences of neuronal stretch injury in vitro differ with the model of trauma[J]. J Neurotrauma, 2006, 23(2): 193-204.

[10] GOLDSMITH W, MONSON K L. The state of head injury biomechanics: past, present, and future part 2: physical experimentation[J]. Crit Rev Biomed Eng, 2005, 33(2): 105-207.

[11] GROSS G W, LUCAS J H, HIGGINS M L. Laser microbeam surgery: ultrastructural changes associated with neurite transection in culture[J]. J Neurosci, 1983, 3(10): 1979-1993.

[12] IWATA Y, NICOLE O, OKAMURA T, et al. Aprotinin confers neuroprotection by reducing excitotoxic cell death[J]. J Thorac Cardiovasc Surg, 2008, 135(3): 573-578, discussion 578.

[13] JAYAKUMAR A R, RAO K V, PANICKAR K S, et al. Trauma-induced cell swelling in cultured astrocytes[J]. J Neuropathol Exp Neurol, 2008, 67(5): 417-427.

[14] KUEBLER E S, TAUSKELA J S, AYLSWORTH A, et al. Burst predicting neurons survive an in vitro glutamate injury model of cerebral ischemia[J]. Sci Rep, 2015, 5: 17718.

[15] LAPLACA M C, CULLEN D K, MCLOUGHLIN J J, et al. High rate shear strain of three-dimensional neural cell cultures: a new in vitro traumatic brain injury model[J]. J Biomech, 2005, 38(5): 1093-1105.

[16] LAPLACA M C, THIBAULT L E. An in vitro traumatic injury model to examine the response of neurons to a hydrodynamically-induced deformation[J]. Ann Biomed Eng, 1997, 25(4): 665-677.

[17] LUCAS J H, GROSS G W, EMERY D G, et al. Neuronal survival or death after dendrite transection close to the perikaryon: correlation with electrophysiologic, morphologic, and ultrastructural changes[J]. Cent Nerv Syst Trauma, 1985, 2(4): 231-255.

[18] LUCAS J H, WOLF A. In vitro studies of multiple impact injury to mammalian CNS neurons: prevention of perikaryal damage and

death by ketamine[J]. Brain Res, 1991, 543(2): 181-193.

[19] MARGULIES S S, THIBAULT L E, GENNARELLI T A. Physical model simulations of brain injury in the primate[J]. J Biomech, 1990, 23(8): 823-836.

[20] MCKEE A C, DANESHVAR D H. The neuropathology of traumatic brain injury[J]. Handb Clin Neurol, 2015, 127: 45-66.

[21] MORRISON B 3rd, MEANEY D F, MCINTOSH T K. Mechanical characterization of an in vitro device designed to quantitatively injure living brain tissue[J]. Ann Biomed Eng, 1998, 26(3): 381-390.

[22] MORRISON B 3RD, SAATMAN K E, MEANEY D F, et al. In vitro central nervous system models of mechanically induced trauma: a review[J]. J Neurotrauma, 1998, 15(11): 911-928.

[23] MUKHIN A G, IVANOVA S A, KNOBLACH S M, et al. New in vitro model of traumatic neuronal injury: evaluation of secondary injury and glutamate receptor-mediated neurotoxicity[J]. J Neurotrauma, 1997, 14(9): 651-663.

[24] MURPHY E J, HORROCKS L A. A model for compression trauma: pressure-induced injury in cell cultures[J]. J Neurotrauma, 1993, 10(4): 431-444.

[25] RAMON Y, CAJAL S. Degeneration and regeneration of the nervous system[M]. New York: Hafner Publisher Co, 1928.

[26] SAHAY K B, MEHROTRA R, SACHDEVA U, et al. Elastomechanical characterization of brain tissues[J]. J Biomech, 1992, 25(3): 319-326.

[27] SAHUQUILLO J, POCA M A. Diffuse axonal injury after head trauma. A review[J]. Adv Tech Stand Neurosurg, 2002, 27: 23-86.

[28] SMITH M E, ESKANDARI R. A novel technology to model pressure-induced cellular injuries in the brain[J]. J Neurosci Methods, 2018, 293: 247-253.

[29] TECOMA E S, MONYER H, GOLDBERG M P, et al. Traumatic neuronal injury in vitro is attenuated by NMDA antagonists[J]. Neuron, 1989, 2(6): 1541-1545.

[30] WALLIS R A, PANIZZON K L. Felbamate neuroprotection against CA1 traumatic neuronal injury[J]. Eur J Pharmacol, 1995, 294(2-3): 475-482.

第四十五章
血-脑屏障损伤

第一节 血-脑屏障超微结构特点

血-脑屏障是指脑毛细血管阻止某些物质（多半是有害的）进入脑循环血的结构，是分子和细胞进出中枢神经系统的主要结构。血液中多种溶质从脑毛细血管进入脑组织，有难有易；有些很快通过，有些较慢，有些则完全不能通过，这种有选择性的通透现象使人们设想可能有限制溶质透过的某种结构存在，这种结构可使脑组织少受甚至不受循环血液中有害物质的损害，从而保持脑组织内环境的基本稳定，对维持中枢神经系统正常生理状态具有重要的生物学意义。血-脑屏障曾被认为是溶质和小分子物质从血流到脑组织细胞外液所通过的一道静态的物理屏障。然而，近期的研究指出，组成血-脑屏障的脑血管内皮细胞在血和脑组织之间形成一层动态的界面，它可被药物和一些内源性因子如缓激肽、胆汁酸盐以及细胞因子所影响。在多种神经系统疾病，如多发性硬化、脑膜炎以及与人类免疫缺陷病毒有关的痴呆等中可以观察到血-脑屏障功能的改变。这些改变导致血-脑屏障完整性的丧失和脑血管内皮细胞通透性的增加。因此，认识健康和疾病时免疫系统和血-脑屏障之间的相互作用，可为多种神经系统疾病的治疗带来希望。

一、血-脑屏障概述

早在1885年，德国学者埃利希（Ehrlich）就在实验中观察到由静脉注入一种酸性染料甲酚蓝（coerulein-S），全身各器官均出现染色，但脑不出现蓝染，他首次描述了血-脑屏障的现象。1890年莱万多洛斯基（Lewandolosky）在活体注射一种普鲁士蓝试剂时发现，这种染料不能进入脑和脊髓实质内，因此，他认为脑内存在着一种阻止血液内物质进入中枢神经系统的屏障，并且明确提出了"血-脑屏障"（blood-brain barrier, BBB）这一术语。1913年，戈德曼（Goldmann）

在Ehrlich的指导下研究时发现，用活性染料台盼蓝（trypan blue）由静脉内注入时，除脑以外，全身各器官都蓝染；由脑室内注入时，发现脑和脊髓都被染色，说明室管膜上皮和软脑膜没有屏障作用。根据这一发现，他们正式提出血-脑屏障的解剖部位在脑毛细血管，但这一重要科学现象在当时有限的实验设备下未能加以证实。

20世纪初发现，给动物静脉注射苯丙胺后，此药可以分布到全身的组织器官，唯独脑组织中没有它的踪迹。注射台盼蓝（锥虫蓝）涂料以后，全身组织都着色，而脑和脊髓不着色。以后陆续发现很多药物和染料注入动物体后，都有类似的分布情况。这些事实都提示人们有保护脑组织的"屏障"存在。向鸡胚注入谷氨酸后，发现谷氨酸能迅速进入鸡胚的脑组织，但在成年鸡脑中则很难进入。初生儿脑毛细血管的通透性远较成年人为高，得重症黄疸后，胆汁色素很快透入中枢神经系统，并破坏基底神经节形成核黄疸。而在成人黄疸病人的中枢神经系统则不受胆汁色素的污染。以上事实说明血-脑屏障结构功能的完善，是随动物个体发育的完善而形成的。

20世纪50年代以来，科学家借助电子显微镜，对血-脑屏障的解剖学基础进行了比较深入的全面研究。特别是近年来应用细胞化学、放射性核素示踪、荧光染料和电镜示踪观察和研究，逐步澄清了上述理论，认为血液与脑的物质交换在血-脑屏障间直接进行，肯定了血-脑屏障是一个独立的系统，而血-脑脊液或脑脊液-脑之间的屏障作用不明显。

目前有关血-脑屏障的研究方法主要有：

1. **外源性示踪剂法** 包括伊文斯蓝，异硫氰酸荧光素标记的右旋糖酐或白蛋白、辣根过氧化酶。有 ^{125}I 白蛋白或 ^{14}C 右旋糖酐等示踪方法。

2. 内源性蛋白血管外渗研究 可用免疫组化法测定血浆蛋白,包括免疫过氧化物酶、免疫荧光素、免疫胶体金等技术。

3. 血-脑屏障研究的新技术

(1) γ照相机:可观测大鼠脑内^{99}Tc-葡庚糖酸盐血管外渗,能无创、可重复地观察血-脑屏障。还可用来测定血-脑屏障通透性的抑制因子。

(2) 活体显微镜及闭合脑窗:闭合脑窗可长时间在同一血管直接观察脑微循环,可同时观察通透性及伴随的白细胞与内皮细胞相互反应。应用动力性背景消减法,可消除邻近血管的影响。

(3) 体外血-脑屏障模型:该方法相对简单、实用、可重复性强。但此法也有其局限性,如缺乏机体整体的神经体液调节和各器官系统的相互制约机制。同时应注意加入到培养基中的血清对培养的脑毛细血管内皮细胞(brain capillary endothelial cell, BCEC)的影响,因为血清可阻止融合的BCEC单层紧密联合的形成,可开放已形成的紧密联合[跨上皮电阻(transepithelium electrical resistant, TER)降低],还使细胞边缘衬附的紧密联合蛋白ZO21、闭合素和密封蛋白25脱位。原代大鼠脑内皮细胞培养(RBEC)的一个主要困难是获得纯培养,纯度的变化会影响血-脑屏障体外模型的建立。培养前2天用4 mg/mL的嘌呤霉素处理,可得到最好的结果而无细胞毒性作用。

(4) 原位脑灌注技术:向大鼠颈动脉内灌注高张甘露醇可造成渗透压性血-脑屏障破坏。该方法可用来研究药物向脑的通透性。

(5) 脑药靶技术:脑药靶技术是应用基因技术使得药物或基因能通过血-脑屏障。脑药靶技术(如化学性的、生物性的、感染病学性的技术)已涉及中枢神经系统感染治疗新药的开发,并提供预防和治疗中枢神经系统感染的重要靶位。

二、血-脑屏障超微结构

血-脑屏障主要由脑毛细血管内皮细胞、基底膜和毛细血管周围的星形胶质细胞足突组成(图45-1)。在电子显微镜下,与其他组织器官的毛细血管相比,正常脑毛细血管及其邻近区域在结构上确有一些明显的特点:① 脑毛细血管缺少一般毛细血管所具有的孔,或者这些孔既少且小。内皮细胞彼此重叠覆盖,而且连接紧密,能有效地阻止大分子物质从内皮细胞连接处通过。② 内皮细胞还被一层连续不断的基底膜包围着。③ 基底膜之外更有许多星形胶质细胞的血管周足(终足)把脑毛细血管约85%的表面包围起来。这就形成了脑毛细血管的多层膜性结构,构成了脑组织的防护性屏障。在病理情况下,如血管源性脑水肿时,内皮细胞间的紧密连接处开放,由于内皮细胞肿胀,重叠部分消失,很多大分子物质可随血浆滤液渗

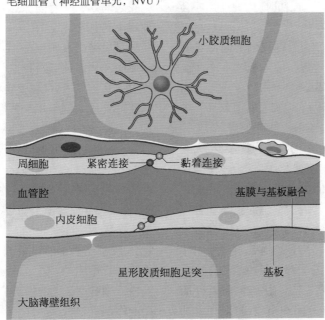

毛细血管(神经血管单元,NVU)

小胶质细胞

周细胞　　紧密连接　　黏着连接

血管腔　　　　　　　　　　　　基膜与基板融合

内皮细胞

星形胶质细胞足突　　　　基板

大脑薄壁组织

图45-1　血-脑屏障模式图

引自: Nat Rev Microbiol, 2017, 15(3): 149-159。星形胶质细胞足突几乎完全包围了脑毛细血管。血管内皮细胞及其之间的紧密连接是构成血-脑屏障的基础

出毛细血管,这会破坏脑组织内环境的稳定,造成严重后果。

目前公认,脑毛细血管内皮细胞及其间的紧密连接是血-脑屏障的基本结构,内皮细胞的胞饮作用微弱也是一种限制物质进入脑的屏障。

（一）内皮细胞

毛细血管内皮细胞是血-脑屏障的主要结构,是血液与脑实质之间的第一道屏障。

1. 细胞膜 内皮细胞膜为致密的脂质双分子层镶嵌及具有各种生理机能蛋白质的液态镶嵌结构。蛋白质包括离子通道和受体,调节蛋白质、氨基酸、糖类和电解质的转运。内皮细胞膜上只有 $1.4 \sim 1.8$ nm（$14 \sim 18$Å）的微孔。

2. 紧密连接 脑毛细血管内皮细胞间的连接方式与全身其他部位毛细血管内皮细胞的连接形式不同,几乎都属于紧密连接,内皮细胞结合处细胞间隙消失。高倍电镜可见紧密连接由 $8 \sim 10$ 条平行的小带组成,还有几条吻合侧支一同构成简单网络,呈箍状围绕在相邻两细胞的顶部,形成绑鞋带样结构。冰冻断裂复型法（freeze fracture replicas）将胞膜靠近细胞质侧的断裂面称 P 面,靠近细胞外间隙侧的断裂面称为 E 面。P 面呈粒状或隆起嵴,在 E 面有相应的凹痕,但在脑微血管内皮细胞 E 面也有一些粒状隆起,P 面有相应的凹痕。此种连接方式使分子量较小的示踪剂微过氧化物酶（分子量 1 900）和镧离子也不能透过内皮细胞的紧密连接点,只有在细胞发生损伤时,此种连接才会发生分离。

3. 胞饮小泡 在脑毛细血管内皮细胞内可见到直径约 70.0 nm（700Å）的小囊泡,称为胞饮小泡。研究证明,胞饮小泡是大分子物质如蛋白质进入血管内皮细胞的主要方式之一。但因脑毛细血管内皮细胞中胞饮小泡数量比其他部位血管内皮细胞少得多,胞饮作用缓慢,能通过这一方式转运的物质为数很少,大大地限制了大分子物质进入中枢神经系统。所以,胞饮作用微弱亦是血-脑屏障限制大分子物质入脑的一种作用方式。另外,脑毛细血管内皮细胞的胞膜上含有一些特殊蛋白:碱性磷酸酶、γ-谷氨酸转肽酶、糖转蛋白、转铁蛋白受体等。以上结构是脑血管内皮细胞特有的,它们对维持脑血管内皮紧密连接功能具有重要作用。大分子物质转运研究证实,血-脑屏障以外的血管内皮细胞含有大量的小凹陷和小泡,这对细胞的内吞起重要作用,但血-脑屏障的血管内皮细胞缺乏这种结构,这说明脑血管内皮细胞具有特殊的吞饮机制。一般认为其内吞机制分三大类:第一类,受体介导的

内吞,是细胞在网格蛋白参与下内吞结合在质膜受体上的大分子物质;第二类,吸附内吞,是细胞内吞在质膜上的物质分子的过程;第三类,液相内吞,是一些与质膜没有亲和力的分子溶于细胞间质而被包裹“饮”入的过程。

（二）基底膜

脑毛细血管基底膜为一层胶原薄膜,在毛细血管内皮的外面。基底膜厚 $20.0 \sim 50.0$ nm（$200 \sim 500$ Å）,内皮细胞基底与基底膜之间仅有一狭小的间隙。电子显微镜下,毛细血管基底膜连续而完整,由微丝形成网状骨架,中间充填无定形物质。基底膜本身带有一定的负电荷。基底膜主要由 IV 型胶原、层连蛋白、内肌动蛋白、纤维连接蛋白以及一些糖蛋白等组成,其中 IV 型胶原和层连蛋白是构成基底膜的主要物质。研究发现,IV 型胶原可以直接与层连蛋白,也可以通过内肌动蛋白与层连蛋白连接,形成聚合体网,同时,纤维连接蛋白可将基底膜与周围组织以及细胞外间质相连,说明基底膜对血-脑屏障的屏障作用维持起着重要作用,还可以防止由于静脉压改变导致的毛细血管变形。另外,基底膜对周围细胞的生长分化也起着调节作用,脑血管内皮细胞生长和分化就是星形胶质细胞通过基底膜来完成的。

（三）星形胶质细胞足突

星形胶质细胞的足突包绕脑毛细血管壁形成完整的外鞘,也称“足板”,成为毛细血管外周胶质膜,与基底膜之间几乎没有间隙。在电子显微镜下,星形胶质细胞足突几乎完全（85%）包裹毛细血管。研究发现,若只是血管内皮细胞受损而未累及胶质细胞足突时,则血中的伊文斯蓝通过血管壁后,就在胶质细胞足突的边缘处受阻,只有当胶质细胞足突同时受累时,伊文斯蓝才能进入脑组织。另有研究发现,铁蛋白颗粒可进入胶质细胞的胞质中,认为星形胶质细胞的足突在血管和神经元之间起代谢调节作用,即从血管渗透出来的物质通过胶质细胞转送给神经元。因此,将星形胶质细胞足突视为血与脑之间的第二道屏障。斯文达尔（Svendaard）的实验证实:将非神经组织的血管移植于脑组织中生长,可以获得脑血管内皮细胞的某些特性。然而,脑血管移植于中胚层中,却逐渐失去了脑血管内皮细胞的特性。大量事实表明,星形胶质细胞对内皮细胞有极大的影响,对血-脑屏障的维持有着重要的作用。

脑的特殊区:脑毛细血管内皮细胞排列呈网状样,连接疏松,内皮细胞胞饮小泡多达 $3 \sim 7$ 倍,可允许蛋白质分子,如某些酶蛋白、激素和药物通过,产生

生理效应和药理作用。这些特殊区域主要是在脑室周围，包括延髓极后区、下丘脑正中隆起、松果体、穹隆下器官和垂体后叶等部位。例如正中隆起部的血管内皮细胞，允许间质液中促甲状腺释放因子、黄体释放因子、抗利尿激素释放因子等直接进入血液循环。这种结构对神经内分泌的调节具有重要意义。

三、血-脑屏障的功能

血-脑屏障的功能是由脑毛细血管内皮细胞的特殊性质所决定的，脑和周围器官的毛细血管超微结构的特点有所不同。

内皮细胞之间存在非常复杂的紧密连接，它可阻断血液承载物质弥散透过屏障。当将电子致密示踪剂辣根过氧化酶注入脑的供血动脉时，很快在脑内血管充盈，但全部被内皮细胞间的紧密连接所阻挡，不能进入脑实质。当将辣根过氧化酶注入蛛网膜下腔时，可很快弥散到血管周围胶质细胞的足突之间并通过管腔外的基底膜，但不能穿过细胞间的紧密连接。内皮细胞的紧密连接是血-脑屏障最基本的解剖基础。所有内皮细胞之间都有复杂的连接，但通常电阻很低，而血-脑屏障紧密连接处的电阻却很高，因而不能通过。

血-脑屏障毛细血管内皮细胞相对缺乏饮液囊泡及窗孔。在周围器官及脑内缺乏血-脑屏障的部位（如脑室系统），血液承载的极性物质是被动扩散穿过细胞间隙，以及通过特殊的胞质窗、液相或受体调控的入胞作用而透过毛细血管壁。同时，为支持耗能转运，线粒体数目增加。这些解剖学特点连同特殊的转运系统造成了血-脑屏障对水溶性化合物选择性的通透。而周围器官的毛细血管内皮细胞则含有窗孔和较多的饮液囊泡，且细胞之间缺乏紧密结合，这就决定了周围器官的毛细血管允许物质无选择地弥散透过血管壁。

四、脑类淋巴系统

1914年，路易斯·H.威德（Lewis H. Weed）提出"脑内不存在淋巴系统"。但是原发性中枢神经系统淋巴瘤已被广泛证实，那么脑内原发性淋巴瘤的组织学基础何在？越来越多的基础研究发现，脑内病理生理改变与免疫系统有着密不可分的关系，大脑作为传统的"免疫豁免器官"又是如何发挥其免疫功能？2015年，美国弗吉尼亚大学乔纳森·基普尼（Jonathan Kipnis）和安东尼·卢沃（Antoine Louveau）及其团队首次发现了脑膜淋巴管，并从根本上改变了这一观点。

（一）非脑淋巴系统

淋巴系统是由淋巴管道、淋巴器官以及淋巴组织组成。而在淋巴系统中发挥重要作用的淋巴液是由小部分未经静脉回流的组织液进入毛细淋巴管后形成，淋巴管收集全身的淋巴液，最后经右淋巴导管和胸导管流入静脉形成淋巴循环。淋巴循环对机体有着十分重要的意义：清除组织液中的代谢产物和异物；回收蛋白质、脂肪等营养物质；调节体液平衡；产生淋巴细胞和浆细胞参与免疫应答。

（二）脑淋巴系统

既往研究表明脑内不存在淋巴系统。因此，传统观点认为大脑清除代谢产物主要依赖于以下两种方式：通过血-脑屏障进入血液循环以及通过扩散进入到脑脊液循环。受到代谢产物分子量的影响，这两种方式都难以高效地清除脑实质产生的代谢产物。脑内代谢产物是通过何种途径进行快速有效的代谢一直是神经科学界有待回答的问题。近年来，以脑胶质-淋巴途径和脑膜淋巴管为核心的脑淋巴系统的发现有力地回答了上述问题。

1. **脑胶质-淋巴途径** 2012年美国罗切斯特大学医学中心杰弗瑞·J.艾利夫（Jeffrey J. Iliff）和麦肯·内德加德（Maiken Nedergaard）及其团队采用双光子技术，首次发现了脑脊液与脑组织液进行交换的方式，并将其命名为"glymphatic pathway"，即为脑胶质-淋巴途径；由于其发挥着类似于外周淋巴系统的功能，又称为"类淋巴途径"。

该途径主要包括：动脉周围脑脊液流入通道、静脉周围组织液流出通道以及连接两个通道的星形胶质细胞上的水通道蛋白-4（AQP-4）。脑脊液通过动脉周围间隙伴随动脉深入到脑实质内，并通过AQP-4与脑组织液进行交换，同时这种交换将会驱动代谢产物和组织液进入到静脉周围间隙，从而最终进入到脑脊液循环或通过毛细淋巴管进入到颈部淋巴管（图45-2）。

该团队采用不同分子量的造影剂对脑脊液进行染色，采用动态增强MRI（DCE-MRI）技术进一步证实了脑胶质-淋巴途径的存在。对比不同分子量造影剂的结果，发现相较于小分子造影剂（Gd-DTPA，分子量938），大分子造影剂（GadoSpin，分子量200 000）在相应的时间内更多地滞留在血管周围间隙。这些结果提示脑胶质-淋巴途径在大脑代谢产物清除中确实具有一定的作用，而对不同分子量的代谢产物其清除速率却有所不同。

2. **脑膜淋巴管** 2015年，Jonathan Kipnis和Antoine Louveau及其团队首次发现了脑膜淋巴管。该团队通

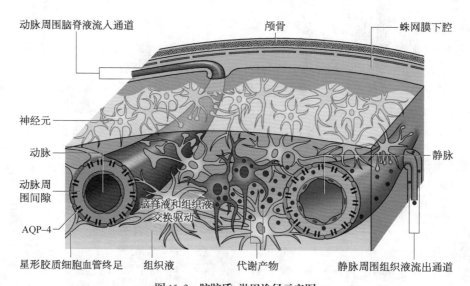

动脉周围脑脊液流入通道　颅骨　蛛网膜下腔

神经元

动脉

动脉周围间隙

AQP-4

脑脊液和组织液交换驱动

星形胶质细胞血管终足　组织液　代谢产物　静脉周围组织液流出通道

静脉

图45-2　脑胶质-淋巴途径示意图

引自：任力,闵苏,熊利泽.神秘大脑:脑淋巴系统的发现与考量.中华麻醉学杂志,2018,38(4):387-390

过对整张脑膜进行染色,对淋巴内皮细胞进行鉴定并对其功能进行检测,最终得出脑内存在淋巴管,其具有清除功能并且与外周免疫系统相连这一颠覆经典的结论。随后有学者采用MRI T_2-FLAIR模式首次在人类大脑中发现了脑膜淋巴管的影像学证据。脑膜淋巴管的发现回答了大脑免疫反应等基础问题,颠覆了大脑是"免疫豁免器官"的传统观念,从根本上改变了人们对中枢神经系统与免疫系统关系的认识。

3. **脑胶质-淋巴途径与脑膜淋巴管的关系**　脑胶质-淋巴途径回答了代谢产物如何快速有效地从脑实质中清除,然而代谢产物排出到脑外的途径仍未脱离经典的脑脊液循环。脑脊液"清道夫"的作用也在该循环中得以体现:脑实质产生的代谢产物通过脑胶质-淋巴途径,最终通过上矢状窦进入到颈内静脉或通过毛细淋巴管进入到颈部淋巴管,从而排出颅外。脑膜淋巴管的发现除了对大脑免疫提供了组织基础外,也为新的代谢产物排出途径提供了理论支持,即可能有部分代谢产物通过脑胶质-淋巴途径后,直接通过脑膜淋巴管进入到外周淋巴系统(图45-3)。以脑胶质-淋巴途径和脑膜淋巴管发现为代表,进一步更新了人们对脑淋巴系统及循环的认识,扩展了对血-脑屏障结构与功能的认知范围。

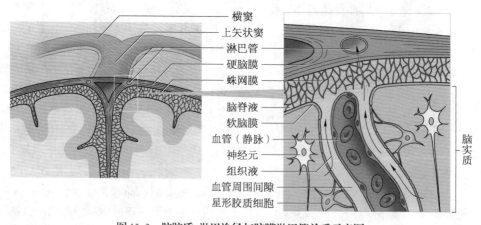

横窦

上矢状窦

淋巴管

硬脑膜

蛛网膜

脑脊液

软脑膜

血管（静脉）

神经元

组织液

血管周围间隙

星形胶质细胞

脑实质

图45-3　脑胶质-淋巴途径与脑膜淋巴管关系示意图

引自：任力,闵苏,熊利泽.神秘大脑:脑淋巴系统的发现与考量.中华麻醉学杂志,2018,38(4):387-390。黑色箭头代指从脑胶质-淋巴途径排出的间质液的流动方向,即表示间质液直接进入到脑膜淋巴管,最终进入到外周淋巴系统

第二节 脑损伤时血-脑屏障改变

一、脑损伤时血-脑屏障的形态学改变

血-脑屏障的微环境在颅脑损伤发生后发生改变，如紧密连接蛋白的下调和移位、周细胞的迁移及星形胶质细胞足突的降解等，这些病理生理机制使血-脑屏障的功能受到破坏，分子交换机制出现障碍，外周炎症细胞（如中性粒细胞、单核细胞、巨噬细胞等）迁移进入脑实质，血源性物质如白蛋白、纤维蛋白原、凝血酶、免疫球蛋白和谷氨酸等物质同样渗透入脑实质。此外，部分调节因子（如水通道蛋白、基质金属蛋白酶等）亦可通过影响血管内皮细胞的转运系统和酶系统的作用，参与血-脑屏障功能的破坏，从而介导脑水肿形成。以上这些病理变化导致脑水肿并引发神经炎症、神经细胞凋亡或死亡等反应，随后导致继发性脑损伤。有研究观察到颅脑损伤后血-脑屏障的开放呈双相性变化，但亦有研究未监测到血-脑屏障的二次开放，此可能与血-脑屏障损伤的程度不同或脑损伤后的自我应答机制有关。

（一）普通组织学改变

在光学显微镜下，轻、中型脑损伤一般观察不到直接的血-脑屏障形态学改变，仅可见到血管周围间隙扩大的间接征象。重型脑损伤可见到血-脑屏障完整性受到破坏，表现为脑微细血管断裂，血管壁缺损，有大量红细胞涌入脑实质内。

（二）超微结构改变

在电子显微镜下，血-脑屏障的超微结构改变极为复杂，主要取决于脑损伤轻重，分为可逆性血-脑屏障破坏和不可逆性血-脑屏障破坏。

可逆性损害主要见于脑震荡及局限性脑挫裂伤的周围及邻近区域。在猫、家兔和大鼠的冷冻及机械性脑损伤和人的轻、中型脑损伤早期（72小时内）可观察到下列改变。

1. 内皮细胞

（1）胞饮小泡异常增多，转运增强。脑毛细血管内皮细胞管腔面不光滑，微绒毛和小凹样结构增多，胞饮小泡异常增加。胞饮小泡大小不等，形状多样，呈圆形、椭圆形或管状，分布于内皮细胞的外周带、核周带及细胞器带；胞饮小泡与微丝相连，做布朗运动。在内皮细胞管腔面，可见胞饮小泡正在形成，一种方式是内皮细胞膜内陷，另一种是相邻的两微绒毛合胞，还有一种方式是内皮细胞微绒毛卷曲将血浆包绕而成。在内皮细胞基底面可见众多的胞饮小泡正在将其内容物排放，内容物的密度与血浆密度相同。

（2）内皮细胞窗孔形成。在内皮细胞内，往往可见到较多的胞饮小泡呈"串珠"状排列，其纵轴与管腔面垂直，有的小泡呈管状，直径较大，使内皮细胞膜出现较大的间隙，形成窗孔。

（3）紧密连接增宽或开放。在动物实验中，脑损伤后6小时，可见大分子示踪颗粒通过内皮细胞紧密连接处，持续至伤后72小时，说明紧密连接增宽或开放。

2. 基底膜 脑毛细血管基底膜增厚，基底膜与内皮细胞基底间的间隙增宽，间隙内充满低密度胞饮小泡。部分基膜不连续，呈"虫蚀"样改变。基底膜与胶质膜分离，使基底膜外间隙扩大，其间也可见到胞饮小泡。

3. 星形胶质细胞足突 胶质细胞足突肿胀，线粒体水肿、嵴模糊至消失或空泡化，内质网扩张。胶质膜增厚；有的胶质膜破溃，形成假性细胞外间隙。两相邻胶质细胞足突间间隙扩大。足突内亦可见低密度胞饮小泡。

血-脑屏障的上述可逆性改变在伤后7～15天逐渐恢复正常。但如果脑损伤伤情恶化，继发颅内血肿或脑水肿加剧，血管内皮细胞缺血、缺氧加重，且持续时间过长者，血-脑屏障的改变即可发展为不可逆性损害。

血-脑屏障的不可逆性损害主要见于广泛性脑挫裂伤、弥漫性脑水肿、严重脑缺血与缺氧等，在重型颅脑损伤的瞬间即可发生，并随脑出血、脑水肿加剧等使损害范围逐渐扩大。血-脑屏障的不可逆性损害的超微结构改变主要表现为脑毛细血管内皮细胞坏死、脱落，血管壁部分缺损或血管完全断裂，血浆和示踪颗粒直接进入脑实质。血-脑屏障不可逆性损害引起的结构改变很难恢复，但可通过脑毛细血管的修复与再生重建其功能，一般需要至少3周以上的时间。血-脑屏障也可由周围区域的脑毛细血管代偿，其功能恢复则需要更长的时间。

二、脑损伤时血-脑屏障的通透性改变

通透性改变是血-脑屏障结构和功能损害的最重

要表现。脑损伤时血-脑屏障的通透性增高，其程度与伤情的轻重、持续时间以及是否并发出血紧密相关。血-脑屏障通透性增高与毛细血管内皮细胞超微结构改变相一致。轻型、中型及局灶性脑挫裂伤，主要表现血-脑屏障对水分及 Na^+、K^+ 等小分子物质的通透性增加，产生局限性脑水肿。在犬和猫的液压性轻型或中型脑损伤时，血管内皮细胞的轮廓完整，无明显的光镜下形态学改变，检测脑组织水分却有增加，并有放射性核素 ^{24}Na、^{32}P 在损伤区交换增加和聚积。在家兔和大鼠的脑挫伤模型中观察到，在伤后 30 分钟，脑毛细血管内皮细胞的胞饮活动、内皮细胞管腔面微绒毛及小凹样结构有所增加。此时，脑组织水分和 Na^+ 已明显增加，而 K^+ 减少。脑损伤时血-脑屏障对小分子物质的通透性早期增加，并可持续到伤后相当长时间。泰勒（Taylor）等对伤后 6 个月以上脑震荡后综合征病人进行放射性核素溴检查，发现有明显后遗症状者显示血-脑屏障通透性增加。可见血-脑屏障通透性增加不仅在脑损伤早期，而且在脑损伤后遗症中亦起着重要作用。

血-脑屏障开放主要发生于创伤局部以及脑组织的血管脆弱部。鲍德温（Baldwin）等用辣根过氧化物酶（HRP）作示踪物观察血-脑屏障通透性后发现，伤后 5 分钟受伤部位出现浓染，伤后 3 小时 HRP 外渗量降低，且这种情况在伤后 6 小时和 12 小时仍然存在，伤后第 1 天和第 2 天 HRP 浓染再次出现，伤后 3～5 天血-脑屏障的功能重新建立，浓染逐渐消失。这些结果表明，创伤后血-脑屏障存在双期破坏。血-脑屏障的破坏与脑损伤的局部血流量和缺血时间有关。范登·布林克（Van den Brink）等用积聚性渗透指数记录动物血-脑屏障开放时间和渗透量后发现，创伤后 15 小时放射性示踪物的积聚明显少于伤后 4 小时，提示在这段时间外漏的血浆蛋白已逐渐被脑组织所清除，而且没有新的外漏现象发生，创伤后血-脑屏障的开放被封闭。因此，掌握严重颅脑损伤时血-脑屏障开放的范围和时间，对临床治疗中避免使用加重脑组织损伤的药物非常重要。陈俊（Chen）等研究提出创伤后血-脑屏障破坏的高峰时间先于脑水肿（分别为伤后 4 小时及 24 小时），伤后第 7 天，脑水肿已消失，但血-脑屏障尚未完全恢复。许多学者的研究均证实，创伤后血-脑屏障有 2 次开放，第 1 次在伤后 4 小时，第 2 次在伤后 24～48 小时，创伤后 15 小时开放被封闭。血-脑屏障开放时间的延迟可能导致脑组织的进一步损害，但开放的时间延长却能为临床治疗提供条件，那些不能通过正常血-脑屏障的药物有可能在这段开放时间中进

入脑组织达到治疗目的。

脑损伤时血-脑屏障对大分子物质的通透性尚有不同的实验结果。有人认为损伤早期主要为水分及其他小分子物质通透性增加，至伤后 3～4 天才出现对大分子物质通透性的增加。也有人在猫的实验中观察到，在脑损伤后 3 分钟即有 HRP 透过血-脑屏障。在家兔和大鼠的脑损伤实验中，用 5、10、15 nm 的胶体金微粒示踪，在电子显微镜下发现，伤后 30 分钟就有 5 nm 的胶体金微粒透过血-脑屏障。伤后 3 小时血-脑屏障通透性增加更加明显，见 10 nm 示踪物透过血-脑屏障；大分子物质的转运方式主要是通过内皮小凹或胞饮小泡。至伤后 6 小时，血-脑屏障通透性增加已达高峰，此时，各种大小（5、10、15 nm）胶体金微粒不仅以胞饮小泡形式，而且还通过开放的内皮细胞间紧密连接处透过血-脑屏障入脑。上述研究结果表明，血-脑屏障对大分子物质的通透性虽然少于小分子物质，但在脑损伤早期，也存在对大分子物质的通透性增强，这些都与脑水肿发生直接相关。血-脑屏障对大分子物质通透性限制的恢复早于对小分子物质。

三、脑损伤后类淋巴系统循环障碍

颅脑损伤是阿尔茨海默病等神经退行性疾病的重要危险因素，并且创伤后脑组织常出现由 τ 蛋白的聚集体组成的神经原纤维缠结。2012 年 Iliff 和 Nedergaard 及其团队采用双光子技术，首次发现了脑脊液与脑组织液进行交换的脑胶质-淋巴途径，又称为"类淋巴途径"，脑脊液沿着该网络进入和通过脑实质，促进间隙溶质（包括 β 淀粉样蛋白）从大脑中清除。研究发现，小鼠中细胞外 τ 蛋白沿着这些通路从大脑中清除。颅脑损伤后，淋巴途径功能降低约 60%，且这种损伤在损伤后至少持续 1 个月。敲除编码星形胶质细胞水通道蛋白-4 的遗传基因，可加重颅脑损伤后的淋巴途径功能障碍，并促进创伤后脑中神经原纤维病理学和神经变性的发展。这些研究结果表明，颅脑损伤后类淋巴途径功能的慢性损伤可能是使创伤后大脑易受 τ 蛋白聚集和神经变性发作的关键因素。

四、可逆性后部脑病综合征

可逆性后部脑病综合征（posterior reversible encephalopathy syndrome, PRES）于 1996 年由辛奇（Hinchey）等人提出，也称可逆性后部白质脑病综合征、可逆性后脑水肿综合征和可逆性枕叶顶叶性脑病。PRES 的病因多样，最常见病因是高血压脑病，可因恶性高血压、妊娠、慢性肾功能不全、恶性肿瘤化疗、接受

免疫抑制剂或应用某些细胞毒性药物等引起,在MRI上表现为片状脑组织水肿。病症具有自限性,有时可残留影像学改变。PRES可见于4 ~ 90岁的病人,大多数病例发生在年轻人和中年人中,平均年龄范围为39 ~ 47岁,该病以女性多见。但是近年来研究发现,PRES有神经损伤的风险和高达15%的病死率。PRES的临床特征是癫痫发作、意识障碍、头痛、视觉异常、恶心、呕吐和局灶性神经系统体征的变化,其主要病理变化是血管源性脑水肿,但其发病机制仍存在争议。一旦原因消除,PRES通常是可逆的。然而,严重的PRES病人,例如昏迷和/或癫痫持续状态,可能需要进入重症监护病房(ICU)。此外,少数病人会发生永久性神经损伤或死亡。67% ~ 80%的病人会出现急性高血压。PRES被认为存在双侧和对称的水肿区域,通常位于白质中,主要位于后顶叶和枕叶。有时,在后额叶、颞叶、基底神经节或后颅窝的脑干和小脑以及皮质灰质中都有描述水肿。头颅MRI平扫+增强是诊断PRES的主要检查,T_1加权图像显示低信号病灶,T_2加权图像显示的高信号区域提示水肿。液体抑制反转恢复(FLAIR)序列上可见病变,可以完善PRES的诊断和PRES中皮质和皮质病变的检测。扩散加权成像(DWI)正常,但表观扩散系数(ADC)增高提示血管源性脑水肿。高ADC值治疗后可逆性好,低ADC值则为不可逆性损伤或梗死。约有一半的病人增强扫描可出现强化。病理改变大部分认为与脑血管自我调节功能失调及内皮细胞破坏有关。

PRES的病理生理学变化主要是脑缺血和脑出血,血管源性水肿可能转变为细胞毒性水肿。细胞毒性水肿可诱导大脑细胞成分(神经元、神经胶质、星形胶质细胞和内皮细胞)的肿胀。细胞肿胀可导致ATP依赖性Na^+/K^+通道失效,细胞外水扩散根据渗透梯度进入细胞内区域。代偿机制诱导钙超载和蛋白酶(组织蛋白酶B、钙蛋白酶、丝氨酸蛋白酶)、核酸酶和磷脂酶(细胞溶质Ca^{2+}依赖性磷脂酶A2)的激活,导致神经细胞坏死和凋亡。这些现象通过与ATP耗竭相关的线粒体损伤而增强。另外一个潜在并发症是与再灌注损伤相关的出血。氧化应激伴随着活性氧(ROS)的过量产生和血-脑屏障中脂质膜的氧化损伤,导致缺血灶内的血管渗漏或破裂。内皮细胞黏附和活化的白细胞运输导致层连蛋白的水解,而层连蛋白是内皮细胞-细胞连接的一个组成部分,由此导致的微血管内皮细胞损伤可导致水肿和出血。基质金属蛋白酶和活化白细胞分泌的蛋白酶可能导致再灌注损伤后出血。

第三节　脑损伤时血-脑屏障损害的发生机制

脑损伤后血-脑屏障破坏的发生机制至今尚不十分明了。一般认为,在脑损伤的直接受力部位和挫裂伤区,由于外力的直接作用造成脑毛细血管破裂出血,或由于血肿的长期压迫导致血管内皮细胞缺血坏死,血-脑屏障的结构和功能均完全受损,发生不可逆损害。而在挫裂伤灶周围脑水肿区血-脑屏障破坏为可逆性,其发生机制可能有下述4个方面。

一、内皮细胞钙超载

脑损伤时脑组织内Ca^{2+}聚积。一方面Ca^{2+}进入神经细胞引起神经细胞Ca^{2+}稳态失调,造成细胞继发性病理生理改变;另一方面,Ca^{2+}能直接进入脑毛细血管内皮细胞。当内皮细胞内Ca^{2+}浓度升高时,可直接或通过Ca^{2+}-CaM复合物促进微绒毛形成及运动,使胞饮小泡增多,转运活动加强,并激活中性蛋白酶,使内皮细胞紧密连接处黏合纤维束、黏合成分崩解,微丝解体,紧密连接增宽开放。当内皮细胞质中游离Ca^{2+}升高至$10^{-6} \sim 10^{-5}$ mol时,磷脂酶A、C的活性增高,引起膜脂质分解,损害细胞骨架及膜结构,造成内皮细胞通透性增高,甚至发生内皮细胞局部坏死、穿孔。有实验观察到,伤后24 ~ 48小时,在电子显微镜下见到一些内皮细胞出现不可逆性损害。Ca^{2+}尚可进入脑血管平滑肌细胞,使脑血管痉挛,局部脑组织缺血,内皮细胞缺血、缺氧,膜流动性降低,通透性增加,严重者出现微血管内皮细胞与基底膜连续性破坏,管壁坏死。

二、血管活性物质的作用

20世纪80年代以来,越来越多的研究结果表明,脑外伤后自身损害物质大量异常释放,可能是导致脑挫裂伤外周组织血-脑屏障损害的主要因素。目前人们已发现下列物质可能参与血-脑屏障损害的病理过程,其中主要包括组胺、缓激肽、5-羟色胺、花生四烯酸、氧自由基、白三烯类物质、兴奋性氨基酸、血小板激活因子、血管内皮细胞生长因子和肿瘤坏死因子。

1. 组胺 中枢或外周静脉给予0.001～1 μmol/L浓度的组胺能导致脑血管扩张和血-脑屏障通透性明显增加,继而引起血管源性脑水肿。实验性脑冷冻伤和穿通伤后脑组织内组胺含量也显著升高,提示组胺大量释放可能参与脑损伤后血-脑屏障损害的病理过程。采用组胺H_2受体拮抗剂西咪替丁能显著减轻脑损伤后脑水肿,对血-脑屏障具有显著保护作用,这充分说明脑损伤后组胺大量异常释放参与血-脑屏障损害和血管源性脑水肿的发病过程。

2. 缓激肽 中枢或外周静脉血管内注射0.1～10 μmol/L缓激肽能明显增加血-脑屏障通透性和脑水肿形成。中枢直接注射缓激肽还能引起脑血管扩张。实验性脑冷冻伤或颅脑外伤后脑组织内缓激肽含量也显著升高,提示颅脑伤后缓激肽大量异常释放可能参与了脑损伤后脑血管扩张、血-脑屏障损害和脑水肿形成等病理过程。采用缓激肽释放抑制物抑肽酶和缓激肽B_2受体拮抗剂能有效地防止脑损伤后脑血管扩张、血-脑屏障受损和血管源性脑水肿的形成。研究结果充分表明,缓激肽参与脑损伤后血-脑屏障损害和血管源性脑水肿的发病过程。

3. 5-羟色胺 关于5-羟色胺是否参与脑损伤后血-脑屏障损害的发病过程仍有不同看法。有人发现,中枢脑室内直接注入5-羟色胺能导致血-脑屏障开放,但也有人采用外周血管内注射或中枢脑室、脑池内注射5-羟色胺均未导致血-脑屏障改变。尽管实验性脑损伤后脑组织内5-羟色胺含量显著升高,但与脑损伤后血-脑屏障损害和血管源性脑水肿无明显相关。另外也有研究发现5-羟色胺受体阻断剂能有效地减轻脑损伤后血-脑屏障通透性。

4. 花生四烯酸 中枢直接给予0.01～1 mmol/L花生四烯酸能显著增加血-脑屏障通透性。进一步研究发现采用环氧化酶抑制物或脂氧化酶抑制物都不能阻断花生四烯酸所造成的血-脑屏障改变,说明导致血-脑屏障改变的物质是花生四烯酸本身,而不是其代谢产物。相反,也有研究发现采用环氧化酶抑制物或脂氧化酶抑制物能阻断花生四烯酸所致的血-脑屏障改变。脑缺血-缺氧和脑外伤后脑组织内花生四烯酸含量均显著升高,可能与脑损伤后血-脑屏障损害以及脑水肿形成等病理过程有关。至今人们尚未研制出能抑制花生四烯酸合成和释放的药物,故有关抑制花生四烯酸是否能有效地防治脑损伤后血-脑屏障损害和脑水肿形成尚不清楚。

5. 白三烯类物质 对于脑损伤后白三烯(LT)类物质是否参与血-脑屏障损害尚无一致看法。脑损伤后脑组织花生四烯酸含量明显升高,在脂氧化酶作用下生成大量LT(LTC4、LTD4、LTE4)。中枢或外周给予LT能导致血-脑屏障通透性增加,提示脑损伤后脑组织内LT含量升高可能参与血-脑屏障损害。但也有研究发现,中枢或外周给予LT对血-脑屏障通透性无明显影响。有人采用花生四烯酸脂氧化酶抑制剂BW 755C阻断LT生成,观察它对实验性脑损伤后脑水肿的影响,结果发现BW 755C对实验性脑损伤后脑肿胀、水肿无明显疗效,提示LT可能与脑损伤后血-脑屏障破坏无关。但有人采用阻断LT生成的药物菲尼酮(phenidone)治疗实验性脑损伤,发现该药能显著减轻脑损伤后血-脑屏障通透性,说明LT参与脑损伤后血-脑屏障损害的病理过程。

6. 兴奋性氨基酸 有人采用脑室内直接注射N-甲基-D-天门冬氨酸(NMDA),观察NMDA对血-脑屏障的病理损害作用,结果发现脑室内注射NMDA能导致全脑广泛性血-脑屏障损害,其中包括脑室系统周围、大脑皮质、丘脑、隔区、小脑和脑干等。电镜观察发现软脑膜和脑实质内小动脉和毛细血管内皮细胞泡饮增加,部分内皮细胞坏死。进一步采用非竞争性NMDA受体拮抗剂MK-801阻断NMDA作用,结果发现MK-801能显著减轻NMDA对血-脑屏障的损害作用,充分说明NMDA及其受体介导血-脑屏障损害的病理过程。其他学者研究也有相同发现,认为NMDA及其受体参与血-脑屏障损害的病理过程。还有人在实验性闭合性脑外伤后1小时给予非竞争性NMDA受体拮抗剂MK-801(3 mg/kg)治疗,观察它对颅脑伤动物血-脑屏障的影响,结果发现MK-801对脑损伤后血-脑屏障无任何保护作用。因此认为伤后应尽早使用NMDA受体拮抗剂才能起到应有的治疗效果。有人采用重量打击致颅脑损伤的模型,观察非竞争性NMDA受体拮抗剂HV-211对颅脑损伤动物血-脑屏障的影响,若伤后2小时内给予25 mg/kg HV-211就能显著减轻颅脑损伤动物血-脑屏障通透性和脑水肿程度,但伤后3小时以上给予相同剂量HV-211则无任何疗效。

7. 血小板激活因子 血小板激活因子来源于多种细胞,其中主要包括中性粒细胞、单核细胞、巨核细胞、嗜碱性粒细胞、血管内皮细胞和血小板。血小板激活因子可引起血小板在血管内沉积凝聚形成血栓,继而导致组织缺血性损害。中枢神经系统神经元也能合成血小板激活因子,并能导致血-脑屏障破坏和神经元损伤。采用血小板激活因子拮抗剂BN50739和

BN52021能显著减轻神经元损伤和血管源性脑水肿，对脑损伤后血-脑屏障有显著保护作用，充分说明血小板激活因子参与脑损伤后血-脑屏障损害和继发性神经元损害的病理过程。

8. **血管内皮生长因子（VEGF）** VEGF是影响血-脑屏障最重要的因素，又称血管通透因子（vascular permeability factor, VPF），通常指VEGF2A。挫伤脑组织测定见KDR/Flk21（VEGFR22）在挫伤后早至3小时就可在血管内皮细胞表达，因此认为VEGF通过KDR/Flk21增加毛细血管通透性并造成致命性血管源性脑水肿。斯考德（Skold）等应用原位杂交及免疫组化法研究证明，大鼠实验性脑挫伤时，星形细胞、中性粒细胞、单核细胞及损伤邻近区从第1天就有VEGF mRNA蛋白表达增加，4～6天达峰值。VEGF受体Flt21和Flk21 mRNA及蛋白在损伤后1～6天于邻近损伤的血管可测出。

9. **肿瘤坏死因子-α（TNF-α）** TNF-α对血-脑屏障的损伤表现在：① 对毛细血管有直接毒性作用，导致微小动脉痉挛，增加毛细血管通透性，开放血-脑屏障，加重脑水肿；TNF-α尚可损伤内皮细胞，上调基质金属蛋白酶（MMP）的表达，进一步增加血-脑屏障通透性。IL-1、TNF协同作用可加剧血-脑屏障损伤。② 过度的炎症反应是脑缺血再灌注损伤的机制之一，TNF是主要的致炎因子。③ 脑缺血再灌注后，TNF表达增加，可诱导血管内皮细胞表达ICAM-1、内皮细胞白细胞黏附分子-1（endothelial-leucocyte adhesion molecule-1, ELAM-1）等黏附分子，导致微血管阻塞，增加了血栓形成的可能性。

三、氧自由基的损害作用

脑损伤后氧自由基产生异常增多及脂质过氧化反应增强已在实验研究中得到一致证实。氧自由基损害的一个重要方面就是攻击脑微血管内皮细胞，使内皮细胞膜脂质双分子层、紧密连接和基底膜破坏，造成血-脑屏障受损，通透性增高。在猫和鼠的脑损伤实验中均观察到氧自由基产生增加，有荧光素-葡聚糖（分子量150 000）、辣根过氧化物酶等大分子物质透过血-脑屏障，使用氧自由基清除剂可明显减轻血-脑屏障通透性的增高。

四、脑微循环障碍

重型颅脑损伤后4～12小时常发生弥漫性脑血管扩张，脑血流及灌注异常增多，可引起血-脑屏障通透性增高，血浆溢出至脑实质间隙中，产生弥漫性脑肿胀，俗称"干性脑水肿"。在局部损伤组织内，由于缺血、缺氧、乳酸性酸中毒，使毛细血管后括约肌、微静脉等阻力血管麻痹扩张，而细静脉、小静脉由于对乳酸反应性低，仍处于收缩状态，导致局部组织过度灌注；同时微血管痉挛、血管内微血栓形成，血管内血液呈郁积状态，均引起血管壁的压力梯度增高，使内皮细胞胞饮作用增强，血-脑屏障通透性增高，血浆大分子物质和小分子水分、电解质从血浆内大量移出，进入脑实质。提示脑微循环障碍是产生血-脑屏障破坏的重要因素。

第四节　血-脑屏障损害的治疗

血-脑屏障损害是导致血管源性脑水肿的直接因素，故损伤性脑水肿治疗中的一个重要方面就是对血-脑屏障损害的治疗，及时去除导致血-脑屏障损害的病理因素，对于减轻和阻止损伤性脑水肿的发生与发展具有重要意义。治疗的措施包括如下几个方面：

一、过度换气

严重脑损伤弥漫性脑肿胀病人应尽早行气管插管或气管切开，并予控制性过度换气，以降低血CO_2分压，使脑血管收缩，降低脑血流过度灌注，同时使损伤局部"盗血"现象得以纠正，改善血-脑屏障功能，对消除血管源性脑水肿非常有利。但过度换气不宜超过24小时，以免加重脑缺血、缺氧性损害。

二、钙离子拮抗剂治疗

重型脑损伤早期使用钙离子拮抗剂尼莫地平阻止Ca^{2+}大量进入微血管内皮细胞和脑血管平滑肌细胞，减轻内皮细胞损害，改善脑血管痉挛，防止血-脑屏障破坏进一步加重。这一观点目前已被广泛接受，并在临床应用中收到意想不到的效果。钙离子拮抗剂使用越早越好，但在亚急性期应用亦可防止或减轻迟发性脑血管痉挛所致的血-脑屏障破坏和血管源性脑水肿。用量和用法同损伤性脑水肿的治疗。

三、糖皮质激素治疗

大剂量糖皮质激素治疗指地塞米松 $3 \sim 5$ mg/kg 体重、甲泼尼龙 30 mg/kg 体重，可减轻内皮细胞损伤和血-脑屏障通透性升高。其作用机制为：① 清除氧自由基并抑制内皮细胞膜的脂质过氧化反应；② 稳定内皮细胞膜钙离子通道，促进钙离子外移；③ 增加脑损伤区的血流量，改善局部微循环。研究发现，一次给予地塞米松 $3 \sim 5$ mg/kg 或甲泼尼龙 30 mg/kg 体重具有最大的抗脂质过氧化、增加局部血流量和促进钙离子外移作用，大于或小于该剂量均使治疗作用降低。另外，大剂量激素治疗应尽早使用并重复给药，以维持血液浓度。短期使用大剂量激素不会产生应激性溃疡等并发症。应激性溃疡是重型颅脑损伤本身极易发生的并发症，若病人已有应激性溃疡及上消化道出血发生，则应慎用糖皮质激素治疗，并常规使用雷尼替丁、奥美拉唑镁肠溶片（洛赛克）或奥曲肽（善得定）抑制胃酸分泌。需要强调的是，大剂量激素治疗虽在实验研究中取得了较好的效果，但在临床应用中收效不大，且可能因副反应使重型颅脑损伤后死残率增加，故在重型颅脑损伤中不推荐应用，仅当并发视神经损伤或肺挫伤时可考虑使用短期大剂量激素冲击疗法。

四、改善脑微循环

山莨菪碱（654-2）是抗胆碱能药，对钙通道有显著的阻断作用，大剂量应用可改善脑微循环，抑制各种血管活性物质的缩血管效应，解除微血管痉挛，选择性地增加局部脑血流量。尤其是在血-脑屏障遭受破坏的脑缺血区域，可改善内皮细胞功能，降低血-脑屏障通透性。该药药理作用的特点是要达到一定剂量才产生效果，故用量要大，一般每天 $20 \sim 100$ mg，静脉滴注。钙离子拮抗剂尼莫地平可以预防和减轻脑微血管痉挛、阻止脑微血栓形成、增加脑微循环血流量、减轻血-脑屏障损伤和通透性增高作用。

五、亚低温治疗

国外学者对亚低温对脑损伤后血-脑屏障保护作用进行了较深入的研究。美国迈阿密大学医学院研究人员分别观察了 30、33、36 和 39℃ 脑温对 4 条脑血管（两侧颈总动脉和两侧椎动脉）结扎 20 分钟脑缺血动物血-脑屏障的影响，发现 36℃ 脑温脑缺血动物大脑半球血-脑屏障明显破坏；$30 \sim 33$℃ 低温治疗的血-脑屏障则完全正常；39℃ 高温脑缺血动物大脑半球、丘脑、海马和纹状体广泛性血-脑屏障破坏，较正常脑

温脑缺血动物血-脑屏障破坏更严重。用电镜观察血-脑屏障超微结构变化，发现血-脑屏障破坏的超微结构特点主要有毛细血管内皮细胞吞噬增加和内皮细胞紧密连接开放及受损内皮细胞渗透性增加等。

江基尧等研究了 30℃ 低温对实验性颅脑外伤动物血-脑屏障的影响，也发现正常脑温动物伤后大脑半球、丘脑、海马等部位血-脑屏障明显破坏，30℃ 低温治疗动物伤后血-脑屏障几乎完全正常。30℃ 低温能有效地抑制颅脑损伤动物伤后急性高血压反应，并认为这可能是低温对血-脑屏障起保护作用的原因之一。

1996年，有人研究发现伤前和伤后 30 分钟开始亚低温治疗（$33 \sim 35$℃）能显著减轻脑挫裂伤区血-脑屏障通透性。另外，$30 \sim 31$℃ 低温能明显减轻双侧颈总动脉结扎 40 分钟脑缺血动物脑水肿程度，$30 \sim 31$℃ 低温能明显降低脑缺血后脑组织花生四烯酸代谢产物白三烯 B_4 含量，说明低温能有效地抑制脑损伤后花生四烯酸代谢反应，减少白三烯 B_4 生成，继而抑制或阻断氧自由基产生，有效地减轻脑水肿程度。还有人发现 29℃ 低温也能完全防止脑缺血、缺氧动物脑水肿形成。国内外大宗临床研究结果也发现亚低温具有减轻脑水肿、控制颅内高压的作用。

六、联合应用温和降压药

当重型颅脑损伤，血-脑屏障遭受严重损害时，血-脑屏障的半透膜作用不复存在，晶体物质，甚至胶体物质可直接通过受损的血-脑屏障，因而常用的甘露醇并不能起到脱水作用。颅脑损伤时脑灌注压（CPP）降低，从而降低毛细血管内静水压，有助于脑组织液体回流至血管内，从而起到减轻脑水肿的作用。反之，CPP升高和脑静脉流出阻力增加均可使毛细血管静水压升高，毛细血管吸收降低，渗出增加，加重血管源性脑水肿，使颅内压进一步增加。而增高的颅内压又使脑静脉流出阻力增加，形成恶性循环。因此，降低CPP及脑静脉流出阻力是阻断这一环节的关键。所以，联合应用温和降压药可乐定（α_2 受体协同剂）和美托洛尔（心脏选择性 β_1 受体阻滞剂）及小剂量的脑静脉收缩剂二氢麦角胺，前两者降低平均动脉压，使CPP维持在 $7.33 \sim 8.66$ kPa（$55 \sim 65$ mmHg）的较低水平，此外二氢麦角胺尚有收缩毛细血管前血管的作用，使毛细血管静水压维持在较低水平，加之二氢麦角胺可使脑静脉血管收缩，减少脑血容量，从而可有效地降低颅内压，而脑血流量无明显降低。3 种药物合用还有以下特点：① 皆能通过血-脑屏障；② 作用于心脑血管的不同部位，全面调节CPP，可能适合颅脑损伤血流自动调

节功能紊乱时；③ 联合应用无配伍禁忌。但对严重颅脑损伤病人参考正常CPP的范围[6.67 ～ 9.33 kPa（50 ～ 70 mmHg）]，借助操作性强的颅内压监测装置并结合平均动脉压波动情况调整3种药物剂量，科学评价该疗法的应用前景，尚有待进一步研究。

七、PRES 的治疗

针对PRES无特异性治疗方法，主要是对症治疗和病因治疗。PRES应当早期诊断。MRI是诊断PRES的金标准，通常在FLAIR序列可发现枕顶叶或额叶后部皮质-皮质下血管源性水肿表现。尽早控制血压，抗惊厥治疗，终止化疗，停用相关危险药物如促红细胞生成素、免疫抑制剂等。化疗免疫抑制剂在PRES治疗结束、症状好转后可以继续使用。通常经控制血压和适当抗惊厥药物治疗，PRES可以完全好转，无须特殊治疗。

PRES的治疗首先是控制血压，但更重要的是阻止或减少靶器官损伤。治疗应个体化，病人应得到细心护理和观察，密切观察血压变化。尽早开始治疗，推荐静脉应用抗高血压药物，在安全的情况下尽快控制血压，但过快的降压可能加重靶器官损害。控制血压的要求是快速、安全、可控。有多种药物均可降血压，硝普钠是PRES控制血压的首选药物，它是一种短效动静脉扩张剂，可引起血压快速下降，通常情况下停用后便可迅速恢复，但应注意其氰化物毒性，尤其是有肾脏损害的病人长期应用时。其他药物包括拉贝洛尔、钙通道阻滞剂也可选择。

对有癫痫发作的病人，使用抗惊厥药物（苯妥英钠、地西泮、巴比妥等），适当的抗惊厥药物有助于控制血压。抗惊厥药物在病人好转后可以停用，无须长期维持。

关于激素的作用意见不一。一般在排除感染后，用以减轻脑水肿，但其治疗作用并未完全肯定，同时可增加水钠潴留而诱发高血压，所以应在血压控制满意的基础上应用，否则应当停用或减量。

（于明琨　张丹枫）

参考文献

［1］ SHARIF Y, JUMAH F, COPLAN L, et al. Blood brain barrier: a review of its anatomy and physiology in health and disease［J］. Clin Anat, 2018, 31(6): 812-823.

［2］ SERLIN Y, SHELEF I, KNYAZER B, et al. Anatomy and physiology of the blood-brain barrier［J］. Semin Cell Dev Biol, 2015, 38: 2-6.

［3］ RHEA E M, C RASK-MADSEN, BANKS W A. Insulin transport across the blood-brain barrier can occur independently of the insulin receptor［J］. J Physiol, 2018, 596(19): 4753-4765.

［4］ BERNACKI J, DOBROWOLSKA A, K NIERWIŃSKA, et al. Physiology and pharmacological role of the blood-brain barrier［J］. Pharmacol Rep, 2008, 60(5): 600-622.

［5］ DANEMAN R, PRAT A. The blood-brain barrier［J］. Cold Spring Harb Perspect Biol, 2015, 7(1): a020412.

［6］ CARDOSO F L, BRITES D, BRITO M A. Looking at the blood-brain barrier: molecular anatomy and possible investigation approaches［J］. Brain Res Rev, 2010, 64(2): 328-263.

［7］ ABBOTT N J. Blood-brain barrier structure and function and the challenges for CNS drug delivery［J］. J Inherit Metab Dis, 2013, 36(3): 437-449.

［8］ VORBRODT A W, Dobrogowska D H. Molecular anatomy of interendothelial junctions in human blood-brain barrier microvessels［J］. Folia Histochem Cytobiol, 2004, 42(2): 67-75.

［9］ DOTIWALA A K, SAMRA N S. Anatomy, head and neck, Blood Brain Barrier, in StatPearls［M］. Treasure Island (FL): StatPearls Publishing LLC, 2019.

［10］ RUI Q, NI H B, LIN X L, et al. Astrocyte-derived fatty acid-binding protein 7 protects blood-brain barrier integrity through a caveolin-1/MMP signaling pathway following traumatic brain injury［J］. Exp Neurol, 2019, 322: 113044.

［11］ LARSEN J M, MARTIN D R, BYRNE M E. Recent advances in delivery through the blood-brain barrier［J］. Curr Top Med Chem, 2014, 14(9): 1148-1160.

［12］ HAAS M J, SHAH G N, ONSTEAD-HAAS L M, et al. Identification of ATP8B1 as a blood-brain barrier-enriched protein［J］. Cell Mol Neurobiol, 2014, 34(4): 473-478.

［13］ RUSSELL K L, BERMAN N E, GREGG P R, et al. Fish oil improves motor function, limits blood-brain barrier disruption, and reduces Mmp9 gene expression in a rat model of juvenile traumatic brain injury［J］. Prostaglandins Leukot Essent Fatty Acids, 2014, 90(1): 5-11.

［14］ ILIFF J J, WANG M H, LIAO Y H, et al. A paravascular pathway facilitates CSF flow through the brain parenchyma and the clearance of interstitial solutes, including amyloid beta［J］. Sci Transl Med, 2012, 4(147): 147ra11.

［15］ LOUVEAU A, SMIRNOV I, KEYES T J, et al. Structural and functional features of central nervous system lymphatic vessels［J］. Nature, 2015, 523(7560): 337-341.

［16］ LOK J, WANG X S, XING C H, et al. Targeting the neurovascular unit in brain trauma[J]. CNS Neurosci Ther, 2015, 21(4): 304–308.

[17] SCHOLZ M, CINATL J, SCHÄDEL-HÖPFNER M, et al. Neutrophils and the blood-brain barrier dysfunction after trauma [J]. Med Res Rev, 2007, 27(3): 401–416.

[18] SCHWARZMAIER S M, GALLOZZI M, PLESNILA N. Identification of the vascular source of vasogenic brain edema following traumatic brain injury using in vivo 2–photon microscopy in mice[J]. J Neurotrauma, 2015, 32(13): 990–1000.

[19] LIU Y W, LI S, DAI S S. Neutrophils in traumatic brain injury (TBI): friend or foe?[J]. J Neuroinflammation, 2018, 15(1): 146.

[20] ALVES J L. Blood-brain barrier and traumatic brain injury[J]. J Neurosci Res, 2014, 92(2): 141–147.

[21] ALLURI H, WIGGINS-DOHLVIK K, DAVIS M L, et al. Blood-brain barrier dysfunction following traumatic brain injury[J]. Metab Brain Dis, 2015, 30(5): 1093–1104.

[22] ODA Y, GAO G Y, WEI E P, et al. Combinational therapy using hypothermia and the immunophilin ligand FK506 to target altered pial arteriolar reactivity, axonal damage, and blood-brain barrier dysfunction after traumatic brain injury in rat[J]. J Cereb Blood Flow Metab, 2011, 31(4): 1143–1154.

[23] CHODOBSKI A, ZINK B J, SZMYDYNGER-CHODOBSKA J. Blood-brain barrier pathophysiology in traumatic brain injury[J]. Transl Stroke Res, 2011, 2(4): 492–516.

[24] SALVADOR E, NEUHAUS W, FOERSTER C. Stretch in brain microvascular endothelial cells (cEND) as an in vitro traumatic brain injury model of the blood brain barrier[J]. J Vis Exp, 2013(80): e50928.

[25] JUNGNER M, SIEMUND R, VENTUROLI D, et al. Blood-brain barrier permeability following traumatic brain injury[J]. Minerva Anestesiol, 2016, 82(5): 525–533.

[26] BHOWMICK S, D'MELLO V, CARUSO D, et al. Impairment of pericyte-endothelium crosstalk leads to blood-brain barrier dysfunction following traumatic brain injury[J]. Exp Neurol, 2019, 317: 260–270.

[27] VAJTR D, BENADA O, KUKACKA J, et al. Correlation of ultrastructural changes of endothelial cells and astrocytes occurring during blood brain barrier damage after traumatic brain injury with biochemical markers of BBB leakage and inflammatory response [J]. Physiol Res, 2009, 58(2): 263–268.

[28] YOSHIOKA N, HISANAGA S, KAWANO H. Suppression of fibrotic scar formation promotes axonal regeneration without disturbing blood-brain barrier repair and withdrawal of leukocytes after traumatic brain injury[J]. J Comp Neurol, 2010, 518(18): 3867–3881.

[29] SHETTY A K, MISHRA V, KODALI M, et al. Blood brain barrier dysfunction and delayed neurological deficits in mild traumatic brain injury induced by blast shock waves[J]. Front Cell Neurosci, 2014, 8: 232.

[30] BIBER N, TOKLU H Z, SOLAKOGLU S, et al. Cysteinyl-

leukotriene receptor antagonist montelukast decreases blood-brain barrier permeability but does not prevent oedema formation in traumatic brain injury[J]. Brain Inj, 2009, 23(6): 577–584.

[31] PONSFORD J, NGUYEN S, DOWNING M, et al. Factors associated with persistent post-concussion symptoms following mild traumatic brain injury in adults[J]. J Rehabil Med, 2019, 51(1): 32–39.

[32] CHEN J, HU J, LIU H, et al. FGF21 protects the blood-brain barrier by upregulating PPARgamma via FGFR1/beta-klotho after traumatic brain injury[J]. J Neurotrauma, 2018, 35(17): 2091–2103.

[33] OZAKI S, FUNASAKA Y, TAKUBO M, et al. Granulocyte colony-stimulating factor-induced granulomatous dermatitis with enlarged histiocytes clinically manifesting as painful edematous nodules with high fever similar to Sweet's syndrome[J]. J Dermatol, 2015, 42(4): 414–417.

[34] ZINK B J, SZMYDYNGER-CHODOBSKA J, CHODOBSKI A. Emerging concepts in the pathophysiology of traumatic brain injury [J]. Psychiatr Clin North Am, 2010, 33(4): 741–756.

[35] JIN X L, WANG F F, LIU X J, et al. Negative correlation of CD34+ cells with blood-brain barrier permeability following traumatic brain injury in a rat model[J]. Microcirculation, 2014, 21(8): 696–702.

[36] BOYD B J, GALLE A, DAGLAS M, et al. Traumatic brain injury opens blood-brain barrier to stealth liposomes via an enhanced permeability and retention (EPR)-like effect[J]. J Drug Target, 2015, 23(9): 847–853.

[37] GHABRIEL M N, ZDZIARSKI I M, LEIGH C, et al. Changes in the blood-CSF barrier in experimental traumatic brain injury[J]. Acta Neurochir Suppl, 2010, 106: 239–245.

[38] ILIFF J J, CHEN M J, PLOG B A, et al. Impairment of glymphatic pathway function promotes tau pathology after traumatic brain injury[J]. J Neurosci, 2014, 34(49): 16180–16193.

[39] MESTRE H, HABLITZ L M, XAVIER A L, et al. Aquaporin-4–dependent glymphatic solute transport in the rodent brain[J]. Elife, 2018, 7: e40070.

[40] BARTYNSKI W S. Posterior reversible encephalopathy syndrome, part 1: fundamental imaging and clinical features[J]. AJNR Am J Neuroradiol, 2008, 29(6): 1036–1042.

[41] NASRI A, BEDOUI I, MRISSA R, et al. Recurrent status epilepticus in posterior reversible encephalopathy syndrome as initial feature of pediatric lupus: a newly diagnosed case and literature review[J]. Brain Dev, 2016, 38(9): 835–841.

[42] BURNETT M M, HESS C P, ROBERTS J P, et al. Presentation of reversible posterior leukoencephalopathy syndrome in patients on calcineurin inhibitors[J]. Clin Neurol Neurosurg, 2010, 112(10): 886–891.

[43] CHRUICKSHANK T, THORESEN H, BENJAMINSEN E, et al. Posterior reversible encephalopathy syndrome, a clinically diverse and challenging disorder[J]. Clin Case Rep, 2020, 8(5): 798–803.

[44] WANG H, DENG Q W, PENG A N, et al. β-arrestin2 functions as a

key regulator in the sympathetic-triggered immunodepression after stroke[J]. J Neuroinflammation, 2018, 15(1): 102.

[45] GALLUZZI L, VITALE I, AARONSON S A, et al. Molecular mechanisms of cell death: recommendations of the Nomenclature Committee on Cell Death 2018[J]. Cell Death Differ, 2018, 25(3): 486–541.

[46] GLUSHAKOVA O Y, JOHNSON D, HAYES R L. Delayed increases in microvascular pathology after experimental traumatic brain injury are associated with prolonged inflammation, blood-brain barrier disruption, and progressive white matter damage[J]. J Neurotrauma, 2014, 31(13): 1180–1193.

[47] BLYTH B J, FARHAVAR A, GEE C, et al. Validation of serum markers for blood-brain barrier disruption in traumatic brain injury [J]. J Neurotrauma, 2009, 26(9): 1497–1507.

[48] STOCCHETTI N, MAGNONI S. Blood brain barrier as a target for traumatic brain injury therapy[J]. Minerva Anestesiol, 2016. Online ahead of print.

[49] SWEENEY M D, ZHAO Z, MONTAGNE A, et al. Blood-brain barrier: from physiology to disease and back[J]. Physiol Rev, 2019, 99(1): 21–78.

[50] GAO W W, LI F, LIU L, et al. Endothelial colony-forming cell-derived exosomes restore blood-brain barrier continuity in mice subjected to traumatic brain injury[J]. Exp Neurol, 2018, 307: 99–108.

[51] OSIPOVA E D, SEMYACHKINA-GLUSHKOVSKAYA O V, MORGUN A V, et al. Gliotransmitters and cytokines in the control of blood-brain barrier permeability[J]. Rev Neurosci, 2018, 29(5): 567–591.

[52] PARK J, CHOI E, SHIN S, et al. Nootropic nanocomplex with enhanced blood-brain barrier permeability for treatment of traumatic brain injury-associated neurodegeneration[J]. J Control Release, 2018, 284: 152–159.

[53] HAKAN T, TOKLU H Z, BIBER N, et al. Effect of COX-2 inhibitor meloxicam against traumatic brain injury-induced biochemical, histopathological changes and blood-brain barrier permeability[J]. Neurol Res, 2010, 32(6): 629–635.

[54] SPATZ M. Past and recent BBB studies with particular emphasis on changes in ischemic brain edema: dedicated to the memory of Dr. Igor Klatzo[J]. Acta Neurochir Suppl, 2010, 106: 21–27.

[55] BADAUT J, AJAO D O, SORENSEN D W, et al. Caveolin expression changes in the neurovascular unit after juvenile traumatic brain injury: signs of blood-brain barrier healing?[J]. Neuroscience, 2015, 285: 215–226.

[56] ZUO X K, LU J F, MANAENKO A, et al. MicroRNA-132 attenuates cerebral injury by protecting blood-brain-barrier in MCAO mice[J]. Exp Neurol, 2019, 316: 12–19.

[57] MENDONÇA M C P, SOARES E S, STÁVALE L M, et al. Vascular endothelial growth factor increases during blood-brain barrier-enhanced permeability caused by Phoneutria nigriventer spider venom[J]. Biomed Res Int, 2014, 2014: 721968.

[58] DASH P K, ZHAO J, KOBORI N, et al. Activation of alpha

7 cholinergic nicotinic receptors reduce blood-brain barrier permeability following experimental traumatic brain injury[J]. J Neurosci, 2016, 36(9): 2809–2818.

[59] LU L Y, WANG M L, YUAN F, et al. Roles of elevated 20HETE in the breakdown of blood brain barrier and the severity of brain edema in experimental traumatic brain injury[J]. Mol Med Rep, 2018, 17(5): 7339–7345.

[60] LU H, LEI X Y, HU H, et al. Relationship between AQP4 expression and structural damage to the blood-brain barrier at early stages of traumatic brain injury in rats[J]. Chin Med J (Engl), 2013, 126(22): 4316–4321.

[61] NASSER M, BEJJANI F, RAAD M, et al. Traumatic brain injury and blood-brain barrier cross-talk[J]. CNS Neurol Disord Drug Targets, 2016, 15(9): 1030–1044.

[62] AERTKER B M, BEDI S, COX JR C S. Strategies for CNS repair following TBI[J]. Exp Neurol, 2016, 275(3): 411–426.

[63] HOPP S, NOLTE M W, CHRISTIAN STETTER C, et al. Alleviation of secondary brain injury, posttraumatic inflammation, and brain edema formation by inhibition of factor XII a[J]. J Neuroinflammation, 2017, 14(1): 39.

[64] THAL S C, SCHAIBLE E V, NEUHAUS W, et al. Inhibition of proteasomal glucocorticoid receptor degradation restores dexamethasone-mediated stabilization of the blood-brain barrier after traumatic brain injury[J]. Crit Care Med, 2013, 41(5): 1305–1315.

[65] BHARADWAJ V N, NGUYEN D T, KODIBAGKAR V D, et al. Nanoparticle-based therapeutics for brain injury[J]. Adv Healthc Mater, 2018, 7(1): 10. 1002.

[66] GAO W, ZHAO Z L, YU G J, et al. VEGI attenuates the inflammatory injury and disruption of blood-brain barrier partly by suppressing the TLR4/NF-kappaB signaling pathway in experimental traumatic brain injury[J]. Brain Res, 2015, 1622: 230–239.

[67] DIETRICH W D, BRAMLETT H M. Therapeutic hypothermia and targeted temperature management for traumatic brain injury: experimental and clinical experience[J]. Brain Circ, 2017, 3(4): 186–198.

[68] FISCHER M, SCHIEFECKER A, LACKNER P, et al. Targeted temperature management in spontaneous intracerebral hemorrhage: a systematic review[J]. Curr Drug Targets, 2017, 18(12): 1430–1440.

[69] KINOSHITA K. Traumatic brain injury: pathophysiology for neurocritical care[J]. J Intensive Care, 2016, 4: 29.

[70] SINHA S, HUDGINS E, SCHUSTER J, et al. Unraveling the complexities of invasive multimodality neuromonitoring[J]. Neurosurg Focus, 2017, 43(5): E4.

[71] GU X H, WEI Z Z, ESPINERA A, et al. Pharmacologically induced hypothermia attenuates traumatic brain injury in neonatal rats[J]. Exp Neurol, 2015, 267: 135–142.

[72] TETSUKA S, OGAWA T. Posterior reversible encephalopathy syndrome: a review with emphasis on neuroimaging characteristics [J]. J Neurol Sci, 2019, 404: 72–79.

第四十六章
钙与脑损伤

一个世纪前，人们就认识到，钙在心肌收缩过程中起着重要作用。近年来，越来越多的研究结果表明，钙在调节神经细胞生理活动过程中也发挥着极其重要的作用，对细胞分泌、转运、运动、渗透、糖酵解、氧化呼吸、有丝分裂以及细胞间、细胞内信号转导等诸多过程均有影响。另一方面，钙还参与了许多病理情况下的细胞损害过程。有研究认为，钙是多种病理情况下细胞死亡的"最后共同通道"之一。细胞内钙过多能启动损害细胞的内源性杀伤机制。当细胞内游离钙（即钙离子，Ca^{2+}）超过微摩尔浓度（$\mu mol/L$）水平时，细胞

内磷脂酶会被激活，导致细胞膜崩解。Ca^{2+}与线粒体结合，可阻断ATP生成，并使线粒体电子发生转移，形成氧自由基。氧自由基与磷脂酶一起破坏细胞膜结构，导致脂质过氧化反应和氧自由基生成的循环反应。脂质过氧化反应最终导致溶酶体释放、蛋白酶和磷脂酶耗竭，使整个细胞崩解坏死。另有研究表明，脑损伤时Ca^{2+}迅速从组织间液进入神经细胞内，同时细胞线粒体、内质网钙库的Ca^{2+}也释放入胞质，使胞质中Ca^{2+}急剧增多，称之为细胞钙超载（calcium overloading），使神经细胞结构与功能受损，发生水肿甚至死亡。

第一节　神经细胞的正常钙代谢

一、神经细胞内钙的含量与分布

生理状态下，细胞内钙的含量极微，静息时为$10^{-8} \sim 10^{-7}$ mol/L。而细胞外液钙含量高达$10^{-3} \sim 10^{-2}$ mol/L，两者相差10万倍。细胞内钙以结合和游离两种形式存在，不均匀地分布在亚细胞结构内。其分布依次为：细胞核约50%，线粒体约30%，微粒体约14%，细胞膜约5%，胞质结合形式钙约0.5%、游离形式钙约0.005%。只有游离形式的钙具有生理效应，结合形式的钙与磷酸根和细胞内蛋白质结合，不具有生理活性。生理情况下，中枢神经系统内，90%以上的钙以结合钙形式存在。由于线粒体和内质网中钙含量可达10^{-3} mol/L，比胞质中高出数百到数千倍，故把线粒体和内质网视为细胞内的钙离子贮存库，称为钙库（calcium pool）。钙库内的钙与胞质内的钙经常处于交换中。当细胞活动时，钙库释放钙以增加胞质钙的浓度；细胞静息时，钙库回收并贮存钙，减少胞质中游离钙水平，以适应细胞的机能状态。

二、胞质内钙浓度的调节

胞质内Ca^{2+}虽然只占细胞内钙含量的很少一部分，但它在调节细胞的各种机能活动中起非常重要的作用。胞质Ca^{2+}的调节包括Ca^{2+}内流和外流两个方面，细胞在静息状态下，Ca^{2+}内流和外流的速率处于动态平衡。

（一）钙内流

Ca^{2+}能通过多种途径进入神经细胞，主要有4种途径：① 电压调节钙通道；② 受体调节钙通道；③ 钠-钙交换体；④ 非特异性钙内流。

1. **电压调节钙通道**　脑组织中至少存在4种不同类型电压调节钙通道，分别为L、T、N、P型电压调节钙通道。其中以L型电压调节钙通道最受重视，其原因有两个：① 脑损伤后神经细胞L型电压调节钙通道开放时程长，可引起细胞膜长时程去极化；② L型电压调节钙通道选择性拮抗剂尼莫地平的合成和应用。尼莫地平是公认的安全有效的钙拮抗剂，并广泛应用于临床。虽然目前也有其他3种类型电压

调节钙通道的拮抗剂,但毒副作用较大,尚难应用于临床。

2. 受体调节钙通道 脑组织中含有多种神经递质及相应受体,其中谷氨酸与N-甲基D-天冬氨酸(NMDA)受体结合,乙酰胆碱与毒蕈碱样胆碱能受体结合,α-氨基-3-羟基-5-甲基-4-异噁唑丙酸(AMPA)与其受体结合等,能直接或间接开启神经细胞细胞膜钙通道,导致Ca^{2+}离子内流。另外,脑内某些非神经递质类生化物质也具有开启细胞膜钙通道功能,例如ATP,能使脑血管内皮细胞膜钙通道开放。

3. 钠-钙交换体(NCX) NCX包括前向型和反向型。正常生理情况下,NCX的功能是将细胞内Ca^{2+}排到细胞外(前向型),降低细胞内Ca^{2+}离子浓度。但在某些病理情况下,NCX也能使细胞外Ca^{2+}内流(反向型)。例如神经细胞受损时,神经细胞内Na^+浓度明显升高,NCX开放促进Ca^{2+}内流。目前已合成钠-钙交换通道阻断剂阿米洛利和阿米洛利类似物,并已应用于实验和临床研究。

4. 非特异性钙内流 神经细胞受损时,Ca^{2+}能自由通过细胞膜进入神经细胞内。脑缺血和脑外伤时,神经细胞内含有白蛋白或免疫球蛋白等异常物质,提示神经细胞细胞膜上存在"孔洞",使得正常情况下不能进入神经细胞内的物质流入细胞内。在脑损伤情况下,Ca^{2+}、Na^+等无机离子可以自由通过细胞膜上的"孔洞"进入神经细胞内。

（二）钙外流

位于细胞膜上的离子泵以主动转运的方式将Ca^{2+}从神经细胞排出。现已证实细胞膜上存在2种与Ca^{2+}外流有关的离子泵,即Na^+-K^+-ATP酶(称钠泵)和Ca^{2+}-Mg^{2+}-ATP酶(称钙泵)。

1. Na^+-K^+-ATP酶 前向型NCX可顺Na^+梯度将3个Na^+转运至细胞内,同时逆Ca^{2+}梯度排出1个Ca^{2+},是继发性主动转运,其能量来源于细胞内外Na^+浓度差。而后者的维持与Na^+-K^+-ATP酶密切相关(排出3个Na^+同时,转运2个K^+进入细胞,这个过程需消耗1分子ATP)。因此,当Na^+-K^+-ATP酶受抑制时,前向型NCX活动减弱,会导致细胞内Ca^{2+}增加。

2. Ca^{2+}-Mg^{2+}-ATP酶 该酶位于细胞膜、线粒体膜和内质网膜。依赖于细胞膜上的钙泵主动转

运作用,将胞质中Ca^{2+}移出胞外,或转运到线粒体、内质网的钙库中,从而保持细胞内外的Ca^{2+}浓度差,维持细胞内低Ca^{2+}水平,使细胞内环境相对稳定。

三、神经细胞内钙调节机制

神经细胞通过主动转运和被动结合两种方式调节细胞内Ca^{2+}浓度。生理情况下,主动转运的调节作用至关重要;但主动转运过程需要耗能,且转运速度慢。脑损伤情况下,由于受损脑组织能量代谢障碍,主动转运不再起重要作用。神经细胞内有多种物质能大量、迅速地与游离Ca^{2+}结合,形成结合钙存在于细胞内。这些物质包括调钙素、S-100蛋白、无机磷酸盐和磷脂等。神经细胞内钙库在调节细胞内Ca^{2+}浓度中起一定作用,例如三磷酸肌醇能促使细胞内钙库释放游离Ca^{2+}。线粒体也是细胞内贮存钙的重要场所。

四、细胞内钙的生理功能

（一）维持细胞结构

(1) Ca^{2+}与磷脂结合,维持膜的流动性和完整性。

(2) Ca^{2+}与蛋白质结合,在细胞间起黏合作用。

(3) Ca^{2+}与核酸结合,维持染色体结构的完整。

（二）协同作用

Ca^{2+}与细胞内许多酶和蛋白质有协同作用,维持细胞的各种生化功能。当细胞兴奋时,细胞外Ca^{2+}流入胞质内,同时细胞内钙库释放贮存的Ca^{2+},使胞质内游离Ca^{2+}浓度短暂升高。游离Ca^{2+}与钙调蛋白结合,形成一个有活性的钙调蛋白复合体。后者与靶酶蛋白或效应蛋白结合,触发生化反应,引起一系列生理变化,实现生理功能。

（三）第二信使作用

Ca^{2+}作为第二信使,参与神经递质合成和释放,发挥细胞内调节作用。这些神经递质包括乙酰胆碱(ACh)、5-羟色胺(5-HT)、单胺类神经递质等。Ca^{2+}可激活与神经递质合成有关的酪氨酸羟化酶和色氨酸羟化酶,以影响ACh、5-HT及单胺类神经递质的生物合成。Ca^{2+}对神经递质释放的影响,主要表现为促进神经递质释放。Ca^{2+}通过活化脑内的某些蛋白激酶、胸苷嘧啶合成酶等,影响蛋白质及核酸的合成。

第二节　脑损伤后钙代谢异常及其病理损害作用

一、脑损伤局部组织钙含量显著升高

中枢神经损伤后,血浆钙能进入受损脑组织,导致受损脑组织局部钙含量升高。采用 ^{45}Ca 免疫自显影技术观察实验性颅脑损伤动物伤后不同时程脑组织钙含量变化,发现无明显脑挫裂伤动物脑组织钙含量显著升高,持续约48小时;脑挫裂伤动物脑组织内钙含量升高更显著,持续时间可长达96小时以上。

采用兴奋性氨基酸受体拮抗剂氯胺酮、代谢型谷氨酸受体拮抗剂甲基-4-羧基苯甘氨酸(MCPG)治疗实验性颅脑损伤动物,观察兴奋性氨基酸受体拮抗剂对受伤脑组织钙含量的影响。结果发现:未治疗组受伤脑区钙含量显著升高。表明兴奋性氨基酸受体拮抗剂能显著抑制受伤脑区钙含量升高。

脑损伤后,损伤组织钙含量显著升高。若无法清除多余的钙离子,则最终会导致损伤组织细胞死亡。由于损伤后常有能量代谢障碍,钙主动转运能力降低,故清除钙离子主要依靠被动结合方式。中枢神经系统中磷酸盐类物质含量较高,脑损伤后磷脂被激活,产生并释放大量磷酸盐和焦磷酸盐,这两种物质与钙结合形成钙磷复合物,最终形成不溶性磷灰石沉淀物,从而阻断或减轻钙对脑组织的毒性作用。

脑损伤时神经细胞钙超载的发生机制:

(1)电压调节钙通道开放:脑损伤时脑干和下丘脑受到外力的强烈刺激,通过脑干、下丘脑与大脑半球的广泛投射联系,使神经细胞电兴奋性发生瞬间变化,膜上电压调节钙通道开放,Ca^{2+} 内流增加。

(2)受体调节钙通道开放:脑损伤时脑组织兴奋性氨基酸大量释放,作用于细胞膜上 NMDA 受体,受体调节钙通道开放,使膜对 Ca^{2+} 通透性增加,大量 Ca^{2+} 内流。NMDA 受体活化可激活磷脂酶C,后者作用于膜磷脂,使磷脂酰肌醇(PI)系统降解,细胞内三磷酸肌醇(IP3)产生增多。IP3与内质网上受体结合,使内质网钙库中 Ca^{2+} 释放。脑损伤时,去甲肾上腺素、5-HT、血管紧张素2等神经介质大量释放,均能活化细胞膜上相应受体,启动受体调节钙通道。

(3)其他质膜通道的开放:受损组织的缺氧状况还能触发其他质膜通道开放,进一步导致细胞内 Ca^{2+} 超载。细胞氧化应激上调,可增强细胞膜上

瞬 时 受 体 电 位M7型(transient receptor potential melastatin 7, TRPM7)对 Ca^{2+} 的通透性;同时,细胞外pH降低可激活酸敏感离子通道1a(acid-sensing ion channel 1a, ASIC1a),该通道激活后可允许 Ca^{2+} 进入细胞内。

(4)钙泵衰竭,Ca^{2+} 外流减少:脑损伤后脑组织缺血、缺氧,能量合成障碍,ATP缺乏,神经细胞膜上 Ca^{2+}-Mg^{2+}-ATP酶活性受抑制。钙泵向细胞外排钙的作用减弱,同时细胞内钙库主动摄取贮存 Ca^{2+} 减少,加剧细胞内 Ca^{2+} 超载。反向型 Na^+-Ca^{2+} 交换增加:脑损伤时脑组织缺血、缺氧,无氧酵解增强,乳酸产生增多,局部脑组织酸中毒,细胞内 H^+ 增加,反向型钠-钙交换使 Ca^{2+} 内流增加。

此外,早期 Ca^{2+} 大量侵入细胞,细胞内 Ca^{2+} 浓度急骤增加约200倍,激活膜磷脂酶A2和磷脂酶C,兴奋多价不饱和脂肪酸,导致线粒体ATP能量产生不足,促发突触膜末梢兴奋性氨基酸递质大量释放,激活突触后膜NMDA受体操纵的 Ca^{2+} 通道,使细胞内 Ca^{2+} 浓度进一步升高。

二、损伤脑组织细胞外钙含量明显降低

生理情况下,脑、脊髓神经细胞外 Ca^{2+} 浓度为 0.5 mmol/L,脑缺血或外伤后数秒内,细胞外 Ca^{2+} 含量迅速下降,并且持续数小时。实验性脊髓外伤动物,于伤后数秒内,损伤部位神经细胞外 Ca^{2+} 含量急剧下降至0.005 mmol/L,是正常值的1/100,伤后3小时恢复至0.05 mmol/L,仍是正常组织细胞外 Ca^{2+} 含量的1/10。

丹麦学者采用实验性脑外伤模型观察受伤脑区神经细胞外 Ca^{2+} 含量变化时发现,严重脑挫裂伤部位细胞外 Ca^{2+} 含量在伤后数秒钟内降低至0.05 mmol/L,为正常值的1/10,持续50分钟后逐渐恢复至正常值;脑挫裂伤较轻的部位细胞外 Ca^{2+} 含量在伤后数秒钟内也迅速降低至0.05 ~ 0.15 mmol/L,持续时程较短,约在伤后5分钟恢复至正常值。该学者认为脑外伤后细胞外 Ca^{2+} 大量流入神经细胞内,是造成伤后细胞外 Ca^{2+} 含量降低的主要原因,Ca^{2+} 内流也是造成脑损伤后脑组织细胞变性坏死的主要原因。在实验性脑缺血动物模型中也有同样的发现:脑缺血数秒钟后脑细胞

外Ca^{2+}含量迅速降低至0.05 mmol/L。实验性脑外伤动物伤后脑细胞内Ca^{2+}含量明显升高,持续长达48小时,进一步说明Ca^{2+}内流是造成脑损伤后细胞外Ca^{2+}含量降低的主要原因。

三、脑神经细胞内钙含量异常升高的病理效应

受伤神经细胞内Ca^{2+}含量升高会进一步导致Ca^{2+}内流,引起一系列病理效应,形成恶性循环,最终导致神经细胞死亡。

(1)Ca^{2+}内流促使乙酰胆碱和谷氨酸释放增加,加重乙酰胆碱和谷氨酸对神经细胞的毒性作用。

(2)神经细胞内Ca^{2+}对细胞膜K^+通透性调节功能丧失。正常生理情况下,钾平衡电位较膜静息电位低,神经细胞细胞膜K^+通道开放会导致神经细胞超极化。但在受伤脑组织,受损神经细胞外K^+含量明显升高,而神经细胞内K^+明显降低,此时若增加细胞膜对K^+通透性,会增加神经细胞兴奋性,使神经细胞过度兴奋,从而产生损害作用。而Ca^{2+}内流则进一步加重K^+对神经细胞兴奋性毒性损害。

(3)神经细胞内Ca^{2+}含量升高能明显抑制细胞能量代谢。Ca^{2+}可作用于线粒体,阻碍能量生成。同时还能破坏糖酵解过程中的酶,进一步加重能量代谢障碍。

(4)神经细胞内Ca^{2+}含量升高能激活细胞内多种降解酶系统,如无活性的钙激活蛋白(calpain)被Ca^{2+}激活后,能使神经丝、髓磷脂、微管以及其他结构蛋白降解,导致神经细胞结构破坏。

(5)钙还能激活磷脂系统,使神经细胞膜脂质崩解,释放出无机磷酸盐和游离花生四烯酸。后者又分解为前列腺素和白三烯,最终形成大量氧自由基,导致脂质过氧化反应,破坏细胞膜结构。神经细胞膜结构崩解还能释放出溶酶体,形成大量蛋白酶和磷脂酶,进一步导致神经细胞结构蛋白和膜磷脂崩解,最终导致神经细胞死亡。

(6)细胞膜通透性增高:神经细胞内Ca^{2+}增加,激活细胞内中性蛋白质酶及磷脂酶,或通过钙结合蛋白复合物的介导,使神经细胞膜蛋白质及脂质分解代谢增加,细胞膜流动性降低,完整性受到破坏。Ca^{2+}使氧自由基产生增加,攻击神经细胞膜脂质,亦造成膜的流动性和完整性破坏,细胞膜通透性增加。细胞外Na^+和水分等小分子物质进入细胞内,导致细胞毒性脑水肿形成。

(7)细胞内酸中毒:Ca^{2+}沉积于线粒体内,使线粒体氧化磷酸化电子传递脱耦联,无氧代谢增强。大量乳酸和H^+导致细胞内pH下降,形成细胞内酸中毒,不利于细胞代谢正常进行。

(8)血-脑屏障破坏:脑损伤后Ca^{2+}可进入微血管壁,直接或通过钙调蛋白作用于内皮细胞,造成内皮细胞损伤和通透性增高。Ca^{2+}促发氧自由基反应,亦可引起微血管内皮细胞损伤,产生血管源性脑水肿。

(9)脑血管痉挛:脑损伤时脑组织内聚积的大量Ca^{2+}可进入脑血管壁,血管平滑肌细胞内Ca^{2+}浓度升高,使脑血管痉挛,加重脑缺血、缺氧和神经细胞损伤。另外,Ca^{2+}使损伤脑组织血栓素A_2和B_2生成减少,导致微血管痉挛,加重脑缺血性损伤。

(10)神经细胞死亡:细胞内Ca^{2+}增加,激活神经细胞某些早期快反应基因如*C-Fos*、*C-Jun*和*C-Myc*表达,此类转录因子作用于目的基因,影响细胞核DNA转录,造成神经细胞凋亡和坏死。

四、钙与线粒体

细胞内Ca^{2+}的平衡对细胞能量供应和细胞存活至关重要。线粒体可通过调节胞质和线粒体的Ca^{2+}水平来促进神经元的死亡。线粒体外膜(OMM)可通过电压依赖性阴离子通道蛋白1(VDAC1)双向转运Ca^{2+}。Ca^{2+}通过位于线粒体内膜(IMM)的线粒体钙转运体(MCU)进入线粒体基质。病理条件下,过多的Ca^{2+}会损害线粒体功能,可能下调线粒体膜电位(MMP)、上调活性氧(ROS)和抑制ATP产生,导致ATP参与的所有细胞活动受到抑制并产生乳酸堆积。随后,细胞色素c等促凋亡蛋白从线粒体释放到细胞质,引起细胞凋亡。有研究显示,体内和体外实验阻断MCU均可防止线粒体内Ca^{2+}聚积,减轻氧化应激水平,改善能量供应,稳定线粒体,减少DNA损伤基细胞凋亡。Ca^{2+}从线粒体基质中排出则依赖钠/锂-钙交换体(NCLX),NCLX也位于IMM。每排出1个Ca^{2+},需交换3个Na^+(或Li^+)。在基质Ca^{2+}水平较高的情况下,细胞的通透性转变孔(PTP)被触发,导致线粒体膜去极化,并有可能导致细胞死亡。Ca^{2+}也可直接从内质网的线粒体相关膜(MAM)转移到线粒体,这一机制在神经退行性变(阿尔茨海默病、帕金森病等)中发挥重要作用。

第三节 钙拮抗剂对脑损伤治疗作用

一、钙拮抗剂对局灶性脑缺血的治疗作用

大量实验研究表明,钙拮抗剂对局灶性脑缺血有一定的治疗作用。1985年,有人报道大脑中动脉结扎前给予钙拮抗剂尼莫地平,不但能明显改善脑缺血后脑血流,而且还能明显减少大脑皮质梗死灶范围。通过狒狒可逆性大脑中动脉结扎6～8小时,建立局灶性脑缺血模型,缺血前给予尼莫地平能明显减轻缺血后神经功能障碍程度;但大脑皮质梗死灶病理形态学无明显变化。1990年,有实验采用永久性大脑中动脉结扎脑缺血动物模型,缺血前开始给予尼莫地平治疗,脑缺血后继续给予尼莫地平,持续用药至缺血后24小时,发现尼莫地平能减少大脑皮质梗死灶范围20%～60%;尼莫地平还能明显改善缺血后早期脑血流,减轻缺血性脑水肿,但对脑缺血后晚期脑血流下降无效。他们认为这可能是尼莫地平不能完全阻断脑缺血性损害的原因之一。另一种钙拮抗剂氟桂嗪对局灶性脑缺血也有一定的保护作用。有研究发现,脑缺血后30分钟给予氟桂嗪能明显减轻脑缺血后神经功能障碍,脑缺血后4小时处死动物作病理形态观察,发现氟桂嗪能使大脑半球梗死灶减少30%,但脑缺血后3周作病理形态观察,氟桂嗪对脑病理形态无明显影响。但也有实验研究发现尼莫地平对局灶性脑缺血无任何疗效。另一项研究采用脑缺血后连续静脉给予尼莫地平4小时,结果发现尼莫地平对脑缺血后大脑半球梗死灶范围无明显影响。

钙拮抗剂能解除脑血管痉挛,改善脑缺血灶及其附近组织脑血流,减轻酸中毒,减少细胞内游离钙含量,阻断钙对神经细胞毒性作用等,这可能是钙拮抗剂治疗脑缺血的主要机制。

二、钙拮抗剂对全脑缺血性损害的治疗作用

有关钙拮抗剂对全脑缺血动物的疗效报道不一。有的认为钙拮抗剂对全脑缺血性损害有较好的治疗作用,如有人发现脑缺血前给予钙拮抗剂尼卡地平能显著减少鼠全脑缺血10分钟及蒙古沙鼠全脑缺血5分钟后梗死灶的范围。另外,脑缺血前或脑缺血后早期给予尼莫地平能显著减轻全脑缺血动物缺血后神经功能障碍,脑缺血前或脑缺血后给予氟桂嗪,对海马和纹状

体有显著的保护作用。但也有不少研究证明钙拮抗剂对全脑缺血动物模型无任何疗效,氟桂嗪对全脑缺血动物缺血后神经功能障碍也无任何改善作用。尽管不少临床医生采用钙拮抗剂治疗临床缺血性脑卒中病人,但其临床疗效尚未肯定。

三、钙拮抗剂对蛛网膜下腔出血的治疗作用

蛛网膜下腔出血最主要的危害是导致脑血管痉挛,继而导致缺血性脑损害。临床和实验研究结果都充分表明尼莫地平对蛛网膜下腔出血有肯定的疗效。英国学者曾对554例蛛网膜下腔出血病人采用尼莫地平治疗,方法如下:病人在发病96小时内开始口服尼莫地平,疗程21天,观察尼莫地平是否减轻蛛网膜下腔出血后缺血性脑梗死。该前瞻性临床研究结果表明:经尼莫地平治疗后脑梗死的发生率为22%,未经治疗的对照组为33%。治疗后3个月临床随访结果表明,80%经尼莫地平治疗的病人可生活自理,恢复良好;未经治疗的对照组病人恢复良好率为67%。欧洲研究组Ⅱ期临床前瞻性双盲研究(HIT Ⅱ)包括852例病人,其中尼莫地平组423例、安慰剂治疗组429例。每人都接受静脉注射尼莫地平2 mg/h或安慰剂治疗,疗程连续7天。安慰剂治疗组和尼莫地平治疗组除年龄外,两组无差异。伤后6个月随访发现,接受尼莫地平的颅脑伤病人预后良好率由安慰剂组的59%升至61%,病死率由25%降为22%,但差异无统计学意义。另有研究对尼莫地平治疗创伤性蛛网膜下腔出血(tSAH)的疗效进行了分析,可供分析的病人共654例,其中210例病人为tSAH。研究发现,在首次CT检查发现tSAH的病人中,尼莫地平能显著地降低tSAH病人的病死率和致残率。尼莫地平治疗的病人有51%预后不良,而安慰剂组则达到66%,不良预后下降了15%;病死率由46%减为32%($P < 0.05$)。病死率的降低并未引起持续植物状态生存和重残比例的增加。接受尼莫地平治疗的生存者中,创伤后癫痫的发生率低于安慰剂治疗者(尼莫地平组13%,安慰剂组20%)。德国21个医学中心进行了Ⅲ期临床前瞻性双盲研究(HIT Ⅲ)。对123例tSAH病人进行了尼莫地平治疗,结果也发现尼莫地平能显著地降低tSAH病人的死残率。尼莫地平治疗的病人中有25%预后不良,安慰剂

组中则达到46%，不良预后下降了21%($P < 0.05$)。为了进一步证明尼莫地平在tSAH病人中的疗效，包括中国在内的13个国家37个医学中心进行了Ⅳ期临床前瞻性双盲研究(HIT Ⅳ)，对592例tSAH病人进行尼莫地平治疗，其结果与前3期研究结果大相径庭。尼莫地平治疗组重残率和病死率为33.8%，安慰剂对照组为26.1%；尼莫地平治疗组预后良好率为66.2%，安慰剂对照组为73.9%($P > 0.05$)，研究证明尼莫地平无效。国外学者将所有尼莫地平治疗tSAH的临床前瞻性双盲研究病例(共1 037例)进行汇总统计，尼莫地平治疗组病人病死率为25.8%(130/504)，对照组为26.8%(143/533)($P > 0.05$)。

四、钙拮抗剂对脑外伤的治疗作用

颅脑外伤后继发性脑缺血是增加残死率的主要原因之一。许多颅脑伤病人在转送医院途中或在医院救治过程中发生继发性脑缺血、缺氧，加重脑损害，使病情进一步恶化。1984年已发现尼莫地平能显著减轻颅脑伤病人伤后继发性脑血管痉挛。1992年英国颅脑伤协作组报道了有关尼莫地平治疗重型颅脑伤病人的临床Ⅰ期前瞻性研究结果，该研究将伤后24小时内入院的重型颅脑伤病人随机分为两组：尼莫地平治疗组(176例)和对照组(175例)。治疗方法：静脉滴注尼莫地平2 mg/h，疗程2～7天。伤后6个月随访结果显示尼莫地平治疗组预后良好者53%，未治疗对照组为49%，尼莫地平提高重型颅脑伤病人恢复良好率4%，

但两者无统计学差异。Ⅰ期临床研究表明尼莫地平对重型颅脑伤病人的预后无明显作用，但尚不能完全否定尼莫地平的疗效。他们又继续在欧洲13个国家神经外科医师协作开展了尼莫地平治疗重型颅脑伤病人Ⅱ期前瞻性研究，将852例重型颅脑伤病人随机分成两组：尼莫地平治疗组(423例)和安慰剂对照组(429例)。给药方法：静脉滴注尼莫地平2 mg/h，每天24小时维持，连续应用7天。伤后6个月随访结果：尼莫地平治疗组重残率和病死率为39.5%，安慰剂对照组为40.6%，两者仍无统计学差异。我国学者易声禹、徐如祥、江基尧等人均针对尼莫地平治疗重型颅脑损伤病人进行了大规模临床研究，结果发现尼莫地平组在病死率、恢复良好率等方面均优于常规治疗组。

由此可见，有关尼莫地平对颅脑损伤病人和外伤性蛛网膜下腔出血病人的疗效仍有较大争议，国内外研究结果差异很大。临床医师在决定是否采用尼莫地平治疗时应十分慎重。目前大多数临床医生认为，对于急性颅脑损伤病人，尤其是合并颅内高压的病人不应该常规使用尼莫地平；对于无颅内高压的外伤性蛛网膜下腔出血病人可适当使用。

总之，颅脑损伤后钙能通过多种途径进入神经细胞，受伤神经细胞内钙含量升高可进一步促进钙内流，形成恶性循环，最终导致神经细胞死亡。寻找新型安全有效的钙拮抗剂是今后神经医学基础研究和临床研究的方向。

（李立宏　鲁华山）

参考文献

[1] 江基尧.颅脑损伤药物治疗多中心临床研究现状与展望[J].中国临床神经外科杂志,2003,8：25-27.

[2] 江基尧.脑保护药物治疗颅脑损伤的现状与展望[J].中华创伤杂志,2006,22：241-243.

[3] 江基尧,朱诚.现代脑损伤[M].上海：上海科学技术出版社,1995.

[4] 江基尧,朱诚.颅脑损伤临床救治指南[M].上海：第二军医大学出版社,2002.

[5] 徐如祥,易声禹.脑损伤时脑突触体游离钙及脑皮质总钙量变化[J].中华创伤杂志,1993,9(3)：151-153.

[6] 杨树源,杨新宇.急性脑创伤后继发性神经细胞损伤的研究进展[J].中华神经外科杂志,2004,20(2)：91-95.

[7] JIANG J Y, ZHU C. Experimental and clinical studies of traumatic brain injury in China[J]. Chin Med J, 1998, 111(2): 180-182.

[8] THURMAN D J, ALVERSON C, DUNN K A, et al. Traumatic brain injury in the united states: a public health perspective[J]. J Head Trauma Rehabil, 1999, 14(6): 602-615.

[9] 徐如祥,陈长才,杨俊,等.钙拮抗剂尼莫地平救治重型颅脑损伤的临床研究[J].解放军医学杂志,1997,22：102.

[10] 易声禹,费舟,徐如祥.尼莫地平救治重型颅脑损伤的理论基础与临床研究[J].中华神经外科杂志,1994,10：28.

[11] GOTOH O, MOHAMED A A, MCCULLOCH J, et al. Nimodipine and the hemodynamic and histopathological on sequences of middle cerebral artery occlusion in the rat[J]. J Cereb Blood Flow Metab, 1986, 6(3): 321-331.

[12] GREENBERG D A. Calcium channels and calcium channel antagonists[J]. Ann Neurol, 1987, 21(4): 317-330.

[13] HARDERS A, KAKARIEKA A, BRAAKMAN R. Traumatic subarachnoid hemorrhage and its treatment with nimodipine. German tSAH Study Group[J]. J Neurosurg, 1996, 85(1): 82-89.

[14] JACEWICZ M, BRINT S, TANABE J, et al. Nimodipine pretreatment improves cerebral blood flow and reduce brain edema in conscious rats subjected to focal cerebral ischemia[J]. J Cereb Blood Flow Metab, 1990, 10(6): 903-913.

[15] MOHAMED A A, GOTOH O, GRAHAM D I. Effect of pretreatment with the calcium antagonist nimodipine on local cerebral blood flow and histopathology after middle cerebral artery occlusion[J]. Ann Neurol, 1985, 18(6): 705-711.

[16] NILSSON P, HILLERED L, OLSSON Y, et al. Regional changes in interstitial K^+ and Ca^{2+} levels following cortical compression contusion trauma in rats[J]. J Cereb Blood Flow Metab, 1993, 13(2): 183-192.

[17] SCHANNE F A, KANE A B, YOUNG E E, et al. Calcium dependence of toxic cell death: a final common pathway[J]. Science, 1979, 206(4416): 700-702.

[18] SHAPIRA Y, LAM A M, ARTRU A A, et al. Ketamine alters calcium and magnesium in brain tissue following experimental head trauma in rats[J]. J Cereb Blood Flow Metab, 1993, 13(6): 962-968.

[19] TEASDALE G, BAILEY I, BELL A, et al. A randomized trial of nimodipine in severe head injury: HIT I. British/Finnish Co-operative Head Injury Trial Group[J]. J Neurotrauma, 1992, 9 (Suppl 2): S545-S550.

[20] The European study group on nimodipine in severe head injury. A multicenter trial of the efficacy of nimodipine on outcome after severe head injury[J]. J Neurosurg, 1994, 80(5): 797-804.

[21] LEE D J, MOFTAKHAR P, GLENN T C, et al. Intra-arterial calcium channel blocker infusion for treatment of severe vasospasm in traumatic brain injury: case report[J]. Neurosurgery, 2008, 63(5): E1004-E1006.

[22] TSIEN R W, FOX A P, HESS P, et al. Multiple types of calcium channel in excitable cells[J]. Soc Gen Physiol Ser, 1987, 41: 167-187.

[23] SPAETHING J M, KLEIN D M, SINGH P, et al. Calcium-permeable AMPA receptors appear in cortical neurons after traumatic mechanical injury and contribute to neuronal fate[J]. J Neurotrauma, 2008, 25(10): 1207-1216.

[24] YOUNG W. Role of calcium in central nervous system injuries [J]. J Neurotrauma, 1992, 9 (Suppl 1): S9-S25.

[25] VERGOUWEN M D, VERMEULEN M, ROOS Y B. Effect of nimodipine on outcome of patients with traumatic subarachnoid hemorrhage: a systemic review[J]. Lancet Neurol, 2006, 5(12): 1029-1032.

[26] BANO D, ANKARCRONA M. Beyond the critical point: an overview of excitotoxicity, calcium overload and the downstream consequences[J]. Neurosci Lett, 2018. 663: 79-85.

[27] ZHANG L, WANG H D, ZHOU X M, et al. Role of mitochondrial calcium uniporter-mediated Ca^{2+} and iron accumulation in traumatic brain injury[J]. J Cell Mol Med, 2019, 23(4): 2995-3009.

第四十七章
钠离子通道与颅脑损伤

颅脑损伤（TBI）发生后的继发性脑损伤过程，是由一系列细胞因子参与的生化和病理生理应激反应过程，使损伤灶及其周围的细胞发生相应病理学变化，最终出现不可逆性凋亡及死亡的结局，这是颅脑损伤病人死残率较高的重要病理基础。电压门控钠通道（voltage-gated sodium channel, VGSC）在颅脑损伤后参与继发性脑损伤的病理过程，其被异常激活进而使Na^+过度内流并造成细胞内Na^+浓度急剧升高被认为是继发性脑损害的始动因素之一。虽然一些VGSC阻滞剂早就被发现具有显著的脑保护作用，但由于VGSC还广泛分布于心肌和横纹肌等对神经兴奋传导敏感的细胞中，临床常用的VGSC阻滞剂如一些抗癫痫药和局部麻醉剂在达到脑保护剂量时，会出现其他

VGSC受累的并发症表现，如心律失常、低血压以及精神失常等，因此VGSC阻滞剂不能在临床应用于脑保护方面。近年来，许多学者针对抑制Na^+内流以达到神经保护功效的方法进行了大量的研究，一些新型的VGSC阻滞剂相继被实验研究证实具有更强的脑保护作用和更轻微的副反应，包括分子水平上的调控，如miRNA和circRNA层面上。随着对VGSC分子生物学研究的深入，各种VGSC异构体相继被识别和克隆，其功能表达和生物学特性，以及这些异构体在表达区域和电生理特性上的细微差别均逐步为人们所认识。这些VGSC异构体与一些肌肉、心脏和神经系统疾病的关系也初现端倪，在此基础上探索脑保护的新途径已经引起了一些科学家的关注。

第一节 钠离子通道概述

1945年，英国科学家霍奇金（Hodgkin）和赫胥黎（Huxley）第一次在枪乌贼的巨大神经元上检测电流并首次记录到静息电位和动作电位；1952年，他们发现了电压门控的钠电流，开启了现代生物体内电信号研究的新纪元。钠通道负责动作电位的发生和传播，是所有神经元和肌肉细胞上电信号的基础。霍奇金和赫胥黎的发现为他们赢得了1963年的诺贝尔生理学与医学奖。20世纪70年代，内尔（Neher）和索克曼（Sakmann）开始用膜片钳技术记录单个离子通道的电流。内尔于1980年首次记录到单个钠通道的电流。他们因此获得了1991年的诺贝尔生理学与医学奖。1984年，日本科学家沼田秀作（Shosaku Numa）等人第一次克隆出电鳗中的钠通道的基因。几十年来，包括海利（Hille）、阿姆斯特朗（Armstrong）、波泽尼拉（Bezanilla）、卡特罗（Catteral）等在内的著名科学家极大地推动了钠通道的生物物理和电生理研究。

VGSC是由负责感受电压和离子选择的α亚基以及$1 \sim 2$个调节它的β亚基组成的。在人体中，α亚基有9种不同的亚型，分别被命名为Nav $1.1 \sim 1.9$。α亚基一般包含大约2 000个氨基酸，其中包含了4个序列相近结构类似的跨膜结构域$\text{I} \sim \text{IV}$（domain $\text{I} \sim \text{IV}$，D $\text{I} \sim \text{IV}$），每个结构域含有6根呈α螺旋的跨膜结构（segments $1 \sim 6$，S1 $\sim$ S6）。每个结构域中的前四根跨膜螺旋S1 $\sim$ S4构成电压感受区（VSD），而4组S5 $\sim$ S6跨膜螺旋共同构成位于整个结构中央的负责离子通透的孔道结构域，连接跨膜螺旋S5 $\sim$ S6之间的两个半穿膜短螺旋共同支撑一小段伸展序列，构成负责实现离子通透特异性的选择筛。

VGSC的β亚基属于细胞黏附分子免疫球蛋白超家族。目前人体中共发现4种β亚基，分别为$\beta1 \sim \beta4$，分子量为22 000 $\sim$ 36 000，其编码基因分别为$SCN1\beta \sim 4\beta$。它们与α亚基的结合方式有2种：β2

和β4因含有非成对的半脱氨酸,故以二硫键的形式与α亚基共价结合;β1和β3因含有成对的半胱氨酸,故与α亚基非共价结合。在成年动物的中枢神经和心脏中VGSC含有β1～β4亚单位,而骨骼肌中的VGSC则只有β1亚单位。

VGSC的重要功能,包括电压门控机制以及Na$^+$的选择性通过等均通过α亚单位来实现,此外α亚单位也是各种神经毒素以及局麻药和多种抗癫痫药物的作用靶点。而β亚单位主要对通道门控的电压依赖性和动力学功能起调整作用。此外,这些辅助性的亚单位还涉及通道的定位以及与细胞黏附分子、细胞外基质和细胞内骨架的相互作用。

通常,VGSC有备用、活化和失活3种不同的功能状态。细胞在静息状态下,VGSC都处于关闭备用状态,在细胞膜受到刺激后膜电位发生去极化,从而导致DⅠ～Ⅲ结构域的S4发生快速移动。同时,离子通道孔发生构象变化而开放,此时VGSC处于活化状态。通道的开放导致钠离子迅速进入细胞,并进一步导致细胞膜电位去极化,直至达到平衡电位。在开放几个毫秒后,VGSC关闭而进入失活状态。失活状态持续数个毫秒后,VGSC再次进入备用状态。VGSC的不同状态决定其是否可以产生动作电位。

第二节　电压门控钠通道与颅脑损伤

VGSC广泛存在于神经元、神经内分泌细胞、肌肉以及心肌细胞,具有电压依赖性激活、快速失活和Na$^+$选择性通透等重要特征,主导了这些可兴奋细胞动作电位的产生和传递,对细胞乃至机体的生理功能有着至关重要的意义。早在20世纪80年代初,Agnew、Beneski和Catterall等就通过神经毒素标记法发现了VGSC,之后Noda等又首先克隆出了VGSC。近30年来,相关的研究者围绕着VGSC功能和调节的分子机制展开了大量的研究,一些VGSC疾病,新的VGSC基因以及新的VGSC功能调节模式的发现极大地扩展了人们对VGSC神经元功能及其调节中的作用的认识。VGSC有很多种同功异构体,这些异构体无论是表达区域还是生理功能特性都存在明显的差异,许多中枢神经系统的病理过程,尤其是脑缺血、癫痫、颅脑损伤以及脊髓损伤等都涉及这些异构体的表达异常,深入研究其病理生理意义有助于提高相关疾病的治疗效果或加强神经保护作用。

一、VGSC的α亚单位家族及其在中枢神经系统中的表达

与钾、钙等通道相比,不同组织的VGSC之间的差异较小,但是一些电生理研究揭示VGSC之间存在着不同的功能和药理学特性,通过生化提纯和分子克隆技术已能探测出多种VGSC的α亚单位异构体。这些异构体基于其进化关系被归于一个单一的家族,首先以其主要通过的离子化学符号(Na)来命名,其后继以下标形式的门控调节机制(voltage,电压)的缩写即为Na$_v$,之后再以数字标明基因亚家族(目前VGSC只有Na$_v$1一个亚家族)。迄今已发现10种VGSC的α亚单位异构体,其中前9种异构体的氨基酸序列和功能表达均已得到确认,分别被命名为Na$_v$1.1～Na$_v$1.9。

一个器官和组织的细胞中可以有多种异构体表达,而一种异构体也可以在多个器官或组织的细胞中表达。目前已知VGSC的α亚单位家族中Na$_v$1.1、Na$_v$1.2、Na$_v$1.3和Na$_v$1.6的氨基酸序列比较接近,并且主要在中枢神经系统中表达。Na$_v$1.4和Na$_v$1.5主要在肌肉中表达,其中Na$_v$1.4主要表达于成年骨骼肌中,而Na$_v$1.5主要表达于胚胎的和失神经支配的骨骼肌和心肌。Na$_v$1.7、Na$_v$1.8和Na$_v$1.9主要在周围神经系统中表达。

Na$_v$1.1的表达自出生后第3周开始增加,到出生后第1个月末时达到顶峰,此后至成年时其表达水平降低越50%。此外,Na$_v$1.1在周围神经系统中也有较高水平的表达。Na$_v$1.2的表达也是从出生后第3周开始增加,但更为持久,直至成年阶段达到最高水平。Na$_v$1.6的表达在胚胎的脑组织中即可被探测到,其表达水平在出生后立刻上升,并在出生后2周时达到顶峰;Na$_v$1.6是成年中枢神经系统中表达最为丰富的VGSC的α亚单位异构体。在啮齿类,Na$_v$1.3的mRNA在胚胎期和出生后早期的脑组织中达到顶峰,成年后处于一个仅能被测出的低水平,但在人类脑组织中Na$_v$1.3的表达与Na$_v$1.1相似。此外,Na$_v$1.3在心肌细胞中也有表达。

不同的异构体在中枢神经系统中的表达部位也略有差异,Na$_v$1.1主要表达于脑的尾端和脊髓,而Na$_v$1.2在脑的头端区域表达水平最高。Na$_v$1.1在海马、小脑、

脊髓、脑干、皮质、黑质及尾状核的细胞体内表达水平较高，而$Na_v1.2$则更多表于苍白球、海马和丘脑的轴突中。$Na_v1.6$在中枢神经系统中的表达较为均匀，不存在头、尾端表达差异，主要存在于小脑、大脑皮质和海马输出神经元的体树突，以及小脑颗粒细胞层的浦肯野细胞中。$Na_v1.6$在脑干和脊髓，星形细胞和施万细胞中也有表达。在中枢神经系统之外$Na_v1.6$主要表达于周围神经系统后根神经节及运动和感觉神经轴突的朗飞结。$Na_v1.3$在成年大鼠的后根神经节、脊髓或脑组织中仅有微量表达。

即便是主要表达于中枢神经系统中的VGSC的α亚单位异构体，在生理功能上也存在较大差异，虽然它们的主要生理功能都涉及神经元动作电位的启动和重复性激发，但$Na_v1.1$和$Na_v1.2$主要调节瞬时电流，$Na_v1.3$可形成快速复极性河豚毒敏感的钠电流，使神经元能以比正常更高的频率发放冲动，而$Na_v1.6$主要调节持续性和重复性电流。$Na_v1.6$钠电流可引起VGSC的快速激活，而且较其他异构体更不易失活，这对高频动作电位的可靠传递是必不可少的。$Na_v1.1$在膜电位处于负值时可以出现持续性电流，但随着膜电位的逆转而逐步递减，$Na_v1.2$在所有的极化状态下都只有最少量的持续性电流，相比之下，$Na_v1.6$随着膜电位的正相增加其持续性电流也愈加增强，这使得在动作电位激发后，$Na_v1.6$调节的持续性电流达到最大，这对于浦肯野神经元反复启动动作电位是至关重要的。

二、VGSC的α亚单位与中枢神经系统损伤

VGSC的表达受到多种因素如疾病、药物或一些干预措施的调控，VGSC的电活动方式会反馈性地影响VGSC蛋白的转录，癫痫、失神经支配等病理状况都可改变大脑的*VGSC*基因表达。而在一些低级脊椎动物，VGSC的下调是一种生理性的神经保护机制，使得机体能在持续缺氧的条件下继续存活；这种机能也在一定程度上存在于人脑缺氧状况以及胚胎期。Yao等在大脑中动脉阻断模型（MCAo）中发现，局部脑缺血后$Na_v1.1$、$Na_v1.2$、$Na_v1.3$、$Na_v1.7$和$Na_v1.8$的表达均有下降，其中以$Na_v1.1$的表达下降最为显著，但这种VGSC的α亚单位基因表达上的改变与脑缺血后神经元功能变化间的关系仍不清楚。Yao认为这可能是因为受损的神经元通过下调$Na_v1.1$的基因表达来降低其蛋白水平，以防止进一步的或迟发性的神经损伤。

许多研究发现，VGSC的α亚单位异构体的基因异常在很大程度上影响着中枢神经系统神经元的兴奋性，Guo等在自发性癫痫大鼠（SER）模型中发现，海马

$Na_v1.1$、$Na_v1.3$和β_1亚单位的mRNA及蛋白水平均发生上调，作者认为这可能是癫痫时神经元功能调节的重要机制以及SER癫痫表型的基础，因此SER可被用于筛选药物和基因治疗的特异性VGSC异构体。Xia等发现，缺乏Na^+/H^+交换子1（NHE1）的大鼠选择性地上调了海马和皮质的VGSC（$Na_v1.1$和$Na_v1.2$）的表达，这导致钠电流密度和细胞膜兴奋性的增加，因此推测海马及皮质的VGSC表达上调导致的神经元过度兴奋是*NHE1*突变大鼠发生癫痫的基础。Hains等在脊髓挫伤的动物模型中发现，伤后4周时$Na_v1.3$蛋白在丘脑的腹后外侧核与腹后内侧核神经元中的表达均显著上调，而这些区域的细胞外单位电生理记录显示，对于外周的有害或无害刺激，实验动物出现了反应过敏，自发性发电及后发电均明显增加，外周感受区域也有所扩展。作者认为，脊髓挫伤后脊髓和脊髓上水平的$Na_v1.3$表达失调导致了体感信息的处理改变以及慢性神经病理性疼痛。

Nav1.3在三叉神经痛病人的受影响牙龈组织中表达上调；在电诱发癫痫持续状态和自发性癫痫大鼠中，海马中Nav1.3 mRNA和蛋白质水平均有上调；在一位隐源性癫痫病人中报道了一个突变*K354Q*，而Estacion等证明了*K354Q*突变增强了Nav1.3的2倍持续电流，而使斜坡电流增加了2倍；在创伤性脊髓损伤后的脊髓和丘脑神经中也观察到Nav1.3的上调。这些研究表明，Nav1.3在与神经系统有关的各种疾病中起着重要的作用。Huang等的研究通过检测TBI后大鼠皮质Nav1.3 mRNA和蛋白质的表达，发现不同程度的TBI大鼠中Nav1.3 mRNA和蛋白质的表达在TBI后2小时和12小时显著上调，且重度TBI大鼠的Nav1.3 mRNA和蛋白质表达上调幅度明显高于轻度TBI大鼠。此外，Huang等对TBI大鼠在伤后2、4、6和8小时施用靶向Nav1.3的反义寡脱氧核苷酸（ODN）或人工脑脊液（aCSF），发现用药后TBI大鼠双侧海马中的Nav1.3 mRNA水平显著升高，而伤侧海马CA3和肺门区域的退化神经元数量显著减少，由此提出阻断脑中Nav1.3表达上调的治疗策略可能会改善TBI后的结局。

Mercer等发现，虽然苍白球外侧段的神经元中有多种VGSC的α亚单位异构体表达，但对快速锋电位起决定性作用的是$Na_v1.6$，在$Na_v1.6$表达缺陷时，神经元的自律性和快速放电能力都会受到削弱。有学者发现，在Rijswijk的Wistar白变种Glaxo（WAG/Rij）大鼠模型中，癫痫活动最密集的体感皮质出现了许多分子学改变，其中就包括$Na_v1.1$和$Na_v1.6$的表达增加。虽

然这些分子学改变更像是继发性的改变而非 WAG/Rij 大鼠癫痫的主要原因，然而这些改变一旦出现就可能引起皮质兴奋性的增强，通过基因治疗，降低 $Na_v1.1$ 和 $Na_v1.6$ 的表达后可降低皮质的兴奋性，从而防止癫痫的出现。

三、VGSC 的 α 亚单位在 TBI 后的表达规律

TBI 诱导的继发性脑损伤的病理生理机制与脑缺血后的病理过程非常相似，VGSC 在这一过程中起着非常重要的作用。Mao 等发现通过大鼠液压颅脑伤模型对主要在中枢神经系统中表达的 VGSC 的 α 亚单位异构体在 TBI 后的表达情况进行了初步的研究，结果显示 TBI 后早期在大鼠海马 $Na_v1.1$ 的 mRNA 和蛋白质表达均显著下调，而 $Na_v1.3$ 和 $Na_v1.6$ 的 mRNA 及蛋白质表达均显著上调，$Na_v1.2$ 的 mRNA 显著下调，但其蛋白质水平与对照组相比差异无统计学意义；在所有这些 VGSC 的 α 亚单位中，$Na_v1.6$ 蛋白质表达的改变最为显著，持续的时间也最长。当对实验动物进行早期亚低温干预后，TBI 所诱导的这些 VGSC 的 α 亚单位表达异常均发生了逆转。该项研究结果提示：TBI 触发了某种调控 VGSC 表达的机制，在 TBI 后早期即影响后者的表达水平；主要表达于中枢神经系统的这些 VGSC 的 α 亚单位对 TBI 的反应也是不同的，$Na_v1.1$ 和 $Na_v1.2$ 呈表达下调的趋势，而 $Na_v1.3$ 和 $Na_v1.6$ 则显著上调，这也许就是普通 VGSC 阻滞剂脑保护作用效应不够强且副作用大的根本原因，因为现有 VGSC 阻滞剂的特异性较低，它们并非选择性地作用于 TBI 后表达显著上调的那些 VGSC 的 α 亚单位异构体，更何况它们对那些表达于中枢神经系统之外的 VGSC 也有抑制作用，结果很难避免血压低、心律失常以及肌无力等严重并发症。

主要表达于中枢神经系统的 $Na_v1.1$、$Na_v1.2$、$Na_v1.3$ 和 $Na_v1.6$ 无论在分子结构上还是在电生理特性上都存在一些细微但却很重要的差异，这些差异决定了那些对机体具有重要生理意义的兴奋性传导特征。目前尚不清楚 TBI 所诱导的这些 Na_v 的表达异常究竟是 TBI 后继发性脑损害的致病因素抑或仅仅是机体对 TBI 作出的代偿性反应，如果是前者，那么究竟是哪一种 Na_v 在诱导 TBI 后继发性脑损害的过程中起着关键性的作用，抑或是所有这些 Na_v 协调作用于 TBI 的继发性脑损害？这些 Na_v 表达异常所带来的直接后果是什么？它们与 TBI 后的兴奋性毒性增加、Na^+ 浓度升高、ATP 耗竭以及细胞水肿等病理过程有着怎样的关系？我们在研究中还发现，原本只在胚胎和出生后早期脑

组织中表达的 $Na_v1.3$ 在 TBI 后立刻出现 mRNA 表达显著上调，其蛋白质水平也急剧上升，那么那些原本并不表达于中枢神经系统的 VGSC 的 α 亚单位异构体是否也会受 TBI 诱导在中枢神经系统出现异常的表达呢？这些重要的问题均需要通过进一步的深入研究来做出解答。

综上所述，VGSC 的 α 亚单位家族中存在多种异构体，它们的表达部位和生理功能均存在着一定的差异，其中 $Na_v1.1$、$Na_v1.2$、$Na_v1.3$ 和 $Na_v1.6$ 主要在中枢神经系统表达，尤其是 $Na_v1.6$ 表达丰富、均匀，且特异性强。这些 Na_v 涉及多种中枢神经系统的病理生理机制，脑缺血和 TBI 对它们的 mRNA 和蛋白表达的影响已初现端倪，并逐渐得到相关研究者的重视。随着研究的深入，通过在分子和基因表达水平上对 VGSC 进行调控，从而抑制或减轻 TBI 或脑缺血诱导的继发性脑损害的方法可望成为 TBI 和脑缺血治疗的新途径。

四、TBI 或脑缺血激发的 Na^+ 内流及其病理作用

TBI 及脑缺血发生后导致兴奋性氨基酸（EAA）的大量释放已被大量实验和临床研究证实，EAA 的大量释放激活了 N-甲基-D-天冬氨酸（NMDA）和 α-氨基-3-羟基-5-甲基-4-异噁唑丙酸（AMPA）受体，前者促进 Ca^{2+} 和单价阳离子进入细胞膜，而 AMPA 则主要促进 Na^+、K^+ 和 H^+ 非选择性地透过细胞膜，使 Na^+ 浓度迅速升高。与此同时由于细胞能量代谢障碍，细胞内 ATP 合成减少，Na^+ 泵的活性降低，导致神经元迅速去极化并激活电压敏感的 VGSC，结果使 Na^+ 大量进入细胞内，并引起一系列严重病理损害。

Na^+ 内流发生于 TBI 和脑缺血的早期，并通过以下一些途径不断加重神经系统的继发性损害：① Na^+ 浓度升高逆转了谷氨酸转运蛋白的作用，使谷氨酸被大量释放到细胞外间隙。这一事件在促发一系列最终导致细胞死亡的连锁反应的同时，通过增加谷氨酸的摄取，又将进一步使 Na^+ 浓度升高，形成恶性循环。② Na^+ 浓度升高将刺激 Na^+ 泵的活性，导致细胞内 ATP 储存被迅速耗竭，糖酵解增加，乳酸产物和 H^+ 迅速增加，pH 下降，一方面对原本就相当依赖 ATP 的脑组织直接造成损害，另一方面又通过激活 Na^+/H^+ 交换子-1（NHE-1），使 Na^+ 浓度升高，同样形成恶性循环。③ 通过多种机制使细胞内 Ca^{2+} 增加，其中包括激活电压调控的 Ca^{2+} 通道，以及促使 Na^+/Ca^{2+} 交换发生逆转，Ca^{2+} 迅速进入细胞内，通过加强细胞氧化应激造成细胞损伤，而且还激活各种脂肪酶、蛋白酶和核酸内切酶，损伤 DNA、细胞蛋白质和脂质，最后导致细胞死

亡。此外 Na^+ 进入细胞内的时候通常还伴有 Cl^- 的进入，结果引起脑水肿，尤其是白质的水肿。

VGSC 开放引起的 Na^+ 内流及去极化发生在 TBI 和脑缺血的早期。虽然 VGSC 被认为在去极化后会迅速失活，但大量资料表明在缺血早期存在着持续的 Na^+ 电流。最近还有学者发现在缺血性损害的后期仍然存在可能是 VGSC 特性改变引起的 Na^+ 内流及其引发的毒性作用。

第三节　电压门控钠通道阻滞剂与颅脑损伤后的脑保护作用

大量脑缺血动物实验的研究结果显示阻滞 VGSC 具有神经保护作用，其机制据认为包括：① 在缺血早期阻断 VGSC 可延迟或防止缺氧性的去极化和谷氨酸释放，而再灌注后阻断 VGSC 则能防止突触前末梢的 VGSC 依赖的去极化和谷氨酸小泡释放，从而减少突触后 NMDA 受体的激活，通过减少 Ca^{2+} 的内流来维持离子稳态；② 阻滞 VGSC 还可防止 Ca^{2+}/Na^+ 交换的逆转，避免细胞内 Na^+ 的过载和去极化；③ 降低能量的消耗。

一、河豚毒素与电压依赖型 VGSC 阻滞剂

河豚毒素（TTX）能与 VGSC 的细胞外入口处结合。无论细胞膜是否处于去极化状态，TTX 都能阻滞相同比例的 VGSC，因此被称作不依赖于电压的 VGSC 阻滞剂。在一些离体研究中，TTX 能降低缺氧诱导的 ATP 消耗，减轻细胞损伤以及神经元的去极化，改善脑切片的神经生理学恢复，TTX 在灌注阻断的大鼠模型中能延迟完全性缺血引起的细胞外酸中毒的发生，减少缺氧性的去极化，抑制 Na^+ 和 Ca^{2+} 的内流及 K^+ 的外流，因此具有较强的神经保护作用。但是 TTX 对 VGSC 的抑制是非选择性的，也就是说它对 VGSC 的生理功能也是强烈抑制的，因此并不能算作真正意义上的脑保护剂。

近年来一些电压依赖性的 VGSC 阻滞剂在离体的和活体的模型中被发现具有神经保护作用，这些化合物主要是一些传统的局部麻醉药、抗癫痫药和抗心律失常药等，如利多卡因、苯妥因、美西律、拉莫三嗪的同属化合物西帕曲近（sipatrigine, BW619C89）、神经营养剂利鲁唑（riluzole）等。它们中有的还具有阻滞 Ca^{2+} 通道的作用，如西帕曲近，有的则兼有对抗谷氨酸的作用。这些化合物与 VGSC 在胞质侧结合；它们对正常的神经元信号没有影响，但在细胞持续去极化时则对 VGSC 具有较强的抑制作用，因此也被称作应用依赖型的 VGSC 阻滞剂。20世纪90年代以来，一些学者通过脑缺血和脑外伤的动物模型对这些化合物的神经保护作用进行了研究，证实它们能通过抑制 VGSC 有效降低 Na^+ 浓度，继而抑制神经元的去极化和神经递质的释放，在继发性脑损害的起始阶段发挥作用，及时终止 TBI 或脑缺血所诱发的恶性连锁反应。但也有一些学者发现这些化合物的神经保护作用还不够强。Rose 通过动物实验发现西帕曲近使用后虽然能降低皮质的谷氨酸浓度，但海马的谷氨酸浓度并未下降，而且其给药时间窗较窄，只在缺血发生后45分钟至1小时内给药有效，超过2小时则完全无效，因此不利于临床应用；此外，西帕曲近由于同时具备阻滞 Ca^{2+} 通道的作用，虽然加强了其神经保护功效，但也有降低血压不利神经保护之虞，用量较大时还有引起幻觉和精神错乱等神经心理学方面副作用的可能。

二、新型电压依赖和应用依赖型 VGSC 阻滞剂

Callaway 等在离体和活体的实验中对西帕曲近和一种新型的 VGSC 阻滞剂 AM-36 进行了 VGSC 阻滞活性的研究。AM-36 是一种新型的神经保护剂，含有抗氧化基团。对31个最常见的受体和离子通道结合位点的放射性配体受体扫描显示，AM-36 的活性位置在 VGSC 的神经元位点2。作者通过实验发现 AM-36 对 $[^3H]$ 南美蟾蜍毒素与 VGSC 结合的抑制作用明显强于西帕曲近，对藜芦碱诱导的 Na^+ 内流及其细胞毒性作用的抑制则是后者的15倍，作者认为这与 AM-36 的抗氧化作用有关。此外，即使在卒中发生3或5小时后给药，AM-36 仍能对皮质和纹状体提供保护作用，比西帕曲近的神经保护时间窗明显增宽。而且 AM-36 没有阻滞 Ca^{2+} 通道的作用，不会引起血压下降，在实验中也没有出现过行为学方面的副作用，因此作者认为 AM-36 是一种理想的神经保护剂。

Mao 对 AM-36 在大鼠 TBI 后的脑保护作用进行了研究，分别在大鼠中度液压颅脑伤形成后30分钟、24小时和48小时经腹腔注射 6 mg/kg 的 AM-36，之后采用行走试验来评价 AM-36 对大鼠 TBI 后运动功能的影响。伤后24小时和1周对实验动物进行了组织病

理学检查,着重观察海马 CA1 和 CA3 区、丘脑以及 TBI 原发损伤灶周围皮质神经元的病理改变。我们的研究结果显示,TBI 后早期应用 AM-36 有助于改善实验动物的运动功能,并可显著减少 TBI 后皮质和海马区的神经元缺失。这项研究虽然从神经行为学和组织病理学的角度初步证明了 AM-36 对 TBI 大鼠具有明确的神经保护作用,但 AM-36 确切的神经保护机制,神经保护作用的主要靶点,其最佳给药时间窗和给药方法,神经保护作用的最佳评判方法乃至其可能的毒副作用等,均有待于进一步的深入研究。

NS-7 也是一种新型的电压依赖和应用依赖型的 VGSC 阻滞剂,它通过作用于大脑电压敏感型 VGSC 的神经毒素受体位点 2 阻滞 VGSC,只阻断处于激活状态的 VGSC,对未激活或处于静息状态的 VGSC 则无影响。NS-7 还能阻滞 TTX 敏感的 Na^+ 电流,并通过抑制 L 型和 N 型 Ca^{2+} 通道阻断电压敏感的 Ca^{2+} 电流。此外,NS-7 还能在体外抑制藜芦碱和氯化钾(KCl)诱导的氧化氮合酶(NOS)的活性。有报道认为 NS-7 能抑制缺血时被激活的钙蛋白酶,因此能缩小大脑中动脉阻断引起的梗死面积。

去极化激活 VGSC 后造成的大规模 Na^+ 内流可触发各种细胞毒性过程,其中包括自由基形成的增加,后者显著降低了蛋白激酶 A(PKA)与 cAMP 的结合活性,而 cAMP 介导的信号传递对脑缺血后的神经元存活至关重要。Tanaka 等在脑缺血动物模型中发现,NS-7 通过阻滞 VGSC 防止了 Na^+ 浓度的升高及谷氨酸的释放,延迟了去极化的发生,结果明显减少了脑缺血对 PKA 与 cAMP 结合活性的抑制作用。尽管该组实验动物的脑缺血较为严重,但在使用 NS-7 后组织病理学损伤出现了明显的减轻,因此作者认为 NS-7 是一种理想的神经保护剂。不过由于 NS-7 对 VGSC 的抑制作用是非特异性的,因此它对心肌细胞和横纹肌细胞 VGSC 的作用尚有待于深入研究。

Melena 等在一项离体实验中发现,一种 5-HT$_{1A}$ 受体兴奋剂 8-OH-DPAT,能通过浓度依赖的方式取代 [^{3}H]BTX 与细胞膜的结合,从而完全抑制 [^{3}H]BTX 与 VGSC 的神经毒素位点 2 结合,后者与 VGSC 的阀门机制有关。实验证明 8-OH-DPAT 能直接对电压敏感的 VGSC 发生作用,减少藜芦碱激发的 Na^+ 内流。8-OH-DPAT 对 VGSC 的抑制能减少神经元的能量消耗,有利于神经元在缺氧和能量缺乏的条件下生存,同时还减少去极化和 NMDA 激活的 Ca^{2+} 内流,并通过减少缺血时兴奋性神经递质的释放和/或 Ca^{2+} 的过载,减轻神经损伤。Kline 等通过动物实验初步证明 8-OH-DPAT 能减少海马 CA3 区细胞的缺失,改善动物的认知能力。

三、谷氨酸转运蛋白抑制剂

TBOA(D, L-threo-β-benzyloxyaspartate)是一种新型的苏糖型-β-苯甲基氧化天冬氨酸复合物,是非转运型的谷氨酸转运蛋白(EAAT)的竞争性抑制剂,尤其对 EAAT-2 和 EAAT-3 的抑制作用较强。Nelson 等在一项离体研究中发现 TBOA 能抑制缺血激发的谷氨酸释放。而 Chatton 等则在一项离体研究中发现,对人工培养的鼠星形细胞同时使用 TBOA 和谷氨酸能明显抑制 Na^+ 浓度的升高,作者认为 TBOA 能以浓度依赖的方式抑制谷氨酸或 D-天冬氨酸激发的 Na^+ 浓度升高,但 TBOA 本身并不会明显改变 Na^+ 浓度,此外 TBOA 对谷氨酸激发的 Na^+ 浓度升高的抑制是可逆的。但有关 TBOA 抑制谷氨酸释放和 Na^+ 浓度升高的脑保护作用尚未见文献报道。

四、Na^+/H^+ 交换阻滞剂

大量的证据表明,缺血或缺氧时,除了 VGSC 保持不失活之外还存在着其他的转运系统使 Na^+ 浓度升高。缺血时乏氧代谢产生的乳酸产物将导致细胞内的酸中毒,再灌注时就需要通过 Na^+/H^+ 反向转运蛋白的作用将 H^+ 交换至细胞外,而大量的 Na^+ 就进入到了细胞内。大量的研究结果也提示 Na^+/H^+ 交换阻滞剂具有潜在的细胞保护作用。

第一种对 NHE-1 具有高选择性阻滞作用的非氨氯吡嗪脒衍生物是 HOE694(3-甲基磺酰-4-哌啶苯甲酰基胍甲磺酸盐),这种化合物并不影响离子通道的功能,但在实验条件下能明显阻滞对氨氯吡嗪脒敏感的 Na^+ 内流,这一过程可能受 Na^+/H^+ 交换的调控。而与 HOE694 同属的 HOE642,其哌啶苯甲酰基被一个异丙基成分取代,对 NHE-1 的选择性更高,但目前尚未见有将这两种 Na^+/H^+ 交换阻滞剂用于神经保护的报道。

综上所述,在 TBI 或脑缺血、缺氧时,一系列继发性的病理生化机制将导致 Na^+ 浓度急剧升高,并形成恶性循环,而 Na^+ 的内流被认为是继发性脑损害的始动因素之一。一些 VGSC 阻滞剂已被初步证明具有一定的神经保护作用,而一些具有抑制谷氨酸转运蛋白,或抑制 Na^+/H^+ 交换的新型化合物也显示出较强的抑制 Na^+ 内流的作用,但抑制 Na^+ 内流与神经保护作用之间的关系及其临床效果仍有待大量的研究证实。

(毛 青)

参考文献

［ 1 ］ HEMMINGS H C Jr. Neuroprotection by Na$^+$ channel blockade ［ J ］. J Neurosurg Anesthesiol, 2004, 16(1): 100−101.

［ 2 ］ TANAKA K, ITO D, SUZUKI S, et al. A novel voltage-sensitive Na$^+$ and Ca^{2+} channel blocker, NS-7, prevents suppression of cyclic AMP-dependent protein kinase and reduces infarct area in the acute phase of cerebral ischemia in rat［ J ］. Brain Res, 2002, 924(1): 98−108.

［ 3 ］ WOLF J, STYS P K, LUSARDI T, et al. Traumatic axonal injury induces calcium influx modulated by tetrodotoxin-sensitive sodium channels［ J ］. J Neurosci, 2001, 21(6): 1923−1930.

［ 4 ］ STYS P K. White matter injury mechanisms［ J ］. Curr Mol Med, 2004, 4(2): 113−130.

［ 5 ］ CALLAWAY J K, CASTILLO-MELENDEZ M, GIARDIAN S F, et al. Sodium channel blocking activity of AM-36 and sipatrigine (BW619C89): in vitro and in vivo evidence［ J ］. Neuropharmacology, 2004, 47(1): 146−155.

［ 6 ］ TAYLOR C P, MELDRUM B S. Na$^+$ channels as targets for neuroprotective drugs［ J ］. Trends Pharmacol Sci, 1995, 16(9): 309−316.

［ 7 ］ HEWITT K E, STYS P K, LESIUK H J. The use-dependent sodium channel blocker mexiletine is neuroprotective against global ischemic injury［ J ］. Brain Res, 2001, 898(2): 281−287.

［ 8 ］ ROSE M E, HUERBIN M B, MELICK J, et al. Regulation of interstitial excitatory amino acid concentrations after cortical contusion injury［ J ］. Brain Res, 2002, 943(1): 15−22.

［ 9 ］ CALLAWAY J K, LAWRENCE A J, JARROTT B. AM-36, a novel neuroprotective agent, profoundly reduces reactive oxygen species formation and dopamine release in the striatum of conscious rats after endothelin-1−induced middle cerebral artery occlusion［ J ］. Neuropharmacology, 2003, 44(6): 787−800.

［10］ 毛青,丁勇,陆兆丰,等.AM-36对大鼠液压脑损伤的神经保护作用［J］.中华创伤杂志,2006,22: 758−762.

［11］ KATSUMATA T, MURAMATSU H, NAKAMURA H, et al. Neuroprotective effect of NS-7, a novel Na$^+$ and Ca^{2+} channel blocker, in a focal ischemic model in the rat［ J ］. Brain Res, 2003, 18, 969(1−2): 168−174.

［12］ MELENA J, CHIDLOW G, OSBORNE N N. Blockade of voltage-sensitive Na$^+$ channels by the 5−HT1A receptor agonist 8−OH-DPAT: possible significance for neuroprotection［ J ］. Eur J Pharmacol, 2000, 406(3): 319−324.

［13］ KLINE A E, YU J, MASSUCCI J L, et al. Protective effects of the 5−HT1A receptor agonist 8−hydroxy−2−(di-n-propylamino) tetralin against traumatic brain injury-induced cognitive deficits and neuropathology in adult male rats［ J ］. Neurosci Lett, 2002, 333(3): 179−182.

［14］ NELSON R M, LAMBERT D G, RICHARD GREEN A, et al. Pharmacoloty of ischemia-induced glutamate efflux from rat cerebral cortex in vitro［ J ］. Brain Res, 2003, 964(1): 1−8.

［15］ CHATTON J Y, SHIMAMOTO K, MAGISTRETTI P J. Effects of glial glutamate transporter inhibitors on intracellular Na$^+$ in mouse astrocytes［ J ］. Brain Res, 2001, 893(1−2): 46−52.

［16］ RAVENS U, HIMMEL H M. Drugs preventing Na$^+$ and Ca^{2+} overload［ J ］. Pharmacol Res, 1999, 39: 167−174.

［17］ CATTERALL W A. From ionic currents to molecular mechanisms: the structure and function of voltage-gated sodium channels［ J ］. Neuron, 2000, 26(1): 13−25.

［18］ NODA M, SHIMIZU S, TANABE T, et al. Primary structure of electrophorus electricus sodium channel deduced from cDNA sequence［ J ］. Nature, 1984, 312(5990): 121−127.

［19］ ISOM L L. Sodium channel beta subunits: anything but auxiliary ［ J ］. Neuroscientist, 2001, 7(1): 42−54.

［20］ CATTERALL W A, GOLDIN A L, WAXMAN S G. International Union of Pharmacology. XLVII. Nomenclature and structure-function relationships of voltage-gated sodium channels［ J ］. Pharmacol Rev, 2005, 57(4): 397−409.

［21］ GOLDIN A L. Resurgence of sodium channel research［ J ］. Annu Rev Physiol, 2001, 63: 871−894.

［22］ GONG B, RHODES K J, BEKELE-ARCURI Z, et al. Type I and Type II Na$^+$ channel α-subunit polypeptides exhibit distinct spatial and temporal patterning, and association with auxiliary subunits in rat brain［ J ］. J Comp Neurol, 1999, 412(2): 342−352.

［23］ SCHALLER K L, CALDWELL J H. Developmental and regional expression of sodium channel isoform NaCh 6 in the rat central nervous system［ J ］. J Comp Neurol, 2000, 420(1): 84−97.

［24］ WHITAKER W R, FAULL R L, WALDVOGEL H J, et al. Comparative distribution of voltage-gated sodium channel proteins in human brain［ J ］. Brain Res Mol Brain Res, 2001, 88(1−2): 37−53.

［25］ MAIER S K, WESTENBROEK R E, SCHENKMAN K A, et al. An unexpected role for brain-type sodium channels in coupling of cell surface depolarization to contraction in the heart［ J ］. Proc Natl Acad Sci USA, 2002, 99(6): 4073−4078.

［26］ TZOUMAKA E, TISCHLER A C, SANGAMESWARAN L, et al. Differential distribution of the tetrodotoxin-sensitive rPN4/NaCh6/Scn8a sodium channel in the nervous system［ J ］. J Neurosci Res, 2000, 60(1): 37−44.

［27］ HAINS B C, SAAB C Y, WAXMAN S G. Changes in electrophysiological properties and sodium channel Nav1. 3 expression in thalamic neurons after spinal cord injury［ J ］. Brain, 2005, 128(Pt 10): 2359−2371.

［28］ ZHOU W, GOLDIN A L. Use-dependent potentiation of the Nav1. 6 sodium channel［ J ］. Biophys J, 2004, 87(6): 3862−3872.

［29］ MARBAN E, YAMAGISHI T, TOMASELLI G F. Structure and function of voltage-gated sodium channels［ J ］. J Physiol, 1998, 508(Pt 3): 647−657.

［30］ YAO C, WILLIAMS A J, HARTINGS J A, et al. Down-regulation of the sodium channel Na(v)1. 1 α-subunit following focal ischemic brain injury in rats: In situ hybridization and immunohistochemical analysis [J]. Life Sci, 2005, 77(10): 1116–1129.

[31] GUO F, YU N, CAI J Q, et al. Voltage-gated sodium channel Nav1. 1, Nav1. 3 and β1 subunit were up-regulated in the hippocampus of spontaneously epileptic rat [J]. Brain Res Bull, 2008, 75(1): 179–187.

[32] XIA Y, ZHAO P, XUE J, et al. Na$^+$ channel expression and neuronal function in the Na$^+$/H$^+$ exchanger 1 null mutant mouse [J]. J Neurophysiol, 2003, 89(1): 229–236.

[33] MERCER J N, CHAN C S, TKATCH T, et al. Nav1. 6 sodium channels are critical to pacemaking and fast spiking in globus pallidus neurons [J]. J Neurosci, 2007, 27(49): 13552–13566.

[34] BLUMENFELD H, KLEIN J P, SCHRIDDE U, et al. Early treatment suppresses the development of spike-wave epilepsy in a rat model [J]. Epilepsia, 2008, 49(3): 400–409.

[35] LACHANCE M, LONGTIN A, MORRIS C E, et al. Stimulation-induced ectopicity and propagation windows in model damaged axons [J]. J Comput Neurosci, 2014, 37(3): 523–531.

[36] CHEN W, SHENG J, GUO J, et al. Cytokine cascades induced by mechanical trauma injury alter voltage-gated sodium channel activity in intact cortical neurons [J]. J Neuroinflammation, 2017, 14(1): 73.

[37] 任丽, 欧烈斌, 龙赤, 等. 脑缺血后钠通道Na(v)1. 6的表达变化 [J]. 中华神经医学杂志, 2011, 10(1): 2–5.

[38] GRIFFIN A, HAMLING K R, HONG S, et al. Preclinical animal models for dravet syndrome: seizure phenotypes, comorbidities and drug screening [J]. Front Pharmacol, 2018, 9: 573.

[39] HUANG X J, MAO Q, LIN Y, et al. Expression of voltage-gated sodium channel Nav1. 3 is associated with severity of traumatic brain injury in adult rats [J]. J Neurotrauma, 2013, 30(1): 39–46.

[40] HUANG X J, LI W P, LIN Y, et al. Blockage of the upregulation of voltage-gated sodium channel nav1. 3 improves outcomes after experimental traumatic brain injury [J]. J Neurotrauma, 2014, 31(4): 346–357.

[41] LENG T, SHI Y, XIONG Z G, et al. Proton-sensitive cation channels and ion exchangers in ischemic brain injury: new therapeutic targets for stroke [J]? Prog Neurobiol, 2014, 115: 189–209.

[42] PALMER C P, METHENY H E, ELKIND J A, et al. Diminished amygdala activation and behavioral threat response following traumatic brain injury [J]. Exp Neurol, 2016, 277: 215–226.

[43] YU N, MORRIS C E, JOÓS B, et al. Spontaneous excitation patterns computed for axons with injury-like impairments of sodium channels and Na/K pumps [J]. PLoS Comput Biol, 2012, 8(9): e1002664.

[44] YIN T, LINDLEY T E, ALBERT G W, et al. Loss of acid sensing ion channel-1a and bicarbonate administration attenuate the severity of traumatic brain injury [J]. PLoS One, 2013, 8(8): e72379.

第四十八章
神经递质受体与颅脑损伤

继发性脑损伤发生在原发性脑伤后数分钟、数小时、数日甚或数周，其不但可发生在原发伤部位，还可发生在远离原发伤部位。目前认为继发性脑损伤的发生可能涉及多种因素，主要包括钙离子失衡、自由基、乳酸性酸中毒和兴奋性氨基酸的神经毒性作用等，其中脑内神经递质及其受体系统的异常改变是导致继发性脑损伤不可忽视的因素之一。神经递质是神经细胞对到达的动作电位起反应时从末梢释放的微量化学物质。中枢神经递质的种类很多，有资料表明，被公认的神经递质多达100种以上，其中神经肽超过30种。许多动物实验研究表明，颅脑损伤后神经递质含量或活性会发生明显变化。脑损伤后神经递质及其受体系统病理改变主要包括：神经递质异常释放、突触前或突触后结合异常和神经元内信息传递异常等。脑内神经递质及其受体系统的病理改变会导致脑血流异常、脑组织代谢异常和脑水肿，并能直接杀伤神经元和神经胶质细胞。

20世纪70年代以来，大量的实验研究证明脑损伤后脑递质和受体异常变化与继发性脑损伤的发生有关。早期阻断或干预神经递质及受体的异常变化，能明显减轻继发性脑损伤，对实验性脑外伤和脑缺血都有明显的治疗效果。提示采用阻断或干预神经递质及受体的药物，可能对临床颅脑外伤和缺血性脑卒中病人有一定的治疗效果。国内外神经科学工作者已进行大量基础实验研究和临床应用研究，期望能在不久的将来为临床治疗颅脑损伤病人提供有效的药物。

第一节 胆碱受体与颅脑损伤

一、乙酰胆碱及其受体参与脑损伤发病过程

脑组织中胆碱受体分为两大类：毒蕈碱受体（M受体，表48-1）和烟碱受体（N受体，表48-2）。早在20世纪50年代，人们就发现脑外伤后可导致脑组织内乙酰胆碱大量释放。实验性脑损伤动物模型和临床颅脑损伤病人伤后脑脊液中乙酰胆碱含量也显著升高。乙酰胆碱含量显著升高程度与颅脑损伤的伤情及预后明显相关，提示乙酰胆碱异常释放可能参与继发性脑损伤的发病过程。近年来，采用脑微量透析技术进一步证实，实验性脑损伤后脑组织和脑脊液中乙酰胆碱含量均显著升高。江基尧等研究发现，实验性脑损伤后大脑半球、脑干和海马等部位毒蕈碱受体亲和力和数目发生异常改变，给予胆碱受体拮抗剂可阻断伤后受体的异常改变。实验和临床研究结果还提示，乙酰胆碱过度释放并与胆碱受体结合可能同颅脑损伤后意识障碍和神经功能障碍有关。人们曾采用胆碱受体拮抗剂治疗实验性脑外伤动物，观察是否能改善动物伤后意识障碍。早在20世纪40年代，Bornstein就报道胆碱受体拮抗剂阿托品能明显减轻动物脑外伤后意识障碍；50年代，Ward采用阿托品治疗颅脑损伤昏迷病人取得明显疗效，经治疗的病人昏迷程度明显改善；80年代，Lyeth通过实验性颅脑损伤模型证实，乙酰胆碱清除剂和毒蕈碱受体拮抗剂司可拉明能明显减轻颅脑损伤动物昏迷程度，而烟碱受体拮抗剂对颅脑损伤动物意识障碍恢复无任何作用；90年代，Letarte用微量注射法将拟胆碱药物卡巴胆碱导入动物脑桥，激活脑桥的胆碱能系统，可以导致类似脑震荡后的可逆性意识障碍。近年来，大量实验研究结果表明，颅脑损伤后乙酰胆碱大量释放、并与毒蕈碱受体结合会导致颅脑损伤动物运动神经功能障碍。采用毒蕈碱受体拮抗剂或胆碱清除剂能明显减轻颅脑损伤动物运动神经功能

表48-1　毒蕈碱受体（M受体）

	M1	M2	M3	M4
特异性配基	乙酰胆碱	乙酰胆碱	乙酰胆碱	乙酰胆碱
特异性拮抗剂	哌伦西平（pirenzepine） 替伦西平（telenzepine） 喜巴辛（himbacine）	美索曲明（methoctramine） AFDX 116 加拉明（gallamine）	hexahydro-siladifenidole	托吡卡胺（tropicamide）
细胞效应	肌醇三磷酸酯 二酰甘油酯	环磷酸腺苷	肌醇三磷酸酯	环磷酸腺苷
分子结构	460个氨基酸（人） 460个氨基酸（鼠）	466个氨基酸（人） 460个氨基酸（鼠）	590个氨基酸（人） 489个氨基酸（鼠）	479个氨基酸（人） 489个氨基酸（鼠）

表48-2　烟碱受体（N受体）

	神经型	肌型
特异性配基	乙酰胆碱	乙酰胆碱
特异性拮抗剂	κ-银环蛇毒素（κ-bungarotoxin）	α-银环蛇毒素（α-bungarotoxin）
细胞效应	$Na^+/K^+/Ca^{2+}$	$Na^+/K^+/Ca^{2+}$
分子结构	α、β 亚单位	α1、β、γ、δ 亚单位

障碍。实验发现，伤前或伤后15分钟腹腔注射司可拉明能明显减轻颅脑损伤动物运动神经功能障碍，但伤后30、60分钟给予相同剂量司可拉明则无效，表明伤后须尽早治疗才能取得满意疗效。进一步研究表明，采用毒蕈碱受体亚型M1拮抗剂治疗实验性颅脑损伤，疗效与司可拉明相同，提示毒蕈碱受体亚型M1与颅脑损伤后病理损害密切相关。实验研究还发现采用中枢乙酰胆碱清除剂A4或外周乙酰胆碱清除剂A5也能明显减轻颅脑损伤动物运动神经功能障碍，提示颅脑损伤后中枢和外周乙酰胆碱异常释放都参与加重继发性脑损伤发病过程。有人曾经采用毒蕈碱受体拮抗剂司可拉明治疗重型颅脑损伤病人，但由于其会引起严重的自主神经紊乱，故难以在临床推广使用。

乙酰胆碱N受体在脑外伤后的变化研究较少。最近研究表明，N受体的部分亚型可能对颅脑损伤后神经系统起保护作用。目前研究最多的是α7烟碱型乙酰胆碱受体（a7nAChR）亚型的保护作用，此作用与抗炎、凋亡有关，主要是通过与迷走神经释放的乙酰胆碱相互作用而抑制细胞因子的合成。还有研究显示，a7nAChR在许多重要生化过程中发挥作用，包括抗炎、抗凋亡；激活a7nAChR，可减少促炎细胞因子的释

放。最新实验发现，a7nAChR激动剂可减少神经细胞死亡，改善脑水肿，减少神经炎症和氧化作用。

二、乙酰胆碱及其受体参与脑损伤发病过程的可能机制

大量实验研究发现乙酰胆碱及其受体在神经兴奋性细胞毒性病理过程中起重要作用，同时还证实乙酰胆碱、拟胆碱药物、乙酰胆碱酯酶抑制剂以及其他促进乙酰胆碱生成的药物均能激活胆碱受体，引起神经元癫痫样放电和突触后神经元坏死。

颅脑损伤后胆碱受体兴奋性细胞毒性的发生机制较复杂，胆碱受体激活后所引起的钙内流，可能是导致神经元损害的途径之一。神经元胆碱受体亚型通过神经元内磷酸肌醇/蛋白激酶C在细胞钙内流过程中起重要调节作用。蛋白激酶C系统过度调控会导致神经兴奋性细胞毒性损害以及突触传递异常，继而导致神经元病理损害。蛋白激酶C系统可能是通过改变神经细胞膜对钾、氯、钙的通透性以及其他神经递质系统的活动而发挥其病理生理作用。

毒蕈碱受体过度激活，通过肌醇1，4，5，-三磷酸酯或1，2-二酰甘油酯蛋白激酶C系统直接或间接调

节神经元细胞膜对钾和钙的通透性。毒蕈碱受体还能调节神经元内蛋白磷酸化系统中关键调控蛋白，包括C蛋白、磷脂酶等。实验研究还发现毒蕈碱受体还能影响N-甲基-D-天冬氨酸（NMDA）受体依赖钙通道。当神经元处于去极化时，镁从NMDA受体依赖钙通道中移开，导致钙内流，而毒蕈碱受体被激活后也能引起神经元去极化，通过相同的机制导致钙大量内流，继而造成神经元损害。此外，胆碱受体还通过调节三磷酸肌醇系统使神经元内结合型储存钙转变成游离钙，使神经元内游离钙浓度显著升高，引起神经元损害（图48-1）。

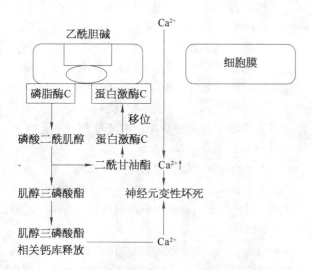

图48-1 毒蕈碱受体被激活后导致神经元损害的发生机制

近年来的实验研究表明，毒蕈碱受体与磷酸肌醇转换系统之间相互调控效能的改变也与神经元兴奋性细胞毒性损害有关。蛋白磷酸化和去磷酸化循环能影响毒蕈碱受体与磷酸肌醇转换系统相互调控效能。研究还发现脑损伤能引起乙酰胆碱磷酸肌醇转换系统相互间调控效能发生障碍，从而导致神经元兴奋性细胞毒性损害。

三、颅脑损伤后期乙酰胆碱及其受体变化与脑功能障碍

中枢神经系统乙酰胆碱含量也与病人脑功能障碍有关。M1受体是明确与学习记忆有关的受体，受体表达下降对认知障碍有明确影响。一些动物研究也表明，M2受体参与一些认知行为。如增加M1受体表达，可能会一定程度改善病人的认知障碍。通过激活烟碱受体会导致大量Na^+和Ca^{2+}内流。Ca^{2+}的渗透性取决于烟碱型乙酰胆碱受体（NAChR）的亚基组成，包含α7亚基的受体比包含α3或α4亚基的受体具有更

高的Ca^{2+}渗透性。这种调节细胞内Ca^{2+}水平的特性使其成为影响学习和记忆功能的重要介质。近期有研究表明，乙酰胆碱酯酶（AChE）抑制剂可能通过增强神经营养因子相关的信号通路和调节细胞外基质来预防MK801介导的脑损伤。江基尧等对35例重型颅脑损伤长期昏迷病人采用磁共振频谱分析方法，检测病人中脑部位乙酰胆碱含量，发现昏迷病人乙酰胆碱含量显著降低，充分说明伤后晚期乙酰胆碱含量降低与病人昏迷有关。解放军总医院采用50只颅脑打击致伤SD大鼠，通过AChE染色方法，发现伤后海马胆碱能神经元数量显著减少，并且可能与颅脑损伤伤后学习记忆差有关。Kuhn等对成年大鼠侧脑室注入免疫毒素——192-IgG-saporin，选择性地破坏胆碱能基底前脑的胆碱能神经元后，也观测到神经元再生能力下降；而基底前脑的胆碱能系统是负责学习和记忆的关键递质系统，因此可导致学习记忆功能障碍。所以，人们提出增加颅脑损伤病人脑内乙酰胆碱含量，可能有利于病人脑功能障碍的恢复。初步临床观察口服乙酰胆碱酯酶抑制剂多奈哌齐（donepezi）有助于严重颅脑损伤病人的记忆力恢复。

目前临床常用的胆碱酯酶抑制剂多奈哌齐，能显著增加脑内乙酰胆碱含量。已作为治疗帕金森综合征的首选药物。美国几个医疗诊所对53例颅脑损伤伤后遗留的记忆和认知功能障碍的病人，采用多奈哌齐治疗（口服5～10 mg/d），并随访2年，结果发现多奈哌齐能明显改善颅脑损伤病人的记忆和认知功能。而且安全、无明显毒副作用。国内许多医院也开始使用多奈哌齐治疗颅脑损伤伤后遗留的记忆和认知功能障碍的病人，取得较好疗效。江基尧等采用多奈哌齐治疗30余例颅脑损伤伤后遗留的记忆和认知功能障碍的病人，也发现能改善病人的记忆和认知功能，尤其对语言功能恢复有较大帮助作用。

加兰他敏（galanthamine）是一种乙酰胆碱酯酶抑制剂和烟碱型乙酰胆碱受体的正变构调节剂，据报道可改善临床颅脑损伤后的认知功能障碍。加兰他敏［美国食品药品监督管理局（FDA）批准用于治疗血管性痴呆和阿尔茨海默病］已显示出抑制乙酰胆碱酯酶活性并变构增强烟碱受体信号转导的作用。目前评估加兰他敏治疗潜力的研究显示了3个关键发现：① 加兰他敏的伤后给药减少了大鼠和小鼠颅脑损伤触发的血-脑屏障损害；② 加兰他敏可减轻伤后海马γ-氨基丁酸（GABA）能神经元和新生神经元的损害；③ 在停药几天后测试，颅脑损伤后用加兰他敏治疗可改善大鼠记忆功能。综上这些发现支持加兰他敏治疗颅脑

损伤的进一步研究。

弥漫性轴索损伤（DAI）是创伤性脑损伤的主要损伤之一，是造成认知功能障碍的重要原因。有相关的研究在DAI大鼠的海马、内囊、胼胝体和脑干等区域中检测到了a7nAChR的变化，并通过莫里斯（Morris）水迷宫（MWM）评估了学习和记忆功能障碍的发展和进展。并发现通过选择性的a7nAChR激动剂治疗可显著改善学习和记忆功能障碍。

四、颅脑损伤后感染与继发的持续性胆碱能抑炎效应相关

体外实验表明，创伤性脑损伤急性期，病人容易发生与免疫水平降低有关的感染。创伤性脑损伤除能导致相关的神经功能障碍，同时也引起了迷走神经张力增高。近来，迷走神经被证明能通过胆碱能抑炎通路发挥抑制炎症的效应。这是由巨噬细胞及其他相关细胞表达出的a7nAChR介导。因为这一抑炎通路可被药物调节，通过打断该通路的持续性发展可能成为一种治疗创伤性脑损伤后感染的方法。a7nAChR主要通过影响胆碱能抗炎通路发挥作用，胆碱能抗炎通路是指迷走神经传出纤维在各种刺激因素作用下，传出冲动增加，促使其主要递质乙酰胆碱大量释放，从而抑制网状内皮系统的组织巨噬细胞活化，阻止某些细胞因子的生成和释放，最终抑制局部或全身的炎症反应。目前研究中使用胆碱酯酶抑制剂新斯的明作为工具药，目的就是为了减少乙酰胆碱的水解，从而增强其对受体的激活作用。

抑制a7nAChR不仅减弱了刺激迷走神经诱导的神经保护作用，而且降低了p-JAK2和p-STAT3的水平。a7nAChR的药理激活可以部分替代迷走神经诱导的神经保护。a7nAChR是迷走神经诱导的神经保护作用的关键介质，这可能与通过激活a7nAChR/JAK2抗炎途径抑制炎症有关。另有文章显示a7nAChR激动剂可以抑制体外循环导致的大鼠脑神经元凋亡，并可以通过Toll样受体4（TLR4）/髓样分化因子（MyD88）/核因子κB（NF-κB）信号通路保护脑部免受伤害。

血-脑屏障（BBB）的破坏是颅脑损伤引发继发性损伤过程的重要病理改变，包括继发性炎症细胞浸润，可加剧脑部炎症并导致不良预后。据最近的研究表明：① a7nAChR的丧失加剧了全身性炎症和血-脑屏障通透性；② 使用选择性激动剂或正变构调节剂刺激a7nAChR会降低损伤后的血-脑屏障通透性。这些结果表明，a7nAChR的激活剂可能具有治疗颅脑损伤的功效。

五、颅脑损伤后认知、精神障碍与胆碱能障碍相关

颅脑损伤后继发的精神症状是普通人群的3倍，大多数继发于中、重型脑损伤，并且常常是额、颞叶损伤。这是由于颅脑损伤后胆碱能纤维功能减弱以及胆碱储量可逆性减少所致。精神分裂症病人尸检发现，顶叶皮质乙酰胆碱转移酶活性与认知障碍的严重性呈现负相关，同时额叶毒蕈碱M1和M4受体密度降低，额叶皮质低浓度的M1受体和阳性症状的严重性相关。临床上，在颅脑损伤后有认知障碍的病人可以通过使用胆碱酯酶抑制剂来控制症状；乙酰胆碱酯酶抑制剂多奈哌齐也已经在治疗阿尔茨海默病所导致的认知障碍中广泛应用；抗胆碱药加兰他敏通过选择性竞争抑制乙酰胆碱酯酶和变构增强烟碱受体反应的双重作用机制，在颅脑损伤后精神症状的治疗中显示了功效；同时抗精神疾病一线药物也能够增加额叶前皮质中层的乙酰胆碱来治疗精神障碍。

近年来的研究继续将胆碱能回路作为正常行为和记忆功能的研究中心，并有足够令人信服的证据表明胆碱能信号丧失和认知能力下降是密不可分的。乙酰胆碱在周围和中枢神经系统中起关键作用。胆碱乙酰转移酶（ChAT）负责从细胞质中的乙酰辅酶A和胆碱合成乙酰胆碱，水泡乙酰胆碱转运蛋白（VAChT）将神经递质吸收到突触小泡中。去极化后，乙酰胆碱经历胞吐作用到达突触裂隙，在那里它可以结合其受体，包括毒蕈碱受体和烟碱受体。阿尔茨海默病严重丧失了位于基底前脑的胆碱能神经元，包括形成迈纳特（Meynert）基底核的神经元。显示胆碱能神经元的丧失会导致记忆力和注意力缺陷。

注意是高级认知的关键，而注意缺陷是认知功能障碍的标志。注意力控制的关键递质是乙酰胆碱，但人们对注意力控制区域的细胞作用仍知之甚少。乙酰胆碱是注意力控制的关键递质。在猕猴中的实验结果表明，乙酰胆碱通过以特定细胞类型的方式在额叶皮质促进注意力控制信号的建立。认知障碍是颅脑损伤的常见后果。烟碱型乙酰胆碱受体在海马中高度表达，该受体表达的降低与阿尔茨海默病和精神分裂症的认知障碍有关。AVL-3288对a7nAChR的正变构调节可增强健康人类受试者的受体电流并改善其认知功能。有研究结果表明，正变构调节剂AVL-3288可改善颅脑损伤在慢性恢复期后的海马突触可塑性和学习记忆性能。通过a7nAChR的正变构

调节来增强胆碱能传递可能是改善颅脑损伤后认知的新疗法。

六、外伤性截瘫与乙酰胆碱及其受体的关系需进一步研究

脊髓连续性中断所导致的截瘫目前仍然无法治疗，这是由于大脑神经元再生出来的轴突不能像周围神经一样长入轴索。此外，上运动神经元的神经递质与运动神经末梢的递质也存在差异（前者是谷氨酸，后者是乙酰胆碱）。经过近30年的动物及临床研究，Brunelli通过外周神经搭桥及断裂脊髓与臀部周围神经直接联结的方法，观察到动物及第一批临床实验病人均取得了超出预期的效果。到底是上运动神经元释放的递质发生了变化，还是运动神经末梢受体发生了改变仍不清楚。最近的研究表明，周围神经移植后所引起的支配大鼠骨骼肌的脊髓谷氨酰能神经纤维减少，可导致神经肌肉接头处胆碱能突触转变为谷氨酸能突触。

近期有研究通过胆碱乙酰转移酶和乙酰胆碱酯酶的表达来评价脊髓损伤时脑干的胆碱能功能。从总毒蕈碱、毒蕈碱M1和M3受体亚单位的受体分析、实时聚合酶链反应（PCR）的基因表达研究和异硫氰酸荧光素（FITC）标记的二级抗体的共焦成像来量化代谢性毒蕈碱受体。结果表明，脊髓损伤组中胆碱乙酰转移酶下调，乙酰胆碱酯酶上调，胆碱能代谢紊乱，这可能加剧运动功能障碍。室管膜细胞在体外表现出神经干细胞的特征，因为它们能够形成神经球，自我更新和分化。在体内，脊髓室管膜细胞在正常和损伤条件下均可增殖，在损伤后可分化为星形胶质细胞和少突胶质细胞。最新研究表明乙酰胆碱在体外和体内条件下均能促进小鼠室管膜细胞的增殖。

第二节　兴奋性氨基酸受体与颅脑损伤

一、颅脑损伤后兴奋性氨基酸含量显著升高

早在20世纪80～90年代，人们采用脑微透析技术研究发现，实验性脑损伤动物伤后脑内兴奋性氨基酸含量明显升高。Faden等采用脑微透析技术研究发现，实验性中度液压脑损伤动物伤后受伤脑区谷氨酸和天冬氨酸含量分别升高282%和273%；重度液压脑损伤动物脑组织谷氨酸和天冬氨酸含量分别升高940%和1 849%，表明颅脑损伤后脑组织兴奋性氨基酸升高程度同损伤程度明显相关。两种氨基酸升高的峰值在伤后10分钟，持续1小时后逐渐降至正常水平。Nilsson等采用脑微透析技术测定重量打击脑损伤动物伤后脑区兴奋性氨基酸含量变化，发现受伤脑区谷氨酸和天冬氨酸含量分别升高8～13倍和6～17倍，峰值在伤后10分钟，20～30分钟后降至正常水平。有人采用急性硬脑膜下血肿致脑受压模型，通过脑微量透析技术动态测定脑组织细胞外液兴奋性氨基酸含量变化，他们发现伤后受压脑区谷氨酸和天冬氨酸含量升高7倍以上，兴奋性氨基酸含量升高程度与脑缺血、缺氧程度一致。颅脑损伤后升高的兴奋性氨基酸主要为谷氨酸与天冬氨酸，并以谷氨酸为主。谷氨酸是中枢神经系统内重要的兴奋性神经递质，在神经系统营养、发育、神经元信息传递过程中起着重要的生理作用。但是谷氨酸异常释放和/或谷氨酸摄取障碍可引起谷氨酸受体过度激活，导致神经元兴奋性毒性损伤。而关于谷氨酸等兴奋性氨基酸在颅脑损伤后兴奋性毒性中的重要作用目前仍存在一定争议。

临床上，研究者发现急性颅脑外伤病人伤后脑组织细胞外液兴奋性氨基酸含量显著升高，而且兴奋性氨基酸升高程度与伤情、颅内压、脑损伤程度和范围密切相关。有研究发现，颅脑损伤未合并颅内血肿、无明显脑挫裂伤、无颅内高压的病人，脑组织中兴奋性氨基酸含量在伤后6小时内降至正常水平；而颅脑损伤合并颅内血肿、广泛性脑挫裂伤、颅内高压的病人，尤其是重型颅脑损伤中脑血流低于每分钟18 mL/100 g的病人，脑组织中兴奋性氨基酸含量升高程度更明显、持续时间更长。Baker等对12例脑外伤病人每12小时测定脑脊液中兴奋性氨基酸的含量，发现脑外伤病人谷氨酸峰值明显高于对照组；在第3天仍在研究的8例病人中，5例谷氨酸浓度高于对照组。国内学者也发现，脑外伤后24小时内创伤组病人脑脊液中谷氨酸和天冬氨酸明显高于对照组，谷氨酸的释放高峰出现在受伤后48小时，并持续到伤后7天。上述结果表明，颅脑损伤后脑组织细胞外液兴奋性氨基酸含量显著升高，并可持续至伤后数天，这为临床应用兴奋性氨基酸

阻断剂作为治疗药物提供了依据。

关于颅脑损伤后脑组织和脑脊液中兴奋性氨基酸含量显著升高的机制，一般认为是兴奋性氨基酸释放增加和重吸收减少共同导致的结果。兴奋性氨基酸释放增加原因：① 脑神经细胞胞质内谷氨酸含量高于细胞外液 1 000 倍，颅脑损伤引起细胞膜受破坏，细胞胞质内谷氨酸流到细胞外；② 颅脑损伤导致血-脑屏障被破坏，血浆中大量谷氨酸进入脑组织中；③ 兴奋性氨基酸重吸收减少；④ 兴奋性氨基酸转运体功能障碍导致谷氨酸滞留。

二、颅脑损伤后兴奋性氨基酸受体异常变化

大量实验研究结果表明，谷氨酸受体在继发性脑损伤发病机制中起十分重要的作用。脑内谷氨酸受体有两大类型：离子型谷氨酸受体和代谢型谷氨酸受体。前者包括NMDA受体、红藻氨酸（KA）受体和α-氨基-3-羟基-5-甲基-4-异噁唑丙酸（AMPA）受体3种亚型；后者包括mGluR1、mGluR2、mGluR3、mGluR4、mGluR5、mGluR6、mGluR7、mGluR8。代谢性谷氨酸受体中，根据受体的氨基酸序列同源性、受体药理学特性以及所介导的细胞内信号转导机制，可将这些受体分为3组：Ⅰ组包括mGluR1和mGluR5；Ⅱ组包括mGluR2和mGluR3；Ⅲ组包括mGluR4、mGluR6、mGluR7和mGluR8。

目前对NMDA受体的研究较为深入。实验研究发现脑损伤动物伤后脑组织NMDA受体发生明显改变，其中大脑皮质NMDA受体与标记谷氨酸结合降低15% ～ 30%，海马降低12% ～ 15%，而其他亚型谷氨酸受体则无明显变化。但也有动物实验研究表明，弥漫性脑损伤后24小时内，脑皮质中Ⅰ组mGluR阳性神经元数呈上升趋势，而Ⅲ组mGluR阳性神经元数呈下降趋势；同时病理可见脑皮质损伤的神经元显著增加，与mGluR表达变化的时间趋势基本吻合，提示Ⅰ组mGluR表达增加可能会引起神经元损伤，而Ⅲ组mGluR表达减少可能减弱其对神经元的保护作用。当然，脑损伤后脑组织谷氨酸受体降低的确切机制尚不十分清楚。

三、兴奋性氨基酸导致神经元损伤的可能机制

脑损伤后兴奋性氨基酸作用于受体导致神经元损伤的机制尚不完全清楚。一般认为脑损伤后谷氨酸异常释放并作用于受体导致钙大量内流可能是引起神经细胞损害的主要机制。至于谷氨酸作用于受体后如何引起神经元大量钙内流尚不十分清楚，可能是激活神经元钙依赖酶系统和细胞内效应系统导致大量钙内流。在谷氨酸受体亚型中，目前认为NMDA受体对神经元毒性损害作用最强。脑损伤后谷氨酸大量释放并激活NMDA受体，使Ca^{2+}通道反复开放；NMDA受体过度激活还可通过对谷氨酸受体依赖性离子通道的开放作用进一步引起Ca^{2+}内流，导致细胞内钙超载。细胞内持续的钙超载不仅破坏线粒体生成ATP，还激活蛋白酶和激酶。这些酶活性的增加可能产生活性氧，从而破坏细胞骨架结构，增加细胞凋亡相关基因的转录，导致神经元凋亡甚至死亡，加重继发性脑损伤。另外，谷氨酸激活神经元AMPA和KA受体会引起大量水、钠和氯化物内流，导致急性神经元肿胀水肿，继而引起神经元的变性坏死。有研究发现，在钠和钙同时存在的细胞外环境中，神经元表现出立即的形态学改变，随后出现明显的细胞降解和死亡。而细胞外环境中去除这两种离子则呈现出对细胞有保护作用，即使细胞长时间暴露在谷氨酸下。

四、兴奋性氨基酸受体拮抗剂对颅脑损伤的治疗效果

大量研究结果表明，脑损伤后谷氨酸可能主要是通过NMDA受体介导而发挥其病理效应，这为选择特异性谷氨酸受体拮抗剂治疗脑损伤提供了实验依据。而动物实验也表明NMDA受体拮抗剂具有潜在的神经保护作用。NMDA受体拮抗剂按其作用方式和部位不同可分为竞争性拮抗剂和非竞争性拮抗剂，后者又分为离子通道阻滞剂、甘氨酸调节位点拮抗剂等。

体外和体内的实验研究都表明，单用竞争性拮抗剂就能明显减轻或者防止神经元损伤。早期发现的竞争性NMDA受体拮抗剂主要包括赛福太（selfotel，CGS19755）、D-AP7及D-AP5等。赛福太能通过血-脑屏障，在实验性脑损伤动物治疗中发现其能减轻神经元损伤。Ⅰ、Ⅱ期临床试验已证实其安全性和耐受性，但是Ⅲ期临床试验提示可能存在神经毒性作用，现已终止Ⅲ期临床试验。而D-AP7及D-AP5不能通过血-脑屏障，仅用于实验研究。

结合于离子通道部位的拮抗剂都能以非竞争性方式拮抗NMDA受体-通道的活动。Hayes等采用非竞争性NMDA受体拮抗剂苯环己哌啶（phencyclidine, PCP）治疗实验性脑外伤动物，发现PCP能显著减轻伤后神经行为障碍。但是该药具较强镇痛作用，给药后可出现类似痴呆状态或精神症状，现已被禁止临床使用。氯胺酮是PCP的衍生物，

是唯一通过美国FDA认证的NMDA受体拮抗剂,研究发现氯胺酮可保护因细胞能量代谢障碍和兴奋性氨基酸毒性所致的脑损伤,但临床发现使用氯胺酮的病人有类似精神分裂症的表现,存在认知损害和行为异常。McIntosh等采用另一种非竞争性NMDA受体拮抗剂地佐环平(dizocilpine, MK-801)治疗实验性脑外伤动物,分别于脑外伤前15分钟给予1 mg/kg,伤后15分钟给予1 mg/kg、5 mg/kg治疗实验性脑外伤动物,发现伤前给予地佐环平治疗的动物运动神经功能障碍显著减轻;而伤后给予小剂量者(1 mg/kg)则无效。值得注意的是,脑外伤动物伤后给予大剂量地佐环平(5 mg/kg)不但无效,反而会增加病死率,这可能与大剂量毒性作用有关。进一步研究发现地佐环平在减低神经兴奋性损伤的同时,还会导致正常动物PC/RS区神经元细胞空泡变性,产生严重的行为和认知方面的副作用。美金胺也是非竞争性NMDA受体拮抗剂,当谷氨酸过量释放时,美金胺可以减少谷氨酸的神经毒性作用,对外伤性脑损伤显示出较好的神经保护作用,且具有毒性低、副作用小等特点。目前应用美金胺治疗颅脑损伤的安全性和有效性的研究仅限于动物实验和临床实验。近年的研究发现,在体外反复性轻度颅脑损伤模型中,美金刚可以减轻细胞死亡、星形胶质细胞增多和功能缺损,能够改善预后,值得更进一步的临床研究。

已有研究表明,甘氨酸是谷氨酸激活NMDA受体的必需辅助因子,作用于NMDA受体甘氨酸位点的非竞争性拮抗剂在有效地抑制脑部某些区域高水平神经递质如谷氨酸影响的同时,又可保持其他区域的正常神经递质传递,且没有细胞空泡化等现象,有希望成为新型的神经保护药物。采用NMDA受体相关甘氨酸调节部位拮抗剂吲哚-2-羧酸(indole-2-carboxylic acid, I2CA)(20 ～ 50 mg/kg)治疗实验性脑外伤动物,发现它能显著减轻神经运动功能和记忆功能障碍。江基尧等采用另一种NMDA受体相关甘氨酸调节部位拮抗剂ACEA-1021治疗实验性脑外伤动物,发现ACEA-1021能显著减轻神经运动功能障碍,但对记忆功能障碍无明显疗效;而且ACEA-1021血-脑屏障穿透性差,生物利用度低,很难应用于临床。另外,NMDA受体多胺结合部位拮抗剂依利罗地(eliprodil)(10 mg/kg)能明显减轻实验性脑外伤动物大脑皮质病理损害。

代谢型谷氨酸受体调节在颅脑损伤中起到一定作用。Ⅰ组mGluR激动剂如3-羟基苯甘氨酸(3HPG)、对羟基苯甘氨酸(DHPG)等在脑损伤中会增强NMDA的兴奋毒性作用,3HPG还会加重神经元由于缺氧和葡萄糖剥夺引起的损害作用。4-羧苯基甘氨酸(4CPG)和4-羧基-3-羟基苯甘氨酸(4C3HPG)则是Ⅰ组mGluR拮抗剂,但同时对Ⅱ组mGluR有激动作用。研究发现(S)-4C3HPG可通过抑制谷氨酸释放及炎症介质产生,从而减轻颅脑损伤急性期的损伤。Ⅰ组mGluR拮抗剂1-氨基茚-1,5-二羧酸(AIDA)在体内外实验中已得到证实,AIDA可以阻断在创伤诱导的mGluR和磷脂酶C的活性,从而抑制星形胶质细胞三磷酸肌醇的高表达,减轻神经功能的缺失。mGluR2/3的激动剂己烷-4,6-二羧酸(LY379268)能使黑质6-羟多巴胺(6-OHDA)损毁大鼠多巴胺更新增加,改善整体运动功能。实验证明LY379268可以明显减轻星形胶质细胞死亡,且通过拮抗mGluR3阻止了中枢神经系统损伤后因一氧化氮(NO)失调产生的炎性反应。离体实验表明,Ⅱ组mGluR激动剂二碳酸环氧丙基甘氨酸(DCG-Ⅳ)通过促进星形胶质细胞释放转化生长因子,从而保护原代培养皮质神经元免受NMDA毒性损伤。mGluR3特异激动剂吡咯烷二硫代氨基甲酸铵(APDC)可以使从大鼠分离出的神经元和神经胶质细胞的L-谷氨酸/L-天冬氨酸转运体(GLAST)和谷氨酸转运体-1(GLT-1)蛋白水平增高,增强了对谷氨酸的摄取,降低兴奋毒性,起到脑保护作用。Ⅲ组激动剂L-2-氨基-4-磷丁酸(L-AP4)通过抑制胶质细胞化学趋化因子(RANTES)的产生,保护小脑神经元。

五、兴奋性氨基酸受体拮抗剂对缺血性脑损伤的治疗作用

(一)非竞争性NMDA受体拮抗剂

1984年,Simon首次发现非竞争性NMDA受体拮抗剂2-氨基-7-磷酸庚酸(AP7)对双侧颈总动脉结扎后全脑缺血30分钟的动物脑组织有明显保护作用。而在非竞争性NMDA受体拮抗剂中,对地佐环平研究最多,疗效也比较肯定。Gill等研究发现在脑缺血后5分钟给予3 mg/kg地佐环平能完全防止沙鼠全脑缺血所引起的海马损害。他们还发现在脑缺血后24小时内给予地佐环平对预防全脑缺血性损害仍有一定疗效。Rod等研究也发现脑缺血前或脑缺血后20分钟给予地佐环平对于全脑缺血10分钟动物脑组织有明显保护作用,但脑缺血后2小时、24小时给予相同剂量地佐环平则无任何脑保护作用。其他研究者也发现非竞争性NMDA受体拮抗剂对全脑缺血动物脑组织有类似保护作用。但有人研究认为地佐

环平对实验性全脑缺血动物的脑保护作用可能是与降低脑温有关。

与实验性全脑缺血动物模型相比,非竞争性NMDA受体拮抗剂对局灶性脑缺血的保护作用比较肯定。格拉斯哥医院研究人员采用地佐环平治疗不同动物(鼠、猫)大脑中动脉结扎模型,发现地佐环平能显著降低脑缺血所造成的大脑半球和纹状体尾状核等部位脑组织病理损害程度。有研究提示脑缺血前后多次给予地佐环平能明显降低大脑中动脉结扎后大脑半球梗死灶范围。近期一项关于地佐环平减轻急性脑损伤病变进展的荟萃分析中,认为0～1 mg/kg剂量的地佐环平可能是治疗大脑中动脉闭塞动物模型的最佳剂量。非竞争性NMDA受体拮抗剂右美沙芬对实验性局灶性脑缺血也有显著保护作用。Steinley等采用右美沙芬治疗兔一侧颈内动脉和大脑前动脉结扎后脑缺血1小时再灌注4小时模型,结果发现缺血前给予右美沙芬能显著减小大脑半球梗死灶,与对照组相比,大脑半球梗死灶范围减小78%;缺血后1小时给予右美沙芬对脑组织仍然具有显著保护作用,与对照组相比,大脑半球梗死灶范围减小90%。另外非竞争性NMDA受体拮抗剂艾芬地尔对猫大脑中动脉结扎局灶性脑缺血也有明显保护作用,能降低大脑半球缺血梗死灶范围42%。

加维斯替奈(gavestinel, GVl50526)是选择性的甘氨酸位点拮抗剂,在动物模型缺血前后给药证实有神经保护作用,当血浆浓度达10～30 mg/L时仅有微弱的神经毒性,且治疗时间窗可达6小时,Ⅱ期临床实验示耐受性好。然而在美国和加拿大的130个多中心的实验中未证实有效,即使与重组组织型纤溶酶原激活剂合用也无优越性。镁离子能够结合在NMDA受体的镁离子识别位点上,阻断该受体离子通道。研究表明,硫酸镁能改善沙土鼠局灶性脑缺血区的能量代谢,抑制组织细胞外液谷氨酸的释放,稳定细胞膜,并且减轻钙超载造成的脑水肿和神经细胞坏死。但在IMAGES临床试验中,发病后12小时内对病人系统性给予硫酸镁,结果与安慰剂组比较,硫酸镁治疗组病人的病死率与残疾率无明显减少。随后Saver等又进行了FAST-MAG试验,缩短了病人发病后的给药时间,即在发病后2小时内立即给予硫酸镁治疗,结果显示硫酸镁组病人病死率和残疾率仍无明显降低。

（二）竞争性NMDA受体拮抗剂

较常用的竞争性NMDA受体拮抗剂主要包括顺式-4-膦酰基甲基-2-哌啶羧酸(CGS19755)和3,3-丙基-1-磷酸(CPP)。有人采用CGS19755和CPP治疗沙鼠全脑缺血20分钟模型,发现脑缺血后4小时内给予CGS19755和CPP对脑缺血有明显保护作用。Simon等采用CGS19755治疗永久性大脑中动脉结扎脑缺血动物,结果发现缺血前5分钟和缺血后5分钟给予CGS19755都能显著减少大脑半球梗死灶,范围分别达72%和82%。这两种药物还能显著减轻基底节缺血梗死程度。

D-CPPene是比CPP药理效能更强的竞争性NMDA受体拮抗剂,在脑缺血前给予D-CPPene能明显减少永久性大脑中动脉结扎脑缺血动物大脑半球梗死灶范围,与对照组相比,脑梗死灶范围减小75%。但脑缺血后1小时给予同等剂量D-CPPene,其脑保护作用明显降低,脑梗死灶范围仅减小30%。

（三）兴奋性氨基酸释放抑制剂

研究发现兴奋性氨基酸释放抑制剂具有阻断和抑制脑缺血后脑组织兴奋性氨基酸异常释放,保护脑组织结构和功能等作用。他们发现谷氨酸释放抑制剂BW619C89能明显减少大脑中动脉结扎后大脑半球缺血梗死灶范围,且具有明显的剂量效应。与未治疗脑缺血动物相比,5 mg/kg BW619C89能减少大脑半球梗死灶20%,10 mg/kg减少43%,20 mg/kg减少59%,30 mg/kg减少61%,40 mg/kg减少53%。同时还发现另一种兴奋性氨基酸释放抑制剂BW1003C87对实验性大脑中动脉结扎脑缺血动物具有同样的保护作用。

六、兴奋性氨基酸受体拮抗剂的治疗机制

脑损伤后发生脑代谢异常,NMDA受体拮抗剂能促进脑代谢恢复至正常。Faden报道伤后30分钟静脉给予NMDA受体拮抗剂右啡烷能显著改善伤后磷酸肌酸/无机磷酸比值。另一种NMDA受体拮抗剂地佐环平也有同样效果。Kawamate等采用脑微量灌注给药方法,给予NMDA受体相关甘氨酸调节部位拮抗剂犬尿喹啉酸(kynurenic acid),能显著降低伤后脑组织内乳酸堆积。进一步研究发现,海草酸盐/AMPA受体拮抗剂6-氰基-7-硝基喹喔啉-2,3-二酮(CNQX)以及竞争性NMDA受体拮抗剂AP5能显著改善脑外伤后脑组织对葡萄糖的利用。这些研究结果充分表明兴奋性氨基酸参与了脑损伤后脑组织代谢障碍的发生过程。兴奋性氨基酸受体拮抗剂改善脑损伤后脑组织代谢可能是兴奋性氨基酸受体拮抗剂对损伤脑组织具有保护作用的机制之一。

脑损伤后会导致脑组织离子浓度改变,NMDA受

体拮抗剂能促使损伤脑组织神经细胞内外离子浓度恢复至正常范围。Faden等研究发现脑损伤后脑神经元内和全脑组织镁含量都显著降低,而静脉给予NMDA受体拮抗剂右啡烷能明显升高神经元内和全脑组织镁离子浓度。McIntosh采用另一种NMDA受体拮抗剂地佐环平治疗脑损伤动物,结果发现其能逆转受伤脑区镁离子浓度下降,故推测其疗效可能与通过恢复神经元镁离子浓度有关。另外,他们还发现地佐环平能显著降低受伤脑区钠浓度和脑含水量,减轻伤后脑水肿。这些研究结果证明兴奋性氨基酸异常释放会导致伤后脑组织离子代谢紊乱,继而引起细胞毒性损害和脑水肿形成。兴奋性氨基酸受体拮抗剂维持脑损伤后脑组织和神经元内外离子平衡,可能是兴奋性氨基酸受体拮抗剂对损伤脑组织具有保护作用的另一种机制。

七、谷氨酸拮抗剂治疗急性颅脑损伤病人临床多中心研究

塞福太(selfotel)是于1988年世界上合成的第1种谷氨酸受体拮抗剂,早期动物实验研究发现它具有神经保护作用,随后就开展了塞福太治疗颅脑损伤病人前瞻性随机双盲临床对照研究。I期志愿者试验时,发现它会引起精神/心理疾病的副作用。II期108例急性颅脑损伤病人的临床研究显示它具有降低颅内压作用。III期临床试验对1 200例脑卒中和860例重型颅脑损伤病人进行了大规模前瞻性随机双盲临床对照研究,研究结果证明无效。

塞雷斯特(cerestat)是谷氨酸的非竞争性拮抗剂,它结合在谷氨酸受体通道上镁的结合位点,并且只有当受体被高浓度谷氨酸激活时才发挥药理作用。III期临床试验共有欧洲和美国的70个中心参与,对340例颅脑损伤病人进行了前瞻性随机双盲临床对照研究,结果显示无效。

谷氨酸拮抗剂CP101-606,它比前两者的副作用少,在脑组织的浓度是血浆中的4倍,可以很快达到治疗浓度,停止给药很快从体内清除。III期临床试验对400例颅脑损伤病人进行了前瞻性随机双盲临床对照研究,结果显示无效。

谷氨酸拮抗剂D-CPPene在欧洲51个中心进行了前瞻性随机双盲临床对照研究,治疗920例急性颅脑损伤病人。伤后6个月时随访结果显示,治疗组病人预后比安慰剂组差,但无统计学意义。

地塞米诺(dexanabinol)不但是非竞争性NMDA抑制剂,还是自由基清除剂、抗氧化剂和抗α肿瘤坏死因子致炎作用的抑制剂。以色列的6个神经外科单位进行地塞米诺治疗急性颅脑损伤病人多中心研究。101个病人随机接受了不同剂量地塞米诺或安慰剂。结果显示它能降低颅脑损伤病人低血压和病死率,但无统计学差异。

甘氨酸位点拮抗剂GV150526在动物模型和缺血前后给药具有极好的神经保护作用,且治疗时间窗可达6小时,II期临床试验提示耐受性好,但美国及加拿大的130个多中心实验中未证实有效。

到目前为止,令人遗憾的是还没有一种谷氨酸拮抗剂通过前瞻性随机双盲临床对照研究证实具有确切的疗效。原因一方面可能是由于药物本身确实是无效;另一方面可能是由于药物前瞻性随机双盲对照研究方法学存在的问题所致,例如:① 颅脑损伤动物模型与临床颅脑损伤病人之间的差异;② 颅脑损伤病人之间的伤情、年龄、合并伤、病理类型和个体健康状况的差异;③ 药物在脑内的有效浓度;④ 药物在颅脑损伤伤后的有效治疗窗;⑤ 临床多中心之间治疗方案与医护水平之间的差异;⑥ 临床样本是否足够? ⑦ 统计学方法是否合理? 这些因素都可能是导致药物治疗颅脑损伤临床研究无效的原因。另外,重型颅脑损伤病人的脑神经元损伤难以修复再生或无法再生,增加了从事颅脑损伤基础和临床工作者的困惑。

为了提高今后临床药物治疗研究的效果,国外专家提出了从动物实验研究过渡到临床应用研究整个过程都必须达到下列严格要求。动物实验研究包括:① 一种药物必须要在多种颅脑损伤模型(液压伤、挫裂伤)中证明有效;② 在多个实验室证实有效;③ 在多种动物(鼠、猪、猴)的颅脑损伤证实有效;④ 建立动物重症监护室(ICU),证明药物对重型颅脑损伤昏迷动物模型有效;⑤ 要确立合理有效的用药方法;⑥ 要保证药物的安全可靠性。通过上述要求后,再过渡临床多中心应用研究。在临床研究过程中,必须遵守以下原则:① 必须是随机双盲多中心前瞻性临床研究;② 参加研究的医院临床治疗必须规范化;③ 收集临床资料必须客观严格;④ 明确药物有效治疗窗;⑤ 明确药物在病人脑组织中药物浓度和安全性;⑥ 格拉斯哥预后量表(GOS)评分作为疗效判断基本标准;⑦ 伤后6个月作为疗效判断时间;⑧ 无论是否有效,研究结果在研究结束后1年内必须公开发表,让全世界神经外科医师知道该药物是否有效,使得颅脑损伤病人的药物治疗逐步走向规范化和合理化。

第三节 内源性阿片受体与颅脑损伤

20世纪70年代以来，人们研究发现了生物体内存在3种经典阿片受体，同时生物体内还存在多种内源性阿片肽，主要包括β-内啡肽、脑啡肽和强啡肽三大系统（表48-3）。它们分别来源于3个前体，β-内啡肽来源于前阿黑皮素原，脑啡肽来源于前脑啡肽原，强啡肽则来源于前强啡肽原。目前认为β-内啡肽对μ受体有很强的亲和力；脑啡肽对γ受体有很强的亲和力；而强啡肽对κ受体有很强的亲和力。除上述3种经典阿片受体外，还有近年来发现的阿片受体样受体（NOP/ORL），其内源性阿片肽为孤啡肽（或痛敏肽）。目前为止，至少9种阿片受体被发现，且每种受体均有不同的亚型。

表48-3 内源性阿片肽与阿片受体

内源性阿片肽	阿片受体
β-内啡肽	μ受体
脑啡肽	γ受体
强啡肽	κ受体
孤啡肽（或痛敏肽）	阿片受体样受体（NOP/ORL）
内吗啡肽	μ受体
吗啡感受素	μ受体

20世纪80年代初，有人开始研究内源性阿片肽及其受体与中枢神经系统损伤之间的关系，首先发现脊髓伤后内源性阿片肽释放明显增加，并发现强啡肽在脊髓伤后的病理过程中起重要作用。给予κ受体拮抗剂能显著减轻脊髓伤后运动神经功能障碍和病理形态改变。而接下来的一系列研究表明，强啡肽可引起组织损伤，加剧颅脑或脊髓损伤的临床症状。而近20年来，Hauser、Goody等人的研究揭示了强啡肽的损伤机制，通过过度激活谷氨酸受体，包括NMDA受体、AMPA受体或KA受体，产生兴奋性神经毒性作用，导致细胞损伤和凋亡。近年来，Adjan等人通过测定前强啡肽原基因敲除的脊髓损伤小鼠及野生型的小鼠中凋亡蛋白酶的活性，表明前脑啡肽原及其产物可促进脊髓损伤后小鼠神经胶质细胞的凋亡。

基于内源性阿片肽受体与脊髓损伤后病理机制之

间关系的发现，人们开始探讨内源性阿片肽及其受体与脑损伤发病机制之间的关系。

1983年，美国Hayes首先报道非特异性阿片受体拮抗剂纳洛酮能明显逆转实验性颅脑伤动物伤后低血压，改善脑灌注压、血气指标和脑电图等。1987年，McIntosh报道了实验性颅脑损伤后脑组织中3种内源性阿片肽含量变化，并发现伤后2小时脑组织中强啡肽含量显著升高，下丘脑中β-内啡肽含量明显降低，脑啡肽含量无明显变化。1988年以来，江基尧等研究发现实验性颅脑损伤动物血浆、脑脊液中β-内啡肽含量显著升高，垂体和下丘脑中β-内啡肽含量显著降低，且发现垂体和下丘脑中β-内啡肽大量释放是导致血浆和脑脊液中β-内啡肽含量显著升高的主要来源。同时发现实验性颅脑损伤动物伤后血浆、脑脊液中强啡肽A含量也显著升高，给予非特异性阿片受体拮抗剂纳洛酮能明显改善脑灌注压，减轻脑水肿。结果表明β-内啡肽和强啡肽A与继发性脑损害发病机制有关，这为纳洛酮应用于颅脑损伤治疗提供了实验依据。2001年，我国在中华医学会组织下，多家医院协作实施了盐酸纳洛酮（金尔伦）治疗急性颅脑损伤病人随机双盲多中心前瞻性临床研究，表明早期应用大剂量纳洛酮（0.3 mg/kg）能明显降低急性颅脑损伤病人病死率、促进脑神经功能恢复、改善远期生活质量状况，并且具有相当可靠的安全性。而近20年来，我国国内多家中心各自开展纳洛酮治疗颅脑外伤的临床研究，研究结果均表明纳洛酮改善急性颅脑损伤病人的预后。

1987年，McIntosh等报道采用特异性κ型阿片受体拮抗剂Win44441能够逆转颅脑损伤动物的低血压和脑血流降低，显著降低病死率。相反采用特异性κ型阿片受体类似物强啡肽A或U-50488H能明显加重颅脑伤动物伤后运动神经功能障碍，显著增加病死率。研究结果表明，κ受体参与加重继发性脑损伤发病过程。1987年，Hall等研究发现κ受体类似物U-50488H能明显促进闭合性颅脑损伤动物伤后运动神经功能恢复。1985年，Tang等发现κ受体类似物U50488H能明显减轻双侧颈总动脉结扎后脑缺血动物脑组织病理损害程度。早期关于κ受体与脑损伤之间的关系存在争议，而近年来研究表明强啡肽及κ受体参与脑损伤的病理过程。2009年，Sharma等人通过强啡肽抗体血清注入闭合性颅脑损伤小鼠模型侧脑室的试验表明，脑啡肽抗体血清早期干预具有神经保护作用,同时进一步表明脑啡肽可能参与脑水肿形成及血-脑屏障破坏的病理机制。同时,Thomas等研究表明,强啡肽可不通过阿片受体直接激活酸感受离子通道和酸中毒介导的神经细胞死亡。

近年来,人们研究发现μ和γ受体对颅脑损伤具有保护作用。研究发现内源性阿片肽对神经细胞膜离子通透性、细胞内信息传递、其他脑递质及受体等均有一定的调节作用,这可能是内源性阿片肽及其受体参与脑损伤发病过程的机制。1990年,Hayes等采用小剂量纳洛酮阻断μ受体,能明显加重颅脑损伤动物伤后运动神经功能障碍。相反,给予μ受体类似物吗啡能明显减轻颅脑损伤动物伤后运动神经功能障碍。进一步采用特异性μ型阿片受体类似物DAGO和拮抗剂β-FNA治疗颅脑损伤动物,结果发现DAGO能减轻颅脑损伤动物伤后运动神经功能障碍,β-FNA能加重颅脑损伤动物伤后运动神经功能障碍。但近年来,Randall等人研究发现μ受体拮抗剂,β-FNA抑制脂多糖介导的神经炎症反应及大脑趋化因子10表达,在一定程度上反映其抗炎及神经保护可能。关于μ受体及其内源性阿片肽的神经保护机制仍需进一步的研究。

近30年来,多个研究表明γ受体对大脑缺氧性损失及神经兴奋毒性的神经保护作用,并逐步阐明其神经保护机制。γ受体的神经保护机制主要包括维持离子内环境稳态、增加促细胞生存信号的转导、减弱氧化应激损失和调控γ受体基因表达等方面。1990年,Hayes等人的研究表明特异性γ受体拮抗剂纳曲吲哚明显加重颅脑损伤动物伤后运动神经功能障碍,提示γ受体本身对颅脑损伤有一定的保护作用。2000年来,美国Yingxia等研究进一步阐明了γ受体的神经保护作用,通过应用脑啡肽激动γ受体可明显减轻谷氨酸受体激活的缺血、缺氧性神经损伤,而纳曲吲哚可阻断其神经保护作用。2006年,Narita等人研究发现通过

γ受体激动剂(SNC80)激动γ受体可促进胚胎小鼠前脑神经干细胞的神经分化,且激动μ受体和κ受体有着同样的作用。2009年,Matthew等人研究表明γ受体激活可抑制谷氨酸受体激活,从而减轻其介导的细胞内钙离子过载、细胞膜电位去极化及兴奋毒性细胞死亡。2015年,Anna等通过应用脑啡肽类似物改善轻型脑损伤小鼠的认知功能,并改善脑皮质及海马的神经退化病变。还有Horiuchi、Govindaswami、Charron、Maria等等的研究表明及阐述γ受体的神经保护作用,表明其对脑损伤治疗的应用前景。

近年来,研究发现阿片受体样受体或孤儿受体(NOP/ORL)参与颅脑损伤病理过程。20世纪90年代,Sulaiman等人发现脑室内注入孤啡肽加重小鼠眼球震颤及水平前庭眼反射,并抑制脑干前庭神经的神经元活动。2003年,Witta等人发现脑外伤小鼠大脑中的孤啡肽水平升高,并增加神经元的神经兴奋毒性。同时,Armstead等人研究表明孤啡肽导致脑损伤小鼠的软脑膜动脉扩张,而应用孤儿受体拮抗剂可缓解其软脑膜动脉扩张及恢复其脑血管自我调节。2016年,Hibah等通过研究发现,在轻型颅脑损伤小鼠的脑组织及血浆中存在阿片受体样受体的高表达,同时存在前庭功能障碍及脑缺氧损伤。而通过应用阿片受体样受体拮抗剂(SB-612111)能改善其前庭功能障碍并改善其伤后缺氧损伤,并进一步提出孤啡肽通过激活促凋亡蛋白、凋亡相关性激酶及损失蛋白的信号通路,介导脑缺氧性损失及自我调节功能的失调。

目前相关研究表明,内源性阿片肽及其受体通过不同的途径参与中枢神经系统损伤的病理过程,关于其具体病理机制仍需进一步的研究。内源性阿片肽及其受体系统的促神经分化及神经保护潜力,在颅脑损伤治疗方面有着巨大的应用潜力。

(刘 毅 王 杰 董 斌
孔文龙 石小峰 许益民)

参考文献

[1] LETARTE P B. Neurotrauma care in the new millennium[J]. Surg Clin North Am, 1999, 79(6): 1449-1470.

[2] HAN Z, LI L, WANG L, et al. Alpha-7 nicotinic acetylcholine receptor agonist treatment reduces neuroinflammation, oxidative stress, and brain injury in mice with ischemic stroke and bone fracture[J]. J Neurochem, 2014, 131(4): 498-508.

[3] SHIN S S, DIXON C E. Targeting α7 nicotinic acetylcholine

receptors: a future potential for neuroprotection from traumatic brain injury[J]. Neural Regen Res, 2015, 10(10): 1552-1554.

[4] SHIN S S, DIXON C E. Alterations in cholinergic pathways and therapeutic strategies targeting cholinergic system after traumatic brain injury[J]. J Neurotrauma, 2015, 32(19): 1429-1440.

[5] BENDIX I, SERDAR M, HERZ J, et al. Inhibition of acetylcholinesterase modulates NMDA receptor antagonist mediated

alterations in the developing brain[J]. Int J Mol Sci, 2014, 15(3): 3784-3798.

[6] NJOKU I, RADABAUGH H L, NICHOLAS M A, et al. Chronic treatment with galantamine rescues reversal learning in an attentional set-shifting test after experimental brain trauma[J]. Exp Neurol, 2019, 315: 32-41.

[7] ZHAO J, HYLIN M J, KOBORI N, et al. Post-injury administration of galantamine reduces traumatic brain injury pathology and improves outcome[J]. J Neurotrauma, 2018, 35(2): 362-374.

[8] LI H J, SUN Z L, PAN Y B, et al. Effect of α7nAChR on learning and memory dysfunction in a rat model of diffuse axonal injury [J]. Exp Cell Res, 2019, 383(2): 111546.

[9] EGLETON R D, BROWN K C, DASGUPTA P. Nicotinic acetylcholine receptors in cancer: multiple roles in proliferation and inhibition of apoptosis[J]. Trends Pharmacol Sci, 2008, 29(3): 151-158.

[10] LU X X, HONG Z Q, TAN Z, et al. Nicotinic acetylcholine receptor alpha7 subunit mediates vagus nerve stimulation-induced neuroprotection in acute permanent cerebral ischemia by a7nAchR/ JAK2 pathway[J]. Med Sci Monit, 2017, 23: 6072-6081.

[11] CHEN K, SUN Y, DIAO Y, et al. α7 nicotinic acetylcholine receptor agonist inhibits the damage of rat hippocampal neurons by TLR4/ Myd88/NF-κB signaling pathway during cardiopulmonary bypass [J]. Mol Med Rep, 2017, 16(4): 4770-4776.

[12] DASH P K, ZHAO J, KOBORI N, et al. Activation of alpha 7 cholinergic nicotinic receptors reduce blood-brain barrier permeability following experimental traumatic brain injury[J]. J Neurosci, 2016, 36(9): 2809-2818.

[13] BALLINGER E C, ANANTH M, TALMAGE D A, et al. Basal forebrain cholinergic circuits and signaling in cognition and cognitive decline[J]. Neuron, 2016, 91(6): 1199-1218.

[14] FERREIRA-VIEIRA T H, GUIMARAES I M, SILVA F R, et al. Alzheimer's disease: targeting the cholinergic system[J]. Curr Neuropharmacol, 2016, 14(1): 101-115.

[15] DASILVA M, BRANDT C, GOTTHARDT S, et al. Cell class-specific modulation of attentional signals by acetylcholine in macaque frontal eye field[J]. Proc Natl Acad Sci U S A, 2019, 116(40): 20180-20189.

[16] TITUS D J, JOHNSTONE T, JOHNSON N H, et al. Positive allosteric modulation of the α7 nicotinic acetylcholine receptor as a treatment for cognitive deficits after traumatic brain injury[J]. PLoS One, 2019, 14(10): e0223180.

[17] ROMEO C, RAVEENDRAN A T, SOBHA N M, et al. Cholinergic receptor alterations in the brain stem of spinal cord injured rats[J]. Neurochem Res, 2013, 38(2): 389-397.

[18] CORNS L F, ATKINSON L, DANIEL J, et al. Cholinergic enhancement of cell proliferation in the postnatal neurogenic niche of the mammalian spinal cord[J]. Stem Cells, 2015, 33(9): 2864-2876.

[19] 江基尧, 朱诚. 现代颅脑损伤学[M]. 上海: 第二军医大学出版社, 2010.

[20] EFFGEN G B, MORRISON B. Memantine reduced cell death, astrogliosis, and functional deficits in an, in vitro, model of repetitive mild traumatic brain injury[J]. J Neurotrauma, 2017, 15, 34(4): 934-942.

[21] WENTHUR C J, MORRISON R, FELTS A S, et al. Discovery of (R)-(2-fluoro-4-((-4-methoxyphenyl)ethynyl)phenyl) (3-hydroxypiperidin-1-yl)methanone (ML337), an mGlu3 Selective and CNS Penetrant Negative Allosteric Modulator (NAM)[J]. J Med Chemistr, 2013, 56(12): 5208-5212.

[22] LUCAS S J, BORTOLOTTO Z A, COLLINGRIDGE G L, et al. Selective activation of either mGlu2 or mGlu3 receptors can induce LTD in the amygdala[J]. Neuropharmacology, 2013, 66: 196-201.

[23] BELLER J A, GURKOFF G G, BERMAN R F, et al. Pharmacological enhancement of glutamate transport reduces excitotoxicity in vitro[J]. Restor Neurol Neurosci, 2011, 29(5): 331-346.

[24] ASLANYAN S, WEIR C J, MUIR K W, et al. Magnesium for treatment of acute lacunar stroke syndromes: further analysis of the IMAGES trial[J]. Stroke, 2007, 38(4): 1269-1273.

[25] SAVER J L, STARKMAN S, ECKSTEIN M, et al. Prehospital use of magnesium sulfate as neuroprotection in acute stroke[J]. N Engl J Med, 2015, 372(6): 528-536.

[26] YI N, ZHOU L, WANG X, et al. MK-801 attenuates lesion expansion following acute brain injury in rats: a meta-analysis[J]. Neural Regen Res, 2019, 14(11): 1919-1931.

[27] ZHANG J H, XIA Y, HADDAD G G. Activation of delta-opioid receptors protects cortical neurons from glutamate excitotoxic injury [J]. Soc Neurosci, 1999, 28: Abstract 736.

[28] HORIUCHI T, KAWAGUCHI M, SAKAMOTO T, et al. The effects of the delta-opioid agonist SNC80 on hind-limb motor function and neuronal injury after spinal cord ischemia in rats[J]. Anesth Analg, 2004, 99(1): 235-240.

[29] CHARRON C, MESSIER C, PLAMONDON H. Neuroprotection and functional recovery conferred by administration of kappa- and delta- opioid agonists in a rat model of global ischemia[J]. Physiol Behav, 2008, 93(3): 502-511.

[30] GOVINDASWAMI M, BROWN S A, YU J, et al. Delta 2-specific opioid receptor agonist and hibernating woodchuck plasma fraction provide ischemic neuroprotection[J]. Acad Emerg Med, 2008, 15(3): 250-257.

[31] LESNIAK A, PICK C G, MISICKA A, et al. Biphalin protects against cognitive deficits in a mouse model of mild traumatic brain injury (mTBI)[J]. Neuropharmacology, 2016, 101: 506-518.

[32] NARITA M, KUZUMAKI N, MIYATAKE M, et al. Role of delta-opioid receptor function in neurogenesis and neuroprotection[J]. J Neurochem, 2006, 97(5): 1494-1505.

[33] DAVIS R L, STEVENS C W, CURTIS J T. The opioid antagonist, β-funaltrexamine, inhibits lipopolysaccharide-induced neuroinflammation and reduces sickness behavior in mice[J].

Physiol Behav, 2017, 173: 52−60.

［34］ SULAIMAN M R, NIKLASSON M, THAM R, et al. Modulation of vestibular function by nociceptin/orphanin FQ: an in vivo and in vitro study［J］. Brain Res, 1999, 828(1−2): 74−82.

［35］ ARMSTEAD W M. Relationship between nociceptin/orphanin FQ and cerebral hemodynamics after hypoxia-ischemia in piglets［J］. Am J Physiol Heart Circ Physiol, 2000, 278(2): H477−H483.

［36］ WITTA J, BUZAS B, COX B M. Traumatic brain injury induces nociceptin/orphanin FQ expression in neurons of the rat cerebral cortex［J］. J Neurotrauma, 2003, 20(6): 523−532.

［37］ ARMSTEAD W M. Role of NOC/oFQ in impaired opioid-induced pial artery dilation following brain injury［J］. Brain Res, 2000, 869(1−2): 231−235.

［38］ ARMSTEAD W M. Role of nociceptin/orphanin FQ in age-dependent cerebral hemodynamic effects of brain injury［J］. J Neurotrauma, 2000, 17(9): 751−764.

［39］ AWWAD H O, DURAND C D, GONZALEZ L P, et al. Post-blast treatment with Nociceptin/Orphanin FQ peptide(NOP) receptor antagonist reduces brain injury-induced hypoxia and signaling proteins investibulomotor-related brain regions［J］. Behav Brain Res, 2018, 15(340): 183−194.

［40］ SHARMA H S, PATNAIK R, PATNAIK S, et al. Antibodies to dynorphin a (1−17) attenuate closed head injury induced blood-brain barrier disruption, brain edema formation and brain pathology in the rat［J］. Acta Neurochir Suppl, 2010, 106: 301−306.

［41］ SHERWOOD T W, ASKWITH C C. Dynorphin opioid peptides enhance acid-sensing ion channel 1a activity and acidosis-induced neuronal death［J］. J Neurosci, 2009, 29(45): 14371−14380.

［42］ 金尔伦(盐酸纳洛酮)治疗急性颅脑损伤病人随机双盲多中心前瞻性临床研究［J］.中华神经外科杂志,2001,17(3): 135−139.

第四十九章
脂质过氧化物与颅脑损伤

脂质是构筑生物膜的主要成分,几乎细胞中所含的全部磷脂都集中在生物膜中,生物膜的许多特性和功能都与脂类的化学结构、空间构象和运动状态有密切的关系,所以对膜脂分子的任何干扰和破坏都会给细胞生理机能造成影响。在生理和病理过程中,这种干扰和破坏来自诸多因素,过氧化作用是其中最重要的一个方面。脂质过氧化过程是典型的自由基反应,活性氧扮演着极其重要的作用,故脂质过氧化也属于自由基生物学领域。

第一节　自由基及自由基反应的基本概念

在正常的生命过程中,自由基是维持生命所必需的,但自由基也是生物大分子、细胞和生物组织的危险杀手。正常的生理情况下,体内的自由基不断地产生、被清除,维持在正常生理水平;病理情况下,自由基的产生和清除失去平衡,不论其原因是自由基产生过量,还是不足,或者是机体清除自由基的能力减弱,都会导致疾病的发生或细胞衰老。

一、自由基定义

自由基是一个化学概念,是指具有不配对电子的原子、离子、分子或化学基团。由于有不配对电子的存在,自由基在多数情况下具有十分活跃的化学性质,具有强烈的得失电子倾向,可引起剧烈的氧化还原反应。

二、自由基反应

1. **自由基生成**　含键的分子其共价键断裂有两种情况:一是电子对的不均等分配,生成两个离子,称之为异裂;二是电子对均等分配,称之为均裂,生成两个自由基。均裂需要外界提供能量,如辐射,或电子供应不充分的氧化还原反应,或某些酶类或金属离子的催化反应。

2. **自由基反应特点**　自由基反应是一种自动进行的连锁反应。一个稳定的分子由于某些因素的诱发转化为自由基后,反应自动扩大、增殖,直至形成稳定的共价键为止。其特点为:① 具有瀑布效应的级联反应。一旦发生,产生二级自由基,会连续反应,作用逐级放大。② 是随机的、非特异性的氧化还原反应。无论何种物质,只要具备氧化还原电位差,均参与反应。脂类、蛋白质、核酸等,特别是具有不饱和的双键者,均为反应对象而被破坏。

3. **自由基反应的3个阶段**　① 启动:自由基脱位、电子传递的异常、不充分的氧化还原反应、某些酶或金属离子的催化、外源性辐射或光照、某些药物的诱发等均可启动自由基反应。某些脂类物质,如脂类过氧化物,可自发进行自由基反应,具有病理学意义。② 增殖:是上述反应的增殖与扩大,一经启动就呈瀑布状放大,并形成恶性循环。增殖反应分为4种方式:原子转移、加成反应、化学键断裂和电子重排。③ 终止。

4. **抑制或淬灭自由基反应**　可以从上述3个环节入手:① 减少自由基的底物,消除诱因,抑制启动;② 消除已增殖的各代自由基,防止反应扩大化;③ 消除自由基的毒性产物,如脂质过氧化物和丙二醛等。

三、自由基的生物控制系统

(1) 需氧生物体内存在特定的酶系(如细胞色素),在特定的部位(如线粒体)将氧迅速还原成水,并通过氧化磷酸化的偶联,产生ATP,防止氧在体内的蓄积。

（2）在代谢上,三羧酸循环等脱氢过程提供充足的电子与氧的供应平衡,防止氧不充分还原产生活性氧自由基。

（3）有些酶类包括超氧化物歧化酶（SOD）、过氧化氢酶（CTA）、谷胱甘肽过氧化物酶（GSH-Px）,以及内源性还原物质（维生素C、维生素E、谷胱甘肽等）对自由基具有清除作用,是抗氧化保护体系。值得注意的是,由于各种还原物质的物理溶解性质不同,其分布和作用部位也不尽相同,如维生素E是脂溶性的,故可分布在细胞膜结构的内部,在脂质双层之间发挥其抗氧化的作用;维生素C为水溶性的,故分布在水溶区域内发挥抗氧化作用。

（4）机体的正常结构可防护自由基的损害,如将传递遗传信息的物质染色体与线粒体隔绝开,将遗传物质置于核膜和质膜的双层保护之下。

（5）机体对自由基损害具有修复功能,如对DNA的修复、膜磷脂的动态交换、细胞骨架蛋白的动态平衡等。

以上防御体系是随生物有氧代谢的产生而发展起来的,是在长期进化的过程中获得的。在生理条件下,这些功能的发挥是以机体高度组织化的生物结构和功能的完整性为前提的。在病理条件下,活性氧过度生成或防御体系失调,即发生病理性的自由基反应。

第二节　脂质过氧化化学

从化学的角度,脂类的降解通过2种途径:一是自由基反应;二是水解。前者由铁、铜等金属离子催化,后者由脂酶等催化。氧自由基能攻击生物膜磷脂中的多不饱和脂肪酸（polyunsaturated fatty acid, PUFA）引发脂质过氧化作用,形成脂质过氧化物（LPO）。

一、生物膜的构成

1972年,Singer提出液态镶嵌脂质双层模型。1977年,Janis针对膜的非对称性、不均一性和分相性等特点,进一步补充提出板块学说。生物膜的基本构件是磷脂分子,其内有大量的多价不饱和脂肪酸,是自由基攻击的对象。生物膜主要由脂类和蛋白质组成,在大多数情况下,膜中的蛋白质对脂类的重量比介于1:4到4:1之间。当然膜也包含糖类（碳水化合物）,与脂类和蛋白质连在一起。膜脂类是较小的分子,具有亲水和疏水的两部分。这些脂类自发地在水介质中形成闭合双分子层。构成膜双层骨架的脂类分子由碳氢侧链的非极性部分和磷脂酰胆碱或磷脂酰乙醇胺等极性部分组成。脂肪侧链主要有软脂酸、硬脂酸、油酸、亚油酸、亚麻酸、花生四烯酸等。不同脂肪酸的区别主要在于碳氢键的长度以及不饱和双键的数目和位置。

二、脂质过氧化的化学过程

脂质分子相当稳定,在空气中不易发生氧化作用,可是一旦有活泼自由基存在,就可以导致脂质过氧化的发生。脂质过氧化是一个典型的自由基链反应过程,在光、某种射线或自由基的作用下,可使脂质分子LH脱去一个氢原子形成脂质自由基,再与氧反应形成脂质过氧自由基,过氧自由基再进攻其他脂质分子,夺取其氢原子,生成新的自由基和脂质过氧化氢。此反应可反复进行,从而导致脂质分子的不断消耗和脂质过氧化物的大量生成（图49-1）。任何外来的活性粒子都可以有效地进攻脂质分子LH,所有活性氧都可直接或间接地充当这一角色,其中最有效的进攻者是羟基自由基。

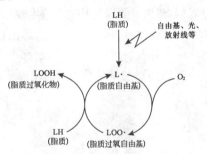

图49-1　脂质过氧化的链反应过程

三、脂质过氧化的中间产物

LO·、LOO·、LOOH都是脂质过氧化过程的中间产物,在脂质过氧化过程中起着重要的作用,它们属于活性氧的范畴。

1. LOOH　脂质过氧化物分子在通常条件下似乎比较稳定,不会对过氧化反应有什么促进作用,但实际上,LOOH的生成却极大地加速了脂质过氧化过程。在过渡金属离子的催化作用下产生LO·、LOO·自由基,继续引发和增长链反应。

$$LOOH+Fe^{2+}\rightarrow Fe^{3+}+OH^-+LO\cdot$$

此反应也就是类Fenton反应。LOOH还可与Fe^{3+}离子反应生成$LOO\cdot$

$$LOOH+Fe^{3+}\rightarrow LOO\cdot+H^++Fe^{2+}$$

铁离子或简单的铁离子复合物可与H_2O_2反应生成羟自由基,而某些铁蛋白与H_2O_2或单线态氧反应则不能产生可以检测的羟自由基,除非反应时释放出铁离子。很多铁复合物可以刺激脂质过氧化作用,如Fe^{2+}-ADP、血红素、高价铁、氧合血红蛋白、肌红蛋白、细胞色素(包括细胞色素C和P450)紧密结合的复杂铁复合物可有效地催化脂质过氧化反应。

虽然Cu^{2+}离子在Fenton反应中作用速度远较Fe^{2+}为快,但在生物体内铁是过渡金属中最重要的脂质过氧化作用的催化剂,它在生物组织中含量较高,铁形成复合物后可大大增强铁作为脂质过氧化催化剂的作用。如铁血红素就是动物组织中最强的脂质过氧化反应的催化剂。尚无实验依据证明体内微量铜的复合物、铜蓝蛋白可有效地催化脂质过氧化反应。

其他一些金属离子如Co^{2+}也可以分解脂质过氧化物。而另一些金属离子,例如Zn^{2+}、Mn^{2+}则在某些体系中可以抑制脂质过氧化。

除了与铁等金属离子发生催化反应外,LOOH尚可以通过光解、辐射分解以及其他反应生成$LO\cdot$。

2. LO· LO·与羟基自由基类似,可由LOOH通过Fenton反应和Haber-Weiss反应生成,都可引发脂质过氧化反应。但LO·与羟基自由基的寿命不同,羟基自由基的寿命极短,而LO·则相对稳定,它可以扩散到生成部位以外的生物分子,而且还可像羟基自由基一样发生双键加成反应,导致机体受损。从这个意义上讲,LO·有更大的危害性,且为羧基和小分子烃类产物的直接来源。

3. LOO· LOO·不如LO·活泼,但它也可与脂肪酸分子发生氢抽提反应,生成LOOH。虽然LOO·难于发生双键加成反应,但可通过分子内双键加成,生成环过氧化物。

四、脂质过氧化的产物

脂质过氧化过程似乎都是L·、LO·、LOO·、LOOH以及其他活性氧和金属离子之间的循环反应,但实际上与链反应同时进行的还有这些中间产物的降解过程,最终生成小分子的醛、酮、羧酸以及烷烃和烯烃产物,通常以小分子降解产物的数量体现脂质过氧化的程度。

光解、水解和热解都是降解反应的重要途径。对自由基中间产物,分解的部位通常是未成对电子的β-位置,这就是自由基反应中的β-断裂,特别是烷氧自由基更容易发生β-断裂。

研究表明,不饱和脂肪酸脂质过氧化产物主要是己醛、辛烯醛和4-羟基壬烯醛。花生四烯酸自动氧化所产生的4-羟基壬烯醛的量最多,比亚油酸高10倍,比γ-亚麻酸高4倍。但脂类并不是细胞膜中唯一含有双键的分子,其他分子也可以发生过氧化作用,如视黄醛、辅酶Q等。脂质过氧化反应不仅破坏了膜结构的完整性,而且过氧化的自由基中间产物和羧基化合物最终产物同样可以进攻各类生物大分子而造成核酸断裂、蛋白交联和变性、酶失活等。

第三节 自由基与颅脑损伤

大脑的重量不到体重的5%,但脑氧耗量却占人体耗氧量的20%。脑组织富含大量的磷脂,是体内磷脂代谢最旺盛的部位,而抗氧化酶,如CTA、GSHPx及谷胱甘肽(GSH)和维生素E含量低,极易引起脂质过氧化。错综复杂的神经元和胶质细胞连同其突起都是大量的膜相结构。神经系统的正常功能,如兴奋的产生和传递、突触活动、神经内分泌、离子通透、物质跨膜交换等都依赖于膜结构在生理和结构上的完整,一旦膜受到自由基的攻击,将造成严重的功能障碍。大量实验和临床证据表明,氧自由基的产生是引起脑损伤的重要因素。

一、脑中脂质

脂质包括脂肪和类脂两大类。脂肪作为机体的供能物质主要储存在脂库中,几乎不存在脑中。类脂包括甘油磷脂、糖脂、胆固醇等。成人脑按干重计算,脂类在灰质中占33%,在白质中占55%。脑中的脂质主要是类脂,其中磷脂是构成中枢神经系统的主要成分。

磷脂也是构成生物膜的基本构件,对于膜的稳定性、连续性、流动性和选择通透性有重要的作用。磷脂中含有大量的多价不饱和脂肪酸,是自由基攻击发生脂质过氧化的靶目标。

二、在脑中产生氧自由基的条件

1. **铁离子**　在脑中脂质过氧化取决于氧和铁离子。脑的某些区域铁浓度很高,如苍白球和黑质。向中枢神经系统释放铁离子的重要来源之一是血红蛋白,血红蛋白可以明显抑制脑组织 Na^+-K^+-ATP 酶活性和启动脂质过氧化。铁离子在脂质过氧化过程中的重要作用还表现在铁离子或铁离子复合物可以大大加速脂质过氧化物的分解速率,使脂质 O—O 键断裂,产生脂氧自由基 $LO·$。

$$LOOH+Fe^{2+}-复合物 \rightarrow LO·+OH^-+Fe^{3+}-复合物$$

Fe^{3+}-复合物同脂质过氧化氢反应则生成脂过氧自由基 $LOO·$。

$$LOOH+Fe^{3+}-复合物 \rightarrow LOO·+OH^-+Fe^{2+}-复合物$$

2. **钙离子**　另一个与氧自由基有关的造成大脑神经系统损伤的因素是钙离子。钙离子穿过神经元膜引起细胞内钙超负荷。目前认为细胞内钙离子超载是促使缺血的神经细胞发生不可逆损害的途径之一。其机制为:当脑血流量减至每分钟 10 mL/100 g 时,ATP 的钠钾泵衰竭,细胞外的钾离子增加,神经细胞膜去极化,同时,电压敏感性钙离子通道开放,钙离子进入细胞内,并且线粒体和内质网的钙离子释放,使得细胞内钙超载加剧。钙离子激活磷脂酶,加速脂质过氧化反应。自由基损伤生物膜引起钙离子通透性增加,这种恶性循环持续进行,导致细胞损伤由可逆向不可逆性发展,直至细胞死亡。

3. **酸中毒**　自由基的形成和脂质过氧化与酸中毒有关。在鼠脑皮质组织中,酸中毒时(pH6.0~6.5)大量增加自由基的形成,加速了与磷脂结合的多不饱和脂肪酸的分解。但当 pH 进一步降低到 5.0 时,影响结果相反,这表明形成自由基最佳的 pH 是 6.0~6.5。缺血会引起酸中毒,可能促进形成自由基。

4. **前列腺素**　脑损伤时激活磷脂酶 A_2（PLA_2）,使游离的花生四烯酸增多,后者在环氧化酶的作用下产生大量的前列腺素 G_2（PGG_2）,在过氧化酶的作用下转化为前列腺素 H_2（PGH_2）,将电子传递给氧,产生超

氧阴离子而攻击不饱和脂肪酸,发生脂质过氧化反应。局部使用 SOD,可以抑制这一自由基的形成。局部使用 4,4′-二硫代氰-2-2′-二苯乙烯酸二磺酸盐和苯甲酰甲醛也可明显减少超氧阴离子的生成。

5. **儿茶酚胺、5-羟色胺**　脑损伤时中枢神经元释放大量的儿茶酚胺和 5-羟色胺等神经递质,不但影响脑微血管自动调节功能,在其自身氧化过程中还可将电子传递给氧,产生超氧阴离子攻击不饱和脂肪酸,发生脂质过氧化反应。

三、自由基损伤机制存在于创伤性脑损伤中的证据

国内外学者研究发现脑细胞极易被氧自由基损害,并提出氧自由基参与脑损伤发病过程。主要依据包括:

（1）神经细胞膜脂质富含胆固醇和多价不饱和脂肪酸,这两种化学成分极易被氧自由基破坏。

（2）脑组织自身清除氧自由基的能力差,表现在 SOD 和 GSH-Px 含量较低。

（3）脑组织富含的各种金属离子是促氧自由基损害作用的启动因子。

（4）脑组织富含溶酶体,氧自由基能破坏溶酶体膜,使大量溶酶体释放到细胞质内,导致神经元变性坏死。

（5）创伤时脑组织内的脂质过氧化物含量明显增加,后者是脂质过氧化的产物。伤情越重,升高程度越明显,病人预后越差。

（6）电子自旋共振测得自由基信号增加。微透析+自由基俘获剂检测在活体上证实颅脑损伤时自由基及其产物的增加。

（7）体内还原物质如维生素 C 和维生素 E 等减少,其变化与创伤性脑损害的严重程度相关。

（8）应用自由基清除剂能够减轻损伤。

（9）体外实验中能够重复出上述改变。

四、自由基反应参与颅脑损伤的机制

（一）自由基损伤是神经细胞死亡途径之一

自由基反应存在于颅脑损伤,但仅是诸多继发损伤网络中的一部分。在颅脑损伤时,氧和一氧化氮均可生成自由基,损伤细胞及重要的生物大分子,造成细胞结构和功能上的损伤。目前认为自由基损伤是神经元死亡途径之一。如图 49-2 所示,随着 T 细胞受体活化,线粒体呼吸增强,产生高水平的活性氧。通过刺激基因（*FOS*）或肿瘤坏死因子（TNF）受体,可以活化

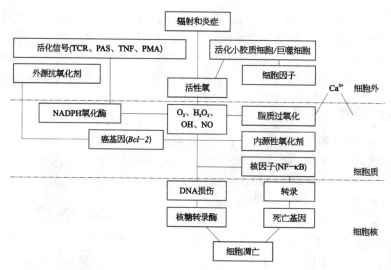

图49-2　活性氧自由基诱导细胞凋亡的可能机制

还原型烟酰胺腺嘌呤二核苷酸磷酸（NADPH）氧化酶产生活性氧。小胶质/巨噬细胞可以产生呼吸爆发释放活性氧和细胞因子（IL-1β、TNF-α等）。氧自由基的增加或抗氧化水平的降低都会导致核因子κB（NF-κB）活化，DNA的氧化并活化聚-ADP-核糖-转录酶（PADPRT），导致细胞凋亡。

细胞内活性氧的来源包括线粒体、微粒体、细胞色素P450等。活性氧具有很高的生物活性，容易与生物大分子反应，直接损害或者通过一系列氧化链式反应引起广泛的生物结构的破坏。为了减少活性氧对细胞的损伤，细胞内有一系列的防护机制，包括SOD、CTA、GSH-Px，还有天然脂溶性和水溶性的抗氧化剂，包括维生素E、维生素C、辅酶Q等。细胞的生存取决于活性氧和抗氧化代谢的平衡。一旦产生过多的活性氧或细胞内的抗氧化剂耗尽就会引起平衡失调，细胞功能受到影响，细胞凋亡就是其结局之一。

（二）脂质过氧化与创伤后轴索变性

与脑缺血和缺氧有关的主要是过氧化阴离子和羟自由基。生理状态下，细胞内有少量的自由基生成，如线粒体电子传递系统、前列腺素生成和微粒体P450还原酶系统等。此外，自由基在生理状态下还介导某些膜受体的活动，如N-甲基-D-天冬氨酸（NMDA）受体。

当缺氧和缺血时，没有足够的氧去接受呼吸链传递的电子，黄素腺苷二核苷酸和辅酶Q减少，这些大分子自氧化生成自由基。此外，再灌注时膜分解产生过多的花生四烯酸，代谢后产生前列腺素和白三烯。这些过程至少可以被NMDA受体的激活和继发的Ca^{2+}

依赖的PLA_2的刺激而激活。磷脂酶激活产生过多的游离脂肪酸也为自由基的产生提供了过多的底物。

自由基损伤蛋白质、核酸、脂类和细胞外基质中的糖胺聚糖、含硫的氨基酸、多价不饱和脂肪酸等重要的生物大分子。多价不饱和脂肪酸增多在中枢神经系统缺血/缺氧的脂质过氧化损伤中有重要的病理意义。

缺血再灌注：ATP减少，线粒体损伤，细胞色素体系失调，醌自由基脱位外溢，同时进入线粒体内的氧不能充分还原，经单价电子还原成氧自由基。

黄嘌呤脱氢酶/黄嘌呤氧化酶比例失调，黄嘌呤氧化酶增多，催化次黄嘌呤→黄嘌呤→尿酸过程中都以分子氧为电子接受体，产生大量过氧化阴离子和过氧化氢，后者在金属离子催化下进一步形成羟自由基。

中性粒细胞爆发式呼吸，耗氧量增加10～20倍，NADPH氧化酶将NADPH氧化为氧化性$NADP^+$，同时将一个电子交给氧生成过氧化阴离子，再转化为过氧化氢，后者在髓过氧化物酶（MPO）和Cl^-作用下生成次氯酸。

经前列腺素合成酶作用的不饱和脂肪酸代谢异常：磷脂酶水解膜磷脂，花生四烯酸代谢异常，产生大量的过氧化阴离子。

研究表明，在创伤和缺氧、缺血时机体抗氧化体系受损，如SOD活性下降，不能清除上述过多产生的自由基，造成损伤进一步蔓延。

超氧化阴离子在活体内由酶促反应、自发生成和光化学反应生成，其进一步转化为H_2O_2和O_2时可以自发进行，或由某些金属离子催化，和特定的SOD催化生成。SOD分为Cu、ZnSOD和Mn、FeSOD两个系列。

颅脑损伤（TBI）后可合并脑缺血。在颅脑损伤的同时，脑血管也受到损伤，宏观上血管运动调节障碍，血管内皮和平滑肌细胞受到损伤。微观机制上，脑缺血或过度灌注，再灌注，前者是钙超载，后者是自由基性损伤。

颅脑损伤后脑缺血的原因之一是脑内微循环障碍。早在20世纪60年代，就有人发现了无重流现象。有人认为，85%的重度颅脑损伤病人合并脑缺血，重度与中度损伤的标志之一是有无继发性缺血性损害。颅脑损伤后脑微循环损伤的可能机制：① 脑毛细血管内皮细胞内的烷烯氧化酶活性较其他细胞大100～1 000倍；② 中性粒细胞的附着，内皮损伤；③ NO代谢紊乱，内皮素-血管舒张因子失调，NO自由基生成；④ 花生四烯酸代谢紊乱，前列腺素I_2（PGI_2）-血栓素A_2（TXA_2）失衡；⑤ 颅脑损伤合并的脑内或蛛网膜下腔出血、血管损伤引起脑缺血和梗死、蛛网膜下腔出血导致血管痉挛；⑥ 血块中的化学物质释放，Fe^{2+}释放，诱发自由基反应。

（三）脂质过氧化物与创伤性脑水肿

创伤性脑水肿临床上表现为颅内高压，压迫脑干等生命中枢，危及病人生命。血管源性脑水肿是由于血管内液体进入细胞外间隙，导致细胞外水潴留，形成脑水肿。实验研究发现，在脑冻伤早期和脑水肿尚未形成之前，先发生脑毛细血管通透性增加。目前认为，导致脑毛细血管通透性增加的化学递质主要包括缓激肽、5-羟色胺、组胺、花生四烯酸、白三烯和氧自由基等，其中氧自由基起主导作用。

20世纪80年代，人们合成了多种类型的氧自由基清除剂，证实了氧自由基清除剂可以减轻脑水肿的设想。SOD是目前常用的氧自由基清除剂，有两种类型：一种为游离的SOD，另一种为脂质包裹的SOD。研究发现，静脉注入游离的SOD不能通过脑毛细血管的内皮细胞，故采用游离的SOD治疗脑水肿无效；而采用脂质包裹的SOD能通过血-脑屏障，从而有效地发挥其疗效。Chan等研究发现，采用带正电荷脂质体包裹的SOD能有效减轻冻伤后脑水肿程度。而采用游离SOD治疗冻伤后脑水肿无效。最近，Ando等合成了一种SOD衍生物（SMA-SOD），该物质能够与体内的血浆蛋白可逆性结合，半衰期长达6小时。由于受伤处脑组织pH降低（酸中毒），使SMA-SOD在脑损伤局部释放增加，使得受伤脑区药物浓度明显增加。SMA-SOD能有效减轻脑损伤后血-脑屏障的通透性，减轻脑水肿。

采用抗氧自由基治疗脑水肿的另一种途径是抑制离子Haber-Weiss催化反应，从而阻断铁离子催化的过氧化氢自由基形成过程。生物体内过氧化氢自由基主要来源于铁依赖超氧化物自由基反应过程，其反应过程称之为铁离子催化Haber-Weiss反应，是诱发脂质过氧化反应的起始点。颅脑损伤所致的脑内血肿、出血性脑梗死和脑挫裂伤使血管内的红细胞进入脑实质内，释放大量的铁离子。铁离子诱发产生大量的氧自由基，引起脂质过氧化反应，继而导致继发性脑损伤。给鼠大脑皮质内直接注入铁离子可诱发产生大量的氧自由基，引起脂质过氧化反应，并引起明显的脑水肿和脑组织坏死；若在注射铁离子前先给予维生素E和硒，能明显减轻铁离子诱发的脂质过氧化反应和脑水肿的程度。研究还发现，实验性颅脑损伤会导致脑组织内的维生素E分解加快，合成减少，使脑组织内的维生素E含量降低。

Ikeda等采用3种不同类型的铁离子螯合剂治疗猫冻伤性脑水肿：① 去铁胺，是很强的三价铁离子螯合剂，能显著抑制过氧化氢氧自由基的生成。去铁胺能够通过血-脑屏障和神经细胞膜，螯合脑细胞内和细胞外的铁离子。② 2,2-双吡啶，是很强的疏水性三价铁离子螯合剂，能很容易的透过神经细胞膜螯合细胞内的铁离子。③ 2,3-双对羟苯甲酸，是最常用的三价铁离子螯合剂，但不能透过细胞膜，故仅能螯合细胞外的铁离子。Ikeda等研究发现，前两种药物能够透过细胞膜，并且能够明显减轻冻伤后脑水肿，而后一种不能透过细胞膜，对冻伤后的脑水肿无效。研究结果表明，细胞外氧自由基反应在创伤性脑水肿发生过程中无明显作用，而细胞内铁离子诱发脂质过氧化反应才是引起创伤性脑水肿的必要因素。有人采用高压氧加铁离子螯合剂（去铁胺、双吡啶等）方法治疗实验性鼠脑水肿，发现铁离子螯合剂能明显抑制脂质过氧化反应。

此外，近年来研究发现，载脂蛋白家族基因多态性，如载脂蛋白E（APOE）及载脂蛋白J（APOJ）等与急性脑损伤病人预后密切相关。其中，APOE具有3个等位基因 *APOEε2*、*APOEε3* 及 *APOEε4*，它们主要的区别是其DNA序列上存在两个位点的碱基替代，造成它们所编码的APOE蛋白在第112位和第158位的氨基酸残基发生了相应的变化，脑损伤病人表达APOEε4增加损伤后易损性和预后不良。其作用机制可能包括以下几个方面：① APOEε4在神经组织的修复及保护神经元的功能方面相对较差；② APOEε4还可能导致细胞骨架合成不良，减少突触发生，抑制神经突生长；③ APOEε4增加细胞内Ca^{2+}浓度，导致神经元及其轴索钙超载；④ APOEε4降低体内维生素K水平，使凝血功能降低，出血时间延长；⑤ APOEε4降低对微神经胶质增生和TNF-α产生的抑制免疫能力，增加炎症反应及脂质过氧化作用，导致血管内皮通透性增加，血细胞易于渗出等。正式基于此，根据APOE受体结合区设计的不含$APOEε4$基因片段的短肽在基础研究中显示出了良好的抗炎抗氧化、维持线粒体功能、稳定胞内Ca^{2+}浓度及维持血-脑屏障稳定性等作用。

（四）脂质过氧化与脑缺血再灌注损伤

越来越多的研究结果表明，脑组织缺血性损害与氧自由基形成有密切的关系。在脑缺血情况下，细胞线粒体氧化磷酸化过程终止，细胞内的ATP含量降低，AMP的含量增高。这时组织通过嘌呤代谢途径使AMP转变成腺苷、肌苷和次黄嘌呤。在正常的生理情况下，次黄嘌呤通过黄嘌呤脱氢酶生成黄嘌呤，最终产生尿酸排出体外。在脑缺血情况下，细胞内钙含量增加，激活细胞内多种水解酶和磷脂酶。此时黄嘌呤脱氢酶经钙依赖蛋白水解途径很快转变成黄嘌呤氧化酶，同时利用氧分子代替核苷酸基团作为电子接受物，并产生大量超氧自由基。超氧自由基不但直接损害脑组织，还能催化组织产生自由基循环反应，形成越来越多的自由基，其中以羟氧自由基损害作用最强。

Krase等指出，脑缺血再灌注损伤会导致脑组织缺氧、糖利用障碍、细胞内钙含量明显升高。脑组织细胞内钙含量升高会导致4种病理过程：① 激活PLA_2；② 激活核酸酶；③ 黄嘌呤脱氢酶转化成黄嘌呤氧化酶；④ 释放兴奋性神经递质。

铁离子介导的氧自由基脂质过氧化物反应在脑缺血再灌注损伤过程中起主导作用。氧自由基形成过程中需要金属离子参与（例如铁离子），脑组织中富含铁离子。但正常情况下，脑组织中绝大多数铁离子是与酶或蛋白质结合形式存在（Fe^{3+}），如铁蛋白、转铁蛋白等。在脑缺血再灌注损伤时，超氧自由基能使铁蛋白释放出铁离子（Fe^{2+}）。实验性脑缺血再灌注损伤动物脑组织中低价游离铁离子（Fe^{2+}）含量明显升高。

有动物实验表明，将各种自由基清除剂如SOD、CAT等治疗实验性脑缺血再灌注损伤，均发现氧自由基清除剂能有效地减轻脑缺血再灌注损伤，说明氧自由基介导的脂质过氧化反应在脑缺血再灌注损伤过程中起重要作用。

（五）脂质过氧化与脑血管痉挛

蛛网膜下腔出血导致死亡及致残的主要原因与蛛网膜下腔出血后导致长时间的脑血管痉挛和脑组织缺血有关，且脑血管痉挛与氧自由基引起的脂质过氧化反应等关系密切。有人提出蛛网膜下腔出血导致大量的红细胞进入蛛网膜下腔，血红蛋白分解释放出大量的铁离子，铁离子催化氧自由基反应，继而引起脑血管痉挛和脑缺血损伤。Keda等发现，脑池内直接注入脂质氢过氧化物、15-氢过氧花生四烯酸能导致血-脑屏障破坏和脑血管痉挛。

血管内皮细胞对维持脑血管平滑肌功能有重要的调节作用。内皮细胞能分泌舒张因子和收缩因子。在正常生理情况下，两者处于动态平衡状态，平衡失调可能在蛛网膜下腔出血后脑血管痉挛发病机制中起一定的作用。Gryglewski等研究发现，超氧自由基能明显改变内皮细胞舒张因子特性，血红蛋白具有抑制内皮细胞舒张因子的作用，而SOD和Cu^{2+}则对内皮细胞舒张因子有协调作用。

Travis报道给予特大剂量的维生素E能有效防止急性蛛网膜下腔出血所致的脑缺血。Asano等采用一种通过抑制脂氧化酶的氧自由基清除剂1,2-双丙烷治疗狗蛛网膜下腔出血，发现该药能明显减轻蛛网膜下腔出血后脑血管痉挛。Chyatte等还发现甲泼尼龙也具有抗氧自由基作用，并能有效地缓解蛛网膜下腔出血后脑血管痉挛。Zuccarello等观察21-氨基类固醇U74006F对鼠蛛网膜下腔出血后血-脑屏障的影响，结果发现，U74006F抗脂质过氧化作用比甲泼尼龙强100倍，对脑血管痉挛和血-脑屏障都有显著的保护作用。

血管内皮细胞对维持血管平滑肌功能有重要调节作用。内皮细胞能分泌弛张因子和收缩因子。在正常生理情况下，两者处于动态平衡状态，平衡失调可能在蛛网膜下腔出血后脑血管痉挛发病机制中起一定的作用。Gryglewski等研究发现，超氧自由基能明显改变内皮细胞弛张因子特性，血红蛋白具有抑制内皮细胞弛张因子的作用，而SOD和Cu^{2+}则对内皮细胞弛张因子有协调作用。

（六）颅脑损伤后其他继发损伤与自由基损伤

1. Ca^{2+}与脂质过氧化的关系 所有哺乳动物的细胞都把Ca^{2+}作为控制许多生命过程的信号因子，Ca^{2+}是调节细胞内生理过程的第二信使。Ca^{2+}的神经毒性作用机制与自由基反应关系密切。

（1）氧自由基生成：在缺血、缺氧时，没有足够的氧去接受呼吸链传递的电子，黄素腺苷二核苷酸和辅酶Q减少，这些大分子氧化生成自由基。此外，再灌注时膜分解产生过多的花生四烯酸，其代谢后产生前列腺素和白三烯。这些过程可以被NMDA受体的激

活和继发 Ca^{2+} 依赖的 PLA_2 的刺激而激活。磷脂酶激活产生过多的游离脂肪酸也为自由基的生长提供了过多的底物。钙超载激活钙依赖的磷脂酶分解膜磷脂，释放游离脂肪酸，引起花生四烯酸的代谢异常。钙超载抑制线粒体呼吸，激活钙依赖蛋白酶，催化黄嘌呤脱氢酶转化成氧化酶，导致神经组织内的微丝、微管、髓鞘蛋白的变性。

（2）钙激活的蛋白酶：神经元内 Ca^{2+} 稳态的失常可激活诸多钙依赖的酶类，如脂酶、激酶、磷酸酶和蛋白酶等。在急性创伤性脑损伤中，钙蛋白酶激活是潜在的重要病理过程。活体上钙蛋白酶在创伤后过度激活可造成神经变性的级联反应，创伤后 24 小时内给予钙蛋白酶抑制剂会减轻神经元结构功能的损害。

在脑缺血时，兴奋性氨基酸（EAA）受体激活和继续引起的 Ca^{2+} 浓度升高，诱发了 Ca^{2+} 依赖半胱氨酸蛋白酶和钙蛋白酶增加。钙蛋白酶实际上存在于所有的哺乳动物细胞内，并与膜特异性钙蛋白的抑制蛋白共存。蛋白酶生理上参与细胞骨架和细胞膜的重构、膜受体分解、酶的激活、细胞有丝分裂调控等活动。

当钙蛋白酶 I 存在于神经元时，在缺血、缺氧和兴奋毒性造成 Ca^{2+} 超载，达到低微摩尔浓度时可激活相关蛋白酶。钙蛋白酶 I 介导的细胞骨架蛋白破坏是神经元缺血、缺氧损伤和某些神经变性发病的重要机制之一。

2. NO自由基与颅脑损伤　在中枢神经系统，神经元和血管内皮细胞均可以产生NO。在血管内NO作为血管的舒张因子而发挥作用，其合成减少或被抑制认为是蛛网膜下腔出血致脑血管痉挛的发生机制之一。在神经元中，NO介导许多生理过程，如突触的可塑性、NMDA受体功能和长时程的电位等。NO本身无毒，但它可以与氧自由基超氧化物反应生成强烈的氧合超氧化氮阴离子，直接氧化巯基化合物、脂类和蛋白质等，当内源性自由基清除剂如SOD存在时可以阻断这一过程。氧合超氧化氮阴离子同时还可以产生羟自由基，与某些金属物质反应生成毒性的二氧化氮阳离子（NO_2^+）。在生理条件下这些过程可能与神经元膜、细胞骨架和其他生命过程有关。

NO过多生成参与神经毒过程。研究表明，NO的生成有双重作用，取决于伴随的介导过程。SOD对抗NO的作用可能解释某些SOD含量高的组织对NO和NMDA的毒性作用有一定的抵抗能力，这一发现已在SOD过度表达的转基因小鼠的脑缺血研究中得到证实。多聚乙二醇结合的SOD制剂（PEG-SOD）在颅脑损伤的临床应用中已经显示出一定价值。

哺乳动物体内含NO的物质能够通过酶促反应或非酶促反应途径转化为一氧化氮自由基，后者有生理和毒理双重作用。其毒理的作用有：① 抑制免疫细胞。T淋巴细胞通过释放 γ-干扰素（IFN-γ）、白细胞介素-2（IL-2）、TNF-α 或 TNF-β 激活小胶质细胞/巨噬细胞，激活的小胶质细胞/巨噬细胞又能通过释放NO抑制T淋巴细胞的增殖。颅脑损伤时NO的过多生成，抑制了病人的免疫力，使其增加了感染机会。② NO对神经系统有保护和损伤双重作用。NO死亡毒理作用在于与过氧阴离子结合生成氧合超氧化氮阴离子。脑损伤时，神经元和胶质细胞均出现钙超载，激活钙调蛋白依赖型NOS（组合型NO合成酶），生成大量的NO，导致神经元坏死。其保护作用在于NO亚硝化NMDA受体调节部位的巯基而抑制其活化，阻止其介导的谷氨酸毒理作用。

3. 血红蛋白分解产物的毒性作用　破入脑内或蛛网膜下腔的血液除能引起占位效应，造成微循环等障碍外，还是化学性毒物。许多证据表明，氧合血红蛋白是诱发脑血管痉挛物质之一。脑内出血和脑挫裂伤后局部含铁血黄素沉积是外伤后癫痫的始发因素和最主要的原因。变价铁离子是损伤性自由基反应的良好催化剂，是引起损伤性自由基反应的来源。因此，脑内或蛛网膜下腔的血液应视为毒物而予以清除。

4. 线粒体损伤　线粒体利用了机体90%的氧，是氧化磷酸化的主要场所，也是自由基反应发生的主要场所。Demopoulos最初认为，线粒体呼吸链上的辅酶Q脱位是诱发自由基反应的初始因素。线粒体是细胞能量的发生器并能够转移、储存 Ca^{2+}。在缺血、缺氧、中毒和机械性损伤时线粒体的损伤是普遍现象。缺氧造成线粒体跨膜电位的崩溃，阻碍ATP的合成。同时缺氧还使线粒体对 Ca^{2+} 的缓冲储存增加。细胞内游离 Ca^{2+} 极度超载不可逆地损伤了线粒体，也是导致细胞最终死亡的重要环节之一。

5. 自由基抑制即早基因的表达　活性氧自由基抑制即早基因的表达和转录因子活性：在铜锌超氧化歧化酶-1转基因鼠和非转基因鼠的配对研究中，转基因动物缺血侧的丘脑和海马再灌注后 $1 \sim 6$ 小时持续表达 C-Fos，而非转基因组仅在再灌注后1小时表达。研究证实，激活蛋白1（AP-1）等转录因子与DNA的结合活性，由此进一步加重了脑损伤。此外，近年来研究发现，脑损伤后脑组织中大量非编码基因表达发生明显改变。差异表达的非编码基因与氧化应激、继发性神经元凋亡等密切相关。

第四节　颅脑损伤中自由基损伤的对策和现状

氧自由基介导的脂质过氧化反应在颅脑损伤中的作用越来越得到重视。20世纪90年代，氧自由基清除剂的研究已发展到临床前瞻性应用阶段，并取得了一定的进展。

一、甲泼尼龙和21-氨基类固醇

甲泼尼龙治疗急性脊髓损伤的作用已经得到众多临床试验的支持。21-氨基类固醇具有很强的抗氧化作用，又不作用于糖皮质激素受体，可以防止或减轻药物介导糖皮质激素受体后所产生的不良反应，如糖尿病、免疫功能抑制、消化性溃疡、负氮平衡以及伤口延迟愈合等。但在动物实验及临床试验中，结果却是大相径庭。

在甲泼尼龙应用于颅脑损伤的临床救治之前，科学家已经做了大量的动物实验，证明了在动物模型上甲泼尼龙治疗颅脑损伤的安全性、有效性。早在1985年，Hall等分别采用3种糖皮质激素（甲泼尼龙、琥珀盐酸泼尼龙、氢化可的松）治疗鼠实验性重型颅脑损伤，发现伤后早期静脉注射甲泼尼龙（30 mg/kg）和琥珀盐酸泼尼龙（60 mg/kg）能明显促进伤后神经功能恢复，而给予多种剂量的氢化可的松却无效。进一步研究发现，糖皮质激素对颅脑损伤的保护作用与其抑制脂质过氧化反应呈平行关系。甲泼尼龙的抗脂质过氧化反应的效能是琥珀盐酸泼尼龙的2倍，而氢化可的松没有抗脂质过氧化的作用。

一项国际性大规模随机对照临床研究（CRASH），前后历时5年，随机收集了2万余例病人，探索头部外伤后皮质类固醇早期静脉注入降低病死率、致残率的可能性。研究结果显示，应用皮质类固醇组的死亡风险高于对照组（相对风险为1.12，95%CI为1.05～1.201）。CRASH的数据显示，皮质类固醇不会并发大量病人感染及消化道出血，但皮质类固醇组的病死率高于安慰剂组的机制尚不明确。在美国重型颅脑损伤治疗指南中也明确指出，在中-重度颅脑损伤治疗中，因大剂量的甲泼尼龙有增加病死率的风险而禁忌使用。Perel等对皮质类固醇药物用于治疗颅脑损伤实验动物和临床试验做了系统回顾，结果显示皮质类固醇对颅脑损伤病人没有益处，而对实验动物有明显的疗效（OR=0.58，95%CI 0.41～0.83）。

21-氨基类固醇是人工合成的既有类似甲泼尼龙的抗氧自由基效能，又不作用于糖皮质激素受体的药物。在动物模型上，21-氨基类固醇被证实有效抑制氧自由基介导的脂质过氧化反应。主要依据：① 具有与维生素E相同的清除过氧化自由基、阻断脂质过氧化反应的过程；② 具有清除羟氧自由基的作用；③ 稳定细胞膜结构，抑制各种氧自由基循环反应。在动物实验中，可以保护颅脑损伤后血-脑屏障功能，减轻创伤性脑水肿，降低颅脑损伤动物的病死率，改善其功能预后。但在多中心三期临床试验中，21-氨基类固醇治疗中、重度颅脑损伤，与安慰剂组相比不能改善病人的功能预后，也不能降低病死率。

二、松果体素

Kerman等研究发现，在大鼠颅脑损伤模型，松果体素通过增强抗氧化酶的活性，从而实现抑制颅脑损伤后脑组织中氧自由基反应，保护脑组织功能。Maldonado等研究表明，松果体素可以激活抗氧化酶（如SOD、GSH-Px、谷胱甘肽还原酶和CAT）的活性，从而达到清除氧自由基的作用。实验还发现，松果体素能通过血-脑屏障，增强细胞膜的稳定性，预防血管痉挛、血管内皮细胞的凋亡，减小挫伤灶的体积。松果体素有较强的抗氧化作用，但对创伤性脑损伤治疗的安全性、有效性尚需要进一步观察。

三、维生素E

维生素E是广泛存在于生物体内的一种重要的自由基清除剂。维生素E是脂溶性分子，具有疏水结构，能插入到不饱和脂肪酸存在的生物膜中。研究表明，维生素E主要通过还原脂基，中断不饱和脂肪酸过氧化反应在膜脂质双分子层中的放大。维生素E在细胞内还可以保护细胞质、溶酶体、线粒体免受氧化损伤。有研究证明，琥珀酸维生素E是维生素E中抗氧化能力最强的一种，可以有效防止重金属铬对DNA损伤所导致的双键断裂。

此外，维生素E还具有还原单线态氧的功能，它在体内和维生素C、GSH、NADPH构成有效的氧化还原链，在抗氧化过程中呈循环过程。

四、依达拉奉

依达拉奉（edaravone）是一种新型的自由基清除

剂,化学名为3-甲基-1-苯基-2-吡唑啉-5-酮,于2001年在日本上市,是目前临床上比较有效的自由基清除剂,具有清除自由基和抑制脂质过氧化的作用,可抑制脑细胞的过氧化和延迟神经元死亡,保护血管内皮细胞及血-脑屏障,减轻脑缺血、脑水肿和组织损伤,抑制脑缺血再灌注损伤效应,抑制脑血管痉挛,在各种脑缺血模型中显示出对脑缺血有非常好的保护作用。Dohi在动物实验以及临床试验中都证实了依达拉奉对颅脑损伤的脑保护作用。

五、超氧化物歧化酶

SOD是目前常用的氧自由基清除剂,有两种类型,一种为游离的SOD,无法通过血-脑屏障,因此采用游离的SOD治疗脑水肿无效;另一种是脂质体包裹的SOD,它可以通过血-脑屏障,可以有效地治疗创伤性脑水肿。既往有研究者合成了一种SOD的衍生物(SMA-SOD),该物质能与体内的血浆蛋白可逆性结合,半衰期长达6小时。由于受伤处脑组织pH降低,使SMA-SOD在脑组织局部释放增加,使得受伤处脑组织中的药物浓度明显增加。研究发现SMA-SOD能

有效地降低脑损伤后血-脑屏障通透性,减轻脑水肿。美国弗吉尼亚州大学医学院采用聚二乙醇包裹SOD(PEG-SOD)治疗重型颅脑损伤病人,随访6个月,结果发现,经PEG-SOD治疗的病人,死亡和植物状态生存率为20%,而生理盐水对照组病人的死亡和植物状态生存率为44%。

六、展望

虽然近20年来对创伤性脑损伤后继发性脑损害的认识逐步深入,各种研究试图干预脑损伤后自由基级联反应,以降低病死率、致残率,但多个动物实验中取得明显疗效的药物如甲泼尼龙、21-氨基类固醇,在Ⅲ期临床实验中均以失败告终。这一反差需要进一步研究。我们推测,严重颅脑损伤后的病理变化是一个复杂的病理网络,而非单一的线性过程,某一药物或基因靶点仅能阻断某一局部线性过程,但很难调控整个网络。亚低温治疗阻断的恰恰是整个病理网络,因而也是亚低温治疗有效而用其他脑保护剂临床效果不显著的原因所在。

(江 涌 彭建华)

参考文献

[1] EDWARDS P, ARANGO M, BALICA L, et al. Final results of MRC CRASH, a randomized placebo-controlled trial of intravenous corticoid in adults with head injury-outcome at 6 months[J]. Lancet, 2005, 365(9475): 1957-1959.

[2] Guidelines for the Management of Severe Traumatic Brain Injury [M]. 3rd ed. J Neurotrauma, 2007.

[3] CHEN S, FENG H, SHERCHAN P, et al. Controversies and evolving new mechanisms in subarachnoid hemorrhage[J]. Prog Neurobiol, 2014, 115: 64-91.

[4] MARSHALL L F, MAAS A I, MARSHALL S B, et al. A multicentre trial on the efficacy of using tirilazad mesylate in cases of head injury[J]. J Neurosurg, 1998, 89(4): 519-525.

[5] ABUTARBOUSH R, MULLAH S H, SAHA B K, et al. Brain oxygenation with a non-vasoactive perfluorocarbon emulsion in a rat model of traumatic brain injury[J]. Microcirculation, 2018, 25(3): e12441.

[6] ADAMS C, BAZZIGALUPPI P, BECKETT T L, et al. Neurogliovascular dysfunction in a model of repeated traumatic brain injury[J]. Theranostics, 2018, 8(17): 4824-4836.

[7] IKEDA Y, IKEDA K, LONG D M. Protective effect of the iron chelator deferoxamine on cold-induced brain edema[J]. J Neurosurg, 1989, 71(2): 233-238.

[8] IKEDA Y, BRELSFORD K L, IKEDA K, et al. Oxygen-free radicals in traumatic brain oedema[J]. Neurol Res, 1989, 11(4): 213-216.

[9] QIN Z, XI G, KEEP R F, et al. Hyperbaric oxygen for experimental intracerebral hemorrhage[J]. Acta Neurochir Suppl, 2008, 105: 113-117.

[10] HUANG Z, CHENG C, JIANG L, et al. Intraventricular apolipoprotein ApoJ infusion acts protectively in traumatic brain injury[J]. J Neurochem, 2016, 136(5): 1017-1025.

[11] JIANG Y, SUN X, XIA Y, et al. Effect of APOE polymorphisms on early responses to traumatic brain injury[J]. Neurosci Lett, 2006, 408(2): 155-158.

[12] CAO F, JIANG Y, WU Y, et al. Apolipoprotein e-mimetic COG1410 reduces acute vasogenic edema following traumatic brain injury [J]. J Neurotrauma, 2016, 33(2): 175-182.

[13] QIN X, YOU H, CAO F, et al. Apolipoprotein e mimetic peptide increases cerebral glucose uptake by reducing blood-brain barrier disruption after controlled cortical impact in mice: an 18F-Fluorodeoxyglucose PET/CT study[J]. J Neurotrauma, 2017, 34(4): 943-951.

[14] PANG J, CHEN Y, KUAI L, et al. Inhibition of blood-brain barrier disruption by an apolipoprotein e-mimetic peptide ameliorates early brain injury in experimental subarachnoid hemorrhage[J]. Transl Stroke Res, 2017, 8(3): 257-272.

［15］ PENG J, PANG J, HUANG L, et al. LRP1 activation attenuates white matter injury by modulating microglial polarization through Shc1/PI3K/Akt pathway after subarachnoid hemorrhage in rats［J］. Redox Biol, 2019, 21: 101121.

［16］ SASAKI T, WAKAI S, ASANO T, et al. The effect of a lipid hydroperoxide of arachidonic acid on the canine basilar artery. An experimental study on cerebral vasospasm［J］. J Neurosurg, 1981, 54(3): 357-365.

［17］ GRYGLEWSKI R J, PALMER R M, MONCADA S. Superoxide anion is involved in the breakdown of endothelium-derived vascular relaxing factor［J］. Nature, 1986, 320(6061): 454-456.

［18］ TRAVIS M A, HALL E D. The effects of chronic two-fold dietary vitamin E supplementation on subarachnoid hemorrhage-induced brain hypoperfusion［J］. Brain Res, 1987, 418(2): 366-370.

［19］ SCHULZ R, JANCAR S, COOK D A. Cerebral arteries can generate 5-and 15-hydroxyeicosatetraenoic acid from arachidonic acid［J］. Can J Physiol Pharmacol, 1990, 68(7): 807-813.

［20］ ASANO T, SASAKI T, KOIDE T, et al. Experimental evaluation of the beneficial effect of an antioxidant on cerebral vasospasm［J］. Neurol Res, 1984, 6(1-2): 49-53.

［21］ CHYATTE D, SUNDT T M Jr. Cerebral vasospasm after subarachnoid hemorrhage［J］. Mayo Clin Proc, 1984, 59(7): 498-505.

［22］ ZUCCARELLO M, ANDERSON D K. Protective effect of a 21-aminosteroid on the blood-brain barrier following subarachnoid hemorrhage in rats［J］. Stroke, 1989, 20(3): 367-371.

［23］ RODRÍGUEZ-RODRÍGUEZ A, EGEA-GUERRERO J J, MURILLO-CABEZAS F, et al. Oxidative stress in traumatic brain injury［J］. Curr Med Chem, 2014, 21(10): 1201-1211.

［24］ YANG K, MU X S, XUE J J, et al. Increased expression of c-fos mRNA and AP-1 transcription factors after cortical impact injury in rats［J］. Brain Res, 1994, 664(1-2): 141-147.

［25］ DOBROVOLNY J, SMRCKA M, BIENERTOVA-VASKU J. Therapeutic potential of vitamin E and its derivatives in traumatic brain injury-associated dementia［J］. Neurol Sci, 2018, 39(6): 989-998.

［26］ DEMOPOULOS H B. Control of free radicals in biologic systems［J］. Fed Proc, 1973, 32(8): 1903-1908.

［27］ WANG C F, ZHAO C C, WENG W J, et al. Alteration in long non-coding RNA expression after traumatic brain injury in rats［J］. J Neurotrauma, 2017, 34(13): 2100-2108.

［28］ ZHONG J J, JIANG L, CHENG C J, et al. Altered expression of long non-coding RNA and mRNA in mouse cortex after traumatic brain injury［J］. Brain Res, 2016, 1646: 589-600.

［29］ PENG J, WU Y, TIAN X, et al. High-throughput sequencing and co-expression network analysis of lncRNAs and mRNAs in early brain injury following experimental subarachnoid haemorrhage［J］. Sci Rep, 2017, 7: 46577.

［30］ PEREL P, ROBERTS I, SENA E, et al. Comparison of treatment effects between animal experiments and clinical trials: systematic review［J］. BMJ, 2007, 334(7586): 197.

［31］ KERMAN M, CIRAK B, OZGUNER M F, et al. Does melatonin protect or treat brain damage from traumatic oxidative stress?［J］. Exp Brain Res, 2005, 163(3): 406-410.

［32］ MALDONADO M D, MURILLO-CABEZAS F, TERRON M P. The potential of melatonin in reducing morbidity-mortality after craniocerebral trauma［J］. J Pineal Res, 2007, 42(1): 1-11.

［33］ DOHI K, SATOH K, MIHARA Y. Alkoxyl radical-scavenging activity of edaravone in patients with traumatic brain injury［J］. J Neurotrauma, 2006, 23(11): 1591-1599.

［34］ DOHI K, SATOH K, NAKAMACHI T. Does edaravone (MCI-186) act as an antioxidant and a neuroprotector in experimental traumatic brain injury?［J］. Antioxid Redox Signal, 2007, 9(2): 281-287.

［35］ MIYAMOTO K, OHTAKI H, DOHI K, et al. Therapeutic time window for edaravone treatment of traumatic brain injury in mice［J］. Biomed Res Int, 2013, 2013: 379206.

第五十章
炎性反应物质与颅脑损伤

炎症是指机体组织应对不良侵害的病理性反应，是临床常见的基本病理生理过程。根据炎症开始和持续时间可分为急性和慢性炎症；根据炎症主要组织的变化，又可分为变质性炎症、渗出性炎症、增生性炎症和特异性炎症等；而根据炎症发生的部位范围，又可以分为局部炎症和全身炎症。局部炎症通常在病变局部释放血管缓激肽（bradykinin, BK）和组胺（histamine）等多种炎性反应物质（炎症因子）。缓激肽可引起神经冲动，导致痛觉。当它浓度达到一定程度时，可刺激肥大细胞分泌组胺。两者都具有降低血压、扩张血管和释放血管内容物作用，且作用可以叠加，但组胺半衰期更长，作用更持久，从而导致受损伤部位的微动脉和毛细血管舒张、扩大，皮肤变红；而毛细血管通透性的升高则可导致更多白细胞渗出到破损组织处发挥其吞噬病原微生物或组织碎片功能，同时也诱导骨髓组织产生更多白细胞导致局部炎症反应，表现为局灶的红、肿、热、痛。当局部炎症反应加强，导致渗出血管的白细胞数量大增，引起全身性的白细胞增加和炎性反应，病人开始有发热、寒战和全身不适等全身性炎症反应症状。

炎症的基本病理变化是变质、渗出和增生。变质是指局部组织细胞变性坏死；渗出是指局部组织血管内液体、纤维蛋白原等蛋白和各种白细胞从血管内穿透到达血管外；增生是指局部实质细胞和间质细胞的增生。现已知炎症反应和脑水肿是继发性脑损伤的两大关键病理过程。脑损伤后的炎症反应是一种接触-激肽系统（contact-kinin system），原理与上文所述局部炎症反应相同。但与一般炎症不同的是，急性脑损伤后损伤脑组织内发挥作用的主要炎性细胞除了因血-脑屏障破坏进入脑组织的血细胞（含白细胞）外，还有

几分钟内就激活并向损伤局部迁移的小胶质细胞和外源性进入颅内的巨噬细胞等，炎性细胞释放细胞因子如肿瘤坏死因子（TNF）-α、白细胞介素（IL）、基质金属蛋白酶（MMP）和诱生型一氧化氮合酶（iNOS）等，进而加重了炎性反应。

颅脑损伤（TBI），通常指脑外伤，是临床常见的一种创伤性疾病，但根据国内外研究结果表明，TBI其实也是炎症疾病。甚至有人认为，TBI可以导致两种不同的炎症反应：神经源性炎症反应与经典炎症反应。经典炎症反应发生于TBI后急性期，以激活常驻细胞，募集循环血中白细胞、炎症介质向损伤灶汇集，进而产生继发性脑损伤为特征。而神经源性炎症反应则是由缓激肽、前列腺素和组胺等释放神经肽类P物质、神经激肽和降钙素基因相关肽（CGRP）等引起，以血管扩张和增加血管通透性为特征。要想完全抑制TBI后的神经源性炎症反应，则需要同时抑制神经源性炎症反应和经典炎症反应。TBI导致的局部神经组织的变性坏死，脑血流自我调节功能的改变，血-脑屏障（BBB）通透性改变及血管性和细胞毒性脑水肿的发生，损伤区域神经组织生化代谢的紊乱，神经递质的变化和脑组织的修复等都与炎症反应有着密切的关系。已有大量的研究阐述TBI后脑脊液和血浆中各炎症因子（如单胺类介质、前列腺素等）的变化，以及脑损伤局部组织中炎性反应物质及其受体的表达与炎症细胞的活化和浸润。它们在脑损伤后的病理生理变化中的作用及其机制也被越来越广泛、深入地揭示出来，而且为应用抗炎措施治疗脑外伤、防止脑损伤后炎症反应的发生和发展、减少局部脑组织损伤程度、加速损伤后神经组织修复和功能恢复提供科学的理论依据。

第一节　颅脑损伤炎症反应物质及其相关细胞分子信号通路

一、TBI可引起神经源性和经典炎性反应

1. 经典炎性反应的细胞分子信号通路

（1）损伤相关分子模式（damage associated molecular patterns, DAMP）：机械性损伤导致的TBI引起细胞损伤，释放出细胞所含内源性的RNA、DNA，热休克反应和高迁移率族蛋白（HMGB1）等损害相关分子，这些分子与Toll样受体（TLR）结合后激活核因子κB（NF-κB）、促分裂原活化的蛋白激酶（MAPK），导致各种促炎性细胞因子（IL-1β、IL-6）、趋化化学因子释放和免疫受体活化，这种损伤模式被称为DAMP。而Toll样受体家族则在星形细胞、小胶质细胞和血管内皮细胞等中枢神经系统常驻细胞中表达。

（2）除了DAMP损伤模式外，TBI导致的血液外渗产物、补体片段，活性氧（氧自由基）和氮化物等也一样会诱导神经组织表达释放各种炎性细胞因子、趋化因子和促进免疫受体活化等。

经典炎症反应是由中枢神经常驻细胞、周围免疫细胞等一起完成的。损伤即时即开始启动常驻细胞反应，部分反应在数个小时即达到高峰，部分反应则延续到脑损伤14天后。现在认为针对经典炎症反应的治疗不能奏效的原因可能在于没有同时针对神经源性炎症反应实施治疗，而后者可能发挥更为关键的作用。

2. 神经源性炎性反应的细胞分子信号通路

TBI产生的直接机械损伤和通过经典炎症反应、溶血释放出破坏性成分等有害刺激，可激活无髓鞘神经元释放神经肽［如P物质（substance P, SP）、神经激肽A（neurokinin A, NKA）、神经激肽B（NKB）和CGRP］引起神经源性炎症。这是一种由神经组织细胞等引发的反应，具有典型的炎症反应特征，包括血管扩张和血管通透性增加。

二、炎性反应物质的分类

炎性反应物质按照来源可分为血浆源性物介质和组织源性物介质两大类，按照化学结构与功能性质的不同可分为以下5类：

1. **血管活性胺类物质**　也称单胺类神经递质，是一类对组织血管具有显著生物活性的胺类介质，多数来源于氨基酸或肽类。通过人类基因组分析表明，可能有200种神经递质，目前基本确认的有50种，但绝大多数神经递质的功能和特性还有待确定。主要包括组胺、5-羟色胺（5-HT）、儿茶酚胺（catecholamine, CA）和去甲肾上腺素（norepinephrine, NE）等。

2. **脂类物质**　由细胞膜磷脂经磷脂酶作用后生成的二十碳烯酸类衍生物。主要包括：① 花生四烯酸（arachidonic acid, AA）代谢产物前列腺素（prostaglandins, PG）和白三烯（leukotrienes, LT）；② 血小板活化因子（PAF）。

3. **肽类介质**　来源各异，为具有重要致炎作用的多肽类介质，主要包括激肽、感觉神经肽、细胞因子、内皮素、补体成分。

4. **溶酶体成分**　溶酶体是一种细胞器，富含多种消化酶类，释放至细胞外造成细胞损伤并进一步加重炎症反应。

5. **自由基**　自由基是指具有不配对电子的原子、离子、分子或化学基团。由于含不成对电子，自由基是不稳定的，极易从邻近的分子夺取电子（即氧化作用）而使自己的电子成对，而电子被夺的那个分子因电子不成对又产生新的自由基，导致机体引发连锁反应。其中，最常见、研究最多的是氧自由基（oxygen free radical），本书另辟章节叙述。

第二节　炎性反应物质和脑损伤

如上节所述，可以将炎性反应物分为5类，各类物质均在TBI后继发性炎症反应中发挥重要作用。

一、血管活性胺

血管活性胺主要包括组胺和多巴胺，两者作用有诸多相似和重叠，均主要调控血管收缩和扩张功能，影响内皮细胞功能和破坏血-脑屏障细胞间隙和受不同细胞表达的受体调控。

1. **组胺**　化学结构为2-（4-咪唑）乙胺，是最早发现的一种炎性反应物质，由左旋组胺酸脱羧而成。

20世纪初Dale等发现局部注射组胺可引起类似炎症的症状，静脉注射则可引起休克。Leweis则首先报道当组织受损伤或抗原抗体反应后有组胺释放。组胺在体内分布广泛，除软骨和骨外，几乎所有组织细胞，包括神经元均含有组胺，主要存在于血管周围肥大细胞和血液中嗜碱性粒细胞颗粒中。组胺通过与受体结合发挥作用。其受体有4种类型：Ⅰ型（HR1）、Ⅱ型（HR2）、Ⅲ型（HR3）和Ⅳ型（HR4）。HR1表达于平滑肌、内皮细胞、肾上腺髓质、心脏和中枢神经系统（CNS），是变态反应的主要作用位点；HR2主要表达于胃壁细胞、血管平滑肌、抑制性T细胞、中性粒细胞、心脏、中枢神经系统，是消化道溃疡的主要作用位点；HR3是突触前自身受体，主要分布在神经系统，以中枢神经系统最为丰富，自主和周围神经系统也有分布，但表达较弱；HR4主要位于造血和免疫细胞上，在免疫性疾病中发挥重要作用。中枢神经系统损伤后，组胺作用于血管平滑肌上的HR2或抑制交感神经末梢释放去甲肾上腺素，使组织血管扩张；作用于血管内皮细胞上的HR1，使血管内皮细胞收缩，引起内皮细胞间紧密连接开放，破坏血-脑屏障，血管通透性增加，导致血浆内蛋白质、红细胞及血小板渗出。但也有研究提出，组胺的扩血管及开放血-脑屏障的作用是通过合成和释放大量一氧化氮来实现的。脑外伤病人血浆和脑脊液中组胺水平明显增高，其增高水平与脑外伤后的脑损害及脑水肿程度相平行。HR2阻断剂西咪替丁可阻滞这种作用，而HR1阻断剂吡拉明则没有阻断作用。另外，HR3激动剂可减轻血-脑屏障损伤，抗水肿作用最强。虽然HR4在TBI后继发炎性反应中发挥的作用目前尚无系统论述，但是越来越多证据显示急性出血性脑损伤后循环血中的免疫细胞会归巢到损伤的脑组织发挥免疫调控作用，因此，HR4也应该在TBI继发炎症反应中发挥重要作用。

2. 儿茶酚胺 儿茶酚胺类炎性物质主要指5-HT、多巴胺和去甲肾上腺素等。5-HT又称血清素，由色胺酸合成而来，由血小板释放，虽然其仅占神经递质的2%，但却对机体认知、运动、疼痛、食欲、交感神经系统的兴奋起着重要的调节作用。其致炎作用与组胺基本相同，包括以下几个方面：

（1）改变血管收缩状态：5-HT既可以通过血管平滑肌上的受体作用使血管收缩，也可刺激大血管壁的化学感受器而产生血管扩张。5-HT对血管的作用在很大程度上与血管原有状态有关，即使原来扩张的血管收缩，原来收缩的血管扩张。

（2）可增加血管通透性。

（3）低浓度5-HT（10^{-9} g/L）可刺激非血管平滑肌使之收缩。

（4）5-HT尚有致痛作用：10^{-6} g/L可刺激痛觉神经末梢产生疼痛。5-HT的作用机制与组织细胞内氧自由基产生和细胞Ca^{2+}离子跨膜转运有关：组织损伤前5-HT对大、小血管产生明显的收缩效应，但损伤后小血管对5-HT的反应性明显下降，大血管的反应性完全消失，而应用超氧化物歧化酶（SOD）和过氧化氢酶后，则会阻止该现象的发生。大鼠脑损伤后10～30分钟内脑皮质内5-HT水平明显升高，可达正常值4倍，可维持90分钟。大量5-HT阳性产物在脑损伤区域聚积，并伴有明显加重的脑水肿，此后5-HT逐渐下降，在伤后72小时降低至低于正常水平。

脑损伤后5-HT增加的可能因素是：① 脑干5-HT神经元受损伤性刺激引起5-HT释放增加，5-HT大量进入微血管壁中；② 脑损伤时血-脑屏障受到严重损伤，外周5-HT进入脑内并积聚于脑微血管壁上；③ 脑损伤时神经元Ca^{2+}通道开放，使钙调素活性增高，色胺酸-5-羟化酶和酪氨酸羟化酶活性增强，导致早期5-HT增加，进一步加重Ca^{2+}超载。

脑损伤后5-HT的增高一方面引起微血管舒缩功能紊乱及内皮细胞强烈收缩，紧密连接开放，血-脑屏障通透性增加，加剧血管源性脑水肿的发生和发展，降低局部脑血流量（rCBF）；另一方面，大量5-HT的聚积可导致神经元过度兴奋，耗能增加，使维持脑细胞代谢的酶活性下降，神经细胞内、外离子分布异常，细胞膜通透性增加，致使细胞毒性脑水肿与血管源性脑水肿同步发生与发展。同时5-HT的大量增加也导致机体认知和行为能力改变。因此，5-HT增加是引起继发性TBI的一个重要因素。

多巴胺和去甲肾上腺素与TBI的研究相对较少。多巴胺是去甲肾上腺素的前体物质，由酪氨酸合成而来。所有含多巴胺的神经元都位于中脑，即黑质和脑室被盖区。已知多巴胺递质通过以下3条通路发挥作用：① 从黑质到纹状体，主要控制运动，如黑质传递到纹状体的多巴胺减少，则产生帕金森病。② 从脑室被盖到边缘系统到额叶皮质，与认知有关。该通路出现异常，可导致与多巴胺有关的精神分裂症和药物成瘾。③ 从下丘脑和脑垂体腺，与调节泌乳素和生长激素分泌有关。多巴胺共有5个受体，起主要作用的是受体1和受体2。

早期研究确认，多巴胺具有调控成年人内皮细胞的功能。而最近的研究发现，抑制多巴胺受体2可阻断骨髓中内皮祖细胞（endothelial progenitor cell）的动员。而我们最新的研究确认，外周血中内皮祖细胞数量变化与TBI病程密切相关，与重型TBI病人预后呈正相关。去甲肾上腺素也是由酪氨酸代谢合成而来的，多巴胺是其前体。去甲肾上腺素神经元位于脑桥和延髓，并向脑和脊髓发出分支。共有11类不同的去甲肾上腺素受体。主要的受体有 α_1、α_2、β_1 和 β_2 受体。α_1 受体位于突触后，主要存在于心脏、大脑和输精管中，负责调控平滑肌收缩。α_1 受体拮抗剂哌唑嗪可达到良好的降血压作用。α_2 受体又分为 α_2A 和 α_2B，α_2A 受体激动剂可改善记忆而不升高血压和不产生镇静作用；相反，α_2B 受体激动剂则可导致低血压和镇静作用。β 受体又分为 β_1 和 β_2 受体。β_1 受体有心肌刺激和在脂肪细胞中溶脂作用；β_2 受体则有松弛支气管平滑肌作用。TBI早期30分钟即可以诱发 α_1 受体激动剂去甲肾上腺素分泌增多，6~12小时后降低。动物实验确认，伤后 β 受体显著降低，α_1 受体显著增加。早期阻断 α_1 受体，可显著抑制脑含水量增加；阻断 β 受体则增加脑含水量。

二、脂类介质

AA是机体在炎症刺激时，细胞膜磷脂在磷脂酶 A_2（PLA_2）和磷脂酶C（PLC）作用下的水解产物，是机体多种脂类介质的前体物质，在环氧合酶（COX）作用下它可以生成PG，在5-脂氧合酶（5-lipoxygenase, 5-LOX）作用下可以生成LT。本章节将重点介绍PG、LT和与其代谢相关的PAF。

1. PG 在体内分布广泛，为二十碳不饱和脂肪酸，主要由一个五碳环和两个侧键组成，其主要前体是AA。AA在环氧化酶作用下生成 PGG_2，再在谷胱甘肽酶作用下生成 PGH_2。PGH_2 性质不稳定，是多种PG的前体。由于不同组织细胞含有的转换酶不同，产生的PG也不同，除经典PG如 PGD_2、PDE_2、$PDF_{2\alpha}$ 外，还可以生成两种具有高度生物活性的类前列腺素物质。在血小板中，PGH_2 经血栓素合成酶的作用，在分子结构中以一个环氧结构取代五碳环从而生成血栓素 A_2（TXA_2），其是目前已知收缩血管和聚集血小板的最强物质之一；在血管内皮细胞中，PGH_2 经前列环素合成酶作用，在分子结构中以一个双环结构取代五碳环，生成 PGI_2，其具有显著的舒张血管和抑制血小板聚集的作用。TXA_2 与 PGI_2 作用相反，相互拮抗，两者之间保持平衡是机体正常生理功能的基础。PG在炎症中的重要作用是对血管的作用，部分PG具有明显的舒张血管的作用，如 PGI_2、PGD_2、PGE_2、$PDF_{2\alpha}$。此外，PG可加强组胺和缓激肽引起的血管通透性升高的作用，其作用主要涉及小动脉、毛细血管前括约肌和毛细血管后小静脉，其机制是直接作用于血管平滑肌上特异受体，使血管舒张，还可以抑制肾上腺素能神经末梢释放去甲肾上腺素而间接引起血管舒张。PG有致发热和致痛作用，PGE_2 致发热作用最强。大量证据表明，多数情况下发热涉及脑内 PGE_2 释放。PGE_2 和 TXA_2 也能降低痛阈，从而引起痛觉。PGD_2 和 TXA_2 对中枢粒细胞具有化学激动作用，PGD_2 还可促进嗜碱性粒细胞释放组胺。大量脑外伤研究结果表明，PG、TXA_2 可作用于神经细胞及胶质细胞，破坏其膜结构，抑制 Na^+-K^+ 泵，并使神经介质 γ-氨基丁酸（GABA）等吸收或释放增加，细胞内钠离子（Na^+）主动转运功能丧失，大量 Na^+ 蓄积于细胞内，使细胞内渗透压升高，致使细胞毒性脑水肿的发生。PG、TXA_2 又可作用于血管内皮细胞，使血管通透性增高，血浆成分外渗，造成血管源性脑水肿。有研究表明，PGI_2-TXA_2 的生成比例失调是加重继发性脑损伤的重要原因。TXA_2（TXB_2 活性前体）是强烈的脑血管收缩剂，可引起血小板聚集，可降低脑血流量，减少脑组织对氧的摄取，引起继发性脑损害。而 PGI_2（6-酮-$PGF_{1\alpha}$ 活性前体）与 TXA_2 相拮抗。6-酮-$PGF_{1\alpha}$/TXB_2 在脑外伤中生成比例失调，其比值降低的幅度及持续时间与脑损伤程度呈正相关。

目前研究较多的另一个AA代谢产物是异前列腺素（isoprostanes）。与环氧合酶催化AA产生的PG不同的是，异前列腺素不依赖环氧合酶，而由自由基催化细胞膜上的AA发生脂质过氧化作用后形成。结构上，异前列腺素与PG主要区别在于前者包含的侧链主要顺式定位于前列腺素环上，而后者则拥有其特有的反式侧链。它具有调节内皮细胞、血小板以及炎性化学因子如C反应蛋白、IL等功能。由于异前列腺素生成不需要酶催化，而且是持续的，生成后很快代谢并分泌到体液中，所以在体液内的含量非常稳定。F2-异前列腺素被认为是目前判断活体内自由基氧化程度和临床上评价抗氧化剂疗效的最理想的生化指标。测定F2-异前列腺素含量已经被用来检测动物模型对神经保护药物的反应及考察脑缺血在灌注损伤和脑外伤的脂质过氧化指标。

2. LT 中枢神经损伤后由于钙泵活性下降，细胞内钙超载，激活PLA2和PLC，引起膜磷脂降解释放AA，在5-LOX作用下生成LT。5-LOX在正常大脑神经元与神经胶质细胞中均有表达，脑外伤后可表达于新生血管内皮细胞中，具有促进神经轴突生长功能，并且该调节作用受到生长因子如神经生长因子的诱导。LT于1979年由Borgeat和Samaellson首先发现，据其产生顺序和化学结构不同可分为A、B、C、D、E、F 6种。在炎症性刺激和免疫性刺激下，多种细胞可产生LT。LT通过其趋化、增加血管通透性、对平滑肌的收缩作用而参与急、慢性炎症反应。LT在中枢神经系统主要有以下作用：① 在IL-1介导IL-2产生的过程中，LT作为第二信使介导和加重IL-1激发的损伤后炎症反应；② LT作用于磷脂酶而使PG产生增加，并破坏TXA$_2$与PGI$_2$的平衡，加重脑的微循环障碍；③ LT可增加血-脑屏障通透性、并激活白细胞，使其细胞内钙增加；还可增加白细胞表面黏附整合素（integrin）表达，促使白细胞聚集并黏附于血管内皮细胞；同时使白细胞释放溶酶体酶及自由基，导致内皮细胞损伤。另外，LT直接使内皮细胞收缩、内皮细胞间隙增加，也可以造成血-脑屏障通透性增高，血浆外渗、脑水肿的形成。Black等报道，直接向大鼠脑实质内注入LT后，血-脑屏障通透性增高，并与LT剂量呈正相关，预先应用BW755C可防止其发生。在蛛网膜下腔出血模型研究中已证实LT为有效的大脑血管收缩剂，引起血管痉挛并调节大脑血管紧张度。

3. PAF 是一种与AA代谢密切相关的内源性活性磷脂和脂质介质，其化学结构是乙酰甘油醚磷酸胆碱（AGEPC），主要由淋巴细胞、白细胞、血小板、巨噬细胞等活化产生，也可由血管内皮细胞神经元、小胶质细胞、小脑颗粒细胞产生，平时并不储存在细胞内，当细胞受到刺激后释放其前体。它具有激活血小板，增加血管通透性，促进白细胞聚集、黏附和趋化，影响全身血流动力学，刺激细胞合成其他PG和LT等炎症介质的功能。

三、肽类介质

1. **激肽** 系炎症发生时由血浆激肽原在激肽释放酶作用下降解而成。目前已知至少3种激肽与炎症有关，它们是缓激肽、胰激肽（又称赖氨酰激肽）（kallidin, KD）和蛋氨酰赖氨酰缓激肽。激肽释放酶有2种：① 血浆激肽释放酶，以无活性形式存在于血浆中，可为XII因子碎片、纤溶酶及胰蛋白酶激活，可使血浆中高分子量激肽原（high molecular weight kininogen, HMW-K）裂解为缓激肽；② 组织激肽释放酶，主要存在于内皮细胞表面，在组织受损伤时释放并作用于血浆低分子量激肽酶原（low molecular weight kininogen, LMW-K）生成胰激肽；嗜碱性粒细胞和补体介导的细胞溶解也可释放激肽原酶，使LMW-K转变为胰激肽，HMW-K也可使组织激肽原酶降解为胰激肽，而在血浆胺肽酶作用下胰激肽去除N端一个赖氨酸转变为缓激肽。激肽半衰期很短，仅15秒，被激肽酶 I 、激肽酶 II 分解代谢。激肽释放酶的释放和激活对激肽生成起关键作用，而且与凝血、纤溶、补体系统密切相关。激肽释放酶也直接参与炎症反应，并对白细胞有趋化作用。激肽通过其特异受体起作用，已证明至少有两种激肽受体（β$_1$R和β$_2$R），其大部分炎症作用由β$_1$受体介导，β$_2$受体则主要介导胶原形成和细胞分裂而参与炎症修复。

3种激肽作用基本相同：① 舒张血管，较组胺强15倍，以微小静脉的舒张最为明显，这与内皮细胞释放内皮源性舒血管因子（EDRF）有关；② 与内皮细胞上β$_2$受体结合收缩内皮细胞，使内皮细胞间隙增大，增加血管通透性；③ 收缩非血管平滑肌，对支气管、小肠、子宫有明显的收缩作用；④ 致痛作用，$10^{-5} \sim 10^{-4}$ g/L即可刺激感觉神经末梢引起痛觉。

缓激肽是组织损伤中产生的第一个介质，并且导致产生一系列具有典型特征的反应发生，在脑脊髓创伤中起重要作用，此作用可被缓激肽抑制剂所阻断。缓激肽作为前列腺素生成的强刺激物，引起脑损伤后环氧化酶依赖性损伤，诸如脑动脉扩张、内皮细胞损伤和对低碳酸血症反应性降低；缓激肽受体阻断剂可以减轻这种脑外伤的小动脉异常。Ellis等报道在脑损伤后1小时损伤部位脑组织内激肽原明显增高，持续到伤后15小时，在伤后2天后才下降；而损伤对侧激肽原在伤后1小时升高，伤后3～6小时恢复正常，伤后15小时又再次升高，且伤后脑水肿程度和血管通透性以伤后15小时较其他时间为严重，说明激肽释放酶-缓激肽系统在脑创伤中起重要作用。

2. **感觉神经肽** 是一类由感觉神经末梢释放的肽类物质，存在于C类感觉神经末梢，主要包括SP、神经激肽（NK）、神经肽等速激肽和CGRP。它们具有明显的促炎作用，并能通过轴突反射机制引起和加重神经源性炎症反应。SP是由11个氨基酸残基组成的寡肽，主要来源于神经元和神经胶质细胞，各种伤害性刺激均可使其释放，引起炎症局部微血管扩张。SP可能参与了应激反应时垂体-肾上腺轴的功能调节。SP和其他的速激肽可直接作用于血管平滑肌而引起血管舒张，并能促使血管内皮细胞产生一氧化氮。SP亦能增加损伤后的血管通透性及蛋白渗出。在创伤时，SP主要作为痛觉递质可向上传递至中枢神经系统，并且反馈性地在损伤组织局部释放，启动神经源性炎症反应。NKA的基因编码与SP相同，两者共存于感觉神经内。目前已知至少有3种速激肽受体亚型，NK$_1$R选择性地被SP激活，NK$_2$R由NKA激活，NK$_3$R由NKB激活。

虽然不同速激肽可以由同一神经释放,但它们可以通过不同的受体而发挥不同作用。

CGRP是一种内源性血管活性多肽,广泛分布于动物和人的中枢和外周神经及血管系统,是迄今为止发现在体内最强烈的舒血管物质之一,可以逆转脑血管痉挛,改善脑组织血液循环,对脑血管的舒缩功能调节有着重要的作用。CGRP是1983年Rosenfeld等应用DNA基因重组和分子生物技术研究中发现的一种由37个氨基酸组成的生物活性多肽,分子量为3 788 000。CGRP可明显改善血流动力学指数,增强心肌收缩力和心输出量,降低外周血管阻力;可降低脑血管紧张度,缓解血管痉挛,改善脑供血,调节脑微循环。CGRP的主要作用机制是:① 通过刺激其特异的受体,直接舒张血管;② 激活血管平滑肌细胞上K^+通道;③ 与受体结合后激活腺苷酸环化酶(AC),使细胞内cAMP升高,通过"第二信使"发挥生物效应;④ 维持细胞内Ca^{2+}稳定性,降低细胞膜对Ca^{2+}的通透性;⑤ 具有拮抗内皮肽(ET)的作用。

最近的研究发现,大鼠液压TBI后很短时间内SP与CGRP血浆含量迅速升高,但由于SP、CGRP的生物半衰期很短,且其有效合成不能及时满足机体消耗,所以上升后不久即明显下降。创伤后SP和CGRP呈正相关,均表现为伤情越重,分泌水平越低,恢复到正常水平越慢。SP与CGRP在脑创伤病变发生、发展过程中可能存在协同作用。

四、细胞因子

细胞因子(CK)是指活化细胞产生和分泌的能影响其他细胞或分泌细胞自身生长、分化和增殖,并且与免疫活化和炎症反应具有重要关系的一类可溶性多肽介质。在正常情况下细胞因子含量极微,但在各种因素刺激下表达可急剧增加。自1932年Rich和Lewis发现第一个细胞因子——巨噬细胞移动抑制因子(MIF),目前细胞因子已经发展成为一个庞大的家族,包括IL、趋化因子、TNF、干扰素(IFN)、集落刺激因子(CSF)、生长因子(GH)、神经营养因子(NT)及神经生成素等。细胞因子为一类具有激素样作用的调节分子。与激素不同的是它可由多种不同组织产生,主要以自分泌或旁分泌方式作用于局部,并且低浓度(通常$< 10^{-11}$ mol/L)即有明显的生物学效应。许多细胞因子可作用于同一靶细胞,介导相同或相似的作用,而一种因子又可作用于不同靶细胞,产生不同效应。近年来研究表明:细胞因子在脑外伤后中枢神经多种病理生理变化,如脑水肿的形成、脑间质炎症发生及脑胶质细胞增生和修复等中发挥重要作用。细胞因子特别是IL-1β、IL-6和TNF-α在脑外伤后的上调对脑外伤有明显加重作用,而抑制其活性可明显延缓或减轻外伤后病理生理过程并可起到积极的治疗效果。

中枢神经系统中细胞因子的来源主要有:① 脑组织微血管破裂、通透性增高、淋巴细胞浸润入脑组织产生细胞因子;② 血-脑屏障破坏,颅外细胞因子通过血-脑屏障进入颅内;③ 外周产生的细胞因子通过迷走神经释放介质作用于中枢神经系统;④ 目前越来越多的证据表明颅内星形胶质细胞和小胶质细胞是中枢神经系统细胞因子的主要来源,且其与反应性胶质细胞溶解有关,后者可能阻碍损伤后的神经轴突再生,也可促使胶质细胞分泌的转化生长因子(TGF)、神经生长因子(NGF)、碱性成纤维生长因子(BFGF)和血小板源性生长因子(palatelet-derived growth factor, PDGF)等,并提高这些因子的受体表达水平,从而为大脑提供营养。

细胞因子在中枢神经系统损伤中的作用可能是:① 引起脑微循环功能改变,导致血管通透性增高及血-脑屏障的破坏,从而使外伤后脑水肿形成和加重;② 促进血管内皮细胞表达细胞间黏附分子-1(intercellar adhesion molecule-1, ICAM-1),增加白细胞与内皮细胞黏附,促进炎症细胞向血管外浸润,并活化炎症细胞;③ 激活损伤部位胶质细胞的增生及修复;④ 在脑外伤后细胞间信号转导作用和细胞级联反应中发挥重要作用;⑤ 引起脑外伤并发症甚至多器官功能衰竭;⑥ 引起发热及局部物质代谢障碍;⑦ 引起胶质细胞β-淀粉样物质前体蛋白(β-amyloid precursor protein, β-APP)的产生并导致神经退变的发生;⑧ 有些因子如NGF具有细胞保护作用,可以提高细胞维持离子平衡和抑制自由基产生的作用。

在此,简要介绍相关因子的进展:IL-1是迄今研究最多的细胞因子,分IL-α和IL-β两种。一般认为IL-1有神经毒性,但具体机制并不清楚。它的作用很多,可诱导生长因子产生、减少谷氨酸分泌、增强GABA效应以及诱导iNOS等。TNF则是处于细胞因子相互作用的网络中央,可以调节许多其他细胞因子并具有神经保护和神经损害双重功能。用敲除了TNF的小鼠制作TBI模型并与野生型鼠制作的损伤模型相比,敲除TNF鼠的认知与运动功能损伤比野生型鼠更轻微。但伤后4周内观察两组鼠的病理改变,则是敲除鼠的更加严重。推测TNF可能更有利于病人的慢性恢复。而TNF-α过高时被认为可以导致脑血管功能紊乱和脑水肿,抑制免疫反应,具有神经毒性作用;适量则可以有效调节T、B细胞,对脑损伤修复有益。动物实验表明,脑创伤后TNF-α上调时间早于IL-6,其高峰期与脑外伤后水肿高峰期一致,且水肿高峰期过后仍保持较高水平,而IL-6高峰比TNF-α高峰晚出现。IL-6也是具有神经保护与神经损害双重功能的内源性细胞因子。IL-6敲除鼠受伤后,它的新生神经纤维束、新生血管数及其维持胶质细胞和神经细胞正常形态等均明显差于野生IL-6鼠。因此,研究者推测TNF-α和IL-6可能参与伤后不同时段的脑组织修复。研究还发现:IL-1α与组织损伤密切相关,在正常情况下脑组织中仅有少量IL-1α,而创伤后IL-1α迅速升高,24小时即到高峰,并可诱导IL-2、IL-8和TNF分泌。有报道称IL-1β浓度高低与脑创伤的预后呈负相关。与IL-1α一样,原本含量很少的IL-6在脑创伤后脑脊液中浓度迅速增高,且其水平与病人伤情呈正相关。IL-8主要由有核血细胞分泌而成,具有激活中性粒细胞的作用,在TBI病人脑脊液中浓度远远高于正常对照组,是与病人伤情呈正相关的又一细胞因子。IL-10是抗炎性因子,有很强免疫抑制作用,可以抑制IL-1β、IL-2和TNF的合成和功能,也可抑制T细胞亚群Th1细胞。适量的IL-10具有控制炎症、稳定内环境作用,而过高则容易导致免疫缺陷。现在认为该因子与脑创伤预后呈负相关,且IL-10/IL-6比值是判断伤情的有效指标。IL-12又叫自然杀伤细胞刺激因子,具有激活NK、T细胞的多种效应。重型TBI病人脑脊液中的IL-12浓度可达正常对照组的600倍,其可能在脑创伤后炎症反应中起重要作用。IL-2是Th1细胞分泌的一种淋巴因子,除了免疫功能外,还有促进胶质细胞生长及修复作用,其可能只参与脑创伤早期炎性反应。IL-13、IL-16也参与脑创伤后的炎性反应。

五、溶酶体成分

溶酶体是细胞内一种有界膜的细胞器,内含近60种的酶及非酶成分,在炎症时,遭受刺激或损伤的细胞胞内溶酶体成分可释放到细胞外间质中,其主要是损伤性介质,可以直接对其他细胞产生损害作用,也可通过其他介质释放而起促炎作用;少数成分则可通过降解间质内的炎性反应物质而发挥抑炎作用。损伤性介质包括:① 酸性水解酶,含各种脂酶、肽酶、糖苷酶、核酸酶等;② 中性蛋白酶,主要有弹性蛋白酶、组织蛋白酶G、胶原酶和凝胶酶,其底物广泛,几乎所有结缔组织都可为其所降解,对组织破坏性极大;③ 碱性蛋白酶,主要是存在于嗜碱性粒细胞颗粒中的几种强碱性蛋白。在脑创伤后,各种促炎因子的释放导致细胞内钙超载及第二信使反应的激活,溶酶体膜与胞膜融合释放,这是导致脑组织坏死及炎症反应的重要因素之一。在阿尔茨海默病中,只在炎症相关蛋白活化后,小神经胶质细胞才开始介导促炎症反应、趋化现象和神经毒性效应,而等渗休克或溶酶体损伤造成的溶酶体破裂本身就足以诱导炎症相关蛋白NALP3活化和IL-1β成熟。

第三节　炎性反应物质间的相互作用

炎症反应是一个复杂的病理生理过程,它包括局部组织损害(变质和坏死)、全身炎症始动期和全身炎症反映期3个阶段。每个过程都有多种炎性反应物质的参与和调节作用。炎症反应物质在炎症反应中的作用十分重要而复杂,各因子并不是孤立地作用,而是相互作用,形成一个复杂的网络结构。在这个复杂的网络中:

(1)一种细胞可以产生多种介质,同一种介质也可来源于多种细胞。如中性粒细胞释放的介质有LTB$_4$、PG、PAF、溶酶体成分等;而IL-1、TNF等既可由淋巴细胞、单核吞噬细胞产生,又可由星形胶质细胞、小胶质细胞等产生。

(2)一种介质可以同时作用于不同细胞而产生不同效应,不同的介质也可作用于同一细胞而产生相同效应。如IL-1既可作用于血管内皮细胞,增加乙酰化酶活性,加速PAF合成与释放,又可作用于淋巴细胞、单核细胞、小胶质细胞,使之产生IL-6、IL-8、TNF、NGF等因子,而PGD$_2$、TXA$_2$、C$_{3a}$、C$_{5a}$等不同介质均可趋化中性粒细胞并促使其释放氧自由基和溶酶体成分。

(3)不同的炎性反应物质可表现出相互协同或相互拮抗的效应。如PAF促进SP释放,两者之间相互协同,共同具有扩张小血管、增加血管通透性的效应;PGD$_2$与血管活性胺对局部血管也有类似作用,相反,PGD$_2$与TXA$_2$、cGRP与ET之间具有明显的相互拮抗作用。

（4）同一介质在不同的体内外条件下具有抗炎和促炎症双重作用。如IL-1是最重要的炎症介质，但是，动物实验发现，早期或晚期应用IL-1受体拮抗剂阻断IL-1，均可有效减少脑外伤的损伤灶面积；而TBI前预先注射IL-1可有效减少脑缺血面积、改善神经症状。

TNF-α基因敲除鼠脑损伤后其行为功能的症状较野生型TNF-α对照组轻，但是，对照组能比TNF-α基因敲除鼠更早、更好地从脑外伤中恢复过来，临床也发现阻断TNF-α对脑损伤有害无益。之所以出现这种情况，可能是炎性介质的功能受其浓度、所作用的受体，以及其作用的时机等因素差异有关。目前认为，炎性反应物质种类繁多，作用复杂，可根据其对炎症反应的不同调节作用分为促炎因子和抗炎因子两大类。所谓促炎因子是指对炎症反应起正性调节作用，在炎症反应的发生、发展过程中具有促进和扩大炎症反应程度，延长炎症反应持续时间，加重炎症反应对组织的损害的炎性反应物质；抗炎因子是指对炎症反应的发生、发展起负性调节作用，具有抑制和限制炎症反应的程度和持续时间，减轻组织损害，保护健在组织，增加其活性并促进其增生修复的炎性反应物质。但这种划分对TNF-α、TGF-β等具有双向调节作用的许多炎症因子并非绝对。

第四节　抗炎措施在脑外伤治疗中的应用现状及前景

一直以来，人们认为脑是免疫豁免器官，对全身性免疫反应以及炎症不敏感。这种观点在近10余年来才被改变。但是毫无疑问，脑组织的特殊解剖和生理特点，决定它的病理反应与其他器官组织有明显不同：局限于颅骨内的脑水肿可以引起卒中、脑缺血，从而导致严重的脑功能损害、颅内高压，甚至死亡。与其他炎性组织白细胞迅速升高不同，炎性脑组织的白细胞升高来得慢且温和，但可迅速发生小胶质细胞和炎性介质的释放。中枢神经系统炎性反应的特征可总结为：① 胶质细胞激活；② 脑水肿；③ 主要组织相容性复合体表达；④ 有普通炎症的全身急性期反应和急性期蛋白质合成；⑤ 补体（过敏毒素和膜攻击复合体等）激活；⑥ 产生炎性介质如细胞因子、自由基和前列腺素等；⑦ 表达粘连分子；⑧ 免疫细胞侵袭。中枢神经系统除了可以调节炎性反应引起的体温和神经内分泌反应外，还负责调节全身免疫功能。脑外伤后炎症反应在本质上是机体的一种抗损伤保护性反应，但是如果炎症反应过于剧烈，脑外伤炎症也会因炎性反应物质如溶酶体成分、活性氧自由基、补体膜攻击成分、TNF、TXA$_2$等的大量产生而引起一系列全身反应，导致机体主要组织和脏器的损伤和严重功能障碍，甚至威胁病人的生命。

前文已知，脑损伤后发生的炎症反应主要分为两大类：经典性炎症反应和神经源性炎症反应。以往的治疗更多关注经典性炎症反应，包括减少炎症物质作用，如抑制炎症细胞因子、清除氧自由基以及降低血管活性胺等。近年来，越来越多研究强调在抗经典炎症反应同时，应该同时治疗神经源性炎症反应。

一、抑制经典炎症反应的治疗策略

目前常用抗经典炎症反应的措施主要有阻抑炎性反应物质产生和释放、抑制促炎因子的作用及增强抑炎症因子3种类型。

（一）阻抑炎性反应物质的产生和释放

目前阻抑炎症介症的抗炎药物分甾体类和非甾体类抗炎药两种。

1. 甾体类抗炎药　主要是类固醇激素及其衍生物，具有稳定细胞膜和溶酶体膜、降低脑血管和血-脑屏障通透性、抑制白细胞活动、抑制免疫应答和肉芽组织形成等多种抗炎作用。以往糖皮质激素及其衍生物在重型TBI中应用可以明显降低颅内压、抑制脑创伤激发的炎症反应。但是大宗病例的多中心研究证实，早期应用激素，尤其是大剂量激素非但不降低重型TBI的颅内压，降低病死率和致残率，还明显增加病死率和致残率。研究发现，TBI后内源性激素分泌明显紊乱：3小时内迅速升高，1～3天逐渐下降至低于正常水平，第5天出现第2次升高，随后逐渐降至正常水平。而急性重型TBI血清皮质醇水平接近正常参考值范围，但血中皮质类固醇结合球蛋白（corticorsteroid binding globulin, CBG）水平明显下降，同时反映游离皮质醇水平的游离皮质醇指数（free cortisol index, FCI）升高。TBI后过高或过低的激素水平都与病人的不良预后相关。我们的研究发现，中轻型TBI病人与实验动物早期常规静脉应用激素，其认知功能发生障碍率明显高于对照组。为此，我们不提倡在中、重型TBI的治疗中常规早期大剂量应用甲泼尼龙冲击治疗,但主张检查重型TBI病人血液中糖皮质激素水平,再给予合适剂量的糖皮质激素补充应用。

2. 非甾体类抗炎药物 主要有阿司匹林、吲哚美辛(消炎痛)、布洛芬等,是一类化学性质各不相同而具有共同药理作用的化合物,可以选择性地抑制环氧合酶活性,减少PG合成;大剂量使用时还可以阻断脂氧化酶活性,而减少LT合成。鉴于脑外伤后脑组织内PGI_2和TXA_2生成失衡,有些学者建议在脑创伤炎症早期试用该类药物以期重新恢复PGI_2/TXA_2的平衡,但在TBI中的作用效果尚未明确。

（二）抑制促炎因子的作用

目前在抗炎药物的临床研究未获得理想效果的同时,寻找特异性强抗炎药的研究也遇到了困难:

（1）多种氨基酸竞争性和非竞争性拮抗剂赛福太(selfotel)、阿替加奈(aptiganel)、曲索普地尔(traxoprodil, CP101-606)和D-CPP-ene等在大规模的多中心治疗TBI研究中均未被证实有效,且前两者还有令人不能忍受的神经精神副作用。促炎因子生成及其活性抑制剂,同时具有消除自由基和抗氧化作用的非竞争性NMDA抑制剂地塞比诺(dexanabinol)一直被预期是一个很有应用前景的抗炎药物,但临床研究同样未能证实其疗效。而一度被推荐用来治疗外伤性蛛网膜下腔出血的钙离子拮抗剂尼莫地平在多国35个医学中心的研究中并未显示有任何治疗作用。缓激肽抑制剂不仅未显示疗效,而且具有难以接受的副作用。

（2）其他药物:5-HT受体特异性阻断剂赛庚啶和重组IL-1受体阻断剂(rIL-1ra),可溶性细胞因子受体如sIL-1R、sIL-2R、sIL-6R、sTNFR、sIFNR及$C_{36}R$,肿瘤坏死因子结合蛋白(TNF binding protein, TBP)和黏附分子抗体抗CD-18单抗等,在动物模型中均显示有一定的抗炎和脑保护作用,但目前还仅限于研究阶段。

（3）施福东团队通过应用免疫抑制剂芬戈莫德(fingolimod)抑制脑出血病人循环血$CD4^+/CD8^+$T细胞以及$CD19^+$B细胞,使得实质内脑出血病人水肿明显减轻,这是一次通过全面抑制炎症细胞从而抑制炎症因子的尝试。随后我们在小鼠TBI模型中应用该药物,也获得了良好的免疫炎症因子抑制和减少脑水肿疗效。由此可见,芬戈莫德可能是具有临床应用前景的一种新药。

（三）增强抑炎症因子的应用

已知细胞因子IL-2、IL-6、IL-8等因子在被报道具有抑炎作用、协同NGF的神经营养作用同时,还具有与其他抑炎因子和炎性介质复杂的相互调节与负调节作用,但其临床前景有待进一步研究。近年来发现具有抑制免疫炎症反应作用的可调节T细胞(Treg细胞)以及被认为是抑制炎症细胞因子的IL-10也已受到广泛关注。通过调高Treg细胞或IL-10,是否能够在TBI中发挥治疗作用,尚有待观察。

二、抑制神经源性炎症反应的治疗策略

以血管扩张和增加血管通透性为特点的神经源性炎症反应疗法正逐步受到大家重视。已经有人尝试应用NK1速激肽受体拮抗剂(NK1 tachykinin receptor antagonists)分别应用于弥漫性脑损伤、局灶性脑损伤的大鼠TBI模型,甚至延长其应用到TBI造模后12小时,均观察到明显的抑制脑水肿、修复神经损伤作用。而这种强烈的抑制因血管扩张、血管单元通透性增加导致的脑水肿和神经损伤作用也在大鼠脑缺血模型中得到完美再现。NK1速激肽受体拮抗剂可能是TBI治疗获得突破的新药,但还有待于经过严格循证医学意义的临床研究验证。

总之,尽管人类数千年来一直在探索TBI的药物治疗,但直到今天,仍然没有开发出被临床充分证实可以有效扭转TBI导致的继发性神经损伤、阻抑炎性反应、有效提高重型TBI病人生存率或减少残障率的治疗策略。由于炎性介质要么相互关联,要么具有双重作用,处于一个复杂的炎性因子网络中,炎性介质调控的效果可能不仅取决于受调控介质本身,从机制上,它可能取决于浓度、受体和应用时机;而从临床上,它的作用还可能受到病人年龄、性别、遗传背景、生活环境等因素影响。目前还没有确认能特异性减轻创伤性TBI炎性反应症状和体征的调控手段或药物。

（江荣才）

参考文献

［1］ 杨树源,张建宁.神经外科学［M］.2版.北京:人民卫生出版社,2016.

［2］ 江基尧.脑保护药物治疗颅脑损伤的现状与展望(专家论坛)［J］.中华创伤杂志,2006,22:241-242.

［3］ 江基尧,徐蔚,朱诚.钙拮抗剂在颅脑创伤治疗中的应用［M］//江基尧,朱诚,罗其中.颅脑创伤临床救治指南.3版.上海:第

二军医大学出版社,2007.

[4] 张建宁.颅脑创伤后糖皮质激素的应用[J].中华神经外科杂志,2006,22: 649.

[5] 孔晓冬,张建宁,杨树源.糖皮质激素及其受体与细胞凋亡[J].现代神经疾病杂志,2001,2: 114.

[6] 张建宁,江荣才,朱锡德.脑损伤患者糖皮质激素及其相关指标的变化[J].中华创伤杂志,2008,24: 245.

[7] 朱锡德,张建宁.脑创伤后血清皮质醇测定的临床价值[J].国外医学·神经病学神经外科学分册,2005,32: 177.

[8] 巴特尔,王维平.颅脑损伤后细胞间黏附分子-1的变化及临床意义[J].国外医学·神经病学神经外科学分册,2002,29: 373.

[9] 王学娇,刘跃亭,段虎斌,等.创伤性脑损伤大鼠P物质和降钙素基因相关肽变化及其意义[J].中国药物与临床,2008,8: 522.

[10] 叶党华,卞晓星.白介素家族和肿瘤坏死因子在颅脑损伤中的作用[J].江苏大学学报(医学版),2006,16: 364.

[11] 中国医师协会神经外科医师分会,中国神经创伤专家委员会.中国颅脑创伤病人脑保护药物治疗指南[J].中华神经外科杂志,2008,24: 723.

[12] 陈琳,匡希星.异构前列腺素与临床氧化应激性损伤疾病[J].中国动脉硬化杂志,2005,13: 667.

[13] LIU L, LI H, JIAO J F, et al. Changes in circulating human endothelial progenitor cells after brain injury [J]. J Neurotrauma, 2007, 24(6): 936-943.

[14] FU Y, HAO J, ZHANG N, et al. Fingolimod for the treatment of intracerebral hemorrhage: a 2-arm proof-of-concept study [J]. JAMA Neurol, 2014, 71(9): 1092-101.

[15] GAO C, QIAN Y, HUANG J, et al. A three-day consecutive Fingolimod administration improves neurological functions and modulates multiple immune responses of CCI mice [J]. Mol Neurobiol, 2017, 54(10): 8348-8360.

[16] NARAYAN R K, MICHEL M E, ANSELL B, et al. Clinical trial of head injury [J]. J Neurotrauma, 2002, 19(5): 503-557.

[17] MORGANTI-KOSSMAN M C, LENZLINGER P M, HANS V, et al. Production of cytokines following brain injury: beneficial and deleterious for the damaged tissue [J]. Mol Psychiatry, 1997, 2(2): 133-136.

[18] FEUERSTEIN G Z, LIU T, BARONE F C. Cytokines, inflammation, and brain injury: role of tumor necrosis factor-alpha [J]. Cerebrovasc Brain Metab Rev, 1994, 6(4): 341-360.

[19] MOHANTY S, DEY P K, SHARMA H S, et al. Role of histamine in traumatic brain edema. An experimental study in the rat [J]. J Neurol Sci, 1989, 90(1): 87-97.

[20] UNTERBERG A, SCHMIDT W, WAHL M, et al. Role of leukotrienes as mediator compounds in brain edema [J]. Adv Neurol, 1990, 52: 211-214.

[21] FRANCEL P C. Bradykinin and neuronal injury [J]. J Neurotrauma, 1992, 9 (Suppl 1): S27-S45.

[22] BUSTO R, DIETRICH W D, GLOBUS M Y, et al. Extracellular release of serotonin following fluid-percussion brain injury in rats [J]. J Neurotrauma, 1997, 14(1): 35-42.

[23] TSUIKI K, TAKADA A, NAGAHIRO S, et al. Synthesis of serotonin in traumatized rat brain [J]. J Neurochem, 1995, 64(3): 1319-1325.

[24] BONE R C. Toward a theory regarding the pathogenesis of the systemic inflammatory response syndrome: What we do and do not know about cytokine regulation [J]. Crit Care Med, 1996, 24(1): 163-172.

[25] LUCAS S M, ROTHWELL N J, GIBSON R M. The role of inflammation in CNS injury and disease [J]. Br J Pharmcol, 2006, 147(Suppl 1): S232-S240.

[26] HALLE A, HOMUNG V, PETZOLD G C, et al. The NALP3 inflammasome is involved in the innate immune response to amyloid-beta [J]. Nature Immunol, 2008, 9(8): 857-865.

[27] CHAKROBORTY D, CHOWDHURY U R, SARKAR C, et al. Dopamine regulates endothelial progenitor cell mobilization from mouse bone marrow in tumor vascularization [J]. J Clin Invest, 2008, 118(4): 1380-1389.

[28] SHARMA H S, VANNEMREDDY P, PATNAIK R, et al. Histamine receptors influence blood-spinal cord barrier permeability, edema formation, and spinal cord blood flow following trauma to the rat spinal cord [J]. Acta Neurochir Suppl, 2006, 96: 316-321.

[29] HOPP S, NOLTE M W, STETTER C, et al. Alleviation of secondary brain injury, posttraumatic inflammation, and brain edema formation by inhibition of factor XIIa [J]. J Neuroinflammation, 2017, 14(1): 39.

[30] KOCHANEK P, JACKSON T, FERGUSON N, et al. Emerging therapies in traumatic brain injury [J]. Semin Neurol, 2015, 35(1): 83-100.

[31] DAMIEN P, KURT J. Abating progressive tissue injury and preserving function after CNS trauma: the role of inflammation modulatory therapies [J]. Curr Opin Investig Drug, 2010, 11(11): 1207-1210.

[32] RAMLACKHANSINGH A F, BROOKS D J, GREENWOOD R J, et al. Inflammation after trauma: microglial activation and traumatic brain injury [J]. Ann Neurol, 2011, 70(3): 374-383.

[33] CORRIGAN F, MANDER K A, LEONARD A V, et al. Neurogenic inflammation after traumatic brain injury and its potentiation of classical inflammation [J]. J Neuroinflammation, 2016, 13(1): 264.

[34] SORBY-ADAMS A J, MARCOIONNI A M, DEMPSEY E R, et al. The role of neurogenic inflammation in blood-brain barrier disruption and development of cerebral oedema following acute central nervous system (CNS) injury [J]. Int J Mol Sci, 2017, 18(8): 1788.

第五十一章
血小板活化因子与颅脑损伤

颅脑损伤（TBI）时，除外力直接造成脑损害外，同时可发生一系列继发性病理改变加重损伤，这些继发性变化与中枢神经系统代谢紊乱有密切关系。了解颅脑损伤生物化学代谢变化，尤其是细胞膜磷脂的代谢异常，有利于加深对颅脑损伤病理生理过程的认识，从而为临床救治颅脑损伤提供理论依据。血小板活化因子（PAF）是一种重要的细胞膜磷脂代谢产物，在各种创伤过程中显著增多。近年来，PAF在继发性脑损害过程中的作用愈发引起学者们的重视，其在脑损伤后的改变可从一个侧面揭示颅脑损伤的分子病理机制。

第一节 概 述

PAF发现于20世纪70年代初，它是机体多种细胞如嗜酸性粒细胞、嗜碱性粒细胞、中性粒细胞、单核胞、巨噬细胞、血小板和内皮细胞等在细胞膜磷脂代谢过程中产生的一种烷基磷酸酯。PAF的分子结构式为1-邻烷基-2-乙酰甘油基-3-磷酸胆碱，其生物合成有两条不同途径：一是细胞膜上烷基酰基甘油磷酸胆碱（AA-GPC）在磷脂酶 A_2（PLA_2）作用下水解脱酰基产生花生四烯酸（AA）和溶血血小板活化因子（lyso-PAF），后者再经乙酰基转移酶乙酰化而生成PAF；二是在胆碱酯酶（CHE）作用下直接由膜磷脂合成。PAF合成后主要储存在细胞内，仅少量（3%～4%）释放到细胞外。PAF主要通过靶细胞膜上的PAF受体（PAFR）而起作用，可以特异性地与PAFR结合，并具有饱和性和可逆性的特点。PAFR又分为高亲和性和低亲和性两种类型，并且各有不同亚型。近年来针对PAFR的研究取得了重大突破，已成功地克隆出PAFR，并确定其结构属于G蛋白配体受体。

PAF作为脂质第二信使，在细胞的活化、繁殖、炎症及变态反应等过程中发挥重要作用，特别是在中枢神经系统中。脑内海马、中脑结构中PAFR密度最大，含量最丰富。大量的研究结果表明，在脑创伤时脑组织内PAF含量明显增高，它不仅能激活血小板、多形核白细胞（PMN）及血管内皮细胞，引起血小板、PMN聚集，黏附并释放5-羟色胺（5-HT）、自由基、白三烯（LT）、前列腺素（PG）等血管活性介质和细胞因子，从而导致生物膜损害与血管通透性增加，而且可以激活磷脂酰肌醇通路，生成加重脑细胞损伤的其他"第二信使物质"如三磷酸肌醇（IP_3）、二酰基甘油（DG）及其他脂类介质如PG、LT等，因此，它不仅是一种重要的炎性反应物质，而且是一种重要的炎症调节介质。

关于PAF作用机制，目前较为流行的有两种观点：一种是PAF通过受体传导机制，PAFR选择性地与G蛋白结合，活化磷脂酶C（PLC）或抑制腺苷酸环化酶（AC），致使磷脂酰肌醇（PI）代谢增强，DG、IP_3产生增加、Ca^{2+}动员及蛋白激酶C（PKC）活化；另一种观点认为，PAF通过基因传递而引起细胞组织产生长期反应，活化 c-fos、c-jun 等基因，提高其转录活性及表达水平，使离子通道、G蛋白受体及其他蛋白发生改变，导致组织发生长期病理反应。因此，有人提出PAF在神经细胞中是一种 c-fos 和 c-jun 基因转录活化剂。

第二节　血小板活化因子与缺血性脑损害

缺血性脑损伤后,可发生不可恢复的细胞生物能态和跨膜离子改变,以及兴奋性氨基酸的释放等生化及代谢改变。在决定脑缺血后神经损伤程度诸因素中,PAF具有重要地位。目前,支持PAF在脑缺血过程中起关键作用最具说服力的证据包括脑缺血过程中脑内PAF浓度增加,以及PAF拮抗剂所起的脑保护作用。这些证据均来自各类脑缺血模型中PAF特异拮抗剂的应用实验。Spinnewyn等的研究证实,沙土鼠双侧颈内动脉栓塞后,应用PAF特异性拮抗剂治疗,可显著改善其神经评分,即使在栓塞后1小时应用,也可明显改善神经缺失症状。在一种由气体栓塞所致狗多发性缺血模型中,缺血前后联合应用PAF拮抗剂海风藤酮(kadsurenone),可显著提高皮质体感诱发反应的恢复。在兔脊髓缺血模型中,应用另一种PAF拮抗剂BN50739,可阻止迟发性缺血再灌注损害和脊髓水肿的形成。在激光所致脑局部缺血前30分钟注射BN50739,可降低伤后脑水肿的形成,减少皮质及海马部神经元的死亡。Bielenberg等分别在344大鼠大脑中动脉栓塞(MCAO)前、后应用PAF拮抗剂appafant,测量脑梗死体积和局部脑血流量,发现不论是在MCAO前,还是在MCAO后,应用appafant均能有效降低脑梗死体积。以下将从几个方面进行论述PAF在缺血性脑损害中的作用。

一、促使脑血栓形成,降低脑血流量

脑缺血始发因素之一是血管内皮细胞损伤,并释放内源性PAF,通过直接或间接机制激活血凝-纤溶系统。PAF能直接作用于血管内膜平滑肌,使之收缩并增加血-脑屏障(BBB)通透性,增加内皮细胞-白细胞黏附和激活血小板发生聚集、释放反应。PAF可促使血浆血小板第Ⅳ因子(PF_4)与β-血小板球蛋白(β-TG)释放,并导致PF_4和β-TG比率显著提高。此外,PAF可活化PLC和PKC而暴露血小板表面的纤维蛋白原(Fgp)受体,通过该受体将数个血小板串在一起,加固血栓结构。高浓度PAF也促使红细胞释放ATP,存在于血管表面的去磷酸化酶可迅速将ATP转化为ADP,通过改变红细胞的ADP/ATP比值促进血栓形成。在脑缺血再灌注损伤过程中,局部释放的PAF具有促炎症及促凝血作用,使微血管功能紊乱,导致组织血液循

环恶化和继发性脑损伤。P. J. Cindsberg等发现,在兔休克模型中,再灌注2小时后PAF产生增加并使休克恶化。已证实PAF是迄今为止发现的作用最强的血小板聚集诱导剂。PAF可增加血小板-血管壁间互相作用,导致广泛的血栓形成,甚至造成血管完全闭塞。

正常生理条件下,内源性PAF对动物基础血流量及脑耗氧量无明显的调节作用。在脑灌注压降低时,脑血流量下降,脑耗氧量增加,则引起PAF大量产生并对脑循环产生明显的调节作用。Y. Hirashima等的研究证实,PAF在自发性蛛网膜下腔出血(SAH)血管痉挛成因方面发挥作用,血栓素A_2(TXA_2)与LT水平的增高可能参与了SAH后血管收缩及血管内凝血机制,从而诱发脑缺血,而在SAH后TXA_2与LT的改变与PAF有密切关系。研究表明,脑池内注射PAF可加速神经功能缺失和基底动脉收缩,组织学检查显示明显的缺血性改变。这些都支持PAF可能诱发SAH后的血管痉挛。PAF对脑局部血液流变学也具有重要作用,Yoshida等发现,脑血栓病人平均红细胞滤过率及PAF乙酰水解酶活性均明显降低,该酶对清除红细胞膜上磷脂氧化产物,维持红细胞正常流变学性质起重要作用;PAF乙酰水解酶活性降低可阻碍红细胞在微循环中的变形性,诱发脑缺血的许多病理过程。研究提示,测定红细胞膜上的PAF乙酰水解酶活性及其变化特点,可为卒中病人的血液流变学状态提供有用信息,对判断卒中病人的预后及治疗有一定指导意义。

二、加重神经细胞钙超载

正常情况下,钙离子(Ca^{2+})对维持细胞的正常代谢极为重要。Ca^{2+}是神经细胞膜去极化、神经递质释放与激活酶促反应的第二信使。生物光钙探针——水母发光蛋白研究发现,极低浓度的PAF可通过对神经细胞Ca^{2+}水平的影响,导致PLA2活化及PFA的释放。M. Diserbo等发现,在NIE-115神经母细胞瘤细胞群落中,PAF能使细胞内游离钙浓度产生快速而短暂的升高。在Ca^{2+}自由培养基中所做的实验结果也证明,这种PAF诱导的Ca^{2+}浓度增高是由于Ca^{2+}内流的增加及细胞内Ca^{2+}库释放造成的。PAF不但本身具有Ca^{2+}载体作用,而且还可刺激血小板膜磷脂酶中PI的解离,PI在PLC作用下生成DG和PI_3,PAF又可转变为磷脂醇

（PA）。DG、PI$_3$、PA均具有Ca^{2+}载体的作用，刺激Ca^{2+}内流，参与细胞内Ca^{2+}动员。

三、对脑水肿的影响

PAF可导致低氧诱导的血-脑屏障破坏从而增加血-脑屏障通透性。一些实验性脑染色研究结果表明，随着PAF剂量逐步增大，大鼠脑伊文思蓝（EB）染色程度逐渐加深。大鼠脑内直接注射PAF可引起脑水肿，若预先给予PAF受体拮抗剂银杏苷类后，再注射PAF，则脑水肿程度减轻。

四、与自由基的关系

缺血再灌注脑损害时，PAF在内皮细胞（endothelial cell, EC）与中性粒细胞相互作用中，起着重要的连接作用。缺血脑组织产生大量自由基，干扰EC线粒体代谢，促使PAF生成增加；PAF又可以刺激白细胞聚集，使之活化并释放自由基。再灌注期产生的自由基与EC膜相互作用，激活PLA，随之产生强有力的中性粒细胞趋化因子，促进中性粒细胞黏附并向脑组织内浸润。有研究发现，氧化剂可以促使培养的EC合成PAF，并增加其表面蛋白GMP-140的表达，促使中性粒细胞黏附于内皮单层。而PAF又可促进中性粒细胞产生自由基和细胞激酶，引起内皮功能紊乱，加重再灌性脑损伤。抑制PAF可明显减轻自由基对脑组织的损伤。

五、对脑内其他活性物质及脑血管平滑肌细胞增殖的影响

PAF对PI代谢有重要影响，可使磷脂酰肌醇-4-磷酸（PIP）和磷脂酰肌醇4,5-双磷酸（PIP$_2$）发生短暂下降，这种作用依赖于游离Ca^{2+}浓度。PAF可刺激体外培养细胞释放AA，产生TXA$_2$，使TXA$_2$-PGI$_2$平衡失调，引起脑微血管和大脑前动脉平滑肌细胞的增殖和DNA合成，在脑血管疾病的发生、发展中具有重要意义。

六、PAF受体与脑缺血

脑内富含PAF受体，P. Braquet等在蒙古沙土鼠脑缺血再灌注模型中，发现脑组织中有大量的PAF及[^{3}H]-PAF的特定结合点。脑内PAF受体主要位于脑细胞膜上，也不排除脑血管壁有PAF受体的可能。Scatchard等的研究也表明，在体外培养的脑微血管EC上存在PAF结合位点。Faden等应用脑液压伤模型，于伤前应用PAF受体拮抗剂BN52021和WEB2170，结果表明，两者均可显著改善神经系统状况。这些研究均提示PAF在创伤性脑损伤病理生理过程中，通过PAF受体发挥作用。

第三节　血小板活化因子与颅脑损伤

许多研究证实，PAF不但参与了中枢神经系统缺血性损伤，而且参与脑创伤的病理生理过程，它通过增加血-脑屏障通透性，降低脑血流量，促进磷酸酯水解，造成细胞损害甚至死亡。PAF在脑外伤病理中的作用主要有以下方面：

一、PAF与脑内兴奋性氨基酸

Globus等在大鼠脑缺血再灌注模型中观察到，脑细胞外甘氨酸持续增高与局部神经兴奋性相关，认为甘氨酸在兴奋性毒素介导的组织损伤过程中起重要作用，预先应用PAF受体拮抗剂WEB2170后几乎可以完全阻止外伤后组织内甘氨酸水平的变化，而对其他氨基酸无明显影响。应用微量透析方法测量海马细胞外氨基酸水平，也发现PAF拮抗剂对甘氨酸释放具有选择性抑制作用，可降低外伤后同侧海马部细胞外甘氨酸水平。此外，神经元谷氨酸能突触活动及突触后N-甲基-D-天冬氨酸（NMDA）受体的激活与学习和记忆有关，在此过程中，PLA$_2$活化可导致AA和PAF的释放，产生突触前和突触后作用；PAF可刺激谷氨酸释放，而PAF拮抗剂BN52021可与突触前膜上的受体竞争性结合，阻断这个效应。谷氨酸作为兴奋毒性神经元损害的主要参与者，在NMDA受体介导下诱发突触后神经元钙内流和PLA的激活。PAF的生成增加可促进谷氨酸介导的神经传导。另外，PAF也可在突触前刺激谷氨酸的进一步释放。因此，PAF拮抗剂BN52021在缺血再灌注损害中的神经保护作用，部分是由于限制了突触前谷氨酸的释放。

二、PAF与细胞内信号转导

在神经突触活动期间，PLA$_2$可催化细胞膜磷脂产生第二信使。神经创伤时，神经递质与G蛋白结合受体相连接，在Ca^{2+}参与下，直接激活PLA$_2$，导致AA和

PAF 堆积，参与细胞损害、死亡及修复。PAF 也参与神经塑形反应，它可以诱导早期反应基因（IGE）的表达，PAF 拮抗剂 BN52021 可选择性地与 PAF 受体结合，阻断这种 PAF 介导的基因表达。已知诱导前列腺素合成酶 mRNA 含量增高可导致血管源性脑水肿和缺血再灌注脑损害，PAF 拮抗剂可选择性地在细胞内与其结合，从而限制这一效应。PAF 作为一种损伤产生性介质，可以通过开启编码影响前列腺素合成酶基因的表达，导致细胞损伤和炎症的形成。

三、PAF 与脑血管作用

PAF 对脑血管有直接和间接的作用。P. M. Kochanek 等在 Wistar 大鼠右颈内动脉注入 PAF 后观察到，平均动脉压（MAP）和脑血流量（CBF）于 60 分钟后明显降低，而脑氧代谢率（$CMRO_2$）于 15 分钟后明显增高；对照组 CBF 出现短暂降低后于 60 分钟回升至原水平，$CMRO_2$ 没有变化。Peuerstein 等研究表明，注射 PAF 对脑血管、脑代谢均产生影响，这种效应可能源于 PAF 直接收缩血管作用或经 LT 介导的血管收缩作用。另外，W. M. Armtead 等发现 PAF 对新生猪脑软膜动脉有直接的特异性收缩作用。K. U. Frerichs 等在大鼠激光可复性局部皮质损伤模型中观察到，PAF 拮抗剂 BN50739 可抑制 PAF 活性，明显提高局部脑血流量（rCBF），显著改善激光损伤后脑组织微循环改变。

创伤性脑损伤后 rCBF 减少，在继发性脑损伤过程中起着重要作用。T. Maeda 等在大鼠脑皮质挫伤模型中观察到，脑损伤灶周边区 rCBF 出现短暂增加，但 3 小时后迅速减少至缺血水平；组织学检查发现挫伤区有微血栓形成，在伤后 6 小时由挫伤中心扩大到周边区。而应用 PAF 拮抗剂依替唑仑（etizolam）可显著减轻脑损伤后 rCBF 的减少，缩小挫伤脑组织坏死范围，说明 PAF 参与颅脑损伤后微血栓形成和血流动力学改变，导致挫伤周围区继发性缺血性损害。T. Tokutomi 等研究发现，PAF 拮抗剂 TCV-309 能明显缩小大鼠冷冻性脑损伤后缺血性损伤的范围，降低脑组织含水量。Y. Hirashima 等研究发现，慢性硬脑膜下血肿病人血清 PAF 和抗 PAF IgG 水平均较正常人高，说明 PAF 可能参与了慢性硬脑膜下血肿的形成。他们同时发现，采用 BN50739 预治疗，与对照组相比，受伤大脑半球组织含水量明显降低，伊文思蓝染范围减小，这说明用 BN50739 预治疗可降低脑水肿形成及血-脑屏障通透性，对保持血-脑屏障完整性具有积极作用。PAF 也可通过特异性受体改变脊髓血流和运动功能，在脊髓损伤后继发性组织损害病理过程中起一定作用。研究表明，大鼠鞘内注射 PAF 可引起剂量依赖性（30～100 nmol）脊髓血流量减少，并出现运动功能降低和存活率下降。而选择性 PAF 受体拮抗剂 WEB2170 可完全阻断 PAF 诱导的此种改变。

四、PAF 对神经元的直接作用

PAF 对许多组织培养基中的神经细胞具有毒性作用，低浓度 PAF 可诱导神经元分化，高浓度则具有细胞毒性。该作用由细胞内 Ca^{2+} 浓度的增加而介导。K. U. Frerichs 等发现大鼠脑损伤后 24 小时，BN50739 预治疗组大脑皮质及海马 CA-1 区神经元损害明显低于对照组。另外，PAF 可抑制体外神经元乙酰胆碱的释放，这也可能与其毒性作用有关。

五、PAF 与中性粒细胞的关系

已证实中性粒细胞在缺血再灌注脑损害病理过程中起重要作用，中性粒细胞的清除对改善神经元功能和脑血流状况具有重要意义。K. U. Frerichs 等在激光致局部脑损伤大鼠模型中，发现在 BN50739 治疗组，伤后 24 小时脑组织中性粒细胞浸润数较对照组明显减少，推测 PAF 与中性粒细胞聚集、浸润有关。

综上所述，PAF 是一种由多种细胞产生的脂类介质，在哺乳动物脑组织中含量较高，它广泛参与缺血和创伤性脑损伤病理过程，明确其作用机制及意义可以为治疗脑外伤提供理论依据。目前认为 PAF 在脑外伤中的作用主要有：① 促进第二信使释放，PAF 可通过与 G 蛋白偶联的特异性受体结合激活 GTPase 及磷脂酰肌醇，进一步激活 PLC，增强 PI 代谢，提高 IP_3、DG 水平，导致细胞内 Ga^{2+} 浓度增高、PKC 活化，从而使膜结构改变，离子通道受损及跨膜信号传递紊乱；② PAF 生成同时其代谢产物生成增加，对脑外伤后炎症过程起重要的调节作用；③ PAF 作为中性粒细胞活化因子，可促使白细胞聚集并释放溶酶体成分和氧自由基；④ PAF 参与白细胞附壁黏附，快速黏附的白细胞通过释放过氧化物及 IL-1、TNF 等细胞因子损伤内皮细胞，并激活炎症活性细胞；⑤ PAF 促使 P 物质释放而导致局部炎症过程；⑥ PAF 引起血小板集聚，导致血管内血栓形成，引发局部和全身的缺血性损伤；⑦ PAF 可以兴奋谷氨酸能神经，并通过促进兴奋毒性氨基酸释放而引起神经毒性反应。以上各因素综合作用的结果导致脑微血管和血-脑屏障破坏，通透性增高，血浆内物质向脑组织内浸润，继发血流动力学和微循环障碍，最终导致神经组织不可逆的形态和功能的改变和损害。

（吴　量　刘伟明）

参考文献

［1］ 中国神经外科医师协会,中国神经损伤专家委员会.中国颅脑
创伤病人脑保护药物指南［J］.中华神经外科杂志,2008,24:
723-725.

［2］ 江基尧.我国颅脑创伤救治现状与展望(专家论坛)［J］.中华
创伤杂志,2008,24:81.

［3］ FRERICHS K U, LINDSBERG P J, HALLENBECK J M, et al.
Platelet-activating factor and progressive brain damage following
focal brain injury［J］. J Neurosurg, 1990, 73(2): 223-233.

［4］ LINDSBERG P J, HALLENBECK J M, FEUERSTEIN G. Platelet-
activating factor in stroke and brain injury［J］. Ann Neurol, 1991,
30(2): 117-129.

［5］ NARAYAN R, MICHEL M E, ANSELL B, et al. Clinical trial of

head injury［J］. J Neurotrauma, 2002, 19(5): 503-557.

［6］ GENET G F, JOHANSSON P I, MEYER M A, et al. Trauma-
induced coagulopathy: standard coagulation tests, biomarkers of
coagulopathy, and endothelial damage in patients with traumatic
brain injury［J］. J Neurotrauma, 2013, 30(4): 301-306.

［7］ ALEXIOU G A, LIANOS G, FOTAKOPOULOS G, et al.
Admission glucose and coagulopathy occurrence in patients with
traumatic brain injury［J］. Brain Inj, 2013, 28(4): 438-441.

［8］ JOSEPH B, AZIZ H, ZANGBAR B, et al. Acquired coagulopathy
of traumatic brain injury defined by routine laboratory tests: which
laboratory values matter［J］? J Trauma Crit Care Surg, 2014,
76(1): 121-125.

第五十二章
腺苷与脑损伤

腺苷（adenosine, AD）是一种内源性保护因子。Drury和Szent-Györgyu首先在心肌组织中发现腺苷，推测其主要功能是冠状血管的调节因子，但具体机制不明。Sattin和Rall于1970年证实腺苷通过细胞表面特异性受体来调节细胞功能。Berne等进一步研究发现缺血脑组织的腺苷水平升高，并通过建立了脑内腺苷微透析下测定方法，认识到腺苷在对脑血流和脑代谢的调节中起重要作用。腺苷在脑缺血缺氧性损伤中的神经保护作用是近期的研究热点。研究发现，缺血缺氧后细胞外液腺苷水平显著升高，激活神经细胞膜表面受体，通过抑制兴奋性氨基酸等多种神经递质释放，保持细胞内Ca²⁺稳态，减轻N-甲基-D-天冬氨酸（NMDA）介导的一氧化氮（NO）的产生，减少氧自由基产生等，发挥神经保护作用，并减轻缺血性脑水肿。腺苷类似物及其受体激活剂可能成为一种新的脑保护剂。但至今尚无临床应用研究报道。

第一节　腺苷的生理

一、腺苷的代谢

腺苷又称腺嘌呤核苷，由腺嘌呤和D-核糖结合而成，在中枢神经系统中广泛存在（图52-1）。体内腺苷的来源主要包括以下3种途径：① 在体内耗能增加或者能量供应相对不足时，ATP失去2个磷酸转变

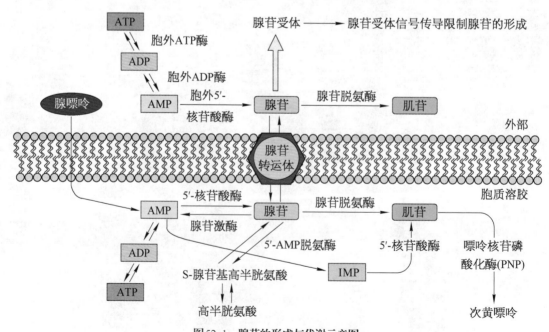

图52-1　腺苷的形成与代谢示意图

ATP：腺嘌呤核苷三磷酸；ADP：腺嘌呤核苷二磷酸；AMP：腺苷一磷酸；IMP：次黄嘌呤核苷酸

成AMP,后者在5′-核苷酸酶作用下脱去磷酸转化成腺苷;② 腺嘌呤与1-磷酸戊糖作用,转变为磷酸和腺苷;③ S-腺苷同型半胱氨酸经水解后可以产生同型半胱氨酸和腺苷。腺苷的代谢途径主要有2条,分别是:① 在腺苷脱氨酶的作用下,生成次黄嘌呤和次黄嘌呤核苷酸,最后变成腺苷的最终代谢产物——尿酸;② 大部分腺苷通过双向平衡转运体进入细胞内,在细胞内合成ATP。

二、腺苷受体的种类

中枢神经系统内腺苷受体的药理、生化及其生理作用已有较明了的阐述。中枢神经系统存在4种腺苷受体亚型:A_1、A_2a、A_2b和A_3,腺苷受体A_2存在低亲和力和高亲和力2种亚型,即A_2a和A_2b(图52-2)。腺苷受体A_1和A_2分别能降低和升高神经细胞内环磷腺苷(cAMP)含量。20世纪80年代中期,有人提出了区分腺苷受体的药物标准。大多数人认为区别腺苷受体A_1和A_2的主要标准应该是腺苷受体A_1或A_2对各种腺苷类似物的亲和程度(表52-1)。

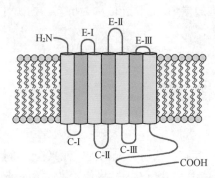

图52-2　腺苷受体模型(Hitchinson等,2012)

腺苷受体A_1和A_2在脑组织的分布有明显差异。腺苷受体A_1在小脑分子层和海马含量最高,丘脑、尾状核、隔区和大脑皮质中含量其次,小脑(除分子层)中含量最低。大脑皮质的A_1受体数目可能会随年龄的老化而减少。值得人们重视的是,兴奋性氨基酸NMDA受体在脑组织的分布与腺苷受体A_1分布完全相同,提示腺苷受体A_1与兴奋性氨基酸NMDA受体之间存在某种特殊的内在关系。A_1受体分布于突触前神经元及星形胶质细胞,其中海马CA_1区A_1受体密度最高,据此认为该区A_1受体和NMDA受体密度分布与该区对缺血缺氧最为敏感有关。腺苷抑制脑损伤后内源性神经递质释放通过A_1受体实现。腺苷受体A_2在纹状体、弓状核、杏仁核和嗅球含量较高,海马、小脑和上丘含量则较低。A_2受体分布于脑血管平滑肌细胞及微血管内皮细胞膜,介导腺苷对血管

表52-1　腺苷受体和对腺苷类似物亲和程度

腺苷受体A_1

2-氯化环戊腺苷(CCPA)=内去硼化腺苷(EBNA)>环戊腺苷(CPA)>环己基腺苷(CHA)>2-氯化环戊腺苷(R-PIA)>N-乙基碳酰胺腺苷(NECA)>环戊腺苷(S-PIA)>CV 1808>CGS 21680C

腺苷受体A_2

N-乙基碳酰胺腺苷(NECA)=CGS 21680C>CV1808>2-氯化环戊腺苷(R-PIA)>环己基腺苷(CHA)>环戊腺苷(CPA)>2-氯化环戊腺苷(S-PIA)

的效应,包括扩张血管、抑制血小板凝聚以及自由基介导的微血管内皮细胞损伤。A_2a受体主要分布于富含多巴胺的脑区,与多巴胺D_2受体和溴结节在功能和解剖联系方面有显著的相似性,与脑腓肽在苍白球与纹状体之间的通路也有密切联系。A_2a受体分布于神经元、微胶质和星形细胞。激活A_2a受体可触发cAMP的蓄积。前脑神经元的A_2a受体活性主要影响意识活动。A_1、A_2受体均通过与G蛋白耦连有关,与腺苷环化酶和膜离子通道等效应系统相连发挥生理效应。在人类A_3受体主要表达于肺和肝,在大脑相对较低。虽然中枢神经系统存在4种腺苷受体(A_1R、A_2aR、A_2bR和A_3R),但大脑中A_1R和A_2aR的密度较高,加上A_2bR和A_3R作用对脑功能的影响普遍较小,因此腺苷对大脑功能的影响可能主要取决于A_1R和A_2aR的作用。

腺苷的神经调节作用取决于抑制性A_1受体(A_1R)和促进性A_2a受体(A_2aR)的相对平衡,可通过调节兴奋性谷氨酸能突触发挥作用。A_2aR可减弱不同神经退行性疾病(如缺血、癫痫、帕金森病或阿尔茨海默病)中的作用,并在某些精神疾病中起积极作用。A_1R和A_2aR在神经调节和神经保护中的相互作用是否通过谷氨酸调节目前尚不清楚,靶向腺苷受体治疗可能成为治疗不同神经和精神疾病的新策略。

三、腺苷的生理作用

腺苷在中枢神经系统中发挥神经调节和稳态等双重作用。腺苷直接参与多种突触过程、信号传导途径,并在中枢神经系统中与神经递质的调节有关。与经典神经递质不同,腺苷既不存储在突触小泡中,也不仅仅作用于突触。释放和摄取由双向核苷转运蛋白介导,其中转运方向依赖于细胞内外基质之间的浓度梯度(图52-3)。

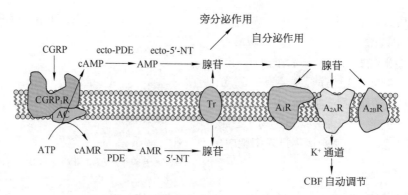

图 52-3　脑血流(CBF)自动调节示意图

cAMP产生激活降钙素基因相关肽(CGRP)受体,CGRP诱导脑血管扩张。cAMP-腺苷通路是一个腺苷产生和活化的富有活力的代谢机制。低血压时A_2a受体通过激活ATP敏感的K^+通路,优先作用于血管扩张自动调节,从而管理CBF的自动调节。AC:腺苷酸环化酶;AR:腺苷受体;5′-NT:5′-核苷酸酶;PDE:磷酸二酯酶;Tr:腺苷载体;CGRP:降钙素基因相关肽;$CGRP_1R$:降钙素基因相关受体(Shin HK等,2004)

腺苷通过作用于细胞膜上相应受体,发挥下列生理作用:① 调节NMDA的释放,维持NMDA与γ-氨基丁酸(GABA)系统的平衡,从而保持神经系统正常神经活动;② 参与调控神经细胞膜Na^+通道的开放及神经元去极化与复极过程;③ 调节细胞膜Ca^{2+}通道,保持神经细胞和内皮细胞Ca^{2+}的稳定,并参与微血管的舒张调节。在病理情况下,如脑缺血、缺氧性损伤时,细胞膜受到损害,NMDA等神经递质大量释放,Ca^{2+}和自由基、NO等内源性损害因子产生增多,则腺苷产生异常增高,以对抗上述损害因子对神经细胞和内皮细胞的损伤,故腺苷被称为抗损伤内源性保护因子或"卫士"。

第二节　腺苷的病理生理作用

腺苷作用于神经元细胞膜上腺苷受体后,通过细胞膜上C蛋白传递信息。内源性腺苷是一种广泛分布的上游调节剂,可调节多种神经递质,其传导的受体和信号传导途径,促进下游一系列重要神经功能的表达。在过去的10年中,针对所有4个G蛋白偶联腺苷受体(尤其是A_1和A_2a受体)的基因敲除模型的生成和表征,已证实腺苷受体广泛的神经调节和整合作用,特别是腺苷受体A_1可通过多种途径传递信息,包括调节cAMP含量和钾、钠、氯细胞内外交换以及磷脂代谢,A_1受体的调节在中枢神经系统细胞中与钙内流、谷氨酸释放、膜电位和代谢的控制有关。

已发现不同动物种类及同种动物不同脑区腺苷受体信息传递系统有明显差异,其中,突触前腺苷受体主要影响突触前膜钙离子通道,调节钙内流;而突触后腺苷受体主要影响突触后膜钾离子通道,调节钾外流。

脑损伤后脑组织腺苷被激活可能会引起一系列病理效应,其主要作用可概括为2个方面:① 增加脑组织血流量和营养供应,改善神经元兴奋性和能量代谢;② 阻断脑损伤所造成的神经元兴奋性毒性,减轻继发性脑组织神经元损害,腺苷受体A_1和A_2被激活后所引起的效应不完全相同。腺苷受体A_1的主要作用包括以下几个方面:① 调节突触前神经递质的释放,特别是抑制兴奋性氨基酸释放;② 抑制突触后神经元膜长时程去极化;③ 使星形细胞处于超极化状态,减少星形细胞谷氨酸和钾离子过度内流;④ 调节钙内流;⑤ 参与脑缺血预处理;⑥ 抑制NO和自由基的产生,比如AD在突触前膜激活腺苷受体A_1后,抑制腺苷酸环化酶,使cAMP含量下降,调节cAMP依赖的蛋白激酶活性,使得肌球蛋白轻链激酶活性降低,肌球蛋白磷酸化减少,抑制Ca^{2+}内流,刺激Ca^{2+}外流,开放依赖K^+通道。腺苷受体A_2主要作用于脑血管系统,在兴奋性氨基酸释放和钙超载方面起促进作用。其效应主要包括:① 松弛血管平滑肌,增加脑血流量和脑组织营养供应;② 抑制血小板聚集,防止脑血栓形成;③ 抑制中性粒细胞炎性反应,防止其在血管内皮细胞附着以及栓子形成;④ 促进血管内皮细胞生成NO,

与其介导的增加胶质细胞cAMP的产生及调节脑血流量的效应有关。A_2a受体通过神经元和胶质机制调控谷氨酸外流。目前,已发现脑损伤后腺苷受体被激活能增加脑血流量和脑组织营养供应,防止脑血栓形成和脑缺血,阻断兴奋性氨基酸对神经元的毒性损害等,表明腺苷受体能明显减轻继发性脑损害,是一种内源性脑保护因子。

腺苷可作为整合中枢兴奋及抑制性神经递质的调节因子。它与神经突触前膜上腺苷A_1受体结合后,可抑制兴奋性神经递质谷氨酸的释放;与突触后膜上A_1受体结合后,则可激活K^+通道使突触后神经元超极化

而阻止兴奋性的传播。它与腺苷A_2a受体结合后,会促进兴奋性神经递质的释放。此外,突触间隙中的腺苷浓度主要受仅存在于星形胶质细胞内的腺苷激酶(adenosine kinase, ADK)的调控,它可将腺苷磷酸化生成AMP;随着胞内腺苷的减少,胞外的腺苷可通过细胞膜上核苷转运体进入细胞内,这一过程是清除突触内腺苷的主要途径。因此,星形胶质细胞中的ADK是决定突触内腺苷浓度,进而调控突触兴奋性传播的关键因素。据报道称,ADK活性升高,将使突触内腺苷含量减少,促发癫痫。最新研究表明,通过抑制ADK,有望找到防治癫痫的新措施。

第三节 脑缺血缺氧性损伤时腺苷变化及其作用

一、脑缺血缺氧性损伤时腺苷变化

机体在缺氧、缺血或炎症等情况下,细胞产生腺苷明显增加,可减少组织损伤并促进修复(图52-4)。脑缺血时,ATP降解,腺苷迅速生成,并被运送到细胞外液中,神经细胞、胶质细胞、微血管内皮细胞能产生大量腺苷,缺血脑组织内腺苷水平显著增加。未麻醉自由活动的大鼠脑中细胞外液腺苷的游离浓度是$50 \sim 300$ nmol/L。Meuo等用测定大鼠前脑缺血20分钟及再灌注时脑脊液中腺苷水平变化,发现缺血时腺苷增加4.2倍,再灌注后5分钟增加13.8倍,再灌注后60分钟时腺苷水平相对回落;缺血时软脑膜动脉管径较缺血前无明显变化,然而在再灌注后5分钟,软脑膜动脉管径显著增加,其高峰与腺苷增加高峰出现时间相一致,到再灌注后60分钟,动脉管径恢复。在成年大鼠及新生大鼠缺血缺氧模型中,均发现缺血缺氧后腺苷A_1受体迅速减少。Aden等用原位杂交和受体放射性自显影方法发现新生鼠胶质和海马部分区域腺苷A_1受体、A_2受体mRNA表达,在缺血缺氧后0、1和2小时均减少,A_1受体对选择性拮抗剂的结合力亦降低,随后逐渐恢复。受体的减少可加剧缺血、缺氧的损害,导致神经细胞死亡的病理过程。

二、腺苷及其类似物对脑损伤的治疗保护作用

大量实验研究表明腺苷及其类似物对缺血性脑损伤有明显的保护作用。Goldberg等采用大脑皮质神经元体外培养方法,观察发现腺苷受体A_1类似物环己基

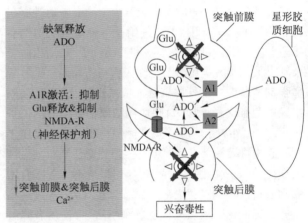

图52-4 缺氧时腺苷(ADO)对突触前后钙通道的抑制
ADO从突触前后或星形胶质细胞释放,通过载体,在突触裂积聚,突触前作用于腺苷A_1受体,从而抑制谷氨酸释放;激活突触后腺苷A_1受体抑制NMDA受体。ADO:腺苷;Glu:谷氨酸(Ribeiro. JA., 2005)

腺苷对缺氧和低糖所造成的神经元损害有显著的保护作用。环己基腺苷对神经元保护程度与抑制乳酸脱氢酶含量明显相关,提示腺苷类似物对脑神经元保护作用可能与改善脑细胞代谢有关。研究还发现腺苷类似物能明显减轻全脑缺血和局灶性脑缺血所造成的脑组织细胞损害。

但也有实验表明,腺苷类似物对实验性脑缺血无明显保护作用,并发现腺苷类似物难以透过血-脑屏障。最近实验证明腺苷类似物对缺血性脑损害的保护作用可能与药物降低体温有关。采用鼠的5分钟全脑缺血模型,脑缺血后5天处死动物,取脑标本做病理学观察,发现脑缺血动物海马CA_1区锥体细胞100%坏死;给予环己基腺苷治疗未控制体温组动物(体温

下降5～11℃）海马锥体细胞50%存活，其余50%死亡；给予环己基腺苷治疗体温控制在正常范围的动物海马锥体细胞100%坏死。环己基腺苷能使体温降低至31～25℃，低温持续长达8～12小时，故认为腺苷类似物对脑缺血的保护作用可能与低温脑保护有关。近年的大量实验结果表明，低温对缺血性和外伤性脑损伤有显著的保护作用（详见第六十章）。

采用伤前侧脑室注射500 μmol/L 2-氯化腺苷治疗实验性颅脑损伤动物观察腺苷类似物对颅脑伤动物的治疗作用，结果发现2-氯化腺苷能显著减轻脑外伤动物伤后神经功能障碍，2-氯化腺苷还能逆转颅脑伤后脑组织镁离子含量下降。故认为2-氯化腺苷对颅脑外伤动物治疗作用可能与腺苷类似物改善伤后脑组织镁离子代谢有关。

三、腺苷增强剂对脑损伤的治疗保护作用

尽管研究结果表明腺苷及其类似物对缺血性脑损伤有明显的保护作用，但外周给予腺苷及其类似物会导致严重并发症，例如低血压和心跳过缓等，所以腺苷及其类似物不宜应用于治疗临床脑损伤病人。因腺苷增强剂能刺激内源性腺苷释放或减慢腺苷降解，使脑组织内腺苷含量增加，对缺血性脑损伤有明显的保护作用，且无外周给予腺苷及其类似物所引起的血压下降和心跳过缓等并发症。但有关腺苷增强剂对缺血性脑损伤的保护作用尚有争论，疗效报道不一。腺苷增强剂通过两种途径使内源性腺苷含量升高，一种途径是通过抑制腺苷脱氨酶或腺苷激酶活性，使腺苷降解速度减慢；另一种途径是阻断或减少神经元突触对腺苷的摄取。目前最常用的腺苷增强剂是腺苷脱氨酶类药物（DCF）。实验证明DCF能明显升高脑组织细胞外液腺苷浓度。脑缺血前30分钟腹腔注射0.5 mg/kg

DCF，能明显减轻5分钟全脑缺血后大脑半球缺血性梗死灶范围以及海马神经元损害程度。但其他人采用相同剂量DCF治疗10～20分钟全脑缺血动物则无任何疗效。可能不同脑缺血时程是造成DCF无效的主要原因。

四、腺苷受体拮抗剂/激动剂对脑损伤治疗的保护作用

A_1R激动剂或腺苷再摄取或代谢抑制剂（主要通过腺苷激酶，但也通过腺苷脱氨酶）通常可降低缺血性脑损伤的程度。相反，A_1R的阻断通常可加重缺血性脑损伤。几乎所有已知的腺苷受体激动剂都是同源配体的衍生物，而拮抗剂则更加多样化。腺苷受体拮抗剂/激动剂作用机制是通过调节受体的数量起保护作用，持续应用可能改变其传导系统（T. W. Stone等，2007）。研究显示，使用选择性腺苷受体A_1拮抗剂咖啡因或1,3-二丙基-8-环戊黄嘌呤（DPCPX）治疗脑缺血动物，发现腺苷受体拮抗剂能加重缺血性脑损伤。有报道称，使用腺苷受体拮抗剂茶碱甘氨酸治疗鼠栓塞性脑缺血和猫可逆性大脑中动脉结扎1小时脑缺血动物，能明显降低脑缺血动物病死率，减轻脑水肿和脑组织损伤。缺血后脑A_1R相关功能减弱可伴有A_1R密度降低。研究表明，缺氧可使A_1R功能减弱，其主要取决于腺苷水平变化及A_1R激活。D. Boison实验证实，通过抑制腺苷激酶，可使A_1R激活。A_1R可能与脑组织对缺血性损伤的敏感性有关。

最新研究发现，阻断A_1受体可加重缺血性脑损伤。因此，脑损伤后谷氨酸对谷氨酸能系统、钙稳态和维持线粒体活性的调节可能与A_1受体调节有关（图52-5）。

根据A_1受体介导的脑保护作用，多种高选择性

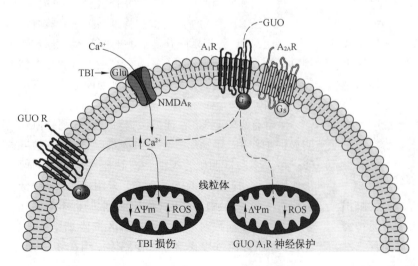

图52-5 谷氨酸对涉及腺苷A_1受体的线粒体功能障碍的神经保护作用示意图
脑损伤后，钙离子流入线粒体基质，随后膜电位降低，活性氧产生增加。相反，谷氨酸通过涉及腺苷A_1受体调节的机制（虚线）恢复线粒体功能。GUO：谷氨酸；TBI：颅脑损伤；AR：腺苷受体（Corel Draw, 2018）

A_1受体激动剂被开发出来。如5′-N-2基酰胺基腺苷（NECA）和N6-环戊基腺苷（CPA）被证实在全脑缺血大鼠有显著的保护作用，可增强脑缺血耐受。A_1受体激动剂的用药剂量和时窗仍需很好把握，否则可能适得其反。另外，A_1受体激动剂的诸多副作用也限制了其发展与应用。

A_2a受体激动剂通过间接作用可拮抗脑缺血和兴奋性毒性。A_2a受体拮抗剂可能通过快速调控转录和翻译后机制相关的蛋白起作用，其中微胶质有重要作用。对A_3受体拮抗剂/激动剂的研究较少（G. J. Chen等，2006）。目前研究显示，A_2aR作用与缺血性脑损伤密切相关。J. Phillis和E. Ongini实验发现，阻断A_2aR可有效阻止缺血性脑损伤的发生。

值得一提的是，不少研究发现激活A_3和A_2a受体制剂的腺苷浓度反而能抑制A_1受体活性，抑制脑保护作用。A_2a受体激动剂可降低神经元对A_1受体激动剂的敏感性。外源性腺苷及其相关制剂作用机制仍有待进一步研究。

第四节 腺苷治疗脑损伤的可能机制

有关腺苷对脑损伤保护作用的机制尚不十分清楚。但已有实验研究结果表明，腺苷对脑损伤保护机制可能包括以下几个方面：

1. **腺苷对兴奋性氨基酸释放的影响** 脑缺血后神经元发生退行性变（凋亡）或死亡，其主要机制与兴奋性氨基酸的过度活动有关。离体和活体实验均表明，腺苷具有抑制缺血诱导的突触前谷氨酸的释放。Heron等（1992）用微透析和高压液相色谱法（HPLC）研究腺苷A_1受体激动剂苯异丙基腺苷（R-PIA）对海马细胞外液中谷氨酸水平的影响，发现前脑缺血20分钟，谷氨酸释放显著增加。在缺血前30分钟经腹腔注射R-PIA则显著降低缺血所导致的谷氨酸释放。Sciotti等（1992）观察到大鼠脑缺血时给予腺苷受体拮抗剂硫代苯基茶碱（SPT）后，细胞外液中谷氨酸、腺苷及其代谢产物显著增多，说明脑缺血时细胞外液中的内源性腺苷能强烈抑制谷氨酸释放，从而减轻其兴奋性毒性作用。1990年，Hagberg等采用脑微量透析技术发现腺苷增强剂普罗潘菲林（propentofylline）不但能明显升高脑组织细胞外液腺苷含量，同时还能使脑组织细胞外液兴奋性氨基酸含量下降。隔年，Canter等采用脑微量透析技术将腺苷类似物环己基腺苷直接注入脑组织内，发现环己基腺苷能显著降低脑缺血后脑组织细胞外液兴奋性氨基酸的含量，包括谷氨酸和甘氨酸等。研究证明甘氨酸是兴奋性谷氨酸NMDA受体的必需辅助因子。1992年，Miller等研究发现0.01～1 μmol环己基腺苷能明显降低局灶性脑缺血动物脑组织细胞外液兴奋性氨基酸含量，但尚不能使细胞外液兴奋性氨基酸含量降至正常水平，表明腺苷类似物对脑缺血后兴奋性氨基酸可能起部分阻断作用。

2. **腺苷对Ca^{2+}内流的影响** 神经元缺血后，Ca^{2+}在细胞内大量积聚，被认为是导致神经元水肿，并最终死亡的最后通路。Dux等（1992）发现海马脑片缺血10分钟，CA_1区细胞线粒体内Ca^{2+}增加，线粒体超微结构受损，若同时给予腺苷受体激动剂茶碱，则加重缺血所引起的形态学变化，亦显著增加突触后神经元末梢内的Ca^{2+}超负荷。

3. **腺苷对氧自由基产生的影响** 体外实验证明，生理浓度的腺苷可抑制氧自由基的产生，激活腺苷受体可致超氧化物歧化酶（SOD）、过氧化氢酶和谷胱甘肽过氧化物酶（GSHPX）活性增高2～3倍，上述酶活性的增高可被腺苷受体阻滞剂所减弱，提示腺苷对缺血损伤的保护作用部分是通过减少氧自由基产生和激活内源性抗氧化酶的活性。陶沂等（1992）观察腺苷在大鼠缺血再灌注损伤中对自由基产生的影响，发现腺苷A_1受体激动剂环己基腺苷可降低缺血再灌注脑组织中丙二醛（MDA）的含量，说明腺苷可抑制氧自由基产生，对缺血再灌注损伤具有保护作用。

4. **腺苷对脑能量代谢的影响** 腺苷类化合物AMG-1能降低缺血脑组织能量代谢，腺苷受体拮抗剂R-PIA能阻止磷酸肌酸（CrP）和ATP过度减少及无机磷过度增加，并阻止细胞内pH下降，说明腺苷能够降低缺血脑组织的能量代谢，提高脑组织对缺血、缺氧的耐受性，发挥神经保护作用。由于腺苷具有阻止损伤神经细胞释放兴奋性氨基酸，维持细胞内Ca^{2+}稳定，以及减少氧自由基产生，降低脑组织能量代谢以及扩张血管和改善脑微循环等作用，腺苷在脑缺血研究中显示出显著的抗损伤和减轻脑水肿的作用。脑损伤后缺血、缺氧是最重要的继发性病理变化之一，在其病理过程中也有上述损伤机制的参与，所以腺苷作为脑损伤后的一种新型内源性保护因子,其作用应引起重视。

5. 腺苷对微血管的影响 腺苷通过作用于脑血管平滑肌和微血管内皮细胞上的受体,防止血管痉挛,使痉挛的血管扩张,减少微血管内微血栓形成,并抑制 Ca^{2+} 和氧自由基对微血管内皮细胞的损害作用,发挥减轻脑缺血、改善脑微循环和血-脑屏障损伤的作用。

6. 其他 腺苷类似物除抑制兴奋性氨基酸外,还可能抑制其他神经毒性物质释放,如乙酰胆碱、去甲肾上腺素、多巴胺、5-羟色胺和γ-氨酪酸等,减轻脑损伤后上述毒性递质的堆积,从而减轻兴奋毒作用,发挥腺苷对脑损伤的保护作用。

总之,大量实验已证明,腺苷类似物和腺苷增强剂对缺血性和外伤性脑损伤动物有明显的治疗、保护作用,其机制主要是通过抑制兴奋性氨基酸释放,减少兴奋性氨基酸对神经元的毒性损害作用。合成新的更有效的腺苷脱氨酶抑制剂或腺苷类似物仍然是今后的主要研究方向,以便腺苷类似物和腺苷增强剂具有更强的脑保护效能,且无明显毒副作用,从而使腺苷用于临床成为可能。

(贾　锋　江基尧)

参考文献

[1] 江基尧. 现代脑损伤学 [M] . 3版. 上海: 第二军医大学出版社, 2010.

[2] TAUTENHAHN M, LEICHSENRING A, SERVETTINI I, et al. Purinergic modulation of the excitatory synaptic input onto rat striatal neurons [J] . Neuropharmacology, 2012, 62(4): 1756–1766.

[3] JACOBSON K A, BALASUBRAMANIAN R, DEFLORIAN F, et al. G protein-coupled adenosine(P1) and P2Y receptors: ligand design and receptor interactions [J] . Purinergic Signal, 2012, 8(3): 419–436.

[4] ELTZSCHIG H K, SITKOVSKY M V, ROBSON S C. Purinergic signaling during inflammation [J] . N Engl J Med, 2012, 367(24): 2322–2333.

[5] DE MENDONCA A, SEBASTIAO A M, RIBEIRO J A. Adenosine: does it have a neuro- protective role after all? [J] . Brain Res Rev, 2000, 33(2): 258–274.

[6] FREDHOLM B B, CHEN J F, CUNHA R A, et al. Adenosine and brain function [J] . Int Rev Neurobiol, 2005, 63: 191–270.

[7] GOMES C V, KASTER M P, TOME A R, et al. Adenosine receptors and brain diseases: neuroprotection and neurodegeneration [J] . Biochim Biophys Acta, 2011, 1808(5): 1380–1399.

[8] BOISON D, SINGER P, SHEN H Y, et al. Adenosine hypothesis of schizophrenia-opportunities for pharmacotherapy [J] . Neuropharmacology, 2012, 62(3): 1527–1543.

[9] HASELKORN M L, SHELLINGTON D K, JACKSON E K, et al. Adenosine al receptor activation as a brake on the microglial response after experimental traumatic brain injury in mice [J] . J Neurotrauma, 2010, 27(5): 901–910.

[10] KUSANO Y, ECHEVERRY G, MIEKISIAK G, et al. Role of adenosine A2 receptors in regulation of cerebral blood flow during induced hypotension [J] . J Cereb Blood Flow Metab, 2010, 30(4): 808–815.

[11] WEI C J, LI W, CHEN J F. Normal and abnormal functions of adenosine receptors in the central nervous system revealed by genetic knockout studies [J] . Biochim Biophys Acta, 2011, 1808(5): 1358–1379.

[12] TIAN X. Variations of brain edema and neurological function of rat models of cerebral infarction after hyperbaric oxygen therapy [J] . Chinese Journal of Tissue Engineering Research, 2015.

[13] FENG Y H, ZHU Z H, WU C X, et al. Effects of electroacupuncture at points selected by orthogonal experiment on the extracellular signal regulated kinase signal pathway in a rat model of cerebral ischenia-reperfusion injury [J] . Chinese Journal of Tissue Engineering Research, 2016.

[14] CARLSSON J, YOO L, GAO Z G, et al. Structure based discovery of A2A adenosine receptor ligands [J] . J Med Chem, 2010, 53(9): 3748–3755.

[15] COELHO J E, REBOLA N, FRAGATA I, et al. Hypoxia-induced desensitization and internalization of adenosine al receptors in the rat hippocampus [J] . Neuroscience, 2006, 138(4): 1195–1203.

[16] KOCHANEK P M, VAGNI V A, JANESKO K L, et al. Adenosine al receptor knockout mice develop lethal status epi- lepticus after experimental traumatic brain injury [J] . J Cereb Blood Flow Metab, 2006, 26(4): 565–575.

[17] DOBRACHINSKI F, GERBATIN R D R, SARTORI G, et al. Regulation of mitochondrial function and glutamatergic system are the target of guanosine effect in traumatic brain injury [J] . J Neurotrauma, 2017, 34(7): 1318–1328.

[18] GERBATIN R D R, CASSOL G, DOBRACHINSKI F, et al. Guanosine protects against traumatic brain injury-induced functional impairments and neuronal loss by modulating excitotoxicity, mitochondrial dysfunction, and inflammation [J] . Mol Neurobiol, 2017, 54(10): 7585–7596.

[19] CUNHA R A. Neuroprotection by adenosine in the brain: from A(1) receptor activation to A (2A) receptor blockade [J] . Purinergic Signal, 2005, 1(2): 111–134.

[20] WEI C J, LI W, CHEN J F. Normal and abnormal functions of adenosine receptors in the central nervous system revealed by genetic knockout studies [J] . Biochim Biophys Acta, 2011, 1808(5): 1358–1379.

第五十三章
神经节苷脂与颅脑损伤

神经节苷脂（ganglioside, GM）是一种复合糖脂，存在于哺乳动物细胞，尤其是神经元的细胞膜中，是神经细胞膜的天然组成部分。神经节苷脂参与神经元的生长、分化和表型的表达以及细胞迁移和神经生长锥的定向延伸，具有神经保护和神经修复双重作用，对多种临床上的神经损伤有很好的修复作用。神经节苷脂类物质和磷酸胆碱鞘脂类似物——鞘磷脂是构成神经细胞膜双脂层的最主要脂质成分。研究表明，神经节

苷脂类物质具有调节细胞膜内蛋白质的功能。在胚胎脑发育成熟过程中，神经节苷脂含量逐渐增加，分化成熟的神经元含有十分丰富的神经节苷脂。不少研究报道外源性给予单唾液酸四己糖神经节苷脂（GM1）能促进神经轴索生长，激活神经营养因子，抑制兴奋性毒性产物对神经元的损害，促进受损神经元的结构和功能恢复等，表明GM1对中枢神经系统损伤有明显的治疗保护作用。

第一节　神经节苷脂的化学特性、分布及检测手段

神经节苷脂分子由疏水性酰基鞘氨醇部分和亲水性唾液酸基低聚糖类基团组成。各种不同类型神经节苷脂具有不同类型的低聚糖核心基团和唾液酸部分，而且唾液酸数量和位置也不相同。神经节苷脂类物质根据低聚糖的特性可分为神经节系列神经节苷脂、球系列神经节苷脂和乳系列神经节苷脂等，其中神经节系列神经节苷脂又可分GM1、双唾液酸四己糖神经节苷脂（GD1a、GD1b、GD2、GD3）、三唾液酸四己糖神经节苷脂（GT1a、GT1b）和四唾液酸四己糖神经节苷脂（GQ1a、GQ1b）。目前大量实验和临床研究结果都证明GM1是保护中枢神经元的最重要成分。

神经元首先在内质网合成神经节苷脂的亲脂部分，然后在内质网和高尔基体连接葡萄糖形成神经节苷脂的中性糖类主链，而后又在糖基和唾液酸基转换酶作用下再加入中性糖和唾液酸，合成了基本唾液酸四己糖乳类神经节苷脂和唾液酸四己糖神经节系列神

经节苷脂，其中包括GM1和GD2、GD3。

神经节苷脂在细胞膜上分布有一定特殊性。酰基鞘氨醇蛋白位于细胞膜双脂层内，而糖类（碳水化合物）极性朝向细胞外，这种物理上的不对称性及其化学结构的差异，使得神经节苷脂类物质与细胞外多种信息相互作用。细胞膜神经节苷脂类物质浓度不是静止不变的，而是依据神经节苷脂极性基团的动态作用、钙离子浓度以及细胞表面糖蛋白的含量等变化，这些细胞膜神经节苷脂类物质能导致局部细胞膜结构的改变。另外，细胞膜神经节苷脂还能影响细胞膜表面的糖蛋白和细胞嵌入蛋白。所以，目前认为神经细胞膜神经节苷脂类物质变化对调节神经元对细胞内外信息传递具有重要意义。

质谱（MS）是了解神经节苷脂成分和功能的有效手段。通过质谱成像（IMS）可以更好地理解中枢神经系统损伤时神经节苷脂在正常脑组织中的空间特异性作用。

第二节 神经节苷脂对脑损伤的治疗保护作用机制

大量实验研究结果证明,神经节苷脂类物质能调节与神经元细胞膜有关的神经功能,特别是对神经组织分化成熟和神经组织细胞损伤后修复有明显促进作用,且其中GM1对神经元损害有明显的保护作用。

一、GM1能阻断兴奋性氨基酸对神经元的毒性作用

谷氨酸和天冬氨酸在神经细胞发育分化、神经通路以及学习和记忆等生理过程中起重要作用。但是当兴奋性氨基酸(EAA)受体过度兴奋时,可能参与中枢神经系统损伤(脑缺血、缺氧、脑外伤)的发病过程,采用谷氨酸受体拮抗剂能有效地阻断兴奋性氨基酸对神经元的毒性作用,从而发挥其对中枢神经系统的保护作用。理想的兴奋性氨基酸受体拮抗剂仅仅阻断兴奋性氨基酸对神经组织细胞的病理损害作用,而不影响它的正常生理信号传递功能。

体外细胞培养研究发现,兴奋性氨基酸能导致神经元死亡,但在培养液中加入GM1则能显著减少兴奋性氨基酸所引起的小脑神经元、大脑皮质神经元、海马锥体细胞以及视神经细胞死亡,这充分说明GM1对神经细胞具有显著的保护作用。

如在脑内直接注入兴奋性氨基酸会导致局部脑组织细胞坏死,但在注入兴奋性氨基酸前先给予GM1,能明显减轻兴奋性氨基酸所造成的脑组织神经元损伤程度,这表明GM1对脑组织神经元有显著的保护作用。GM1阻断兴奋性氨基酸相关的毒性效应并不影响神经细胞膜上兴奋性氨基酸相关离子通道的正常离子转运过程。进一步研究发现GM1对谷氨酸兴奋性毒性所造成的后期过度钙内流具有一定的调节作用。这充分说明GM1不但具有阻断或减轻兴奋性氨基酸对脑组织神经元的毒性损害作用,而且不影响神经元细胞膜上的正常离子转运功能。鼠脑内直接注入喹啉或N-甲基-D-天冬氨酸(NMDA)也能引起脑组织细胞兴奋性毒性损害,给予GM1能明显减轻前两者所引起的脑组织细胞兴奋性毒性损害。另外,1-甲基-4-苯基-1,2,3,6-四脱氢吡啶(MPTP)能引起哺乳类动物脑退行性改变,出现类似帕金森病的临床症状,其特征性改变是黑质、纹状体神经元多巴胺含量显著下降,采用GM1治疗,能明显减轻MPTP所造成的神经功能障碍,并能提高脑黑质和纹状体内多巴胺含量。

二、GM1对实验性缺血性脑损伤有保护作用

脑缺血性损伤后,谷氨酸过度释放及其对神经元的毒性损害作用,可能与缺血性脑损伤发病机制有关。脑缺血后会导致脑组织缺血、缺氧,继而造成脑组织能量供应不足。脑组织能量缺乏和神经元去极化会导致神经元对谷氨酸摄入减少和外流增加,进一步造成脑组织细胞外谷氨酸含量增加。神经节苷脂能阻断谷氨酸所造成的脑组织神经元毒性损害作用,提示神经节苷脂对脑缺血、缺氧有一定的治疗保护作用。全身给予GM1治疗局灶性大脑半球缺血,可显著减轻脑损害程度。其主要保护作用机制包括:① 有效地减轻脑水肿;② 阻止脑组织钙浓度升高;③ 维持神经细胞膜和神经胶质细胞膜Na^+-K^+-ATP酶的活性;④ 减少神经细胞膜脂肪酸的丢失,提高神经元对氧自由基损害的抵抗能力;⑤ 改善脑缺血组织能量代谢。

国内有研究探讨GM1对新生大鼠缺氧缺血性脑损伤(hypoxic-ischemic brain damage, HIBD)的作用及对海马K^+-Cl^-共转运体2(K^+-Cl^- cotransporter 2, KCC2)表达的影响。结果,与HIBD模型组($28.6\% \pm 5.2\%$)相比,GM1组梗死体积比($11.3\% \pm 2.4\%$)明显降低($P < 0.05$)。与HIBD模型组(289.6 ± 61.3次)比较,GM1组2小时内自主活动数(412.1 ± 66.8次)明显增加($P < 0.05$)。GM1组3天、21天亚组海马组织KCC2的表达较相应时间点的HIBD模型组均明显增高($P < 0.05$)。这表明GM1对新生大鼠HIBD具有显著的保护作用,机制可能与其调节海马KCC2的表达有关。

三、GM1对高血压脑出血的保护作用

神经节苷脂能够把细胞膜电负性维持到一定的水平,进而影响到细胞的跨膜信号,并且神经节苷脂可以翻译和表达膜脂质基团。在治疗高血压性脑出血的过程中,神经节苷脂主要通过以下机制发挥生物学作用:① 使细胞膜里Na^+/K^+-ATP酶和$Ca^{2+}-ATP$酶活性增强,使细胞膜结构和功能得到保护。在保持膜兴奋和稳定性方面,膜Na^+/K^+-ATP酶有着极重要的作用。临床经验发现应用神经节苷脂治疗可以显著增强Na^+/K^+-ATP酶和$Ca^{2+}-ATP$酶活性。② 过多的兴奋性

氨基酸具有神经毒性。正常情况下兴奋性氨基酸对神经元和突触传递的各种生理活动有着很大的作用,神经节苷脂可以对抗过多兴奋性氨基酸的损伤作用,而不影响正常兴奋性氨基酸的神经功能和各种正常生理活动,它只抑制过度兴奋的兴奋性氨基酸受体。③ 预防Ca^{2+}内流,减少细胞内Ca^{2+}浓度,防止膜脂质水解,使自由基浓度降低,进一步抑制磷脂酶和磷脂酶C的活性。④ 增强神经细胞对营养因子的良性影响,促使神经恢复,使病灶周围神经细胞凋亡速度减慢;调节神经生长因子(NGF),作用于细胞膜,主要是与神经生长因子结合,发挥更强的作用,从而使神经再生。相关研究表明神经节苷脂具有显著的神经保护作用,可以促进脑出血病人的神经功能早期恢复,并且能够提高病人的生存质量。

四、GM1对实验性脑外伤的保护治疗作用

在机械性毁损鼠单侧黑质-纹状体通路模型,观察GM1对伤后神经功能预后的影响,结果发现GM1能明显促进伤后神经功能恢复,并能有效防止黑质多巴胺神经元死亡。实验研究还发现GM1能明显减轻机械性毁损双侧尾状核 Entorhinal 皮质动物伤后运动神经元和记忆功能障碍。GM1还能有效地治疗下列不同部位机械性脑损伤模型:穹隆伞、中隔、额叶内侧大脑皮质等。

采用颅脑创击伤模型研究GM1对动物实验性颅脑伤后脑水肿程度的影响。GM1治疗组动物在伤后立即肌内注射GM1 20 mg/kg,对照组动物在相同时间肌内注射等量生理盐水。研究发现GM1能显著减轻脑水肿程度,创伤大脑半球脑水肿程度比对照组降低23%,脑挫裂伤区脑水肿程度比对照组降低33%。

中国学者采用液压颅脑伤模型研究GM1对实验性动物颅脑伤后治疗效果及其脑保护机制。GM1治疗组动物在伤后5分钟和60分钟分别腹腔注射30 mg/kg GM1,对照组动物在相同时间分别腹腔注射等量生理盐水。研究发现GM1能显著减轻创伤性脑水肿、减轻脑组织乳酸堆积及脑水肿程度,防止神经细胞内钙超载,改善脑细胞能量代谢,抑制脂质过氧化物反应。

有报道大鼠脑外伤后脑线粒体功能变化及GM1的保护作用。结果发现脑外伤后脑线粒体Ⅲ态呼吸耗氧率、呼吸控制率、磷氧比、氧化磷酸化效率及脑线粒体钙泵活性明显低于正常值,经GM1治疗,上述指标多数有明显上升。提示GM1具有改善颅脑伤后脑线粒体呼吸功能和提高钙泵活性。

此外,还有研究表明GM1可保护损伤的大脑皮质细胞免于凋亡,同时促进损伤皮质内源性神经元的发生,进而促进创伤性脑损伤大鼠学习记忆等认知功能的改善。

五、GM1能促进中枢神经系统损伤后修复和对抗过氧化诱导的细胞凋亡

许多物质对中枢和外周神经细胞的形态、结构、功能和再生具有重要调节作用。已发现神经营养因子以及某些特殊蛋白质,对维持神经元存活和功能具有重要作用。第一个被人们证实的神经营养因子是神经生长因子。神经生长因子不仅对脊椎动物的感觉神经元和交感神经元起重要调节作用,而且对大脑胆碱能神经元也具有营养作用。例如:采用实验手段阻断神经生长因子流至隔区神经元能导致该区胆碱能神经元功能缺陷、萎缩,直至死亡;给这些动物脑室内注入神经生长因子,能阻断上述神经元病理损害过程。

体外实验研究发现GM1与神经细胞膜结合后能明显增加神经生长因子功能。在神经细胞培养基中加入GM1能增加神经生长因子对感觉神经、交感神经和中枢胆碱能神经元轴索生长的营养作用。另外,GM1对其他神经营养蛋白也具有协调作用及营养作用。体内研究结果表明,GM1对神经营养因子具有增强作用。外周给予GM1能增强神经营养因子对受损中枢胆碱能神经元的修复再生作用。

GM1对碱性成纤维细胞生长因子(bFGF)有增强作用。体外细胞培养研究发现,较大剂量碱性成纤维细胞生长因子(10 g/L)能延长多种神经元的存活时间,并能阻断谷氨酸对神经元的毒性作用。但是,给予低剂量的碱性成纤维细胞生长因子(0.3 g/L)则失去对神经元的保护作用,这时再给予GM1则恢复碱性成纤维细胞生长因子对神经元的保护作用。研究结果充分证明GM1能明显增强碱性成纤维细胞生长因子的神经元保护作用。

有研究探讨神经节苷脂对过氧化氢(H_2O_2)诱导PC12细胞凋亡的影响。将200 μmol/L H_2O_2诱导的PC12细胞分为模型组,神经节苷脂低、中、高浓度组(12.5、25.0、50.0 μmol/L),同时设立空白对照为正常组。结果,与正常组比较,模型组细胞活力降低,细胞凋亡率、活性氧(ROS)荧光强度及胱天蛋白酶3、9活性提高,Bax、p-NF-κB $p65$及p-$I\kappa B\alpha$表达量上调,Bcl-2表达量下调($P < 0.01$)。与模型组比较,神经节苷脂低、中、高浓度组细胞活力提高,细胞凋亡率、ROS荧光强度及胱天蛋白酶3、9活性降低,Bax、p-NF-κB $p65$及p-$I\kappa B\alpha$表达量下调,神经节苷脂中、高浓度组Bcl-2表达量上调($P < 0.01$)。表明神经节苷脂通过抑制核因子κB(NF-κB)信号通路进而抵抗H_2O_2诱导的PC12细胞凋亡。

第三节 神经节苷脂的临床疗效

一、GM1对缺血性脑损伤病人治疗效果

近年有研究报道GM1治疗重型缺血性脑损伤的疗效及对肿瘤坏死因子-α(TNF-α)和神经功能缺损量表(neurological function deficit scale, NDS)评分的影响。该研究将60例重型缺血性脑损伤病人随机分为对照组($n=30$)和实验组($n=30$)。对照组采用常规治疗,实验组采用GM1治疗。采用酶联免疫吸附法测定血清TNF-α水平。用NDS对两组进行分级,采用皮尔逊(Pearson)相关系数分析TNF-α含量与NDS评分的相关性,用黄嘌呤氧化酶法测定超氧化物歧化酶(SOD)含量,用THI法测定丙二醛(MDA)含量。巴比妥酸法记录两组病人的临床恢复时间。GM1治疗后第14天,实验组血清TNF-α含量和NDS评分明显低于对照组($P < 0.05$)。TNF-α含量与神经干细胞数呈正相关。治疗后,实验组病人血清MDA含量较对照组低,SOD含量显著高于对照组($P < 0.05$)。经GM1治疗后,实验组病人的血流动力学参数较对照组明显改善。实验组的总有效率高于对照组($P < 0.05$)。表明GM1在治疗重型缺血性脑损伤中具有良好的临床意义,值得临床推广应用。

二、GM1对自发性蛛网膜下腔出血与脑出血的治疗效果

有研究报道GM1治疗119例自发性蛛网膜下腔出血病人的随机双盲对照前瞻性临床研究结果。119例病人中,60例为GM1治疗组、59例为安慰剂组。GM1治疗组病人在发病后24小时内给予静脉注射(静注)GM1 500 mg、第2天给予静注GM1 300 mg、第3 ～ 7天给予静注GM1 200 mg。对照组在相同时间予安慰剂治疗。采用格拉斯哥昏迷量表(GCS)评分法判断病人的预后。结果表明GM1治疗组病人GCS评分明显高于对照组($P < 0.05$),早期使用GM1能显著提高自发性蛛网膜下腔出血病人的预后。

国内有研究观察联合应用甘露醇、GM1治疗脑出血致脑水肿的临床疗效,将64例脑出血致脑水肿病人随机分为观察组和对照组,各32例。对照组病人采用甘露醇进行脱水治疗,观察组病人在对照组治疗基础上采用GM1治疗。对比两组病人的治疗效果和血肿、水肿体积。结果观察组病人的治疗总有效率为93.8%,明显高于对照组的 71.9%($P < 0.05$)。表明联合应用甘露醇和GM1治疗脑出血致脑水肿的临床疗效优于单独使用甘露醇,能够显著改善病人的神经功能情况,缩小脑水肿和血肿的体积。

三、GM1对脑血管认知功能障碍治疗效果

国内有研究探讨GM1治疗血管性认知障碍的疗效,将98例脑血管疾病合并认知功能障碍病人,按照随机数字表法将其划分为观察组与对照组各49例,对照组接受常规院内治疗,观察组在常规院内治疗基础上接受GM1治疗,评价两组病人治疗效果及简易精神状态检查(MMSE)、日常生活活动(ADL)评分。结果,观察组病人MMSE和ADL评分均优于对照组($t=9.737$、12.505,$P < 0.05$)。观察组病人治疗总有效率为47例(95.92%),高于对照组的39例(79.59%)($\chi^2=12.408$,$P < 0.05$),表明GM1能改善病人脑血管认知功能障碍。还有研究数据提示外源性GM1可通过脑源性神经营养因子(BDNF)信号通路改善氯胺酮诱导的幼鼠认知功能障碍和海马细胞凋亡,证实了GM1在预防氯胺酮引起的认知缺陷中的潜在作用。此外,应用认知康复训练联合GM1治疗可明显提高脑卒中认知障碍病人的认知功能,且血清内脑源性神经营养因子和神经生长因子含量显著上升。

四、GM1对脊髓外伤治疗效果

有研究报道一组脊髓外伤后瘫痪18个月至13年病人采用GM1随机双盲对照研究结果。GM1治疗组病人每天给予静注GM1 100 mg,疗程为8周。对照组在相同时间予安慰剂治疗。结果证明GM1仍然能促进脊髓伤后神经功能恢复。另一组34例急性脊髓外伤病人随机双盲对照研究也发现GM1能促进脊髓伤后神经功能恢复。16例GM1治疗组病人每天给予静注GM1 100 mg,疗程为18 ～ 32天。对照组在相同时间予安慰剂治疗。采用弗兰克尔(Frankel)分级判断损伤平面以下运动感觉功能、采用美国脊髓损伤协会(ASIA)评分判断受累肌肉功能情况。结果证明GM1

能明显改善Frankel分级和ASIA评分，可促进脊髓伤后神经功能恢复。

五、GM1对颅脑外伤病人治疗效果

目前，GM1已广泛应用于临床治疗颅脑外伤病人，疗效比较满意。国内有研究探讨应用GM1对急性期颅脑损伤治疗的价值。该研究将120例急性期颅脑损伤病人，通过随机分组法分为常规治疗组与研究组，各60例。常规治疗组应用常规对症支持治疗，研究组在常规治疗组的基础上早期应用GM1治疗。比较两组病人的疗效及治疗前后GCS评分。结果研究组总有效率为96.67%，显著高于常规组的83.33%（$P < 0.05$）。表明急性期颅脑损伤病人早期应用GM1的治疗价值较高，有利于改善病人预后。国外研究报道一组GM1治疗60例急性颅脑外伤病人的随机双盲对照前瞻性临床研究结果。他们采用静脉滴注（静滴）GM1 100 mg/d，共8周。结果发现GM1治疗的颅脑外伤病人情绪和智能均优于对照组病人。我们的临床使用结果也表明GM1在治疗严重颅脑外伤病人方面具有较好疗效。临床使用方案：对于急性重型颅脑伤合并严重脑挫裂伤脑水肿病人，建议使用静滴GM1 100 mg/d，共14天，改为肌内注射（肌注）GM1 40 mg/d，疗程14天。对于重型颅脑伤合并脑功能障碍和长期昏迷病人，建议使用肌注 GM1 20 ～ 40 mg/d，疗程30 ～ 90天。我们采用长时程GM1治疗重型颅脑伤晚期合并脑功能障碍和长期昏迷病人取得比较肯定疗效，并且尚未发现长期使用导致的毒副作用，值得临床医生推广使用。

六、GM1相关性吉兰-巴雷综合征

吉兰-巴雷综合征（Guillain-Barré syndrome, GBS）是一种急性炎症免疫介导的多发性神经根神经病。GBS主要损害脊神经根和周围神经，也可影响脑神经，引起急性脱髓鞘。有研究报道了静脉注射GM1相关性吉兰-巴雷综合征（GRD-GBS）的临床特点。该研究回顾性研究了12例在接受GM1治疗后出现GRD-GBS的病人，这些病人都是近期受创伤、接受手术、有急性脑血管病或慢性周围神经病变。该研究对病人临床特点、电生理检查、血清特异性抗体和预后进行了评估，并选择了12例非神经节苷脂相关（NGRD）GBS病人对照。GRD-GBS组神经节苷脂抗体阳性率（66.67%）明显高于NGRD-GBS组（8.33%）。两组脑脊液蛋白水平相似，但GRD-GBS组血-神经屏障（blood-nerve barrier, BNB）破坏发生率较高。GRD-GBS组的休斯功能分级量表（Hughes functional grading scale, HFGS）病人得分高于NGRD-GBS组。GRD-GBS组的HFGS评分在发病高峰期和出院后30天之间没有变化，但在出院后90天有显著变化，而NGRD-GBS组在出院后30天和90天的评分都显著降低。与NGRD-GBS病人相比，GRD-GBS病人临床表现更为严重，预后较差，恢复较慢。所以对于损伤血-神经屏障的外伤病人，应慎用神经节苷脂治疗。

（王鹏程　赵建农）

参考文献

［1］ 罗建平,沈益金,吴爱祥.尼莫地平联合神经节苷脂治疗急性脑出血病人的临床研究［J］.中国临床药理学杂志,2019,35（1）:6-9.

［2］ 陈元景.中药正喎方联合神经节苷脂治疗面神经麻痹的疗效观察［J］.中国中医药科技,2019,26（1）:86-87.

［3］ 隋廷林,彭兆新,马丽娟,等.神经节苷脂对过氧化氢诱导PC12细胞凋亡的影响［J］.中国老年学杂志,2018,38（24）:6074-6077.

［4］ 崔海珍,于倩,李忻.6455例单唾液酸四己糖神经节苷脂钠合理用药评价［J］.中国药物应用与监测,2018,15（4）:236-238.

［5］ 李建雄,李艳,马汉伟,等.神经节苷脂GM1对新生大鼠HIBD后海马KCC2表达的影响［J］.中华神经医学杂志,2018,17（5）:457-461.

［6］ 张剑平,李亦明,杨祝文.早期应用单唾液酸四己糖神经节苷脂对急性期颅脑损伤治疗的价值分析［J］.中国实用医药,2018,13（25）:131-132.

［7］ 徐立,吴然,王鹿婷,等.单唾液酸四己糖-1-神经节苷脂缓解糖尿病相关脑损伤的分子机制［J］.中华实验外科杂志,2018,35（10）:1962.

［8］ 刘稳.联合应用甘露醇、单唾液酸神经节苷脂治疗脑出血致脑水肿的临床疗效观察［J］.中国实用医药,2018,13（31）:100-101.

［9］ 董琨,王冠,王雪岩,等.七叶皂苷钠联合神经节苷脂治疗高血压性脑出血的效果研究进展［J］.中国处方药,2018,16（10）:15-16.

［10］ 谢钟.单唾液酸四己糖神经节苷脂治疗血管性认知障碍的疗效观察［J］.中国保健营养,2018,28（30）:16,15.

［11］ 陈瑜,宣青.认知康复训练联合神经节苷脂治疗脑卒中认知障碍的疗效及NGF和BNDF水平变化［J］.中国老年学杂志,

2020,40（7）: 1382-1385.

［12］李剑侠, 黄先锋, 邹琳清, 等.单唾液酸四己糖神经节苷脂钠对大鼠创伤性脑损伤的保护作用［J］.中国临床研究, 2020, 33（2）: 150-153.

［13］SARKAR S, BOSE D, GIRI R P, et al. Effects of GM1 on brain spectrin-aminophospholipid interactions［J］. Biochim Biophys Acta Biomembr, 2019, 1861(1): 298-305.

［14］LIU F, SUN X, ZHANG Y, et al. Curative effects of GM1 in the treatment of severe ischemic brain injury and its effects on serum TNF-alpha and NDS［J］. Exp Ther Med, 2018, 15(6): 4851-4855.

［15］BENADY A, FREIDIN D, PICK C G, et al. GM1 ganglioside prevents axonal regeneration inhibition and cognitive deficits in a mouse model of traumatic brain injury［J］. Sci Rep, 2018, 8(1): 13340.

［16］SHI M, ZHU J, DENG H. Clinical characteristics of intravenous injection of monosialotetrahexosyl ganglioside sodium-related Guillain-Barre syndrome［J］. Front Neurol, 2019, 10: 225.

［17］WANG W X, WHITEHEAD S N. Imaging mass spectrometry allows for neuroanatomic-specific detection of gangliosides in the healthy and diseased brain［J］. Analyst, 2020, 145(7): 2473-2481.

［18］MENG C, YAO X Q, CHANG R J, et al. Exogenous GM1 ganglioside attenuates ketamine-induced neurocognitive impairment in the developing rat brain［J］. Anesth Analg, 2020, 130(2): 505-517.

第五十四章
热激蛋白与颅脑损伤

20世纪80年代以来,有关热激蛋白(heat shock protein, HSP)在应激过程中的表达和保护作用研究十分活跃。在正常生理情况下,HSP在中枢神经系统中并不表达,仅在某些病理应激情况下才显著表达。至今,人们已经发现高热、癫痫、脑缺血缺氧、脑卒中以及脑外伤会导致中枢神经系统HSP大量表达,并认为HSP对机体和脑组织都有明显保护作用。目前已将HSP作为中枢神经系统损伤,特别是脑损伤的标志物。

第一节　热激蛋白家族

HSP是组织细胞在热环境中或应激条件下产生的一类分子量在7～200 000之间的蛋白质,具有高度保守性和诱导生成普遍性。根据分子量大小分为:110 000的HSP,位于细胞质或细胞核;90 000的HSP,包括HSP90和Grp94,前者位于细胞质,后者在内质网上;70 000的HSP,包括Grp78(Bip)和Grp75,分别位于细胞质、内质网和线粒体;60 000的HSP,位于线粒体;低分子量的HSP(sHSP),其分子量在20 000～30 000之间,位于细胞质或细胞核中;10 000的HSP,位于线粒体;泛素(ubiquitin),分子量为8 500,位于细胞质或细胞核。其中分子量为70 000的HSP,即HSP70,在正常细胞中较少,但在应激时显著增加,因此对之研究也较多。另一种分类,是依据其能否被诱导产生而分为固有型HSP和诱生型HSP,前者是细胞内的正常成分,属于细胞的结构蛋白质;后者通过诱导而产生,在蛋白质水平起防御、保护作用。

一、热激蛋白70功能分类

依据划分标准的不同,对HSP70家族的分类也不完全相同。大致可分为:① HSP70,也称为HSP72,通常在正常细胞中并不表达或表达量很少,但在热应激或其他应激原的作用下,则表达迅速增加,属于诱导型HSP70;② 热激关联蛋白70(heat shock cognate protein 70, HSC70),也称为HSP73,是哺乳动物细胞内的结构蛋白,在所有的细胞内均能表达,属于结构型HSP70,同时也受热诱导;③ 葡萄糖调节蛋白78(glucose regulated protein 78, GRP78),这种蛋白存在于内质网腔内;④ 葡萄糖调节蛋白75(GRP75),主要位于线粒体内;GRP78和GRP75在应激时表达略有上升,它们在细胞内分别以分子伴侣的形式发挥作用。

HSP70作为主要的分子伴侣蛋白在热应激反应中参与机体和细胞热耐力的形成。大多数生物细胞应激反应后HSP70出现显著改变,其主要功能是促进新生多肽链的正确折叠,对分子重排、蛋白质解聚和新生多肽的跨膜运输也具有重要的辅助作用。

二、热激蛋白70在脑内的表达部位及时程

正常情况下,脑组织内HSP70含量极少,一半位于细胞质内,但在应激状况下,细胞核内HSP70表达迅速增加;一旦细胞处于恢复阶段,细胞核内HSP70消失,细胞质内仍有低水平表达。

颅脑损伤后HSP70表达阳性细胞最早出现的时间各家报道不一。Brown等用原位杂交技术研究鼠大脑半球锐器伤模型发现伤后2小时伤道周围脑组织中HSP70 mRNA显著表达;而Truettner等在液压冲击脑损伤模型中显示损伤灶及其周围细胞质中4小时开始出现HSP70 mRNA。Dutcher等对创伤性脑损伤病人挫伤的脑皮质进行Northern及Western杂交分析,发现伤后4～6小时HSP70 mRNA达到高峰,24小时恢复正常;伤后12～20小时HSP70蛋白达到高峰。免疫

组织化学显示,伤后12小时HSP70在神经元内阳性表达。

用红藻氨酸(kainic acid)和六氟二乙酯诱发的大鼠癫痫持续模型中均发现脑内神经元有HSP70的表达。HSP70表达一般在癫痫发作后24小时达最高峰,2~4天后逐渐下降,8天后消失。HSP70的表达主要分布在边缘系统,尤其是海马、齿状回、杏仁体、扣带回和原嗅皮质,其次为大脑皮质和纹状体,丘脑也有少量表达,但在脑干和小脑未见表达。

也有报道称,热应激后2小时HSP70在小脑星形细胞及颗粒细胞表达,表达高峰在12小时,而24小时后仍可测到,但在颗粒细胞神经元内却并无HSP70表达。与此相反,体内高热脑损伤模型实验却发现HSP70主要在小脑颗粒细胞层,也就是神经细胞内表达。作者认为可能归因于体内与体外实现热损伤的方式不同而导致细胞的热应激反应不尽相同,由于体内实验时全身加温所引起的热应激反应可能被多种因素所干扰,需要局部脑损伤模型才能得到准确结果。

三、热激蛋白70的调控机制

在颅脑损伤后,中枢神经系统最主要的应答反应蛋白为HSP70,其诱导表达机制包括了热激因子1(heat shock factors 1, HSF1)、热激元件(heat shock elements, HSE)以及变性蛋白本身。在正常非应激反应细胞内,HSF1与HSP形成复合物存在于胞质,而在变性蛋白的存在下,HSF-HSP复合物解离,HSP与变性蛋白结合并启动其分子伴侣功能,而解离后的HSF1磷酸化激活后形成三聚体,进而进入细胞核与DNA上处于HSP基因上游的HSE结合,激活应激蛋白转录而上调HSP的表达。

Suzuki等用基因转染的方法证实,细胞凋亡的减少与HSP70的过度表达一致。在外界各种应激刺激下,线粒体膜的通透性发生改变,使细胞色素c(cytochrome c, Cyt-c)释放入细胞质,诱导凋亡活化因子自身多聚化,形成多聚物后与胱天蛋白酶原-9(procaspase-9)、凋亡蛋白酶激活因子-1(apoptosis protease-activating factor-1, Apaf-1)形成凋亡复合体(apoptosome),致胱天蛋白酶-9(caspase-9)活化,活化的胱天蛋白酶-9或胱天蛋白酶-8可进一步激活胱天蛋白酶-3,形成级联放大反应,通过蛋白水解作用诱导细胞凋亡。研究发现,凋亡复合体诱导的细胞凋亡在多个水平被HSP70抑制。例如,HSP70减少了Cyt-c的释放;阻止了Apaf-1的寡聚以结合胱天蛋白酶原-9;并且能抑制下游胱天蛋白酶-3的活性。至于HSP70是直接作用于线粒体加强其完整性,还是间接作用于其他途径降低线粒体外膜通透性,目前并不清楚。最新研究表明,上述过程包括了HSP70对细胞内c-jun、c-fos、JNK等多种信号分子的抑制以及抗凋亡蛋白Bcl-2的磷酸化激活。

第二节 热激蛋白的主要功能及其脑保护作用

一、分子伴侣功能

分子伴侣(chaperones)是一类蛋白质,可与其他蛋白质结合,帮助其正确折叠、移位和降解。HSP是重要的分子伴侣,它的C端可与蛋白质内部尚未折叠或折叠被破坏的肽链结合,利用N端三磷酸腺苷(ATP)酶的活性帮助其正确折叠、移位和降解。应激状态下,HSP合成增加可促进蛋白质的合成和修复,使蛋白质的损失得到补充,促进细胞正常功能的恢复。

二、细胞凋亡调控

应激状态下,应激激酶JNK和p38被激活,从而启动凋亡程序,经过一系列信号转导通路导致细胞凋亡,HSP70可抑制JNK和p38的激活。HSP还可在信号转导通路的关键部位控制凋亡的发生,如调节类固醇凋亡受体活性,调节激酶、胱天蛋白酶以及其他蛋白质修饰过程。

三、免疫调节

HSP在受损细胞表面的表达可帮助免疫系统识别清除这些毒性细胞。HSP亦可协助抗原提呈细胞将抗原提呈给T细胞而参与细胞免疫。HSP又可抑制白细胞介素(IL)-1、肿瘤坏死因子(TNF)-α等炎症介质的表达。近年来的研究还表明,HSP可稳定核因子κB(NF-κB)的抑制因子I-κB-α并促进其合成,从而抑制NF-κB的核易位,而NF-κB与炎症反应密切相关。

四、抑制氧化应激

脑损伤特别是脑缺血时可产生大量的氧自由基,损伤细胞膜和线粒体,加重组织损伤。作为分子伴侣，HSP可促进超氧化物歧化酶（SOD）和过氧化氢酶（catalase）的合成和修复，升高细胞内抗氧化酶的水平以对抗大量的氧自由基。

氧化应激还可以诱导神经元和胶质细胞内诱生型一氧化氮合酶（iNOS）的合成增多，从而产生大量的一氧化氮（NO），持续大量存在的NO对脑组织产生毒性作用，并可诱导细胞凋亡。HSP可抑制iNOS的基因转录，使iNOS产生减少，这可能是通过降低NF-κB的活性和抑制兴奋性氨基酸（EAA）与其受体的结合而实现的。

五、热激蛋白70的脑保护作用

HSP70对脑缺血是一种保护性因素，同时亦是缺血后组织损伤的早期标志。Yenari等人研究经表达HSP70基因病毒转染的小鼠MCAO脑缺血模型显示，大脑中动脉闭塞1小时后纹状体内神经元存活率从对照组的62.3%升至95.4%，而使用红藻酸诱发癫痫模型中海马神经元存活率从22%提升至64%。该实验由于受到病毒仅能对一部分神经元产生阳性转染，而对胶质细胞无效的限制，然而其结果仍证明HSP70的过量表达能起到一定的脑保护作用。MCAO脑缺血小鼠模型中，HSP70的表达有益于缺血部位功能的修复。在结扎后的24～48小时，HSP70表达显著增加，而4天内缺血半球突触小体蛋白合成增加了2倍，表明脑损伤的功能修复启动与HSP70激活的突触小体蛋白合成过程有关。将MCAO脑缺血模型小鼠进行缺血后适应处理，发现HSP70表达增加，而NF-κB和蛋白酶体活性下降。缺血后适应处理可减少卒中发生后24小时脑梗死体积、神经功能缺损，增强血-脑屏障完整性，减少白细胞浸润，降低氧化应激反应。在缺血后适应处理后沉默HSP70，则逆转了梗死体积减小和蛋白酶体抑制的作用，提示HSP70通路在脑缺血后适应的脑保护机制中发挥了重要作用。

HSP70过量表达能保护神经元对抗各类型损伤。有研究发现，苯醌安莎霉素（geldanamycin）能与HSP90结合促使激活低氧诱导因子（hypoxia-inducible factor, HIF）的释放，从而诱导HSP70的表达。小鼠脑缺血再灌注实验中，苯醌安莎霉素能降低梗死区域面积以及脑水肿，并显著提高小鼠缺血后的行为能力。免疫组化显示缺血组织中HSP70含量显著增加而基质金属蛋白酶（MMP）-9含量显著降低。MMP-9表达增高目前被认为可能是早期脑缺血再灌后脑损伤的重要原因，而HSP70被证明能降低脑损伤后MMP-9的表达。通过基因转染诱导HSP70蛋白表达，可使原代培养海马神经元不受谷氨酸毒性和氧化应激损伤，而在体研究发现持续表达HSP70的转基因小鼠对中枢神经系统的缺血损伤具有抵抗能力。在小鼠颅脑损伤CCI模型实验中，分别对HSP70基因敲除小鼠、HSP70转基因小鼠以及对照组小鼠评估脑损伤后运动功能，出血量以及病灶大小。HSP70敲除小鼠与对照组相比，MMP-9以及MMP-2表达显著增加，脑出血多，病灶体积大，神经功能损害较重；HSP70转基因小鼠与对照组相比，MMP-9以及MMP-2表达显著降低，脑出血较少，病灶体积小，脑损伤较轻。这验证了HSP70对颅脑损伤后大脑的保护作用。

另外，HSP70能同时通过对细胞或组织进行免疫调节起到保护作用，它有助于保持细胞的新陈代谢及结构的完整性，同时结构稳定的HSP70的过度表达能提供氧化保护作用，可诱导超氧化物歧化酶，加强缺氧缺血组织对再氧合作用的耐受性。有研究表明，早期HSP70和NF-κB基因几乎在机体产生应激时同时表达，而当HSP70表达达到一定程度时，可抑制细胞因子的炎性反应，其抗炎机制与抑制NF-κB的转录活性，减少炎症介质产生有关，从而起到一定的非特异性免疫保护作用。Hashiguchi等研究证实，在严重创伤急性期中性粒细胞HSP表达增高，可有效调节中性粒细胞的功能，有利于机体恢复。对脊髓缺血再灌注狗的实验发现，伤后24小时脑脊液（CSF）中HSP70含量上升了5.2倍，并持续存在3天。CSF中的HSP70来源可能为缺血半暗区的室管膜细胞内HSP70升高后释放入CSF的结果，而CSF中的HSP70可能亦起到了调节炎症反应的作用。对小鼠颅脑损伤后改善神经功能障碍研究中发现，功能锻炼可以刺激HSP70/NF-κB/IL-6/突触素1表达上调，改善神经功能障碍；而通过基因沉默减少HSP70表达，该机制作用减弱。这也表明HSP70通过抗炎途径发挥着保护脑功能的作用。

六、葡萄糖调节蛋白75、78和葡萄糖转运体1

GRP75、GRP78和葡萄糖转运体1（GLUT1）又称氧调节蛋白，前两者分别为线粒体及内质网内的分子伴侣，而后者位于内皮细胞和星形胶质细胞末梢，它将葡萄糖转运到脑组织内；三者主要在脑局部缺血时低葡萄糖、低氧、低Ca^{2+}情况下在神经元内合成产生。体内实验发现，诱导GLUT1基因过度表达能保护缺血及癫痫引起的脑损伤。进一步研究发现，在低氧、低糖情况下，Bcl-2抗凋亡通路的启动以及胰岛素样生长因子（IGF）-Ⅰ受体的增加都上调了GLUT1的表达。

七、热激蛋白90和热激蛋白110

严格意义上讲，HSP90和HSP110都不属于HSP70家族。但是，目前研究表明，其存在对于HSP70的信号转导过程均起到了增强或抑制的作用。

应激反应起始后，HSP90从HSF解离解除了对HSF的抑制，HSF被蛋白激酶C（PKC）磷酸化后活化，并形成三聚体与 *HSP70* 基因增强子结合，强化其转录过程。HSP70和HSP90都有阻断上游Apaf-1的作用，使胱天蛋白酶-9不能进一步活化，从而阻止下游的细胞凋亡因子的生成和胱天蛋白酶-3前体的前体物质的活化。

在 *HSP110/105* 基因缺陷型小鼠脑缺血再灌注模型实验中发现，缺陷型小鼠大脑梗死区面积及神经功能丧失显著小于野生型小鼠，而且，HSP70分子伴侣活性程度与HSP110/105的表达负相关，表明HSP110/105的存在抑制了HSP70介导的脑缺血再灌注后的脑保护。

八、小分子热激蛋白

1. HSP27　*HSP27* 基因在启动子区有HSE及应激相关调节元件（stress-related regulatory element, STRE），其表达分为诱导型和构成型。许多研究发现构成型HSP27的表达因组织而异，且定位于不同的亚细胞结构，如Aquino等研究人胎儿脑时发现，HSP27分布在神经元的核区或非神经元胞质中；成年大鼠中枢神经系统中，HSP27分布于不同部位：在脑神经的运动神经元、感觉神经元以及在同一个神经元里细胞质、核周围、轴突及树突均有HSP27分布，在大鼠周围神经的神经元、卫星细胞等均有HSP27的分布。在多种应激条件下，诱导型HSP27表达增加，作为分子伴侣保护细胞功能。应激条件下，HSF与HSE结合激活 *HSP27* 基因，使HSP27表达增加。

在热应激后，HSP27迅速磷酸化与其他辅助性蛋白分子形成热激颗粒移入细胞核。由体外加热板诱导的小鼠高热模型显示热损伤24小时内HSP27表达主要位于大脑皮质、海马、脑干和小脑，其表达以神经胶质细胞为主。在热损伤后3小时到6天，HSP27主要在小脑贝格曼（Bergmann）胶质细胞层以及深部神经元核团表达。而在脑干感觉和运动神经元及脊髓中则少量表达HSP27。局部小脑外伤能诱导HSP27在小脑深部核团神经元及浦肯野细胞内表达，该表达上调能持续到伤后20天并促进神经功能的恢复。

HSP27在脑组织缺血时主要在星形细胞内大量表达，其分子伴侣功能主要作用于维护细胞骨架的稳定，增加对热的耐受性，其目标蛋白主要有中间丝、肌纤蛋白（actin）或胶质纤维酸性蛋白（glial fibrillary acidic protein, GFAP）。另外，HSP27抑制热应激过程中蛋白的合成，使真核细胞中未折叠的蛋白量减少，从而减弱对细胞的破坏作用。

目前，HSP27在细胞凋亡通路上起到的作用越来越受到重视。死亡受体家族中最典型的是Fas和TNF受体（TNFR）。HSP27和HSP90能抵抗TNF所引起的细胞凋亡是因其能作用于NF-κB激活途径中的多种成分，影响或阻止NF-κB的活化。此外，HSP27在各种应激条件下介入蛋白激酶B（PKB, Akt）活化的信号转导通路，可能参与不同途径细胞凋亡的调节。比如，HSP27通过磷脂酰肌醇-3-激酶（PI3K）途径增强Akt活性，从而抑制Bax介导的线粒体损伤及细胞凋亡。HSP27在Fas/Apo-1诱导的细胞凋亡途径中，维持谷胱甘肽水平，可以减少细胞间的活性氧（ROS），维持线粒体膜电势稳定，阻止Cyt-c的释放，从而阻止Cyt-c依赖的胱天蛋白酶凋亡途径，其本身还可以直接与胱天蛋白酶-3结合，抑制其活性；作为该通路的负性调节因子，抑制细胞凋亡的发生。已有报道证明HSP27还在星孢菌素、羟喜树碱和依托泊苷等介导的细胞凋亡过程中表达，亦见于H_2O_2诱导的细胞坏死过程。

而在最新的研究中发现，以蛋白激酶D（PKD）为主的上游激酶介导HSP27磷酸化，从而抑制凋亡信号调节激酶1（signal-regulating kinase 1, SRK1）作用，在缺血性损伤中发挥保护作用。通过基因敲除或沉默的方式下调 *PKD* 表达发现HSP27对SRK1抑制作用失效，这说明PKD介导的磷酸化修饰在HSP27介导缺血性神经元损伤的神经保护作用中至关重要。

目前已有很多报道显示HSP27的诱导过度表达能在多种应激状态下起到神经保护作用。在小鼠脑缺血再灌注模型中，缺血10分钟后海马HSP27表达提高了3倍，缺血敏感的CA1区HSP27磷酸化显著高于缺血耐受的齿状回，而在缺血预适应实验中，HSP27磷酸化程度降低，则可能扮演了分子伴侣的角色以稳定细胞结构。

最新研究显示，星形细胞及原代神经元在含有PEP-1-HSP27的培养基中其抵抗氧化应激的能力显著增强，而在脑缺血小鼠腹腔内注射PEP-1-HSP27则显著提升了小鼠海马CA1区神经元的存活率。作者推断HSP27的存在抑制了ROS介导的细胞凋亡途径。

有趣的是，R. A. Badin等人将HSP27、HSP70及LacZ（空白组）分别转染注入小鼠纹状体，3天后阻断大脑中动脉血供,缺血24小时后MRI检查可见HSP27处理组的梗死面积较空白组小44%,但HSP70处理组则与空白组无显著差异。从而为*HSP27*基因治疗的脑保护作用提供了证据,但也对HSP70的脑保护作用提出了疑问。

在缺血再灌注损伤研究发现,内皮细胞结构与功能的破坏导致脑微血管的肌动蛋白异常聚合、连接蛋白解体可能是缺血再灌注早期血-脑屏障被破坏的原因。HSP27作为肌动蛋白聚合的抑制剂,可以保护血-脑屏障功能。在小鼠缺血再灌注模型中,对内皮细胞靶向过表达HSP27可以改善缺血再灌注24小时的血-脑屏障损伤。在机制上,HSP27抑制了缺血再灌注诱导的异常肌动蛋白聚合、应激纤维形成和连接蛋白易位,从而保护血-脑屏障的完整性,最终减少了中性粒细胞和巨噬细胞向脑实质的浸润,从而改善了卒中的长期预后。

2. HSP32 HSP32又名血红素氧合酶-1(heme oxygenase 1,HO-1),在正常状态下,HO-1在脑内表达水平较低,受到血管外血红蛋白、血红素以及一些氧化产物的诱导能在星形细胞、小胶质细胞以及神经元内大量表达。而HO-2蛋白在神经元及内皮细胞内持续表达。HO-1和HO-2在细胞内将血红素氧化为一氧化碳、铁以及胆红素,胆红素则进一步被还原为胆绿素,起到调节氧化应激反应的作用。

目前研究发现,血红蛋白的氧化产物血红素在体内、体外实验中均被证明能对神经元及神经胶质细胞产生铁依赖过程的损伤。枕大池注入血液或血红蛋白能诱导小胶质细胞内的HO-1表达则说明小胶质细胞在脑出血时能通过上调HO-1表达降解血红素,避免血红素进一步介导脑损伤过程发生。研究表明,HO-2在急性脑损伤及脑缺血实验中也能通过降解血红蛋白的作用起到神经保护的作用。近年来,红细胞溶解后释放的胆绿素作为内源性抗氧化剂也见诸报道。

小胶质细胞是脑内主要的炎症应答细胞,其活性程度受到脑内其他细胞的调控。星形细胞能分泌多种因子调控小胶质细胞内ROS含量,进而影响其炎症应答反应程度。例如,星形细胞能诱导激活NF-E2相关因子2(nuclear factor E2-related factor 2, Nrf2)转录因子,增强抗氧化反应元件(antioxidant response element,ARE)的结合活性;通过还原产物胆绿素、亚铁离子以及一氧化碳来抑制干扰素(IFN)-γ及iNOS表达,从而降低损伤后的炎症反应程度。有实验表明,HO-1的表达受到应激反应转录因子Nrf2的调控,抑制Nrf2的降解能增加HO-1的表达,从而促使脑出血后血红蛋白

的吸收,防止进一步脑损伤。

近年来不少研究报道,HO在星形细胞和神经元内似乎对血红素介导的损伤过程有着截然不同的应答反应。敲除*HO*基因的星形细胞更不能耐受血红蛋白或血红素诱导的损伤,然而在一些体外细胞试验以及动物试验中,HO能加速血红蛋白或血红素诱导的神经元损伤,其原因可能是铁离子的氧化应激所致。B. Z. Luna和F. R. Raymond对GFRP增强子诱导表达的HO-1星形细胞研究发现,HO-1的表达上调能显著防护星形细胞对血红素介导的损伤,但HO-1的表达并不能直接对神经元产生类似的作用。作者认为,限于体外实验的片面性,在复杂的体内环境下,星形细胞的存活增加即意味着能间接对神经元产生神经营养作用。例如,在体外缺血实验中,HO-1在星形细胞内诱导生成的一氧化碳能抑制临近神经元胱天蛋白酶-3活性,提升细胞内cGMP水平,从而起到保护神经元抗凋亡的作用。另外,HO-1亦可以特异性激活HSP70表达,小鼠海马神经元在体外氧化应激反应下,HO-1及HSP72合成的增加抑制了神经细胞代谢过程紊乱,从而起到脑保护作用。

另外,在早期脊髓损伤过程中,HO-1主要表达于内皮细胞及胶质细胞,起到稳定血-脊髓屏障及抑制粒细胞浸润的作用。

3. 泛素 泛素是HSP家族中最小的蛋白分子,分子量为8 500。泛素-蛋白酶体系统(ubiquitin-proteasome system, UPS)是人体细胞内主要的非溶酶体蛋白质降解途径,通过对靶向蛋白质进行一系列泛素化修饰,最终由蛋白酶体降解。其中,蛋白酶体是一个26 s的多催化蛋白酶复合体,其中央是一个20 s的催化核心颗粒(CP),两端各有一个19 s调节颗粒(RP)帽,装配成一个分子量大约2 000 000的26 s全酶。泛素分子连接到其他蛋白质上的过程称为泛素化,即底物先经多个泛素分子共价连接而被标记,进而被26 s蛋白酶体识别并降解,同时释放游离泛素以再利用。泛素依赖性蛋白质降解过程通过与不同的泛素激活酶和泛素连接酶或连接酶复合体结合来进行精确的调节。

颅脑损伤后,UPS对于损伤的应答反应是选择性上调一些炎症因子的表达,包括了NF-κB、HIF、HSF、周期素(cyclins)、一些凋亡相关蛋白、Fos、TNF、促红素受体等。

Hu等采用电镜技术检测发现,短暂性脑缺血大鼠海马CA1区神经元存在泛素化蛋白聚集现象。再灌注后4小时,蛋白聚集于胞体内囊泡、树突和核膜;再

灌注后24小时,线粒体、高尔基体和树突质膜上均可见蛋白聚集。激光共聚焦显微镜检测证实,泛素化蛋白聚集仅见于海马CA1区即将死亡的神经元,而海马齿状回神经元因具有缺血耐受性并无异常蛋白质聚集现象,提示泛素化蛋白聚集可能是导致缺血性神经元死亡的重要因素。

脑缺血再灌注过程中,多种促炎细胞因子表达,触发炎症级联反应,而NF-κB可在基因转录水平控制多种炎性细胞因子的表达。有报道称,使用蛋白酶体抑制剂通过早期干预UPS在转录水平抑制NF-κB过度表达具有神经保护作用,表现为NF-κB活性的抑制、细胞因子(TNF-α、IL-1β和IL-6)及细胞间黏附分子(ICAM-1和E选择素)等炎症介质的表达水平的降低,减少炎症细胞浸润。

最新研究表明,泛素在细胞外的功能也具有多效性,其中包括诱导凋亡、调节免疫功能,甚至外源性泛素在严重外伤的液体复苏过程中可能还具有治疗作用。

在动物实验中,细胞外液中的泛素能诱导细胞凋亡。由此推断,脑外伤或脑出血后细胞外液中大量产生的泛素也有可能诱导细胞凋亡过程。然而,大量体内或体外实验报道细胞外液中的泛素具有抗菌、抗炎作用。已经有研究发现,细胞外液中的泛素可以抑制脑外伤后的初始炎症反应。对外伤或败血症病人,泛素系统性地被释放入细胞外液中,起到类似细胞因子的作用以抑制剧烈的炎症反应。M. Majetschak等人进一步研究了颅脑损伤后CSF中泛素的细胞来源。研究发现,在猪的脑外伤模型中,泛素水平在伤后1.5小时内迅速达到顶峰,为基础水平的8～30倍。细胞外液中泛素水平的增加主要可能来源于红细胞溶解以及损伤的神经元,另外一小部分可能来自细胞外分泌。而在脑外伤和脑出血病人CSF中泛素水平至少升高了4倍。最终死亡病人CSF中泛素持续升高可能归因于未能及时清除泛素,可能导致其进一步诱导不可逆的脑损伤进程。因此,作者认为脑损伤后泛素的表达上调起到的作用与时程有关,并受到多种因素调节。该推断目前仍需要进一步临床实验证明。

对于脑外伤小鼠模型的研究发现,伤后5分钟静脉内给予泛素的小鼠虽然在伤后24小时和7天其体内泛素含量与对照组相同,但在伤后7天治疗组的脑水肿程度以及皮质损伤程度明显好于对照组,提示泛素的脑保护作用。另外,S. A. Earle等人报道,在脑外伤及脑出血小鼠模型中,静脉予以泛素后血清泛素45分钟达到峰值,54分钟后减少一半,并能有效通过血-脑屏障,较之静脉予以白蛋白的小鼠能显著降低颅内压,减少脑水肿及肺水肿的发生。

4. HSP60和HSP10　在细胞线粒体中,HSP10与HSP60结合形成一种分子伴侣复合物,起到折叠新翻译蛋白、重折叠变性蛋白以及易化错误折叠蛋白的降解作用,还能调节蛋白穿梭线粒体的跨膜过程。HSP10位置非常接近于缺血过程诱发的关键生化信号转导途径,特别是氧自由基生成/清除途径、细胞能量丧失/恢复途径等。HSP10的存在构成了线粒体内膜的完整性,一旦缺失,Cyt-c将被释放入胞质,从而激活细胞凋亡途径。

在全脑缺血损伤小鼠模型的皮质、隔核、海马、丘脑核、脑干核团以及小脑浦肯野细胞层中,HSP10 mRNA表达较对照组上升了2.7倍。在损伤后8小时内急剧增加,并在72小时内持续上升。Okubo等发现在短暂性全脑缺血引起的细胞凋亡过程中,HSP60和HSP10就是受到应激而诱导的线粒体基质蛋白质,与线粒体内蛋白的折叠和组装有关。在海马CA1区及更为脆弱的区域如大脑皮质,发现这些线粒体应激蛋白基因的诱导过程,HSP60 mRNA与HSP10 mRNA的诱导是相同的。脑缺血后2分钟内,两种mRNA均无表达,但缺血后10分钟海马CA1区两种mRNA的表达出现并且持续到再灌注后的1天。反转录聚合酶链反应(RT-PCR)显示缺血30分钟后再灌注的4～24小时内缺血皮质HSP60 mRNA及HSP10 mRNA含量显著上升,而缺血90分钟后,皮质半暗区及海马组织内均显著表达HSP60 mRNA和HSP10 mRNA。

研究表明,HSP10在胱天蛋白酶凋亡级联反应途径中扮演了双刃剑的作用,Samali等人发现在Jurkat细胞内,存在于线粒体内膜的HSP10-HSP60复合物能通过分子伴侣作用维持无活性胱天蛋白酶-3前体蛋白的稳定性,从而抑制细胞凋亡,但一旦HSP10-HSP60复合物以及被激活的胱天蛋白酶-3释放入胞质,HSP10-HSP60复合物则起到激活胱天蛋白酶-3前体的作用,放大胱天蛋白酶级联反应。有意义的是,在脑缺血再灌注模型中,予以iNOS抑制剂,氨基胍(aminoguanidine)诱导的HSP10和HSP60表达显著上调能减轻梗死灶面积。

在动物实验中发现,鞘内注射HSP60通过Toll样受体4(TLR4)依赖信号通路,引起神经元和少突胶质细胞损伤,导致小鼠神经元细胞死亡、轴索损伤、少突胶质细胞丢失和大脑皮质脱髓鞘。而中枢神经系统中,内源性HSP60主要在神经元中表达,并在脑损伤过程中释放。这表明HSP60通过TLR4通路对中枢系统中神经元、少突胶质细胞有直接毒性作用,从而损害脑功能。

在脑损伤领域,对HSP的研究方兴未艾,其对抗损伤的保护作用已基本明确,今后将在分子水平进一步探讨其作用机制;将来会有更多的HSP超家族成员被发现,HSP的基因调节过程将进一步被阐明。治疗上,将可能通过药物或其他手段促进局部组织HSP的表达,以提高组织细胞对损伤的耐受性,促进机体功能恢复。

(黄志坚　孙晓川)

参考文献

[1] BROWN I R, RUSH S J, IVY G O. Introduction of a heat shock gene at the site of tissue injury in the rat brain [J]. Neuron, 1989, 2 (6): 1559-1564.

[2] TRUETTNER J S, HU B, ALONSO O F, et al. Subcellular stress response after traumatic brain injury [J]. J Neurotrauma, 2007, 24(4): 599-612.

[3] DUTCHER S A, UNDERWOOD B D, WALKER P D, et al, Patterns of heat-shock protein 70 biosynthesis following human traumatic brain injury [J]. J Neurotrauma, 1998, 15(6): 411-420.

[4] MORI T, MURAMATSU H, MATSUI T, et al. Possible role of the superoxide anion in the development of neuronal tolerance following ischemic preconditioning in rats [J]. Neuropathol Appl Neurobiol, 2000, 26(1): 31-40.

[5] MARINI A M, KOZUKA M, LIPSKY R H, et al. 70-Kilodalton heat shock protein induction in cerebellar astrocytes and cerebellar granule cells in vitro: comparison with immunocytochemical localization after hyperthermia in vivo [J]. J Neurochem, 1990, 54(5): 1509-1516.

[6] ELISABETH S C, JUN Y L, IVOR J B. Heat shock factor 1 and heat shock proteins: critical partners in protection against acute cell injury [J]. Crit Care Med, 2002, 30(Suppl 1): S43-S50.

[7] YENARI M A, FINK S L, SUN G H, et al. Gene therapy with HSP72 is neuroprotective in rat models of stroke and epilepsy [J]. Ann Neurol, 1998: 44(4), 584-591.

[8] MARIUCCI G, TANTUCCI M, GIUDITTA A, et al. Permanent brain ischemia induces marked increments in hsp72 expression and local protein synthesis in synapses of the ischemic hemisphere [J]. Neurosci Lett, 2007, 415(1): 77-80.

[9] DOEPPNER T R, DOEHRING M, KALTWASSER B, et al. Ischemic post-conditioning induces post-stroke neuroprotection via Hsp70-mediated proteasome inhibition and facilitates neural progenitor cell transplantation [J]. Mol Neurobiol, 2017, 54(8): 6061-6073.

[10] KWON H M, KIM Y, YANG S I, et al. Geldanamycin protects rat brain through overexpression of HSP70 and reducing brain edema after cerebral focal ischemia [J]. Neurol Res, 2008, 30(7): 740-745.

[11] LEE J E, KIM Y J, KIM J Y, et al, The 70 kDa heat shock protein suppresses matrix metalloproteinases in astrocytes [J]. Neuroreport, 2004, 15(3): 499-502.

[12] KELLY S, BIENEMSN A, HORSBURGH K, et al. Targeting expression of hsp70i to discrete neuronal populations using the Lmo-1 promoter: assessment of the neuroprotective effects of hsp70i in vivo and in vitro [J]. J Cerevbral Blood Flow Metab, 2001, 21(8): 972-981.

[13] KIM J Y, KIM N, ZHENG Z, et al. The 70 kDa heat shock protein protects against experimental traumatic brain injury [J]. Neurobiol Dis, 2013, 58: 289-295.

[14] CALABRESE V, SCAPAGNINI G, RAVAGNA A. Molecular chaperones and their roles in neural cell differentiation [J]. Dev Neurosci, 2002, 24 (1): 1-13.

[15] AWAD H, SUNTRES Z, HEIJMANS J, et al. Intracellular and extracellular expression of the major inducible 70 kDa heat shock protein in experimental ischemia-reperfusion injury of the spinal cord [J]. Exp Neurol, 2008, 212(2): 275-284.

[16] CHIO C C, LIN H J, TIAN Y F, et al. Exercise attenuates neurological deficits by stimulating a critical HSP70/NF-kappaB/ IL-6/synaphysin I axis in traumatic brain injury rats [J]. J Neuroinflammation, 2017, 14(1): 90.

[17] LAWRENCE M S, SUN G H, KUNIS D M, et al. Overexpression of the glucose transporter gene with a herpes simplex viral vector protects striatal neurons against stroke [J]. J Cereb Blood Flow Metab, 1996, 16(2): 181-185.

[18] RUSSO V C, KOBAYASHI K, NAJDOVSKA S, et al. Neuronal protection from glucose deprivation via modulation of glucose transport and inhibition of apoptosis: a role for the insulin-like growth factor system [J]. Brain Res, 2004, 1009(1-2): 40-53.

[19] NAKAMURA J, FUJIMOTO M, YASUDA K, et al. Targeted disruption of Hsp110/105 gene protects against ischemic stress [J]. Stroke, 2008, 39(10): 2853-2859.

[20] KRUEGER-NAUG A M, HOPKINS D A, ARMSTRONG J N, et al. Hyperthermic induction of the 27-kDa heat shock protein (HSP27) in neuroglia and neurons of the rat central nervous system [J]. J Comp Neurol, 2000, 428(3): 495-510.

[21] FRANKLIN T B, KRUEGER-NAUG A M, CLARKE D B, et al. The role of heat shock proteins Hsp70 and Hsp27 in cellular protection of the central nervous system [J]. Int J Hyperthermia, 2005, 21(5): 379-392.

[22] ALLEN G V, CHASE T. Introduction of heat shock proteins and motor function deficits after focal cerebellar injury [J].

Neuroscience, 2001, 102(3): 603-614.

[23] PIVOVAROVA A V, CHEBOTAREVA N A, CHERNIK I S, et al. Small heat shock protein Hsp27 prevents heat-induced aggregation of F-actin by forming soluble complexes with denatured actin [J]. FEBS J, 2007, 274(22): 5937-5948.

[24] HAVASI A, LI Z, WANG Z. Hsp27 inhibits Bax activation and apoptosis via a phosphatidylinositol 3-kinase-dependent mechanism [J]. J Biol Chem, 2008, 283(18): 12305-12313.

[25] ARRIGO A P. Small stress proteins: chaperones that act as regulators of intracellular redox state and programmed cell death [J]. Biol Chem, 1998, 379(1): 19-26.

[26] STETLER R A, GAO Y, ZHANG L, et al. Phosphorylation of HSP27 by protein kinase D is essential for mediating neuroprotection against ischemic neuronal injury [J]. J Neurosci, 2012, 32(8): 2667-2682.

[27] LATCHMAN D S. HSP27 and cell survival in neurons [J]. Int J Hyperthermia, 2005, 21(5): 393-402.

[28] VALENTIM L M, GEYER A B, TAVARES A, et al, Effects of global cerebral ischemia and preconditioning on heat shock protein 27 immunocontent and phosphorylation in rat hippocampus [J]. Neuroscience, 2001, 107(1): 43-49.

[29] AN J J, LEE Y P, KIM S Y, et al. Transduced human PEP-1-heat shock protein 27 efficiently protects against brain ischemic insult [J], FEBS J, 2008, 275(6): 1296-1308.

[30] BADIN R A, LYTHGOE M F, VAN DER WEERD L, et al. Neuroprotective effects of virally delivered HSPs in experimental stroke [J]. J Cereb Blood Flow Metab, 2006, 26(3): 371-381.

[31] SHI Y, JIANG X, ZHANG L, et al. Endothelium-targeted overexpression of heat shock protein 27 ameliorates blood-brain barrier disruption after ischemic brain injury [J]. Proc Natl Acad Sci U S A, 2017, 114(7): E1243-E1252.

[32] WANG J, ZHUANG H, DORÉ S. Heme oxygenase 2 is neuroprotective against intracerebral hemorrhage [J]. Neurobiol Dis, 2006, 22(3): 473-476.

[33] LLESUY S F, TOMARO M L. Heme oxygenase and oxidative stress. Evidence of involvement of bilirubin as physiological protector against oxidative damage [J]. Biochim Biophys Acta, 1994, 1223(1): 9-14.

[34] MIN K J, YANG M S, KIM S U, et al. Astrocytes induce hemeoxygenase-1 expression in microglia: a feasible mechanism for preventing excessive brain inflammation [J]. J Neurosci, 2006, 26(6): 1880-1887.

[35] CHEN J, REGAN R F. Increasing expression of heme oxygenase-1 by proteasome inhibition protects astrocytes from heme-mediated oxidative injury [J]. Curr Neurovasc Res, 2005, 2(3): 189-196.

[36] GONG Y, TIAN H, XI G, et al. Systemic zinc protoporphyrin administration reduces intracerebral hemorrhage-induced brain injury [J]. Acta Neurochir Suppl, 2006, 96: 232-236.

[37] ROGERS B, YAKOPSON V, TENG Z P, et al. Heme oxygenase-2 knockout neurons are less vulnerable to hemoglobin toxicity [J].

Free Rad Biol Med, 2003, 35(8): 872-881.

[38] LUNA B Z, RAYMOND F R. Astrocyte-specific heme oxygenase-1 hyperexpression attenuates heme-mediated oxidative injury [J]. Neurobiol Dis, 2007, 26(3): 688-695.

[39] IMUTA N, HORI O, KITAO Y, et al. Hypoxia-mediated induction of heme oxygenase type I and carbon monoxide release from astrocytes protects nearby cerebral neurons from hypoxia-mediated apoptosis [J]. Antioxid Redox Signal, 2007, 9(5): 543-552.

[40] KHOMENKO I P, BAKHTINA L Y, ZELENINA O M, et al. Role of heat shock proteins HSP70 and HSP32 in the protective effect of adaptation of cultured HT22 hippocampal cells to oxidative stress [J]. Bull Exp Biol Med, 2007, 144(2): 174-177.

[41] LIN Y, VREMAN H J, WONG R J, et al. Heme oxygenase-1 stabilizes the blood-spinal cord barrier and limits oxidative stress and white matter damage in the acutely injured murine spinal cord [J]. J Cereb Blood Flow Metab, 2007, 27(5): 1010-1021.

[42] HU B R, MARTONE M E, JONES Y Z, et al. Protein aggregation after transient cerebral ischemia [J]. J Neurosci, 2000, 20(9): 3191-3199.

[43] WILLIAMS A J, DAVE J R, TORTELLA F C. Neuroprotection with the proteasome inhibitor MLN519 in focal ischemic brain injury: relation to nuclear factor kappaB (NF-kappaB), inflammatory gene expression, and leukocyte infiltration [J]. Neurochem Int, 2006, 49(2): 106-112.

[44] DAINO H, MATSUMURA I, TAKADA K, et al. Induction of apoptosis by extracellular ubiquitin in human hematopoietic cells: possible involvement of STAT3 degradation by proteasome pathway in interleukin 6-dependent haematopoietic cells [J]. Blood, 2000, 95(8): 2577-2585.

[45] MAJETSCHAK M, KREHMEIER U, BARDENHEUER M, et al. Extracellular ubiquitin inhibits the TNF-α response to endotoxin in peripheral blood mononuclear cells and regulates endotoxin hyporesponsiveness in critical illness [J]. Blood, 2003, 101(5): 1882-1890.

[46] DIETRICH W D, CHATZIPANTELI K, VITARBO E. The role of inflammatory processes in the pathophysiology and treatment of brain and spinal cord trauma [J]. Acta Neurochir Suppl, 2004, 89: 69-74.

[47] MaJETSCHAK M, COHN S M, NELSON J A, et al. Effects of exogenous ubiquitin in lethal endotoxemia [J]. Surgery, 2004, 135(5): 536-543.

[48] MAJETSCHAK M, COHN S M, OBERTACKE U, et al. Therapeutic potential of exogenous ubiquitin during resuscitation from severe trauma [J]. J Trauma, 2004, 56(5): 991-999.

[49] MAJETSCHAK M, KING D R, KREHMEIER U, et al. Ubiquitin immunoreactivity in cerebrospinal fluid after traumatic brain injury: clinical and experimental findings [J]. Crit Care Med, 2005, 33(7): 1589-1594.

[50] GRIEBENOW M, CASALIS P, WOICIECHOWSKY C, et al. Ubiquitin reduces contusion volume after controlled cortical impact injury in rats [J]. J Neurotrauma, 2007, 24(9): 1529-1535.

［51］ EARLE S A, PROCTOR K G, PATEL M B, et al. Ubiquitin reduces fluid shifts after traumatic brain injury［J］. Surgery, 2005, 138(3): 431-438.

［52］ HICKEY R W, ZHU R L, ALEXANDER H L, et al. 10 kD mitochondrial matrix heat shock protein mRNA is induced following global brain ischemia in the rat［J］. Brain Res Mol Brain Res, 2000, 79(1-2): 169-173.

［53］ OKUBO A, KINOUCHI H, OWADA Y, et al. Simultaneous induction of mitochondrial heat shock protein mRNAs in rat forebrain ischemia［J］. Brain Res Mol Brain Res, 2000, 84(1-2): 127-134.

［54］ IZAKI K, KINOUCHI H, WATANABE K, et al. Induction of mitochondrial heat shock protein 60 and 10 mRNAs following

transient focal cerebral ischemia in the rat［J］. Brain Res Mol Brain Res, 2001, 88(1-2): 14-25.

［55］ SAMALI A, CAI J, ZHIVOTOVSKY B, et al. Presence of a pre-apoptotic complex of pro-caspase-3, Hsp60 and Hsp10 in the mitochondrial fraction of jurkat cells［J］. EMBO J, 1999, 18(8): 2040-2048.

［56］ KIM S W, LEE J K. NO-induced downregulation of HSP10 and HSP60 expression in the postischemic brain［J］. J Neurosci Res, 2007, 85(6): 1252-1259.

［57］ ROSENBERGER K, DEMBNY P, DERKOW K, et al. Intrathecal heat shock protein 60 mediates neurodegeneration and demyelination in the CNS through a TLR4- and MyD88-dependent pathway［J］. Mol Neurodegener, 2015, 10: 5.

第五十五章
微量元素与颅脑损伤

微量元素是指人体中含量小于体重1/10 000的元素（大于体重1/10 000称常量元素），共占人体元素总量的0.05%，几乎包括自然界中除去常量元素（碳、氢、氧、氮、钙、磷、镁、钠、钾、氯、硫）外剩下的近70种元素，它们通过食物、水、空气，经消化器官或呼吸系统进入体内，发挥各自的生理功能。近年来，多种微量元素在颅脑损伤（TBI）中的作用也得到了进一步的研究和探索。

第一节　铁与脑外伤

一、铁的生理学

铁是人体内含量最多的微量元素，在人体内总量为2.5 ～ 4.0 g，其总量多少随年龄、性别、血红蛋白水平、生理状况而异，而且在各种组织中的含量相差悬殊。在人体内铁的总量中，存在于血红蛋白中的铁占60% ～ 70%，存在于肌红蛋白中的约占3%，存在于各种酶系统中的总计不到1%，其他26% ～ 36%的铁则以转运铁或贮铁的形式存在。

在哺乳动物体内，铁的稳态是由肝脏产生的多种蛋白及酶精细调节的，如铁调素、铜蓝蛋白及其他铁转运蛋白及其受体，而这些蛋白/受体的表达水平又受铁反应元件（iron responsive element, IRE）和铁调节蛋白（iron regulatory protein, IRP）调节，尤其在铁水平低的时候。通常铁以不可溶性的Fe^{3+}和可溶性的Fe^{2+}形式存在，并参与电子转移/氧化还原反应，从而驱动氧化应激介导的细胞毒性。

食物中的铁摄入后，经小肠上皮黏膜以Fe^{2+}形式吸收，部分Fe^{3+}也可被吸收。吸收后的铁经血浆和细胞外液到达骨髓等造血器官，在该处铁被结合进血红蛋白，以后随红细胞进入周围血液。红细胞存活约4个月，衰老的红细胞在单核-巨噬细胞系统中被吞噬破坏，释放铁入血浆中再循环，少部分被储存与铁蛋白和含铁血黄素等结合，小部分从尿、汗、血中排泄丢失，极少量从肠道再吸收。成人每天可获得来自破坏的红细胞的再生铁约20 mg，可再利用参加合成血红蛋白，这样周而复始，铁可不断循环被利用。人体每日排泄损失的铁很少，成年男性约1 mg（0.90 ～ 1.05 mg）；育龄妇女月经失血，每日增加损失铁0.6 ～ 0.7 mg。铁的每日需要量或供给量按年龄、性别、生理状态等有所不同（一般成人适宜摄入量每天15 ～ 20 mg），特别是与膳食构成、食物含铁量和吸收率关系密切，混合膳食的铁吸收率约为10%，每日膳食中的供给量应为需要量的10倍。

铁是参与机体细胞代谢、能量产生、细胞生长及分化和基因表达的重要协同因子；参与构成血红蛋白、肌红蛋白、细胞色素及其他与氧代谢有关的蛋白，通过电子传递及氧化磷酸化过程进行氧的运转、储存和利用；参与含铁酶组成、促进铁依赖酶的活性如过氧化氢酶、过氧化物酶、单胺氧化酶等，影响人体代谢过程，如核酸代谢、DNA合成、儿茶酚胺代谢、多巴胺作用、5-羟色胺作用、免疫功能、白细胞杀伤力等。

二、铁在神经系统中的生理作用

铁在正常脑组织中作为多种酶及细胞生物过程的重要协同因子，参与神经元发育、突触塑形、神经递质转运及髓鞘形成，在神经元、星形胶质细胞、小胶质细胞及少突胶质细胞中均有分布。星形胶质细胞是血-脑屏障（BBB）的一部分，可从循环中摄取铁，并在中枢神经系统其他细胞中进行再分布；铁对于维持髓鞘非常重要,因此少突胶质细胞需要持续的铁供应;铁对于线粒体功能的维持也十分重要,而线粒体功能在具有能量需求及代谢需求的神经元及脑组织中的其他细胞中发挥重要作用。

由于铁的亲水属性,铁进入脑实质受到血-脑屏障的限制。铁(Fe^{3+})可以经转铁蛋白/转铁蛋白受体的内噬作用通过血-脑屏障的内皮细胞,也有少部分单独通过(非转铁蛋白结合铁)或以低分子量复合物通过。由于核内体的酸性环境,铁从转铁蛋白中释放出来,还原为亚铁,从而形成不稳定的亚铁池。转铁蛋白是已知的包括神经元和星形胶质细胞在内几乎所有细胞类型的唯一铁转运因子。铜蓝蛋白是一种α2-球蛋白(结合6个铜离子),在脑组织中主要为糖基磷脂酰基醇(glycosylphosphati dylinositd, GPI)偶联的膜蛋白,也是转运铁的重要调控因子,通过与转铁蛋白结合,以其铁氧化酶活性将Fe^{2+}转化为Fe^{3+}。淀粉样前体蛋白(amyloid precursor protein, APP)可以稳定转铁蛋白,从而在神经元中促进铁转出,其活性受到铁的调控。在TBI病人和脑损伤小鼠的脑组织中,随着铁的积累,铜蓝蛋白和APP的表达均增加,并发现具有神经保护作用。

由于铁是过渡金属,Fe^{2+}和Fe^{3+}可以分别与过氧化氢和氧反应,催化羟基和超氧化物自由基;也可以与脂质反应,形成烷氧基,这被称为Haber-Weiss反应和Fenton反应。因此,铁可以参与氧化还原反应增加活性氧(ROS),进而导致细胞氧化应激,最终导致细胞死亡。铁蛋白、神经黑色素(主要存在于黑质神经元中)或含铁血黄素在大脑中贮存足够的铁,对于防止氧化损伤至关重要。

缺铁、铁过多或铁调节蛋白表达变化,对细胞或组织可能是灾难性的,可以导致多种疾病,如贫血、血浆铜蓝蛋白缺乏症、神经铁蛋白病、线粒体膜蛋白相关神经变性(MPAN)及泛酸激酶相关神经变性(PKAN)。遗传性疾病病人的大脑铁累积增加,表现为认知、运动和神经精神状态下降。过量的铁累积是有害的,因为可以促进自由基的形成,导致氧化应激、脂质过氧化、蛋白聚集,最终导致细胞/神经元死亡。另一方面,缺铁会导致髓鞘生成、神经传递及酶处理受损;缺铁性贫血与阿尔茨海默病(AD)的发生有关;随着时间的推移,贫血病人发生轻度认知障碍的可能性是正常人的2倍。一项纳入939名脑外伤病人的研究发现,贫血影响近一半的住院TBI病人,与TBI不良结局相关。综上所述,在健康或疾病状态下,均需要实现铁代谢的微妙平衡,以保护大脑免受潜在的有害影响。

三、铁与脑损伤

在脑中累积的铁沉积包括非血红素铁和血红素铁两种亚型,这种特征在阿尔茨海默病等神经退行性变疾病中更为常见。而越来越多的证据表明,TBI后受伤的脑中这两种亚型的铁均有所增加。血红素结合的铁通常与颅内出血同时发生,同时由于小胶质细胞/巨噬细胞吞噬红细胞而产生含铁血黄素和铁蛋白沉积。脑外伤的特征是脑微出血的形成,在单次TBI和重复TBI实验模型及轻度TBI病人亚组中均可观察到。尽管TBI后脑微出血是脑损伤严重程度的预测指标,但脑微出血和TBI结局的临床相关性尚不清楚。微出血与认知结局呈负相关,在实验性TBI中,微出血与白质损伤面积、血-脑屏障破坏、脱髓鞘及炎症存在相关性。普鲁士蓝染色可以检测到微出血,显示铁和铁蛋白/含铁血黄素的异常累积,对脑的特定细胞(神经元、星形胶质细胞和小胶质细胞)和内皮细胞有毒性,而且非血红素结合铁和游离铁在TBI后脑组织中均升高,可能更具有危害性。

TBI脑铁沉积的起源是否依赖于血红素结合铁尚不清楚。血浆铜蓝蛋白失调(如水平下降)可能会导致游离铜离子增加以及铁氧化酶相应减少,从而减少铁从中枢神经系统清除,增加铁沉积。血浆铜蓝蛋白缺乏小鼠TBI后出现脑铁水平升高及梗死体积增大。TBI常伴有出血、血管化增加和血-脑屏障破坏,极可能导致初始时脑组织中血红素结合铁沉积,此时,血红素氧合酶-1(HO-1)参与将血红素结合铁降解为游离铁或非血红素结合铁的过程。HO-1也被认为参与抗氧化剂胆红素和胆绿素的诱导,因此可防止氧化应激;在实验性模型及人体中,长期研究均发现TBI后HO-1表达增加;在急性期HO-1可能通过其抗氧化特性和清除血红素结合铁发挥保护作用,但也可能使非血红素结合铁在脑中累积,从而随着时间的推移增加不稳定铁的含量。血红素蛋白降解释放的游离铁是氧化应激的主要来源,尤其是在受损的脑组织中;过量的不稳定铁可通过诱导兴奋性相关神经元死亡、神经传递受损和线粒体功能障碍,产生损伤。

目前尚不清楚TBI后铁在脑中累积的后果,尽管与创伤后癫痫的发生有关;通过MRI检查如磁场相关性(MFC)和磁敏感加权成像(SWI)等方法,证实了轻度TBI病人脑区铁特异性累积,发现脑的各个区域可受到影响,包括海马、苍白球、丘脑、黑质和胼胝体;非血红素结合铁在脑深部灰质聚集,可能导致TBI继发性病理损伤(如氧化应激);异常的铁沉积则与较差的认知结局相关。也有研究表明，游离铁增加也可能是丘脑神经元退化的结果。因此，TBI后损伤中持续存在的炎症和铁沉积可能会导致持续的病理改变。

TBI病人铁介导的脑损伤发生在慢性期时段，据此推测，随着年龄增加铁沉积增加，可使病人在此后发生神经退行性疾病或出现创伤后癫痫，因此针对TBI病人进行调节铁水平的针对性治疗，将限制各种程度TBI后神经退变及神经功能障碍进行性加重，从而降低神经疾病的风险。铁螯合治疗通过结合游离铁并从血液中清除多余的铁发挥作用，不仅可以清除不稳定的游离铁，还可以作为抗氧化剂，通过提供氢来中和自由基反应，此外还可以通过结合/清除其他结合力更高的金属。不同金属螯合剂的吸收和组织渗透能力也不同，需要不同的给药途径。铁螯合治疗仅在常见神经疾病中有一些前期临床研究，包括阿尔茨海默病、帕金森病（PD）和多发性硬化（MS）；尽管已被证实在减轻病程进展过程中相对有效，但目前尚缺乏令人信服的证据支持在这些疾病中使用铁螯合剂，故有必要进行更广泛的临床和实验研究。黄芩苷和去铁胺两种铁螯合剂，可以（黄芩苷）或不可以（去铁胺）通过血-脑屏障，在帕金森病动物模型中可抑制黑质、纹状体、齿状回和小脑的铁沉积，保护多巴胺能神经元免于死亡。这种螯合剂治疗策略尚未在TBI病人或反复脑损伤的慢性创伤性脑病病人中进行试验，也未在TBI动物模型中进行深入探索。但基于少数有前景的实验性TBI研究，对铁螯合剂的效果在实验性模型中进行了评估，仍然是一种潜在的治疗选择。

目前对螯合铁在实验性TBI模型中的治疗研究较少，主要是通过铁螯合剂去铁胺进行，而去铁胺也存在一定的局限性，如不能通过血-脑屏障、清除速度快等，以及理论上去铁胺可以通过结合Fe^{3+}产生超氧自由基，导致Fe^{2+}氧化。在TBI小鼠模型中对脑渗透性铁螯合剂HBED评估其有效性，可以减轻铁介导的脑损伤，改善运动功能，减少损伤体积及海马水肿，并限制了胼胝体中小胶质细胞增生和免疫标记物表达；局限性在于HEBD并未显著性减少Perls染色测定的脑铁含量。另一方面，去铁胺治疗减少了脑中铁及铁存储蛋白的水平（在大鼠TBI后28天升高），TBI后28天应用去铁胺治疗的大鼠脑萎缩程度减轻，空间记忆和学习能力改善；早期研究中在TBI急性期应用去铁胺治疗也发现了类似作用。这些研究的关键局限性在于治疗时程短、结局评价有限，以及仅一项研究在某一时间点评估了脑组织病理。因此，在实验性TBI模型中对铁螯合剂的使用亟需进行长期序列分析，评估铁螯合剂对功能结局、病理（氧化应激、细胞死亡、血-脑屏障破坏）、其他生化改变及炎症的影响，才能进入临床试验阶段。

铁螯合剂治疗作为一种对抗脑铁超载的治疗方法在脑出血及一定程度上在卒中中进行了更深入的探索，尽管目前仅有少量临床试验进行，但仍处于临床前阶段；在脑出血病人中使用去铁胺的小规模临床试验显示30天内水肿体积和血肿吸收均有改善；去铁胺可减轻实验性脑出血的水肿、细胞死亡、海马退变及炎症；在脑出血老年大鼠中，去铁胺可以减轻神经元死亡和行为障碍。去铁酮治疗在逆转脑组织中铁毒性和改善结局方面也显示了应用前景；在含铁高饲料喂养的大鼠中，应用去铁酮联合抗氧化剂N-乙酰半胱氨酸治疗有效，与单药治疗相比，在改善铁超载大鼠的学习和记忆、长时程增强、线粒体功能、血-脑屏障完整性和细胞死亡方面更为有效；此外，联合治疗后，包括Aβ沉积、tau-过磷酸化、树突棘丢失在内的脑组织相关病理均显著降低。

铁死亡（铁依赖性的细胞死亡形式）抑制剂的使用，经证实可减少铁沉积，并带来一系列下游益处，包括减少神经退变和改善行为结局（运动和认知功能）。因此，铁死亡可能代表了与TBI相关的新途径。

因此，铁累积在TBI的脑损伤中扮演重要角色，但铁与TBI病理生理学的关系仍需要深入探索。尽管既往研究显示铁螯合剂去铁胺在实验性TBI模型中的作用有限，使用可穿透血-脑屏障的螯合剂，在改善TBI结局方面可能更有优势；是否需要特定的治疗时间窗（立即治疗还是延迟治疗）也需要进一步研究。针对铁累积和随之发生的氧化损伤和/或炎症的联合治疗尚未在TBI中进行临床前评估；有可能限制急性期继发性损伤，防止神经损伤加重，减轻长期神经退变，从而降低神经退行性疾病的发生风险。考虑到随时间及年龄增加的铁沉积进展，对铁介导损伤的长期后果，非常有必要进行实验性研究和重点研究。

第二节　锌与脑外伤

一、锌的生理学

锌是膳食必须元素之一,在人体内的生理功能及其对人类健康的关系受到更多重视,缺锌引起的代谢障碍也成为重要的营养问题之一。人体内锌的含量甚微,人体含锌总量:新生儿仅60 mg,成年女性1.5 g,男性2.5 g;分布在人体所有组织、器官、体液及分泌物中。全身95%以上的锌存在于细胞内,血液中的锌主要存在于红细胞内的碳酸酐酶中,约占血液中锌的80%,故全血含锌量可10倍于血清,健康成人正常血锌中30%～49%与巨球蛋白牢固结合,50%～60%与白蛋白较松弛结合,另有1%～4%与氨基酸结合。脑组织含锌量为10 μg/g湿重脑组织,神经细胞内含量为150 μmol/L。

食物中的锌进食后主要在小肠内吸收,尤以十二指肠以后的肠腔吸收锌为多,体内锌平衡和维持锌离子稳态是依靠肠黏膜刷状缘对锌的摄取来进行调控的,许多膳食因素对锌吸收利用的影响也是通过肠黏膜进行调控的。体内锌可经粪便、尿、汗、皮肤、毛发、指(趾)甲、精液或月经等途径排出。体内锌水平高低以从肠黏膜吸收锌和从粪尿等排出锌进行调节,体内无特殊的存储锌,但机体对锌代谢存在较强的调节功能,从而保持机体内锌较好的自稳态。锌代谢的"共池学说"认为机体锌可分为两部分,即相对稳定的锌固定池和易发生交换的锌可交换池,前者主要有骨骼、肌肉、神经组织,以及红细胞、白细胞等中的锌,后者则主要为血浆锌与金属球蛋白相结合的锌。人体对锌的需要量随不同年龄、生理状态和病理情况等而有差异:一般认为足月新生儿为0.72～5 mg/d,1～2岁为3 mg/d,4～9岁为3～10 mg/d,10～13岁为13 mg/d,成人为12.5 mg/d,孕妇及哺乳期女性相应增加。

锌在人体内发挥重要的生理功能,可参与多种酶的构成,如促细胞RNA、DNA合成的RNA、DNA聚合酶,以及胸腺嘧啶核苷酸激酶,调节二氧化碳运输排出的红细胞中的碳酸酐酶,与蛋白质代谢相关的羧肽酶、二肽酶、亮氨酸氨肽酶等,与糖代谢相关的乳酸脱氢酶、苹果酸脱氢酶、醛缩酶等,参与骨骼钙磷代谢的碱性磷酸酶促进脱磷酸反应等;参与核酸功能的核酸聚合酶与转录因子都含锌,促进核酸合成,并通过转录因子的锌指结构,使多种转录因子与DNA结合,完成基因转录复制等,故锌可作用于细胞生长各个时相,对细胞的繁殖分化起到不可或缺的作用;锌作用于生物膜可稳定生物膜结构,保护膜上的受体及其转运功能,促进细胞内外物质交换和信息传递,并可增强细胞膜对氧自由基的抵抗力,使细胞能进行正常代谢和功能发挥。锌的生理功能包括促进生长发育,锌缺乏时使脑下垂体分泌生长激素减少,引起生长迟滞,身材矮小,胎儿期孕妇缺乏锌则不但生长迟滞且可发生先天畸形,尤以神经系统畸形为多;促进组织修复再生,加速创伤愈合;促进生殖器官和性腺发育;维持正常食欲和味觉;增强免疫功能,促进免疫器官胸腺、脾脏和淋巴组织的生长发育,增加T细胞、B细胞和免疫因子的免疫功能;促进维生素A代谢和暗视觉;增进生物膜抗击氧自由基,延缓衰老过程;也可能影响肿瘤、先天畸形、风湿病等疾病的发生。

二、锌在神经系统中的生理作用

在神经系统中,约85%的锌是作为酶和蛋白的结构和功能组成成分与之紧密结合,剩余的锌(约15%)则是以自由锌或者与蛋白疏松结合的形式存在于神经元胞质、胶质细胞、锌能神经元终端中。机体通过复杂而精确的调节机制使锌离子保持在正常浓度范围内发挥作用;锌具有神经调节功能,过量的锌则有细胞毒性,可导致细胞凋亡。游离的锌主要存在于兴奋性谷氨酸能神经元的突触前小泡中,锌离子可以通过N-甲基-D-天冬氨酸(NMDA)受体门控通道、电压门控钙离子通道、Ca^{2+}-A/K 通道、锌转运体等由突触前小泡释放进入突触后神经元;而胞质内的线粒体、高尔基复合体和溶酶体等细胞器通过锌离子转运体家族[如锌转运蛋白(ZIP)、锌转运体(ZnT)等]摄取和释放锌离子,金属硫蛋白(metallothionein, MT)等胞内大分子也参与调节细胞内锌离子稳态。锌的摄取和释放由胞膜上的转运蛋白介导,而锌的缓冲调节与MT蛋白家族有关,MT是一种低分子量的富含半胱氨酸和金属成分、缺少芳香族氨基酸的蛋白,其中的半胱氨酸具有两个分别与锌相连的结构域,使得蛋白成哑铃状。在中枢神经系统中,MT1和MT2大多在胶质细胞中表达,而在神经元中非常少见;MT3多在神经元中表达,由于其在脑内的广泛分布，MT3 在神经元的锌稳态中发挥着重要的作用。

生理水平的锌离子和锌化合物对神经元有保护作用，如锌原卟啉（zinc protoporphyria, ZnPP）通过选择性抑制细胞因子IL-1 在减轻缺血后脑水肿方面起作用。在短暂性脑缺血模型中，腹膜内ZnPP预处理能极大程度上减少脑梗死面积和缺血后脑水肿；但如果缺血性损伤程度加重或治疗延误至缺血后2～4小时，ZnPP的神经保护作用将消失。研究表明，等摩尔剂量的锌离子、氯化锌、原卟啉（PP）、ZnPP都能减轻损伤程度，但是只有PP和ZnPP能够改善缺血后脑水肿；说明Zn^{2+}与ZnPP相比，前者的主要作用是保护神经元，而后者主要是减轻脑水肿。生理性浓度的锌离子还可对抗过度应激导致的神经元损伤。机体受到刺激时，皮质酮会大量分泌，有利于机体应对不良处境；但长期过量应激则导致中枢神经系统损伤，其原因是皮质酮长时间作用使海马神经元NMDA受体亚基NR1、NM$_2$B mRNA的表达水平增高，诱导海马神经元凋亡；过度应激导致的损伤随作用时间的延长而加重并受培养液中锌离子浓度的影响；螯合培养液中的锌离子，消除了锌离子对NMDA受体的抑制作用，则神经元损伤加重；加入低、中浓度的锌离子，皮质酮诱导的NR1、NM$_2$B mRNA 表达增加不明显，神经元损伤减轻；而加入高浓度的锌离子反而使损伤加重。因此锌离子的调节作用具有双向性，即低、中浓度减轻而高浓度加重海马神经元损伤。锌离子的神经保护作用还与锌离子对海马一氧化氮合酶（NOS）和神经型一氧化氮合酶（nNOS）水平的影响有关，锌离子有助于体外培养的海马神经元抵抗缺氧。脑缺血缺氧时，钙离子内流最终导致细胞内外钙离子失衡；锌离子通过与NMDA受体亚基结合，减少由谷氨酸诱导的、NMDA受体介导的过多钙离子内流；细胞内钙离子减少，钙离子依赖性NOS活性受到抑制，一氧化氮生成减少，从而保护脑免受一氧化氮过多诱导的神经毒性作用。研究还发现，给予适量锌离子能够减少急性缺氧小鼠海马CA1 区还原型辅酶Ⅱ-d（NADPH-d）、nNOS 阳性神经元的水平。此外，锌离子还通过竞争Ca^{2+}-Mg^{2+}，影响核酸内切酶的活性而减轻细胞凋亡。锌离子对海马神经元MT亚型表达也有影响，MT 也是一种重要的应激反应蛋白，其水平升高可对抗应激反应给机体带来的不良影响，尤其是MT3，它是中枢神经系统中重要的神经保护因子，生理水平的锌离子能维持其浓度，显著减少应激时神经元和少突胶质细胞的凋亡，而缺锌会使MT3 的表达降低。

三、锌在脑损伤中的作用

急性脑损伤后，损伤区及其周围区域皮质大量神经元出现损伤及坏死，海马CA1、CA3 及齿状回亦有大量神经元发生损伤及坏死。同时研究发现，在脑损伤周围神经元及海马神经元中存在锌离子的大量累积，锌离子的累积程度与神经元的损伤程度有相关性。实验应用锌离子螯合剂或者行ZnT3和/或MT3双基因敲除可以明显减轻神经元的损伤。因此急性脑损伤后锌离子的易位和聚集是导致神经元损伤及死亡的重要原因。然而兴奋毒性的锌离子易位和聚集由多方面因素促成，既包括突触水平的锌离子跨突触膜易位，也包括突触后神经元胞内动员：① 外伤性脑损伤后，锌能神经元去极化，锌离子协同谷氨酸经钙依赖的电压门控通道释放入突触间隙，并作用于突触后通道蛋白，如GABAR、NMDAR 或电压门控通道及Ca^{2+}-A/K 通道等，从而实现突触锌发生易位由突触前小泡转移至突触后神经元。有实验研究显示大鼠外伤性脑损伤后6小时行AMG 染色，发现损伤区域表现出明显的锌离子染色变浅，表明外伤后损伤区域正常突触前小泡内锌离子丢失。也有研究发现急性脑损伤后损伤区域及海马区锌离子发生了易位，实验中运用大鼠外伤模型发现TSQ 荧光染色显示突触前小泡锌消失，锌大量聚集在突触后神经元；侧脑室注射锌螯合剂能够阻断锌的易位。同时发现在大鼠外伤模型中，在海马苔藓纤维中的锌在39℃情况下由突触前转移至突触后的量较30℃转移的量明显增加，说明外伤后在低温状态下可以减弱锌的易位。有研究发现，急性脑损伤后2小时行AMG 及TSQ 染色发现损伤区域锌离子染色消失，而损伤周围神经元中出现锌离子的染色，说明锌离子发生了易位。② 急性脑损伤引起的细胞内环境的改变（pH升高、降低，氧化因子增多，一氧化氮水平升高）可以导致MT3 及含锌的大分子中释放锌而改变锌离子的稳态。在大鼠外伤模型中应用ZnT3-KO 的大鼠突触小泡锌的释放和摄取可以被阻断，然而这些动物在受到外伤等刺激时仍能发现大量的锌离子聚集在海马神经元中，造成海马神经元的缺失死亡。这些发现强烈暗示毒性锌聚集来自突触后神经元本身。研究显示富含锌离子的MT3 在神经系统中含量丰富，能够结合和释放锌离子，对于锌离子的转运和回收起到了重要的作用；这种锌结合蛋白能够调节兴奋毒性神经损伤的程度。随后的实验显示，在MT3-KO 大鼠，一氧化氮诱发损伤导致的锌离子升高和海马CA1 的神经元损伤程度较野生型大鼠明显减少，而在ZnT3 和

MT3 双基因敲除的大鼠的海马 CA1 表现出较正常野生型大鼠明显的神经损伤减少。另一种胞内锌离子增加来源于线粒体可螯合的锌池，锌离子能够阻断线粒体的电子传递链，这些细胞器在受到外伤等刺激时能够响应钙离子的超载和锌离子的动员。

急性脑损伤后突触锌离子的易位及胞内大分子的动员途径已经逐渐被认识。然而锌离子导致神经元死亡机制尚未完全明确。目前认为锌离子主要是通过产生活性氧簇及扰乱代谢酶的活性而激活自噬、凋亡及坏死的发生。目前实验研究显示锌离子在突触后神经元的聚集主要发生在神经元的线粒体和溶酶体中，通过影响线粒体和溶酶体的功能而导致神经元损伤。

明确了锌对神经元死亡过程存在兴奋性毒性过程，就提供了可能采用的神经保护治疗方法。在急性脑损伤过程中，神经元锌离子的易位及胞内动员能够导致神经元的损伤已经明确。鉴于锌离子浓度改变会造成神经损伤，因此控制脑损伤后锌离子的水平显得至关重要。对锌离子螯合剂的研究，应重点关注使其能够容易通过血-脑屏障，且对生理水平的锌具有较低的亲和力，而对于毒性水平的锌离子有较强的螯合性，不破坏机体离子的稳态及生理功能，从而实现急性脑损伤过程中锌离子浓度变化的控制。目前已知的医用锌离子螯合剂主要包括两种 8-羟基喹啉的衍

生物，即 PBT1 和 PBT2，这两种物质都能透过血-脑屏障，螯合脑内锌离子，从而调控锌离子的水平。然而锌离子介导的神经毒性损伤目前仍没有完全清楚，尤其是锌离子与自噬、凋亡的激活以及相关细胞器的功能障碍之间具体的损伤机制没有明确，从而导致急性脑损伤过程中对于锌离子的水平调控及对自噬和凋亡的调控机制不明确。因此更全面地了解锌离子导致的神经损伤机制对于更好地制定神经保护措施是必不可少的。

值得注意的是，目前仍有相当数量的研究结果发现脑外伤后锌水平急剧下降至最低点，3 周后逐渐回升至正常下限。脑外伤病人可能存在严重的负锌平衡，补锌可以促进重型脑外伤病人的神经功能恢复；因此不能否认，锌在维持正常膜功能和保护血管内膜方面起重要作用。可见锌在脑损伤中的作用较为复杂，如何全面分析脑损伤尤其是创伤性改变所引起的内环境中锌的变化程度及其所起的作用并采取相应治疗性的措施，在这方面还有许多问题需要探讨。目前大多研究多集中在动物模型试验研究，有关锌在脑外伤后的应用研究仍极为有限，尚需加强锌在脑损伤中的作用机制的深入研究以及进一步探索在临床中的应用研究。

（陈文劲　齐　猛）

参考文献

[1] DAGLAS M, ADLARD P A. The Involvement of Iron in Traumatic Brain Injury and Neurodegenerative Disease[J]. Front Neurosci, 2018, 20(12): 981.

[2] NUNEZ M T, URRUTIA P, MENA N, et al. Iron toxicity in neurodegeneration[J]. Biometals, 2012, 25(4): 761-776.

[3] RAZ E, JENSEN J H, GE Y, et al. Brain iron quantification in mild traumatic brain injury: a magnetic field correlation study[J]. AJNR Am J Neuroradiol, 2011, 32(10): 1851-1856.

[4] LU L, CAO H, WEI X, et al. Iron deposition is positively related to cognitive impairment in patients with chronic mild traumatic brain injury: assessment with susceptibility weighted imaging[J]. Biomed Res Int, 2015, 2015: 470676.

[5] KE Y, QIAN Z M. Brain iron metabolism: neurobiology and neurochemistry[J]. Prog Neurobiol, 2007, 83(3): 149-173.

[6] WARD R J, ZUCCA F A, DUYN J H, et al. The role of iron in brain ageing and neurodegenerative disorders[J]. Lancet Neurol, 2014, 13(10): 1045-1060.

[7] NISENBAUM E J, NOVIKOV D S, LUI Y W. The presence and role of iron in mild traumatic brain injury: an imaging perspective

[J]. J Neurotrauma, 2014, 31(4): 301-307.

[8] IRIMIA A, VAN HORN J D, VESPA P M. Cerebral microhemorrhages due to traumatic brain injury and their effects on the aging human brain[J]. Neurobiol Aging, 2018, 66: 158-164.

[9] HUANG L, COATS J S, MOHD-YUSOF A, et al. Tissue vulnerability is increased following repetitive mild traumatic brain injury in the rat[J]. Brain Res, 2013, 1499: 109-120.

[10] KHALAF S, AHMAD A S, CHAMARA K V D R, et al. Unique properties associated with the brain penetrant iron chelator HBED reveal remarkable beneficial effects after brain trauma[J]. J Neurotrauma, 2018, 36(1): 43-53.

[11] XIE B S, WANG Y Q, LIN Y, et al. Inhibition of ferroptosis attenuates tissue damage and improves long-term outcomes after traumatic brain injury in mice[J]. CNS Neurosci Ther, 2019, 25(4): 465-475.

[12] ZHANG L, HU R, LI M, et al. Deferoxamine attenuates iron-induced long-term neurotoxicity in rats with traumatic brain injury[J]. Neurol Sci, 2013, 34(5): 639-645.

[13] MORRIS D R, LEVENSON C W. Zinc in traumatic brain injury:

from neuroprotection to neurotoxicity[J]. Curr Opin Clin Nutr Metab Care, 2013, 16(6): 708-711.

[14] MORRIS D R, LEVENSON C W. Neurotoxicity of zinc[J]. Adv Neurobiol, 2017, 18: 303-312.

[15] PORTBURY S D, ADLARD P A. Zinc Signal in Brain Diseases [J]. Int J Mol Sci, 2017, 23: 18(12): 2506.

[16] HANCOCK S M, BUSH A I, ADLARD P A. The clinical implications of impaired zinc signaling in the brain[M]. Tokyo: Springer, 2014.

[17] COUDRAY N, VALVO S, HU M, et al. Inward-facing conformation of the zinc transporter YiiP revealed by cryoelectron microscopy[J]. Proc Natl Acad Sci, 2013, 110(6): 2140-2145.

[18] TAKEDA A, KOIKE Y, OSAW M, et al. Characteristic of extracellular Zn^{2+} influx in the middle-aged dentate gyrus and its involvement in attenuation of LTP[J]. Mol Neurobiol, 2018, 55 (3): 2185-2195.

[19] COPE E C, MORRIS D R, SCRIMGEOUR A G, et al. Zinc supplementation provides behavioral resiliency in a rat model of traumatic brain injury[J]. Physiol Behav, 2011, 104(5): 942-947.

[20] COPE E C, MORRIS D R, SCRIMGEOUR A G, et al. Use of zinc as a treatment for traumatic brain injury in the rat: effects on cognitive and behavioral outcomes[J]. Neurorehabil Neural Repair, 2012, 26(7): 907-913.

[21] PRAKASH A, BHARTI K, MAJEED A B. Zinc: indications in brain disorders[J]. Fundam Clin Pharmacol, 2015, 29(2): 131-149.

[22] STRAUBEL D, THIELITZ A, REINHOLD A, et al. Combined treatment with zinc aspartate and intravenous immunoglobulins (IVIGs) ameliorates experimental autoimmune encephalomyelitis (EAE)[J]. J Immunol Res, 2018, 2018: 5982169.

第五十六章
神经营养因子与颅脑损伤

神经营养因子（neurotrophic factor, NTF）是一组单链或双链的多肽，对中枢神经系统及周围神经系统中神经细胞的生长、发育、分化及存活发挥着重要的作用。神经营养因子也被称为神经营养素（neurotrophin, NT）。

第一节　神经营养因子家族

神经生长因子（NGF）和脑源性神经营养因子（BDNF）都属于神经营养因子，其他还包括神经营养因子-3（neurotrophin-3, NT-3）、神经营养因子-4/5（neurotrophin-4/5, NT-4/5）。

NGF由118个氨基酸组成蛋白质多聚体，其分子量为130 000，分为2个α亚基、1个β亚基和2个γ亚基。NGF的神经营养活性主要位于β亚基。β亚基是含有2条相同多肽链的二聚体。1982年Barde首次从猪脑中纯化出BDNF，测得其单链的分子量为13 500，由252个氨基酸组成，鼠和人成熟的BDNF都含有119个氨基酸。BDNF基因转录后首先翻译成BDNF的前体Pro-BDNF，后者需要通过成对碱性氨基酸蛋白酶（FURIN）、前蛋白转化酶7（PC7）和转化酶原裂解，形成成熟型BDNF。NT-3的一级结构与BDNF基本相似。NT-3在胚胎的中枢神经系统中表达很高，而在成熟的中枢神经系统中表达下降。NT-4/5在NGF的60位和61位氨基酸残基之间插入了7个氨基酸。胶质细胞源性神经营养因子（GDNF）和睫状神经营养因子（CNTF）也被认为是神经营养因子。

第二节　神经营养因子受体与信号通路

一、神经营养因子受体

神经营养因子受体包括低亲和力受体和高亲和力受体。1991年研究发现酪氨酸受体激酶A（tyrosine receptor kinase A, Trk A）原癌基因在神经系统中优先表达编码了NGF高亲和力受体。现已得知Trk原癌基因家族编码3种酪氨酸受体激酶：Trk A、Trk B和Trk C。NGF与Trk A结合，BDNF和NT4与Trk B结合，NT-3与Trk C结合，从而发挥其活性。

在周围神经系统，NGF是主要的神经营养因子，主要作用于交感和感觉神经元。由于在中枢神经系统中富含Trk B，BDNF是主要的神经营养因子。由于Trk A在基底前脑表达，NGF为之提供营养。P75神经营养素受体（P75NTR）是神经营养因子的受体之一，是肿瘤坏死因子（TNF）超家族成员，能与NGF、BDNF、NT-3和NT-4结合。P75NTR在发育中的运动神经元中表达，也可在成人神经创伤或神经退行性变等病理过程的运动神经元中再表达。

二、神经营养信号通路

虽然不同的神经营养因子与大脑的不同受体结合，NGF和BDNF都是通过经典的信号通路发挥作用，如MAPK、PI3K/Akt和PLC-γ信号通路。结合的神经营养因子可以使Trk自磷酸化，通过Trk成员Src和Shc

激活一系列信号级联反应。这种特殊信号通路的激活被认为也发生在信号内体（signaling endosome），后者含有多种不同的信号分子，如PLC-γ、pERK1/2。信号内体从轴突向胞体的转运是营养信号向神经胞体传递的重要方式。Shc通过激活PI3K/Akt通路抑制凋亡信号而促进细胞存活。神经营养因子通过激活不同的信号通路，维持神经元的正常功能并防止神经细胞死亡。

第三节　生理和病理条件下神经营养因子的变化

生理情况下神经系统中神经元的发育、活性、神经递质和激素的水平调节神经营养因子的表达。颅脑损伤、癫痫发作、缺氧、低糖、缺血等条件下可导致皮质和海马NGF和BDNF mRNA表达的升高。很多证据表明，脑损伤后神经营养因子的反应是防止神经细胞死亡的自身保护机制。

一、发育对神经营养因子水平的调节

脑内神经营养因子的表达量随着动物个体发育的程度而不同。大鼠出生后第3周，海马和新皮质中的NGF mRNA含量达最高峰，纹状体内NGF mRNA的含量在动物出生后也有所上升，但随后这些脑区的NGF mRNA的含量逐渐下降。BDNF的表达量在脑发育前期较低，随发育成熟则逐渐增高。而NT-3在动物出生前脑内的表达量远远高于NGF和BDNF，但随着脑发育的逐渐成熟，动物成年后3种神经营养因子大致接近相同水平。

二、病理条件下神经营养因子表达的变化

局灶性损伤可导致海马齿状回（DG）细胞BDNF、NGF、Trk B、Trk C mRNA水平的升高。细针插入或注入生理盐水引起mRNA水平2～4小时达高峰，并在7～8小时恢复正常水平。轻、中度闭合性液压颅脑损伤可显著增高大鼠皮质和海马BDNF mRNA的表达，分别于2小时和4小时达高峰，72小时后基本恢复正常水平，损伤灶周围无BDNF mRNA的表达。颅脑损伤病人脑脊液NGF水平与神经功能预后呈正相关。

癫痫发作可短暂升高皮质和海马神经元NGF和BDNF mRNA水平，而NT-3降低，亦可导致齿状回神经元Trk B和Trk C mRNA表达的升高。随之神经营养因子和Trk也产生变化。端脑缺血和低血糖导致齿状回细胞NGF、BDNF和Trk B mRNA水平升高，而NT-3 mRNA水平降低。

损伤导致的神经营养因子mRNA表达的升高只对特定的神经元群才产生保护作用。轻度损伤2小时后可发现皮质神经元BDNF mRNA的升高，重度损伤时则无变化。神经营养因子能保护离体培养的神经元并避免损伤引起的死亡。一次损伤导致的神经营养因子合成增加，能保护神经元免受第二次损伤。

第四节　神经营养因子在颅脑损伤中应用的研究进展

一、神经营养因子作为颅脑损伤的危险因素

通常意义上认为颅脑损伤是一种纯粹环境因素介导的疾病，但近年来的研究挑战了这种观点。Panenka等人于2017年发表了系统综述，回顾了颅脑损伤的遗传学危险因素，其中即包含了对BDNF多态性的讨论。其中，BDNF基因外显子第66位的Met/Met突变是明确的发生颅脑损伤的危险因素。机制方面，考虑到Val→Met突变可导致细胞内运输障碍而减少BDNF的分泌，且这种分泌减少是剂量依赖性的（纯合Met/Met较杂合Val/Met的BDNF水平更低）；而BDNF水平异常与许多病理性心理状态或行为如冲动特质、攻击性行为、成瘾性行为、参与高风险运动的倾向等相关；BDNF水平降低所导致的这些高风险心理状态/行为倾向可能增加了发生颅脑损伤的风险。

二、神经营养因子作为神经保护治疗的中介

颅脑损伤后的神经保护治疗一直是研究的热点。许多研究发现，在进行治疗并获得明确行为学改善的颅脑损伤动物模型中，均同时存在神经营养因子水平

的改变,这提示神经营养因子本身可能参与介导了神经保护治疗的过程。

细胞治疗方面,一项研究表明神经干细胞(neural stem cell, NSC)移植治疗可能通过神经营养因子介导的神经可塑性而改善颅脑损伤后的功能恢复。该研究表明移植了正常*BDNF*基因的移植组具有更高的神经功能评分,且这种神经功能改善能被预加的BDNF特异性抗体阻断。该研究证实了NSC移植是通过BDNF而发挥作用。另一项研究通过对颅脑损伤小鼠模型移植编码*BDNF*基因的NSC,发现NSC移植治疗可能通过BDNF介导促进了突触的再生过程。此外,还有研究发现静脉输注骨髓间充质干细胞(BMSC)可通过上调神经营养因子表达及促进突触相关蛋白合成,改善颅脑损伤小鼠模型的神经运动功能预后。

药物治疗方面,近年来发现氨基胍(aminoguanidine, AG)可通过激活海马区域cAMP/CREB/BDNF通路,翻转由颅脑损伤所致的局部BDNF水平下降,进而改善颅脑损伤小鼠模型的认知以及记忆功能损害。此外,另一项基于颅脑损伤小鼠模型的研究发现,颅脑损伤后使用粒细胞集落刺激因子(G-CSF)进行治疗可以促进海马区域神经元再生,在受伤局部增加小胶质细胞、星形胶质细胞的募集,进而分泌更多的神经营养因子如GDNF、BDNF,进而显著改善神经功能的恢复。

最后,颅脑损伤后各种无创神经调控及康复治疗的作用机制可能也涉及神经营养因子的改变。如以低密度脉冲超声(LIPUS)为代表的经颅超声刺激可激活Trk B/Akt-CREB信号通路,增加颅脑损伤小鼠模型脑中BDNF表达,抑制细胞凋亡通路(该抑制可被BDNF抗体所翻转),进而发挥神经保护作用。此外,低级别激光治疗(LLLT)能改善颅脑损伤模型小鼠的神经功能,在实验组同时观察到了海马齿状回、脑室下区的BDNF水平增加,推测可能是通过BDNF介导了神经功能的改善。康复治疗机制可能也涉及神经营养因子改变。颅脑损伤后早期物理康复治疗可以改变中枢神经系统内神经营养因子的表达情况,这可能提示了物理康复治疗的另一种中枢机制。

三、神经营养因子作为颅脑损伤预后的修饰因子

对颅脑损伤的预后评价一直以来都是临床中极具挑战性的问题。近年来的研究提示,以BDNF为代表的神经营养因子基因型或绝对水平在不同预后群体之间存在明确的差异,提示神经营养因子有望被开发为预测颅脑损伤预后的新的生物标志物。

*BDNF*基因的多态性在颅脑损伤预后的提示意义已被大量文献所报道。一项纳入48名轻型颅脑损伤病人的前瞻性研究表明,*BDNF*基因单核苷酸多态性表型为*Val66Met*(外显子第66位为*Val/Met*)的个体在基线和伤后6个月的神经功能评分都显著差于野生型(*Val/Val*)的个体;通过对*BDNF*的单核苷酸多态性进行检测,可能有助于颅脑损伤病人预后的精准分群。此外,*BDNF*基因单核苷酸多态性rs1157659对轻型颅脑损伤病人的海马体积具有保护效应,且rs1157659双隐性个体(相对于具有显性等位基因的个体)fMRI中默认模式网络(DMN)具有更低的功能连接,提示多态性rs1157659隐性等位基因可能增加轻型颅脑损伤病人神经认知功能损害的风险。

也有研究探索了使用神经营养因子的绝对水平作为预后生物标志物的可能性,但目前尚无一致的结果。一项纳入203名颅脑损伤病人和10名健康对照的前瞻性研究发现,血清BDNF于伤后降低,脑脊液BDNF于伤后升高,两者呈明确的负相关关系。一项纳入了120名重型颅脑损伤病人的前瞻性研究表明,血浆BDNF水平与受伤类型(单纯颅脑损伤/合并多发伤)和短期预后都没有显著关系。就长期预后而言,一项纳入2个中心共156名颅脑损伤病人和150名健康个体为对照组的前瞻性研究表明,颅脑损伤病人的伤后即刻血清BDNF水平显著低于健康对照,且呈现从轻型到中、重症颅脑损伤逐渐降低的规律;伤后即刻BDNF水平更低的病人,在伤后6个月的神经功能水平更差;这说明外周血BDNF在区分颅脑损伤伤情和预测长期功能预后方面有一定意义。另一项研究主要讨论了颅脑损伤病人慢性期的记忆损害、情绪及认知异常。该研究纳入了113名颅脑损伤病人,持续随访1年,发现颅脑损伤病人伤后所有时间点(伤后6日内、伤后6个月、伤后12个月)的外周血BDNF水平均低于健康对照,伤后即刻BDNF与伤后12个月的记忆功能水平呈现正相关,与伤后12个月的抑郁筛查分数呈现负相关。这些研究表明,体液BDNF水平可能作为评价颅脑损伤病人预后及不同方面神经功能的生物标志物。

四、总结

近年来神经营养因子在颅脑损伤的诊断和治疗方面的应用都有大量的进展,前景十分广阔。受血-脑屏障影响,直接从外周给药的方案难以推广;但神经营

养因子可作为其他神经保护治疗的中介，通过间接促进内源性神经营养因子产生进而达到对颅脑损伤的治疗效应；随着对神经营养因子基因多态性的进一步了解，对于颅脑损伤流行病学、病理生理过程及预后的判定将会向更为精准、个体化的方向前进。

（刘劲芳　刘子源）

参考文献

［1］ SOFRONIEW M V, HOWE C L, MOBLEY W C. Nerve growth factor signaling, neuroprotection, and neural repair［J］. Annu Rev Neurosci, 2001, 24: 1217-1281.

［2］ WETSEL W C, RODRIGUIZ R M, GUILLEMOT J, et al. Disruption of the expression of the proprotein convertase PC7 reduces BDNF production and affects learning and memory in mice ［J］. Proc Natl Acad Sci U S A, 2013, 110(43): 17362-17367.

［3］ KERSCHENSTEINER M, STADELMANN C, DECHANT G, et al. Neurotrophic cross-talk between the nervous and immune systems: implications for neurological diseases［J］. Ann Neurol, 2003, 53(3): 292-304.

［4］ LEWIN G R, BARDE Y A. Physiology of the neurotrophins［J］. Annu Rev Neurosci, 1996, 19: 289-317.

［5］ STOLP H B. Neuropoietic cytokines in normal brain development and neurodevelopmental disorders［J］. Mol Cell Neurosci, 2013, 53: 63-68.

［6］ CHAO M V. Neurotrophins and their receptors: a convergence point for many signalling pathways［J］. Nat Rev Neurosci, 2003, 4(4): 299-309.

［7］ CHEN K S, NISHIMURA M C, ARMANINI M P, et al. Disruption of a single allele of the nerve growth factor gene results in atrophy of basal forebrain cholinergic neurons and memory deficits［J］. J Neurosci, 1997, 17(19): 7288-7296.

［8］ GSCHWENDTNER A, LIU Z, HUCHO T, et al. Regulation, cellular localization, and function of the p75 neurotrophin receptor (p75NTR) during the regeneration of facial motoneurons［J］. Mol Cell Neurosci, 2003, 24(2): 307-322.

［9］ WEISSMILLER A M, WU C. Current advances in using neurotrophic factors to treat neurodegenerative disorders［J］. Transl Neurodegener, 2012, 1(1): 14.

［10］ DELCROIX J D, VALLETTA J S, WU C, et al. NGF signaling in sensory neurons: evidence that early endosomes carry NGF retrograde signals［J］. Neuron, 2003, 39(1): 69-84.

［11］ CAMPENOT R B, MACINNIS B L. Retrograde transport of neurotrophins: fact and function［J］. J Neurobiol, 2004, 58(2): 217-229.

［12］ HOWE C L, VALLETTA J S, RUSNAK A S, et al. NGF signaling from clathrin-coated vesicles: evidence that signaling endosomes serve as a platform for the Ras-MAPK pathway［J］. Neuron, 2001, 32(5): 801-814.

［13］ 董吉荣, 朱诚, 江基尧. 大鼠液压脑损伤后BDNF mRNA原位杂交组织化学表达的变化［J］. 中华创伤杂志, 1998, 14(3): 151.

［14］ CHIARETTI A, PIASTRA M, POLIDORI G, et al. Correlation between neurotrophic factor expression and outcome of children with severe traumatic brain injury［J］. Intensive Care Med, 2003, 29(8): 1329-1338.

［15］ PANENKA W J, GARDNER A J, DRETSCH M N, et al. Systematic review of genetic risk factors for sustaining a mild traumatic brain injury［J］. J Neurotrauma, 2017, 34(13): 2093-2099.

［16］ LOGRIP M L, BARAK S, WARNAULT V, et al. Corticostriatal BDNF and alcohol addiction［J］. Brain Res, 2015, 1628(Pt A): 60-67.

［17］ THOMSON C J, POWER R J, CARLSON S R, et al. A comparison of genetic variants between proficient low- and high-risk sport participants［J］. J Sports Sci, 2015, 33(18): 1861-1870.

［18］ XIONG L L, HU Y, ZHANG P, et al. Neural stem cell transplantation promotes functional recovery from traumatic brain injury via brain derived neurotrophic factor-mediated neuroplasticity ［J］. Mol Neurobiol, 2018, 55(3): 2696-2711.

［19］ CHEN T, WU Y, WANG Y, et al. Brain-derived neurotrophic factor increases synaptic protein levels via the MAPK/Erk signaling pathway and nrf2/trx axis following the transplantation of neural stem cells in a rat model of traumatic brain injury［J］. Neurochem Res, 2017, 42(11): 3073-3083.

［20］ FENG Y, JU Y, CUI J, et al. Bone marrow stromal cells promote neuromotor functional recovery, via upregulation of neurotrophic factors and synapse proteins following traumatic brain injury in rats ［J］. Mol Med Rep, 2017, 16(1): 654-660.

［21］ WANG W, SHEN M, SUN K, et al. Aminoguanidine reverses cognitive deficits and activation of cAMP/CREB/BDNF pathway in mouse hippocampus after traumatic brain injury (TBI)［J］. Brain Inj, 2018, 32(13-14): 1858-1865.

［22］ SONG S, KONG X, ACOSTA S, et al. Granulocyte-colony stimulating factor promotes brain repair following traumatic brain injury by recruitment of microglia and increasing neurotrophic factor expression［J］. Restor Neurol Neurosci, 2016, 34(3): 415-431.

［23］ SU W S, WU C H, CHEN S F, et al. Transcranial ultrasound stimulation promotes brain-derived neurotrophic factor and reduces apoptosis in a mouse model of traumatic brain injury［J］. Brain Stimul, 2017, 10(6): 1032-1041.

［24］ XUAN W, AGRAWAL T, HUANG L, et al. Low-level laser therapy for traumatic brain injury in mice increases brain derived neurotrophic factor (BDNF) and synaptogenesis［J］. J Biophotonics, 2015, 8(6): 502-511.

［25］ COBIANCHI S, ARBAT-PLANA A, LOPEZ-ALVAREZ V M, et al. Neuroprotective effects of exercise treatments after injury: the dual role of neurotrophic factors［J］. Curr Neuropharmacol, 2017, 15(4): 495-518.

［26］ NARAYANAN V, VEERAMUTHU V, AHMAD-ANNUAR A, et al. Missense mutation of brain derived neurotrophic factor (BDNF) alters neurocognitive performance in patients with mild traumatic brain injury: a longitudinal study［J］. PLoS One, 2016, 11(7): e0158838.

［27］ FINAN J D, UDANI S V, PATEL V, et al. The influence of the Val66Met polymorphism of brain-derived neurotrophic factor on neurological function after traumatic brain injury［J］. J Alzheimers Dis, 2018, 65(4): 1055-1064.

［28］ HAYES J P, REAGAN A, LOGUE M W, et al. BDNF genotype is associated with hippocampal volume in mild traumatic brain injury ［J］. Genes Brain Behav, 2018, 17(2): 107-117.

［29］ FAILLA M D, CONLEY Y P, WAGNER A K. Brain-derived neurotrophic factor (BDNF) in traumatic brain injury-related mortality: interrelationships between genetics and acute systemic and central nervous system BDNF profiles［J］. Neurorehabil Neural Repair, 2016, 30(1): 83-93.

［30］ SIMON D, NASCIMENTO R I, FILHO E M, et al. Plasma brain-derived neurotrophic factor levels after severe traumatic brain Injury ［J］. Brain Inj, 2016, 30(1): 23-28.

［31］ KORLEY F K, DIAZ-ARRASTIA R, WU A H, et al. Circulating brain-derived neurotrophic factor has diagnostic and prognostic value in traumatic brain injury［J］. J Neurotrauma, 2016, 33(2): 215-225.

［32］ FAILLA M D, JUENGST S B, ARENTH P M, et al. Preliminary associations between brain-derived neurotrophic factor, memory impairment, functional cognition, and depressive symptoms following severe TBI［J］. Neurorehabil Neural Repair, 2016, 30(5): 419-430.

第五十七章
神经干细胞与颅脑损伤

随着细胞发育分化研究的深入,干细胞(stem cell)的研究与应用已逐渐成为新的分支学科。自从1992年,Reynolds和Weiss通过单克隆培养方法从成体神经组织中培养出具有自我更新能力及多向分化潜能(分化为神经元、少突胶质细胞和星形胶质细胞)的干细胞后,成年哺乳动物脑内均存在神经干细胞(NSC)已成为神经生物学家的共识。

神经干细胞的定义是指中枢神经系统中任何长期提供新生细胞的前体细胞。其定义侧重于神经干细胞的细胞再生功能,而不应强调包括某些特定的功能如多向性分化能力等。我们认为当前神经干细胞的定义除包括可以生成神经元和胶质细胞的多向性干细胞之外,也应包括某些具有干细胞特性但分化能力相对局限的定向性干细胞,如少突胶质细胞祖细胞(progenitor cell)等(图57-1)。

由于神经干细胞具有很强的增殖和分化的能力,它已在中枢神经系统损伤修复方面展示了诱人的临床前景。国内外神经科学工作者为此进行了大量的体内和体外实验研究。动物实验研究发现采用神经干细胞移植可提高颅脑损伤(TBI)动物行为和记忆功能。目前甚至有人开始尝试从颅脑损伤病人的脑挫裂伤组织分离出自体神经干细胞,经体外增殖后再输入脑挫裂伤区,期望能促进脑功能恢复和颅脑损伤后植物生存病人的苏醒。但由于伦理和技术上的问题,目前开展神经干细胞研究大多处于实验阶段。近年来,为了推动以干细胞为核心的再生医学发展,美国率先通过了"再生医学先进疗法"(regenerative medicine advanced therapy, RMAT)认定,该法案是为了加速创新再生疗法的开发和审批,这类认定提供了一些优惠政策,包括与美国食品药品监督管理局(FDA)进行早期互动、优先审查、加速审批的可能性。正在开发细胞和基因疗法的企业都有机会获得RMAT认定,但前提是他们的产品可以治疗严重或危及生命的疾病,并且有初步临床证据表明这些产品(或疗法)可以解决未得到满足的医疗需求。当前,FDA已经收到了108项RMAT资质认定申请,并且批准了40项。

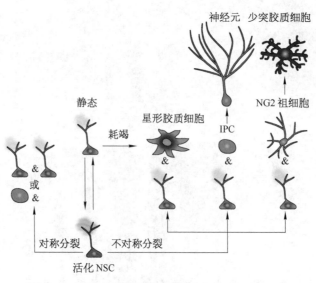

图57-1　神经干细胞的分化谱系(改自 Zhu et al, 2008)

一、神经干细胞生物学

(一) 成年神经干细胞的存在与分布

在成年哺乳类动物包括人类大脑的哪些区域中存在着神经再生现象和是否可从中分离出成年神经干细胞是神经科学研究的一个热点。现在了解到成年动物大脑的前脑脑室下区(SVZ)和海马齿状回(DG)是主要的干细胞聚集区。在啮齿类动物的研究中,SVZ区域的干细胞不断地沿着嘴侧延长区(RE)向嗅球(OB)迁徙,构成了嘴侧迁移流(RMS),并最终分化为嗅球的中间神经元(图57-2)。但是人类大脑和啮齿类动物的大脑有明显不同,人类大脑前额叶高度发达,而啮齿类动物嗅脑相对很大。在遵守医学伦理的前提下,我们在2001年从开放性脑外伤病人破碎的脑组织中分离出神经祖细胞,其中一部分来源于前额叶深部腹侧区,再将从这一区域分离克隆出的细胞进行单克隆分析,发现该细胞是全能的神经干细胞。

成年脑室下区具有广泛的三维网络,集结着中间连接管道。管道空隙充满A型神经母细胞,活跃增殖并采用链式迁移途径向嗅球迁移;星形胶质细胞样B型细胞贴近管道壁;小而分散的C型细胞沿管道呈簇状存在,具有未分化特性及高度增殖潜能。目前尚不能分辨何种细胞是具有多向性分化能力的干细胞。体外研究的结果表明,A型细胞是向神经元方向生长的。

目前对成年神经干细胞的研究增加了新的认识。成年海马的神经再生与海马功能有着密切关系:学习或奔跑可以改变动物海马细胞存活或细胞增殖水平,从而增加海马的新生神经元数目;紧张和癫痫发作等都可以影响到成年海马齿状回新生神经元的增殖和分化水平,其海马依赖的记忆功能受到损害。由神经干细胞产生的新生神经元参与其所在海马区域的正常功能。超微结构检查显示这些细胞具有成熟突触形态。海马脑片电生理分析表明,绿色荧光蛋白(GFP)标记的成年神经干细胞产生的新生颗粒细胞具有与成熟神经元相似的电生理特征,并且也可以接收突触传入信号。这证明了由成年海马神经干细胞产生的新生神经元不仅在形态上与成熟海马神经元相同,而且对突触刺激有动作电位反应,并且可以有效地整合到神经环路中去。

在中枢神经系统其他区域也能够分离到神经干细胞,如小脑、脑干、脊髓等。有学者提出成年中脑黑质中有新生的神经元不断生成,这些新生的多巴胺能神经元可能是由位于中脑导水管室管膜的神经干细胞分化而来。而且,新生的多巴胺能神经元可以向纹状体

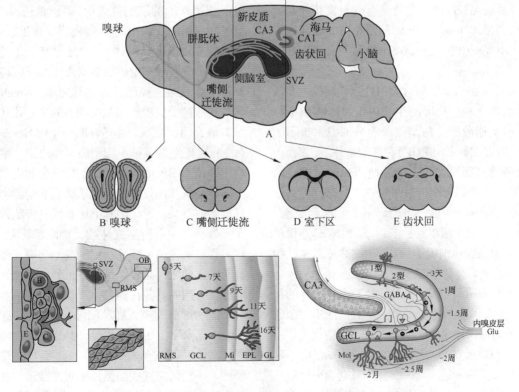

图57-2　**成年动物脑内神经发生**(改自 Philippe Taupin, 2006)

发出投射纤维并且可以参与皮质的多突触联系。成年少突胶质细胞祖细胞是通过视神经组织的培养得到的，此后又在其他部位的组织中得到类似的细胞。可见，干细胞在中枢神经系统中的分布是相当广泛的。

成年大脑内不同部位的干细胞之间有什么样的关系呢？将人胚神经干细胞注射到胎猴脑室中，观察了胚胎发育过程中神经干细胞的迁徙和分化过程。发现4周后这些外源性神经干细胞分成两群细胞，一群细胞参与形成大脑皮质，而另一群则在脑室下区保持静止的未分化状态。处于静止未分化状态的干细胞可能分为数个干细胞储备池，参与出生后大脑的神经再生。因此，从成年大脑不同部位中分离出的神经干细胞很可能是起源早期干细胞群的储备池。

（二）神经干细胞的增殖与分化

神经干细胞的发育调控非常复杂，概括起来讲可分为内源性机制和外源性机制。内源性调控指神经干细胞自身的转录因子及其他功能蛋白对其发育的调控；外源性调控则是神经干细胞所处的微环境对其发育过程的调控，包括细胞因子、细胞间直接接触作用以及细胞外基质等，这些分子通过一定的信号途径影响神经干细胞的增殖、分化等。神经干细胞的内部特性即基因调控对神经元种类和数目的分化有重要影响。目前研究最多的是 *bHLH* 基因，它表达碱性螺旋-环-螺旋转录子（basic helix-loop-helix, bHLH）。*bHLH* 基因是决定神经细胞分化命运的重要功能基因之一，包括与果蝇 *Achaete-Scute* 基因相关的神经原素（neurogenin）（*Ngn1* 和 *Ngn2*）、*NeuroD* 和与果蝇 *atonal* 基因相关的 *Mash1* 基因。

成年神经干细胞增殖与分化的外源性调控主要依赖于环境因素条件。特定的生长因子可以刺激干细胞在体外的快速分裂。在碱性成纤维细胞生长因子（bFGF）或表皮生长因子（EGF）存在的条件下，神经干细胞的分裂速率明显加快。单独使用 EGF 对成年脑室下区干细胞有刺激分裂的效果，bFGF 具有同样的作用。同样的细胞因子可能对不同部位来源的干细胞具有不同的作用。血小板源性生长因子（PDGF）不仅可以刺激成年少突胶质细胞干细胞增殖，亦可以使胚胎或成年干细胞进入分化状态成为神经元。

这些研究表明，外源信号因子对于体外培养的神经干细胞发育结局具有重要的作用。目前尚不清楚这些细胞因子是否在体内亦起同样的作用。转化生长因子（TGF）是 EGF 受体（EGFR）的配体之一，在成年脑室下区亦有高度的表达。*TGF* 突变小鼠则表现出脑室下区细胞增殖能力的减低，这是因为 EGF 的信号传导

途径受到破坏。bFGF 敲除的小鼠在中枢神经系统的多个部位其神经组织的形成能力均降低。而灌注 EGF 或 bFGF 入成年脑中都可以增加脑室下区细胞的增殖能力，两者对细胞最终结局影响不同。bFGF 可以增加神经元的数量，特别是嗅球神经元的数量。相反，EGF 灌注可以刺激胶质细胞的出现，包括星形胶质细胞和少突胶质细胞，似乎对神经元的生成没有作用，但 EGF 灌注可以影响嗅球神经元的整合。因此，EGFR 的活化可以抑制成年神经元的生成，刺激胶质细胞的生成。这与以往胚胎神经发育中认为 EGFR 的过度表达会使脑皮质的祖细胞多数归化于星形胶质细胞的结论似乎是一致的。

成年海马齿状回的细胞增殖同样受到相关因子的影响。N-甲基-D-天冬氨酸（NMDA）受体阻滞剂 MK801 可以增进齿状回的细胞分裂；肾上腺切除亦有此作用。而增加皮质类固醇或使用 NMDA 激动剂则起到相反的作用。谷氨酸盐可以抑制胚胎皮质祖细胞的增殖，这是因为胆碱能激活可引起成年大鼠的癫痫活动提高，促进齿状回细胞的增殖，生成较多的颗粒神经元。

（三）干细胞状态的维持

了解维持干细胞状态的机制对于了解成年神经再生有相当重要的意义。研究表明局部环境因子对维持干细胞处于未分化状态具有关键性的作用。在少突胶质细胞祖细胞的细胞群落中，可能是通过 Notch 信号途径起作用的。*Notch* 基因编码膜受体蛋白，细胞与细胞间的作用激活其配体，可以延迟其分化进程。胚胎及成年少突胶质细胞祖细胞均表达 *Notch-1* 基因，少突胶质细胞及某些神经元表达其配体。Notch 激活是如何达到维持少突胶质细胞祖细胞的未分化状态的是今后的研究目标之一，这将有助于了解 Notch 是否同样在中枢神经系统其他干细胞中起作用。

神经干细胞能够产生的子代细胞的类型对于研究中枢神经系统的发育以及寻求适当的细胞治疗途径具有重要的意义。成年脑室下区和海马齿状回的干细胞在体外培养中可以生成神经元和神经胶质细胞，但是它们各自在体内生成什么细胞尚不明确。明确其分化潜能的方法之一是将干细胞移植到中枢神经系统的其他部位再判明其分化的目标产物。原代培养的胚胎脑室下区的细胞移植入胚胎侧脑室后，这些细胞在神经轴的不同水平上可以发生整合并分化成神经元。但是这些细胞并不整合入皮质或海马，而且仅仅形成小神经元。一般认为这些细胞是中间神经元。这些研究结果表明，脑室下区的细胞可以在同源的环境中迁移并

分化,但是其发育潜能却受到某种程度的限制。

脑室下区的细胞群可以通过干细胞的扩增而实现移植的目的,扩增的方法之一是生长因子刺激法。EGF扩增的纹状体胚胎祖细胞或皮质祖细胞移植至胚胎脑区后生长出星形胶质细胞占优势的细胞群落,这与EGF的胶质细胞促分化趋向性特点相符合。bFGF体外扩增的海马祖细胞可以产生成熟神经元,移植入嗅球迁移通路后,这些细胞可迁移入嗅球,分化成为具有嗅细胞特点的神经元,而不是可表达酪氨酸羟酶(tyrosine hydroxylase)的海马神经元。在上述过程中仅产生中间神经元,可能与细胞分化的能力受限或移植环境中的信号特点有关。凡移植细胞进入那些具有神经生成能力的功能区域就可以分化为神经元;在小脑则相反。可见,局部环境信号对神经元的形成具有重要作用。

二、神经干细胞治疗颅脑损伤

(一)内源性神经干细胞激活

近年来实验证实,TBI后脑室下区和齿状回颗粒下区的神经发生增强,神经干细胞可被激活,并迁移到神经损伤区域,分化为神经元、胶质细胞或少突胶质细胞;整合至局部受损的神经血管单元,促进脑内神经营养因子分泌,参与神经修复。因此,TBI后激活内源性神经源性区域的神经发生参与病变后功能恢复可能成为潜在的治疗靶点。另外,有研究发现神经营养因子、药物(促红细胞生成素、胸腺素B4、他汀类药物等)、体育锻炼等均可促进神经发生,在一定程度上改善局部脑环境、促进损伤后的神经功能恢复。

一方面,人类神经发生和神经迁移主要存在于婴幼儿18个月前,在成人急剧减少甚至消失,提示成人在TBI后的神经发生要明显弱于青少年。TBI后直接丢失的神经元可达到20% ~ 40%,而被激活的神经干细胞主要分化为星形胶质细胞。另一方面,TBI后早期大量细胞死亡和炎症反应可致局部微环境失衡,使新生内源性神经干细胞存活率降低,参与损伤修复的能力受限;损伤后期胶质瘢痕成为轴突再生的障碍,直接限制损伤修复。因此,内源性神经发生在时间和空间上都无法产生足够数量的神经元参与损伤修复。

(二)外源性干细胞移植治疗

外源性干细胞移植治疗的主要细胞类型如下:

1. 神经干细胞移植 在小鼠和大鼠的实验研究中均证实,利用神经干细胞移植治疗TBI,移植的干细胞可在损伤区域存活并分化成熟为星形胶质细胞、少突胶质细胞和神经元,整合到宿主神经回路中,改善与损伤相关的认知和运动障碍。将人类胎儿神经干细胞在损伤后24小时移植到TBI大鼠海马中,观察到移植细胞存活,且使用bFGF、肝素和层粘连蛋白(LN)体外培养神经干细胞可促进其移植后在损伤部位分化为神经元,移植细胞在体内表达和释放胶质细胞源性神经营养因子(GDNF),改善损伤大脑内环境以及刺激内源性修复,从而改善了TBI大鼠的认知功能。此外,在TBI小鼠模型中,神经干细胞移植联合二十二碳六烯酸(DHA)注射可促进神经发生,显著减弱TBI诱导的运动功能缺陷。成人神经干细胞因成瘤性低,自体移植几乎没有免疫排斥,易于分化为神经细胞谱系细胞的特点,因此是最适合的移植干细胞来源。但神经干细胞难以从人体中获取,且受伦理限制,因此难以在TBI的临床研究中进行大量试验。

经医学伦理委员会同意,我们从2001年开始开展了自体神经干细胞移植治疗开放性TBI的临床研究,获得了一定的疗效。研究表明,移植术后经过24个月的随访观察,正电子发射体层成像(PET)显示移植区脑细胞代谢有显著增加,诱发电位明显恢复,病人的神经功能显著好转。为了研究移植神经干细胞在体内的迁移和存活情况,我们利用纳米粒子——超顺磁氧化铁(SPIO)标记神经干细胞,成功地无创示踪了神经干细胞在病人脑内的迁徙,为客观评价神经干细胞移植治疗TBI病人的有效性及安全性提供了新的研究途径(图57-3)。

2. 胚胎干细胞移植 胚胎干细胞(embryonic stem cell, ESC)是从胚泡内细胞团分离的未分化多能细胞。ESC可在移植后分化为具有长期稳定性的神经元和神经胶质细胞,整合到局部结构中参与功能修复,还可分泌神经营养因子,在受损区域为细胞生长及功能修复提供营养支持。ESC具有免疫原性低、免疫调节潜能高、可塑性强等优点,但其在移植后可能发生致瘤风险,且ESC的来源和移植亦存在道德伦理限制,故其在治疗TBI的临床应用受限。

3. 诱导多能干细胞移植 成体体细胞可通过重编程技术诱导成为诱导多能干细胞(induced pluripotent stem cell, iPSC)。iPSC能产生"几乎无限供应"的自体干细胞,具有与ESC相同的分化能力,是用于神经替代和再生疗法的多能干细胞的常用来源之一。成纤维细胞是最常用的体细胞,可通过特异性转录因子如Oct4、Sox2、c-Myc和Klf4的诱导生成iPSC。但iPSC在体外扩增过程中可能发生突变而增加致瘤风险,选择脂肪细胞、角质形成细胞或黑素细胞等来源产生的iPSC可降低其致瘤性。此外,Itakura等发现添

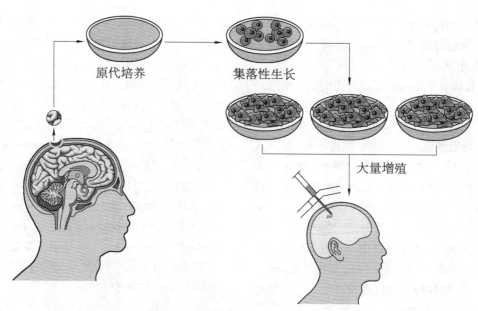

图57-3　自体神经干细胞移植临床方法

加诱导型胱天蛋白酶-9自杀基因可增加iPSC的安全性,且不干扰iPSC向神经元的分化。iPSC用于TBI治疗具有巨大前景,但其致瘤性及定向分化仍需进一步研究,以更全面地确保其安全性及有效性。

4. 骨髓间充质干细胞移植　骨髓间充质干细胞(bone marrow stem cell, BMSC)在移植到TBI大鼠后可迁移到损伤部位,分化成神经元和星形胶质细胞,并改善运动和感觉功。BMSC也可分泌细胞因子、促进微血管形成、减弱神经细胞凋亡以及改善血-脑屏障通透性,从而促进损伤修复、改善神经功能。BMSC不表达主要组织相容性复合体Ⅱ(MHC Ⅱ),最大限度地降低了病人的排斥风险,并且已证明:在一些动物研究和临床治疗时,在急性期使用来自同一物种的细胞是安全有效的,没有发现排斥反应。BMSC相对NSC和ESC易于获取,是可以用于治疗TBI的良好自体移植细胞来源之一。

近年来,间充质干细胞逐步应用到TBI的治疗研究中。在国际上,治疗TBI的间充质干细胞在研产品获得了监管部门的资质认定,包括美国和日本。例如,治疗创伤性脑损伤的异体成人BMSC疗法已经获得日本厚生劳动省(MHLW)的创新医疗产品Sakigake指定(这种指定用于快速授权在日本开发的创新药物产品)。最近,一款针对TBI导致的慢性神经系统运动缺陷的干细胞疗法获得了美国FDA RMAT认定。

最新获得FDA RMAT认定的这款疗法名为SB623,是国际神经疾病再生医学企业SanBio开发的产品。这是一种间充质干细胞衍生的细胞治疗产品,经过遗传修饰后具有了促进脑组织再生的潜力。在Ⅱ期临床试验中,科研人员探讨了SB623细胞对TBI所致慢性功能障碍病人的影响。这是一项全球性的研究,涉及美国大约25个临床试验点和日本的5个临床试验点。共招募了61名病人,每位病人都有1年或更长时间的脑损伤和持续的运动障碍。这些病人接受了颅内SB623细胞给药。2020年4月,SanBio公司在美国神经外科医学学会上公布了异体成人BMSC治疗创伤性TBI的Ⅱ期临床试验数据——成功达到了主要疗效指标。从临床试验结果和监管部门的资质认定来看,这款疗法是比较有前景的。下一步,研究人员将在2021年初之前进行这款干细胞疗法治疗颅脑外伤引起的慢性神经运动障碍的Ⅲ期临床试验。随着Ⅲ期临床试验的开展,这款疗法距离上市也会更加近。

(三)外源性干细胞移植治疗的时间及部位

目前关于最佳的移植时间、移植部位尚无统一结论,还需要更多的研究证据进一步证实。在TBI后脑组织可发生水肿、神经元死亡及炎症反应。尤其是TBI早期小胶质细胞活化,可产生细胞毒性效应:① 发挥巨噬细胞样功能;② 产生炎症介质和免疫调节因子。小胶质细胞激活后可以通过多种方式对神经网络进行更改,包括促进神经元死亡、影响神经环路信息传递、影响神经修复性重组、突触剥离。急性期(伤后3小时至3天)炎症介质、促炎因子、兴奋毒性神经递质、自由基大量释放,产生神经毒性和氧化应激反应,这些均可能影响到植入神经干细胞的生长、存活。但Lee等人对脑出血模型的大鼠进行神经干细胞直接植入病灶疗法,发现神经干细胞具有免疫调节、抗炎的作用,超急性期(伤后2小时)植入可减少早期神经元的凋亡,降低脑水肿的形成,减少炎性浸润;另外,早期植入(伤后24小时)可减少肿瘤坏死因子(TNF)-α、白细胞介素(IL)-6和核因子(NF)-κB产生。虽然小胶质细胞激活影响植入的神经干细胞的增殖、分化、存活、迁移,相应地神经干细胞也会调节小胶质细胞的功能和活动,两者相互作用、相互影响。D. A. Shear等人以控制性皮质冲压损伤动物模型为基础,分别在伤后第2、7、14天将神经干细胞立体定向移植到受伤侧纹状体或对侧皮质区,在移植后第1、2、7周对小鼠的运动能力进行评估,在移植后第5周对空间学习能力进行评估,在移植后第8周对神经干细胞的存活、移位、分化进行组织学检查,以观察最佳的移植条件。其研究结果表明:① 外伤后2~7天是最优的移植时间窗;② 移植时间并不影响短期的表型分化;③ 移植部位影响神经干细胞的表型和功效,移植到邻近损伤灶的皮质区或纹状体的神经干细胞具有更高的存活率,更强的迁移能力,大鼠的运动功能也能得到更迅速的部分恢复;④ 神经干细胞的调控功能不因神经干细胞的迁移和分化表型差异而改变。有研究表明,在大鼠TBI后急性期,部分神经环路中的主神经元、γ-氨基丁酸(GABA)能中间神经元数量减少,同时小胶质细胞激活、反应性星形胶质细胞和促炎细胞因子出现,异常神经元发生或新生神经元异常迁移。TBI急性期齿状回表达Reelin蛋白的中间神经元数量减少,而Reelin蛋白被认为与皮质的发育、形成密切相关。TBI急性期神经干细胞移植干预大大调制了这些不利影响。神经干细胞分化形成的GABA能神经元和星形胶质细胞能分泌多种神经营养因子,如BDNF、GDNF、FGF-2、IGF-1、VEGF。其中BDNF、GNDF和FGF-2能抑制海马损伤后癫痫的发生。若TBI导致海马神经元受损,GABA能阻止海马神经元轴突内淀粉样前体蛋白(APP)的蓄积。APP增多导致轴突肿胀,影响轴浆运输被认为是TBI后神经元变性发展为认知功能障碍的原因之一。总之,TBI急性期神经干细胞移植在一定程度上能改善受损的记忆、认知和精神障碍,并且能抑制癫痫的发生或减轻发作的频率和强度。

总之,干细胞治疗TBI的动物实验及临床研究都证明了其有效性,最合适的治疗TBI的手段可能是在损伤后通过抗炎、补充神经营养因子、药物治疗等激活神经干细胞,并联合移植外源性干细胞促进神经发生、补充神经细胞及改善局部微环境,以促进TBI后的损伤修复。但是TBI后的继发级联反应和干细胞移植治疗的机制目前尚未完全阐明。寻找更为安全有效的治疗靶点,如何更有效地控制损伤后局部环境恶化、改善局部微环境以利于损伤修复、促进内源性神经发生、增强移植细胞的存活和定向分化能力等都是未来研究中需要优化的问题。因此,在进行足够的动物实验的基础上还应进行前瞻性多中心随机临床试验及长期随访,以使干细胞移植治疗TBI能够得到广泛的临床应用。

附:神经干细胞的研究技术

（一）神经细胞培养技术

神经细胞培养具有相对难度,胚胎或成年的神经干细胞培养更有其特殊性。其中所应解决的技术关键在于:① 在培养液的选择上,除使用常用的无血清培养液,如DMED/F12外,还要加入激素与部分盐类以保证细胞生长,一般使用配方中需添加胰岛素、转铁蛋白、孕酮、腐胺、亚硒酸钠,亦可采用现有的培养神经细胞常用的配方添加物,如N_2等,并根据实验要求加入不同的生长因子或联合应用生长因子,如EGF、bFGF、PDGF等。② 无血清培养即可纯化神经细胞又可促其分化,是神经细胞分化发育研究的一种较好手段。但血清又是体外培养神经细胞髓鞘形成的必要条件,无血清培养的神经元都不能形成髓鞘。所以可以采用无血清扩增与血清培养诱导分化顺序应用的方法。③ 一般来说,具克隆形成能力的干细胞或类干细胞,在体外培养中为悬浮生长的生长状态,细胞以几十至上百不等的数量聚集成细胞球,这种生长方式要求细胞培养的空间相对较大。我们认为转瓶培养方式是最为理想的培养方式,可以提供细胞足够的生长空间和创造营养物质充分交换的条件。条件允许下可以采用微载体培养法。④ 在细胞培养中,一般不要使用多聚赖氨酸、鼠尾胶等进行促贴壁的处理。在我们的实验中观察到,胚胎神经细胞或神经干细胞具有迁移、聚集倾向,可能是通过细胞-细胞的接触抑制来保持未分化状态,一旦细胞贴壁生长,就可能会进入分化状态,生长成为神经元或神经胶质细胞。如需要对培养细胞进行免疫荧光或免疫组化等研究,可以将细胞球吹散,另行促贴壁的培养,培养时间以12小时为宜。

（二）神经干细胞纯化技术

造血干细胞的纯化技术为神经干细胞的分选纯化研究提供了丰富的实验依据。目前可以采用的效果较为理想的纯化手段包括机械分离、酶消化、密度梯度离心、细胞差速贴壁、流式细胞分选法、免疫磁珠细胞分离法等。细胞纯化效果比较好的是流式细胞分选法和免疫磁珠细胞分离法。利用免疫磁珠进行细胞分离,对仪器设备的成本要求较低,阳性选择细胞纯度最高可以达到99%，其技术要点是用包被抗体的磁性金属微球（直径50～1 000 nm）结合待选细胞中的阳性细胞，磁性微球可以在细胞表面结合形成典型的玫瑰花结细胞。将细胞液置于磁场中，磁性微球的顺磁场运动将选择细胞移出，即可实现分选的目的。这一方法敏感性高，程序简单。我们采用免疫磁珠间接阳性分选方法，对孕16～18天的胎鼠脑组织中的神经干细胞采用神经上皮干细胞蛋白（nestin）标记后进行免疫磁珠分选，经流式细胞检测，所获取阳性细胞纯度达93%～99%；对所得细胞进行原代培养，可以观察到细胞形成细胞球，生长状态良好。神经干细胞纯化技术的成熟，将为神经干细胞的生物学特性观察以及细胞移植治疗神经系统疾病的研究提供最佳的目的细胞群，进一步提高了神经干细胞的研究水平。

三、细胞鉴定

一般可以采用免疫细胞组织化学或荧光组织化学进行细胞鉴定，利用现有的细胞标记物如神经上皮干细胞蛋白等对神经干细胞进行标记观察。流式细胞检测是较为快速的定量检测法。国内有学者利用流式细胞技术对成年大鼠的脑神经细胞进行了检测，证明该技术可以用来检测神经细胞。采用流式细胞技术对孕16～18天的胎鼠脑组织制备单细胞悬液后行抗体标记检测，与同型对照相比较，胎鼠脑室旁组织中神经上皮干细胞蛋白阳性细胞比值达35%～38%，其前脑组织中阳性细胞比值达20%～23%，成年大鼠的脑室旁阳性细胞达5.2%。但是该技术对设备要求的条件较高，实验成本较大。

（朱剑虹 | 吴 惺 | 胡 锦）

参考文献

[1] OYA S, YOSHIKAWA G, TAKAI K, et al. Attenuation of Notch signaling promotes the differentiation of neural progenitors into neurons in the hippocampal Cal region after ischemic injury[J]. Neuroscience, 2009, 158(2): 683–692.

[2] ZHENG T, MARSHALL II G P 2nd, CHEN K A, et al. Transplantation of neural stem/progenitor cells into developing and adult CNS[J]. Methods Mol Biol, 2009, 482: 185–197.

[3] HELLSTRÖM N A, BJÖRK-ERIKSSON T, BLOMGREN K, et al. Differential recovery of neural stem cells in the subventricular zone and dentate gyrus after ionizing radiation[J]. Stem Cells, 2009, 27(3): 634–641.

[4] LEDERER C W, SANTAMA N. Neural stem cells: mechanisms of fate specification and nuclear reprogramming in regenerative medicine[J]. Biotechnol J, 2008, 3(12): 1521–1538.

[5] KOHYAMA J, KOJIMA T, TAKATSUKA E, et al. Epigenetic regulation of neural cell differentiation plasticity in the adult mammalian brain[J]. Proc Natl Acad Sci U S A, 2008, 105(46): 18012–18017.

[6] ALONSO M, ORTEGA-PÉREZ I, GRUBB M S, et al. Turning astrocytes from the rostral migratory stream into neurons: a role for the olfactory sensory organ[J]. J Neurosci, 2008, 28(43): 11089–11102.

[7] DIMOU L, SIMON C, KIRCHHOFF F, et al. Progeny of Olig2-expressing progenitors in the gray and white matter of the adult mouse cerebral cortex[J]. J Neurosci, 2008, 28(41): 10434–10442.

[8] BINNING M J, NIAZI T, PEDONE C A, et al. Hepatocyte growth factor and sonic Hedgehog expression in cerebellar neural progenitor cells costimulate medulloblastoma initiation and growth [J]. Cancer Res, 2008, 68(19): 7838–7845.

[9] YUAN T F, ARIAS-CARRIÓN O. Locally induced neural stem cells/pluripotent stem cells for in vivo cell replacement therapy[J]. Int Arch Med, 2008, 24, 1(1): 17.

[10] MATHEWS D J, SUGARMAN J, BOK H, et al. Cell-based interventions for neurologic conditions: ethical challenges for early human trials[J]. Neurology, 2008, 71(4): 288–293.

[11] SCHWARTZ P H, BRICK D J, STOVER A E, et al. Differentiation of neural lineage cells from human pluripotent stem cells[J]. Methods, 2008, 45(2): 142–158.

[12] FAIZ M, ACARIN L, VILLAPOL S, et al. Substantial migration of SVZ cells to the cortex results in the generation of new neurons in the excitotoxically damaged immature rat brain[J]. Mol Cell Neurosci, 2008, 38(2): 170–182.

[13] JIAO J, CHEN D F. Induction of neurogenesis in nonconventional neurogenic regions of the adult central nervous system by niche astrocyte-produced signals[J]. Stem Cells, 2008, 26(5): 1221–1230.

[14] LUO J, SHOOK B A, DANIELS S B, et al. Subventricular zone-mediated ependyma repair in the adult mammalian brain[J]. J Neurosci, 2008, 28(14): 3804–3813.

[15] BUFFO A, RITE I, TRIPATHI P, et al. Origin and progeny of reactive gliosis: a source of multipotent cells in the injured brain [J]. Proc Natl Acad Sci U S A, 2008, 105(9): 3581–3586.

[16] LI J Y, CHRISTOPHERSEN N S, HALL V, et al. Critical issues of clinical human embryonic stem cell therapy for brain repair[J]. Trends Neurosci, 2008, 31(3): 146–153.

[17] MAGNUS T, CARMEN J, DELEON J, et al. Adult glial precursor

proliferation in mutant SOD1G93A mice[J]. Glia, 2008, 56(2): 200-208.

[18] AYUSO-SACIDO A, ROY N S, SCHWARTZ T H, et al. Long-term expansion of adult human brain subventricular zone precursors [J]. Neurosurgery, 2008, 62(1): 223-229.

[19] GREENFIELD J P, AYUSO-SACIDO A, SCHWARTZ T H, et al. Use of human neural tissue for the generation of progenitors[J]. Neurosurgery, 2008, 62(1): 21-37.

[20] HOCHEDLINGER K, JAENISCH R. Nuclear reprogramming and pluripotency[J]. Nature, 2006, 441(7097): 1061-1067.

[21] TAKAHASHI K, YAMANAKA S. Induction of pluripotent stem cells from mouse embryonic and adult fibroblast cultures by defined factors[J]. Cell, 2006, 126(4): 663-676.

[22] OKITA K, ICHISAKA T, YAMANAKA S. Generation of germline-competent induced pluripotent stem cells[J]. Nature, 2007, 448(7151): 313-317.

[23] WERNIG M, MEISSNER A, FOREMAN R, et al. In vitro reprogramming of fibroblasts into a pluripotent ES-cell-like state [J]. Nature, 2007, 448(7151): 318-324.

[24] TAKAHASHI K, TANABE K, OHNUKI M, et al. Induction of pluripotent stem cells from adult human fibroblasts by defined factors[J]. Cell, 2007, 131(5): 861-872.

[25] YU J, VODYANIK M A, SMUGA-OTTO K, et al. Induced pluripotent stem cell lines derived from human somatic cells[J]. Science, 2007, 318(5858): 1917-1920.

[26] OKITA K, NAKAGAWA M, HYENJONG H, et al. Generation of mouse induced pluripotent stem cells without viral vectors[J]. Science, 2008, 322(5903): 949-953.

[27] ZHU J, ZHOU L, WU X. Tracking neural stem cells in patients with brain trauma[J]. N Engl J Med, 2006, 355(22): 2376-2378.

[28] CHIRUMAMILLA S, SUN D, BULLOCK M R, et al. Traumatic brain injury induced cell proliferation in the adult mammalian central nervous system[J]. J Neurotranma, 2002, 19(6): 693-703.

[29] GOINGS G E, SAHNI V, SZELE F G. Migration paRerns ofsubventricular zone cells in adult mice change after cerebral cortex injury[J]. Brain Res, 2004, 996(2): 213-226.

[30] REIS C, GOSPODAREV V, REIS H, et al. Traumatic brain injury and stern cell: pathophysiology and update on recent treatment modalities[J]. Stem Cells Int, 2017, 2017: 6392592.

[31] GAO J, PROUGH D S, MCADOO D J, et al. Transplantation of primed human fetal neural stem cells improves cognitive function in rats after traumatic brain injury[J]. Exp Neurol, 2006, 201(2): 281-292.

[32] SANAI N, NGUYEN T, LHDE R A, et al. Corridors of migrating neurons in the human brain and their decline during infancy[J]. Nature, 2011, 478(7369): 382-386.

[33] STENUDD M, SABELSTRÖM H, FRISEN J. Role of endogenous neural stem cells in spinal cord injury and repair[J]. JAMA Neurol, 2015, 72(2): 235-237.

[34] LEE J Y, XU K, NGUYEN H, et al. Stem cell-induced biobridges as possible tools to aid neuroreconstruction after CNS injury[J]. Front Cell Dev Biol, 2017, 5: 51.

[35] ZANIER E R, MONTINARO M, VIGANO M, et al. Human umbilical cord blood mesenchymal stem cells protect mice brain after trauma[J]. Crit Care Med, 201 l, 39(11): 2501-2510.

[36] ROLFE A, SUN D. Stem cell therapy in brain trauma: implications for repair and regeneration of injured brain in experimental TBI models[J]. Contraception, 2015, 90(3): 350.

[37] SUN D, GUGLIOTTA M, ROLFE A, et al. Sustained survival and maturation of adult neural stem/progenitor cells after transplantation into the injured brain[J]. J Neurotrauma, 2011, 28(6): 961-972.

[38] LIN GQ, HE X F, LIANG F Y, et al. Transplanted human neural precursor cells integrate into the host neural circuit and ameliorate neurological deficits in a mouse model of traumatic brain injury [J]. Neurosci Lett, 2018, 674: 11-17.

[39] GHAZALE H, RAMADAN N, MANTASH S, et al. Docosahexaenoic acid (DHA) enhances the therapeutic potential of neonatal neural stem cell transplantation post-traumatic brain injury [J]. Behav Brain Res, 2018, 340: 1-13.

[40] NEAL E G, LISKA M G, LIPPERT T, et al. An update on intracerebral stem cell grafts[J]. Expert Rev Neurother, 2018, 18(7): 557-572.

[41] SONG C G, ZHANG Y Z, WU H N, et al. Stem cells: a promising candidate to treat neurological disorders[J]. Neural Regen Res, 2018, 13(7): 1294-1304.

[42] PISCHIUTTA F, SAMMALI E, PAROLINI O, et al. Placenta-derived cells for acute brain injury[J]. Cell Transplant, 2018, 27(1): 151-167.

[43] ZIBARA K, BAILOUT N, MONDELLO S, et al. Combination of drug and stem cells neurotherapy: Potential interventions in neurotrauma and traumatic brain injury[J]. Neuropharmacology, 2019, 145(Pt B): 177-198.

[44] WU S, FITZGERALD K T, GIORDANO J. On the viability and potential value of stem cells for repair and treatment of central neurotrauma: overview and speculations[J]. Front Neurol, 2018, 9: 602.

[45] ITAKURA G, KAWABATA S, ANDO M, et al. Fail-safe system against potential tumorigenicity after transplantation of iPSC derivatives[J]. Stem Cell Repots, 2017, 8(3): 673-684.

[46] HASAN A, DEEB G, RAHAL R, et al. Mesenchymal stem cells in the treatment of traumatic brain injury[J]. Front Neurol, 2017, 8: 28.

[47] GUO S, ZHEN Y, WANG A. Transplantation of bone mesenchymal stem cells promotes angiogenesis and improves neurological function after traumatic brain injury in mouse[J]. Neuropsychiatr Dis Treat, 2017, 13: 2757-2765.

[48] BORLONGAN C V, LIND J G, DILLON-CARTER O, et al. Intracerebral xenografls of mouse bone marrow cells in adult rats facilitate restoration of cerebral blood flow and blood-brain barrier

［J］. Brain Res, 2004, 1009(1-2): 26-33.

［49］ HARTING M T, SLOAN L E, JIMENEZ F, et al. Subacute neural stem cell therapy for traumatic brain injury［J］. J Surg Res, 2009, 153(2): 188-194.

［50］ BEDI S S, AERTKER B M, LIAO G P, et al. Therapeutic time window of multipotent adult progenitor therapy after traumatic brain injury［J］. J Neuroinfiammation, 2018, 15(1): 84.

［51］ KOTA D J, PRABHAKARA K S, VAN BRUMMEN A J, et al. Propranolol and mesenchymal stromal cells combine to treat traumatic brain injury［J］. Stem Cells Transl Med, 2016, 5(1): 33-44.

［52］ ZHANG R, LIU Y, YAN K, et al. Anti-inflammatory and immunomodulatory mechanisms of mesenchymal stem cell transplantation in experimental traumatic brain injury［J］. J Neuroinflammation, 2013, 10: 106.

［53］ LUO L, HB D H, YIN J Q, et al. Molecular mechanisms of transdifferentiation of adipose-derved stem Cells into neural cells: current status and perspectives［J］. Stem Cells Int, 2018, 2018: 5630802.

第五十八章
弥漫性轴索损伤

颅脑损伤（TBI）所造成的脑组织大体病理形态损害差异很大，重度TBI病人通常发生严重脑挫裂伤和颅内血肿；中度TBI通常出现轻度脑挫裂伤和颅内血肿；轻度TBI通常无肉眼病理形态学改变。但所有不同伤情TBI病人脑组织的显微镜病理形态学检查都存在共同特征——轴索损伤。研究发现轴索损伤程度与颅脑伤伤情有关，伤情越重轴索损伤越严重。1956年，Strich首先提出了大脑白质弥漫性变性的概念。20世纪60年代，人们将这类轴索损伤病变称之为剪应力损伤、脑白质损伤、弥漫性白质剪应力伤、大脑内外伤等。直至80年代才正式命名为弥漫性轴索损伤（DAI），并被国际学术界所公认。DAI最常见于车祸颅脑伤病人，也可见于坠落伤病人，锐器颅脑伤病人则较少见。DAI后通常处于昏迷状态，无"中间清醒期"，预后差。DAI越重，病人残死率越高。目前认为DAI可能是导致颅脑伤病人伤后植物生存或严重神经功能障碍的最主要原因。临床迄今尚无治疗颅脑伤后DAI的有效药物和措施。

一、病理特征及其分级

DAI的病理特征是伤后早期数小时至数天出现轴索肿胀和轴索回缩球。轴索回缩球是轴浆反流肿胀扩张所致，通常在伤后6小时开始形成。采用常规病理HE染色方法能发现轴索回缩球，但免疫组化技术或银染方法对轴索回缩球检出率较常规HE染色方法高。日本学者对7例颅脑伤后1小时内死亡的病人行尸检，光镜下未发现任何轴索损伤病理变化，但采用电镜检查发现所有7例病人都有明显轴索损伤。他们认为DAI属于原发伤，伤后即刻就存在，采用光镜检查难以发现伤后6小时以内的DAI。颅脑伤后晚期（数周、数月）轴索出现沃勒变性和微胶质星状物形成、脑白质萎缩、脑室扩大形成脑积水。颅脑伤病人DAI最常见的部位是胼胝体、脑干背外侧、大脑皮质下白质和小脑上下脚。轻、中度颅脑伤动物DAI主要见于脑干，重度实验性颅脑伤动物DAI可发生在所有脑区。

目前有人主张将DAI按病理程度分为3级：Ⅰ级，大脑半球、胼胝体、脑干以及小脑出现DAI，但无其他病理形态变化；Ⅱ级，除上述区域DAI外，胼胝体出现局灶性出血坏死；Ⅲ级，脑干也出现局灶性出血坏死。格拉斯哥大学神经病理科将434例死于闭合性颅脑伤病人作脑大体和显微镜病理学检查，发现122例发生DAI，发生率为29%，其中Ⅰ级10例、Ⅱ级29例、Ⅲ级83例。DAI病理分级越高，颅脑伤病人昏迷时程越长，病死率、致残率和植物生存率越高。

二、发病机制

DAI是一种头部在加速度运动时脑深部组织因剪应力作用引起的损伤。加速损伤包括直线加速损伤、角加速度损伤、离心力损伤和科氏（Coriolis）力损伤。DAI主要是由于角加速度损伤。脑组织的刚性（rigidity）很小，头部角加速运动时，脑组织易受剪力作用发生应变，使神经轴索和血管扭曲损伤。颅内不同组织密度不一，在头颅受到外力时所产生的加速度也不一，因此，这种损伤好发于不同密度的组织结构之间，如大脑灰质和白质结合处、胼胝体、基底节、内囊及大脑与小脑之间的脑干上端等。

（一）经典学说

经典学说认为不同伤情颅脑伤瞬时产生剪应力和张力撕断脑神经元轴索，使神经元轴索回缩，轴浆聚积成球状，轴索反应性肿胀，形成轴索回缩球。但近十年来大量颅脑伤实验研究结果并不支持经典学说，其主要证据包括：① 实验性颅脑伤后立即做病理学检查未发现轴索撕裂和中断；② 颅脑伤后数小时轴索回缩球形成时，轴缩髓鞘通常保持完整；③ 颅脑伤后严重脑挫裂伤部位（最大剪应力和张力部位）与轴索损伤部位不一致，提示颅脑伤时剪应力和张力不是造成DAI的根本原因。

（二）沃勒变性学说

颅脑外伤瞬时产生剪应力和张力会导致轴浆流动障碍，轴索局部肿胀。轴索局部肿胀的近端仍与神经元胞体保持整体联系，而其远端与神经元胞体中断联系，发生沃勒变性；此时轴索髓鞘仍保持完整，随后轴索局部肿胀的远端与近端轴索及神经元胞体分离；此时神经元细胞体内产生的轴浆成分流至轴索肿胀分离部位再反流至细胞体，由此进一步加重轴索局部肿胀，继而形成轴索回缩球。轴索回缩球形成通常需要6～24小时。但其形成时间与颅脑伤伤情有关，伤情越重，轴索回缩球形成时间越短。

（三）钙离子学说

在正常生理情况下，神经细胞外钙离子不能通过轴索膜进入轴索内。颅脑伤瞬时产生剪应力和张力会导致轴索膜牵拉造成轴索膜通透性增加，细胞外钙离子流入轴索内，轴索内钙离子浓度明显升高，继而激活中性蛋白酶，使核丝溶解、细胞结构崩解、轴索运转中断、轴索肿胀以及轴索回缩球形成。支持钙离子学说的主要依据：① 颅脑伤后轴索膜通透性增加，细胞外大分子物质如辣根过氧化物酶能透过轴索膜进入轴索内。细胞外钙离子更容易通过轴索膜进入轴索内。② 轴索损伤时钙离子能激活中性蛋白酶，造成神经核丝变性分解。③ 颅脑伤后脑组织细胞外钙含量明显降低，细胞内钙含量明显升高。④ 中枢神经系统内直接注入钙离子能造成DAI。但也有研究结果表明钙离子内流并不能完全解释颅脑伤后DAI的发病机制，如采用电镜超微结构检查发现实验性颅脑伤早期并无神经核丝分解现象。

三、弥漫性轴索损伤的病理效应

目前，实验研究多数集中在探讨颅脑伤后DAI的发生及其可能机制，但有关DAI的病理效应及其后果研究尚不深入。颅脑伤后DAI所致的神经传导阻滞是导致颅脑伤动物神经功能障碍的主要原因。DAI远离神经体节段发生沃勒变性坏死，会导致附近其他突触死亡。突触死亡会造成神经传导阻滞，继而导致颅脑伤动物或病人意识障碍和运动神经功能障碍。颅脑伤病人尸检结果也发现，重型颅脑伤长期昏迷病人2个月，脑组织无明显大体病理形态改变，但所有病人脑干均有DAI和突触坏死，这充分说明DAI与颅脑伤病人伤后昏迷和神经功能障碍密切相关。最近日本学者对1例植物生存6年8个月的颅脑伤病人尸体做病理学检查，发现死者大脑半球白质内广泛存在DAI，并认为这是导致颅脑伤病人昏迷和植物人状态的最根本原因。

四、弥漫性轴索损伤后修复再生及其机制

（一）颅脑伤后弥漫性轴索损伤的修复再生过程

颅脑伤后DAI所造成的突触损伤和神经冲动传导阻滞的同时，轴索开始修复和再生过程，形成新的神经纤维和突触联系。1985年，Janes等首先观察到轻度颅脑伤动物脑干内出现散在的DAI以及突触坏死，其邻近的神经纤维具有修复和功能重建能力，轴索损伤后修复与再生过程可能通过邻近正常神经纤维形成新的神经纤维来完成。近期有人将DAI分为两种形式——集中式和分散式，并认为分散式DAI较集中式DAI容易修复和再生。

也有人采用免疫细胞化学技术观察猫颅脑伤脑干前庭背外侧核区DAI后轴索修复再生情况，发现颅脑伤后6个月脑干神经纤维修复再生达到正常值的75%，伤后1年脑干神经纤维修复再生达到正常。研究结果表明颅脑伤后DAI能修复再生，但需要很长时间才能完成。

（二）神经生长因子和营养因子的促进作用

自1951年有人首先发现生物体内存在神经生长因子（NGF）以来，有关生物体内内源性促进神经生长和修复再生的因子研究越来越受到人们的重视。人们已经发现生物体内还存在其他多种神经营养因子，其中主要包括脑源性神经营养因子（BDNF）、睫状神经营养因子（CNTF）、酸性成纤维细胞生长因子（aFGF）、碱性成纤维细胞生长因子（bFGF）及神经营养因子（NT）-3等。BDNF、NT-3与NGF不但来源于同一基因家族，而且它们的分子结构中大约50%氨基酸（约120氨基酸）完全相同。其他几种神经营养因子（CNTF、aFGF、bFGF）与NGF在分子结构与生物活性等方面存在较大差异。20世纪80年代以来大量实验研究结果表明外周神经轴索损伤后外源性神经生长因子以及其他多种神经营养因子对轴索修复和再生有明显的促进作用。最近还发现神经轴索损伤后内源性神经生长因子和受体含量均明显升高，主要是施万细胞上神经生长因子和受体含量明显升高。目前认为神经轴索损伤后施万细胞上神经生长因子和受体含量明显升高可能与促进轴索修复再生过程有关。

神经生长因子和神经营养因子是否参与中枢神经系统的轴索损伤后修复再生过程尚无定论。目前认为神经生长因子和神经营养因子具有防止轴索损伤的神经元萎缩和刺激轴索再生等功能。当然与外周神经损伤后轴索修复与再生相比较，中枢神经轴索损伤后修

复与再生则十分困难。目前人们已通过分子克隆技术生产出大量 BDNF 和 NT-3。体外神经细胞培养结果表明这两种物质都具有促进神经元轴索生长的生物学活性。正试图通过脂质体或逆转录病毒等方法将这两种基因转移到脑区，使之持续表达，观察 NT-3 和 BDNF 对脑神经元轴索的营养作用。

（三）神经轴索生长抑制物的抑制作用

颅脑伤后受损的脑神经元及其轴索能否再生？这一话题一直是国内外神经科学界关注的热点和重要研究领域。到目前为止，国内外大多数学者认为中枢神经元胞体发生不可逆损伤是无法再生的，而中枢神经元的轴索发生不可逆损伤是有可能再生的。但受损的脑神经元及其轴索能否再生取决于 2 个条件：① 神经元及其轴索本身内部特性；② 中枢神经系统外部微环境。国内外科学家研究发现，在中枢神经系统确实存在抑制中枢神经再生的物质。20 世纪 90 年代，人们就已发现中枢神经系统神经纤维髓鞘存在 2 种神经轴索生长抑制物质，分子量分别为 35 000 和 250 000，并被命名为神经轴索生长抑制物 NI-35 和 NI-250。它们仅存在于中枢神经系统中，外周神经系统不存在这两种神经轴索生长抑制物，这两种物质都具有极强的抑制神经轴索修复再生的效能。

目前有两种途径能灭活这两种神经轴索生长抑制物：① X 射线照射使中枢神经系统永久性脱髓鞘，从而使这两种轴索生长抑制物灭活；② 采用单克隆抗体中和 NI-35 与 NI-250，使它们的生物活性消失。实验研究已取得令人欣慰的研究结果。

迄今，其主要研究发现包括下列 3 个方面：① 胸 5 节段脊髓背部 2/3 横断后 2～6 周，横断的神经轴索自发性生长仅 0.1～1 mm，采用 X 射线灭活或单克隆抗体处理的动物横断神经轴索生长明显加快，达 2.5～18.7 mm。② 隔区海马传导路神经纤维起源于隔正中核群，经穹隆伞至海马。实验毁损穹隆伞致该传导路神经纤维中断，毁损后 3～5 周可见被切断的神经轴索自发性生长 0.1～1 mm；采用单克隆抗体处理后，神经轴索生长长达 1.5～3.5 mm。③ 采用冷冻方法完全毁损双侧视神经，被毁损的视神经自发性生长 0.3～0.5 mm；采用 X 射线灭活或单克隆抗体处理后，神经轴索生长 2.5～3.5 mm。

上述研究结果充分说明中枢神经系统神经纤维髓鞘广泛存在神经轴索生长抑制物，后者可能是中枢神经系统轴索损伤后难以再生修复的主要原因。通过灭活中枢神经系统内神经轴索生长抑制物，可望为今后治疗临床 DAI 病人提供新的措施。

2000 年国外 3 个实验室的科学家同时成功地克隆了抑制受损神经再生的基因——Nogo 基因。这一发现被誉为“探索中枢神经损伤修复漫长道路中的一个里程碑”。Nogo 蛋白存在两个完全独立的具有抑制活性的结构域：amino-Nogo 和 Nogo-66。amino-Nogo 不仅能抑制神经元生长再生，还能抑制成纤维细胞的生长再生；Nogo-66 只能抑制神经元生长再生。进一步实验研究发现了介导 Nogo-66 抑制活性的受体（NgR）。NgR 广泛存在于中枢神经系统的神经元，包括大脑皮层神经元、海马神经元、小脑蒲肯野细胞、脑桥神经元和脊髓神经元及其轴突等。Nogo 蛋白及其受体 NgR 的发现在分子水平上揭示了中枢神经系统髓鞘对轴突再生的抑制作用，为今后寻找促进颅脑伤病人的脑神经元及其轴索再生修复提供了新途径。

（四）环孢素 A（CSA）对弥漫性轴索损伤的治疗作用及机制

人们研究发现 CSA 对脑皮质损伤有重要的保护作用。Patrick 等采用大鼠单侧皮质脑损伤后经腹腔注射 CSA，观察 CSA 对脑皮质损伤的治疗保护作用。他们将脑皮质脑挫裂伤鼠分为对照组、单次给药组（20 mg/kg；伤后 15 分钟）、两次给药组（20 mg/kg；伤后 15 分钟和 24 小时）、单次给药（20 mg/kg；伤后 15 分钟）后连续给药组（每日 4.5 mg/kg 及每日 10 mg/kg）5 个组。研究发现与对照组相比较，所有用药组都能显著降低脑皮质损伤体积（$P < 0.01$），并且存在正向的量效关系；缓慢持续给药对脑损伤的保护作用最强。每日 10 mg/kg 连续给药组与对照组相比较，脑组织损伤范围减少 74%，而且明显优于单次给药组（$P < 0.05$）；每日 4.5 mg/kg 连续给药组脑组织损伤范围减少 50%，与对照组相比有显著意义（$P < 0.01$），也优于单次给药组；单次给药组脑组织损伤范围减少 29%（$P < 0.05$），两次给药组脑组织损伤范围减少 43%（$P < 0.01$）。结果表明 CSA 能显著减轻脑皮质的损伤程度，持续灌注 CSA 对神经保护作用最强，而且剂量越大，脑保护能力越强。Benedict 等研究也表明 CSA 对脑损伤后海马区有显著的治疗保护作用。他们通过研究加速性脑损伤大鼠的海马区 CA3-CA1 突触可塑性时发现，伤后 48 小时突触传递的长时程增强（long-term potentiation, LTP）明显受损，同时长时程抑制（long-term depression, LTD）显著增高，而伤后 15 分钟经腹膜腔一次性注射 CSA（20 mg/kg）能显著减轻 LTP 的损伤，且能完全防止 LTD 的增高。

研究表明 CSA 能有效地预防颅脑伤后神经轴索继发性损伤。Andras 等通过对加速性脑损伤的大鼠在伤后30分钟鞘内注射CSA（10 mg/kg），证实伤后给CSA能明显减少76%的皮质脊髓束及内侧纵束轴索内钙介导的血影蛋白水解（spectrin proteolysis）及神经丝的收缩（$P < 0.05$），这两者是轴索损伤及裂解病理变化过程中至关重要的一步。同时还发现脑组织中DAI标记物淀粉样前体蛋白（APP）显著减少。这些都证实伤后30分钟内给予CSA能显著减少中枢轴索损伤的密度，从而防治随之发生的轴索断裂分离。Eiichi等在大鼠冲击性脑损伤亚低温治疗后复温实验中，证实快速复温会加剧轴索损伤，快速复温组中大鼠脑组织中APP的密度明显高于缓慢复温组，近乎3倍（$P < 0.05$）。而鞘内注射CSA能有效地减轻亚低温治疗后快速复温所致的轴索损伤（$P < 0.05$）。David等的研究也表明创伤性脑损伤前鞘内注射CSA能显著抑制钙介导的血影蛋白水解，大鼠冲击性脑损伤前单次给予CSA能显著限制创伤诱导的细胞骨架的损伤。他们通过在光镜下观测分别代表钙介导的血影蛋白降解产物及神经丝收缩的标记物AB38抗体和RMO14抗体发现，无论是在皮质脊髓束还是在内侧丘系及内侧纵束中，AB38抗体和RMO14抗体的密度在CSA治疗组比对照组均显著减低（$P < 0.01$）。这些均表明伤前应用CSA能显著降低脑损伤后皮质脊髓束和上行性感觉束中钙介导的轴索损伤。

关于CSA对脑损伤的治疗保护机制尚不十分清楚。原发脑损伤可导致受损的轴索进一步损伤。轴索损伤早期就表现有轴膜通透性的改变，而且这种早期改变在位点上与远端的轴内变化相关，后者包括神经微丝的收缩、钙介导的血影蛋白水解、微管的丧失、钙蛋白的激活以及线粒体的肿胀。这种局部改变随后可导致轴浆运输障碍、细胞器堆积、轴索肿胀以及最终造成轴索断裂。在轴膜紊乱位点首先出现Ca^{2+}的内流，Ca^{2+}的内流可导致轴膜通透性的改变以及钙介导的钙蛋白酶的激活，因此Ca^{2+}的内流是导致轴索损伤瀑布反应过程中的中枢环节。Buki等研究发现，线粒体的肿胀及随之的局部能量平衡紊乱与相应受损轴索的轴膜内钙介导的蛋白质水解同时存在。Zoratti等也报道线粒体肿胀与因线粒体渗透转运通道开放而导致的轴膜紊乱部位的钙内流有关。而与钙内流密切相关的线粒体肿胀，生物能量完整性的损害可导致线粒体内环境的失衡、线粒体的衰竭，最后可以导致严重的神经元死亡。Lopachin等认为线粒体渗透转运通道的开放在这过程中是至关重要的一步。众所周知，线粒体基质内钙的螯合作用能导致线粒体渗透通道的开放，渗透通道开放可允许线粒体内膜非选择性通过包括Ca^{2+}在

内的小于1 500的小分子物质。在轴膜损伤部位的钙介导的线粒体渗透转运通道的开放可导致维持轴膜离子泵所必需的ATP急骤消竭，从而导致高能磷酸化物的破坏、氧化磷酸化物的分解。能量底物的丧失可使受损的轴索丧失维持完整性的能力，从而导致Ca^{2+}的持续内流，加剧轴膜的紊乱以及一系列的轴索内的病理改变，最后导致轴索断裂。线粒体衰竭引起的一系列氧化产物还可进一步导致线粒体本身的完整性遭到损伤。线粒体的进一步肿胀与死亡也是轴索损伤和裂解的重要标志。

Zoratti等证实CSA能与位于线粒体内膜渗透转运通道上的CSA受体结合，从而特异性地抑制渗透转运通道的开放。Eiichi等认为这不仅仅保护了线粒体的结构，更为重要的是维持了线粒体功能的完整性，有利于离子泵泵出胞质内积聚的Ca^{2+}。通过阻断Ca^{2+}的持续内流就能降低轴索内钙介导的蛋白质水解过程及限制钙诱导的神经丝的改变，这是阻止受损轴索的轴浆转运功能瓦解的一关键环节。这样线粒体渗透转运通道开放的抑制剂CSA就能使轴索不进入导致轴索离解的病理变化连锁反应中，从而使轴索得到保护。Patrick等采用单侧对照脑皮质冲击伤模型，通过测算离析的线粒体和突触小体内的线粒体功能衰竭情况而来阐明CSA对神经的保护作用。他们发现创伤性脑损伤后15分钟应用CSA能使受损的脑皮质中离析出来的线粒体膜电位显著升高，还能防止线粒体渗透转运通道的开放和降低线粒体内钙离子水平和氧自由基产物，从而证实CSA能显著减轻线粒体机能失调。

因此Patrick等认为，CSA治疗DAI根本的机制是CSA通过抑制粒体渗透转运通道，继而维持线粒体的膜电位。而David等认为胞质中的CSA-CSA受体复合物还有其他目标，包括钙神经素（calcineurin）。钙神经素的抑制是CSA的免疫抑制基础，它能阻止T细胞的增殖。因为CSA能直接阻断钙神经素磷酸盐的作用，而后者能通过去磷酸化而导致神经丝的收缩，因此不能排除CSA阻断神经丝的收缩作用是由于这种直接作用。

尽管CSA对脑神经元及其轴索损伤有显著的治疗保护作用，但目前仍处在动物实验阶段。由于CSA一直作为一种免疫抑制剂广泛用于移植病人和其他病人，将来有可能会运用于临床脑损伤或DAI病人试验研究，为改善脑损伤和DAI病人的预后提供了新思路。

（五）亚低温对弥漫性轴索损伤的治疗作用及机制

最近研究发现，亚低温治疗能显著减少脑外伤后DAI程度，为亚低温治疗颅脑伤提供了有力的病理

形态学证据。采用亚低温治疗大鼠自由落体颅脑伤模型,结果表明伤后DAI发生减少大约50%。另外一组实验研究发现,单纯采用亚低温治疗使得DAI发生减少55%、单纯使用21-氨基类固醇(U74389G)使得DAI发生减少35%、采用亚低温+21-氨基类固醇(U74389G)联合治疗使得DAI发生减少48%,说明亚低温与某些药物合用不增加疗效。

(六)其他机制

除了上述轴索损伤的修复机制,研究发现钙蛋白酶抑制剂、垂体腺苷酸环化酶激活多肽(PACAP)、维生素D_3、淀粉样蛋白沉积抑制物、降低轴索鞘膜通透性药物如聚羟亚烃188等,均可能通过不同机制促进轴索损伤的修复,但目前仅局限于实验研究阶段,其临床效果和应用尚需证实和检验。

五、弥漫性轴索损伤病人临床诊治

DAI属于原发性闭合性脑外伤,是外伤直接引起的脑白质广泛性轴索损伤。在闭合性颅脑损伤死亡病人中占29%～53.5%,其临床特点为病情危重,昏迷时间长,伤残率和病死率高。

(一)临床表现和诊断

1. 临床表现

(1)发生率:尸检证实DAI在脑外伤死亡病人中发病率占29%～43%;CT和MRI临床诊断的DAI,占闭合性重型颅脑损伤病人的11.9%～20%。

(2)受伤原因:大多数为交通事故所致,少数为坠落伤或殴打伤。在交通事故中受伤机制比较复杂,伤者首先被车辆撞击,继之再跌倒、翻滚或碰撞,头部处于活动状态,在暴力作用下常发生旋转性加速性损伤。产生DAI的坠落伤常是以几倍于身高的高处坠落伤所致。Adams在122例DAI尸检中发现,交通事故伤占69%,坠落伤占18%。

(3)意识障碍:DAI病人于伤后有不同程度的原发性昏迷。多数病人昏迷较深,呈持续性,时间长。但近年来尸检和CT研究发现,4%～32%病人有长短不等中间清醒期或意识好转期。昏迷原因主要是由于大脑广泛性轴突损伤,使脑皮质与皮质下中枢联系中断。

(4)瞳孔表现:格拉斯哥昏迷量表(GCS)评分低的病人常发瞳孔改变。在CT诊断的DAI中,34%～51%病人入院时有瞳孔改变,可表现为双侧瞳孔不等,单侧或双侧散大,对光反应消失,同向凝视或眼球分离。

2. CT和MRI表现 伤后早期CT和MRI检查,DAI表现者大脑皮质和髓质交界处出血最多见,胼胝

体、脑干、基底节内囊区域、三脑室周围出血及脑室内出血其次。剪力引起的损伤较弥散,并且与外力作用头颅部位无关,往往有多个出血灶。这种出血发生在毛细血管和小动脉,出血灶小,呈点片状,周围水肿轻,无明显占位效应。急性弥漫性脑肿胀和蛛网膜下腔出血也是DAI的常见表现。但部分DAI病人CT检查表现正常,尤其是伤后数小时内。伤后1～2天CT复查和薄层CT检查能提高阳性率。MRI分辨率较高,作矢状和冠状扫描能发现更小和更轻微的病灶,弥补CT检查不足。DAI病人在MRI T_1加权图像上可见脑白质、脑灰白质交界处和胼胝体有散在、分布不对称的圆形或椭圆形异常低信号或等信号,而T_2加权图像则有异常高信号。因此,对临床表现和CT表现不相符的病人可考虑做头颅MRI检查。但MRI检查不适合病情危重、生命体征不稳的病人。近年来,多排螺旋CT及高磁场MRI技术,对DAI的诊断能力有所提高。

除了传统的MRI技术,近年来快速发展的新兴磁共振技术,如弥散张量成像(DTI)技术的应用,为DAI病人的诊断和预后评估提供了更为准确和可靠的依据。DTI基于弥散加权成像(DWI)技术,通过重建能够显示神经轴索纤维,结合各向异性分数(fractional anisotrophy, FA)、表观弥散系数(ADC)等指标的测量,能够准确检测并量化局部轴索损伤的程度,并且对预后判断具有指导作用,其敏感度远高于传统MRI所显示的影像学上的变化。

3. 生物标志物分析 脑白质纤维受损后的生化级联反应过程中导致多种蛋白质的变化,这些蛋白质的变化与DAI的发生紧密相关,对早期诊断DAI显示出初步的临床意义。这些生物标志物主要包括:① 神经微丝(neurofilament, NF)。NF是轴突细胞支架的主要成分并参与轴浆的运输,是DAI原发性损伤过程中的生物标记物。Vajtr等发现DAI与局灶性损伤早期(颅脑损伤后10天内)血清中NF成分明显升高,NF可能是鉴别DAI及局灶性损伤的敏感因子。② 钙结合蛋白(S-100B)。S-100B是一种不含糖、脂的小分子酸性钙结合蛋白,主要分布于脑组织中星形胶质细胞、施万细胞内。S-100B作为反映脑损伤程度的特异性蛋白,具有微创、快速、可连续监测等优点,是理想的实验室指标。③ 髓鞘碱性蛋白质(myelin basic protein, MBP)。MBP是中枢神经系统髓鞘结构的重要组成部分,主要表达于少突胶质细胞,参与维持正常髓鞘结构和功能的稳定。当神经系统急性损伤发生后血浆MBP含量增加,与神经脱髓鞘改变直接相

关。MBP作为诊断DAI的指标，敏感性达87%，特异性达100%，可作为判断颅脑损伤程度及预后评估的重要生物分子标志物。④ 微管相关蛋白 τ（MAP-τ），MAP-τ生理状态下仅在轴索内运输，参与微管的组装及维持细胞骨架的稳定、细胞周期及细胞凋亡的调控过程。DAI后MAP-τ被钙蛋白酶裂解为多肽分子，即 τ 蛋白切割体（C-tau）释放至脑脊液和血清中，当脑脊液或血液中出现C-tau时多提示轴索损伤，其对判断DAI病人预后有较高敏感性和特异性。⑤ β-淀粉样前体蛋白（β-APP），为跨膜糖蛋白，在哺乳动物的正常神经元中广泛表达，胞体合成后通过轴浆快速转运机制运输至轴索。β-APP是目前DAI敏感的早期诊断指标。

4. 诊断标准 以往DAI都是尸检病理诊断，近来由于CT和MRI广泛应用于临床，使之能在临床上作出诊断。但影像学诊断应结合头部受伤机制、临床表现来确诊。由于DAI临床表现和影像学表现多样性，目前诊断标准尚不统一。以下临床诊断标准可供参考：① 头部有加速性损伤病史；② 伤后立即昏迷、躁动不安，持续时间长，少数病人有中间清醒期；③ 无确定侧神经系统体征；④ CT和MRI证实大脑皮质和髓质交界处、神经核团和白质交界处、胼胝体、脑干有单发或多发无占位效应出血灶（直径≤2 cm）及脑室内出血、脑弥漫性肿胀、蛛网膜下腔出血，中线结构无明显移位。在DAI诊断中，CT和MRI检查有着重要价值。虽然CT和MRI不能直接显示轴索损伤的程度，但能直接显示出血病变的大小、形态和部位。DAI伤情程度取决于轴索损伤范围和程度，因而CT和MRI表现的出血灶不一定与伤情相关。在DAI诊断中，MRI明显优于CT检查，能清晰显示脑干和胼胝体等中线结构脑组织的小局灶性病变。其中DTI技术通过FA值和ADC值的测量，能更为准确和敏感地诊断轴索损伤。脑干听觉诱发电位（BAEP）在DAI的诊断和监测中起到重要作用，在重型DAI病人中脑干诱发电位的潜伏期有明显延长。

5. 临床分型 根据临床昏迷时间和程度，可将DAI分为3种类型。

（1）轻型DAI：占闭合性颅脑损伤8%，占DAI 11%。病人伤后昏迷时间一般在6～24小时，清醒后伴有记忆力减退，逆行性健忘，无肢体运动障碍，少数病人有去大脑皮质状态，但这些体征可很快消失。

（2）中型DAI：最为常见，占闭合性颅脑损伤20%，占DAI 45%。病人伤后昏迷时间可在几天至几周，常伴有颅底骨折，伤后偶有脑干体征和去大脑皮质状态，可有躁动，清醒后可有明显记忆力减退、逆行性健忘和轻度肢体运动障碍。

（3）重型DAI：是DAI最严重的一种类型，占闭合性颅脑损伤26%，约占DAI 1/3以上。病人伤后昏迷时间可在几周或更长时间，有明显的脑干体征，去大脑皮质状态。这类病人常包括临床诊断的原发性脑干伤。

（二）治疗和预后

1. 密切观察病情 对生命体征及神经系统体征进行动态观察。持续颅内压监护及血氧饱和度监测。入院初期每日记出入量，查血生化、肾功能。如病情无好转，或病情逐渐加重，应及时复查头颅CT。

2. 呼吸道管理 保持呼吸道通畅，一旦出现呼吸困难及低氧血症，应立即气管切开，早期应用呼吸机，定期监测血气，维持脑组织氧浓度，以免脑组织继发性损害。

3. 药物治疗 常规应用止血剂、抗生素及神经细胞代谢药物。适当补充水和电解质，防止水、电解质紊乱。静脉应用普通胰岛素，降低高血糖。

4. 降低颅内压 控制脑水肿，根据颅内压增高程度给予脱水药物，如甘露醇、呋塞米（速尿）和人体白蛋白。伤后早期可应用大剂量地塞米松。

5. 脑保护治疗

（1）静脉应用尼莫地平，减轻轴索钙超载引起的轴索肿胀。

（2）应用镇静、冬眠及抗癫痫药物，对不能控制的脑干发作和癫痫发作病人，应在呼吸机控制下静脉应用肌松剂。

（3）单唾液酸四己糖神经节苷脂（GM1）治疗。临床研究发现GM1治疗DAI病人，能促进病人意识恢复和病人预后。

（4）亚低温（32～34℃）治疗。应激期基础代谢率高，亚低温降低基础代谢率，减少机体能量消耗。另外，最近研究发现亚低温治疗还能直接减少脑外伤后DAI程度，为亚低温治疗颅脑伤提供了有力的病理形态学证据。

6. 手术治疗 对伤后无脑干功能衰竭的病人，出现一侧瞳孔散大、昏迷加深，CT提示一侧大脑半球肿胀或水肿，中线结构明显移位，可采取手术去骨瓣减压术治疗，以缓解颅内高压所引起的脑继发性损害。若发现继发颅内血肿，应急诊做血肿清除术。伤后即呈深昏迷，短时间内出现脑干功能损害或脑疝者，多属不可逆性脑损害，病情很难控制；即使有薄层硬脑膜下血肿或脑实质内挫伤，积极手术清除血肿或去骨瓣减压，也无明显疗效。

7. 积极防治并发症 ① 肺部、尿路、颅内及全身感染，包括细菌和真菌感染；② 呼吸功能衰竭，包括中枢性和周围性呼吸衰竭；③ 急性肾功能衰竭；④ 应激性溃疡。

8. 预后 DAI预后与入院时GCS评分、瞳孔状态、年龄及脑出血灶部位明显相关。Cordobes等报道重型DAI病人痊愈率为5%，重残率为49%，植物状态率15%，病死率为49%。部分病人伤后残留神经精神症状，经正电子发射体层成像（PET）研究发现，扣带回、舌回和楔叶的轴索损伤是伤后精神症状的高发因素。

（高国一）

参考文献

［1］ 赵孟尧，过宗南，刘建民，等.脑弥漫性轴索损伤［J］.中华神经外科杂志，1991，2：93-95.

［2］ 胡小吾，赵孟尧，过宗南.弥漫性轴索损伤［J］.国外医学·神经病学神经外科学分册，1991，4：184-187.

［3］ 胡小吾，赵孟尧，过宗南，等.弥漫性轴索损伤的病理和CT研究［J］.中华放射学杂志，1993，8：528-531.

［4］ 王明璐，魏伟，岳树元，等.脑弥漫性轴索损伤临床诊断问题的初步探讨［J］.中华神经外科杂志，1992，4：197-200.

［5］ 蒋正方，游潮，蔡博文.64例弥漫性轴索损伤的临床特点与预后分析［J］.中国临床神经外科杂志，2002，7：92.

［6］ 卓杰，杨帆，陈振军，等.弥漫性轴索损伤的临床诊断和处理（附223例报告）［J］.中华神经外科疾病研究杂志，2002，1：351.

［7］ 孙传顺.早期高压氧治疗在弥漫性轴索损伤的应用［J］.中国临床神经外科杂志，2003，8：56.

［8］ 生晶，胡春洪，丁乙.脑弥漫性轴索损伤的影像诊断发展现状［J］.国外医学·神经病学神经外科学分册，2002，29：174-176.

［9］ 龙连圣，王伟明，江基尧.CSA对弥漫性轴索损伤治疗作用的研究进展［J］.国外医学·神经病学神经外科学分册，2002，29：177-179.

［10］ 郑黎燕，刘少君.Nogo与中枢神经再生［J］.国外医学·神经病学神经外科学分册，2003，30：83-85.

［11］ 刘卫东，蒋万书，黄光富，等.神经节苷脂GM1对弥漫性轴索损伤疗效的临床观察［J］.中国临床神经外科杂志，2002，7：341-343.

［12］ 姜华，刘传立，郭子泉.弥漫性轴索损伤诊断治疗概况［J］.西北国防医学杂志，2019，40（1）：62-66.

［13］ STRICH S J. Diffuse degeneration of the white matter in severe dementia following head injury［J］. J Neurol Neurosurg Psychiatry, 1956, 19(3): 163-185.

［14］ ADAMS J H, GRAHAM D I, MURRAY LS, et al. Diffuse axonal injury due to nonmissile head injury in human: an analysis of 45 cases［J］. Ann Neurol, 1982, 12(6): 557-563.

［15］ HEALTH D L, VINK R. Impact acceleration-induced server diffuse axonal injury in rats: characterization of phosphate metabolism and neurologic outcome［J］. J Neurotrauma, 1995, 12(6): 1027-1034.

［16］ HILTON G. Diffuse axonal injury［J］. J Trauma Nurs, 1995, 2(1): 7-12.

［17］ POVLISHOCK J T, ERB D E, ASTRUE J, et al. Axonal response to traumatic brain injury: reactive axonal change, deafferentation, and neuroplasticity［J］. J Neurotrauma, 1992, 9(Suppl 1): S189-S200.

［18］ YAMAKI T, MARAKAMI N, IWAMOTO Y, et al. Pathological study of diffuse axonal injury patients who died shortly after impact［J］. Acta Neurochir (Wien), 1992, 119(1-4): 153-158.

［19］ TOMINAGA I, MATSUO Y, KATO Y, et al. Prolonged traumatic coma caused by diffuse axonal lesions［J］. Rev Neurol (Paris), 1991, 147(10): 658-662.

［20］ KROMER L F. Nerve growth factor treatment after brain injury prevents neuronal death［J］. Science, 1987, 235(4785): 214-216.

［21］ CADELLI D, SCHWAB M E. Regeneration of lesioned septohippocampal acetylcholinerase-positive axons in improved by antibodies against the myelin-associated neurite growth inhibitors NI-35/250［J］. Eur J Neurosci, 1991, 3(9): 825-832.

［22］ KELLY D F, NIKAR D L, BECKER D P. Diagnosis and treatment of moderate and severe head injuries［M］//YOUMANS J R, ed. Neurological surgery. 4th ed. Philadelphia: WB Saunders Comp, 1996: 1618-1665.

［23］ BULLOCK M R, LYETH B G, MUIZELAAR J P. Current status of neuroprotection trials for traumatic brain injury: lessons from animal models and clinical studies［J］. Neurosurgery, 1999, 45(2): 207-217.

［24］ KOIZUMI H, POVLISHOCK J T. Posttraumatic hypothermia in the treatment of axonal damage in an animal model of traumatic axonal injury［J］. J Neurosurg, 1998, 89(2): 303-309.

［25］ BÜKI A, KIOZUMI H, POVLISHOCK J T. Moderate posttraumatic hypothermia decreases early calpain-mediated proteolysis and concomitant cytoskeletal compromise in traumatic axonal injury［J］. Exp Neurol, 1999, 159(1): 319-328.

［26］ MARION D W, WHITE M J. Treatment of experimental brain injury with moderate hypothermia and 21-aminosteroids［J］. J Neurotrauma, 1996, 13(3): 139-147.

［27］ AI J, LIU E, WANG J, et al. Calpain inhibitor MDL-28170 reduces the functional and structural deterioration of corpus callosum following fluid percussion injury［J］. J Neurotrauma, 2007, 24(6): 960-978.

［28］ TAMÁS A, ZSOMBOK A, FARKAS O, et al. Postinjury administration of pituitary adenylate cyclase activating polypeptide (PACAP) attenuates traumatically induced axonal injury in rats［J］. J Neurotrauma, 2006, 23(5): 686−695.

［29］ STAAL J A, DICKSON T C, CHUNG R S, et al. Cyclosporin — A treatment attenuates delayed cytoskeletal alterations and secondary axotomy following mild axonal stretch injury［J］. Dev Neurobiol, 2007, 67(14): 1831−1842.

［30］ KOOB A O, BORGENS R B. Polyethylene glycol treatment after traumatic brain injury reduces beta-amyloid precursor protein accumulation in degenerating axons［J］. J Neurosci Res, 2006, 83(8): 1558−1563.

［31］ MALCOK U A, SENGUL G, KADIOGLU H H, et al. Therapeutic effect of vitamin D3 in a rat diffuse axonal injury model［J］. J Int Med Res, 2005, 33(1): 90−95.

［32］ WANG J Y, BAKHADIROV K, DEVOUS M D Sr, et al. Diffusion tensor tractography of traumatic diffuse axonal injury［J］. Arch Neurol, 2008, 65(5): 619−626.

［33］ XU J, RASMUSSEN I A, LAGOPOULOS J, et al. Diffuse axonal injury in severe traumatic brain injury visualized using high-resolution diffusion tensor imaging［J］. J Neurotrauma, 2007, 24(5): 753−765.

［34］ MAC DONALD C L, DIKRANIAN K, BAYLY P, et al. Diffusion tensor imaging reliably detects experimental traumatic axonal injury and indicates approximate time of injury［J］. J Neurosci, 2007, 27(44): 11869−11876.

［35］ VAJTR D, BENADA O, LINZER P, et al. Immunohistochemistry and serum values of S-100B, glial fibrillary acidic protein, and hyperphosphorylated, neurofilaments in brain injuries［J］. Soud Lek, 2012, 57(1): 7−12.

［36］ OTTENS A K, GOLDEN E C, BUSTAMANTE L, et al. Proteolysis of multiple myelin basic protein isoforms after neurotrauma: characterization by mass spectrometry［J］. J Neurochem, 2008, 104(5): 1404−1414.

第五十九章
细胞凋亡与自噬

    细胞凋亡（apoptosis）与细胞自噬（autophagy）均为细胞在功能上维持稳态的基本生理机制，两者的关系复杂微妙。凋亡被认为是程序性细胞死亡（programmed cell death, PCD），而细胞自噬是导致细胞内一部分受损或多余的老化的蛋白质和细胞器被吞噬和降解或消化，使细胞更利于生存。细胞在凋亡与自噬之间存在复杂的交互调控，两者之间存在合作推进关系和竞争对抗关系。两者能被多种应激刺激和多个调节分子激活及调控，可能有互相协调转化等。在环境条件影响较少情况下，细胞自噬抑制细胞凋亡，但当自噬使细胞内蛋白质和细胞器过量消耗时，细胞存活时即会转化成凋亡。凋亡和自噬涉及很多调控蛋白，全面深入研究自噬与凋亡之间的交互作用机制，将为颅脑损伤（TBI）及肿瘤等疾病的认知及治疗带来突破性进展。

一、细胞凋亡概述

    创伤性脑损伤神经细胞死亡主要有3种可能：① 物理性打击所致的神经细胞直接死亡；② 外伤后病理性刺激因子（包括兴奋性递质释放等）所引起的神经元坏死（necrosis）；③ 神经细胞凋亡，即机体细胞的膜信号系统在某些生理性或病理性因素诱导下被激活，进而启动了调控细胞凋亡的程序基因，终致细胞在程序下自我破坏或死亡。这种生物学现象在神经科学领域已被逐渐认识，其死亡方式与细胞坏死有明显区别（表59-1）。细胞坏死是被动的，其检测特征是坏死细胞中随机降解的DNA长度不同，电泳图呈弥散状（Smear）。细胞凋亡是主动进行的，出现染色质凝聚，出现凋亡小体（apoptotic body, AB），以及含半胱氨酸的脱天蛋白酶（caspases，凋亡蛋白酶）和Ca^{2+}/Mg^{2+}

表59-1　细胞凋亡与坏死的区别

区别点	细胞凋亡	细胞坏死
发生条件	生理状态/病理状态	病理状态（损伤）
诱因	生理或轻微病理性刺激因子	病理性刺激因子
机制	基因调控下主动进行	意外损伤下被动进行
受累细胞	多为散在的单个细胞	常为聚集的多个细胞
形态学特征	形成凋亡小体	肿胀后溶解
细胞膜	完整	溶解破裂
细胞器	细胞器膜完整	细胞器膜溶解破裂
细胞核	周边卷曲破裂	固缩、碎裂、溶解
细胞与基膜连接	早期丧失	晚期丧失
染色质	固缩、边集、碎裂	聚集，但难以成形
特征性DNA断裂	有	无
溶酶体酶释放	无	有

(续表)

区别点	细胞凋亡	细胞坏死
ATP 消耗	有	无
RNA 及蛋白质合成	有	无
基因调节	有	无
周围反应	邻近细胞、巨噬细胞吞噬	急性炎症反应
瘢痕形成	无	有

依赖的核酸内切酶等的活化。其主要检测特征是核酸内切酶将核小体间的染色质降解成 180～200 bp 的 DNA 片断，琼脂凝胶电泳呈现相对特征性的梯状带（DNA ladder）。细胞凋亡不仅自始至终地贯穿整个神经系统发育过程，同时也表现在神经系统老化、阿尔茨海默病、帕金森病、艾滋病痴呆综合征、多发性硬化、自身免疫性脑炎及脑缺血缺氧等神经系统疾病中。既往认为细胞坏死是脑外伤后神经细胞死亡的主要形式，近 30 多年的研究已认识到 TBI 后神经细胞的死亡是既有细胞坏死，又有细胞凋亡，这是创伤后神经细胞的即刻死亡和迟发死亡的客观理论依据。

（一）细胞凋亡形态学改变

细胞凋亡的形态学特征主要是细胞核断裂、凋亡小体形成和被吞噬、降解。光镜下，细胞皱缩、变圆、变小，胞质、胞核浓缩，染色加深，有时可见凋亡小体。电镜下，可清楚看到细胞凋亡的形态学变化过程。Wyllie（1998）将其分为 3 个阶段：① 初期，微绒毛消失，细胞表面光滑化，染色质浓聚于核膜周边呈新月形，核仁裂解，核体积变小，细胞皱缩，密度增加，细胞器积聚，但线粒体结构及形态仍保持正常。② 中期，细胞表面起泡，出现芽状伪足（budding），细胞质和核被分离成多个小的有膜完整包围着的凋亡小体。③ 后期，凋亡小体排出，被邻近吞噬细胞或其他活细胞吞噬消化。在细胞凋亡全过程中，细胞膜始终保持完整，通透性不增加。形成凋亡小体时，仍保持部分细胞活性，拒染锥虫蓝（trypan blue），荧光显微镜下可见其存在自发荧光。

凋亡小体形成后，很快被邻近细胞吞噬，其存在时间自数分钟至 24 小时不等，平均约半小时左右。凋亡小体被吞噬的分子机制是：① 凋亡细胞表面糖类丢失，使能被吞噬细胞凝集素识别与结合的成分暴露；② 凋亡细胞表面膜磷脂的不对称性分布被打破，致使磷脂酰丝氨酸（phosphatidylserine）暴露；③ 邻近活细胞合成玻连蛋白受体（vitronectin receptor, VNR）和血小板反应素（thormbospondin, TSP）。

虽然，凋亡是通过形态学观察和分析而得出概念，但是凋亡并不仅仅是形态学变化，而是代表一个变化的程序，正如 Kerr（1972 年）所指出的：凋亡是一种主动的由遗传控制的程序性现象（inherently programmed phenomenon）。由于凋亡是一种过程，并在最初就被推测为一种程序性现象，故而使凋亡的研究与信号传递、基因调控等问题相结合，凋亡的概念也随之发生质的变化，从最初形态学的单一性，发展为形态学、生物化学的双重性，以致今天的形态学、生物化学、分子生物学的综合性。有必要指出 PCD 一词常被提及，并与凋亡通用。不过严格地讲，PCD 更具遗传学特性，两者并不等同，凋亡可能是 PCD 的一种表现形态。

（二）细胞凋亡生化改变

细胞凋亡的是一个级联式（cascade）基因控制下复杂而严密的有序过程，其信号传导通路主要包括外源性（死亡受体）通路和内源性（线粒体）通路，在此基础上发生一系列变化。

1. 核小体 DNA 断裂 1980 年，Wyllie 首次在糖皮质激素诱导下引起的大鼠胸腺细胞凋亡过程中，发现核酸内切酶被激活，并将 DNA 分解为 180～200 bp 倍数的片断。这种现象已在许多组织细胞凋亡中得到证实，包括前列腺上皮细胞、角化细胞、祖红细胞、外周淋巴细胞、白血病细胞、细胞毒性 T 淋巴细胞和自然杀伤细胞及神经细胞。进一步研究证实，细胞凋亡时，凋亡蛋白酶活化后可裂解多种重要的细胞蛋白，破坏细胞骨架，继而激活内源性核酸内切酶；内源性核酸内切酶激活后，直接作用于 DNA 双链，将其分解成短的核苷酸单链，其中 70% 较长，富含 H1 组蛋白；其余 30% 较短，来自核小体中心区，富含 HMG1、2 组蛋白。Atrends 等（1990 年）认为，DNA 断裂是多种类型细胞凋亡中共同存在的机制，其生物学意义可能在于防止细胞死亡后大量完整 DNA 释放入血液循环，导致自身免疫性疾病，或其中带病毒的 DNA 再感染其他细胞，引起异化。

2. RNA和蛋白质合成　细胞凋亡是自发主动地发生,很多实验证实在此过程中有RNA和蛋白质的合成。Voris和Young早在1981年用^{32}S标记的蛋氨酸与大鼠胸腺细胞共培养后,采用双锥巨型凝胶电泳、放射自显影方法发现,地塞米松诱导的胸腺细胞凋亡过程中,至少有6种蛋白质表达增加,并能被虫草苷(condycepin)抑制。

应用蛋白质和RNA合成抑制剂有利于小脑神经细胞、颈上神经节细胞的培养,并对缺氧的大鼠皮质及海马神经细胞有保护作用,如放线菌酮(CHX)及放线菌素D(ACTD)均能明显减少脑损伤后的迟发性神经细胞死亡,蛋白质合成抑制剂还有助于减少因自由基诱导所致胚胎皮质神经细胞的退化、抑制依托泊苷(VP16)诱导的神经细胞及成纤维细胞凋亡和减轻放射线引起的海马神经细胞死亡。此外,Martin等(1998年)发现从交感神经细胞的培养中去除神经生长因子的支持,随即出现明显具有凋亡特点的神经细胞死亡,而CHX却能减少交感神经细胞的死亡。1990年,Goto进一步证明CHX对于缺血缺氧12小时的大鼠脑细胞有明显的保护作用,提示因缺血、缺氧所引起的神经细胞迟发性死亡过程中存在一种延迟性蛋白质合成过程,也是各种脑损害所共有的DNA特点。

由于细胞凋亡过程中有RNA转录及蛋白质合成的增加,说明这些RNA和蛋白质参与了细胞凋亡过程。细胞凋亡时RNA和蛋白质合成增加有以下几点可能:① 新的RNA或蛋白质合成;② 已有的RNA和蛋白质合成增加;③ 蛋白质分解使含新分子量的蛋白质被检测出来。新合成或合成增加的蛋白质可能与凋亡过程中某些必需的酶类、结构蛋白及信号传递蛋白有关。Sensibar等(1990年)发现去势雄性大鼠的前列腺细胞凋亡时,组织蛋白酶D(cathepsin D)表达增加,同时促进了另一些蛋白质的降解。而非所有的实验结果都支持细胞凋亡时存在RNA和蛋白合成的观点。研究发现脑缺血再灌注后蛋白质合成具有神经保护作用。Thilmann(1995年)提出大鼠脑缺血损伤后,在神经细胞迟发性死亡前,存在一较长时间的蛋白质合成受抑过程,若能促进蛋白合成则能减轻脑继发损害。Hossmann(1994年)认为,采用谷氨酸拮抗剂防止脑缺血半影区(penumbra)神经细胞迟发性死亡的原因,主要是防止了梗死区神经细胞膜电位去极化和降低了蛋白质合成的阈值。Raff(1993年)认为DNA前蛋白质合成抑制主要是某些生长因子的合成受抑,从而诱发随后的神经细胞凋亡。理论上细胞凋亡作为一个主动的、需要消耗能量的过程,必须

有相应的信号传递蛋白、能量传递蛋白等的合成及相应的mRNA的转录,但是尚有部分实验结果不支持这一理论,究其原因有二:① 不同因子所诱导的细胞凋亡,可能产生不同的RNA和蛋白质,目前尚未被检出。② 不同细胞对不同诱导因子的反应有所不同。

（三）细胞凋亡常用的检测方法

1. 形态学观察　细胞凋亡的命名主要是根据某些单个细胞死亡时细胞碎裂如花瓣或树叶散落般的形态学特征。目前对细胞凋亡的认识正不断得到深化,检测凋亡细胞的方法也逐渐增多,但形态改变仍是确定细胞凋亡的最可靠的方法。

（1）光学显微镜观察:凋亡细胞的主要特征为核染色质致密深染,形成致密质块,有时可碎裂。在HE染色的组织切片中细胞体积缩小,胞质致密、嗜酸性染色增强,并可形成凋亡小体。在组织中凋亡细胞常以分散单个形式存在,凋亡细胞与周围细胞分离,不引起炎症反应。本方法简便易行,用于凋亡现象的初步观察,在细胞密集的组织中对于改变不典型的细胞判断较困难,常缺乏较为特征的指标,具有较强的主观性,重复性差。

（2）视频时差显微技术(time-lapse video microscopy):本方法用于细胞培养,通过相差显微镜可动态观察细胞凋亡的变化过程,尤其是观察细胞核和外形的变化。凋亡细胞与基质分离,胞体变圆、收缩、出泡,有的细胞拉长,出现钉状突起,持续数小时后细胞膜破裂,细胞溶解。

（3）电子显微镜观察:关于凋亡细胞的超微结构特征,包括透射电镜和扫描电镜下的改变,在许多文献中已有详尽描述。凋亡细胞的典型形态改变如胞质的固缩,染色质浓缩成半月形或帽状附于核膜,核的碎裂和凋亡小体形成等,在透射电镜下得到最佳的体现。为凋亡细胞判定提供了最可靠的依据。本方法的缺点是样品制作过程较复杂,且仪器、设备的费用昂贵。另外取材范围局限,在凋亡细胞数较少时需进行大量的观察才能观察到典型的凋亡改变。在观察体外培养的凋亡细胞时,常可见到各阶段的改变,典型的凋亡小体较少见到,出现较多的是凋亡初期胞体收缩、染色质边聚和后期凋亡小体(或整个凋亡细胞)被吞噬和降解的现象。

（4）流式细胞技术:流式细胞仪检测凋亡细胞是通过检查其光射特征及荧光参数进行的。细胞穿过流式细胞仪的激光束集点时使激光发生散射,分析散射光可以提供细胞大小及结构的信息。散射光包括前向散射光和右向角散射光两种,前向散射光的强度与细

胞大小、体积相关,右向角射光的强度与细胞结构的折射性、颗粒性(granularity)有关。细胞凋亡过程中出现的形态改变如细胞皱缩、胞膜起泡、核浓缩和碎裂等可以使光散射特性发生改变。早期凋亡细胞主要表现为前向散射光减弱而右向角散射光增强或不变,前者反映了细胞的皱缩,后者反映了细胞的核皱缩及碎裂。晚期凋亡细胞的前向散射光和右向角散射光均减弱。由于光散射发生并非凋亡细胞的特异性指标,细胞的机械性损伤和细胞坏死也可以使前向散射光减弱。因此,只有将光散射特性的检测与荧光参数的检测结合起来才能准确地辨认凋亡细胞。

2. 化学测定

(1)碘化丙啶(propidium iodide, PI)检测:早期死亡细胞膜通透性状态的不同是区分细胞凋亡和坏死的一个重要指标。凋亡细胞在进入最终溶解阶段前,胞膜通透性无明显改变,分子量大的与DNA结合的荧光染料(如PI)不能进入凋亡细胞内,而分子量小的荧光染料(如Hoechest 3342或33258等)仍能被细胞摄取。应用流式细胞仪或荧光显微镜可区分凋亡细胞和坏死细胞,细胞内DNA出现Hoechest 3342标记而不出现PI标记的为凋亡细胞。

(2)膜联蛋白(annexin)V标记:正常细胞的细胞膜磷脂分布是不对称的。磷脂酰丝氨酸(phosphatidyl serine, PS)位于细胞膜内侧,在细胞凋亡时转至细胞膜外表面,这一改变被认为是特异性的,并且可作为凋亡细胞表面改变的标记。PS表面化发生于凋亡早期。膜联蛋白V是Ca^{2+}依赖的磷脂结合蛋白,对PS具有高度亲和力。荧光标记的膜联蛋白V与细胞表面PS结合,再用显微镜或流式细胞仪进行检测,可以观察凋亡过程中细胞膜PS的表面化。结合PI染色进行双参数检测尚能区分正常细胞、早期凋亡细胞、晚期凋亡细胞及坏死细胞。正常细胞膜联蛋白V和PI检测均为阴性;早期凋亡细胞膜联蛋白V检测阳性而PI检测阴性,晚期凋亡细胞和坏死细胞膜联蛋白V和PI检测均为阳性。有研究表明,膜联蛋白V标记仅有不到三分之一的凋亡细胞出现阳性标记,凋亡后期溶解阶段,细胞碎片也可出现明显的阳性着色。

(3)DNA琼脂凝胶电泳法:细胞凋亡时,在内源性核酸内切酶的作用下,DNA在核小体间被切割成180~200 bp整数倍的单或寡核苷酸片段,在电泳时表现为特征性的"梯形带"。自Wyllie把内源性核酸内切酶降解产生"梯形带"与细胞凋亡相联系以来,"梯形带"被作为细胞凋亡的一个重要的生化指标。但此方法敏感性不高,大量凋亡细胞同时存在时才出现典型的结果,且只能被用于细胞群体,不能用于组织的原位检测。

(4)DNA裂解的原位检测:在细胞水平检测DNA裂解的原位标记技术已越来越多地被用于组织切片和培养细胞,细胞凋亡时,由于DNA的裂解,形成单或寡核小体的双链分子量小的片段及在分子量大的DNA上形成单的断裂(缺口,nick)。此类断裂可用生物素、地高辛或荧光素标记的核苷酸在3'-OH端予以显示。通常采用的酶是DNA聚合酶Ⅰ或末端脱氧核苷酸转移酶(TdT),前者使核苷酸结合于缺口,需要模板存在,标记方法通常被称为"原位缺口平移"(insitu nick translation, ISNT),后者使核苷酸在双链的断端延伸,不需要模板的存在,其方法被称为末端记(end labeling)、加尾法(tailing reaction)或TdT介导的dUTP缺口末端标记(TdT-mediated dUTP nick end labeling, TUNEL)。目前TUNEL在凋亡细胞检测的应用已很广泛,其优点是原位标记并可用于病理组织及进行定量分析。值得注意的是坏死期由于内源性核酸内切酶和蛋白质酶的作用,DNA被切割成大小不等的片段,也可能出现假阳性反应。另外,组织或细胞处理不当也可出现假阳性。因而,TUNEL等方法对凋亡细胞的标记是选择性的,而不是特异性的。TUNEL或其他DNA裂解原位标记的分析应结合阳性细胞的形态,尤其是核的特征,细胞的分布和有无炎症反应,排除非凋亡情况下的阳性反应。

(5)胱天蛋白酶-3及其底物的检测:胱天蛋白酶是一类半胱氨酸蛋白质酶,具有特异性水解底物分子天冬氨酸(Asp)羧基侧肽键功能,是近年随着凋亡研究的深入而发现的重要凋亡分子。迄今已有13个分子得到命名,分别为胱天蛋白酶1~13。其中胱天蛋白酶-3是被认为在多种组织、细胞类型中最常涉及的凋亡效应分子。活化的胱天蛋白酶-3仅在凋亡细胞中发现,因此,检测胱天蛋白酶-3的活性有助于发现早期的凋亡细胞。一般采用人工合成四肽荧光底物如Ac-DEVD-AMC,胱天蛋白酶-3在DEVD与AMC之间水解,释放荧光物质、AMC,后者在紫外线激发下发出波长为430~460 nm的荧光,通过流式细胞仪或分光光度计对其强度进行定量,从而测定胱天蛋白酶-3的活性。由于醛对胱天蛋白酶-3的水解活性抑制作用,因此同时加入含醛四肽如DEVD-CHO可以抑制胱天蛋白酶-3对DEVD-AMC的水解,不产生荧光。这样的抑制试验可作为对照,使胱天蛋白酶-3的活性分析更有特异性。但是,上述方法不适用于组织切片,因此有人尝试采用针对活化的胱天蛋白酶-3亚基的抗体,通过免疫组化显示凋亡细胞,然而其敏感性及特异性尚不能令人满意。

胱天蛋白酶-3检测是通过水解或灭活一些细胞关键蛋白质实现的,因此检测胱天蛋白酶-3底物的改变也有助于辨认细胞的凋亡。多腺苷二磷酸核糖聚合酶(PARP)是第一个被认识的胱天蛋白酶-3底物,它的分子量为116 000,水解后形成分子量为85 000及分子量为25 000的2个片段,用运载分子量为85 000片段的抗体可以观察细胞是否发生凋亡。细胞骨架蛋白中的细胞角蛋白(CK)18被胱天蛋白酶-3水解后,在其C端的第387～396位氨基酸残基形成一个新的抗原表位,用抗此表位的抗体可以在组织切片上辨认凋亡细胞。另外一种细胞骨架蛋白质肌动蛋白(actin)被水解后产生一种称为"小部分"(fraction)的片段,在凋亡早期出现,并认为与细胞膜的起泡有关,可能有助于早期凋亡细胞的辨认。总之,随着对胱天蛋白酶及其底物的进一步研究,将会发现更有价值的有助于检测凋亡细胞的方法。

(四)坏死性凋亡

坏死和凋亡是人们所熟知的、最经典的两种细胞死亡方式。随着研究的深入,更多的细胞死亡方式被发现和命名,例如自噬、坏死性凋亡等。与我们所熟知的凋亡不同的是,在抑制了传统凋亡通路的情况下,部分信号分子仍然引起了细胞的凋亡;而从形态学上观察,这种凋亡更像是坏死的表现,例如有细胞核碎裂、细胞器肿胀、细胞器膜破裂等,因此在2005年这种新的细胞死亡方式被Degterev等首次发现并命名为坏死性凋亡。坏死性凋亡不依赖于胱天蛋白酶。越来越多的研究提示坏死性凋亡在正常的生长发育、疾病发展中均发挥了重要的作用,但其具体的机制还有待进一步研究证实。

二、细胞自噬概述

自噬是广泛存在于所有真核细胞内的一种生理学现象,是指真核细胞将其细胞内的大分子物质和细胞器等成分,通过一定的机制运输到溶酶体中,进行隔离和降解的过程,由此实现物质和能量的循环再利用、降解受损的细胞器或清除细胞内大分子物质,参与内质网、过氧化物体、线粒体的更新,参与细胞的分化与细胞的发育,参与细胞在亚细胞水平的重构等功能。因此,细胞自噬对细胞生长发育、分化及新陈代谢必不可少,对内环境稳态的维持也具有重要作用。

在细胞内自噬主要分为3种类型,即分子伴侣介导自噬(chaperone mediated autophagy, CMA)、巨自噬(macroautophagy)和微自噬(microautophagy)。细胞质中的可溶性蛋白质和变性坏死的细胞器被非溶酶体来源的双层膜(大部分人认为是内质网膜)结构所包裹,形成自噬体,自噬体再将待降解物携带到溶酶体中进行加工降解,这一过程称为巨自噬;溶酶体或液泡内膜直接内陷包裹底物并降解的过程称为微自噬;对于含有KFERQ基序的蛋白质可被分子伴侣HSC70识别并通过LAMP2A蛋白转运入溶酶体中进行降解的过程,被称为分子伴侣介导自噬,该类过程仅存在于哺乳动物细胞中。巨自噬是胞内最常见的一种自噬形式,其发生的过程可分为自噬启动、自噬体形成(包括囊泡成核、扩张生长和完成)、成熟和降解4个阶段。

(1)自噬启动:在营养缺乏时期,雷帕霉素靶蛋白mTOR与UNC-51类自噬激活激酶1/2(UNC-51 like autophagy activating kinase 1/2, ULK1/2)复合体分离,使ULK1/2发生脱磷酸作用,进而诱导自噬相关基因13(autophagy associated gene 13, ATG13)和FAK家族相互作用蛋白200(FAK-family interacting protein of 200 kDa, FIP200)与ULK1/2结合,形成ULK1/2-ATG13-FIP200复合体,启动自噬。

(2)自噬体的形成:磷脂酰肌醇-3-激酶家族Ⅲ(phosphatidylinositol 3 kinase class Ⅲ, PI3KC3,或称为Vps34)、p150(或称为Vps15)和自噬基因*Beclin1*结合形成复合体,参与囊泡成核过程。自噬小泡生长和自噬体形成过程则由2个泛素样结合系统ATGV12和ATG8/LC3直接调控。其中,ATGV7激活ATGV12,使其在与ATG5结合之前暂时与ATG10结合。随后,ATG5进一步与ATG16相互作用形成ATG12-ATG12-ATG5-ATG16复合体。前体蛋白proLC3被ATG4加工成LC3-1,LC3-1通过ATG3和ATG7可逆性结合到磷脂酰乙醇胺PE的羟基端,从而在自噬体表面形成LC3-Ⅱ。

(3)自噬体的成熟:自噬体与溶酶体融合,形成自噬性溶酶体。该过程与溶酶体膜糖蛋白LAMP1和LAMP2以及*Ras*癌基因相关蛋白Rab7A、UVRAG等相关。其中,UVRAG能促进自噬体与其靶蛋白结合的蛋白质至自噬体膜进而激活Rab7,最终促进自噬体与溶酶体的融合。

(4)自噬体的降解:自噬性溶酶体内的物质被溶酶体水解酶所降解,在这个过程中产生的氨基酸和其他成分被释放出来,为细胞提供氨基酸和能源。

(一)自噬的检测

目前检测自噬的方法主要有以下4种:

(1)透射电子显微镜进行形态学观察。这是检自噬的金标准,通过透射电镜可动态观察受损细胞器的自噬形成过程。

(2)自噬体膜标志性蛋白质检测。自噬体膜上的标志性蛋白包括Apg12-Apg5结合体和LC3,后者是酵母菌自噬基因*Atg7/Atg8*在哺乳动物中的同源物;细胞内的LC3-Ⅰ在自噬发生时会转化为LC3-Ⅱ;其他自噬相关蛋白,如Beclin-1、Atg7、Atg12和自噬调节蛋白也可通过Western印迹分析或免疫组织化学染色进行检测。

(3)间接自噬体检测法。指对自噬溶酶体及其不能降解的产物——残体进行的检测,主要是对脂褐素颗粒的显微观察。

(4)单丹(磺)酰戊二胺(monodansyl cadaverin, MDC)染色法。这是检测自噬的一种特异性方法,主要通过自噬体膜表面的Atg8与MDC特异性结合,荧光染色后可见核周阳性显色。

(二)自噬调控的分子机制

1. 泛素化蛋白系统对细胞自噬的调控 1997年,Matsuura等发现了首个与自噬相关的基因——自噬相关基因1(autophagy related gene1, *Atg1*)。迄今为止,至少已鉴定出27种参与酵母自噬的特异性基因,此外还有50多种相关基因。在哺乳动物自噬泡的形成过程中,由*Atg3*、*Atg5*、*Atg7*、*Atg10*、*Atg12*和微管相关蛋白1轻链3(microtubule associated protein light chain 3, LC3)参与组成的2条泛素样蛋白加工修饰过程——*Atg12*结合过程和LC3修饰过程起着至关重要的作用,前者与前自噬泡的形成相关,而后者为自噬泡的形成所必需。

自噬泡在哺乳类动物细胞的形成中,两条泛素化蛋白系统,即ATG12-ATG5-ATG16L(2)PE-LC3系统。*Atg12*结合的过程与前自噬泡的形成相关,对自噬泡的形成来说,LC3修饰过程非常重要。哺乳动物LC3合成之后,在*Atg4*、*Atg7*和*Atg3*的催化下,LC3-Ⅰ与自噬泡膜表面的磷脂酰乙醇胺(PE)结合,形成LC3-Ⅱ,这是自噬体膜融合的关键步骤,使自噬体体积不断扩大。p62是一种多功能泛素结合蛋白,参与泛素蛋白酶体系统(UPS)和自噬-溶酶体系统。在p62介导的泛素化蛋白自噬降解通路中,单泛素化足以确保p62识别并结合待降解蛋白。已有研究显示,p62与自噬标志物蛋白LC3共定位和免疫共沉淀,同时p62小体依赖于UBA结构域的泛素化结合能力和PBI结构域的多聚化能力,p62经过自身的LIR结构域直接和LC3连接,LIR在p62小体的自噬降解和泛素化蛋白持续性降解过程中发挥重要作用。p62通过PB1结构域相互结合,

形成寡聚化的p62分子,有利于p62蛋白靶向进入与内质网相关的自噬体形成位点,与LC3相互作用参与自噬体的形成。

2. 磷酸化蛋白系统对细胞自噬的调控

(1)mTOR磷酸化:mTOR激酶包括mTORC1和mTORC2两种功能复合物,可以抑制自噬的发生,是自噬的负调控分子。

对mTORC1活性的调节是自噬调节的重要组成部分。mTORC1促进细胞生长和代谢,而通过结合ULK1复合物抑制自噬。mTORC1的活性受到许多信号的调控,其主要调控因子是TSC蛋白质。TSC2与TSC1形成复合物具有GTP酶激活蛋白(GTPase-activating protein, GAP)活性,它能够促使Rheb由活化形式转变为非活化形式,从而抑制mTORC1的活性。

mTORC1对自噬的抑制作用依赖于细胞的营养状况,热量限制(caloric restriction, CR)是引起细胞自噬最有效的策略,或者在雷帕霉素处理情况下,mTORC1自身离开ULK1-Atg13-FIP2000复合物,使ULK1被激活,活化的ULK1能够磷酸化Atg13和FIP200,从而启动自噬。同时ULK1能磷酸化Beclin-1的Ser-14,而Beclin-1的磷酸化可以激活另一自噬起始复合体hVps34。mTORC2对雷帕霉素的敏感性相对较低,它通过磷酸化Akt/PKB激酶的第473位的丝氨酸使其活化,活化的Akt/PKB下调转录因子FOXO3从而促进自噬。

(2)PI3K磷酸化:PI3K及其脂质磷酸化产物在自噬中发挥重要作用,在哺乳动物PI3K分为3类。class Ⅰ PI3K含有一些共同的调节亚基和不同的催化亚基。class Ⅰ PI3K主要在细胞膜的胞质侧催化PI(3, 4)P2和PI(3, 4, 5)P3的产生。class Ⅰ PI3K被胰岛素受体激活时,这两种分子能够活化PDPK1和PKB/Akt。PKB再磷酸化抑制GTP酶以活化蛋白复合物TSC1-TSC2,进而导致Theb-GTP稳定性增强并激活mTOR,抑制自噬。class Ⅱ PI3K缺乏这些调节亚基和催化亚基但含有3个独立的亚型,这些酶催化PI和PI4P产生PI3P和PI(3, 4)P2。自噬体的形成也依赖于Ⅲ型磷脂酰肌醇-3-磷酸激酶(Class Ⅲ PI3K)的作用。

(3)AMP活化蛋白激酶(AMPK):AMPK是一个Ser/Thr激酶,能够调节细胞内的能量代谢,参与由饥饿诱导的自噬过程。AMPK可以磷酸化TSC复合物,而TSC复合物则是mTORC1的负调控因子。最近有研究表明,AMPK也可以磷酸化raptor蛋白第863位的Ser,进而抑制mTORC1的活性,诱导自噬发生。凋亡

信号调节激酶1(ASK1)在活性氧(ROS)介导的JNK通路中起桥梁作用。在AMPK信号传递过程中,ASK1通过磷酸化MKK4和MKK7,然后激活JNK通路的上游MAPK,同时可被ROS等多种信号所激活。

(4)其他:有些激酶能够不通过mTOR途径,从而激活哺乳动物Beclin1启动自噬。一种途径是JNK1磷酸化Bcl-2,使Beclin1-Bcl-2复合体解离,释放Beclin1参与自噬的起始。表皮生长因子受体(EGFR)介导的Beclin1磷酸化可以直接抑制自噬活性,加速肿瘤的分化和生长。有报道,雌激素受体仅能够在压力条件下通过BAG3引起非经典的自噬。

mTORC1还是一个细胞内重要的"压力传感器"。缺氧可以激活低氧诱导因子(HIF)从而诱导REDD1的表达,而REDD1能通过调节TSC复合物的活性来抑制mTORC1的活性,从而诱导自噬。此外,HIF还可以诱导许多自噬相关基因的表达。研究表明,肿瘤抑制蛋白p53也可以调节细胞的自噬。在基因组损伤时,*p53*的激活可以促进AMPK的激活进而抑制mTORC1的活性来诱导自噬。此外,*p53*可以通过转录激活自噬调节蛋白DRAM,从而诱导细胞的自噬;*p53*的下游基因*sestrin1*和*sestrin2*也能够激活AMPK的活性,进而抑制mTORC1的活性来诱导自噬。但是最近的研究表明,细胞质的p53抑制了细胞的自噬。

3. 乙酰化蛋白系统对细胞自噬的调控 组蛋白H4的第16位赖氨酸乙酰化与细胞自噬激活有关。有研究表明,H4K16乙酰化由组蛋白乙酰转移酶(HAT)和组蛋白去乙酰化酶(HDAC)共同调节,同时也参与自噬的调节,例如乙酰基转移酶p300能够乙酰化Atg5、Atg7、Atg8、Atg12,并直接与Atg7发生相互作用。这种乙酰化修饰能够抑制自噬,而敲除p300能够增加自噬流量。哺乳动物中的沉默信息调节因子Sirt1和Sirt2也属于HDAC。对于组蛋白,Sirt1最主要的靶点位于H4K16,对H4K16乙酰化具有重要作用;对于非组蛋白也有作用位点,如P53和FoxO3等。Sirt1能够使P53C端第382位赖氨酸发生去乙酰化,降低P53的转录性,调节细胞自噬的发生。组蛋白乙酰化酶Esa1和组蛋白去乙酰化酶Rad3形成的聚合物是组蛋白H4第5和12位赖氨酸去乙酰化所必需,它们作为一对分子开关,以*Atg8*编码的蛋白为底物调其19和48位赖氨酸的乙酰化进程,同时影响*Atg3*和*Atg8*的相互作用,影响细胞自噬的发生。

4. 甲基化对自噬的影响 在胃癌中,肿瘤抑制基因*Klotho*启动子的甲基化导致了其功能的失活。采用DNA脱甲基化试剂5-Aza恢复*Klotho*基因功能则

可通过下调IGF-1R、IRS-1(胰岛素受体底物蛋白1)、PI3K、Akt和mTOR磷酸化作用来抑制细胞增殖,并诱导癌细胞凋亡和自噬。不正常的DNA甲基化已经在很多种癌症中报道,如乳腺癌、肝癌、结肠癌等,如抑癌基因*CDH1*启动子的超甲基化被报道与乳腺癌的进程有关。组蛋白H3和H4本身也存在甲基化,能够激活或抑制基因的转录,如在组蛋白H3上第4、36、79位赖氨酸上发生甲基化通常导致基因转录的激活。

5. miRNA对细胞自噬的调控 微RNA(miRNA)是一类在真核生物中发现的长约22 nt的内源性非编码小RNA分子,在转录后水平调控基因的表达,其通过碱基配对与靶mRNA结合,识别并降解靶mRNA或抑制其转录,从而抑制相关蛋白的合成。研究表明,miRNA参与细胞生长发育、炎症、肿瘤、衰老、凋亡等多种生理病理过程。近年来还发现,miRNA参与了细胞自噬调控,在自噬的发生和形成中发挥重要作用。饥饿、缺氧、雷帕霉素等可诱导细胞自噬,但多数miRNA在自噬过程的不同阶段可通过作用于Atg蛋白以拮抗这种诱导作用,抑制细胞自噬,对细胞造成伤害,且无细胞特异性。研究还发现,除多数miRNA对细胞自噬有抑制作用外,如miRNA-22抑制HMGBl调节的自噬;少数miRNA也可增强细胞自噬水平,miRNA-99a通过抑制mTOR信号来增强自噬。

6. 转录因子 研究表明,核因子κB(NF-κB)对自噬调控也起作用,*Beclin-1*基因启动子区包含保守的NF-κB结合域,NF-κB能上调*Beclin-1*的表达并提高自噬发生的概率。转录因子E2F能够影响*Beclin-1*的表达,它能够通过上调*LC3*、*ULK1*、*Atg5*以及DRAM蛋白的表达促进自噬的发生。转录因子HIF-1直接调控*Beclin-1*和*Atg5*基因的表达。在低氧条件下能够竞争性地与Bcl-2结合促进其与Beclin-1的解离,从而诱导线粒体自噬。

7. PCD 凋亡是PCD的一种形式。凋亡的分子机制已经研究的比较清楚,但是PCD也被其他的机制所调节。例如胚胎初期的形态学分析揭示3种类型的PCD:凋亡(Ⅰ型细胞死亡)、自噬性程序性细胞死亡(autophagic programmed cell death)即Ⅱ型细胞死亡和坏死性程序性细胞死亡(necrotic programmed cell death)即Ⅲ型细胞死亡。当饥饿的时候,许多自噬性细胞被观察到,然而,自噬阻止饥饿引起的坏死,同时并不引起细胞死亡,因为抑制自噬不但不抑制反而促进细胞死亡。因此有人用"自噬性细胞死亡"(autophagic cell death, ACD)根据其分子和功能来揭示自噬引起的细胞死亡。如果抑制自噬不能阻止细胞死

亡，那么不能被称为ACD。ACD作为Ⅱ型细胞死亡来区分凋亡和坏死。根据在将要死亡的细胞内观察到大量的自噬标志物如自噬体，ACD的概念首次被确定。形态学观察发现，ACD中将要死亡的细胞出现自噬体的积累，但是并不能确定其在细胞死亡过程中自噬的作用。在很多情况下ACD真正的含义应该是自噬引起细胞死亡而不是自噬参与细胞死亡。自噬可以作为细胞生存机制，抑制坏死和PARP来调节的细胞死亡。相反，自噬也可能作为细胞的死亡机制。自噬的促死亡可能导致自噬有两个独立的功能：自噬的促凋亡功能和引起ACD。ACD和凋亡过程存在很大差别：凋亡相关的细胞形态学特征是胱天蛋白酶对细胞骨架和其他一些蛋白的清除，于是在凋亡早期即发生细胞骨架的清除，但是细胞器在后期才会被清除；相反，ACD与细胞内大量积累的自噬泡有关联，于是在早期发生细胞器的降解，而细胞骨架在晚期才会被清除。接触不同的凋亡刺激物后，Bax/Bak敲除细胞并没有发生凋亡反应，尽管这些细胞最终死亡并带有大量的自噬标志物。这种类型的细胞死亡可以被自噬抑制剂或者敲除自噬相关基因（Atg5、Atg6和Atg7）等方法抑制。当受到凋亡刺激物刺激时，Bax/Bak敲除细胞的死亡依赖于Atg5途径。尽管有发现Atg5非依赖途径作用于自噬，但是并不会引起Bax/Bak敲除细胞的死亡，因为自噬对ACD来说虽然必需但是不充分，它需要另外的信号通路，有研究发现，c-Jun氨基端蛋白激酶（c-Jun N-terminal kinase, JNK）产生这种死亡信号。

三、神经细胞凋亡的调控

机体生长发育的整个阶段都伴随着大量的神经细胞凋亡，有研究揭示甚至多达50%。在病理状态下，各种神经系统疾病的发生与发展都存在不同程度的神经细胞凋亡。目前已知神经细胞凋亡不仅在脑退行性疾病和脑缺血、缺氧损害的发病机制中起着关键作用，而且在脑外伤的病理和病理生理改变中发生重要影响。

（一）细胞因子对细胞凋亡的调控

细胞因子对细胞凋亡的调控可以是细胞对某些刺激因子（正性触发因子）的反应，如不成熟的胸腺细胞被糖皮质激素诱发的凋亡；也可以是细胞对某些刺激因子（负性触发因子）去除后的反应，如去除集落刺激因子（clony stimulating factor, CSF）后所诱发的造血祖细胞的凋亡。细胞凋亡的正性触发因子包括：① 物理因素，如γ射线、紫外线、加热（如胸腺细胞加热至43℃后，快速回到37℃）；② 糖皮质激素；③ 细胞毒性药物，如放线菌素、甲氨蝶呤、顺铂、阿糖胞苷、安吖啶（m-AMSA）、氟达拉滨（fludarabine）、表鬼臼毒素（epipodophyllotoxins）等；④ 受体，如APO-1/Fas抗体的受体、TCR-CD₃特异抗体的受体；⑤ 引起cAMP水平升高的化合物，如cAMP及衍生物、霍乱毒素、茶碱；⑥ 细胞因子，如TNFα、TGFβ。细胞凋亡的负性触发因子主要包括：NGF、FGF、PDGF、CSF（G-CSF、GM-CSF）、IL（IL-2、IL-3、IL-4、IL-6）、激素（雌激素、孕酮、雄激素）。

现在已知的数十种细胞因子中，大多是细胞赖以生存、增殖和分化所必需的，一旦撤除之后，依赖细胞即将发生凋亡。另一类细胞因子是对细胞增殖产生抑制作用的，能诱导和促进细胞的凋亡。

（二）诱生型一氧化氮合酶对细胞凋亡的调控

近年来，创伤性脑损伤后产生的内源性有害因子，如兴奋性氨基酸、自由基、单胺类、乙酰胆碱、神经肽及一氧化氮（NO）等均是加重脑继发性损害的重要因素已取得共识。其中NO作为非经典神经递质系细胞功能调节因子及细胞毒性物质，在神经系统正常功能和疾病中，特别是对脑外伤后继发损害的影响，日益受到重视。现在对NO研究主要通过对一氧化氮合酶（NOS）测试而获得。NOS可分为两大类型：一类是结构型NOS（constitutive NOS, cNOS），包括内皮细胞型NOS（endothelial NOS, eNOS）和神经细胞型NOS（neuronal NOS, nNOS），特点是依赖钙离子和钙调蛋白。eNOS主要参与血管舒缩反应；nNOS参与神经元生理功能调节和脑损伤后早期细胞损害作用。另一类为诱生型NOS（iNOS, 亦称为免疫型NOS, immunologic NOS），特点是不依赖钙离子和钙调蛋白（表59-2）。

生理状态下，iNOS在中枢神经系统并不表达。病理状态下，包括神经细胞、星形细胞及血管内皮细胞在内的多种细胞均有iNOS的大量表达。当iNOS被激活后合成NO的量远比cNOS合成的NO多，可达数百倍之巨。脑外伤后iNOS的表达具有迟发性特点，与nNOS和eNOS表达时间有明显差异，在缺血、缺氧脑损害的研究中，发现iNOS于受损后6～12小时出现，高峰在24～48小时，持续5～7天之久。通过体外实验证实iNOS的诱导表达，在神经细胞的表现是一种缓慢的、渐进的死亡过程，并具有细胞凋亡的特点。基于iNOS表达的特异性、迟发性及NO的高产出率，多数学者认为iNOS参与了脑损伤后的神经细胞迟发性损害，并与迟发型神经元死亡关系密切。NO/iNOS的迟发性细胞毒性作用引起了学术界的高度重视，同时更促进了对iNOS生物学特性及其活性变化、作用机制的研

表59-2　一氧化氮合酶同工酶特点

eNOS	nNOS	iNOS
• 依赖Ca^{2+}激活	• 依赖Ca^{2+}激活	• 不依赖Ca^{2+}激活
• 首先在内皮细胞内确定	• 首先在神经细胞内确定	• 首先在巨噬细胞内确定
• 固有表达,病理状态下诱导表达	• 固有表达,病理状态下诱导表达	• 病理状态下诱导表达
• 保护作用	• 与损伤早期细胞病理改变有关	• 迟发性损伤
• 损伤后1小时出现,24小时高峰	• 损伤后10分钟出现,高峰3小时	• 损伤后12小时出现,48小时到高峰

究工作。

　　研究结果说明,NO参与了脑外伤后神经细胞毒性作用,神经细胞的早期病理改变与NOS的活性有关。1997年,Tavalin发现脑外伤后神经细胞存在牵张所致的迟发性去极化(SIDD),引起电压调节的钙通道开放致大量钙离子逆流,同时SIDD与外伤后钠泵的功能受抑及谷氨酸受体被激活有关,采用NOS抑制剂以消除SIDD现象。该研究表明,由NO介导兴奋性氨基酸细胞毒性作用于伤后迟发性神经细胞死亡密切相关,提示NO不仅参与神经细胞早期的病理生理改变,而且与外伤后晚期神经细胞的分子病理改变也有密切关系。目前认为nNOS主要参与伤后神经细胞的早期病理变化,而伤后神经细胞的迟发性死亡,则与脑外伤后iNOS活化表达有关。

　　1. iNOS的生物学特性　iNOS是一种可溶性酶,变性分子量为125 000～135 000,分子构型为一双区结构蛋白,C-端为还原酶区,其序列与细胞色素P_{450}还原酶同源;N-端为氧化酶区。还原酶区含有NADPH、FAD、FMN和CaM结合位点;氧化酶区含血红素、四氢生物蝶呤和L-精氨酸结合位点。iNOS为一同型二聚体酶,由两个相同的分子量130 000亚基组成,亚基二聚体化为iNOS活性所必需。人类iNOS的基因定位于17号染色体上,长度约37 kb,含26个外显子。根据诱导人的肝细胞RNA引物延伸分析确定iNOS mRNA转录起始位点位于TATA序列下游30bp处。编码CaM、FMN、FAD和NADPH的DNA序列分别在12～13、16、19～21、23～25外显子内。iNOS的表达可被细胞因子、细菌脂多糖、多种试剂以及紫外线、创伤等诱导。目前对于刺激或抑制iNOS基因表达的分子机制已有一定认识。iNOS基因启动子含有一个"TATA"盒和能结合抑制转录因子的一般序列,如干扰素调节结合位点(IFN-r-RE)、核因子κB结合区(NF-κB)、核因子IL-6(NF-IL-6)结合位点、IFN-α刺激反应元件、激活蛋白1(AP1)结合位点及肿瘤坏死

因子反应元件(TNF-α-Re)等。现已知NF-κB及IFN对iNOS的转录活化有非常重要的作用。研究证实采用转录因子NF-κB抑制剂(吡咯烷二硫代氨甲酸盐,PDTC)可阻断NF-κB结合蛋白的激活,抑制NO生成。IFN结合位点的核苷酸突变可取消IFN-γ对转录的促进作用。糖皮质激素对iNOS表达的抑制则通过降低NF-κB的P65、P50和c-rel亚基结合DNA的表达能力;另外还发现糖皮质激素可降低iNOS mRNA翻译,增加iNOS蛋白的降解,从而减少iNOS蛋白数量。

　　2. NO毒性机制　目前研究认为NO作用的靶物质包括以下几类:氧分子、金属基团、铁硫基团及含血色素蛋白(表59-3)。NO与血色素卟啉环中Fe^{2+}结合,导致鸟苷酸环化酶活化,可使其反应速率增快400倍。鸟苷酸环化酶被激活后产生环磷鸟苷(cGMP)依赖性离子通道通透性改变。以上作用主要表现为其生理功能,具有神经保护作用。不过当NO作用于铁硫基团时,包括线粒体的NADH辅酶Q氧化还原酶、NADH琥珀酸氧化还原酶及NO抑制氧化磷酸化,可以造成细胞呼吸链的破坏。NO还能抑制线粒体的顺乌头酸酶(cis-aconitase),导致糖酵解受抑。近期研究指出,线粒体和细胞质的顺乌头酸酶虽是NO毒性作用的主要靶酶,但NO并不能直接失活顺乌头酸酶,而是NO与O_2反应生成过氧化亚硝酸离子($ONOO^-$),使顺乌头酸酶迅速失活。同时NO亦可通过:与细胞色素氧化酶竞争氧分子而可逆性抑制线粒体的呼吸功能;直接抑制磷酸肌酸激酶导致ATP合成的下降;激活多腺苷二磷酸核糖聚合酶(PARS),使NAD与核蛋白之间ADP核糖过多地转运,使能量过度消耗以及破坏呼吸链,进一步使ATP合成减少,最终导致能量耗竭和迟发性细胞死亡。然而,对PARS参与NO所介导的细胞毒性问题,Heller(1995年)发现PARS突变缺失的胰岛细胞对NO细胞副作用具有抵抗作用,并不出现由于NAD消耗而引起的DNA破坏,Roi Ann Wallis(1996年)实验研究发现海马脑片受液压撞击伤

表59-3　NO作用底物

底　物	作　用	结　果
鸟苷酸环化酶	活化	cGMP增加,神经保护
RAS	活化	细胞外信号传递,蛋白激酶活化,神经保护
NADH辅酶Q氧化还原酶	抑制	降低氧化磷酸化
NADH琥珀酸氧化还原酶	抑制	降低氧化磷酸化
顺乌头酸酶	抑制	降低糖酵解
细胞色素氧化酶	抑制	降低氧化磷酸化
磷酸肌酸激酶	抑制	降低ATP可使用度
DNA	激活PARS,DNA链断裂	导致NAD和ATP枯竭

后,采用PARS抑制剂新生霉素(novobilcin)能提高海马CA1区神经细胞诱发电位达到正常的89%～96%。而对照组诱发电位只为正常的20%,提示PARS参与了脑外伤后的细胞损害过程。

（三）氧化应激对细胞凋亡的调控

氧化应激(oxidative stress)是指机体内氧自由基的产生与消除失去平衡,或外源性氧化剂的过量摄入导致ROS在体内堆积引起细胞的毒性作用。随着细胞凋亡研究的逐渐深入,大量研究证实,在特定条件下,低水平的内源性或外源性ROS能够激活外源性信号的转录因子NF-κB,从而调节细胞凋亡相关基因(如c-Myc、Fas-FasL、bcL-2/bax等)而诱导细胞的凋亡,而不是导致细胞的坏死。有人提出ROS可能是细胞凋亡过程中起关键作用的中间体。

近来又发现在低氧状态下,缺氧的细胞能够产生一种因子称低氧诱导因子-1(HIF-1)。HIF-1能够调节一系列的基因转录和表达,激活促红细胞生成素(EPO)、血管内皮生长因子(VEGF)及糖酵解酶的转录与其启动子的结合而发挥作用。鉴于HIF-1对缺氧刺激的特异感受及广泛参与缺氧对多种基因转录的诱导和存在于多种细胞中,人们认为它可能是缺氧诱导基因转录过程信息传递的共同通路,参与细胞凋亡,从而引起普遍的重视。

1. 氧化应激诱导神经细胞的凋亡实验研究　在中枢神经系统中,各种细胞都可能由于缺血、缺氧而受损害,神经细胞对缺血、缺氧更为敏感。以往的研究往往倾向于自由基增加,对细胞膜脂质过氧化、细胞器的损伤、激活蛋白水解酶使神经细胞水肿而产生坏死,随着对细胞凋亡的逐渐认识,许多研究表明缺血、缺氧可导致神经细胞凋亡的发生。

采用液压冲击大鼠脑损伤模型观察到脑细胞凋亡率明显增高,给实验动物注射甲氧基聚乙二醇-超氧化物歧化酶(MPEG-SOD)以降低脑组织内氧自由基的含量,结果发现各时间段脑组织内丙二醛(MDA)含量明显降低,细胞凋亡率也低于脑外伤组,从而证实活性氧与脑外伤后神经细胞凋亡有关。

关于脑外伤和脑缺血神经细胞凋亡发生部位,主要发生在对缺血、缺氧敏感的海马、齿状回、大脑皮质等易感区和半暗影区。在脑创伤灶和缺血中心区,由于物理打击和脑血流突然中断,能量代谢停滞,细胞内ATP酶活性丧失,各种生物膜内外渗透压失去平衡,导致线粒体和内质网及细胞膜的损害,神经细胞发生坏死形成坏死灶,而坏死灶周边区域,即半暗影区,由于尚有少许血供,虽然该处神经元活动停止,但能量依赖性离子泵功能尚存,该处部分细胞首先发生凋亡,既不损伤邻近细胞,又可被迅速清除,有利于其他存活细胞的能量供应。若不及时改善血供或应用药物保护,周围环境迅速恶化,细胞则发生坏死,形成新的坏死灶,并依次向周边发展,因此细胞凋亡对最终脑坏死灶的扩大起一定作用。有学者认为半暗影区内细胞凋亡是由于不同程度缺血后再灌注刺激引起,血流不完全阻断或阻断后再灌注产生的大量自由基是引起细胞凋亡或死亡的直接原因。应用清除自由基的药物或通过转基因使鼠内锌-铜超氧化物歧化酶过度表达,可减轻由于缺血造成的脑损害。赵立民实验发现凋亡细胞首先出现在对缺血较敏感的皮质,后来主要集中于半暗影区,说明凋亡细胞易由缺血引起,且由血流的不完全阻断易诱发大量的自由基产生而引起。

2. 外源性ROS诱导细胞凋亡　1991年,Lennon

等首先发现低浓度的H_2O_2（$10 \sim 100 \ \mu mol/L$）可诱导HL-60细胞发生凋亡，而当浓度继续升高时，便可导致大量的细胞坏死；可以产生氧自由基的$2,4$-二甲氧基-$1,4$-奈醌（DMNQ）随着浓度的升高会分别诱导RINm5F胰岛瘤细胞增殖-凋亡-坏死；氧化的低密度脂蛋白能诱导淋巴细胞发生凋亡；一定浓度的叔丁基过氧化物（t-BuOOH）可诱导神经细胞发生凋亡；脂质过氧化物15-过氧化二十碳四烯酸（15-HPETE）和13-过氧化十二碳二烯酸（13-HPODE）诱导$A_{3.01}$T细胞发生凋亡。高颖（1998）利用$300 \ \mu mol/L \ H_2O_2$诱导K_{562}细胞凋亡，形态观察到细胞核固缩、核破裂凋亡特征，FCM-DNA检测在G_0/G_1峰前存在一低DNA含量的"凋亡峰"，DNA电泳图谱显示间隔$180 \sim 200$ bp的梯形图谱，MTT测定表明凋亡线粒体功能明显下降。以上这些都是细胞凋亡的特征，说明H_2O_2确实可诱导细胞的凋亡。

3. 内源性ROS的生成增多可引起细胞的凋亡 正常细胞内每天能产生10^{11}个ROS分子，其主要来源：① 细胞进行正常需氧代谢时线粒体呼吸链产生的副产物：$\cdot O_2^-$、H_2O_2和$\cdot OH$；② 巨噬细胞、吞噬细胞和病毒感染时呼吸爆发的产物：NO、O_2^-、H_2O_2和Cl^-；③ 脂肪和其他大分子降解时的副产物，如H_2O_2；④ 细胞色素P_{450}系统在发挥其对食物的解毒作用时产生的ROS。

当细胞内ROS生成增加、清除ROS能力下降和抗氧化能力减弱时可致细胞凋亡。电离辐射是引起细胞凋亡的重要因素之一，在此情况下，辐射的靶分子为水分子，导致细胞死亡的主要成分是$\cdot OH^-$，它能与蛋白质、DNA和脂质体反应，引起蛋白质氧化DNA链断裂、细胞膜伸展突起、脂质过氧化等，而DNA链断裂、细胞膜伸展突起正是细胞凋亡的特征。人T细胞系CCRF-CEM当在无血清培养基中低密度（$< 10^8/L$）培养时易于发生凋亡，而在含血清培养基中高密度（$> 10^8/L$）培养时凋亡过程被终止，从此培养基中分离出了一种抗凋亡因子，其分子量为60 000，具有与过氧化氢酶相似的结构和催化酶特性；自动物体内提取的这种催化酶能替代含血清培养基，并阻止这种与细胞密度相关的凋亡过程，这种现象提示，在细胞处于低密度时，CCRF-CEM培养液中含有丰富的诱导细胞凋亡的过氧化氢，细胞中这些物质也许来源于培养基，但更可能是细胞自身产生的。

4. 抗氧化应激作用可阻止细胞发生凋亡 胚胎囊液（embryonic blastocoele fluid）中含有一种可溶性的物质，它能杀死那些具有滋养外胚层形成能力的胚

胎癌细胞，但是胚胎癌细胞P_{19}对此具有抵抗能力。进一步研究发现，该细胞内具有丰富的谷胱甘肽，使用谷胱甘肽合成酶的特异性不可逆抑制剂丁硫氨酸亚砜胺（buthionine sulphoximine, BSO）则可提高P_{19}对胚胎囊液的敏感性，经证明这种情况下所发生的细胞死亡具有凋亡的各种特征。如用过氧化氢酶预先处理胚胎囊液，然后再将其加入P_{19}细胞，则这种凋亡过程可被阻止，胚胎囊液中所存在的过氧化氢可能是由多胺氧化酶（polyamine oxidase）催化产生的。如向Pc_{12}（嗜铬细胞瘤）细胞培养液中加入神经生长因子（NGF），能提高细胞内的过氧化氢酶活性，降低Pc_{12}对外源性过氧化氢的敏感性。但若加入过氧化物酶的抑制剂3-氨基三唑（3-aminotriazole），细胞则对外源性过氧化氢的敏感性增加，NGF或血清的撤除都可引起Pc_{12}细胞的凋亡。NGF能抑制细胞凋亡的作用是通过多种因素完成的，现在尚不清楚这种凋亡抑制作用是否仅仅与细胞内过氧化氢酶的表达有关。抑制Pc_{12}细胞的SOD表达可同时降低用NGF处理和不同NGF处理组的存活率，但处理组死亡率较低；死亡细胞呈现凋亡的特征，使用维生素E能逆转这种凋亡，使用维生素E和NGF复合物效果更好。Standstrom等的研究结果提示细胞外的过氧化氢酶水平与H_2O_2诱导的细胞凋亡的敏感性有关。Kane等也发现下丘脑神经细胞系GT_{1-7}细胞内谷胱甘肽（GSH）的合成抑制剂可诱导细胞凋亡。对人类免疫缺陷病毒（HIV）感染的研究结果提示，细胞内超氧化物歧化酶（MnSOD）、过氧化氢酶（CAT）的减少可能导致细胞凋亡。Hockenbery发现过度表达谷胱甘肽过氧化物酶（GSH-Px）的小鼠IL-3依赖的$FL_{5.12}$细胞能在缺乏IL-3的情况下存活。另有学者发现过度表达MnSOD的肿瘤细胞能耐受辐射、抗肿瘤药物所介导的细胞凋亡。细胞内富含谷胱甘肽的胚胎癌细胞P_{19}，对可杀死胚胎癌细胞的胚胎囊液具有明显的抵抗作用。依地硝唑（etanidazole）可引起EL_4细胞的凋亡，但使用自由基清除剂（如TDA：IBMX，TEMPOL）和维生素E处理24小时后，则可抑制这种作用。

原癌基因*Bcl-2*的表达能够抑制多种因素诱导的细胞凋亡。*Bcl-2*基因是1984年Tsujimoto等从滤泡性淋巴细胞淋巴瘤中分离出来的一种癌基因，该基因常位于18号染色体上，但可易位到第14号染色体上；易位后的*NCL-2*基因所编码的蛋白质结构不变，但表达量可大量增加。Bcl-2蛋白可位于线粒体膜或核膜及溶酶体膜上。*Bcl-2*基因抗凋亡和延长细胞寿命的作用随着ROS是调控细胞凋亡的一个重要因素的概念

诞生以后,人们就逐渐认识到Bcl-2的抗氧化能力与细胞凋亡发生之间的密切关系。Steinman认为,Bcl-2本身并不是一种抗氧化剂,相反,它是作为一个氧化原对细胞产生氧化应激,从而诱导细胞内源性抗氧化能力的增强,如抗氧化酶SOD、GSH-Px和CAT等酶的活性升高而阻止细胞进入凋亡过程。Zamami等的实验表明,线粒体膜电位($\triangle\psi$m)的降低是细胞发生凋亡早期的一个不可逆改变,ROS的增加可直接或间接损伤线粒体膜而使膜电位降低,与此同时,巯基抗氧化剂N-乙酰-L-半胱氨酸(N-acetyl-L-cysteine,NAC)作为ROS清除剂能够防止地塞米松诱导的细胞凋亡过程中线粒体膜电位的降低。另有报道表明,TNF可诱导线粒体O_2的产生而诱发细胞凋亡,而Bcl-2基因转染细胞能够防止TNF诱发细胞凋亡中线粒体膜电位的降低。综合这些资料提示,ROS可使凋亡细胞线粒体膜电位降低,Bcl-2能够诱导细胞内源性抗氧化酶活性升高清除ROS,从而防止线粒体膜的降低。Lam等研究发现,Bcl-2对细胞内Ca^{2+}平衡的维持有着重要作用,而Ca^{2+}水平的变化与ROS的产生有着密切相关性。电离辐射不仅是DNA损伤的直接因素,而且通过诱导超氧阴离子($\cdot O_2^-$)等ROS代谢产物而损伤DNA。黎明涛(1998)实验结果表明,4Gy X射线能够明确诱导中国仓鼠卵巢细胞(CHO细胞)发生凋亡,表现在细胞核固缩与凝聚、DNA断裂和凋亡峰的出现等凋亡特征,而且可使线粒体膜电位降低。Bcl-2基因转染细胞不仅明显抑制了核DNA的变化,而且防止了线粒体膜电位的降低,其中Bcl-2表达量不同的细胞克隆CBCL-2-CL和CBCL-2-C3在抑制DNA断裂和线粒体膜降低时都表现出明确的量依赖关系,该结果揭示,Bcl-2基因转染细胞对射线诱导

细胞凋亡的抑制作用确是来源于重组Bcl-2基因的表达,而不是外源性DNA与宿主DNA非特异性重组的结果。

（四）缺氧诱导因子-1对细胞凋亡的调控

正常的供血、供氧是维持细胞生理功能所必需的,全身或局部缺氧时会引起机体一系列适应性反应,例如促红细胞生成素、血管内皮生长因子、热休克蛋白、酪氨酸羟化酶的合成或分泌增加等。同时,对于细胞感受缺氧并诱导上述物质增加的机制研究有了一定的认识,如细胞中存在有氧感受能力的血红蛋白感受缺氧,并经一定的信息传递通路调节基因的转录。研究发现HIF-1对缺氧具有特异性的感受,而且广泛参与缺氧对多种基因表达的诱导(图59-1),它可能是缺氧诱导基因转录过程中信息传递的共同通路。随着研究的深入,发现HIF-1与细胞凋亡关系密切,这进一步增加了对HIF-1的认识。

HIF-1病理生理意义和功能:在常氧状态下,O_2和血红蛋白氧感受因子(hemoprotein oxygen sensor, S.Heme)结合,当缺氧时,O_2从S.Heme分解,同时激活包括蛋白磷酸化一系列信号反应,这些将导致低氧调节因子(因子X)的激活和增加HIF-1的表达,HIF-1又可激活糖酵解酶基因、VEGF基因、NOS和HD-1基因、EPO基因、酪氨酸羟化酶基因等,产生各自的生理作用(图59-1)。

除如前上述HIF-1的功能外,1998年Peter等学者研究发现HIF-1与细胞凋亡有密切关系。他们采用低氧和低血糖条件,培养野生型胚胎干细胞,诱导HIF-1α阳性表达,运用TUNEL方法对凋亡的细胞进行计数。结果发现,在低氧培养条件下HIF-1α阳性表达

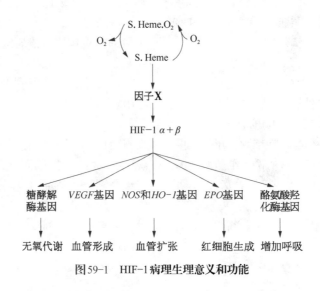

图59-1　HIF-1病理生理意义和功能

的细胞凋亡数是常氧培养下的10倍,是低氧培养的无HIF-1α表达的细胞的10～30倍,而且,HIF-1α阴性表达的胚胎干细胞在常氧和低氧培养下,细胞凋亡数无明显差异。Wood(1998)也研究发现低氧能够诱导HIF-1α阳性表达野生型的$C_{4,5}$细胞的凋亡数明显增加,但在HIF-1α表达缺陷的中国仓鼠卵巢Ka_{13}细胞,并不产生凋亡的改变。为了进一步研究HIF-1α对组织的凋亡影响,Peter等将HIF-1α阳性表达和无HIF-1α表达的胚胎干细胞分别注射到裸鼠的皮下,HIF-1α表达阳性肿瘤TUNEL阳性细胞数是无HIF-1α表达的肿瘤的2倍。

细胞增殖和细胞凋亡是一对作用性质相反的生理状态,通过测定细胞的增殖情况,可间接反映细胞的凋亡。增殖细胞核抗原(proliferating cell nuclear antigen,PCNA)是反映细胞增殖的可靠指标。Peter运用免疫组织化学方法通过对染色阳性细胞计数来反映HIF-1与细胞增殖的关系,结果证明,在低氧培养后无HIF-1α表达的肿瘤细胞PCNA阳性率是HIF-1α阳性表达的2倍,培养7周后,两者相差4倍。在HIF-1α和EF5均阳性表达区域内PCNA阳性率为49%,无HIF-1α表达而EF5表达阳性区域内PCNA阳性率为75%。从上述数据看出,HIF-1α可明显促进肿瘤细胞凋亡和抑制增殖。Wan(1998)将培养的MCF_7和$SKBr_3$细胞经氯化钴和去铁敏处理后,HIF-1α表达阳性,用Western和Northern印迹检验发现P_{53}水平明显增高,4～8小时为高峰期,增加P_{53}的稳定性。Peter还研究发现,缺血、缺氧调节基因不管是HIF-1α依赖的P_{53}、P_{21}、BCl-2还是不依赖的P_{27}、$GADD_{153}$都参与细胞周期的控制,HIF-1α的缺乏并不影响细胞因子导致的细胞凋亡,这就揭示了缺血、缺氧诱导的细胞凋亡至少有2种以上调节和激活方式。

(五)热激蛋白对细胞凋亡的调控

热激蛋白(HSP)是一组在进化上高度保守的蛋白质,其编码基因也具有高度的保守性。HSP的表达既参与细胞的正常生理过程,又是细胞对外界环境变化或刺激所作出的应答或防御反应。低氧可以诱导HSP的表达增加。有学者已将HSP作为判断组织和器官在缺血、缺氧和再灌注损伤时的损伤标志。同时,自20世纪80年代以来,对HSP在创伤所致应激过程中细胞内的表达及其保护作用的研究也逐渐增多。研究发现脑外伤后HSP在中枢神经系统也有大量的表达,甚至有学者提出可将HSP作为脑损伤的标志物,用以判断脑损伤的部位和程度。随着研究的深入,发现HSP与细胞凋亡之间也有密切的关系。

1. **脑外伤后HSP的表达** Brown使用原位杂交技术研究颅脑损伤后HSP_{70}的表达,结果发现大脑半球锐器伤2小时后,伤道周围脑组织中HSP_{70} mRNA表达显著增加,伤后12小时HSP_{70}表达有所下降,伤后24小时伤道周围尚有少量神经细胞有HSP_{70} mRNA表达。Brown(1990)采用实验性液压闭合性颅脑损伤模型观察脑外伤后脑组织的HSP表达情况,发现坏死区的神经细胞功能已丧失,无HSP_{70}表达,而坏死区的毛细血管内皮细胞仍有HSP_{70}表达,脑组织变性反应区(水肿区)的神经元、胶质细胞和毛细血管内皮细胞均有大量HSP_{70}表达,远离受伤部位的正常神经无HSP_{70}表达,因而HSP_{70}可作为脑损伤部位的标志物。Mikawa等(1995)采用落体撞击法复制小鼠闭合性颅脑损伤模型,用原位杂交技术观察了HSP_{70} mRNA的表达情况,发现4小时HSP_{70} mRNA在伤灶周围开始表达,24小时达高峰,48小时恢复正常。

2. **脑外伤后HSP表达增加的影响因素** 氧自由基刺激HSP的产生。脑外伤后常伴有大量OH^-、O_2^-和H_2O_2的产生,促使脑细胞"钙超载",以及细胞内蛋白质构型改变和功能障碍,由此引起细胞的应激反应,由应激效应信号传入感应细胞中有同感的基因,激活此基因的热激要素。SOD是氧自由剂的清除剂,对脑外伤后继发性脑损害有保护作用。用SOD抑制剂二乙基二硫氨基甲酸酯(diethyldithiocarbamate)降低SOD的活性,使脑外伤后脑组织内氧自由基的水平增高,同时还发现HSP_{70} mRNA亦有高表达。Mikawa等将CuZn-SOD过度表达的转基因小鼠Tg组与非转基因小鼠nTg组在脑外伤后比较其伤周脑细胞中HSP_{70} mRNA的表达情况,结果发现外伤后4小时和24小时,Tg组小鼠的HSP_{70} mRNA表达程度明显低于nTg组小鼠,说明氧自由基有诱导HSP产生的作用。

IL-1也能诱导HSP表达。脑外伤与其他应激因素一样,在应激反应的急性期均可产生IL-1和IL-2,此类物质是多肽活性因子,具有激素样作用,主要由单核细胞和巨噬细胞产生,脑的小胶质细胞和星形胶质细胞也具有此功能。研究表明,IL-2可促使*HSP*基因活化,诱导HSP的合成,而IL-1的产生与HSP的合成呈负相关;转录调控顺序发现*HSP*基因和*IL-1*基因的调控因子有相似的结构而作用相反。脑外伤后IL-2活性增高诱导HSP的产生,构成了机体对外界损伤性刺激的保护性反射,减轻脑细胞的损伤,并有助于脑损伤的修复和胶质细胞的增生。

（六）bcl-2家族

*bcl-2*基因是学者Tsujimoto于1984年从滤泡性淋巴瘤中分离出来的，也存在于许多正常组织内，染色体定位18q²¹，分子量25 000，由2个内含子、3个外显子组成，仅第2和第3外显子编码蛋白质。经cDNA克隆序列分析，*bcl-2*基因通过不同的剪接产生两个开读框架，其分别编码为由239个氨基酸组成的分子量为26 000的bcl-2α和205个氨基酸组成的分子量为22 000的bcl-2β。bcl-2α是一种跨膜蛋白，通过免疫电镜技术可见它位于线粒体内、外膜，内质网膜及核外膜上。现已发现bcl-2家族成员包括：bcl-2、bcl-x、bax、mcl-1、A1、bax、bak及bag-1。bcl-2相关蛋白之间同源性集中于2个区域，称为BH₁和BH₂。此外，bcl-2家族蛋白在它们的C末端含有一段疏水氨基酸链，该结构具有与细胞内膜结合的作用，但与抗凋亡功能无关。*bcl-x*基因编码241氨基酸的蛋白质，与bcl-2蛋白有74%的同源性。基因转化试验初步证明，bcl-x蛋白与bcl-2蛋白有协同作用，能促进细胞生存。bcl-x蛋白有两型：一型为bcl-x₁，由241氨基酸组成，与bcl-2蛋白有协同作用；另一型为bcl-xₛ，其分子缺乏bcl-2蛋白所具有的一个有63个氨基酸组成的高度保护区，对bcl-2蛋白有抑制作用。*Bax*基因长4.5 kb，含6个外显子，有不同剪接方式编码3种蛋白：bcl-2α、bcl-2β及bcl-2γ。Bax蛋白功能与bcl-2相反。*bcl-2*基因和*bax*基因联合表达可以使细胞发生凋亡。Bax蛋白为同型二聚体，又可与bcl-2蛋白形成异二聚体。bax/bax蛋白与bcl-2/bax蛋白的比值可以左右细胞的生死，当bax/bcl-2蛋白占优势细胞凋亡，反之bcl-2/bax占优势时细胞存活。

S. V. Pravdenkova（1996年）在研究大鼠闭合性重型脑损伤中发现，脑组织Ca^{2+}/Mg^{2+}依赖性核酸内切酶（CME）活性明显升高且DNA含量下降达10天之久。Strauss等（1994年）为研究脑外伤后bcl-x的表达，分别于伤后6小时、1天、3天及7天切取皮质、海马组织，检测bax、bcl-x mRNA发现：① 伤后3天内皮质的bax mRNA无改变，至3天及7天时下降45%；② 伤后3天海马的bax mRNA升高2倍，至7天时恢复正常；③ 伤后7天受损皮质的bax免疫反应性升高，而海马区无此变化；④ 伤侧皮质和海马的bcl-x免疫反应性早在伤后6小时即降低，而与伤后24小时才发现细胞丢失。该研究说明：① 液压打击所致脑外伤后早期（数分钟至数小时）即有bcl-x mRNA下调和bcl-x蛋白水平下降，是为凋亡抑制因子降低并危及细胞生存；② 及至后期bax mRNA上调和bax蛋白水平升高，亦即凋亡促进因子上调均与神经细胞的凋亡有关。

bcl-2蛋白具有减少自由基、阻止脂质过氧化反应、增加还原性辅酶Ⅰ和谷胱甘肽及提高细胞对缺氧的耐受性等作用。在体外试验中，bcl-2蛋白作为抗氧化因子可以阻止神经细胞凋亡。在局灶性脑缺血实验中，存活的神经细胞有bcl-2蛋白表达增高现象。在过度表达人类*bcl-2*基因的转基因小鼠中，bcl-2蛋白能减轻大脑中动脉阻塞后的缺血性脑损伤。在过度表达*bcl-2*转基因大鼠中，bcl-2蛋白能减少脑缺血后的神经细胞损害；在过度表达*bcl-2*的海马神经细胞培养中，bcl-2蛋白能降低谷氨酸对细胞的毒性作用。

（七）胱天蛋白酶家族

胱天蛋白酶的活化和级联反应在细胞凋亡过程中有着非常重要的作用，并且众多研究认为其是一种能够促进细胞凋亡的蛋白酶。目前共发现并命名的胱天蛋白酶共有14种，分别是胱天蛋白酶1～14（表59-4），它们均以酶原的形式存在，活化后发挥作用，并受多种途径调控。

表59-4　胱天蛋白酶的分型

分 型	角 色	成 员
Ⅰ型	始动者	胱天蛋白酶-2、8、9、10
Ⅱ型	执行者	胱天蛋白酶-3、6、7
Ⅲ型	调节者	胱天蛋白酶-1、4、5、11、12、13、14

胱天蛋白酶的活化主要通过两条途径。第一个是死亡信号诱导的死亡受体依赖性途径，有人称之为细胞外途径，它是通过激活死亡受体（如Fas、TNFR）来激活胱天蛋白酶原-8。第二个是细胞色素C诱导的线粒体依赖性途径（胱天蛋白酶-9依赖性途径），有人称之为细胞内途径，即当机体处于氧化应激状态时，部分细胞出现线粒体损伤，线粒体膜肿胀、通透性增加，甚至破裂，导致线粒体内的细胞色素C等物质释放到细胞质内。细胞色素C能与胱天蛋白酶-9等其他分子结合共同组成复合体，进一步活化下游的胱天蛋白酶原。

在胱天蛋白酶的活化过程中存在正反馈，例如活化的胱天蛋白酶-9能够活化下游的胱天蛋白酶原-3和胱天蛋白酶原-7，接着活化的胱天蛋白酶-3又能活化胱天蛋白酶原-9。胱天蛋白酶的活化也存在级联反应，某些胱天蛋白酶的活化能促进同种胱天蛋白酶原的活化，也可以引起另一种胱天蛋白酶的活化。例如胱天蛋白酶原-8与细胞膜上的特异性死亡受体（如Fas、TNFR）结合并产生死亡效应结构域（death effector domain, DED），而 DED 又能与胱天蛋白酶原-8的结构域相互作用，诱导胱天蛋白酶原-8进行寡聚反应，最终产生死亡诱导信号复合体（DISC），从而实现自我活化。

在胱天蛋白酶家族中，胱天蛋白酶-2是重要的一种亚型，它在细胞凋亡中扮演始动者的角色。胱天蛋白酶原-2可自发形成蛋白复合体，并进行自我活化，还能进一步活化胱天蛋白酶-9，从而引起线粒体内细胞色素 C 的释放，诱导细胞凋亡。Gabriela 等发现在凋亡的早期，位于细胞核内的胱天蛋白酶-2可使细胞线粒体功能障碍，诱导释放细胞色素 C，从而促进细胞凋亡；在凋亡的晚期，胱天蛋白酶-2才从细胞核内释放到细胞质中，抑制 bcl-2 家族蛋白，减少其抑制线粒体膜通透性的作用，促进凋亡的进一步发展。

Ca^{2+} 在细胞的生理与病理过程中都有极重要的作用，在细胞凋亡的过程中也不例外。而内质网参与 Ca^{2+} 的调节，虽然其调节机制未完全明确，但是有人提出这种不同于前两种途径的新途径为内质网介导的凋亡通路。研究发现胱天蛋白酶-12主要存在于内质网膜中，是其调节细胞凋亡所必需的蛋白酶。当 Ca^{2+} 平衡被破坏，可激活内质网上的胱天蛋白酶原-12，胱天蛋白酶-12进而进一步激活胱天蛋白酶原-3，引发细胞凋亡。

胱天蛋白酶-3是导致细胞凋亡最终步骤的执行者，是执行凋亡最主要的蛋白酶之一，位于胱天蛋白酶级联反应的最下游，因此有人认为它是胱天蛋白酶家族中最重要的一种亚型。胱天蛋白酶原-3可被胱天蛋白酶-8、9、10活化，活化后的胱天蛋白酶-3又可作用于胱天蛋白酶原-3、6、9等。进来胱天蛋白酶-3的非凋亡功能也越来越受到重视，包括细胞分化、趋化物质的产生、伤口愈合和组织再生、突触功能调节等，但目前仍认为它主要发挥细胞凋亡功能。

（八）miRNA

miRNA 是一种小的非编码 RNA，在转录后水平上调控基因的表达。在人体中，miRNA 控制一系列生理和病理功能，如发育、分化、凋亡和代谢，一个单一的 miRNA 可以调节数百个靶基因的表达，因此 miRNA 的改变可以极大地影响颅脑损伤的病理生理学和预后。在颅脑损伤后，miRNA 通过上调或者下调相关的基因表达，促凋亡蛋白的基因组表达水平升高，从而使神经元细胞死亡，也可以通过调控基因的表达促进细胞增殖和血管生成。同时，通过抑制部分基因的表达，参与颅脑损伤的相关通路，改变脑功能。有研究表明，老年人颅脑损伤后出现血-脑屏障通透性增加，基

质金属蛋白酶-9活性增加，血-脑屏障修复过程减弱，这些变化都可能是损伤后基因和蛋白质表达改变的结果。因为脑脊液与大脑中的细胞外基质直接接触，它的 miRNA 谱更可靠地指示了颅脑损伤引起的大脑变化，其组成能更好地反映颅脑损伤后脑组织的生化变化。我们可以通过干预 miRNA 的表达来改变颅脑损伤后生理及病理变化，以减轻脑的继发性损伤。识别直接参与创伤性脑损伤的特异性基因和信号转导途径对开发新的治疗策略至关重要。

某些特定的 miRNA 可以用于诊断和鉴别轻度、中度和重度创伤性脑损伤。特异性 miRNA 的瞬时表达可作为颅脑损伤进展评估和损伤时间推断的分子标志物，更利于提高诊断和结果的准确性，改进受伤病人的治疗。轻度颅脑损伤后数小时至1天内不同程度升高的有 miR-93、miR-191、miR-499、miR-451、miR-486、miR-505、miR-92a、miR-16，伤后2～7天升高的有 miR-151-5p、miR-195、miR-20a、miR-328、miR-362-3p、miR-30d，水平下降的有 miR-425-p、miR-502、miR-23b。对于严重的颅脑损伤，miR 中水平升高的有 miR-21、miR-335、miR-93、miR-191、miR-499、miR-151-5p、miR-195、miR-20a、miR-328、miR-362-3p、miR-30d、miR-451、miR-486、miR-505、miR92a、miR-765，水平下降的有 miR-23b、miR-16、miR-92a。

另有研究显示在脑缺血后早期和体外模型中，miR-711的水平明显升高。而中枢注射 miR-711抑制剂后，神经元细胞凋亡减少。miR-711的改变可能是颅脑损伤后神经细胞死亡的原因之一，部分原因是通过抑制 Akt，未来可能作为一种新的治疗靶点。在一项包含81例严重颅脑损伤、轻微颅脑损伤和82例对照组的临床研究中发现7种 miRNA，包括 miR-103a-3p、miR-219a-5p、miR-302d-3p、miR-422a、miR-518f-3p、miR-520d-3p 和 miR-627，在严重和轻微颅脑损伤病人中均显著升高。特别是 miR-219a-5p 不仅能区分颅脑损伤病人与对照组，而且还能区分严重和轻微颅脑损伤病人。进一步研究显示上调 miR-219a-5p 可抑制 CCNA2 和 CACUL1 的表达，进一步调控 Akt/Foxo3a 和 p53/Bcl-2 信号通路，导致胱天蛋白酶-3的表达发生显著变化，从而诱导神经元凋亡。降低 miR-219a-5p 的表达可能是颅脑损伤治疗的潜在治疗策略。

四、自噬与凋亡的关系

（一）自噬与凋亡的共同调控点

细胞凋亡与自噬均是维持细胞和机体稳态必不可少的基本生理机制，两者间既有联系又有区别。细胞

凋亡与自噬的分子学联系主要是具有许多共同调控点。其主要共同调控点如下。

1. **内质网应激** 内质网应激能够同时激活细胞凋亡和自噬，是这2种程序性细胞死亡的重要调控子。近年研究结果显示，内质网应激能够通过蛋白激酶R样内质网激酶（protein kinase R-like ER kinase, PERK）-真核细胞翻译起始因子（eukaryotic translation initiation factor, elf）2a和肌醇需求酶（inositol-requitingenzyme, IRE）1-c-Jun氨基末端激酶（c-Jun N-terminal kinase, JNK）途径，激活自噬溶酶体形成。细胞凋亡通路中的Noxa、Puma等唯BH3域蛋白（BH3-only protein），可抑制B细胞淋巴瘤（B cell lymphoma, BCL）-2在内质网上的定位，改变钙离子的分布，从而引起内质网应激。在肿瘤组织中，细胞自噬与内质网应激可以相互调节，这种相互调节与肿瘤的类型及分期有密切关系。细胞凋亡与自噬也参与肿瘤对化疗药物的反应及其对药物耐药性的形成过程。既往对抗肿瘤药物的研究多集中于如何过度激活线粒体导致调节紊乱而引起肿瘤细胞凋亡，但是越来越多证据表明，内质网应激相关途径在抗肿瘤方面具有越来越重要的作用。

2. **低氧诱导因子（HIF）** HIF-1a和HIF-2a是哺乳动物适应低氧环境的关键转录调节因子，可参与肿瘤的生长增殖、血管生成和细胞凋亡等。实体肿瘤生长迅速，局部常处于缺氧环境中，而低氧是产生肿瘤耐药的重要因素之一。目前越来越多的研究发现，细胞自噬可参与低氧诱导肿瘤耐药的过程，其具体机制为低氧可通过HIF-1a、磷酸腺苷激活的蛋白激酶和激活转录因子4等多条途径诱导细胞自噬，最终导致肿瘤耐药。因此，细胞自噬极有可能是对抗肿瘤耐药的潜在靶点，并且抑制细胞自噬有望成为有效的肿瘤治疗策略。HIF-2a可诱导软骨细胞分解代谢因子表达，加强Fas表达，从而促进软骨细胞的细胞凋亡，并且可调控成熟软骨细胞的细胞自噬。

3. **磷脂酰肌醇3激酶（PI3K）** PI3K作用于肌醇循环中，能够产生三磷酸肌醇（IP3），而IP3作为重要的第二信使，在内质网中与IP3受体结合，使细胞内存储的Ca^{2+}释放，调控着细胞增殖和自噬。有研究结果显示，刺激内质网内的Ca^{2+}进入细胞质会触发细胞自噬反应的活化，如维生素D、离子霉素和ATP，硫鸟嘌呤（TG）诱导细胞中的Ca^{2+}水平升高，通过激活Ca^{2+}/钙调蛋白依赖激酶β使下游AMP活化蛋白激酶（AMPK）被激活而诱导自噬发生。该研究还发现，Ca^{2+}进入细胞质后具有抑制自噬活化的作用，Ca^{2+}的释放能够直接或间接诱导细胞凋亡。由此说明，IP3通过对Ca^{2+}的调节，将细胞凋亡与自噬联系起来。

4. **P53** P53是一种抑癌基因，在肿瘤细胞中发生突变较为常见，其在细胞凋亡中的作用也较为肯定。P53与BCL-XL、-2的复合体被抑制后，改变了线粒体的通透性，引起细胞色素C的释放，进而诱导细胞凋亡发生。P53诱导细胞自噬，主要是通过损伤相关的自噬调节蛋白（damage-regulated autophagy modulator, DRAM）依赖方式造成DNA的损伤。DRAM是P53靶基因编码的溶酶体蛋白，能够诱导巨自噬（macroautophagy），作为P53调控细胞死亡的效应器之一。有研究发现DRAM高表达仅可引发少量细胞死亡，而DRAM对P53诱导的细胞凋亡则是必需的。

5. **P53凋亡刺激蛋白2** P53凋亡刺激蛋白（apoptosis stimulating protein of P53, ASPP）2是一种与P53相关的功能蛋白。ASPP2与P53结合，引起凋亡因子BAX表达水平上调，增强P53诱导的细胞凋亡。抗肿瘤药物以及射线因素能够使ASPP2的表达增加，而ASPP2与P53结合，从而诱导细胞凋亡。ASPP2亦可经P53非依赖途径来促进细胞凋亡。DRAM是P53的目的基因之一，这一发现将P53通路中ASPP2与自噬建立起联系。ASPP2/DRAM/自噬调节通路的发现，使细胞凋亡与自噬有了更为直接的联系通路。

6. **胱天蛋白酶家族** 胱天蛋白酶家族是诱导细胞凋亡的核心，参与内、外源性细胞凋亡途径。其中，胱天蛋白酶-3是胱天蛋白酶级联反应的最终效应酶，是凋亡信号通路下游的效应半胱氨酸，胱天蛋白酶-3的活化是决定细胞进入凋亡程序的关键，参与降解凋亡过程中的细胞底物；胱天蛋白酶-8是反应外源性凋亡途径的关键分子。人自噬基因Beclin1被发现有2个胱天蛋白酶的切割位点，其是胱天蛋白酶-3的切割底物，因此细胞凋亡可直接影响细胞自噬。宫颈癌HeLa细胞中BCL-2的联系减低，细胞自噬减少，细胞凋亡增加。细胞自噬的调节基因——自噬相关基因（autophagy-related gene, ATG）3是死亡受体途径胱天蛋白酶-8切割的底物，ATG3的切割位点相对保守，在死亡受体刺激下的细胞凋亡能够使自噬受到抑制，而阻止胱天蛋白酶或使未被切割的ATG3表达增强，可使自噬再次激活。因此，ATG3可为细胞凋亡与自噬建立联系。

7. **Ambra1** 细胞自噬受多种ATG的调控，迄今为止，已在酵母细胞中发现至少34种ATG，其中，Ambra1是新发现的ATG，而Ambra1蛋白则是自噬重要的调控子。Ambra1与Beelin1相互作用，并连接脂质激酶Vps34/PI3KC3而形成Ⅲ型PI3K复合物，进一步促使自噬体形成。在线粒体中，Ambra1可通过与BCL-2的相互作用调控Beclin1依赖的细胞凋亡与自噬。体外实验结果显示，胚胎干细胞和人成纤维细胞2fTGH中Ambra1对细胞凋亡与自噬发挥作用，而Ca^{2+}和胱天蛋白酶能够降解Ambra1。

8. BCL-2家族 抗凋亡BCL-2家族蛋白过表达可引起多种肿瘤细胞出现固有性或获得性治疗抵抗。BCL-2家族蛋白的功能是抑制细胞凋亡，也可以抑制细胞自噬，具体作用机制为：BCL-2/BCL-XL蛋白能够结合并破坏Beelin1自噬功能，由于Beelin1包含BH3结构域，而小分子BCL-2/BCL-XL的抑制剂，亦称BH3结构域的活性剂——奥巴克拉（obatoclax），能够竞争性破坏Beclin1和BCL-2/BCL-XL的相互作用，引起细胞自噬。因此，选择性的环氧化酶（COX）3抑制剂（塞来昔布）可通过激活BH3结构域来诱导肿瘤细胞凋亡，而ABT-737/263在肠道肿瘤中则能够加强自噬抑制作用。

（二）细胞凋亡与自噬的关系

细胞凋亡与自噬间虽然存在许多共同调控点，但两者实际关系仍未完全阐明，其可能关系如下：① 细胞凋亡与自噬相互促进。Gorski等使用甾体类物质诱导果蝇细胞发生死亡的研究发现，其凋亡基因和自噬基因的表达同时上调，并且细胞凋亡与自噬间存在许多相同调控分子。廖爱军等研究结果显示，细胞自噬促进细胞凋亡可能是由于自噬溶酶体途径降解了生存素等抗凋亡因子。② 细胞自噬是细胞凋亡的必要条件，抑制细胞自噬能够延缓细胞凋亡的发生。③ 细胞凋亡与自噬相互拮抗。在黑色素瘤中诱导细胞自噬可以保护细胞而避免细胞因化学药物诱导的细胞凋亡。Rong-Zeng等研究结果表明，在多发性骨髓瘤RPMl8226细胞系中，冬凌草可同时诱导胱天蛋白酶-3调控的细胞凋亡和Beclin1依赖的细胞自噬。冬凌草通过细胞凋亡途径可发挥细胞毒作用，通过细胞自噬可以保护细胞远离凋亡。Young等用小干扰RNA（small interfering RNA，siRNA）干扰自噬相关基因ATG5、ATG10、ATG12和Beclin1等，会导致饥饿诱导的细胞凋亡明显增强，由此证明在营养缺乏时细胞自噬可能参与细胞凋亡的抑制。而Kanzawar等三氧化二砷（As_2O_3）对恶性胶质瘤的研究结果显示，联合细胞自噬抑制剂菌丝霉素A能够增强As_2O_3的抗肿瘤疗效，主要是提高恶性胶质瘤细胞对凋亡信号的敏感度来实现。④ 细胞自噬和凋亡先抑制再促进。在部分药物使用早期，细胞自噬作用可保护细胞避免细胞凋亡，而随着时间的延长，细胞凋亡与自噬作用可同时增加，并共同促进细胞死亡，例如细胞自噬在长春瑞滨诱导肺癌细胞的死亡中对细胞有双重作用。⑤ 细胞凋亡和自噬两者互为前提，抑制任何一方都会导致另一方的作用过程也受到抑制。

（黄贤键）

参考文献

［1］何玉婷，杨雯，王改琴，等.细胞凋亡主要检测方法及其应用［J］.医学综述，2019，25（4）：774-778，783.

［2］PASPARAKIS M, VANDENABEELE P. Necroptosis and its role in inflammation［J］. Nature, 2015, 517 (7534): 311.

［3］HOU K, XU D, LI F, et al. The progress of neuronal autophagy in cerebral ischemia stroke: Mechanisms, roles and research methods［J］. J Neurolog Sci, 2019, 400: 72-82.

［4］陈祥荣，汤志辉，李亚松，等.自噬反应对大鼠创伤性颅脑损伤后神经功能的影响及机制研究［J］.中华神经医学杂志，2016，15（12）：1200-1205.

［5］BAO H J, ZHANG L, HAN W C, et al. Apelin-13 attenuates traumatic brain injury-induced damage by suppressing autophagy［J］. Neurochem Res, 2015, 40(1): 89-97.

［6］GAO Y, LI J, WU L, et al. Tetrahydrocurcumin provides neuroprotection in rats after traumatic 8. brain injury: autophagy and the PI3K/AKT pathways as a potential mechanism［J］. J Surg Res, 2016, 206(1): 67-76.

［7］ZHAO M, LIANG F, HANGDI X U, et al. Methylene blue exerts a neuroprotective effect against traumatic brain injury by promoting autophagy and inhibiting microglial activation［J］. Mol Med Rep, 2016, 13(1): 13-20.

［8］何鹤，黄国志，曾庆，等.自噬对脑缺血再灌注损伤后神经功能障碍恢复的影响［J］.中华神经医学杂志，2018，17（2）：124-129.

［9］YAN F, YING C, GAO J L, et al. Resveratrol attenuates neuronal autophagy and inflammatory injury by inhibiting the TLR4/NF-κB signaling pathway in experimental traumatic brain injury［J］. Int J Mol Med, 2016, 37(4): 921-930.

［10］GRIFFITH T S, BRUNNER T, FLETCHER S M, et al. Fas ligand-induced apoptosis as a mechanism of immune privilege［J］. Science, 1995, 270(5239): 1189-1192.

［11］ANGGÅRD E. Nitric oxide: mediator, murderer, and medicine［J］. Lancet, 1994, 343(8907): 1199-1206.

[12] CORDARO M, IMPELLIZZERI D, PATERNITI I, et al. Neuroprotective effects of Co-UltraPEALut on secondary inflammatory process and autophagy involved in traumatic brain injury[J]. J Neurotrauma, 2016, 33(1): 132–146.

[13] ZHANG L, WANG H, FAN Y, et al. Fucoxanthin provides neuroprotection in models of traumatic brain injury via the Nrf2–ARE and Nrf2–autophagy pathways[J]. Sci Rep, 2017, 7: 46763.

[14] XU J, WANG H, LU X, et al. Posttraumatic administration of luteolin protects mice from traumatic brain injury: implication of autophagy and inflammation[J]. Brain Res, 2014, 1582: 237–246.

[15] LIN C, CHAO H, LI Z, et al. Melatonin attenuates traumatic brain injury - induced inflammation: a possible role for mitophagy[J]. J Pineal Res, 2016, 61(2): 177–186.

[16] WANG Y Q, WANG L, ZHANG M Y, et al. Necrostatin-1 suppresses autophagy and apoptosis in mice traumatic brain injury model[J]. Neurochem Res, 2012, 37(9): 1849–1858.

[17] ZHANG L, DING K, WANG H, et al. Traumatic brain injury-induced neuronal apoptosis is reduced through modulation of PI3K and autophagy pathways in mouse by FTY720[J]. Cell Mol Neurobiol, 2016, 36(1): 131–142.

[18] SARKAR C, ZHAO Z, AUNGST S, et al. Impaired autophagy flux is associated with neuronal cell death after traumatic brain injury [J]. Autophagy, 2014, 10(12): 2208–2222.

[19] LUO C L, LI B X, LI Q Q, et al. Autophagy is involved in traumatic brain injury-induced cell death and contributes to functional outcome deficits in mice[J]. Neuroscience, 2011, 184(1): 54–63.

[20] GRIMM S, BAUER M K, BAEUERLE P A, et al. Bcl–2 down-regulates the activity of transcription factor NF-kappaB induced upon apoptosis[J]. J Cell Biol, 1996, 134(1): 13–23.

[21] REED J C. Double identity for proteins of the Bcl-2 family[J]. Nature, 1997, 387(6635): 773–776.

[22] BISSONNETTE R P, ECHEVERRI F, MAHBOUBI A, et al. Apoptotic cell death induced by c-myc is inhibited by bcl-2[J]. Nature, 1992, 359(6395): 552–554.

[23] DILLON C, WEINLICH R, RODRIGUEZ D, et al. RIPK 1 blocks early postnatal lethality mediated by caspase-8 and RIPK 3[J]. Cell, 2014, 157(5): 1189–1202.

[24] TAKANO S, SHIOMOTO S, INOUE K Y, et al. Electrochemical approach for the development of a simple method for detecting cell apoptosis based on caspase-3 activity[J]. Anal Chem, 2014, 86(10): 4723–4728.

[25] LIAO Y, YANG F, LI X, et al. The impact of Caspase-8 on non-small cell lung cancer brain metastasis in II / III stage patient[J]. Neoplasma, 2015, doi: 10.4149/neo_2015_043.

[26] MARTIN J L P. Biochemical characterization of caspase-12 in apoptosis and a way for its purification using fusion proteins[J]. J Chosun Nat Sci, 2014, 7(2): 103–112.

[27] YIWEN J, MICHELLE M, JIHTUNG P, et al. A mitochondrial proteinBit1, mediates apoptosis regulated by integrins and grou-cho/TLE corepressors[J]. Cell, 2004, 116(5): 751–762.

[28] DONEPUDI M, MAC SWEENEY A, BRIAND C, et al. Inslghts into the regulatory mechanism For caspase-8 activation[J]. Mol Cell, 2003, 11(2): 543–549.

[29] ZERMATI Y, GARRIDO C, AMSELLEM S, et al. Caspase activation is required for terminal erythroid differentiation[J]. J Exp Med, 2001, 193(2): 247–254.

[30] ARAMA E, AGAPITE J, STELLER H. Caspase activity and a specific cytochrome C are required for sperm differentiation in Drosophila[J]. Dev Cell, 2003, 4(5): 687–697.

[31] MIURA M, CHEN X D, ALLEN M R, et al. A crucial role of caspase-3 in osteogenic differentiation of bone marrow stromal stem cells[J]. J Clin Investig, 2004, 114(12): 1704–1713.

[32] LAUBER K, BOHN E, KROBER S M, et al. Apoptotic cells induce migration of phagocytes via caspase-3–mediated release of a lipid attraction signal[J]. Cell, 2003, 113(6): 717–730.

[33] LI F, HUANG Q, CHEN J, et al. Apoptotic cells activate the "phoenix rising" pathway to promote wound healing and tissue regeneration[J]. Sci Signal, 2010, 3(110): ra13.

[34] HUESMANN G R, CLAYTON D F. Dynamic role of postsynaptic caspase-3 and BIRC4 in zebra finch song-response habituation[J]. Neuron, 2006, 52(6): 1061–1072.

[35] LI Z, JO J, JIA J M, et al. Caspase-3 activation viamitochondria is required for long-term depression and AMPA receptor internalization[J]. Cell, 2010, 141(5): 859–871.

[36] D'AMELIO M, CAVALLUCCI V, MIDDEI S, et al. Caspase-3 triggers early synaptic dysfunction in a mouse model of alzheimer's disease[J]. Nat Neurosci, 2011, 14(1): 69–76.

[37] MARTINEZ B, PEPLOW P V. MicroRNAs as diagnostic markers and therapeutic targets for traumatic brain injury[J]. Neural Regen Res, 2017, 12(11): 1749–1761.

[38] SABIRZHANOV B, STOICA B A, ZHAO Z, et al. miR-711 upregulation induces neuronal cell death after traumatic brain injury [J]. Cell Death Differ, 2016, 23(4): 654–668.

[39] YAN J, BU X M, LI Z L, et al. Screening the expression of several miRNAs from TaqMan Low Density Array in traumatic brain injury: miR-219a-5p regulates neuronal apoptosis by modulating CCNA2 and CACUL1[J]. J Neurochem, 2019, 150(2): 202–217.

[40] ZHANG M, SHAN H, CHANG P, et al. Hydrogen sulfide offers neuroprotection on traumatic brain injury in parallel with reduced apoptosis and autophagy in mice[J]. PLoS One, 2014, 9(1): e87241.

第六十章

亚低温脑保护技术

亚低温脑保护技术在重型颅脑损伤治疗中的应用始于20世纪50年代到60年代末，当时多数学者都认为低温对重型颅脑损伤有一定疗效，且无任何心脏和凝血系统的严重并发症。但由于早期的文献多为临床个案少量病例报道，缺乏临床前瞻性对照研究和系统性的动物实验研究，因此低温治疗重型颅脑损伤并未得到足够的重视。20世纪80年代以来，亚低温对实验性颅脑外伤的治疗保护作用得到证实，其在重型颅脑损伤的治疗中的价值再度引起研究者的关注，一系列前瞻性的单中心或多中心临床研究得以开展，而低温治疗从具体方法如治疗时间窗、指征、时程、复温速度和并发症防治到疗效都存在着一些争议。

由于严重脑挫裂伤脑疝病人颅高压通常维持1周甚至更长，欧美国家采用2日短时程低温治疗方案，经常出现复温过程中颅内压再次升高现象，并明显影响低温治疗效果。江基尧教授早在20多年前就提出长时程低温概念，并成功建立了安全稳定的长时程低温治疗临床技术方案。2021年，由上海交通大学医学院附属仁济医院江基尧教授牵头组织、国内14家医院颅脑创伤中心参加，历时8年的临床循证医学研究。该研究是从2 946例急性颅脑创伤病人中，筛选出符合研究条件的302例重型颅脑创伤病例。将302例病人随机分为长时程亚低温组（35℃左右，5天）或常温组（37℃）。随访6个月病人预后、颅内压、并发症、住院时间等重要指标。研究结果显示：长时程亚低温治疗组预后良好率为58.69%，常温组为48.12%（P=0.081）。进一步研究发现：长时程亚低温能显著提高颅内压≥30 mmHg重型颅脑创伤病人预后良好率，亚低温组为60.82%，常温组为42.71%（P=0.018）。该发现结果表明：35℃长时程低温治疗能够显著提高恶性颅高压重型颅脑创伤病人生存率和生存质量，但并不能显著改善所有重型颅脑创伤预后。另外，5天35℃长时程低温治疗不增加严重并发症。该研究是全球第一个完成的长时程低温治疗重型颅脑创伤病人的多中心临床随机对照研究，为临床精准采用亚低温治疗提供了新的临床证据。

我们应该清醒地认识到，截至目前，已经公布的全球颅脑损伤循证医学研究结果显示：尚无一种方法或者药物能够降低重型颅脑损伤病人死残率。其原因：① 脑神经元发生不可逆损害后无法再生；② 由于临床多中心前瞻性随机对照研究受到研究单位条件和医护水平不同、病人损伤类型差异、病例数量有限、研究方法和技术限制、非双盲研究等原因，导致研究结果难以揭示其本质内涵，甚至导致研究结果与事实完全不同。所以，近年来，真实世界研究（real world study, RWS）已经成为临床研究的重要手段，特别是大数据基础上的疗效比较研究（comparative effectiveness research, CER）将有助于揭示影响临床疗效的真实原因，为提高颅脑损伤救治水平提供有力工具。

第一节　历史回顾和亚低温概念的提出

早在20世纪50年代，人们就将深低温（体温降至27～28℃）应用于开胸心血管直视手术，以保护脑和其他重要脏器。但由于深低温易发生心房颤动和凝血功能障碍，增加病人病死率，所以深低温已很少被临床医师所采用。但尽管深低温会引起严重并发症，但由于脑常温条件下耐受缺血、缺氧时间不得超过5～8分钟，所以，目前深低温仍被选择性用于某些复杂的心血管直视手术。20世纪70年代，国外也曾将深低温体外循环方法应用于颅内动脉瘤直视手术,但由于手术后复温过程中常并发颅内再出血、心功能失常以及全身凝血功能障碍等,故神经外科已不再将深低温体外循环方法应用于颅内手术。20世纪50年代以来,国内外神经外科也曾经采用轻度(33～35℃)至中度(28～32℃)低温治疗重型颅脑伤。据文献检索发现,50年代至60年代末,全世界几十家医院对大约100多例重型颅脑伤采用亚低温治疗,通常在伤后12～24小时才入院开始低温治疗,疗程2～10天。大多数学者都认为亚低温对重型颅脑伤有一定疗效,且无任何心脏和凝血系统的严重并发症。但由于上述报道均为临床个案少数病例报道,未做临床前瞻性对照研究,所以无法对低温治疗重型颅脑伤的疗效作出确切结论。加上无系统动物实验研究和临床降温方法落后,低温治疗重型颅脑伤已被国内外医生所遗忘。直至80年代中后期人们才证明亚低温对实验性脑缺血和实验性颅脑损伤具有显著的治疗保护作用。目前,已有大量实验研究表明30～35℃亚低温能明显降低脑损伤动物死亡率,显著减轻脑损伤后运动神经功能障碍,显著减轻脑损伤后脑病理形态损害,保护脑损伤后血-脑屏障功能等。90年代以来的大多数前瞻性单中心临床应用研究结果发现,33～35℃亚低温能显著降低重型颅脑伤病人的死残率,说明亚低温对颅脑伤病人具有肯定的疗效。但是,近十年来,前瞻性多中心临床研究发现亚低温无法改善重型颅脑损伤病人的预后,进一步分析发现:① 同一个低温研究项目中不同类型颅脑损伤病人效果不同;② 同一个低温研究项目中不同医院取得的效果也完全不同;③ 所有临床多中心研究发现低温能够降低颅内压。现在问题的关键是:所有医院是否都应该放弃低温治疗严重颅脑损伤病人?哪些类型颅脑损伤病人接受低温治疗会得到良好结果?特别重要的是:低温是双刃剑,如果无法防治低温的副作用,则会增加病人死残率。所以,目前的争议聚焦在低温治疗时间窗、指征、时程、复温速度和并发症防治。

目前国际临床医学将低温划分为轻度低温(mild hypothermia)33～35℃、中度低温(moderate hypothermia)28～32℃、深度低温(profound hypothermia)17～27℃、超深低温(ultraprofound hypothermia)16℃以下。动物实验研究发现轻中度低温(28～35℃)都有良好的脑保护作用,而且无明显副作用。所以,笔者于1993年首先将28～35℃轻中度低温定义为亚低温。随后亚低温这一概念被国内同行广泛引用。但是,随着临床应用研究的不断深入和推广,发现＜32℃可能出现低血压、心律失常、增加肺部感染的机会,所以,国际上逐步调整临床病人降温温度至33～35℃,不但发挥低温脑保护作用,又可以最大限度减少低温可能导致的并发症。

第二节 亚低温与缺血性脑损伤

20世纪80年代中期以来,国外大量实验研究发现,脑缺血前、缺血过程中或缺血后早期开始亚低温治疗能明显减轻脑缺血后脑组织病理形态学损害程度,促进脑缺血后神经功能的恢复。美国迈阿密大学医学院医生采用鼠的4条脑血管结扎20分钟脑缺血模型,观察脑缺血过程中不同脑温对缺血后脑组织病理损害的影响。研究结果发现,正常脑温(37℃)脑缺血动物大脑半球纹状体和海马区神经元几乎全部死亡;30～34℃低温治疗的脑缺血动物大脑半球纹状体和海马区神经元几乎正常,无任何病理形态学损害。随后他们又采用双侧动脉结扎10分钟伴全身性低血压(6.6 kPa)鼠脑缺血模型,观察脑缺血后5分钟或30分钟开始低温(30℃)治疗对缺血后脑组织病理损害的影响。而后发现,正常脑温脑缺血动物海马区神经元几乎全部变性坏死,脑缺血后5分钟开始低温治疗的动物海马区神经元则无任何病理损害,但是脑缺血后30分钟才开始低温治疗的动物海马区神经元全部变性坏死。实验结果充分表明,脑缺血后低温治疗是越早越好。美国弗吉尼亚州立大学神经外科医生观察了不同体温对双侧颈总动脉结扎5分钟脑缺血动物缺血后脑组织病理损害程度的影响,经研究也发现,正常体温脑缺血动物海马区神经元几乎全部死亡,而32～35℃体温脑缺血动物海马区神经元无任何病理形态损害。瑞典朗德医院研究人员采用双侧颈总动脉结扎15分钟伴全身性低血压(6.6 kPa)动物模型,观察亚低温对缺血后脑组织病理损害的影响,他们发现正常体温脑缺血动物大脑皮质、海马和纹状体大量神经元发生变性坏死,经33～35℃低温治疗的脑缺血动物大脑皮质、海马和纹状体神经元病理损害则明显减轻。另外他们还比较了35℃低温治疗对不同时程(5、10、15分钟）双侧颈总动脉结扎脑缺血动物缺血后脑组织神经元的保护作用发现，35℃低温对不同时程脑缺血动物脑组织神经元都有显著保护作用，但随着脑缺血时程延长，脑组织病理损害程度加重，35℃低温脑保护效能也随之相应降低。国外其他学者亦都证明27～35℃低温对5～15分钟颈总动脉结扎脑缺血动物脑组织神经元具有显著保护作用。

亚低温除了对脑缺血后脑组织病理形态有显著保护作用外，对动物脑缺血后神经功能恢复也有促进作用。美国芝加哥大学医学院医生发现脑缺血后开始31℃低温治疗，能显著减轻单侧颈总动脉结扎伴全身性低血压（4.0 kPa）30分钟动物脑缺血后运动神经功能障碍，同时31℃亚低温还能显著减轻脑缺血后脑组织神经元病理形态损害。美国迈阿密大学医学院研究人员研究也发现30℃亚低温能明显减轻4条脑血管（2条颈总动脉、2条椎动脉）结扎12.5分钟脑缺血动物伤后运动神经功能障碍，同时还发现30℃低温对脑缺血后大脑皮质和海马神经元有显著保护作用。美国宾夕法尼亚州立大学医学中心研究人员采用29℃低温治疗单侧颈总动脉永久性结扎伴缺氧3.5小时（吸入8%氧浓度）脑缺血缺氧动物，发现43只37℃正常体温脑缺血缺氧动物中死亡9只（死亡率21%），而40只经29℃低温治疗的脑缺血缺氧动物则无死亡（$P < 0.0001$），29℃低温还能显著减轻脑缺血缺氧后脑组织病理形态损害程度。1997年，我们研究发现32～33℃亚低温能显著减轻鼠缺血后脑运动功能和记忆功能障碍，还能显著降低脑水肿程度；病理形态学证实32～33℃亚低温能显著减轻海马CA1区神经元损害程度。

当前，关于亚低温对永久性大脑中动脉结扎脑缺血模型的保护作用尚无定论。美国迈阿密大学医学院研究人员观察了30℃低温对3种不同方式大脑中动脉结扎脑缺血动物脑组织神经元的保护作用。研究发现30℃低温对大脑中动脉结扎2小时脑缺血动物脑组织病理形态有显著保护作用，而对永久性大脑中动脉结扎或永久性大脑中动脉结扎伴低血压动物脑组织神经元无任何保护作用。这说明30℃低温对可逆性脑缺血有保护作用，对永久性脑缺血则无明显保护作用。最近有人采用选择性头部降温方法将脑温降至24℃，治疗永久性大脑中动脉结扎脑缺血动物发现，结果提示选择性头部降温（24℃）能显著减少永久性大脑中动脉结扎后脑梗死灶范围。因永久性大脑中动脉结扎所致的脑组织缺血性病理损害程度比可逆性颈总动脉结扎（5～15分钟）严重，33～35℃亚低温尚不能发挥

其脑保护作用，可能需要更低的温度（低于27℃）才能起保护作用。但由于全身降温低于27℃会并发严重心功能损害，所以选择性头部降温不但能使脑温降至有效温度（低于27℃），而且能使全身体温维持在27℃以上，这样可避免深低温所致的全身严重并发症。值得注意的是，长时程全身低温（29℃，24～48小时）不但对动物脑组织无保护作用，反而会加重动物脑损害，升高病死率，提示临床应用亚低温治疗颅脑伤病人时低温时程不宜过长。

有人采用大脑中动脉结扎2小时和再灌注22小时的脑缺血再灌注损伤模型，比较分别在脑缺血前、缺血后10分钟、30分钟和60分钟开始低温治疗（32～33℃）对脑缺血性梗死灶范围以及脑血流的影响，发现脑缺血前以及缺血后30分钟以内开始低温治疗能显著减少大脑缺血梗死灶范围，并发现32～33℃低温对脑血流无明显影响，说明亚低温脑保护作用与脑血流无关。

最近国外学者研究发现亚低温对实验性心跳骤停复苏后动物脑组织神经元和神经功能都具有显著的保护作用。美国匹斯堡大学医学院研究人员发现，在动物心跳骤停12.5分钟后心跳复苏过程中给予34℃低温治疗，能显著减轻心跳骤停复苏动物脑组织神经元病理形态损害程度，明显改善和促进脑功能恢复，减轻神经功能障碍。后来他们又比较了头部选择性30～34℃亚低温与15℃超深低温对心跳骤停复苏动物脑组织神经元病理形态和神经功能的影响，结果发现前者对心跳骤停复苏动物脑组织神经元和神经功能都有显著的保护作用；而后者不但对脑组织神经元和神经功能无保护作用，而且加重脑组织神经元病理损害程度和神经功能障碍程度，15℃深低温还将导致严重心肌损害和心血管并发症。德国法兰克福大学神经科学研究所研究人员也发现选择性头部降温（30℃）能减轻实验性心跳骤停15分钟后脑组织神经元病理损害程度。上述研究结果充分说明30～34℃亚低温对心跳骤停复苏动物脑组织神经元具有显著保护作用，安全而无任何严重并发症。

大量实验研究结果充分表明，亚低温对多种缺血性脑损伤模型都具有显著保护作用。相反，人们研究发现高温能明显加重脑缺血性损害。将脑缺血动物体温升高至38～40℃，能明显增加脑缺血后缺血性梗死灶范围和神经元坏死，增加脑缺血动物病死率。临床上脑卒中和重型颅脑伤病人伴发高热时能加重继发性脑细胞损害，加重脑水肿和颅内高压，严重时会发生脑疝而死亡。临床医师应该十分重视预防和治疗脑卒中

和重型脑外伤病人高热，以避免高热引起的脑组织神经元损害。我们的动物实验研究发现，高温能明显加重脑外伤伤后运动神经功能障碍程度。同样，我们的临床资料结果也提示：无明显高热（< 39℃）的重型颅脑伤脑疝病人的病死率为47.1%，而体温高于39℃的病人病死率高达78.6%。1995年，有人报道了甘露醇与亚低温（30 ～ 35℃）对大脑中动脉结扎后脑梗死范围和脑水肿影响的对照研究，发现亚低温对减轻缺血后脑梗死灶和脑水肿的效果较甘露醇好，而亚低温与甘露醇合用疗效更佳。提示甘露醇和亚低温联合使用是目前治疗脑水肿的最佳方案。

亚低温治疗脑缺血缺氧病人的临床循证医学研究取得重大突破。2002年，欧洲5个国家9个医学中心对273例心跳骤停5 ～ 15分钟、60分钟内自主循环恢复的病人进行前瞻性临床亚低温（$n=136$）和常温（$n=137$）对照研究。结果证明亚低温治疗组病人病死率（39.0%）低于常温对照组（55.0%）（$P < 0.01$），脑功能恢复良好率（55.5%）明显优于常温对照组（41.0%）（$P < 0.05$），而且未增加任何并发症发生率，充分证明亚低温对脑缺血损伤有显著的治疗作用。澳大利亚和其他国家采用相同技术也获得相同研究结果。美国心脏协会已经将亚低温治疗推荐为心跳、呼吸骤停病人的抢救方案。但是，近几年关于低温治疗心跳骤停的多中心临床循证医学研究也出现相反的研究结论。目前是否常规采用低温治疗所有心跳、呼吸骤停病人也存在一定争议和不同声音。

第三节　亚低温与实验性颅脑损伤

20世纪90年代以来，国外学者对亚低温与实验性脑损伤做了较系统的研究。1991年，笔者在国际上首先证实30 ～ 33℃低温对实验性颅脑伤动物有显著保护作用。在分别观察了实验性脑外伤前开始30℃、33℃低温治疗或伤后5分钟开始低温（30℃、33℃）治疗对颅脑伤动物残死率的影响后，发现伤前30℃低温能显著降低脑外伤动物伤后病死率，正常脑温颅脑伤动物病死率为37.5%，而30℃低温治疗颅脑伤动物病死率为9.1%（$P < 0.05$）。伤后5分钟开始低温（30 ～ 33℃）治疗能显著减轻颅脑伤动物伤后运动神经功能障碍程度，其中以30℃低温组疗效最显著。最近笔者又进行了伤后不同时程（伤后15、30分钟）开始低温治疗（脑温30℃）对脑外伤动物运动神经功能预后影响的实验研究，发现伤后15分钟开始低温治疗仍能明显降低颅脑伤动物伤后运动神经功能障碍，但伤后30分钟开始低温治疗对颅脑伤动物伤后运动神经功能的保护作用显著降低。1993年，美国匹斯堡大学医学中心研究人员观察了31 ～ 35℃低温对实验性颅内高压动物模型伤后继发性颅内高压和脑病理形态的影响，他们采用硬脑膜外气囊加压法使颅内压升高至8.1kPa，持续90分钟。颅内压升高15分钟开始降温治疗，使脑温降至31℃，维持5小时，然后使脑温升高至35℃，维持约60小时，发现31℃低温能完全有效地防止继发性颅内高压，且能明显减轻颅内高压所造成的脑病理损害程度和范围。1998年，美国匹斯堡大学医学院研究人员采用控制性大脑皮质挫裂伤模型，在伤后5分钟开始亚低温（脑温32℃）治疗，维持2小时后缓慢复温。他们发现亚低温治疗能显著降低颅脑伤动物伤后运动神经功能和记忆功能障碍程度。

1993年，美国迈阿密大学医学院研究人员采用颅脑伤后5分钟开始低温治疗，观察30℃低温对颅脑伤后脑组织病理形态的影响，发现正常脑温颅脑伤动物伤后大脑半球、海马和丘脑等部位有明显的出血坏死灶，梗死灶大小约$2.14 \pm 0.71 \text{ mm}^3$，而31℃低温治疗使脑组织出血梗死灶明显减小，约$0.50 \pm 0.14 \text{ mm}^3$（$P < 0.01$）。他们还发现30℃低温还能显著减少颅脑伤动物伤后大脑半球神经元变性坏死的数量。颅脑伤后开始低温治疗能显著减轻脑损伤动物伤后脑组织病理形态损害程度。1993年美国匹斯堡大学医学中心研究人员采用重量打击法致颅脑伤模型，观察伤后10分钟开始32℃低温治疗对颅脑伤动物伤后病理形态的影响，也发现颅脑伤后采用32℃低温能明显减少颅脑伤动物脑组织坏死灶范围。近几年大量实验研究结果表明，30 ～ 33℃亚低温对多种实验性颅脑伤模型（液压颅脑伤、重量打击、硬脑膜外气囊加压颅内高压等）都具有显著的保护作用。亚低温的作用包括：能显著降低脑外伤动物病死率、促进脑损伤后运动神经功能恢复、防止继发性颅内高压形成、减轻颅脑伤后脑组织病理形态损害等。

第四节　亚低温治疗颅脑损伤病人的临床疗效

一、临床亚低温治疗方法

目前国内外临床亚低温治疗方法已比较规范。按人体部位降温分类可以分为全身降温和局部降温；按降温方法可以分为体表降温和血管内降温技术。头部局部体表降温方法通常难以使脑温降至亚低温水平，而全身体表降温方法比较可靠，理由是降温体表面积大，全身血液温度降低而使得脑温随之降低。病人躺在降温冰毯上，通过体表散热使中心体温和脑温降至所需温度，通常为33～35℃。根据病情需要维持2～14天。由于病人在接受亚低温治疗和复温过程中可能会发生寒颤，故在实施亚低温治疗时应使用适当剂量肌肉松弛剂和镇静剂以防寒颤。临床通常使用的肌肉松弛剂和镇静剂为苯磺酸阿曲库铵（卡肌宁）、地西泮（安定）和盐酸氯丙嗪（冬眠宁）。常用剂量：① 静脉推注苯磺酸阿曲库铵25 mg或地西泮10～20 mg；② 500 mL生理盐水+苯磺酸阿曲库铵200～400 mg+盐酸氯丙嗪100 mg静脉滴注，每小时20～40 mL；或采用50 mL生理盐水+苯磺酸阿曲库铵200～400 mg+盐酸氯丙嗪100 mg，每小时2～4 mL静脉注射。临床需要静脉柱塞泵控制速度。静脉滴注肌肉松弛剂和镇静剂速度和用量取决于病人的体温、血压、脉搏和肌肉松弛程度。若病人的体温已降至亚低温水平，血压和脉搏平稳，肌松状况良好，肌肉松弛剂和镇静剂速度和用量可减少。若病人的体温难以降至亚低温水平，病人躁动不安，应加大肌肉松弛剂和镇静剂速度和用量。特别值得注意的是，对于使用适当剂量肌肉松弛剂和镇静剂的病人，必须使用呼吸机，以防肌肉松弛剂和镇静剂所致的呼吸麻痹。另外，值得指出的是，大多数病人单独使用镇静剂无法有效控制寒颤。近年来，国外开始推广血管内降温技术，优点是病人温度降低比较快，迅速得到亚低温治疗状态，有利于缩短亚低温有效治疗窗；缺点是设备和血管内降温导管昂贵、导管难以护理，一旦脱出，可导致严重后果和治疗中断。目前国内外临床病房中不推荐使用。

国内外有关亚低温治疗的最佳时机（伤后越早越好，伤后12小时内）和最佳温度（32～35℃）的意见比较一致，但有关亚低温治疗时程仍有争议。欧美国家基本都采用24～48小时短时程亚低温方法，他们认为短时程亚低温可以减少肺部并发症的发生；日本低温学者Hayashi一律采用7～14天长时程亚低温治疗重型颅脑损伤病人。我们则主张根据颅脑损伤病人颅内压和脑损伤程度，采用不同的亚低温治疗时程（3～14天）。因为亚低温治疗时程应该取决于病人脑水肿和脑挫裂伤程度、颅内高压持续时间和下丘脑损伤程度。若脑水肿和脑挫裂伤严重、颅内高压持续时间长、下丘脑损伤程度严重，亚低温治疗时间必须长。这类病人亚低温治疗时间太短会造成颅内压反跳现象；相反，若脑水肿和脑挫裂伤相对较轻、颅内高压持续时间短、下丘脑损伤程度较轻，亚低温治疗时程应该缩短，从而减少长时间亚低温治疗可能导致的副作用。我们的观点逐步得到国内外临床医生的支持。

有关亚低温治疗窗问题，目前大多数人认为亚低温治疗在伤后越早越好，通常认为在伤后12小时内实施。有人则认为伤后6小时以内才有效。但对于严重脑挫裂伤恶性颅内高压病人，在大骨瓣减压术后和大剂量甘露醇脱水无效情况下，尽管伤后时间＞24小时，加用亚低温治疗仍有较好的降低颅内高压的作用。

二、亚低温治疗的临床疗效

20世纪90年代，美国、欧洲、日本和我国神经外科相继开展了30～35℃亚低温治疗重型颅脑伤的前瞻性临床研究，大多数临床研究结果令人满意。

1993年，日本大阪大学医学院医师等将33例重型颅脑伤（GCS≤8分）伴颅内高压病人随机分成两组进行临床前瞻性研究。第1组16例病人采用34℃低温治疗；第2组17例病人维持正常体温作为对照组。临床结果表明，34℃低温能显著降低伤后颅内高压（平均1.4 kPa），升高脑灌注压（平均1.7 kPa）；低温还能显著提高重型颅脑伤病人的生存率，正常脑温颅脑伤病人生存率仅为18%，而34℃低温治疗颅脑伤病人生存率为50%。2001年，他们将91例重型颅脑伤（GCS≤8分）不伴有颅内高压（＜3.3 kPa）病人随机分成两组进行临床前瞻性研究。第1组45例病人采用33.5～34.5℃（48小时）亚低温治疗；第2组46例病人维持正常体温作为对照组。临床结果表明，33.5～34.5℃亚低温不能显著提高重型颅脑伤病人的生存率,他们认为亚低温仅能用于重型颅脑伤(GCS≤8分)伴颅内高压病人。

1993年,美国得克萨斯大学休斯敦医学中心Clifton医生对46例重型闭合型颅脑伤病人进行前瞻性临床研究。46例病人被随机分为两组,24例病人为低温治疗组(体温32～33℃),另22例病人为正常体温对照组(体温36～37℃)。46例重型颅脑伤病人均在伤后6小时之内入院并开始降温治疗。采用冰毯全身降温使体温降至32～33℃,维持48小时左右。低温治疗和复温过程中使用适当剂量肌肉松弛剂和镇静剂以防病人发生寒颤。3个月的临床随访结果表明,经32～33℃低温治疗的重型颅脑伤病人恢复良好率为52.2%,而正常体温颅脑伤病人恢复良好率仅为36.4%,表明亚低温对重型颅脑伤有显著的治疗效果。他们还发现经亚低温治疗的颅脑伤病人伤后癫痫发生率(0/24)明显低于正常体温颅脑伤病人(5/22)($P < 0.01$)。32～33℃亚低温治疗未发生任何严重并发症。最近由Clifton牵头组织的9个医学中心亚低温治疗(32～33℃,24～48小时)392例重型颅脑损伤病人前瞻性随机临床研究结果已发表,结果表明亚低温治疗能显著提高GCS 6～8分、年龄<45岁、伤后6小时内达到亚低温水平病人的治疗效果,而其他经亚低温治疗的重型颅脑损伤病人则无效。另外,在参加该项研究的9个医学中心中,3个最早开始研究的医学中心都发现亚低温治疗有效,而其他6个后参加的医学中心则无效,总体研究结果发现亚低温不能明显改善重型颅脑损伤病人的疗效,其主要原因可能与亚低温治疗时程太短、开始亚低温治疗的时间晚(伤后6小时以上)等因素有关。2002年,Clifton又将多中心临床研究资料作进一步分析研究发现:① 伤后早期入院时病人的体温状态与亚低温治疗效果有密切相关,56例入院时(<6小时)体温已降至33～34℃的病人随机分为亚低温治疗组和常温组,亚低温组病人预后良好率较常温组提高12.6%;102例入院时(<6小时)体温34～35℃的病人随机分为亚低温治疗组和常温组,亚低温组病人预后良好率较常温组提高17.2%;196例入院时(<6小时)体温35～36℃的病人随机分为亚低温治疗组和常温组,亚低温组病人预后良好率较常温组提高0.7%($P < 0.05$)。说明伤后尽早(<6小时)使病人处于35℃以下的亚低温状态,能有效提高亚低温治疗的效果。② 伤后早期入院时体温已达到<35℃亚低温状态,但随机分组为常温组,只好将这类病人体温加温升至37℃正常温度,他们的病死率和中残率较其他常温组病人增加26%(P

<0.01)。说明伤后早期处于亚低温状态的病人不能复温,早期复温会加重脑损害,增加死残率。③ 病人年龄与亚低温治疗效果密切相关。<45岁的81例亚低温治疗的重型颅脑损伤病人的死残率较其他年龄组重型颅脑损伤病人降低24%($P < 0.05$)。④ >45岁重型颅脑损伤病人实施亚低温治疗会增加病人并发症发生率。

1996年,德国雷根斯堡医院医生报道10例特重型颅脑伤病人采用32～33℃亚低温治疗结果。10例特重型颅脑伤病人中,GCS 3分7例,GCS 4分2例,GCS 6分1例。所有特重型颅脑伤病人均在伤后6～23小时开始亚低温治疗,3小时内使脑温降至32～33℃,持续23～26小时。结果表明,32～33℃亚低温治疗能有效地减低颅内高压,降低脑氧耗量,明显提高特重型颅脑伤病人的治疗效果;10例病人中,7例恢复良好,1例重残,2例死亡。

1997年,美国匹斯堡大学医学院医生将82例重型颅脑伤病人(CGS 3～7分)随机分为两组作前瞻性临床研究。一组40例重型颅脑伤病人采用32～33℃低温治疗,另一组42例重型颅脑伤病人维持正常体温作为对照组。所有低温治疗的重型颅脑伤病人均在伤后10小时内入院,且立即开始低温治疗,使脑温降至32～33℃,持续24小时左右。结果表明,32～33℃低温治疗能有效地减轻重型颅脑伤病人伤后颅内高压,提高重型颅脑伤病人治疗效果。伤后1年随访结果表明,亚低温治疗组颅脑伤病人恢复良好率为61.0%,正常体温颅脑伤病人恢复良好率为38.0%($P < 0.05$),而且经亚低温治疗的病人未发生严重合并症。

2000年,日本大学医学院报道采用7～14天长时程32～33℃亚低温治疗99例特重型颅脑伤脑疝病人(GCS < 6分)。另取64例特重型颅脑伤病人作常温对照组。临床研究证明99例病人亚低温对照组恢复良好率42.0%,而65例常温组病人恢复良好率仅为17.0%;亚低温组病死率为45.0%,常温组病死率63.0%($P < 0.05$)。充分证明亚低温对特重型颅脑损伤有显著治疗效果。

2002年,美国弗吉利亚大学医学院报道58例重型颅脑损伤合并恶性颅内高压、经常规方法治疗无效的病人,分别采用亚低温和常温治疗。研究结果发现亚低温治疗不但能显著降低颅内压、改善脑血流,而且能提高治疗效果。亚低温治疗病人恢复良好率和中残率为51.7%,而常温组为37.5%;亚低温治疗病人病死率为17.2%,而常温组为54.6%。

2000年，我们通过87例重型颅脑伤病人亚低温治疗对照研究发现，亚低温治疗病人病死率为25.58%（11/43），对照组为45.45%（20/44）（$P < 0.05$）；亚低温治疗病人恢复良好率为46.51%（20/43），对照组为27.27%（12/44）（$P < 0.05$）。说明33～35℃亚低温能显著改善重型颅脑伤病人的预后。我们还发现亚低温能显著降低颅内高压。近年来我们临床应用研究证明亚低温能有效提高GCS 3分特重型颅脑伤病人的生存率。2006年，针对不同亚低温时程治疗重型颅脑损伤病人的疗效和并发症进行临床前瞻性研究，发现长时程（5天）亚低温的疗效明显优于短时程（2天），并发症无显著性差异。

天津环湖医院报道已采用亚低温治疗396例重型颅脑伤病人，临床研究结果表明，亚低温治疗能显著降低病人病死率、增加恢复良好率，亚低温对改善重型颅脑伤病人预后有肯定的疗效。

2001年《新英格兰医学杂志》发表美国Clifton牵头组织的11个医学中心亚低温治疗（32～33℃，24～48小时）392例重型颅脑损伤病人前瞻性随机临床研究结果。结果发现亚低温不能提高重型颅脑损伤病人的疗效。亚低温治疗仅能显著提高GCS 6～8分、年龄＜45岁、伤后6小时内达到亚低温水平病人的治疗效果，而对其他经亚低温治疗的重型颅脑损伤病人无效。但是，他们自己分析其原因，认为主要是由于亚低温开始较晚、亚低温时程短（＜48小时）、高龄病人的并发症多等。进一步分析发现参加亚低温多中心临床研究的11个医疗单位疗效不一。

2008年《柳叶刀》发表文章客观分析了目前全世界亚低温治疗颅脑损伤的效果，绝大多数报道亚低温治疗有效。分析各国亚低温治疗颅脑损伤病人的方法差异很大，如亚低温治疗窗（6小时？ 12小时？ 24小时？）、亚低温持续治疗时程（＜48小时？ ＞48小时？更长时程？）、亚低温复温速率（快速复温？慢速复温？）、亚低温降温方法（头部局部降温？全身降温？血管内降温？）等，至今无统一标准和方法。通过荟萃分析发现＞48小时长时程亚低温是正确合理的，并且被列入2007年出版的美国《重型颅脑损伤救治指南》第3版，作为Ⅲ级推荐用于治疗重型颅脑损伤病人。

2015年，欧洲多中心临床研究采用短时程（48小时）低温治疗组与常温加甘露醇脱水治疗组进行前瞻性对照研究，结果显示低温不能改善重型颅脑损伤颅高压病人预后，具有降低颅内压的作用。

2018年，澳大利亚报道低温治疗重型颅脑损伤多中心临床前瞻性随机对照研究结果，研究发现低温不能改善重型颅脑损伤病人预后。但是，参加多中心临床研究的常温组和低温组病人的颅内压在正常范围，仅30%左右用去骨瓣减压术。低温治疗的指征应该是恶性颅高压病人。

2017年，全球低温临床研究荟萃分析结果表明，低温治疗时程与临床疗效或具有显著相关性。5个低温维持24小时短时程临床随机对照试验（RCT）研究无效（$n=282$）、9个低温维持48小时短时程临床RCT研究也无效（$n=1 069$）、＞72小时的9个长时程临床RCT研究（$n=714$）低温治疗有效。由于重型颅脑损伤病人脑挫裂伤水肿导致的颅内高压通常持续1周或更长时间，短时程低温会导致颅内压反跳、增加死残率。所以，长时程低温比较合理。

2021年，由上海交通大学医学院附属仁济医院江基尧教授的牵头组织、国内14家医院颅脑创伤中心参加，历时8年的临床循证医学研究。该研究是从2 946例急性颅脑创伤病人中，筛选出符合研究条件的302例重型颅脑创伤病例。将302例病人随机分为长时程亚低温组（35℃左右，5天）或常温组（37℃）。随访6个月病人预后、颅内压、并发症、住院时间等重要指标。研究结果显示：长时程亚低温治疗组预后良好率为58.69%，常温组为48.12%（$P=0.081$）。进一步研究发现：长时程亚低温能显著提高颅内压≥30 mmHg重型颅脑创伤病人预后良好率，亚低温组为60.82%，常温组为42.71%（$P=0.018$）。该发现结果表明：35℃长时程低温治疗能够显著提高恶性颅高压重型颅脑创伤病人生存率和生存质量，但并不能显著改善所有重型颅脑创伤预后。另外，5天35℃长时程低温治疗不增加严重并发症。

低温治疗是"双刃剑"。长时程低温可能导致肺部并发症、胃肠功能紊乱、电解质紊乱及凝血功能障碍等。如何防治严重并发症是提高长时程低温疗效的关键。不同医院的医护水平决定了低温疗效的成败。美国多中心低温临床研究出现了同样问题，低温治疗病例数多的医院疗效稳定，而低温治疗少的医院治疗结果差异很大，导致整个研究结果无效。中国多中心研究初步中期分析得出同样的研究结论。所以，加强低温治疗医护团队建设、提高神经外科重症监护病房（NICU）医护水平、有效防治并发症才能取得应有的治疗效果。

第五节 亚低温脑保护的主要机制

亚低温脑保护的确切机制尚不十分清楚，可能包括以下几个方面：① 降低脑组织氧耗量，减少脑组织乳酸堆积；② 保护血-脑屏障，减轻脑水肿；③ 抑制乙酰胆碱、儿茶酚胺以及兴奋性氨基酸等内源性毒性物质对脑细胞的损害作用；④ 减少钙离子内流，阻断钙对神经元的毒性作用；⑤ 减少脑细胞结构蛋白破坏，促进脑细胞结构和功能修复；⑥ 减轻弥漫性轴索损伤。

一、降低脑组织氧耗量，减少脑组织乳酸堆积

长期以来人们一直认为，低温脑保护的机制可能主要是降低脑损伤后脑细胞的氧耗量，减少乳酸堆积。29℃低温能显著减少脑缺血缺氧动物脑组织中乳酸含量，能使脑组织ATP能量维持在正常范围。脑缺血后局部脑组织对葡萄糖利用率出现明显障碍，30℃低温则能促进全脑葡萄糖代谢率（CMRGlu）恢复。近年来，还有人通过^{31}P磁共振光谱分析技术动态测定脑损伤后脑组织pH，结果发现31～35℃低温能明显促进脑损伤后脑组织pH恢复到正常范围，提示亚低温能减轻脑损伤后脑组织酸中毒程度。日本大阪大学医学院医生对16例重型颅脑伤病人采用34℃低温治疗，发现34℃低温能明显降低颅脑伤后脑组织氧耗量。笔者采用脑微透析技术研究发现，30℃低温能显著降低液压脑挫裂伤区细胞外液乳酸含量。天津市神经外科研究所观察了30～32℃亚低温治疗的重型脑损伤病人脑能量代谢和脑组织氧含量变化，他们发现30～32℃亚低温时脑能量代谢降至常温的40%，而脑组织氧含量则处于正常水平。说明亚低温能减少脑能量耗能和氧耗量。最近有人采用脑组织内直接置入氧含量测定光纤探头，研究发现亚低温治疗能使颅脑损伤后脑组织氧含量显著增加。而我们最近的动物实验研究发现亚低温治疗对颅脑损伤后脑组织氧含量无明显作用，但能显著降低颅脑伤后脑组织酸中毒。

二、抑制高糖血症，减轻继发性脑损伤

颅脑伤或全身严重创伤病人由于应激反应、下丘脑垂体损害、交感神经兴奋等，会造成胰高血糖素分泌明显增加，胰岛素受体数降低，胰岛素分泌相对不足，继而造成血糖明显升高。血糖升高程度与伤情相平行，血糖升高越明显，残死率越高，特别是血糖高于11 mmol/L的病人预后很差。另外，颅脑伤后早期血糖升高，随后逐渐下降者，预后较好；颅脑伤后早期血糖升高，后期仍持续高血糖不退者，预后极差。同时，由于脑组织缺血、缺氧，脑细胞仅能通过无氧酵解利用葡萄糖，造成脑细胞能量不足和乳酸堆积。高糖血症会进一步造成乳酸堆积，加重局部脑组织酸中毒，从而更进一步加重脑水肿和神经元损害。33℃亚低温能显著抑制颅脑损伤伤后高血糖，减轻因高血糖所致的继发性脑损害。

三、保护血-脑屏障，减轻脑水肿

最近国外学者对亚低温对脑损伤后血-脑屏障的保护作用进行了较深入的研究。美国迈阿密大学医学院研究人员分别观察了30、33、36和39℃脑温对4条脑血管（两侧颈总动脉和两侧椎动脉）结扎20分钟脑缺血动物血-脑屏障的影响，发现36℃脑温脑缺血动物大脑半球血-脑屏障破坏明显；30～33℃低温治疗的血-脑屏障则完全正常；39℃高温脑缺血动物大脑半球、丘脑、海马和纹状体广泛性血-脑屏障破坏，较正常脑温脑缺血动物血-脑屏障破坏更严重。用电镜观察血-脑屏障超微结构变化，发现血-脑屏障破坏的超微结构特点主要有毛细血管内皮细胞吞噬增加和内皮细胞紧密连接开放及受损内皮细胞渗透性增加等。笔者研究了30℃低温对实验性颅脑损伤动物血-脑屏障的影响，也发现正常脑温动物伤后大脑半球、丘脑、海马等部位血-脑屏障破坏明显，30℃低温治疗动物伤后血-脑屏障几乎完全正常。30℃低温能有效地抑制颅脑伤动物伤后急性高血压反应，并认为这可能是低温对血-脑屏障起保护作用的原因之一。1996年，有人研究发现伤前和伤后30分钟开始亚低温（33～35℃）治疗能显著减轻脑挫裂伤区血-脑屏障通透性。另外，30～31℃低温能明显减轻双侧颈总动脉结扎40分钟脑缺血动物脑水肿程度；30～31℃低温能明显降低脑缺血后脑组织花生四烯酸代谢产物白三烯B4含量，说明低温能有效地抑制脑损伤后花生四烯酸代谢反应，减少白三烯B4生成，继而抑制或阻断氧自由基产生，有效地减轻脑水肿程度。还有人发现29℃低温也能完全防止脑缺血缺氧

动物脑水肿形成。

四、抑制内源性毒性产物对脑细胞的损害作用

众所周知,脑损伤会导致兴奋性氨基酸、乙酰胆碱、多巴胺、去甲肾上腺素和5-羟色胺等异常释放,这些内源性毒性产物会加重继发性脑细胞损害。近年来,大量实验研究发现,亚低温能有效地抑制脑缺血后内源性毒性产物生成和释放,从而有效地减轻继发性脑损伤发病过程。过多谷氨酸释放可能对脑组织神经元有很强的毒性作用,甘氨酸是调节谷氨酸作用于N-甲基-D-天冬氨酸(NMDA)受体的必需辅助因子。目前研究已经证明30～34℃低温能显著抑制脑损伤后谷氨酸和甘氨酸的生成释放。最近笔者研究发现30℃低温能有效降低实验性脑外伤后脑脊液中乙酰胆碱含量,减轻乙酰胆碱对脑神经元的毒性作用。此外,亚低温还能明显抑制脑损伤后脑组织多巴胺、去甲肾上腺素和5-羟色胺等单胺类物质生成和释放,从而有效地阻断这些毒性产物对神经细胞的损害作用。一氧化氮通过介导谷氨酸NMDA受体毒性作用,抑制线粒体酶系统,抑制糖分解和DNA复制,催化氧自由基脂质过氧化反应等途径,加重继发性脑损害。亚低温能显著减少脑损伤后脑组织一氧化氮含量,从而发挥对脑神经元的保护作用。

五、减少钙离子内流,阻断钙对神经元的毒性作用

细胞内游离钙离子浓度过高会导致神经元坏死。日本学者采用微荧光测定法测定神经细胞内钙离子浓度,并观察不同温度(31～37℃)对缺氧后脑切片神经元内钙离子浓度的影响,结果发现31～33℃低温能显著抑制缺氧所造成的神经元钙离子内流,降低神经细胞内钙离子浓度。另外,有人研究发现亚低温能使缺血性脑组织蛋白激酶C活力恢复至正常水平。蛋白激酶C是一种钙/磷脂依赖酶,对细胞内钙浓度、神经递质释放和基因表达都有重要的调节作用。

六、减少脑细胞结构蛋白破坏,促进脑细胞结构和功能修复

脑损伤后脑细胞蛋白的合成明显降低,特别是重要的细胞结构蛋白微管相关蛋白2(MAP2)含量也显著降低;进一步研究发现,30℃低温能有效地使脑损伤动物脑组织蛋白质合成以及MAP2含量恢复至正常水平。研究结果充分说明亚低温对脑损伤动物伤后脑神经细胞结构具有显著的保护作用。

七、减轻弥漫性轴索损伤

弥漫性轴索损伤是导致颅脑伤死残的主要病理基础,尤其是脑干网状上行激活系统轴索损伤是导致长期昏迷的确切因素。最近研究发现,亚低温治疗能显著减少脑外伤后弥漫性轴索损伤程度,为亚低温治疗颅脑伤提供了有力的病理形态学证据。采用亚低温治疗大鼠自由落体颅脑损伤模型,结果表明伤后弥漫性轴索损伤发生大约减少50%。另外一组实验研究发现单纯采用亚低温治疗使得弥漫性轴索损伤发生减少55%,单纯使用21氨基类固醇(U74389G)使得弥漫性轴索损伤发生减少35%,采用亚低温+21氨基类固醇(U74389G)联合治疗使得弥漫性轴索损伤发生减少48%,说明亚低温与某些药物合用不增加疗效。

八、减少神经元凋亡

颅脑损伤后神经元凋亡是造成病人死残的原因之一。关于亚低温对创伤性颅脑损伤海马神经元凋亡影响,我们采用侧方液压冲击装置,建立大鼠中度脑损伤亚低温干预模型,SD大鼠随机分为3组(每组$n=60$):假损伤组,损伤常温(37 ± 0.3℃)组和损伤亚低温(32.5 ± 0.5℃)组。通过运用TdT介导的dUTP缺口末端标记(TUNEL)和4′,6-二脒基-2-苯基吲哚(DAPI)技术来分析海马CA1区神经元凋亡细胞数量变化,同时结合反转录聚合酶链反应(RT-PCR)和Western印迹技术来检测凋亡标志蛋白胱天蛋白酶-3在基因和蛋白水平的表达变化,以探讨亚低温干预颅脑损伤对海马CA1区神经元凋亡的影响。研究发现颅脑损伤后24小时,TUNEL和DAPI染色结果显示损伤常温组凋亡指数分别为28.80%±2.60%和32.10%±1.40%,而损伤亚低温组明显减少仅为14.30%±2.70%和18.40%±2.10%($P < 0.01$)。实时荧光定量RT-PCR和Western印迹结果显示损伤常温组胱天蛋白酶-3表达分别为210.20%±5.30%和170.30%±4.80%,而亚低温干预组为165.10%±3.70%和130.60%±4.10%($P < 0.01$)。颅脑损伤后72小时,TUNEL和DAPI染色结果显示损伤常温组凋亡指数分别为20.80%±2.50%和25.50%±1.80%,而损伤亚低温组明显减少仅为10.20%±2.60%和15.50%±2.10%($P < 0.01$)。实时荧光定量RT-PCR和Western印迹结果显示损伤常温组胱天蛋白酶-3表达分别为186.20%±6.20%和142.30%±5.10%,而亚低温干预组为152.10%±3.60%和120.60%±3.90%($P < 0.01$)。创伤性颅脑损伤能够导致损伤同侧海马CA1区凋亡

细胞和凋亡标志蛋白胱天蛋白酶-3明显增加，而创伤后4小时的亚低温干预治疗则能显著减弱这种上调作用。进一步研究发现损伤同侧海马基质金属蛋白酶（MMP）-9和组织金属蛋白酶抑制药（TIMP）-3的表达在损伤常温组较假损伤组明显增加（$P < 0.01$），而亚低温治疗能够明显抑制这种增加作用。根据实时荧光定量 RT-PCR 和 Western 印迹结果显示，亚低温组 MMP-9 和 TIMP-3 在基因水平的高峰表达分别为常温组 的 $72.38\% \pm 3.51\%$ 和 $69.83\% \pm 4.3\%$（$P < 0.01$）；在蛋白质水平的表达分别为常温组的 $46.03\% \pm 1.40\%$ 和 $72.83\% \pm 5.50\%$（$P < 0.01$）。研究证实了液压冲击损伤能够导致损伤同侧海马 MMP-9 和 TIMP-3 在基因和蛋白质水平表达上调，而亚低温的干预治疗能够明显抑制该作用。说明亚低温治疗的脑保护作用是包括抑制 MMP-9 参与的"失巢凋亡"在内的针对多靶点、多途径和多机制地抑制细胞凋亡的治疗方法。揭示了亚低温启动内源性神经保护并从源头上阻断凋亡进程的分子基础及起效机制。从而为颅脑损伤治疗开创新的治疗靶点提供了理论基础。

九、减少神经元自噬

关于低温对颅脑损伤大脑皮质及海马 CA1 区神经元凋亡及自噬的变化，我们采用大鼠液压冲击伤常温及亚低温模型，随机分3组：假损伤常温组，脑损伤常温组，脑损伤亚低温组。在致伤后6小时和24小时处死大鼠。运用 TUNEL 分析皮质及海马 CA1 区神经细胞死亡指数的变化，同时使用免疫荧光技术和 Western 印迹技术对凋亡相关蛋白胱天蛋白酶-3及自噬相关蛋白，包括轻链（LC）-3及 Beclin-1 进行测定，并使用免疫荧光双标技术对自噬的表达进行细胞定位，同时使用电镜对自噬体的数量进行观察。研究结果显示：假损伤常温组大鼠未见明显神经元凋亡及自噬性改变。致伤后6小时及24小时 TUNEL 结果显示液压颅脑损伤能够引起损伤周围大脑皮质及海马 CA1 区明显的细胞凋亡指数增加，而亚低温能够抑制细胞凋亡；使用 Western 印迹技术检测损伤周围区域胱天蛋白酶-3，结果显示胱天蛋白酶-3在脑外伤之后明显上调，而亚低温能够抑制其上调；使用 Western 印迹技术检测损伤周围区域自噬相关蛋白 LC3 及 Beclin-1，结果显示 LC3 及 Beclin-1 在外伤后明显上调，而亚低温之后此种上调趋势更加明显；电镜显示自噬体的数目在颅脑外伤之后明显增加，而亚低温之后增加更为明显。细胞定位显示自噬相关蛋白 LC3 及 Beclin-1 在神经元及神经胶质细胞上均有表达。

结论：大鼠中度液压损伤后损伤周围区域大脑皮质及海马 CA1 区凋亡增加，自噬亦同时增加；亚低温干预能够明显减少大脑皮质及海马区域内神经细胞凋亡，同时能够增加自噬相关蛋白的表达。进一步研究发现脑室内注射3-甲基腺嘌呤（3-MA）能够明显上调皮质及海马区域细胞凋亡指数；使用 Western 印迹发现致伤前脑室内注射3-MA 能够使 LC3、Beclin-1 及 Bcl-2 蛋白表达水平明显降低，而 Bax 蛋白表达水平明显升高；Beclin-1/Bcl-2 比值明显降低，Bcl-2/Bax 比值降低；电镜显示自噬体数目明显降低。水迷宫及行走实验提示脑室内注入3-MA 之后能显著增加大鼠的神经行为学功能障碍。研究表明自噬增加可能为亚低温脑保护机制之一；其可能的机制是自噬对凋亡的负性调节作用。

十、神经元树突及棘突的保护作用

为了探究亚低温在重型颅脑损伤后对小鼠损伤侧皮质及海马神经元树突及棘突的保护作用，我们采用第一部分实验成功建立的小鼠控制性脑皮质撞击重型颅脑损伤常温及亚低温模型，雄性成年 THY1-GFP 转基因小鼠150只，随机分为假损伤组（$n=50$）、颅脑损伤常温组（$n=50$）、颅脑损伤低温组（$n=50$）。各实验组分别有20只小鼠在颅脑损伤后1天及7天灌注取脑，剩余10只小鼠进行转棒实验及水迷宫实验。我们通过荧光显微镜观察损伤侧皮质第 V / VI 层及海马区域神经元树突及棘突的变化，同时使用免疫印迹技术检测损伤侧皮质及海马区域突触蛋白的组织含量。转棒实验及水迷宫实验检测小鼠的运动功能及学习记忆功能。研究发现亚低温在重型颅脑损伤后1天及7天对损伤侧皮质第 V / VI 层及海马区域神经元树突及棘突起保护作用。行为学实验显示亚低温能够明显改善小鼠的运动功能及学习记忆功能。进一步研究发现，脑源性神经营养因子（BDNF）特异性抑制剂 K252a 可明显抑制重型颅脑外伤后亚低温在损伤后1天对损伤周围区皮质第 V / VI 层神经元树突及棘突的保护作用。免疫印迹结果显示亚低温可明显升高重型颅脑损伤后1天及7天损伤侧皮质及海马区域 BDNF 的蛋白表达量；重型颅脑损伤后1天 K252a 可明显抑制损伤周围区皮质 BDNF、磷酸化酪氨酸激酶 B（pTrkB）以及突触蛋白 GluR1、PSD-95 的组织含量。我们研究还发现重型颅脑外伤后亚低温可在损伤后激活 BDNF/TrkB 下游 PI3K/Akt 通路，促进 Akt 的活化，对损伤侧皮质树突及棘突起保护作用。脑室内给予 PI3K 的特异性抑制剂 LY294002 可抑制亚低温在重型颅脑外伤1天后对小鼠损伤侧皮质树突及棘突的保护作用。

我们采用原代神经元牵张损伤模型。研究发现，损伤常温组较损伤低温组树突及轴突结构断裂明显，神经元TUNEL阳性率升高。活细胞工作站动态观察，免疫荧光及免疫印迹实验显示神经元损伤后亚低温促进损伤神经元神经突生长及生长相关蛋白43（GAP43）表达，且敲低损伤神经元细胞因子信号传送阻抑物3（SOCS3）表达可促进损伤神经元神经突生长及GAP43表达。大鼠中型颅脑损伤后7天大体形态学观察及HE染色见常温损伤组皮质出血、水肿、缺损，亚低温损伤组程度较轻。免疫组化显示常温损伤组淀粉样前体蛋白（APP）阳性细胞数明显多于亚低温损伤组。横梁行走和水迷宫实验表明亚低温改善损伤后大鼠运动功能和学习记忆力。免疫荧光和免疫印迹显示亚低温促进损伤区GAP43表达，抑制SOCS3表达。芯片筛查发现损伤侧海马区SOCS3 mRNA升高。RT-PCR显示亚低温抑制损伤区SOCS3 mRNA表达。研究结果表明亚低温明显缓解神经元牵张损伤后形态异常，抑制损伤神经元凋亡。亚低温明显促进划痕损伤神经元及牵张损伤神经元神经突的再生及GAP43表达，并促进大鼠损伤区皮质GAP43表达。低温保护机制可能与低温降低损伤神经元SOCS3有关。

十一、调控颅脑损伤后脑神经元基因和蛋白质表达

我们通过液压颅脑损伤模型，研究亚低温对创伤性颅脑损伤大鼠海马影响的差异表达基因。采用Affymetrix大鼠全基因组芯片检测两组动物海马基因表达的变化，获取差异表达基因，结果筛选出显著性差异表达基因共有133个，其中上调57个、下调76个（$P < 0.01$）。亚低温对颅脑损伤大鼠海马基因表达有明显影响，这些差异表达基因可能与亚低温脑保护作用相关。

我们通过液压颅脑损伤模型，研究亚低温对创伤性颅脑损伤大鼠海马影响的差异蛋白质表达。通过差异凝胶电泳（DIGE）、分离蛋白，获得二维的蛋白质分离图谱，应用Typhoon 9400激光扫描仪、DeCyder差异分析软件图像分析，获得差异蛋白点的表达信息。然后通过胶内酶切、抽提酶解肽段、MALDI-TOF/TOF质谱分析差异的蛋白质点。应用Mascot搜索引擎，检索NCBI nr 20070425（4874565 sequences；1684337227 residues）蛋白库数据库，鉴定出差异蛋白质。通过DIGE及DeCyder5.0（GE Healthcare）软件分析，总共有$1\,289 \sim 1\,382$（平均$1\,357$）蛋白质点，发现比率（ratio）值大于1.5有差异蛋白质考染点17个，未发现明显的"有或无"的蛋白点。对17个蛋白质考染点进行质谱鉴定，鉴定出17个蛋白质点，其数据库检索值具有统计学意义（$P < 0.05$）。14个蛋白质点有PMF可信搜库结果及有TOF-TOF可信搜库结果。共鉴定出14个蛋白质，2个为同一种蛋白，实际差异蛋白数为13个。其中上调的蛋白质10个，下调的3个。液压脑损伤后亚低温组表达上调的蛋白质有：神经微丝，轻链多肽、二氢嘧啶酶样蛋白-2、含SDA1域蛋白1、突触蛋白Ⅱ，亚型1、烯醇化酶1、α、预测蛋白：KRAB（Kruppel-associated box）结构域相关蛋白、3-羟基异丁酸脱氢酶、预测蛋白：硫转移酶k1、突触体相关蛋白-25b（SNAP-25b）。表达下调的蛋白质有：微管蛋白、α2、延胡索酸酶、脂酰辅酶A水解酶、沉默信息调节因子2。我们通过双向电泳和质谱鉴定，鉴定出了13个差异蛋白质，这些蛋白质中即有作用相对明确与亚低温脑保护作用有关的蛋白质，如细胞骨架相关蛋白、轴突功能相关蛋白、参与细胞能量代谢的酶等，为亚低温脑保护的机制研究及临床应用提供了依据。

第六节 前景与展望

全世界关于亚低温治疗颅脑损伤的临床效果仍然存在较大争议。分析各国亚低温治疗颅脑损伤病人的方法差异很大，如亚低温治疗窗（6小时？12小时？24小时？）、亚低温持续治疗时程（<48小时？>48小时？更长时程？）、亚低温复温速率（快速复温？慢速复温？）、亚低温降温方法（头部局部降温？全身降温？血管内降温？）等，至今无统一标准和方法。荟萃分析发现>72小时长时程亚低温比较合理。但目前仍存在几方面问题：① 临床大多数病人在使用半导体降温毯+肌松冬眠合剂+呼吸和辅助呼吸的情况下才能达到亚低温治疗水平，但由于仪器比较贵重，医疗护理技术要求高，仅适合有条件大医院推广使用，难以向中小医院推广。② 由于病人使用肌松冬眠合剂和呼吸机辅助呼吸，加强呼吸道管理、保持呼吸道通畅、

防治肺部并发症十分重要。③ 有关亚低温治疗时程仍有争议，欧美国家主张24～48小时短时程、日本则主张1～2周长时程亚低温治疗。我们认为亚低温治疗时间通常维持在3～14天，但应根据每个病人病情决定，对于严重脑水肿和重度颅内高压的病人，亚低温时间要长；而对于脑水肿和颅内高压不十分严重的病人，亚低温时间相对要短。④ 低温治疗是"双刃剑"。长时程低温可能导致的肺部并发症、胃肠功能紊乱、电解质紊乱及凝血功能障碍等。如何防治严重并发症是提高长时程低温疗效的关键。不同医院的医护水平决定了低温疗效的成败。所以，加强低温治疗医护团队建设、提高NICU医护水平、有效防治并发症才能取得应有的治疗效果。

（江基尧　王玉海）

参考文献

［1］江基尧，朱诚.国外亚低温与颅脑伤的研究进展［J］.国外医学·神经病学神经外科学分册，1993，20：4.

［2］江基尧，朱诚，卢亦成，等.亚低温治疗重型颅脑伤患者的临床疗效［J］.中华神经外科杂志，1997，13：317.

［3］江基尧，朱诚.现代脑损伤学［M］.2版.上海：第二军医大学出版社，2002.

［4］江基尧，董吉荣，朱诚，等.21例GCS3分特重型颅脑伤患者的救治经验［J］.中华神经外科杂志，1999，15：4-7.

［5］江基尧.亚低温在治疗急性颅脑损伤中的疗效和争议（述评）［J］.中华神经医学杂志，2003，2：244.

［6］江基尧.努力提高我国颅脑创伤应用研究水平（述评）［J］.中华神经外科疾病研究杂志，2003，2：193.

［7］江基尧.提高我国颅脑创伤治疗水平的几个关键问题（专家论坛）［J］.临床神经外科杂志，2005，2：145.

［8］江基尧.加强我国颅脑创伤临床规范化治疗（述评）［J］.中华神经外科杂志，2006，22：71.

［9］江基尧.广泛性脑挫裂伤合并重症颅内高压患者的手术原则（专论）［J］.中国现代神经疾病杂志，2006，6：166.

［10］江基尧.努力提高我国颅脑创伤病人的治疗效果（专家述评）［J］.中国微侵袭神经外科杂志，2006，11：385.

［11］江基尧.客观分析颅脑创伤患者国际多中心循证医学研究结论（专家论坛）［J］.中华创伤杂志，2009，25：673-674.

［12］江基尧.积极开展循证医学研究提高中国颅脑创伤患者的救治水平（述评）［J］.中华创伤杂志，2012，28：197-198.

［13］江基尧.提高中国颅脑创伤临床救治成功率之我见［J］.中华神经外科杂志，2014，30：575-759.

［14］江基尧.中国颅脑创伤的发展方向［J］.中华创伤杂志，2015，31：774-775.

［15］江基尧.颅脑创伤：走向精准医疗［J］.中华创伤杂志，2016，32：483-484.

［16］江基尧.颅脑创伤循证医学客观证据的科学观［J］.中华神经外科杂志，2016，32：541-543.

［17］陆兆丰，江基尧.亚低温对创伤性脑损伤后线粒体-酮戊二酸脱氢酶活性的影响［J］.中华神经外科杂志，2006，22：659.

［18］张矍鸣，江基尧.颅脑创伤后亚低温保护的蛋白质组学研究［J］.中华神经外科杂志，2008，24：101.

［19］冯军峰，江基尧.亚低温对脑损伤海马及早基因组表达的影响［J］.中华神经外科杂志，2008，24：109.

［20］江基尧.我国颅脑创伤救治现状与展望（专家论坛）［J］.中华创伤杂志，2008，24：81.

［21］梁玉敏，江基尧，张光霁，等.亚低温对大鼠液压脑伤后脑细胞外液中乳酸含量变化的研究［J］.中华神经外科杂志，1997，13：351.

［22］只达石，张赛，陈荷红，等.亚低温治疗急性重型颅脑损伤的临床疗效［J］.中华神经外科杂志，2000，16：239.

［23］郑丰任，曾而明，袁军，等.亚低温对重型颅脑损伤后葡萄糖代谢影响的实验研究［J］.中华神经医学杂志，2002，1：56.

［24］雷鹏，王钰，杨锦峰，等.亚低温结合镁制剂对脑损伤后血清兴奋性氨基酸水平的影响［J］.中华神经外科疾病研究杂志，2003，2：51.

［25］朱曦，陈浩辉，付军，等.亚低温救治重型颅脑损伤的临床研究［J］.中国临床神经外科杂志，2003，8：4.

［26］ANDREWS P J, SINCLAIR H L, RODRIGUEZ A, et al. Hypothermia for intracranial hypertension after traumatic brain injury［J］. N Engl J Med, 2015, 373(25): 2403-2412.

［27］BERNARD S A, GRAY T W, BUIST M D, et al. Treatment of comatose survivors of out-of-hospital cardiac arrest with induced hypothermia［J］. N Engl J Med, 2002, 346(8): 557-563.

［28］BUKI A, KIOZUMI H, POVLISHOCK J T. Moderate posttraumatic hypothermia decreases early calpain-mediated proteolysis and concomitant cytoskeletal compromise in traumatic axonal injury［J］. Exp Neurol, 1999, 159(1): 319-328.

［29］CASAMENTO A, MINSON A, RADFORD S, et al. A comparison of therapeutic hypothermia and strict therapeutic normothermia after cardiacarrest［J］. Resuscitation, 2016, 106: 83-88.

［30］CLIFTON G L, ALLEN S, BARRODALE P, et al. A phase II study of moderate hypothermia in severe brain injury［J］. J Neurotrauma, 1993, 10(3): 263-271.

［31］CLIFTON G L, MILLER E R, CHOI S C, et al. Lack of effect of induction of hypothermia after acute brain injury［J］. N Eng J Med, 2001, 344(8): 556-563.

［32］ CLIFTON G L, CHOI S C, MILLER E R, et al. Intercenter variation in clinical trials of head trauma — experience of national acute brain injury: hypothermia［J］. J Neurosurg, 2001, 95(5): 751–755.

［33］ CLIFTON G L, MILLER E R, CHOI S C, et al. Hypothermia on admission in patients with severe brain injury［J］. J Neurotrauma, 2002, 19(3): 293–301.

［34］ COOPER D J, NICHOL A D, BAILEY M, et al. Effect of early sustained prophylactic hypothermia on neurologic outcomes among patients with severe traumatic brain injury: the POLAR randomized clinical trial［J］. JAMA, 2018, 320(21): 2211–2220.

［35］ CROMPTON E M, LUBOMIROVA I, COTLARCIUC I, et al. Meta-analysis of therapeutic hypothermia for traumatic brain injury in adult and pediatric patients［J］. Crit Care Med, 2017, 45(4): 575–583.

［36］ EDWARD A D, TUE X, SQUIER M V, et al. Specific inhibition of apoptosis after cerebral hypoxia-ischemia by moderate post-insult hypothermia［J］. Biochem Biophys Res Commun, 1995, 217(3): 1193–1199.

［37］ ENGRAND N, PHARABOZ A, DINKELACKER V. Prophylactic hypothermia for severe traumatic brain injury［J］. JAMA, 2019, 321(17): 1725.

［38］ HAYASHI N. The clinical issue and effectiveness of brain hypothermia treatment for severe brain injured patients［M］// HAYASHI, ed. Brain hypothermia. Berlin: Springer-Verlag, 2000.

［39］ JIA F, MAO Q, LIANG Y M, et al. The effect of hypothermia on the expression of TIMP-3 after traumatic brain injury in rats［J］. J Neurotrauma, 2014, 31(4): 387–394.

［40］ JIA F, YIN Y H, GAO G Y, et al. MMP-9 inhibitor SB-3CT attenuates behavioral impairments and hippocampal loss after traumatic brain injury in rats［J］. J Neurotrauma, 2014, 31(13): 1225–1234.

［41］ JIANG J Y, GAO G Y, FENG J F, et al. Traumatic brain injury in China［J］. Lancet Neurol, 2019, 18(3): 286–295.

［42］ JIANG J Y, LYETH B G, CLIFTON G L, et al. Relationship between body and brain temperature in traumatically brain-injured rodents［J］. J Neurosurg, 1991, 74(3): 492–496.

［43］ JIANG J Y, LYETH B G, KAPASI M Z, et al. Moderate hypothermia reduces blood-brain-barrier disruption following traumatic-brain injury in the rat［J］. Acta Neuropathol, 1992, 84(5): 495–500.

［44］ JIANG J Y, ZHU C, LU Y C, et al. The effects of mild hypothermia on patients with severe traumatic brain injury［J］. Chin J Traumatol, 1998, 1(1): 17–20.

［45］ JIANG J Y, YU M K, ZHU C. Effect of long-term mild hypothermia therapy in patients with severe traumatic brain injury. 1-year follow-up review of 87 cases［J］. J Neurosurg, 2000, 93(4): 546–549.

［46］ JIANG J Y, LIANG Y M, LUO Q Z, et al. Effect of mild hypothermia on brain dialysate lactate after fluid percussion brain injury in rodents［J］. Neurosurgery, 2004, 54(3): 713–717.

［47］ JIANG J Y, XU W, LI W P, et al. Effect of long-term mild hypothermia or short-term mild hypothermia on outcome of patients with severe traumatic brain injury［J］. J Cereb Blood Flow Metab, 2006, 26(6): 771–776.

［48］ JIANG J Y, YANG X F. Current status of cerebral protection with mild-to-moderate hypothermia after traumatic brain injury［J］. Curr Opin Crit Care, 2007, 13(2): 153–155.

［49］ JIN Y C, LIN Y Y, FENG J F, et al. Moderate hypothermia significantly decreases hippocampal cell death involving autophagy pathway after moderate traumatic brain injury［J］. J Neurotrauma, 2015, 32(14): 1090–1100.

［50］ JIN Y C, LIN Y Y, FENG J F, et al. Attenuation of cell death in injured cortex after following post-traumatic brain injury moderate hypothermia: possible involvement of autophagy pathway［J］. World Neurosurg, 2015, 84(2): 420–430.

［51］ KOIZUMI H, POVLISHOCK J T. Posttraumatic hypothermia in the treatment of axonal damage in an animal model of traumatic axonal injury［J］. J Neurosurg, 1998, 89(2): 303–309.

［52］ LYETH B G, JIANG J Y, ROBINSON S E, et al. Hypothermia blunts acetylcholine increase in CSF of traumatically brain injured rats［J］. Mol Chem Neuropathol, 1993, 18(3): 247–256.

［53］ MARION D W, WHITE M J. Treatment of experimental brain injury with moderate hypothermia and 21-aminosteroids［J］. J Neurotrauma, 1996, 13(3): 139–147.

［54］ MARION D W, PENROD L E, KELSEY S F, et al. Treatment of severe head injury with moderate hypothermia［J］. N Eng J Med, 1997, 336(8): 540–546.

［55］ METZ C, HOLZSCHUH M, BEIN T, et al. Moderate hypothermia in patients with severe head injury: cerebral and extracerebral effects［J］. J Neurosurg, 1996, 85(4): 533–541.

［56］ MITANI A, KADOYA F, KATAOKA K, et al. Temperature dependence of hypoxia-induced calcium accumulation in gerbil hippocampal slices［J］. Brain Res, 1991, 562(1): 159–163.

［57］ POLDERMAN K H, STERZ F, VAN ZANTEN A R H, et al. Induced hypothermia improves neurological outcome in asystolic patients with out-of hospital cardiac arrest［J］. Circulation, 2003, 108: IV–581 (abst).

［58］ POLDERMAN K H, TJONG TJIN JOE R, PEERDEMAN S M, et al. Effects of therapeutic hypothermia on intracranial pressure and outcome in patients with severe head injury［J］. Intensive Care Med, 2002, 28(11): 1563–1573.

［59］ POLDERMAN K H. Induced hypothermia and fever control for prevention and treatment of neurological injuries［J］. Lancet, 2008, 371(9628): 1955–1969.

［60］ POLDERMAN K H, VARON J. Interpreting the results of the targeted temperature management trial in cardiac arrest［J］. Ther Hypothermia Temp Manag, 2015, 5(2): 73–76.

［61］ POMERANZ S, SAFAR P, RADOVSKY A, et al. The effect of resuscitative moderate hypothermia following epidural brain compression on cerebral damage in a canine outcome model［J］. J

Neurosurg, 1993, 79(2): 241-251.

[62] RATNER M. The gatekeepers of effectiveness[J]. Nature Biotechnol, 2012, 30(6): 482-484.

[63] SHIOZAKI T, SUGIMOTO H, TANEDA M, et al. Effect of mild hypothermia on uncontrollable intracranial hypertension after severe head injury[J]. J Neurosurg, 1993, 79(3): 363-368.

[64] SHIOZAKI T, HAYAKATA T, TANEDA M, et al. A multicenter prospective randomized controlled trial of the efficacy of mild hypothermia for severely head injured patients with low intracranial pressure[J]. J Neurosurg, 2001, 94(1): 50-54.

[65] SOUKUP J, ZAUNER A, DOPPENBERG E M, et al. The importance of brain temperature in patients after severe head injury: relationship to intracranial pressure, cerebral perfusion pressure, cerebral blood flow, and outcome[J]. J Neurotrauma, 2002, 19(5): 559-571.

[66] TAFT W C, YANG K, DIXON C E, et al. Hypothermia attenuates the loss of hippocampal microtubule-associate protein 2 (MAP2) following traumatic brain injury[J]. J Cereb Blood Flow Metab, 1993, 13(5): 796-802.

[67] Hypothermia after Cardiac Arrest Study Group. Mild therapeutic hypothermia to improve the neurologic outcome after cardiac arrest [J]. N Engl J Med, 2002, 346(8): 549-556.

[68] WANG C F, ZHAO C C, JIANG G, et al. The role of posttraumatic hypothermia in preventing dendrite degeneration and spine loss after severe traumatic brain injury[J]. Sci Rep, 2016, 6: 37063.

[69] ZHAO C C, WANG C F, LI W P, et al. Mild hypothermia promotes pericontusion neuronal sprouting via suppressing SOC3 expression after moderate traumatic brain injury[J]. J Neurotrauma, 2017, 34(8): 1636-1644.

[70] ZHI D, ZHANG S, LIN X. Study on therapeutic mechanism and clinical effect of mild hypothermia in patients with severe head injury[J]. Surg Neurol, 2003, 59(5): 381-385.

第六十一章
深低温脑保护技术

1962年，瑞士青年韦尔随一支登山探险队出发去攀登法意交界的一个阿尔卑斯山险峰，不幸的是途中韦尔被大雪所埋。所有的人都以为他必死无疑。然而30年后，一次科学登山探险队意外地发现了他的"遗体"，发觉保存得很好，并发现他的各种机能在冰封下仍未丧失，于是将其运回法国的一家医院。医学家们把韦尔的"尸体"解冻，韦尔开始有微弱的脉搏，继而恢复脑部活动，苏醒过来了。韦尔时年56岁，但看起来仍像26岁那样年轻。究竟是什么原因使这位登山运动员"起死回生"了呢？

早在2 500年前，埃及人已知冷敷可以减轻炎症反应；1817年拿破仑的军医使用冷敷来减轻手术后疼痛。此后，人们逐渐将低温用于消炎、镇痛等方面。100余年前，人们发现局部低温可以使癌症发展速度减慢，此后，低温的局部应用逐渐开展起来。1961年美国的一名神经外科医师发明了一个冷冻外科装置，这成为低温外科的里程碑。目前低温广泛应用于器官移植、心脏大血管手术麻醉、运动伤等的治疗；在神经外科临床上将亚低温（28～35℃）应用于急性重型颅脑损伤预防继发性缺血缺氧性脑损伤。但对于重型及特重型颅脑损伤病人，仍有25%～43%的病死率；而且应用这种方法，从开始降温到达到有效的治疗温度需要较长的时间，目前所使用的亚低温方法就无法更好地满足临床的需要。于是，对深低温（17～27℃）和超深低温（≤16℃）的研究便被提到议事日程上来。全身深低温停循环（deep hypothermia circulation arrest, DHCA）因有心、肺等器官的严重并发症而不被神经外科医生所接受。20世纪90年代以来，美国、日本和中国逐渐将脑选择性深低温的研究列为重点研究项目并取得阶段性成果。

第一节 脑选择性深低温停循环技术

一、顺行性脑灌注

（一）动物实验研究

实验动物选择犬或灵长类动物猴等，多选择自单侧或双侧股动脉、颈总动脉、头臂动脉、锁骨下动脉、腋动脉或椎动脉插管。Connolly 和 Verdura 等分别先期行双侧椎动脉结扎和基底动脉结扎，冷灌注前结扎甲状腺动脉和颞浅动脉，轻度稀释血液降温至5℃左右后行冷灌注，达到预定脑温停止冷灌注时即夹闭双侧颌外动脉、颈外动脉、颈内动脉在颈总动脉分叉处的分支。灌注流量应以保持适当的灌注压为准，一般介于每分钟5～10 mL/kg。用电热毯包裹躯干有助于防止外周体温降低，一般可维持于31～35℃，不会低于29℃。Connolly等报道需15～20分钟可将脑温降至20℃，Verdura等报道35分钟内可将脑温降至14～19℃。夹闭供血动脉停止冷灌注30分钟期间（可用于手术操作），脑温自然上升幅度一般不超过2～3℃。开放被夹闭的颈部动脉，体循环血液使大脑自然复温。术后5～8小时动物清醒，初期常见短暂性神经功能缺失，术后12小时上述异常基本消失，但有12%存在轻度神经系统功能异常。在此实验过程中，为保证血液处于不凝状态，必须使血液充分肝素化，这大大增加了复温后出血的风险性。

为克服上述缺点，Ohta等使用非血液性灌注降温方法，于颈部显露双侧颈总动脉、椎动脉。肝素化后经单侧椎动脉插管（临时夹闭对侧椎动脉和双侧颈总动脉），由体外循环泵将低温灌注液泵入颅内。灌注介质使用乳酸林格氏液降温至5℃

后灌注，流量为每分钟60～80 mL，灌注压平均7.73～2.00 kPa（58±15 mmHg）[正常椎动脉压平均为12.53～1.60 kPa（94±12 mmHg）]，脑温降至28℃以下维持低温期间将灌流量降至每分钟20～40 mL。用电热毯包裹躯干有助于防止体温过低，维持中心体温于33.9±1.6℃。脑温于4.4±1.5分钟内降至28℃（最低脑温26.3+1.2℃）。复温方法同前。全部17只犬均可耐受手术，无神经功能异常。10周后处死动物，即使在最易受损的海马区域也未见神经元缺血性改变。

由于大量低温的颈静脉稀释血直接进入体循环，导致体内水潴留和中心体温降低，严重影响心血管系统的稳定性。1996年Ohta等对此做了技术改进。在前述降温系统基础上，于颈部显露双侧颈外静脉。夹闭右侧颈外静脉，在左侧颈外静脉和下腔静脉间（经股静脉插管）连接超滤和复温装置，将左侧颈外静脉血超滤后复温至38℃再输入下腔静脉。降温过程中流量为每分钟60～100 mL（左侧颈外静脉回流血流量为每分钟20～40 mL），脑温降至20℃以下维持低温期间将灌流量降至每分钟20～40 mL。用电热毯包裹躯干有助于防止体温降低，但中心体温仍有所降低，最低达32.1+2.2℃。复温过程同前，通过超滤和利尿除去的水量，体内潴留水量平均124～586 mL。血气分析和电解质测量结果均在正常范围内。脑温可于15.5±9.4分钟内降至20℃，持续低流量冷灌注可维持脑温于20℃达60分钟（可用于手术操作），最低脑温17.0±1.8℃。结果12只犬均可耐受手术，无神经功能异常。10周后处死动物，即使在海马区域也未见神经元缺血性改变。

江基尧、徐蔚、杨朋范等采用上述方法首次对灵长类的恒河猴进行了脑选择性超深低温断血流实验，脑温于5分钟内降至16℃以下（最低脑温12.8℃），停循环持续时间50分钟以上（最长时间80分钟）。全部9只猴7只获得成功，无神经功能异常，无明显心、肺并发症。4至10个月后处死动物，即使在最易受损的大脑皮质、海马、脑干等处均未见神经元缺血性改变，同时实验猴复苏后经磁共振波谱分析发现脑组织氨基酸代谢无异常。

（二）临床应用研究

Matsuwaka首次在术中同时使用头部和体部独立循环灌注行主动脉弓手术。通过头臂干和左侧颈总动脉选择性亚低温（25～28℃）灌注，通过股动脉插管行正常温度（34～36℃）内脏灌注。20例主动脉弓手术病人被随机分为顺行选择性脑灌注（antegrade selective cerebral perfusion, ASCP）组和标准的心肺

转流术（cardiopulmonary bypass, CPB）组，结果发现CPB组颈静脉血氧饱和度（jugular venous oxygen saturation, SjO_2）和鼻咽温度存在反向直线相关关系（$r=-0.616$），因此术后均留有不同程度的神经功能障碍。在SCP组（平均灌注时间为83±24分钟），所有病例均完全恢复。Matsuwaka认为ASCP技术应用于主动脉弓动脉瘤手术时，只要保持灌注压位于5.33～8.00 kPa（40～60 mmHg）之间并同时监测SjO_2，ASCP较CPB更能减少术中病死率，减轻术后神经功能障碍的程度。Zeebregts于1998年应用此技术成功进行了一例慢性肺动脉血栓动脉内膜切除术。Baribeau应用顺行性脑灌注（antegrade cerebral perfusion, ACP）分别进行了21例冠状动脉分流（其中3例同时行颈动脉内膜切除）、2例主动脉瓣置换、4例主动脉瓣置换加冠状动脉分流、1例房间隔缺损修补和1例动脉弓置换。在这些病例中，ACP通过腋动脉插管建立，术后无任何神经血管方面的并发症。Ceriana通过临床研究证明选择性脑灌注与复苏时间有线性关系（$r=0.728$, $P=0.000$）。DHCA结合ACP的术后神经功能缺失率为7%，单纯DHCA术后神经功能缺失率为100%，同时回顾性分析认为ACP是选择性脑灌注最为有效的方法。Maas等研究了低温停循环（hypothermia circulation arrest, HCA）、间断性顺行选择性脑灌注（intermittent antegrade selective cerebral perfusion, IASCP）在主动脉弓手术时的脑保护作用。HCA在停循环的短时间内可提供充分的脑保护作用，其主要的并发症与停循环期间的脑灌注技巧有关，缺点是不能明确停循环的安全时限。ASCP提供更有效的脑保护，因为ASCP可提供充分的脑灌流量和提高脑低温效果，且不需要切开或夹闭颈动脉而减少了损伤颈动脉的概率。Maas认为ASCP是主动脉手术时最理想的脑保护方法。Veeragandham对20例病人利用顺行性双半球脑灌注（antegrade bihemispheric cerebral perfusion, ABCP），结果院内及术后30天无死亡病人，ABCP 60～120分钟，7例病人无一发生神经功能障碍。这一实验结果明显优于HCA伴或不伴逆行性脑灌注（RCP），是脑保护最有效的措施。

ACP的临床研究大部分针对大宗病例的回顾性分析，统计影响预后的诸因素。多数学者认为，脑灌注持续的时间不影响术后神经功能的缺失。Dossche回顾性分析了106例近心端主动脉弓手术，短暂性神经功能缺失与术前血流动力学不稳定（$P=0.05$）和术中技术性问题（$P=0.033$）有直接的关系，永久性神经功能缺失与A型动脉瘤破裂（$P=0.003$和$P=0.018$）、术前神经功能障碍（$P=0.000$）、术前血流动力学的不稳定

（P=0.034）和二次开胸（P=0.036和P=0.049）有关。Di回顾性分析了57例主动脉弓动脉瘤病人术前、术中和术后的各种影响因素，发现术前肾衰竭（P=0.033 8或P=0.021）、A型动脉瘤急性破裂（P=0.053）、冠状动脉分流（P=0.058）、术后肺脏并发症（P=0.000）和重复开胸（P=0.020 1或P=0.027）分别是影响早期病死率的独立因素，冠状动脉分流（P=0.013）和术后心脏并发症（P=0.036 8）是短暂性神经功能缺失的影响因素。Hagl也进行类似的研究，年龄 > 60岁（$P < 0.001$）、急诊手术（P=0.02）、术后新的神经系统症状（P=0.05）、动脉粥样硬化（$P < 0.001$）、二尖瓣置换或相关操作（P=0.055）和脑灌注的时间及方法（P=0.001）为卒中相关的独立因素，年龄（P=0.001）、冠状动脉分流（P=0.006）和脑灌注时间（$P < 0.001$）为术后短暂性神经功能缺失的独立影响因素。在40～80分钟的断流时间内，DHCA+ASCP或DHCA+RCP均可提供有效的脑保护，但前者效果更明显（P=0.05）。Li等通过作者对77例主动脉弓手术的病人在DHCA+ACP辅助下手术，发现DHCA小于25分钟是安全的，当DHCA大于25分钟时，颈内动脉双侧顺行性脑灌注（bilateral ACP, BACP）比颈内动脉单侧顺行性脑灌注（unilateral ACP, UACP）更能降低并发症，提高手术效果。但是同样是有关主动脉半弓置换的手术，Leshnower的结论却与之不同。20例主动脉弓半弓置换的病人被随机分为两组，一组为DHCA（19.9 ± 0.1℃）+RCP，另外一组为中低温停循环（moderate hypothermic circulatory arrest, MHCA）（26.3 ± 1.8℃）+ACP，结果显示无死亡及肾功能不全的病例。每一组都有一例卒中发生，这两个病人卒中评分和神经认知功能测试的结果都是相似的，但MRI弥散加权成像（DWI）提示MHCA+ACP组100%（9/9）的病人发现脑内损害灶，而DHCA+RCP组只有45%（5/11）（$P < 0.01$）。该研究表明这两种脑保护的方法尽管在神经损伤临床事件发生率上没有明显差异，但是MHCA+ACP方法在神经损伤影像学检查层面却提示明显的高发病率（$P < 0.01$），较DHCA+RCP脑保护作用差。Keeling的研究也同样针对MHCA，对于全主动脉弓置换的病人，相较于DHCA，MHCA+ACP又是相对安全的方法，其副作用在可接受的范围内。

相反，Kazui却认为心肺分流的时间是短暂性神经功能缺失的唯一危险因素，心血管疾病的既往史是永久性神经功能缺失的唯一危险因素。Dossche证明颈内动脉双侧顺行选择性脑灌注（bilateral antegrade selective cerebral perfusion, BASCP）可明显减少院内病死率（$P < 0.01$），是最理想的选择性脑灌注的方法。

Immer却认为DHCA不应该在临床使用，因它增加短期神经功能的缺失率，同时远期生活质量（quality of life, QOL）并不比非DHCA者高。

二、逆行性脑灌注

（一）动物实验研究

逆行性脑灌注（retrograde cerebral perfusion, RCP）的模型建立较简单，多选择单侧或双侧上腔静脉内冷灌注。RCP可较好地维持DHCA期间的有氧代谢和运走代谢产物，减少ACP造成的气栓和微栓的可能。Safi等对比研究了A组（正常体温停循环1小时，n=5）、B组（15℃深低温停循环1小时，n=5）和C组（15℃深低温停循环1小时并RCP，n=5）对实验猪复苏及神经功能的影响。结果发现，A组动物无一复苏；B组动物有3只复苏但均不能行走，2只伴有后肢感觉障碍，1只肢体移动障碍；C组动物全部复苏，其中4只可以行走，另一只可以移动肢体。神经功能Tarlov评分B组显著低于C组。B组平均苏醒时间为124.6 ± 4.6分钟，C组为29.2 ± 5.1分钟，后者复苏明显快于前者（P=0.009 0 < 0.01）。说明DHCA并RCP较单纯DHCA能明显促进神经功能的恢复，减轻神经系统的缺失，提供更好的脑保护。

Juvonen等将实验猪随机分为ACP组、RCP组、RCP并上腔静脉阻塞（inferior vena occlusion-O, RCP-O）和HCA并头部浸于冰水中。在RCP组5天后行为功能完全恢复正常，但在RCP-O组和HCA组恢复率分别为83%和50%（P=0.001）；平均氧耗率在ACP为6.66 mL/min，在RCP为1.37 mL/min，在RCP-O为1.02 mL/min（$P < 0.0001$）；平均灌注流量在RCP-O为24 ～ 50 mL，在RCP为760 mL，在ACP为-200 mL（P=0.001）。由此可以认为RCP较RCP-O可明显提高神经功能的预后，尽管后者可提供更有效的脑灌注和优于单纯HCA的脑保护，但RCP可引起脑水肿和灌注相关性脑损伤。Juvonen于1998年对比研究了ACP、栓子形成后ACP、RCP、栓子形成后RCP、RCP+上腔静脉阻塞、栓子形成后RCP+O对实验猪组织形态和功能的影响。结果发现在RCP+O组脑灌注最为有效，光镜观察未发现该组有明显的小栓子，但有轻微的缺血性损害，且其神经行为功能在各组中恢复最差。因此，RCP+O尽管可以获得有效的脑灌注效果，明显减少栓塞的可能，但未发现其在神经行为功能、脑电图和组织病理学检查的优势，因此有关RCP+O的研究尚需进一步研究。

（二）临床应用研究

Ehrlich和Mashiko等分别进行了临床研究，结果发现单纯DHCA的病人，病死率达23%，而DHCA+RCP可使病死率降低至16.6%，且后者可明显延长停循环时间（DHCA组平均停循环时间为32分钟，DHCA+RCP组停循环时间为59分），可有效延长手术断流时间，大大扩展该技术的应用范围。Sakahashi等于1994年用经颅多普勒（TCD）超声监测RCP和ACP期间的脑血流量。发现RCP组在大脑中动脉（MCA）血流速度在断流期间减少为断流前的60%，其中3例在RCP期间未测出血流，改为ACP后可测出血流且流速远较RCP快，说明ACP更有利于断流期间的脑灌注。Ogino等于1998年用分光镜检法研究了RCP期间局部脑组织氧饱和度（rSO$_2$）和平均断流时间的关系。平均断流时间为62 ± 14.1分钟，平均流量为226 ± 163 mL/min。在HCA组病人rSO2有明显的下降（降至46% ± 8.7%），但复温后可完全恢复。作者发现RCP期间灌注率与两个指数有线性关系，即E-rSO$_2$（HCA前后rSO$_2$之比）和 δ-rSO$_2$（HCA前后rSO$_2$的下降速度）。多因素回归分析证实与上述参数有关的方程式可以预测在不同条件下停循环的时间及许多可以调整的参数，这有利于临床应用时的安全性。Svensson等于2001年回顾性分析了139例动脉弓手术病人的脑保护措施。作者随机抽取30例病人并分为DHCA组（n=10）、DHCA并RCP组（n=10）、DHCA并ACP组（n=10）。对每一个病人在以下4个时间点进行神经认知功能的评分：术前、术后3～6天、术后2～3周和术后6月，术中及术后血液S-100水平和脑电图监测。结果发现，总体病例30天及院内生存率为97.8%，卒中发生率为2.8%；抽取病例，生存率和卒中未发生率为100%；半弓修补术的时间在DHCA最短（10.0 ± 3.6分钟），在DHCA并ACP最长（23.8 ± 10.28分钟）；在该组病例中，96%在术后3～6天有临床认知功能障碍，到6月后全部恢复。停循环和灌注的时间与S-100水平有关。因此神经认知功能在ACP和RCP之间无差异；RCP有降低栓子相关性卒中发生率的作用；对有动脉粥样硬化或其他梗死高危因素的病

人，可应用DHCA并RCP或DHCA并ACP作为脑保护措施。Lau的分析更具有代表性，通过对1 043例病人的总结，发现DHCA+RCP是复杂的主动脉弓动脉瘤修复手术有效的脑保护策略，不会增加病死率和神经功能缺失，这也是对RCP相对权威的总结。

三、DHCA及相关灌注方式的争议

DHCA是一种特殊的体外循环技术，是在深度低温条件下阻断全身循环，为心脏外科医生提供一个相对无血的手术野，保证手术的顺利进行。尽管引起组织损伤的DHCA持续时限仍然存在争议，但DHCA时间延长与神经损伤和不良预后正相关是毋庸置疑的。据统计，当停循环时间超过40分钟时，术后卒中的发生率为12%，显著的神经功能不全发生率则高达25%；对先天性心脏病矫治术后的小儿，最常见的并发症是影响其生活质量的神经发育障碍。间断深低温停循环（DHCA with intermittent perfusion, I-DHCA）作为DHCA的改良方式，每阻断全身循环一定时间后恢复全身血流量转流，依次阻断循环-恢复循环，保证包括脑在内的机体多个器官的血供，是有关DHCA实现方式的有益探索。ACP较上腔静脉RCP降低短暂脑神经功能障碍发生率及心率变异性，可降低中枢神经系统功能障碍发生。改良BACP在降温时间、脑保护作用上明显优于UACP。Fan等通过对6 772例主动脉弓手术病例的研究，结论提示MHCA+ACP可显著缓解永久性神经功能缺失（permanent neurological deficit, PND），DHCA+RCP可以显著降低手术死亡率，单纯DHCA无论在PND还是病死率方面均不及合并其他几种技术。与DHCA+ACP相比，RCP可降低病死率且不增加PND的风险，因此DHCA+RCP和MHCA+ACP应当被看作是主动脉弓手术合适的脑保护策略，但更多的临床研究仍然是有必要的。

在临床上，关于DHCA基础上的辅助灌注方式一直在摸索过程中。普遍认为，DHCA期间辅助一定的灌注方式能减轻术后相应的并发症。

第二节　冷冻保存与冷冻损伤

现在，医学家们正在研究生命在低温世界里的"生命冷藏"课题，以便寻找一种延长动物和人的寿命的办法。医学家曾用金鱼做了一个实验：用镊子把金鱼从水中取出，等它表面稍微干一些后，就让金鱼头朝

下插进液态空气里，金鱼立刻冻得硬邦邦的了。十几秒钟后，再把它放回温水中，金鱼竟然复活，悠悠自得地游来游去。使人感到奇怪的是，如果让金鱼的温度慢慢降低，降低到-100℃以下，它就再也无法复活。医

学家经过研究，发现在慢慢冷却时，细胞中的水分子结成冰，结冰时水的体积膨胀，使细胞胀裂而死亡。但是，在快速冷却时，细胞中的水很快结成冰，细胞也就不受破坏。由此联想到延长动物以至于人的寿命的方法。比如，一下子把人冷冻起来，使他们的生命暂时凝固，过了若干年后再升高温度进行解冻，让他们重新复活过来，于是便能延长寿命。这就是超低温冷冻保存。

科学家在活体低温保存的探索中发现，对于结构十分简单的微生物，只要直接将其置入液氮中就能长期保存，而无须任何处理和控制。但对于结构稍微复杂些的细胞，直接置入液氮就会受到损伤而死亡。人们通过几个世纪的探索，1949年英国生物学家G·波尔格（G. Polge）和A·U·史密斯（A. U. Smith）才偶然发现，加了甘油的精液可以实现低温保存，人们把这种甘油称为"抗冻剂"（cryoprotective agents），而把这个发现作为低温生物学的开端。从此以后，许多科学家被吸引到这个方面来，对不同的细胞进行多种不同抗冻剂和降温、复温方法的试验，有的细胞获得成功，而有的细胞却至今没有成功。作为里程碑的有：20世纪60年代实现了人体红细胞的低温保存，70年代实现了哺乳类动物（如牛、羊）和人卵子和胚胎的低温保存，80年代实现了胰岛细胞的低温保存。

到目前为止，已取得成功实例的低温保存方法大致可分为两类，一是所谓"冻结化"（freezing, crystallization）的方法，另一是"玻璃化"（vitrification）方法。从1949年偶然地实现精子保存到目前为止，成功的低温保存绝大多数都是应用"冻结化"的方法，而"玻璃化"的方法是从20世纪80年代开始的，目前已经取得重要的发展。

在生物细胞中，水占很大的份额，同时绝大多数细胞只有在水溶液中才能生存。因此，当温度降低到水溶液的冰点以下时，就会出现晶状的冰，冰晶的形成和生长是低温生物学研究的重要课题之一。在常温下，细胞及其溶液是处于渗透平衡的状态。当温度降到冰点以下时，首先是细胞外溶液部分"冻结"出冰；细胞外溶液的浓度升高，破坏了细胞外溶液的平衡，水分由细胞内通过细胞膜向外渗透，细胞收缩，细胞内浓度提高；当温度不断降低时，冻结和渗透过程不断进行。在复温时，随着温度的升高，冻结的冰不断融化，水分由细胞外向细胞内渗透，使收缩的细胞膨胀，可能回复原状。上述过程只有被精确地控制，才能使细胞在降温、复温、渗透过程中不被损伤而死亡。对于不同类型的细胞，要求不同的降温和复温的程序，要求不同种类

和不同浓度的抗冻剂。一般说来，细胞的体积越大，结构越复杂，要求的降温速率越慢。因为，在降温的过程中，传热的因素和渗透的因素是共同作用的，要找到最佳的配合。对指定的某种细胞，存在某个最佳的降温速率，过快冷却和过慢冷却将会造成细胞的死亡。而这个所谓最佳降温速率，对不同细胞会有数量级上的差异。关于"冻结化"过程中低温损伤的机制，目前还不是十分清楚，一般认为细胞内冰的形成及其结晶是过快冷冻造成损伤的原因，而盐浓度过高则是过慢冷冻造成损伤的原因。

由于"冻结化"方法遇到许多困难，从20世纪80年代起，人们探索用"玻璃化"的方法实现低温保存。所谓"玻璃化"就是用极快的冷却，使细胞及其所处的溶液来不及形成冰晶，而一下子以"非晶体"的方式固化下来。实现玻璃化所需要的冷却速率极快，实际上很难达到。例如对于1 μm直径的纯净水滴，只有当冷却速率高达10^7℃/s时才能实现"玻璃化"。而将极小的样品由室温快速投入液氮所能达到的降温速率一般只有10^3℃/s，距"玻璃化"的要求还很远很远。目前探索的途径主要有两个方面：一是尽可能地改善冷却方式以提高降温速率；另一是提高溶液的浓度，以降低该高浓度溶液所需的冷却比率。现已发现当溶液浓度提高到10^4℃/s的降温速率时，可以实现小样品的玻璃化或部分玻璃化。遗憾的是，这样高浓度的溶液大多会对细胞产生很大的"毒性"，导致细胞死亡。近年来，研究者已在实验室实现了混合使用多种低毒冻存试剂，明显降低了冻存试剂对细胞的"毒性"。目前用玻璃化方法已经实现保存人体红细胞、单核白细胞、角膜以及胚胎细胞等多种细胞，但对组织的玻璃化方法保存依然没有实现。

毫无疑问，冷藏人体的过程远比冷藏细胞的过程要复杂得多。在进行人体冷藏时，科学家先用一种特制的人工心脏压力泵抽走人体内的血液，然后进行冷冻处理，在人体温度达到人体冰点（4℃）时，向人体注入一种保护物质（这种物质目前常被用来保存进行移植的人体器官），之后再用人工心脏压力泵取出这种物质，同时注入一种不会结晶的防冻剂，这种防冻剂通常是从自然界的昆虫、青蛙还有海龟身上提取的。

在这一切都完成后，再用通过液氮将人体冷却至-190℃以下的低温，然后用一种特殊的塑料口袋包裹住人体，放入一个不锈钢的"棺材"，这口"棺材"随后被保存在一个充满液氮的容器里。

第三节　前景与展望

在自然界,很多生物都有冷藏生命的本领,这就是在低温下的冬眠。低温生物学家在活体低温保存的探索中发现,若一生物体在-40℃下能保存数日,在-80℃下可保存数月,而在-196℃下可望保存几个世纪以上。当然温度再低,保存时间可以再长,但要达到更低的温度耗费很大,所以从实用观点来说,-196℃(液氮温度)已足够了。从理论上讲,在生命的冷冻过程中,危险的死亡区是-15～50℃,在这种温度内,如果冻结过程缓慢,会使生物体内细胞液体结成冰晶而使生物死亡。但如果越过这个死亡的临界温度,即使是冷冻在-196℃,或者接近"绝对零度"(-273.15℃)的低温,不管冰冻多少岁月,生命也都安然无恙了。

1999年,瑞典实习医生安娜·巴金维尔姆在挪威滑雪时从一个冰洞中跌入河里,她的朋友们目睹了这一切,但由于冰面太厚,眼睁睁地看着她在冰层下挣扎了40分钟,发现她一动也不动了。又过了39分钟,人们才把她救了上来。这时候,她的心脏已经停止跳动。安娜被立即送进特罗姆索医院,此时她的体温只有13.7～23℃。医生立即采取保暖措施,并向她冰冷的身体里输入温血。在被送进医院1小时后,她的心脏恢复跳动;9小时后意识恢复;8个月后,她又可以滑冰了。

由此可以推测,对重型或特重型颅脑损伤,为了挽救生命,阻止颅脑损伤后脑水肿-颅内压增高-脑灌注降低-进行性脑水肿-继发性高内颅压的恶性循环,可以暂时使脑组织处于深低温状态,大幅度降低组织代谢率,使大脑处于接近冷冻保存的状态,减缓甚至终止病变进程,为此类病人恢复或为下一步救治争取时间。但冷冻技术仍未成熟,费用也极其高昂,同时存在严重的伦理争议;加之冷冻状态时机体脆性增加,无法进行医疗介入,使冷冻技术的临床运用受到很大的局限。比较而言,深低温技术则为临床提供了广阔的前景。另外,DHCA技术也为外科的无血手术及离体脏器廉价保存提供了巨大的可能性,是当前临床研究的热点方向。

（徐　蔚　高永军）

参考文献

[1] 李广斌,郑从义,唐兵. 低温生物学[M].长沙:湖南科学技术出版社,1997.

[2] 刘铭月,吉冰洋.深低温间断停循环的脑保护研究进展[J].中国体外循环杂志,2018,16(2):115-117.

[3] OHTA T, SAKAGUCHI I, DONG L W, et al. Selective cooling of brain using profound hemodilution in dogs[J]. Neurosurgery, 1992, 31(6): 1049-1054.

[4] HOFFMAN W E, CHARBEL F T, MUNOZ L, et al. Comparision of brain tissue metabolic changes during ischemia at 35 ℃ and 18℃[J]. Surg Neurol, 1998, 49(1): 85-88.

[5] KAWAI N, KAWANISHI M, OKAUCHI M, et al. Effects of hypothermia on thrombin-induced brain edema formation[J]. Brain Res, 2001, 895(1-2): 50-58.

[6] YE J, YANG L, DEL BIGIO M R, et al. Retrograde cerebral perfusion provides limited distribution of blood to the brain: a study in pigs[J]. J Thorac Cardiovasc Surg, 1997, 114(4): 660-665.

[7] NIU X Q, ZHAO X X, LI B C, et al. 1H-MRS before and after resuscitation following selective cerebral ultra-profound hypothermic blood flow occlusion in monkeys[J]. Genet Mol Res,
2015, 14(4): 12595-12605.

[8] LIU M Y, ZENG Q D, LI Y N, et al. Neurologic recovery after deep hypothermic circulatory arrest in rats: a description of a long-term survival model without blood priming[J]. Artifical organs, 2019, 43(6): 551-560.

[9] OHTA T, KUROIWA T, SAKAGUCHI I, et al. Selective hypothermic perfusion of canine brain[J]. Neurosurgery, 1996, 38(6): 1211-1215.

[10] SCHWARTZ A E, STONE J G, FINCK A D, et al. Isolated cerebral hypothermia by single carotid artery perfusion of extrocorporeally cooled blood in baboons[J]. Neurosurgery, 1996, 39(3): 577-581.

[11] ZEEBREGTS C J, DOSSCHE K M, MORSHUIS W J, et al. Surgical thromboendarterectomy for chronic thromboembolic pulmonary hypertension using circulatory arrest with selective antegrade cerebral perfusion[J]. Acta Chir Belg, 1998, 98(2): 95-97.

[12] CERIANA P, BARZAGHI N, LOCATELLI A, et al. Aortic arch surgery: retrospective analysis of outcome and neuroprotective strategies[J]. J Cardiovasc Surg(Torino), 1998, 39(3): 337-342.

[13] MAAS C, KOK R, SEGERS P, et al. Intermittent antegrade/selective cerebral perfusion during circulatory arrest for repair of the aortic arch[J]. Perfusion, 1997, 12(2): 127–132.

[14] WANG Z Y, GU W J, LUO X, et al. Risk factors of delayed awakening after aortic arch surgery under deep hypothermic circulatory arrest with selective antegrade cerebral perfusion[J]. J Thorac Dis, 2019, 11(3): 805–810.

[15] BACHET J, GUILMET D, GOUDOT B, et al. Antegrade cerebral perfusion with cold blood: a 13-year experience[J]. Ann Thorac Surg, 1999, 67(6): 1874–1878.

[16] DOSSCHE K M, MORSHUIS W J, SCHEPENS M A, et al. Bilateral antegrade selective cerebral perfusion during surgery on the proximal thoracic aorta[J]. Eur J Cardiothorac Surg, 2000, 17(4): 462–467.

[17] DI BARTOLOMEO R, PACINI D, DI EUSANIO M, et al. Antegrade selective cerebral perfusion during operations on the thoracic aorta: our experience[J]. Ann Thorac Surg, 2000, 70(1): 10–15.

[18] LESHNOWER B G, RANGARAJU S, ALLEN J W, et al. Deep hypothermia with retrograde cerebral perfusion versus moderate hypothermia with antegrade cerebral perfusion for arch surgery[J]. Ann Thorac Surg, 2019, 107(4): 1104–1110.

[19] KEELING W B, TIAN D H, LESHNOWER B G, et al. Safety of moderate hypothermia with antegrade cerebral perfusion in total aortic arch replacement[J]. Ann Thorac Surg, 2018, 105(1): 54–61.

[20] HAGL C, ERGIN M A, GALLA J D, et al. Neurologic outcome after ascending aorta-aortic arch operations: effect of brain protection technique in high-risk patients[J]. J Thorac Cardiovasc Surg, 2001, 121(6): 1107–1121.

[21] LI B, HU X, WANG Z. The neurologic protection of unilateral versus bilateral antegrade cerebral perfusion in aortic arch surgery with deep hypothermic circulatory arrest: a study of 77 cases[J]. Int J Surg, 2017, 40: 8–13.

[22] KAZUI T, WASHIYAMA N, MUHAMMAD B A, et al. Improved results of atherosclerotic arch aneurysm operations with a refined technique[J]. J Thorac Cardiovasc Surg, 2001, 121(3): 491–499.

[23] IMMER F F, BARMETTLER H, BERDAT P A, et al. Effects of deep hypothermic circulatory arrest on outcome after resection of ascending aortic aneurysm[J]. Ann Thorac Surg, 2002, 74(2): 422–425.

[24] LAU C, GAUDINO M, IANNACONE E M. Retrograde cerebral perfusion is effective for prolonged circulatory arrest in arch aneurysm repair[J]. Ann Thorac Surg, 2018, 105(2): 491–497.

[25] JONAS R A. Deep hypothermic circulatory arrest: current status and indications[J]. Semin Thorac Cardiovasc Surg Pediatr Card Surg Annu, 2002, 5: 76–88.

[26] 杨朋范, 朱诚, 江基尧, 等. 犬颈内动脉内冷灌注脑选择性降温对脑保护的实验研究[J]. 中华创伤杂志, 1999, (15)3: 190.

[27] MENDEZ J S, IRARRAZAVAL J M, CAMPOS M P, et al. Hypothermic circulatory arrest in cerebral aneurysm surgery[J]. Neurosurg Quarterly, 2002, 12(3): 230–237.

[28] 唐一平, 徐蔚, 高永军, 等. 猴脑选择性超深低温阻断血流复苏的脑电图观察[J]. 中国现代神经疾病杂志, 2007, 7(3): 285–287.

[29] HUANG X C, XU W, JIANG J Y. Effect of resuscitation after selective cerebral ultraprofound hypothermia on expressions of nerve growth factor and glial cell line-derived neurotrophic factor in the brain of monkey[J]. Neurosci Bull, 2008, 24(3): 150–154.

[30] 江基尧, 徐蔚, 毛青, 等. 脑超低温下猴脑血流阻断时间窗的研究[J]. 中华神经外科杂志, 2008, 24(10): 756–758.

[31] 刘铭月, 吉冰洋. 深低温间断停循环的脑保护研究进展[J]. 中国体外循环杂志, 2018, 16(2): 115–117.

[32] FAN S L, LI H B, WANG D X, et al. Effects of four major brain protection strategies during proximal aortic surgery: a systematic review and network meta-analysis[J]. Int J Surg, 2019, 63: 8–15.

[33] 张源, 曾敏, 瞿博. 组织玻璃化冻存技术: 优势与尚未完全解决的问题[J]. 中国组织工程研究, 2020, 24(23): 3751–3755.

第六十二章
颅脑损伤与脑微循环障碍

各种类型的颅脑损伤，不论是局灶性还是广泛性损伤都可能出现多种病理生理变化，其中可发生脑微循环改变，从而导致颅脑损伤后继发性脑缺血改变，且脑血管反应性与颅脑损伤严重程度几乎呈一函数关系。了解颅脑损伤后脑微循环障碍的发生、发展与微血管形态和功能及微循环动力学和血液流变学的改变，从而对颅脑损伤病人及时采取改善脑循环的措施，对于提高颅脑损伤病人的疗效有重要的临床意义。

第一节 脑循环代谢的生理特点

一、脑对缺血缺氧耐受性差

脑是机体最重要、最精密的器官之一，成人脑重约1 400 g，占体重的2%～3%，每分钟需动脉供血800～1 000 mL（其中每侧颈内动脉为350～400 mL，椎-基底动脉为100～200 mL），占全身血流量的15%～20%。据检测，正常情况下脑组织每分钟需血为50～55 mL/100 g，其中灰质达75～80 mL/100 g，白质达20～25 mL/100 g。国外Ginserg用^{133}Xe吸入法测定脑白质血流为每分钟18 mL/100 g，仅为灰质血流的1/4。国内史荫绵等用^{133}Xe吸入法测定正常成人脑血流量（CBF），灰质左半球为每分钟74.8±8.9 mL/100 g，右半球为每分钟73.6±7.6 mL/100 g；白质左侧为每分钟14.8±3.8 mL/100 g，右侧为每分钟14.0±3.7 mL/100 g。用^{133}Xe吸入法测定120例正常成人大脑半球灰质平均CBF：20～29岁组为每分钟74.5±5.2 mL/100 g；30～49岁组为每分钟69.3±6.5 mL/100 g；50～77岁组为每分钟61.0±6.3 mL/100 g，随年龄增长CBF渐减少。发现CBF与脑功能密切相关，这可从16例大脑中动脉皮质支梗死病人CBF与日常生活能力（ADL）间的关系来说明：ADL独立的病人，病灶侧半球CBF比正常人少18.7%，部分独立病人少30.1%，ADL完全依赖者则少47.6%。当CBF下降至每分钟17 mL/100 g以下时出现脑电活动改变，下降至每分钟15 mL/100 g时出现诱发电位改变；血流中断5～6秒时眼球固定于中间位，中断6～8秒，脑灰质内无氧分子，中断5～10分钟时可发生不可逆性损伤；如血流未完全中断，神经元可存活6～8小时，最长达48小时。

二、脑能量贮备少

脑功能复杂，活动频繁，需要的能量相对较多，其主要化学能量来源是ATP。ATP主要来自葡萄糖的氧化代谢。脑每分钟需氧500～600 mL，需葡萄糖75～100 mg，葡萄糖在氧供充足的情况下，通过酵解和氧化磷酸化过程生成二氧化碳和水，释放出ATP。1 mol的葡萄糖可产生38个ATP，一部分供脑代谢消耗，一部分以高能贮库，即磷酸肌酸（PC）贮存起来，即ATP将高能磷酸键转给肌苷（Cr），生成磷酸肌酸而贮存，当ATP消耗而致ADP增多时，磷酸肌酸可将高能磷酸键转给ADP生成ATP供利用。脑内能量利用可分为两种：维持细胞整合的能量，占40%；维持神经冲动传递的能量，占60%。具体说在维持离子梯度和膜结构的完整，推动胞体和轴突间的物质运输，细胞间信息传递，蛋白质、脂肪、核苷酸的生物合成，递质释放与摄取等均消耗能量。但脑内的能量贮备是有限的，脑组织内几乎没有氧贮备，葡萄糖的贮备也仅能维持1～2分钟活动的需要，在血流中断时，在15秒内细胞电活动消失，中断3～4分钟脑组织葡萄糖耗尽，5～7分钟ATP贮库耗竭。

第二节　病灶周围缺血性半暗带的概念及意义

在颅脑损伤病人中,脑缺血是继发性损伤中最常见的病理改变,而且是最重要的预后影响因素。半暗带(penumbra)在缺血性脑血管病中研究较多。目前颅脑损伤后脑缺血半暗带(ischemic penumbra, IP)的概念也逐步为大家所认识。外伤后存在于挫裂伤和血肿周围或是远隔部位脑组织中的缺血区域,也可称为创伤半暗带。在远隔部位组织内也能观察到这样的缺血组织,这可能是由于外伤后脑血管自我调节能力受损,以及二氧化碳等对脑血管的影响所致。创伤半暗带的存在对于外伤病人治疗方案的制定也起着重要作用。创伤后局部脑组织的继发性缺血损伤的病理过程与梗死后半暗带内神经元损伤有许多相似之处,而且在实验性脑梗死模型中使用的神经保护剂在实验性颅脑损伤模型中也有效。只有提高对颅脑损伤中局部缺血和代谢障碍的认识,才能更有效地防止和缓解缺血所致的继发性脑损伤。

半暗带一般指CBF在每分钟7～17 mL/100 g之间,氧摄取分数大于对侧2个标准差的缺血区,该区内脑组织电活动中止,但仍保持着正常离子平衡和结构上的完整,一旦再获适当血流灌注,至少在急性阶段突触传递能完全恢复,脑组织功能可以恢复。近年来由于用谷氨酸受体拮抗剂,自由基清除剂治疗也能使梗死面积明显缩小,因而又将半暗带定义为通过药物治疗可以被挽救的缺血脑组织。

一、脑血流量与脑功能的关系

近年来国外一些学者对脑缺血后各项指标变化的血流阈值做了大量研究,由于采用动物模型、麻醉方法和血流测定仪的不同,使这些指标相互比较十分困难。既往曾认为:脑组织正常CBF为每分钟50～55 mL/100 g,蛋白合成血流阈为每分钟40 mL/100 g,维持脑功能最低的血流阈为每分钟25 mL/100 g,突触传递中止的血流阈为每分钟16～18 mL/100 g,膜衰竭(离子泵衰竭)的血流阈为每分钟6～8 mL/100 g。最近的研究报道与上基本相同,并提出脑梗死不仅与CBF有关,也与持续时间有关。当局部脑血流量(rCBF)在每分钟25 mL/100 g以下时才产生神经症状,但在每分钟20～25 mL/100 g时,虽有神经功能障碍,但不会出现组织死亡。当

rCBF在每分钟17～20 mL/100 g时,6小时内不会出现不可逆性坏死,甚至24小时也不出现;当rCBF在每分钟17 mL/100 g以下时,6小时即发生不可逆变化,且随缺血程度加重,梗死可在更短时间内发生;当rCBF在每分钟10 mL/100 g以下时脑组织可很快死亡,但有人认为可逆性变化仍有维持1～3小时的可能,说明溶栓治疗时间窗最好在3小时内,也说明半暗带的血流阈可能在每分钟6～25 mL/100 g之间。不少学者也曾从临床角度探索梗死区半暗带的血流值,但由于方法学不同,所测梗死区、半暗区的范围并非绝对明确,故临床所测数值变化较大。尽管如此,这也有助于我们大致了解梗死区与半暗区的相对血流量差。Nakano等以发病3天内亚急性期脑梗死病人为对象,用[133]Xe-SPECT测定,发现梗死区血流阈值为每分钟19～20 mL/100 g,半暗带为每分钟33～36 mL/100 g。有用[123]IMP-SPECT测定病灶侧与健侧CBF,发现梗死区CBF为正常侧的37%～48%,半暗带为65%～75%。有研究发现梗死中心区CBF仅为正常脑组织的70%以下(平均为53.6%),半暗带几乎都在80%以上(平均80.2%)。

当大面积脑梗死时,病变区的大多数血管处于麻痹状态,此区血管由于局部组织压力增高而多处于被压缩状态,它们对二氧化碳的反应丧失,甚至在严重时也不能随血压的升、降而被动地收缩和舒张。此时如给予扩血管剂或二氧化碳贮留时,正常脑组织区血管扩张,CBF增加,颅内压可进一步升高,使麻痹区血管进一步受压,血流从麻痹区被挤压到周围正常脑区,此称为脑内盗血现象。这种盗血现象一般是少见的,只有当病变范围大、颅内压增高明显时才有可能发生。对此采取的防治措施是:① 积极降颅内压,减轻病变区血管麻痹和受压;② 采取过度换气或人工控制呼吸,尽可能减少二氧化碳贮留,减少正常区血管扩张;③ 加大氧吸入量或选用血管收缩剂,使正常区脑血管收缩,颅内压降低,病灶区血管受压减轻,病灶周围区脑血流反而流入病灶区,减轻病灶区缺血,此称为反盗血现象;④ 在脱水的同时,可根据情况,适当升高血压,以增加脑灌注压,使病灶区脑血管被动扩张,增加脑血流,减少半暗带的范围。

二、半暗带的临床研究

1. 人类是否存在半暗带 在局灶性脑缺血/再灌注动物实验中,已证明动物有半暗带,那么人类是否存在半暗带?传统观点认为,人类脑梗死组织与周围正常组织分界清楚,其间不存在移行区或半暗带,在尸检中也发现在梗死和正常脑组织之间的转变是清晰的,梗死周围区域不存在神经元坏死和选择性神经元损害。近年研究结果提示人类也存在半暗带。Olsen等采用 ^{133}Xe 清除法测定 CBF 与 CT 扫描结合,在 8 例 10 ~ 72 小时急性卒中病人中观察到血流不足的区域均比 CT 异常区域大 2.5 ~ 50 倍,提示梗死中心区周围存在低灌注半暗带。Baron 等用 PET 间接证明在卒中后 18 ~ 24 小时梗死周围存在半暗带,该区组织 CBF <每分钟 22 mL/100 g。

2. 半暗带的转归 半暗带的血流是不一致的,大致可分为两部分:邻近梗死中心区的血流量少,远离梗死中心区的血流量多;前者(CBF 在每分钟 18 mL/100 g 以下)易发展为不可逆损害,后者(CBF 在每分钟 20 mL/100 g 以上)则较少发展成不可逆损害区。但应知道,半暗带是个动态多变区,随梗死持续时间长短及治疗措施而变化。治疗有效,梗死时间短,半暗带逐渐缩小,反之梗死面积渐扩大,可逆损害变为不可逆区。半暗带可通过两种方式向梗死方向转化:一是梗死区不断扩大并取代半暗带;二是半暗带中的神经元因缺血而发生多个区域坏死,形成"神经元坏死小岛",这些小岛逐渐融合,使梗死区渐扩大而半暗带缩小。目前在临床上我们还很难了解脑梗死或脑出血后半暗带的存在情况和演变过程,有人认为应用 PET 检查或弥散加权 MRI 技术可能有助于认识这一过程。

3. 半暗带存在时间 一般认为半暗带于缺血后 1 小时即出现,但发生后能存在多长时间,迄今尚无定论,因它受许多因素的影响:

(1)梗死性质:脑梗死就发病机制而言可分为血栓型、血流动力学型(分水岭型)和栓塞型。一般认为前两种因有建立侧支循环的时间,半暗带明显;后者因起病急而相对不明显。

(2)侧支循环:每个病人脑循环的生理、病理情况是不一样的,这是解释不同病人同一血管闭塞后而临床症状、体征及预后不同的主要解剖依据。侧支循环丰富者半暗带范围大,梗死灶小,可复性大。

(3)继发性损害存在的程度:如谷氨酸激活 N-甲基-D-天冬氨酸(NMDA)受体介导 Ca^{2+} 内流;电压依赖性 Ca^{2+} 通道开放和细胞内贮存 Ca^{2+} 释放;自由基的产生与损害等,都影响梗死区与半暗带的变化。

(4)微循环障碍程度:缺血后的低灌注是多因素的,如红细胞和多形核中性粒细胞聚集;内皮细胞和胶质细胞肿胀;微血栓形成和血管痉挛等都可导致微循环不良,甚至出现"无再流"现象,从而使梗死区和半暗带向周围扩展,加重临床症状。

(5)梗死灶周围去极化波:这种改变曾见于实验性局灶性缺血的各种动物,在人类卒中后是否发生需要研究,不过这一去极化波是耗能的,由于缺血、缺氧能量缺乏,这一现象的存在必然增加缺血局部能量代谢的衰竭,参与神经元坏死过程,增加半暗带向坏死转化及自身的扩延。用 γ-氨基丁酸及其激动剂有阻止梗死周围去极化作用而使神经元超极化,有保护神经元作用。

(6)程序性细胞死亡(细胞凋亡):细胞凋亡是控制神经系统生长、发育平衡的必要手段。1993 年以来已有大量研究证实在缺血性脑神经元死亡中有凋亡,并进一步发现在迟发性神经元死亡中凋亡机制起重要作用。但有认为凋亡需要蛋白质合成,当 CBF 低于每分钟 30 ~ 40 mL/100 g 时,蛋白质合成停止,所以这一过程不是影响半暗带的主要因素。

目前可将半暗带分为两种:① 急性期半暗带,可能存在数小时或 48 小时,该期范围大、演变快;② 慢性期半暗带,可能存在数天、数周、数月或更长时间,该期范围小、演变慢,血流相对稳定。

Kanfmann 等在 20 例一侧大脑中动脉主干闭塞的急性缺血性脑血管病(AICD)病人,发病后 90 ~ 360 分钟内行 CT 和 ^{133}Xe-SPECT 检查两半球 CBF 每分钟 ≤6、≤10、10 ~ 20、20 ~ 30 和 >30 mL/100 g 的脑区,发现 CBF ≤每分钟 10 mL/100 g 的脑区分别占病侧和健侧半球面积的 48%±18% 和 16%±7%,病侧半球 CBF ≤每分钟 6 mL/100 g 的缺血区相当于最终梗死区,而 CBP ≤每分钟 10 mL/100 g 的区域仍大于最终梗死区,说明在一侧脑梗死的急性期,两半球均存在低灌注区或半暗带。秦震等在 10 例首发 AICD 伴失语病人,发病后 3 个月至 9 年 3 个月(平均 55 个月)做 ^{133}Xe-rCBF 检查,病侧(左)和健侧(右)半球灰质平均 CBF 分别为每分钟 46.78 和 54.13 mL/100 g,均显著低于 10 例年龄相匹配的正常对照组相应的 CBF 值(每分钟 67.45 和 67.90 mL/100 g)。让失语组顺序默念数字时,原广泛低灌注区 CBF 增加。7 例梗死偏盲病人,首次发病后 1 月至 6 年(平均 3 年),5 例病人于治疗前行 ^{99m}Tc-^{11}MPAD-SPECT rCBF 检查,均发现梗死侧枕叶和中脑 CBF 降低;用定向动态彩色光刺激治疗后,视觉症状改善的4例,梗死侧枕叶及中脑降低的rCBF也明显增加。说明一次半球梗死后很长时间内,两侧半球相当广泛的正常脑组织尚存在低灌注现象。

4. **半暗带的确定** 半暗带的概念是重要的,其意义在于表明该区具有潜在的可挽救的脑组织。这种组织处于不稳定状态,及时积极有效的治疗可使该区细胞恢复到功能状态,不适当的治疗或延迟治疗可使该区(至少是部分性)组织转变为不可逆性,类似于梗死区。因此,确定缺血半暗带成为临床诊断和治疗的关键。近年来,磁共振弥散加权成像(DWI)和灌注加权成像(PWI)被广泛地应用于缺血半暗带的研究中。

很多学者认为PWI和DWI结合在理论上可以确定缺血半暗带,并认为存在4种情况:

(1)DWI显示的异常区域明显 < PWI,提示DWI显示的异常区域可能包括了梗死核心和缺血半暗带,积极救治可能减少最终的脑梗死范围和区域。

(2)DWI与PWI显示的异常区域大小相仿,见于大面积的梗死灶且缺乏侧支循环,在发病早期即发生不可逆性损伤。

(3)DWI异常而PWI未显示灌注缺损区,甚至显示灌注过度。其最终随访所显示的梗死区域都与DWI显示的大小相仿或较小,可能是因血管部分或完全的自发性再通所致。

(4)DWI正常而PWI显示灌注缺损,提示一过性脑缺血,而没有梗死。

有研究发现,在发病6小时内,有77.8%的病人其PWI > DWI;而在发病6 ～ 24小时的病人中,仅0.4%的病人PWI > DWI。该结果提示大多数脑梗死缺血半暗带存在的时间窗为6小时。但在6 ～ 24小时的病人中有极少数病人PWI > DWI,即仍然存在缺血半暗带,提示缺血半暗带存在的时间窗不是严格的6小时,有一定的个体差异,可延长至24小时,更有学者甚至认为可达48小时。但包括Sobesky等在内的不少学者认为,采用DWI与PWI不匹配的方法确定缺血半暗带范围不够可靠。结合磁共振波谱(MRS),从脑组织的实时代谢角度来评估和判定缺血半暗带的存在,可以补充其他影像学方法单一从形态上界定缺血半暗带的不足,能更准确、更个体化地评价缺血半暗带存在的时间和范围,为临床确定治疗时间窗和治疗方案提供了依据。白旭等的研究表明,乳酸(Lac)与N-乙酰天冬氨酸(NAA)的综合分析对于区别梗死区与缺血半暗带有重要的价值:Lac升高但NAA变化不明显的区域为缺血半暗带,而Lac升高同时NAA明显下降的区域为不可逆损伤区。

三、半暗带在脑缺血治疗方面的指导意义

随着半暗带理论的发展,从治疗角度出发,对脑缺血后的治疗应考虑到:

1. **众多的治疗时间窗** 在未发生完全卒中时,预防治疗是重要的,因而可提出一级、二级预防治疗时间窗。一级预防治疗窗血流阈应处于正常血流阈以下和出现神经功能损害血流阈之上,即相当于每分钟25 ～ 50 mL/100 g,病人具有一项重的或多项心脏血管病危险因素,且具有头晕、反应迟钝、记忆力差等神经衰弱综合征或早期脑动脉梗死的症状。二级预防治疗时间窗即短暂性脑缺血发作(TIA)的发作时间,此时血流阈约处于每分钟25 ～ 20或25 ～ 17 mL/100 g,神经元功能障碍而出现神经定位体征,但无组织坏死,一旦血流供应改善,神经功能完全恢复。故在此阶段必须积极有效治疗,尤其对颈内动脉系统TIA,否则可随时发展为完全性卒中。一般说如能对一、二级预防治疗时间窗作有效干预,80%的卒中可被预防。关于有明确神经系统定位体征而CT上未显示梗死灶的所谓不完全性脑梗死,从理论上讲CBF阈也应属于TIA发作时间窗的血流量。不完全性脑梗死转归有三:一是经治疗,局部血流改善,神经功能完全恢复;二是由于治疗不当或病情发展,局部脑血流进一步减少,CT上出现软化坏死灶,神经缺失症状加重或不恢复;三是rCBF维持相对较稳定,较长时间保持于不完全性脑梗死状态。如一病人,偏瘫,CT未见异常,经治疗后肢体功能稍有恢复,1年后复查头颅CT仍无梗死灶显现。

脑梗死发生后其治疗时间窗可分为:① 超早期治疗时间窗,时间多限定于3 ～ 6小时内,整个缺血区内组织多处于可逆性状态,可望恢复机会大,治疗以溶栓为主。细胞凋亡治疗窗亦在超早期,时间限于90分钟内。② 急性期治疗时间窗,时间在24小时至3周左右,以抗凝、脱水、抗自由基、钙拮抗剂、脑代谢剂治疗为主。③ 亚急性期治疗时间窗,时间在4周至3个月,以脑循环、代谢剂及针灸治疗为主。④ 康复期治疗时间窗,时间以3个月后为主,治疗措施为功能训练+循环代谢剂。

急性期、康复期治疗的主要对象是半暗带,即慢性半暗带,对梗死中心区无何意义。慢性半暗带概念的确立,有助于促进临床工作者对脑卒中急性期的积极治疗。有助于理解脑卒中康复期病情在一定程度上的自愈现象,有助于树立病人和医生坚持长期反复治疗及康复训练促进神经缺失功能恢复的信心。事实上确有不少病人,病程在数月甚至数年后,通过颅内外动脉吻合术或间接性输液治疗或持之以恒的训练过程,瘫痪体征可见阶段

性或缓慢的改善,这充分证明了慢性半暗带的存在及扩大治疗时间窗概念的必要性。慢性半暗带的存在,我们还可从动物实验中得到启示,说明在脑缺血后恢复过程中如果不积极治疗,神经元坏死过程仍继续进行,梗死区范围继续扩大。临床上一些脑梗死病人在病后3周时无明显智能障碍,但在病后数年出现明显智能衰退,均说明慢性半暗带的长期存在及坚持长期治疗的积极意义。

2. 对脑梗死要综合治疗 半暗带最初的概念是半暗带区血流阈低,由此理论出发只要提高其血流阈改善局部灌注即可使神经缺失症状改善,但事实上数十年来众多的改善脑供血措施,并未能取得非常满意的结果。近年来采用一些非血管活性药物如谷氨酸受体拮抗剂,在血流保持不变的情况下,能明显的减小脑梗死体积,因而众多研究者又从不同角度将半暗带分为许多种:① 血流半暗带,为血流阈降低的区域;② 代谢半暗区,为局部代谢增加,氧摄取分数增加而血流降低区;③ 基因表达半暗区,为某些即早基因选择性表达的区域;④ 药物学半暗区,为通过治疗可以逆转的急性缺血损伤区;⑤ 电生理半暗区,为自发电活动被抑制但离子稳态及膜电位保持完整的区域。目前这种分类的意义我们还说不清,但可以肯定的是,脑血管病的发病因素是复杂的,发病后既有原发性损伤,又有继发性再损伤,均影响半暗带大小、存在时间及转归,因此在卒中的整个治疗过程中都应用综合治疗,不过根据不同时期的病理变化药物治疗应有所侧重。即使要改善局部血供,也不只是简单地应用血管扩张剂,而要涉及许多卒中前后的病理生理及生化问题,因此只有加用综合治疗才能真正达到有效改善循环目的。

3. 卒中治疗的个体化 在不同个体中,由于卒中的性质、侧支循环的基础条件、继发性损害的类型及程度等,都影响着半暗带的大小及转归,使我们难以估计病人的预后。同一治疗方案在不同个体可取得不同治疗效果;病人的病情轻重也不完全与预后相平行,这些现象促使我们在卒中治疗中要坚持个体化原则,并根据情况及时调整治疗措施。

4. 关于药物治疗时间窗 这同样涉及半暗带的病理生理变化,是个很复杂的问题,因急性脑梗死(acute cerebral infarct, ACI)后很多因素影响着治疗时间窗(或半暗带):① 病灶范围,广泛脑梗死治疗时间窗短;② 病灶部位,从海马、小脑、纹状体到新皮质对缺血易感性依次从大到小(动物实验);③ 梗死区侧支循环及治疗时间窗长;④ ACI后立即给予低温或亚低温治疗可延长治疗时间窗;等等。即使在治疗时间窗内,药物治疗效果也不一样,许多神经保护剂对

动物有效,而对人的治疗观察则无效,所以这是一个待研究的问题。目前认为治疗时间窗大致为:① 再灌注时间窗,为发病后3~6小时。② 兴奋性氨基酸(EAA)2受体拮抗剂时间窗,α-氨基-3-羟基-5-甲基-4-异恶唑丙酸(AMPA)受体和红藻氨酸(KA)受体引起损害(主要是Na^+内流及继后的Cl^-、H_2O内流所致的脑水肿)发生在数小时内,所以治疗窗亦在数小时内;由NMDA受体损害(主要为Ca^{2+}内流)发生较晚,在数小时到2~3天,所以治疗时间可长达几天,如镁盐的治疗窗在24小时开始给药,保护作用可持续数天,可连续用几天;γ-氨基丁酸(GABA)受体激动剂可阻断谷氨酸(Glu)毒性,抑制膜去极化及Ca^{2+}内流,也可在ACI后数小时到数天应用。③ 自由基清除剂时间窗,由于是继发于再灌注后损害,故损害发生较晚,在十几小时至数天后出现,故治疗时间窗可在24小时到几天内开始,并持续2周左右。④ 抗白细胞聚集及细胞因子制剂时间窗,ACI后,白细胞参与炎性反应,一般在12小时到5天,细胞间黏附时间可在ACI 2天后表达,故免疫调节治疗时间窗也较宽,早期24小时内使用,并可连用5~7天。⑤ Ca^{2+}拮抗剂时间窗,一般认为尼莫地平有神经保护作用,在6~12小时甚至在24~48小时内用有效,48小时后用利少弊多;多用口服,每天90 mg,静脉用可致低血压而不利于脑灌注。盐酸氟桂嗪副作用较大且效果欠佳。⑥ 单唾液酸四己糖神经节苷脂(GM1)时间窗,GM1是非NMDA受体拮抗剂,可能通过促进Na^+-K^+-ATP酶和腺苷酸环化酶的功能而起作用,研究观察287例病人于发病后48小时连续口服(每天100 mg)18天,84天后与安慰剂比无更好疗效;792例病人发病后5小时内静脉滴注(每天100 mg),连用21天,与安慰剂比不能提高病人生存率,4个月后随访,治疗组神经功能有改善趋势。

颅脑损伤后,从原发性脑损伤的发生到最终细胞结构溶解的间隔时间可能是几分钟到几天,主要是因为有几种不同的细胞死亡形式:瘤化(oncosis)、坏死(necrosis)和凋亡(apoptosis)。伤后最早、最快的病理过程叫瘤化,这种细胞死亡方式不可避免,但有些药物可能具有减少其面积的潜能。传统的缺血坏死是由于严重的能量耗竭所致,需要一定时间,但一旦发生,死亡是不可逆的。凋亡是程序性细胞死亡,通常发生在未受创伤的区域。我们所能做的是减少瘤化的面积,挽救缺血和可能凋亡的细胞,减少继发性损伤。

由于脑缺血始终出现在各种类型颅脑损伤的不同阶段,神经外科医生了解缺血半暗带的知识,有助于对颅脑损伤后脑血流及脑代谢病理生理变化的理解。

第三节　脑微循环的基本概念

通常所说的脑微循环是指：由血管直径在200 μm以下（亦有人指外径300 μm、内径100 μm以下）的微动脉、毛细血管和小静脉组成的血管网，其作用为调节脑血流量、运送营养物质和排除代谢产物。脑卒中后的脑微循环障碍主要表现为"无再流现象"，即血管经过一定时间闭塞后，虽经治疗再开通，但闭塞血管的远部组织仍无有效血供恢复。外伤后的微循环障碍可以是完全缺血和不完全缺血，最终都可表现为无再流。

微循环包括7个基本组成部分：微动脉、后微动脉、毛细血管前括约肌、真毛细血管、通血毛细血管、动-静脉吻合支和微静脉。微动脉、后微动脉和毛细血管前括约肌因有平滑肌细胞成分而受神经、体液双重调节，其余部分则受局部体液因素调节。全身体液因素包括去甲肾上腺素、肾上腺素、血管紧张素Ⅱ、血管升压素。局部体液因素主要指舒血管性的激肽酶原-缓激肽系统、胰蛋白酶、组胺、二氧化碳、一氧化氮、乳酸、H^+、腺苷-核苷酸。Ca^{2+}、细胞膜多价不饱和脂肪酸

（UPFAS）及其代谢产物前列腺素类、血栓素、白三烯类、β内啡肽等亦为重要的局部血管活性物质。另外，氧分压和血管壁两侧的跨壁压亦调节血管的舒缩。不依赖神经因素的调节称为自动调节，主要受二氧化碳分压（PCO_2）和pH的影响。脑微血管周围有星状胶质细胞足突包绕，微血管与星状胶质细胞足突间隙，尚有一层由大分予物质组成的胶状基质如袖套样包绕血管，形成血管旁液体（paravascular fluid）通路。电镜观察，在脑水肿形成时，这种毛细血管周围间隙可能扩大或出现异常间隙。这种旁路的扩张，可能干扰液体的运动，在脑水肿的形成和廓清中起作用。

脑组织和血液通过微循环实现物质交换，完成代谢活动。当血管平滑肌痉挛，如交感神经兴奋时，微动脉、后微动脉、毛细血管前括约肌收缩，微循环灌注减少，由于酸性代谢产物积聚，pH降低，真毛细血管、动-静脉吻合支、微静脉等被动扩张，血流减慢或瘀滞，造成组织缺血、缺氧。

第四节　颅脑损伤后脑微循环障碍

一、颅脑损伤后脑微循环障碍的发生率

尸检结果表明，钝性颅脑损伤致脑微血管改变而导致脑缺血性损害非常明显的脑梗死的发生率非常高。Graham（1971）报告38例颅脑损伤死亡病例的尸检结果，其中缺血性脑损伤或脑梗死者21例，占55%。这些病例不包括与明显颅内压增高或脑疝有关的血管牵拉、扭曲所致的缺血性损害和1例由脂肪栓塞所致的多发性脑梗死。另一组88例颅脑损伤尸检材料证明，明显的皮质缺血改变者占42%，基底节和白质缺血者占90%。Graham等的尸检结果则证明，颅脑损伤死亡病例几乎无一例外的有多灶性缺血性病变。颅脑损伤后脑皮质缺血的好发部位在大脑前动脉和大脑中动脉供血的交界处，即边缘带（boundary area）或称分水岭区（watershed）缺血，此区是两血管供血的交界区，对缺血非常敏感，是颅脑损伤死亡的重要原因之一；颅脑损伤后植物人状态者的CT扫描亦证明此区缺血的发生率极高。有人

认为，颅脑损伤后脑微循环障碍致脑缺血的发生率为95%以上，脑水肿、颅内高压的发生率为70%左右。SPECT和PET的问世及人们对颅脑损伤后脑缺血认识的提高，其发现率将更高。Z. Stelmasiak等认为，严重颅脑损伤都伴有脑缺血，其发现有赖于伤后及早检测。颅脑损伤后的脑循环障碍有以下形式：① 受累半球缺血，外伤后4～8小时内出现；② 短暂弥漫性缺血，只持续几分钟，但与伤后幸存者的死残率增加有明显相关；③ 受累病灶局灶性缺血，脑挫伤周围和血肿周围缺血。创伤与缺血的相互反应发生在创伤后最早期，原发的机械性损伤诱发了脑的代谢和炎症反应，导致脑的继发性损伤。

二、颅脑损伤后脑微血管的病理形态学改变

由于上述尸体解剖所见的颅脑损伤后缺血性损害的发生率很高，促使人们深入研究其发生的病理解剖基础和生理、生化机制。现有动物实验已发现一些颅脑损伤后脑缺血损害的微血管变化。

1. **局灶性脑损伤时脑微血管的变化**　Hekmatpanh 用电镜观察大鼠局灶脑挫伤时脑组织的脑微血管的病理改变，发现大鼠脑挫伤后，在挫伤灶周围有如下病理改变：① 血管由于周围组织水肿或小血块压迫而塌陷，使得一些毛细血管管腔闭塞，毛细血管呈线样外现。② 小血管被血管内小血块阻塞。神经元的病变是继发于上述血管病变的结果。越靠近病变中心，上述改变越严重，伤后 3 小时较 1 小时严重，6 小时达高峰。Symon 亦认为，小血管内皮细胞肿胀、血管腔内微血栓形成是某些区域脑组织缺血而另一些区域组织高灌流形成的原因。

2. **弥漫性轴索损伤（DAI）时脑微血管内皮细胞的病变**　已有学者对猫和狒狒加速性旋转运动所致脑 DAI 后的微血管改变进行了透射电镜和扫描电镜观察。发现脑 DAI 后广泛的微血管内皮细胞反应，主要表现为微血管内皮细胞微绒毛（microvilli）增多并突向管腔，内皮细胞呈气球样变和火山口样缺损及血-脑屏障（BBB）的破坏。微绒毛的增多可能是内皮细胞对创伤的代谢反应所致。内皮细胞的气球样变是由于内皮细胞缺血与缺氧、胞质边集、胞体肿胀呈气球样，当细胞肿胀至一定程度时发生破裂，使微血管内皮层呈火山口样缺损，继而导致了血-脑屏障的破坏。上述病变的程度与血管直径大小、伤后时间有关。Maxwell 对狒狒加速性旋转运动所致脑 DAI 后脑微血管微绒毛数做了定量观察，结果表明：① 直径小于 10 μm 的毛细血管，伤后 30 分钟，内皮细胞微绒毛数比正常对照组高 64%。6 小时达 274%，伤后 12 小时回至正常。② 直径为 10～50 μm 的血管内皮细胞微绒毛数在伤后 20 分钟比正常对照组高 28%，4 小时后比正常对照组高 76%，直至伤后 6 天仍比对照组高 300%。说明这类血管比毛细血管反应弱，但持续时间长。③ 直径 50～300 μm 的小动脉、小静脉反应最明显，伤后 20 分钟，内皮细胞微绒毛数比对照组高 223%，6 小时达 580%，直至伤后 6 天，仍比对照组高 300%，且这种变化从点状出血部位向周围延伸至少达 5 mm。这种微绒毛的增多，可能导致外伤后脑组织低灌流。因颅脑损伤后脑血流的改变主要发生在伤后 1 小时内，而微血管内皮细胞微绒毛的增多要在伤后 6 小时才达高峰，所以其增多的原因与外伤早期脑血流改变无直接关系，而可能是内皮细胞或有关神经纤维网代谢活动改变的结果。

伤后 20～30 分钟内，各种大小的微血管周围星状细胞足突肿胀，1 小时后回到正常，而微血管内微绒毛的增多至伤后 6 小时才达高峰，说明外伤后星状细胞足突的反应比微血管的反应早得多。Maxwell 认为这可能与血-脑屏障的破坏有关。颅脑损伤早期即有

血-脑屏障的短暂开放，导致过氧化酶外漏、多胺增多、钙离子内流入血管内皮细胞，引起血管反应，继而载体介导的细胞膜囊泡运输增多，从而使星状细胞足突肿胀，微血管受压、管腔变窄。故颅脑损伤后微血管反应可分为两个时相：首先是血-脑屏障破坏处的星状细胞迅速而局限地肿胀，然后是较广泛而缓慢的血管内皮细胞反应，导致微血管腔内内皮细胞微绒毛数增多、脑微循环灌流减少、脑缺血水肿。缺血造成的损伤比创伤本身造成的神经元和胶质细胞的损伤广泛而严重得多。而这种血管反应直至伤后 6 小时才达高峰，所以早期合适的治疗能减轻损伤的进行性加重。

颅脑损伤后脑微血管内皮除了上述病变以外，可能还有其他形式的改变。如有人用液压冲击伤所致的脑损伤模型观察证明，猫脑震荡以后，前脑有辣根过氧化酶外漏而无出血，亦无紧密连接裂开和内皮失连续现象，这就证明了脑损伤后内皮细胞的破坏更加微妙。可能外伤后还伴有某种跨内皮细胞的特殊运输形式。微血管内皮细胞的上述病理改变，是微血管对缺血的反应。局灶性脑损害、DAI、脑组织锐器刺伤、冷冻伤、高血压脑水肿等均可见到这些病理改变，这就说明脑微血管的改变可见于各种类型的脑损伤。

三、颅脑损伤后脑微循环功能的改变

1. **脑血管反应性低下**　颅脑损伤后脑血管舒缩功能发生紊乱，血管直径发生改变。一般在伤后 30 分钟，软脑膜小动脉异常持续扩张，直径小于 100 μm 者较大于 100 μm 者更明显；60 分钟后，血管直径回到正常。毛细血管仅由一层内皮细胞组成，创伤时内皮细胞胞饮作用增强，细胞肿胀，故管腔变窄。Stepanaova 等观察到 2.5～15 岁儿童重型颅脑损伤后小血管痉挛、小静脉扩张，血管各节段由于损伤程度不一，相应的内皮细胞反应程度亦不一，因此某些血管会出现收缩-舒张交替的腊肠样外观。由于血管舒缩功能改变，导致了血管反应性低下。通常情况下，软脑膜血管的自动调节是高碳酸血症时血管扩张，低碳酸血症时血管收缩。衡量脑血管的反应性，一般指其对低二氧化碳的收缩反应能力。脑损伤后这种反应能力减弱，且减弱的程度与颅脑损伤的严重程度相关。中度损伤时血管反应能力明显减弱，严重损伤时血管对二氧化碳的反应性消失。这种反应能力的降低，是血管平滑肌松弛的结果。由于平滑肌松弛，在动脉氧分压低或高时，微血管均呈扩张状态。脑血管扩张，使颅内容物与颅内压增加。基于此病理生理基础，乃采用过度换气，使二氧化碳分压降低，扩张的血管则出现反应性收缩，从而降低颅内压。但在血管反应

性低下或无反应的病人,此种治疗无效。故过度换气只对结构、功能、代谢正常的血管才有效。由于外伤后脑微血管反应能力降低,血管舒缩功能改变,严重地影响了脑血管的自动调节功能。Ng等研究发现脑损伤病人脑血管对于二氧化碳的反应性与脑损伤的严重程度相关,且与病人的预后有关。针对血管低反应性的诱发因素及发生机制,研究发现了一些具有一定血管反应性恢复作用的药物,如一氧化氮合酶(NOS)的抑制剂、内皮素(ET)-1的拮抗剂、阿片受体的特异性拮抗剂、ATP敏感性钾通道(K-ATP)的抑制剂和蛋白酪氨酸激酶的抑制剂等,但实验效果尚不理想,因此仍需深入探讨颅脑损伤后脑血管低反应性的发生机制,从其发生的关键调控环节入手寻找新的治疗靶点,可能是今后努力的方向。

2. **脑血流改变** 由于外伤后小动脉痉挛、小静脉麻痹性扩张,加上内皮细胞的病变,微循环血流常瘀滞或变慢,有时见车轮样红细胞运动。Gaevyi等通过对小狗和大白兔中度外伤的实验观察发现,伤后17分钟到3天血管通畅,3天后在不同区域出现不同程度的血管痉挛伴有微循环床的阻塞带。Stepanova用生物显微镜观察2.5 ~ 15岁儿童颅脑损伤急性期的脑微循环变化,亦发现根据颅脑损伤程度不同,毛细血管血流可出现瘀滞或中断。Valeek观察了128例急性重型颅脑损伤的血液流变学和血管的变化,发现外伤早期即有微循环和血液流变学改变,伤后3 ~ 7天达高峰;作者指出:血液纤维蛋白原浓度增高、血管内红细胞聚集和瘀滞、血流变慢和串珠状血流、微静脉的显著扩张、毛细血管数量的减少、对血管活性物质反应能力的丧失等指标是颅脑损伤预后不良的标志。以上动物实验和临床观察都证明,颅脑损伤后脑微循环障碍的标志之一是血液流变学的改变。因而,治疗颅脑损伤时不能忽视血液流变学的改变。

颅脑损伤后,由于上述原因,导致CBF减少。正常CBF为每分钟50 mL/100 g,CBF < 每分钟15 mL/100 g为重度缺血,每分钟15 ~ 30 mL/100 g为中度缺血,< 每分钟32.9 mL/100 g为低灌流。当CBF < 每分钟23 mL/100 g时,将出现功能性脑缺血症状。CBF每分钟20 ~ 25 mL/100 g是缺血性脑水肿产生的阈值。CBF < 每分钟18 mL/100 g则会出现缺血性脑梗死。严重颅脑损伤病人伤后分水岭区CBF常常<每分钟17 mL/100 g。因而CT及尸检几乎都可见到此区的缺血性梗死,但单纯测定脑CBF不足以作为判断颅脑损伤预后的唯一依据,因为决定脑代谢活动的是脑组织利用氧的能力。有时血管内皮受损,组织利用氧的能力降低,即使CBF正常或增高,也出现氧代谢率

低。同时,血流改变往往在神经损伤前出现。所以在评估病人预后时,要结合颈动-静脉氧压差(AVDO$_2$)及格拉斯哥昏迷量表(GCS)观察。最好是早期、反复多次的CBF和动-静脉氧压差的测定,结合诱发电位的研究。脑组织氧代谢监测仪(如NEUROTREND-7)和PET能直接测定脑氧代谢率,正逐步应用于临床。

外伤后脑缺血在伤后早期就出现。Demopoulog等证明,动物颅脑损伤后脑血流下降主要发生在伤后2 ~ 3小时,这与Hekmatopanaheh报道的自由落体致大鼠脑挫伤后,脑组织神经、血管的病理改变主要在伤后8小时起严重的结果一致。Donald用^{133}Xe-CT测量了重型颅脑损伤病人的rCBF,亦发现伤后24小时内,绝大多数病人rCBF值低,以弥漫性脑挫裂伤最明显,广泛脑肿胀次之。

四、颅脑损伤与脑梗死

创伤性脑梗死是颅脑损伤后的严重并发症之一,尤其是大面积脑梗死,一旦发生则导致病情急剧恶化,加重脑功能损害,严重影响预后。尸检报告外伤性脑梗死的发生率达55%。临床报道其发病率可达5.5%,且有逐年增加趋势,在临床上日益受到重视。目前认为外伤性脑梗死的发病基础主要包括:① 外伤后血液流变学改变和微循环障碍。颅脑损伤后因出血过多、血液浓缩、早期凝血系统激活,导致血液呈高凝状态。Sharma等证实外伤后的高凝状态可引起非细菌性血栓性心内膜炎,从而引发致死性多发性脑梗死。创伤性蛛网膜下腔出血刺激及脑组织损伤后产生的多种化学物质直接或间接导致微血管过度收缩、痉挛。Kreiter等研究证明蛛网膜下腔出血后血红蛋白刺激血管壁,致血管痉挛引发脑梗死,并导致严重的脑功能障碍。② 创伤性血栓形成。受外力作用时,头颈部的旋转产生剪应力,直接导致颈内动脉、椎动脉及脑内大动脉发生牵拉、扭曲、动脉内膜剥离,造成管腔的堵塞。血肿及脑水肿引起的脑组织移位也可直接牵拉、扭曲颅底血管。③ 脑疝形成过程中小脑幕或大脑镰游离缘对血管造成直接压迫。颅底骨折、下颌骨骨折移位对颅底或颈部动脉产生直接冲击挤压,导致血管内膜断裂;粗糙的血管内膜断裂面上可形成附壁血栓,血栓脱落或原位阻塞血管则可引发梗死。有学者研究发现,有时头部轻微损伤也可导致大脑中动脉血管内弹力膜撕裂,导致血管内附壁血栓形成。④ 医源性因素在外伤性脑梗死中的作用也不可忽视,主要包括过度脱水、利尿、限制入量引起的血液浓缩及盲目使用止血药物引起的血液高凝状态,使脑梗死发生率大大增加。

第五节　颅脑损伤后脑微循环障碍的机制

迄今为止,关于颅脑损伤后脑微循环障碍机制的研究报道很多,但仍不完全清楚其确切机制。根据现有研究在以下方面作出说明。

一、生物物理学机制

(1)较大血管供应区的脑缺血,为脑疝压迫、血管扭曲的结果。但颅内压的高低与脑血流无始终一致的关系,有些颅脑损伤病人颅内压不增高,没有脑疝,但是外伤后脑缺血症状也很明显。

(2)脑干的缺血损害和出血,是中央穿动脉收缩或牵拉断裂所致。

(3)广泛性脑缺血,是由于弥漫性脑水肿,使血管受压所引起。然而,多数情况下,脑缺血改变发生在脑水肿出现之前,脑水肿所致颅内压增高往往是继发于组织缺血、缺氧的结果。

(4)挫伤本身直接损伤血管,邻近部位组织缺血、缺氧。但Graham尸检的38例中,发现的21例缺血性脑损害和脑梗死者,仅4例是由脑挫伤直接引起。

(5)血管自动调节功能障碍。一旦颅内压稍升高或全身动脉压稍降低,就出现供血不足症状,所以上述可能的机制并不能完全阐明颅脑损伤后脑微循环障碍的原因。故颅脑损伤后脑微血管的改变,除了损伤时暴力的机械作用外,更重要的可能是创伤诱发的一系列生物化学反应。

二、病理生理机制

(一)脑缺血后影响脑微循环障碍的因素

脑缺血后脑微循环障碍的原因依据缺血类型(永久性缺血、缺血后再灌注)和缺血部位(缺血中心、半暗带)等的不同而各异,大体上可分为血管内、血管壁和血管外3个方面。

1. 血管内因素　脑缺血可诱导细胞因子产生,产生的血小板活化因子、血栓素 A_2(TXA$_2$)、凝血酶和儿茶酚胺等使血小板活化,而活化的血小板导致血小板聚集、白细胞在毛细血管内填塞、凝血酶生成、纤维蛋白形成、红细胞凝聚亢进及血液黏度增加等,这些因素相互作用促进了微循环障碍的加剧。Ritter等在缺血再灌注动物实验中观测到,再灌注1小时内血小板在静脉中黏附并且血小板之间及白细胞与血小板之间互相聚集。这种血小板活化可用血小板活化因子激动剂产生的血小板聚集等来证明。同时急性脑缺血时伴有红细胞聚集增加且变形能力下降,与纤维蛋白原增加、红细胞表面电荷变化、白细胞血小板活化等有关。Pinrad等观察到,在缺血半暗带,红细胞通过毛细血管的速度明显下降,而动脉直径无明显变化。

2. 血管壁因素　微循环血管壁的主要成分之一是内皮细胞,它构成人体内无处不在的微血管网络。成人体内的内皮细胞总面积约为7 m^2,重量约为1 kg。微血管内压力及流量的增加可使内皮细胞受损、基底膜增厚,引起微血管硬化,从而限制微血管的最大舒张能力,导致血管自身调节机制紊乱。内皮细胞不仅是机械性防御结构,而且是体内最大的“内分泌器官”。细胞肽类、剪切应力、缺氧、自由基、氧化脂质或病毒感染等,都可使内皮细胞激活、分泌一系列血管活性物质,如一氧化氮(NO)、内皮素、前列环素(PGI$_2$)、TXA$_2$等。血管内皮细胞肿胀、脑缺血产生的TXA$_2$、凝血酶、血小板活化因子、白三烯以及由血管周围游离的去甲肾上腺素和神经肽Y等神经递质均可作用于血管内皮细胞和血管平滑肌,使脑血管收缩,导致微循环障碍。此外,脑缺血后与血管扩张有关的内皮源性NO、PGI$_2$生成减少以及自由基和凝血酶等促使血管内皮细胞向凝固性变化,从而使血小板直接黏附于内皮细胞上,更加重了微循环障碍。内皮细胞表面P选择素和细胞间黏附分子1(ICAM-1)等的表达,亦促使白细胞黏附于内皮细胞,并进一步向组织内移行。Laufs等认为脑血流是由内皮衍生的NO调节的,缺乏内皮型NOS的小鼠大脑中动脉闭塞后的梗死体积更大。同时脑缺血时血管内皮细胞还可发生形态的变化。Zubkov等指出蛛网膜下腔出血后的脑血管痉挛可导致脑缺血和梗死,对血管痉挛时脑动脉形态学研究发现,存在平滑肌细胞坏死和内皮细胞的营养障碍和脱落。

3. 血管外因素　脑缺血时局部乳酸酸中毒和花生四烯酸、谷氨酸、钙离子游离等造成星形细胞肿胀、脑水肿;从缺损的血管壁游离出去的白细胞释放多种分解酶,也导致脑组织破坏、水肿,脑水肿可压迫毛细血管,加重脑微循环障碍,造成再灌注后“无复流”现象。

(二)白细胞与微循环障碍

在脑缺血早期,特别是再灌注时,白细胞即在微血管内集聚。Garcia等报道，大鼠大脑中动脉闭塞模型，缺血30分钟后可见中性粒细胞以毛细血管或细静脉为中心集聚，约12小时后达到高峰，24小时后浸润脑实质。单核细胞4～6小时后集聚于毛细血管及细静脉。白细胞活化、细胞内颗粒激活以及ICAM-1表达，均可促使血管内皮细胞和白细胞黏附，导致内皮细胞介导的组织损伤。中性粒细胞和单核细胞引起组织及微循环障碍的机制可概括为：

（1）白细胞机械性填塞毛细血管。白细胞体积比红细胞大得多，呈球形难以变形，当白细胞通过毛细血管以生理状态缓慢运行时，常常使血流一过性停止。脑血管闭塞使脑灌注压降低，更易造成白细胞机械性填塞，是无再流现象的原因之一。

（2）白细胞导致的血液流变学异常。有报道认为，脑梗死病人白细胞通过微循环的能力、变形功能降低，是因中性粒细胞与内皮细胞上的黏附蛋白（如昆布氨酸）黏附性增加所致。

（3）白细胞与内皮细胞黏附产生的组织损害及微循环障碍。白细胞与内皮细胞黏附时，P选择素、ICAM-1等黏附因子的表达是由肿瘤坏死因子α（TNF-α）、白细胞介素-1（IL-1）等细胞因子、凝血酶、活性氧、摩擦应力等引起的。活化的中性粒细胞与内皮细胞黏附后即释放细胞障碍因子，包括弹性硬蛋白酶、蛋白酶，以及氧自由基代谢产物（过氧化物阴离子、氢过氧化物）、磷脂酶代谢产物（白三烯、血小板活化因子）等，从而使微血管的通透性增高、血管收缩，导致微循环障碍。

（三）血小板、凝血酶与微循环障碍

1. 脑梗死急性期血小板的活化　促使血小板活化的因素包括β-血小板球蛋白、血小板第Ⅳ因子增高、ADP、花生四烯酸、血小板活化因子以及摩擦应力等。

2. 脑梗死急性期凝血酶的生成及活化　凝血酶是血液凝固系统级联的最终产物，对纤维蛋白形成以及第Ⅴ、Ⅷ、Ⅻ因子活化的血液凝固系统发挥正反馈作用；此外，在血小板活化（集聚和释放）等止血-血栓调控中起着关键作用。凝血酶通过其受体作用于血小板。凝血酶受体不仅存在于血小板，而且广泛存在于血管内皮细胞、血管平滑肌细胞、成纤维细胞、单核细胞、神经元等细胞中。可用以下指标对凝血酶进行动态研究：凝血酶生成指标F_{1+2}、凝血酶-抗凝血酶Ⅲ复合体（TAT）、纤维蛋白肽A（FPA）、D-二聚体等。Ohyama等用凝血酶抑制剂治疗颈总动脉闭塞及再灌注后引起的缺血性脑损伤，治疗组局部脑血流恢复较

快但未出现反应性充血，从而阻止脑梗死体积的进一步扩大。

3. 纤维蛋白微血栓与微循环障碍　颅脑损伤后局部血小板聚集的同时血液凝固系统被活化。与此相应，大量凝血酶产生并在脑血管内形成纤维蛋白血栓的同时，血小板黏附、聚集引起血管收缩，从而导致微循环障碍。纤维蛋白血栓形成后，凝血酶被摄取到血栓内，血栓表面的固相凝血酶在血液凝固系统级联反应中发挥正反馈的作用，促进新的凝血酶生成。新生的凝血酶进一步将纤维蛋白原转化为纤维蛋白，使血栓增大。另一方面，血栓在局部纤溶作用下溶解后，被血栓内摄取的凝血酶又游离到血液中，这些游离的凝血酶在血管末梢可使内皮细胞活化，进一步引起微循环障碍。在脑微动脉中，血栓调节素的分布较少，使凝血酶由亲血栓性向抗血栓性的转换作用减弱，从而使血栓似雪球滚动式增大。纤维蛋白微血栓的形成与脑缺血半暗带的继发性血栓形成有关。

已有许多报道在实验动物脑缺血半暗带血管内发现了含有纤维蛋白的微血栓。在狒狒大脑中动脉闭塞模型的研究中发现，脑微血管内的纤维蛋白血栓随再灌注时间的延长而增加，并与神经元功能缺损相关。纤维蛋白的沉着，不仅见于血管内，也见于血管外。但是，预先给予抗组织因子抗体，则可使微血管内的纤维蛋白显著减少。

Thomas等研究发现，预先给予抗组织因子抗体，可以抑制无再流现象，指出在无再流现象中，不仅中性粒细胞等发挥作用，凝血机制亢进也起着重要作用。Heue等报道，在脑梗死急性期的尸检中发现，富含纤维蛋白的微血栓在缺血半暗带最多，在非缺血半球也存在，认为这些微栓塞对于促进脑梗死的进程具有重要作用。有学者采用体外灌注装置观察人脑微血管内皮细胞和血小板的黏附和聚集动态。预先添加凝血酶刺激，再用富含血小板的血浆沿血管内皮细胞以低流速灌注，结果发现：血小板黏附集聚在血管内皮细胞上，进而以血小板为核心的纤维蛋白形成，并与血小板形成网络状结构，使血管内皮细胞的微循环恶化。即使不用凝血酶对血管内皮细胞进行预先处置，而用ADP或TXA_2刺激血小板，以低流速灌注于内皮细胞上，也会产生这一现象。从临床的角度来分析这些实验结果，当脑缺血使血小板及血液凝固系统活化（产生凝血酶）时，在缺血部位特别是在缺血半暗带，血管内皮细胞呈亲血栓性变化，即使内皮细胞形态不被破坏，内皮下组织不暴露，但随着血流减少，也会引起血

小板向内皮细胞的黏附、聚集,继发血栓形成,导致微循环障碍。

Symon认为,在脑损伤后脑循环障碍的机制中,花生四烯酸的环加氧酶代谢产物的作用最为重要,因为这些物质具有血管活性。研究结果证明,TXB_2和6-Keto-$PGF_{1\alpha}$平衡失调在颅脑损伤后脑缺血的病理生理机制中起重要作用。TXB_2和6-Keto-$PGF_{1\alpha}$都是花生四烯酸(arachidenic acid, AA)代谢途径中环加氧酶的代谢产物,TXB_2能间接反映TXA_2的水平,6-Keto-$PGF_{1\alpha}$间接反映PGI_2的水平。正常情况下,TXA_2与PGI_2两者处于动态平衡,调节微循环的血流;当两者比例失调,如TXA_2增加和/或PGI_2减少致两者比值增高时,则微血管收缩、脑微循环障碍、脑血流减慢,导致微血栓形成。Baky和Edward等认为,脑组织和/或脊髓损伤后细胞膜的破坏和小血管点状出血释放凝血酶,激活磷脂酶A和C,造成伤后游离花生四烯酸增多,诱发花生四烯酸代谢瀑布,使前列腺素类和白三烯类增多,从而导致组织微血管收缩与微循环障碍。这种微循环障碍又导致组织缺氧、自由基增多,加重组织的损伤。这种恶性循环的结果终将导致组织的不可逆损伤。

Wei等证明,颅脑损伤后早期有一过性全身高血压。这种血压增高,触发了花生四烯酸连锁反应,刺激血栓素、前列环素的生成和氧自由基的产生。这些成分使血管收缩、内皮受损、血流瘀滞、血管壁肌层破坏及对二氧化碳反应降低或消失,如果预先采取措施防止了外伤后的高血压事件,则外伤所致的上述微血管病变可以得到预防。

(四)NO与微循环障碍

NO是内源性兼具细胞间和细胞内信使及神经递质作用的不稳定信息分子,是内皮细胞在基础条件下和在一系列血管刺激的反应下产生的。在脑缺血损伤的病理机制中,NO除了对脑微血管有一个缓冲的扩张作用外,NO的基础释放可通过抑制白细胞-内皮细胞黏附、疏通组织灌注和阻止血小板凝集等限制缺血性脑损伤。Batteur-Parmentier等的实验表明,短暂性局灶性缺血性损伤与NOS受抑制或NO的水平下降导致的白细胞-内皮细胞黏附有关。脑缺血时,对脑血管起扩张作用的NO产生下降与微循环受损有关。

总之,颅脑损伤后脑微循环障碍的机制受很多因素影响,如颅脑损伤本身、脑水肿、颅内高压、脑疝、血管舒缩功能障碍、全身低血压、高血压、血液生物化学改变等。颅脑损伤的不同程度、不同部位与不同阶段其微循环障碍发生的机制亦不同。白细胞、血小板、凝血酶、内皮细胞等多种因素参与,血小板和凝血酶相互影响,在脑缺血时共同发挥作用。凝血酶受体广泛存在于神经细胞、内皮细胞,并在缺血性神经细胞障碍中起着重要的调控作用。离子通道、神经递质、炎症介质、组织因子参与了外伤后脑血流的调节。充分了解它们在脑微循环障碍中的作用,将为外伤后脑缺血的防治研究提供更多的方法。

第六节 颅脑损伤后脑梗死的诊治

一、诊断

1. **病史** 有外伤史,已经诊断为颅脑损伤,有颅内高压、脑疝、创伤性凝血障碍、蛛网膜下腔出血等高危因素者高度警惕。

2. **临床表现** 常表现为治疗过程中颅脑损伤症状好转后再次加重,或伤后持续加重,或出现与原损伤灶不相符的症状和体征。

3. **检查** CT示大脑中动脉、后动脉、前动脉供应区、分水岭、基底节区、脑干等新发低密度灶。有条件时结合MRI、灌注CT、经颅多普勒超声(TCD)等检查。头部MRI可以很好地发现脑缺血梗死灶,特别是DWI和PWI检查。

二、治疗原则

1. **防治脑微循环障碍** 充分认识颅脑损伤后脑微循环障碍可能导致脑梗死,尽早防治脑微循环障碍,采取一切措施保证脑灌注压和脑代谢正常。不要等到影像学有明确脑梗死表现才考虑改善脑微循环的治疗。Overgaard指出,最好在受伤地点的路旁就开始采取保护脑灌注压、维持脑微循环的治疗。

2. **去除影响脑微循环的一切因素** 如保持呼吸道通畅,维持血压正常,清除颅内血肿,控制脑水肿,降低颅内压,镇静防躁动,防治癫痫,维持水、电解质和酸碱平衡,控制体温和导尿。

3. **改善血液流变学** 颅脑损伤常有脑微循环血

流变慢和瘀滞，严重地影响了组织的供血、供氧。因此，颅脑损伤病人无须像传统观点那样严格限制入量，应保持出入量平衡，以改善微循环。

4. 密切观察病情　治疗颅脑损伤的同时，密切观察病情，可借助TCD检测是否有脑血管痉挛、脑血流减少。如果CT检查证实脑梗死，可参考以下原则：

（1）梗死面积小或恢复期病人，颅内压不高，保守治疗。

（2）梗死面积较大，颅内压较高者，先予脱水控制颅内压保守治疗，如无好转并且加重考虑手术治疗。

（3）梗死面积人，中线移位明显，环池受压，颅内压增高明显，出现脑疝征象者，应该考虑手术去骨瓣减压或清除脑梗死灶减压。

三、治疗措施

1. 基本治疗　按照"ABCD"的原则进行救治。

（1）A（airway）气道，一定要注意呼吸通畅。有呼吸道梗阻者要行气管插管或气管切开。

（2）B（breathing）呼吸，维持呼吸，对有缺氧、呼吸衰竭表现者给予呼吸机辅助呼吸。给予正常通气，避免过度通气造成脑血流减少进一步加重脑梗死。

（3）C（circulation）循环，维持有效的循环。应纠正低血压及低血容量，保障正常灌注以维持脏器功能。必要时使用升压药维持血压。

（4）D（drugs）药物，有明显颅内高压者，给予用20%甘露醇（每次0.25～1.0 g/kg）脱水，并根据具体情况给予其他相应的药物。

无明显颅内高压、无脑疝征象者先予保守治疗。需要密切观察生命体征、意识、瞳孔、肌力、肌张力、生理反射、病理反射等基本情况，动态复查头部CT，及时调整治疗策略。结合颅脑损伤的情况，可以在颅内压监测指导下保守治疗。控制颅内高压是保守治疗的关键，一般采取头高30°，避免颈部扭曲，镇静、镇痛，渗透性脱水治疗。对脑卒中病人进行诱导低体温治疗的临床获益尚不明确，但对颅脑损伤后发生的脑梗死者，可以参照重型颅脑损伤选择进行大于48小时的长时程亚低温治疗。急性颅脑损伤病人不应使用糖皮质激素（常规或大剂量），因为缺乏有效的证据及存在增加感染性并发症的潜在风险，也不推荐使用糖皮质激素（常规或大剂量）治疗缺血性脑卒中引起的脑水肿和颅内压增高。此外要注意维持水、电解质平衡，给予营养支持治疗，预防深静脉血栓。

2. 脱水治疗　甘露醇作为高渗性脱水剂，作用迅速，于用药后数分钟开始降颅内压，30～60分钟达高峰，故可作为抢救时的首选药。甘露醇又是一种自由基清除剂。Bruce还证明它能在降低颅内压同时，能够扩张脑内小血管，改善脑微循环、增加脑血流。一般使用20%甘露醇每次0.25～1.0 g/kg，4～6小时1次。此外要注意，血浆渗透压＜320 mOsm/L才有效，避免收缩压＜12.0 kPa（90 mmHg）。其他脱水药物还有高渗盐水、甘油果糖、呋塞米等。

3. 扩容/血液稀释疗法　2018年美国急性缺血性卒中早期管理指南不推荐扩容/血液稀释疗法用于治疗急性脑梗死，但对继发于颅脑损伤的脑梗死，由于颅脑损伤的治疗过程中可能存在脱水、血液浓缩、血液黏度增加、微循环障碍等因素，可予适当扩容、血液稀释治疗，主要目的是降低血浆黏度、降低血细胞比容、减少红细胞聚集、增强红细胞变形性，从而改善微循环灌流，以便抑制脑水肿形成、降低颅内压。但要注意血容量增加可使心脏、血管负荷增加。

4. 血管舒张剂　2018年美国急性缺血性卒中早期管理指南不推荐血管舒张剂用于治疗急性脑梗死，但对于颅脑损伤而言，由于存在蛛网膜下腔出血、脑血管痉挛的因素，可以适当给予血管舒张剂。钙通道阻滞剂能阻止钙离子内流，解除小动脉痉挛，减轻缺血、缺氧所致的神经元损伤。有人应用尼莫地平治疗动物的缺血性脑水肿和颅脑损伤病人，证明其可减轻缺血性脑水肿的水分含量，改善颅脑损伤病人的脑缺血。但亦有人认为，钙通道阻滞剂在解除小血管痉挛的同时可增加血-脑屏障的通透性，加重脑水肿。另外，钙通道阻滞剂在解除小血管痉挛的同时，降低了动脉压，从而降低了脑灌注压。欧洲和国际多中心对钙离子拮抗剂尼莫地平（尼莫同）治疗颅脑损伤和外伤性蛛网膜下腔出血（tSAH）进行了为期12年、共进行了4期前瞻性随机双盲临床对照研究，临床效果争议很大，故国际上已经不把尼莫地平列为治疗急性颅脑损伤病人和tSAH病人的药物。因此，这类药物是否用于颅脑损伤后脑梗死仍是一个有争论的问题。

5. 神经营养保护剂　目前实验室或前期研究显示可能有效的神经保护剂（包括药物与非药物措施）在临床上均未被证实具有改善卒中结局的疗效，因此不推荐用于治疗急性脑梗死病人。鉴于在颅脑损伤及微循环障碍的机制中均涉及多种内源性因子及机制，在动物实验研究中发现不同机制的神经保护剂具有一定的脑神经保护作用，虽然尚缺乏Ⅰ级随机对照试验（RCT）循证医学证据，可以酌情给予神经保护剂治疗观察，包括给予传统的中医药、针灸等治疗。

四、手术治疗

对于脑梗死面积大、中线移位明显、环池受压、恶性颅内高压、意识状况差的病人，应考虑手术治疗。对早期先予保守治疗者，如经治疗无好转并且加重亦应考虑手术治疗。手术方式要结合颅脑损伤的治疗情况。

1. **颅脑损伤术后** 颅脑损伤已经行手术治疗并予去骨瓣减压，如果出现手术去骨瓣减压侧的大面积脑梗死，中线移位明显，环池受压、颅内压增高，临床症状加重，甚至发生脑疝，应该及时清除脑梗死灶内减压，必要时再扩大原手术骨窗以充分减压。如果手术侧没有去骨瓣减压但发生大面积脑梗死，应该进行去大骨瓣减压。如果是已手术的对侧大面积脑梗死，应该给予脑梗死侧去大骨瓣减压。在去大骨瓣减压过程中，如果发现脑肿胀、脑膨出，可以切除脑梗死灶内减压，特别是对已经发生脑疝者，进行脑梗死组织的切除减压可能有助于提高手术治疗效果。

2. **颅脑损伤未手术者** 颅脑损伤本身进行保守治疗，但继发大面积脑梗死，应该行去大骨瓣减压，必要时清除脑梗死灶和脑挫裂伤血肿进行内减压。

（杨朝华）

参考文献

[1] 曹敏, 侯忠民, 朱炎昌. 颅脑损伤后微循环研究现状[J]. 中国临床神经外科杂志, 2002, 7: 192.

[2] 许强, 张云亭. 超急性与急性期脑缺血半暗带演变的DWI研究[J]. 中国医学影像技术, 2007, 23(1): 52-55.

[3] 张治平, 蒋宇钢, 尹畅. 外伤性脑梗死[J]. 中华神经外科疾病研究杂志, 2004, 3(4): 366-367.

[4] 江基尧. 脑保护药物治疗颅脑损伤的现状与展望（专家论坛）[J]. 中华创伤杂志, 2006, 22: 241-242.

[5] 夏永勤, 严丽丽, 徐如祥, 等. 亚低温改善重型颅脑损伤后脑血管痉挛的效果评估[J]. 中国临床康复, 2005, 9(41): 138-141.

[6] NG S C, POON W S, CHAN M T, et al. Is transcranial Doppler ultrasonography (TCD) good enough in determining CO_2 re-activity and pressure auto regulation in head-injured patients[J]? Acta Neurochir-Suppl, 2002, 81: 125-127.

[7] HEKMATPANAH J, HEKMATPANAH C R. Microvascular alterations following cerebral contusion in rats. Light, scanning, and electron microscope study[J]. J Neurosurg, 1985, 62(6): 888-897.

[8] MAXWELL W L, IRVINE A, ADAMS J H, et al. Response of cerebral microvasculature to brain injury[J]. J Pathol, 1988, 155(4): 327-335.

[9] STEINER L A, COLES J P, JOHNSTON A J, et al. Responses of posttraumatic pericontusional cerebral blood flow and blood volume to an increase in cerebral perfusion pressure[J]. J Cereb Blood Flow Metab, 2003, 23(11): 1371-1377.

[10] LEKER R R, SHOHAMI E. Cerebral ischemia and trauma-different etiologies yet similar mechanisms: neuroprotective opportunities [J]. Brain Res Brain Res Rev, 2002, 39(1): 55-73.

[11] OVERGAARD J, TWEED W A. Cerebral circulation after head injury. Part 4: Functional anatomy and boundary-zone flow deprivation in the first week of traumatic coma[J]. J Neurosurg, 1983, 59(3): 439-446.

[12] SHARMA S, MAYBERRY J C, DELOUGHERY T G, et al. Fatal cerebro-embolism from nonbacterial thrombotic endocarditis in a trauma patient: case report and review[J]. Mil Med, 2000, 165(1): 83-85.

[13] KREITER K T, COPELAND D, BERNARDINI G L, et al. Predictors of cognitive dysfunction after subarachnoid hemorrhage [J]. Stroke, 2002, 33(1): 200-208.

[14] SEHBA F A, MOSTAFA G, FRIEDRICH V Jr, et al. Acute microvascular platelet aggregation after subarachnoid hemorrhage [J]. J Neurosurg, 2005, 102(6): 1094-1100.

[15] DEWITT D S, JENKINS L W, WEI E P, et al. Effects of fluid-percussion brain injury on regional cerebral blood flow and pial arteriolar diameter[J]. J Neurosurg, 1986, 64(5): 787-794.

[16] WEI E P, DIETRICH W D, POVLISHOCK J T, et al. Functional, morphological, and metabolic abnormalities of the cerebral microcirculation after concussive brain injury in cats[J]. Circ Res, 1980, 46(1): 37-47.

[17] HUTTEMANN M, LEE I, KREIPKE C W, et al. Suppression of the inducible form of nitric oxide synthase prior to traumatic brain injury improves cytochrome oxidase activity and normalizes cellular energy levels[J]. Neuroscience, 2008, 151(1): 148-154.

[18] VALEEV E K, IURISHCHEV E P, TIMERSHIN K I, et al. The microcirculatory bed and the blood rheological properties in the acute period of severe craniocerebral trauma[J]. Zh Vopr Neirokhir Im N N Burdenko, 1989, 3: 24-28.

[19] ENGSTRÖM M. The coagulation system: a vulnerable system and a potential therapeutic aim point in treatment of traumatic brain injury[J]. Neurol India, 2006, 54(4): 347.

[20] REICHMUTH B, MEIER U, MICHALIK M. Pathophysiologic aspects of conservative therapy of post-traumatic cerebrovascular disorders of the microcirculation[J]. Zentralbl Neurochir, 1988, 49(4): 276-279.

[21] JAGGI J L, OBRIST W D, GENNARELLI T A, et al. Relationship

of early cerebral blood flow and metabolism to outcome in acute head injury[J]. J Neurosurg, 1990, 72(2): 176-182.

[22] LIU L M, WARD J A, DUBICK M A. Hemorrhagic shock induced vascular hyporeactivity to norepinephrine in select vasculatures of rats and the roles of nitric oxide and endothelin[J]. Shock, 2003, 19(3): 208-214.

[23] ZHAO K S, HUANG X, LIU J, et al. New approach to treatment of shock-restitution of vasoreactivity[J]. Shock, 2002, 18(2): 189-192.

[24] BERMEJO A, ZARZUELO A, DUARTE J. In vivo vascular effects of genistein on a rat model of septic shock induced by lipopolysaccaride[J]. J Cardiovasc Pharmacol, 2003, 42 (5): 329-338.

[25] NIIRO M, NAGAYAMA T, YUNOUE S, et al. Changes in tissue factor and the effects of tissue factor pathway inhibitor on transient focal cerebral ischemia in rats[J]. Thromb-Res, 2008, 122(2): 247-255.

[26] RITTER L S, OROZCO J A, COULL B M, et al. Leukocyte accumulation and hemodynamic changes in the cerebral microcirculation during early reperfusion after stroke[J]. Stroke, 2000, 31(5): 1153-1161.

[27] OHYAMA H, HOSOMI N, TAKAHASHI T, et al. Thrombin inhibition attenuates neurodegeneration and cerebral edema formation following transient forebrain ischemia[J]. Brain Res, 2001, 902(2): 264-271.

[28] SOBESKY J, ZARO WEBER O, LEHNHARDT F G, et al. Does the mismatch match the penumbra? Magnetic resonance imaging and positron emission tomography in early ischemic stroke[J]. Stroke, 2005, 36(5): 980-985.

[29] WONG C H, CRACK P J. Modulation of neuro-inflammation and vascular response by oxidative stress following cerebral ischemia-reperfusion injury[J]. Curr Med Chem, 2008, 15(1): 1-14.

[30] ROBERTS I, YATES D, SANDERCOCK P, et al. Effect of intravenous corticosteroids on death within 14 days in 10008 adults with clinically significant head injury (MRC CRASH trial): randomised placebo-controlled trial[J]. Lancet, 2004, 364(9442): 1321-1328.

[31] KATAYAMA Y, SHIMIZU J, SUZUKI S, et al. Role of arachidonic acid metabolism on ischemic brain edema and metabolism[J]. Adv Neurol, 1990, 52: 105-108.

[32] WINN H R, TEMKIN N R, ANDERSON G D, et al. Magnesium sulfate for neuroprotection after traumatic brain injury[J]. Lancet Neurology, 2007, 6: 478-479.

[33] MARTIN N A, PATWARDHAN R V, ALEXANDER M J, et al. Characterization of cerebral hemodynamic phases following severe head trauma: hypoperfusion, hyperemia, and vasospasm[J]. J Neurosurg, 1997, 87(1): 9-19.

[34] STEIN D M, FEATHER C B, NAPOLITANO L M. Traumatic brain injury advances[J]. Crit Care Clin, 2017, 33(1): 1-13.

[35] CHAKRABORTY S, SKOLNICK B, NARAYAN R K. Neuroprotection trials in traumatic brain injury[J]. Curr Neurol Neurosci Rep, 2016, 16(4): 29.

[36] LIU S, WAN X, WANG S, et al. Posttraumatic cerebral infarction in severe traumatic brain injury: characteristics, risk factors and potential mechanisms[J]. Acta Neurochir (Wien), 2015, 157(10): 1697-1704.

[37] CHEN H, XUE L X, GUO Y, et al. The influence of hemocoagulation disorders on the development of posttraumatic cerebral infarction and outcome in patients with moderate or severe head trauma[J]. Biomed Res Int, 2013, 2013: 685174.

[38] POWERS W J, RABINSTEIN A A, ACKERSON T, et al. 2018 guidelines for the early management of patients with acute ischemic stroke: a guideline for healthcare professionals from the American Heart Association/American Stroke Association[J]. Stroke, 2018, 49(3): e46-e110.

[39] BRAMI J, CHOUSTERMAN B, BOULOUIS G, et al. Delayed cerebral infarction is systematically associated with a cerebral vasospasm of large intracranial arteries[J]. Neurosurgery, 2020, 86(2): E175-E183.

[40] CHEN Y, HUANG W, LI Z, et al. The effect of acupuncture on the expression of inflammatory factors TNF-α, IL-6, IL-1 and CRP in cerebral infarction: a protocol of systematic review and meta-analysis[J]. Medicine (Baltimore), 2019, 98(24): e15408.

[41] SCHWAKE M, SCHIPMANN S, MÜTHER M, et al. Second-look strokectomy of cerebral infarction areas in patients with severe herniation[J]. J Neurosurg, 2019, 132(1): 1-9.

第六十三章
脑氧监测在颅脑损伤中的应用

颅脑损伤后，由于颅内血肿、颅内高压等的发生，脑血流的自动调节功能受损，极易发生脑缺血、缺氧。颅脑损伤后的脑缺血、缺氧是造成外伤后继发性脑损害的一个重要原因。在某些病理生理情况下，即使血压、血气均在正常范围内，仍可能出现脑组织缺氧，即选择性脑缺氧。因而准确有效地监测脑组织氧合情况，有助于早期发现和治疗脑缺血、缺氧，减轻继发性脑损害，改善病人的预后。目前临床常用的脑氧监测方法较多，可分为间接脑氧监测和直接脑氧监测法。

一、间接脑氧监测方法

（一）颈静脉氧饱和度测定

颈静脉氧饱和度（$S_{jv}O_2$）测定，是最早的脑氧监测方法。它利用颈内静脉插管测定混合脑静脉血的氧饱和度，以反映脑组织对氧的利用程度，从而间接反映整个脑组织的脑血流和氧代谢情况。分为间断监测和持续监测两种。大多数人认为其正常值是55% ～ 70%，平均为62%；脑缺氧阈值为50%，持续超过10分钟与预后不良相关。$S_{jv}O_2$ > 70%提示过度灌注，> 75%也与预后不良相关。$S_{jv}O_2$ 监测有其缺点，如系有创监测、灵敏度低、探头不易固定、易发生零点漂移、需要多次校正、可靠性仅为43%等。脑组织氧分压（$P_{br}O_2$）反映的是局部脑氧代谢状态，$S_{jv}O_2$ 反映的则是整个大脑半球的脑氧代谢状态，两者的同时监测具有互补作用。

（二）脑动静脉氧含量差

颅脑外伤后当脑血管自动调节功能发生障碍时，脑组织的氧消耗随之发生变化。脑动静脉氧含量差（$AVDO_2$）不仅能反映脑氧的消耗，而且能观察到脑缺血或脑过度灌注的脑血流变化。Stocchetti采用经皮穿刺颈内静脉置管技术测定了224例严重颅脑损伤昏迷病人$AVDO_2$，发现除了4例有高$AVDO_2$（> 8vo1%）外，绝大部分病人$AVDO_2$均低，平均4.6 vol%。作者

认为颈内静脉置管$AVDO_2$监测是一种安全并适用于临床的脑氧监测方法，低$AVDO_2$提示过度灌注，高$AVDO_2$是脑缺血的表现。$AVDO_2$较少作为一种单独的脑氧监测技术应用于颅脑损伤脑氧监测，往往与其他的脑氧监测技术或脑血流量（CBF）、脑灌注压（CPP）等联合使用来判断颅脑损伤脑缺血、缺氧程度。2016年美国颅脑损伤救治指南中也将$AVDO_2$颈静脉球监测列为Ⅲ级证据推荐作为指导治疗指标，可降低病死率，改善伤后3个月和6个月的转归。

（三）脑氧代谢率及其相关指标的监测

脑氧代谢率（$CMRO_2$）是指脑组织在单位时间内消耗的氧量。根据Fick公式，$AVDO_2$是$S_{jv}O_2$、颈内静脉血氧分压（$P_{jv}O_2$）、血红蛋白（Hb）含量和桡动脉或股动脉血气的综合指标，而$AVDO_2$与CBF的乘积即是$CMRO_2$。$S_{jv}O_2$正常值约为62%（55% ～ 70%），脑缺氧阈值为50%，即动脉血氧饱和度的一半。正常$AVDO_2$约6.5%，正常CBF约为每分钟50 mL/100 g。因此，$CMRO_2$正常值为每分钟3.2 ～ 3.3 mL/100 g。

$CMRO_2$反映了脑的供氧与利用氧正常与否，颅脑损伤后脑氧代谢降低说明脑缺血、缺氧的存在，其结果是能量代谢、磷脂代谢及内环境的紊乱和细胞内酸中毒等引起细胞损伤。因此，脑氧代谢紊乱的程度可揭示颅脑伤的伤情及预后的优劣。Gavilane等报道$CMRO_2$下降的程度与颅脑损伤病人的昏迷深度相一致，他们研究发现一组格拉斯哥昏迷量表（GCS）评分在7分以下的颅脑伤昏迷病人，$CMRO_2$下降到正常值的50%以下，并与创伤的严重程度相一致。总之，重度颅脑损伤病人脑氧代谢和能量消耗下降，$CMRO_2$减低程度与颅脑损伤的严重程度相一致，$CMRO_2$越低，伤情越重。但不足的是，目前尚缺乏定量的标准。

颅脑损伤后根据$CMRO_2$、$AVDO_2$及CBF的变化特点把颅脑损伤分为2种血流类型：① 代谢与CBF一致型，这一类型病人CBF还受代谢性自身调节的控制，CBF减少或正常，$CMRO_2$降低较少或正常，预后亦

较好；② 代谢与CBF分离型，这类病人CBF的代谢调节作用消失，$CMRO_2$与CBF的变化无对应关系，CBF增多或假性自身调节时正常，$AVDO_2$和$CMRO_2$降低，病人多数出现颅内高压，预后较差。

（四）经颅近红外光谱法脑氧饱和度测定

近红外光谱法（NIRS）脑氧测定是一种安全、无创性的测量局部脑氧合程度方法。其原理是波长为650～1 100 nm的红外线可以穿透人脑几厘米，氧合血红蛋白等色基能，使此波长的红外线衰减。测定采样区的氧合血红蛋白，其与总血红蛋白之比即为局部氧饱和度，结果的可靠性为70%。由于脑血管中静脉占70%～80%，时间分辨光谱技术也证实脑光谱仪信号中静脉占优势，所以NIRS主要监测大脑静脉血氧饱和度。由于血红蛋白测定指的是局部血红蛋白，所以它的饱和度是局部大脑血红蛋白的氧饱和度（rSO_2）。由于红外光不能穿透探头和脑组织之间的出血层及气体，因此有硬脑膜外、硬脑膜下以及脑实质出血或有颅内积气时，会影响监测效果。重型颅脑损伤病人出现颅内压（ICP）升高时，rSO_2与ICP负相关，且rSO_2与CPP显著相关，CPP > 8.0 kPa（60 mmHg）时，CPP改变不引起rSO_2变化，CPP < 8.0 kPa时，两者存在线性关系。Kampfl等将严重颅脑损伤病人分为ICP > 3.33 kPa（25 mmHg）和ICP < 3.3 kPa两组，经NIRS监测rSO_2后发现ICP > 3.3 kPa组rSO_2显著低于ICP < 3.3 kPa组，而且在给予一段时间的高流量氧后ICP < 3.3 kPa组rSO_2有明显增加，ICP > 3.3 kPa组则没有这种变化。一些学者也对NIRS作了中肯的评价。Holzschuh认为NIRS监测的rSO_2与脑组织氧分压之间有显著相关性。极少数病例两者出现不一致，是由于操作不当获得较差的NIRS信号或由于整个大脑缺血、缺氧区域分布不一所致。NIRS在临床应用中同样存在间接、不够灵敏、易受光强度影响等缺点。

（五）其他监测方法

其他脑氧监测方法还包括影像学方法（如PET-CT、SPECT、MRA等）、脑微透析技术和经颅多普勒超声（TCD）技术等。PET-CT通过^{15}O放射性核素的代谢影像，从而定量反映脑血流和$CMRO_2$，间接反映脑氧情况，其缺点在于仅能一次性反映检查时的脑氧情况，病人不稳定时难以检查以及较差的空间分辨率等。脑微透析技术从一门成熟的试验技术逐渐发展成为神经外科重症监护病房（NICU）的床边监测技术，通过检测脑组织细胞外液液中葡萄糖、乳酸、丙酮酸、甘油、谷氨酸盐等的连续变化，从而动态反映脑氧代谢变化。

二、直接脑氧监测方法

（一）脑组织氧分压监测

脑组织氧分压（$P_{br}O_2$）是目前脑氧监测最直接、最可靠的方法，是脑组织水平氧供需平衡的结果。由于监测技术的发展，使用插入脑组织中的单电极或多参数传感器（脑组织氧分压监测仪）持续动态监测脑组织的氧分压（PO_2）、二氧化碳分压（PCO_2）、pH及脑温，直接获取脑氧合与代谢指标，及早发现脑缺血、缺氧。$P_{br}O_2$监测是将极谱探头直接置入脑组织中，通过可逆电化学反应进行的。早期最常用的$P_{br}O_2$监测有两种：Licox和Neurotrend监测系统。前者由两个直径都为0.5 mm的氧探头和温度探头来监测探头周围大约17 mm^2内脑组织氧饱和度和脑温。后者由监视器、数据模块和多参数生物传感器组成。多参数生物传感器由3个分别监测pH、碳酸氢根离子和PCO_2的光纤探头和1个测PO_2的微型电极组成，其大小为0.5 mm × 3.5 mm，敏感长度为7.1 mm。这些光纤探头和微型电极共同置于Clark微导管中，其外径仅0.5 mm，可以通过颅骨钻孔或术中置于健侧额叶白质，插入深度4 cm左右。在后期的实验研究和临床应用中，发现Licox系统较Neurotrend系统更为稳定、可靠和准确，Licox系统逐渐成为脑氧监测领域的标准，而Neurotrend系统已于2004年停止生产。近年来又出现了新的脑氧监测系统Neurovent-PTO，能同时监测脑组织$P_{br}O_2$、ICP和脑温，初步应用表明和Licox系统有相似的准确性。迄今为止，绝大多数临床研究和多中心研究仍然是采用Licox系统监测。

（二）脑组织氧分压监测的优缺点

$P_{br}O_2$监测技术与以往用于脑血流和脑氧监测方法如NIRS、$S_{jv}O_2$测定、TCD检测等相比，有较大的优越性：① 以往的监测都只是间接反映脑组织代谢情况，且反映的是整个大脑的血流情况，故无法检出局灶性缺血变化；而$P_{br}O_2$则是直接测定脑组织氧代谢，且可检出局灶性缺血病灶。② 易操作，准确度高，测定值漂移小；且一次标定后可连续测定，不必再标定。而NIRS、$S_{jv}O_2$测定等均存在敏感度低，易受光强度、导管位置、头位变动的影响等问题，常使其记录的可靠性小于50%。③ 安全。由于脑氧探头直径仅0.5 mm，不会对脑组织产生大的损害。Dings在73例颅脑损伤病人监测中放置脑氧探头，有2例发生颅内小血肿，且均不需手术处理。2例血肿均只发生于同时放置脑氧探头（0.5 mm）和颅内压探头（3.1 mm）。探头放置平均1周，未见任何感染征象。

同样地，我们必须认识到$P_{br}O_2$监测有其局限性：① $P_{br}O_2$监测反映的是监测探头周围局灶性脑组织的脑氧情况（Licox探头的取样体积是13 mm³，Neurovent-PTO探头的取样体积是22 mm³），不能反映全脑的脑氧代谢情况，从而可能错过探头远隔部位的局灶性缺血情况。② 它是有创检查，在体内的留置时间有限。

（三）脑组织氧分压监测的正常值和缺血阈值

$P_{br}O_2$监测的正常值未取得一致的意见。在动物实验中，狗的正常脑组织$P_{br}O_2$值为3.73 ± 0.93 kPa（28 ± 7 mmHg），而猫为5.60 ± 1.20 kPa（42 ± 9 mmHg）。Hoffman发现在没有脑缺血的动脉瘤病人，脑组织$P_{br}O_2$值平均为4.27 kPa（32 mmHg）。Meixensberger等对开颅手术病人进行术中$P_{br}O_2$监测发现，正常脑皮质的$P_{br}O_2$值为6.37 ± 1.75 kPa（47.9 ± 13.14 mmHg）。Kytta等对11例不同类型脑肿瘤瘤周脑组织的$P_{br}O_2$测定值为7.97 ± 0.87 kPa（59.8 ± 6.5 mmHg）。脑不同部位的组织氧分压值也不相同。一般认为，由于灰质的代谢率和血流量是白质的3倍，因此灰质的$P_{br}O_2$值可能比白质高。Dings对27例病人硬脑膜下不同深度脑组织氧分压的测定结果表明，在多数病例距离脑皮质越近，$P_{br}O_2$值越高。硬脑膜下17～27 mm处$P_{br}O_2$值明显低于硬脑膜下7～17 mm处$P_{br}O_2$值。目前在最常用的Licox系统中通常把$P_{br}O_2$在3.07～4.67 kPa（23～35 mmHg）作为正常值。

此外，$P_{br}O_2$监测的低氧值也未取得一致的意见。临床一般认为，$P_{br}O_2$的正常值为2.00～5.33 kPa（15～40 mmHg），1.33～2.00 kPa（10～15 mmHg）为轻度缺氧，低于1.33 kPa（10 mmHg）为重度缺氧。Zauner等提出只有同时监测$P_{br}O_2$、$P_{br}CO_2$、pH_{br}和脑温才能更准确地评估缺血、缺氧等继发性脑损害。Hoffman等对脑缺血病人进行的监测显示脑缺血时$P_{br}O_2$明显降低，同时伴有$P_{br}CO_2$及pH_{br}的明显变化，从而提出了以$P_{br}O_2$、$P_{br}CO_2$及pH_{br}的同时变化来确定缺血阈值的观点，并将脑缺血阈值确定为$P_{br}O_2$ < 2.67 kPa（20 mmHg）、$P_{br}CO_2$ > 4.00 kPa（60 mmHg）、pH_{br} < 7.0。Kiening用Licox系统对重型颅脑损伤病人进行$P_{br}O_2$监测，并与$S_{jv}O_2$监测进行对比研究。结果发现，相对于$S_{jv}O_2$值50%，$P_{br}O_2$值分布在0.40～1.60 kPa（3～12 mmHg）范围，最佳曲线拟合值为1.13 kPa（8.5 mmHg）。研究显示，对重型颅脑损伤病人，当$P_{br}O_2$值 < 1.33 kPa（10 mmHg）应采取相应的措施。2016年美国颅脑损伤救治指南里将$P_{br}O_2$低于2.67 kPa（20 mmHg）作为治疗阈值。

（四）脑组织氧分压监测的临床意义

目前的研究显示，重型颅脑损伤病人早期处于脑缺氧和脑组织酸中毒状态。Dings等测定重型颅脑损伤病人的$P_{br}O_2$，发现伤后早期其均值很低，为1.03～0.35 kPa（7.7 ± 2.6 mmHg），提示重型颅脑损伤后病人存在脑缺氧。$P_{br}O_2$监测不仅能早期发现颅脑外伤后脑缺血、缺氧，准确判断预后；而且能合理评价治疗措施，及时根据病情变化调整治疗方案，改善病人的预后。

1. **与病人预后的关系** 颅脑损伤后脑缺血、缺氧对预后的影响已为临床证实。Zauner等报道：$P_{br}O_2$能准确预测预后，其诊断灵敏度为92%、特异度为84%。Valadka等通过对43例脑损伤病人脑氧监测发现，$P_{br}O_2$低于2.00 kPa（15 mmHg）时，持续时间越长，病死率越高，低于0.80 kPa（6 mmHg）时病死率为100%。Kiening等发现，凡外伤后第1周有缺血发作［$P_{br}O_2$ < 1.33 kPa（10 mmHg）持续15分钟以上］的病人预后不良；而完全康复的病人则未见缺血发作。Dings的35例重型颅脑伤病人$P_{br}O_2$与预后研究发现，伤后24小时预后较佳组有10.6%的$P_{br}O_2$ ≤ 1.33 kPa（10 mmHg），而预后较差组则有35.5%（P=0.013）；伤后48小时内预后较佳组有6.5%的$P_{br}O_2$ ≤ 1.33 kPa（10 mmHg），而预后较差组则有22.8%（P < 0.05）。Van Santbrink监测21例重型颅脑伤病人发现，伤后24小时内，$P_{br}O_2$ ≤ 0.67 kPa（5 mmHg）的5例病人中有4例死亡，而$P_{br}O_2$ ≥ 0.67 kPa（5 mmHg）的16例病人中有1例死亡，两组之间有显著差别（P < 0.05）。近年来针对$P_{br}O_2$监测进行的6个3级证据研究，1个是随机对照实验，2个为前瞻性队列研究与历史数据对比，1个是前瞻性前/后研究，1个是前瞻性队列研究，1个为回顾性研究，均来源于单中心。结果包括不同时间点的病死率、格拉斯哥预后量表（GOS）评分和功能独立性量表（FIM）评定；重症监护室和医院住院时间；以及出院GCS评分。6个研究一共观察了5 676例病人，样本大小范围从45例至145例。$P_{br}O_2$组在2个研究报道中有较低的病死率，3个研究报道其有较好的预后。有2个研究发现病死率没有显著差异，3个研究发现在预后方面没有显著差异。这些3级研究的不一致使的2016年美国颅脑损伤救治指南中没有作为3级证据推荐。$P_{br}O_2$监测与预后的关系未来可能需要更大样本、更严谨的多中心前瞻性研究。

2. **与CPP的关系** CPP作为决定脑组织氧供应的关键因素，与缺血、缺氧损害密切相关。CPP下降导致CBF减少，脑组织氧合不良，并致预后不佳。CPP与

$P_{br}O_2$、GCS、CBF 等有显著的相关性。动物实验表明:当 CPP 降至 5.33 kPa(40 mmHg),$P_{br}O_2$ 降至 2.00 kPa(15 mmHg),当 CPP 降为 2.67 kPa(20 mmHg)时,$P_{br}O_2$ 已降至 1.33 kPa(10 mmHg);再灌注后,脑脊液 PO_2 很快恢复正常,而脑组织 PO_2 仍维持低水平甚至进一步下降。Artru 等分析了 16 例颅脑伤病人出现的低 $P_{br}O_2$ 情况发现,有 13 例与较低的 CPP 水平[< 8.00 kPa(60 mmHg)]有关,其中 9 例在 CPP 显著上升后 $P_{br}O_2$ 也随之恢复($P < 0.001$)。

但 CPP 与 $P_{br}O_2$ 之间并不呈简单的线性关系。Kiening 等报道,一组病人原 CPP < 5.33 kPa(40 mmHg),给予多巴胺升高血压,提高 CPP 至大于 8.00 kPa(60 mmHg),发现 $P_{br}O_2$ 从 1.76 kPa(13.2 mmHg)升至 2.57 kPa(19.3 mmHg)($P < 0.05$),有明显改善;而另一组病人原 CPP > 8.00 kPa(60 mmHg),用多巴胺提升至 11.23 kPa(84.2 mmHg)时,并未见 $P_{br}O_2$ 有显著改变。因而作者认为 CPP 在 8.00 kPa(60 mmHg)水平已足以维持充足的脑氧供应,再进一步升高 CPP,并无额外的好处。Unterberg 等的研究结果与此一致。另一组 15 例重型颅脑伤病人的研究也显示 CPP 与 $P_{br}O_2$ 之间的关系三次方程回归曲线,其临界点在 8.00 kPa(60 mmHg),当 CPP < 8.00 kPa(60 mmHg)时,$P_{br}O_2$ 急剧下降。

3. 与ICP的关系 控制 ICP 是颅脑损伤后处理的一个关键因素。ICP 的升高,直接导致 CPP 的下降,从而引起脑氧供的不足。McKinley 等用狗颅内高压模型发现,ICP 上升,将引起 CPP 下降,$P_{br}O_2$ 降低,$P_{br}CO_2$ 上升,pH 降低,这些变化均很显著($P < 0.05$)。利用猫和猪的颅内高压模型也得出相似的结果。那么,既往那些降低 ICP 的措施是否对改善脑缺氧也同样有好处呢?

(1)甘露醇:甘露醇在治疗 ICP 升高时一直被常规应用。Hartl 等发现,当 CPP < 9.33 kPa(70 mmHg)[9.07 ± 0.27 kPa(68 ± 2 mmHg)],ICP > 2.67 kPa(20 mmHg)[3.07 ± 0.13 kPa(23 ± 1 mmHg)]时,输入甘露醇作用最为显著,60 分钟内可使 ICP 降低 30%,120 分钟内使 CPP 上升至 10.67 ± 0.40 kPa(80 ± 3 mmHg);当 CPP > 9.33 kPa(70 mmHg)[10.13 ± 0.27 kPa(76 ± 2 mmHg)],ICP < 2.67 kPa(20 mmHg)[2.00 ± 0.13 kPa(15 ± 1 mmHg)]时,输入甘露醇,ICP、CPP 无显著改变。同时发现两组病人无论 ICP > 2.67 kPa(20 mmHg)或 ICP < 2.67 kPa(20 mmHg),输入甘露醇对 $P_{br}O_2$ 值均无显著改变,提示甘露醇虽然可显著改善 CPP 或 ICP,但对改善脑组织氧供并无明显好处。对此作者认为这是由于应用甘露醇前 CPP 已足

以维持充足的氧供,因而当 CPP 进一步升高时,输入甘露醇并无变化。所以这一结论并不适用于恶性颅内压升高[ICP > 5.33 kPa(40 mmHg)]者,因为那时 CPP 可能已不足以维持脑氧供应。

(2)过度通气:过度通气因其降颅压作用曾被广泛应用,但现在已有越来越多的证据表明,过度通气的降颅压作用可能是以牺牲 CBF 和 CPP 为代价的。Zauner 等发现,猫过度通气 10 ~ 15 分钟后,P_aCO_2 降至 2.93 ± 0.40 kPa(22 ± 3 mmHg),此时 $P_{br}O_2$ 从 5.60 ± 1.20 kPa(42 ± 9 mmHg)降至 4.00 ± 0.40 kPa(30 ± 3 mmHg)($P < 0.001$)。前瞻性随机临床试验已证实颅脑伤病人预防性过度通气至 P_aCO_2 < 3.33 kPa(25 mmHg),其预后不佳。而当初始颅内压 ≤ 15 mmHg 时,再使用过度通气治疗,极易诱发脑缺血而致预后不良。Kiening 对颅脑损伤病人给予过度通气,使 P_aCO_2 降至 2.80 ± 0.40 kPa(21 ± 3 mmHg)时,ICP 从 4.53 ± 0.40 kPa(34 ± 3 mmHg)急剧降至 2.13 ± 0.40 kPa(16 ± 3 mmHg),CPP 从 8.27 ± 0.67 kPa(62 ± 5 mmHg)上升至 10.80 ± 0.53 kPa(81 ± 4 mmHg),但 $P_{br}O_2$ 则从 4.13 ± 0.27 kPa(31 ± 2 mmHg)降至 1.87 ± 0.40 kPa(14 ± 3 mmHg),以上变化均十分显著($P < 0.05$)。Carmona 等对重度颅脑损伤的病人行过度通气治疗发现,ICP 从 2.47 ± 1.55 kPa(18.5 ± 11.6 mmHg)降到 2.04 ± 1.44 kPa(15.3 ± 10.8 mmHg)时,$P_{br}O_2$ 从 3.41 ± 1.59 kPa(25.6 ± 11.9 mmHg)降至 3.05 ± 1.35 kPa(22.9 ± 10.1 mmHg)。这些均说明颅脑外伤后应用过度通气必须非常慎重,且需辅以严密的 $P_{br}O_2$ 监测。

4. 低温状态下脑组织氧含量的变化 低温的脑保护作用已为人们所重视,颅脑损伤后低温治疗正日益广泛地应用。Burger 利用大鼠球囊扩张颅内压模型发现,球囊扩张 30 分钟后,低温(31.7 ± 0.4℃)治疗组 $P_{br}O_2$ 均值从 3.27 kPa(24.5 mmHg)降至 0.73 kPa(5.5 mmHg),而对照组 $P_{br}O_2$ 均值则从 2.87 kPa(21.5 mmHg)降至 0.11 kPa(0.8 mmHg),两组之间无显著差异。利用兔全脑缺血模型,在 3 种不同的温度下(38.0、34.4、29.4℃)诱发脑缺血后发现,各温度水平的平均 $P_{br}O_2$ 均立即下降,但三组之间无显著差异;平均 $P_{br}CO_2$ 均不同程度上升,但低温组比 38.0℃ 组要低得多($P < 0.017$)。Zauner 等发现,颅脑损伤后给予低温治疗,与正常温度组相比,脑组织 $P_{br}O_2$、血糖、乳酸、$P_{br}CO_2$ 值均显著下降,而 CPP、pH 显著上升($P < 0.01$)。Gupta 等对 30 例重度颅脑损伤病人给予低温治疗,同时进行脑氧监测发现,脑温从 37℃ 降低到 35℃,$P_{br}O_2$ 无明显变化,但脑温低于 35℃ 时却明显

下降。Hoffman 也认为低温的脑保护作用并不包括对脑氧的保护作用。因此，脑缺血后用低温治疗，虽然脑氧代谢减慢，$P_{br}CO_2$ 产生变慢，但低温对脑 $P_{br}O_2$ 并无明显的保护作用。目前认为其可能的机制在于：温度下降，氧离曲线左移，氧合血红蛋白解离氧减少，以及低温引起脑组织微循环改变。

$P_{br}O_2$ 监测技术的出现，为颅脑损伤病人的监测提供了新的手段，甚至有学者提出了颅脑损伤治疗的新模式，即从以 ICP 作为治疗目标的模式转变为以脑氧作为治疗目标的新模式。但是由于目前各种脑氧监测技术都有其一些固有的缺点，尚缺乏一种能全面准确反映脑氧水平的监测手段，因此目前的临床预后研究结果并不理想。未来的发展方向包括开发更先进的脑氧监测技术、建立标准化脑氧治疗模式及大样本多中心前瞻性研究等。同时通过脑氧监测我们也认识到，在某些情况下，我们的许多处理措施可能是具有双重性的，它在改善了大脑生理功能某一方面的同时，可能会对其他方面产生不利的影响。这也说明了临床上对颅脑损伤病人采取全面、多样监测的重要性。而脑氧监测也只有同其他如 ICP、CPP 等监测技术联合应用，才能发挥更大的作用。

（包映晖）

参考文献

［1］江基尧,沈建国,李维平,等.急性重型颅脑损伤患者脑组织 PO2,PCO2 和 pH 变化的临床研究［J］.中华神经外科疾病研究杂志,2002,1（1）:60-62.

［2］江基尧.第三届国际脑组织氧及代谢学术会议纪要［J］.中华神经外科杂志,1999,325:325-326.

［3］包映晖,朱诚,江基尧.脑组织氧分压监测在颅脑外伤中的应用［J］.国外医学·神经内科（神经外科分册）,2000,27（2）:104-107.

［4］BAO Y H, LIANG Y M, JIANG J Y, et al. Influence of moderate hypothermia on cerebral oxygenation in pigs with intracranial hypertension［J］. Neural Regen Res, 2007, 2(5): 297-300.

［5］包映晖,卢亦成,江基尧.多参数脑组织代谢监测在神经外科中的应用［J］.中华神经外科杂志,2003,19（4）:319-321.

［6］包映晖,江基尧,朱诚,等.猪急性脑内血肿状态下脑组织氧 PO2,PCO2 和 pH 的变化［J］.第二军医大学学报,2000,21（9）:871-873.

［7］BAO Y H, JIANG J Y, ZHU C, et al. Effect of hyperventilation on brain tissue oxygen pressure, carbon dioxide pressure, pH value and intracranial pressure during intracranial hypertension in pigs［J］. Chin J Traumatol, 2000, 3(4): 210-213.

［8］包映晖,罗其中,江基尧,等.亚低温对动物急性颅内高压时脑组织氧代谢的影响［J］.现代神经疾病杂志,2002,2（3）:154-156.

［9］张延铭,阎学江,赵卫生.颅脑创伤病人的脑氧代谢监测［J］.中国微创外科杂志,2005,5（3）:252-254.

［10］刘科,唐文渊.颅脑外伤脑氧监测技术应用新进展［J］.国外医学·神经内科（神经外科分册）,2003,30（1）:22-24.

［11］胡继良,杨地,吴耀晨.脑氧监测的应用［J］.中国微侵袭神经外科杂志,2003,8（9）:428-430.

［12］朱曦,王振宇,谢京城.重型脑损伤后脑氧代谢的变化及意义［J］.中国危重病急救医学,2006,18（5）:285-289.

［13］KIRKNESS C J, THOMPSON H J. Brain tissue oxygen monitoring in traumatic brain injury: cornerstone of care or another brick in the wall?［J］. Crit Care Med, 2009, 37(1): 371-372.

［14］ODDO M, LE ROUX P. Brain tissue oxygen monitors: more than an ischemia monitor［J］. Crit Care Med, 2008, 36(6): 1984-1985.

［15］ROSENTHAL G, HEMPHILL J C 3rd, SORANI M, et al. Brain tissue oxygen tension is more indicative of oxygen diffusion than oxygen delivery and metabolism in patients with traumatic brain injury［J］. Crit Care Med, 2008, 36(6): 1917-1924.

［16］HO C L, WANG C M, LEE K K, et al. Cerebral oxygenation, vascular reactivity, and neurochemistry following decompressive craniectomy for severe traumatic brain injury［J］. J Neurosurg, 2008, 108(5): 943-949.

［17］MAZZEO A T, BULLOCK R. Monitoring brain tissue oxymetry: will it change management of critically ill neurologic patients?［J］. J Neurol Sci, 2007, 261(1-2): 1-9.

［18］BHATIA A, GUPTA A K. Neuromonitoring in the intensive care unit. Ⅱ. Cerebral oxygenation monitoring and microdialysis［J］. Intensive Care Med, 2007, 33(8): 1322-1328.

［19］STIEFEL M F, UDOETUK J D, STORM P B, et al. Brain tissue oxygen monitoring in pediatric patients with severe traumatic brain injury［J］. J Neurosurg, 2006, 105(Suppl 4): 281-286.

［20］SAKOWITZ O W, STOVER J F, SARRAFZADEH A S, et al. Effects of mannitol bolus administration on intracranial pressure, cerebral extracellular metabolites, and tissue oxygenation in severely head-injured patients［J］. J Trauma, 2007, 62(2): 292-298.

［21］VESPA P M. Brain tissue oxygen monitoring: a measure of supply and demand［J］. Crit Care Med, 2006, 34(6): 1850-1852.

［22］DUNN I F, ELLEGALA D B, KIM D H, et al. Neuromonitoring in neurological critical care［J］. Neurocrit Care, 2006, 4(1): 83-92.

［23］NG I, LEE K K, WONG J. Brain tissue oxygenation monitoring in acute brain injury［J］. Acta Neurochir Suppl, 2005, 95: 447-451.

［24］ JAEGER M, SOEHLE M, MEIXENSBERGER J. Brain tissue oxygen (PtiO$_2$): a clinical comparison of two monitoring devices［J］. Acta Neurochir Suppl, 2005, 95: 79–81.

［25］ HEMPHILL J C 3RD, MORABITO D, FARRANT M, et al. Brain tissue oxygen monitoring in intracerebral hemorrhage［J］. Neurocrit Care, 2005, 3(3): 260–270.

［26］ HOELPER B M, ALESSANDRI B, HEIMANN A, et al. Brain oxygen monitoring: in-vitro accuracy, long-term drift and response-time of Licox- and Neurotrend sensors［J］. Acta Neurochir (Wien), 2005, 147(7): 767–774.

［27］ VESPA P M. Multimodality monitoring and telemonitoring in neurocritical care: from microdialysis to robotic telepresence［J］. Curr Opin Crit Care. 2005, 11(2): 133–138.

［28］ DINGS J, MEIXENSBERGER J, ROOSEN K. Brain tissue PO$_2$-monitoring: catheterstability and complications［J］. Neurol Res, 1997, 19(3): 241–245.

［29］ ZAUNER A, EGON M R, DOPPENBERG E M, et al. Continuous monitoring of cerebral substrate delivery and clearance: intial experience in 24 patients with severe acute brain injuries［J］. Neurosurgery, 1997, 41(5): 1082–1091.

［30］ DINGS J, JÄGER A, MEIXENSBERGER J, et al. Brain tissue PO$_2$ and outcome after severe head injury［J］. Neurol Res, 1998, 20(Suppl 1): S71–S75.

［31］ VAN SANTBRINK H, MAAS A I, AVEZAAT C J, et al. Continuous monitoring of partial pressure of brain tissue oxygen in patients with severe head injury［J］. Neurosurgery, 1996, 38(1): 21–31.

［32］ UNTERBERG A, KIENING K, SCHNEIDER G H. Monitoring of cerebral oxygenation in severe head injury-jugular venous oxygen saturation vs. brain tissue PO$_2$ and NIRS［J］. J Neurotrauma, 1995, 12: 405.

［33］ DOPPENBERG E M, WATSON J C, BROADDUS W C, et al. Intraoperative monitoring of substrate delivery during aneurysm and hematoma surgery: initial experience in 16 patients［J］. J Neurosurg, 1997, 87(6): 809–816.

［34］ KIENING K L, HARTL R, UNTERBERG A W, et al. Brain tissue PO$_2$- monitoring in comatose patients: implications for therapy［J］. Neurol Res, 1997, 19(3): 233–240.

［35］ MAAS A I, FLECKENSTEIN W, DE JONG D A, et al. Monitoring cerebral oxygenation: experimental studies and preliminary clinical results of continuous monitoring of cerebrospinal fluid and brain tissue oxygen tension［J］. Acta Neurochir Suppl (Wien), 1993, 59: 50–57.

［36］ ARTRU F, JOURDAN C, PERRET-LIAUDET A, et al. Low brain tissue oxygen pressure: incidence and corrective therapies［J］. Neurol Res, 1998, 20(Suppl 1): S48–S51.

［37］ UNTERBERG A W, KIENING K L, HÄRTL R, et al. Multimodal monitoring in patients with head injury: evaluation of the effects of treatment on cerebral oxygenation［J］. J Trauma, 1997, 42(Suppl 5): S32–S37.

［38］ KIENING K L, UNTERBERG A W, BARDT T F, et al. Monitoring of cerebral oxygenation in patients with severe head injuries: brain tissue PO$_2$ versus jugular vein oxygen saturation［J］. J Neurosurg, 1996, 85(5): 751–757.

［39］ MCKINLEY B A, MORRIS W P, PARMLEY C L, et al Brain parenchyma PO$_2$, PCO$_2$ and pH during and after hypoxic, ischemic brain insult in dogs［J］. Crit Care Med, 1996, 24(11): 1858–1868.

［40］ ZAUNER A, BULLOCK R, DI X, et al. Brain oxygen, CO$_2$, pH and temperature monitoring: evaluation in the feline brain［J］. Neurosurgery, 1995, 37(6): 1168–1176.

［41］ MENZEL M, RIEGER A, ROTH S, et al. Comparison between continuous brain tissue PO$_2$, PCO$_2$, pH and temperature and simultaneous cerebrovenous measurement using a multisensor probe in a porcine intracranial pressure model［J］. J Neurotrauma, 1998, 15(4): 265–276.

［42］ HARTL R, BARDT T F, KIENING K L, et al. Mannitol decreases ICP but does not improve brain-tissue PO$_2$ in severely head-injured patients with intracranial hypertension［J］. Acta Neurochir Suppl, 1997, 70: 40–42.

［43］ MATHIEU F, KHELLAF A, KU J C, et al. Continuous near-infrared spectroscopy monitoring in adult traumatic brain injury: a systematic review［J］. J Neurosurg Anesthesiol, 2020, 32(4): 288–299.

［44］ MADER M M, LEIDORF A, HECKER A, et al. Evaluation of a new multiparameter brain probe for simultaneous measurement of brain tissue oxygenation, cerebral blood flow, intracranial pressure, and brain temperature in a porcine model［J］. Neurocrit Care, 2018, 29(2): 291–301.

［45］ OKONKWO D O, SHUTTER L A, MOORE C, et al. Brain oxygen optimization in severe traumatic brain injury phase-Ⅱ: a phase Ⅱ randomized trial［J］. Crit Care Med, 2017, 45(11): 1907–1914.

［46］ LUBILLO S T, PARRILLA D M, BLANCO J, et al. Prognostic value of changes in brain tissue oxygen pressure before and after decompressive craniectomy following severe traumatic brain injury［J］. J Neurosurg, 2018, 128(5): 1538–1546.

［47］ TASNEEM N, SAMANIEGO E A, PIEPER C, et al. Brain multimodality monitoring: a new tool in neurocritical care of comatose patients［J］. Crit Care Res Pract, 2017, 2017: 6097265.

［48］ KIRKMAN M A, SMITH M. Brain oxygenation monitoring［J］. Anesthesiol Clin, 2016, 34(3): 537–556.

［49］ DE GEORGIA M A. Brain tissue oxygen monitoring in neurocritical care［J］. J Intensive Care Med, 2015, 30(8): 473–483.

［50］ NGWENYA L B, BURKE J F, MANLEY G T. Brain tissue oxygen monitoring and the intersection of brain and lung: a comprehensive review［J］. Respir Care, 2016, 61(9): 1232–1244.

第六十四章
大剂量白蛋白的脑保护作用

白蛋白是由人体肝脏分泌的一种高度可溶性的蛋白分子（分子量为69 000），每天合成约3 g。在人血浆中以40 g/L的浓度存在，其半衰期为20天左右，构成了血浆胶体渗透压的80%。因为白蛋白分子量大，不易透过血管壁，并且具有特征性结合转运功能，能通过调节胶体渗透压消除或减轻水肿，并且具有结合体液中毒性成分，使之失效。白蛋白还能转运营养成分和某些治疗药物等效能，发挥其广泛的临床治疗作用。利用白蛋白的渗透脱水功能，可以治疗脑水肿病人。近年来随着研究的不断深入，人们发现大剂量白蛋白除了具有渗透脱水功能外，对颅脑损伤受损的神经元具有直接的治疗与保护作用。

第一节　大剂量白蛋白对脑损伤的治疗与保护作用

一、大剂量白蛋白对缺血性脑损伤的治疗与保护作用

缺血性脑损伤是一种常见的临床疾病类型，可由外伤、血管病等多种疾病引起。因脑组织血供减少，影响了细胞膜稳定性、离子交换、神经递质的传递、微循环通透性、蛋白及脂质代谢、基因表达，释放异常炎性因子、兴奋性氨基酸、氧自由基、Fe^{2+}、Cu^{2+}等多种脑细胞毒性成分等而造成脑损伤。

早在20世纪60年代，就有人提出用白蛋白的稀释扩容法来治疗急性缺血性脑卒中，并取得一定疗效。但因治疗的时机选择、应用何种扩容剂、稀释程度等还存在诸多争论，一直以来该方法在不同学者的研究中得出的结果也不尽相同。1993年，Matsui和Cole等提出大剂量高浓度（2%千克体重）白蛋白用于治疗缺血性脑损伤，并得出了具有明确疗效的结论，但有关治疗时机存在争议。1997年，Ludmile Belayev 等通过阻断实验鼠大脑中动脉制成缺血性脑损伤模型，缺血后2小时应用20%的白蛋白（1%千克体重）进行实验治疗，选择生理盐水治疗组为对照，在治疗3天后，通过组织病理学研究证实：大剂量白蛋白治疗组能明显提高实验鼠缺血后24小时的神经积分，脑水肿减轻81%，脑梗死体积减小34%。同时作者提出：缺血性脑损伤的治疗结果与降低血细胞比容（HCT）的改变密切相关。人脑中，小神经胶质细胞也合成白蛋白，大剂量白蛋白给药可以作为一种强大的神经保护剂。Ginsberg等在局灶性缺血大鼠模型中研究发现，在急性脑梗死及脑损伤的4～5小时治疗时间窗内，用白蛋白治疗的动物神经功能评分、脑梗死体积较生理盐水组都显著减少，并可明显改善行为功能。Belayev等人在机理研究中发现，白蛋白可以改善缺血半暗带局部血流量，对抗缺血后微血栓形成，改善微血管血栓远端灌注；主要不良反应为13%的大鼠出现轻至中度肺水肿。当治疗时间窗延长，在缺血性脑卒中发病24、48、72小时后分别给予1.25 g/kg白蛋白治疗，美国国立卫生研究院卒中量表（NIHSS）评分也显著改善，皮质脑梗死体积减小68%，皮质下区域梗死体积减小52%、总梗死面积减少至61%，纹状体梗死体积也显著减少。在最近的研究中，通过MRI、组织形态学观察、脑肿胀的面积测量法、标准神经功能评分等多项检测指标，进一步研究证实大剂量白蛋白对脑缺血性损伤的治疗效果。结果发现，在大脑中动脉阻断后2小时，给予20%的白蛋白（1%千克体重）治疗组与生理盐水对照组相比，能使实验鼠神经功能评分平均提高43%～50%，减少大脑皮质梗死体积78%～100%。研究者还发现与对照组相比，白蛋白治疗组梗死区能

相对保留血管内膜的完整，并在损伤区出现活跃的胶质细胞增生。在美国主导的白蛋白治疗急性脑缺血的初期临床试验（ALIAS）中，对白蛋白治疗急性缺血性卒中的安全性和耐受性进行了研究，提出 2.05 g/kg 的白蛋白可以耐受良好，且无剂量依赖的不良反应。此外联合组织型纤溶酶原激活物（tPA）治疗对白蛋白的安全性无影响。基于上述临床试验的结果，美国国立卫生研究院（NIH）开展在缺血性脑卒中病人中早期使用大剂量白蛋白的大规模多临床中心的试验，但结果提示缺血性脑卒中病人早期应用白蛋白无效，安慰剂生理盐水组的预后甚至优于白蛋白组。

二、大剂量白蛋白对出血性脑损伤的治疗与保护作用

在出血性卒中病人中，亦进行了多个多中心临床研究。近期，白蛋白对蛛网膜下腔出血病人多中心引导性临床研究结果显示，每天 1.25 g/kg 共 7 天治疗组未见明显的不良反应，与 0.625 g/kg 治疗剂量组相比，倾向于获得更好的临床预后结果（*OR*=3.051 3；95% *CI*：0.658 6 ~ 14.136 7）。用白蛋白治疗脑出血能明显改善病人的预后及生活质量。蒋苏莉等认为白蛋白治疗能降低蛛网膜下腔出血病人脑血管痉挛及脑梗死的发生率，显著改善病人的预后。临床观察使用人血清白蛋白联合甘露醇治疗脑基底节区出血，比较神经功能缺损程度、每日脑水肿产生率、每日脑中线移位产生率、基本治愈率、显效率，结果显示人血清白蛋白联合甘露醇治疗基底节区脑出血较单纯应用甘露醇疗效好。而对于脑干出血病人，给予人血清白蛋白进行治疗，亦可有效降低格拉斯哥昏迷量表（GCS）评分指标，提升格拉斯哥预后量表（GOS）评分，极大地改善了病人的预后。

三、大剂量白蛋白对创伤性脑损伤的治疗与保护作用

众所周知，临床上白蛋白作为脱水及扩容用药已广泛用于颅脑损伤病人的救治，但治疗机制方面除了白蛋白的脱水作用外，是否还存在其他神经保护作用尚未明确。1999 年，Ludmila 等首次提出以大剂量 20% 白蛋白（1% 千克体重）用于治疗颅脑损伤模型鼠，通过 7 天疗程的观察，发现与生理盐水治疗组对照，治疗组鼠的神经功能评分在伤后 24 小时、72 小时及 7 天后均明显提高，液压打击伤造成的大脑皮质及皮质下挫裂伤面积明显缩小，并且还发现在伤后 15 分钟如果能立即给予上述剂量的白蛋白治疗，效果则更加明显。他们总结后提出：时间窗是决定治疗效果的一项极其重要因素，但对具体应用的时间上仍有不同的争论。另外，Matsui 等还进行了创伤性蛛网膜下腔出血（tSAH）后慢性血管痉挛的大剂量（1% ~ 3% 千克体重）白蛋白治疗实验，通过严格控制实验条件，给予实验动物模型 20% 白蛋白治疗 1 周，再与甘露醇及生理盐水治疗组相对照，通过脑血管造影及多项心肺指数检查证实，只有白蛋白治疗组能明显提高血浆胶体渗透压和脑血一氧化氮（NO）浓度、心输出量以及椎动脉血流，降低 HCT，并发现白蛋白组在治疗 7 天后明显改善了基底动脉的血管痉挛。他们还进一步提出，在选择合适的白蛋白用量时，可参照心输出量以及血中 NO 水平。因为在实验中发现，只有严格控制上述二因素后才能保证治疗的安全性和取得良好预后。最近，有研究采用不同剂量白蛋白治疗液压颅脑损伤动物，探讨白蛋白在治疗大鼠液压颅脑损伤后神经功能恢复和脑组织含水量的剂量效应。将 96 只 SD 大鼠随机分为 4 组，液压打击致颅脑损伤。伤后半小时内经尾静脉注射 2.0、1.2、0.8、0.4 g/kg 的 20% 人血白蛋白。每组 12 只在伤前当日、伤后连续 7 天进行行走、平衡和记忆实验，记录神经功能恢复情况。另每组 12 只伤后 48 小时取双侧大脑半球测湿重、干重，计算脑组织含水量。结果发现采用 2 g/kg 白蛋白治疗的颅脑损伤动物伤后行走实验、平衡实验、记忆实验均优于其他组（*P* < 0.01）。2 g/kg 白蛋白治疗的颅脑损伤动物的脑组织含水量（78.09% ± 0.42%）都低于其他组（1.2 g/kg 白蛋白治疗组为 79.01% ± 0.66%，0.8 g/kg 白蛋白治疗组为 78.89% ± 0.45%，0.4 g/kg 白蛋白治疗组为 79.03% ± 0.35%），*P* < 0.01。研究充分证明伤后早期使用大剂量（2 g/kg）白蛋白能显著促进大鼠液压颅脑损伤神经功能恢复、减轻脑水肿，而目前临床使用的剂量远达不到该剂量。

四、大剂量白蛋白治疗重型颅脑损伤病人临床循证医学研究

白蛋白是目前临床治疗急性颅脑损伤脑水肿的常用药物。但是，国际多中心临床研究结果得出相反的结论。2007 年《新英格兰医学》杂志发表有关白蛋白与生理盐水治疗急性颅脑损伤病人前瞻性随机双盲对照研究结果。460 例病人的入选标准：急性颅脑损伤、GCS ≤ 13 分、CT 扫描证实有颅脑损伤。460 例病人随机分为两组：231 例（50.2%）白蛋白治疗组，全部采用 4% 白蛋白液体治疗 28 天或直至死亡；229 例（49.8%）为生理盐水对照组。两组病人治疗前的临床指标（年龄、伤情、CT 影像）无统计学差异。460 例病

人中,重型颅脑损伤病人(GCS 3 ~ 8分):白蛋白治疗组160例(69.3%),生理盐水对照组158例(69.0%)。伤后24个月临床疗效随访结果,214例白蛋白组死亡71例(33.2%),206例生理盐水组死亡42例(20.4%),$P=0.003$。重型颅脑损伤病人中,146例白蛋白治疗组死亡61例(41.8%),144例生理盐水对照组死亡32例(22.2%),$P < 0.001$。中型颅脑损伤病人中,50例白蛋白治疗组死亡8例(16.0%),37例生理盐水对照组死亡

8例(21.6%),$P=0.50$。研究发现白蛋白增加重型颅脑损伤病人的病死率。

所以,中国神经外科医师协会和中国神经创伤专家委员会认为,超大剂量白蛋白存在增加急性颅脑损伤病人病死率的风险,列为强烈不推荐使用。但是,上述该国际多中心临床研究设计存在某些不合理性,如白蛋白剂量明显超过我国临床实际使用剂量(连续静脉滴注4%白蛋白液体28天)。

第二节　大剂量白蛋白对脑损伤治疗与保护作用的机制

一、扩容作用

在缺血性脑损伤及外伤性脑损伤病人中,由于应用大剂量人血白蛋白,迅速扩张容量血管,降低HCT至28% ~ 32%,通过减低血液黏滞度/血流阻力和阻止血中有形成分的聚集而改善脑损伤区血液循环。在治疗期间,白蛋白的扩容作用无须升高体循环血压就能明显增加心排出量和缺血区脑血流,有效改善脑创伤后发生痉挛性改变的脑血管症状。Matsui等通过大量的动物实验还发现:如果在脑损伤后30分钟立即给予大剂量白蛋白治疗并持续1周,能明显减少缺血性脑水肿改变和梗死灶体积。最近,有人提出在大剂量白蛋白治疗脑损伤时,其改善脑血流/解除脑血管痉挛的作用可能与白蛋白诱发内皮细胞源性舒张因子释放以及NO合成增加有关。目前该治疗中可能存在的问题是:治疗中因快速扩容易出现心脏并发症,并可因颅内血管扩张造成颅内高压;另外,治疗时应将HCT降至何种程度方能达到最佳治疗效果尚存在争议。Ludmila等认为,HCT在治疗中应快速降至25%左右,才能在不影响血液携氧量的前提下最大限度地改善脑供血量。

二、减轻脑水肿和脑肿胀

由于高浓度白蛋白溶液能在血液中维持80%的胶体渗透压,因而能及时有效地清除脑损伤后形成的脑水肿液。而白蛋白优于甘露醇等其他脱水剂之处在于它半衰期长(约20天),能维持较长时间的脱水作用;并且作用温和,不易渗漏至脑循环外和引起突然停药后的反跳。然而由于脑水肿可在脑损伤后1 ~ 14天内呈渐进发展,故尽早和持续应用大剂量白蛋白治疗是至关重要的,动物实验证实:连续大剂量应用1周,

可明显改善实验动物脑损伤治疗后的神经功能。相反,Clasen等在脑冻伤狗实验模型中仅单次应用大剂量白蛋白治疗就无法得出满意的治疗效果。

三、自由基清除剂

Halliwell等在实验发现,白蛋白是一种较强的氧自由基清除剂,主要是通过抑制内源性髓过氧化物酶和阻断外源性氧化剂来发挥作用,其抗氧化能力是维生素E的10 ~ 20倍,发挥了在血浆中3/4以上的抗氧化作用。由于白蛋白能在血浆和腔隙液中维持较高浓度和较长时间,因此在脑损伤治疗中,白蛋白可以有效清除脑损伤病理反应区产生的大量破坏性自由基团,防止氧自由基对膜脂质等的过氧化作用。

四、离子的结合作用

白蛋白是血浆中最重要的运输蛋白,能转运脂肪酸、激素、酶、微量元素、胆汁盐、药物等多种物质;在治疗时,由于脑损伤区血-脑屏障通透性增加,白蛋白可经此进入到细胞外液中,通过结合铜离子、铁离子,阻断因这类有害的离子成分诱导的病理性脂质过氧化反应和氧自由基的形成。同时白蛋白还能在血液中结合大量的游离脂肪酸,保护其免受脂质过氧化。并通过结合内源性或外源性毒性物质,使之减少或丧失毒性,有效地稳定了机体内环境,进一步强化了其解毒及抗氧化作用。

五、抑制血小板聚集作用

Anker等在实验中发现白蛋白可通过结合并抑制环氧化酶系统而阻止血小板聚集。除此之外,它尚能通过抑制花生四烯酸脂质氧化酶和中和Xa因子来进一步发挥其抑制作用,有效改善了脑损伤区局部微循环。

六、信号分子作用

血浆白蛋白可能是星形细胞中一种 Ca^{2+} 信号和 DNA 合成的诱导成分。Nadal 等通过实验证实：正常情况下，血-脑屏障能阻隔中枢神经系统的细胞成分与血液中的白蛋白和其他内源性蛋白成分相接触，但当血-脑屏障破坏后，血浆中白蛋白可直接与星形细胞接触，通过细胞表面的脂质受体触发胞内 Ca^{2+} 浓度升高及 DNA 合成，诱导星形细胞移行至脑血管损伤区，不断分裂增殖形成胶质瘢痕而达到修复血-脑屏障的目的。

七、其他作用

白蛋白可以维持血液酸碱平衡，通过其自身氧化还原效应抑制炎症反应，改善多器官血流灌注，减轻靶器官损伤；炎症发生时会提高血管渗透性，其机制是通过中性粒细胞活化，释放化学物质，但这种明显的损害也可能产生有益的影响，即在炎症发生时，白蛋白浓度反应性升高，进而发挥其多种抗氧化性能。当机体发生氮代谢功能不全时，白蛋白可以作为人体内的氮源，为各器官、组织提供营养。白蛋白可以通过增加丙酮酸与神经元的转运而维持细胞代谢，从而保护神经细胞。当丙酮酸脱羧酶被脑缺血抑制，会导致底物的利用受限和电子流入线粒体传入减少。白蛋白刺激病理状态下胶质瘢痕形成（对星型胶质细胞有主要作用），也是星型胶质细胞中丙酮酸脱羧酶的主要调节因子，有超过葡萄糖和乳酸 1 倍的能力。

现有的研究说明大剂量白蛋白在脑损伤中发挥了明显的治疗效果，通过对其作用机制的深入研究，发现了白蛋白在治疗中的多种作用。与目前临床常用的传统方法相比，无论是在用药剂量还是在用药时间上，两者均存在着明显的差异。然而，有关大剂量白蛋白使用剂量、时程和机制还有待进一步研究，为过渡至正确使用白蛋白、提高脑损伤病人的治疗效果提供可靠的试验依据。

（魏俊吉　江基尧）

参考文献

[1] 中国神经外科医师协会,中国神经损伤专家委员会.中国颅脑创伤病人脑保护药物治疗指南[J].中华神经外科杂志,2008, 24: 723-724.

[2] 江基尧.脑保护药物治疗颅脑损伤的现状与展望(专家论坛) [J].中华创伤杂志,2006,22: 241-242.

[3] 江基尧,徐蔚,朱诚.钙拮抗剂在颅脑创伤治疗中的应用[M]// 江基尧,朱诚,罗其中.颅脑创伤临床救治指南.3版.上海:第二军医大学出版社,2007: 137-145.

[4] Safe study investigators, Australian and New Zealand Intensive Care Society Clinical Trials Groups, Australian Red Cross Blood Service, et al. Saline or albumin for fluid resuscitation in patients with traumatic brain injury[J]. N Eng J Med, 2007, 357(9): 874-884.

[5] 李扬,江基尧.大剂量白蛋白对脑损伤治疗保护作用[J].国外医学·神经病学(神经外科学分册),2000,27: 334.

[6] BELAYEV L, ALONSO O F, HUH P W, et al. Posttreatment with high-dose albumin reduces histopathological damage and improves neurological deficit following fluid percussion injury in rats[J]. J Neurotrauma, 1999, 16(6): 445-453.

[7] DIETRICH W D, ALONSO O, BUSTO R, et al. Post-traumatic brain hypothermia reduces histopathological damage following concussive brain injury in the rat[J]. Acta Neuropathol, 1994, 87(3): 250-258.

[8] MATSUI T, ASANO T. The hemodynamic effect of prolonged albumin administration in beagle dogs exposed to experimental subarachnoid hemorrhage[J]. Neurosurgery, 1993, 32(1): 79-84.

[9] MATSUI T, SINYAMA H, ASANO T. Beneficial effect of prolonged administration of albumin on ischemic cerebral edema and infarction after occlusion of middle cerebral artery in rats[J]. Neurosurgery, 1993, 33(2): 293-299.

[10] GINSBERG M D. High-dose albumin for neuroprotection in acute ischemic stroke: from basic investigations to multicenter clinical trial[J]. Transl Stroke Res, 2012, 691-719.

[11] BELAYEV L, LIU Y, ZHAO W, et al. Human albumin therapy of acute ischemic stroke marked neuroptective efficacy at moderate dose and with a broad therapeutic window[J]. Stroke, 2001, 32(2): 553-560.

[12] BELAYEV L, ZHAO W, PATTANY P M, et al. Diffusion-weighted magnetic resonance imaging confirms marked neuroprotective efficacy of albumin therapy in focal cerebral ischemia[J]. Stroke, 1998, 29(12): 2587-2599.

[13] GINSBERG M D, HILL M D, PALESCH Y Y, et al. The ALIAS Pilot Trial: a dose-escalation and safety study of albumin therapy for acute ischemic stroke—I: physiological responses and safety results[J]. Stroke, 2006, 37(8): 2100-2106.

[14] GINSBERG M D, PALESCH Y Y, HILL M D, et al. High-dose albumin treatment for acute ischaemic stroke (ALIAS) part 2: a randomized, double-blind, phase 3, placebo-controlled trial[J]. Lancet Neur, 2013, 12(11): 1049-1058.

[15] SUAREZ J I, MARTIN R H, CALVILLO E, et al. ALISAH

investigators. The albumin in subarachnoid hemorrhage(ALISAH) multicenter pilot clinical trial: safety and neurologic outcomes[J]. Stroke, 2012, 43(3): 683-690.

[16] 蒋苏莉, 程谦涛, 薛刘军, 等. 人血白蛋白对蛛网膜下腔出血后脑血管痉挛、脑梗死及其预后的影响[J]. 临床神经病学杂志, 2013, 26(6): 442-444.

[17] 刘建军. 白蛋白辅助治疗高血压性脑出血疗效观察[J]. 中国实用医刊, 2014, 41(9): 88-89.

[18] 王清宇, 王锋. 人血白蛋白治疗脑出血临床观察[J]. 中医临床研究, 2014, 6(13): 141-142.

[19] 章来晓. 人血白蛋白在治疗脑干出血患者的临床应用价值[J]. 中外医疗, 2014, 34: 26-27.

[20] EMERSON JR T E. Unique features of albumin: a brief review [J]. Crit Care Med, 1989, 17(7): 690-694.

[21] BELAYEV L, BUSTO R, ZHAO W, et al. Effect of delayed albumin hemodilution on infarction volume and brain edema after transient middle cerebral artery occlusion in rats[J]. J Neurosurg, 1997, 87(4): 595-601.

[22] WASIL M, HALLIWELL B, HUTCHISON D C, et al. The antioxidant action of human extracellular fluids. Effect of human serum and its protein components on the inactivation of alpha 1-antiproteinase by hypochlorous acid and by hydrogen peroxide[J]. Biochem J, 1987, 243(1): 219-223.

[23] HALLIWELL B. Albumin —an important extracellular antioxidant [J]? Biochem Pharmacol, 1988, 37(4): 569-571.

[24] SUNDT T M JR, WALTZ A G, SAYER G P. Experimental cerebral infarction: modification by treatment with hemodiluting, hemoconcentrating and dehydrating agents[J]. J Neurosurg, 1967, 26(1): 46-56.

[25] JØRGENSEN K A, STOFFERSEN E. On the inhibitory effect of albumin on platelet aggregation[J]. Thromb Res, 1980, 17(1-2): 13-18.

[26] NADAL A, FUENTES E, PASTOR J, et al. Plasma albumin induces calcium waves in rat cortical astrocytes[J]. Glia, 1997, 19(4): 343-351.

[27] ZOELLNER H, HÖFLER M, BECKMANN R, et al. Serum albumin is a specific inhibitor of apoptosis in human endothelial cells[J]. J Cell Sci, 1996, 109(Pt 10): 2571-2580.

[28] TABERNERO A, MEDINA A, SANCHEZ-ABARCA L I, et al. The effect of albumin on astrocyte energy metabolism is not brought about through the control of cytosolic Ca^{2+} concentrations but by free-fatty acid sequestration[J]. Glia, 1999, 25(1): 1-9.

[29] TSACOPOULOS M, MAGISTRETTI P J. Metabolic coupling between glia and neurons[J]. J Neurosci, 1996, 16(3): 877-885.

[30] GOKARA M, MALAVATH T, KALANGI S K, et al. Unraveling the mechanism of Asiatic acid with human serum albumin and its biological implications[J]. J Bio Str Dyn, 2014, 32(8): 1290-1302.

第六十五章
颅脑损伤后凝血功能障碍

第一节 概　述

颅脑损伤（TBI）仍然是创伤性死亡的主要原因之一，其损伤的机制与原理仍需深入研究，以寻找最佳治疗方法。TBI后凝血功能障碍（coagulopathy in traumatic brain injury）是指颅脑遭受创伤引起组织损伤后，出现以凝血、纤溶和抗凝途径激活为主要临床表现的凝血功能紊乱。凝血障碍包括：具有出血倾向的低凝血状态和具有血栓形成倾向的高凝状态，两者也可同时发生。

因为凝血功能障碍的判定标准不一，文献报道中TBI病人入院时凝血功能异常的发生率在7%～63%之间（表65-1）。60%以上的重型TBI病人合并有凝血功能异常，而轻型TBI中不常见。与严重的全身性损

表65-1　创伤性脑损伤后凝血病患病率研究

研究者（年份）	病人数量	TBI的定义	凝血障碍的定义	TBI病人凝血障碍的患病率	TBI后凝血障碍病人的病死率
Harhangi 等（2008）	5 357			32.7% （10.0%～97.5%）	51% （25%～93%）
Epstein 等（2014）	7 037			35.2% （7%～86.1%）	17%～86%
Zehtabchi 等（2008）	224	AIS头部＞2或者CT扫描颅内有出血	APTT＞34秒或INR＞1.3	17% （8%～30%）	…
Talving 等（2009）	387	AIS头部≥3和颅外＜3	APTT＞36秒 或INR＞1.1或血小板＜100×10⁹/L	34%	34.7%
Lustenberger 等（2010）	278	AIS头部≥3和颅外＜3	APTT＞36秒 或INR＞1.4或血小板＜100×10⁹/L	45.7%	40.9%
Lustenberger 等（2010）	132	AIS头部≥3和颅外＜3	APTT＞36秒 或INR＞1.2或血小板＜100×10⁹/L	36.4%	32.5%
Wafaisade 等（2010）	3 114	AIS头部≥3和颅外＜3	PTR＜70%或血小板＜100×10⁹/L	22.7%	50.4%
Chhabra 等（2010）	100	GCS＜13	纤维蛋白原＜2.0 g/L	7%	…
Greuters 等（2011）	107	CT扫描脑组织有损伤，AIS颅外＜3	APTT＞40秒 或INR＞1.2或血小板＜120×10⁹/L	24%（54%）	41%
Shehata 等（2011）	101	入院CT扫描示孤立TBI	PT＞13秒 或PNR≥1.2或D二聚体阳性，或血小板＜100×10⁹/L	63%	36%

（续表）

研究者（年份）	病人数量	TBI的定义	凝血障碍的定义	TBI病人凝血障碍的患病率	TBI后凝血障碍病人的病死率
Schöchl等（2011）	88	AIS头部≥3和颅外<3	APTT>35秒 或PTR<70%或 纤维蛋白原<1.5 g/L或血小板<100×10⁹/L	15.8%	50%
Franschman等（2012）	226	CT扫描孤立TBI，AIS颅外<3	APTT>40秒或PT>1.2秒或血小板<120×10⁹/L	25%（44%）	33%
Genet等（2013）	23	AIS头部≥3和颅外<3	APTT>35秒或INR>1.2	13%	22%
Alexiou等（2013）	149	CT扫描孤立TBI，排除多系统损伤	APTT>40秒 或INR>1.2或 血小板<120×10⁹/L	14.8%（22.8%）	…
Joseph等（2014）	591	AIS头部≥3和颅外<3	APTT>35秒 或INR>1.5或 血小板<100×10⁹/L	13.3%	23%
Epstein等（2014）	1 718	AIS头部≥3和颅外<3	INR≥1.3	7.7%	45.1%
De Oliveira Manoel等（2015）	48	AIS头部≥3和颅外<3	APTT>60秒 或INR≥1.5或 血小板<100×10⁹/L	12.5%	66%
Dekker等（2016）	52	AIS头部≥3	APTT>40秒 或INR>1.2或 血小板<120×10⁹/L	42%	45.5%

注：TBI，颅脑损伤；AIS，简明创伤评分；GCS，格拉斯哥昏迷量表；APTT，活化部分凝血酶时间；INR，国际标准化比值；PT，凝血酶原时间；PTR，凝血酶原时间比值。引自Maegele M, Schöchl H, Menovsky T, et al. Coagulopathy and haemorrhagic progression traumatic brain injury: advances in mechanisms, diagnosis, and management[J]. Lancet Neurol, 2017, 16(8): 630-647.

伤相比，单独TBI（全身其他部位无损伤）发生凝血功能异常的概率低。但如果TBI合并有全身性损伤，可显著增加凝血功能障碍的程度。创伤后凝血功能障碍的程度随创伤的严重程度而增加，并且穿通性TBI后凝血障碍的发生概率高于闭合性损伤。

以往，创伤性颅脑损伤主要发生于年轻人，而当前伤者的中位年龄有所增加，超过一半的病人在受伤时超过了50岁。高龄人群的基础疾病、服用血小板抑制剂和抗凝剂等均会增加TBI后的出血风险。同时，高龄人群TBI的原因以跌倒多见，此类损伤可导致严重的脑挫伤，更容易导致进行性出血加重。闭合性颅脑损伤后发生凝血功能异常的相关因素分析见表65-2。

表65-2　单纯钝性脑损伤中凝血功能障碍相关危险因素

危险因素	95%CI	研究者（年份）
年龄≥75岁	1.02（1.01～1.03）; 2.30（1.79～2.96）*	Epstein等（2014）; Wafaisade等（2010）
入院前静脉输液≥2 L	2.15（1.63～2.84）	Wafaisade等（2010）
入院前静脉输液≥3 L	3.48（2.13～5.68）	Wafaisade等（2010）
受伤时GCS≤8分（气管插管前）	2.27（1.34～3.84）; 1.71（1.38～2.12）*	Talving等（2009）; Wafaisade等（2010）
损伤严重程度评分≥16分	4.06（2.13～8.25）	Talving等（2009）
AIS头部评分=5分	2.25（1.63～3.10）; 3.15（1.47～6.76）*	Wafaisade等（2010）; Lustenberger等（2010）
CT扫描蛛网膜下腔出血	1.99（1.22～3.25）	Talving等（2009）
CT扫描见脑水肿	3.23（1.66～6.41）	Talving等（2009）
CT扫描见脑中线偏移	2.43（1.09～5.53）	Talving等（2009）

（续表）

危险因素	95%CI	研究者（年份）
瞳孔异常	8.33（4.50～15.89）	Epstein 等（2014）
收缩压≤12.0 kPa（90 mmHg）	11.41（2.55～83.9）；2.34（1.64～3.34）*	Talving 等（2009）；Wafaisade 等（2010）
血红蛋白＜124 g/L	9.2（1.34～63.85）	Alexiou 等（2013）
血糖＞8.38 mmol/L（151 mg/dL）	29.5（4.97～175.31）	Alexiou 等（2013）
动脉血碱缺失＞6 mmol/L+	2.34（1.02～5.35）	Lustenberger 等（2010）
SI≥1	1.68（1.01～2.79）	Epstein 等（2014）
年龄≥50岁、SI≥1或者瞳孔异常	97.54（96.6～98.2）	Epstein 等（2014）

注：SI，休克指数（=心率/收缩压）；余同表65-1。*：两组文献报道的比值一致。+：提示灌注不足。

TBI后凝血功能障碍的机制复杂。创伤时的冲击力可导致颅内大小血管的剪切性损伤，并可导致硬脑膜外、硬脑膜下、蛛网膜下腔出血或脑内出血，严重时需要手术治疗。另外，脑损伤时往往合并有脑血管的细微破坏（微循环损伤）或血-脑屏障（BBB），并导致出血的发展或进展。这些损伤改变了出、凝血系统的复杂平衡，从而导致凝血功能异常，并加重损伤。与TBI后凝血功能障碍有关的机制包括：血小板数量和功能的紊乱、体内促凝和抗凝因子的变化、内皮细胞的激活、低灌注和炎症等。这些机制对TBI病人生存与康复的影响仍有待阐明。

TBI后凝血功能障碍的治疗主要针对出血时间延长和出血倾向的低凝状态，但同时也需要与增加血栓形成倾向的高凝风险进行权衡。严重全身性创伤后凝血障碍很普遍，其治疗方法包括损伤控制手术、止血复苏和及时的成分血输注和输液。目前尚不清楚为严重全身性创伤人群所制定的止血复苏策略是否也适用于创伤性脑损伤病人。因为创伤性脑损伤后出血的量虽然不大，但足以致命，所以纠正凝血功能异常在TBI病人中更为关键。

第二节　颅脑损伤后凝血功能障碍判定标准

一、凝血功能检测内容

研究TBI后凝血功能障碍的发生率，与凝血功能检测的技术方法和凝血功能障碍判定的标准相关。最常用的凝血功能检测指标包括凝血系统检测、纤溶系统检测、血栓弹力图及血小析功能分析等。

1. 凝血系统检测

（1）凝血酶原时间（PT）：反映血浆中凝血因子Ⅰ、Ⅱ、Ⅴ、Ⅶ、Ⅹ水平和纤维蛋白原的水平。由于外源性凝血途径的激活，伤后早期即可延长。TBI后PT、APTT的敏感性较高，72小时异常率显著，2周后基本恢复正常。

（2）活化部分凝血活酶时间（APTT）：反映血浆中凝血因子Ⅷ、Ⅴ水平。APTT增高缘于凝血因子活性增高、弥散性血管内凝血（DIC）高凝期、血栓性疾病、血小板增多症。

（3）凝血酶原片段1+2（F1+2）：F1+2是凝血酶原向凝血酶转化过程中所释放的片段。能敏感地反映因子Ⅹa的活化和凝血酶原的转化情况。增高是凝血活性亢进的表现。临床上用此试验判断凝血第二阶段的状况。

（4）抗凝血酶Ⅲ（AT-Ⅲ）：AT-Ⅲ是凝血酶和凝血过程中丝氨酸蛋白酶的主要抑制物，TBI后早期其含量即可下降。

（5）国际标准化比值（INR）：是病人凝血酶原时间与正常对照凝血酶原时间之比的ISI（国际敏感度指数，由厂家标定）次方，可以校正凝血活酶试剂差异对凝血酶原时间测值进行标准化报告。对美国战伤病人（接受输血治疗）的研究显示，单纯TBI病人的入院INR显著高于其他部位创伤病人。

2. 纤溶系统检测

（1）纤维蛋白原含量测定：纤维蛋白原属急性期反应蛋白。在DIC高凝血期可增高，在低凝血期和继发性纤溶期常减低。颅脑伤后6小时内即可出现纤维蛋白原升高，提示机体发生全身及局部的高凝状态。

（2）纤维蛋白降解产物（FDP）测定：FDP是纤维蛋白原和纤维蛋白被血浆素分解后产生的降解产物。纤维蛋白经过纤溶酶原作用分解为A、B、C、D、E、X、Y等肽段，这些物质统称FDP，它提示纤溶系统的活性。血液中FDP增高，标志着纤维蛋白或纤维蛋白原降解产物活性增强。TBI后FDP常升高与创伤程度和预后明显相关。

（3）D-二聚体测定：D-二聚体是纤维蛋白形成和被纤维蛋白酶溶解的直接证据，可作为纤维蛋白形成后溶解的可靠指标，直接表明纤维蛋白溶解的活性。血浆D-二聚体水平是纤溶系统活性和诊断血栓形成的重要分子标志物。临床上高凝状态、血栓性疾病和DIC时血浆D-二聚体明显升高。TBI 2天后D-二聚体水平即可有显著升高，第3天升高最为显著，第7天开始下降。

（4）组织型纤溶酶原激活物（t-PA）和纤溶酶原激活物抑制物（plasminogen activator inhibitor, PAI）：t-PA可导致纤维蛋白溶酶原向纤维蛋白溶酶转化，引起纤维蛋白和纤维蛋白原的分解。而PAI增高见于高凝状态和血栓性疾病，减低见于原发性和继发性纤溶病。TBI时，t-PA被消耗，且随着PAI分子的增多，可造成创伤脑组织及邻近区域出现微血栓和微血管出血现象，有人称之为"脑局部DIC"。研究表明，TBI后t-PA下降，而PAI含量升高。且在重型TBI病人中，这种差异更为明显。

3. 血栓弹力图

常用的凝血评估方法检测凝血异常有助于预测TBI后的预后，然而不能提供与TBI后凝血功能障碍相关的潜在机制（例如血小板功能障碍），并且可能无法准确诊断纤维蛋白原缺乏症。此外，PT、APTT和INR可用于测量单个通路中的紊乱，但不能用于评估多个通路之间的复杂相互作用。最近，血栓弹力图（TEG）已普遍地应用于围手术期和创伤复苏后对整体血液的评估（图65-1）。

TEG可以通过检测血液黏滞度动态实时监测凝血功能，并能反映凝血系统的全貌（细胞、体液和纤溶系统）。TEG的检测指标包括凝血反应时间（R）、血细胞凝集块形成时间（K）、血细胞凝集块形成速率（α）、最大振幅（MA）、最大振幅后60分钟的振幅（A60）、MA后30分钟振幅减小百分率（LY30）、MA后30分钟血凝块溶解剩余百分比（CL30）等。研究证实，在创伤病人中应用TEG检测结果可以及时发现病人的高凝、低凝和纤溶亢进等不同状态，反映凝血功能障碍的全程，并能反映输血等补液治疗对凝血系统的影响，根据TEG检测结果指导创伤病人的治疗可以明显降低病死率和致残率。

对重型TBI病人血栓弹力图各项参数和图形以及各时间点凝血功能指标进行检测和分析发现，无论机体何部位损伤均可导致凝血功能障碍，尤以TBI所致的凝血功能障碍最为明显且持久。其原因可能是：TBI病人脑组织中花生四烯酸（AA）水平较其他外伤病人降低更为明显，从而导致血小板环氧合酶和/或血栓素A水平即血小板功能降低。此为导致TBI病人凝血时间延长且血管通透性增加、血小板功能降低、凝血功能障碍的主要原因。

4. 血小板功能检测

在血小板计数的基础上，准确测定血小板功能，如血小板功能分析仪、多层板和血小板图，可以检测血小板功能障碍。血小板ADP和AA受体抑制与TBI严重程度密切相关。有人发现，某些中重度TBI病人常规凝血功能检查无明显异常，但

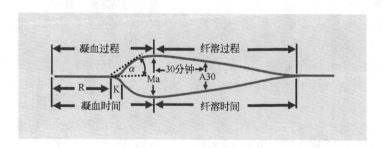

图65-1 血栓弹力图示意图

注：R，反应时间；K，凝固时间；Ma，血栓最大幅度；α，凝固角；A30，测得M值后30分钟的血栓幅度。

损伤早期即可出现血小板ADP和AA受体抑制明显。血小板反应性试验主要用于检测和监测抗血小板药物的效果。

近年来，由于口服抗凝药与抗血小板聚集药物人群明显增加，伤前口服抗凝药与抗血小板聚集药物的TBI病人合并凝血功能障碍的救治已经越来越受到人们的重视。由于抗血小板聚集药物仅影响血小板功能而对血小板计数影响较小，为此仅依靠血小板计数检测并不能真实反映凝血状态，此时，TEG与血小板功能检测等能监测病人血小板功能的方法就能发挥更好的作用。

二、颅脑损伤后凝血功能障碍的判断标准

目前对TBI后凝血功能障碍的诊断标准不一，导致对该病的评估存在一定困难。大多数研究表明，PT、INR、APTT和血小板计数中至少有1个指标出现异常时即可诊断为凝血功能障碍。而国外大多数 I 级创伤中心都以满足 INR > 1.2、APTT > 40秒、血小板 $< 100 \times 10^9$/L 其中1项即可诊断为凝血功能障碍。另外，包括纤维蛋白原、D-二聚体、FDP、凝血酶-抗凝血酶 III 复合物（TAT）和纤溶酶-抗纤溶酶复合物（PAP）等也用于判定凝血功能障碍。也有一些研究以DIC评分来诊断TBI后凝血功能障碍，认为DIC评分较其他单一凝血指标可以更好地预示TBI病人的进展性出血性脑损伤（PHI）和预后，在今后或许可以作为一项更为确切的指标用于凝血功能障碍的诊断。实际上，统一TBI后凝血功能障碍的诊断标准对于规范诊疗十分关键。

第三节　凝血功能障碍对伤情的影响

一、凝血功能障碍与进展性出血

TBI后的24小时内，凝血功能异常病人的数量可增加1倍，而凝血障碍又可导致进行性出血和脑内出血，约有一半的TBI凝血障碍病人在伤后48小时内出现脑挫伤进展和PHI。导致病人继发性损伤逐渐加重，影响病人预后。早期预测PHI的发生并有效控制可以显著改善病人的预后。为此，明确TBI后PHI的危险因素十分关键。以往多数研究表明，TBI后凝血功能障碍与PHI关系密切，是导致PIH的独立危险因素。有研究发现，重型TBI病人，APTT异常病人均出现PHI，而血小板 $< 100 \times 10^9$/L者有90%以上出现PHI；PT异常病人中75%出现PHI，并且24小时内的最低血小板值是病人发生PHI的独立危险因素。华山医院研究发现，TBI病人入院时血因子 VII 活性与凝血功能障碍及PHI的发生密切相关，国人因子 VII 活性 < 77.5%是病人发生创伤后凝血功能障碍及PHI的独立危险因素。TBI后入院2天内因子 VII 的活性降低仍是PHI的独立危险因素。

由于存在PHI的风险，TBI后凝血功能障碍的发生常常成为急诊手术的禁忌，导致延误急诊手术时机。但不顾病人凝血功能情况盲目急诊手术也可能导致术中大出血或止血困难，影响预后。美国神经外科手册曾经提出 INR > 1.4 为神经外科有创干预的禁忌。但最新一项研究表明，中等程度INR升高（1.5～1.7）并不会导致病人血栓弹力图的异常，即并不会导致病人实质上的凝血功能异常。因此，是否病人在入院时 INR > 1.4 就应该在纠正后再行手术干预值得商榷。对于手术指征明确的TBI病人，需要边纠正INR边急诊行开颅减压手术。

二、凝血功能障碍与预后

TBI后凝血障碍出现的时间与创伤的严重程度成反比，并且凝血系统的改变可以持续至损伤后的第3天或更长时间。凝血功能障碍是TBI预后有力预测指标，与没有凝血障碍的TBI病人相比，其死亡风险高出9倍，不良预后风险高出30倍。因此，积极纠正TBI病人凝血功能异常有助于改善病人预后。

三、抗凝药物的使用与颅脑损伤后凝血功能障碍

随着TBI中老年人群的增加，TBI病人同时具有基础疾病的比例也随之增加。对慢性心脑血管病的治疗使更多病人在伤前便服用抗凝药物或抗血小板药物，这两种药物均被认为是TBI后出血增加和预后变差的原因。有研究发现，TBI时服用华法林的病人预后不良的风险是未服用华法林病人的2倍，但抗血小板治疗的类似分析并未显示明显的风险增加。损伤前服用氯吡格雷或华法林是急性创伤性脑出血、疾病进展和更差结局的独立预测因子。到目前为止，我们还不知

道服用新型抗凝剂（达比加群酯、利伐沙班等）对TBI病人伤情进展的影响。有研究认为，与损伤前服用华法林相比，损伤前服用利伐沙班的TBI病人病死率低。

其他常用药物，如选择性5-羟色胺抑制剂，也可能对凝血功能有影响，但对TBI病程和预后的影响尚缺乏研究。

第四节　颅脑损伤后凝血功能障碍的机制

TBI病人出现的凝血功能障碍在总体上还是属于创伤性凝血功能障碍的一种，和其他部位创伤所致的凝血功能异常相似，它也是由于大出血及组织损伤后激活凝血、纤溶、抗凝途径，在创伤早期出现的急性凝血功能紊乱。目前认为，休克、组织创伤、纤溶亢进、炎症反应、酸中毒和低体温是凝血功能障碍的6个关键启动因素，各个因素间相互作用、互为因果，整体推动TBI后凝血功能紊乱的发生和发展，相互之间作用关系错综复杂。同时，TBI病人的凝血功能异常又有其特殊性（图65-2），因为脑组织是人体含组织因子最丰富的组织，TBI时由于脑组织损伤及血-脑屏障功能破坏，凝血物质大量释放并进入血液循环而导致凝血功能的异常，产生凝血紊乱。因此，脑组织损伤的程度比创伤性休克或低氧血症在凝血功能异常发生、发展中发挥着更重要的作用。

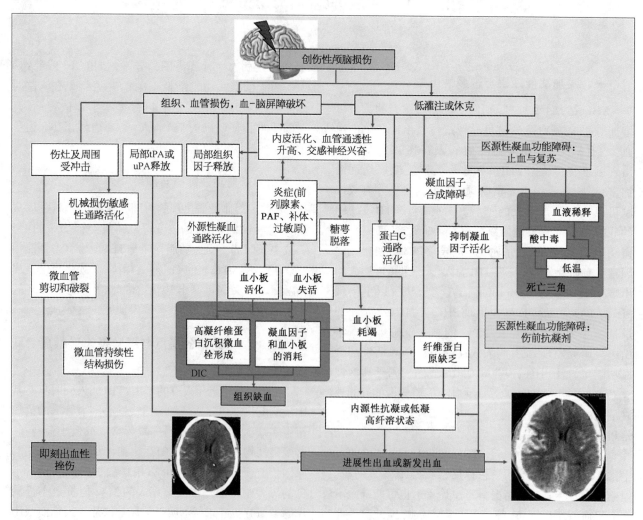

图65-2　颅脑损伤后凝血功能障碍的机制

译自：Maegele M, Schöchl H, Menovsky T, et al. Coagulopathy and haemorrhagic progression traumatic brain injury: advances in mechanisms, diagnosis, and management［J］. Lancet Neurol, 2017, 16(8): 630-647.

一、损伤的直接影响

1. 微血管功能障碍 在没有血管或微血管损伤（包括血-脑屏障破坏）的情况下，凝血功能障碍本身并不会导致脑内出血。在典型的脑挫伤中，微血管的损伤和破裂会导致出血性挫伤，在损伤周围的半暗带，机械损伤激活应激反应通路，触发级联反应，可导致微血管的迟发性结构损伤，称为出血性进行性挫伤。包括整合素、离子通道和转录因子在内的许多信号通路促进了脑血管中血管平滑肌和内皮细胞的损伤。

2. 血小板-内皮相互作用与血小板功能障碍 微血管的损伤和血-脑屏障的破坏进一步触发血小板与内皮细胞或暴露的内皮下基质之间的相互作用，直接或通过血小板配体（如血管性血友病因子等）激活血小板，在损伤部位形成血小板栓，共同构成初级止血。在血小板数量减少和血小板功能障碍的情况下，出现凝血功能障碍，增加了 TBI 后出血并发症的风险。例如，血小板计数少于 $175 \times 10^9/L$ 可增加进展性脑出血的风险，血小板计数少于 $100 \times 10^9/L$ 与血小板计数较高的病人相比，死亡风险增加 9 倍。血小板过度激活，以及随后的血小板消耗，可能导致继发性血小板耗尽，并增加出血的风险。

TBI 后，血小板计数正常的情况下，也检测到有临床意义的血小板功能障碍，ADP 和 AA 受体抑制，活化血小板的能力降低。脑组织和血管损伤可能通过受损的内皮细胞激活炎症通路，导致血小板功能障碍，随后又通过补体系统促进凝血和炎症通路之间的相互作用而加重凝血功能障碍。

3. 组织因子激活 脑组织因子通常被血-脑屏障隔离，因此不影响凝血因子和Ⅶa因子。如果由于直接血管损伤或微血管损伤，脑组织因子则暴露于血液和血小板中，并与Ⅶa因子广泛结合。随后触发外源性凝血途径，从而在凝血起始阶段产生凝血酶，出现血小板功能障碍和衰竭，以及 DIC。DIC 可在脑缺血后 6 小时内发生，其特征是系统性激活凝血级联反应，导致纤维蛋白沉积和血管内微血栓形成，并可能发生外伤后脑梗死，以及凝血因子和血小板的消耗增加，导致血小板进一步衰竭。

循环血液中也存在少量生物活性组织因子，如血源性可溶性组织因子，与创伤激活和释放的组织因子一起可结合到活化血小板表面以及血小板衍生和内皮衍生的微粒中，可能会促进凝血。微粒是在细胞死亡或通过损伤和应激刺激后从各种细胞膜中释放的磷脂小泡。TBI 后，由于脑损伤中血小板和内皮源性微粒的产生，循环微粒的模式发生了改变。血小板衍生的微粒也富含磷脂酰丝氨酸，磷脂酰丝氨酸有助于凝血因子与膜的结合，从而形成促凝剂复合物。由于多种血凝块的形成，凝血因子和血小板的全身性消耗导致 TBI 后早期纤维蛋白原浓度和血小板计数下降，这可能导致出血增加。

4. 内源性纤溶酶原激活物释放 虽然普遍认为组织因子过度激活凝血是 TBI 后过度纤溶的原因，但也有研究发现，局部挫伤脑组织也可释放 tPA 和尿激酶型纤溶酶原激活物（uPA），并且随着纤溶酶的增加而耗尽 α2-纤溶酶抑制剂。纤溶酶是纤溶的主要效应因子，是循环纤溶酶原的裂解产物。在实验性损伤的小鼠大脑中，tPA 和 uPA 的浓度都有短暂的升高，但有不同的时间分布。最近，纤溶功能障碍被认为是另一种可能使 TBI 病人处于高凝状态的机制。

二、低灌注和休克的影响

1. 内皮损伤 低灌注和休克也可激活血管内皮细胞和炎症。伤后强烈的交感神经反应，儿茶酚胺的大量分泌会导致高肾上腺素能状态，可导致内皮的损伤。预后不良的 TBI 病人的生物标志物分析表明，病人存在凝血功能障碍、内皮损伤、血管激活、炎症和儿茶酚胺浓度升高。

2. 蛋白 C 途径激活 TBI 病人未出现休克症状时，凝血障碍是由组织因子激活外源性凝血途径而引发；若病人发生休克，则是由蛋白 C 通路激活外源性凝血途径所致。蛋白 C 途径的激活抑制凝血因子Ⅴa和Ⅷa、高纤溶和炎症。在酸中毒和高乳酸浓度的病人中，TBI 相关的凝血障碍更为严重。在 TBI 的后期，创伤后炎症反应可能导致慢性蛋白 C 耗尽，可能导致感染和血栓的风险增加。

3. 低体温 低体温与凝血蛋白酶活性具有一定的关联性，体温 33℃ 以上，体温对凝血蛋白酶活性无显著负面作用；若病人体温在 33℃ 以下，机体温度致使凝血蛋白酶活性降低，发生凝血障碍；若病人体温 33℃，凝血蛋白酶减少 20%，血小板黏附效果下降 28%。低体温可延长凝血酶反应时间，致使血小板功能异常，从而引发凝血障碍。目前，采用 33～35℃ 的亚低温治疗方案，能够有效地避免过度低温，对凝血酶活性的影响较小，从而抑制凝血功能障碍的发生。

4. 代谢性酸中毒 以乳酸水平、血 pH 及碱缺失（BD）为评定指标。发生代谢性酸中毒的 TBI 病人，其凝血系统因受到酸侵蚀而造成损害。若血 pH < 7.3，将直接抑制内外源性凝血途径，使血小板功能下降；

若血pH=7.3,复合物活性降低一半;若血pH=7.1,复合物活性降低70%;若血pH=6.9,复合物活性降低90%。此外,酸中毒可促进纤维蛋白原的降解,与低灌注所致的凝血功能障碍存在密切关系。由于单纯补充碱性液体无法有效纠正凝血功能紊乱,因此临床上对代谢性酸中毒的治疗,以纠正组织低灌注为主,以补充碱性液体为辅。

三、医源性凝血功能障碍

大量使用静脉液体可通过血液稀释导致医源性凝血功能障碍,并因致命三联症(凝血障碍、低体温和酸中毒)而增加病死率风险。低温主要抑制凝血酶的产生和纤维蛋白原的合成,而酸中毒破坏凝血因子与活化血小板表面带负电荷的磷脂的相互作用。TBI后,导致血管受损,细胞外液流入血管,治疗时大量液体复苏,都造成了凝血酶的过度稀释。若给予病人输注胶体液则更易引发凝血障碍,这是由于胶体可降低凝血因子水平,使纤维蛋白原呈异常表现,导致获得性纤维蛋白原发生缺陷,从而引发稀释性凝血障碍。临床上采用浓缩型纤维蛋白原,可纠正因大量注射羟乙基淀粉溶液而引发的稀释性凝血障碍,治疗后,颅脑对液体的需求量及颅脑出血量均有效降低。

第五节 颅脑损伤后凝血功能障碍的治疗

一、早期纠正凝血功能障碍

全面了解和明确TBI后凝血功能障碍的诱发因素和发病机制,有助于我们在临床实践中更加深刻地认识TBI凝血功能障碍的发生和发展,并及时采取有效措施,消除TBI凝血功能障碍的诱发因素,阻断其病理生理学过程,预防TBI凝血功能障碍的发生。针对严重创伤后凝血紊乱性出血,近年来提出"损伤控制复苏"的概念。其主要内容包括:① 允许性低血压液体复苏;② 识别和预防低体温;③ 纠正酸中毒;④ 早期立即纠正凝血功能障碍;⑤ 预防低钙血症;⑥ 止血药物应用。核心内容是将凝血功能障碍的防治提高到创伤复苏中至关重要的位置,强调要在创伤极早期实施"损伤控制外科"的同时就积极采取系列措施来纠治凝血功能障碍。

损伤控制性复苏应在病人进入急诊科时立即开始,主要包括两部分:首先,复苏治疗应保持血压在12.0 kPa(90 mmHg),防止刚刚形成凝血块的血管再出血;其次,血容量恢复应采用解冻的血浆作为主要的复苏液,与压积红细胞的比例至少为1:1,重组人凝血因子Ⅶa(rFⅦa)与首个单位红细胞和血浆同时应用,并在整个复苏过程中根据需要重复使用。而传统的"损伤控制外科"在早期通过输注晶体液和浓缩红细胞来进行休克复苏,输注一定数量红细胞后才补充血浆、血小板等凝血底物,对凝血功能障碍的纠正主要是在首次手术后进行,这样会加重凝血功能障碍、酸中毒和低体温。针对严重创伤后凝血紊乱性出血,需要持续复苏,目前称为"大量输血的治疗方案"已被证明能够减少创伤感染和多脏器功能衰竭的发生,降低血液制品使用量和医疗费用。

二、控制出血

积极处理原发创伤,控制出血,避免因继续失血而加重休克、酸中毒、低体温和血液稀释。尽快有效地止血是救治创伤的关键,要积极采取各种辅助检查手段,按照标准的创伤评估方案,尽快确定出血部位,评估出血量。对外出血者可使用局部加压包扎、填塞压迫(指征:① 凝血功能障碍,广泛渗血;② 出血局部状况复杂、暴露不清,止血有困难;③ 血流动力学不稳定的极其严重病人)、使用止血带,必要时结扎血管等方法止血。活动性内出血应尽可能地行血管介入或手术止血,切不可一味地为等待血流动力学稳定而丧失手术机会。实施"损伤控制外科"策略,以最简单的方法在最短时间内实现止血和去除污染。在严重创伤大出血时,尽快有效地止血是关键,对危及生命的大出血应当机立断,必要时采取一些极端的措施,以实现止血的目的。对于药物应用引起的出血,因根据药物的不同而采取不同的处理措施。临床上引起出血较常见的有华法林和肝素。对于华法林所致的出血,要立即停药,同时给予5～10 mg的维生素K口服或静脉缓慢注射,新鲜冰冻血浆(fresh frozen plasma, FFP)10～40 mL/kg,凝血酶原复合物(PCC)10～50 U/kg,应用后15分钟复查INR,如果INR≥1.5,可考虑重复应用。相对于FFP,PPC作用迅速,能较快地纠正INR,缩短治疗时间。rFⅦa也可迅速纠正华法林对凝血INR的影响,但要注意其并发症。对于肝素所致的出血,给予鱼精蛋白中和肝素,1 mg硫酸鱼精蛋白可中和100 U肝素。由于肝素半衰期短,鱼精蛋白用量应与最后一次肝素使用量相当,每次不超过5 mL(50 mg),缓慢静脉滴注,一般以每分钟0.5 mL的速度注射。

三、液体复苏

目前,液体复苏的主要理念是在保证重要脏器如脑、心脏等组织灌注的前提下,补充液体、维持血压在略低于正常的水平[收缩压10.67 ～ 13.33 kPa(80 ～ 100 mm Hg)],促进凝血块的形成和稳定并减少再出血,但对于中枢神经系统损伤、冠心病和高血压病人禁止应用;直到手术控制出血。在选择复苏液时应注意两个原则:① 避免大量补充晶体液和大量输血,以免加重血液内凝血因子和血小板稀释导致凝血功能障碍加重,使出血更为严重,形成"输液越多,失血越多"的恶性循环。② 积极纠正凝血功能障碍,包括积极纠正全身低灌注、酸中毒、低体温以及早期合理应用血液制品等,其中纠正全身低灌注是根本。但对于合并颅脑和脊髓损伤、缺血性心脏病、伤后时间过长者应该除外。在液体的选择上,等渗盐水和林格液大量使用时容易导致高氯性酸中毒,会加重凝血功能障碍而增加用血量,主张使用乳酸林格液。人工胶体制剂像凝胶、淀粉溶液和右旋糖酐等不但具有更加强大的稀释血液能力,而且能抑制血小板的功能,干扰纤维蛋白的代谢及作用,降低血管性血友病因子和凝血因子Ⅷ水平而加重凝血功能障碍,临床上应注意其用量。小容量高渗盐水是休克复苏中比较理想的液体,但有研究提示会抑制凝血功能,增加出血量,特别是在凝血底物被显著稀释的阶段要引起注意。标准的复苏方法对于90% 的创伤病人(创伤后未出现休克,血液处于高凝状态)来说是恰当的治疗策略,而对于严重创伤并存在休克和凝血功能紊乱的病人,液体血浆有被认为是最好的复苏液。

四、积极纠正酸中毒

代谢性酸中毒对凝血因子活性有较大影响,pH< 7.0的严重酸中毒对凝血活性有很大的抑制作用。代谢性酸中毒与难治性休克密切相关。凝血功能障碍引起出血不止又是休克不被纠正的重要原因,两者互为因果,形成恶性循环,加剧凝血功能障碍的病理生理过程。阻断上述过程的关键是纠正循环功能衰竭。从根本上纠正酸中毒要回归于改善微循环的灌注,避免单纯应用碳酸氢钠等碱性溶液表面上纠正体液的pH。由于体外检测的凝血因子活性是模拟生理情况下进行的,即温度为37℃、pH为7.4,故不能正确反映体内低体温和酸中毒等病理情况下凝血系统的功能状况。因此,临床医师不能被临床检测所左右,须根据临床情况,对凝血系统的功能状况做出正确评估,加大抗休克和纠正酸中毒的力度。

五、体温维护

低体温是重症创伤病人的一个严重问题,不仅影响凝血因子的活力,而且对循环和内环境稳定有严重影响。控制和减少出血是避免低体温的关键,对于需要大量液体复苏的病人输注液体时要进行预加温;做好病人的保温措施也非常重要,去除病人身上潮湿的衣物,减少非损伤部位的暴露,必要时可应用电热毯等加温设备;另外,注意维持病房及手术室等环境温度。机体体温的维持可以显著改善凝血功能障碍的发生率和凝血紊乱状态。美军在伊拉克战场上推行标准的低温防范措施后,病人到达战地医院时低体温的发生率从7%降至1% 以下。

六、成分输血

凝血因子的消耗和稀释是导致创伤性凝血功能障碍的重要原因。对于创伤大出血病人(预期24小时内输入8 ～ 10 U浓缩红细胞),应尽早输入血浆、血小板、冷沉淀、凝血酶原复合物、纤维蛋白原等,建议在输注首剂红细胞的同时联合应用。建议每输注1 000 mL红细胞悬液,联合补充400 U的凝血酶原复合物,或联合补充5 ～ 10 U冷沉淀。

1. **红细胞** 红细胞是最常用的输血成分,在快速增加血红蛋白浓度中起重要作用。红细胞含有的腺苷二磷酸能激活血小板的环氧化酶,并促进血栓素A_2的生成。红细胞加强凝血的另一个机制是促进血小板在血管壁靠近,以便使血小板能更好地黏附、聚集于受损血管。对于TBI病人的血红蛋白目标值或输血策略(限制性或自由性)尚无共识。在严重TBI后的初次手术中将血细胞比容增加到28%以上与病人预后无关。在一项随机试验中,促红细胞生成素或维持血红蛋白浓度在100 g/L以上不能改善TBI病人6个月时的神经功能。100 g/L与70 g/L的输血阈值与较高的不良事件发生率相关。严重TBI病人的平均7天血红蛋白浓度低于90 g/L与医院病死率增加有关。在中度贫血的TBI病人中,红细胞输注与不良的长期功能结局有关。有研究显示,血细胞比容 > 35%时出凝血时间明显短于较低血细胞比容者,但用以防治创伤性凝血功能障碍理想的血细胞比容和血红蛋白浓度目前尚无定论。

但可以肯定的是,严重贫血可加重创伤性凝血功能障碍,因此,对于这类病人应积极将血细胞比容提高至30%或以上,或者将血红蛋白维持在 70 ～ 90 g/L。

2. 新鲜冰冻血浆 在一般(非 TBI)创伤文献中,均支持早期使用新鲜冰冻血浆,但是否应该应用于 TBI 人群仍不清楚。回顾性研究的证据表明,在多灶性脑出血病人中早期给予血浆或在以 TBI 为主要损伤的病人中,采用成分输血可提高生存率。在未服用抗凝剂的 TBI 中,可输入新鲜冰冻血浆以将 PT 和 APTT 维持在低于正常对照水平的 1.5 倍。

3. 浓缩血小板 输入浓缩血小板是否有用仍有争议。TBI 病人大量输血时,同时输入血小板可提高生存率。而在中度 TBI 病人中,浓缩血小板输注未能改善预后。轻度 TBI、脑出血和伤前服用抗血小板治疗的病人输注浓缩血小板与改善短期结果无关。没有充足的证据支持在创伤性脑出血和损伤前使用抗血小板药的病人常规使用浓缩血小板输入。TBI 病人输注浓缩血小板更有可能改善阿司匹林诱导的血小板功能障碍,而不是创伤诱导的血小板功能障碍。

七、补充凝血底物

1. 凝血酶原复合物 凝血酶原复合物浓缩物是凝血因子 II、IX 和 X 的浓缩物以及有一定含量的因子 VII。凝血酶原复合物是临床上常用的补充凝血因子的药物。冷沉淀是浓缩的凝血因子,可以和凝血酶原复合物同时使用。目前,对于包括 TBI 在内的创伤性出血病人,除了难治性出血外,凝血酶原复合物不被推荐作为一线治疗药。然而,对于紧急逆转抗凝剂(如华法林)治疗,其早期使用是有效的,建议将其作为危及生命的出血和 INR 增加病人的主要治疗。

2. 纤维蛋白原(凝血因子 I) 纤维蛋白原,又称凝血因子 I,是血凝块形成的底物。TBI 后纤维蛋白原浓度最初下降,是因为早期凝血因子消耗增加,其在 2 ～ 3 天后恢复并超过正常量。急性期纤维蛋白原浓度降低与创伤性出血病人的病死率相关。通过给入纤维蛋白原浓缩物或冷沉淀,可补充纤维蛋白原,浓度应保持在 1.5 ～ 2 g/L。由于 TBI 后期血浆纤维蛋白原浓度升高,可能会导致炎症,使损伤半暗带的脑血管通透性增加,因此应避免将纤维蛋白原补充至正常浓度以上。

3. 重组凝血因子 VIIa 有研究显示,与安慰剂相比,使用重组凝血因子 VIIa 治疗的 TBI 病人血肿进展较少。另有研究显示凝血因子 VIIa 在需要紧急开颅手术的严重 TBI 病人中,可纠正凝血功能障碍,可缩短手术时间。单一的低剂量重组因子 VIIa(20 mg/kg 静脉注射)和血液制品对于纠正凝血障碍和预防 PHI 有效,而且不增加血栓栓塞事件。在损伤前摄入维生素 K 拮抗剂(VKA)的病人中,使用凝血因子 VIIa 可减少 INR 恢复正常的时间,但病死率没有差异;如果大出血和凝血障碍持续存在,在采用最佳的传统止血措施和其他控制出血方法的基础上,可考虑使用重组凝血因子 VIIa。需要注意的是,在酸性环境中凝血因子 VIIa 活性降低。因此在应用重组凝血因子 VIIa 同时需要纠正酸中毒。另外,血小板和纤维蛋白原是凝血不可缺少的底物,为了达到最佳疗效,应用重组凝血因子 VIIa 需要补充血小板及纤维蛋白原。建议应用重组凝血因子 VIIa 前纠正血小板 $> 50 \times 10^9/L$,纤维蛋白原 > 10 g/L,pH > 7.2,体温 $> 33℃$。当前,对于重组凝血因子 VIIa 在临床应用中可能存在的引起深静脉血栓形成、急性心肌梗死、肺损伤等副作用还存在争议,尚未有随机多中心前瞻开放性临床实验研究的报道。

4. 凝血因子 VIII 凝血因子 VIII 在维持血凝块稳定性方面具有重要作用。在钙存在下,通过凝血酶激活,凝血因子 VIII 将纤维蛋白单体交联成稳定的聚合物以形成稳定的凝块。凝血因子稀释或消耗引起的凝血因子 VIII 缺乏与神经外科手术后出血相关。研究已经证实,补充凝血因子 VIII 对黏弹性凝块动力学、硬度和稳定性具有重要作用,对 tPA 诱导的纤溶亢进具有抑制作用。

八、止血药物

1. 氨甲环酸 推荐采用氨甲环酸 10 ～ 15 mg/kg,之后以每小时 1 ～ 5 mg/kg 维持,一旦出血得到控制即停止应用。CRASH-2 试验数据的亚分析表明,氨甲环酸可减少 TBI 病人出血、局灶性缺血损伤和死亡,但仅限于在受伤后 3 小时内接受治疗的病人,而在 3 小时后给予氨甲环酸治疗效果不佳。

2. 去氨加压素 少数急性脑出血病人中的研究认为,去氨加压素可改善血小板功能,但还需要进一步的研究来确定其在 TBI 中的作用,特别是在抗血小板治疗的背景下。到目前为止,由于有加重脑水肿和颅内高压的风险,对于包括 TBI 在内的出血性创伤病人,不建议常规使用去氨加压素。

九、抗凝药物拮抗剂

一般情况下,当存在或怀疑有脑出血时,应停止使用所有抗凝药物。推荐使用维生素 K,以确保 INR ≥ 1.4。对创伤前使用直接口服抗凝剂(DOAC)

的TBI病人的管理是具有挑战性,因为直到最近,在出血的情况下还没有快速逆转的方法。一系列拮抗剂有可能改善DOAC病人的安全性,艾达赛珠单抗(idarucizumab)是第一种直接逆转凝血因子Ⅱa(凝血酶)抑制剂达比加群酯的特异性药物。因子Ⅹa抑制剂的拮抗剂,如安迪珍奈α(andexanet alfa)和西帕兰他(ciraparantag)正在进行Ⅱ期和Ⅲ期试验,可能在不久的将来获得批准。硫酸鱼精蛋白用于逆转普通和低分子量肝素(LMWH)。如果在全剂量肝素输注期间发生脑出血,建议紧急逆转,而预防性皮下肝素不建议常规逆转,除非APTT显著延长。表65-3总结了目前的抗凝药物的拮抗剂。

表65-3　抗凝药物的拮抗剂

抗凝药	拮抗剂	
	强烈推荐(证据级别中等/高等)	推荐(证据级别低等/中等)
VKA	维生素K、Ⅲ因子或Ⅳ因子或PCC	PCC,禁忌或不可用时新鲜冰冻血浆
直接Ⅹa因子抑制剂	…	Ⅳ因子或PCC或APCC,对于有肠内通道或吸入性低风险的插管病人,在药物摄入后2小时内使用活性炭
DTI	艾达赛珠单抗(与达比加群酯相关的脑出血)	Ⅳ因子,PCC或APCC(如果艾达赛珠单抗不可用或与达比加群酯以外的DTI相关的脑出血),血液透析(如果艾达赛珠单抗不可用或达比加群酯过量),活性炭(对于有肠内通路或低吸入风险的插管病人,在药物摄入后2小时内)
普通肝素	硫酸鱼精蛋白	…
低分子量肝素	硫酸鱼精蛋白	重组因子Ⅶa(若硫酸鱼精蛋白禁忌,逆转达肝素钠相关的脑出血)
戊糖	…	APCC,重组因子Ⅶa(APCC禁忌或不可用时)
溶栓剂(纤溶酶原激活剂)	…	冷沉淀,抗纤溶剂(氨甲环酸或e-氨基己酸)(如果冷沉淀禁忌或不可用)
抗血小板药物	…	去氨加压素(阿司匹林、环氧合酶-1抑制剂或ADP受体抑制剂相关的脑出血),浓缩血小板(在需神经外科手术情况下用于与阿司匹林或ADP受体抑制剂相关的脑出血)

注:所有抗血栓药物(VKA、直接因子Ⅹa抑制剂、DTI、肝素、戊糖、溶栓剂、抗血小板药物)在出现或怀疑脑出血时应停用。…:数据不可;VKA:维生素K拮抗剂;DTI:直接凝血酶抑制剂;LMWH:低分子量肝素;PCC:凝血酶原复合物;APCC:活化的凝血酶原复合物;ADP:二磷酸腺苷。引自:Maegele M, Schöchl H, Menovsky T, et al. Coagulopathy and haemorrhagic progression traumatic brain injury: advances in mechanisms, diagnosis, and management[J]. Lancet Neurol, 2017, 16(8): 630-647.

十、颅脑损伤后血栓的预防

TBI本身被认为是静脉血栓的独立危险因素,甚至在TBI后最初几天就观察到进行性和延迟性高凝状态。此外,一些逆转低凝状态的治疗也可能会带来血栓形成和血栓栓塞并发症的风险。在积极监测和缺乏预防措施的情况下,深静脉血栓形成(DVT)的发生率很高,据报道在严重TBI病人中高达54%。TBI后,预防血栓形成可能导致颅内血肿扩大,在未服用抗凝血剂且尚未排除血肿扩大的病人中,持续出血进展的风险可能比未给予血栓预防的病人高出13倍。在预防TBI静脉血栓栓塞的安全性、选择和时机方面存在相当大的变化和临床不确定性。

TBI病人,如果反复的神经影像学检查没有发现血肿进展的证据,可以在24～72小时内开始静脉血栓栓塞症(VTE)的药物预防,不会增加出血的风险。最近对23项研究进行的最新系统综述证实,药物预防血栓形成对于出血稳定的TBI病人是安全的。在严重TBI且无出血恶化证据的病人中,在受伤后3天内开始预防性使用肝素与神经功能恶化无关,并可能导致较少的损伤进展,也可能导致神经保护。在存在进展的病人中,VTE预防可以推迟,因为出血进展的风险明显超过VTE增加风险。需要更多的证据来证明药物预防血栓形成在预防VTE中的有效性,以及适当的治疗、剂量和时机。

十一、凝血功能障碍救治临床建议

目前国内外尚无专门针对 TBI 后凝血功能障碍的救治指南,但 2019 年欧洲出版的最新的有关创伤后大出血及凝血功能障碍救治指南可用作参考。TBI 后凝血功能障碍与创伤后凝血功能障碍的发病情况与病理生理机制仍有所不同,因此在参照指南进行救治的同时,也应综合考虑 TBI 的特殊病理生理状态进行更为特异的救治。

(1)对于 TBI 病人,推荐尽早检测并采取措施维持凝血功能(1B 级推荐)。

(2)对于出血或存在大出血风险的病人,推荐尽早使用氨甲环酸,首剂 1 g(给药时间 > 10 分钟),后续 1 g 输注持续 8 小时(1A 级推荐)。

(3)对于大量输血的病人,推荐监测血浆离子钙水平并维持在正常范围,因为钙离子本身也是一种凝血因子,参与凝血过程(1C 级推荐)。

(4)对于大出血的病人,推荐早期应用血浆(新鲜冰冻血浆或病原体灭活的血浆)或纤维蛋白原;对于没有大量出血的病人不推荐使用血浆(1B 级推荐)。

(5)如果血栓弹力图提示纤维蛋白原功能缺乏或血浆纤维蛋白原水平低于 $1.5 \sim 2.0$ g/L,则推荐输注纤维蛋白原或冷沉淀(1C 级推荐);推荐纤维蛋白原的起始剂量为 $3 \sim 4$ g,冷沉淀为 50 mg/kg;对于体重 70 kg 的成人,相当于 $15 \sim 20$ U,然后根据血栓弹力图和纤维蛋白原的检测水平指导是否继续输注(2C 级推荐)。

(6)对于 TBI 病人,建议将血小板计数维持在 100×10^9/L 以上(2C 级推荐);建议输注血小板的起始剂量为 $4 \sim 8$ U,或者 1 个全血单位的血小板(2C 级推荐)。

(7)对于接受或怀疑接受抗血小板聚集治疗的 TBI 病人,建议监测血小板功能,如果明确血小板功能不良,建议输注浓缩血小板;如果病人颅内出血无法控制且血小板短时间不能获得,建议使用去氨加压素(0.3 μg/kg,2C 级推荐)。

(8)对于口服维生素 K 依赖抗凝药的病人,推荐早期使用浓缩的凝血酶原复合物进行紧急拮抗(1A 级推荐)。有研究显示,对于 TBI 需要急诊开颅手术的病人,给予凝血酶原复合物联合新鲜冰冻血浆可以更为迅速地纠正凝血功能并缩短手术时间。

(9)对于使用或怀疑使用抗 Xa 因子药物(如利伐沙班、阿哌沙班、依度沙班)或凝血酶抑制药(如达比加群酯)的病人,建议检测其血浆药物浓度(2C 级推荐);如果存在致命性出血,则建议使用大剂量的凝血酶原复合物($25 \sim 50$ U/kg)联合氨甲环酸(15 mg/kg)以逆转抗凝药物的效应(2C 级推荐),如有条件也可给予特异性逆转剂。

(10)对于单独 TBI 引起的颅内出血,研究显示给予重组人凝血因子Ⅶa 可以有效缩短手术干预时间,控制术中出血量,迅速纠正凝血功能障碍。对于其他措施仍不能有效控制的大出血可以给予重组人凝血因子Ⅶa(2C 级推荐)。

(11)建议尽早采用物理措施预防深静脉血栓形成,包括间歇充气加压装置(IPC)和/或抗血栓弹力袜(1C 级推荐);推荐出血控制后 24 小时内使用药物预防血栓(1B 级推荐)。但是指南不推荐常规使用下腔静脉滤器预防血栓,因为放置滤器需要二次手术或终身抗凝治疗(1C 级推荐)。

(李 飞 冯 华)

参考文献

[1] SPAHN D R, BOUILLON B, CERNY V, et al. The European guideline on management of major bleeding and coagulopathy following trauma: fifth edition[J]. Crit Care, 2019, 23(1): 98.

[2] MAEGELE M, SCHÖCHL H, MENOVSKY T, et al. Coagulopathy and haemorrhagic progression in traumatic brain injury: advances in mechanisms, diagnosis, and management[J]. Lancet Neurol, 2017, 16(8): 630–647.

[3] MARTIN G, SHAH D, ELSON N, et al. Relationship of coagulopathy and platelet dysfunction to transfusion needs after traumatic brain injury[J]. Neurocrit Care, 2018, 28(3): 330–337.

[4] FOLKERSON L E, SLOAN D, DAVIS E, et al. Coagulopathy as a predictor of mortality after penetrating traumatic brain injury[J]. Am J Emerg Med, 2018, 36(1): 38–42.

[5] EPSTEIN D S, MITRA B, CAMERON P A, et al. Normalization of coagulopathy is associated with improved outcome after isolated traumatic brain injury[J]. J Clin Neurosci, 2016, 29: 64–69.

[6] YANG D B, YU W H, DONG X Q, et al. Plasma copeptin level predicts acute traumatic coagulopathy and progressive hemorrhagic injury after traumatic brain injury[J]. Peptides, 2014, 58: 26–29.

[7] MAEGELE M. Coagulopathy after traumatic brain injury: incidence, pathogenesis, and treatment options[J]. Transfusion, 2013, 53 (Suppl 1): 28S-37S.

[8] LAROCHE M, KUTCHER M E, HUANG M C, et al. Coagulopathy after traumatic brain injury[J]. Neurosurgery, 2012, 70(6): 1334−1345.

[9] STOLLA M, ZHANG F, MEYER M R, et al. Current state of transfusion in traumatic brain injury and associated coagulopathy [J]. Transfusion, 2019, 59(S2): 1522−1528.

[10] ALBERT V, SUBRAMANIAN A, PATI H P, et al. Efficacy of thromboelastography (TEG) in predicting acute trauma-induced coagulopathy (ATIC) in isolated severe traumatic brain injury (iSTBI)[J]. Indian J Hematol Blood Transfus, 2019, 35(2): 325−331.

[11] ZHANG J, ZHANG F, DONG J F. Coagulopathy induced by traumatic brain injury: systemic manifestation of a localized injury [J]. Blood, 2018, 131(18): 2001−2006.

[12] GENET G F, JOHANSSON P I, MEYER M A, et al. Trauma-induced coagulopathy: standard coagulation tests, biomarkers of coagulopathy, and endothelial damage in patients with traumatic brain injury[J]. J Neurotrauma, 2013, 30(4): 301−306.

[13] CHANG R, CARDENAS J C, WADE C E, et al. Advances in the understanding of trauma-induced coagulopathy[J]. Blood, 2016, 128(8): 1043−1049.

[14] 赵剑斓,袁强,吴惺,等.凝血指标对于颅脑创伤患者住院病死率的预测价值[J].中华神经外科杂志,2018,34(2): 134−138.

[15] 张全,田恒力.创伤性脑损伤后凝血功能障碍的发生机制和治疗进展[J].中华神经创伤外科电子杂志,2016,2(3): 173−177.

[16] 王浩,曹烨琳,温良,等.颅脑创伤急诊开颅术前凝血功能障碍与损伤严重程度及预后的相关性研究[J].浙江创伤外科,2015,20(4): 685−687.

[17] 周良辅.重视颅脑创伤后凝血功能障碍的诊断和治疗[J].中华创伤杂志,2015,31(8): 673−675.

[18] 裴兵兵,吴惺,胡锦.颅脑创伤性凝血病的研究进展[J].中华创伤杂志,2013,29(6): 572−576.

[19] 梁晋,张赛.颅脑创伤后凝血和纤溶功能异常的研究进展[J].武警医学院学报,2007,16(3): 328−331.

[20] 王向,侯立军.颅脑创伤相关性凝血病的临床研究进展[J].中华创伤杂志,2013,29(3): 284−288.

第六十六章
颅脑损伤分子生物学机制

颅脑损伤（TBI）后，众多分子和细胞参与的复杂级联反应被触发，其中最基础的是损害因子和神经保护性因子在基因层面的表达改变，涉及即刻早期基因（immediate early gene, IEG）、神经营养因子（NTF）、凋亡、细胞自噬、炎症相关、信号转导、再生修复等众多类别基因表达的改变。分子生物学技术的飞速发展，为研究TBI后不同因子的表达、调控及其相互作用，以及修复再生的分子机制提供了可能。近些年来，TBI及修复再生的分子生物学机制研究取得了巨大进展。

第一节　颅脑损伤机制的分子生物学研究方法

TBI机制的分子生物学研究，从单纯的核苷酸序列的检测到控制目的基因的表达，从少数几个基因的观察到基因组水平的高通量检测，从静态观察到动态比较和调控机制的分析，分子生物学方法的迅速发展带来了TBI分子机制研究的不断深入。

一、颅脑损伤相关基因表达的基本检测方法

已知约有2万种蛋白质基因在脑内特异性表达，其中大量基因所编码的神经元蛋白质能在脑损伤的组织代谢中发挥重要作用。多种杂交和扩增技术广泛应用于核苷酸序列在脑损伤后表达的检测，包括：① 分子杂交技术，如Northern杂交、核酸酶保护测定、组织样本原位杂交等；② 反转录聚合酶链反应（RT-PCR）；③ 原位RT-PCR等。

分子生物学技术还可用于检测那些尚未被克隆或测序的基因，或是未在TBI研究中发现的基因。目前常用方法有：① 递减杂交；② 定向标记聚合酶链反应（PCR）递减杂交；③信使RNA（mRNA）差别显示技术；④ 递减杂交联合差别显示技术等。

二、颅脑损伤相关基因高通量检测方法

TBI后的基因表达改变涉及众多方面，相互关联又有不同的时间、空间分布，呈复杂的动态网络结构。受限于研究技术和手段，传统研究方法往往针对生化、病理、代谢水平，或是针对个别基因、某一类别基因进行研究，难以全面解析TBI分子机制的功能网络和重要分子，不能明确其中的关键步骤和途径。计算机科学、光电物理学、材料学等相关应用学科的高速发展和结合，基因芯片技术应运而生。该技术促使TBI分子机制的研究逐渐开始向高通量的基因组学深入。近年来，随着分子生物学、生物材料学、生物信息学技术的不断发展，高通量RNA测序技术、单细胞测序技术等相继在研究中被推广使用。这些更精确化的技术促进了TBI分子机制研究的进一步深入，并使得研究取得的成果能向精准医疗的方向转化。

1. **基因芯片**　基因芯片也称DNA、cDNA或寡核苷酸微阵列（microarray），是以微阵列方式将大量DNA片段或寡核苷酸序列固定在某种介质（玻璃、尼龙膜等）上，通过与样品发生碱基互补配对的杂交反应来检测样品中基因表达情况的一项技术。它的原理就是利用核酸原位杂交技术，将已知的DNA、cDNA或寡核苷酸探针预先固定在芯片上，然后与待测的极微量样品cDNA同时进行原位杂交，待测样品上预先标记了酶、荧光或放射性核素，其中最常用的是荧光标记，使用激光共聚焦荧光显微镜可以探测到杂交信号，通过分析杂交信号的强度和分布获取样品分子的数量和序列信息，可确定样品中相应基因的表达情况，包括是否存在突变和多态性。

在TBI的研究中,基因芯片技术广泛用于差异基因表达谱的分析。比较同一样本经过不同处理后或不同样本之间基因表达的差异,如创伤脑组织与对照组基因组的差异表达谱,药物作用后、亚低温干预后的差异基因表达谱等,以找到与该种处理相关的特征基因,为进一步的分子机制研究及基因治疗策略提供依据。

基因芯片的优势体现在可以对生物体的多个参量同时进行研究,以发现疾病相关特征基因,是任何一种一元化研究方法无法比拟的。与传统的核酸杂交技术相比,其自动化程度高,灵敏度高,效率高(每次可同时平行检测几万个基因序列),多通道(可同时对多个样品进行检测),相对成本低(平均每个基因的检测成本远低于以往任何一种技术的费用)。

应用基因芯片技术,往往设备昂贵,费用较高。样品制备过程中的污染和探针的错误率较高导致特异性差。抑制消减杂交(subtracted suppressive hybridization, SSH)方法能作为基因芯片技术的有益补充,尤其是在对低丰度新基因、转录子的检测。而与传统生物学技术(RT-PCR、Northern印迹、原位杂交等)相结合,有利于对基因表达的分布、强度进行分析;与免疫组化、Western印迹、酶联免疫吸附试验(ELISA)、转基因动物蛋白表达水平的检测相结合,能加深对单个基因功能的具体了解。

创伤触发的脑损伤和神经保护是一个极为复杂的网络级联过程。以基因芯片技术对创伤脑组织相关基因进行筛选仅仅是发现涉及的相关基因,数据巨大。分析它们之间的内在联系、动态变化、关键的步骤和基因,还需要加强分析方法和软件,加强其他学科(数学、统计学、生物信息学等)的支持。从而描绘出TBI分子机制的网络图,并为寻找治疗靶点提供思路。

2. **高通量RNA测序** 尽管基因芯片技术已为TBI分子机制研究提供了大量的基因表达谱,但其仍存在着分辨率、精确性及基因检测范围上的局限性。随着分子生物学机制认识的不断发展,研究者逐渐认识到基因转录和蛋白质合成存在着复杂的联系网。对非编码RNA(noncoding-RNA)的重视也促使着一种更精确广谱的高通量基因组检测技术——第2代RNA测序技术应运而生。

简单来说,RNA组被分解成小片段后,被反转录为cDNA后建成相应的cDNA文库。利用PCR技术对各片段的cDNA扩增后进行小片段测序。主要的测序平台包括Roche/454、ABI/Solid、Helicos/Heliscope及Illumina/Solexa。概括而言,测序平台通过荧光探针标记的方式,检测cDNA在扩增中每一次结合的碱基,从而获得整个序列的碱基顺序。而后通过对比已知的参考基因组或转录组,得到相应的测序初步结果,包括外显子、结合区域及polyA端结果。再对初步结果进行分析后可以得到相应的转录组结果。

TBI急性期存在大量炎症、应激、凋亡等相关基因表达,互相之间也存在大量的联系。利用高通量RNA测序的技术,研究者已经在受损脑组织中发现了相较之前基因芯片技术更多的长链非编码RNA(lncRNA)、微RNA(miRNA)及相应mRNA的表达变化。这种广谱检测手段不仅能验证之前已发现的lncRNA、miRNA结果,而且能更完整地了解这些基因表达在TBI中的相互调控联系,从而寻找TBI中潜在的治疗靶点。此外,借助于高通量测序技术的高敏感性及便捷性,TBI病人的脑脊液、血液中一些生物标记也被大量地挖掘了出来,为精确诊断TBI的严重程度及预后提供了新的方法。

但RNA测序技术依然存在一定的劣势需要通过其他方式来弥补。例如目前高通量RNA测序的结果依然存在较高的假阳性率、假阴性率,对于测序得出的关联性结果依然需要通过对单个RNA的定量PCR进行检验。同时,由于普通的RNA测序手段是通过将组织匀浆后提取RNA检测,忽略了组织中不同细胞在不同部位及不同状态下的表达差异,因此目前也逐渐出现了单细胞RNA测序这类更精确化的检测手段。

3. **单细胞测序** 随着对分子生物学机制研究的不断深入,研究者逐渐意识到对于全组织全基因组的测序已经无法满足了解疾病中某一细胞功能及基因位点的研究需要。并且,即便是来源于同一类别同一部位同一亚型的细胞,在疾病条件下也会表现出差异化的基因表达。借助测序技术及细胞分选技术的不断发展,单细胞测序技术的产生满足了目前的这种研究需要。

单细胞测序首先需要利用流式细胞荧光分选技术将细胞根据不同的表面标记分为不同亚组。利用最新的微流控芯片的技术,甚至可以直观地检测细胞分选和进一步处理的过程。在分选完的细胞内提取出RNA后,通过多次退火环状循环扩增技术(MALBAC)对其进行5次预扩增循环后,再通过PCR对样本进行指数扩增。经过MALBAC扩增后的单细胞RNA样本在25×的测序深度下可以检测出约93%的单细胞基因组覆盖度。在获取原始测序数据后,将数据与已知的基因组数据库进行比对,从而得到单个细胞各自不同的大量基因表达数据。借助大数据分析及生物信息分析的手段,得出各个细胞基因表达之间的差异性或相关性。

单细胞测序技术主要被用于组织中数量稀少但基因表达高阳性的细胞分析,比如早期的肿瘤细胞等。在中枢神经系统疾病研究中,有研究利用单细胞测序技术检测了来源于不同年龄小鼠及人的共3 826个小胶质细胞,得出了不同年龄及不同部位的小胶质细胞基因表达谱。由于TBI的应激状态会引起全脑细胞的状态改变,并且也存在着空间(不同脑组织部位)和时间(损伤后不同时期)上的差异,利用单细胞测序技术也有利于了解在TBI后不同细胞所发挥的修复治疗作用。单细胞测序技术提供了更精确细致的手段了解某种或某个细胞在TBI中发生的分子生物学事件,能够为TBI后的精准医疗提供研究参考。

三、控制目的基因表达的研究方法

目前已在活体动物中通过载体基因转染法或转基因动物技术实现目的基因的表达,用于损伤机制的研究,并探索新的治疗方法——基因治疗的可行性。

1. 细胞中目的基因的转染及基因编辑技术 以病毒载体(慢病毒、腺相关病毒等)或阴离子脂质体包裹基因转染中枢神经细胞,实现目的基因的表达或选择性抑制目的基因的表达。应用上述载体可将多种神经营养因子进行转染及进行目的基因反义寡核苷酸转染。反义寡核苷酸可直接结合于翻译起始序列下游,抑制目的基因的表达。可经脑组织局部注射或脑室内注入的方法,使特异的寡核苷酸转染中枢神经细胞(神经元、星形胶质细胞、室管膜细胞等)。

通过基因编辑技术可以更安全有效地对中枢神经细胞进行基因敲除或敲入的操作。传统的基因编辑技术包括锌指核酸酶(ZFN)、转录激活因子样效应物核酸酶(TALEN),最新出现的规律间隔成簇短回文重复序列(CRISPR)/Cas9技术具有精确、高效、安全稳定的特性,成为目前基因编辑中最为广泛应用的技术。通过将Cas9蛋白与设计好的向导RNA(gRNA)注射入动物体内,可以用于荧光标记靶向基因、敲入或敲除疾病基因(如*PARK2*基因)或具有治疗作用的基因(如*GMFB*基因)等。

2. 基因敲除突变鼠 基因敲除突变是一种选择性破坏目的基因表达的方法,用于研究目的基因编码蛋白在TBI中发挥的作用。常用的模型有:*MnSOD*(*SOD-2*)基因敲除突变鼠、一氧化氮合酶基因敲除突变模型、*Bax*基因敲除突变鼠、*HSP*基因敲除鼠、*TLR*基因敲除鼠等。

3. 转基因动物 转基因动物是应用生物工程技术,将特定的重组外源基因导入动物的受精卵或胚胎,使其稳定地整合入动物的染色体而产生的。其目的基因的信息能在动物体内表达,并能遗传给后代动物。转基因技术对研究基因表达调控、疾病的发生机制和防治途径具有重要价值。例如超氧化物歧化酶1(*SOD-1*)转基因鼠(transgenic mouse, TGM)的所有脑区,包括大脑皮质、纹状体、海马、小脑均有*SOD-1*的高表达,其*SOD-1*活力为非转基因小鼠(non-transgenic mouse, nTGM)的3.1倍。实验证明,*SOD-1*基因的高表达对脑缺血和再灌注损伤有明显的保护作用,并能减轻创伤后脑水肿,改善神经行为。*Bcl-2*转基因鼠的研究发现,Bcl-2蛋白能降低脑缺血、谷氨酸所致的神经细胞损害,减轻TBI后损伤体积,改善运动功能。表明了Bcl-2蛋白对TBI具有神经保护作用。另外,转一氧化氮合酶基因、代谢性谷氨酸受体基因、谷胱甘肽过氧化物酶基因等各种转基因鼠也广泛应用于脑损伤研究领域。

利用转基因技术做调控研究,能有机地将分子水平、细胞水平和个体水平的研究统一起来,为TBI的研究提供了一条新途径。利用转基因方法,导入某一正常基因或基因片段可纠正相应内源基因的低表达;导入反义DNA或某些抑制基因表达的核苷酸片段,可降低相应内源基因的高表达,从而达到治疗目的。分子生物学研究的进展,带动转基因技术在TBI基础研究和临床治疗方面不断深入。

四、研究对象及展望

伴随分子生物学技术的发展,TBI研究的对象也有所变化,从总体脑组织mRNA、lncRNA、miRNA表达的检测,到局部功能区(海马、大脑皮质等)的分子生物学研究,再到单一细胞类型(运动神经元、星型胶质细胞等),甚至是单个细胞的转录组学分析;细胞的来源也逐渐从动物转向临床病人,这使得TBI分子生物学研究结果更具临床诊断和治疗价值。

伴随着分子生物学技术不断发展和在TBI领域的应用,TBI机制的研究也在分子层面不断深入。利用转基因技术,能对相应基因表达从分子、蛋白质到个体表型进行纵深研究;生物高通量测序技术及生物信息学的结合,为整体上把握分子机制提供了可能。分子生物学研究技术的进展必将继续带动TBI机制研究的进一步深入。

第二节 颅脑损伤后基因表达变化及意义

TBI触发破坏性和神经保护性因子基因表达的改变,从而调节相关蛋白质的表达,影响病理、生理过程,决定损伤的最终结果。基因改变在脑损伤机制和神经修复中都具有重要意义,其研究结果为在基因水平进行TBI的有效治疗提供了依据。

一、颅脑损伤诱导即刻早期基因的表达

真核细胞中广泛存在的c-fos、c-jun等即刻早期基因,是重要的病理生理过程的起始转录因子,其特征为静止的细胞在受到外界丝裂原等刺激时能快速、早期表达。此表达多发生在细胞周期的$G_0 \sim G_1$期。c-fos原癌基因的表达产物C-fos是一种核内磷酸化蛋白,由380个氨基酸组成,分子量62 000,位于细胞核内,是DNA结合蛋白。C-fos蛋白能和另一即刻早期基因c-jun的表达产物C-jun蛋白形成异源二聚体——激活蛋白-1(activator protein-1, AP-1),作用于许多基因的AP-1结合位点或佛波酯(TPA、PMA)反应序列,参与信号传递系统各效应酶的转录过程,调控其他多种基因的靶蛋白合成,最终影响细胞的增殖和分化。Fos-jun蛋白被认为是在转录水平上不同信号传递的"中转站",通过激活AP-1结合位点完成了从第二信使到晚期基因表达的信号转导。

许多工作表明控制性皮质撞击(controlled cortical impact, CCI)可改变即刻早期基因的表达。应用原位杂交技术,发现伤侧大脑皮质、双侧海马背部c-fos mRNA表达增加,峰值在伤后1小时,1天后已正常。Awasthi发现大鼠TBI后2小时,大脑皮质等处c-fos mRNA表达显著增加。用核蛋白亲和层析法检测损伤的大脑皮质中AP-1和SP-1转录因子的亲和力,发现前者在伤后1、3、5小时明显升高,而后者无改变。c-fos mRNA在海马齿状回及CA1、CA3区域升高表现为双侧性,在大脑皮质仅限于伤侧。另一研究发现,小鼠大脑皮质创伤后在损伤局部及远离部位、小脑都有c-jun RNA和Jun蛋白表达增加。而Whitfield证实,人类TBI后c-fos和c-jun mRNA的表达也上调,并且其表达增高程度与预后相关。在对闭合性脑损伤小鼠的研究中发现,早期c-fos基因的活跃表达能够降低小鼠在损伤后的神经功能缺陷程度。在损伤后2周内,神经功能相对较好的损伤小鼠(即早期c-fos基因表达较高的

小鼠)脑内具有更活跃的神经再生现象。

有关TBI诱导c-fos表达的机制研究发现,TBI后兴奋性氨基酸(EAA)的释放及M型胆碱能受体的激活能诱导c-fos mRNA的表达。体外实验中,通过激活N-甲基-D-天冬氨酸(NMDA)受体诱导了c-fos的表达。体内试验中,NMDA诱导了海马齿状回及CA1区、CA3区的c-fos mRNA显著增加。TBI后数分钟,兴奋性神经递质包括谷氨酸、乙酰胆碱(ACh)过度释放。NMDA受体、M受体激活后导致细胞内Ca^{2+}升高,进一步通过对转录因子进行磷酸化修饰以诱导神经细胞即刻早期基因的表达。Dash等发现c-fos表达由cAMP反应元件结合蛋白(cAMP-response element binding proteins, CREB)磷酸化介导,因此推测,TBI时可能通过EAA受体、M受体激活,细胞内Ca^{2+}升高,CREB磷酸化而导致了c-fos mRNA的表达、AP-1亲和力的升高。Yang研究了大鼠皮质损伤后c-fos mRNA和AP-1转录因子的共表达情况,发现伤侧皮质5分钟后就表现出c-fos mRNA上调,1小时达到峰值,1天后减退。而1、3、5小时及1天后均发现AP-1转录因子增加。他认为,TBI引起c-fos mRNA表达增加,继而导致c-Fos/c-Jun异源二聚体即AP-1形成,从而调节下游基因的表达(如在NGF基因上就发现有AP-1的结合位点)。

二、颅脑损伤诱导神经营养因子的表达

神经营养因子(NTF)能促进外周及中枢神经元的分化、生长及存活。神经生长因子(NGF)是典型的神经营养因子。1987年,Kromer的研究在Science上发表。他将NGF持续注入双侧中隔到背侧海马的胆碱能轴突投射损伤的大鼠侧脑室,2周后发现中隔胆碱能神经元存活增加了350%。

Zou等在体外实验中发现利用脂质体介导NGF的表达在Ca^{2+}依赖性的去极化损伤中对胆碱能神经元有显著的保护作用;同时,利用脂质体载体介导NGF基因治疗大鼠TBI,能够使损伤侧存活的胆碱能神经元增加76% ~ 105%,对侧增加38% ~ 55%。Longshi利用带有NGF基因的逆转录病毒转染未分化的NT细胞,使其特异性表达NGF基因;并在特定环境下诱导其分化为NTN细胞,检测NGF的表达。大鼠实验性

TBI后24小时,将表达NGF的NTN细胞移植到脑损伤灶,1～4周检测大鼠的运动功能和认知功能,发现移植组大鼠的运动功能评分无显著性差异,但认知功能评分较对照组显著提高。

大鼠TBI后NGF的研究发现,*NGF* mRNA和蛋白的表达增加,海马区最早在伤后3小时就可以观察到 *NGF* mRNA表达的增加;星型细胞是伤后NGF上调的主要来源。

有关*NGF*基因诱导表达机制,Yang研究了*c-fos*与*NGF*基因的表达情况。应用原位杂交发现伤后0.5、1、3小时在新皮质、海马中*c-fos* mRNA表达升高。而在海马中*NGF* mRNA升高推迟至1～3小时。新皮质中*NGF* mRNA无变化。用RT-PCR技术,发现*c-fos* mRNA在伤后5分钟升高,峰值初次出现在伤后30分钟,伤后5小时下降;而*NGF* mRNA在伤后1小时才升高,并持续5小时。显而易见,*c-fos* mRNA表达先于*NGF* mRNA。Giza也发现,成年和未成年大鼠*NGF1-b* RNA的表达都上升,而且与*c-fos*的分布相似。

由此推断,TBI通过*c-fos* mRNA 促使海马*NGF* mRNA表达上调。已在*NGF*基因的启动子上观察到AP-1结合位点。故海马神经细胞中*NGF*基因是*c-fos*表达的靶基因。其可能机制是*c-fos* mRNA表达导致AP-1的形成,而后者激活晚期基因、海马神经细胞中*NGF*基因启动子上AP-1结合位点,从而使得海马神经元*NGF* mRNA表达增加。需要注意的是,*c-fos*基因的表达并不是*NGF*基因诱导的必需条件。神经递质、激素、第二信使均可通过激活AP-1的形成来调整*NGF*的转录。因而在不同的神经细胞中有不同的诱导基因表达的途径。

然而最新的研究发现,NTF在TBI中的作用并不是绝对有益的。成熟结构的NTF有利于神经元的生长,但未经加工的NTF(如神经营养因子前体)可以通过p75神经营养因子受体(p75NTR)引起细胞凋亡。在*NGFR*基因敲除的小鼠体内,TBI 34小时后的病灶大小相比野生小鼠要小29%,并且运动协调性也比野生小鼠要更好。

对于其他NTF的研究发现,大鼠皮质创伤后脑源性神经营养因子(BDNF)的mRNA表达在伤后1、3、5小时同侧皮质、双侧背海马的表达显著升高,而神经营养因子3(neurotrophin-3, *NT-3*)mRNA 无显著变化。从而认为*BDNF* mRNA变化在TBI的病理过程中更为重要。有意思的是,Hellmich应用激光捕获显微切割(laser capture microdissection, LCM)技术,直接比较

海马区神经元的基因表达,发现*BDNF* mRNA在CA3区受损神经元的表达显著低于其相邻周边未受损神经元的表达。Leadbeater检测了成纤维细胞生长因子(FGF)-2及其高亲和力受体FGFR1的表达。正常大脑皮质的*FGF-2*和*FGFR1* mRNA和蛋白分别在星型细胞和神经元表达。FGF-2蛋白位于星型细胞核上。创伤后,发现*FGF-2* mRNA仅在星型细胞上调表达,而*FGF-2*和*FGFR1* mRNA在胶质细胞、神经元都上调表达。提示FGF-2对神经元和胶质细胞而言,分别是旁分泌和自分泌因子。

在临床方面,Chiaretti研究小组在2003年回顾性研究了儿童NGF、BDNF、胶质细胞源性神经营养因子(GDNF)的表达与损伤程度及预后的关系。14例重型颅脑损伤儿童和12例梗阻性脑积水儿童做比较,发现BDNF在脑脊液(CSF)和血浆中的表达都远高于NGF、GDNF。比较伤后2小时和24小时两个时间点CSF中的NTF变化,NGF从3.5 ± 0.4 ng/L增加到48.2 ± 11.7 ng/L($P < 0.001$),BDNF从$4\,854.0 \pm 1\,303.7$ ng/L下降到593.0 ± 114.8 ng/L($P < 0.001$),而GDNF未见显著变化。与预后关联密切的是NGF在CSF中表达的变化($P=0.007$)。由此推断,BDNF的显著增高可作为脑损伤的一个早期标志,而NGF的表达增加说明它起到一定的保护作用。2008年,他们发现儿童伤后2小时CSF中的NGF显著升高,而且和TBI程度有关。而白细胞介素(IL)-6与格拉斯哥昏迷量表(GCS)评分无关。但是两者上调对于预后有显著联系,认为NGF的表达也是TBI后的一个脑损伤标志,并涉及自身修复机制。2016年,一项针对病人血清中BDNF表达水平的多中心队列研究发现,在TBI病人中,损伤当天的血清BDNF表达水平处于一个较低水平。在这种表达水平下,轻度TBI病人的血清BDNF表达水平仍高于中重度TBI病人。并且,血清BDNF表达水平较低的TBI病人往往也具有不良的预后。研究认为,损伤当天的血清BDNF表达水平可以提供准确的TBI程度诊断,并且对损伤后6个月内的恢复情况也有预测价值。

三、颅脑损伤诱导热休克蛋白的表达

热休克蛋白(HSP)家族具有高度保守性,在TBI的应激状态下被大量诱导表达。近年来研究发现,HSP具有促炎和抗炎的双重作用。例如,在促炎作用上,HSP可以通过模拟抗原递呈过程来引起免疫激活反应。而另一方面,HSP70可以通过调控IL-6和一氧化氮(NO)的产生来缓解肿瘤坏死因子(TNF)-α诱导的细胞凋亡,起到炎症保护作用。*HSP*基因家族的

分子量主要分布于20 000～30 000、60 000～70 000和90 000～110 000等。TBI可以引起多种HSP表达的变化,如HSP-70、HSP-110、HSP-72、HSP-32、HSP-60等。

应用液压冲击损伤(FPI)模型的实验证明,HSP72可作为判断脑损伤部位的标志物。在受损的脑坏死区,由于大多数脑细胞死亡,无HSP72表达;而在变性反应区有大量HSP72蛋白表达。Raghupathi等用原位杂交比较FPI后局部*c-fos* mRNA、*HSP* mRNA的诱导情况,发现在伤后2小时,整个创伤同侧皮质、双侧海马、下丘脑*c-fos* mRNA显著表达,而*HSP* mRNA表达限于受损皮质周围。伤后6小时,*c-fos* mRNA在胼胝体区域升高,*HSP72* mRNA限于皮质深层和皮质下白质,伤后24小时两者均正常。表明*c-fos*与*HSP*基因表达无明显相关性。

越来越多的迹象表明,TBI后受伤神经细胞HSP72表达可能有利于脑组织结构和功能的修复。*HSP*基因是与创伤耐受性有关的基因,如果能针对性改变这些基因的表达(促进表达),提高机体对损伤的耐受能力,对TBI的修复及预后具有深远的意义。

在大脑缺血损伤区域有*HSP* mRNA表达。Lee对*HSP70.1*基因敲除小鼠研究发现,缺血后HSP70蛋白明显减少,梗死区域、DNA断裂碎片明显增多;而且,胞质中细胞色素、胱天蛋白酶-3活性明显上调,加重凋亡进程。提示了*HSP70*基因的脑保护作用及其抗凋亡机制。在小鼠的CCI模型中也发现,过表达的*HSP70*有利于缩小病灶大小,减少出血量和金属蛋白酶的表达,对脑损伤具有保护性作用。而*HSP70*缺陷的小鼠在CCI后则具有完全相反的结果。同样的,*HSP110*的缺失也会加重TBI后的脑损伤。因此,通过调节的表达有望能改善TBI病人的预后。在动物实验中已经发现,通过药物诱导*HSP70*或*HSP110*的表达具有确切的神经保护作用。17-烯丙基氨基格尔德霉素(17-AAG)是一种强效的HSP90拮抗剂,可以间接提高HSP70的表达水平,CCI小鼠在注射17-AAG后,提高了小胶质细胞和神经元的HSP70表达,减少了病灶大小,并改善了神经功能。这些实验结果提示*HSP*可以作为改善TBI预后的一个潜在靶点。

另有一项研究发现,TBI后的运动训练有助于改善小鼠的神经再生及抗炎症相关基因的表达,而在*HSP70*敲除的小鼠中却没有这样的现象。并且,由于*HSP70*的敲除,核因子κB(NF-κB)、IL-6及神经突触素I(SYN-1)的表达水平下降,而这些下游基因的表达在运动训练的正常小鼠中是表达升高的。这不仅说明HSP70/NF-κB/IL-6/SYN-1轴是*HSP70*影响脑损伤预后的重要通路,还说明了除了药物外,运动等其他干预手段也可以引起*HSP70*的表达变化,提示HSP蛋白家族参与了TBI的众多恢复过程调节。

四、颅脑损伤诱导炎症相关基因的表达

研究发现,中枢神经系统对于创伤、感染等疾病都有明确的炎症反应特征。神经细胞受创伤刺激会产生炎症调节,包括致炎因子、前列腺素、自由基和补体的释放;它们会诱导化学因子、黏附分子、其他炎症细胞的聚集以及激活胶质细胞,产生系列病理过程。神经炎性反应可能会有双重作用,相对的神经毒性(急性期为主)和神经保护性功能(远期修复)。炎症相关因子的研究是近些年TBI研究领域的热点之一,随着分子生物学检测技术敏感度的提高,对炎症相关因子受体的研究使得我们更能了解TBI中免疫反应的通路机制,从而对TBI病人的诊断和治疗起到重要的作用。

TNF-α是一种具有多种生物活性的炎性或组织损伤介质,在脑的免疫和炎性活动中有重要作用。它能促使黏附分子在内皮的表达,引起中性粒细胞聚积、黏附、从血管迁移到脑组织。而且,激活胶质细胞,调节组织构建,促进胶质增生和瘢痕形成,促使整个炎症进程。TNF配体-受体系统通过κB激酶(IKK)-NF-κB和c-Jun NH(2)-末端激酶(JNK)-AP-1信号级联反应,激活基因转录,刺激炎性过程。TBI后TNF信号涉及细胞存活和凋亡途径。在SD大鼠中度FPI模型的研究中,创伤脑皮质中TNFR1蛋白及信号调节因子在IKK-NF-κB和JNK途径中都有快速而明显的表达增加。

TNF-α mRNA的表达时相与其他细胞因子,如IL-6、细胞因子诱导中性粒细胞化学趋化因子(KC)、IL-1,以及炎性细胞浸润到损伤区域相互对应。Rooker用RT-PCR结合免疫组化方法对大鼠闭合脑损伤(closed head injury, CHI)模型分析了IL-1β、IL-6、TNF-α、诱生型一氧化氮合酶(iNOS)的时空表达情况。发现*IL-1β*、*IL-6*、*TNF-α* mRNA在伤后1～7小时显著上调表达;而iNOS mRNA仅在4小时发现显著上升;24小时后回复至基本水平一直到伤后7天。免疫细胞化学发现,IL-1β见于原发损伤部位周边的小胶质细胞以及深部脑组织。由此认为,炎性基因在受损区之外的快速表达对远在部位的组织损伤有关。Truettner应用炎症相关基因芯片和半定量RT-PCR方法,检测了*IL-1β*、*IL-2*、*IL-6*、*TGF-β2*、生长调节原癌基因(growth-regulated oncogene, *GRO*)、移动抑制因子(*MIF*)和有

丝分裂调节蛋白(mitotic-control protein, *MCP*)基因的表达情况。TBI后3小时,*IL-1β*、*IL-2*、*IL-6*、*TGF-β₂*和*GRO*都显著上调,24小时仍然未恢复正常。而*MIF*和*MCP*在TBI后表达下调。

IL是由多种细胞产生,具有重要调节作用的一类细胞因子。IL-1β是触发炎性级联反应的一个重要因子。Goss研究发现,TBI后IL-1β在大鼠皮质表达上调。微量透析法也发现IL-1、IL-6蛋白水平升高。Bartfai研究了IL-1系统[IL-1β(显效剂)和白细胞介素1受体拮抗剂(IL-1RA),它们都竞争结合IL-1R]在中枢系统疾病包括TBI中的改变。若IL-1β先于IL-1RA被诱导,则会致10~20倍1β浓度提高。随之而来的是诱导其他炎分子,包括IL-6、IL-1R1、环氧合酶2(COX2)、诱生型一氧化氮合酶(iNOS)、IL-1RA的上调。IL-1RA是自体调节炎症反应的重要部分,通过IL-1R1减轻炎性反应。临床发现,TBI病人IL-1RA反应程度(在CSF中检测),与神经预后密切相关。Hutchinson用微量渗析法分析临床15例TBI病人也发现,IL-1RA持续性比IL-1α和IL-1β高,而IL-1β和IL-1RA升高呈显著相关(r=0.59,P=0.028)。IL-1RA和低颅压同样密切相关(r=-0.57,P=0.041)。IL-1RA、IL-1RA/IL-1β比值越高,预后越好,提示了IL-1RA的神经保护性作用。

Toll样受体(TLR)可识别脂多糖及多种内源蛋白如高速泳动族蛋白B1(HMGB1)、HSP、低密度脂蛋白等,在激活免疫细胞的炎症反应中具有重要作用。在TBI后,神经细胞及免疫细胞的TLR4被上调。TLR4在识别由受损细胞释放的HMGB1等细胞因子后,激活的TLR4可以通过激活下游如NF-κB通路诱导免疫细胞(如脑内小胶质细胞)表达炎症因子IL-6以及TNF-α,进而激活炎症反应。有研究发现,TBI可以诱导TLR的衔接蛋白MyD88在人源细胞内的表达,这可能与TBI后TLR表达上调有关。通过比较正常小鼠与*TLR4*基因敲除小鼠在CCI之后的损伤情况发现,TLR4的表达上调对诱导损伤后炎症因子释放起重要作用。TLR4阻断剂VGX1027可以通过阻断HMGB1激活TLR4引起的小胶质细胞的IL-6表达,并且阻断TLR4激活,还能提高星形细胞的水通道蛋白AQP4的表达,进而减轻小鼠TBI后的脑水肿症状和炎症反应。近期研究发现,TLR同时还需要诸如清道夫受体SCARF-1和CD36的联合作用来接受损伤细胞释放的信号因子。而在其他一些中枢神经系统疾病如阿尔兹海默病中,清道夫受体已逐渐被认为是一种潜在的治疗靶点。一些研究发现,在中枢神经系统中,清道夫受体CD36、MEGF10和SCARF的激活有助于清除细胞残骸和即将凋亡细胞,但其在TBI中的与TLR的协同作用仍需要更多的研究以阐明。

近年来研究发现,ATP受体参与了TBI中众多的分子事件。组织损伤导致的ATP释放可以通过ATP受体激活免疫系统。胶质细胞可以通过两种细胞表面酶CD39和CD73将ATP逐步降解为腺苷。由于腺苷结合于P1类ATP受体,而ATP和ADP结合于P2类ATP受体,这种受体类型与损伤后释放分子的差异性结合使得ATP受体能够调节不同的胶质细胞或外周免疫细胞发挥作用。例如,在轻度TBI中,ATP受体在激活小胶质细胞的早期迁移和吞噬作用中起到了重要的作用。ATP受体系统还能促进外周中性粒细胞向损伤部位的趋化。在局灶性TBI模型中,P2X1激活的信号通路能够促进中性粒细胞向受损的脑膜迁移。而通过经颅注射拮抗剂拮抗P2X1的激活,加深了TBI后脑膜的损伤,说明在中枢神经系统损伤早期,ATP受体通过趋化中性粒细胞迁移起到缓解损伤的作用。星形细胞也有ATP受体如P2Y(1)R的表达。在闭合性脑损伤模型中,激活P2Y(1)R可以通过激活下游IP3信号通路提高星形细胞上AQP4的表达,显著降低损伤后脑水肿、神经水肿以及神经胶质变性现象。

ATP对海马过氧化氢诱导的氧化性损伤起到保护胶质细胞的作用。但在对星形细胞P2Y(1)R受体基因沉默后,保护作用消失了。说明ATP是通过受体起到相应作用的。神经元单独培养情况下,未发现ATP有类似保护性作用。在胶质细胞单独培养或和神经元联合培养的研究中,IL-6能被ATP和P2Y(1)R激动剂2MeSADP所诱导。而IL-6本身具有神经保护性作用。简言之,P2Y(1)R受刺激的星形细胞能保护神经元氧化性损伤,IL-6是其中星形细胞分泌的关键信号分子。研究发现,IL-6和NGF的上调表达,与重型损伤儿童的预后密切正相关。Winter检测14例重型TBI病人脑实质内的IL-6、IL-1β、NGF的表达,也发现IL-6与预后密切相关。提示IL-6起到内源性神经保护的作用。

脑内补体级联反应的激活会调节TBI后炎症反应和组织损伤。Leinhase运用因子B(factor B)基因缺失的小鼠损伤模型,研究了补体替代途径。因子B是补体替代途径激活的关键因子。TBI后4小时、24小时,直到7天,常规组小鼠的血清中C5a显著增加。而(fB-/-)小鼠较之显著下降,TUNEL组化也发现创伤后神经细胞死亡减少。而且,对脑匀浆的Western印迹检测发现,抗炎调节因子Bcl-2强烈上调,以及炎性因子 Fas 受体下调,提示补体替代途径的激活在 TBI 的病理发展中具有重要作用。

多种中枢神经系统细胞如小胶质细胞、星形胶质细胞、神经元均能产生炎性小体,在 TBI 后炎症反应中也起到了重要作用。在中度和重度 TBI 病人的脑脊液中可以检测到炎性小体蛋白 NLRP1、ASC 以及胱天蛋白酶-1,且炎性小体蛋白的高表达往往预示着 TBI 病人较差的预后。因此,炎性小体蛋白可以作为 TBI 病人炎症和损伤程度的一种有效生物标记。在液压损伤的 TBI 动物模型中,脑室内注射抗 ASC 抗体可以降低胱天蛋白酶-1 和 IL-1β 的表达,同时显著减小病灶体积。然而,在小鼠 CCI 模型中,敲除 NLRP1 和 ASC 的表达并未表现出明显的组织病理和运动功能恢复的差异。因此,有关炎性小体蛋白的研究仍需深入。

随着研究技术逐渐向组学发展,全脑组织在损伤(如 CCI)后的炎症基因表达谱能够更深入全面地了解 TBI 后炎症反应的分子机制变化。目前研究发现,与化学趋向性相关基因(如 CCL2、CCL3、CCL4、CXCL1 和 CXCL4)、细胞信号相关基因(如 IL-1β、IL-6、IL-12、IFNγ、IL-10 和 TGF-β)、抗原递呈相关基因(如 MHCII、CD74、CD86)、吞噬相关基因(如 C3、C4、FCGR1、FCGR2 和 FCGR4)以及星形胶质细胞相关基因(GFAP 和 AQP4)的表达在 TBI 后显著上升。值得注意的是,这些基因表达差异仅从全脑组织中测量,忽略了单独的不同细胞在脑组织中不同部位的基因表达差异,进一步了解某一类细胞在 TBI 后免疫反应中的具体作用仍需要更深入的单细胞测序研究。

TBI 后的炎症基因表达变化也同时存在时间相关性。有研究发现,在 TBI 小鼠海马体区域中,炎症相关基因 CCL2、CCL7、LCN2 以及 TIMP1 的表达在 TBI 后 24 小时内上调,而 FCGR2、C3、MHCII、CD74、KLF4 的表达则在 24 小时后上调。这种炎症基因的时差性表达或许导致不同 TBI 病人的不同神经功能预后的一个原因。

总体而言,TBI 触发神经炎性级联反应,改变 TNF-1、IL-1β、IL6、TLR、补体及 ATP 受体等炎症相关基因的表达,激活星型细胞、小胶质细胞,以及增加免疫因子(炎性因子、趋化因子),导致病理进程(水肿、神经损伤、认知功能障碍)。而激活的胶质细胞及部分炎性相关因子,同时也具有神经保护和修复功能。

五、颅脑损伤与 bcl-2 基因家族

bcl-2 家族基因主要与凋亡调控相关,已发现的 bcl-2 家族成员包括 bcl-2、bcl-x、bax、mcl-1、A1、bad、bak、bag-1。其表达产物可分为促凋亡蛋白和抗凋亡蛋白。许多研究表明,Bcl-2 家族蛋白的主要作用位点在线粒体膜上。

bcl-2 和 bcl-xL 是主要的抗凋亡因子,它们通过 BH3 结构域与 bcl-2 家族的抗凋亡蛋白形成异二聚体,维持促凋亡蛋白在细胞内的定位分布,保护细胞不进入凋亡程序。同时,能够抑制细胞色素 C 的释放,使其无法激活下游胱天蛋白酶,保护细胞不发生凋亡。除 bcl-2 蛋白调节线粒体功能外,其抑制细胞凋亡的可能机制还包括:① 胞质内质网 bcl-2 蛋白控制 Ca^{2+} 离子流;② 通过起一种抗氧化剂的作用或通过抑制氧自由基的产生而抑制细胞死亡;③ Bcl-2 和 Myc 协同地封闭 P53 进入核中,从而阻断 P53 诱导的凋亡和生长停止。

而 bax 基因可能通过与 bcl-2 基因本身或 bcl-2 基因产物相互作用而发挥促凋亡功能。bax 蛋白为同型二聚体,又可与 bcl-2 蛋白形成异二聚体。促凋亡蛋白 bax、bid、bak 等,可能在其他凋亡因子激活下,易位到线粒体膜上,破坏其结构和功能,引起细胞色素 C 的释放,促进凋亡进程。bax 蛋白与 bcl-2+bcl-x 蛋白的比值决定细胞受刺激后是凋亡还是存活,bax 蛋白占优时细胞凋亡,bcl-2+bcl-x 蛋白占优时细胞存活。

Clark 首次对 bcl-2 家族和胱天蛋白酶家族是否参与人类脑创伤后的凋亡进程进行了研究。Bcl-2 在急性 TBI 病人损伤脑组织中表达增加,而 Bcl-xL、Bax 未见明显变化。胱天蛋白酶 1,胱天蛋白酶 3 和 DNA 裂解片段以及凋亡、坏死形态特征都有所发现。首次提到人类急性 TBI 后有凋亡的发生。动物实验研究发现,大鼠创伤脑组织 Bax 表达显著上升,而 Bcl-2 的表达却下降,引起细胞凋亡。bcl-2 过度表达的培养的海马神经细胞,Bcl-2 蛋白能降低谷氨酸所致的损害。过度表达人类 bcl-2 基因的转基因大鼠经 CCI 伤后 7 天,损伤脑组织的体积明显低于对照动物(非转基因鼠)。动物运动功能、爬坡试验也优于对照组。表明 Bcl-2 蛋白对创伤性脑损伤具有神经保护作用。

成人的神经干细胞、祖细胞对创伤后重建有利。促凋亡分子 Bax 被认为是成人神经干细胞存活的关键因素。Bax 缺失小鼠在脑创伤后齿状回的神经祖细胞增加,海马的生长、修复明显好于对照野生小鼠组。通过研究认为,创伤后 Bax 缺失的神经保护作用,可能是通过激活钾离子通道的 Kv4 家族起作用的。有研究对 LFP 创伤组大鼠皮质 TUNEL 阳性锥体细胞进行 DNA 片段分析,检测 31 个 mRNA 表达的相对丰度。发现伤后 12 小时编码内源性保护性蛋白的 mRNA 丰度比空

白组少。24小时后，很多回复到基线（空白组）水平，而胱天蛋白酶-2和bax mRNA表达明显升高。BAG-1是一种Bcl-2的结合蛋白，研究发现，在TBI大鼠中BAG-1在受损皮质中表达增高，通过共染色也发现BAG-1的表达与神经祖细胞分化标记NeuN以及GFAP有关，说明BAG-1参与了TBI后神经祖细胞的分化修复再生过程。

国内应用侧方液压打击（lateral fluid percussion, LFP）损伤模型观察凋亡相关基因在蛋白水平的表达变化，发现伤后6小时伤侧海马CA 3区Bcl-2和Bcl-x蛋白表达显著下降，Bax的表达无明显变化。伤后1～3天，Bax蛋白表达显著增加，Bcl-2和Bcl-x的表达下降相对缓慢。结果是（Bcl-2+Bcl-x）/Bax比率始终减小。之后，实验组又观察了mRNA水平的变化。发现在打击组所有标本中均可测得bcl-xL mRNA和bax mRNA的表达。bcl-xL mRNA的改变出现在伤后6小时，早于细胞凋亡的发生，此时致伤侧半球bcl-xL mRNA扩增产物明显少于对侧；伤后3天到达低谷，之后逐渐恢复。而伤侧半球bax mRNA在伤后6小时、1天无显著变化，3天即显著升高，3～7天逐渐下降。反映了细胞凋亡及其调节基因表达间具有一致性：脑创伤后早期，bcl-xL mRNA下调危及细胞生存；后期bax mRNA上调与神经细胞凋亡有关。

有一项创伤后海马神经元远期基因表达的研究。应用激光捕获显微解剖收集从CA1、CA3、齿状回（DG）区，通过T7RNA聚合酶线性放大纳克级别的神经元RNA，核糖核酸酶保护测定做定量分析。抗凋亡基因Bcl-2及HSP70在伤后3分钟、6分钟（仅Bcl2）、12分钟显著下调，而促凋亡基因胱天蛋白酶-3（3/6分钟）、胱天蛋白酶-9（9分钟）也显著下降。提示创伤后远期神经细胞的丢失并非由于促凋亡基因表达增加引起。同时发现，2个年龄相关基因，p21和整联蛋白β3的表达在伤后24小时升高，3分钟回复到基线，12分钟显著低于对照（仅整联蛋白β3）。抗氧化的谷胱甘肽16分钟后显著增加。由此认为，抗凋亡基因表达下降与退行性变有关；而抗氧化基因表达的上调，与内源性保护相关。

近期的几项研究探索了损伤后调控Bcl-2蛋白家族表达的机制。一项在TBI大鼠中的研究发现，损伤后脑组织内p53诱导含有死亡结构域蛋白（PIDD）表达增加，而PIDD的表达变化与凋亡神经元内促凋亡基因胱天蛋白酶-3、Bax在损伤后的表达有关，提示p53基因表达与促凋亡Bcl蛋白表达存在一定调控关系。miR-23a及miR-27a的表达下调被发现与促凋亡Bcl

蛋白（如Noxa、Puma及Bax）表达相关。而通过注射途径补充miR-23a及miR-27a后，相应的Bcl蛋白表达被减弱，同时下游促凋亡胱天蛋白酶相关通路的激活也被减弱，降低了神经元在损伤中的凋亡数量。最新的另一项研究发现，TBI后脑内核转录因子Nur77表达增加，继而导致Bcl-2、胱天蛋白酶3、CytoC表达增加，诱导损伤后的神经元凋亡。值得注意的是，该研究认为Nur77所诱导的Bcl-2高表达可导致细胞凋亡，这与传统观点有所不同。

六、颅脑损伤诱导细胞自噬相关基因的表达

自噬现象是细胞在应激或营养缺乏状态下吞噬并再利用自身细胞器的一个自身分解代谢过程。自噬对于细胞在应激状态维持生存至关重要。大量的研究已经在许多疾病条件下（如脑肿瘤、脑损伤等）发现了细胞自噬现象的发生。TBI中的自噬现象由Diskin等首次报道。在TBI小鼠体内，自噬基因Beclin-1在4小时和24小时的病灶皮质内的表达水平显著上调。TUNEL共染色提示Beclin-1表达与细胞凋亡存在相关联系。另一项研究也证实，除了Beclin-1在TBI后的表达上调外，LC3-II的表达在TBI后的皮质和海马区域有上调表达，p62在受损部位的表达降低。此外，TBI诱导的自噬现象在一些临床试验中也得到了印证。Clark等报道称，在TBI病人的受损颞叶皮质中也存在LC3-II和Beclin-1的上调表达。

细胞自噬在TBI中的作用目前仍存在争议，一部分研究认为自噬激活对于TBI中的神经细胞具有减少凋亡的保护作用。雷帕霉素可以通过抑制PI3K/Akt/mTOR信号通路来激活细胞自噬。有研究发现雷帕霉素可以提高TBI后动物脑内Beclin-1的表达水平，还能改善神经行为功能，提高神经元存活数量，降低TBI诱导的神经炎症反应。此外，Sarkar等研究发现，自噬缺陷与TBI后的细胞坏死和凋亡存在联系，间接验证了自噬现象对于细胞的保护作用。

Luo等利用BafA1及3-MA抑制了TBI后的细胞自噬，发现抑制之后TBI的预后也能得到改善，并且降低了病灶体积和细胞凋亡数量。因此另有一部分研究认为自噬可能对TBI后的细胞生存及神经功能恢复存在损害。有研究发现氯胺酮在抑制TBI后炎症反应的同时也抑制了Beclin-1和LC3的表达，并对TBI动物的记忆及行为功能康复具有显著疗效。但这些反驳自噬的研究结果均是从药物抑制角度出发，可能存在这些药物在其他靶点上的治疗效果导致的疗效而非通过抑制自噬引起，因此在自噬机制与TBI的治疗上仍有许

多机制有待探索验证。

PI3K/Akt/mTOR 通路是调节细胞自噬的重要分子通路之一。在 TBI 动物模型内，研究发现神经元凋亡和自噬基因（Beclin-1 及 LC3-II）的表达伴随着 p-PI3K、p-Akt 及 p-mTOR 表达的下降。目前研究也已充分阐述了 PI3K/Akt/mTOR 通路对细胞自噬的调节机制。mTOR 复合体 1（mTORC1）是细胞自噬重要的负调控因子。PI3K/Akt 通路则是 mTORC1 上游调控通路，Akt 通过磷酸化 TSC2 的丝氨酸残基 939 以激活 mTOR。因此，抑制 PI3K/Akt/mTOR 通路可以导致下游自噬及 Beclin 1 调节因子 1（AMBRA1）的去磷酸化，同时激活 unc-51 样自噬激活酶 1/2（ULK1/2）并最终启动细胞自噬的发生。

Nrf2 被认为是一种在多种中枢神经系统疾病中具有神经保护作用的基因。近期研究也证实 Nrf2 参与了对细胞自噬的调节。在 TBI 后，Nrf2 通路激活后可诱导细胞自噬进而发挥神经保护作用，而在 Nrf2 基因敲除的小鼠中细胞自噬无法被激活。Nrf2 对自噬激活的调节可能是通过与 p62 及 LC3 相互作用来实现。有研究发现从 Nrf2 上解离的 Keap1 可以与 p62 结合并进一步作用于 LC3，从而引起自噬小体的泛素化，激活自噬。目前 Nrf2 对自噬激活的具体调节机制未得到完全解释，仍需更多的研究以完整阐述。

FoxO3a 具有调控肌细胞营养、糖代谢及细胞凋亡的作用。在一些中枢神经系统损伤中也发现，抑制 FoxO3a 的表达具有神经细胞保护作用。在 TBI 后的激发损伤中也发现，FoxO3a 具有调节自噬的作用。通过 siRNA 沉默 FoxO3a 表达可以抑制 TBI 诱导的细胞自噬，加重在海马区的神经元损伤，引起更严重的神经功能损害。

TLR4 基因对 TBI 诱导的细胞自噬也被发现具有调控作用。Jiang 等发现敲除 TLR4 基因后细胞自噬也同时被抑制，加重了 TBI 后的神经炎症反应。有研究发现 Beclin-1 基因的启动子区域伤有 NF-κB 结合区域，被认为是 TLR4 激活引起细胞自噬的一个潜在机制。

七、颅脑损伤后基因组学

应用基因芯片、高通量测序、单细胞测序技术能快速、高效、完整、精确地筛选出基因组表达的改变。这些技术在不同物种（大鼠、小鼠、人类）脑创伤后不同部位（大脑皮质、海马、脑室下区）、不同损伤程度的基因表达研究中都有广泛的应用，并开始应用于各种干预因素（如亚低温、药物）对创伤脑组织在基因组层面

影响的研究。

运用中枢神经系统特异性基因芯片和实时定量 RT-PCR 研究大鼠皮质打击伤后 24 小时的基因改变发现，损伤皮质中许多以往研究未涉及的基因发生明显改变，包括上调的转录因子（SOCS-3、JAK-2、STAT-3、CREM、IRF-1、SMN、沉默因子-B、ANIA-3、ANIA-4、HES-1）、信号转导途径（cpg21、Narp、CRBP）、下调的递质释放机制（CITRON、突触小泡磷酸酶 II、ras 相关 rab3、神经连接蛋白-1β、SNAP25A/B）、激酶（IP-3 激酶、Pak1、Ca²⁺/CaM-依赖蛋白激酶），离子通道（K⁺ 通道 TWIK、RK5、X62839、Na⁺ 通道 I）等相关基因。另外，研究也发现炎症相关基因、促凋亡基因、HSP、IEG、神经肽、谷氨酸受体亚型等已经明确在 TBI 病理机制中起作用的基因改变。

利用全基因组 RNA 测序技术，研究发现在 FPI 后 3 个月的大鼠中，有 4 964 种基因表达在病灶周边的脑皮质中发生变化，在丘脑中有 1 966 种基因表达发生变化。通过生物信息学分析进一步发现，微管蛋白基因（Tubb2a、Tubb3、Tubb4b）、Nfe2l2、S100a4、CD44 及 Nfkb2 在两个损伤部位中均有表达差异，这些基因与神经再生、细胞周期调控及免疫反应相关。通过药物干预的手段影响这些基因的表达，发现小鼠的预后，包括癫痫发生率及病灶组织修复等，可以得到有效的改善。

小鼠 CCI 后，应用高度密集的 cDNA 微阵列进行杂交，对照未损伤组检测伤后 2 小时、6 小时、24 小时、3 天、14 天的 mRNA 表达改变，发现 86 有个注释基因、24 个表达序列标签（EST）大于 1.5 倍或以上的表达。同时应用实时定量 PCR 独立分析重要基因的改变，发现创伤后七大类功能基因发生改变，包括转录因子、信号转导基因和炎症相关蛋白的基因。部分以前有所研究，如转录因子 c-jun 和神经营养因子 BDNF mRNA 的表达改变。也发现许多新基因（如 hmg-1、rgs-2、tieg、id3、hnrnp h 等）的 mRNA 水平明显改变。

Long 检测了小鼠 TBI 后海马基因表达的变化，发现 253 个基因差异表达，其中 106 个上调，147 个下调。与细胞内环境稳定和钙离子信号途径相关的基因以上调表达为主。而编码线粒体酶、代谢分子和结构蛋白的基因以下调为主。炎症相关基因上调、下调数目相似。对其中代表性基因的半定量 RT-PCR 研究证实了芯片结果的可靠性。

一项比较大鼠 LFP 皮质损伤和小鼠控制性皮质打击伤后基因改变的异同研究发现，82 个基因（12 功能分类）在两组动物中都有显著改变。最大数量的基因改变是炎症相关（17%）、转录调节基因（16%）和细胞

黏附/胞外基质基因的改变（15%）。有一半的基因在以往的TBI研究中未涉及。研究发现神经退行性改变相关（如ATF3、LGP2）和神经保护性基因（如膜联蛋白1基因、钙调理蛋白3基因、凝溶胶蛋白基因、Id-1、p45 NF-E2）表达的改变。这项不同物种和损伤模型的对比研究，为揭示可能的TBI诱导的分子途径提供了参考。Lee对海马在不同程度TBI后、不同时相上的基因芯片研究提示有明显不同基因表达情况，提示包括基因治疗等干预手段选择时机的重要意义，同时也提示不同程度TBI可能会含有不同的损伤机制。1天和4天TBI后基因组表达的改变，提示不同时程基因表达的差异。

成年哺乳动物脑室下区（SVZ）和齿状回（DG）有神经干细胞的存在，能终生分化出神经元。cDNA微阵列检测脑创伤后脑室下区基因表达的变化，发现9 596个检测的基因中，有97个显著上调、204个显著下调。这些基因的功能分类涉及众多方面，提示TBI促发广泛的细胞功能领域。

利用单细胞测序技术，Arneson等比较了轻度TBI与正常动物海马区各种细胞的基因表达。研究发现，在轻度TBI动物的海马区中，存在一部分表达上皮细胞标记（Ndnf、Nhlh2、Reln及Igfbpl1）的细胞，提示这可能与TBI后内源性内皮细胞的迁移引起的新生血管现象有关。另有一部分细胞表达定向分化标记（Pcolce、Col1a2、Asgr1、Serping1及Igf2），说明在损伤的海马区中存在祖/干细胞正在分化修复损伤组织。由于单细胞测序技术可以更精确地定位不同细胞在不同组织部位中的基因表达，研究进一步发现在轻度TBI的齿状回区域的细胞中，与癫痫发作相关的Id2基因表达上调，这或许能作为一种潜在的治疗TBI后癫痫的靶点。而在海马区的少突胶质细胞中，与转铁蛋白合成相关的Trf基因表达在TBI后上调，可能与TBI中脑组织铁离子沉积以及因此产生的认知障碍有关。

国内外在对创伤脑组织（手术切除后）的基因芯片研究中证实了传统方法发现的众多基因改变，同时发现数以百计的其他基因表达变化，提示TBI机制及其治疗干预的可能。另外，亚低温、药物作为干预因素以后基因组表达也有明显变化，对其治疗的分子机制进行指导。

随着对RNA转录的认识不断深入，非编码RNA（ncRNA），如miRNA及lncRNA，在TBI中的分子生物学作用逐渐被研究重视。借助基因组学的技术，ncRNA在TBI后的表达差异也取得了大量的研究进展。Redell等通过基因芯片比较了miRNA在重度CCI小鼠海马体中3小时与24小时的表达差异，通过qRT-PCR证实miR-107、miR-433-3p、miR-130a、miR-541、miR-451、miR-711以及miR-292-5p存在差异化表达。这些miRNA与信号转导，细胞分化、转录、形态，蛋白质加工，细胞增殖、生长，细胞周期及胚胎形成有关，提示TBI病理过程中许多生物学进程和蛋白受到它们的调控。借助高通量的第2代RNA测序手段，在重度CCI 24小时后的大鼠海马体内，有研究发现有13种miRNA（miR-136、miR-342-5p、miR-341、miR-144、miR-148-5p、miR-296、miR-598-5p、miR-222、miR-31、miR-19b、miR-19a、miR-540、miR-708）表达增加，8种miRNA（miR-499、miR-381、miR-873、miR-23a、miR-153、miR-200a、miR-429、miR-200b）表达降低。而在损伤7天后，7种miRNA（miR-144、miR-136、miR-148b-5p、miR-135a、miR-135b、miR-342-5p、miR-190）表达被下调，3种miRNA（miR-23a、miR-363、miR-130b）表达被上调。这些早期miRNA的表达变化参与了白细胞的炎症反应、促进细胞氧化呼吸、抑制应激蛋白的变性和聚合等早期TBI的损伤反应，而晚期表达差异的miRNA参与了调节细胞骨架基因、细胞代谢基因、神经修复通路基因的过程。不同时期的miRNA表达变化不仅有利于了解TBI后脑组织的病理生理过程及机制，更有助于对不同时期的TBI病人进行精准治疗。

Meissner等通过miRNA芯片发现在轻度CCI之后1、6、12小时小鼠病灶周围的脑皮质内有66种miRNA被上调，92种miRNA表达下调。其中，miR-2137在损伤后的表达水平最高。通过原位杂交技术定位，发现在TBI 6小时后miR-2137在受损皮质部位的神经元中高表达，提示miR-2137参与了神经元对损伤反应的调节过程。通过miRNA测序发现，在大鼠损伤后低温治疗中，一些温度敏感的miRNA（miR-9、miR-27b、miR-34a、miR-290、miR-451、miR-497、miR-874）表达发生变化。体外神经细胞的划痕损伤实验也印证了同样的miRNA表达变化。

尽管绝大部分miRNA存在于细胞内部，但仍有一部分循环miRNA存在于体液中。在TBI后，脑脊液与血液中miRNA的表达变化可以用于判断不同的TBI的程度。Redell等分析了不同程度TBI病人与健康人血清中miRNA的表达变化，发现miR-16和miR-92a在重度TBI中表达降低，而在轻度的TBI病人血清中表达却升高。miR-765的表达在所有TBI病人中均升高。将miR-765与miR-16或miR-92a结合进行检测或将能用于精确判断TBI病人的损伤程度。在脑脊液中，miR-451在TBI后表达上调，miR-9表达则下调。Bhomia等比较了TBI、骨折和健康人群的血液与脑脊液样本中miRNA的表达水平，发现在TBI病人血清中有10种miRNA（miR-195、miR-30d、miR-451、miR-328、miR-92a、miR-486、miR-505、miR-362-3p、miR-151-5p、miR-20a）表达上调，而在脑脊液中也存在4种miRNA（miR-328、miR-362-3p、miR-451、miR-486）的表达增加。这些miRNA的表达变化可以作为一种有效的精确诊断手段用于判断多发外伤的病人是否存在脑损伤，以及损伤的具体严重程度。

lncRNA芯片、lncRNA测序和生物信息分析技术的广泛应用，使得我们能更有效地探寻lncRNA在TBI中地表达，以及lncRNA在其中的分子机制。通过高通量RNA测序技术，在CCI 24小时后的小鼠脑皮质中发现了1 580种mRNA和823种lncRNA的显著性表达差异。而在这些差异性表达的lncRNA中，有667种上调、156种下调。进一步通过生物信息分析技术发现受影响的mRNA及lncRNA主要与炎症、免疫激活、代谢、神经血管网络相关，且差异表达的lncRNA与mRNA之间也存在着互相关联。通过基因芯片技术，有研究发现在TBI后大鼠的海马体内总共有271种lncRNA和1 046种mRNA存在表达变化。并且，通过基因本体和信号通路分析也同样发现这些RNA的差异化表达与炎症、凋亡及坏死有关。其中，表达差异最明显的3种lncRNA是NR_002704、ENSRNOT00000062543以及Zfas。这种lncRNA的差异化表达也可通过MAPK信号通路、p53信号通路或细胞因子受体作用的途径进一步影响损伤后的二次打击。另一项最新研究尝试对3位TBI病人在清创术中切除的脑组织进行了lncRNA检测，发现有43种lncRNA上调以及56种lncRNA下调。并且，lncRNA和mRNA的差异化表达水平在受损组织与病灶周围组织中也存在差异。尽管该结果仅是一个临床小容量样本的初步探索，但依然发现在小鼠模型上表达变化的基因与TBI病人组织中表达变化的基因存在不同，说明lncRNA在人类TBI中的分子机制仍有待进一步研究以阐明。

lncRNA也参与了TBI后复杂的病理生理过程的调节。Sun等发现lncRNA GAS5通过抑制TRF4以抑制小胶质细胞在TBI后M2表型的极化。lncRNA p21可以通过激活p53依赖的转录通路促进小胶质细胞在TBI中的激活。证明lncRNA在TBI后的神经炎症反应过程中具有重要的调节激活作用。此外，Yu等发现小鼠lncRNA Gm4419通过上调TNF-α的表达以诱导促进星形胶质细胞在TBI后的表达。lncRNA Gm4419通过消除miR-4661对TNF-α的抑制作用，进而提高了TNF-α在损伤后的表达。病灶部位的缺血、缺氧是TBI后的重要病理生理过程，lncRNA H19在PC-12神经细胞株中可以通过下调miR-28的表达以缓解神经细胞在低氧缓解下的损伤。lncRNA SNHG1可以通过消除miR-338的作用来保护大脑微血管内皮细胞免受低氧损伤。

八、不同年龄和性别在颅脑损伤中的分子特点

不同年龄层、不同性别的脑创伤分子机制各有特点，引起研究者的注意。

（一）年龄的影响

TBI是导致儿童死亡、病残的首要因素。临床、实验数据都说明未成熟脑组织比成年脑组织更易于受到TBI的影响。临床层面，Clark对重型TBI的婴儿和儿童的脑脊液做了检测，发现抗凋亡蛋白bcl-2下降的水平伴随着促凋亡的细胞色素C表达上升。Robertson发现线粒体对钙的吸收情况与年龄相关。

未成熟脑组织对于创伤引起的凋亡性神经退行性变更为敏感，甚至超过兴奋性毒性造成的脑损伤，提示有年龄相关的保护性因子存在。Ikonomidou研究发现，创伤后1小时bcl-2基因表达下调，而c-jun基因表达上调。对小于15天和成熟C57BL/6小鼠丘脑的比较发现，抗氧化剂金属硫蛋白Ⅰ/Ⅱ（MT Ⅰ/Ⅱ）明显随年龄增加而升高表达。接着，MT Ⅰ/Ⅱ缺失的成年小鼠皮质损伤后96小时丘脑神经元减少明显多于对照组；而总神经元丢失数无显著差异。出生后10天的MT Ⅰ/Ⅱ缺失小鼠表现为早期、总体神经元的丢失。提示MT Ⅰ/Ⅱ是年龄相关性继发性脑损伤的抑制因子，未成年脑表达越低水平，则越容易发生创伤性神经元丢失。

对出生后7天大鼠打击伤后基因的表达研究发现，脑内神经细胞死亡在12～24小时达到峰值，并且伴随着伤后2～12小时胱天蛋白酶-1、IL-1β、IL-18 mRNA和蛋白水平的显著提高。胱天蛋白酶-1的高表达持续到72小时，而IL-1β在伤后24小时开始下降，IL-8维持高表达3天，7天后回复正常水平。研究还发现，IL-18结合蛋白（IL-18BP，是IL-18特异性抑制剂）的应用能减轻脑损伤，而IL-18缺失的小鼠对损伤有一定保护作用。说明在未成熟脑中IL-18参与了神经损伤。

液压TBI造成去极化和神经元钾离子外流。TBI后去极化诱导海马早期IEG的表达。以C-fos基因作

为阳性对照，Northern印迹检测幼年、成年大鼠海马伤侧和对侧早期基因的表达情况发现（C-fos基因的表达在成年和幼年大鼠中都明显被诱导）。去极化诱导激酶（KID）1和SIK基因表达在成年鼠表达上调，而幼年鼠不上调。NGFI-b RNA两组都上调，且与c-fos分布相似。突触结合蛋白（synaptotagmin）IV（syt IV）是突触前的钙结合蛋白，与突触结合蛋白家族的其他成员不一样，它能抑制突触的活性，仅在幼年组的重型损伤组被诱导。而分泌粒蛋白（secretogranin）I（sec I）无变化。提示去极化诱导的基因与损伤程度和年龄相关。出生后19天大鼠中度LFP后同侧皮质和海马BDNF mRNA的表达比对侧减少，伤后7天，伤侧枕部BDNF蛋白水平显著减少。谷胱甘肽过氧化物酶是过氧化物代谢中的关键酶，在CCI后的成年小鼠皮质和海马中都见有上调表达，而P21小鼠未见。提示未成年脑组织对氧化应激易受伤与年龄相关。

老年TBI往往具有更高的病死率和残疾率。Shimamura发现老年鼠中年龄相关基因p21、BDNF更多表达，它们的表达在年老、年轻脑中的差异在TBI后更加明显。Sandhir检测了创伤后1、3、7天老年（24个月）和成年（4个月）小鼠丘脑各炎性相关因子的mRNA表达，发现老年小鼠TNF-α、IL-6、IL-1β、MCP-1、RANTES、iNOS的基础表达比成年鼠高，而IFN-γ要低。创伤后，老年鼠表现为TNF-α、IL-1β、MCP-1、RANTES、iNOS比成年更高的表达，而且伤后1天达到最高值。IL-6显示峰值在伤后3天。伤后IFN-γ的上升小于成年鼠。之后他们对老年小鼠LFP后海马CA3区神经元的促炎基因IL-1β、促凋亡胱天蛋白酶-3基因及神经保护作用的BDNF表达进行了检测，发现比对照组青年小鼠要高。也有研究发现，在衰老小鼠脑内的内皮细胞中，酸性神经磷脂酶（ASM）的表达增加，过度表达的ASM可以通过去磷酸化Ezrin/Rdixin/Mesin（ERM）蛋白家族来调控内皮细胞的细胞骨架蛋白相互作用，进而改变血-脑屏障在老年中的通透性。该研究也提示了老年脑与中枢神经系统损伤疾病不良预后之间的联系，也提供了一种潜在的预防性治疗方向。

最近一项对衰老（18个月）小鼠TBI的研究中发现，衰老小鼠的小胶质细胞在吞噬作用上存在缺陷，并且会分泌更多促炎因子IL-1β。在损伤的皮质区域以及小胶质细胞中，Bcl-2、p16、p21、H2AX、脂褐质的表达与衰老相关，而这些基因与细胞凋亡坏死、细胞周期调控、DNA损伤有关，提示衰老与不良的病理及预后的相关性。

（二）雌激素的影响

流行病学研究发现，绝经后雌激素下降会增加神经退行性疾病的发生。临床也发现，女性更容易从神经退行性疾病、神经损伤（TBI、击打）后得到康复，提示雌激素具有神经保护作用。不同的动物模型的实验研究发现，雌激素具有神经保护作用。其可能机制主要包括：抗氧化效应；激活各种膜相关胞内信号途径；核雌激素受体（ER）的激活；与神经营养因子的相互作用等。

Chiueh发现，β雌二醇与受体（ER）结合激活了ER-DNA同形二聚体，和下游基因（如NOS1基因）启动子的雌激素反应单元结合而调节目标脑细胞的基因表达。并增加抗凋亡蛋白bcl-2的表达。对人脑源SH-SY5Y细胞的研究发现，生理浓度（< 10 nmol/L）的17β雌二醇激活了ER（ERβ > ERα），并且上调了cGMP依赖硫氧还蛋白（Trx）和MnSOD的表达。Trx是多功能的抗氧化和抗凋亡蛋白，提示雌激素诱导Trx基因的表达在其神经保护中的一个关键性作用。Cardona认为，损伤脑组织部位上调了雌激素的合成和受体的表达。其作用机制主要为，ER对那些雌激素反应性基因，包括凋亡、轴突再生、营养相关基因的调节。也可能是膜受体作用后，与蛋白激酶相互作用调节了磷酸化级联反应。他还发现胰岛素样生长因子1（IGF-1）与雌激素的协同作用。IGF-1在神经系统发生、发展中促进神经细胞分化，促进各亚型细胞的存活。在成年脑中，它是个神经调节因子，调节突触可塑性——从而在神经损伤的应答中起作用。雌激素激活促分裂原活化蛋白激酶（MAPK）途径，并与IGF-1协同激活磷酸肌醇3激酶的下游激酶Akt。幼年ER和IGF-1R在神经分化中共同起作用；而成年脑组织中，它们共同调节突触可塑性，提示了ER和IGF-1R在神经保护上的平行作用。

一项动物研究也发现，雄性小鼠在TBI后血清皮质酮分泌增加，但下丘脑的促皮质激素释放激素表达下降，下丘脑内c-fos相关免疫反应增强，因此导致雄性小鼠在TBI后下丘脑-垂体-肾上腺素皮质（HPA）轴功能紊乱。而雌性小鼠则表现出了完全相反的结果，使得雌性小鼠下丘脑及HPA轴功能在损伤后相对完整，更有助于在TBI后的雌激素及黄体激素稳定分泌。

TBI后往往伴随着大量的脑组织氧化应激损伤，在脑组织内形成大量（·OH）氧自由基。而雌激素分子结构中的苯酚环上的（—OH）基团可以作为一种化学屏障，与氧自由基结合形成对苯二酚结构的雌激素分子,从而保护脑组织免受氧自由基的攻击。在TBI大鼠中发现,雌激素可以缓解TBI导致的脑水肿并且TBI后减少血-脑屏障的损伤。但该研究认为两种雌激素受体(ERα和ERβ)在雌激素发挥神经保护作用中并不存在受体类型上的差异。

最近研究发现,雌激素可以通过调节损伤后IL-6及AQP-4的表达,从而降低TBI后的脑水肿发生。另一项研究也发现,雌激素不仅对改善损伤后脑水肿有利,还能降低炎症基因 *IL-1β*、*IL-6*、*TNF-α* 的表达,缓解雌性小鼠TBI损伤后的炎症反应。

TBI后引起的局部组织血供受损也会引起损伤细胞氧感应基因 *HIF-α* 的表达。有研究认为,雌激素在体内的代谢产物甲氧雌二醇2ME2通过抑制 *HIF-1α* 来缓解细胞在损伤后的低氧应激反应。并且该研究还发现,2ME2还能抑制 *TNF-α* 以及促凋亡基因 *BNIP3* 的表达,提示雌激素及其代谢产物在体内的多重神经保护作用。但值得注意的是,有研究认为一定浓度的2ME2会引起体外神经元细胞NO合成增加,并导致DNA解链和基因损伤。因此,将雌激素及其代谢产物作为一种TBI治疗药物仍需谨慎。

黄体激素减轻脑水肿、细胞死亡调节因子、炎性细胞因子、反应性胶质增生,并增加了抗氧化活性。雄性大鼠在TBI后1小时、6小时、1天、2天、3天、4天、5天给予16 mg/kg的黄体激素注射后,发现TBI诱导TLR2、TLR4、NF-κB、促炎因子和ICAM-1在损伤周围显著上调。黄体激素应用后,通过TLR/NF-κB信号途径下调这些指标,而且凋亡细胞显著减少——这可能是黄体激素神经保护的作用机制。

九、颅脑损伤后ApoE和τ蛋白的表达

随着TBI研究的不断深入,以及TBI病人长期生存率的提高,TBI后的长期并发症也成为近年来研究的重点。其中,慢性损伤性脑病及阿尔兹海默病是主要的TBI晚期并发症。在TBI并发症的研究中,目前发现ApoE和τ蛋白的激活表达是引起这些晚期并发症的主要原因。

ApoE被普遍认为是由肝脏合成的载脂蛋白。目前研究认为,*ApoE4*基因是一种与阿尔兹海默病发生有关的高风险基因。而在TBI中,*ApoE4*的高表达也与TBI病人不良的疾病进程和预后有关。通过对比*ApoE3*和*ApoE4*转基因小鼠在TBI后的基因表达变化,有研究发现在*ApoE3*的小鼠脑内,磷酸酰肌醇双膦酸(PIP2)表达增高,其降解酶synj1的表达则相应降低,而*ApoE4*小鼠则没有出现这样的变化。此外,磷酸

化τ(ptau)蛋白的表达在*ApoE3*小鼠损伤后没有改变,而在*ApoE4*小鼠脑内的表达则显著增加。为了解释PIP2/synj1表达与ptau表达之间的关系,研究进一步利用敲除*synj1*的方法研究synj1对τ蛋白磷酸化的影响。*synj1*敲除后,GSK-3β的活性被抑制,因此降低了GSK-3β催化的τ蛋白磷酸化反应。而*ApoE4*不具备*ApoE3*的对磷酸化过程进行调节的能力。该研究解释了*ApoE4*在TBI后阿尔兹海默病发生中的分子机制。

另一项研究通过对比*ApoE3*和*ApoE4*小鼠在CCI损伤后1、3及7天的脑组织病理变化发现,*ApoE4*小鼠脑组织内的紧密连接蛋白相比*ApoE3*小鼠有所缺失;进一步分析发现,NF-κB和MMP-9在*ApoE4*小鼠脑组织内表达增高,提示了ApoE4蛋白可通过NF-κB/MMP-9通路引起更严重的TBI后血-脑屏障损伤,在一定程度上解释了*ApoE4*引起较差TBI预后的分子机制。不过,值得注意的是,尽管目前的研究均认为*ApoE3*和*ApoE4*小鼠在TBI模型中存在预后差异,但一项对这两种转基因小鼠在TBI后的基因测共表达分析却发现,高表达*ApoE*的小鼠在TBI后与免疫反应相关的基因如*Trem*、*Tyrobp*等存在表达变化,两种不同基因型的小鼠在损伤反应中的基因表达并没有明显差异。这可能说明*ApoE4*引起的TBI预后差异并非通过影响基因表达变化引起,更有可能与其高表达后引起的生物分子相互作用有关。

τ蛋白的过度磷酸化导致的神经元细胞微管缠结被认为是引起阿尔兹海默病的主要原因。在TBI的小鼠脑内,有研究发现τ蛋白呈现广泛的渐进性的病理性沉积。通过PET扫描[11]C-PBB3标记的τ蛋白发现,TBI病人新生皮质中有更多的τ蛋白沉积。在部分已经显现出认知缺陷症状的病人中,τ蛋白的皮质沉积情况更加严重。一项在CCI小鼠中的研究发现,皮质内的胱天蛋白酶3表达在损伤后被上调,进而引起τ蛋白在皮质内的大量沉积。同时,胱天蛋白酶3的激活还同时引起病灶部位的神经炎症、细胞凋亡及血-脑屏障受损这些损伤反应,与TBI后的不良预后以及导致的神经退行性并发症具有重要联系。但目前对于τ蛋白在TBI预后中参与的具体分子事件,仍缺乏更清晰的认识,亟待更多深入的研究以明确。

十、颅脑损伤后神经再生和修复的分子机制研究

成熟的中枢神经系统在损伤后缺乏再生能力,主

要是受神经元所生存的外部微环境中各种生长抑制性和促进性因子的影响。目前3个明确的抑制性因子是Nogo、髓磷脂相关糖蛋白（MAG）和少突胶质细胞髓磷脂糖蛋白（OMgp），它们被证实与神经元受体NgR结合而发出抑制信号。

*Nogo*基因及蛋白对中枢神经系统损伤后再生抑制作用的研究有重要发现。2000年，人类成功地克隆了抑制受损神经再生的基因——*Nogo*基因。通过不同的启动子或RNA剪接方式，得到3个Nogo异构体，分别命名为Nogo-A、Nogo-B和Nogo-C。在成年动物中，Nogo-A主要存在于神经系统，被认为具有最强的抑制作用；Nogo-B和Nogo-C在某些神经元和非神经组织中存在。Nogo蛋白存在2个完全独立的具有抑制活性的结构域：amino-Nogo和Nogo-66。amino-Nogo不仅能抑制神经元生长再生，还能抑制成纤维细胞的生长再生；Nogo-66只能抑制神经元生长再生。进一步实验研究发现了介导Nogo-66抑制活性的受体——NgR。NgR广泛存在于中枢神经系统的神经元，包括大脑皮质神经元、海马神经元、小脑蒲肯野细胞、脑桥神经元和脊髓神经元及其轴突等。

神经营养因子受体p75 NTR是NgR的共受体，NgR-p75NTR复合物通过MAG、OMgp和Nogo调节体外生长椎崩解。生化证据表明，p75NTR与二磷酸鸟苷（GDP）分裂抑制剂直接作用，释放活性RhoA，这对生长椎崩解是一个关键的信号。p75NTR除了作为NgR的共受体，还是所有神经营养因子的共同受体，p75NTR与原肌球蛋白相关激酶（TRK）受体酪氨酸激酶结合之后通过增强神经营养因子与TRK受体的黏附性能够调节信号转换，该信号转换过程能导致神经营养因子参与的神经突生长增强。

体外实验表明，中枢神经系统中髓鞘上的轴突生长抑制因子Nogo、MAG、OMgp，和它们的受体（NgR、p75NTR和LINGO-1组成）转导信号，激活GTPase RhoA及其效应因子Rho-kinase，发挥了抑制神经突生长的作用。

Nogo蛋白及其受体NgR的发现在分子水平上揭示了中枢神经系统髓鞘对轴突再生的抑制作用。为今后寻找促进TBI受伤的脑神经元及其轴索再生修复提供了新途径。

神经营养因子及其信号通路无疑是神经细胞存活和神经突生长的促进性因素。浸润到创伤部位的巨噬细胞、周边的胶质细胞甚至是神经元，都能以自分泌或旁分泌的形式产生NTF（NGF、BDNF、NT-3、NT-

4/5）。NGF和同源受体TrkA结合使得这些受体胞内酪氨酸残基磷酸化，继而激活受体，导致胞内信号级联（包括MAPK/ERK，PI-3K/Akt和PLC-γ1途径）的发生，传递NGF的活动及其生物学信号。激活的MAPK/ERK和PI-3K/Akt信号途径能活化转录因子CREB，继而增强Bcl-2的表达。

内源性神经干细胞的发现，改变了长期以来认为中枢神经系统损伤不可修复再生的传统观点，近年来的研究也逐渐关注神经干细胞在损伤后修复再生中的迁移、分化、增殖作用，也取得了不少有价值的进展。

室管膜区含有表达CD133的静态神经干细胞，有研究发现，损伤后大量释放的VEGF可以激活这些神经干细胞参与神经再生。另一项研究发现，在TBI后的大鼠脑内TRIAD1和DISC1的表达逐渐增加，且分布与神经干细胞在脑组织中的分布一致。进一步通过基因编辑的手段使神经干细胞的TRIAD1和DISC1过表达，能够显著增强神经干细胞的增殖和分化能力，说明在TBI后神经干细胞TRIAD1和DISC1的激活是其发挥修复作用的重要因素。Notch通路对于神经干细胞的干性和分化的调节具有重要作用。有研究将*Notch1*过表达，在FPI小鼠体内证实Notch通路激活可以促进内源性神经干细胞在损伤后的再生修复作用。内源性神经干细胞的研究成果提供了可用于激活自身神经再生的潜在治疗靶点。

细胞外囊泡及外泌体参与了体内大量的细胞间信号传导过程，因此在TBI后神经再生修复的过程中，也起到了重要的调控作用。在TBI病灶中，Huang等发现小胶质细胞分泌外泌体中miR-124-3p表达有显著升高，miR-124-3p通过抑制下游mTOR通路的激活，进而抑制小胶质细胞在损伤反应中的免疫激活。此外，外泌体携带的miR-124-3p还能降低神经元中RhoA以及磷酸化τ蛋白的表达，促进神经元轴突的生长。

神经损伤后胶质细胞的大量增生以及形成的瘢痕愈合也是阻碍神经再生修复的一个重要难题。在TBI急性损伤期的微环境下，迁移的神经干细胞不仅无法大量分化为神经元，在炎症因子刺激下还会向胶质细胞分化以限制炎症反应。有研究发现，PDGFRβ在TBI病灶周围的星形细胞、小胶质细胞及少突胶质细胞中表达增加。将PDGFRβ在TBI小鼠体内抑制后，瘢痕组织形成显著减少，证实了PDGFRβ是胶质细胞瘢痕愈合的一个重要基因。但是，由于胶质细胞在TBI中具有重要的免疫调节作用，并且适当的瘢痕组织可以限制急性期的炎症反应扩散,因此在TBI中控制瘢痕愈合的研究仍需更多机制上的探索。

另外,脑创伤部位一个明显的改变就是出血和血肿。Schachtrup研究了纤维蛋白素原在神经修复中的作用。它在神经元上表现为β3整合素(integrin)的配体,诱导神经元EGF受体(EGFR)的转活,抑制轴索突起、生长。他指出了第一个血源性的轴突生长抑制因子,并提示纤维蛋白素原诱导神经元上EGFR转活是联系血管和神经元损伤的分子连接。

自愿转轮运动(running wheel,RW)能增加BDNF蛋白及突触相关蛋白在大鼠海马的表达,对TBI后诱导神经生长、减轻氧化应激起到作用。Chytrova发现,FPI减少了大鼠海马生长相关蛋白43(GAP43,轴突生长的一个标志)和突触生长蛋白(synaptophysin,SYP,突触生长的一个指标),而MAG和Nogo-A蛋白表达增加。运动能改善这一现象。考虑到BDNF活性与运动有关,阻断BDNF后发现练习对抗两个蛋白增加的作用消失了。说明练习能提升TBI后良好的细胞修复环境,而BDNF在其中起中心作用。

Griesbach对比了伤后早期(0～6天)和非早期(14～20天)大鼠转轮运动的效果。发现运动本身能显著增加BDNF、CREB和突触蛋白I蛋白在海马的表达。伤后晚期锻炼者,BDNF表达增加。而伤后大鼠早期锻炼对比于不锻炼者,BDNF未见上调,反而磷酸化突触蛋白I和总CREB明显下调。认知功能的检测发现早期锻炼组明显受损,而晚期组明显获益。说明晚期锻炼能提升BDNF的表达、促进康复,但早期锻炼则会干扰创伤保护性反应,延缓康复进程。

十一、展望

(一)TBI分子生物学机制的深入研究

TBI分子生物学机制的研究是伴随着分子生物学技术的发展而不断深入的。应用转基因动物能对TBI分子机制从分子、蛋白到个体表型进行纵深研究,发现具体的调控机制。同时,随着测序技术的发展以及组学研究的不断深入,整体分子网络以及关键分子和步骤开始浮现。另外,分子生物学技术在损伤机制研究中的应用,也为其应用于干预措施效果的验证,乃至应用于临床治疗,提供了经验和参考。TBI的分子研究,必将继续在深度、广度上进展,不断描绘出TBI分子机制的立体网络图,并将进一步开展临床应用的分子研究。

(二)脑损伤的分子生物学研究结果转化

脑损伤分子水平研究的不断深入为临床诊断及未来治疗开辟了新方法。一方面随着对TBI后分子生物学事件认识的不断加深,利用更高效便捷的检测技术有望能更准确地判断病人的损伤程度及预后;另一方面可以通过分子技术增加脑内神经保护因子和营养因子的表达,或减少内源性脑损害因子的表达,有利于促进脑功能恢复,起到治疗目的。其中,本文提到的部分研究已从临床样本的角度提出了TBI后的基因表达变化的诊断应用。但在治疗应用上,仍面临着诸如血-脑屏障阻隔、基因技术不成熟以及伦理问题的困难。目前,有关脑损伤的基因治疗仍处于动物实验研究阶段,尚未应用于临床治疗脑损伤病人。但分子生物学技术应用于脑损伤的研究,将为阐明脑损伤发病机制和开辟脑损伤诊断和治疗新途径提供有效手段。

(冯军峰)

参考文献

[1] 冯军峰,张燮鸣,傅西安,等.脑损伤大鼠海马差异表达基因的筛选[J].中华创伤杂志,2008,24(5):360-366.

[2] VON GERTTEN C, FLORES MORALES A, HOLMIN S, et al. Genomic responses in rat cerebral cortex after traumatic brain injury [J]. BMC Neurosci, 2005, 6: 69.

[3] ZHONG J, JIANG L, CHENG C, et al. Altered expression of long non-coding RNA and mRNA in mouse cortex after traumatic brain injury[J]. Brain Res, 2016, 646: 589-600.

[4] REDELL J B, MOORE A N, WARD N H, et al. Human traumatic brain injury alters plasma microrna levels[J]. J Neurotrauma, 2010, 27(12): 2147-2156.

[5] MUNSKY B, NEUERT G, VAN OUDENAARDEN A. Using gene expression noise to understand gene regulation[J]. Science, 2012, 336(6078): 183-187.

[6] POLLEN A A, NOWAKOWSKI T J, SHUGA J, et al. Low-coverage single-cell mRNA sequencing reveals cellular heterogeneity and activated signaling pathways in developing cerebral cortex[J]. Nat Biotechnol, 2014, 32(10): 1053-1058.

[7] MASUDA T, SANKOWSKI R, STASZEWSKI O, et al. Spatial and temporal heterogeneity of mouse and human microglia at single-cell resolution[J]. Nature, 2019, 566(7744): 388-392.

[8] ARNESON D, ZHANG G L, YING Z, et al. Single cell molecular alterations reveal target cells and pathways of concussive brain injury[J]. Nat Commun, 2018, 9(1): 3894.

［ 9 ］ YIN G, DU M J, LI R, et al. Glia maturation factor beta is required for reactive gliosis after traumatic brain injury in zebrafish［ J ］. Exp Neurol, 2018, 305: 129–138.

［ 10 ］ WANG X, CAO C, HUANG J, et al. One-step generation of triple gene-targeted pigs using CRISPR/Cas9 system［ J ］. Sci Rep, 2016, 6: 20620.

［ 11 ］ KALEBIC N, TAVERNA E, TAVANO S, et al. CRISPR/Cas9-induced disruption of gene expression in mouse embryonic brain and single neural stem cells in vivo［ J ］. EMBO Rep, 2016, 17(3): 338–348.

［ 12 ］ REDELL J B, LIU Y, DASH P K. Traumatic brain injury alters expression of hippocampal microRNAs: Potential regulators of multiple pathophysiological processes［ J ］. J Neurosci Res, 2010, 87(6): 1435–1448.

［ 13 ］ VILLASANA L E, WESTBROOK G L, SCHNELL E. Neurologic impairment following closed head injury predicts post-traumatic neurogenesis［ J ］. Exp Neurol, 2014, 261: 156–162.

［ 14 ］ SEBASTIANI A, GÖLZ C, WERNER C, et al. Proneurotrophin binding to P75 neurotrophin receptor (P75ntr) is essential for brain lesion formation and functional impairment after experimental traumatic brain injury［ J ］. J Neurotrauma, 2015, 32(20): 1599–1607.

［ 15 ］ CHIARETTI A, ANTONELLI A, MASTRANGELO A, et al. Interleukin-6 and nerve growth factor upregulation correlates with improved outcome in children with severe traumatic brain injury［ J ］. J Neurotrauma, 2008, 25(3): 225–234.

［ 16 ］ KORLEY F K, DIAZ-ARRASTIA R, WU A H B, et al. Circulating brain-derived neurotrophic factor has diagnostic and prognostic value in traumatic brain injury［ J ］. J Neurotrauma, 2016, 33(2): 215–225.

［ 17 ］ BINDER R J. Functions of heat shock proteins in pathways of the innate and adaptive immune system［ J ］. J Immunol, 2014, 193(12): 5765–5771.

［ 18 ］ KIM J Y, KIM N, ZHENG Z, et al. The 70 kDa heat shock protein protects against experimental traumatic brain injury［ J ］. Neurobiol Dis, 2013, 58: 289–295.

［ 19 ］ EROGLU B, KIMBLER D E, PANG J F, et al. Therapeutic inducers of the HSP70/HSP110 protect mice against traumatic brain injury［ J ］. J Neurochem, 2014, 130(5): 626–641.

［ 20 ］ KIM N, KIM J Y, YENARI M A. Pharmacological induction of the 70-kDa heat shock protein protects against brain injury［ J ］. Neuroscience, 2015, 284: 912–919.

［ 21 ］ CHIO C C, LIN H J, TIAN Y F, et al. Exercise attenuates neurological deficits by stimulating a critical HSP70/NF-κB/IL-6/synapsin I axis in traumatic brain injury rats［ J ］. J Neuroinflammation, 2017, 14(1): 90.

［ 22 ］ JASSAM Y N, IZZY S, WHALEN M, et al. Neuroimmunology of traumatic brain injury: time for a paradigm shift［ J ］. Neuron, 2017, 95(6): 1246–1265.

［ 23 ］ HYUNKYOUNG L, SOOJIN L, IK-HYUN C, et al. Toll-like receptors: sensor molecules for detecting damage to the nervous system［ J ］. Curr Protein Pept Sci, 2013, 14(1): 33–42.

［ 24 ］ LI W, LIU H D, YOU W C, et al. Enhanced cortical expression of myeloid differentiation primary response protein 88 (Myd88) in patients with traumatic brain injury［ J ］. J Surg Res, 2013, 180(1): 133–139.

［ 25 ］ AHMAD A, CRUPI R, CAMPOLO M, et al. Absence of TLR4 reduces neurovascular unit and secondary inflammatory process after traumatic brain injury in mice［ J ］. PLoS One, 2013, 8(3): e57208.

［ 26 ］ MD LAIRD, SHIELDS J S, SUKUMARI-RAMESH S, et al. High mobility group box protein-1 promotes cerebral edema after traumatic brain injury via activation of toll-like receptor 4［ J ］. Glia, 2014, 62(1): 26–38.

［ 27 ］ PRABHUDAS M R, BALDWIN C L, BOLLYKY P L, et al. A consensus definitive classification of scavenger receptors and their roles in health and disease［ J ］. J Immunol, 2017, 198(10): 3775–3789.

［ 28 ］ STEWART C R, STUART L M, WILKINSON K, et al. CD36 ligands promote sterile inflammation through assembly of a Toll-like receptor 4 and 6 heterodimer［ J ］. Nat Immunol, 2010, 11(2): 155–161.

［ 29 ］ FRENKEL D, WILKINSON K, ZHAO L, et al. Scara1 deficiency impairs clearance of soluble amyloid-β by mononuclear phagocytes and accelerates Alzheimer's-like disease progression［ J ］. Nat Commun, 2013, 4: 2030.

［ 30 ］ WILKINSON K, BOYD J D, GLICKSMAN M, et al. A high content drug screen identifies ursolic acid as an inhibitor of amyloid β protein interactions with its receptor CD36［ J ］. J Biol Chem, 2011, 286(40): 34914–34922.

［ 31 ］ IRAM T, RAMIREZ-ORTIZ Z, BYRNE M H, et al. Megf10 is a receptor for C1Q that mediates clearance of apoptotic cells by astrocytes［ J ］. J Neurosci, 2016, 36(19): 5185–5192.

［ 32 ］ LÖÖV C, HILLERED L, EBENDAL T, et al. Engulfing astrocytes protect neurons from contact-induced apoptosis following injury［ J ］. PLoS One, 2012, 7(3): e33090.

［ 33 ］ PRABHUDAS M, BOWDISH D, DRICKAMER K, et al. Standardizing scavenger receptor nomenclature［ J ］. J Immunol, 2014, 192(5): 1997–2006.

［ 34 ］ RAMIREZ-ORTIZ Z G, PENDERGRAFT W F 3rd, PRASAD A, et al. The scavenger receptor SCARF1 mediates the clearance of apoptotic cells and prevents autoimmunity［ J ］. Nature Immunol, 2013, 14(9): 917–926.

［ 35 ］ JUNGER W G. Immune cell regulation by autocrine purinergic signalling［ J ］. Nat Rev Immunol, 2011, 11(3): 201–212.

［ 36 ］ ROTH T L, NAYAK D, ATANASIJEVIC T, et al. Transcranial amelioration of inflammation and cell death after brain injury［ J ］. Nature, 2014, 505(7482): 223–228.

［ 37 ］ MCDONALD B, PITTMAN K, MENEZES G B, et al. Intravascular danger signals guide neutrophils to sites of sterile inflammation[J]. Science, 2010, 330(6002): 362-366.

[38] WATTS L T, SPRAGUE S, ZHENG W, et al. Purinergic 2Y1 receptor stimulation decreases cerebral edema and reactive gliosis in a traumatic brain injury model[J]. J Neurotrauma, 2012, 30(1): 55-66.

[39] FUJITA T, TOZAKI-SAITOH H, INOUE K. P2Y(1) receptor signaling enhances neuroprotection by astrocytes against oxidative stress via IL-6 release in hippocampal cultures[J]. Glia, 2009, 57(3): 244-257.

[40] LIU H D, LI W, CHEN Z R, et al. Expression of the NLRP3 inflammasome in cerebral cortex after traumatic brain injury in a rat model[J]. Neurochem Res, 2013, 38(10): 2072-2083.

[41] WALSH J G, MURUVE D A, POWER C. Inflammasomes in the CNS[J]. Nat Rev Neurosci, 2014, 15(2): 84-97.

[42] ADAMCZAK S, DALE G, DE RIVERO VACCARI J P, et al. Inflammasome proteins in cerebrospinal fluid of brain-injured patients as biomarkers of functional outcome: clinical article[J]. J Neurosurg, 2012, 117(6): 1119-1125.

[43] BRICKLER T, GRESHAM K, MEZA A, et al. Nonessential role for the NLRP1 inflammasome complex in a murine model of traumatic brain injury[J]. Mediators Inflamm, 2016, 2016: 6373506.

[44] LAGRAOUI M, LATOCHE J R, CARTWRIGHT N G, et al. Controlled cortical impact and craniotomy induce strikingly similar profiles of inflammatory gene expression, but with distinct kinetics [J]. Front Neurol, 2012, 3: 155.

[45] ALMEIDA-SUHETT C P, LI Z, MARINI A M, et al. Temporal course of changes in gene expression suggests a cytokine-related mechanism for long-term hippocampal alteration after controlled cortical impact[J]. J Neurotrauma, 2013, 31(7): 683-690.

[46] XU T, WANG X Q, CAO M H, et al. Increased expression of BAG-1 in rat brain cortex after traumatic brain injury[J]. J Mol Histol, 2012, 43(3): 335-342.

[47] WAN C, JIANG J K, MAO H, et al. Involvement of upregulated p53-induced death domain protein (PIDD) in neuronal apoptosis after rat traumatic brain injury[J]. J Mol Neurosci, 2013, 51(3): 695-702.

[48] SABIRZHANOV B, ZHAO Z R, STOICA B A, et al. Downregulation of miR-23a and miR-27a following experimental traumatic brain injury induces neuronal cell death through activation of proapoptotic Bcl-2 proteins[J]. J Neurosci, 2014, 34(30): 10055-10071.

[49] DAI Y X, JIN W, CHENG L Y, et al. Nur77 is a promoting factor in traumatic brain injury-induced nerve cell apoptosis[J]. Biomed Pharmacother, 2018, 108: 774-782.

[50] LEVINE B, KROEMER G. Autophagy in the pathogenesis of disease[J]. Cell, 2008, 132(1): 27-42.

[51] LIPINSKI M M, WU J F, FADEN A I, et al. Function and mechanisms of autophagy in brain and spinal cord trauma[J]. Antioxid Redox Signal, 2015, 23(6): 565-577.

[52] BYUN S, LEE E, LEE K W. Therapeutic implications of autophagy inducers in immunological disorders, infection, and cancer[J]. Int J Mol Sci, 2017, 18(9): 1959.

[53] LUO C L, LI B X, LI Q Q, et al. Autophagy is involved in traumatic brain injury-induced cell death and contributes to functional outcome deficits in mice[J]. Neuroscience, 2011, 184: 54-63.

[54] HERAS-SANDOVAL D, PÉREZ-ROJAS J M, HERNÁNDEZ-DAMIÁN J, et al. The role of PI3K/AKT/mTOR pathway in the modulation of autophagy and the clearance of protein aggregates in neurodegeneration[J]. Cell Signal, 2014, 26(12): 2694-2701.

[55] SARKAR C, ZHAO Z R, AUNGST S, et al. Impaired autophagy flux is associated with neuronal cell death after traumatic brain injury[J]. Autophagy, 2014, 10(12): 2208-2222.

[56] WANG C Q, YE Y, CHEN F, et al. Posttraumatic administration of a sub-anesthetic dose of ketamine exerts neuroprotection via attenuating inflammation and autophagy[J]. Neuroscience, 2017, 343: 30-38.

[57] HUANG L, CHEN C W, ZHANG X, et al. Neuroprotective effect of curcumin against cerebral ischemia-reperfusion via mediating autophagy and inflammation[J]. J Mol Neurosci, 2018, 64(1): 129-139.

[58] LV B, HUA T, LI F, et al. Hypoxia-inducible factor 1 alpha protects mesenchymal stem cells against oxygen-glucose deprivation-induced injury via autophagy induction and PI3K/AKT/mTOR signaling pathway[J]. Am J Transl Res, 2017, 9(5): 2492-2499.

[59] CUYÀS E, COROMINAS-FAJA B, JOVEN J, et al. Cell cycle regulation by the nutrient-sensing mammalian target of rapamycin (mTOR) pathway[J]. Methods Mol Biol, 2014, 1170: 113-144.

[60] MANNING B D, CANTLEY L C. AKT/PKB signaling: navigating downstream[J]. Cell, 2007, 129(7): 1261-1274.

[61] WOJCIK S. Crosstalk between autophagy and proteasome protein degradation systems: possible implications for cancer therapy[J]. Folia Histochem Cytobiol, 2013, 51(4): 249-264.

[62] LI L, TAN J, MIAO Y Y, et al. ROS and autophagy: interactions and molecular regulatory mechanisms[J]. Cell Mol Neurobiol, 2015, 35(5): 615-621.

[63] PAJARES M, JIMÉNEZ-MORENO N, GARCÍA-YAGÜE Á J, et al. Transcription factor NFE2L2/NRF2 is a regulator of macroautophagy genes[J]. Autophagy, 2016, 12(10): 1902-1916.

[64] ZHANG L, WANG H D, FAN Y W, et al. Fucoxanthin provides neuroprotection in models of traumatic brain injury via the Nrf2-ARE and Nrf2-autophagy pathways[J]. Sci Rep, 2017, 7: 46763.

[65] CHAANINE A H, KOHLBRENNER E, GAMB S I, et al. FOXO3a regulates BNIP3 and modulates mitochondrial calcium, dynamics, and function in cardiac stress[J]. Am J Physiol Heart Circ Physiol, 2016, 311(6): H1540-H1559.

[66] YOO K Y, KWON S H, LEE C H, et al. FoxO3a changes in pyramidal neurons and expresses in non-pyramidal neurons and astrocytes in the gerbil hippocampal CA1 region after transient cerebral ischemia[J]. Neurochem Res, 2012, 37(3): 588-595.

[67] LI D Y, LI X H, WU J L, et al. Involvement of the JNK/FOXO3a/

Bim pathway in neuronal apoptosis after hypoxic-ischemic brain damage in neonatal rats[J]. PLoS One, 2015, 10(7): e0132998.

[68] SUN L Q, ZHAO M M, LIU M, et al. Suppression of FoxO3a attenuates neurobehavioral deficits after traumatic brain injury through inhibiting neuronal autophagy[J]. Behav Brain Res, 2018, 337: 271–279.

[69] JIANG H S, WANG Y Z, LIANG X, et al. Toll-like receptor 4 knockdown attenuates brain damage and neuroinflammation after traumatic brain injury via inhibiting neuronal autophagy and astrocyte activation[J]. Cell Mol Neurobiol, 2018, 38(5): 1009–1019.

[70] 冯军峰, 张蘷鸣, 高国一, 等. 亚低温对脑损伤海马即早基因组表达的影响[J]. 中华神经外科杂志, 2008, 24(2): 109–111.

[71] LIPPONEN A, PAANANEN J, PUHAKKA N, et al. Analysis of post-traumatic brain injury gene expression signature reveals tubulins, Nfe2l2, Nfkb, Cd44, and S100a4 as treatment targets[J]. Sci Rep, 2016, 6: 31570.

[72] MEISSNER L, GALLOZZI M, BALBI M, et al. Temporal profile of microRNA expression in contused cortex after traumatic brain injury in mice[J]. J Neurotrauma, 2015, 33(8): 713–720.

[73] TRUETTNER J S, MOTTI D, DIETRICH W D. MicroRNA overexpression increases cortical neuronal vulnerability to injury[J]. Brain Res, 2013, 1533: 122–130.

[74] PATZ S, TRATTNIG C, GRÜNBACHER G, et al. More than cell dust: microparticles isolated from cerebrospinal fluid of brain injured patients are messengers carrying mRNAs, miRNAs, and proteins[J]. J Neurotrauma, 2013, 30(14): 1232–1242.

[75] BHOMIA M, BALAKATHIRESAN N S, WANG K K, et al. A panel of serum MiRNA biomarkers for the diagnosis of severe to mild traumatic brain injury in humans[J]. Sci Rep, 2016, 6: 28148.

[76] WANG C F, ZHAO C C, WENG W J, et al. Alteration in long non-coding RNA expression after traumatic brain injury in rats[J]. J Neurotrauma, 2017, 34(13): 2100–2108.

[77] YANG L X, YANG L K, ZHU J, et al. Expression signatures of long non-coding RNA and mRNA in human traumatic brain injury[J]. Neural Regen Res, 2019, 14(4): 632–641.

[78] SUN D Y, YU Z W, FANG X, et al. LncRNA GAS5 inhibits microglial M2 polarization and exacerbates demyelination[J]. EMBO Rep, 2017, 18(10): 1801–1816.

[79] YE Y Y, HE X Z, LU F F, et al. A lincRNA-p21/miR-181 family feedback loop regulates microglial activation during systemic LPS- and MPTP- induced neuroinflammation[J]. Cell Death Dis, 2018, 9(8): 803.

[80] CHEN Z P, CHEN X M, GUO R, et al. Protective effects of lncRNA H19 silence against hypoxia-induced injury in PC-12 cells by regulating miR-28[J]. Int J Biol Macromol, 2019, 121: 546–555.

[81] YANG X, ZI X H. LncRNA SNHG1 alleviates OGD induced injury in BMEC via miR-338/HIF-1α axis[J]. Brain Res, 2019, 1714: 174–181.

[82] PARK M H, LEE J Y, PARK K H, et al. Vascular and neurogenic rejuvenation in aging mice by modulation of ASM[J]. Neuron, 2018, 100(1): 167–182. e9.

[83] RITZEL R M, DORAN S J, GLASER E P, et al. Old age increases microglial senescence, exacerbates secondary neuroinflammation, and worsens neurological outcomes after acute traumatic brain injury in mice[J]. Neurobiol Aging, 2019, 77: 194–206.

[84] RUSSELL A L, RICHARDSON M R, BAUMAN B M, et al. Differential responses of the HPA axis to mild blast traumatic brain injury in male and female mice[J]. Endocrinology, 2018, 159(6): 2363–2375.

[85] NADERI V, KHAKSARI M, ABBASI R, et al. Estrogen provides neuroprotection against brain edema and blood brain barrier disruption through both estrogen receptors alpha and beta following traumatic brain injury[J]. Iran J Basic Med Sci, 2015, 18(2): 138–144.

[86] SOLTANI Z, KHAKSARI M, SHAHROKHI N, et al. Effect of estrogen and/or progesterone administration on traumatic brain injury-caused brain edema: the changes of aquaporin-4 and interleukin-6[J]. J Physiol Biochem, 2016, 72(1): 33–44.

[87] KHAKSARI M, ABBASLOO E, DEHGHAN F, et al. The brain cytokine levels are modulated by estrogen following traumatic brain injury: which estrogen receptor serves as modulator[J]? Int Immunopharmacol, 2015, 28(1): 279–287.

[88] GORSKA M, ZMIJEWSKI M A, KUBAN-JANKOWSKA A, et al. Neuronal nitric oxide synthase-mediated genotoxicity of 2-methoxyestradiol in hippocampal HT22 cell line[J]. Mol Neurobiol, 2016, 53(7): 5030–5040.

[89] CAO J, GAAMOUCH F E, MEABON J S, et al. ApoE4–associated phospholipid dysregulation contributes to development of Tau hyper-phosphorylation after traumatic brain injury[J]. Sci Rep, 2017, 7(1): 11372.

[90] TENG Z, GUO Z D, ZHONG J J, et al. ApoE influences the blood-brain barrier through the NF-κB/MMP-9 pathway after traumatic brain injury[J]. Sci Rep, 2017, 7(1): 6649.

[91] CASTRANIO E L, MOUNIER A, WOLFE C M, et al. Gene co-expression networks identify Trem2 and Tyrobp as major hubs in human APOE expressing mice following traumatic brain injury[J]. Neurobiol Dis, 2017, 105: 1–14.

[92] ZANIER E R, BERTANI I, SAMMALI E, et al. Induction of a transmissible tau pathology by traumatic brain injury[J]. Brain, 2018, 141(9): 2685–2699.

[93] TAKAHATA K, KIMURA Y, SAHARA N, et al. PET-detectable tau pathology correlates with long-term neuropsychiatric outcomes in patients with traumatic brain injury[J]. Brain, 2019, 142(10): 3265–3279.

[94] GLUSHAKOVA O Y, GLUSHAKOV A O, BORLONGAN C V, et al. Role of caspase-3–mediated apoptosis in chronic caspase–3-cleaved tau accumulation and blood-brain barrier damage in the corpus callosum after traumatic brain injury in rats[J]. J

Neurotrauma, 2018, 35(1): 157−173.

［95］ LUO Y P, COSKUN V, LIANG A, et al. Single-cell transcriptome analyses reveal signals to activate dormant neural stem cells［J］. Cell, 2015, 161(5): 1175−1186.

［96］ JIANG R, LIU Q Q, ZHU H, et al. The expression of TRIAD1 and DISC1 after traumatic brain injury and its influence on NSCs［J］. Stem Cell Res Ther, 2018, 9(1): 297.

［97］ TU M, ZHU P L, HU S B, et al. Notch1 signaling activation contributes to adult hippocampal neurogenesis following traumatic brain injury［J］. Med Sci Monit, 2017, 23: 5480−5487.

［98］ HUANG S, GE X T, YU J W, et al. Increased miR−124−3p in microglial exosomes following traumatic brain injury inhibits neuronal inflammation and contributes to neurite outgrowth their transfer into neurons［J］. Faseb J, 2018, 32(1): 512−528.

［99］ HAO P, DUAN H M, HAO F, et al. Neural repair by NT3−chitosan via enhancement of endogenous neurogenesis after adult focal aspiration brain injury［J］. Biomaterials, 2017, 140: 88−102.

［100］ PEI D, LIU N, LI D, et al. Inhibition of platelet-derived growth factor receptor β reduces reactive glia and scar formation after traumatic brain injury in mice［J］. Brain Res Bull, 2017, 134: 121−127.

第六十七章
颅脑损伤的基本研究方法

近20年来，随着科学技术和医疗水平的提高，研究人员对颅脑损伤（TBI）的发病机制的认识和临床救治水平有了长足的进步，但有关TBI后继发性脑损伤的发病机制尚不十分清楚，临床治疗效果仍有待进一步提高。为了提高人们对TBI的认识，有必要开展相应的临床应用研究、动物实验和体外基础实验研究等。除了目前实验室常用的TBI动物模型外，还包括基本生命体征监测、颅内压监测、病理形态检查、脑血流测定、脑电图记录、诱发电位监测、CT和MRI影像技术等。本章节将简要介绍TBI基础和临床研究中常用的实验方法。

第一节　体外神经细胞机械损伤模型

为提高对TBI发病机制的认识，人们在过去20年中研究出多种在体外机械性脑损伤模型。然而，由于动物个体差异和干扰因素多，在体模型也有缺点，体外模型则具有重复性好、试验条件可控性强等显著优点。

根据试验目的选择神经系统培养物，使用特制的设备对培养物施加机械性损伤，产生各种形式的神经细胞机械损伤病理学特征，再依靠多种试验手段观察神经细胞损伤后的病理反应过程，研究其发病机制，寻找和筛选治疗方案。

一、切割模型

早期Ramony等人曾开展过这类工作，并依此提出轴索损伤在中枢神经系统损伤病理中起了主要作用。后人在此基础上使用了两种模型：① 使用一可塑的管心针去刮擦黏附在培养皿上的神经细胞，切断其轴突，但能保留胞体大部分的完整性；② 以旋转的划线器替代管心针，最多时可用6个划线器，通过该方法较前者增加了损伤神经元的产量和损伤程度。该模型可复制出多种类型TBI后的继发性病理连锁反应，如神经元毒性、枪伤、颅骨穿透伤、刺伤等；其优点是：易于使用，费用低，很适合于新的治疗药物的筛选。近来有人对该模型进行了改进：应用激光对单个神经元轴突实施显微切割，能更精确地控制损伤条件，为脑损伤研究提供了新的试验手段；其缺点是：在切割过程中，有关生物力学参数如牵张力、外力、速度等无法从实验中获得。

二、压迫损伤模型

Ballenting等首创该类模型，试验中采用一定重量的物体从规定高度自由下落，打击在培养神经元等实验对象上，从而产生类似于脑损伤的实验效果。其优点是：可消除体内模型中因缺血等附加因素给结果造成的混淆，另外可随意调节重物重量和下落高度，为不同的损伤模式提供了多种参数。其缺点是：无法测量外力给实验对象造成的机械损伤牵张力的大小，因而不能提供有效的组织损伤生物力学参数。

三、液压模型

在某充满液/气体的特制结构容器中，逐渐升高液/气压，从而使放置于容器中的神经组织培养物承受压力损伤，以模拟简单的颅脑压力伤模型。但该类模型早期要造成神经组织损伤常需要较长时间和较高压力，无法模拟真实的临床颅脑瞬间损伤机制。故Sheppard等人对此进行改进，他们采用重物下落叩击容器上连接的一个活塞，使容器内压力产生骤然变化，形成约20毫秒的压力脉冲，因而较逼真地再现了临床损伤发生时的力学变化。然而，由于神经组织不可压缩性，在压力作用下，脑组织一般不发生明显变化，而是通过液/气压引起的压力梯度在实验组织中产生张力区,再造成原发损伤。故该方法仍无法准确地复制体内机械压迫损伤模型。但是,随着对爆炸伤害研究的兴趣日益浓厚,气压伤模型可能有助于对这种特定的TBI亚型进行建模。

四、加速模型

人类脑损伤后引起死亡或损伤的一个重要机制是神经组织的加速或减速损伤。它们可通过惯性负荷使组织产生牵拉张力,从而造成挫伤、硬脑膜下血肿、弥漫性轴索损伤之类的损伤。Lucas等人为模仿该类损伤机制,设计了一种体外模型,实验中将神经组织培养物置于烧瓶内,然后施以200 g的钟摆样冲击惯性负荷。通过剪力使神经细胞产生损伤,再深入进行损伤后各项理化指标的观察。其优点是:原理简单,易于使用,耗时短。缺点是:只局限于模拟冲击性机械损伤,对加速后剪力造成的细胞变形无法观察。Margnlies等对颅脑替代结构冠状面瞬间非中心旋转模型(脑重量中心离开旋转中心)进行了力学分析,以人或狒狒的颅腔内安置丝制栅网,其内充以透明的凝胶作替代脑,中线位固定多聚乙酰膜替代大脑镰。外力作用时,用高速摄像机拍下瞬间颅内栅网变形、移位情况,动态观察并间接推测脑内应力大小及分布的演变规律。研究表明,替代脑模型与人类或其他灵长类动物的弥漫性轴索损伤的病理象在空间分布上恰相吻合,并从力学上证实冠状面旋转负荷下脑内剪力与组织损伤密切相关。

五、液压动力学模型

Laplaca在早期研究的基础上,新建立了一种体外模型,用以研究通过液压动力拉伸、剪切神经培养细胞造成的惯性动力损伤。该模型主要由一个黏附有神经细胞的圆盘与另一个平行的盘行黏度计组成,作用于细胞上的惯性动力负荷由两盘之间的距离及盘的旋转速度来控制。实验中发现较高的旋转惯性负荷易在细胞中产生剪应力,从而造成神经细胞的继发损伤。其优点是:细胞损伤状况可在附设的显微镜下直接观察

并摄影记录,作用在单个细胞的剪应力也可用特殊的微量设备进行测量。其缺点是:细胞受损状态的观察受视频系统的限制,无法进行持续动态观测。

六、细胞拉伸模型

将神经组织细胞培养在某底物上,通过拉伸底物使之变形,作用于神经细胞上的牵张力可通过测量底物上的张力间接获得。Ellis等人据此建立了全新的拉伸损伤模型。他们使用购买的Flex培养盘(有6孔,每孔底部均为2 mm厚的硅胶),通过附设的压力控制器使盘中每孔底部的硅胶膜发生受压后变形,造成黏附在其膜上生长的神经细胞拉伸变形,从而达到机械损伤的效果。其优点:① 标准的试验培养皿Flex可商购,易于推广;② 作用于细胞上的牵张力可测量,能获得较理想的机械损伤力学参数。Morrison还报道了新建的底物拉伸牵张模型,主要改进点是增加了一个激光移位传感器来直接测量膜中心部位变形时的力学变化。另外,他们还用特制的改进后压力控制器阀门控制牵拉力的大小和时间,从而能精确地掌握损伤条件。

七、芯片上的大脑

开发用于研究神经创伤的"芯片上的大脑(brain-on-a-chip system)"系统由3-D细胞培养组成,与微流控技术相结合,模拟微流体环境中脑组织的生理反应,它的规模和容量远小于其他模型。当将大脑暴露于旋转机械剪切力和应变时,会发生TBI的一种亚型,即弥漫性轴索损伤(DAI)。为此,近期开发了一种脑片系统,即将脑切片放入聚二甲基硅氧烷(PDMS)微型孔,向PDMS膜下方的气动通道施加气体压力,造成膜变形而引起单轴应变损伤,准确复制了轴突损伤和生化变化并研究了线粒体膜电位,可以将此模型视为细胞拉伸模型的变体。但是由于它的复杂性和对病理生理的不完全了解,在芯片上精确地对TBI建模的能力受到限制。此外,在轴突和神经元的微观水平上传递机械损伤可能是具有挑战性的(例如微观数量组织的加速/减速是不可能实现的),并且其用于模拟人类TBI的保真度可能会受到质疑。

第二节　体外神经细胞培养技术

体外神经细胞培养技术主要用于研究在体外培养箱条件下,建立神经细胞损伤模型,观察各种药物、低

温等治疗方法对损伤神经细胞的保护作用,也可观察各种化学、物理性致伤因子对神经细胞的毒害作用。

体外神经细胞或神经胶质细胞培养的研究特点是：研究方法客观统一、实验条件可比性强、实验结果误差小、研究周期短，特别适用于神经细胞损伤机制和治疗药物的筛选。目前国内外除采用神经细胞培养技术外，还采用脑组织块培养方法从事神经损伤基础研究。

一、神经元的培养

根据不同类型神经元的发育特点，选取适当发育时期的动物。如培养皮质、海马和纹状体神经元，多采用妊娠晚期或新生动物；培养小脑颗粒细胞，采用出生1周的动物。

在无菌条件下，分离脑组织，置于解离培养液D1-SGH（D1为无钙、镁离子的Puck液，SGH为蔗糖、葡萄糖和HEPES缓冲液）中，剔除血管和脑膜，剪成约1 mm×1 mm×1 mm小块，以0.125%胰酶37℃消化25分钟，用含10%胎牛血清和10%马血清的DMEM培养基中止消化。轻轻吹打，尽量使组织分散成单细胞悬液，静置20分钟，使大的组织碎块沉淀，吸取上清；反复几次，可获得较多的细胞成分。制备浓度为$1×10^9$/L的细胞悬液，接种于涂有0.1 g/L poly-L-lysine的培养瓶或培养皿上，于37℃、5% CO_2培养箱中培养。

培养基可采用有血清培养基（10%胎牛血清 + 10%马血清 + 高糖DMEM）或无血清培养基（基础培养基 + N2或B27）。如果采用有血清培养基，在细胞接种的第3天需加入阿糖胞苷抑制非神经元细胞的增殖；无血清培养基无须加入阿糖胞苷抑制非神经元细胞的增殖。1周以后，培养的细胞具有神经元的典型特征：空泡状核，长的突起，表达神经元特有的抗原，可以进行实验研究。

二、星型胶质细胞的培养

神经胶质细胞是神经组织中比较容易培养的成分，在培养基中生长稳定。在无菌条件下，取脑灰质或白质组织，去除脑膜和血管等纤维成分，置于Hanks液中漂洗1～2次后，置于30～50倍的Hanks液中，反复吹打制备细胞悬液。计数细胞并用含血清的DMEM培养基调整好细胞浓度，接种于培养瓶或皿中，于37℃、5% CO_2培养箱中培养。

接种初期，细胞可能出现飘浮不贴壁现象；贴壁后在短期内也可能不见细胞分裂现象，细胞适应环境过程较长。然而一旦生长后，即能迅速进入较旺盛的增殖状态。生长开始常杂有巨噬细胞、成纤维细胞和内皮细胞等，2～3次传代后，这些成分即消失，逐渐形成均一的星形胶质细胞，一般形成连接不甚紧密的单层细胞。在细胞生长汇合后可用0.25%胰蛋白酶消化法做传代处理。消化液量以能覆盖细胞层即可，待细胞开始从瓶壁脱落，加入含血清培养基，吹打制成细胞悬液（以无细胞团块的单细胞悬液为佳）。

三、脑组织块培养

现以组织块法体外培养人胚神经干细胞为例来介绍这一技术。无菌条件下取4个月胎龄水囊引产的新鲜人胚胎，在超净工作台上，无菌操作下取出胎脑额叶皮质脑组织，清洗血污后，在DMEM/F12（体积比1∶1）细胞培养液中漂洗。剪碎成0.5～1 mm^3组织块，分别放置在已经多聚赖氨酸处理过的培养瓶，置于37℃、5%的CO_2细胞培养箱进行培养。培养液为含10%胎牛血清的DMEM/F12培养液。24小时后，将培养液换成含N2添加剂和血管内皮生长因子（EGF）（20 μg/L）、碱性成纤维细胞生长因子（bFGF）（20 μg/L）的DMEM/F12培养液。连续培养7天后，用吸管吸去培养液，胰酶消化后传代，每天轻微振荡细胞培养瓶以减少细胞贴壁。在培养期间每隔3天换一半培养液，每日定期观察细胞生长状态。将传代细胞接种到预先放置无菌玻片（预先涂布多聚赖氨酸）的细胞培养瓶中，从培养液中撤去EGF和bFGF，置于37℃、5%的CO_2细胞培养箱进行培养。培养10天后观察细胞形态，在培养期间每5天更换1次培养液。

原代细胞培养24小时后，多数组织块已贴壁。大量细胞从组织块贴壁处向周围生长，细胞形状多为梭形，生长迅速。传代培养后，有少量神经球出现，成悬浮状态生长，仍有大量的梭形细胞贴壁生长。如继续培养，则神经球增大，数量增多；并可见部分神经球贴壁生长，细胞团向四周发出放射状的条索。随着培养时间的延长，这些细胞仍保持旺盛的生长状态，使细胞索不断增粗和伸长。此时的细胞主要由小圆形和较大的梭形细胞组成。传5代以后的细胞极易贴壁，只有很少量的神经细胞球存在。

第三节 免疫酶技术

采用免疫酶组织化学技术和放射免疫测定技术，对TBI后脑组织中某种待检大分子物质（抗原或抗体）进行定性、定位或定量测定，研究它们在脑损伤发病机制中的作用。

一、免疫酶组织化学技术

免疫酶技术的建立是基于抗原与抗体特异性结合的原理，用特定的酶标记抗体或抗原，使之成为具有示踪活性的免疫酶。然后在示踪标记反应中，根据免疫酶催化其相应底物后显色的程度，对某种待检大分子物质（抗原或抗体）进行定性、定位或定量测定。依据检测方式大致分为两类：酶免疫组织化学染色技术和酶免疫微量测定技术（图67-1）。

免疫酶组织化学技术是以组织细胞切片为目标，原位示踪抗原或抗体的免疫酶技术，它已逐步发展成为一项先进的免疫化学示踪技术，由于其具有以下优点而得到广泛应用：① 灵敏度高，特异性强；② 可定量、定性检测可溶性抗原和抗体；③ 试剂稳定，仪器设备简单；④ 操作安全，重复性好等。

1970年，Sternberger利用酶免疫学原理，建立了非标记抗体免疫过氧化物酶法，即过氧化物酶抗过氧化物酶（PAP）复合物法。自那以后，免疫酶组织化学技术有了很大的发展，得到广泛应用。它与免疫荧光技术相比具有以下优点：① 不需要特殊显微镜，目前已成为最常用的免疫组织化学（immunohistochemistry, IHC）方法，应用广泛；② 定位准确，对比度好；③ 染色标本可长期保存；④ 可用苏木精等染料复染，便于与形态学相结合；⑤ 显色反应的产物颜色易分辨，且电子密度大，便于光镜及电镜观察。

抗生物素蛋白-生物素-过氧化物酶复合物（avidin-biotin-peroxidase complex, ABC）法是在桥连抗生物素蛋白-生物素法（BAB法）和标记抗生物素蛋白-生物素法（LAB法）的基础上改良的，其特点是利用亲和素分别连接生物素标记的第二抗体和生物素标记的酶。ABC法与LAB法、BAB法不同的是第一抗体不为生物素所标记，生物素标记的第二抗体与ABC复合物相连接，最后进行显色反应定位。复合物是将过氧化物酶结合在生物素上，再将生物素-过氧化物酶连接物与过量的抗生物素蛋白反应而制备的。ABC法与LAB法、BAB法相比较具有敏感性高、特异性强、背景染色淡等优点。

尽管酶免疫方法种类繁多，却基于同一原理，即用酶促反应的放大作用来显示初级免疫学反应的特定产物。下面介绍实验中常用的PAP复合物法和ABC法的操作流程。

1. PAP复合物法的操作流程

（1）固定组织细胞及其相应的抗原。

（2）加兔对受检抗原的特异性抗体，使其反应后形成抗原-抗体复合物，清洗未反应成分。

（3）加羊抗兔抗体（桥联抗体），充分作用后，清洗未反应成分。

（4）加PAP复合物，充分作用后，清洗未反应成分。

（5）加底物显色，封片后光镜观察。

2. ABC法的操作流程

（1）切片脱蜡至水化。

（2）0.01 mol/L、pH 7.2、磷酸盐缓冲液（PBS）洗3次，3分钟/次。

（3）0.3%过氧化氢（H_2O_2）-甲醇10～20分钟（封闭内源性过氧化物酶）。

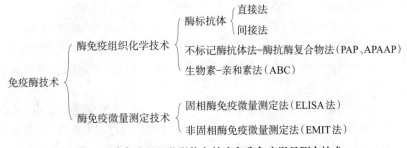

图67-1 酶免疫组织化学染色技术和酶免疫微量测定技术

（4）0.1%～0.05%胰蛋白酶消化10～30分钟，重复步骤（2）。

（5）5%～10%二抗动物正常血清（未免疫血清），室温20分钟（起封闭阻断作用）。

（6）吸除多余血清，即刻加入适当稀释的一抗，37℃、60分钟或4℃过夜，重复步骤（2）。

（7）加生物素化二抗1：200，37℃、40分钟，重复步骤（2）。

（8）加ABC复合物（1：100～1：150），37℃、40分钟，重复步骤（2）。ABC复合物于用前半小时将抗生物素蛋白与生物素–辣根过氧化物酶（HRP）等量混合制备。

（9）0.04%二氨基联苯胺（DAB）+ 0.03%H_2O_2显色，冲洗。

（10）苏木精衬染，盐水酒精分化，封片观察。

二、酶联免疫吸附测定法

ELISA是酶联免疫吸附测定的英文简写。近二十几年来，免疫学分析方法发展很快。继20世纪50年代的免疫荧光试验（immunofluorescence assay, IFA）和60年代的放射免疫测定（radioimmunoassay, RIA）分析技术之后，1971年Engvall和Perlmann发表了ELISA用于IgG定量测定的文章。ELISA是继IFA和RIA技术之后发展起来的一种免疫酶技术，是一种用酶标记抗原或抗体的方法。由于酶的高效生物催化作用，一个酶分子在数分钟内可以催化几十、几百个底物分子发生反应，产生了放大作用，使得原来极其微乎其微的抗原或抗体在数分钟后就可被识别出来。

ELISA法是一种敏感性高、特异性强、重复性好的实验诊断方法。将抗原、抗体免疫反应的特异性和酶的高效催化作用原理有机地结合起来，可敏感地检测体液中微量的特异性抗体或抗原。此项技术自20世纪70年代初问世以来，发展十分迅速。由于其试剂稳定、易保存，操作简便，结果判断较客观等因素，目前已被广泛用于生物学和医学科学的许多领域。

ELISA是以免疫学反应为基础，将抗原、抗体的特异性反应与酶对底物的高效催化作用相结合起来的一种敏感性很高的试验技术。其基础是抗原或抗体的固相化及抗原或抗体的酶标记，基本原理有3条：

（1）抗原或抗体能以物理性地吸附于固相载体表面，可能是蛋白和聚苯乙烯表面间的疏水性部分相互吸附，并保持其免疫学活性。

（2）抗原或抗体可通过共价键与酶连接形成酶结合物，而此种酶结合物仍能保持其免疫学和酶学活性。

（3）酶结合物与相应抗原或抗体结合后，可根据加入底物的颜色反应来判定是否有免疫反应的存在，而且颜色反应的深浅是与标本中相应抗原或抗体的量成正比例的，因此，可以按底物显色的程度显示试验结果。

由于抗原、抗体的反应在一种固相载体——聚苯乙烯微量滴定板的孔中进行，每加入一种试剂孵育后，可通过洗涤除去多余的游离反应物，从而保证试验结果的特异性与稳定性。在测定时，把受检标本（测定其中的抗体或抗原）和酶标抗原或抗体按不同的步骤与固相载体表面的抗原或抗体起反应。用洗涤的方法使固相载体上形成的抗原抗体复合物与其他物质分开，最后结合在固相载体上的酶量与标本中受检物质的量成一定的比例。加入酶反应的底物后，底物被酶催化变为有色产物，产物的量与标本中受检物质的量直接相关，故可根据颜色反应的深浅进行定性或定量分析。由于酶的催化频率很高，故可极大地放大反应效果，从而使测定方法达到很高的敏感度。

三、放射免疫测定技术

RIA是20世纪60年代发展起来的一种体外分析新技术。它综合了放射性核素的灵敏性与抗原–抗体反应的特异性两大优点，因此，样品（如血、尿等）无须提纯，而且能检出纳克甚至皮克量的待测物质（如各种激素、肿瘤相关抗原、病毒、药物等）。

RIA也是基于抗原与抗体特异性结合的原理。用特定的放射性核素标记抗原，使之成为具有示踪活性的物质。然后再通过放射性核素标记的特性，在放射性核素记录仪上，根据放射性核素的强度，对某种待检大分子物质（抗原）进行定量测定。尽管用于标记抗体的放射性核素种类繁多，但都基于同一原理，即用放射性核素来标记需要测定的特定产物的标准品。下面介绍实验室常用的碘–125（^{125}I）标记放射免疫测定法的操作流程：

（1）^{125}I标记待测定的某种物质的标准品。

（2）作出特异性抗原–抗体标准曲线。

（3）每个待测试管中加入抗体、^{125}I标记的抗原以及待测标本在常温下混合孵育24小时左右。

（4）每个待测试管中加入活性炭吸附未结合抗体的游离的^{125}I标记的抗原。

（5）吸出待测试管中上清液（含特异性结合抗体的^{125}I标记的抗原），放入放射性核素记录仪测定。

（6）通过标准品的标准曲线计算出待测物质（抗原）的含量。

由于放射免疫测定法灵敏度高和特异性强的特点，可测定皮克水平物质，实验研究中常用于测定脑组织和脑脊液中神经肽含量变化。

第四节　常用分子生物学技术

随着基础医学研究水平的不断提高,分子生物学技术在脑外伤研究中的作用越来越显著,而且,分子生物学技术推动了脑损伤的实验研究进展。大量研究从分子水平揭示了脑组织损伤(死亡)发生的机制,并创造了新的治疗方法。

一、RNA 抽提

RNA抽提最常用的方法是异硫氰酸胍一步法。基本原理是首先用异硫氰酸胍裂解组织或细胞,根据RNA在酸性环境中稳定的特性,再采用水饱和酚分离组织中RNA。目前,已有多种商品化的RNA提取试剂盒。本文介绍Gibco公司生产的Trizol提取RNA的实验步骤。Trizol法适用于人类、动物、植物、微生物的组织或培养细菌,样品量从几十毫克至几克。用Trizol法提取的总RNA绝无蛋白质和DNA污染。RNA可直接用于Northern印迹分析、斑点杂交、Poly(A)+分离、体外翻译、RNase封阻分析和分子克隆等。

将组织迅速置于液氮中,使组织中的蛋白酶失活,加入适量的Trizol,充分匀浆,冰浴5分钟;培养的细胞用冷的PBS洗涤数次,加入适量的Trizol,充分吹打裂解细胞,冰浴5分钟。组织或细胞裂解液5 000 g 4℃离心10分钟;取上清,加入1/5体积氯仿,振荡混匀,12 000 g 4℃离心15分钟;将上层水相小心移至新管,加等体积异丙醇,-20℃放置30分钟,12 000 g 4℃离心15分钟;弃上清,加入1 mL预冷的75%乙醇,与沉淀混匀后12 000 g 4℃离心5分钟;弃上清,将RNA沉淀晾干,溶于20 μl去离子水,-70℃保存。甲醛变性胶电泳可见28S及18S核糖体RNA条带,表明抽提的总RNA无明显降解。

注意:① 整个操作要戴口罩及一次性手套,并尽可能在低温下操作。② 加氯仿前的匀浆液可在-70℃保存1个月以上,RNA沉淀在70%乙醇中可在4℃保存1周,-20℃保存1年。

二、反转录反应

反转录(reverse transcription, RT)反应是指在逆转录酶的催化下,以RNA为模板合成互补DNA的反应。目前商品化反转录酶有从禽类成髓细胞瘤病毒纯化到的禽类成髓细胞病毒(AMV)逆转录酶和从表达克隆化的Moloney鼠白血病病毒反转录酶基因的大肠杆菌中分离到的鼠白血病病毒(MLV)反转录酶。AMV反转录酶包括两个具有若干种酶活性的多肽亚基,这些活性包括依赖于RNA的DNA合成,依赖于DNA的DNA合成以及对DNA-RNA杂交体的RNA部分进行内切降解(RNA酶H活性)。MLV反转录酶只有单个多肽亚基,兼备依赖于RNA和依赖于DNA的DNA合成活性,但降解RNA-DNA杂交体中RNA的能力较弱,且对热的稳定性较AMV反转录酶差。目前在RT反应中常用的引物为Oligo(dT)、随机引物(random primer)和基因特异性引物(gene-specific primer),其中最常用的为Oligo(dT)12-18引物。

Oligo(dT)引物的优点:① 只会反转录mRNA;② 有机会做出全长cDNA(拷贝或互补DNA)(mRNA长度较短者);③ 所有基因的mRNA皆可反转录为cDNA。缺点为:若mRNA太长,可能会做不完全,部分片段可能无法得到cDNA。

随机引物的优点:① 无论mRNA长短,全段皆有机会被反转录为cDNA;② 所有基因的mRNA皆可反转录为cDNA。缺点为:除mRNA外,tRNA、rRNA皆有机会被反转录为cDNA。

基因特异性引物的优点:① 专一性高,只有特定基因的mRNA被转录;② 可用以定位转录起始点(mapping transcriptional start site)。缺点为:无法利用其他基因的mRNA的后续研究(如克隆、聚合酶链反应等)。

为了减少RNA酶污染,通常反应体系中加入一种从人胎盘提取的RNA抑制剂。下面介绍我们实验室使用的RT反应体系。

(1) 在0.5 mL离心管中加入:总RNA 2～4 μg,Oligo(dT)(0.5 μg/μL)1 μL,DEPC水补足至18 μL。70℃水浴3分钟,冰上骤冷5分钟。

(2) 依次加入:5×缓冲液5 μL,dNTP(25 mmol/L)0.5 μL,RNase抑制剂0.5 μL,M-MLV反转录酶1 μL。42℃水浴2小时,95℃水浴3分钟,冰上骤冷5分钟,-20℃保存。

三、聚合酶链反应

聚合酶链反应(PCR)是指在引物指导下由酶催化的对特定的克隆或基因组DNA序列进行的扩增反应。该方法最早由Mullis于1987年发明,现已成为实验室常规的操作,并已实现自动化。PCR的主要内容是重复性的循环,其中每一个循环包括3个基本步骤:① 高温下双链DNA变性解链;② 低温下寡核苷酸引物与单链模板配对退火;③ 在酶催化下由引物延伸合成完整的目的片段拷贝,该拷贝又可作为下一个循环的模板。在我们实验室通常采用以下PCR条件:99℃ 2分钟→94℃ 30秒,X℃(介于48 ～ 72℃之间,视具体的实验条件而定)30秒,72℃ Y秒(Y值是根据目的片段的大小而定的延伸时间)×n次循环→72℃ 5分钟。

引物的3′端必须与目的片段精确互补,而5′端可以是非互补性的尾巴,通常是内切酶位点序列或启动子序列,在PCR中同样被合成。随着循环的进行,原来的模板和新合成的目的片段均作为底物参与变性、退火、延伸等反应。理论上讲(即假定扩增效率为100%),每循环结束,目的片段的数量要增加1倍,即呈几何级数增加。

1. 标准的PCR过程　分为3步:

(1)DNA变性(90 ～ 96℃):双链DNA模板在热作用下,氢键断裂,形成单链DNA。

(2)退火(25 ～ 65℃):系统温度降低,引物与DNA模板结合,形成局部双链。

(3)延伸(70 ～ 75℃):在Taq酶(在72℃左右最佳的活性)的作用下,以dNTP为原料,从引物的5′端→3′端延伸,合成与模板互补的DNA链。

每一循环经过变性、退火和延伸,DNA含量即增加1倍。

现在有些PCR因为扩增区很短,即使Taq酶活性不是最佳也能在很短的时间内复制完成,因此可以改为两步法,即退火和延伸同时在60 ～ 65℃间进行,以减少一次升降温过程,提高了反应速度。

2. 标准PCR的反应体系　10×扩增缓冲液10 μL,4种dNTP混合物各200 μmol/L,引物各10 ～ 100 pmol,模板DNA 0.1 ～ 2 μg,Taq DNA聚合酶2.5 u,Mg^{2+} 1.5 mmol/L,加双或三蒸水至100 μL。

PCR反应五要素,即参加PCR反应的物质主要有5种:引物(PCR引物为DNA片段,细胞内DNA复制的引物为一段RNA链)、酶、dNTP、模板和缓冲液(其中需要Mg^{2+})。

四、RNA印迹

RNA印迹即Northern印迹,是一种将RNA从琼脂糖凝胶中转印到硝酸纤维素膜上的方法。DNA印迹技术由Southern于1975年创建,称为Southern印迹技术,RNA印迹技术正好与DNA相对应,故被称为Northern印迹,与此原理相似的蛋白质印迹技术则被称为Western印迹技术。

RNA印迹杂交的RNA吸印与DNA印迹杂交的DNA吸印方法类似,只是在进样前用甲基氢氧化银、乙二醛或甲醛使RNA变性,而不用氢氧化钠(NaOH),因为它会水解RNA的2′-羟基基团。RNA变性后有利于在转印过程中与硝酸纤维素膜结合;它同样可在高盐中进行转印,但在烘烤前与膜结合得并不牢固,所以在转印后用低盐缓冲液洗脱,否则RNA会被洗脱。在胶中不能加溴化乙锭(EB),因为它会影响RNA与硝酸纤维素膜的结合。为测定片段大小,可在同一块胶上加分子量标记物一同电泳,之后将标记物切下、上色、照相,样品胶则进行RNA转印。标记物胶上色的方法是在暗室中将其浸在含5 μg/mL EB的0.1 mol/L醋酸铵中10分钟,光在水中就可脱色,在紫外光下用一次成像相机拍照时,上色的RNA胶要尽可能少接触紫外线,若接触太多或在白炽灯下暴露过久,会使RNA信号降低。琼脂糖凝胶中分离功能完整的mRNA时,甲基氢氧化银是一种强力、可逆变性剂,但是有毒,因而许多人喜用甲醛作为变性剂。所有操作均应避免RNase的污染。

RNA印迹可以测定总RNA或poly(A)+RNA样品中特定mRNA分子的大小和丰度。RNA分子在变性琼脂糖凝胶中按其大小不同而相互分开,分离RNA分子的变性琼脂糖凝胶可用乙二醛-二甲基亚砜(DMSO)或甲醛变性琼脂糖凝胶,RNA在乙二醛-DMSO变性琼脂糖凝胶中的电泳比较困难,因为泳动速率较慢而且需将电泳液进行循环以避免电泳过程中形成过高的H^+梯度,但RNA杂交所显示的RNA条带更为锐利。电泳完毕后,可以采用毛细管洗脱、真空转移和电印迹等方法,将RNA自琼脂糖凝胶转移至活化纤维素、硝酸纤维素滤膜、玻璃或尼龙膜。紫外线照射或加热烘烤,可使RNA固定在滤膜上,用放射性或非放射性标记的DNA、RNA或寡核苷酸探针进行杂交,通过放射自显影、化学发光等对待测的RNA分子进行作图。下面介绍RNA印迹的大致实验流程:

(1)10 ～ 20 μg总RNA热变性后,经甲醛变性琼脂糖凝胶电泳分离。

(2)紫外灯下拍照,记录18S和28S RNA的位置。

(3)毛细管洗脱法将RNA转移至尼龙膜上,120℃ 30分钟,固定RNA。

(4)预杂交1 ～ 2小时、放入放射性探针杂交16 ～ 24小时(杂交液中含50%甲酰胺,杂交温度为42℃;杂交液中不含甲酰胺,杂交温度为68℃)。

(5)不同浓度的柠檬酸钠(SSC)溶液洗涤滤膜,去除多余的探针。

（6）用 X 线片进行放射自显影。

五、原位杂交组织化学

原位杂交组织化学简称原位杂交，是将分子杂交与组织化学相结合的一项技术，也称杂交组织化学、细胞杂交。原位杂交的基本原理是含有互补序列的标记 DNA 或 RNA 片段即探针，在适宜的条件下与细胞内特定的 DNA 或 RNA 形成稳定的杂交体。根据所用的探针和靶核酸的不同，原位杂交可分为 DNA-DNA 杂交、DNA-RNA 杂交和 RNA-RNA 杂交 3 类。根据探针的标记物是否能直接被检测，原位杂交又分为直接法和间接法两类。所谓直接法，即探针用放射性核素、荧光素或一些酶标记，探针与组织细胞内靶核酸所形成的杂交体可分别通过放射自显影、荧光显微镜术或成色的酶促反应直接显示。而间接法一般都用半抗原来标记探针，通过免疫组织化学对半抗原的定位，间接显示探针与组织细胞内靶核酸所形成的杂交体。

地高辛（Dig）是一种仅存于洋地黄类植物的花和叶子中的类固醇半抗原，其标记原位杂交的敏感性较高，与放射性原位杂交相当，且克服了生物素标记原位杂交中内源性生物素干扰的缺点，现已广泛应用于原位杂交技术。地高辛可通过一个 11 碳原子的连接臂与尿嘧啶核苷酸（UTP）嘧啶环上的第 5 组碳原子相连，形成地高辛标记的尿嘧啶核苷酸。Roche 公司有商品化的 Dig-UTP、Dig-dUTP 和 Dig-ddUTP，分别适用于 RNA 探针、DNA 探针和寡核苷酸探针标记。用标记探针做原位杂交，杂交体可用特异性抗地高辛抗体免疫组织化学技术检测。

现以使用地高辛标记的反义 cRNA 探针进行原位杂交为例，介绍原位杂交的大致过程：

（1）制备地高辛标记的反义 cRNA 探针：以含目的基因的线性质粒为模板，加入含 Dig-UTP 的 NTP 混合物，在 T7、T3 或 SP6 RNA 聚合酶作用下体外转录合成反义 cRNA 探针。

（2）原位杂交：采用贴片法或飘浮法进行原位杂交。将切片用 0.1 mol/L 甘氨酸、0.4% Triton X-100 和蛋白酶 K（1 mg/L）预处理后，放入含地高辛标记的反义 cRNA 探针的杂交液中，42℃孵育 20 小时，2×SSC 和 0.5×SSC 漂洗后，加入碱性磷酸酶标记的抗地高辛抗体 Fab 片段，4℃过夜，用氯化硝基四氮唑蓝（NBT）和 5-溴-4-氯-3-吲哚磷酸（BCIP）室温避光显色 3 小时后封片观察。阴性对照则将切片用 RNAse A（20 μg/mL）37℃处理 30 分钟。其他步骤则同上述原位杂交程序。

六、单细胞测序

单细胞测序（single-cell sequencing）是指在单个细胞的水平上，对基因组、转录组、表观组进行高通量测序分析，不同于普通测序所提取的 RNA（或 DNA）源于样本中的多个细胞，不会受到不同细胞间异质性（heterogeneity）的影响。

以单细胞 RNA 测序为例，介绍一下大致流程。

1. **将器官或组织解离制成单细胞悬液** 捕获单细胞用于单细胞 RNA 测序（scRNA-seq）分析。

（1）连续稀释法：是通过连续稀释细胞群来获得单个细胞，是相对简单，但精确度最低的方法，很少应用。

（2）显微操作技术：使用镊子或显微操作器、微量移液器和显微镜从组织切片或早期胚胎中分离单个细胞，可以有效确保每个样本是单个细胞，但劳动强度大且通量低。

（3）激光捕获显微切割（LCM）：利用激光束从固定组织切片中分割细胞。优点是它可以提供一些空间信息，但是与显微操作一样，它也是通量低且劳动强度大，而且切割精度有限，不能干净地捕获单个细胞。

（4）荧光激活细胞分选仪（fluorescence-activated cell sorting, FACS）：通过荧光标记对细胞进行分选，具有高精确度、高通量优势，但是需要大量悬浮细胞作为材料。它是目前较为经济且有效的方法。

（5）微流控技术：基于细胞自身特性（直径、表面抗原、电极等）进行分离，像 Drop-seq 和 inDrop 平台，允许在使用微流体和脂质滴技术进行单细胞分离后进行高效的多重 RNA 分离和 cDNA 制备。其价格比较高昂，而且 DNA 测序只能从 DNA 的 3′末端进行。因此，此方法无法检测到其他剪接形式或使用单核苷酸多态性（SNP）检测等位基因特异性表达。在这方面，诸如 Smart-seq2（基于板的细胞收集和测序方法）之类的方法无须使用独特的测序引物，就能够对全长转录本进行测序。

2. **裂解单个细胞** 常用的是酶降解法（如溶菌酶和蛋白酶），但这些酶都需要在 37℃下孵育，但此时转录相关的酶也处于活性最大状态，会导致细胞在裂解过程中因响应外来环境而改变其基因表达模式，像 *fos* 和 *jun* 家族的多个成员在内的早期反应基因在 37℃下仅解离几分钟后，其基因表达就显著升高。因此，细胞裂解过程的基因表达假象在一定程度上影响了最后的数据分析。有人提出对细胞核而不是整个细胞进行 RNA 测序，但核 RNA 测序的主要缺点是细胞核中只有一小部分细胞RNA（通常为10%～20%）。还有通过使用转录抑制剂来实现细胞解离过程中体内基因表达模式的保存，添加α-鹅膏蕈碱（可抑制RNA聚合酶Ⅱ的转录）可减少细胞解离过程中的基因表达假象，缺点是α-鹅膏蕈碱的细胞吸收缓慢，可能需要数小时，并且需要特定转运蛋白。或者使用冷适应的蛋白水解酶进行单细胞解离，使用嗜冷微生物的蛋白酶在接近冰的温度下进行细胞解离，从而更好地保留体内基因表达模式。

3. 将RNA通过PCR逆转录合成cDNA 再进行扩增以确保有足够的材料来生成用于测序的cDNA文库，可在cDNA第一链合成时掺入特定的分子信标（sequence tag），防止由于PCR扩增引起的偏差，因为PCR针对某些特定序列（比如高GC含量或茎环结构等）的低反应效率也会呈指数形式扩增，而标签分子的数量可以准确地反映出细胞里原始RNA分子的数量。

第五节　常用病理生理技术

除了目前临床常用的血压、呼吸、脉搏、血气、颅内压（ICP）、脑血流量（CBF）等指标外，通过动态监测颅脑损伤后脑组织氧含量、pH、生化物质含量变化，可以判断它们在脑损伤发病机制中的作用，预测病人的预后。

一、颅内压监测

ICP增高是临床常见的症状，它严重危害病人的生命。它导致的一系列病理生理学及生物化学方面的改变，往往使病情更趋恶化，其危害性甚至会超过原发病。而临床医生能够准确地得到病人ICP值，对病情判断、指导治疗、抢救生命以及判断预后都是非常重要的。传统ICP监测多是通过腰椎穿刺或开颅等有创方式测量，存在创伤、感染、脑疝、低颅压等并发症。如果以无创方式进行准确的ICP测定不仅可以避免上述不良后果，而且也给临床诊断与治疗带来极大方便。

（一）传统ICP测定方法及利弊

有创ICP监测于1951年由Guillaume和Janny首先应用。根据压力传感方式的不同可分为液压传感式监测、非液压传感式监测及光纤传感颅内压监测。探头放置的部位有脑室、硬脑膜外、硬脑膜下、蛛网膜下腔、脑实质等，各部位所测的压力有一定差别。目前应用最广泛的仍是液压式脑室测压，被视为金标准。此方法的优点是可以同时引流脑脊液，从而起到治疗颅内高压的目的。脑实质内放置探头方法简单、感染率小，是脑室测压的良好替代，但其测量结果准确性仍比不上脑室内测压。而遥测ICP测量技术尚不可靠且不易获得。

有创ICP监测可引起一些并发症，如颅内感染（0～9%）、颅内出血（1.4%～5%）、脑脊液漏等。一些技术原因可使检测失败，如探头阻塞、探头移位等，

发生率可达10%～25%。另外，监测时基线漂移，也直接影响检测结果的准确性。神经内科仍沿用传统的腰椎穿刺法测定ICP。腰椎穿刺虽较简便易行，但同样可引发低颅压、颅内感染等并发症，而且腰椎穿刺的适用范围有限，当病人病情严重不能配合，或有脑疝危险时，禁忌腰椎穿刺。一些疾病如颅内感染等容易出现蛛网膜粘连，或脑脊液循环梗阻，腰椎穿刺测定的压力并不能真实反映ICP。

（二）无创ICP监测现状

1. 视网膜静脉压检测ICP Firsching等通过实验证实，ICP增高将导致视神经乳头水肿和视网膜静脉搏动消失。视网膜静脉压测定为瞬间测定ICP提供了方便、实用的检测方法，可容易地重复测定，并且使用范围广，但不适合长期监测。

2. 耳鼓膜检测ICP 有研究发现，耳声发射，尤以畸变产物耳声发射（distortion product otoacoustic emissions, DPOAE）可作为一种非侵入性检测ICP的方法，但其准确性和可行性尚需进一步研究，并且此方法在临床上也存在一些缺陷。

3. 基于声学的方法检测ICP Levinsky等提出了一种新的方法基于经颅声学信号（transcranial acoustic signals, TCA信号），TCA信号从右外耳道中的设备发送，通过左外耳道中的设备与头部产生的声音信号混合，连续无创监测ICP。TCA信号检测依赖于颅内结构特性，操作简单易行，准确性较高，但需要更多的研究来评估其有用性和功能。

4. 前囟测压法 1959年，Davidoff等改变Schiotz眼压计后，通过测前囟压（anterior fontanel pressure, AFP）测ICP。1974年Wealthall根据共面原理应用APT-16型测量仪测前囟压，仍有压陷的问题影响测量值。1977年，Salmon应用平置式传感器测定前囟压，

很大程度上排除了前囟软组织弹力的影响。鹿特丹遥测传感器（Rotterdam teletransducer，RTT）是目前广泛应用的较可靠的技术，它和有创性ICP监测的相关性好（$r=0.96 \sim 0.98$）。

二、脑血流测定

ICP是指颅腔内容物对颅腔壁所产生的压力，以脑脊液压力为代表。颅腔内容物主要有脑组织、脑脊液与血液3种成分。正常情况下，三者中有一种的体积增大或增加，其他两种内容物的量则相应减少，实现ICP在一定限度内保持平衡状态。ICP增高是神经科临床工作中常遇到的一个重要问题。ICP增高时，脑静脉系统的血液受挤压而排出增多，脑的血流量减少，此时，ICP可有所降低。ICP轻度升高时，由于ICP生理调节和脑血管自动调节反应，脑血管阻力减少，虽然脑动脉灌注压可能有所下降，但脑血流量尚可基本保持不变。ICP持续升高，自动调节机能受损，脑灌注压降低，导致脑血流量减少，颅底血管的血液流速亦将减低。ICP严重增高达到动脉舒张压水平时，脑灌注压为零，脑血循环停止。严重脑供血不足的病人，在20秒内进入昏迷状态，4 ～ 8分钟可导致脑细胞发生不可逆的损伤，病人可表现为植物人状态或死亡。所以，如何对ICP实施有效的监测，并随时据监测结果采取针对性措施以缓解ICP，将脑灌注压（CPP）控制在正常范围 [$0.69 \sim 1.77$ kPa（$70 \sim 180$ mmH$_2$O）] 内，避免脑缺氧及继发性损害至关重要。

目前报道最多的是经颅多普勒（TCD）无创性ICP监测技术。TCD通过观察高ICP时的脑血管动力学改变来估计ICP。TCD监测ICP的病理生理基础为CPP，后者为全身平均动脉压（mean systemic arterial pressure，mSAP）减去颅内压。CBF与CPP呈正比，与脑血管阻力（CVR）呈反比，即CBF=（mSAP−ICP）/CVR。当脑血管自动调节功能存在时，ICP升高，CPP降低，脑小动脉扩张，CVR减小以保持脑血供恒定，此时舒张压（DBP）比收缩压（SBP）下降明显，故脉压差增大，而反映脉压差的搏动指数（pulsatility index，PI）、阻力指数（resistance index，RI）增高。当ICP持续增高时，脑血管自动调节功能减退，脑循环减慢，CBF减少，收缩期血流速度（v_s）、舒张期血流速度（v_d）、平均血流速度（v_m）均降低。1982年，Aaslid首先报道了TCD技术，并在理论上说明了TCD波和CPP之间的关系：① ICP升高时v_m、v_s和v_d下降，以v_d下降最明显；② ICP升高时PI和RI明显增大。Chan等发现，CPP的下降主要是因v_d下降，当CPP下降至一个临界值

103 kPa（770 mmHg），PI [PI=（$v_s - v_d$）/v_m] 和RI [RI=（$v_s - v_d$）/v_s] 急剧增高。

三、脑血管自主调节能力监测

脑血管自动调节（cerebrovascular autoregulation，CA）是指当CPP波动时，颅内血管通过收缩或舒张来维持CBF稳定。当CA受损时，创伤性脑损伤病人常预后不良。最有名的测量指标是压力反应性指数（PRx），这是反映ICP与动脉压（ABP）之间的相关系数，当CA正常时，PRx(t)为负数。一般情况下，PRx与CPP随时间的变化成"U"形曲线，最低点即为最佳自身调节范围。因此，PRx对应的最小的CPP被认为代表了最佳的自主调节状态。基于自主调节指导的方法进行个体化CPP目标管理，能有效防止脑灌注不足。在临床实践中广泛采用有创监测ICP和ABP评估CA，其局限性是必须将ICP传感器植入脑室或脑实质内。

无创性超声波监测系统应用"飞行时间"原理，测量颅内血容量（intracranial blood volume，IBV）的变化。由血管扩张收缩引起的IBV(t)的慢波变化反映了小动脉和毛细血管的直径改变，将非侵入性CA指数定义成体积反应性指数 [VRx(t)]，为IBV(t)和ABP(t)慢波之间的移动相关系数。其优势在于能够反映大脑两个半球的血流自动调节变化，但不能反映局部和侵入性记录的ICP波动。该方法尚在研究中，未用于临床；而且目前仍缺乏关于CA监测的金标准。

四、脑组织氧含量监测技术

TBI后，脑血流的自动调节功能受损，极易发生脑缺血和缺氧。TBI后的脑缺血、缺氧是造成外伤后继发性脑损害的一个重要原因。在某些病理生理情况下，即使血压、血气均在正常范围内，仍可能出现脑组织缺氧，即选择性缺氧。因而，准确有效地监测脑组织氧合情况，有助于早期发现和治疗脑缺血、缺氧，减轻继发性脑损害，改善病人的预后。

（一）脑组织氧分压监测

脑组织氧分压（P$_{ti}$O$_2$）监测是随着电子和光纤技术的发展而新近涌现兴起的有创脑组织氧含量监测技术。目前可分为两类：一类是仅测定脑组织PO$_2$的LICOX系统；另一类是同时测定脑组织PO$_2$、PCO$_2$、pH和脑组织温度的Neurotrend系统。Neurotrend系统是采用原先用于血管内血气监测的Paratrend 7探头技术，在直径0.5 mm、长约25 mm的微导管中同时容纳有两个用于测定PCO$_2$和pH的光纤探头，一个用于测定PO$_2$的微型Clark电极和一个测脑温的热偶电极。使用前先在体外

经过3种精确气体标定，然后利用颅骨钻孔或术中置入脑组织，进行多参数变化的连续监测。由于是多参数反映脑组织的氧合情况，因而Neurotrend系统较LICOX系统更为准确、全面。一般情况下，正常人脑组织的平均PO₂为3.33～4.00 kPa（25～30 mmHg）。

（二）脑组织氧分压监测的优点

$P_{ti}O_2$监测技术与以往用于脑血流和脑氧监测方法，如近红外光谱法（NIRS）、颈静脉氧饱和度（SjvO₂）监测、经颅多普勒超声（TCD）等相比，有较大的优越性：① 以往的监测都只是间接反映脑组织代谢情况，且反映的是整个大脑的血流情况，故无法检测出局灶性缺血变化；而$P_{ti}O_2$则是直接测定脑组织氧代谢，且可测出局灶性缺血病灶。② 易操作，准确度高，测定值漂移小，且一次标定后可连续测定，不必再标定；而NIRS、SjvO₂等均存在敏感度低，容易受光强度、导管位置、头位变动的影响等问题，常使其记录的可靠性小于50%。③ 安全。由于脑氧探头直径仅0.5 mm，不会对脑组织产生大的损害。Dings对73例TBI病人监测中放置脑氧探头进行研究发现，有2例发生颅内小血肿，且均不需手术处理。2例血肿均只发生于同时放置脑氧探头（0.5 mm）和颅内压探头（3.1 mm）。探头放置平均1周，未见任何感染征象。

$P_{ti}O_2$技术的出现，为TBI病人的监测提供了新的手段。同时也使我们认识到，在某些情况下许多临床处理措施可能是具有双重性的，它在改善了大脑生理功能某一方面的同时，也可能会对其他方面产生不利的影响。这也说明了临床上对TBI病人采取全面、多样监测的重要性。而脑氧监测技术也只有同其他如ICP、CPP等监测技术联合应用，才能发挥更大的作用。

五、脑微透析和高效液相色谱技术

为了探明TBI后脑组织中某种生化物质含量变化，人们通常在实验时研究某一时间处死动物，取出脑组织，分离出各个脑区后匀浆离心，再取得含有某种生化物质的上清液待测。这种方法的缺点是仅能测定一次，而且在伤后某一个时间，无法动态了解TBI后某个脑区某种生化物质含量的变化规律。另外一个缺点是无法区分伤后脑细胞内外生化物质的含量变化的不同规律。20世纪80年代，脑微透析技术的发明解决了上述问题，为人们探索脑生化物质变化规律提供了十分理想的研究手段。

脑微透析技术的原理是在脑组织中放置具有与脑组织细胞外液生化物质自由交换的半透膜功能的探头，通过进出管道，连接微透泵，连续衡速注入（每分钟2～6 μL）透析液，收集经过半透膜与脑组织细胞外液生化物质交换流出的透析液，再注入高效液相分析仪或其他生化分析仪，测出我们需要测定的生化物质的含量。现在国外已有一整套脑微透析+自动生化分析系统，大大加快了研究速度。脑微透析已经发展成为一种标准的临床监测方式（与ICP和PbtO₂并用），也是一种研究工具，可用于阐明脑代谢、炎症、治疗方法、血-脑屏障转运以及对下游靶点的药物作用。

脑微透析技术的优点：① 动态了解TBI后某个脑区某种生化物质的含量变化规律；② 动态测定伤后脑细胞外液生化物质的含量变化不同规律；③ 能测定动物清醒状态下脑区某种生化物质的含量变化规律；④ 透析液不需要特殊处理即可直接注入高效液相分析仪或其他生化分析仪测定；⑤ 已用于氨基酸、乳酸、电解质等数十种生化物质含量测定。脑微透析技术的缺点是透析效率较低，不同生化物质透析效率不同，通常在20%以下，对于含量很低的生化物质测定较困难。而且常规脑微流体透析技术往往只能分析局部脑组织能量代谢情况，仍急需通过揭示整体脑能量状态的技术加以补充。

高效液相色谱法（HPLC）是化学、生物化学与分子生物学、医药学等学科领域与专业最为重要的分离分析技术，是一种必不可少的工具。HPLC是利用样品中的溶质在固定相和流动相之间分配系数的不同，进行连续的无数次的交换和分配而达到分离的过程。HPLC的优点是：检测的分辨率和灵敏度高，分析速度快，重复性好，定量精度高，应用范围广。适用于分析高沸点、大分子、强极性、热稳定性差的化合物。其缺点是：价格昂贵，要用各种填料柱，容量小，分析生物大分子和无机离子困难，流动相消耗大且有毒性的居多。

第六节　常用电生理技术

脑外伤的临床表现和结局具有多样性、复杂性、预后难以评估的特点，严重者可导致病人永久性伤残或死亡。脑外伤病人预后的评估在临床工作中对指导治疗及家属工作都有重要意义。影响脑外伤病人预后的因素很多,但起决定作用的是脑损伤的程度,因此,测定其损伤的程度是判断预后的关键。格拉斯哥昏迷评分(GCS)在一定程度上能反映脑外伤的轻重,但客观上受到诸多因素的影响,如失语、肢体外伤、眼外伤等,均可能影响GCS评分的实施及其结果的准确性。因此,近年来脑外伤电生理评估问题越来越引起人们的重视,它能从电生理角度用量化指标评价脑功能的状态,可作为治疗反应的评价。

一、脑电图监测

脑电图(EEG)是通过EEG描记仪将脑自身微弱的生物电放大记录成的一种曲线图,以帮助诊断疾病的一种现代辅助检查方法。它对被检查者没有任何创伤。EEG对脑部疾病有一定的诊断价值,主要用于TBI、颅内器质性病变(如癫痫、脑炎、脑血管疾病及颅内占位性病变等)的检查。EEG极易受各种因素干扰,应注意识别和排除。

1. **受检年龄与EEG关系** 儿童的大脑自我调节功能及对外界环境的自我保护功能不健全,随着年龄的增长而不断发育完善,因此儿童脑外伤后EEG异常率较高。有一部分小儿,慢波被棘波所代替,成为外伤性癫痫的主要原因。尤其对外伤后有过意识障碍者,必须定期做EEG检查,及时反映大脑皮质功能状态,提高临床的诊断率和治愈率。

2. **受检时间与EEG关系** 伤后24小时内出现异常,小儿占多数,伤后2天至7年,EEG有不同程度的异常,包括基本节律慢化,广泛性慢波,局限性慢波、棘波、锐波、棘慢波。外伤时间与首次癫痫发作时间几个月至7年不等,就诊前均无神经系统阳性体征,部分病人EEG 1~2年仍不恢复,临床上提示均有某种持久性的器质性损伤。

3. **外伤后意识状态与EEG关系** 头部外伤后有意识障碍者,EEG即有抑制现象。基本节律消失数小时后出现广泛性慢波,并可持续数天乃至数月。意识障碍越严重者,基本节律消失的时间越长,慢波越广泛,EEG恢复越困难,可以提示有发生晚期并发症的可能,特别是癫痫发作。

4. **受伤部位与EEG关系** 在异常的EEG中,除背景EEG有弥漫性 θ 波和 δ 波外,两侧波幅有明显不对称,患侧表现为中高幅慢节律改变,α波减弱,一侧波幅降低或出现懒波,局限性慢波,病灶中均有节律,与临床损伤部位有明显的一致性。有少数病人出现损伤对侧慢波或棘波,这可能与对冲伤有关。对冲部位的慢波比头部着力点可持续时间更长,使对冲部

位的脑组织更容易出现永久性损伤,造成神经细胞膜电位的长期波动,是诱发癫痫的主要原因。

5. **临床症状与EEG关系** EEG是客观反映大脑皮质受损情况的。有为数不少的病人主诉有严重的头痛、头晕症状,但EEG检查仅为轻度异常或正常,所以EEG的改变程度只与损伤程度有显著关系,而与临床自述症状有差异。一般来说,慢性期脑外伤病人的主观陈述与EEG异常程度成反比例关系,这可能是由于TBI后造成的心理障碍引起的。

采用16导无笔描记系统,按国际10-20系统安放电极,用DX-2000X型脑电图机进行单极和双极导联描记,对昏迷者采用动态EEG监测,对不配合的病人(如狂躁者)采用药物或自然睡眠EEG监测。EEG判断标准按国际标准分类。

轻度异常的EEG主要表现为广泛性低幅β节律或α波慢化及泛化,额颞部的慢波增多;中度异常主要表现为阵发性或局限性中-高幅 θ 波和 δ 波;重型异常主要表现为以 δ 波占优势,少数出现棘慢综合波。

二、脑电地形图的动态监测

脑电地形图(BEAM)对脑电信号进行定量分析,是定量EEG的一个分支。反映大脑机能变化的BEAM检查也可诊断脑外伤的部位。在急性轻、中型脑外伤中BEAM异常率为81.5%,敏感性强,但定性不够。

BEAM检查还可作为治疗反应的评价。Antai等报道小鼠感觉运动皮质区振荡所致轻型脑伤后立即给予神经节苷脂治疗,其BEAM总能量和快、慢β频带能量在治疗后15~30分钟开始好转,并可持续90~120分钟。

BEAM检查可作为判断昏迷病人临床预后的参考指标。多数观点认为脑波慢化的程度代表着脑功能损害的程度。严重的脑组织结构损害多表现为 δ 功率增强。脑外伤后有意识障碍的病人其BEAM基本节律消失,数小时后出现广泛性慢波,并可持续数天至数月;意识障碍越严重者,慢波越广泛,慢波功率值也越高,相应的BEAM恢复就越困难。

BEAM各频段的绝对功率值在个体中变异较大,不宜被作为判定指标。现在很多学者主张应用多种相对指标如功率值的比值、相对功率谱、功率谱的百分比等来评定脑功能较为全面。BEAM必须建立在无伪差的基础上,而EEG同时受多种因素的影响,如病人年龄、意识状态、环境、描记时间及药物等,故很难做到。计算机不能识别各种伪迹和痫样放电,故常与常

规EEG相互配合才能提高临床应用价值。

三、短潜伏期脑干听觉诱发电位的动态监测

短潜伏期诱发电位[如脑干听觉诱发电位（BAEP）等]几乎不受意识、睡眠及很大范围药理因素（包括通常的麻醉）等的影响。BAEP反映了局部脑干的功能变化。

一般说来，幕上病损其BAEP属正常，幕下病损或幕上严重病损影响了脑干听通路的功能甚至引起天幕裂孔疝时则有各种不同的BAEP变化：Ⅴ波PL，Ⅰ～Ⅴ IPL明显延长；在延髓受压阶段多数只能见到波Ⅰ。一般Ⅰ～Ⅲ IPL恢复较早，而Ⅰ～Ⅴ IPL恢复较慢。当脑干受压而移位时其一侧BAEP Ⅰ～Ⅲ IPL延长而另一侧Ⅲ～Ⅴ IPL也延长时，是脑干受压向对侧移位的BAEP征象。

脑干髓内病损BAEP的表现以Ⅲ、Ⅴ波异常为主，可伴有IPL延长，而脑干髓外病损则以IPL延长多见，但也可出现Ⅲ、Ⅴ波异常。当BAEP两侧IPL延长而IPL耳间差正常时，提示脑干中线部位损害；而当IPL耳间差增大时，则系一侧脑干病变波及另一侧。脑桥-延髓病损：仅见Ⅰ波正常，其后各波波形改变，潜伏期延长，Ⅰ～Ⅲ IPL延长。脑桥中、下段病损：Ⅲ、Ⅳ、Ⅴ波异常，Ⅲ～Ⅴ IPL延长。脑桥-中脑病损：Ⅲ、Ⅴ波异常，以及Ⅲ～Ⅴ IPL延长。

脑外伤后ICP增高病人，随ICP进行性增高，其BAEP潜伏期按Ⅴ-Ⅳ-Ⅲ-Ⅱ-Ⅰ波顺序逐渐延长。主要表现为Ⅴ波波幅下降及绝对潜伏期延长，还可出现Ⅰ～Ⅲ IPL和Ⅰ～Ⅴ IPL延长。ICP ≥ 4 kPa时，BAEP中度或重度异常率可达76%。

在TBI时，有些病人临床上不一定有脑干损伤的表现，但BAEP已有异常。BAEP早期异常主要由脑水肿所致，中后期则主要是由出血引起的继发性脑缺血改变所致。BAEP被普遍用来评估脑干损伤的部位和程度，并证明对意识障碍程度和预后判断有重要价值。

第七节　动物脑神经功能监测方法

为了判断药物或其他方法治疗TBI的疗效，除了降低病死率指标外，改善TBI后的脑神经功能十分重要，其中运动功能、平衡功能和记忆功能试验尤为重要。下面介绍国内外常用的大小动物的运动功能、平衡功能和记忆功能试验。

一、大动物脑功能评价系统

大多数国内外实验室采用下列灵长类动物神经功能评分法评价犬、猪、猴、狒狒等大动物脑神经功能（表67-1）。正常动物分值为20分，最低为0分；分值越低，脑功能障碍越显著。

表67-1　灵长类动物神经功能评分表

项　目	分　值			
	3分	2分	1分	0分
意识状态	清醒	嗜睡	昏迷	深昏迷
运动	正常行走	跛行（轻瘫）	不能站立（俯卧）	不动
肌张力	正常	增高	减弱	无张力
饮食		自己进食	仅有进食反应	无反应
视力	正常观看	有视反应	有瞳孔光反应	无
疼痛反应		灵敏	迟钝	无反应
排尿		正常	尿失禁	尿潴留
排便		正常	大便失禁	不能排便

二、大白鼠运动功能评价方法

1. **行走试验**(beam walking test, BWT) 行走试验是由一根长100 cm、宽1.5 cm木条和一个长20 cm、宽15 cm、高20 cm木盒组成。当动物听到噪声时,大白鼠会从木条一端逃到另一端木盒中。正常大白鼠通过训练几次,能在5秒之内完成这个过程。通过训练测试的大白鼠随机分组进入实验。TBI后大白鼠完成行走试验的时间大大延长。通过测试大白鼠完成行走试验的时间来判断动物的运动功能,时间越长,动物运动功能障碍越显著。

2. **平衡试验**(beam balance test, BBT) 平衡试验是由一根长30 cm、宽1.5 cm木条和一个长30 cm、宽30 cm木板组成。当大白鼠放置在木条上时,动物在木条上的平衡状态可作为评分条件。具体评分方法:1分,平稳不动;2分,比较平稳,稍微晃动;3分,较大晃动;4分,站在木条上一段时间后滑下悬挂在木条上掉下;5分,站在木条上一段时间后从木条上掉下;6分,无法站在木条上,立即从木条上掉下。通过训练测试的大白鼠随机分组进入实验。TBI后大白鼠完成平衡试验的能力减退。通过测试大白鼠完成平衡试验的评分来判断动物的平衡功能,评分越高,动物平衡功能障碍越显著。

3. **大白鼠斜坡试验** 斜坡试验是由一根长30 cm、宽20 cm木板和角度调节装置组成。当把大白鼠放置在木板上,逐步增大木板角度时,以动物在木板上滑下时角度作为评分条件。通过训练测试的大白鼠随机分组进入实验。TBI后大白鼠完成斜坡试验的评分减退。通过测试大白鼠完成斜坡试验的评分来判断动物的运动和平衡功能,角度评分越低、动物运动和平衡功能障碍越显著。

三、大白鼠记忆功能试验

Morris水迷宫实验(water maze test)是一种强迫实验动物(大鼠、小鼠)游泳、学习寻找隐藏在水中平台的经典实验,主要用于测试实验动物对空间位置感和方向感(空间定位)的学习记忆能力。水迷宫试验是由一个直径为1 m、高30 cm圆缸,水中放置直径10 cm、高20 cm圆柱,水深20 cm组成。当动物分别从东南西北放入水中,大白鼠会找到圆柱上休息,记录动物从入水到找到圆柱时间为记忆时间。正常大白鼠通过训练几次,能平均在30秒之内完成这个过程。通过训练测试的大白鼠随机分组进入实验。TBI后大白鼠完成记忆时间大大延长。通过测试大白鼠完成记忆试验的时间来判断动物的记忆功能,时间越长,动物记忆功能障碍越显著。

(杨小锋　温　良)

参考文献

［1］ FREY L C, HELLIER J, UNKART C, et al. A novel apparatus for lateral fluid percussion injury in the rat［J］. J Neurosci Methods, 2009, 177(2): 267−272.

［2］ ASSENZA G, ZAPPASODI F, SQUITTI R, et al. Neuronal functionality assessed by magnetoencephalography is related to oxidative stress system in acute ischemic stroke［J］. Neuroimage, 2009, 44(4): 1267−1273.

［3］ PARK M S, LEVY M L. Biomechanical aspects of sports-related head injuries［J］. Phys Med Rehabil Clin N Am, 2009, 20(1): 29−38.

［4］ AURIAT A M, COLBOURNE F. Delayed rehabilitation lessens brain injury and improves recovery after intracerebral hemorrhage in rats［J］. Brain Res, 2009, 1251: 262−268.

［5］ CAEYENBERGHS K, WENDEROTH N, SMITS-ENGELSMAN B C M, et al. Neural correlates of motor dysfunction in children with traumatic brain injury: exploration of compensatory recruitment patterns［J］. Brain, 2009, 132(Pt 3): 684−694.

［6］ NEUMANN M, WANG Y, KIM S, et al. Assessing gait impairment following experimental traumatic brain injury in mice［J］. J Neurosci Methods, 2009, 176(1): 34−44.

［7］ RAINEY T, LESKO M, SACHO R, et al. Predicting outcome after severe traumatic brain injury using the serum S100B biomarker: Results using a single (24h) time-point［J］. Resuscitation, 2009, 80(3): 341−345.

［8］ REDDY M K, LABHASETWAR V. Nanoparticle-mediated delivery of superoxide dismutase to the brain: an effective strategy to reduce ischemia-reperfusion injury［J］. FASEB J, 2009, 23(5): 1384−1395.

［9］ FOLEY N, MARSHALL S, PIKUL J, et al. Hypermetabolism following moderate to severe traumatic acute brain injury: a systematic review［J］. J Neurotrauma, 2008, 25(12): 1415−1431.

［10］ TRABOLD R, KRIEG S, SCHÖLLER K, et al. Role of vasopressin V(1a) and V(2) receptors for the development of secondary brain damage after traumatic brain injury in mice［J］. J Neurotrauma, 2008, 25(12): 1459−1465.

［11］ JOHNSTON M V, ISHIDA A, ISHIDA W N, et al. Plasticity and injury in the developing brain［J］. Brain Dev, 2009, 31(1): 1−10.

［12］ MENON D K. Unique challenges in clinical trials in traumatic brain injury[J]. Crit Care Med, 2009, 37(Suppl 1): S129–S135.

[13] CHANG J J, YOUN T S, BENSON D, et al. Physiologic and functional outcome correlates of brain tissue hypoxia in traumatic brain injury[J]. Crit Care Med, 2009, 37(1): 283–290.

[14] IMMONEN R J, KHARATISHVILI I, NISKANEN J P, et al. Distinct MRI pattern in lesional and perilesional area after traumatic brain injury in rat—11 months follow-up[J]. Exp Neurol, 2009, 215(1): 29–40.

[15] TASHLYKOV V, KATZ Y, VOLKOV A, et al. Minimal traumatic brain injury induce apoptotic cell death in mice[J]. J Mol Neurosci, 2009, 37(1): 16–24.

[16] COOK N L, VINK R, DONKIN J J, et al. Validation of reference genes for normalization of real-time quantitative RT-PCR data in traumatic brain injury[J]. J Neurosci Res, 2009, 87(1): 34–41.

[17] SIDAROS A, SKIMMINGE A, LIPTROT M G, et al. Long-term global and regional brain volume changes following severe traumatic brain injury: a longitudinal study with clinical correlates [J]. Neuroimage, 2009, 44(1): 1–8.

[18] FOSTER K A, REGAN H K, DANZIGER A P, et al. Attenuation of edema and infarct volume following focal cerebral ischemia by early but not delayed administration of a novel small molecule KDR kinase inhibitor[J]. Neurosci Res, 2009, 63(1): 10–16.

[19] WALKER S M, FRANCK L S, FITZGERALD M, et al. Long-term impact of neonatal intensive care and surgery on somatosensory perception in children born extremely preterm[J]. Pain, 2009, 141(1–2): 79–87.

[20] SHERLOCK R L, MCQUILLEN P S, MILLER S P, et al. Preventing brain injury in newborns with congenital heart disease: brain imaging and innovative trial designs[J]. Stroke, 2009, 40(1): 327–332.

[21] ZHU J, ZHOU L, XINGWU F G. Tracking neural stem cells in patients with brain trauma[J]. N Engl J Med, 2006, 355(22): 2376–2378.

[22] NORDSTRÖM C H, NIELSEN T H, SCHALÉN W, et al. Biochemical indications of cerebral ischaemia and mitochondrial dysfunction in severe brain trauma analysed with regard to type of lesion[J]. Acta Neurochirurgica, 2016, 158(7): 1231–1240.

[23] LEVINSKY A, PAPYAN S, WEINBERG G, et al. Non-invasive estimation of static and pulsatile intracranial pressure from transcranial acoustic signals[J]. Med Eng Phys, 2016, 38(5): 477–484.

[24] STAMBOLIJA V, MIKLIĆ BUBLIĆ M, LOZIĆ M, et al. PbtO$_2$ monitoring in normobaric hyperoxia targeted therapy in acute subarachnoidal hemorrhage[J]. Surg Neurol Int, 2018, 9: 46.

[25] YU S, HE J. Stochastic cell-cycle entry and cell-state-dependent fate outputs of injury-reactivated tectal radial glia in zebrafish[J]. Elife, 2019, 8: e48660.

[26] OFENGEIM D, GIAGTZOGLOU N, HUH D, et al. Single-cell RNA sequencing: unraveling the brain one cell at a time[J]. Trends Mol Med, 2017, 23(6): 563–576.

[27] DOLLÉ J P, MORRISON B 3RD, SCHLOSS R S, et al. Brain-on-a-chip microsystem for investigating traumatic brain injury: Axon diameter and mitochondrial membrane changes play a significant role in axonal response to strain injuries[J]. Technology (Singap World Sci), 2014, 2(2): 106.

[28] YAP Y C, KING A E, GUIJT R M, et al. Mild and repetitive very mild axonal stretch injury triggers cytoskeletal mislocalization and growth cone collapse[J]. PLoS ONE, 2017, 12 (5): e0176997.

[29] PETKUS V, PREIKSAITIS A, KRAKAUSKAITE S, et al. Non-invasive cerebrovascular autoregulation assessment using the volumetric reactivity index: prospective study[J]. Neurocrit Care, 2019, 30: 42–50.